D1704952

Wörterbuch

Klinische
Medizin

Stephan Dressler

edition medizin

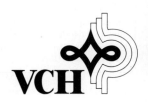

© VCH Verlagsgesellschaft mbH, D-6940 Weinheim (Federal Republic of Germany), 1991

Vertrieb:

VCH Verlagsgesellschaft Postfach 10 11 61 D-6940 Weinheim (Bundesrepublik Deutschland)

Schweiz: VCH Verlags-AG, Postfach, CH-4020 Basel (Schweiz)

United Kingdom und Irland: VCH Publishers (UK) Ltd., 8 Wellington Court, Wellington Street, Cambridge CB 1 1HZ (England)

USA und Canada: VCH Publishers, Suite 909, 220 East 23rd Street, New York, NY 10010-4606 (USA)

ISBN 3-527-15464-7 (VCH Verlagsgesellschaft)   ISBN 0-89573-992-5 (VCH Publishers)

Wörterbuch
Klinische Medizin

Deutsch – Englisch

Stephan Dressler

edition medizin

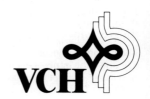

Published jointly by
VCH Verlagsgesellschaft, Weinheim (Federal Republic of Germany)
VCH Publishers, New York, NY (USA)

Editorial Director: Silvia Osteen

Composition: kühn & weyh Software GmbH, D-7800 Freiburg i. Br.
Printing: Betz-druck gmbh, D-6100 Darmstadt
Bookbinding: G. Kränkl, D-6148 Heppenheim

Library of Congress Card No 90 - 12954

British Library Cataloguing in Publication Data
Woerterbuch Klinische Medizin.
  1. Medicine
  I. Dressler, Stephan
  610.3
  ISBN 3-527-15464-7

CIP-Titelaufnahme der Deutschen Bibliothek
Dressler, Stephan:
Wörterbuch klinische Medizin / Stephan Dressler. – Weinheim ;
Basel ; Cambridge ; New York, NY : Ed. Medizin, VCH.
Bd. English-German u.d.T.: Dressler, Stephan: Dictionary clinical medicine
NE: HST

Deutsch-Englisch. – 1991
  ISBN 3-527-15464-7 (Weinheim ...)
  ISBN 0-89573-992-5 (New York)

© VCH Verlagsgesellschaft mbH, D-6940 Weinheim (Federal Republic of
Germany) 1991

Printed on acid-free paper / Gedruckt auf säurefreiem Papier

All rights reserved (including those of translation into other languages). No
part of this book may be reproduced in any form – by photoprint, microfilm,
or any other means – nor transmitted or translated into a machine language
without written permission from the publishers.

The listing of registered names, trade names, trade marks, etc. in this dictionary does not imply – even in the absence of a specific statement – that such
names are exempt from laws and regulations protecting trade marks, etc. and
therefore free for general use.

wie wenn tagelang feine, dichte flocken vom himmel nieder fallen, bald die ganze gegend in unermeszlichem schnee zugedeckt liege, werde ich von der masse aus allen ecken und ritzen auf mich andringender wörter gleichsam eingeschneit.

Jacob Grimm

Vorwort

Ein zweisprachiges Wörterbuch ist keine Enzyklopädie der Medizin und kann auch einschlägige einsprachige Lexika nicht ersetzen. Aufgabe des vorliegenden Wörterbuchs ist es, zuverlässige Übersetzungen der für die Medizin bedeutsamen aktuellen Fachausdrücke zu geben und damit dem Benutzer den Umgang sowohl mit der englischen als auch mit der deutschen Fachsprache der Medizin zu erleichtern.

Berlin, im April 1991   Stephan Dressler

Preface

A bilingual dictionary is not an encyclopedia of medicine. Much useful information which many English or German monolingual medical dictionaries can provide had to be omitted. However, this dictionary provides translations of important medical terms and is intended to be an aid for the user who seeks information about medical German as well as medical English.

Berlin, April 1991   Stephan Dressler

Hinweise zur Benutzung dieses Wörterbuchs

Auswahl der Stichwörter

Das Wörterbuch enthält als Kernbestand Stichwörter aus dem Gebiet der klinischen und praktischen Medizin. Bei der weiteren Auswahl wurden allgemeinmedizinisch relevante Stichwörter aus den medizinischen Grundlagenfächern Chemie, Physik, Biochemie und Biologie und aus den Gebieten Pharmakologie, Biotechnologie, Zahnmedizin, Psychologie und Statistik berücksichtigt. Bei Medikamenten sind die internationalen Freinamen (INN), nicht jedoch die Handelsnamen aufgeführt.

Nicht aufgenommen wurden Wörter, die zum allgemeinsprachlichen Wortschatz zählen; anderssprachige, z.B. lateinische, griechische oder französische Stichwörter wurden nicht aufgenommen, wenn sie sowohl in der deutschen als auch in der englischen medizinischen Fachsprache identisch verwendet werden (z.B. *Encephalomyelitis disseminata*). Die international identischen Nomina Anatomica wurden ebenfalls nicht aufgenommen. Akademische Titel, Berufsbezeichnungen, Abkürzungen und Namen von Gesellschaften bleiben in der Regel unberücksichtigt.

Die Bezeichnungen von internationalen Einheiten, Maßen und Gewichten sowie Umrechnungsfaktoren für amerikanische und englische Einheiten und die im SI-System üblichen Abkürzungen finden sich im Anschluß an diese Benutzerhinweise.

Anordnung der Stichwörter

Die Stichwörter sind strikt alphabetisch angeordnet. Dieses Prinzip gilt auch für die Anordnung von Unterstichwörtern in Wortnestern und Stichwortgruppen.

Die Umlaute ä, ö und ü werden wie ae, oe und ue, ß wird wie ss behandelt.

Funktionswörter wie und, mit, oder, von, ohne sowie bestimmte und unbestimmte Artikel sind bei der alphabetischen Anordnung berücksichtigt. Vorsilben griechischer Herkunft sind ausgeschrieben, wenn sie fester Bestandteil des Stichworts sind. Bei Eigennamen gelten Namensbestandteile wie Da, Le oder Mc als untrennbare Bestandteile des Namens. Adelsprädikate, wie z.B. de oder von, werden bei der Alphabetisierung nicht berücksichtigt. So findet sich das Cornelia-de-Lange-Syndrom unter *Lange-Syndrom*, nicht unter *de Lange*.

Form der Stichwörter

Die Stichwörter sind normalerweise im Nominativ Singular bzw. bei Sammelbezeichnungen und nicht im Singular gebrauchten Wörtern im Nominativ Plural angesetzt. Verben werden im Infinitiv, Adjektive in der unflektierten Form angegeben.

Wie Stichwörter an der jeweiligen alphabetischen Stelle aufgenommen sind gängige Abkürzungen mit Auflösung der Abkürzung, Vorsilben, Nachsilben und andere Bestandteile von häufig verwendeten Kombinationsformen.

Zusammengesetzte Stichwörter

Für zusammengesetzte oder mehrteilige Stichwörter gilt: Sie werden nach dem ersten Bestandteil alphabetisch geordnet. Dasselbe gilt für unverbunden nebeneinander stehende Substantive, die zusammen ein Stichwort bilden. Besteht das Stichwort aus einem Adjektiv und einem Substantiv, so ist nur das Substantiv maßgebend für die alphabetische Einordnung, d. h., man findet *multiple Sklerose* unter dem Eintrag *Sklerose, multiple*.

Stichwortgruppen und Wortnester

Nur bei Stichwörtern, die aus einem identischen Substantiv und einem oder mehreren jeweils wechselnden Adjektiven bestehen, werden Wortnester gebildet. Dabei ersetzt innerhalb des Wortnests eine Tilde (~) jeweils das Hauptstichwort. Andere zusammengesetzte Formen werden am Ende des Wortnests aufgeführt. Beispiel:

Fistel *w*: fistula; 1. **äußere** ~ external fistula, enterocutaneous fistula; **aortoenterale** ~ aortoenteric fistula; **aortokavale** ~ aortocaval fistula; ... **ösophagotracheale** ~ tracheoesophageal fistula; **vesikointestinale** ~ vesicointestinal fistula; **vesikorektale** ~ vesicorectal fistula; 2. **eine** ~ **bilden** fistulize.

Schreibweise der Stichwörter

Die Schreibweise der deutschsprachigen Stichwörter und Einträge richtet sich in der Regel nach dem *Duden-Wörterbuch medizinischer Fachausdrücke*. Abweichungen hiervon ergeben sich eventuell bei den internationalen Freinamen der Medikamente oder bei der internationalen chemischen Nomenklatur.

Englischsprachige Übersetzungen und Äquivalente werden – mit Ausnahme der Eigennamen – prinzipiell klein geschrieben. Berücksichtigt wird in der Regel die amerikanische Schreibweise (z. B. *hematology* statt *haematology*). Die Unterschiede zwischen der britisch-englischen und der amerikanisch-englischen Schreibweise werden im alphabetischen Hauptteil nicht eigens ausgewiesen; über die prinzipiellen Abweichungen informiert eine Zusammenstellung im Anhang an diese Benutzerhinweise.

Angaben zu den einzelnen Stichwörtern

Die wichtigste Angabe zu jedem Stichwort bildet das jeweilige Äquivalent in der Zielsprache, also im vorliegenden Band die englische Übersetzung eines deutschsprachigen Eintrags. Bei Germanismen, die auch in der englischen medizinischen Fachsprache verwendet werden, erfolgt neben der wörtlichen Übersetzung die Angabe eines Äquivalents (z. B. **Umbauzone** *w*: transformation zone, Looser's transformation zone, umbau zone).

Bei den deutschsprachigen Stichwörtern finden sich bei den Substantiven als Genusangaben:

m   = männlich (masculinum)
w   = weiblich (femininum)
s   = sächlich (neutrum)
Abk. = Abkürzung
[*abbr*]   = abbreviation

Explanatory Notes

Vocabulary

The present dictionary covers entries from all areas of medicine and in particular medical practice. Vocabulary from related fields such as chemistry, physics, biology, bioengineering as well as from dentistry, psychology and biostatistics is also listed. International non-proprietary names and generic names of drugs, medicaments and medicinal agents, but not trademarks are generally listed.

Words from everyday German vocabulary do not in general form an entry. Foreign words such as Greek, Latin or French words are not listed where their usage does not differ from German and English medical language (e.g., *encephalomyelitis disseminata*). For the same reason, the international anatomy terms (Nomina Anatomica) are not listed. University degrees, occupational titles, society names and abbreviations of professional corporations are not listed.

SI units, measures and weights as well as conversion factors for British and American units to SI units are listed on the pages following these notes.

Order of Entries

All entries and subentries follow one another in strict alphabetical order in letter-by-letter sequence. The letters ä, ö and ü are regarded like ae, oe and ue, and ß like ss.

This letter-by-letter alphabetization includes all word elements and the words und, von, mit, oder, ohne, ein, eine, der, die, das. Greek prefixes are transliterated into the Roman alphabet in case they are part of the entry. Prefixes of names such as Da, Le or Mc which form part of the name are listed in alphabetical order. Titles (e.g., *de, von*) have usually been omitted. Example: Cornelia de Lange syndrome is listed under *Lange-Syndrom,* but not under *deLange.*

Form of Entries

Entries are usually listed in their nominative singular form. The plurals of nouns are listed where singular usage is uncommon or where the nouns represent collective names. Verbs are listed in infinitive forms. Adjectives are shown in their uninflected non-comparative form.

Prefixes, suffixes and combining forms are listed in alphabetical order. Abbreviations are included as main entries.

Entries and Subentries

Compound entries are listed as follows: hyphenated and non-hyphenated compound entries are listed in alphabetical order according to the first compound. Entries consisting of an adjective and a noun are listed according to the noun. The entry *multiple Sklerose* is found under *Sklerose, multiple.*

Entry Groups

This dictionary groups entries composed of a noun and adjectives where the main entry is identical. Within entry groups a swung dash or tilde (~) replaces the main entry. Example:

Fistel*w*: fistula; 1. **äußere** ~ external fistula, enterocutaneous fistula; **aortoenterale** ~ aortoenteric fistula; **aortokavale** ~ aortocaval fistula; ... **ösophagotracheale** ~ tracheoesophageal fistula; **vesikointestinale** ~ vesicointestinal fistula; **vesikorektale** ~ vesicorectal fistula; 2. **eine** ~ **bilden** fistulize.

Spelling

Spelling of German-language entries is usually in accordance with the *Duden-Wörterbuch medizinischer Fachausdrücke*. Differences arise where international non-proprietary names of medicaments and the international chemical nomenclature are preferred.

English-language entries are usually listed according to American spelling (e.g., *hematology* instead of *haematology*). Differences between British-English spelling and American-English spelling are listed on the following pages. Most entries in this dictionary begin with a lowercase letter if the word is not ordinarily capitalized. Names, biographical entries and eponymous terms are usually capitalized.

Translations and Functional Labels

The essential part of each German-language entry is it's English equivalent. Equivalents and paraphrases are given for German words and phrases which the English medical language uses in the German form (e.g., **Umbauzone** *w*: transformation zone, Looser's transformation zone, umbau zone).

Functional labels in German-language entries indicate the grammatical class (gender) of nouns:

m = male (masculinum)
w = female (femininum)
s = neuter (neutrum)
[*abbr*] = abbreviation
Abk. = Abkürzung

Unterschiede zwischen amerikanischer und britischer Rechtschreibung
Differences between American and British Spelling

British Spelling	American Spelling
ae	e
aetiology	etiology
anaemia	anemia
anaesthesia	anesthesia
caecopexy	cecopexy
haemoglobin	hemoglobin
laevocardia	levocardia
leukaemia	leukemia
c	k
leucocyte	leukocyte
-ce	-se
defence	defense
-ical	-ic
physiological	physiologic
oe	e
oedema	edema
oesophagus	esophagus
oestrone	estrone
foetal	fetal
-our	-or
labour	labor
ph	f
sulphur	sulfur
-re	-er
centre	center
fibre	fiber
s	z
analyser	analyzer

Entsprechend der amerikanischen Schreibweise werden ein stummes e sowie stumme Endsilben aus dem Französischen häufig weggelassen (z. B. *programme – program*). Die Verdoppelung der Endkonsonanten unterbleibt in der Regel bei Ableitungen von Verben.

According to American spelling, a silent e and silent endings of French origin are usually omitted (e.g., *programme – program*). Most derivates of verbs do not double the final consonant.

SI-Einheiten* in der Medizin

Einheit	Meßgröße	Symbol	Parameter	Unit
Meter	Länge	m	length	meter
Quadratmeter	Fläche	m^2	area	square meter
Kubikmeter	Volumen	m^3	volume	cubic meter
Liter		l		liter
Kilogramm	Masse	kg	mass	kilogram
Mol	Stoffmenge	mol	mole	mol
Mol pro Kubikmeter	Substanzkonzentration (Molarität)	mol/m^3	substance concentration	mole per cubic meter
Katal	Katalytische Aktivität	kat	catalytic activity	katal
Newton	Kraft	N	force	newton
Watt	Energetische Leistung	W	power	watt
Joule	Energie, Arbeit, Wärmemenge	J	energy, work, quantity of heat	joule
Kelvin	Thermodynamische Temperatur	K	thermodynamic temperature	kelvin
Celsius		C		celsius
Pascal	Druck	Pa	pressure, stress	pascal
Bar		bar		bar
Physikalische Atmosphäre		atm		standard atmosphere
Sekunde	Zeit	s	time	second
Minute		min		minute
Stunde		h		hour
Tag		d		day
Meter pro Sekunde	Geschwindigkeit	m/s	velocity	meter per second
Meter pro Sekunde im Quadrat	Beschleunigung	m/s^2	acceleration	meter per square second
Hertz	Frequenz	Hz	frequency	hertz
Watt	Energetische Leistung	W	radiant flux	watt
Ampère	Elektrische Stromstärke	A	electric current	ampère
Coulomb	Elektrische Ladung	c	electric charge	coulomb
Volt	Elektrische Spannung	V	electric potential	volt
Farad	Elektrische Kapazität	F	capacitance	farad
Ohm	Elektrischer Widerstand	Ω	electric resistance	ohm
Siemens	Elektrischer Leitwert	S	electric conductance	siemens
Becquerel	Radioaktivität	Bq	radioactivity	becquerel
Curie		Ci		curie
Gray	Absorbierte Dosis	Gy	absorbed dose	gray
Rad		rd		rad
Röntgen	Strahlenexposition	R	radiation exposure	roentgen
Candela	Lichtstärke	cd	luminous intensity	candela
Lux	Beleuchtungsstärke	lx	illuminance	lux
Ångström	Wellenlänge	Å	wavelength	ångström

* SI: Système International d'Unités

Quelle: Droste C, von Planta M (1989) Memorix, 2. Auflage. Weinheim, edition medizin, VCH

Umrechnung amerikanischer/britischer Maßeinheiten in das metrische System

U.S. Department of Commerce. National Bureau of Standards: Units of Weights and Measures.
Pub. 286, May 1967; National Bureau of Standards Handbook 102, ASTM Metric Practice Guide.
2nd ed., March 1967

Von	zu	Multiplikationsfaktor
inches	m	0,0254
feet	m	0,30480
yards	m	0,91440
miles	km	1,6093
square inches	m^2	0,00064516
square feet	m^2	0,092903
cubic inches	cm^3	16,387
ounces (U.S. fluid)	cm^3	29,574
ounces (Brit. fluid)	cm^3	28,413
pints (U.S. fluid)	cm^3	473,18
pints (Brit. fluid)	cm^3	568,26
cubic feet	m^3	0,028317
pounds (avdp.)	kg	0,45359
slugs	kg	14,594
ounces-force (ozf)	N	0,27802
ounces-force (ozf)	kgp	0,028350
pounds-force (lbf)	N	4,4732
pounds-force (lbf)	kgp	0,45359
pounds-force/square inch (psi)	N/m^2	6894,8
pounds-force/square inch (psi)	n/cm^2	0,68948
pounds-force/square inch (psi)	kgp/cm^2	0,070307
foot-pounds-force	J	1,3559
ergs	J	1×10^{-7}
b.t.u.	cal (gm)	252,00
foot-pounds-force	cal (gm)	0,32405

Temperatur

$$°C = \frac{°F - 32}{1,8}$$

Fahrenheit	°F		°C	Celsius
	98,6	. . . .	37	
	99	. . . .	37,2	
	99,5	. . . .	37,5	
	100	. . . .	37,8	
	100,5	. . . .	38,1	
	101	. . . .	38,3	
	101,5	. . . .	38,6	
	102	. . . .	38,9	
	102,5	. . . .	39,2	
	103	. . . .	39,4	
	103,5	. . . .	39,7	
	104	. . . .	40,0	

Vorsilben bei SI-Einheiten

Faktor	Vorsilbe	Symbol	Faktor	Vorsilbe	Symbol	Faktor	Vorsilbe	Symbol
10^{18}	Exa	E	10^6	Mega	M	10^{-9}	Nano	n
10^{15}	Peta	P	10^3	Kilo	k	10^{-12}	Pico	p
10^{12}	Tera	T	10^{-3}	Milli	m	10^{-15}	Femto	f
10^9	Giga	G	10^{-6}	Micro	μ	10^{-18}	Atto	a

A

A Abk. **1. Abbildung** w; **2. Abkürzung** w; **3. Adenin** s; **4. Akkomodation** w; **5. Arterie** w: 1. illustration; 2. abbreviation; 3. adenine; 4. accomodation; 5. artery [*abbr*] a.

A-: a-.

aa Abk. **Arterien**: arteries [*abbr*] aa.

AAF Abk. **Antiatelektasefaktor** m: pulmonary surfactant, surfactant.

AAR Abk. **Antigen-Antikörper-Reaktion** w: antigen-antibody reaction.

Aaron-Appendizitiszeichen s: Aaron sign.

AAV Abk. **adenoassoziierter Virus** m: adenoassociated virus [*abbr*] AAV.

Abadie-Zeichen s: Abadie sign.

abändern: alter, modify, change.

Abänderung w: alteration, modification, change.

Abätzung w: devitalization.

abakteriell: abacterial, nonbacterial.

A-Band s: A band, anisotropic disk.

Abaragnose w: abarognosia, baragnosis, baroagnosia.

Abarognosis w: abarognosia, baragnosis, baroagnosia.

Abart w: variety, sport.

Abasie w: abasia.

Abasie-Astasie-Syndrom s: abasia-astasia.

abatisch: abatic.

abaxial: abaxial.

Abbau m: degradation, breakdown, breaking-down, mental deterioration; **biologischer** ~ biodegradation.

abbaubar: degradable.

abbauen: degrade, dissimilate, disassimilate.

Abbauprodukt s: decomposition product.

Abbe-Estlander-Operation w: Abbe-Estlander operation.

Abbeizgerät s: pickler.

Abbe-Lappen m: Abbe flap.

abbilden: image.

Abbildung w: illustration, figure [*abbr*] fig.

Abbildungsfehler m: image defect, false image.

Abbildungsfeld s: image field.

Abbildungssystem s: imaging system.

Abbildungsverhältnis s: image ratio.

abbinden: ligature, constrict.

Abbinden s: ligation.

Abbindung w: constriction, ligation.

abblättern: flake.

Abblendungseffekt m: dimming effect.

Abblendvorrichtung w: dimmer.

Abbott-Skoliosekorrektur w: Abbott's method.

abbrechen: break loose, stop.

abbremsen: decelerate.

Abbruch m: breaking off, abandonment.

Abbruchblutung w: withdrawal bleeding.

Abbruchkodon s: nonsense codon.

abbrühen: parboil.

ABC-Fasern: ABC-fibres.

Abdampfschale w: evaporating dish.

abdecken: cover, drape.

Abdeckung w: cover.

Abdeckversuch m: cover test, screen test.

Abderhalden-Fanconi-Syndrom s: Abderhalden-Fanconi disease, amino acid diabetes.

Abderhalden-Reaktion w: Abderhalden's reaction.

abdichten: caulk, seal.

Abdomen s: abdomen, belly; **akutes** ~ acute abdomen, surgical abdomen.

Abdomenröntgenaufnahme w: abdominal roentgenography.

abdominal: abdominal.

Abdominalhoden m: abdominal testis.

Abdominalkolik w: abdominal colic.

Abdominallavage w: peritoneal lavage.

Abdominalmigräne w: abdominal migraine.

abdomino-: abdomino-, ventri-, ventro-.

abdominoperineal: abdominoperineal.

abdominovesikal: abdominovesical.

Abdominozentese w: celioparacentesis.

Abdruck m: impression, cast, print, template, templet; **anatomischer** ~ anatomic impression; **elastischer** ~ elastic impression.

Abdruckfläche w: area impression.

Abdruckgips m: impression plaster, plaster impression, model plaster.

Abdruckmasse w: impression paste, modeling compound.

Abdruckmaterial s: impression material.

Abdruckplatte w: tray.

Abdruckpräparat s: moulage.

Abdruckträger m: impression tray.

Abduktion w: abduction.

Abduktionsfraktur w: abduction fracture.

Abduktionsschiene: abduction splint.

Abduktor m: abductor.

Abduktorenlähmung w: abductor paralysis.

Abduktorenschwäche w: abductor weakness.

Abduzenslähmung w: abducens paralysis.

abduzieren: abduce, abduct.

abduzierend: abducent.

abembryonal: abembryonic.

aberrant: aberrant.

Aberration m: aberration; **chromatische** ~ chromatic aberration, chromatism; **intrachromosomale** ~ homosomal aberration; **sphärische** ~ spheric aberration, dioptric aberration; **strukturelle** ~ homosomal aberration.

Abetalipoproteinämie w: abetalipoproteinemia, Bassen-Kornzweig syndrome.

Abfall m: waste, refuse; **atomarer** ~ atomic waste.

abfallen: decrease, decline.

Abfallprodukt s: waste product.

Abfallzeit w: decay time.

abfangen: capture.

abflachen: flatten.

Abflachung w: flattening.

Abfluß m: drain, outlet, runoff, issue.

abformen: cast, mold.

Abformen s: casting, molding.

abführen: purge.

Abführen s: purgation, purging, catharsis.

abführend: cathartic, evacuant, aperient.

Abführmittel s: laxative, cathartic [abbr] cath, physic, aperient.

Abgabe w: output.

abgeflacht: oblate, platykurtic.

abgegrenzt: well-defined.

abgeleitet: derived.

abgemagert: emaciated, marcid.

abgeschlossen: self-contained.

abgeschnürt: strangulated.

abgeschrägt: skewed, sloping.

abgespalten: disassociated.

abgestumpft: blunt, hebetated.

abgetötet: killed, inactivated.

abgewöhnen: disaccustom.

abgezehrt: pinched.

abgießen: cast.

abgleichen: match, align, trim.

Abgleichung w: matching, alinement, alignment.

abgrenzbar: limitable.

abgrenzen: delimit.

Abgrenzung w: delimitation.

Abguß m: mold.

Abgußwachs s: casting wax.

abhängig: dependent, addicted.

Abhängiger m: addict.

Abhängigkeit w: 1. addiction, dependence, dependency, habit, obedience; **gegenseitige** ~ interdependence; 2. **zu einer** ~ **führend** habit-forming.

abhängig sein: addict, depend on.

abhärten: inure.

Abhang m: slope.

abhören: auscultate.

Abietinsäure w: abietic acid.

A-Bild-Methode w: A-scan.

Abiogenese w: abiogenesis, spontaneous generation.

abiotisch: abiotic.

Abiotrophie w: abiotrophy.

abiotrophisch: abiotrophic.

Abirrung w: aberrance.

Abklatschgeschwür s: kissing ulcer.

Abklatschknoten m: kissing nodule.

Abklatschmetastase w: drop metastases.

Abklatschtumor m: contact cancer.

abklemmen: clamp.

abklingen: die away, fade.

Abklingquote w: decay rate.

Abklingzeit w: decay period.

abkochen: decoct.

Abkochung w: decoction.

Abkömmling m: descendant.

Abkommen s: settlement.

abkratzen: abrade.

abkühlen: quench.

Abkühlungskurve w: heat dissipation diagram.

abkürzen: abridge.

ablagern: deposit.

Ablagerung w: deposit, deposition; **glomeruläre** ~ glomerular deposit; **hyaline** ~ hyaline deposit; **kalkartige** ~ calcaroid; **mesangiale** ~ mesangial deposit.

ablassen: tap.

Ablastin s: ablastin.

Ablation w: ablation.

Ablationstherapie w: ablative therapy; **hormonelle** ~ endocrine ablative therapy.

Ablatio retinae: retinal detachment.

Ablauf m: expiration.

ablaufen: expire.

Ablaufzeit w: travel time.

Ablauge w: waste liquor.

Ableger m: sprout.

ablehnen: refuse, reject, deny.

Ablehnung w: refusal, rejection, denial.

ableiten: drain, dissipate.

ableitend: deferent, draining, revulsive.

Ableiter m: arrester.

Ableitung w: lead, derivation, dissipation, abreaction, revulsion.

Ableitungen w: leads; **bipolare** ~ bipolar leads; **intraösophageale** ~ esophageal leads; **präkordiale** ~ precordial leads, V leads, Wilson's leads; **unipolare** ~ unipolar leads.

Ablenkbarkeit w: distractibility.

ablenken: deflect, distract.

Ablenkplatte w: deflector plate.

Ablenkung w: deflection, diversion.

Ablepharie w: ablephary.

Ablesegenauigkeit w: accuracy in reading.

ablesen: read.

Ablesevorgang m: reading.

ablösen: detach.

Ablösung w: detachment, sublation, décollement.

Ablösungsprozeß m: process of individuation.

abmagern: emaciate.

Abmagerung w: emaciation, attenuation, falling-away.

Abmagerungssyndrom, dienzephales s: diencephalic syndrome of infancy, Russell syndrome.

ABM-Papier s Abk. **Aminobenzyloxymethyl-Papier** s: ABM paper.

Abnabelung w: cutting of the umbilical cord, cord clamping, omphalotomy.

Abnahme w: decrease, decline, reduction; **lineare** ~ linear reduction.

abnehmbar: detachable.

abnehmen: reduce, lower, loose weight, (limb) amputate.

Abneigung w: dislike, disinclination, repugnance.

abnorm: abnormal.

Abnormalität w: abnormality.

ABNull-Blutgruppe w: AB0 blood group.

ABNull-Erythroblastose w: AB0 erythroblastosis.

ABNull-Inkompatibilität w: AB0 incompatibility.

Abnutzung w: wear, wear and tear, abrasion, detrition.

aboral: aboral.

Abort m: abort, abortion; **drohender** ~ threatened abortion; **einzeitiger** ~ complete abortion; **febriler** ~ febrile abortion; **habitueller** ~ habitual abortion, recurrent abortion; **induzierter** ~ induced abortion; **inkompletter** ~ incomplete abortion, partial abortion; **komplizierter** ~ infected abortion; **krimineller** ~ criminal abortion, illegal abortion; **missed** ~ missed abortion; **putrider** ~ infected abortion; **septischer** ~ septic abortion; **tubarer** ~ tubal abortion; **verhaltener** ~ missed abortion, incomplete abortion; **vollständiger** ~ complete abortion.

abortiv: abortive.

Abortivtransduktion w: abortive transduction.

Abortivum s: abortient, abortifacient, abortigenic.

Abortsepsis w: postabortal sepsis.

Abortus cervicalis: cervical abortion.

Abortus spontaneus: spontaneous abortion.

Abrachiozephalie w: abrachiocephaly.

Abrams-Reflex m: Abrams heart reflex, heart reflex.

Abrachiozephalie w: acephalobrachia.

Abräumzelle w: scavenger cell.

Abrasio w: dilatation and curettage [abbr] D and C.

Abrasionsfacetten: wear facets.

Abraumzelle w: microglial cell, perivascular glial cell.

Abreaktion w: abreaction.

abreiben: abrade.

Abreibung w: attrition.

Abrikossoff-Tumor m: Abrikosov's tumor.

Abrin s: abrin.

Abriß m: avulsion.

absäuern: acid-etch.

Absäuerungsschiene w: acid-etching splint.

Absatz m: heel.

Absaugen s: suction, mechanical aspiration.

Absauggerät s: suction apparatus, ejector.

Absaugmethode w: suction method.

abschälen: strip, scale, abrade, peel.

Abschälen s: stripping, peeling, jinking.

Abschälungsfraktur w: flake fracture, cleavage fracture.

abschätzbar: ratable.

abschätzen: calculate, estimate.

abschalten: disconnect.

Abschaltung w: disconnection.

abscheiden: sever.

Abscheidungsthrombus m: white thrombus.

abschilfern: exfoliate, desquamate, scale.

abschirmen: shield.

Abschirmung w: shielding.

abschließen: obturate.

abschließend: occlusive.

Abschluß m: completion.

Abschlußkriterien: completion criteria.

Abschlußlinie w: finish line.

abschneiden, schräg: bevel.

Abschneidung w: abscission.

Abschnitt m: segment, stadium.

abschnüren: strangulate.

Abschnürung w: strangulation, constriction; **primäre** ~ primary constriction.

Abschöpfen s: skimming.

abschrägen: bevel.

Abschrägung w: bevel.

Abschrammung w: abrasion.

abschrecken: quench.

abschürfen: excoriate, abrade.

abschürfend: abrasive.

Abschürfung w: excoriation, abrasive, graze.

Abschürfungssaum m: abrasion collar.

Abschuppung w: desquamation, exfoliation.

abschwächen: attenuate.

Abschwächung w: attenuation.

Absence w: absence, absent state; **komplexe** ~ complex partial seizure.

Absentismus m: absenteeism.

Absenz w: absence.

Absetzen s: settling.

Absicht w: intention, objective, purpose.

absichtlich: intentional, deliberate, wilful.

absinken: decrease.

Absinth m: absinthe, wormwood.

absinthartig: absinthin.

Absinthismus m: absinthism.

absolut: absolute [abbr] a.

Absolutwert m: absolute value.

Absonderung w: discharge, secretion, isolation.

Absorbens s: absorbent [abbr] a, sorbefacient.

Absorber m: absorber.

Absorberpapier s: absorbent paper.

absorbierbar: 1. absorbable; 2. **nicht ~** nonabsorbable.

absorbieren: absorb.

absorbierend: absorbent, absorptive.

Absorption w: absorption, absorbance, absorbancy.

Absorptionsatelektase w: absorption atelectasis.

absorptionsfördernd: sorbefacient.

Absorptionshemmtechnik w: absorption-inhibition technique.

Absorptionskante w: absorption discontinuity.

Absorptionskoeffizient m: absorption coefficient.

Absorptionskurve w: absorption curve.

Absorptionsmaximum s: absorption maximum.

Absorptionsmeßgerät s: absorptiometer.

Absorptionsphotometrie w: absorption photometry.

Absorptionspunkt m: absorbent point.

Absorptionsspektroskopie w: microabsorption spectroscopy.

Absorptionsspektrum s: absorption spectrum.

Absorptionsverlust m: absorption loss.

Abspaltung w: splitting-off, dissociative reaction.

Absprengungsbruch m: chip fracture.

abstammen: originate, descend.

Abstammung w: origin, lineage, filiation, strain, parentage.

Abstammungslehre w: Darwin's theory.

Abstand m: distance.

Abstandquadratgesetz s: law of inverse square.

Abstands-DNA w: spacer.

Abstandstubus m: distance cone.

absterben: die off.

Abstilldyspepsie w: ablactation dyspepsia.

abstillen: wean.

Abstillen s: weaning, ablactation, delactation.

Abstillperiode w: period of emptying.

abstimmen: tune.

abstinent: abstinent.

Abstinenz w: abstinence.

Abstinenzler m: abstainer.

abstoßen: reject, repulse, shed.

abstoßend: repulsive, repellent, repugnant.

Abstoßung w: rejection, repulsion, shedding.

Abstoßungsreaktion w: immunologic rejection; **akute ~** acute rejection; **chronische ~** chronic rejection.

abstrahlen: radiate.

Abstrahlen s: blasting.

Abstrahltechnik w: airbrasive technique.

Abstraktion w: abstraction.

abstreifen: strip.

Abstreifen s: stripping.

Abstrich m: smear, swab; **zytologischer ~** cytologic smear.

Abstrichtupfer m: swab.

Abstrichzytologie w: brush cytology.

Abstützung w: support, bracing.

Abstufung w: shading, ledging.

abstumpfen: obtund.

Abstumpfung w: stupefaction, hebetude.

Abszedierung w: abscess formation.

Abszeß m: abscess; **abgekapselter ~** walled abscess; **appendizitischer ~** appendiceal abscess; **ausgetrockneter ~** dry abscess; **bartholinischer ~** bartholinian abscess; **biliärer ~** biliary abscess; **gekammerter ~** circumscribed abscess; **embolischer ~** embolic abscess; **epiduraler ~** epidural abscess; **epinephritischer ~** paranephric abscess, perinephric abscess; **extraduraler ~** extradural abscess, pyogenic pachymeningitis; **gekammerter ~** encapsulated abscess; **hämatogener ~** hematogenous abscess; **heißer ~** hot abscess; **hepatischer ~** hepatic abscess, liver abscess; **intrakranieller ~** intracranial abscess; **kalter ~** cold abscess; **metastatischer** ~ metastatic abscess; **parapharyngealer** ~ parapharyngeal abscess; **pararektaler** ~ perirectal abscess; **pelvirektaler** ~ pelvirectal abscess; **periapikaler** ~ periapical abscess; **periodontaler** ~ pericemental abscess; **periproktitischer** ~ periproctic abscess; **septischer** ~ pyemic abscess; **retrommammärer** ~ retromammary abscess; **retropharyngealer** ~ retropharyngeal abscess; **steriler** ~ sterile abscess; **subduraler** ~ subdural abscess, pyogenic pachymeningitis; **submammärer** ~ submammary mastitis; **subphrenischer** ~ subphrenic abscess, subdiaphragmatic abscess, suprahepatic abscess; **syphilitischer** ~ gummatous abscess.

Abszeßhöhle w: abscess cavity.

Abszisse w: x coordinate, x-axis, abscissa.

abtasten: read, scan, explore, probe, palpate.

Abtasten s: scanning, reading.

Abtastfehler m: read error.

Abtastformat s: field size.

Abtastgerät s: scanner.

abteilen: sequester.

Abteilung w: department [abbr] dept, ward.

Abteilungsleiter m: head of the department.

Abt-Letterer-Siwe-Krankheit w: Letterer-Siwe disease, nonlipid histiocytosis, systemic aleukemic reticuloendotheliosis.

Abtötung des Fetus: feticide.

abtragen: 1. ablate; 2. **Nekrosen** ~ necrectomize.

Abtransport m: deportation.

abtreiben: abort.

Abtreibung: abortion; **legale** ~ legal abortion.

Abtreibung aus sozialer Indikation: legal abortion.

abtrennbar: sectile.

Abtrennung w: disjunction, sequestration, dieresis.

Abtropfung w: abtropfung.

abtupfen: swab, dab.

Abulie w: abulia, aboulia.

abulisch: abulic.

Abundanz w: abundance.

Abusus m: abuse.

Abwärme w: waste heat.

abwärts: downward.

Abwärtsbewegung w: downward movement, subduction.

Abwärtsverlagerung w: descent.

abwandeln: vary.

Abwandlung w: variation.

Abwasser s: waste water, slops.

Abwasserkläranlage w: waste water clarifying plant.

Abwechslung w: variety [abbr] var.

Abwehr w: defense, defence; **psychische** ~ psychic defense.

abwehren: defend, repel.

Abwehrenzym s: protective enzyme.

Abwehrhaltung w: defensiveness.

Abwehrkraft w: defensive force.

Abwehrmechanismus m: defense mechanism, host defence; **zellulärer** ~ cell defense mechanism.

Abwehrneurose w: defense neurosis.

Abwehrreaktion w: defense reaction.

Abwehrreflex m: withdrawal reflex.

Abwehrspannung w: muscular defense, guarding.

abweichen: deviate.

abweichend: aberrant.

Abweichung w: aberrance, deviation; **mittlere** ~ average deviation [abbr] AD, mean deviation.

abwerten: devaluate.

abwesend: absent [abbr] a.

Abwesenheit w: absenteeism.

abwinkelbar: deflectable.

abwischen: wipe off, sponge.

abziehen: strip.

Abziehen s: stripping.

Abzym s: abzyme.

Ac Abk. **Actinium** s: actinium [abbr] Ac.

Acanthamöbe w: acanthamoeba.

Acanthamöben-Amöbiasis w: acanthamoebiasis.

Acanthocephalus: acanthocephalus.
Acanthosis w: acanthosis.
Acanthosis nigricans benigna: congenital acanthosis.
Acardius m: acardius, acardiac twins.
Acardius acephalus: acephalocardia.
Acariasis w: acariasis.
Acariformes: acarine.
Acarina w: acarine.
ACD-Stabilisator m: ACD solution.
Acebutolol s: acebutolol.
Acecarbromal s: acecarbromal.
Aceclidin s: aceclidine.
Acefyllinpiperazin s: acefylline piperazine.
ACE-Hemmer m: angiotensin-converting enzyme inhibitor [abbr] ACE inhibitor.
Acemetacin s: acemetacin.
Acenocoumarol s: acenocoumarol.
Acepromazin s: acepromazine.
Aceprometazin s: aceprometazine.
Acervulus m: sabulum.
Acervulus cerebri: sand bodies.
Acetal s: acetal.
Acetanisidin s: acetanisidine, methoxy acetanilide, methacetin.
Acetannin s: acetannin.
Acetarsol s: acetarsol, acetarsone.
Acetat s: acetate.
Acetazolamid s: acetazolamide.
Acetcarbromalum s: acetcarbromal.
Acetiamin s: acetiamine.
Acetohexamid s: acetohexamide.
Acetophenazin s: acetophenazine.
Acetrizoat s: acetriozate.
Acetyl-: acetyl-.
Acetylcarbromalum s: acetylcarbromal.
Acetylcholin s: acetylcholine.
Acetylcholinchlorid s: acetylcholine chloride.
acetylcholinerg: cholinomimetic, cholinoceptive.
Acetylcholinesterase w: true cholinesterase.
Acetylcystein s: acetylcysteine.
Acetyldigitoxin s: acetyldigitoxin.
Acetylentetrachlorid s: tetrachlorethane.

Acetylglukosamin s: acetylglucosamine.
Acetylmethadol s: acetylmethadol, methadyl acetate.
Acetylmuramyl s: acetylmuramyl.
Acetylpromazin s: acetylpromazine.
N-Acetylsalicylamid s: salacetamide.
Acetyltransferase w: transacetylase, transacylase.
Achalasie w: achalasia.
Achard-Thiers-Syndrom s: Achard-Thiers syndrome.
AChE Abk. Azetylcholinesterase w: acetylcholinesterase [abbr] AChE.
Acheilie w: acheilia.
Achillessehne w: Achilles tendon, hamstring.
Achillessehnenbursitis w: Haglund's disease, retrocalcaneobursitis, Swediaur's disease.
Achillessehnendurchtrennung w: achillotenotomy.
Achillessehnennaht w: achillorrhaphy.
Achillessehnenreflex m: Achilles tendon reflex, ankle jerk, ankle reflex, hamstring reflex.
Achillessehnenruptur w: Achilles tendon rupture.
Achillobursitis w: Achilles bursitis, achillobursitis, Albert's disease, calcaneal osteochondritis.
Achillodynie w: achillodynia.
Achillotenotomie w: achillotenotomy.
Achillotomie w: achillotomy.
Achlorhydrie w: achlorhydria, gastric anacidity.
Acholie w: acholia.
acholisch: acholic.
Achondrodysplasie w: osteosclerosis congenita.
Achondrogenesis w: achondrogenesis.
Achondroplasie w: achondroplasia, hypoplastic fetal chondrodystrophy.
Achromasie w: achromasia, achromia; kortikale ~ cortical achromia.
Achromat m: achromat, achromatic objective.
Achromatin s: achromatin.

achromatisch: achromatic, achromatous.
Achromatismus *m*: achromatism.
Achromatopsie *w*: achromatopsia, achromatopia, achromasia.
Achromoderma *s*: achromatosis.
Achromodermie *w*: achromodermia.
Achromozyt *m*: achromacyte, achromatocyte.
Achromozytose *w*: achromatocytosis.
Achsabstand *m*: axle spacing.
Achse *w*: axis; **optische** ~ visual line, line of vision.
Achselhöhle *w*: armpit, axillary space.
Achsellymphknoten *m*: axillary lymph node.
Achselvenenthrombose *w*: effort thrombosis, Paget-von Schroetter syndrome.
Achsenabweichung *w*: axis deviation.
Achsenametropie *w*: axial ametropia.
Achsenbeleuchtung *w*: axial illumination, central illumination.
Achsenbildung *w*: axiation.
achsenfern: abaxial.
Achsenhyperopie *w*: axial hyperopia.
Achsenskelett *s*: axial skeleton; **primitives** ~ notochord, chordoskeleton.
Achsensyndrom *s*: axis syndrome, axial symptom.
Achsenzylinder *m*: axis cylinder, axon, neuraxon.
Achsenzylinderfortsatz *m*: neuraxon, axon.
achteckig: octagonal.
Achternaht *w*: figure-of-eight suture.
achtfach: octoploid.
Achylia gastrica: achylia gastrica.
Acidomycin *s*: acidomycin, mycobacidin, actithiazic acid.
Aclarubicin *s*: aclarubicin.
Acne agminata: acnitis.
Acne fulminans: systemic acne, acne fulminans.
Acne rosacea: acne rosacea, rosacea.
Acne vulgaris: common acne, acne vulgaris.
Acocantherin *s*: acocantherin.
Acosta-Krankheit *w*: Acosta's disease.

Acriflaviniumchlorid *s*: flavodic acid.
Acrodermatitis *w*: acrodermatosis.
Acrodermatitis enteropathica: acrodermatitis enteropathica, Brandt syndrome.
Acryl-: acrylic.
Acrylamid *s*: acrylamide.
Acrylharz *s*: acrylate.
Acrylnitril *s*: acrylonitrile, vinyl cyanide.
Acrylsäure *w*: acrylic acid.
ACTH Abk. **adrenokortikotropes Hormon** *s*: adrenocorticotropin, adrenocorticotrophin, corticotrophin, corticotropin.
ACTH-Releasing-Faktor *m*: ACTH releasing factor.
ACTH-Test *m*: ACTH simulation test.
Actinium *s* Abk. **Ac**: actinium [*abbr*] Ac.
Actinobacillus *m*: actinobacillus.
Actinobacillus mallei: malleomyces.
Actinomyces *m*: actinomycete.
Actinomycin *s*: actinomycin.
Actinomycin D *s*: actinomycin D, dactinomycin, meractinomycin.
Actinoquinol *s*: actinoquinol.
acuminatus: acuminate.
Ad-: ad-.
ADA Abk. **Adenosindesaminase** *w*: adenosine deaminase [*abbr*] ADA.
Adaktylie *w*: adactylia, hypodactyly, ectrodactyly.
Adamantinom *s*: adamantinoma, ameloblastoma.
Adamantoblast *m*: adamantoblast, ameloblast, ganoblast.
Adam-Klammer *w*: Adam's clasp.
Adamsapfel *m*: Adam's apple.
Adams-Stokes-Syndrom *s*: Adams-Stokes attack, Stokes disease, Spens syndrome.
Adams-Zange *w*: Adams' forceps.
Adaptation *w*: adaptation.
Adaptation post partum, kindliche: neonatal adaptation.
Adaptationskrankheit *w*: adaptation disease.
Adaptationskurve *w*: adaptation curve.
Adaptationsniveau *s*: adaptation level.
Adaptationssyndrom *s*: general adapta-

tion syndrome.

Adaptationszeit *w*: adaptation time.

Adapter *m*: adapter, connector.

adaptieren: adapt, appose.

adaptiert: modified, adapted.

Adaptionsschiene *w*: coaptation splint.

Adaptometer *s*: adaptometer.

Adaptor *m*: adaptor.

addieren: add.

Addis-Count *m*: Addis count.

Addison-Anämie *w*: Addison's anemia, Addisonian anemia, pernicious anemia.

Addison-Bronzehaut *w*: addisonian dermal pigmentation.

Addison-Kachexie *w*: addisonian cachexia.

Addison-Krankheit *w*: Addison's disease, primary adrenocortical failure, chronic adrenocortical insufficiency, primary adrenocortical insufficiency.

Addison-Krise *w*: Addisonian crisis, adrenal crisis, adrenocortical crisis, acute adrenocortical insufficiency.

Addition *w*: addition.

Adduktion *w*: adduction.

Adduktionsfraktur *w*: adduction fracture.

Adduktor *m*: adductor.

Adduktorenkanal *m*: adductor canal.

Adduktorenreflex *m*: adductor reflex.

adduzieren: adduct.

adduzierend: adducent.

Ade Abk. **Adenin** *s*: adenine [*abbr*] Ade.

Adelmann-Operation *w*: Adelmann's operation.

Aden-: aden-, adenic.

Adenase *w*: adenase.

adendritisch: adendritic.

Adenin *s* Abk. **Ade, A**: adenine [*abbr*] Ade.

Adeninarabinosid *s*: adenine arabinoside.

Adenindesaminase *w*: adenine deaminase.

Adeninnukleotid *s*: adenine nucleotide.

Adeninphosphoribosyltransferase *w*: adenine phosphoribosyl-transferase.

Adenitis *w*: adenitis; **phlegmonöse** ~ adenophlegmon.

Adenitis mit Bindegewebsbeteiligung *w*: adenocellulitis.

Adeno-: adeno-, adenic, adenous.

Adenoakanthom *s*: adenoacanthoma.

Adenoameloblastom *s*: adenomatoid odontogenic tumor, ameloblastic adenomatoid tumor.

adenoassoziiert: adeno-associated.

Adenochondrosarkom *s*: adenochondrosarcoma.

Adenoepitheliom *s*: adenoepithelioma, adenosquamous carcinoma.

Adenofibrom *s*: adenofibroma.

Adenofibromatose *w*: fibrosing adenomatosis.

Adenographie *w*: adenography.

adenohypophysär: adenohypophyseal.

Adenohypophyse *w*: adenohypophysis, anterior pituitary [*abbr*] AP, pharyngeal pituitary, prehypophysis.

adenoid: adenoid.

Adenoidismus *m*: adenoidism.

Adenokarzinom *s*: adenocarcinoma, glandular carcinoma, glandular cancer; **differenziertes** ~ malignant adenoma; **follikuläres** ~ follicular adenocarcinoma; **papilläres** ~ papillary adenocarcinoma; **schleimbildendes** ~ mucinous adenocarcinoma, mucoepidermoid carcinoma.

Adenokystom *s*: adenocystoma.

Adenolipom *s*: lipoadenoma.

Adenolymphom *s*: adenolymphoma, lymphadenoma, papillary cystadenoma lymphomatosum.

Adenom *s*: adenoma, adenoid tumor; **basophiles** ~ basophil adenoma, pituitary basophilia; **chromophobes** ~ chromophobe adenoma; **eosinophiles** ~ eosinophil adenoma, acidophil adenoma; **follikuläres** ~ follicular adenoma; **muzinöses** ~ mucinous adenoma, pseudomucinous adenoma; **onkozytäres** ~ oncocytic adenoma, oxyphilic adenoma, oncocytoma; **oxyphiles** ~ oxyphilic adenoma, oncocytic adenoma; **papilläres** ~ papillary adenoma; **pleomorphes** ~ pleomorphic adenoma, benign mixed tumor, myxopleomorphic epithelium; **testikuläres** ~ testicular adenoma; **toxisches** ~ toxic thyroid adenoma; **trabekuläres** ~ trabecular adenoma; **tubuläres** ~ tubular adenoma; **villöses** ~ villous papilloma; **virilisierendes** ~ virilizing adenoma; **zystisches** ~ cystic adenoma.

adenomartig: adenomatoid.

Adenoma sebaceum: sebaceous adenoma, steatadenoma.

adenomatös: adenomatous.

Adenomatose w: adenomatosis; **multiple endokrine** ~ multiple endocrine adenomatosis [abbr] MEA, endocrine adenomatosis, familial polyendocrine adenomatosis, pluriglandular adenomatosis, Wermer syndrome; **pluriglanduläre** ~ multiple endocrine adenomatosis [abbr] MEA, endocrine adenomatosis, familial polyendocrine adenomatosis, pluriglandular adenomatosis, Wermer syndrome.

Adenomknoten m: adenomatous node.

Adenomyom s: adenomyoma.

Adenomyomatose w: adenomyomatosis.

Adenomyosis w: adenomyosis, adenomyohyperplasia.

Adenopathie w: adenosis.

Adenosarkom s: adenosarcoma; **embryonales** ~ embryonal adenosarcoma, nephroblastoma.

Adenose w: adenosis; **sklerosierende** ~ sclerosing adenosis.

Adenosin s: adenosine, adenine ribosid, ribofuranosyladenine.

Adenosinaminohydrolase w: adenosine aminohydrolase.

Adenosindesaminase Abk. **ADA** w: adenosine deaminase [abbr] ADA.

Adenosindesaminasemangel m: adenosine deaminase deficiency.

Adenosindiphosphat s Abk. **ADP:** adenosine diphosphate [abbr] ADP.

Adenosinkinase w: adenosine kinase.

Adenosinmonophosphat s Abk. **AMP:** adenosine monophosphate [abbr] AMP; **zyklisches** ~ Abk. **cAMP** cyclic adenosine monophosphate [abbr] cAMP.

Adenosinphosphat s: adenosine phosphate; **zyklisches** ~ adenosine 3',5'-cy-

clic phosphate [abbr] AMP.

Adenosintriphosphat s Abk. **ATP:** adenosine triphosphate [abbr] ATP.

Adenosintriphosphatase w Abk. **ATPase:** adenosine triphosphatase [abbr] ATPase.

Adenosintriphosphorsäure w: adenosine triphosphoric acid.

Adenosis w: adenosis; **sklerosierende** ~ sclerosing adenosis.

Adenosis Schimmelbusch: sclerosing adenosis.

adenosquamös: adenosquamous.

Adenosylmethionin s: adenosylmethionine.

Adenotom s: adenotome.

Adenotomie w: adenotomy, tonsillotomy, adenotonsillectomy, adenoidectomy.

Adenotonsillektomie w: tonsilloadenoidectomy, adenoamygdalectomy.

Adenovirus s: adenovirus.

adenozystisch: adenocystic.

Adenyl s: adenyl, adenylyl.

Adenylat s: adenylate.

Adenylatkinase w: adenylate kinase, myokinase.

Adenylatzyklase w: adenylate cyclase, adenyl cyclase.

Adenylsäure w: adenylic acid.

Adenylzyklase w: adenyl cyclase, adenylate cyclase.

Adeps m: adeps.

Adeps benzoinatus: benzoinated lard.

Adeps lanae anhydricus: wool fat, lanolin.

Ader w: 1. blood vessel; 2. **zur** ~ **lassen** phlebotomize.

Adergeflecht s: choroid plexus.

Aderhaut w: choroid.

Aderhautablösung w: choroid detachment.

Aderhautentzündung w: choroiditis.

Aderhauterkrankung w: choroidopathy; **netzförmige** ~ central areolar choroidal sclerosis.

Aderhautgefäß s: choroid vessel.

Aderhautkolobom s: coloboma of the choroid.

Aderhautmelanom *s*: choroid melanoma.

Aderhautsklerose *w*: choroidal sclerosis.

Aderhautspalte *w*: choroid fissure, fetal fissure.

Aderlaß *m*: bloodletting, venesection.

Adermie *w*: adermia.

ADH Abk. **antidiuretisches Hormon** *s*: antidiuretic hormone [*abbr*] ADH, vasopressin.

Adhärenz *w*: adherence; **bakterielle ~** bacterial adherence.

Adhäsin *s*: adhesin.

Adhäsiolyse *w*: adhesiolysis.

Adhäsion *w*: adhesion; **bakterielle ~** bacterial adhesion.

Adhäsionsverband *m*: adhesive adsorbent dressing.

Adhäsionsvermögen *s*: adhesiveness.

Adhäsiotomie *w*: adhesiotomy, colliotomy.

adhäsiv: emplastic.

Adhäsivität *w*: adhesiveness.

Adhäsivprozeß *m*: adhesion formation.

Adiadochokinese *w*: adiadochokinesis.

Adiantum capillus veneris: Venushair.

Adiasporomykose *w*: haplomycosis.

Adicillin *s*: adicillin.

Adie-Syndrom *s*: Adie's pupil, Adie syndrome, myotonic pupillary reaction, myotonic pupil, pupillotonic pseudotabes, pupillotonia.

Adiphenin *s*: adiphenine.

Adipinsäure *w*: adipic acid.

Adipiodon *s*: iodipamide, meglumine iodipamide.

Adipo-: adipo-.

Adipocire *w*: adipocere, lipocere.

adipös: adipose, adipic, obese.

Adipokinese *w*: adipokinesis, adipokinetic action.

Adiponecrosis subcutanea neonatorum: subcutaneous fat necrosis.

Adiposalgie *w*: adiposalgia, panniculalgia.

Adiposis tuberosa simplex: Anders disease.

Adipositas *w*: adiposis, adiposity, fatness.

Adipositas dolorosa: Dercum's disease.

adiposogenital: adiposogenital.

Adipozele *w*: adipocele, lipocele, liparocele.

Adipozyt *m*: adipocyte, fat cell, adipose cell.

Adipsie *w*: adipsia.

Adiuretin *s*: antidiuretic hormone [*abbr*] ADH, antidiuretic substance.

adiuretisch: adiuretic.

Adjuvans *s*: adjuvant.

adjuvant: adjuvant.

Adminiculum: adminicle.

Adnektomie *w*: adnexectomy.

Adnex *m*: appendage, annexa.

Adnexektomie *w*: adnexectomy, annexectomy.

Adnexitis *w*: adnexitis, pelvic inflammatory disease.

Ado Abk. **Adenosin** *s*: adenosine [*abbr*] Ado.

Adoleszentenkyphose *w*: juvenile kyphosis, Scheuermann's kyphosis, Scheuermann's disease.

Adoleszenz *w*: adolescence.

adoptieren: adopt.

Adoption *w*: adoption.

ADP Abk. **Adenosindiphosphat** *s*: adenosine diphosphate [*abbr*] ADP.

Adrenalektomie *w*: adrenalectomy.

Adrenalin *s*: epinephrine, adrenaline.

Adrenarche *w*: adrenarche.

Adrenektomie *w*: adrenal surgery, suprarenalectomy, epinephrectomy.

adrenerg: adrenergic, sympathicomimetic, sympathomimetic, sympatheticomimetic.

Adrenochrom *s*: adrenochrome.

Adrenodoxin *s*: adrenodoxin.

adrenogenital: adrenogenital.

adrenokortikal: adrenocortical, corticoadrenal.

Adrenokortikoid *s*: adrenocorticoid.

Adrenokortikosteroid *s*: adrenocorticosteroid.

adrenokortikotrop: adrenocorticotropic.

Adrenoleukodystrophie *w*: adrenoleukodystrophy, Schilder-Addison complex.

Adrenolytikum *s*: adrenolytic.
adrenolytisch: adrenolytic.
Adrenopause *w*: adrenopause.
adrenopriv: adrenoprival.
Adrenostatikum *s*: adrenostatic.
adrenostatisch: adrenostatic.
Adrenosteron *s*: adrenosterone.
adrenotrop: adrenotropic, adrenalotropic, suprarenotropic.
Adriamycin *s*: adriamycin.
Adrian-Bronk-Gesetz *s*: Adrian-Bronk's law, all-or-none law.
Adson-Syndrom *s*: Adson syndrome.
Adson-Test *m*: Adson's test.
Adsorbat *s*: adsorbate.
Adsorbat-Impfstoff *m*: adsorbed vaccine.
Adsorbattoxoid *s*: adsorbed toxoid.
Adsorbens *s*: adsorbent.
adsorbieren: adsorb.
Adsorption *w*: adsorption.
Adsorptionschromatographie *w*: adsorption chromatography.
Adsorptionshämagglutination *w*: adsorption-hemagglutination.
Adstringens *s*: astringent, constringent.
adult: adult.
Adventitia *w*: adventitia.
Adventitiaraum *m*: intra-adventitial space.
Adventitiazelle *w*: adventitial cell, perivascular cell, pericapillary cell, pericyte, cardiac histiocyte, Rouget cell.
adversiv: adversive.
Adversivanfall *m*: adversive attack, adversive seizure.
Adversivbewegung *w*: adversive movement.
Adversivepilepsie *w*: adversive epilepsy.
Adynamia episodica hereditaria: periodic paralysis, Gamstorp's disease.
Adynamie *w*: adynamia.
adynamisch: adynamic.
AE Abk. **Antitoxineinheit** *w*: antitoxin unit [*abbr*] AU.
Aedes *w*: aedes.
Ägophonie *w*: egophony, egobronchophony, bronchoegophony, capriloquism.

ähneln: resemble.
ähnlich: similar, analogous.
Ähnlichkeit *w*: similarity, likeness, resemblance, mimesis.
Ähnlichkeitsgesetz *s*: law of similarity.
-ämie: -emia.
ändern: change, modify.
Änderung *w*: alternation, change, modification.
ängstlich: anxious, timid, jittery, afraid, panic.
Ängstlichkeit *w*: anxiety, apprehensiveness.
A-Enzephalitis *w*: encephalitis A, encephalitis lethargica.
AEP Abk. **akustisch evoziertes Potential** *s*: auditory evoked potential.
Äpfelsäure *w*: malic acid.
Äquaduktkatheterisierung *w*: aqueductal intubation.
Äquationsteilung *w*: equational division.
Aequator bulbi: equator of eyball.
Äquatorialplatte *w*: equatorial plate, nuclear plate, equatorial disk, nuclear disk.
Aequator lentis: equator of lens.
Äquilibrierung *w*: equilibration.
Äquilibrium *s*: equilibrium.
äquimolar: equimolar.
äquimolekular: equimolecular.
äquipotential: equipotential.
Äquipotenz *w*: equipotentiality.
äquivalent: equivalent.
Äquivalent *s*: equivalent; **epileptisches ~** epileptic equivalent; **isodynamisches ~** isodynamic equivalent; **kalorisches ~** calorie equivalent.
Äquivalentdosis *w* Abk. **REM**: roentgen equivalent man [*abbr*] REM.
Äquivalentgewicht *s*: equivalent weight, combining weight.
Äquivalenz *w*: equivalence.
Äquivalenzzone *w*: equivalence zone.
Aerämie *w*: aeremia.
Ärmel *m*: sleeve.
aerob: aerobe, aerobic, aerophil.
Aerobacter *m*: aerobacter.
Aerobier *m*: aerobe, aerobic bacteria.

Aerobiont *m*: aerobe.
Aerodontalgie *w*: aerodontalgia, barodontalgia.
Aeroembolismus *m*: aeroembolism.
aerogen: air-borne.
Aerootitis *w*: aero-otitis, aerotitis, barotitis.
Aerophagie *w*: aerophagia, air swallowing, sialoaerophagia, pneumophagia.
Aerophobie *w*: aerophobia.
Aerosinusitis *w*: aerosinusitis, barosinusitis.
Aerosol *s*: aerosol.
Aerosoltherapie *w*: aerosol therapy.
Aerosoltreibmittel *s*: aerosol propellant.
Aerozele *w*: aerocele.
Ärztemangel *m*: physician shortage.
ärztlich: iatric, medical.
Äskulapstab *m*: staff of Aesculapius, caduceus.
-ästhesie: -esthesia.
Ästhesie *w*: esthesia, aesthesia.
Ästhesiometrie *w*: esthesiometry, esthesiography.
Ästhesioneuroblastom *s*: esthesioneurocytoma, olfactory neurocytoma.
ästhetisch: esthetic, aesthetic.
ästivoautumnal: estivoautumnal.
Ästivoautumnalfieber *s*: estivoautumnal fever, estivoautumnal malaria.
Äthanol *s*: ethanol, ethylalcohol.
Äthanolamin *s*: ethanolamine.
Äthanoltest *m*: ethanol gelation test.
Äthen *s*: ethene.
Äther *m*: ether.
Ätherat *s*: etherate.
Ätherbetäubung *w*: etherization.
Ätherbildung *w*: etherification.
Ätherdampf *m*: ether vapor.
ätherisch: ethereal, volatile.
Ätherismus *m*: etherism.
Äthernarkose *w*: ether narcosis.
Äthersucht *w*: etherism.
Äthinyl *s*: ethinyl.
Äthinylöstradiol *s*: ethynyl estradiol.
Äthinyltestosteron *s*: ethynyl testosterone.

Äthionsäure *w*: ethionic acid.
Äthyläther *m*: ethyl ether.
Äthylalkohol *m*: ethyl alcohol, ethanol.
äthylalkoholisch: ethanolic.
Äthylamin *s*: ethylamine.
Äthylaminobenzoat *s*: ethyl aminobenzoate.
Äthylbiscumazetat *s*: ethyl biscoumacetate.
Äthylbutylbarbitursäure *w*: butylethylbarbituric acid.
Äthylen *s*: ethylene, ethene.
Äthylenacrylsäure *w*: hydracrylic acid.
Äthylenchlorid *s*: dichloroethane.
Äthylendiamintetraessigsäure *w* Abk.
  EDTA: ethylendiamine tetraacetic acid
  [*abbr*] EDTA.
Äthylendiamintetraessigsäuresalz Abk.
  EDTA: edetate, edetate calcium disodium.
Äthylendibromid *s*: ethylene dibromide.
Äthylenglykolmonosalizylat *s*: monoglycol salicylate.
Äthylenimin *s*: ethylene imine.
Äthyleniminochinon *s*: inproquone.
Äthylenoxid *s*: ethylene oxide.
Äthylentetrachlorid *s*: tetrachloroethylene.
Äthylhydrokuprein *s*: ethyl hydrocupreine.
Äthylierung *w*: ethylation.
Äthylmercaptan *s*: ethyl mercaptan.
Äthylnylnortestosteron *s*: norethandrolone.
Äthylpapaverin *s*: ethylpapaverine hydrochloride, ethaverine hydrochloride, ethylnorepinephrine hydrochloride.
Äthylperoxid *s*: diethylperoxide.
Äthylschwefelsäure *w*: sulfovinic acid.
Äthylsulfonsäure *w*: ethylsulfonic acid.
Ätioergosterin *s*: etioergosterol.
Ätiologie *w*: etiology, aetiology.
ätiologisch: etiologic, aetiological.
Ätiopathogenese *w*: aetiopathogenesis.
ätiopathologisch: etiopathic.
ätzen: etch.
ätzend: 1. caustic, acrid, mordant; 2. **leicht**
  ~ mildly caustic, catheretic.

Ätzgastritis *w*: corrosive gastritis.
Ätzkalk *m*: caustic lime.
Ätzkalklösung *w*: limewater.
Ätzmittel *s*: corrosive, caustic, etchant, cauterant, mordant.
Ätznatron *s*: caustic soda, sodium hydroxide.
Ätzung *w*: cauterization.
äußerer: outer.
äußerlich: external, ectal.
äußerst: extreme.
A-Faser *w*: A fiber.
afebril: afebrile, nonfebrile, apyretic, apyrexial.
Affe *m*: ape, monkey.
Affekt *m*: affect, affection, irritable mood; inadäquater ~ dissociated affect.
Affektentzug *m*: withdrawal of affect.
Affektepilepsie *w*: affective epilepsy.
Affekthandlung *w*: act of range.
affektinduziert: affect-induced.
Affektion *w*: affection.
affektiv: affective.
Affektivität *w*: affectivity.
Affektkrampf, respiratorischer *m*: breath-holding, reflex anoxic crisis.
Affektlabilität *w*: affective lability.
Affektpsychose *w*: affective psychosis.
Affektstauung *w*: affect block.
Affektstörung *w*: affective disorder.
Affektsyndrom *s*: affective syndrome.
Affektverflachung *w*: affective flattening.
Affektverödung *w*: affective desolation.
Affenfurche *w*: simian crease, simian line.
Affenhand *w*: ape hand, monkey hand.
afferent: afferent, advehent, esodic, eisodic.
Affinität *w*: affinity; starke ~ avidity.
Affinitätsanhang *m*: affinity tail.
Affinitätschromatographie *w*: affinity chromatography.
Affinitätskonstante *w*: affinity constant.
Affinitätsmarkierung *w*: affinity labeling.
Affinitätsverteilung *w*: affinity compartition.
affizieren: affect.
Afibrinogenämie *w*: afibrinogenemia, fi-

brinogen deficiency.
Aflatoxin *s*: aflatoxin.
AFP Abk. Alphafetoprotein *s*: alpha-fetoprotein [*abbr*] AFP.
After *m*: anus; künstlicher ~ artificial anus.
Afterfurche *w*: anal cleft, gluteal cleft, intergluteal cleft, natal cleft.
Afterload: afterload.
Afterloading-Verfahren *s*: afterloading technique, afterloading.
Ag Abk. Silber *s*: silver [*abbr*] Ag.
Agalaktie *w*: agalactia.
A-Galle *w*: A bile.
agamisch: agamic, nonsexual.
Agammaglobulinämie *w*: agammaglobulinemia; infantile ~ Bruton-type agammaglobulinemia; kongenitale ~ Bruton-type agammaglobulinemia; X-chromosomal-rezessiv erbliche ~ congenital hypogammaglobulinemia, infantile sex-linked hypogammaglobulinemia.
Agamogonie *w*: agamogony, agamocytogeny, agamogenesis.
aganglionär: aganglionic.
Aganglionose *w*: aganglionosis.
Agar *m*: agar, agar culture.
Agar-Agar *m*: agar-agar.
Agardiffusionsmethode *w*: agar diffusion method, auxanographic method.
Agardilutionsmethode *w*: agar dilution method.
Agargeldiffusionstest *m*: agar gel diffusion test.
Agargelelektrophorese *w*: agar gel electrophoresis.
Agar-Gußplatte *w*: agar plate.
Agarizinsäure *w*: agaric acid.
Agarnährboden *m*: agar culture medium.
Agarobiose *w*: agarobiose.
Agaropectin *s*: agaropectin.
Agarose *w*: agarose.
Agarosegel *s*: agarose gel.
agastrisch: agastric.
Agenesie *w*: agenesis; anorektale ~ anorectal agenesis; sakrokokzygeale ~ caudal dysplasia syndrome.

Agenitalismus *m*: agenitalism.

Agens *s*: agent; **auslösendes** ~ causative agent, incitant.

Agent Orange *s*: Agent Orange.

Ageusie *w*: ageusia, ageustia, taste blindness, gustatory anesthesia.

Agglomeration *w*: agglomeration, conglomeration.

Agglutinabilität *w*: agglutinability.

Agglutination *w*: 1. agglutination; **passive** ~ passive agglutination; **sichtbare** ~ macroscopic agglutination; 2. **keine** ~ **nachweisbar** no agglutination discovered [*abbr*] NAD.

Agglutinationstest *m*: agglutination test.

agglutinieren: agglutinate.

Agglutinin *s*: agglutinin, agglutinant; **pflanzliches** ~ plant agglutinin.

Aggravation *w*: aggravation.

Aggregat *s*: aggregate.

Aggregation *w*: aggregation.

Aggregationshemmer *m*: antiaggregant.

Aggressin *s*: aggressin, virulence factor.

Aggression *w*: aggression.

Aggressionstrieb *m*: aggressive instinct.

aggressiv: aggressive.

Aggressivität *w*: aggressivity.

agieren: act out.

Agieren *s*: acting out.

Agitation *w*: agitation.

agitiert: agitated.

Agitiertheit *w*: agitation.

aglandulär: aglandular, eglandulous.

Aglossie *w*: aglossia.

Aglucon *s*: aglucon.

Aglykon *s*: aglycone.

Agnathie *w*: agnathia.

Agnosie *w*: agnosia; **akustische** ~ acoustic agnosia, mind deafness, acousmatognosia; **apraktische** ~ apractagnosia; **optische** ~ visual agnosia, apperceptive blindness, psychic blindness, simultagnosia, mind blindness, cortical psychic blindness; **pragmatische** ~ apraxic agnosia; **taktile** ~ tactile agnosia, tactile amnesia; **visuelle** ~ visual agnosia, apperceptive blindness, psychic blindness, mind blindness, cortical psychic blindness, simultagnosia.

agnostisch: agnosic.

-agogum: -agogue.

agonal: agonal.

Agonie *w*: agony, death struggle, death throes, tortua.

Agonist *m*: agonist, agonistic muscle.

agonistisch: agonistic.

Agoraphobie *w*: agoraphobia, street phobia.

Agrammatismus *m*: agrammatism.

agranulär: agranular.

Agranulozyt *m*: agranulocyte.

agranulozytär: agranulocytic.

Agranulozytose *w*: agranulocytosis, agranulosis, malignant neutropenia, Schultz syndrome.

Agraphie *w*: agraphia; **aphasische** ~ aphasic agraphia; **apraktische** ~ apraxic agraphia; **verbale** ~ verbal agraphia; **vollständige** ~ absolute agraphia, literal agraphia.

agraphisch: agraphic.

Agrobakterium *s*: agrobacterium.

Agropin *s*: agropine.

Agrypnie *w*: agrypnia, insomnia, wakefulness.

AGS Abk. **adrenogenitales Syndrom** *s*: adrenogenital syndrome [*abbr*] AGS.

Agyrie *w*: agyria, lissencephalia.

AHF Abk. **Antihämophiliefaktor** *m*: antihemophilic factor [*abbr*] AHF.

Ahlfeld-Zeichen *s*: Ahlfeld sign.

Ahornsirupkrankheit *w*: maple syrup urine disease, ketoaminoacidemia, branched-chain ketoaciduria, leucinosis.

AIDS Abk. **acquired immunodeficiency syndrome, erworbenes Immundefektsyndrom** *s*: acquired immunodeficiency syndrome [*abbr*] AIDS.

AIDS-Auszehrungssyndrom *s*: slim disease, wet AIDS.

AIDS-Phobiesyndrom *s*: AIDS phobia.

AIDS-related Komplex Abk. **ARC**: AIDS-related complex [*abbr*] ARC.

AIDS-Vollbild *s*: fullblown AIDS.

Ainhum *s*: ainhum.
Air-block-Technik *w*: air-block technique.
Ajmalin *s*: ajmaline.
Ak Abk. **Antikörper** *m*: antibody.
Akalkulie *w*: acalculia, anarithmia, numberblindness.
Akantho-: acantho-.
Akanthokeratose *w*: acanthokeratodermia.
Akantholyse *w*: acantholysis.
Akanthom *s*: acanthoma.
Akanthose *w*: acanthosis.
Akanthozyt *m*: acanthocyte, spur cell.
Akanthozytose *w*: acanthocytosis.
Akapnie *w*: acapnia.
Akarbie *w*: acarbia.
Akarizid *s*: acaricide.
Akatalasämie *w*: acatalasia, Takahara's disease.
Akatalasie *w*: acatalasia, Takahara's disease.
Akatalepsie *w*: acatalepsy.
Akathisie *w*: akathisia, acathisia, akithisia, cathisophobia.
Akerlund-Blende *w*: Akerlund's diaphragm.
Akinese *w*: akinesis.
Akinesie *w*: acinesia.
akinetisch: akinetic.
Akklimatisierung *w*: acclimatization.
Akkommodation *w* Abk. **A**: accommodation [*abbr*] acc; **negative ~** negative accommodation; **positive ~** positive accommodation; **zelluläre ~** histologic accommodation.
Akkomodationsamplitude *w*: amplitude of accomodation.
Akkommodationsbereich *m*: range of accommodation, range of convergence, region of accommodation.
Akkommodationskonvergenz *w*: accommodative convergence.
Akkommodationskrampf *m*: accomodation spasm, cyclospasm.
Akkommodationslähmung *w*: paralysis of accomodation, cycloplegia.

Akkommodationsmechanismus *m*: accommodation mechanism.
Akkommodationsreflex *m*: accommodation reflex, near-point reaction, near reflex.
Akkommodationsschielen *s*: accommodative strabismus.
Akkommodationsstörung *w*: hypocyclosis.
Akkomodationsverlust *w*: loss of accommodation.
akkommodierend: accommodative.
Akkretionswachstum *s*: accretionary growth.
Akkumulation *w*: accumulation.
akkumulieren: accumulate.
Aklasie *w*: aclasis.
Aklomid *s*: aklomide.
Akme *w*: acme, peak.
Akne *w*: acne; **androgenetische ~** androgenetic acne; **juvenile ~** adolescent acne.
Aknegen *s*: acnegen.
Aknekeloid *s*: acne keloid.
Akoasma *s*: acoasma, acousma.
Akoin *s*: acoine.
Akonin *s*: aconin.
Akonit *s*: aconite.
Akonitase *w*: aconitase.
Akonitin *s*: aconitine.
Akonitsäure *w*: aconitic acid.
Akorie *w*: acorea, absence of pupil.
akral: acral.
Akranie *w*: acrania.
Akren-: acroteric.
Akridin *s*: acridine.
Akridinamin *s*: acridinamin.
Akridinfarbstoff *m*: acridine dye.
Akridinorange *s*: acridine orange.
Akriflavin *s*: acriflavine.
Akriflavinhydrochlorid *s*: acid acriflavine.
Akro-: acr-, acral.
Akroagnosie *w*: acragnosis, acroagnosia.
Akroblast *m*: acroblast.
Akrobrachyzephalie *w*: acrobrachycephaly.
Akrochordon *s*: acrochordon.

Akrodermatitis *w*: acrodermatitis.
Akrodermatitis enteropathica: acrodermatitis enteropathica, Danbold-Closs syndrome, Brandt syndrome.
Akrodermatitis papulosa eruptiva infantum: infantile papular acrodermatitis, Gianotti syndrome.
Akrodermatitis suppurativa continua: Hallopeau's acrodermatitis.
Akrodynie *w*: acrodynia, Feer's disease, acrodynic erythema, erythredema polyneuropathy, pink disease, dermatopolyneuritis, Selter's disease, Swift's disease.
Akrodysplasie *w*: acrodysplasia.
Akrogerie *w*: acrogeria.
Akrogerie Gottron: Gottron syndrome, progressive symmetrical verrucous erythrokeratoderma.
Akrognosie *w*: acrognosia.
Akrokeratoelastoidosis *w*: acrokeratoelastoidosis.
Akrokeratose *w*: acrokeratosis.
Akromegalie *w*: acromegaly, Marie syndrome.
Akromelalgie *w*: erythromelalgia.
Akromelie *w*: acromelia, acromelic dwarfism.
akromiohumeral: acromiohumeral.
akromioklavikulär: acromioclavicular, scapuloclavicular.
Akromioklavikularbandriß *m*: acromioclavicular sprain.
Akromioklavikulargelenk *s*: acromioclavicular joint.
akromiokorakoidal: acromiocoracoid.
Akromion *s*: acromion, acromial bone.
Akromionreflex *m*: acromial reflex.
Akromionresektion *w*: acromionectomy.
akromioskapular: acromioscapular.
Akroneurose *w*: acroneurosis.
Akronym *s*: acronym.
Akroosteodystrophia hypogenitalis dysparathyreoidica: Condorelli syndrome.
Akroosteolyse *w*: acroosteolysis.
Akroosteolysesyndrom *s*: acroosteolysis syndrome.
Akropachie *w*: acropachy, Marie-Bamberger disease.
Akroparästhesie *w*: acroparesthesia.
Akropigmentation *w*: acropigmentatio reticularis.
Akropustulose *w*: acropustulosis, acral pustulosis.
Akrosklerose *w*: acrosclerosis.
Akrosom *s*: acrosome, acrosomal cap, idiosome, apical body.
akrosomal: acrosomal.
Akrosomengranulum *s*: acrosomal granule.
Akrosomenkörperchen *s*: acrosomal cone.
Akrospiron, ekkrines *s*: eccrine acrospiroma.
Akroteriasis congenita: Hanhart syndrome.
Akrotrophodynie *w*: acrotrophodynia.
Akrotrophoneurose *w*: acrotrophoneurosis.
akrozentrisch: acrocentric, subtelocentric.
Akrozephalie *w*: acrocephaly, oxycephaly.
Akrozephalopolysyndaktylie *w*: acrocephalopolysyndactyly.
Akrozephalosyndaktylie *w*: acrocephalosyndactyly, Carpenter syndrome.
Akrozephalosyndaktylie Typ III: acrocephalosyndactyly type III, Chotzen syndrome.
Akrozephalosyndaktylie Typ IV: acrocephalosyndactyly type IV, Pfeiffer syndrome.
Akrozyanose *w*: acrocyanosis.
Akryl-: acrylic.
Akrylamid *s*: acrylamide.
Akrylamidgelelektrophorese *w*: acrylamide gel electrophoresis.
Akrylharz *m*: acrylic resin, acrylate.
Akrylnitril *s*: acrylonitrile, vinyl cyanide.
Akrylsäure *w*: acrylic acid.
Akt *m*: act.
Aktin *s*: actin [*abbr*] a.
Aktinfilament *s*: actin filament.
Aktinid *s*: actinide.

Aktinin s: actinin.
aktinisch: actinic.
Aktino-: actinic.
Aktinobazillus m: actinobacillus.
Aktinodermatitis w: actinic dermatitis.
Aktinometer s: actinometer.
Aktinomykose w: actinomycosis, ray-fungus disease; **kutane** ~ dermoactinomycosis; **zervikofaziale** ~ cervicofacial actinomycosis, lumpy jaw.
Aktinomyzet m: ray fungus.
Aktinomyzetom s: actinomycoma.
Aktinomyzin s: actinomycin.
Aktinon s: actinon.
Aktin-Profilin-Komplex m: profilactin.
Aktintransformation w: globular-fibrous transformation.
Aktion w: action.
Aktionspotential s Abk. **AP**: action potential.
Aktionsstrom m: action current.
Aktionstremor m: motor tremor, persistent tremor.
aktiv: active.
Aktivator m: (orthodontic) activator, functional appliance, (embryology) activating agent, dorsalizing agent, organizer.
Aktivatorprotein, katabolitisches s Abk. **CAP**: catabolite activator protein [abbr] CAP.
aktivieren: activate.
aktiviert: activated.
Aktivierung w: activation.
Aktivierungsanalyse w: activation analysis.
Aktivierungsenergie w: activation energy, energy of activation.
Aktivität w: activity; **biologische** ~ bioactivity; **katalytische** ~ catalytic activity; **optische** ~ optical activity; **pseudomyotonische** ~ pseudomyotonic discharge; **verringerte elektrische** ~ hypopotentia; **zentralnervöse** ~ higher nervous activity.
Aktivitätsbestimmung w: assay.
Aktivitätstherapie w: activity therapy.
Aktivkohle w: activated charcoal.

Aktomyosin s: actomyosin.
Aktomyosin-Adenosin-Triphosphatase w: actomyosin adenosine triphosphatase.
Aktual-: actual.
aktualisieren: update.
Aktualneurose w: actual neurosis, physioneurosis.
Akumada-del Castillo-Syndrom s: Akumada-del Castillo syndrome, galactorrhea-amenorrhea syndrome.
Akupressur w: acupressure, acupression.
Akupunktur w: acupuncture.
Akusmatagnosie w: acousmatagnosia.
Akustik w: acoustics.
Akustikusneurinom s: acoustic neuroma, acoustic neurinoma, acoustic neurilemmoma, acoustic schwannoma.
akustisch: acoustic, auditory.
akut: acute.
Akute-Phase-Protein s: acute phase reactant, acute phase substance.
Akutpflege w: acute care.
Akutversorgung w: acute care.
Akzeleration w: acceleration.
Akzelerationsphase w: acceleration period.
Akzeleratorglobulin s: accelerator globulin [abbr] AcG.
Akzeleratorzentrum s: cardioaccelerating center.
Akzelerin s: accelerin.
Akzentuierung w: accentuation.
Akzeptanz w: acceptance.
akzeptieren: accept.
Akzeptor m: acceptor.
Akzeptorstelle w: acceptor site.
akzessorisch: accessory, supernumerary, succenturiate.
Akzessorius m: accessory nerve.
akzidentiell: accidental.
Al Abk. **Aluminium** s: aluminium [abbr] Al.
Ala Abk. **Alanin** s: alanine.
Alaktasie w: alactasia, lactase deficiency.
Alaktie w: agalactia.
Alalie w: alalia.
Alamethicin s: alamethicin.

Alanin *s*: alanine [*abbr*] Ala, 2-aminopropionic acid.

Alaninaminotransferase *w* Abk. **ALT**: alanine aminotransferase.

Alanintransaminase *w*: alanine transaminase [*abbr*] ALT.

Alarmreaktion *w*: alarm reaction.

Alarmsyndrom *s*: general adaptation syndrome.

Alarmsystem *s*: alarm system.

Alastrim *s*: alastrim, whitepox, glasspox, mild smallpox, parasmallpox, pseudosmallpox, amaas, bexia.

Alaun *m*: alum.

Alaunerde *w*: alum earth.

Alaunhämatoxylin *s*: ammonia hemate.

Alaunwasser *s*: aluminous water.

Albara-Ormond-Syndrom *s*: Ormond's disease, idiopathic retroperitoneal fibrosis.

Albaspidin *s*: albaspidin.

Albedo *w*: albedo.

Albee-Säge *w*: Albee saw.

Albers-Schönberg-Krankheit *w*: Albers-Schönberg disease, osteopetrosis, marble bone disease.

Albert-Krankheit *w*: Albert's disease, Achilles bursitis, achillobursitis, Haglund's disease, Swediaur's disease.

Albini-Knötchen: Albini's nodules.

Albinismus *m*: albinism, achroma, achromia, congenital achromia; **partieller** ~ partial albinism, leucismus, piebaldism, piebald skin.

Albinismus mit Pseudohämophilie *w*: Hermansky-Pudlak syndrome.

Albinismus partialis: partial albinism, leucismus, piebaldism, piebald skin.

Albino *m*: albino.

Albinoidismus *m*: albinoidism.

Albinoismus *m*: albinoism.

Albright-Forbes-Syndrom *s*: Albright-Forbes syndrome.

Albright-Krankheit *w*: Albright's hereditary osteodystrophy, fibrocystic osteitis.

Albright-McCune-Sternberg-Syndrom *s*: Albright-McCune-Sternberg syndrome, McCune-Albright syndrome.

Albugo *w*: albugo.

Albumin *s*: albumin [*abbr*] alb.

albuminartig: albuminoid.

Albuminausscheidung *w*: albumin excretion.

Albuminausscheidung im Urin *w*: urinary albumin excretion.

Albuminbestimmung *w*: albuminimetry.

Albumin/Globulin-Quotient *m*: albumin-globulin ratio.

Albumingradient *m*: albumin gradient.

Albuminurie *w*: albuminuria; **akzidentelle** ~ accidental albuminuria; **hypostatische** ~ hypostatic albuminuria; **nächtliche** ~ nyctalbuminuria, noctalbuminuria; **orthostatische** ~ orthotic albuminuria, orthostatic proteinuria, lordotic proteinuria; **physiologische** ~ physiologic albuminuria; **renale** ~ renal albuminuria.

albuminurisch: albuminuric.

Albumose *w*: albumose, albuminose.

Albumosuria *w*: albumosuria.

Alcaligenes *m*: alcaligenes.

Alchemie *w*: alchemy.

Alcianblau *s*: Alcian blue.

Alclometason *s*: alclometasone.

Alcloxa *s*: alcloxa.

Alcock-Kanal *m*: Alcock's canal, pudendal canal.

Alcuroniumchlorid *s*: alcuronium chloride.

ALD Abk. **Aldolase** *w*: aldolase.

Aldehyd *s*: aldehyde.

Aldehyddehydrogenase *w*: aldehyde dehydrogenase.

aldehydhaltig: aldehydic.

Aldehydharz *s*: aldehyde resin.

Aldehydoxidase *w*: aldehyde oxidase, aldehydase.

Aldehydsäure *w*: aldehyde acid.

Aldehydzucker *m*: aldehyde sugar.

Alder-Reilly-Granulationsanomalie *w*: Alder's anomaly, Reilly anomaly.

Alder-Reilly-Körperchen: Reilly bodies.

Aldimin *s*: aldimine.

Aldioxa *s*: aldioxa.

Aldobionsäure *w*: aldobionic acid.

Aldohexose *w*: aldohexose.

Aldol *s*: aldol.

Aldolase *w* Abk. **ALD**: aldolase, fructose-biphosphate aldolase.

Aldose *w*: aldose.

Aldosteron *s*: aldosterone, electrocortin.

Aldosteronismus *m*: aldosteronism, hyperaldsteronism; **idiopathischer** ~ idiopathic aldosteronism; **primärer** ~ primary aldosteronism, Conn syndrome; **sekundärer** ~ secondary aldosteronism.

Aldosteronmangel *m*: aldosteronopenia, hypoaldosteronemia, hypoaldosteronism.

Aldrich-Syndrom *s*: Aldrich syndrome.

Aldridge-Operation *w*: Aldridge's operation.

Aldrin *s*: aldrin.

Aleppobeule *w*: Aleppo boil.

aleukämisch: aleukemic, nonleukemic.

Aleukie *w*: aleukia, aleukocytosis.

Alexander-Krankheit *w*: Alexander's disease.

Alexie *w*: alexia, word blindness, text blindness, visual aphasia; **aphasische** ~ aphasic alexia; **semantische** ~ semantic alexia; **verbale** ~ verbal alexia.

Alexin *s*: alexin.

Aleydigismus *m*: aleydigism.

Alezzandrini-Syndrom *s*: Alezzandrini syndrome.

Alfacalcidol *s*: alfacalcidol.

Alfentanil *s*: alfentanil.

Algenzelle *w*: gonidium.

Algesie *w*: algesia.

Algesiometer *s*: algesiometer, algometer.

algetisch: algetic.

-algie: -algia.

Algin *s*: algin.

Alginat *s*: alginate.

Alginsäure *w*: alginic acid.

Algodystrophie, sympathische *w*: reflex sympathic dystrophy.

Algolagnie *w*: algolagnia.

Algorithmus *m*: algorithm.

Algurie *w*: alginuresis.

Alibert-Krankheit *w*: Alibert's disease.

Alienation *w*: alienation.

Alimemazin *s*: alimemazine, trimeprazine.

alimentär: alimentary, nutritional, pabular.

Alimentärpsathyrose *w*: alimentary osteopathy, hunger osteopathy.

Alimentation *w*: alimentation, nutrition.

aliphatisch: aliphatic.

Alizaprid *s*: alizapride.

Alkali *s*: alkali.

Alkaliämie *w*: alkalemia.

Alkalireserve *w*: alkali reserve.

alkalisch: alkaline.

Alkalitherapie *w*: alkalitherapy, alkalotherapy.

Alkaliurie *w*: alkalinuria.

Alkaloid *s*: alkaloid.

Alkalose *w*: alkalosis, alkalemia; **hypokalämische** ~ hypokalemic alkalosis; **kompensierte** ~ compensated alkalosis; **kongenitale** ~ congenital gastrointestinal alkalosis; **metabolische** ~ metabolic alkalosis, nonrespiratory alkalosis; **respiratorische** ~ respiratory alkalosis, acapnial alkalosis.

alkalotisch: alkalotic.

Alkaptonurie *w*: alcaptonuria, alkaptonuria.

Alken *s*: alkene.

Alkin *s*: alkine.

Alkohol *m*: alcohol; **absoluter** ~ absolute alcohol; **primärer** ~ primary alcohol; **rektifizierter** ~ rectified spirit; **sekundärer** ~ secondary alcohol; **tertiärer** ~ tertiary alcohol.

Alkoholabhängigkeit *w*: alcohol addiction, alcohol dependence, inebriety.

Alkoholabstinenz *w*: alcohol abstinence.

Alkoholabusus *m*: alcohol abuse, alcoholism.

Alkoholämie *w*: hyperalcoholemia.

Alkoholat *s*: alcoholate, alkoxide.

Alkoholbestimmung *w*: alcohol determination.

Alkoholbildung *w*: alcoholization.

Alkoholblockade *w*: alcohol block.

Alkoholdehydrogenase *w*: alcohol dehy-

drogenase [*abbr*] ADH.
Alkoholdelikt *s*: alcoholic delict.
Alkoholdelir *s*: alcoholic delirium.
Alkoholdemenz *w*: alcoholic dementia.
Alkoholentzugsdelir *s*: alcohol withdrawal delirium, delirium tremens, alcohol abstinence delirium.
Alkoholentzugssyndrom *s*: alcohol withdrawal syndrome.
Alkoholenzephalopathie *w*: alcoholic encephalopathy.
Alkoholepilepsie *w*: alcoholic epilepsy.
Alkoholfällung *w*: alcohol precipitation.
Alkoholfetopathie *w*: fetal alcohol syndrome.
alkoholfrei: alcohol-free, nonalcoholic.
Alkoholhalluzinose *w*: acute alcoholic hallucinosis, alcoholic hallucinosis.
Alkoholhepatitis *w*: alcoholic hepatitis.
Alkoholiker *m*: alcoholic, drinker, drunkard; **anonyme ~** Abk. **AA** Alcoholics Anonymous [*abbr*] AA.
Alkoholikerpneumonie *w*: alcoholic pneumonia.
Alkoholintoxikation *w*: alcoholic intoxication, alcohol poisoning; **akute ~** acute alcoholism; **idiosynkratische ~** alcohol idiosyncratic intoxication.
alkoholisch: alcoholic.
Alkoholismus *m*: alcoholism, habitual excessive drinking, ethanolism; **periodischer ~** periodic drinking bout.
Alkoholkoma *s*: alcoholic coma.
Alkoholkonsum *m*: alcohol consumption, alcohol drinking.
Alkoholkrankheit *w*: alcoholism.
Alkoholmißbrauch *m*: alcohol abuse.
Alkoholmyopathie *w*: alcoholic paralysis.
Alkoholneuropathie *w*: alcoholic polyneuritis, alcoholic polyneuropathy, alcoholic paralysis.
Alkoholpankreatitis *w*: alcoholic pancreatitis.
Alkoholparanoia *w*: alcoholic paranoia.
Alkoholprobe *w*: alcohol test.
Alkoholpsychose *w*: alcoholic psychosis, alcoholic insanity.

Alkoholrausch *m*: alcoholic intoxication.
Alkoholspiegel *m*: alcohol content.
Alkoholthermometer *s*: alcohol thermometer.
Alkoholtrinkversuch *m*: alcohol test.
Alkyl *s*: alkyl.
Alkylanzien: alkylating agents.
alkylieren: alkylate.
Alkylierung *w*: alkylation.
ALL Abk. **akute lymphatische Leukämie** *w*: acute lymphoblastic leukemia [*abbr*] ALL.
Allästhesie *w*: allesthesia.
Allantoamnion *s*: allantoamnion.
Allantochorion *s*: allantochorion.
Allantogenese *w*: allantogenesis.
Allantoin *s*: allantoin.
Allantois *w*: allantois, allantoid membrane.
Allantois-: allantoic.
Allantoisausstülpung *w*: allantoic diverticulum.
Allantoisblase *w*: allantoic vesicle, allantoic sac.
Allantoishöhle *w*: allantoic cavity.
Allantoiskreislauf *m*: allantoic circulation.
Allantoisplazenta *w*: allantoic placenta.
Allantoisstiel *m*: allantoic stalk.
Allantoiszyste *w*: allantoic cyst.
Allantursäure *w*: allanturic acid.
alleinstehend: single.
Allel *s*: allele, isomorph; **letales ~** lethal allele, lethal factor; **mutiertes ~** mutant allele; **polymorphes ~** polymorphic allele; **subletales ~** sublethal gene.
Allelen-Austauschtechnik *w*: allelic replacement, gene replacement, gene disruption, targeted homologous recombination.
Allelenfrequenz *w*: allele frequency.
Allelie *w*: allelism.
Allelietest *m*: allelism test.
allelomorph: allelomorph.
Allelotyp *m*: allelotype.
Allen-Masters-Syndrom *s*: Allen-Masters syndrome.
Allergen *s*: allergen, allergic antigen, sensitizer, sensibiligen, sensitizin, sensibilisinogen; **luftübertragenes ~** aeroallergen.

allergen: allergenic.

Allergenexpositionstest *m*: allergen challenge.

Allergenextrakt *m*: allergenic extract.

Allergentestung *w*: allergen testing.

Allergie *w*: allergy [*abbr*] a, allergic sensitivity; humorale ~ humoral allergy; zelluläre ~ cell-mediated allergy, delayed hypersensitivity.

Allergietestung *w*: allergometry.

allergisch: 1. allergic; 2. nicht ~ anallergic.

Allergisierung *w*: allergization.

Allergologe *m*: allergologist.

Allergologie *w*: allergology.

allesfressend: omnivorous.

Alles-oder-Nichts-Gesetz *s*: all-or-none law, Adrian-Bronk law.

allgegenwärtig: ubiquitous.

allgemein: general.

Allgemeinanästhetikum *s*: general anesthetic.

Allgemeinchirurgie *w*: general surgery.

Allgemeinempfinden *s*: general sensation.

Allgemeinerkrankung *w*: systemic disease.

Allgemeinerscheinung *w*: systemic symptom.

Allgemeingültigkeit *w*: general validity.

Allgemeinmedizin *w*: family practice.

Allgemeinmediziner *m*: generalist, general practitioner [*abbr*] GP.

Allgemeinname *m*: generic name.

Allgemeinnarkose *w*: general anesthesia.

Allgemeinpraxis *w*: general practice.

Allgemeinsymptom *s*: constitutional symptom.

Allgemeinzustand *m* Abk. AZ: general condition.

Allheilmittel *s*: cure-all, polychrest.

Allicin *s*: allicin.

Alligation *w*: alligation.

Allison-Johnstone-Syndrom *s*: Barrett's ulcer.

Alliteration *w*: alliteration.

Allo-: allo-.

Alloästhesie *w*: alloesthesia.

Alloagglutinin *s*: isoantibody.

Alloantigen *s*: alloantigen, homologous antigen, allogeneic antigen, isoantigen.

Alloantikörper *m*: alloantibody, isoimmune antibody, isoantibody.

Alloarthroplastik *w*: alloarthroplasty.

Allobarbital *s*: allobarbital, diallylbarbituric acid.

Allochezie *w*: allochezia.

Allochirie *w*: allochiria.

allochthon: allochthonous.

Allocortex *m*: allocortex.

Allodromie *w*: allorrhythmia.

Alloerotik *w*: alloeroticism.

Allogamie *w*: allogamy.

allogen: allogeneic, allogenic.

Allograft *s*: allograft.

alloimmun: alloimmune.

Allokinese *w*: allokinesis, mirror movement.

allokinetisch: allokinetic.

Allopathie *w*: allopathy.

Allophansäure *w*: allophanic acid.

Alloplastie *w*: alloplasty.

Alloplastik *w*: alloplasty.

alloplastisch: alloplastic.

Allopolyploid *s*: alloploid.

Allopurinol *s*: allopurinol.

Allorrhythmie *w*: allorrhythmia.

Allosom *s*: heteromorphic chromosome, heterotypical chromosome.

Allosterie *w*: allostery.

allosterisch: allosteric.

Allothreonin *s*: allothreonine.

Allotransplantat *s*: allotransplant, allograft, homoplastic graft, homograft, homeotransplantat, homeograft, homotransplantat.

Allotransplantation *w*: homotransplantation, homeotransplantation.

Allotrichia circumscripta: wooly-hair nevus.

Allotriogeusie *w*: allotriogeustia.

Allotriophagie *w*: allotriophagy.

Allotropie *w*: allotropy.

Allotyp *m*: allotype.

Allotypie *w*: allotypy.

Alloxämie *w*: alloxuremia.

Alloxan *s*: alloxan, mesoxalyl urea.

Alloxan-Diabetes *m*: alloxan diabetes.

Alloxansäure *w*: alloxanic acid.

Alloxazin *s*: alloxazine.

Alloxurie *w*: alloxuria.

Alloxyproteinsäure *w*: alloxyproteic acid.

Alluransäure *w*: alluranic acid.

Allyl-: allyl.

Allylbromid *s*: allyl bromide.

Allylestrenol *s*: allylestrenol.

Allylprodin *s*: allyl prodine.

Allylthioharnstoff *m*: allyl thiourea.

Allzweckwachs *m*: utility wax.

Almeida-Krankheit *w*: Almeida's disease.

Almen-Probe *w*: Almen's test.

Almitrin *s*: almitrine.

Almosen *s*: charity.

Aloe *w*: aloe.

Aloe-Emodin *s*: aloe-emodin.

Alopecia androgenetica: androgenetic alopecia.

Alopecia areata: alopecia areata.

Alopecia atrophicans: Brocq's pseudopelade, pseudopelade of Brocq.

Alopecia liminaris: marginal traumatic alopecia.

Alopecia symptomatica diffusa: symptomatic alopecia.

Alopezie *w*: alopecia, baldness, calvities; **atrophische** ~ atrophical alopecia; **kongenitale** ~ congenital alopecia; **mechanische** ~ traumatic alopecia.

ALP Abk. alkalische Leukozytenphosphatase *w*: leukocyte alkali phosphatase.

Alpdrücken *s*: nightmare.

Alpers-Syndrom *s*: Alpers syndrome, progressive diffuse cerebrocortical atrophy, diffuse cortical sclerosis, progressive cerebral poliodystrophy.

Alphaaktivierung *w*: alpha-activation.

alpha-alpha-packing *s*: alpha-alpha-packing.

Alpha-Amylase *w*: α-amylase.

Alphablockade *w*: alpha blocking.

Alphablocker *m*: alpha blocker.

Alphafetoprotein *s* Abk. AFP: alpha-feto-protein [*abbr*] AFP.

Alpha-Galaktosidase *w*: α-galactosidase.

Alphaglobulin *s*: alpha globulin.

Alphaglukosidase *w*: alpha-glucosidase.

Alphahämolyse *w*: alpha hemolysis.

Alphahelix *w*: alpha-helix, Pauling-Corey helix.

Alpha-Ketodekarboxylase *w*: alpha-ketodecarboxylase.

Alpha-Ketoglutarsäure *w*: alpha-keto-glutaric acid.

Alphakettenkrankheit *w*: alpha chain disease, Franklin's disease.

Alpha-Lipoprotein *s*: alpha-lipoprotein.

Alpha-Lipoproteinmangel *m*: alpha-lipo-protein deficiency.

alphamimetisch: alphamimetic.

Alphaphänomen *s*: alpha movement.

Alphaprodin *s*: alphaprodine.

Alpharezeptor *m*: alpha-receptor, alpha-adrenoceptor.

Alpha-Rezeptorenblocker *m*: alpha blocker.

Alpharhythmus *m*: alpha rhythm, Berger's rhythm.

Alphastrahl *m*: alpha ray.

Alphastrahlung *w*: alpha radiation.

Alpha-Sympathomimetikum *s*: alpha sympathicomimetic, alpha adrenergic.

Alphateilchen *s*: alpha particle.

Alphavirus *m*: alphavirus.

Alphawelle *w*: alpha-wave.

Alphazelle *w*: alpha cell.

Alphazerfall *m*: alpha decay.

Alport-Syndrom *s*: Alport syndrome, hereditary nephritis and nerve deafness.

Alprazolam *s*: alprazolam.

Alprenolol *s*: alprenolol.

Alprostadil *s*: alprostadil.

Alptraum *m*: nightmare.

ALS Abk. 1. δ-Aminolävulinsäure *m*; 2. amyotrophe Lateralsklerose *w*: 1. δ-aminolevulinic acid [*abbr*] ALA; 2. amyotrophic lateral sclerosis [*abbr*] ALS.

Alseroxylon *s*: alseroxylon.

Alstonin *s*: alstonine.

alt: old.

ALT Abk. **Alaninaminotransferase** *w*: alanine aminotransferase.

Altenbetreuung *w*: care for the aged.

Altenheim *s*: home for the elderly.

Altenpflegerin *w*: geriatric nurse.

Alter *s*: age; **biologisches ~** physiologic age; **chronologisches ~** chronologic age; **fortpflanzungsfähiges ~** reproductive age; **funktionelles ~** functional age; **gebärfähiges ~** childbearing age; **hohes ~** old age, senility; **kalendarisches ~** chronologic age; **physiologisches ~** physiologic age.

Alter des Feten: fetal age.

altern: age, growing old.

Altern *s*: aging, ageing, senescence; **vorzeitiges ~** geromorphism.

alternativ: alternative.

Alternativmedizin *w*: alternative medicine.

alternd: aging, senescent.

alternieren: alternate, rotate.

alternierend: alternating.

Alters-: late-onset, maturity-onset, old-age, presby-, presbyo-.

Altersabhängigkeit *w*: age dependency, age sensitivity.

Altersalopezie *w*: senile alopecia.

Altersaufbau *m*: age structure.

Altersbestimmung *w*: age determination.

Altersblödsinn *m*: senile dementia.

Altersdemenz *w*: presbyophrenia, Kahlbaum-Wernicke syndrome.

Altersdiabetes *m*: maturity-onset diabetes mellitus, obesity-associated diabetes mellitus, adult-onset diabetes mellitus, late-onset diabetes mellitus.

Altersemphysem *s*: aging-lung emphysema, senile emphysema, atrophic emphysema, small-lunged emphysema.

Altersepilepsie *w*: senile epilepsy, tardy epilepsy.

Altersgangrän *w*: senile gangrene.

Altersgruppe *w*: age category.

Alterskomedo *m*: senile comedo.

Alterkurzsichtigkeit *w*: gerontopia.

Altersmyopie *w*: gerontopia.

Altersnorm *w*: age norm.

Altersparaphrenie *w*: late paraphrenia.

Alterspigment *s*: age pigment, lipofuscin.

Altersplaque *w*: senile plaque, agyrophile plaque.

Alterspräferenz *w*: age preference.

Alterspsychiatrie *w*: geriatric psychiatry, psychogeriatrics.

Alterspsychose *w*: senile psychosis.

Alterspyramide *w*: age pyramide.

Altersschwatzhaftigkeit *w*: senile loquacity.

Altersschwerhörigkeit *w*: presbyacusis, presbycusis.

Alterssichtigkeit *w*: presbyopia, presbytism, old sight, second sight.

Altersspanne *w*: age range.

altersspezifisch: age-specific.

Altersstar *m*: senile cataract.

Altersstruktur *w*: age structure.

Alterstremor *m*: senile tremor.

Altersverteilung *w*: age distribution.

Alterswarze *w*: senile wart.

Alterung *w*: aging; **demographische ~** demographic aging; **vorzeitige ~** premature senility.

Alterungsprozeß *m*: aging, insenescence.

Altgedächtnis *s*: remote memory.

Altinsulin *s*: regular insulin, insulin injection, unmodified insulin, soluble insulin [*abbr*] SI.

Altmann-Gefrierverfahren *s*: Altmann-Gersh method.

Altmann-Granula: Altmann's granules.

Altretamin *s*: altretamine.

Altruismus *m*: altruism.

Alttuberkulin *s*: old tuberculin [*abbr*] OT, original tuberculin [*abbr*] OT; **humanes ~** human old tuberculin [*abbr*] HOT.

Aluminat *s*: aluminate.

Aluminium *s* Abk. **Al**: aluminium [*abbr*] Al, aluminum.

Aluminiumazetat *s*: aluminium acetate.

Aluminiumazetatlösung *w*: aluminium acetate solution, Burow solution.

Aluminiumchlorid *s*: aluminum chloride.

Aluminiumclofibrat *s*: aluminium clofibrate.

Aluminiumhydroxid *s*: aluminium hydroxide.

Aluminiumkarbonat *s*: aluminum carbonate.

Aluminiumpenicillin *s*: aluminum penicillin.

Aluminose *w*: aluminosis.

Alurat *s*: alurate.

alveolär: alveolar, alveolate, periodontal.

Alveolarabszeß *m*: apical abscess, gumboil, apical pericementitis.

Alveolardruck *m*: alveolar pressure.

Alveolardysplasie, kongenitale *w*: congenital alveolar dysplasia.

Alveolarfistel *w*: alveolar sinus.

Alveolarfortsatz *m*: alveolar process, dental process.

Alveolarkamm *m*: alveolar ridge, edentulous ridge.

Alveolarkammextension *w*: ridge extension.

Alveolarkammplastik *w*: ridge augmentation.

Alveolarkollaps *m*: alveolar collapse.

Alveolarluft *w*: alveolar air, alveolar gas.

Alveolarmakrophage *m*: alveolar macrophage, dust cell, alveolar phagocyte.

Alveolarmembran *w*: respiratory membrane.

Alveolarplastik *w*: alveoloplasty.

Alveolarpore *w*: alveolar pore, interalveolar pore.

Alveolarproteinose *w*: pulmonary alveolar proteinosis.

Alveolarpunkt *m*: alveolar point.

Alveolarspalte *w*: alveolar cleft.

Alveolarzelle *w*: pneumocyte, pneumonocyte.

Alveolarzellkarzinom *s*: alveolar cell carcinoma [*abbr*] ACC.

Alveole *w*: alveolus, air cell, air sac.

Alveolektomie *w*: alveolectomy.

Alveolitis *w*: alveolitis, (tooth) infected socket, septic socket, dry socket; **allergische** ~ allergic alveolitis; **allergische exogene** ~ extrinsic allergic alveolitis, hypersensitivity pneumonitis; **diffuse fibrosierende** ~ alveolitis with honeycombing; **exogene allergische** ~ extrinsic allergic alveolitis, silo workers disease, silo-fillers' disease; **extrinsische allergische** ~ extrinsic allergic alveolitis, silo workers disease, silo-fillers' disease; **fibrosierende** ~ fibrosing alveolitis.

Alveolo-: alveol-.

alveoloarteriell: alveolar-arterial.

alveolokapillär: alveolocapillary.

alveololingual: alveololingual.

alveolopalatinal: alveolopalatal.

Alymphoplasie *w*: alymphoplasia.

Alymphozytose *w*: alymphocytosis.

Alzheimer-Fibrille *w*: Alzheimer's fibril, neurofibrillary tangle.

Alzheimer-Krankheit *w*: Alzheimer's disease.

Alzheimer-Zelle *w*: Alzheimer cell.

Amadori-Umlagerung *w*: Amadori rearrangement.

amakrin: amacrine.

Amalgam *s*: amalgam.

Amalgamauspreßtuch: amalgam squeeze cloth.

Amalgamformband *s*: amalgam matrix.

amalgamieren: amalgamate.

Amalgamkapsel *w*: amalgam capsule.

Amalgamkneten *s*: amalgam milling.

Amalgammischer *m*: amalgam mixer, amalgamator.

Amalgamschneider *m*: amalgam carver.

Amalgamspender *m*: amalgam dispenser.

Amalgamstopfer *m*: amalgam plugger, amalgam condenser.

Amalgamträger *m*: amalgam carrier.

Amalinsäure *w*: amalic acid.

Amanita *w*: amanita.

Amanitin *s*: amanitin.

Amantadin *s*: amantadine.

Amara: bitters.

Amastie *w*: amastia.

Amaurose *w*: amaurosis, blindness; **zentrale** ~ cerebral amaurosis.

Amaurosis fugax: transient monocular blindness.

amaurotisch: amaurotic.

Ambazon *s*: ambazone.

Ambenoniumchlorid *s*: ambenonium chloride.

Amberkodon *s*: amber codon.

Ambermutante *w*: amber mutant.

Ambidextrie *w*: ambidexterity.

Ambisexualität *w*: ambisexuality, bisexuality.

Ambitendenz *w*: ambitendancy.

Ambition *w*: ambition.

ambivalent: ambivalent.

Ambivalenz *w*: ambivalence, bipolarity.

Ambiversion *w*: ambiversion.

Amblyo-: ambly-.

Amblyomma *s*: amblyomma.

amblyop: amblyope.

Amblyopie *w*: amblyopia; **toxische** ~ toxic amblyopia.

Amblyoskop *s*: amblyoscope.

Ambomycin *s*: ambomycin.

Amboß *m*: anvil, ambos, incus.

Amboßfalte *w*: incudal fold.

Ambozeptor *m*: amboceptor, interbody.

Ambroxol *s*: ambroxol.

Ambu-Beutel *m*: Ambu resuscitator bag.

Ambucetamid *s*: ambucetamide.

ambulant: ambulatory [*abbr*] amb, ambulant, walking.

Ambulanz *w*: outpatient department [*abbr*] OPD, ambulant clinic.

Ambulationsautomatismus *m*: vagabondage.

ambulatorisch: ambulatory, peripatetic.

Ambuphyllin *s*: ambuphyllin, theophylline aminoisobutanol.

Ambutoniumbromid *s*: ambutonium bromide.

Amcinonid *s*: amcinonide.

AME Abk. **atomare Masseneinheit** *w*: atomic mass unit [*abbr*] amu.

Amebom *s*: ameboma.

Ameiose *w*: ameiosis.

Ameisenlaufen *s*: formication, crawling, Magnan symptom.

Ameisensäure *w*: formic acid.

Ameisensäurevergiftung *w*: formiciasis.

amelanotisch: amelanotic.

Amelie *w*: amelia, ectromelia; **vollständige** ~ tetra-amelia.

Ameloblast *m*: ameloblast, adamantoblast, enameloblast, enamel cell, emailloblast, ganoblast.

Ameloblastenfibrom *s*: ameloblastic fibroma.

Ameloblastenodontom *s*: ameloblastic odontoma, fibro-odontoma.

Ameloblastom *s*: ameloblastoma, adamantinoblastoma; **malignes** ~ adamantinocarcinoma.

Ameloblastosarkom *s*: ameloblastosarcoma, ameloblastic sarcoma, malignant ameloblastoma, odontosarcoma.

amelodentinal: amelodentinal.

Amelogenese *w*: amelogenesis, enamelogenesis.

Amelogenesis imperfecta: amelogenesis imperfecta, hereditary brown hypoplasia of enamel, hereditary brown enamel.

amenorrhoisch: amenorrhoic.

Amenorrhö *w*: amenorrhea, absent menstruation, suppressed menstruation, menostaxis, amenia; **funktionelle** ~ functional amenorrhea; **hypophysäre** ~ pituitary amenorrhea; **hypothalamische** ~ hypothalamic amenorrhea; **ovarielle** ~ ovarian amenorrhea; **physiologische** ~ physiological amenorrhea; **postpartale** ~ post-partum amenorrhea; **primäre** ~ primary amenorrhea, delayed menarche; **psychogene** ~ psychogenic amenorrhea; **sekundäre** ~ secondary amenorrhea, menolipsis, menoschesis; **streßbedingte** ~ stress-induced amenorrhea; **traumatische** ~ traumatic amenorrhea, Asherman syndrome; **uterine** ~ uterine amenorrhea; **zentrale** ~ central amenorrhea.

Amenorrhö-Galaktorrhö-Syndrom *s*: galactorrhea-amenorrhea syndrome, Akumada-del Castillo syndrome, Albright-Forbes syndrome, Argonz-del Castillo syndrome.

Amentia *w*: amentia.

amentiell: ament.

Ames-Test *m*: Ames test.

ametabol: ametabolic.

Amethopterin *s*: amethopterin, methotrexate.

Ametropie *w*: ametropia.

ametropisch: ametropic.

Ameziniummetilsulfat *s*: amezinium metilsulfate.

Amfepramon *s*: amfepramone.

Amfetaminil *s*: amfetaminil.

Amid *s*: amide.

Amidase *w*: amidase.

Amidin *s*: amidine.

Amidinomycin *s*: amidinomycin.

Amidinotransferase *w*: transamidinase.

Amidophosphoribosyltransferase *w*: amidophosphoribosyltransferase.

Amidoschwarz *s*: amido black.

Amidoschwefelsäure *w*: amidosulfuric acid.

Amidotransferase *w*: amidotransferase.

Amidotrizoat *s*: diatrizoate sodium, meglumine diatrizoate.

Amidoxim *s*: amidoxime.

Amikacin *s*: amikacin.

Amilorid *s*: amiloride.

Amimie *w*: amimia.

Amin *s*: amine; biogenes ~ biogenic amine; primäres ~ primary amine; quartäres ~ quaternary amine; sekundäres ~ secondary amine, imino-base; tertiäres ~ tertiary amine, nitrile base; vasoaktives ~ vasoactive amine.

Aminase *w*: aminase.

Aminitin *s*: amanitotoxin.

Aminoacyl *s*: aminoacyl.

Aminoacyl-tRNS *w*: aminoacyl-tRNA.

Aminoacyl-tRNS-Synthetase *w*: aminoacyl-tRNA synthetase.

Aminoacyladenylat *s*: aminoacyl adenylate.

Aminoäthanol *s*: aminoethanol, ethanolamine.

Aminoazidämie *w*: aminoacidemia.

Aminoazidurie *w*: aminoaciduria.

Aminoazotoluen *s*: amidoazotoluene.

p-Aminobenzensulfonsäure *w*: sulfanilic acid.

Aminobenzoat *s*: aminobenzoate.

p-Aminobenzoesäure *w* Abk. PABA: p-aminobenzoic acid [*abbr*] PABA, p-aminobenzoate [*abbr*] PAB.

Aminobenzyloxymethyl-Papier Abk. ABM-Papier *s*: ABM paper.

Aminobernsteinsäure *w*: aminosuccinic acid, aspartic acid.

Aminobuttersäure *w*: aminobutyric acid.

β-Aminobuttersäure *w*: beta-aminobutyric acid.

Aminocapronsäure *w*: aminocaproic acid.

2-Amino-2-desoxy-D-galaktose *w*: galactosamine.

Aminodiabetes *m*: amino acid diabetes.

Aminoende *s*: amino-terminal, N-terminal.

Aminoessigsäure *w*: aminoacetic acid, glycine, glycocoll.

Aminoessigsäurelösung *w*: aminoacetic acid solution; sterile ~ aminoacetic acid sterile solution.

2-Aminoethanol *s*: glycinol.

Aminoform *s*: hexamethylenetetramine, hexamine.

Aminoglutarsäure *w*: aminoglutaric acid.

Aminoglutethemid *s*: aminoglutethimide.

Aminoglykosid *s*: aminoglycoside.

Aminogruppe *w*: aminogroup.

Aminohippursäure *w*: aminohippuric acid.

p-Aminohippursäure *w*: para-aminohippuric acid.

α-Amino-γ-hydroxybuttersäure *w*: homoserine.

α-Amino-β-hydroxypropionsäure *w*: alpha-aminobetahydroxypropionic acid.

Aminoimidazol *s*: amino imidazole.

Aminoimidazolribonukleotid *s*: aminoimidazole ribonucleotide.

α-Amino-β-indolyl-(3)-propionsäure *w*: 2-amino-3-indole propionic acid.

α-Aminoisovaleriansäure *w*: 2-aminoisovaleric acid.

δ-Aminolävulinsäure *m* Abk. ALS: δ-aminolevulinic acid [*abbr*] ALA.

Aminomethanamidin *s*: aminomethanamidine.

Aminometradin *s*: aminometradine.
Aminonukleosid *s*: aminonucleoside.
Aminopenicillin *s*: aminopenicillin.
Aminopeptidase *w*: aminopeptidase.
Aminophenol *s*: aminophenol.
Aminophenylpropionsäure *w*: β-phenyl-α-aminopropionic acid.
Aminopherase *w*: aminopherase.
Aminophyllin *s*: aminophylline.
Aminopropionsäure *w*: 2-aminopropionic acid.
Aminopterin *s*: aminopterin, aminopteroylglutamic acid.
Aminopteroylglutaminsäure *w*: aminopteroylglutamic acid.
Aminopurin *s*: aminopurine.
2-Aminopurin-6-thiol *s*: 2-amino-6-mercaptopurine.
Aminopyrin *s*: aminopyrine, amidopyrine.
Aminoquinurid *s*: aminoquinuride.
Aminosäure *w* Abk. **AS**: amino acid; **aromatische** ~ aromatic amino acid; **basische** ~ basic amino acid; **dibasische** ~ dibasic amino acid; **essentielle** ~ essential amino acid; **heterozyklische** ~ heterocyclic amino acid; **ketoplastische** ~ ketogenic amino acid; **verzweigtkettige** ~ branched-chain amino acid.
Aminosäure *w*: amido-acid.
Aminosäurediabetes *m*: amino acid diabetes, renal amino acid diabetes mellitus.
Aminosäurenaustausch *m*: amino acid exchange.
Aminosäurendekarboxylase *w*: amino acid decarboxylase.
Aminosäurenfrequenz *w*: amino acid frequency.
Aminosäurenkonzentration,erniedrigte *w*: hypoaminoacidemia.
Aminosäurenoxidase *w*: amino acid oxidase.
Aminosäurensequenz *w*: amino acid sequence.
Aminosäurenstoffwechsel *m*: amino acid metabolism.
Aminosäurenstoffwechselstörung *w*: aminoacidopathy.
Aminosäurenüberproduktion *w*: aminosis.
Aminosalizyl-: aminosalicylic.
Aminosalizylsäure *w*: aminosalicylic acid.
Aminosidin *s*: aminosidin.
Aminothiazol *s*: aminothiazole.
Aminotransferase *w*: aminotransferase.
Aminovaleriansäure *w*: 2-aminovaleric acid.
Aminoxydase *w*: amine oxidase.
Aminozucker *m*: amino sugar.
Aminurie *w*: aminuria.
Amiodaron *s*: amiodarone.
Amipaque *s*: amipaque.
Amiphenazol *s*: amiphenazole.
Amisometradin *s*: amisometradine.
Amitose *w*: amitosis, holoschisis, Remak's nuclear division.
amitotisch: amitotic.
Amitriptylin *s*: amitriptyline.
Amitriptylinoxid *s*: amitriptylinoxide.
AML Abk. **1. akute myeloische Leukämie** *w*; **2. amyotrophe Lateralsklerose** *w*: 1. acute myeloid leukemia [*abbr*] AML; 2. amyotrophic lateral sclerosis.
Amme *w*: wetnurse, fosterer.
Ammin *s*: ammine.
Ammoidin *s*: 8-methoxypsoralen, xanthotoxin.
Ammoniak *s*: ammonia.
ammoniakalisch: ammoniacal.
Ammoniakbestimmung *w*: determination of ammonia.
Ammoniakbildung *w*: ammonification.
Ammoniakgeist *m*: spirit of sal volatile.
Ammoniaklyase *w*: ammonia lyase.
Ammonium *s*: ammonium.
Ammoniumazetat *s*: ammonium acetate.
Ammoniumbase *w*: ammonium base.
Ammoniumchlorid *s*: ammonium chloride.
Ammoniumichthyosulfonat *s*: ichthammol.
Ammoniumjodid *s*: ammonium iodide.
Ammoniumkarbonat *s*: ammonium car-

bonate.

Ammonium-Magnesium-Phosphat *s*: ammonium magnesium phosphate.

Ammoniumsulfat *s*: ammonium sulfate.

Ammoniumverbindung *w*: ammonium compound; **quartäre** ~ quaternary ammonium compound.

Ammonolyse *w*: ammonolysis.

Ammonshorn *s*: Ammon's formation.

Ammotherapie *w*: ammotherapy.

Amnesie *w*: amnesia, memory loss, loss of memory; **anterograde** ~ anterograde amnesia; **auditorische** ~ auditory amnesia; **begrenzte** ~ circumscribed amnesia; **elektive** ~ affective amnesia; **hysterische** ~ hysterical amnesia; **lakunäre** ~ incomplete amnesia, lacunar amnesia; **partielle** ~ incomplete amnesia, lacunar amnesia; **posttraumatische** ~ posttraumatic amnesia; **psychogene** ~ hysterical amnesia; **retrograde** ~ retrograde amnesia, retroactive amnesia; **transitorische** ~ transient amnesia, pseudamnesia; **transitorische globale** ~ transient global amnesia; **traumatische** ~ traumatic amnesia; **umschriebene** ~ localized amnesia.

Amnesie bei hirnorganischer Erkrankung: organic amnesia.

amnestisch: amnesic, amnestic.

Amniographie *w*: amniography.

Amnion *s*: amnion, amniotic sac, caul.

Amnion-: amniotic.

Amnionektoderm *s*: amniotic ectoderm.

Amnionfalte *w*: amniotic fold.

Amnionflüssigkeit *w*: amniotic fluid [*abbr*] AF, waters.

Amniongewebe *s*: amniotic tissue.

Amnionhöhle *w*: amniotic bag, amniotic cavity, bag of waters.

Amnioninfusionssyndrom *s*: amniotic fluid syndrome.

Amnionitis *w*: amnionitis.

Amnionnabel *m*: amniotic umbilicus.

Amnion nodosum: amniotic pustule.

Amnionruptur *w*: amniorrhexis.

Amnionschnürfurche *w*: amniotic constriction, amniotic amputation, congenital

amputation, intrauterine amputation, natural amputation.

Amnionspalt *m*: interamnios.

Amnionstrang *m*: amniotic band.

Amniontumor *m*: amnioma.

Amnionzyste *w*: amnionic cyst.

Amnioskop *s*: amnioscope.

Amnioskopie *w*: amnioscopy.

amniotisch: amniotic.

Amniotomie *w*: amniotomy, artificial rupture of the membranes [*abbr*] ARM.

Amniozele *w*: amniocele.

Amniozentese *w*: amniocentesis; **transabdominelle** ~ transabdominal amniocentesis; **transzervikale** ~ transcervical amniocentesis.

Amobarbital *s*: amobarbital, amylobarbitone, 5-ethyl-5-isoamylbarbituric acid, isoamylethylbarbituric acid.

Amodiaquin *s*: amodiaquine.

Amöbe *w*: ameba, amoeba.

Amöben-: amebic.

Amöbenabszeß *m*: amebic abscess.

amöbenartig: amebiform.

Amöbenbalanitis *w*: amebic balanitis.

Amöbendysenterie *w*: amebic dysentery, amebic diarrhea, intestinal amebiasis.

Amöbengranulom *s*: amebic granuloma.

Amöbenhepatitis *w*: amebic hepatitis, hepatic amebiasis.

Amöbeninfektion *w*: amebism.

Amöbenkolitis *w*: amebec colitis.

Amöbenmeningoenzephalitis *w*: amebic meningoencephalitis.

Amöbenperikarditis *w*: amebic pericarditis.

Amöbenpneumonie *w*: amebic pneumonia.

Amöbenruhr *w*: amebic diarrhea, amebic dysentery, intestinal amebiasis.

Amöbenulkus *s*: sea anemone ulcer.

Amöbenzyste *w*: amebic cyst.

Amöbiasis *w*: amebiasis, amebiosis, amebosis; **intestinale** ~ intestinal amebiasis.

amöboid: ameboid.

amok: amok, amuck.

Amorbogen *m*: cupid's bow.

amorph: amorph, amorphic, amorphous.
Amorphie w: amorphia, amorphism; **vollständige** ~ pantamorphia.
Amorphosynthese w: amorphognosia.
Amorphus m: amorphus.
Amoxepin s: amoxepine.
Amoxicillin s: amoxicillin.
AMP Abk. **Adenosinmonophosphat** s: adenosine monophosphate [abbr] AMP.
Ampere s Abk. A: ampere [abbr] a.
Amperezahl w: ampere [abbr] amp.
Ampfer m: dock.
Amphetamin s: amphetamine, speed.
Amphi-: amphi-.
Amphiarthrose w: amphiarthrosis.
Amphiaster m: amphiaster, diaster, dyaster.
Amphibie w: amphibian.
amphibol: amphibolic.
Amphimixis w: amphimixis.
Amphinukleus m: amphinucleus, centronucleus.
amphiphil: amphiphilic.
Amphistoma s: amphistome.
Amphitän s: amphitene.
amphitrich: amphitrichous.
Amphizyt m: amphicyte.
Ampholyt s: ampholyte.
Amphomycin s: amphomycin.
amphorisch: amphoric.
Amphotericin B s: amphotericin B.
amphoterisch: amphoteric.
amphotrop: amphotropic.
Ampicillin s: ampicillin.
Ampicillinresistenz w: ampicillin resistance.
Amplicon s: amplicon.
Amplifikation w: amplification.
Amplitude w: amplitude.
Amplitudenmodulation w: amplitude modulation.
Ampulle w: ampule [abbr] amp, ampulla, ampoule.
Amputat s: amputate.
Amputation w: amputation [abbr] amp, ablation; **aperiostale** ~ aperiostal amputation, Bunge's amputation; **interskapu-**lothorakale ~ interscapulothoracic amputation; **ovaläre** ~ elliptic amputation; **provisorische** ~ provisional amputation; **subperiostale** ~ subperiosteal amputation, periosteoplastic amputation; **suprakondyläre** ~ supracondylar amputation; **zirkuläre** ~ circular amputation.
Amputation in Kniegelenkhöhe: through-knee amputation.
Amputationsneurom s: amputation neuroma, false neuroma, traumatic neuroma.
Amputationsretraktor m: amputation retractor.
Amputationssäge w: amputating saw.
Amputationsstumpf m: amputation stump, stump.
Amputationstrauma s: traumatic amputation.
Amputationsulkus s: amputating ulcer.
amputieren: amputate, ablate.
Amputierter m: amputee.
Amrinon s: amrinone.
Amsacrin s: amsacrine.
AMS Abk. **Antikörpermangelsyndrom** s: antibody deficiency syndrome.
Amsler-Netz s: Amsler grid.
amtlich: official.
Amusie w: amusia, musical deafness, tone deafness.
AMV Abk. **Atemminutenvolumen** s: minute ventilation, respiratory minute volume.
Amydricain s: amydricaine.
Amyelie w: amyelia.
Amygdala w: amygdala.
Amygdalin s: amygdalin.
Amyl-: amyl, pentyl.
Amylase w: amylase.
Amylasurie w: amylasuria, diastasuria.
Amylnitrit s: amyl nitrite, isoamyl nitrite, poppers.
Amylo-: amyl-.
Amylodextrin s: amylodextrin.
Amylo-1,6-Glukosidase w: amylo-1,6-glucosidase.
Amyloid s: amyloid.

Amyloidablagerung *w*: amyloid deposit.

Amyloidherz *s*: amyloid heart.

Amyloidkörperchen *s*: amyloid body, amyloid tumor.

Amyloidleber *w*: albuminoid liver, waxy liver.

Amyloidmilz *w*: amyloid spleen.

Amyloidnephrose *w*: amyloid nephrosis.

Amyloidneuropathie *w*: amyloid neuropathy.

Amyloidniere *w*: waxy kidney.

Amyloidose *w*: amyloidosis, amyloid disease, Virchow's degeneration; **noduläre** ~ nodular amyloidosis; **primäre** ~ primary amyloidosis; **renale** ~ renal amyloid deposit; **sekundäre** ~ secondary amyloidosis.

Amyloidosis cutis: cutaneous amyloidosis.

Amylopektin *s*: amylopectin.

Amylopektinose *w*: amylopectinosis, Andersen's disease, glycogen storage disease IV.

Amylorrhö *w*: amylorrhea.

Amylose *w*: amylose.

Amylosurie *w*: amylosuria.

Amylpenicillinnatrium *s*: penicillin dihydro F sodium.

Amylum *s*: amylum, starch.

amyostatisch: amyostatic.

Amyotonia congenita *w*: amyotonia congenita, Oppenheim's disease.

Amyotonie *w*: amyotonia.

amyotonisch: myatonic.

amyotroph: amyotrophic.

Amyotrophie *w*: amyotrophy, amyotrophia, myatrophy, myoatrophy; **diabetische** ~ diabetic amyotrophy; **neuralgische** ~ brachial neuritis.

amyotrophisch: amyotrophic.

An-: an-, a-.

-an: -an.

ANA Abk. **antinukleärer Antikörper** *m*: antinuclear antibody.

Ana-: ana-.

Anabiose *w*: anabiosis.

anabol: anabolic.

Anabolikum *s*: anabolic.

Anabolismus *m*: anabolism.

Anaemia pseudoeleucaemica infantum: Jaksch anemia.

Anämie *w*: anemia, anaemia, erythropenia, erythrocytopenia; oligocythemia; **achrestische** ~ achrestic anemia, Wilkinson's anemia; **alimentäre** ~ nutritional anemia, hematodystrophy; **aplastische** ~ aplastic anemia, atrophic anemia, aplastic myelosis; **autoimmunhämolytische** ~ autoimmune hemolytic disease; **autoimmunhämolytische** ~ **mit Thromobozytopenie** Evans syndrome; **chronische** ~ chronic anemia; **chronisch-refraktäre** ~ sideroachrestic anemia; **enzymopenische** ~ enzyme defiency hemolytic anemia; **hämolytische** ~ hemolytic anemia, icterohemolytic anemia; **hereditäre sideroblastische** ~ Rundles-Falls syndrome; **hyperchrome** ~ hyperchromic anemia; **hypochrome** ~ hypochromic anemia; **hypoplastische** ~ hypoplastic anemia; **immunbedingte hämolytische** ~ immune hemolytic anemia; **kongenitale aplastische** ~ Diamond-Blackfan syndrome; **kongenitale dyserythropoetische** ~ [*abbr*] congenital dyserythropoietic anemia [*abbr*] CDA, hereditary erythroblastic multinuclearity with positive acid serum test [*abbr*] HEMPAS; **makrozytäre** ~ macrocytic anemia; **makrozytäre hämolytische** ~ Dyke-Young syndrome; **megaloblastäre** ~ megaloblastic anemia; **normochrome** ~ normochromic anemia; **normozytäre** ~ normocytic anemia; **osteosklerotische** ~ osteosclerotic anemia; **ovalozytäre** ~ hereditary elliptocytosis; **perniziöse** ~ pernicious anemia [*abbr*] PA, malignant anemia, Addisonian anemia, Biermer's anemia, Runeberg's anemia; **schwere aplastische** ~ severe aplastic anemia [*abbr*] SAA; **sideroachrestische** ~ sideroachrestic anemia, sideroblastic anemia; **sideroblastische** ~ sideroblastic anemia, sideroachrestic anemia; **therapierefraktäre** ~ refractory anemia; **therapierefraktäre sideroachrestische** ~ acquired sideroachrestic anemia; **toxische**~ toxic anemia; **toxischhämolytische** ~ target cell anemia.

Anämie bei Splenomegalie *w*: splenic anemia.

Anämiegeräusch *s*: anemic murmur, hemic murmur.

Anämie Typ Dyke-Young: Dyke-Young syndrome.

anämisch: anemic.

anaerob: anaerobic.

Anaerobier *m*: anaerobe, anaerobic bacteria; **fakultativer**~ facultative anaerobe; **obligater** ~ obligate anaerobe.

Anaerobiont *m*: anaerobic organism, anaerobe.

Anaerobiose *w*: anaerobiosis.

Anästhesie *w*: anesthesia, anaesthesia; **handschuhförmige** ~ glove anesthesia; **segmentale** ~ segmental anesthesia, segmental block; **spinale** ~ spinal anesthesia, subarachnoid anesthesia, rhizanesthesia.

Anästhesie mit geschlossenem Atemsystem: closed-circuit anesthesia.

anästhesieren: anesthetize.

Anästhesiologie *w*: anesthesiology.

Anästhesist *m*: anesthesist.

Anästhetikum *s*: anesthetic.

Anagenhaar *s*: anagen.

Anagenrate *w*: anagen rate.

Anakardsäure *w*: anacardic acid.

Anaklise *w*: anaclisis.

anaklitisch: anaclitic.

anakrot: anacrotic.

Anakrotie *w*: anacrotism, anadicrotic pulse, anacrotic pulse.

Anakusis *w*: anacusis.

anal: anal.

Analatresie *w*: anal atresia, imperforate anus, aproctia, ankyloproctia.

Analbuminämie *w*: analbuminemia.

Analcharakter *m*: anal character.

Analekzem *s*: anal eczema.

Analeptikum *s*: analeptic.

Analerotik *w*: anal erotism.

analerotisch: anal-erotic.

Analfissur *w*: anal fissure.

Analfistel *w*: anal fistula, perirectal fistula.

Analgesie *w*: analgesia, alganesthesia; **kongenitale** ~ congenital pain insensitivity; **patientengesteuerte** ~ on-demand analgesia, on-demand anesthesia.

Analgetikanephropathie *w*: analgesic nephropathy.

Analgetikum *s*: analgesic drug, analgesic, analgetic, antineuralgic, painkiller, pain expeller, antinociceptive; **entzündungshemmendes** ~ anti-inflammatory analgesic.

analgetisch: analgetic, antinociceptive.

Analgie *w*: analgia; **kongenitale** ~ congenital analgesia.

analgisch: analgic.

Analgrübchen *s*: anal dimple.

Analklappe *w*: anal valve.

analog: analogous.

Analog-Digital-Umwandler *m*: analog-to-digital converter [*abbr*] ADC.

Analogie *w*: analogy.

Analogiegesetz *s*: law of analogy.

Analogon *s*: analogue.

Analogstoff *m*: analogue.

Analpapille *w*: anal papilla.

Analphabetismus *m*: illiteracy.

Analphalipoproteinämie *w*: analphalipoproteinemia, hypoalphalipoproteinemia.

Analphase *w*: anal phase, anal stage.

Analplatte *w*: anal plate.

Analprolaps *m*: anal prolapse, anus prolapse.

Analreflex *m*: anal reflex, perianal reflex, anal response.

Analregion *w*: anal region.

Analring *m*: anal ring.

Analschleimhautverdickung, hämorrhoidenartige *w*: sentinel pile.

Analspekulum *s*: anal speculum.

Analstriktur *w*: anal stricture, proctostenosis.

Analverkehr *m*: anal intercourse.

Analysand *m*: analysand.

Analysator *m*: analyzer, analyser; **direkte** ~ direct analysis; **orthodoxe** ~ orthodox analysis; **sensorischer** ~ sensory analyzer.

Analyse w: analysis; **sequentielle** ~ sequential analysis.

Analysenwaage w: analytical balance.

Analyseverfahren s: analytic method.

analysieren: analyze, assay.

analytisch: analytic, analytical.

Analyzer m: analyzer.

Analzone w: anal zone.

Anamnese w: case history, medical history, anamnesis; **jetzige** ~ history of present illness [abbr] HPI.

Anamneseaufnahme w: history taking.

anamnestisch: anamnestic.

Anankasmus m: anancasm.

Anankast m: anancastic.

anankastisch: anancastic.

ananklitisch: ananclitic.

Anaphase w: anaphase.

Anaphrodisiakum s: anaphrodisiac.

Anaphylaktin s: anaphylactin.

anaphylaktisch: anaphylactic.

anaphylaktoid: anaphylactoid.

Anaphylatoxin s: anaphylatoxin.

Anaphylaxie w: anaphylaxis, anaphylactic reaction; **aktive** ~ active anaphylaxis; **passive kutane** ~ passive cutaneous anaphylaxis [abbr] PCA; **umgekehrte passive kutane** ~ reverse passive anaphylaxis, inverse anaphylaxis, reverse anaphylaxis.

Anaplasie w: anaplasia, dedifferentiation.

Anaplasma s: anaplasm.

Anaplasmose w: gallsickness.

Anaplastik w: anaplastic surgery.

anaplastisch: anaplastic.

anaplerotisch: anaplerotic.

Anarthrie w: anarthria.

Anasarka w: anasarca, hyposarca.

Anaspadie w: balanic epispadias.

Anastomose w: anastomosis; **antiperistaltische** ~ antiperistaltic anastomosis; **aortopulmonale** ~ aorticopulmonary anastomosis; **arteriovenöse** ~ arteriovenous anastomosis; **chirurgische** ~ surgical anastomosis; **distale splenorenale** ~

Warren shunt; **gastroduodenale** ~ Billroth's anastomosis; **isoperistaltische** ~ isoperistaltic anastomosis; **lymphatiko-venöse** ~ lymphaticovenous shunt; **mesenterikokavale** ~ mesocaval shunt, mesocaval H graft, cavomesenteric shunt; **portokavale** ~ portocaval anastomosis; **splenorenale** ~ splenorenal anastomosis; **venovenöse** ~ phlebophlebostomy.

Anastomosen-: anastomotic.

Anastomosenklemme w: anastomosis clamp.

Anastomosenoperation w: anastomotic operation.

Anastomosenulkus s: anastomotic ulcer.

anastomosieren: anastomose, inosculate.

Anatomie w: anatomy [abbr] anat; **allgemeine** ~ general anatomy, systematic anatomy; **angewandte** ~ applied anatomy; **beschreibende** ~ descriptive anatomy; **makroskopische** ~ macroscopic anatomy, gross anatomy; **mikroskopische** ~ microscopic anatomy, microanatomy; **pathologische** ~ anatomic pathology, pathoanatomy, morbid pathology; **systematische** ~ systematic anatomy; **topographische** ~ topographic anatomy; **vergleichende** ~ comparative anatomy.

Anatomie für Künstler: artistic anatomy.

anatomisch: anatomical.

Anatoxin s: anatoxin.

anatroph: anatrophic.

Anatropie w: anatropia.

Anazidität w: anacidity, inacidity.

Anazolene s: anazolene.

Anazoturie w: anazoturia.

anbinden: bind, fasten.

Ancrod s: ancrod.

Ancylostoma duodenale: Ancylostoma duodenale, European hookworm.

Andauern s: persistence.

Andenkrankheit w: veta, soroche.

Andersen-Syndrom s: Andersen's disease.

Anders-Krankheit w: Anders disease, adiposis tuberosa simplex.

Anderson-Goldberger-Test m: Anderson-Goldberger test.

Anderson-Schiene *w*: Anderson splint.

Andrang *m*: rush, afflux.

Andrews-Bakterid *s*: Andrews disease, pustulosis palmaris et plantaris.

Andro-: andro-.

Androblastom *s*: androblastoma, Sertoli-Leydig cell tumor, arrhenoblastoma; **gut differenziertes** ~ well-differentiated androblastoma; **tubuläres** ~ testicular adenoma.

Androgamet *m*: male gamete.

Androgamon *s*: androgamone.

androgen: androgenic, androgenous.

Androgen *s*: androgen, androgenic hormone; **testikuläres** ~ androgen of the testis, andrin.

Androgenblockade *w*: androgen blockade.

Androgenentzug *m*: androgen withdrawal.

Androgenese *w*: patrogenesis.

Androgenisierung *w*: androgenization.

Androgenität *w*: androgenicity.

Androgenresistenz *w*: androgen insensitivity.

Androgenrezeptor *m*: androgen receptor.

Androgenzielorgan *s*: androgen target organ.

androgyn: androgynic, androgynous.

Androgynie *w*: androgyny.

android: android.

Andrologie *w*: andrology, andriatrics.

Andromedotoxin *s*: andromedotoxin.

andromorph: andromorphous.

Androstan *s*: androstane, etiocholane.

Androstandiol *s*: androstanediol.

Androstandion *s*: androstanedione.

Androstanolon *s*: androstanolone.

Androstendion *s*: androstenedione.

Androsteron *s*: androsterone.

Androtropie *w*: androtropism.

Aneignung *w*: acquisition.

aneinandergrenzen: adjoin.

aneinanderlegen: appose.

anekeln: nauseate.

Anelektrotonus *m*: anelectrotonus.

Anenzephalie *w*: anencephaly; **vollständige** ~ pantanencephaly.

Anergie *w*: anergy, anergia, lack of energy; **negative** ~ negative anergy; **positive** ~ positive anergy; **spezifische** ~ specific anergy.

anerkennen: approve.

Anerkennung *w*: acknowledgement.

Anerythropsie *w*: anerythropsia, protanopia.

Anethol *s*: anethole.

aneuploid: aneuploid.

Aneuploidie *w*: aneuploidy, aneuploid state.

Aneurin *s*: aneurin.

Aneurysma *s*: aneurysm, aneurism; **arteriovenöses** ~ arteriovenous aneurysm; **arteriosklerotisches** ~ atherosclerotic aneurysm; **asymptomatisches** ~ silent aneurysm; **beerenförmiges** ~ berry aneurysm; **dissezierendes** ~ dissecting aneurysm; **echtes** ~ true aneurysm; **falsches** ~ false aneurysm, aneurysmal hematoma; **inoperables** ~ medical aneurysm; **intrakranielles** ~ intracranial aneurysm; **mykotisches** ~ mycotic aneurysm, bacterial aneurysm, infective aneurysm; **rankenförmiges** ~ cirsoid aneurysm, diffuse arterial ectasia; **sackförmiges** ~ saccular aneurysm, ampullary aneurysm; **thorakales** ~ intrathoracic aneurysm; **traubenförmiges** ~ berry aneurysm; **traumatisches** ~ traumatic aneurysm; **venöses** ~ venous aneurysm, phlebangioma.

Aneurysmaplastik *w*: aneurysmoplasty.

Aneurysmaresektion *w*: aneurysmectomy.

Aneurysmaschwirren *s*: aneurysmal thrill.

aneurysmatisch: aneurysmal.

Aneurysmawandaussackung *w*: aneurysmal sac.

ANF Abk. **1. antinukleärer Faktor** *m*; **2. atrialer natriuretischer Faktor** *m*: 1. antinuclear factor [*abbr*] ANF; 2. atrial natriuretic factor.

anfällig: disposed.

Anfälligkeit *w*: disposition, munity.

anfärbbar: 1. tingible, tinctable, chromatophil; 2. **schlecht** ~ achromatophil.

Anfärbbarkeit *w*: stainability, chromatophilia; **schlechte** ~ achromatophilia.

Anfall *m*: 1. attack, insult, bout, fit, seizure, stroke, paroxysm; **apoplektiformer** ~ apoplectiform attack; **atonischer** ~ atonic seizure; **auditorisch-epileptischer** ~ audiogenic seizure; **epileptischer** ~ epileptic attack; **fokaler** ~ focal attack, focal epilepsy, local convulsion; **generalisierter** ~ generalized seizure; **hysterischer** ~ pseudoepilepsy; **kataplektischer** ~ cataplectic crisis; **kleiner epileptischer** ~ petit mal; **komplexer partieller** ~ complex absence; **myoklonischer** ~ myoclonic epilepsy, myoclonic seizure; **myostatischer** ~ akinetic attack; **narkoleptischer** ~ sleep paralysis; **photogener** ~ photogenic seizure; **psychogener** ~ hysterical attack; **psychomotorischer** ~ psychomotor seizure, psychomotor epilepsy; **tonischer** ~ tonic epilepsy, tonic spasm; **tonisch-klonischer** ~ tonic-clonic seizure; **vasovagaler** ~ Gowers syndrome; **zerebraler** ~ cerebral seizure; 2. **während eines** ~ intraictal; **zwischen den Anfällen** interictal, interparoxysmal.

Anfalls-: ictal.

Anfallsäquivalent *s*: epileptic equivalent.

Anfallshäufigkeit *w*: attack rate.

Anfallsleiden *s*: attack.

Anfallsmuster *s*: seizure pattern.

Anfallsserie *w*: serial epilepsy.

Anfang *m*: start.

anfangen: start.

Anfangspunkt *m*: start point.

Anfangsverzögerung *w*: initial delay.

anfertigen: fabricate, produce, process.

anfeuchten: damp, wet.

Anfeuchten *s*: wetting.

Anflutung *w*: tide.

Anforderung *w*: demand.

anfrischen: refresh.

angeboren: inborn, inbred, native, innate.

Angebot *s*: offer, supply.

angebrütet: embryonated.

angegriffen: (health) unsound.

Angelhakenform des Magens: fish-hook displacement.

Angelika *w*: angelica.

Angelikasäure *w*: angelic acid.

Angemessenheit *w*: expedience.

angenagt: cankered.

Anger-Kamera *w*: Anger camera.

angespannt: tense.

angestrengt: labored.

angewachsen: attached.

angewandt: applied.

Angewohnheit *w*: habit.

Angiectasia cavernosa multiplex fibrinopenica: Kasabach-Merritt syndrome.

Angiektasie *w*: angiectasia, hemangiectasia.

angiektatisch: angiectatic.

Angiektomie *w*: angiectomy.

Angiitis *w*: angiitis, angitis, vasculitis; **granulomatöse** ~ granulomatous angiitis; **nekrotisierende** ~ necrotizing angiitis.

Angina *w*: angina, sore throat; **agranulozytäre** ~ agranulocytic angina, neutropenic angina; **diphtherische** ~ pharyngeal diphtheria, Brettoneau's disease; **kruppöse** ~ sore throat; **vasospastische** ~ Prinzmetal's angina.

Angina abdominalis: abdominal angina, intestinal angina.

Angina agranulocytotica: agranulocytic angina.

Angina decubitus: decubitus angina.

Angina diphtherica: pharyngeal diphtheria, Brettoneau's disease.

Angina herpetica: Zahorsky's disease.

Angina pectoris: angina pectoris, cardiac angina, breast pang, anginal syndrome, stenocardia, heart attack, cardiac neuralgia, Elsner's asthma; **instabile** ~ unstable angina, acute coronary insufficiency, coronary intermediate syndrome; **stabile** ~ angina of effort; **vasospastische** ~ Prinzmetal's angina.

anginös: anginal.

Angio-: angio-.

Angioblast *m*: angioblast.

Angioblastom *s*: angioblastoma.

Angiocholitis *w*: cholangitis.

Angiocinematographie w: angiocinematography.

angiodysgenetisch: angiodysgenetic.

Angiodysplasie w: angiodysplasia.

Angiodystonie-Syndrom s: angiodystonia.

angioektatisch: angioectatic.

Angioelephantiasis w: angioelephantiasis, nevus angiomatodes.

Angioendotheliom s: angioendothelioma, benign hemangioendothelioma.

Angiofibrom s: angiofibroma, hemangiofibroma.

Angiogenese w: angiogenesis.

angiogenetisch: angiogenic.

Angiogramm s: angiogram.

Angiographie w: angiography; **digitale ~** digital angiography; **selektive ~** selective angiography.

Angiographiegerät s: angiograph.

angiographisch: angiographic.

Angiohämophilie w: angiohemophilia, vascular hemophilia.

angioid: angioid.

angioimmunoblastisch: angioimmunoblastic.

Angiokardiographie w: angiocardiography [abbr] ACG, cardioangiography.

Angiokardiologie w: cardioangiology.

Angiokardiopathie w: angiocardiopathy.

Angiokeratom s: angiokeratoma, keratoangioma, teleangiectatic wart.

Angiokeratoma corporis diffusum: angiokeratoma corporis diffusum, Fabry's disease, hereditary dystopic lipidosis.

Angiokeratoma scroti: angiokeratoma of the scrotum.

Angiologie w: angiology.

Angiom s: angioma; **arteriovenöses ~** arteriovenous angioma; **planes ~** teleangiectatic angioma; **spinales ~** spinal angioma; **tuberöses ~** tuberous angioma.

Angioma serpiginosum: angioma serpiginosum, infectious angioma.

angiomatös: angiomatous.

Angiomatose w: angiomatosis; **enzephalofaziale ~** encephalofacial angiomatosis, Wyatt syndrome; **kongenitale ~** congenital dysplastic angiomatosis.

Angiomatosis retinae cystica: angiomatosis retinae, von Hippel-Lindau disease.

Angiomyolipom s: hemangiomyolipoma; **renales ~** renal hamartoma.

Angiomyom s: angiomyoma.

Angiomyoneurom s: angiomyoneuroma, angiomyosarcoma, glomus tumor.

Angioneuropathie w: angioneuropathy, angioneurosis.

angioneurotisch: angioneurotic.

Angioödem, hereditäres s: hereditary edema.

Angiopathia retinae juvenilis: Eales disease.

Angiopathie w: angiopathy; **diabetische ~** diabetic angiopathy.

Angiophakomatose w: angiophacomatosis.

Angioplastie w: angioplasty; **geschlossene ~** percutaneous transluminal angioplasty, balloon angioplasty; **intraoperative ~** patch angioplasty; **perkutane transluminale ~** percutaneous transluminal angioplasty, balloon angioplasty; **transluminale ~** transluminal arterial dilatation.

Angioretinogramm s: angioretinogram.

Angiosarkom s: angiosarcoma, malignant hemangioendothelioma.

Angioskop s: angioscope.

Angioskopie w: angioscopy.

Angioskotom s: angioscotoma.

Angiospasmus m: angiospasm, vasospasm.

angiospastisch: angiospastic.

Angiostomie w: angiostomy.

Angiostrongylus m: angiostrongylus.

Angiotensin s: angiotensin, angiotonin, adrenoglomerulotropin.

Angiotensin I s: proangiotensin.

Angiotensinamid s: angiotensinamide.

Angiotensinase w: angiotensinase, hypertensinase.

Angiotensin-II-Blocker m: inhibitor of angiotensin II.

Angiotensinogen s: angiotensinogen, renin substrate, hypertensinogen.

Angiotensin umwandelndes Enzym *s* Abk. **ACE:** angiotensin converting enzyme [*abbr*] ACE.

Angiotomographie *w*: angiotomography.

Angiotripsie *w*: vasotripsy.

Angiozyste *w*: angiocyst, angioblastic cyst.

Angliederung *w*: affiliation.

angrenzen: join, abut.

angrenzend: approximal, limitrophic, contiguous.

angreifen: attack.

Angriff *m*: attack, assault.

Angst *w*: anxiety; **existentielle** ~ existential anxiety; **frei flottierende** ~ unattached anxiety; **pathologische** ~ pathologic fear; **starke** ~ terror.

Angstanfall *m*: anxiety attack.

angstdämpfend: anxiety-relieving.

Angst-Depersonalisationssyndrom *s*: phobic anxiety-depersonalisation disorder.

Angstdepression *w*: anxiety depression.

Angstgefühl *s*: qualm, anxiety.

Angsthysterie *w*: anxiety hysteria.

Angstneurose *w*: anxiety neurosis, phobism.

Angstreaktion *w*: fright response, phobic reaction.

Angstskala *w*: anxiety scale.

Angst-Spannung-Schmerz-Syndrom *s*: anxiety-tension-pain-syndrome.

Angstsyndrom *s*: anxiety disorder, anxiety syndrome; **atypisches** ~ atypical anxiety disorder.

Angstsyndrom mit Trennungsangst: separation anxiety disorder.

Angstsyndrom mit Überängstlichkeit *w*: overanxious disorder.

Angsttraum *m*: anxiety dream.

Angstüberflutung *w*: flooding, implosion.

Angstzustand *m*: anxiety state.

Angularissyndrom *s*: angular gyrus syndrome, Gerstmann syndrome.

Angulus *m*: angle, angulus.

Angulus infectiosus: angular stomatitis, angular cheilitis, commissural cheilitis.

Anhänglichkeit *w*: attachment.

anhäufen: agglomerate.

Anhäufung *w*: agglomeration.

anhalten: stop, (breath) hold.

Anhaltspunkt *m*: cue.

Anhang *m*: appendage, appendix, annexa, tag.

Anhangs-: appendicular.

anheften: tack, attach.

Anheftung *w*: pexia; **operative** ~ plication.

Anheftungsstelle *w*: attachment site.

Anhidrose *w*: anhidrosis, anidrosis, anaphoresis, ischidrosis.

Anhidrosis hypotrichotica polydysplastica: anhidrotic ectodermal dysplasia, Christ-Siemens syndrome.

anhidrotisch: anhidrotic, anidrotic.

Anhydr-: anhydr-.

Anhydrämie *w*: anhydremia.

Anhydrid *s*: anhydride.

anikterisch: anicteric, nonicteric.

Anileridin *s*: anileridine.

Anilid *s*: anilide.

Anilin *s*: aniline, amidobenzene.

Anilingentianaviolett *s*: aniline gentian violet.

Anilingus *m*: anilingus.

Anilinkrebs *m*: aniline carcinoma.

Anilinvergiftung *w*: anilinism.

Anilismus *m*: anilism.

animalisch: animal.

Animismus *m*: animism.

Anion *s*: anion.

Anionenaustauscher *m*: anion exchanger.

Anionenkomplex *m*: anion complex.

anionisch: anionic.

Aniridie *w*: aniridia, irideremia.

Anis *m*: anise.

Anisakiasis *w*: anisakiasis.

Anischurie *w*: anischuria.

Aniseikonie *w*: aniseikonia.

Aniso-: aniso-.

anisochromatisch: anisochromatic.

Anisochromie *w*: anisochromia, anisochromasia.

Anisodontie *w*: anisodontia, heterodontia.

Anisogamet *m*: anisogamete.

Anisogamie *w*: anisogamy.

Anisokorie *w*: anisocoria.

Anisometropie *w*: anisometropia.

anisometropisch: anisometropic.

Anisomycin *s*: anisomycin.

Anisopoikilozytose *w*: anisopoikilocytosis.

anisoton: anisotonic.

anisotrop: anisotropic.

Anisotropie *w*: anisotropism.

Anisozytose *w*: anisocytosis.

Anissäure *w*: anisic acid, dracic acid.

Anitschkow-Zelle *w*: Anichkov cell, cardiac histiocyte.

Anker *m*: drag.

Ankerrinne *w*: undercut.

Ankerschiene *w*: anchor split, anchor rail.

Ankylo-: anchyl-.

Ankyloblepharon *s*: ankyloblepharon.

Ankylodaktylie *w*: ankylodactyly.

Ankyloglossie *w*: tonguetie.

Ankyloglosson *s*: ankyloglossia.

Ankyloglosson-superior-Syndrom *s*: ankyloglossia superior syndrome.

Ankylose *w*: ankylosis, anchylosis; **extraartikuläre** ~ extra-articular ankylosis; **extrakapsuläre** ~ extracapsular ankylosis; **falsche** ~ extra-articular ankylosis; **fibröse** ~ fibrous ankylosis, ligamentous ankylosis, pseudoankylosis, pseudankylosis; **hereditäre** ~ ankylodactyly; **knöcherne** ~ bony ankylosis, true ankylosis.

ankylosierend: ankylosing.

ankylosiert: ankylosed.

Ankylostoma *s*: ankylostoma, ancylostoma.

Ankylostoma-Anämie *w*: tunnel anemia.

Ankylostoma-Dermatitis *w*: ground itch, water itch.

Ankylostomiasis *w*: ankylostomiasis, ancylostomiasis, tunnel disease.

ankylotisch: ankylotic.

Anlage *w*: assembly, disposition, predisposition, anlage.

Anlageanomalie *w*: developmental anomaly.

anlagernd: appositional.

Anlagerung *w*: accretion, apposition, addition, juxtaposition.

Anlage/Umwelt-Problem *s*: nature-nurture problem.

Anlaß *m*: event, inducement.

anlegen: attach.

Anlegespan *m*: onlay graft.

Anlehnung *w*: anaclisis, leaning open.

anleiten: guide, instruct.

Anleitung *w*: instruction, manual.

annähernd: approximate [*abbr*] approx.

Annäherung *w*: approach, vergence.

Annahme *w*: assumption, take, presumption.

annehmen: accept.

Annelid *m*: annelid.

Annihilation *w*: annihilation.

Annihilationsreaktion *w*: annihilation reaction.

Annihilationsstrahlung *w*: positron annihilation event.

Annulus *m*: annulus, anulus, ring, terminal ring.

Ano-: ano-.

Anochromasie *w*: anochromasia.

Anode *w*: anode, positive pole.

Anodenaufrauhung *w*: anode roughening.

Anodendrehzahl *w*: anode rotational speed.

Anodenhochlauf *m*: anode acceleration.

Anodenöffnungszuckung *w*: anodal opening contraction.

Anodenschlußzuckung *w*: anodal closure clonus [*abbr*] ACCl, anodal closure contraction [*abbr*] ACC.

Anodenspannung *w*: anode voltage.

Anodenstrahlen: anode rays.

Anodenstrom *m*: anodal current, anelectronic current.

Anodenteller *m*: anode disk.

Anodontie *w*: anodontia, anodontism, dental aplasia.

anoetisch: anoetic.

anogenital: anogenital.

anomal: anomalous.

Anomalie *w*: anomaly; **kleine** ~ minor malformation; **kongenitale** ~ congenital anomaly.

Anomaliewinkel *m*: anomaly angle.
Anomaloskop *s*: anomaloscope.
Anomer *s*: anomer.
Anomie *w*: anomia, nominal aphasia.
anomisch: anomic.
Anonychie *w*: anonychia.
anonym: anonymous, innominate.
Anonyma *w*: anonyma, innominate artery, innominate vein.
Anonymität *w*: anonymity.
Anopheles: anopheles.
Anophelesausbreitung *w*: anophelism.
Anopie *w*: anopia, anopsia.
Anoplura: sucking louse.
Anopsie *w*: anopsia, anopia.
Anorchidie *w*: anorchism, absent testicle.
Anorchie *w*: anorchism, absent testicle.
Anordnung *w*: arrangement, array, order, design, set, setting.
anorektal: anorectal, rectoanal.
Anorektalsyndrom *s*: anorectal syndrome.
Anorektiker *m*: anorectic, anoretic.
anorektisch: anorectic, anoretic.
Anorexia nervosa: anorexia nervosa, psychogenic cachexia, pseudoanorexia.
Anorexie *w*: anorexia.
anorganisch: inorganic, anorganic.
Anorgasmie *w*: anorgasmy, orgastic impotence.
anormal: abnormal.
Anoskop *s*: anoscope.
Anoskopie *w*: anoscopy.
Anosmie *w*: anosmia, olfactory anesthesia.
Anosognosie *w*: anosognosia, Anton syndrome.
Anotie *w*: anotia.
anovaginal: anovaginal.
anovulatorisch: anovulatory, nonovulatory.
Anoxämie *w*: anoxemia.
anoxämisch: anoxemic.
Anoxie *w*: anoxia; **fetale** ~ fetal anoxia, fetal anoxemia; **zerebrale** ~ cerebral anoxia, cerebral anoxemia.
Anoxybiose *w*: anaerobiosis.
anpassen: adapt, adjust, coapt, match.

Anpassung *w*: adaptation, adjustment, standardization, coaptation, matching, fit; **biologische** ~ biological adaptation; **direkte** ~ direct standardization; **genetische** ~ genetic adaptation; **indirekte** ~ indirect standardization; **optische** ~ ocular adaptation; **phänotypische** ~ phenotypic adaptation; **schlechte** ~ maladjustment; **soziale** ~ social adaptation, social adjustment, accommodation.
Anpassung des Kindes an die Geburtswege: obstetric accommodation.
Anpassung in graviditate, mütterliche: maternal adaptation.
anpassungsfähig: adaptable, pliable, supple, malleable.
Anpassungsfähigkeit *w*: pliability, pliancy, malleability.
Anpassungshypertrophie *w*: adaptive hypertrophy.
Anpassungsreaktion *w*: adjustment reaction.
Anpassungsstörung *w*: adjustment disorder.
Anpassungssyndrom, allgemeines *s*: general adaptation syndrome [*abbr*] GAS.
Anpassungsverhalten *s*: adaptive behavior.
Anpassungsvermögen *s*: adaptability.
Anregbarkeit *w*: excitability, responsiveness.
anregen: activate, animate, incite, stimulate, suggest, promote.
anregend: stimulating, exhilarant.
Anregung *w*: excitation, stimulation, animation, suggestion, incitement.
Anregungsmittel *s*: exhilarant.
anreichern: 1. enrich; 2. **mit Sauerstoff** ~ oxygenate; **mit Vitaminen** ~ vitaminize.
Anreicherung *w*: enrichment, fortification.
Anreicherungskultur *w*: enrichment culture.
Anreicherungsverfahren *s*: enrichment method.
Anreiz *m*: inducement, stimulus.
Anreizverstärkung *w*: incentive reinforcement.

ANS Abk. **Atemnotsyndrom des Neuge-borenen:** respiratory distress of newborn.

ansäuern: acidify, acetify.

Ansäuerung w: acidification.

ansammeln: agglomerate, aggregate.

Ansammlung w: agglomeration, pool.

Ansamycin s: ansamycin.

Ansatz m: appendage.

ansaugen: aspirate.

Ansaugung w: aspiration.

Anschauungsbild, eidetisches s: eidetic image, eidetic memory image.

anschlingen: snare.

Anschluß m: affiliation, hook-up.

anschneiden: nick.

anschoppen: engorge.

Anschoppung w: engorgement, congestion.

anschwellen: tumefy, swell, bloat.

Anschwellung w: swelling, boss.

ansehen: look at, gaze, eye.

Ansehen s: reputation.

Anserin s: anserine.

ansetzen: insert.

Ansicht w: aspect, view.

anspannen: stretch.

Anspannung w: tension, stretch; **psychische** ~ psychic tension.

Anspannungskopfschmerz m: exertional headache.

Anspannungston m: tension sound.

Anspannungszeit des Herzens: isometric period of the cardiac cycle, isovolumetric interval.

ansprechen: respond.

Ansprechen s: response; **therapeutisches** ~ therapeutic response.

Ansprechzeit w: response time.

anspruchsberechtigt: to be entitled to claim.

Anspruchsniveau s: level of aspiration, demand level.

anspruchslos: modest, unassuming.

anspruchsvoll: pretentious, fastidious.

Anstalt w: institution; **geschlossene** ~ asylum.

Anstaltsinsasse m: inmate.

anstarren: gaze.

anstauen: congest.

ansteckbar: infectible.

anstecken: infect, contaminate.

ansteckend: 1. infectious, communicable, zymotic; 2. **nicht** ~ uncommunicable.

Ansteckmedaille w: badge.

Ansteckung w: infection, contamination, vection, contagion.

Ansteckungsquelle w: source of infection.

ansteigend: anabatic.

Anstieg m: increase, mounting, rise.

Anstrengung w: 1. effort, exertion; **körperliche** ~ physical effort; 2. **ohne** ~ unlaboured.

Anstrengungsalbuminurie w: exercise albuminuria.

Anstrengungsasthma s: exercise-induced asthma.

Anstrengungssynkope w: exertional syncope.

Anstrengungsurtikaria w: cholinergic urticaria, cholinogenic dermatosis.

Ant-: ant-.

Antabus s: antabuse, disulfiram.

antagonisieren: antagonize.

Antagonismus m: antagonism, counteraction.

Antagonist m: antagonistic drug, antagonist, antagonistic muscle; **pharmakologischer** ~ antagonistic drug, counterdepressant.

antagonistisch: antagonistic, counteractive.

Antanalgesie w: antanalgesia.

antazid: antacid.

Antazidum s: antacid, acid-inhibiting agent.

Antazolin s: antazoline, imidamine.

Ante-: ante-.

Antefixation w: antefixation.

Anteflexion w: anteflexation.

Anteil m: proportion, portion, part, percentage, rate, moiety; **falsch-negativer** ~ false-negative rate; **falsch-positiver** ~ false-positive rate; **korrigierter** ~ adjusted rate.

antepartal: prepartal.
Anteposition *w*: anteposition.
Antepulsion *w*: propulsion.
anterior-posterior Abk. **ap**: anterior-posterior [*abbr*] A-P.
Antero-: antero-.
anterograd: anterograde, antegrade.
Anteropulsion *w*: anteropulsion.
anteroseptal: anteroseptal.
Antesystolie *w*: preexcitation.
antetarsal: pretarsal.
Anteversion *w*: anteversion.
antevertebral: prevertebral, hypochordal.
Anthelix *w*: anthelix, antihelix.
Anthelminthikum *s*: anthelminthic, helminthicide, vermifuge, vermicide.
anthelminthisch: anthelminthic, vermifugal.
Anthracen *s*: anthracene.
Anthrachinon *s*: anthraquinone.
Anthrakose *w*: anthracosis, miners' asthma; **pathologische** ~ coal worker's pneumoconiosis.
Anthrakosilikose *w*: anthracosilicosis.
Anthrakotuberkulose *w*: anthracotic tuberculosis.
Anthralin *s*: anthralin.
Anthralinsalbe *w*: anthralin ointment.
Anthramycin *s*: anthramycin, refuin.
Anthranilsäure *w*: anthranilic acid.
Anthranon *s*: anthrone.
Anthrax *m*: anthrax, carbuncular fever, splenic fever, cacanthrax, charbon, milzbrand.
Anthrazyklin *s*: anthracycline.
Anthron *s*: anthrone.
Anthropologie *w*: anthropology.
Anthropometrie *w*: anthropometry.
Anthropomorphismus *m*: anthropomorphism.
Anthroponose *w*: anthroponosis.
anthropophil: androphilic, androphile.
Anthropozoonose *w*: anthropozoonosis.
Anti-: anti-.
antiadrenerg: antiadrenergic, sympathicolytic, sympatholytic.
Antiadrenergikum *s*: antiadrenergic.

Antialkoholikum *s*: alcohol deterrent.
Antiandrogen *s*: antiandrogen.
Antiantikörper *m*: antiantibody, anti-idiotype antibody, anti-immune body, anti-immune substance.
Antiarrhythmikum *s*: antiarrhythmic drug, antiarrhythmic.
antiarrhythmisch: antiarrhythmic.
antiasthmatisch: antasthmatic.
Antibabypille *w*: birth control pill.
antibakteriell: antibacterial.
Antibasalmembran-Antikörper *m*: basement membrane antibody.
Antibasalmembran -Antikörper-Glomerulonephritis *w*: antiglomerular basement membrane antibody glomerulonephritis.
Antibiogramm *s*: microbial sensitivity test.
Antibiose *w*: antibiosis.
Antibiotika-assoziiert: antibiotic-associated.
Antibiotika-Enterokolitis *w*: antibiotic enterocolitis.
Antibiotika-resistent: antibiotic-resistant.
Antibiotikaresistenz *w*: antibiotic resistance.
Antibiotikasensitivität *w*: antibiotic sensitivity.
Antibiotikatoxizität *w*: antibiotic toxicity.
Antibiotikazunge *w*: antibiotic tongue.
Antibiotikum *s*: antibiotic, antibacterial agent.
antibiotisch: antibiotic.
anticholinerg: anticholinergic, cholinolytic.
Anticodon *s*: anticodon, nodoc.
Antidepressivum *s*: antidepressant drug, antidepressant, psychic energizer, euphoriant, thymoanaleptic; **trizyklisches** ~ tricyclic.
Antideterminante *w*: antideterminant.
Antidiabetikum *s*: antidiabetic.
antidiabetisch: antidiabetic.
Antidiarrhoikum *s*: antidiarrheal.
Antidiuretikum *s*: antidiuretic.

Antidiuretin *s*: vasopressin.

antidiuretisch: antidiuretic.

Anti-DNA-Antikörper *m*: anti-DNA antibody.

Antidot *s*: antidote, antitoxin, toxicide.

Anti-D-Prophylaxe *w*: anti-D-prophylaxis.

antidrom: antidromal, antidromic.

antiekzematös: antieczematic, antieczematous.

Antiemetikum *s*: antiemetic, antemetic.

antiemetisch: antiemetic.

Antienzym *s*: antienzyme.

Antiepileptikum *s*: antiepileptic drug, antiepileptic.

antiepileptisch: antiepileptic.

Antifibrillans *s*: antifibrillatory.

antifibrillatorisch: antifibrillatory.

Antifibrinolysin *s*: antifibrinolysine.

Antifibrinolytikum *s*: antifibrinolytic.

antifibrinolytisch: antifibrinolytic.

antifungal: antifungal.

antigen: antigenic.

Antigen *s* Abk. **Ag**: antigen; **blutgruppenspezifisches** ~ group-specific antigen; **carcinoembryonales** ~ Abk. **CEA** carcinoembryonic antigen [*abbr*] CEA; **heterophiles** ~ heterophil antigen; **komplettes** ~ complete antigen; **kreuzreagierendes** ~ cross-reacting antigen; **onkofetales** ~ oncofetal antigen.

Antigenämie *w*: antigenemia.

Antigen-Antikörper-Komplex *m*: antigen-antibody complex.

Antigen-Antikörper-Reaktion *w*: antigen antibody reaction, toxin-antitoxin reaction.

Antigenbindungskapazität *w*: antigen binding capacity [*abbr*] ABC.

Antigenbindungsstelle *w*: antigen recognition site, paratope, antibody combining site, antibody site.

Antigendeterminante *w*: antigenic determinant, epitope.

Antigen-Drift *m*: antigen drift, antigenic drift.

antigenetisch: antigenically.

Antigenität *w*: antigenicity.

Antigennachweis *m*: antigen detection.

Antigenrezeptor *m*: antigen receptor.

Antigenshift *m*: antigen shift, antigenic shift.

Antigenspezifität *w*: antigenic specificity.

Antigentransformation *w*: antigenic transformation.

Antigenvariation *w*: antigenic variation, antigen switch.

Antigenveränderung, langsame *w*: antigen drift, antigenic drift.

Antigenveränderung, schnelle *w*: antigen shift, antigenic shift.

Antigenverschiebung *w*: antigen shift, antigenic shift.

Antigenwechsel *m*: antigen modification.

Antigestagen *s*: antigestagen.

Antiglobulin *s*: antiglobulin.

Antiglobulintest *m*: antiglobulin test, antihuman serum test, Race-Coombs test; **direkter** ~ direct antiglobulin test [*abbr*] DAT; **indirekter** ~ indirect antiglobulin test [*abbr*] IAG.

antigonadotrop: antigonadotropic.

Antigonadotropin *s*: antigonadotropin.

antihämophil: antihemophilic.

Antihämophiliefaktor *m* Abk. **AHF**: antihemophilic factor [*abbr*] AHF.

antihelminthisch: anthelminthic.

Antiherpetikum *s*: antherpetic.

Antihistaminikum *s*: antihistamine.

antihistaminisch: antihistaminic.

Antihormon *s*: antihormone.

Antihumanglobulin *s*: antihuman globulin.

Anti-Humanglobulintest *m*: antihuman serum test, antiglobulin test.

antihypertensiv: antihypertensive.

Antihypertensivum *s*: antihypertensive drug, antihypertensive.

antiinfektiös: anti-infective.

Antiinfektiosum *s*: anti-infective.

antiinflammatorisch: anti-inflammatory, antiphlogistic.

Antiinsulin *s*: anti-insulin.

antikarzinomatös: anticarcinogenic.

Antikoagulans *s*: anticoagulant, decoagulant.

Antikoagulanzientherapie *w*: anticoagulant therapy.

Antikodon *s*: anticodon, nodoc.

Antikörper *m* Abk. **Ak**: 1. antibody, sensitizer, sensitizing substance, preventive substance; **agglutinierender** ~ agglutinating antibody; **antimitochondrialer** ~ antimitochondrial antibody; **antinukleärer** ~ Abk. **ANA** antinuclear antibody [*abbr*] ANA; **bivalenter** ~ bivalent antibody; **blockierender** ~ blocking antibody; **fluoreszierender** ~ fluorescent antibody [*abbr*] FA; **heterogenetischer** ~ heterogenetic antibody, heterophil antibody; **heterophiler** ~ heterophilic antibody; **heterotypischer** ~ heterotypic antibody; **heterozytotrophischer** ~ heterocytotrophic antibody, xenocytophilic antibody; **hitzelabiler** ~ heat-labile antibody; **homozytotroper** ~ homocytotropic antibody, reaginic antibody; **humoraler** ~ humoral antibody; **inkompletter** ~ incomplete antibody; **komplementbindender** ~ complementfixing antibody; **kompletter** ~ complete antibody; **monoklonaler** ~ Abk. **MAK** monoclonal antibody; **monovalenter** ~ univalent antibody; **natürlicher** ~ natural antibody; **neutralisierender** ~ neutralizing antibody; **oligoklonaler** ~ oligoclonal antibody; **opsonierender** ~ opsonizing antibody; **polyklonaler** ~ polyclonal antibody; **protektiver** ~ protective antibody; **zellständiger** ~ cell-bound antibody; **zytophiler** ~ cytophilic antibody, cytotrophic antibody; **zytotoxischer** ~ cytotoxic antibody; 2. **keine** ~ **nachweisbar** no antibodies discovered [*abbr*] NAD.

Antikörperaffinität *w*: antibody affinity.

Antikörperantwort *w*: antibody response.

Antikörperbildung *w*: antibody formation, antibody production.

Antikörperbindungsstelle *w*: antigen combining site, combining site.

Antikörper gegen die glatte Muskulatur: smooth muscle antibody [*abbr*] SMA.

Antikörpermangelsyndrom *s* Abk. **AMS**: antibody deficiency syndrome.

Antikörperreaktion, heterophile *w*: heterophil agglutination.

Antikörperspezifität *w*: antibody specificity.

Antikörpertherapie *w*: antibody therapy.

Antikörpertiter *m*: antibody titre.

Antikonvulsivum *s*: anticonvulsant.

Antikusreflex *m*: anticus reflex.

Antilewisit *s*: antilewisite.

Antilipidämikum *s*: antilipemic.

Antilymphozytenglobulin *s*: antilymphocyte globulin [*abbr*] ALG.

Antilymphozytenserum *s*: antilymphocyte serum.

Antimetabolit *m*: antimetabolite, metabolic antagonist.

antimikrobiell: antimicrobial.

Antimitotikum *s*: antimitotic.

antimitotisch: antimitotic.

Antimon *s* Abk. **Sb**: antimony [*abbr*] Sb.

antimonbehandelt: stibiated.

Antimonsäure *w*: antimonic acid.

Antimonstaub *m*: antimony dust.

Antimonvergiftung *w*: antimony poisoning, stibialism.

Antimonwasserstoff *m*: stibine.

Antimonylkaliumtartrat *s*: antimony potassium tartrate.

antimutagen: antimutagenic.

Antimutagen *s*: antimutagen.

Antimykotikum *s*: antimycotic, antifungal, mycostat.

antimykotisch: antimycotic, antifungal.

antineoplastisch: antineoplastic.

Antineutrino *s*: antineutrino.

antinukleär: antinuclear.

Antiöstrogen *s*: antiestrogen, antioestrogen.

Antioxidationsmittel *s*: antioxidant.

antiparallel: antiparallel.

Antipathie *w*: antipathy.

Antiperistaltik *w*: antiperistalsis, anastalsis.

antiperistaltisch: antiperistaltic.

Antiperspirans *s*: anaphoretic.
Antiphlogistikum *s*: antiphlogistic, anti-inflammatory; **nicht-steroidales** ~ nonsteroidal anti-inflammatory agent.
antiphlogistisch: antiphlogistic, anti-inflammatory.
Antiplättchen *s*: antiplatelet.
Antiplasmin *s*: antiplasmin.
Antipode *m*: antipode.
Antiprothrombin *s*: antiprothrombin.
Antipsychotikum *s*: antipsychotic.
antipsychotisch: antipsychotic.
Antipyretikum *s*: antipyretic, febricide.
antipyretisch: antipyretic, antifebrile, febrifugal.
antirachitisch: antirachitic.
Antirefluxplastik *w*: antireflux plasty.
Antirheumatikum *s*: antirheumatic; **anti-inflammatorisches steroidales** ~ steroidal anti-inflammatory agent.
antirheumatisch: antirheumatic.
Anti-Rh-Serum *s*: anti-Rh serum.
Antisense *m*: antisense.
Antisepsis *w*: antisepsis.
Antiseptikum *s*: antiseptic.
antiseptisch: antiseptic.
Antiserum *s*: antiserum, immune serum; **monovalentes** ~ monovalent antiserum, monovalent serum, monospecific serum; **polyvalentes** ~ polyvalent antiserum, polyvalent serum, multipartial serum.
Antiskabiotikum *s*: antiscabietic.
antisozial: antisocial.
Antispasmodikum *s*: antispasmodic.
antisperm: antisperm.
Antistreptokinase *w*: antistreptokinase.
Antistreptolysin *s*: antistreptolysin.
Antistreptolysintest *m*: antistreptolysin test.
Antiteilchen *s*: antiparticle.
Antithrombin *s*: antithrombin.
Antithrombin III *s*: antithrombin III, heparin cofactor.
Antithromboplastin *s*: antithromboplastin.
Antithrombotikum *s*: antithrombotic.
antithrombotisch: antithrombotic.

Antitoxin *s*: antitoxin, antidote, immunotoxin, antitoxic serum.
Antitoxineinheit *w* Abk. **AE**: antitoxin unit [*abbr*] AU.
antitoxisch: antitoxic.
Antitragus *m*: antitragus.
α1-Antitrypsin *s*: α1-antitrypsin.
α1-Antitrypsin-Mangel *m*: α1-antitrypsin deficiency.
antituberkulös: antituberculous.
antitussiv: antitussive, antibechic.
Antitussivum *s*: antitussive, antibechic.
antiviral: antiviral.
Antivitamin *s*: antivitamin.
Antizipation *w*: anticipation.
antizipatorisch: anticipatory.
Antonsbrand *m*: Saint Anthony's fire.
Anton-Zeichen *s*: Anton symptom, anosognosia.
Antoxyproteinsäure *w*: antoxyproteic acid.
Antr-: antral.
antral: antral.
Antrektomie *w*: antrectomy.
Antrieb *m*: impulse, drive.
Antriebshemmung *w*: block of impulse.
antriebslos: adynamic.
Antriebsminderung *w*: drive reduction.
Antriebsstörung *w*: impulse disorder, character impulse disorder.
Antritis *w*: antritis, maxillary sinusitis.
Antroskopie *w*: antroscopy.
Antrotomie *w*: antrotomy, antrostomy; **kortikale** ~ cortical mastoidectomy; **transnasale** ~ intranasal antrostomy.
Antrum *s*: 1. antrum, mastoid antrum; 2. **durch das** ~ transantral.
Antrumdrainage *w*: antrostomy.
Antrumeröffnung *w*: antrotomy.
Antrumfistel *w*: oral-antral fistula.
Antrumgastritis *w*: antral gastritis; **diffuse** ~ diffuse antral gastritis.
Antrum Higmori: antrum of Highmore, maxillary sinus.
Antrumspülung *w*: antral irrigation.
Antrumtympanitis *w*: antrotympanitis.
Antrumzyste *w*: antral cyst.

Antwort *w*: answer, reply, response; **elektrische** ~ electric reaction.

antworten: answer, reply, respond.

Antwortgeneralisation *w*: response generalization.

anular: annular, ring-shaped.

Anuloplastik *w*: annuloplasty.

Anulorrhaphie *w*: annulorrhaphy.

anulospiral: annulospiral.

Anulotomie *w*: annulotomy.

anuretisch: anuretic.

Anurie *w*: anuria, anuresis; **echte** ~ renal anuria; **postrenale** ~ postrenal anuria; **prärenale** ~ prerenal anuria; **renale** ~ renal anuria.

Anus *m*: anus.

Anusplastik *w*: anoplasty.

ANV Abk. **akutes Nierenversagen**: acute renal failure.

anwachsen: grow, adhese, increase.

Anwachstechnik *w*: luting.

Anweisung *w*: instruction.

anwenden: apply, use.

Anwendung *w*: administration, application, use, appliance; **äußere** ~ external administration; **intravaginale** ~ intravaginal administration; **klinische** ~ clinical application; **orale** ~ oral administration; **perkutane** ~ cutaneous administration; **sublinguale** ~ sublingual administration; **topische** ~ topical administration.

Anwendungsbereich *m*: range of application.

Anwendungsschema *s*: administration schedule.

Anwendungsweise *w*: mode of application.

Anxietas tibiarum: restless legs, Ekbom syndrome.

Anxiolyse *w*: anxiolysis.

Anxiolytikum *s*: anxiolytic, minor tranquilizer.

anxiolytisch: anxiolytic.

Anzahl *w*: number.

Anzahl pro Minute: counts per minute [*abbr*] cpm.

Anzapfsyndrom *s*: steal syndrome, steal; **aortoiliakales** ~ aortoiliac steal syndrome.

Anzeichen *s*: sign, symptom, signal, evidence; **dezentes** ~ subtle sign.

Anzeige *w*: indication, display, notification.

anzeigen: indicate, notify.

anzeigepflichtig: notifiable.

anziehen: tighten, (clothes) dress.

Anziehung-Abneigung *w*: like-dislike.

Anziehungskraft *w*: attraction.

anzüchtbar: culturable.

anzüchten: culture.

Aorta *w*: aorta; **doppelte** ~ double aorta; **dorsale** ~ dorsal embryonic aorta; **reitende** ~ overriding aorta, dextroposed aorta; **ventrale** ~ ventral aorta.

aortal: aortic.

Aortenaneurysma *s*: aortic aneurysm; **abdominales** ~ abdominal aneurysm; **thorakales** ~ thoracic aneurysm.

Aortenanlage, embryonale *w*: aortic sac.

Aortenaufnahme *w*: aortogram.

Aortenbifurkationssyndrom *s*: aortoiliac occlusive disease, Leriche syndrome.

Aortenbögen: primitive aorta.

Aortenbogen *m*: aortic arch, arch of the aorta, pulmonary arch; **doppelter** ~ double aortic arch; **rechter** ~ right aortic arch.

Aortenbogenangiographie *w*: aortic arch angiography.

Aortenbogenanomalie *w*: arch anomaly.

Aortenbogensyndrom *s*: aortic arch syndrome, aortitis syndrome, Takayasu's arteritis, pulseless disease, Martorell syndrome.

Aortendarstellung *w*: aortography.

Aortendissektion *w*: dissection of the aorta.

Aortendruck *m*: aortic pressure [*abbr*] AP.

Aortenfehlbildung *w*: congenital anomaly of the aorta.

Aortenfenster *s*: aortic window.

Aortenherz *s*: boat-shaped heart.

Aorteninsuffizienz *w*: aortic insufficiency [*abbr*] AI.

Aorteninzisur *w*: aortic notch.

Aortenisthmus *m*: aortic isthmus.

Aortenisthmusstenose *w*: stenosis of the aortic isthmus.

Aortenklappe *w*: aortic valve.

Aortenklappeninsuffizienz *w*: aortic valve insufficiency, aortic regurgitation, Corrigan's disease.

Aortenklappenprolaps *m*: aortic valve prolapse.

Aortenklappenstenose *w*: aortic valvular stenosis, aortic valve stenosis.

Aortenklemme *w*: aortic compressor.

Aortenknopf *m*: aortic knob.

Aortenkoarktation *w*: coarctation of the aorta.

Aortenkonfiguration *w*: aortic configuration.

Aortenlues *w*: syphilitic aortitis, mesoaortitis syphilitica, Döhle's disease.

Aortenmurmeln *s*: aortic murmur.

Aortennaht *w*: aortorrhaphy.

Aortenplastik *w*: aortoplasty.

Aortenpuls, abdomineller *m*: abdominal pulse.

Aortenregurgitation *w*: aortic regurgitation [*abbr*] AR, aortic incompetence, Corrigan's disease.

Aortenruptur *w*: aortic rupture, rupture of the aorta.

Aortenschlitz *m*: aortic opening.

Aortenschwirren *s*: aortic thrill.

Aortensklerose *w*: aortic sclerosis.

Aortenspindel *w*: aortic spindle, His spindle.

Aortenstenose *w*: aortic stenosis [*abbr*] AS, aortostenosis; **kongenitale** ~ congenital aortic stenosis; **subvalvuläre** ~ subvalvular aortic stenosis, aortic subvalvular stenosis; **supravalvuläre** ~ supravalvular aortic stenosis; **valvuläre** ~ aortic valve stenosis; **verkalkende** ~ calcified aortic stenosis.

Aortensyphilis *w*: syphilitic aortitis, mesoaortitis syphilitica, Döhle's disease, Heller-Döhle disease.

Aortentransposition *w*: transposition of the aorta.

Aortenverkalkung *w*: aortic calcification.

Aortenwand *w*: aortic wall.

Aortenwurzel *w*: root of the aorta, aortic root.

Aortitis *w*: aortitis; **syphilitische** ~ syphilitic aortitis, mesoaortitis syphilitica, Heller-Döhle disease.

Aortographie *w*: aortography, aortogram; **intravenöse** ~ intravenous aortography; **retrograde** ~ retrograde aortography; **translumbale** ~ translumbar aortography.

aortoiliakal: aortoiliac.

aortokaval: aortocaval.

aortokoronar: aortocoronary.

aortopulmonal: aortopulmonary, pulmoaortic, aorticopulmonary.

aortosubklavikulär: aortosubclavian.

Aortotomie *w*: aortotomy.

AP Abk. **1. Aktionspotential** *s*; **2. alkalische Phosphatase** *w*: 1. action potential; 2. alkaline phosphatase.

a-p Abk. **anterior-posterior**: anteroposterior, A-P.

Apalcillin *s*: apalcillin.

Apathie *w*: apathy.

apathisch: apathic.

Apatit *s*: apatite.

APC-Viren: adenoidal pharyngeal conjunctival viruses [*abbr*] APC-viruses.

Apektomie *w*: apicoectomy.

Apepsie *w*: apepsia.

aperiodisch: aperiodic.

aperiostal: aperiosteal.

Aperistaltik *w*: aperistalsis.

Apert-Syndrom *s*: Apert syndrome, acrocephalopolysyndactyly.

Apertur *w*: aperture, opening; **numerische** ~ numerical aperture [*abbr*] NA.

Aperturblende *w*: aperture diaphragm.

Apex *m*: apex, summit, tip.

apexfern: abapical.

Apexifikation *w*: apexification.

Apexkardiogramm *s*: apexcardiogram [*abbr*] ACG.

Apexkardiographie *w*: apexcardiography.

Apfelsäure *w*: malic acid.
Apgar-Index *m*: Apgar score, recovery score.
APGAR-Schema *s* Abk. **Atmung Puls Grundtonus Aussehen Reflexe**: Apgar-Scale [*abbr*] appearance pulse grimace attitude respiration scale.
Aphagie *w*: aphagia.
Aphakie *w*: aphakia.
Aphasie *w*: aphasia; **amnestische ~** amnesic aphasia; **auditorische ~** word deafness; **funktionelle ~** pseudoaphasia; **globale ~** global aphasia, total aphasia; **kortikale ~** cortical aphasia; **motorische ~** motor aphasia, expressive aphasia, Broca's aphasia; **musikalische ~** amusia; **semantische ~** semantic aphasia; **sensorische ~** sensory aphasia, fluent aphasia, Wernicke's aphasia, receptive aphasia; **subkortikale ~** subcortical aphasia; **totale sensorische ~** Kussmaul's aphasia; **transkortikale ~** transcortical aphasia, Lichtheim's aphasia.
Aphasietest *m*: aphasia test.
Aphasiker: aphasic.
Aphasiologie *w*: aphasiology.
aphasisch: aphasic.
Aphemie *w*: aphemia.
Aphidicolin *s*: aphidicolin.
Aphonie *w*: aphonia, tonelessness, anaudia; **funktionelle ~** hysterical aphonia, functional aphonia.
Aphrasie *w*: aphrasia.
Aphrodisiakum *s*: aphrodisiac.
Aphthe *w*: aphtha, aphthous ulcer.
Aphthen: aftosa, aphtha; **rezidivierende narbenbildende ~** recurrent scarring aphtha.
Aphthenkrankheit *w*: aphthosis.
aphthös: aphthoid.
aphthoid: aphthoid.
Aphthongie *w*: aphthongia.
apikal: apical.
Apikalabszeß *m*: apical abscess.
Apikalkörper *m*: apical body.
Apikalraum *m*: apical space.
Apikoektomie *w*: apicectomy.

Apikolyse *w*: apicolysis.
Apikotomie *w*: apiectomy.
Apizitis *w*: apicitis.
Aplanat *m*: aplanatic lens.
aplanatisch: aplanatic.
Aplasie *w*: aplasia; **lobuläre ~** lobular hypoplasia.
aplastisch: aplastic.
Apneumatose *w*: apneumia.
Apneusis *w*: apneustic breathing.
Apnoe *w*: apnea, cessation of breathing.
apnoisch: apneic.
Apo-: apo-.
Apoatropin *s*: apoatropine.
Apochromat *m*: apochromat.
apochromatisch: apochromatic.
Apodie *w*: apody, ectropody.
Apoenzym *s*: apoenzyme, bearer protein.
Apoferritin *s*: apoferritin.
apokrin: apocrine.
apolar: apolar.
Apolipoprotein *s*: apolipoprotein.
Apomorphin *s*: apomorphine.
Aponeurektomie *w*: aponeurectomy.
Aponeurose *w*: aponeurosis, aponeurotic tissue, aponeurotic membrane.
Aponeurositis *w*: aponeurositis.
aponeurotisch: aponeurotic.
Aponeurotomie *w*: aponeurotomy.
Apophyse *w*: apophysis.
Apophysen-: apophysary, apophysial.
Apophysenentzündung *w*: apophysitis.
Apophysenfraktur *w*: apophyseal fracture.
Apophysenlösung *w*: apophyseal fracture.
Apophyseolyse *w*: apophyseal fracture.
Apophysitis *w*: apophysitis.
Apophysitis calcanei: calcaneal osteochondritis, Sever's disease.
apoplektiform: apoplectiform.
Apoplektiker: apoplectic.
apoplektisch: apoplectic.
Apoplexia retinalis: apoplectic retinopathy.
Apoplexia uteroplacentaris: uteroplacental apoplexy, Couvelaire's uterus.
Apoplexie *w*: apoplexy, cerebrovascular accident [*abbr*] CVA, apoplectic shock;

lakunäre ~ lacunar stroke; **spinale** ~ spinal apoplexy; **uteroplazentare** ~ uteroplacental apoplexy, Couvelaire's uterus; **zerebrale**~ cerebral apoplexy, apoplectic stroke, cerebral stroke.

Apoprotein *s*: apoprotein.

Aporepressor *m*: aporepressor.

Apotheke *w*: pharmacy [*abbr*] phar, pharm, apothecary, drugstore.

apothekenpflichtig: ethical.

Apotheker *m*: pharmacist, drugist.

Apparat *m*: apparatus, appliance, device, machine; **juxtaglomerulärer** ~ juxtaglomerular apparatus.

Apparatekonfiguration *w*: unit.

Apparatur *w*: apparatus, device, assembly.

apparent: apparent.

Append-: append-.

Appendektomie *w*: appendectomy, appendicectomy.

Appendikolyse *w*: appendicolysis.

Appendikostomie *w*: appendicostomy, Weir's operation.

Appendikozele *w*: appendicocele.

Appendix *w*: appendix, appendage.

Appendixphlegmone *w*: appendiceal phlegmon.

Appendixtumor *m*: appendiceal neoplasm.

Appendix vermiformis: vermix.

Appendizitis *w*: appendicitis; **akute** ~ acute appendicitis; **akute obstruktive** ~ acute obstructive appendicitis; **gangränöse** ~ gangrenous appendicitis; **perforierende** ~ perforating appendicitis.

Appendizitiszeichen: appendicitis signs.

Apperzeption *w*: apperception.

Apperzeptionstest *m*: apperception test; **thematischer** ~ Abk. **TAT** thematic apperception test [*abbr*] TAT, Murray's thematic apperception test.

Appetenz *w*: appetency, appetitive drive.

Appetenz-Aversionsverhalten *s*: like-dislike.

Appetit *m*: appetite, orexis.

Appetitmangel *m*: inappetence.

Appetitregulation *w*: appetite regulation.

Appetitverlust *m*: loss of appetite.

Appetitzügler *m*: appetite depressant, anorexiant.

Applanation *w*: applanation.

Applanationstonometer *s*: applanation tonometer.

Applanatlinse *w*: aplanatic lens.

Applikation *w*: administration; **intranasale** ~ intranasal administration; **rektale** ~ rectal administration; **vaginale** ~ vaginal administration.

Applikator *m*: applicator.

Apposition *w*: apposition, juxtaposition.

Apprehension *w*: apprehension.

Approach-approach-Konflikt: approach-approach conflict.

Approach-avoidance-Konflikt: approach-avoidance conflict.

Approbation *w*: medical registration.

Approximator *m*: approximator.

Apraktiker: apractic.

apraktisch: apractic.

Apraxie *w*: apraxia; **angeborene** ~ congenital apraxia; **gliedkinetische** ~ akinetic apraxia; **kinetische** ~ kinetic apraxia, classic apraxia; **ideokinetische** ~ ideokinetic apraxia; **ideomotorische** ~ ideomotor apraxia; **konstruktive** ~ constructional apraxia, constructive apraxia, optic apraxia, visual apraxia; **okulomotorische**~ oculomotor apraxia; **transkortikale** ~ transcortical apraxia, ideomotor apraxia.

Aprindin *s*: aprindine.

Aprobarbital *s*: aprobarbital.

Aprosexie *w*: aprosexia, attention deficit.

Aprosexieniveau *s*: attention level.

Aprosodie *w*: aprosody.

Aprosopie *w*: aprosopia.

Aprotinin *s*: aprotinin.

Aptyalismus *m*: aptyalism, asialia.

Apudom *s*: apudoma.

APUD-Zelle *w*: amino precursor uptake and decarboxylation cell [*abbr*] APUD cell.

Aqua ad iniectionem: water for injection.

Aquädukt *m*: aqueduct.
Aquäduktstenose *w*: aqueduct stenosis.
Ar Abk. **Argon** *s*: argon [*abbr*] Ar.
Arabin *s*: arabic acid.
Arabinose *w*: arabinose.
Arabinosid *s*: arabinoside.
Arabonsäure *w*: arabonic acid.
Arachidonsäure *w*: arachidonic acid.
Arachinsäure *w*: arachic acid.
Arachnidismus *m*: arachnidism, araneism, spider poisoning.
Arachnitis *w*: arachnitis, arachnoiditis.
Arachnodaktylie *w*: arachnodactyly, spider finger, acromakria, dolichostenomelia.
Arachnodaktyliesyndrom *s*: Marfan syndrome.
arachnoidal: arachnoidal, araneous.
Arachnoidea *w*: arachnoid, arachnoid membrane.
Arachnoiditis *w*: arachnoiditis, arachnitis; **basiläre** ~ basal arachnoiditis; **optikochiasmatische** ~ opticochiasmatic arachnoiditis; **spinale** ~ spinal arachnoiditis.
Aräometer *s*: areometer, hydrometer.
Aran-Duchenne-Muskeldystrophie *w*: Aran-Duchenne muscular dystrophy.
ARAS Abk. **aufsteigendes retikuläres aktivierendes System** *s*: ascending reticular activating system [*abbr*] ARAS, reticular activating system.
Arbeit *w*: work, labor.
arbeiten: work.
Arbeits-: occupational, industrial.
Arbeitsabhängigkeit *w*: work addiction.
Arbeitsbelastung *w*: work load.
arbeitsfähig: fit to work.
Arbeitshypertrophie *w*: work hypertrophy.
Arbeitsmedizin *w*: occupational medicine, industrial medicine.
Arbeitsneurose *w*: occupational neurosis, professional neurosis.
Arbeitsphysiologie *w*: work physiology.
Arbeitsplatzhygiene *w*: industrial hygiene, occupational hygiene.
Arbeitsplatzkonzentration, maximale *w*

Abk. **MAK**: maximum allowable concentration [*abbr*] MAC.
Arbeitspsychologie *w*: industrial psychology.
Arbeitsschutz *m*: labor protection.
Arbeitsseite *w*: working side.
Arbeitssucht *w*: workaholism.
Arbeitstherapeut *m*: occupational therapist.
Arbeitstherapie *w*: work therapy, occupational therapy, ergotherapy.
arbeitsunfähig: disabled, unfit to work, incapable of working.
Arbeitsunfähigkeit *w*: disablement.
Arbeitsunfähigkeitsbescheinigung *w*: certificate of disablement.
Arbeitsunfall *m*: occupational accident, occupational injury, industrial accident.
Arbor: arbor, tree.
Arborisation *w*: arborization.
Arborisationsblock *m*: arborization block.
Arborisationsphänomen *s*: cervical mucus arborization, fern phenomenon.
Arbovirose *w*: arthropode-borne disease.
Arbovirus *s*: arbovirus.
ARC Abk. **AIDS-related Komplex** *m*: AIDS-related complex [*abbr*] ARC.
Archenteron *s*: archenteron, gastrulation cavity, gastrocoele, primitive gut, primitive stomach.
Archenzephalon *s*: archencephalon, primitive brain.
Archetypus *m*: archetype.
Archicortex *m*: archicortex, paleocortex, paleopallium.
Archigenese *w*: abiogenesis.
Architektonik *w*: architecture, structure.
Archiv *s*: archive.
Arcus *m*: arch, arcus.
Arcus senilis: gerontotoxon.
ARDS Abk. **posttraumatische pulmonale Insuffizienz** *w*: adult respiratory distress syndrome [*abbr*] ARDS, posttraumatic pulmonary insufficiency.
Area *w*: area, region.
Areal *s*: area, region; **inhibitorisches** ~ inhibitory center; **motorisches** ~ motor

region; **somatosensorisches** ~ somatosensory center; **stummes** ~ silent area.

Arealmethode w: area sampling.

Arecolinhydrobromid s: arecoline hydrobromide.

areflektorisch: areflexic.

Areflexie w: areflexia.

Arenavirus m: arenavirus.

Areola w: areola.

Areolitis w: areolitis.

ARES Abk. **antiretikuloendotheliales Serum** s: Bogomolez serum.

Arg Abk. **Arginin** s: arginine [abbr] Arg.

ARG Abk. **Autoradiographie** w: autoradiography.

Argasida w: argasid.

argentaffin: argentaffin, argentophil.

Argentaffinom s: argentaffinoma.

argentophil: argentaffin, argentophil.

Arginase w: arginase, canavanase.

Arginin s Abk. **Arg**: arginine [abbr] Arg, alpha-aminodeltaguanidovaleric acid, aminoguadinovaleric acid.

Argininämie w: argininemia.

Argininbernsteinsäure w: argininosuccinic acid.

Argininbernsteinsäure-Krankheit w: argininosuccinicaciduria, argininosuccinic aciduria.

Argininosukzinat s: argininosuccinate.

Argininosukzinurie w: argininosuccinicaciduria, argininosuccinic aciduria.

Argininvasopressin s: arginine vasopressin.

Argon s Abk. **Ar**: argon [abbr] Ar.

Argonlaser m: argon laser.

Argonz-Ahumada-Castillo-Syndrom s: Argonz-del Castillo syndrome, Ahumada-del Castillo syndrome, Albright-Forbes syndrome.

Argument s: argument.

Argyll-Robertson-Zeichen s: Argyll Robertson pupil, Robertson sign.

Argyrie w: argyria, argyrism, argyrosis.

argyrophil: argyrophil.

Argyrophilie w: argyrophilia.

Argyrose w: argyrosis, argyria, argyrism.

Arhinenzephalie w: arhinencephaly.

Arias-Stella-Phänomen s: Arias-Stella's phenomenon.

Ariboflavinose w: ariboflavinosis.

Arithmomanie w: arithmomania.

Arkade w: arcade.

Arkansas-Schleifstein m: Arkansas stone.

arm: poor, indigent.

Arm m: arm, brachium, pectoral limb, thoracic limb.

Armanni-Ebstein-Läsionen: glycogen inclusions.

Armauflage w: arm support.

Armband s: wristlet, bracelet.

Armbinde w: sling.

Armextraktion w: arm extraction.

armförmig: brachiform.

Armgelenk s: brachial joint.

-armig: armed.

Armklammer w: arm clasp.

Armlösung w: arm extraction.

armlos: armless.

Armlosigkeit w: abrachia.

Arm-Lungen-Kreislaufzeit w: arm-lung time.

Armmanschette w: armlet.

Armmitbewegung w: brachiobrachial synkinesis.

Armneuralgie w: brachial neuralgia.

Armplexus m: brachial plexus.

Armplexuslähmung w: brachial plexus paralysis, brachial palsy; **obere** ~ upper brachial plexus paralysis, Erb-Duchenne paralysis, Duchenne's paralysis; **untere** ~ lower brachial plexus paralysis, Klumpke's paralysis.

Armprothese w: artificial arm.

Armschiene w: arm splint.

Armschlinge w: arm sling, sling, collar and cuff sling.

Armschmerz m: arm pain, brachialgia.

Armstrong-Krankheit w: Armstrong's disease, lymphocytic choriomeningitis [abbr] LCM, acute curable juvenile subarachnoiditis.

Armstütze w: arm-rest.

Armtonusreaktion w: arm deviation test.

Armumfang m: arm circumference.

Armut *w*: poverty.

Armverkrümmung *w*: brachiocyrtosis.

Armvorfall *m*: arm presentation, arm prolapse.

Armvorliegen *s*: prolapsed arm.

Arm-zu-Arm-Lappenplastik *w*: crossarm flap.

Arndt-Schulz-Gesetz *s*: Arndt-Schulz law.

Arneth-Leukozytenschema *s*: Arneth index.

Arnold-Bündel *s*: Arnold's bundle.

Arnold-Chiari-Mißbildung *w*: Arnold-Chiari deformity.

Arnold-Körperchen *s*: Arnold's body.

Aromastoff *m*: aromatic.

Aromatase *w*: aromatase.

Aromatasehemmer *m*: aromatase inhibitor.

aromatisch: aromatic.

aromatisieren: aromatize.

Arousal-Effekt *m*: arousal effect.

Arousal-Funktion *w*: arousal function.

Arretierung *w*: brake.

Arrheno-: arrheno-.

Arrhenoblastom *s*: arrhenoblastoma, androblastoma.

Arrhinenzephalie *w*: arrhinencephaly.

Arrhythmie *w*: arrhythmia; **paroxysmale supraventrikuläre** ~ paroxysmal supraventricular arrhythmia; **respiratorische** ~ respiratory arrhythmia, phasic arrhythmia; **ventrikuläre** ~ ventricular arrhythmia.

arrhythmisch: arrhythmic.

arrhythmogen: arrythmogenic.

Arrosion *w*: arrosion.

Arrosionsblutung *w*: arrosion bleeding.

Arsanilsäure *w*: arsanilic acid.

Arsazetin *s*: arsacetin.

Arsen *s* Abk. **As**: arsenic [*abbr*] As.

Arsenamblyopie *w*: arsenic amblyopia.

Arsenat *s*: arsenate.

arsenig: arsenous.

Arsenik, weißes: arsenic trioxide.

Arsenkrebs *m*: arsenic cancer.

Arsenkur *w*: arsenization.

Arsenlösung *w*: arsenical solution.

Arsenneuropathie *w*: arsenical neuropathy.

Arsenpigmentierung *w*: arsenic pigmentation.

Arsensäure *w*: arsenic acid, orthoarsenic acid.

Arsentherapie *w*: arsenotherapy.

Arsentremor *m*: arsenic tremor.

Arsentrioxid *s*: arsenic trioxide.

Arsenvergiftung, chronische *w*: arsenicalism.

Arsenwasserstoff *m*: arsenous hydride.

Arsin *s*: arsine, hydrogen arsenide, hemolytic gas.

Arsinsäure *w*: arsinic acid.

Arsonsäure *w*: arsonic acid.

Arsphenamin *s*: arsphenamine, dioxydiaminoarsenobenzol, diaminodihydroxyarsenobenzene.

Arsthinenol *s*: arsthinol.

Arsthinol *s*: arsthinol.

Art *w*: kind, sort, manner, mode, species, variety, strain.

Artefakt *s*: artefact, artifact.

artefiziell: artificial, factitious.

arteigen: characteristic.

Artemisia *w*: artemisia.

Artentwicklung *w*: speciation.

Arterhaltungsfunktion *w*: procreative function.

Arteria *w* Abk. **A.**: artery, arteria [*abbr*] a.

Arteria-basilaris-Insuffizienz *w*: basilar insufficiency.

Arteria-carotis-interna-Syndrom *s*: internal carotid artery syndrome.

Arteria-carotis-Stenose *w*: carotid stenosis.

Arteria-cerebralis-anterior-Syndrom *s*: anterior cerebral syndrome.

Arteria-cerebri-media-Syndrom *s*: sylvian syndrome.

Arteria-femoralis-profunda-Plastik *w*: profundaplasty.

arterialisiert: arterialized.

Arterialisierung *w*: arterialization.

Arterialisierungsgrad *m*: arteriosity.

Arteria-spinalis-anterior-Syndrom *s*: anterior spinal artery syndrome.

Arteria-vertebralis-Insuffizienz *w*: vertebral insufficiency.

Arterie *w* Abk. **A.**: arteria, artery [*abbr*] a; **korkenzieherartige** ~ corkskrew artery.

Arteriektasie *w*: arteriectasia.

arteriell: arterial, arterious.

Arterienanastomose *w*: arterial anastomosis.

Arterienaneurysma *s*: artery aneurysm.

Arterienast *m*: arterial branch.

Arterienchirurgie *w*: vascular surgery.

Arteriendarstellung *w*: arteriography.

Arteriendissektion *w*: dissecting hematoma.

Arteriendissektor *m*: artery dissector.

Arteriendruck *m*: arterial blood pressure.

Arterienentwicklung *w*: arteriogenesis.

Arterienerkrankung *w*: arteriopathy.

Arterienersatz *m*: artery replacement.

Arteriengeräusch *s*: arterial murmur, arterial tone.

Arterienkatheterisierung *w*: artery catherization.

Arterienklemme *w*: artery forceps.

Arterienkompressorium *s*: torcular.

Arteriennaht *w*: arteriorrhaphy.

Arterienobstruktion *w*: artery obstruction.

Arterienprothese *w*: artery prosthesis.

Arterienpuls *m*: arterial pulse.

Arterienrauschen *s*: arterial murmur.

Arterienrekonstruktion *w*: artery reconstruction.

Arterienschwirren *s*: arterial thrill.

Arterienspasmus *m*: arterial spasm.

Arterienstenose *w*: artery stenosis.

Arterienthrombose *w*: arterial thrombosis.

Arterienverengung *w*: arterial stenosis.

Arterienverkalkung *w*: hardening of the arteries, arterial calcification, arteriosclerosis.

Arterienverlagerung, embryonale *w*: arteriectopy.

Arterienverlegung *w*: arterial obstruction.

Arterienverschluß *m*: artery occlusion, arterial obstruction.

Arterienwand *w*: artery wall.

Arterienzeichen *s*: Osiander sign.

Arteriitis *w*: arteritis; **nekrotisierende** ~ necrotizing arteritis; **syphilitische** ~ syphilitic arteritis.

Arteriitis temporalis: temporal arteritis, giant cell arteritis, Horton's arteritis.

Arterio-: arteri-.

Arteriographie *w*: arteriography; **intraoperative** ~ operative arteriography; **selektive** ~ selective arteriography; **zerebrale** ~ cerebral arteriography.

arteriographisch: arteriographic.

arteriokapillar: arteriocapillary.

Arteriole *w*: arteriole.

Arteriolith *m*: arteriolith.

Arteriolitis *w*: arteriolitis, trichodarteriitis.

Arteriolyse *w*: arterial decortication.

Arteriolonekrose *w*: arteriolonecrosis.

Arteriolopathie *w*: arteriolopathy.

Arteriolosklerose *w*: arteriolosclerosis, arteriolar sclerosis.

arteriomesenterial: arteriomesenteric.

Arteriopathie *w*: arteriopathy.

Arteriorrhaphie *w*: arteriorrhaphy.

Arteriosklerose *w*: arteriosclerosis [*abbr*] AS, hardening of the arteries, arterial sclerosis, arteriocapillary sclerosis, vascular sclerosis, arterial fatty streaks; **periphere** ~ peripheral arteriosclerosis.

arteriosklerotisch: arteriosclerotic.

Arteriospasmus *m*: arteriospasm.

arteriospastisch: arteriospastic.

Arteriotomie *w*: arteriotomy.

arteriovenös Abk. **av**: arteriovenous [*abbr*] av, venoarterial.

artfremd: alien, foreign.

artgleich: of the same species, isotypical.

Arthr-: arthr-.

Arthralgie *w*: arthralgia.

Arthrektomie *w*: arthrectomy.

Arthritis *w*: arthritis; **akute** ~ acute arthritis; **allergische** ~ allergic arthritis; **bakterielle** ~ bacterial arthritis; **chronisch entzündliche** ~ chronic inflammatory arthritis; **eitrige** ~ suppurative arthritis; **gonorrhoische** ~ gonococcal arthritis, blenorrhagic arthritis, gonorrheal rheumatism; **hämophile** ~ hemophilic arthritis; **hypertrophe** ~ hypertrophic arthritis; **infektiöse** ~ infectious arthritis; **juvenile chronische** ~ juvenile rheumatoid arthritis; **juvenile rheumatoide** ~ juvenile rheumatoid arthritis; **kristallinduzierte** ~ crystal arthritis; **postenteritische** ~ enteropathic reactive arthritis; **postinfektiöse** ~ postinfectious arthritis; **reaktive** ~ enteropathic reactive arthritis; **rheumatoide** ~ rheumatoid arthritis, atrophic arthritis; **septische** ~ septic arthritis, infectious arthritis; **syphilitische** ~ syphilitic arthritis; **tuberkulöse** ~ tuberculous arthritis, white tumor, arthrocace; **villöse** ~ villous arthritis.

arthritisch: arthritic.

Arthritis urica: gouty arthritis.

Arthritis psoriatica: psoriatic arthritis.

Arthro-: arthr-.

Arthrodese w: arthrodesis, artificial ankylosis, operative ankylosis; **extraartikuläre** ~ extra-articular arthrodesis; **iliofemorale** ~ iliofemoroplasty; **intraartikuläre** ~ intra-articular arthrodesis.

Arthrographie w: arthrography, hydropneumogony.

Arthrogryposis w: arthrogryposis.

Arthrogryposis multiplex congenita: congenital multiple athrogryposis, arthrogryposis syndrome.

Arthrokatadyse w: arthrokatadysis.

Arthrokleisis w: arthrokleisis, arthroclisis.

Arthrolith m: arthrolith, joint calculus, articular calculus.

Arthrologie w: arthrology, synosteology, syndesmology.

Arthrolyse w: arthrolysis.

Arthrometer s: arthrometer.

Arthroophthalmopathie, progressive hereditäre w: arthro-ophthalmopathy.

Arthro-osteo-onycho-Dysplasie w: arthro-osteo-onychodysplasia, nail-patella syndrome.

Arthropathia w: arthropathy.

Arthropathia neuropathica: neurogenic arthropathy, neuroarthropathy, Charcot's joint.

Arthropathie w: arthropathy; **diabetische neuropathische** ~ diabetic arthropathy; **hämophile** ~ hemophilic arthropathy; **neurogene** ~ neurogenic arthropathy; **psoriatische** ~ psoriatic arthritis; **tabische** ~ tabetic osteoarthropathy.

Arthrophyt m: arthrophyte.

Arthroplastik w: arthroplasty.

arthroplastisch: arthroplastic.

Arthropode m: arthropod.

Arthrorise w: arthroereisis, arthrorisis.

Arthrose w: arthrosis, noninflammatory arthritis.

Arthrosis interspinosa: Baastrup's disease, kissing spine.

Arthrosklerose w: arthrosclerosis.

Arthroskop s: arthroscope.

Arthroskopie w: arthroscopy.

Arthrosporen: arthrospore.

arthrosporenbildend: arthrogenous.

Arthrotomie w: arthrotomy, synosteotomy.

arthrotrop: arthrotropic.

Arthrozentese w: arthrocentesis.

Arthus-Phänomen s: Arthus reaction, Arthus phenomenon.

Arthus-Reaktion w: Arthus reaction, Arthus phenomenon.

Articain s: articaine.

Articulatio w: articulation, joint, osseous junction.

artifiziell: artificial, factitious.

artikulär: articular.

Artikulation w: articulation; **ausgeglichene** ~ (dentistry) balanced occlusion.

Artikulationspapier s: articulating paper.

Artikulationsstörung w: malarticulation, misarticulation, pararthria.

Artikulator m: articulator, occluder.

artikulatorisch: articulatory.

artikulieren: articulate.

artspezifisch: species-specific, type-specific.

artverwandt: kindred, akin.
aryepiglottisch: aryepiglottic.
Aryl s: aryl.
Arylamidase w: arylamidase.
Arylamin s: arylamine.
Arylsulfatase w: arylsulfatase.
arytänoid: arytenoid.
Arytänoidektomie w: arytenoidectomy, Kelly's operation.
Arznei w: drug, medicine.
Arzneibuch s: pharmacopoeia, pharmacopeia.
Arzneiformel w: formula.
Arzneimittel s: pharmaceutical, pharmaceutical agent, drug; **offizinelles** ~ officinal.
Arzneimittelabhängigkeit w: drug dependence, drug addiction, pharmacomania.
Arzneimittelallergie w: drug allergy.
Arzneimittelexanthem s: drug eruption, drug rash, medicinal rash.
Arzneimittelherstellung w: pharmacy.
Arzneimittelhilfsstoff m: pharmaceutic aid.
Arzneimittelinkompatibilität w: therapeutic incompatibility.
Arzneimittelinteraktion w: drug interaction.
Arzneimittelmißbrauch m: drug abuse.
Arzneimittelprüfung w: drug evaluation, drug study; **vorklinische** ~ drug screening.
Arzneimittelpurpura w: drug purpura.
arzneimittelresistent: drug-fast, drug-resistant.
Arzneimittelstudie w: drug study.
Arzneimittelsucht w: drug dependence, drug addiction.
Arzneimitteltherapie w: drug therapy.
Arzneimittelträgersubstanz w: excipient.
Arzneimittelunverträglichkeit w: drug intolerance.
Arzneimittelverabreichung w: drug administration.
Arzneimittelverordnung w: drug prescribing.
Arzneimittelverordnungsbuch s: dispensatory.

Arzneimittelverträglichkeit w: drug tolerance.
Arzneimittelvorstufe w: prodrug.
Arzneimittelwirkung w: drug action.
Arzneimittelzubereitung w: medicinal confection, conserve.
Arzneitee m: medicinal tea.
Arzneitrunk m: potion, draught.
Arzneiverordnung w: medical prescription.
Arzt m: physician, doctor; **aufnehmender** ~ admitting physician; **behandelnder** ~ attending physician; **praktischer** ~ practitioner, medical practitioner; **überweisender** ~ referring physician.
Arzt-: iatro-.
Arztausweis m: medical identity card.
Arztbesuch m: office visit, visit.
Arzt für Allgemeinmedizin: general practitioner [abbr] GP, generalist.
Arzthelfer m: physician assistant [abbr] PA, physician extender.
Arzt-Patient-Beziehung w: physician-patient relation.
Arztpraxis w: doctor's practice.
Arztregister m: panel.
Arzttasche w: medical case.
AS Abk. **Aminosäure** w: amino acid.
As Abk. **Arsen** s: arsenic [abbr] As.
Asa Foetida w: asafetida.
Asbest m: asbestos.
Asbesteinschlußkörperchen s: asbestos body.
Asbestkrebs m: asbestos cancer.
Asbestose w: asbestosis, amianthosis.
Asbestplaque w: ferruginous body.
Asbestpneumokoniose w: asbestos pneumokoniosis.
Aschenbild s: spodography.
Ascher-Phänomen s: aqueous-influx phenomenon.
Ascher-Syndrom s: Ascher syndrome.
Ascheim-Zondek-Schwangerschaftstest m: Aschheim-Zondek pregnancy test, Aschheim-Zondek test [abbr] AZT.
Aschner-Dagnini-Test m: Aschner's phenomenon.

Aschner-Phänomen *s*: Aschner's phenomenon, oculocardiac reflex.

Aschoff-Knötchen *s*: Aschoff's body.

Aschoff-Tawara-Knoten *m*: node of Aschoff and Tawara, atrioventricular node, Tawara's node.

Asch-Schiene *w*: Asch splint.

Ascites *m*: ascites, peritoneal dropsy.

Ascoli-Reaktion *w*: Ascoli's test.

Ascorbatoxidase *w*: ascorbate oxidase.

Ascorbinsäure *w*: ascorbic acid, cevitaminic acid.

Ascorbinsäuremangel *m*: subclinical scurvy; **asymptomatischer** ~ subscurvy state.

Ascosterin *s*: ascosterol.

ASD Abk. **Atriumseptumdefekt** *m*: atrial septal defect [*abbr*] ASD.

Asemie *w*: asemia, asymbolia.

Asepsis *w*: asepsis, aseptic technique.

aseptisch: aseptic.

Asexualität *w*: asexuality.

asexuell: asexual.

Asherman-Fritsch-Syndrom *s*: Asherman syndrome, traumatic amenorrhea.

Asialie *w*: asialia, aptyalism.

Askariasis *w*: ascariasis.

Askaride *w*: lumbricus.

Askarideninfektion *w*: lumbricosis.

Askese *w*: ascetism.

Askomyzet *m*: ascomycete.

Askorbinsäure *w*: ascorbic acid, cevitaminic acid.

Askospore *w*: ascospore.

ASL Abk. **Antistreptolysin** *s*: antistreptolysin [*abbr*] ASL.

Asomatognosie *w*: asomatognosia.

Asomnie *w*: asomnia, insomnia, wakefulness.

asozial: nonsocial, antisocial.

Asparagin *s*: asparagine.

Asparaginase *w*: asparaginase.

Asparaginsäure *w*: aspartic acid [*abbr*] d, aminosuccinic acid.

Aspartam *s*: aspartame.

Aspartase *w*: aspartase.

Aspartat *s*: aspartate.

Aspartataminotransferase *w* Abk. **AST**: aspartate aminotransferase.

Aspartylglukosaminurie *w*: aspartylglucosaminuria.

L-Aspartyl-Phenylalanin-Methylester *m*: aspartame.

aspastisch: aspastic.

Aspergillin *s*: aspergillin.

Aspergillom *s*: aspergilloma.

Aspergillose *w*: aspergillosis; **allergische bronchopulmonale** ~ allergic bronchopulmonary aspergillosis.

Aspergillsäure *w*: aspergillic acid.

Aspergillus *m*: aspergillus.

Aspergillus-Mykotoxikose *w*: aspergillus toxicosis.

Aspermatogenese *w*: aspermatogenesis.

Aspermie *w*: aspermatism, aspermia.

Asphyxie *w*: asphyxia; **blaue** ~ blue asphyxia.

Aspidosperma-Rinde *w*: quebracho.

Aspirat *s*: aspirate.

Aspiration *w*: aspiration.

Aspirationsbiopsie *w*: aspiration biopsy.

Aspirationskürettage *w*: aspiration curettage.

Aspirationsnadel *w*: aspirating needle.

Aspirationspneumonie *w*: aspiration pneumonia, inhalation pneumonia, deglutition pneumonia.

Aspirationsprophylaxe *w*: aspiration prophylaxis.

Aspirationsspritze *w*: aspirator syringe.

Aspirationszytologie *w*: aspiration cytology.

aspirieren: aspirate.

Asplenie *w*: asplenia.

asporogen: asporogenous.

ASR Abk. **Achillessehnenreflex** *m*: ankle jerk.

ASS Abk. **Azetylsalizylsäure** *w*: acetylsalicylic acid.

Assanierung *w*: assanation.

Assay, immunradiometrischer *m*: immunoradiometric assay [*abbr*] IRMA.

Assimilation *w*: assimilation.

Assimilationsbecken *s*: assimilation pelvis; **hohes** ~ high assimilation pelvis; **niedriges** ~ low assimilation pelvis.

Assistent *m*: assistant; **medizinisch-technischer** ~ Abk. **MTA** medical technologist.

Assistenz *w*: 1. assistance; 2. **ohne** ~ unassisted.

Assistenzarzt *m*: resident, medical assistant, house officer.

Assistenzpersonal, medizinisches: paramedics, paramedicals, allied health personnel, ancillary workers.

Assistenzzeit *w*: residency.

assistieren: assist, help.

assistiert: assisted.

Assoziation *w*: association; **freie** ~ free association; **gerichtete** ~ controlled association.

Assoziationsareal *s*: association area; **kortikales** ~ association cortex, phronema.

Assoziationsbahn *w*: association pathway.

Assoziationsexperiment *s*: association test.

Assoziationsfaser *w*: association fiber, association pathway.

Assoziationsfeld *s*: association area, association center, association field.

Assoziationsgedächtnis *s*: associative memory.

Assoziationsneuron *s*: association neuron.

Assoziationsstörung *w*: dissociation.

Assoziationsversuch *m*: association test.

Assoziationszelle *w*: association cell.

Assoziationszentrum *s*: association center.

assoziativ: associative.

assoziieren: associate.

Ast *m*: branch, ramus; **kleiner** ~ ramulus.

AST Abk. **Aspartataminotransferase** *w*: aspartate aminotransferase.

astartig: ramiform.

Astasie *w*: astasia.

Astasie-Abasie-Syndrom *s*: astasia-abasia.

Astasobasophobie *w*: astasibasiphobia.

Astat Abk. **At**: astatine [*abbr*] At.

astatisch: astatic.

Asteatose *w*: asteatosis.

Astemizol *s*: astemizole.

Aster *w*: aster, kinosphere.

Astereognosie *w*: astereognosis, stereoagnosis.

Asterion *s*: asterion.

Asterixis *w*: asterixis, flapping tremor.

asteroid: asteroid, star-shaped.

Asthenie *w*: asthenia; **neurozirkulatorische** ~ neurocirculatory asthenia [*abbr*] NCA, cardiac neurasthenia, DaCosta syndrome, effort syndrome, irritable heart, soldier's heart.

asthenisch: asthenic, longilineal.

Asthenopie *w*: asthenopia, eyestrain, ophthalmocopia; **muskuläre** ~ muscular asthenopia; **nervöse** ~ nervous asthenopia; **optische** ~ accommodative asthenopia.

Asthenozoospermie *w*: asthenozoospermia.

Asthma *s*: asthma; **allergisches** ~ allergic asthma; **endogenes** ~ intrinsic asthma, essential asthma; **exogenes** ~ extrinsic asthma; **extrinsisches** ~ extrinsic asthma; **infektallergisches** ~ infectious asthma; **intrinsisches** ~ intrinsic asthma, essential asthma; **kardiales** ~ cardiac asthma, Rostan's asthma; **psychogenes** ~ nervous asthma.

asthmaauslösend: asthmogenic.

Asthma bronchiale: bronchial asthma.

Asthma cardiale: cardiac asthma, Rostan's asthma.

Asthmahusten *m*: asthmatic cough.

Asthmakristalle: Charcot-Leyden crystalls.

Asthma mit Kreislaufkollaps: asthmatic shock.

Asthmatiker: asthmatic.

asthmatisch: asthmatic.

astigmatisch: astigmatic.

Astigmatismus *m*: astigmatism; **angeborener** ~ congenital astigmatism; **gerader** ~ direct astigmatism, astigmatism with the rule; **hyperopischer** ~ hyperopic astigmatism; **irregulärer** ~ inverse astigmatism, astigmatism against the rule;

myoper ~ myopic astigmatism; **regulärer** ~ direct astigmatism, astigmatism with the rule.

Astigmatometer s: astigmatometer, astigmometer.

Astigmatoskop s: astigmatoscope, astigmoscope.

Astigmometer s: keratometer.

A-Streifen m: A band.

Astroblast m: astroblast.

Astroblastom s: astroblastoma.

Astroglia w: astroglia.

Astronautenkost w: astronautic diet.

Astrosphäre w: astrosphere.

Astrozyt m: astrocyte, spider cell, Deiters cell; **fasriger** ~ fibrous astrocyte; **protoplasmatischer** ~ protoplasmic astrocyte, gemistocytic cell, gemistocyte.

astrozytisch: astrocytic, gemistocytic.

Astrozytom s: astrocytoma, astroglioma, astrocytic glioma, astroma; **anaplastisches** ~ anaplastic astrocytoma; **fibrilläres** ~ fibrillary astrocytoma; **gemistozytäres** ~ gemistocytic astrocytoma; **malignes** ~ astroblastoma; **piloides** ~ pilocytic astrocytoma.

Astrup-Methode w: Astrup's method.

Asyl s: asylum.

Asyllabie w: asyllabia.

Asymbolie w: asymboly, asymbolia, symbolic agnosia; **visuelle** ~ sign blindness.

Asymmetrie w: asymmetry [abbr] a, dissymmetry, skewness.

asymmetrisch: asymmetrical, unsymmetrical.

asymptomatisch: asymptomatic, symptom-free, quiescent.

asynchron: asynchronous, dyschronous.

Asynchronie w: asynchrony.

Asynergie w: asynergia, decomposition of movements.

Asynklitismus m: asynclitism; **hinterer** ~ posterior asynclitism, Litzmann's obliquity; **vorderer** ~ anterior asynclitism, Nägele's obliquity.

Asystolie w: asystolia.

asystolisch: asystolic.

aszendierend: ascending, ascendent.

Aszites m: ascites, ascitic fluid, abdominal dropsy, peritoneal dropsy, seroperitoneum, hydroperitoneum; **chylöser** ~ chylous ascites, milky ascites, chyloperitoneum; **gallertartiger** ~ gelatineous ascites; **hämorrhagischer** ~ bloody ascites, hemorrhagic ascites.

Aszites-: ascitic.

asziteserzeugend: ascitogenous.

Aszitesflüssigkeit w: ascitic fluid.

aszitesfrei: anascitic.

Aszitespunktion w: abdominal puncture.

aszitisch: ascitic.

AT Abk. **Antithrombin** s: antithrombin.

At Abk. **Astat** s: astatine [abbr] At.

ataktisch: atactic, ataxic.

Ataraktikum s: ataractic.

Ataraxie w: ataraxia.

Atavismus m: atavism, reversion.

Ataxia telangiectatica: ataxia-teleangiectasia, Louis-Bar syndrome.

Ataxie w: ataxia, ataxy, incoordination, dyssynergy, dystaxia; **alkoholbedingte** ~ alcoholic ataxia; **familiäre** ~ familial ataxia, family ataxia; **kinetische** ~ dynamic ataxia; **hereditäre** ~ familial ataxia, family ataxia, Sanger-Brown ataxia; **lokomotorische** ~ locomotor ataxia; **sensorische** ~ sensory ataxia, pseudotabetic ataxia; **spinale** ~ spinal ataxia; **spinozerebelläre** ~ spinocerebellar ataxia; **statische** ~ static ataxia; **unilaterale** ~ cerebellar hemiplegia; **vestibuläre** ~ vestibular ataxia, labyrinthic ataxia; **zerebelläre** ~ cerebellar ataxia.

Atelektase w: atelectasis; **erworbene** ~ secondary atelectasis; **kongenitale** ~ primary atelectasis, atelectasis in the newborn.

Atelektaseknistern s: atelectatic rale, marginal rale.

atelektatisch: atelectatic.

Atelie w: ateliosis, ateliotic dwarfism.

Atelo-: atelo-.

Atem m: 1. breath; 2. **außer** ~ out of breath, winded.

Atemapparat *m*: lungmotor.
Atemarbeit *w*: respiration work, work of breathing.
atembar: 1. respirable; 2. **nicht** ~ irrespirable.
Atembehinderung *w*: respiratory obstruction.
Atembeklemmung *w*: difficulty in breathing.
Atembeutel *m*: breathing bag.
Atemdepression *w*: respiratory depression.
Atemepithel *s*: respiratory epithelium.
Atemexkursion *w*: respiratory excursion, breathing excursion.
Atemfrequenz *w*: respiratory frequency, ventilatory frequency, respiration rate, respiratory rate.
Atemfunktion *w*: respiratory function.
Atemgerät *s*: respirator.
Atemgeräusch *s*: breath sounds [*abbr*] BS, respiratory sound, rale, lung sounds; **amphorisches** ~ amphoric rale, bottle sound; **knarrendes** ~ crackling rale; **schnarchendes** ~ snoring rale; **vesikuläres** ~ vesicular sound [*abbr*] VS, vesicular rale, vesicular murmur.
Atemgift *s*: suffocant.
Atemgrenzwert *m*: maximum breathing capacity [*abbr*] MBC, maximum voluntary ventilation [*abbr*] MVV, maximal respiratory capacity, voluntary ventilation.
Atemgymnastik *w*: breathing exercise.
atemlähmend: asphyxiant.
atemlos: breathless.
Atemlosigkeit *w*: breathlessness.
Atemluft *w*: tidal air, respiratory air.
Atemmechanik *w*: pneumodynamics, pneodynamics.
Atemminutenvolumen *s* Abk. **AMV**: minute ventilation, respiratory minute volume.
Atemmuskelkontraktion *w*: respiratory spasm.
Atemmuskeln: muscles of respiration.
Atemnot *w*: difficult breathing, respiratory distress, panting.
Atemnotsyndrom *s*: respiratory distress syndrome [*abbr*] RDS; **akutes** ~ acute respiratory distress [*abbr*] ARD.
Atemnotsyndrom des Neugeborenen, akutes *s*: four-day syndrome, idiopathic respiratory distress of newborn.
Atemorgane: respiratory organs.
Atemprüfgerät *s*: breath analyser.
Atemquotient *m*: respiratory quotient.
Atemregulation *w*: respiratory control.
Atemregulationszentrum *s*: vital point.
Atemreserve *w*: respiratory reserve, breathing reserve.
Atemschutzgerät *s*: respiratory protective device.
Atemsedativum *s*: respiratory sedative.
Atemstillstand *m*: apnea, cessation of breathing; **exspiratorischer** ~ expiratory standstill.
Atemstimulans *s*: respiratory stimulant.
Atemstoßtest *m*: Tiffeneau's test.
Atemtest *m*: breath test.
C-13-Atemtest *m*: C13-urea breath test.
Atemtherapie *w*: inhalation therapy, pneumotherapy, pneumatotherapy.
Atemtiefe *w*: depth of respiration.
Atemtöne: breath sounds [*abbr*] BS, lung sounds.
Atemtrakt *m*: respiratory system.
Atemtubus *m*: respiratory airway.
Atemübungen: breathing exercises.
Atemvolumen *s*: respiratory volume.
Atemwegdruck *m*: airway pressure; **kontinuierlicher positiver** ~ Abk. **CPAP** continuous positive airway pressure [*abbr*] CPAP.
Atemwege: respiratory system, respiratory airway, respiratory tract; **obere** ~ upper respiratory tract; **terminale** ~ lung unit; **untere** ~ lower respiratory tract.
Atemwegschleimhaut *w*: respiratory mucosa.
Atemwegsepithel *s*: respiratory epithelium.
Atemwegserkrankung *w*: respiratory disease; **chronische** ~ chronic respiratory

disease [*abbr*] CRD; **obstruktive ~** obstructive disease; **restriktive ~** restrictive disease.

Atemwegsinfektion *w*: respiratory tract infection, respiratory infection.

Atemwegsobstruktion *w*: airway obstruction, synanche.

Atemwegswiderstand *m*: airway resistance.

Atemzentrum *s*: respiratory center, apneustic center, vital node; **medulläres ~** bulbar respiratory center.

Atemzone *w*: breathing zone.

Atemzug *m*: breath, inspiration.

Atemzugvolumen *s*: tidal volume.

Atenolol *s*: atenolol.

A-Test *m*: Addis count.

Athelie *w*: athelia.

atherogen: atherogenic.

Atherogenese *w*: atherogenesis.

Atherom *s*: atheroma; **echtes ~** epidermoid cyst.

atheromatös: atheromatous.

Atheromatose *w*: atheromatosis.

Atherosklerose *w*: atherosclerosis, arterial lipoidosis, nodular sclerosis.

atherosklerotisch: atherosclerotic.

Athetose *w*: athetosis, athetoid spasm, posthemiplegic chorea; **postapoplektische ~** posthemiplegic athetosis.

Athétose double: bilateral athetosis, Vogt's disease, Hammond syndrome.

Athetosis pupillaris: pupillary athetosis.

Athetotiker: athetoid.

athetotisch: athetotic, athetoid.

Athlet *m*: athlet.

Athletenherz *s*: athletic heart.

athletisch: athletic.

Athrozyt *m*: athrocyte.

Athrozytose *w*: athrocytosis.

Athyreose *w*: athyreosis.

athyreot: athyreotic.

atlantoaxial: odontoatlantal.

atlantookzipital: atlanto-occipital.

Atlas *m*: atlas.

Atlasassimilation *w*: occipitalization.

Atlas-Axisgelenk *s*: atlantoaxial joint.

atmen: 1. breathe, respire, inspire; 2. **schwer ~** gasp.

Atmen *s*: respiration, breathing; **röchelndes ~** stertorous respiration.

Atmolyse *w*: atmolysis.

Atmosphäre *w*: atmosphere.

Atmosphärendruck *m*: atmospheric pressure.

Atmosphäreneffekt *m*: atmosphere effect.

atmosphärisch: atmospheric.

Atmung *w*: ventilation, breathing, respiration, aspiration; **aerobe ~** aerobic respiration; **äußere ~** external respiration; **anaerobe ~** anaerobic respiration; **autonome ~** autonomous breathing; **bronchokavernöse ~** bronchocavernous respiration; **direkte ~** direct respiration; **elektrophrenische ~** electrophrenic respiration [*abbr*] EPR; **flache ~** shallow breathing; **innere ~** internal respiration, tissue respiration; **intermittierende ~** interrupted respiration, jerky respiration, wavy respiration, Biot's breathing; **paradoxe ~** paradoxical respiration; **periodische ~** periodic breathing, periodic respiration, cogwheel respiration; **pharyngeale ~** glossopharyngeal breathing; **röchelnde ~** stertor; **unregelmäßige ~** ataxic breathing, ataxic respiration; **vertiefte ~** bathypnoe.

Atmung-: pneo-, pneumo-.

atmungsfähig: respirable.

Atmungsinsuffizienz *w*: pulmonary insufficiency.

Atmungskalorimeter *s*: respiration calorimeter.

Atmungskette *w*: respiratory chain.

Atmungspigment *s*: respiratory pigment.

Atmungssystem *s*: breathing circuit.

Atom *s*: atom; **angeregtes ~** excited atom; **strahlendes ~** radiating atom.

Atomabsorptionsspektrometrie *w*: atomic absorption spectrometry.

atomar: atomic.

Atombindung *w*: atomic bond.

Atomgewicht *s*: atomic weight; **relatives ~** relative atomic mass.

Atomgruppe *w*: atomic group.

Atomkern *m*: atomic nucleus.

Atomkernspaltung *w*: nuclear fission.

Atommasse *w*: atomic mass.

Atomvolumen *s*: atomic volume.

Atomzahl *w*: atomic number.

Atomzerfall *m*: nuclear decay.

Atonia uteri: atony of the uterus.

Atonie *w*: atonia, atony, atonicity.

Atonie-Astasie-Syndrom *s*: atonic diplegia, Foerster syndrome, flaccid diplegia, hypotonic diplegia, infantile cerebrocerebellar diplegia, hypotonic cerebral palsy.

atonisch: atonic.

Atopie *w*: atopy, atopic allergy, atopic hypersensitivity, intrinsic allergy.

atopisch: atopic.

Atopognose *w*: atopognosia.

ATP Abk. **Adenosintriphosphat** *s*: adenosine triphosphate [*abbr*] ATP.

ATPase Abk. **Adenosintriphosphatase** *w*: adenosine triphosphatase [*abbr*] ATPase.

Atracuriumbesilat *s*: atracurium besilate.

Atransferrinämie *w*: atransferrinemia, transferrin deficiency.

atraumatisch: atraumatic.

Atresie *w*: atresia, imperforation, atresic teratism.

atretisch: atresic, atretic, imperforate.

atrial: atrial.

atrialisiert: atrialized.

Atrichie *w*: atrichia.

Atrioseptoplastik *w*: atrioseptoplasty.

Atriotomie *w*: atriotomy.

atrioventrikulär Abk. **AV**: atrioventricular [*abbr*] av, auriculoventricular.

Atrioventrikulärblock Abk. **AV-Block** *m*: atrioventricular block.

Atrioventrikulärbündel *s*: atrioventricular bundle, atrioventricular junction.

Atrioventrikulärkanal *m*: atrioventricular canal; **embryonaler** ~ auricular canal.

Atrioventrikulärklappe *w*: atrioventricular valve.

Atrioventrikulärknoten *m* Abk. **AV-Knoten** *m*: atrioventricular node [*abbr*]

AV-node, His-Tawara node.

Atriumseptumdefekt Abk. **ASD**: atrial septal defect [*abbr*] ASD.

Atrophie *w*: atrophy, atrophia; **allgemeine** ~ general atrophy; **braune** ~ brown atrophy; **fettige** ~ fatty atrophy; **generalisierte** ~ general atrophy; **kompensatorische** ~ compensatory atrophy; **olivopontozerebellare** ~ olivopontocerebellar atrophy, Déjerine-Thomas syndrome; **pathologische** ~ pathologic atrophy; **physiologische** ~ physiologic atrophy.

Atrophie blanche: white atrophy.

atrophieren: atrophy.

atrophisch: atrophic.

Atrophoderma *s*: atrophoderma.

Atrophodermia idiopathica Pasini Pierini: idiopathic atrophoderma of Pasini and Pierini, Pasini-Pierini syndrome.

Atropin *s*: atropine.

L-Atropin *s*: hyoscyamine.

Atropinvergiftung *w*: atropinism.

Attacke *w*: attack; **transitorische ischämische** ~ Abk. **TIA** transient ischemic attack [*abbr*] TIA, transient cerebral ischemia.

attenuiert: attenuated.

Attenuierung *w*: attenuation.

Attest *s*: certificate, attestation; **ärztliches** ~ health certificate.

attestieren: attest, certify.

Attikantrotomie *w*: antro-atticotomy, atticotomy.

Attrappe *w*: dummy.

Attribut *s*: attribute.

attributieren: attribute.

Attribution *w*: attribution.

Atypie *w*: atypia, atypism.

atypisch: atypical, aberrant, paratypical.

Audio-: audio-.

audiogen: audiogenic.

Audiogramm *s*: audiogram; **kortikales** ~ cortical audiogram.

Audiologie *w*: audiology.

Audiometer *s*: audiometer, acoumeter.

Audiometrie *w*: audiometry.

audiometrisch: audiometric.

audiovisuell: audiovisual.

auditiv: auditive.

auditorisch: auditory, audile.

audiovisuell: audiovisual, visuoauditory.

Auerbach-Ganglion *s*: Auerbach's node.

Auerbach-Plexus *m*: Auerbach's plexus.

Auer-Stäbchen *s*: Auer rods.

Auf-: ana-.

Aufarbeitung *w*: reconditioning.

Aufbau *m*: installation.

Aufbewahrung *w*: storage.

aufblähen: inflate.

aufblasbar: inflatable.

aufblasen: inflate.

Aufblasen *s*: inflation.

Aufblühen *s*: blooming.

aufbrausen: effervesce.

aufbrechen: break.

aufdrängen: intrude.

Aufeinanderfolge *w*: succession.

Aufenthalt *m*: stay.

Aufenthaltsdauer *w*: hospitalization length.

Aufenthaltsraum *m*: day room.

auffangen: trap, intercept.

Auffassung *w*: comprehension, apprehension.

aufflackern: flare, flip.

Aufflackern *s*: flare, flare-up, flip.

Aufforderungscharakter *m*: stimulus character.

auffrischen: freshen up, refresh, revive.

Auffrischungsdosis *w*: recall dose, booster dose.

Aufgabe *w*: task, abandonment.

aufgedunsen: puffed.

aufgetrieben: gross, inflated, swollen.

aufgießen: infuse.

Aufguß *m*: infusion.

Aufgußgefäß *s*: infusion vessel.

aufhängen: hang up, suspend.

Aufhängung *w*: suspension.

aufheiternd: exhilarant.

Aufheizzeit *w*: warm-up time.

Aufhellung *w*: lucency.

Aufklärung *w*: education, explanation, instruction; **gesundheitliche** ~ health education, health information, health instruction.

aufkochen: parboil.

Auflage *w*: inlay, onlay, rest.

Auflagefläche *w*: contact surface.

Auflagerung *w*: apposition.

Auflicht *s*: direct light, vertical illumination.

Auflichtmikroskopie *w*: bright-field microscopy.

auflösbar: solvable.

auflösen: resolve, lyse, disintegrate, fuzz.

Auflösung *w*: resolution, disorganization, disintegration, dissolution; **lichtbedingte** ~ photolysis; **räumliche** ~ spatial resolution.

Auflösungsvermögen *s*: resolving power, defining power, resolution.

Aufmerksamkeit *w*: attention, regard.

Aufmerksamkeitsstörung *w*: attention disorder.

Aufmerksamkeitsumfang *m*: range of attention.

Aufnahme *w*: (hospital) patient reception, acceptance, admission, (substance) uptake, reception, capture, take, taking, intake, (radiology) view; **kutane** ~ cutaneous absorption, cutaneous uptake; **tolerierbare tägliche** ~ acceptable daily intake; **unterteilte** ~ spot film.

Aufnahmeabteilung *w*: admission department.

Aufnahmedaten: exposure data.

Aufnahmefähigkeit *w*: receptiveness.

Aufnahmefeld *s*: radiographic field.

Aufnahmefrequenz *w*: admission index.

Aufnahmeroutine *w*: routine admission tests.

Aufnahmestation *w*: admission department.

Aufnahmetechnik *w*: radiographic technique.

Aufnahmeuntersuchung *w*: admission test, preadmission physical examination.

Aufnahmezeit *w*: exposure time, data acquisition time.

aufnehmen: take up, accept, uptake.

Aufputschdroge *w*: pep pill, purple heart.
aufquellen: bloat.
aufrauhen: roughen.
aufrecht: erect, upright, orthograde.
aufrechterhalten: maintain.
aufreißen: chap.
aufrichten: upright.
Aufruhe *w*: lug.
aufsaugen: absorb.
Aufschlämmung *w*: slurry.
Aufschließbarkeit *w*: digestibility.
aufschlitzen: slit.
aufschneiden: cut, carve, open, gash.
Aufschwemmung *w*: suspension.
Aufsicht *w*: supervision.
Aufsichtspflicht *w*: obligation of supervision.
aufspalten: decompose, break down, segregate.
Aufspaltung *w*: decomposition, breakdown, segregation.
aufspüren: trace.
Aufspüren *s*: tracing.
aufsteigend: ascending.
aufstellen: mount.
Aufstellung *w*: setup.
aufstoßen: eruct, belch.
Aufstoßen *s*: ructus, belch.
auftauen: thaw.
Auftauen *s*: thawing.
aufteilen: bifurcate, allot.
auftragen: apply.
auftreiben: distend.
Auftreibung *w*: ballooning, distention.
auftrennen: dissect, segregate.
Auftrennung *w*: segregation, dissection; **stumpfe** ~ blunt dissection.
auftreten: occur.
Auftreten *s*: occurance, emergence, emersion; **endemisches** ~ endemicity; **intermittierendes** ~ intermittence.
auftretend: 1. emergent, occurring; 2. **erneut** ~ recrudescent.
Auftrieb *m*: buoyancy.
aufwachen: wake up, awake.
Aufwachepilepsie *w*: waking epilepsy, matutinal epilepsy, morning epilepsy.

Aufwachstation *w*: recovery room.
Aufwachtemperatur *w*: basal temperature.
aufwärmen: warm, warm up.
aufwärts: upward.
Aufwärtsbewegung *w*: upward movement.
aufwallen: effervesce.
Aufwallen *s*: ebullition.
Aufwallung *w*: effervescence.
Aufwand *m*: expenditure.
aufweisen: exhibit.
aufzählen: itemize.
aufzeichnen: record, trace, take, plot.
Aufzeichnung *w*: record, recording, registration, tracing; **graphische** ~ graphic registration.
Aufzeichnungsgerät *s*: recorder, plotter.
Aufzeichnungstrommel *w*: tambour.
aufziehen: foster.
aufzweigen: debranch.
AUG Abk. **Ausscheidungsurographie** *w*: descending urography.
Augapfel *m*: eyeball, globe.
Auge *s*: eye [*abbr*] E.; **blaues** ~ black eye; **bloßes** ~ naked eye; **fixierendes** ~ fixating eye; **rotes** ~ pink eye.
Augen-: ophthalm-, ophthalmic, ocular, optic.
Augenabschnitt *m*: eye segment; **vorderer** ~ anterior eye segment.
Augenabstand *m*: interorbital distance; **vergrößerter** ~ euryopia.
Augenanteile, durchsichtige: transparent media of the eye.
Augenarzt *m*: oculist.
Augenbecher *m*: eyecup, optic cup.
Augenbecherspalte *w*: fetal fissure of eye, fetal fissure of optic cup, optic fissure.
Augenbecherstiel *m*: optic stalk.
Augenbeteiligung *w*: eye manifestation.
Augenbewegung *w*: eye movement, duction; **schnelle** ~ rapid eye movement [*abbr*] REM.
Augenbläschen *s*: optic vesicle, optic pit, optic capsule, ocular vesicle, optic diverticulum.

Augenblinzeln *s*: eyeblink.
Augenbraue *w*: eyebrow, brow.
Augenbrauen-: supraciliary, superciliary.
Augendeviation *w*: cyclodeviation.
Augendiaphanoskop *s*: ophthalmodiaphanoscope.
Augendruckversuch *m*: oculocardiac reflex, Aschner's reflex.
Augendurchleuchtung *w*: transillumination of the ocular fundus.
Augenenukleation *w*: ophthalmectomy.
Augenentzündung *w*: ophthalmia, ophthalmitis; **lichtbedingte** ~ photo-ophthalmia; **syphilitische** ~ syphilidophthalmia.
Augenerkrankung *w*: ophthalmopathy, oculopathy.
Augenfarbe *w*: eye color.
Augenfleck *m*: eyespot.
Augenfremdkörper *m*: eye foreign body.
Augenfundus *m*: fundus of eye, eyeground.
Augenfundushämorrhagie *w*: flame-shaped hemorrhage, flame spot.
Augenfundusphotographie, farbige *w*: chromoretinography.
Augenfundusreflex *m*: fundus reflex.
Augenfurche *w*: optic plate.
Augenhämorrhagie *w*: eye hemorrhage.
Augenheilkunde *w*: ophthalmology.
Augenhintergrund *m*: fundus of eye, eyeground.
Augenhintergrundblutung *w*: flame spot.
Augenhintergrundphotographie, farbige *w*: chromoretinography.
Augenhöhle *w*: orbita, orbit.
Augeninnendruck *m*: intraocular pressure [*abbr*] IOP, ocular tension, intraocular tension, ophthalmotonus; **erhöhter** ~ ocular hypertension; **normaler** ~ normal intraocular tension.
Augeninnendruckerhöhung *w*: ocular hypertension, suspect glaucoma.
Augeninnendruckmessung *w*: ophthalmotonometry.
Augeninnendrucksteigerung *w*: ocular hypertension.
Augenkammer *w*: chamber of eye, vit-

reous chamber; **hintere** ~ posterior chamber of eye; **vordere** ~ anterior chamber of eye, aqueous chamber.
Augenkammerwinkelfehlbildung *w*: angle malformation, goniodysgenesis.
Augenkammerwinkelstichelung *w*: goniopuncture, goniotrephination.
Augenklappe *w*: eyeshade.
Augenlid *s*: eyelid, lid, palpebra, blepharon.
Augenlinse *w*: lens, crystalline lens.
Augenlinsenentfernung *w*: lentectomize.
Augenlotion *w*: eyewash.
Augenmotilitätseinschränkung *w*: syncanthus.
Augenmotilitätsstörung *w*: eye movement disorder.
Augenmuskel *m*: muscle of eye, ocular muscle.
Augenmuskeldurchtrennung *w*: ophthalmomyotomy.
Augenmuskeldystrophie *w*: ocular muscular dystrophy.
Augenmuskellähmung *w*: ophthalmoplegia, ocular palsy; **äußere** ~ extraocular paralysis, external ophthalmoplegia, Ballett's disease; **innere** ~ internal ophthalmoplegia; **konjugierte** ~ conjugate paralysis.
Augenmuskelmyositis *w*: orbital myositis.
Augenmuskelsystem *s*: oculomotor system.
Augenoptiker *m*: ophthalmic optician.
Augenparallaxe *w*: ocular paralax.
Augenplastik *w*: ophthalmoplasty.
Augenprothese *w*: ocular prosthesis, artificial eye.
Augenreizung *w*: irritation of the eye.
Augenrotation *w*: oculogyration.
Augensalbe *w*: eye ointment, ophthalmic ointment, oculentum.
Augenspiegel *m*: ophthalmoscope, funduscope.
Augentropfen: eyedrops, collyrium.
Augenüberanstrengung *w*: eyestrain.
Augenverletzung *w*: eye injury.
Augenwinkel *m*: angle of eye, canthus.

Augenwinkelentzündung *w*: canthitis.

Augenwurm, westafrikanischer *m*: African eye worm, loa loa.

Augenzittern *s*: ophthalmodonesis.

Augenzwinkern *s*: winking.

Augmentation *w*: augmentation.

Aura *w*: aura, premonitory symptom; **akustische** ~ auditory aura; **epileptische** ~ epileptic aura, abortive epilepsy; **generalisierte epileptische somatische** ~ generalized epileptic somatic sensation; **gustatorische** ~ gustatory aura; **optische** ~ visual aura; **primär auditorische** ~ primary auditory epilepsy; **vertiginöse** ~ vertiginous aura, vertiginous epilepsy; **vestibuläre** ~ vertiginous aura, vertiginous epilepsy.

Auranofin *s*: auranofin.

Aurantiasis *w*: aurantiasis.

Auriasis *w*: auriasis.

aurikolotemporal: auriculotemporal.

aurikular: auricular.

Aurikularanhang *m*: auricular appendage.

aurikulotemporal: temporoauricular.

Aurin *s*: aurin, pararosolic acid, rosolic acid.

Aurothioglukose *w*: aurothioglucose.

aus: off.

Aus-: ex-.

ausarbeiten: elaborate.

ausatmen: expire.

Ausbeuteerhöhung *w*: yield increase.

ausbilden: develop.

Ausbildung *w*: formation, education, instruction.

Ausbildungsstand *m*: level of vocational standard.

Ausbleiben *s*: failure.

ausblenden: collimate.

ausblocken: block out.

ausbrechen: emerge.

ausbreiten: 1. spread, generalize, disseminate, effuse; 2. **sich fächerförmig** ~ fun out.

Ausbreitung *w*: extension, expansion, spread, spreading; **allgemeine** ~ generalization.

Ausbreitungsdämpfung *w*: spreading depression.

ausbrennen: burn out.

Ausbruch *m*: onset, outbreak, eruption (of disease), burst (of laughter); **plötzlicher** ~ rapid onset.

ausbrüten: hatch, incubate.

Ausbuchtung *w*: recess, excurvature.

Ausdauer *w*: endurance.

ausdehnen: stretch, prolong, range, extend.

Ausdehnung *w*: dimension, extension, breadth.

Ausdehnungsthermometer *s*: liquid-ingas thermometer.

ausdörren: torrefy.

Ausdruck *m*: expression.

ausdruckslos: expressionless, vacant.

Ausdruckstherapie *w*: expressive therapy.

ausdrücken: express.

auseinanderweichen: diverge.

Ausfall *m*: dropout, precipitate.

ausfallen: fall out, precipitate, fail.

Ausfallwinkel *m*: angle of emergence, exit angle.

ausflocken: flocculate.

Ausfluß *m*: discharge, outflow, pseudomenstruation, flux, fluxion, issue; **eiteriger** ~ pyorrhea; **starker** ~ abundant discharge, defluxion.

ausführbar: practicable.

ausführen: realize.

Ausführungsgang *m*: 1. duct; 2. **ohne** ~ ductless.

Ausgang *m*: exit, outlet.

Ausgangsgewicht *s*: initial weight.

Ausgangsherd *m*: initial focus.

Ausgangsradionuklid *s*: parent.

Ausgangsstenose *w*: outlet obstruction.

Ausgangswert *m*: initial value.

ausgefranst: lacerated.

ausgeglichen: well-balanced.

ausgeprägt: 1. distinct, well-developped; 2. **voll** ~ full-blown.

ausgesackt: sacculated.

ausgestanzt: punched-out.

ausgewachsen: adult.
ausgewogen: balanced.
ausgetestet: 1. tested; 2. **nicht ~** untested.
ausgezackt: scalloped.
ausgezehrt: tabescent.
Ausgleich *m*: equalization, equilibration.
ausgleichen: equalize, equate, equilibrate, compensate.
Ausgleichsfilter *m*: compensation filter.
ausgleiten: slip.
ausglühen: anneal.
Ausgußstein *m*: staghorn calculus.
aushöhlen: excavate, cavitate.
Aushöhlung *w*: excavation; **rinnenförmige ~** guttering.
ausklappbar: hinged.
Auskleidung *w*: tapetum, covering tissue.
auskratzen: scratch out, scrape out.
Auskultation *m*: auscultation; **direkte ~** direct auscultation, immediate auscultation; **indirekte ~** mediate auscultation; **stethoskopische ~** stethoscopy.
Auskultation des Abdomens: abdominal auscultation.
auskultatorisch: auscultatory.
auskultieren: auscultate.
auskuppeln: uncouple.
auslaufen: issue.
auslaugen: leach, lixiviate.
Auslaugen *s*: leaching, lixiviation.
auslegen: interpret.
auslenken: deflect.
Auslese *w*: selection, culling.
auslöschen: extinguish, quench, wipe off, erase.
Auslöschphänomen *s*: extinction sign.
Auslöschung *w*: extinction, erasion, quenching.
Auslösemechanismus *m*: releasing mechanism.
auslösen: trigger, elicit (a response), release, dislodge, start, liberate.
Auslöser *m*: trigger.
Auslösung *w*: release, liberation, elicitation.
auslüften: air, ventilate.
ausmittig: eccentric.

Ausnutzung *w*: utilization.
Ausnutzungskoeffizient *m*: utilization coefficient.
Ausräumung *w*: dissection.
ausreichen: adequate.
ausreichend: sufficient, adequate.
Ausreißer *m*: outlier.
ausrenken: dislocate, disjoint.
Ausrenkung *w*: dislocation.
Ausrichtung *w*: orientation.
Ausriß *m*: avulsion.
ausrottbar: eradicable.
ausrotten: eradicate, exterminate.
Ausrottung *w*: eradication.
ausrüsten: equip, outfit.
ausrutschen: slip.
Aussaat *w*: dissemination.
Aussätziger *m*: lazar.
Aussatz *m*: leprosy, scab.
ausschaben: curette, scrape out.
Ausschabung *w*: abrasion.
ausschälen: enucleate, decapsulate.
Ausschälungsoperation *w*: stripping.
ausscheiden: excrete, exudate, discharge, egest.
ausscheidend: excretory.
Ausscheider *m*: excreter, secretor, secretor trait, bacteria excretor; **intermittierender ~** intermittent carrier.
Ausscheiderfaktor *m*: secretor factor.
Ausscheidung *w*: excretion, secretion, output, egestion; **äußere ~** external secretion; **innere ~** internal secretion; **tubuläre ~** renal tubular excretion.
Ausscheidungsfraktion *w*: fractional excretion.
Ausscheidungskapazität *w*: excretory capacity; **maximale tubuläre ~** maximal tubulary excretory capacity.
Ausscheidungsorgan *s*: excretory organ, emunctory.
Ausscheidungspyelographie *w*: excretion pyelography, intravenous pyelography.
Ausscheidungsrate *w*: elimination rate.
Ausscheidungsschwelle *w*: excretion threshold.
Ausscheidungsurographie *w* Abk. **AUG:**

descending urography.

Ausschlag *m*: deflection, (dermatology) exanthem, rash; **bläschenförmiger** ~ vesicular rash; **gesprenkelter** ~ mottled rash; **makulopapulärer** ~ maculopapular rash; **profuser** ~ profuse rash; **pustulöser** ~ pustular rash; **scarlatiniformer** ~ scarlet rash, canker rash.

ausschließen: rule out, exclude.

Ausschluß *m*: exclusion.

Ausschlußdiagnose *w*: diagnosis by exclusion.

Ausschnitt *m*: cutout.

Ausschnittvergrößerung *w*: overframing.

ausschütten: deplete.

Ausschuß *m*: board.

ausschwefeln: sulfur.

ausschwemmen: suspend, wash out.

Ausschwitzen *s*: effusion.

außen: 1. outside, exterior; 2. **nach** ~ **verlagern** exteriorize.

Außen-: outer.

Außenhülle *w*: mantle.

Außenmembran *w*: outer membrane.

Außenrotation *w*: external rotation, lateral rotation.

außerhalb: outside, extra.

außerkoronal: extracoronal.

Aussetzer *m*: dropout.

aussichtslos: futile.

aussparen: leave a space.

Aussparung *w*: recess, sparing.

ausspeien: spit, spew, vomit.

Aussprießen *s*: sprouting.

ausspucken: spit, spew.

Ausstattung *w*: equipment, armamentarium; **apparative** ~ instrumentation; **instrumentelle** ~ instrumentation.

ausstellen: exhibit.

Ausstellung *w*: exhibition.

Aus-Stellung *w*: off-position.

ausstopfen: plug.

ausstoßen: eject, expel, extrude, jet.

Ausstrahlung *w*: emanation.

ausstreichen: smear.

ausströmen: escape, effluve.

Ausströmen *s*: effluence, escape.

ausstülpen: evaginate, evert.

Ausstülpung *w*: evagination.

Austausch *m*: exchange, interchange, replacement.

austauschbar: exchangeable, interchangeable.

austauschen: exchange, interchange.

Austauscher *m*: exchanger.

Austauscherharz *s*: ion-exchange resin, exchanger.

Austauschpaarung *w*: exchange pairing.

Austauschtransfusion *w*: blood exchange transfusion, exchange transfusion, replacement transfusion, substitution transfusion.

austernschalenartig: ostraceous.

Austernvergiftung *w*: ostreotoxism.

Austin-Flint-Geräusch *s*: Austin-Flint phenomenon, Flint's murmur.

Australia-Antigen *s*: Australia antigen.

austreiben: eject, expel.

Austreibung *w*: expulsion, ejection.

Austreibungsgeräusch *s*: ejection murmur.

Austreibungsperiode *w*: expulsive stage, second stage of labor.

Austreibungsphase *w*: second systolic phase, systolic phase of contraction, ejection phase, expulsion phase.

Austreibungston *m*: ejection click, ejection sound.

Austreibungswehen: expulsive pains, bearing-down pains.

Austreten des Kopfes: disengagement.

Austrittsblende *w*: exit slit.

Austrittsblock *m*: exit block.

Austrittsdosis *w*: exit dose.

Austrittsstelle *w*: exit site.

austrocknen: desiccate, exsiccate, parch.

Austrocknung *w*: desiccation, exsiccosis.

ausüben: practice, exert.

auswählen: select.

auswärts: ectad.

Auswärtsdeviation *w*: exodeviation.

Auswärtschielen *s*: external strabismus, exodeviation.

Auswahl *w*: selection, option.

Auswanderung *w*: exsorption.

auswaschen: elute, wash out, irrigate.

Auswaschphänomen *s*: wash-out phenomenon.

Auswaschtest *m*: washout test.

ausweichend: evasive.

auswerfen: eject.

auswertbar: evaluable.

auswerten: interpret, evaluate.

Auswertung *w*: interpretation, evaluation, reading.

Auswirkung *w*: effect, impact.

Auswuchs *m*: outgrowth, vegetation, knob, tuber.

Auswurf *m*: sputum, expectoration, ejection; **blutig tingierter** ~ blood-tinged sputum; **eitriger** ~ purulent sputum; **grünlicher** ~ green sputum; **klarer** ~ colorless sputum.

Auswurfvolumen *s*: (heart) ejection volume.

Auswurfzeit *w*: ejection time.

Auszackung *w*: serration, indentation, jag.

auszehren: waste.

Auszehrung *w*: wasting, tabification, tabefaction, tabescence, tabes.

Auszehrungssyndrom *s*: wasting syndrome.

Auszeichnung *w*: distinction.

Ausziehen *s*: evulsion.

Auszubildender *m*: trainee.

Auszug *m*: tincture [*abbr*] tinct, extract, leachate; **ätherischer** ~ ethereal tincture.

Autismus *m*: autism; **frühkindlicher** ~ early infantile autism, childhood autism, Kanner syndrome.

autistisch: autistic.

Auto-: auto-.

Autoagglutination *w*: autoagglutination, idioagglutination.

Autoagglutinin *s*: autoagglutinin.

Autoanalyse *w*: autoanalysis.

Autoanalyzer *m*: autoanalyzer.

Autoantigen *s*: autoantigen, self antigen.

Autoantigenerkennung *w*: self-recognition.

Autoantikörper *m*: autoantibody, autoimmune antibody.

Autobakteriophage *m*: autobacteriophage.

autochthon: autochthonous.

autodiploid: autodiploid.

Autoerotik *w*: autoeroticism.

autoerotisch: autoerotic.

Autoerotismus *m*: autoerotism, autosexualism.

Autofluoreszenz *w*: natural fluorescence.

autogam: autogamous.

Autogamie *w*: autogamy.

autogen: autogenous, autogenic.

Autogenie *w*: autogeny.

Autograft *s*: autologous graft.

Autographismus *m*: autographism.

Autohämagglutination *w*: autohemagglutination.

Autohämagglutinin *s*: autohemagglutinin.

Autohämolysin *s*: autohemolysin.

Autohypnose *w*: self hypnosis, idiohypnotism.

autoimmun: autoimmune, autoallergic.

Autoimmunanämie, hämolytische *w*: autoimmune hemolytic anemia.

Autoimmunantwort *w*: autoimmune response.

Autoimmunglomerulonephritis *w*: autoimmune glomerulonephritis, Steblay's nephritis.

Autoimmunisierung *w*: autoimmunization, autosensitization.

Autoimmunität *w*: autoimmunity, autoallergy.

Autoimmunkrankheit *w*: autoimmune disease.

Autoimmunthyreoiditis *w*: autoimmune thyroiditis, chronic lymphadenoid thyroiditis.

Autoinfektion *w*: autoinfection.

Autointoxikation *w*: autointoxication, autotoxicosis, endointoxication, endogenic toxicosis; **intestinale** ~ intestinal intoxication.

Autokatalyse *w*: autocatalysis.

Autoklav *m*: autoclave.

autoklavierbar: autoclavable.
autoklavieren: autoclave.
autokrin: autocrine.
autolog: autologous.
Autolyse *w*: autolysis, autodigestion.
autolysieren: autolysate.
Autolysosom *s*: autolysosome.
autolytisch: autolytic.
Automat *m*: automaton, machine.
Automatie *w*: automaticity.
automatisch: automatic.
automatisiert: automated.
Automatismus *m*: automatism, automatic action, automatic behavior.
Automatismus ambulatorius vigile: vigil ambulatory automatism, vigilambulism.
autonom: autonomic, vegetative, sympathic, sympathetic.
Autonomie *w*: autonomy.
Autophagie *w*: autophagy.
Autophagosom *s*: autophagosome, cytolysosome.
Autophilie *w*: autophilia.
Autophonie *w*: autophony.
Autoplastie *w*: autoplasty.
Autoplastik *w*: autoplasty, autografting.
Autopolymerisationsharz *m*: autopolymerizing resin, activated resin, self-curing resin.
Autoprothrombin *s*: autoprothrombin.
Autopsie *w*: autopsy, necropsy; **gerichtliche** ~ forensic autopsy, medicolegal autopsy.
Autopsiebefund *m*: autopsy findings, necropsy findings.
Autopsychose *w*: autopsychosis.
autoptisch bestätigt: autopsy-confirmed.
Autoradiogramm *w*: autoradiogram, radioautogram.
Autoradiograph *m*: autohistoradiograph.
Autoradiographie *w* Abk. **ARG**: autoradiography, radioautography.
Autoregulation *w*: autoregulation.
Autoreproduktion *w*: autoreproduction.
autosensibilisieren: autosensitize, isosensitize.
Autosensibilisierung *w*: autosensitization.

Autosit *m*: autosite.
Autoskopie *w*: autoscopic hallucination.
Autosom *s*: autosome, euchromosome.
autosomal: autosomal.
Autosplenektomie *w*: autosplenectomy.
Autosuggestion *w*: autosuggestion, self-suggestion.
Autotopagnosie *w*: autotopagnosia, body agnosia, Pick syndrome.
Autotransfusion *w*: autotransfusion.
Autotransplantat *s*: autograft, autotransplant.
Autotransplantation *w*: autografting, autotransplantation, autoplasty.
autotroph: autotrophic.
Autotuberkulin *s*: autogenous tuberculin.
Autovakzination *w*: autovaccination.
Autoxydation *w*: autoxidation.
Autumnalkatarrh *m*: autumnal catarrh.
Auxanogramm *s*: auxanogram.
auxiliär: auxiliary.
Auxostat *m*: auxostat.
auxotroph: auxotrophic.
Auxotrophie *w*: auxotrophy.
avalvulär: avalvular.
avaskulär: avascular.
AV-Block Abk. **Atrioventrikulärblock** *m*: atrioventricular block.
AV-Block I. Grades *m*: first-degree atrioventricular block.
AV-Block II. Grades *m*: second-degree atrioventricular block, partial block, Wenckebach period.
AV-Dissoziation *w*: atrioventricular dissociation.
Avellis-Longhi-Syndrom *s*: Avellis-Longhi syndrome.
Avellis-Syndrom *s*: Avellis paralysis, Avellis-Longhi syndrome, ambiguospinothalamic paralysis.
Aversion *w*: aversion, dislike.
Aversivreiz *m*: aversive stimulus.
AV-Extrasystole *w*: nodal extrasystole, atrioventricular junctional extrasystole, auriculoventricular extrasystole.
AV-Fistel *w* Abk. **arteriovenöse Fistel** *w*: arteriovenous fistula.

Avidin *s*: avidin.

Avidität *w*: avidity.

AV-Intervall *s*: atrioventricular interval, auriculoventricular interval.

avirulent: avirulent.

avital: nonvital, (tooth) pulpless.

Avitaminose *w*: avitaminosis, vitamin deficiency.

AV-Kanal Abk. **Atrioventrikulärkanal** *m*: atrioventricular canal.

AV-Knoten Abk. **Atrioventrikulärknoten** *m*: 1. atrioventricular node [*abbr*] AV-node, His-Tawara node; 2. **vom ~ ausgehend** idionodal.

AV-Knoten-Arrhythmie *w*: nodal arrhythmia.

AV-Knoten-Bradykardie *w*: nodal bradycardia.

AV-Knoten-Ersatzrhythmus *m*: atrioventricular escape.

AV-Knoten-Tachykardie *w*: atrioventricular junctional tachycardia, junctional tachycardia, nodal tachycardia.

Avogadro-Konstante *w*: Avogadro's constant.

Avogadro-Zahl *w*: Avogadro's number.

Avoidance-avoidance-Konflikt *m*: avoidance-avoidance conflict.

AV-Rhythmus *m*: atrioventricular rhythm, nodal rhythm, idionodal rhythm, junctional rhythm.

AV-Überleitung *w*: atrioventricular conduction.

Axenfeld-Krukenberg-Spindel *w*: Axenfeld-Krukenberg spindle.

Axenfeld-Schürenberg-Syndrom *s*: Axenfeld syndrome.

axenisch: axenic.

axial: axial.

Axialstrom *m*: axial current, axial stream.

axillär: axillary.

Axillarislähmung *w*: axillary paralysis, circumflex paralysis.

Axillarlinie *w*: axillary line; **hintere ~** posterior axillary line; **mittlere ~** midaxillary line; **vordere ~** anterior axillary line.

Axiomatisierung *w*: axiomatization.

Axolemm *s*: axolemma, Mauthner sheath.

Axon *s*: axon, axis cylinder, neuraxon; **inhibitorisches ~** inhibitory fiber.

Axonende *s*: axon terminal.

Axonhügel *m*: axon hillock, nerve hillock.

Axonkern *m*: axoneme, protofilament.

Axonotmesis *w*: axonotmesis.

Axonreaktion *w*: axonal reaction.

Axonreflex *m*: axon reflex.

Axoplasma *s*: axoplasm.

axoplasmatisch: axonal.

Axopodium *s*: axiopodium.

Ayala-Quotient *m*: spinal quotient, rachidian quotient.

Ayerza-Krankheit *w*: Ayerza's disease.

Ayre-T-Stück *s*: Ayre's tube.

AZ Abk. **Allgemeinzustand** *m*: general condition.

Azacyclonal *s*: azacyclonol, γ-pipradol.

5-Azacytidin *s*: 5-azacytidine.

8-Azaguanin *s*: 8-azaguanine, guanazolo, triazologuanine.

Azaleinsäure *w*: azelaic acid.

Azamethonium *s*: azamethonium, pentamethazene.

Azamethoniumbromid *s*: azamethonium bromide.

Azan *s*: azan.

Azapetin *s*: azapetine.

Azapropazon *s*: azapropazone.

Azaserin *s*: azaserine.

Azatadin *s*: azatadine.

Azathioprin *s*: azathioprine.

A-Zelle *w*: A cell.

azellulär: acellular.

azentrisch: acentric.

azephal: acephalic, headless.

Azephalie *w*: acephaly.

Azephalus *m*: acephalus.

Azetabulum *s*: acetabulum, cotyle.

azetabulumförmig: cotyloid.

Azetabulumplastik *w*: acetabuloplasty.

Azetaldehyd *s*: acetaldehyde, ethanal.

Azetalphosphatid *s*: phosphoglyceracetal.

Azetamid *s*: acetamide.

p-Azetaminophen *s*: acetaminophen.

Azetanilid *s*: acetanilide, acetylaminobenzine, acetylaniline.

Azetat *s*: acetate.

Azetatesterase *w*: acetatesterase.

Azetatkinase *w*: acetate kinase, acetokinase.

Azetessigsäure *w*: acetoacetic acid, beta-ketobutyric acid, diacetic acid.

azetessigsauer: acetoacetic.

Azetoazetat *s*: acetoacetate.

Azetoazetatdekarboxylase *w*: acetoacetate decarboxylase.

Azetoin *s*: acetoin.

Azetokarmin *s*: acetocarmine.

azetoklastisch: acetoclastic.

Azeton *s*: acetone.

Azetonämie *w*: acetonemia, diacetemia.

Azetongeruch *m*: acetone breath, fruity breath.

Azetonkörper *m*: acetone body.

Azetonurie *w*: acetonuria, diacetonuria, diaceturia.

Azetophenazin *s*: acetophenazine.

Azetphenolpikolin *s*: bisacodyl.

Azetrizoesäure *w*: acetrizoic acid.

Azetyl-: acetyl-.

Azetylbromid *s*: ethanoyl bromide.

Azetylbromosalizylsäure *w*: acetylbromosalicylic acid.

Azetylcholin *s* Abk. **ACh**: acetylcholin [*abbr*] ACh.

Azetylcholinesterase *w* Abk. **AChE**: acetylcholinesterase.

Azetyl-CoA *s*: acetyl-CoA, acetyl-coenzyme A.

Azetyl-Coenzym A *s*: acetyl-CoA.

Azetylen *s*: acetylene.

Azetylentetrachlorid *s*: acetylene tetrachloride, tetrachlorethane.

Azetylessigsäure *w*: acetoacetic acid.

N-Azetylgalaktosamin *s*: N-acetylgalactosamine.

azetylieren: acetylate.

Azetylierung *w*: acetylation.

Azetylphenylhydrazin *s*: acetylphenylhydrazine, hydracetin.

Azetylphosphat *s*: acetyl phosphate.

Azetylsalizylamid *s*: acetylsalicylamide.

Azetylsalizylsäure *w* Abk. **ASS**: acetylsalicylic acid, sulfacetic acid.

azetylsalizylsauer: acetylsalicylic.

Azetylsulfanilamid *s*: acetylsulphanilamide.

Azetylsulfothiazol *s*: acetylsulphathiazole.

Azetyltanninsäure *w*: acetyltannic acid.

Azidämie *w*: acidemia.

Azidalbumin *s*: acidalbumin.

Azidamfenicol *s*: azidamfenicol.

Azidimeter *s*: acidimeter, acidometer.

Azidimetrie *w*: acidimetry.

Azidität *w*: aciditiy, acid capacity, acor.

Azidocillin *s*: azidocillin.

Azidol *s*: acidol.

azidophil: acidophil, acidophile, oxyphil, oxyphilic.

Azidose *w*: acidosis, acidemia; **hyperchlorämische** ~ hyperchloremic acidosis; **infantile tubuläre** ~ infantile renal tubular acidosis; **kompensierte** ~ compensated acidosis; **metabolische** ~ metabolic acidosis; **renale tubuläre** ~ renal tubular acidosis [*abbr*] RTA, classical renal tubular acidosis, distal renal tubular acidosis, Lightwood-Albright syndrome; **respiratorische** ~ respiratory acidosis, hypercapnic acidosis, carbon dioxide acidosis; **urämische** ~ uremic acidosis.

Azidoseatmung *w*: Kussmaul breathing, air hunger.

Azidothymidin *s* Abk. **AZT**: azidothymidine [*abbr*] AZT.

azidotisch: acidotic.

Azidurie *w*: aciduria.

azinös: aciniform.

azinotubulär: tubuloacinar, tubuloacinous.

Azintamid *s*: azintamide.

Azinus *m*: acinus.

Azinus-: acinar, acinic.

Azinuszelle *w*: acinic cell.

Azinuszellkarzinom *s*: acinar cell carcinoma, acinar carcinoma, acinous carcinoma, acinar adenocarcinoma.

Azlocillin *s*: azlocillin.

Azölomat *m*: acelomate.
Azofarbstoff *m*: azo dye.
azoisch: azoic.
Azokarmin *s*: azocarmine.
Azoospermie *m*: azoospermia.
Azoreaktion *w*: azoreaction.
Azosalizylsäure *w*: azosalicylic acid.
Azotämie *w*: azotemia, hyperazotemia, nitremia; **extrarenale** ~ extrarenal azotemia, nonrenal azotemia, prerenal azotemia; **hypochlorämische** ~ hypochloremic azotemia.
Azoturie *w*: azoturia.
Azoverbindung *w*: azocompound.
AZT Abk. **Azidothymidin** *s*: azidothymidine [*abbr*] AZT.

Aztreonam *s*: aztreonam.
Azur *m*: azure.
Azurgranulum *s*: azurophilic granule.
azurophil: azurophilic.
azyanotisch: acyanotic.
Azygographie *w*: azygography.
azyklisch: acyclic.
Azyklovir *s*: acyclovir, aciclovir.
Azylase *w*: acylase.
Azyl-CoA *s*: acyl CoA, acyl coenzyme A.
Azyl-CoA-Dehydrogenase *w*: acyl-CoA dehydrogenase.
Azyl-Coenzym A *s*: acyl coenzyme A.
Azylgruppe *w*: acyl-group.
Azylierung *w*: acylation.
Azylphosphat *s*: acyl phosphate.

71

B

B **Abk. Bor** *s*: boron [*abbr*] B.

Ba **Abk. Barium** *s*: barium [*abbr*] Ba.

Baader – Fiessinger –Stevens–Johnson– Syndrom *s*: Stevens-Johnson syndrome, Fiessinger-Rendu syndrome, erythema multiforme bullosum.

Baastrup-Zeichen *s*: Baastrup's disease, kissing spine.

Babcock-Operation *w*: Babcock's operation.

Babes-Ernst-Körperchen *s*: Babes-Ernst corpuscles, metachromatic granules.

Babesia *w*: babesia, piroplasma.

Babesiasis *w*: babesiosis, piroplasmosis.

Babes-Knötchen *s*: Babes tubercle, rabic nodule.

Babinski-Nageotte-Syndrom *s*: Babinski-Nageotte syndrome.

Babinski-Zeichen *s*: Babinski sign, pronation sign; **modifiziertes** ~ Throckmorton's reflex.

Baby *s*: baby; **Blue** ~ blue baby.

Babycreme *w*: baby ointment.

Babyöl *s*: baby oil.

Babysprache *w*: baby talk.

Babywaage *w*: pedobaromacrometer, pedobarometer.

Bacampicillin *s*: bacampicillin.

Bachmann-Test *m*: Bachmann's reaction.

Bacillaceae: bacillaceae.

Bacille Calmette-Guérin Abk. BCG: bacille Calmette-Guérin [*abbr*] BCG.

Bacillin *s*: bacillin.

Bacillus *m*: bacillus.

Bacitracin *s*: bacitracin.

Bacitrin *s*: bacitrin.

Backe *w*: cheek, jowl, bucca.

Backenlappen *m*: cheek flap, buccal flap.

Backenschleimhaut *w*: buccal mucosa.

Backenseite *w*: buccal surface.

Backenzahn *m*: cheektooth, buccal tooth, molar, back-tooth.

Backenzahnokklusion *w*: intercuspation.

Background *m*: background radiation.

Backward-failure *s*: backward-failure.

Backwash-Ileitis *w*: backwash-ileitis.

Baclofen *s*: baclofen.

Bacteroides *m*: bacteroides.

Bacteroidosis *w*: bacteroidosis.

Baculovirus *m*: baculo virus.

Bad *s*: bath, bathing, balneum.

baden: bath, tub.

Baden *s*: bathing.

Bader *m*: feldsher.

Badezusatz *m*: bath additive.

Bäckerbein *s*: genu valgum, knock-knee.

Bäckerekzem *s*: baker's itch, grocer's itch.

Bäckerhefe *w*: baker's yeast.

Bäfverstedt-Syndrom *s*: Bäfverstedt syndrome, lymphocytic infiltration of the skin, benign lymphocytic reticulosis.

Bähung *w*: stupe.

Baelz-Syndrom *s*: glandular cheilitis, apostematous cheilitis, xanthochromia.

Bändelung *w*: banding.

Bänderdehnung *w*: desmectasis.

Bänderentzündung *w*: desmitis.

Bändererkrankung *w*: desmopathy.

Bänderlehre *w*: desmology.

Bänderlockerung *w*: syndesmodiastasis.

Bänderriß *m*: desmorrhexis.

Bänderspaltung *w*: desmotomy.

Bänderzerrung *w*: tearing of a ligament.

Baer-Bläschen *s*: Baer's vesicle.

Bärentraube *w*: bearberry.

Baer-Gesetz *s*: Baer's law.

bäuchlings: procumbent, prone.

Bagassose *w*: bagassosis.

Bahn *w*: path, pathway, tract, tractus, track; **afferente** ~ afferent path, afferent pathway; **efferente** ~ efferent pathway; **gustatorische** ~ gustatory pathway; **lange** ~ long tract; **motorische** ~ spinal motor pathway.

bahnen: facilitate.

Bahnung *w*: facilitation; **assoziative** ~ associative facilitation; **retroaktive** ~ retroactive facilitation.

Baillarger-Streifen: Baillarger's band.

Baillarger-Syndrom *s*: Baillarger syndrome, auriculotemporal syndrome.

Bainbridge-Reflex *m*: Bainbridge's effect.

Bajonettverschluß *m*: bayonet catch.

Bajonett-Winkelformer *m*: bayonet angle former.

Bajonettzange *w*: bayonet forceps.

BAK Abk. **Blutalkoholkonzentration** *w*: blood alcohol concentration.

Baker-Verankerung *w*: Baker anchorage.

Baker-Zyste *w*: Baker cyst, popliteal bursitis.

Bakteriämie *w*: bacteremia, bacillemia, bacteriemia, microbiemia.

bakteriämisch: bacteremic.

Bakterid *s*: bacterud, bacteride; **pustulöses** ~ Andrews disease.

Bakterie *w*: bacteria; **halophile** ~ halobacterium; **nitratreduzierende** ~ nitrate-reducing bacteria; **säurefestes** ~ acid-fast bacterium; **spiralförmige** ~ spiral-shaped bacteria.

bakteriell: bacterial.

bakteriell bedingt: bacteriogenic.

Bakterienallergie *w*: bacterial allergy.

bakterienartig: bacterioid.

Bakterienausscheider *m*: bacteria excretor.

Bakterienembolie *w*: bacterial embolism.

Bakterienemulsion *w*: bacillary emulsion.

Bakterienfilter *m*: bacterial filter.

Bakterienflora *w*: bacterial flora, microflora.

Bakterienhämolysin *s*: bacterial hemolysin.

Bakterienklassifikation *w*: bacterial classification.

Bakterienkonjugation *w*: bacterial conjugation.

Bakterienkultur *w*: microbial culture.

Bakterienopsonin *s*: bacterio-opsonin.

Bakterienrekombination *w*: bacterial recombination.

Bakterienruhr *w*: bacillary dysentery, Japanese dysentery.

Bakterienspore *w*: bacterial spore.

Bakterienstamm *m*: bacterial strain.

Bakterientoxin *s*: bacterial toxin.

Bakterientoxoid *s*: bacterial toxoid.

Bakterientransformation *w*: bacterial transformation.

Bakterientypisierung *w*: bacterial typing.

Bakterienvirus *m*: bacterial virus.

Bakterienwachstum *s*: bacterial growth.

Bakterienzylinder *m*: bacterial cast.

Bakterio-: bacteri-.

bakteriogen: bacteriogenic.

Bakteriologie *w*: bacteriology; **medizinische** ~ medical bacteriology; **systematische** ~ systemic bacteriology.

bakteriologisch: bacteriologic.

Bakteriolyse *w*: bacteriolysis.

Bakteriolysin *s*: bacteriolysin.

bakteriolytisch: bacteriolytic.

Bakteriopexie *w*: bacteriopexy.

Bakteriophage *m*: bacteriophage, phage.

Bakteriophytom *s*: bacteriophytoma.

Bakteriose *w*: bacteriosis.

Bakteriostase *w*: bacteriostasis.

Bakteriostatikum *s*: bacteriostat.

bakteriostatisch: bacteriostatic.

Bakteriotherapie *w*: bacteriotherapy.

bakteriotoxisch: bacteriotoxic.

bakteriotrop: bacteriotropic.

Bakteriotropin *s*: bacteriotropin.

Bakteriozidin *s*: bacteriocidin.

Bakteriozin *s*: bacteriocin.

Bakteriozinogen *s*: bacteriocinogen.

Bakterium *s*: bacterium, fission fungus; **resistentes** ~ resistant bacterium; **säurefestes** ~ acid-fast bacterium [*abbr*] AFB.

Bakteriurie *w*: bacteriuria, bacteruria; **signifikante** ~ indicative bacteriuria.

bakterizid: bactericidal, cidal.

Bakterizid *s*: bactericide.

Bakterizidin *s*: bactericidin.

Balanceseite *w*: balancing side.

Balanitis *w*: balanitis; **erosive** ~ erosive balanitis; **gangränöse** ~ gangrenous balanitis, balanoposthomycosis.

Balanitis chronica circumscripta benigna plasmacellularis: plasma cell balanitis.

Balanitis erosiva et gangraenosa: gangrenous balanitis, Corbus disease.

Balano-: balan-.

Balanoblennorrhö *w*: balanoblennorrhea, balanorrhea.

Balanochlamyditis *w*: balanochlamyditis.

Balanolith *m*: postholith.

Balanoplastik *w*: balanoplasty.

Balanoposthitis *w*: balanoposthitis.

Balanorrhagie *w*: balanorrhagia.

Balanozele *w*: balanocele.

Balantidiose *w*: balantidosis, balantidiasis.

Balantidium-Kolitis *w*: balantidial colitis.

Balbiani-Ring *m*: Balbiani's ring.

Balbuties *w*: balbuties, stuttering.

Baldrian *m*: valerian.

Baldriantee *m*: valerian tea.

Baldriantinktur *w*: valerian tincture.

Baldy-Operation *w*: Baldy's operation.

Balint-Gruppe *w*: Balint group.

Balint-Syndrom *s*: Balint syndrome, psychic gaze paralysis.

Balkangrippe *w*: Q fever, Nine Mile fever.

Balkan-Nephritis *w*: Balkan nephropathy, epidemic nephropathy.

Balken *m*: beam.

Balkenagenesie *w*: agenesis of corpus callosum.

Balkenblase *w*: fasciculated bladder, trabeculated bladder, cord bladder, trabeculation of the bladder dome.

Balkendiagramm *s*: bar chart.

Balkendurchtrennung *w*: corpuscallostomy.

Balkenmangel *m*: agenesis of corpus callosum.

Balkensyndrom *s*: callosal syndrome.

Ball *m*: globe, globus.

Ballance-Zeichen *s*: Ballance sign.

Ballaststoff *m*: dietary fiber, roughage.

Ballen *m*: ball.

Ballenzeh *m*: intoe.

Ballett-Zeichen *s*: Ballett sign.

Ballismus *m*: ballism.

Ballistik *w*: ballistic; **forensische ~** forensic ballistic.

ballistisch: ballistic.

Ballistokardiogramm *s*: ballistocardiogram.

Ballistokardiographie *w*: ballistocardiography.

Ballon *m*: balloon.

Ballondilatation *w*: balloon angioplasty, balloon dilatation, ballooning.

Ballonkatheter *m*: balloon catheter.

Ballonpumpe, intraaortale *w*: intra-aortic balloon pumping.

Ballonseptostomie *w*: balloon septostomy.

Ballontamponade *w*: balloon tamponade.

Ballottement *s*: ballottement, repercussion; **direktes ~** internal ballottement, vaginal ballottement; **indirektes ~** indirect ballottement.

Ballottement des kindlichen Kopfs: abdominal ballottement.

ballottieren: ballott.

Ballungsreaktion *w*: conglobation reaction.

Balneologie *w*: balneology.

Balneotherapie *w*: balneotherapy.

Baló-Sklerose *w*: Baló's disease, concentric sclerosis.

Balsam *m*: balsam, balm.

balsamisch: balsamic.

Bamberger-Krankheit *w*: Bamberger's disease, infantile massive spasm.

Bamberger-Marie-Krankheit *w*: Bamberger-Marie disease, hypertrophic pulmonary osteoarthropathy.

Bamberger-Zone *w*: Bamberger's area.

Bambusstabwirbelsäule *w*: bamboo spine, stiff spine, poker spine.

Bamethan *s*: bamethan.

Bamipin *s*: bamipin.

Bancroft-Krankheit *w*: Bancroft's disease, Bancroft's filariasis.

Bancroftose *w*: bancroftiasis.

Band *s*: band, tape, ribbon, string, bond, ligament, chord, bridle, leash; **orthodontisches ~** orthodontic band.

Band-: cordal.
Bandage w: bandage.
bandagieren: bandage.
Bandbogenapparat m: ribbon arch appliance.
Bandbreite w: bandwidth.
Bandenintensität w: band intensity.
Bandennachweis m: band detection.
Bandenspektrum s: band spectrum.
Bandfeder w: spring.
Bandfilter m: band-pass filter.
bandförmig: ribbon-like, tapelike, parataenial.
Bandhaft s: syndesmosis.
Banding s: banding.
Bandkeratitis w: band keratitis, ribbon-like keratitis.
Bandkompressorium s: band compressor, compression device.
Bandkrone w: cap crown, shell crown.
Bandl-Kontraktionsring m: Bandl's retraction ring, pathologic retraction ring, pathologic ring.
Bandmaß s: measuring tape.
Bandscheibe w: intervertebral disk, disk.
Bandscheiben-: discal.
bandscheibenbedingt: discogenic.
Bandscheibenentfernung w: discectomy, discoidectomy.
Bandscheibenerkrankung w: diskopathy, discopathy.
Bandscheibennukleolyse w: intervertebral disk chemolysis.
Bandscheibenprolaps m: disk prolapse, slipped disk.
Bandscheibenprotrusion w: intervertebral disk protrusion, protruded disk, herniated intervertebral disk.
Bandscheibenrezidiv, postoperatives s: failed back-surgery syndrome.
Bandscheibenvorfall m: prolapse of intervertebral disk, disk prolapse, slipped disk.
Bandspeicher m: tape recorder, magnetic recorder.
Bandwurm m: cestode, tapeworm; **bewaffneter** ~ armed tapeworm; **unbewaffneter** ~ unarmed tapeworm.

bandwurmartig: taenioid, cestoid.
Bandwurmbefall m: tapeworm infestation, taeniasis.
Bandwurmlarve w: onchosphere.
Bandwurmmittel s: teniafuge, teniacide, taeniacide, taeniafuge.
Bandzeichen s: string sign.
Bang-Bazillus m: Bang's bacillus.
Bang-Krankheit w: Bang's disease.
Banisterin s: banisterine.
Bank w: bank.
Banti-Krankheit w: Banti's disease, congestive splenomegaly.
BAO Abk. **basale Säuresekretion** w: basal acid output [abbr] BAO.
Baptisin s: baptisin.
Bar: bar.
Barästhesie w: baresthesia.
Barästhesiometer s: baresthesiometer.
Baragnosie w: baroagnosia, abarognosia.
Baragnosis w: baragnosis, abarognosis.
Baranästhesie w: baranesthesia.
Bárány-Lärmtrommel w: Bárány's drum.
Bárány-Versuch m: Bárány's test.
Bárány-Zeichen s: Bárány sign.
Bárány-Zeigetest m: Bárány's pointing test.
Barbeiro m: barbeiro.
Barbeiro-Fieber s: Chagas-Cruz disease.
Barbexaclon s: barbexaclon.
Barbital s: barbital, barbitone, diethylbarbituric acid, malonal.
Barbitalismus m: barbitalism, barbiturism, barbituism.
Barbiturat s: barbiturate, downer.
Barbituratabhängigkeit w: barbiturism.
Barbiturismus m: barbiturism, barbitalism, barbituism.
Barbitursäure w: barbituric acid.
Barclay-Nische w: Barclay's niche.
Barcroft-Haldane-Apparat m: Barcroft's apparatus.
Bardet-Biedl-Syndrom s: Bardet-Biedl syndrome.
Bard-Pic-Syndrom s: Bard-Pic syndrome.
Barenzephalie w: barencephalia.
Barfußarzt m: barefoot doctor.

Barhypästhesie w: barhypesthesia.
Barium s Abk. **Ba:** barium [abbr] Ba.
Barium-: baric.
Bariumeinlauf m: barium enema [abbr] BE.
Bariumbrei m: barium meal.
Bariumchlorid s: barium chloride.
Bariumkalk m: baralyme.
Bariumkontrasteinlauf m: barium enema.
Bariumoxid s: barium oxide.
Bariumstaublungenkrankheit w: baritosis, barytosis.
Bariumsulfat s: barium sulfate.
Barium-Titanat s: barium titanate.
Barlow-Syndrom s: Barlow syndrome, systolic click-murmur syndrome.
Barnes-Syndrom s: Barnes dystrophy.
Barometer s: barometer.
Barootitis w: barotraumatic otitis.
Barorezeption w: baroreception.
Barorezeptor m: baroceptor, baroreceptor.
Barosinusitis w: barosinusitis, barotraumatic sinusitis, sinus barotrauma.
Barostat m: barostat.
Barotrauma s: barotrauma.
Barozeptor m: pressoreceptor.
Barré-Lieou-Syndrom s: Barré-Lieou syndrome, cervical migraine, posterior cervical sympathetic syndrome.
Barrett-Ösophagus m: Barrett's esophagus.
Barrett-Ulkus s: Barrett's ulcer.
Barriere w: barrier, bar.
Barrierekontrazeptivum s: barrier contraceptive.
Barr-Körperchen s: Barr's body, x chromatin, sex chromatin.
Barsony-Teschendorf-Syndrom s: Barsony-Teschendorf syndrome, diffuse esophageal spasm.
Bart m: beard.
Bartflechte w: barber's itch.
Bartholin-Drüse w: Bartholin's gland.
Bartholini-Abszeß m: bartholinian abscess.
Bartholinitis w: bartholinitis.

Bartonella w: bartonella, Bartonia body.
Bartonellämie w: bartonellemia.
Bartonellose w: bartonellosis, bartonelliasis, Peruvian wart, Carrión's disease.
Barton-Fraktur w: Barton's fracture.
Barton-Immobilisierungsverband m: Barton bandage.
Bartter-Syndrom s: Bartter syndrome, juxtaglomerular hyperplasia with hyperaldosteronism.
Baryglossie w: baryglossia.
Barylalie w: barylalia.
Baryt s: barytes.
Barytose w: baritosis, barytosis.
basal: basal.
Basalfibroid s: intranasal angiofibroma.
Basalganglion s: basal ganglion.
Basaliom s: basaloma, basiloma, basal cell carcinoma, rodent cancer, Krompecher's carcinoma.
Basalis w: basal layer.
Basalkörperchen s: basal body, basal corpuscle, blepharoplast, basal granule, basal rod.
Basalmembran w: basal membrane, basement membrane, basement lamina, basilemma; **glomeruläre** ~ glomerulal basement membrane [abbr] GBM; 2. **auf der** ~ epilamellar.
Basalmeningitis w: basal meningitis, meningitis of the base.
Basalplatte w: basal plate, parachordal plate.
Basalschicht w: 1. basal layer, basal lamina, ventrolateral plate, grundplatte; 2. **der** ~ ähnlich basaloid.
Basalsekretion w: basal acid output [abbr] BAO.
Basaltemperatur w: basal body temperature [abbr] BBT, basal temperature.
Basaltemperaturverfahren s: symptothermal method.
basalwärts: basad, basilad.
Basalzelle w: basal cell, basilar cell.
Basalzellenschicht w: basal layer.
Basalzellenwurzelfortsatz m: root foot.
Basalzellkarzinom s: basal cell carcino-

ma, rodent cancer, hair matrix carcinoma, basaloma, basiloma, Krompecher's carcinoma.

Basalzellnävussyndrom *s*: basal-cell nevus syndrome, Gorlin syndrome.

Base *w*: base; **modifizierte** ~ modified base; **seltene** ~ rare base.

Basedow-Krankheit *w*: Basedow's disease, Graves disease, exophthalmic cachexia, thyrotoxic cachexia, Begbie's disease, Parry's disease.

Basedow-Struma *w*: exophthalmic goiter.

Basenabweichung *w*: base excess.

Basenanalogon *s*: base analogue.

Basenaustauscher *m*: base exchangers.

Basendefizit *s*: base deficit.

Basenfehlpaarung *w*: mismatch.

Basenmethylierung *w*: base methylation.

Basenpaar *s*: base pair [*abbr*] bp.

Basenpaarung *w*: base pairing.

Basensequenz *w*: base sequence, nucleotide sequence.

Basenüberschuß *m*: base excess [*abbr*] BE.

Basenverhältnis *s*: base ratio.

Basichromatin *s*: basichromatin.

Basidie *w*: basidium.

Basidiobolus: basidiobolus.

Basidiospore *w*: basidiospore.

basilär: basilar.

Basilarisinsuffizienz *w*: basilar insufficiency.

Basilarmembran *w*: basilar membrane.

Basilemm *s*: basilemma.

basilicus: basilic.

Basion *s*: basion.

Basiothrypter *m*: basiotribe.

Basiotrib *m*: basiotribe.

Basiotripsie *w*: basiotripsy.

Basis *w*: 1. basis, base; 2. **an der** ~ basial.

Basis-: basic.

basisch: alkaline.

Basiseinheit *w*: base unit.

Basisnarkose *w*: basal anesthesia.

Basisplatte *w*: baseplate.

Basizität *w*: basicity.

Basler Nomina Anatomica: Basle Nomina Anatomica [*abbr*] BNA.

basolateral: basilateral.

basophil: basophil, basophilic, basophilous.

Basophilenleukämie *w*: basophilic leukemia.

Basophiler *m*: basophilic cell, basophilic leukocyte.

Basophilie *w*: basophilia, basophilism.

Basozytopenie *w*: basocytopenia.

Basozytose *w*: basocytosis.

Bassen-Kornzweig-Syndrom *s*: Bassen-Kornzweig syndrome.

Bassini-Operation *w*: Bassini's operation.

Bassler-Zeichen *s*: Bassler's sign.

Bassorin *s*: bassorin.

Bass-Watkins-Reaktion *w*: Bass-Watkins test.

Bastard *m*: bastard, mule, hybrid.

Bataviafieber *s*: rice-field fever.

bathmotrop: bathmotropic.

bathochrom: bathochromic.

Bathophobie *w*: bathophobia.

Bathyästhesie *w*: bathyesthesia, bathesthesia.

Bathyanästhesie *w*: bathyanesthesia.

Bathykardie *w*: bathycardia.

Bathypnoe *w*: bathypnoe.

Batrachotoxin *s*: batrachotoxin.

Batroxobin *s*: batroxobin.

Batson-Plexus *m*: vertebral-venous system.

Battarismus *m*: battarism, battarismus, tachyphrasia.

Batten-Spielmeyer-Vogt-Krankheit *w*: Batten's disease, juvenile ceroid lipofuscinosis.

Batterie *w*: battery, electrochemical cell; **wiederaufladbare** ~ secondary cell.

Battey-Krankheit *w*: Battey's disease.

Bauch *m*: abdomen, belly, venter, stomach.

Bauchaorta *w*: abdominal aorta; **pulsierende** ~ dynamic aorta.

Bauchaortaangiographie *w*: abdominal aortography.

Bauchatmung *w*: abdominal breathing, abdominal respiration.

Bauchchirurgie *w*: abdominal surgery.

Bauchdeckenaplasie *w*: abdominal muscle deficiency syndrome, prune belly syndrome.

Bauchdeckenfistel *w*: abdominal fistula.

Bauchdeckenhaken *m*: abdominal retractor.

Bauchdeckenreflex *m*: superficial abdominal reflex.

Baucheingeweide: abdominal viscera.

Baucheingeweidehernie *w*: splanchnocele.

Bauchepilepsie *w*: abdominal epilepsy, Moore syndrome.

Bauchfell *s*: peritoneum.

Bauchfellentzündung *w*: peritonitis.

Bauchhautreflex *m* Abk. **BHR**: abdominal cutaneous reflex.

Bauchhöhle *w*: abdominal cavity, enterocoele.

Bauchhöhleninzision *w*: celiectomy.

Bauchhöhlenpunktion *w*: abdominal puncture.

Bauchhöhlenschwangerschaft *w*: abdominal pregnancy, intraperitoneal pregnancy, coeliocyesis.

Bauchlage *w*: 1. abdominal position; 2. **in** ~ prone, ventricumbent.

Bauchmuskel *m*: abdominal muscle.

Bauchmuskelentzündung *w*: laparomyitis.

Bauchmuskelreflex *m*: abdominal reflex.

Bauchnaht *w*: laparorrhaphy, celiorrhaphy.

Bauchpresse *w*: abdominal press, abdominal pressure.

Bauchpunktion *w*: abdominocentesis, peritoneocentesis.

Bauchregion *w*: abdominal region, abdominal zone.

Bauchschmerz *m*: abdominal pain, bellyache, abdominalgia; **epigastrischer** ~ epigastric abdominal pain, epigastralgia.

Bauchseitenlage *w*: lateroabdominal position.

Bauchspalte *w*: gastroschisis, schistocelia.

Bauchtrauma *s*: abdominal trauma, abdominal injury.

Bauchtuch *s*: abdominal pad.

Bauchtupfer *m*: abdominal pad.

Bauchwand *w*: abdominal wall.

Bauchwandabszeß *m*: mural abscess.

Bauchwandbruch *m*: abdominal hernia, ventral hernia.

Bauchwanddefekt *m*: celosomia.

Bauchwandexzision *w*: laparectomy.

Bauchwandhernie *w*: laparocele.

Bauchwandoperation, plastische: abdominoplasty.

Baudelocque-Beckendurchmesser *m*: Baudelocque's diameter.

Bauelement *s*: anatomical element.

Bauhin-Klappe *w*: Bauhin's valve, ileocolic valve.

Baum *m*: tree.

baumartig: arborescent.

Baumès-Skala *w*: Baumès scale.

Baumgarten-Syndrom *s*: Cruveilhier-Baumgarten syndrome.

Baumtest *m*: tree test.

Baumwolle *w*: cotton.

Baunscheidtismus *m*: baunscheidtismus.

Bausch *m*: wad.

Bauxitpneumokoniose *w*: bauxite workers' disease, Shaver's disease.

Bayard-Ekchymose *w*: Tardieu spots.

Bayes-Formel *w*: Bayes estimator, Bayes formula.

Bayle-Krankheit *w*: Bayle's disease.

Bazillämie *w*: bacillemia.

bazillär: bacillary.

Bazillenkultur *w*: bacilliculture.

bazilliform: bacilliform.

Bazillophobie *w*: bacillophobia.

Bazillurie *w*: bacilluria.

Bazillus *m*: bacillus [*abbr*] B.

Bazillusinfektion *w*: bacillosis.

Bazin-Krankheit *w*: Bazin's disease, erythema induratum.

BBB-Syndrom *s*: BBB syndrome, hypertelorism-hypospadia syndrome.

BB-Wistar-Ratte *w*: BB Wistar rat.

BCG Abk. **Bacille Calmette-Guérin**: Calmette-Guérin bacillus.

BCG-Impfstoff *m*: BCG vaccine, tuberculosis vaccine.

BCG-Serum *s*: Calmette's vaccine.

BE Abk. **1. Beckenendlage** *w*; **2. Brotein-heit** *w*: 1. pelvic presentation; 2. carbohydrate exchange unit.

Be Abk. **Beryllium** *s*: beryllium [*abbr*] Be.

beabsichtigen: aim.

beängstigt: anxious.

Beard-Syndrom *s*: Beard's disease.

Beatmung *w*: ventilation, respiration; **assistierte ~** assisted breathing; **intermittierende assistierte ~** intermittent mandatory ventilation [*abbr*] IMV; **künstliche ~** artificial respiration [*abbr*] AR, artificial ventilation, mechanical ventilation.

Beatmungsbeutel *m*: breathing bag.

Beatmungsdruck *m*: ventilator pressure; **negativer endexspiratorischer ~** negative end-expiratory pressure; **positiver endexspiratorischer ~** Abk. PEEP positive end-expiratory pressure [*abbr*] PEEP.

Beatmungsgerät *s*: respirator, ventilator, inhaler, resuscitator.

Beau-Reil-Furchen: Beau's lines.

Becanthonhydrochlorid *s*: becanthone hydrochloride.

Becher *m*: cup, beaker.

becherförmig: cup-shaped, poculiform, scyphoid.

Becherglas *s*: beaker.

Becherkeimbildung *w*: gastrulation.

Becherzelle *w*: beaker cell, goblet cell.

Bechterew-Krankheit *w*: Bekhterew's disease, Marie-Strümpell disease.

Bechterew-Mendel-Reflex *m*: Mendel-Bekhterev reflex.

Bechterew-Syndrom *s*: Bekhterev's arthritis, ankylosing spondylitis, rheumatoid spondylitis, rhizomelic spondylitis, rhizomelic spondylosis.

Becken *s*: 1. pelvis, basin, bowl; **achondroplastisches ~** achondroplastic pelvis; **allgemein verengtes ~** generally contracted pelvis; **androides ~** funnel-shaped pelvis; **anthropoides ~** anthropoid pelvis;

asymmetrisches ~ asymmetrical pelvis; **dreieckiges ~** triangular pelvis; **dyspygisches ~** triradiate pelvis; **enges ~** contracted pelvis; **erweitertes ~** giant pelvis, justo major pelvis; **flaches ~** flat pelvis; **flachovales steiles ~** brachypellic pelvis; **gerad verengtes ~** Deventer's pelvis; **gespaltenes ~** inverted pelvis; **großes ~** greater pelvis, large pelvis, false pelvis; **gynäkoides ~** gynecoid pelvis; **infantiles ~** infantile pelvis, juvenile pelvis; **kleines ~** small pelvis, lesser pelvis, true pelvis, pelvic region; **knöchernes ~** bony pelvis; **kyphotisches ~** kyphotic pelvis; **langes ~** dolichopellic pelvis; **männliches ~** android pelvis; **osteomalazisches ~** osteomalacic pelvis, elastic pelvis, rubber pelvis, caoutchouc pelvis; **plattverengtes ~** platypelloid pelvis; **rachitisches ~** rachitic pelvis, kyphorachitic pelvis; **rundes ~** round pelvis, mesatipellic pelvis; **schrägverengtes ~** oblique contracted pelvis; **weites, langes ~** generally enlarged pelvis; 2. **mit langem, engem ~** dolichopelvic, dolichopellic.

Becken-: pelvio-, pelvic.

Beckenachse *w*: pelvic axis.

Beckenapertur *w*: pelvic aperture; **obere ~** superior pelvic strait, first parallel pelvic plane; **untere ~** inferior pelvic strait.

Beckenausgang *m*: pelvic outlet.

Beckenausgangsdurchmesser *m*: conjugate of the outlet.

Beckenausgangszange *w*: low forceps.

Becken-Bein-Venenthrombose *w*: iliofemoral thrombosis.

Beckenboden *m*: pelvic floor.

Beckendeformität *w*: deformed pelvis.

Beckendurchmesser *m*: conjugate, diameter, pelvic diameter, midpelvis; **äußerer ~** external conjugate; **innerer ~** internal conjugate; **kleinster ~** available conjugate, midplane; **schräger ~** diagonal diameter, pelvic inlet diameter; **vorderer gerader ~** anterior sagittal diameter.

Beckenebene *w*: pelvic plane.

Beckeneingang *m*: pelvic inlet, pelvic

brim.

Beckeneingangsebene *w*: pelvic inlet plane.

Beckeneintritt *m*: engagement.

Beckenendlage *w* Abk. **BE**: pelvic presentation.

Beckenentzündung *w*: pelvis inflammation.

Beckeneviszeration *w*: pelvic exenteration, pelvis exenteration, Brunschwig's operation.

Beckenexenteration *w*: pelvic exenteration, pelvis exenteration, Brunschwig's operation.

Beckenführungslinie *w*: axis of the birth canal.

Beckengürtel *m*: pelvic girdle.

Beckengürtelmuskeldystrophie *w*: limb-girdle muscular dystrophy.

Beckenhorn *s*: pelvic horn.

Beckenindex *m*: pelvic index.

Beckenkammlinie *w*: intercristal diameter.

Beckenkanal *m*: pelvic canal.

Beckenlymphknoten *m*: pelvic lymph node.

Beckenmessung *w*: pelvimetry; **äußere ~** external pelvimetry; **digitale ~** digital pelvimetry, manual pelvimetry; **innere ~** internal pelvimetry; **kombinierte ~** combined pelvimetry.

Beckenneigung *w*: pelvic inclination.

Beckenniere *w*: pelvic kidney.

Beckenobliquität *w*: pelvic obliquity.

Beckenosteotomie *w*: pelvic osteotomy.

Beckenring *m*: pelvic girdle.

Beckenschlinge *w*: pelvic hammock.

Beckenskoliose *w*: sacral scoliosis.

Beckenstütze *w*: pelvic support.

Beckenthermosonde *w*: pelvitherm.

Becken und Sakrum: pelvisacrum.

Beckenvenenthrombose *w*: pelvic vein thrombosis.

Beckenverwachsung *w*: hardened pelvis, frozen pelvis.

Becker-Muskeldystrophie *w*: Becker type muscular dystrophy.

Beck-Gastrotomie *w*: Beck's method.

Beckmann-Adenotom *s*: Beckmann's adenotome.

Beckmann-Thermometer *s*: Beckmann thermometer.

Beck-Operation *w*: Beck's operation.

Beck-Trias *w*: Beck's triad.

Beclamid *s*: beclamide.

Béclard-Hernie *w*: Béclard's hernia.

Béclard-Knochenkern *m*: Béclard's ossification center, Béclard's nucleus.

Beclometason *s*: beclometasone.

Beclometasondipropionat *s*: beclometasone dipropionate.

bedampfen: sputter.

Bedarf *m*: need, requirement, demand.

Bedarfsschrittmacher *m*: demand pacemaker.

bedecken: cover.

Bedeckung *w*: cover, investment.

Bedenken *w*: qualm.

Bedeutsamkeit *w*: salience.

Bedeutung *w*: meaning, significance.

Bedienung *w*: handling, operation.

Bedienungsperson *w*: operator.

bedingen: condition.

Bednar-Aphthen: Bednar's aphtha.

Bedside-Methode *w*: bedside method.

Bedside-Teaching *s*: bedside teaching.

Bedürfnis *s*: need, want; **leibliches ~** viscerogenic need; **primäres ~** primary need; **reaktives ~** secondary need; **sekundäres ~** secondary need.

Bedürfnisbesetzung *w*: need cathexis.

beeinflussen: influence.

beeinträchtigen: impair, disable, compromise.

Beeinträchtigung *w*: impairment.

beenden: end, terminate.

Beendigung *w*: termination, terminalization, terminaison.

beengend: oppressive.

Beere *w*: berry.

beerenförmig: berry-shaped.

Befall *m*: invasion.

befallen: 1. (vb) infest, attack; 2. (adj) infested.

befangen: disconcerted, timid.

Befehlsautomatismus *m*: command automatism.

befestigen: 1. attach, fasten, fix; 2. **erneut** ~ reattach.

Befestigung *w*: fixation, anchoring, pexia.

befeuchten: damp, moisten, sprinkle.

Befeuchtung *w*: humidification, humectation.

Befinden *s*: condition, state.

befolgen: comply.

befragen: interview, ask.

Befragung *w*: interview, survey.

Befragungsmethode *w*: survey method.

befreien: disengage.

befriedigen: satisfy.

Befriedigung *w*: satisfaction.

befruchten: fertilize, fecundate, seminate.

befruchtet: 1. fertilized; 2. **nicht** ~ unfertilized.

Befruchtung *w*: 1. insemination, fertilization, fecundation, ingravidation, semination, impregnation; **extrakorporale** ~ homologous extrauterine insemination; **künstliche** ~ artificial insemination [*abbr*] AI; 2. **nach der** ~ epigamous.

Befund *m*: 1. finding; **klinischer** ~ clinical finding; **mikroskopischer** ~ microscopic picture; 2. **ohne** ~ Abk. **o. B.** nothing abnormal detected [*abbr*] NAD.

begabt: gifted.

Begattung *w*: mating, pairing.

Begbie-Krankheit *w*: Begbie's disease.

begeißelt: flagellate, flagellated.

Begeisterung *w*: rapture.

Begierde *w*: desire.

Beginn *m*: start, onset; **akuter** ~ rapid onset.

beginnen: begin, start.

beginnend: incipient, beginning.

Begleitarthritis *w*: enteropathic reactive arthritis.

Begleitdiarrhö *w*: parenteral diarrhea.

Begleiteffekt *m*: associated affect, accompanying effect.

begleiten: accompany.

begleitend: concomitant, comitant.

Begleiterkrankung *w*: accompanying illness, associated disease.

Begleitgefäß *s*: comes.

Begleitinfektion *w*: coinfection.

Begleitpsychose *w*: associated psychosis.

Begleitschielen *s*: concomitant strabismus, concomitant squint, comitant squint, mechanical strabismus, muscular strabismus.

Begleitschwitzen *s*: synhidrosis.

Begleitsensation *w*: concomitant sensation.

Begleitstimmen: auditory hallucinations.

Begleitsymptom *s*: accessory symptom, concomitant symptom.

Begreifen *s*: apprehension.

begrenzen: limit, flank.

Begrenzung *w*: limitation, boundary.

Begrenzungsblende *w*: limiting slit.

begrifflich: conceptual.

Béguez-César-Anomalie *w*: Béguez César disease.

Begutachtung *w*: expert appraisement.

behaart: haired, pilose, crinose.

Behaarung *w*: hairiness, hair coat, pelage; **abnorm starke** ~ excessive hairiness, polytrichia.

Behälter *m*: container, tank.

behandelbar: medicable.

behandeln: 1. treat, remedy, physic, manage, leech; 2. **antiseptisch** ~ antisepticize; **mit Oxalsäure** ~ oxalate; **unsachgemäß** ~ mismanage.

Behandlung *w*: treatment, therapy, cure, management, remedy; **abwartende** ~ expectant treatment; **ärztliche** ~ medical treatment; **ambulante** ~ outpatient care; **empirische** ~ empiric therapeutics; **körperliche** ~ somatotherapy; **medikamentöse** ~ pharmacotherapy, medication; **medizinische** ~ medical treatment, iatreusis; **palliative** ~ palliative treatment, alleviating treatment; **rationale** ~ rational treatment; **spezifische** ~ specific treatment; **symptomatische** ~ symptomatic treatment.

Behandlungsbad *s*: exercise pool.

Behandlungsdauer w: treatment duration.
Behandlungsmethode w: procedure.
Behandlungspflicht w: obligation to treatment.
Behandlungsplan m: treatment plan.
Behandlungstisch m: treatment table.
Behandlungszimmer s: consulting room, treatment room.
Behauptung w: assertion.
Behaviorismus m: behaviorism, behavioristic psychology.
Behçet-Syndrom s: Behçet syndrome, cutaneomucouveal syndrome, oculobuccogenital syndrome.
behelfsmäßig: temporary, makeshift.
Behensäure w: behenic acid.
beherrschen: master.
Beherrschung w: mastery.
behindern: 1. hinder, handicap, retard; 2. **körperlich** ~ disable.
behindert: 1. disabled, handicapped; 2. **geistig** ~ mentally handicapped, retardate.
Behinderter m: disabled person, handicapped.
Behinderung w: disability, handicap, retardation; **geistige** ~ mental handicap, mental retardation; **körperliche** ~ physical disability, physical handicap; **schwere** ~ severe disability, major disability.
Behinderungsbewältigung w: handicap management.
Behn-Rorschach-Test m: Rorschach-Behn test.
Behr-Krankheit w: Behr's disease.
beidhändig: bimanual, ambidextrous.
Beidhändigkeit w: ambidexterity, ambidextrality.
beidohrig: binaural, binotic.
Beifuß m: artemisia, mugwort.
Beigel-Krankheit w: Beigel's disease, white piedra, chignon.
Beigeschmack m: savor, off-flavor.
Beikost w: beikost, supplementary food.
Bein s: leg, pelvic limb; **geschwollenes** ~ swollen leg; **künstliches** ~ artificial lower leg.
Beingeschwür s: ulcer of the leg, varicose ulcer.

Beingips m: leg plaster.
Beinödem s: edema of the leg; **orthostatisches** ~ hypostatic congestion.
Beinprothese w: artificial lower leg, pylon.
Beinschiene w: leg splint.
Beinstütze, metallene w: patten.
Beinverkürzung w: shortening of the leg.
Beinvorfall m: footling presentation.
Bein-zu-Bein-Lappen m: cross-leg flap.
Beischlaf m: coitus, intercourse, venery.
Beispiel s: example.
beißen: bite.
beißend: biting, pungent.
Bejel s: bejel, nonvenereal syphilis.
Bekämpfung w: control.
Békésy-Audiogramm s: self-recording audiogram.
Békésy-Audiometrie w: Békésy's audiometry.
Békésy-Hörtheorie w: Békésy's theory.
beklemmend: oppressive.
Beklemmung w: oprression, constriction.
Belästigung w: molestation.
Belag m: coat, film, fur.
Belastbarkeit w: capacity, working stress, endurance.
belasten: stress, strain, load.
belastend: stressful.
belastet: stressed, tainted.
Belastung w: stress, strain, exertion, load; **erbliche** ~ hereditary taint; **körperliche** ~ physical stress; **linksventrikuläre** ~ left ventricular strain; **mechanische** ~ mechanical stress; **psychische** ~ mental stress; **rechtsventrikuläre** ~ right ventricular strain.
Belastungsalbuminurie w: exercise albuminuria, stress albuminuria.
Belastungsangina w: exertion angina, angina of effort.
Belastungsbruch m: strain fracture.
Belastungsdeformität w: stress deformity.
Belastungsdyspnoe w: dyspnea on exertion [abbr] DOE, exertional dyspnea.
Belastungs-EKG s: exercise test, exercise tolerance test.

Belastungsfraktur *w*: stress fracture.

Belastungsinkontinenz *w*: stress incontinence.

Belastungsprobe *w*: tolerance test.

Belastungsproteinurie *w*: exercise proteinuria, effort proteinuria, athletic proteinuria.

Belastungsrhabdomyolyse *w*: exertional rhabdomyolysis.

Belastungssituation *w*: stress situation.

Belastungssyndrom, psychisches *s*: posttraumatic stress disorder.

Belastungstest *m*: stress test.

beleben: 1. vitalize, animate; 2. **neu** ~ revitalize.

belebend: cordial.

belebt: animate.

Belebung *w*: animation, vivification.

Belegkrankenhaus *s*: open hospital.

Belegung *w*: occupancy.

Belegungsrate *w*: hospital occupancy percentage.

Belegzelle *w*: acid cell, delomorphous cell.

beleuchten: illuminate, light.

Beleuchtung *w*: illumination, lighting; **direkte** ~ direct illumination, surface illumination.

Belichtung *w*: exposure.

Belichtungsautomat *m*: automatic exposure timer.

Belichtungsmesser *m*: lightmeter.

Belichtungstabelle *w*: exposure chart, exposure table.

Belichtungswerte: exposure data.

Belichtungszeit *w*: exposure time.

beliefern: deliver, supply.

Belladonna *w*: belladonna, deadly nightshade, dwale.

Belladonnin *s*: belladonnine.

Bell-Delirium *s*: Bell's delirium, Bell's mania.

bellen: bark.

Bellhusten *m*: barking cough.

Bell-Lähmung *w*: Bell's palsy, Bell's paralysis, idiopathic facial paralysis, facial palsy.

Bell-Magendie-Gesetz *s*: Bell-Magendie law.

Bell-Manie *w*: Bell's mania.

Bell-Spasmus *m*: facial spasm.

Bell-Zeichen *s*: Bell sign.

belohnen: reward.

Belohnung *w*: reward.

Belonoskiaskopie *w*: belonoskiascopy.

belüften: air.

Belüftung *w*: aeration, air supply.

Bemegrid *s*: bemegride.

Bemetizid *s*: bemetizide.

benachbart: adjunct, adjoin, neighboring, near [*abbr*] nr.

Benactyzin *s*: benactyzine.

Bence-Jones-Eiweißkörper *m*: Bence Jones protein.

Bence-Jones-Körperchen: Bence Jones bodies, Trousseau-Lallemand bodies.

Bence-Jones-Zylinder *m*: Bence Jones cylinder.

Bencyclan *s*: bencyclane.

Bender-Gestalttest *m*: Bender visual motor gestalt test.

Bendroflumethiazid *s*: bendroflumethiazide, bendrofluazide, benzydroflumethiazide.

Bends: bends.

benebelt: muzzy.

Benedek-Reflex *m*: Benedek's reflex.

Benedikt-Glukoseprobe *w*: Benedict's method.

Benedikt-Syndrom *s*: Benedikt syndrome, inferior red nucleus syndrome, tegmental mesencephalic paralysis.

benehmen: behave, conduct.

Benehmen *s*: behavior.

Benethamin-Penizillin *s*: benethamine penicillin G.

Benfotiamin *s*: benfotiamine.

Bengalrosa *s*: bengal rose.

benigne: benign, innocent.

Béniqué-Sonde *w*: Béniqué sound.

Bennett-Körperchen: Bennett's corpuscles.

Bennett-Krankheit *w*: Bennett's disease.

Bennett-Luxationsfraktur *w*: Bennett's fracture.

benötigen: need.
Benommenheit *w*: dizziness, stupor, obnubilation.
Benorilat *s*: benorilate.
Benorteron *s*: benorterone.
Benperidol *s*: benperidol.
Benproperin *s*: benproperine.
Benserazid *s*: benserazide.
Bensley-Granula: Bensley specific granules.
Benson-Krankheit *w*: Benson's disease, asteroid hyalosis.
Bensulfamid *s*: bensulfamide.
Bensylytum *s*: bensylytum.
Bentiamin *s*: bentiamine.
Bentiromid *s*: bentiromide.
Bentonit *s*: bentonite.
Bentonitemulsion *w*: bentonite magma.
Bentonit-Flockungsreaktion *w*: bentonite test.
Benton-Test *m*: Benton visual retention test.
Benutzer: user.
Benutzerfreundlichkeit *w*: user friendliness.
Benzaldehyd *s*: benzaldehyde.
Benzalkoniumchlorid *s*: benzalkonium chloride.
Benzanthrazen *s*: benzanthracene.
Benzaron *s*: benzarone.
Benzathin-Benzylpenizillin *s*: benzathine benzylpenicillin.
Benzathin-Penicillin G: penicillin G benzathine, benzathine penicillin G.
Benzatropin *s*: benzatropine, benztropine.
Benzatropini methansulfonas: benztropine mesylate.
Benzbromaron *s*: benzbromarone.
Benzchlorpropamid *s*: beclamide.
Benzen *s*: benzene.
B-Enzephalitis, japanische *w*: Japanese B encephalitis.
B-Enzephalitis-Virus, japanischer *m*: Japanese B Encephalitis virus [*abbr*] JBE.
Benzestrol *s*: benzestrol.
Benzethamin-Penizillin *s*: benzethamine penicillin.

Benzethoniumchlorid *s*: benzethonium chloride.
Benzhexol *s*: benzhexol hydrochloride, trihexyphenidyl hydrochloride.
Benzhydril *s*: benzhydryl.
Benzidin *s*: benzidine.
Benzidinprobe *w*: benzidine test, Schumm's test.
Benzilat *s*: benzilate.
Benzilonbromid *s*: benzilonium bromide.
Benzimidazol *s*: benzimidazole.
Benzindamin *s*: benzindamine.
Benziodaron *s*: benziodarone.
Benzocain *s*: benzocaine.
Benzochinon *s*: benzoquinone.
Benzochinonchlorid *s*: benzoquinonium chloride.
Benzoctamin *s*: benzoctamine.
Benzodepa *s*: benzodepa.
Benzodiazepin *s*: benzodiazepine.
Benzodioxamtest *m*: benzodioxam test.
Benzodioxan *s*: benzodioxan.
Benzoesäure *w*: benzoic acid.
Benzoesäurerest *m*: benzoyl.
Benzoeschmalz *s*: benzoinated lard.
Benzoin *s*: benzoin.
Benzoinharz *s*: benzoin resin.
Benzol *s*: benzene.
Benzolring *m*: benzene ring.
Benzolvergiftung *w*: benzene poisoning, benzolism.
Benzonatat *s*: benzonatate.
Benzopurpurin *s*: benzopurpurin, ozamin.
Benzopyrin *s*: benzopyrine.
Benzothiazidinderivat *s*: benzothiadiazide.
Benzoxoniumchlorid *s*: benzoxonium chloride.
Benzoyl *s*: benzoyl.
Benzoylaminoessigsäure *w*: benzoylaminoacetic acid.
Benzoylecgonin *s*: benzoylecgonine.
Benzoylglukuronsäure *w*: benzoylglucuronic acid.
Benzoylperoxid *s*: benzoyl peroxide.
Benzoylwasserstoff *m*: benzoyl hydride.
Benzpyren *s*: benzpyrene, benzopyrene.

Benzpyriniumbromid *s*: benzpyrinium bromide.

Benzquinamid *s*: benzquinamide.

Benzthiazid *s*: benzthiazide.

Benztraubensäure *w*: pyroracemic acid.

Benzydamin *s*: benzydamine.

Benzydiamin *s*: benzydiamine.

Benzylalkohol *m*: benzyl alcohol, phenylcarbinol.

Benzylamin *s*: benzyl amine.

Benzylbenzoat *s*: benzyl benzoate.

Benzylbromid *s*: benzyl bromide.

Benzylpenizillin *s*: benzylpenicillin.

Benzylradikal *s*: benzyl.

Benzylsuccinat *s*: benzyl succinate.

beobachten: observe.

Beobachter *m*: observer; **teilnehmender** ~ participant-observer.

Beobachtung *w*: observation.

Beobachtungsbogen *m*: treatment chart.

Beobachtungsverfahren *s*: observation procedure.

Bephenium *s*: bephenium.

BERA Abk. **Brainstem-evoked-response-Audiometrie** *w*: brainstem evoked response audiometry [*abbr*] BSER.

Béraneck-Tuberkulin *s*: Béraneck's tuberculin.

Berardinelli-Syndrom *s*: Berardinelli syndrome, Seip syndrome.

beraten: counsel, advise, consult.

Berater *m*: counselor, adviser.

Beratung *w*: counseling, consultation, guidance; **genetische** ~ genetic counseling; **klientenzentrierte** ~ nondirective counseling; **nicht-direktive** ~ nondirective counseling.

Beratungsstelle *w*: counseling center.

Berberin *s*: berberine, umbellatine.

Berberinsulfat *s*: berberine bisulfate.

berechnen: calculate, (fee) charge.

Berechnung *w*: calculation.

Bereich *m*: region, range, site, sector, area, width; **antigener** ~ antigenic site; **dynamischer** ~ dynamic range; **flankierender** ~ flanking region; **homologer** ~ homol-

ogy region; **hypersensibler** ~ hypersensitive site; **katalytischer** ~ catalytic site; **konstanter** ~ constant region.

bereit: ready.

Bereitschaft *w*: readiness, disposition, set.

Bereitschaftstasche *w*: medical case.

Bergarbeiternystagmus *m*: miners' nystagmus.

Bergarbeiterpneumokoniose *w*: melanedema, black phthisis.

Bergarbeiterstaublunge *w*: black lung.

bergen: salvage, rescue.

Berger-Effekt *m*: Berger effect.

Berger-Nephropathie *w*: Berger's disease.

Berger-Rhythmus *m*: Berger's rhythm, alpha rhythm.

Berggur *w*: diatomite.

Bergmann-Inzision *w*: Bergmann's incision.

Bergmannslunge *w*: bituminosis.

Bergonié-Tribondeau-Gesetz *s*: Bergonié-Tribondeau law.

Bergstrand-Syndrom *s*: osteoid osteoma.

Berg- und Talbahn-Syndrom *s*: roller coaster effect.

Bergungsarbeit *w*: rescuework.

Bergungsweg *m*: salvage pathway.

Bergwohlverlei: wolfsbane.

Beriberi *w*: beriberi, dietetic neuritis, endemic neuritis, endemic polyneuritis, kakke; **feuchte** ~ wet beriberi, wet dropsy; **trockene** ~ dry beriberi, atrophic beriberi, paralytic beriberi.

Bericht *m*: report, reporting, record.

berichten: report.

Berkefeld-Filter *m*: Berkefeld's filter.

Berkelium *s* Abk. **Bk**: berkelium [*abbr*] Bk.

Berkow-Tabelle *w*: Berkow scale.

Berliner-Blau-Reaktion *w*: Berlin-blue reaction.

Berlin-Netzhauttrübung *w*: Berlin's disease.

Berliner Schuh *m*: ankle-foot orthosis [*abbr*] AFO.

Berloque-Dermatitis *w*: berlock dermatitis.

Bernard-Soulier-Syndrom *s*: Bernard-Soulier syndrome.

Bernard-Syndrom *s*: Bernard syndrome.

Bernard-Zuckerstich *m*: Bernard's puncture, diabetic puncture.

Bernhardt-Roth-Krankheit *w*: Bernhardt-Roth disease.

Bernheim-Syndrom *s*: Bernheim syndrome.

Bernstein *m*: amber.

Bernsteinsäure *w*: succinic acid, ethanedicarboxylic acid.

Bernsteinsäuremonobenzylester *m*: benzyl succinate.

Berstungsbruch *m*: bursting fracture, tuft fracture.

Bertin-Band *s*: Bertin's ligament, iliofemoral ligament.

Bertin-Knöchelchen *s*: Bertin's bone.

Bertolotti-Syndrom *s*: Bertolotti syndrome.

berühren: touch, contact.

Berührung *w*: touch, contact.

Berührungs-: tactual.

Berührungsangst *w*: haptophobia.

Berührungsempfindlichkeit, erniedrigte *w*: tactile hypoesthesia.

Berührungsfläche *w*: interface.

Berührungsreflex *m*: tactile reflex.

berührungsschmerzhaft: tender.

Berührungsschmerzhaftigkeit *w*: tenderness.

Beruf *m*: occupation, profession.

beruflich: vocational.

Berufs-: occupational, industrial.

Berufsdermatose *w*: industrial dermatosis, occupational dermatosis, occupational eczema.

Berufskrankheit *w*: occupational disease.

Berufspsychologie *w*: vocational psychology.

Berufsstigma *s*: professional stigma.

Berufsunfähigkeit *w*: disablement.

Berufsunfall *m*: occupational accident, industrial accident.

Berufsvereinigung *w*: professional corporation [*abbr*] Pc.

beruhigen: pacify, quiet, calm.

beruhigend: sedative, calmative, depressant, abirritant, contrastimulant.

Beruhigungsmittel *s*: tranquilizer, torpent, pacifier, sedative, calmative, ataractic.

Beruhigungsmittelanwendung *w*: contrastimulism.

Berylliose *w*: berylliosis.

Beryllium *s* Abk. **Be**: beryllium [*abbr*] Be.

Berylliumfenster *s*: beryllium window.

Berylliumgranulomatose *w*: Salem sarcoidosis.

Berylliumkrankheit *w*: berylliosis.

Beschäftigungskrampf *m*: occupation spasm, occupational cramp, professional cramp, craft spasm, professional spasm, functional spasm.

Beschäftigungsneurose *w*: occupational neurosis, professional neurosis, craft neurosis.

Beschäftigungstherapie *w*: occupational therapy [*abbr*] OT, ergotherapy, work therapy.

Beschaffenheit *w*: nature, condition, state, property; **alkalische** ~ alkalinity; **milchartige** ~ lactescence; **venöse** ~ venosity.

beschallen: sonicate.

Beschallung *w*: sonication.

Bescheinigung *w*: certificate, certification.

beschicken: coat.

Beschicken *s*: plating.

beschießen: bombard.

beschirmen: screen.

beschleunigen: accelerate.

Beschleuniger *m*: accelerator.

Beschleunigung *w*: acceleration.

Beschleunigungskonstante *w*: gravitational constant, Newtonian constant.

Beschleunigungstrauma *s*: acceleration concussion.

beschmutzen: soil, foul.

beschneiden: circumcise, pare.

Beschneidung *w*: circumcision.

beschränken: restrict, limit.

Beschränkung *w*: restriction, limit.

Beschreibung w: description.
Beschwerden: complaints.
beschweren: complain.
beseitigen: remove.
Beseitigung w: removal.
Besenreiservarizen: spider-burst.
Besessenheit w: obsession.
besetzen: occupy, cathect.
Besetzung w: occupation, (psychoanalysis) cathexis; **regressive** ~ retroactive cathexis.
Besetzung der Bindungsstelle: occupation of binding site.
besiedeln: colonize, inhabit.
Besiedelung w: colonization.
Besnier-Boeck-Schaumann-Syndrom s: Besnier-Boeck disease, Boeck's disease, Schaumann's disease, sarcoidosis.
Besnier-Prurigo m: Besnier's prurigo, flexural prurigo.
besorgt: anxious, worried, afraid.
bessern: improve.
Besserung w: improvement.
beständig: stable, steady, fast.
Beständigkeit w: fastness, steadiness.
bestätigen: 1. verify, confirm, certify; 2. **nicht** ~ disconfirm.
Bestätigung w: verification, confirmation.
Bestätigungstest m: confirmation test.
bestäuben: dust.
Bestandteil m: component, compound, constituent, ingredient.
Bestattung w: funeral.
Besteck s: set.
Bestellpraxissystem s: appointment system.
Bestialität w: bestiality.
bestimmen: determine, estimate.
bestimmbar: determinable.
Bestimmung w: determination, destination.
Bestimmung der osmotischen Erythrozytenresistenz w: osmotic fragility test.
Bestimmung des Schädel-Becken-Verhältnisses: cephalopelvimetry.
Best-Karminfärbung w: Best's carmine

stain.
Best-Krankheit w: Best disease, vitelliform macular degeneration.
bestrahlen: irradiate, radiate.
Bestrahlung w: irradiation, radiation treatment; **interstitielle** ~ interstitial irradiation, interstitial radiotherapy; **intrakavitäre** ~ intracavitary irradiation; **protrahierte** ~ protracted irradiation.
Bestrahlungsfeld s: irradiation field.
Bestrahlungsfolge w: radiation sequela.
Bestrahlungsplanung w: radiotherapy planning.
Bestrahlungstubus m: treatment cone.
Bestreuung w: inspersion.
Beta-Alkoholismus m: beta alcoholism.
Beta-Amylase w: β-amylase.
Betablocker m: beta-blocker.
Betacaroten s: betacarotene.
betätigen: operate.
Betätigung w: operation.
betäuben: anesthetize, narcotize, analgecize, stupefy, stun.
betäubend: stupefactive, stupefacient.
Betäubung w: anesthesia, narcotization, stupefaction, stupor.
Betäubungsmittel s: analgetic, narcotic, stupefacient.
Beta-Galactosidase w: β-galactosidase.
Betahistin s: betahistine.
Betahistinhydrochlorid s: betahistine hydrochloride.
Betain s: betaine, oxyneurine, lycine, trimethylglycocoll.
Beta-Indihydrogencitrat s: carboxymethyltrimethylammoniumdihydrogenc itrat.
Beta-Laktamantibiotikum s: β-lactam antibiotic.
Beta-Laktamase w: β-lactamase.
Betamethason s: betamethasone.
Betamethasonazetat s: betamethasone acetate.
Betamethasonnatriumphosphat s: betamethasone sodium phosphate.
beta-Propiolakton s: β-propiolactone.
Beta-Rezeptor m: beta-adrenergic recep-

tor.

Beta-Rezeptorenblocker *m*: beta blocker, beta-adrenergic antagonist.

betasten: finger.

Betasten *s*: fingering.

Betastrahlung *w*: beta radiation.

Betateilchen *s*: beta particle.

Betatron *s*: betatron.

Betaxolol *s*: betaxolol.

Betazelle *w*: beta cell, B cell; **künstliche** ~ artificial beta cell.

Betazismus *m*: betacism.

Betazol *s*: betazole.

Betazolhydrochlorid *s*: betazole hydrochloride, gastramine.

beteiligen: involve, implicate.

Beteiligung *w*: involvement, participation.

Betelnuß *w*: betel nut.

Bethanecholchlorid *s*: bethanechol chloride.

Bethanidin *s*: bethanidine.

Betonung *w*: accentuation; **präsystolische** ~ presystolic accentuation.

betrachten: view, regard.

Betrachtungsabstand *m*: observation distance.

Betrachtungskasten *m*: viewing box.

betreiben: operate.

betreuen: care.

Betreuung *w*: care; **fachärztliche** ~ secondary care.

Betrieb *m*: operation.

Betriebsarzt *m*: factory physician.

Betriebspsychologie *w*: industrial psychology.

betrunken: drunk, inebriated, ebrious, stoned.

Bett *s*: bed.

Bettenausnutzung *w*: bed utilization.

Bettenbedarf *m*: bed requirement.

Bettenbelegung *w*: bed occupancy.

Bettenbestand *m*: bed count.

Bettendorff-Arsennachweis *m*: Bettendorff's test.

Bettenkapazität *w*: bed capacity.

Bettenplan *m*: bed plan.

Bettenschleuse *w*: light lock.

Bettenzentrale *w*: bed centre.

Bettkasten *m*: cradle.

bettlägrig: bedfast, bedridden.

Bettlägrigkeit *w*: confinement.

Bettnässen *s*: bedwetting, enuresis.

Bettpfanne *w*: bedpan.

Bettruhe *w*: bed rest.

Bettwanze *w*: bedbug, chinch.

betupfen: swab.

Betz-Riesenzellen: Betz cells, Bevan-Lewis cells, giant pyramidal cell.

Beugefalte *w*: flexion crease, flexure line.

Beugekontraktur *w*: flexion contracture.

beugen: inflect, flex, diffract.

Beugereflex *m*: flexion reflex, flexor reflex.

Beugesehne *w*: flexor tendon.

Beugung *w*: diffraction, flection, flexion.

Beugungsmuster *s*: diffraction pattern.

Beule *w*: boil, boss, bouton, bump, button, dent.

Beulenpest *w*: bubonic plague, glandular plague, black death.

beurteilen: judge, estimate.

Beurteiler *m*: rater.

Beurteilter *m*: ratee.

Beurteilung *w*: judgement, assessment.

Beurteilungskriterium *s*: criterion of assessment.

Beurteilungsskala *w*: rating scale.

Beurteilungssystem *s*: rating scale.

Beutel *w*: bag, bursa.

Bevölkerung *w*: population.

Bevölkerungseinstellung *w*: population attitude.

Bevölkerungsentwicklung *w*: demographic development.

Bevölkerungsnullwachstum *s*: zero population growth [*abbr*] zpg.

Bevölkerungspyramide *w*: population pyramid.

Bevölkerungsrückgang *m*: population decline.

Bevölkerungsstatistik *w*: population statistics.

Bevölkerungsstillstand *m*: zero population growth.

Bevölkerungsstruktur *w*: demographic structure.

Bevölkerungsstudie *w*: population study.

Bevölkerungsverteilung *w*: population distribution.

Bevölkerungswachstum *s*: population growth.

Bevölkerungswachstumsrate *w*: population growth rate.

Bevölkerungswanderung *w*: population migration.

Bewältigungsverhalten *s*: coping behavior.

bewahren: preserve.

bewegen: move, agitate.

beweglich: 1. ambulatory [*abbr*] amb, mobile, motile, movable, locomotive, nimble; 2. abnorm ~ flail.

Beweglichkeit *w*: motility, mobility; **abnorme** ~ abnormal motility, acrocinesia; **eingeschränkte** ~ decreased excursion.

Bewegung *w*: 1. movement, motion; **abwärtsgerichtete** ~ downward movement; **amöboide** ~ ameboid movement, streaming movement; **aufwärtsgerichtete** ~ upward movement; **choreatiforme** ~ choreiform movement, jumps; **gerichtete** ~ directed movement; **intentionale** ~ intention movement; **körperliche** ~ exercise; **lichtinduzierte** ~ photokinesis; **passive** ~ passive movement; **rasche** ~ rapid motion, mication; **ruckartige** ~ saccadic movement; **sakkadenartige** ~ saccadic movement; **segmentale** ~ segmental motility; **spontane** ~ spontaneous movement; **unwillkürliche** ~ involuntary movement, forced movement; **willkürliche** ~ voluntary movement, active movement; 2. **eine** ~ **auslösend** motofacient.

Bewegung gegen Widerstand: resistive movement.

Bewegungsablauf, komplexer *m*: complex movement.

Bewegungsantrieb *m*: motor impulse, motor drive.

Bewegungsapparat *m*: locomotor apparatus.

Bewegungsautomatismus *m*: automatic movement.

Bewegungsbestrahlung *w*: moving-field therapy.

Bewegungsbild *s*: motor image.

Bewegungshalluzination *w*: kinesthetic hallucination.

bewegungshemmend: depressomotor.

Bewegungskrankheit *w*: motion sickness, kinetosis.

Bewegungslehre *w*: kinematics.

Bewegungsstörung *w*: movement disorder; **choreatiforme hysterische** ~ hysterical chorea.

Bewegungstherapie *w*: kinesiotherapy, kinesitherapy, kinetotherapy, kinesiatrics, exercise therapy, cinesitherapy; **konzentrative** ~ concentrative movement therapy.

Bewegungstremor *m*: attitudinal tremor; **leichter** ~ minipolymyoclonus.

Bewegungsunruhe *w*: akathisia.

Bewegungswahrnehmung *w*: motion perception.

bewehrt: armed.

Beweis *m*: proof, evidence, argument.

bewerten: evaluate, assess, rate.

Bewertung *w*: evaluation, valuation, evaluation, rating.

Bewertungsziffer *w*: score.

bewirken: effect.

bewußt: conscious, aware.

bewußtlos: unconscious.

Bewußtlosigkeit *w*: unconsciousness, blackout.

bewußtlos werden: faint.

Bewußtsein *s*: consciousness, awareness, recognition; **alternierendes** ~ alternating consciousness; **doppeltes** ~ coconsciousness, double consciousness; **kollektives** ~ collective consciousness.

Bewußtseinsbeeinträchtigung *w*: semicoma.

Bewußtseinseinengung *w*: limited consciousness.

Bewußtseinsspaltung *w*: coconsciousness, double consciousness.

Bewußtseinstrübung *w*: clouding of consciousness, clouding of sensorium, obtundation, mental fog.

Bewußtseinsveränderung *w*: altered consciousness.

Bewußtseinsverlust *m*: loss of conciousness.

Bewußtseinszustand *m*: state of consciousness.

Bezafibrat *s*: bezafibrate.

Bezeichnung *w*: denotation, name.

beziehen: refer.

Beziehung *w*: relation, relationship; **lineare** ~ linear relationship; **topographische** ~ topographic relationship; **zwischenmenschliche** ~ interpersonal relationship.

Beziehungsidee *w*: idea of reference, referential idea.

Beziehungswahn *m*: beziehungswahn, delusion of reference.

Bezirk *w*: site, zone.

Bezoar *m*: bezoar, gastrolith.

Bezold-Jarisch-Reflex *m*: Bezold-Jarisch reflex.

Bezold-Mastoiditis *w*: Bezold's mastoiditis, Bezold's abscess.

Bezugnahme *w*: reference.

Bezugsgruppe *w*: reference group.

Bezugsperson *w*: reference person.

Bezugspunkt *m*: anchorage.

Bezugssystem *s*: reference system.

Bezugswert *m*: relative value.

B-Faser *w*: B fiber.

B-Galle *w*: B-bile.

BHR Abk. **Bauchhautreflex** *m*: abdominal cutaneous reflex.

Bi Abk. **Bismutum** *s*: bismuth [*abbr*] Bi.

bi-: bi-.

Bialamicolhydrochlorid *s*: bialamicol hydrochloride.

Bialbuminämie *w*: bisalbuminemia.

Bial-Pentoseprobe *w*: Bial's test, pentose test.

Bial-Reagens *s*: Bial's reagent.

biartikulär: biarticular, diarticular, diarthric.

Bias: bias, biased sample.

Biaster *m*: amphiaster.

biaurikulär: biauricular.

biaxial: biaxial.

biaxillär: bisaxillary.

Biberbohrer *m*: beaver bur.

Biber-Haab-Dimmer-Krankheit *w*: Biber-Haab-Dimmer dystrophy.

Bibliotherapie *w*: bibliotherapy.

Bibrocathol *s*: bibrocathol.

Bichat-Fettpropf *m*: Bichat's fatty body of the cheek, Bichat's fat pad, fatty ball, adipose body, sucking pad, suctorial pad.

Bichel-Bing-Harboe-Syndrom *s*: Bing-Neel syndrome.

Bichromat *s*: dichromate.

Bidaktylie *w*: bidactyly.

Bidder-Remak-Ganglion *s*: Bidder's ganglion.

Bidermom *s*: bidermoma.

bidirektional: bidirectional.

Biedl-Syndrom *s*: Bardet-Biedl syndrome.

Biegeelastizität *w*: flexure.

biegen: bend, inflect, crook.

Biegungsfraktur *w*: bending fracture.

Bielschowsky-Methode *w*: Bielschowsky's method.

Bielschowsky-Syndrom *s*: Bielschowsky's disease.

Biemond-Syndrom *s*: Biemond syndrome.

Bienengift *s*: bee venom, apisin.

Bienengiftbehandlung *w*: apiotherapy, melissotherapy.

Bienenstich *m*: bee sting.

Bienenwabe *w*: honeycomb.

Bienenwachs *m*: beeswax.

Bierherz *s*: beer heart.

Bier-Hyperämie *w*: Bier's passive hyperemia.

Bier-Lokalanästhesie *w*: Bier's local anesthesia.

Biermer-Anämie *w*: Biermer's anemia.

Bier-Nackenzeichen *s*: Bier's nack sign.

Bier-Venenanästhesie *w*: Bier's block.

Bietamiverin *s*: bietamiverine.

Biett-Collarette *w*: Biett's collar.

Biett-Krankheit *w*: Biett's disease.

Bifaktorenanalyse *w*: bifactorial analysis.

bifaszikulär: bifascicular.

Bifidobacterium *s*: bifidobacterium.

bifokal: bifocal.

Bifokalbrille *w*: bifocal spectacles, bifocals.

Bifonazol *s*: bifonazole.

Bifurkation *w*: bifurcation.

Bifurkationssyndrom *s*: Leriche syndrome.

Bigelow-Band *s*: Bigelow's ligament.

bigeminal: bigeminal.

Bigeminie *w*: bigeminy, bigeminia, bigeminal rhythm, bigeminal pulse, coupled pulse.

Bigeminus *m*: coupled beat.

Biggs-Test *m*: thromboplastin generation test [*abbr*] TGT.

Biguanid *s*: biguanide.

bikapsulär: bicapsular.

Bikarbonat *s*: bicarbonate, acid carbonate.

Bikarbonatämie *w*: bicarbonatemia, hyperbicarbonatemia.

Bikarbonatpuffer *m*: bicarbonate buffer.

Bikarbonatverlustsyndrom *s*: bicarbonate deficiency syndrome.

bikonkav: biconcave, concavoconcave.

Bikonkavlinse *w*: biconcave lens, concavoconcave lens.

bikonvex: biconvex, convexoconvex.

Bikonvexlinse *w*: biconvex lens.

Bikuspidalisierung *w*: bicuspidization.

Bikuspidalklappe *w*: bicuspidal valve.

bilateral: bilateral, ambilateral.

Bild *s*: image, picture; **falsches ~** false image; **klinisches ~** clinical picture, clinical presentation; **neurologisches ~** neurological picture; **optisches ~** optical image; **stereoskopisches ~** stereoscopic image; **virtuelles ~** direct image, virtual image, erect image; **visuelles ~** visual image, ocular image; **wirkliches ~** real image, true image, inverted image.

Bildanalyse *w*: image analysis.

Bild-Archiv-Kommunikations-System *s*: Picture Archiving and Communication System [*abbr*] PACS.

Bildauswertung *w*: image interpretation.

Bildbeeinflussung *w*: image processing.

Bildcharakter *m*: image characteristics.

Bilddauer *w*: picture duration, frame rate.

Bildebene *w*: image plane.

Bildelement *s*: pixel.

bilden: 1. form, produce; 2. **eine Scheide ~** vaginate.

bildend: formative.

Bildergänzungstest *m*: picture completion test.

Bilderleben, katathymes *s*: katathymic image perception.

Bildfrequenz *w*: frame speed.

bildgebend: imaging.

Bildgebung *w*: imaging; **dynamische ~** dynamic imaging.

Bildgröße *w*: image size.

Bildinterpretationstest *m*: picture interpretation test.

Bildkontrast *m*: image contrast.

Bildkontrastumfang *m*: image contrast range.

Bildmatrix *w*: image matrix.

Bildmatrixelement *s*: picture element, elementary area.

Bildpunkt *m*: image point, picture point, picture element.

Bildraum *m*: image space.

Bildrekonstruktion *w*: image reconstruction.

Bildschieber *m*: frame guide.

Bildsignal *s*: picture signal, video signal.

Bildspeicherung *w*: image storage.

Bildtest *m*: picture test.

Bildumkehr *w*: image reversal.

-bildung: -poiesis.

Bildung *w*: formation, production.

Bildungsstörung *w*: dyspoiesis.

Bildverarbeitung *w*: image processing.

Bildverstärker *m*: image intensifier.

Bildverstärkeraufnahme *w*: image intensifier photograph.

Bildverstärkerröhre *w*: image intensifier tube; **hochauflösende ~** high-resolution image-intensifier tube.

Bildverstärkung *w*: image amplification, image enhancement, image intensification.
Bildverteiler *m*: image distributor.
Bildwandler *m*: image converter.
Bildwiedergabe *w*: image reproduction.
Bilharzia *w*: bilharzia.
Bilharziom *s*: bilharzioma.
Bilharziose *w*: bilharziosis, bilharziasis, schistosomiasis.
biliär: biliary, bilious.
Biliansäure *w*: bilianic acid.
bilidigestiv: bilidigestive.
Biliflavin *s*: biliflavin.
Bilifuszin *s*: bilifuscin.
Bilin *s*: bilin.
biliös: bilious.
Bilirhachie *w*: bilirhachia.
Bilirubin *s*: bilirubin, bilirubinic acid; **direktes** ~ direct bilirubin; **indirektes** ~ indirect bilirubin; **konjugiertes** ~ conjugated bilirubin.
Bilirubinämie *w*: bilirubinemia.
Bilirubinkonzentration *w*: concentration of bilirubin; **erhöhte** ~ hyperbilirubinemia; **erniedrigte** ~ hypobilirubinemia.
Bilirubinurie *w*: bilirubinuria, biliuria.
Biliverdin *s*: biliverdin, biliverdinic acid.
Bilizyanin *s*: bilicyanin.
Billigung *w*: approval.
Billings-Ovulationsmethode *w*: cervical mucus method.
Billroth-Krankheit *w*: Billroth's disease.
Billroth-Operation *w*: Billroth's anastomosis, Billroth's operation.
Billroth-Syndrom *s*: Billroth's hypertrophy.
Bilobektomie *w*: bilobectomy.
bimanuell: bimanual.
bimaxillär: bimaxillary.
binär: binary.
binasal: binasal.
binaural: binaural, binauricular, binotic, diotic.
Binauralstethoskop *s*: binaural stethoscope, Cammann's stethoscope.
Binde *w*: bandage, bind, sling; **elastische** ~ elastic bandage, rubber bandage.

Bindegewebe *s*: connective tissue, soft tissue, interstitium; **elastisches** ~ elastic tissue; **embryonales** ~ embryonal connective tissue, mesenchyme; **interstitielles** ~ interstitial tissue, stroma; **pigmentiertes** ~ pigmented connective tissue; **retikuläres** ~ reticular tissue, reticulothelium; **straffes** ~ dense fibrous connective tissue.
Bindegewebsbildung *w*: desmoplasia, connective-tissue formation.
Bindegewebsentzündung *w*: inflammation of connective tissue [*abbr*] ICT, interstitial inflammation.
Bindegewebserkrankung *w*: connective tissue disease.
Bindegewebsfaser *w*: connective-tissue fiber.
Bindegewebsgrundsubstanz *w*: fibroglia.
Bindegewebsmakrophage *m*: fixed cell.
Bindegewebsnävus *m*: connective tissue nevus.
Bindegewebsscheide *w*: epivaginal connective tissue.
Bindegewebstumor *m*: soft tissue tumor, connective tumor.
Bindegewebszelle *w*: connective tissue cell, stroma cell, desmocyte; **reife** ~ fibrocyte.
Bindehaut *w*: conjunctiva.
Bindehautentzündung *w*: conjunctivitis.
Bindehautsack *m*: conjunctival sac.
Bindemittel *s*: binder.
binden: bind, ligate.
Bindenverband *m*: spica bandage.
Bindfaden *m*: string.
Bindung *w*: bind, binding, attachment, union, tie, bond; **emotionale** ~ emotional bond; **erniedrigte** ~ hypopexy; **hydrophobe** ~ hydrophobic bond; **libidinöse** ~ libidinal fixation; **mechanische** ~ mechanical bond; **soziale** ~ social tie.
Bindungsart *w*: kind of bond.
Bindungsenergie *w*: binding energy.
Bindungskapazität *w*: binding capacity.
Bindungskonstante *w*: binding constant, association constant.

Bindungsstelle *w*: binding site; **vakante ~** vacancy.

Bindungsverhalten *s*: bonding, attachment.

Binet-Simon-Intelligenztest *m*: Binet-Simon test.

Bing-Horton-Syndrom *s*: Bing syndrome.

Bing-Neel-Syndrom *s*: Bing-Neel syndrome.

Bing-Stimmgabelversuch *m*: Bing's test.

Bing-Zeichen *s*: Bing sign.

binokulär: binocular.

binokulär fixieren: bifixate, fixate binocularly.

Binokularmikroskop *s*: binocular microscope.

Binokularobjektiv *s*: binocular objective.

Binokularperimeter *s*: stereocampimeter.

Binokularsehen *s*: binocular vision.

Binominalverteilung *w*: binominal distribution.

Binswanger-Enzephalopathie *w*: Binswanger's encephalitis, chronic subcortical encephalitis, progressive subcortical encephalopathy, progressive subcortical gliosis.

Bio-: bio-.

Bioakkumulation *w*: bioaccumulation, bioconcentration, biomagnification, biologic magnification.

Bioassay *m*: biological assay.

bioaktiv: bioactive.

Bioblast *m*: bioblast.

Biochemie *w*: biochemistry; **pharmakologische ~** biochemical pharmacology.

biochemisch: biochemical.

Biocytin *s*: biocytin.

Biocytinase *w*: biocytinase.

Biodegradation *w*: biodegradation.

Biodialyse *w*: biodialysis.

Biodynamik *w*: biodynamics, vitodynamics.

bioelektrisch: bioelectric, electrobiologic.

Bioelektrizität *w*: bioelectricity.

Bioelektronik *w*: bioelectronics.

Bioenergetik *w*: bioenergetics.

Biörck-Syndrom *s*: Biörck syndrome, car-

cinoid syndrome.

Bioethik *w*: bioethics.

Biofeedback *s*: biofeedback.

Bioflavonoid *s*: bioflavonoid.

Biogas *s*: manure gas.

biogen: biogenic.

Biogenese *w*: biogenesis.

biogenetisch: biogenetic.

Biogenie *w*: biogenesis.

Biogeographie *w*: biogeography, chorology.

Biographie *w*: biography.

biohydraulisch: biohydraulic.

Biokatalysator *m*: biocatalyst.

Biokinetik *w*: biokinetics.

Bioklimatologie *w*: bioclimatics.

Biokompatibilität *w*: biocompatibility.

Biokybernetik *w*: biocybernetics.

Biologie *w*: biology.

biologisch: biological.

biologisch abbaubar: biodegradable.

biologisch falsch-positiv: biologic false positive [*abbr*] BFP.

Biolumineszenz *w*: bioluminescence.

Biolyse *w*: biolysis.

Biomasse *w*: biomass.

Biomaterial *s*: biomaterial.

Biomathematik *w*: biomathematics.

Biomechanik *w*: biomechanics, animal mechanisms.

Biomedizin *w*: biomedicine.

biomedizinisch: biomedical.

Biometrie *w*: biometry.

Biomikroskop *s*: biomicroscope.

Biomikroskopie *w*: biomicroscopy.

Biomphalaria *w*: biomphalaria.

Bionik *w*: bionics.

Bionomik *w*: bionomics, bionomy.

Biophage *m*: biophage.

Biopharmazie *w*: biopharmaceutics.

Biophotometer *s*: biophotometer.

Biophylaxie *w*: biophylaxis.

Biophysik *w*: biophysics.

Bioplasma *s*: bioplasma.

Biopolymer *s*: biopolymer.

Bioprothese *w*: bioprosthesis; **xenogene ~** xenograft bioprosthesis.

Biopsie w: biopsy; **endoskopische** ~ endoscopic biopsy; **heiße** ~ hot biopsy; **offene** ~ open biopsy.

Biopsiegerät s: biopsy apparatus.

Biopsielöffel m: biopsy cups.

Biopsiematerial s: biopsy material.

Biopsietechnik w: biopsy technique.

Biopsiezange w: biopsy forceps.

Biopterin s: biopterin.

bioptisch: bioptic.

Biorheologie w: biorheology.

Biorhythmus m: biorhythm, biologic rhythm, biocycle.

Biorhythmusänderung w: dischronation.

Biorückkoppelung w: biofeedback.

Bios s: bios.

Biose w: biose.

Bioskopie w: bioscopy.

Biosphäre w: biosphere, ecosphere.

Biostatik w: biostatics.

Biostatistik w: biostatistics, biometry, vital statistics.

Biosynthese w: biosynthesis.

Biot-Atmung w: Biot's breathing.

Biotaxis w: biotaxis.

Biotechnologie w: biotechnology, bioengineering, biomedical engineering.

Biotelemetrie w: biotelemetry.

Biotensid s: biosurfactant.

Biotherapie w: biotherapy.

Biotin s: biotin, bionic acid, vitamin H.

Biotinidase w: biotinidase.

Biotinidasemangel m: biotinidase deficiency.

biotisch: biotic.

Biotoxikologie w: biotoxicology.

Biotransformation w: biotransformation, metabolic activation.

Biotyp m: biotype.

Bioverfügbarkeit w: bioavailability, biological availability.

Biozyklus m: biocycle.

biparental: biparental, duoparental.

biparietal: biparietal.

Biperiden s: biperiden.

Biperidinlaktat s: biperidine lactate.

biphasisch: biphasic, diphasic.

Biphenamin s: biphenamine.

Biphenyl s: biphenyl; **polychloriertes** ~ Abk. **PCB** polychlorinated biphenyl [*abbr*] PCB.

bipolar: bipolar, dipolar.

Bipolarität w: bipolarity.

Bipotentialität w: bipotentiality.

Bird-Behandlung w: Bird's treatment.

Birkenteeröl s: birch tar oil.

Birkett-Hernie w: Birkett's hernia, synovial hernia.

Birnberg-Schleife w: Birnberg's bow.

birnenförmig: piriform.

Birrhinie w: birhinia.

Birutan s: rutin, phytomelin.

Bisacodyl s: bisacodyl.

Bisalbuminämie w: bisalbuminemia.

Bisbentiamin s: bisbentiamine.

Bischof-Myelotomie w: Bischof's myelotomy, commissural myelotomy.

Bisexualität w: bisexuality, ambisexuality.

bisexuell: bisexual, ambisexual.

Biskuitporzellan s: biscuit.

Bismutum Abk. **Bi**: bismuth [*abbr*] Bi.

1,4,-Bis-(5-phenoxazol-2yl)benzol s: POPOP.

Biß m: bite; **geschlossener** ~ closed bite, locked bite, overclosure; **offener** ~ open bite, nonocclusion.

Bißanalyse w: occlusal analysis.

Bißbild s: odontogram.

Bißebene w: occlusal plane.

Bißkraft w: biting strength.

Bißsperre w: locked occlusion.

Bißwunde w: bite wound.

Bistouri s: bistoury.

Bisulfat s: bisulfate, acid sulfate.

Bit s: binary digit [*abbr*] bit.

Bitartrat s: acid tartrate, hydrogen tartrate.

Bitegauge m: bitegauge.

bitemporal: bitemporal.

Bithionol s: bithionol.

Bitot-Flecke: Bitot's patches.

bitrochantär: bitrochanteric.

bitropisch: bitropic.

bitter-: bitter.

Bitter-: picro-.

Bitteresche *w*: quassia.
Bitterholz *s*: quassia wood.
Bitterkeit *w*: acrimony, acor.
Bitterstoffe: bitters, amara; **aromatische** ~ aromatic bitters.
Bittner-Virus *m*: Bittner milk factor.
Bitumen *s*: bitumen.
Bituminose *w*: bituminosis.
Biuret *s*: biuret.
Biuretreaktion *w*: biuret test.
bivalent: bivalent, divalent.
Bivalent *s*: bivalent.
biventrikulär: biventricular.
Bixin *s*: bixin.
bizentrisch: dicentric.
Bizepsreflex *m*: biceps reflex.
Bizzozero-Plättchen *s*: Bizzozero cell.
Bjerrum-Schirm *m*: Bjerrum scotometer, compimeter, tangent screen.
Bjerrum-Skotom *s*: Bjerrum scotoma.
Bjerrum-Skotometer *s*: Bjerrum scotometer.
Björnstad-Syndrom *s*: Björnstad syndrome.
BK Abk. **Berufskrankheit** *w*: occupational disease.
BKG Abk. **Ballistokardiographie** *w*: ballistocardiography.
BK-Virus *m*: BK virus.
Blackfan-Diamond-Anämie *w*: Blackfan's anemia.
Blackout *m*: blackout.
Blähung *w*: wind, flatus.
Bläschen *s*: bubble, bleb, blister, vesicle, phlycten, phlyctenula, phlyctena; **zentral eingedelltes** ~ umbilicated vesicle.
Bläschenatmen *s*: vesicular breathing.
Bläschenausschlag *m*: vesicular eruption.
Bläschenbildung *w*: phlyctenulosis.
bläschenförmig: physaliform.
Bläschenfollikel *m*: vesicular follicle, ovisac.
Bläschentest *m*: blister test.
Blässe *w*: paleness, pallor, whiteness, pallidness, pseudoanemia.
Blätterpilz *m*: agaric.
bläulich: bluish.
Blainville-Ohrenasymmetrie *w*: Blainville's ears.

Blair-Brown-Operation *w*: Blair-Brown operation.
Blair-Brown-Transplantat *s*: Blair-Brown graft, split-skin graft.
Blair-Skalpell *s*: Blair's knife.
Blalock-Hanlon-Operation *w*: Blalock-Henlon operation.
Blalock-Klemme *w*: Blalock's clamp.
Blalock-Taussig-Operation *m*: Blalock-Taussig operation.
blande: bland.
Blandin-Nuhn-Drüse *w*: anterior lingual gland of Blandin and Nuhn.
Bland-White-Garland-Syndrom *s* Abk. **BWG-Syndrom**: Bland-White-Garland syndrome.
-blase: -cyst.
Blase *w*: 1. bladder, vesica, bubble; **automatische** ~ automatic bladder; **autonome** ~ autonomous bladder, denervated bladder; **hypertone** ~ hypertonic bladder; **neurogene** ~ neurogenic bladder; **syphilitische** ~ pemphigoid syphilid; 2. **mit** ~'**n** physaliferous, physaliphorous.
Blasebalg *m*: bellows.
Blasen-: vesico-, vesical.
Blasenatresie *w*: atretocystia.
Blasenausgang *m*: vesical outlet.
Blasenbildung *w*: blistering, vesication, vesiculation.
Blasenbilharziose *w*: bladder schistosomiasis, vesical schistosomiasis, urinary schistosomiasis.
Blasenblutung *w*: cystorrhagia, cystirrhagia.
Blasen-Darm-Inkontinenz *w*: bladder and rectal incontinence, gatism.
Blasendivertikel *s*: bladder diverticulum, vesical diverticulum.
Blasendreieck *s*: bladder triangle.
Blasenekstrophie *w*: bladder exstrophy, exstrophy of the bladder, extroversion of the bladder, hernia of the bladder.
Blasenektopie *w*: vesical ectopia.
Blasenentleerungsstörung *w*: disturbed micturition; **muskulär bedingte** ~ acraturesis.

Blasenentzündung

Blasenentzündung *w*: cystitis, urocystitis; **akute** ~ acute cystitis; **chronische transmurale** ~ chronic interstitial cystitis; **diphtherische** ~ diphtheric cystitis, croupous cystitis; **gangränöse** ~ gangrenous cystitis; **mechanische** ~ mechanical cystitis; **transmurale** ~ panmural cystitis; **ulzerierende** ~ ulcerative cystitis.

Blasenfistel *w*: bladder fistula, vesical fistula, cystostomy.

blasenförmig: vesicular, bladderlike.

Blasengalle *w*: cystic bile.

Blasengeschwür *s*: Hunner's ulcer, ulcus simplex vesicae.

Blasenhämaturie *w*: vesical hematuria.

Blasenhals *m*: bladder-neck.

Blasenhalsinzision *w*: cystidotrachelotomy, cystauchenotomy.

Blasenhalsobstruktion *w*: bladder-neck obstruction.

Blasenhalsresektion *w*: bladder-neck resection.

Blasenhalsstenose, angeborene *w*: posterior stenosis of the urethra, Marion's disease.

Blasenhernie *w*: cystocele, vesicocele.

Blaseninkontinenz *w*: urinary incontinence.

Blaseninstillation *w*: bladder instillation, vesicoclysis.

Blasenkäfer *m*: blister beetle, cantharides.

Blasenkarzinom *s*: bladder cancer, carcinoma of the bladder.

Blasenkatheterisierung, suprapubische *w*: suprapubic catheterization.

Blasenkolik *w*: cystic colic.

Blasenlähmung *w*: cystoparalysis, cystoplegia.

Blasenlungensyndrom *s*: Wilson-Mikity syndrome.

Blasen-Mastdarm-Zentrum *s*: rectovesical center.

Blasenmole *w*: cystic mole, hydatidiform mole, vesicular mole.

Blasenobstruktion *w*: bladder obstruction.

Blasenpapillom *s*: bladder papilloma, papilloma of the bladder.

Blasenperforation *w*: bladder perforation.

Blasenpunktion *w*: bladder puncture; **suprapubische** ~ suprapubic puncture.

Blasenreflex *m*: bladder reflex, vesical reflex, bladder-emptying reflex.

Blasenrekonstruktion *w*: cystoplasty.

Blasenresektion *w*: partial cystectomy.

Blasenretraktor *m*: bladder retractor.

Blasenruptur *w*: rupture of the bladder.

Blasen-Scheidenentzündung *w*: colpocystitis.

Blasenscheidenfistel *w*: vesicovaginal fistula.

Blasenschleimhautentzündung: myxocystitis.

Blasenschmerz *m*: cystalgia, cystodynia.

Blasenspalte *w*: cystoschisis.

Blasenspiegelung *w*: cystoscopy.

Blasensprengung *w*: amniotomy; **künstliche** ~ artificial rupture of the membranes [*abbr*] ARM.

Blasenspritze *w*: bladder syringe.

Blasensprung *m*: rupture of membranes [*abbr*] ROM; **spontaner** ~ spontaneous rupture; **verspäteter** ~ prolonged rupture of membranes; **vorzeitiger** ~ premature rupture of membranes.

Blasenspülung *w*: bladder washout, bladder instillation, bladder irrigation, vesicoclysis.

Blasenstein *m*: bladder stone, vesical calculus, cystolith, urinal calculus.

blasensteinauflösend: litholytic, calculifragous.

Blasensteinentfernung *w*: cystolithectomy.

Blasensteinfaßzange *w*: litholabe.

Blasensteinschnitt *m*: cystolithotomy, lithocystotomy.

Blasentee *m*: diuretic tea.

Blasentraining *s*: bladder training, bladder cycling.

Blasentuberkulose *w*: tuberculous cystitis, cystophthisis.

Blasentumor *m*: bladder neoplasm, bladder tumor.

Blasenurin *m*: bladder urine.

Blasenvorfall *m*: cystoptosis.
Blasenwand *w*: bladder wall.
Blasenwandentzündung *w*: endocystitis.
Blasenwurm *m*: bladderworm.
Blasenzentrum *s*: vesical center, micturition center, vesicospinal center.
blasenziehend: vesicant, epispastic.
blaß: pale, pallid, white-faced.
-blast: -blast.
Blastem: blastema; **metanephrogenes** ~ metanephric blastema.
Blastenkrise *w*: blast crisis.
Blastenschub *m*: blast phase.
Blasticidin *s*: blasticidin.
Blastin *s*: blastin.
Blastoderm *s*: blastoderm, germ disk; **embryonales** ~ embryonic blastoderm; **extraembryonales** ~ extraembryonic blastoderm.
blastodermal: blastodermal.
Blastogenese *w*: blastogenesis.
Blastokinin *s*: blastokinin.
Blastolyse *w*: blastolysis.
Blastom *s*: blastoma.
Blastomere *w*: blastomere, cleavage cell, protoblast.
Blastomerotomie *w*: blastomerotomy.
Blastomyces *m*: blastomycete.
Blastomycin *s*: blastomycin.
Blastomycosis queloidana: Lobo's disease.
Blastomykose *w*: blastomycosis; **europäische** ~ European blastomycosis, cryptococcosis; **nordamerikanische** ~ North American blastomycosis, Gilchrist's mycosis; **südamerikanische** ~ South American blastomycosis, paracoccidioidomycosis, Almeida's disease; **systemische** ~ systemic blastomycosis.
blastomykotisch: blastomycotic.
Blastomyzet *m*: blastomycete.
Blastomyzetenmeningomyelitis *w*: blastomycotic meningomyelitis.
Blastoneuropor *s*: blastoneuropore.
Blastozele *w*: blastocele, blastocoele, segmentation cavity, segmentation cell.
Blastozyste *w*: blastocyst.

Blastula *w*: blastula, blastodermic vesicle.
Blastulabildung *w*: blastulation.
Blatt *s*: sheet, blade, leaf, folium, vane.
Blatter *w*: pock.
Blattern *w*: variola, pox, smallpox.
blattförmig: foliate.
blau: blue.
Blau *s*: blue.
Blaublindheit *w*: blue blindness, tritanopsia, tritanopia, acyanoblepsia.
Blaue-Gummiblasen-Nävus-Syndrom *s*: blue rubber bleb nevus.
Blau-Gelb-Blindheit *w*: tetartanopia.
Blau-Gelb-Fehlsichtiger *m*: tetartanope.
Blaukreuz Clark I: diphenylchlorarsine.
Blausäure *w*: prussic acid, hydrocyanic acid, cyanhydric acid.
Blausäurevergiftung *w*: hydrocyanism.
Blauschwäche *w*: tritanomaly.
Blausehen *s*: cyanopia, bluish vision.
Blausucht *w*: cyanosis.
Blauwahrnehmung *w*: cyanophose.
Blechdose *w*: metal box.
Blei *s* Abk. Pb: 1. lead [*abbr*] Pb; **radioaktives** ~ radiolead; 2. **mit** ~ **vergiftet** leaded.
Blei-: saturnine.
Bleiabschirmung *w*: lead shielding.
Bleiamblyopie *w*: lead blindness.
Bleianämie *w*: lead anemia.
Bleiazetat *s*: lead acetate, sugar of lead.
Bleibelastung *w*: lead body burden.
bleiben: stay.
bleich: pale, pallid, white-faced.
bleichen: blanch, etiolate.
Bleichen *s*: bleaching, etiolation.
Bleichlorid *s*: lead chloride.
Bleichmittel *s*: bleacher.
Bleichromat *s*: lead chromate.
Bleienzephalopathie *w*: lead encephalopathy.
bleiern: saturnine.
Bleiglätte *w*: litharge.
Bleiglas *s*: lead crystal.
Bleijodid *s*: lead jodide.
Bleikarbonat *s*: lead carbonate.
Bleikassette *w*: lead-lined box.

Bleikolik w: lead colic, painter's colic.

Bleilähmung w: lead palsy.

Bleimantel m: lead jacket.

Bleimeningitis w: saturnine meningitis.

Bleinephropathie w: lead nephropathy.

Bleineuropathie w: lead neuropathy.

Bleinitrat s: lead nitrate.

Bleisaum m: lead line, blue gum, blue line.

Bleischürze w: lead-rubber apron.

Bleistomatitis w: lead stomatitis.

Bleitherapie w: plumbotherapy.

Bleivergiftung w: saturnine poisoning, lead poisoning, saturnism, plumbism.

Bleizirkonat-Titanat s: lead zirconate titanate [abbr] PZT.

Blende w: grid, diaphragm; **stationäre ~** stationary grid.

blenden: dazzle.

Blendeneinstellung w: diaphragm position.

Blendenferneinstellung w: collimator remote control.

Blendenöffnung w: lens opening, diaphragm opening.

Blendenplatte w: plate diaphragm.

Blendung w: glare, dazzle.

Blendungskonjunktivitis w: solar ophthalmia.

Blenn-: blenn-, blenno-.

Blennorrhagie w: blennorrhagia.

Blennorrhö w: blennorhea; **eitrige ~** pyoblennorrhea.

Blennorrhoe neonatorum: gonoblennorrhea.

Bleomycin s: bleomycin.

Bleomycinsulfat s: bleomycin sulfate.

Blepharadenitis w: blepharadenitis.

Blepharektomie w: blepharectomy.

Blepharitis w: blepharitis, palpebritis; **squamöse seborrhoische ~** seborrheic blepharitis.

Blepharitis marginalis: marginal blepharitis, echinophthalmia, lippitude.

Blepharitis ulcerosa: psorophthalmia.

blepharo-: blepharal.

Blepharoachalasis w: blepharodermachalasis.

Blepharoadenitis w: blepharoadenitis.

Blepharoadenom s: blepharoadenoma.

Blepharochalasis w: blepharochalasis.

Blepharoconjunctivitis w: blepharoconjunctivitis.

Blepharodiastase w: blepharodiastasis.

Blepharoklonus m: blepharoclonus.

Blepharokonjunktivitis w: blepharoconjunctivitis.

Blepharopachynsis w: blepharopachynsis.

Blepharophimose w: blepharophimosis.

Blepharoplast m: blepharoplast.

Blepharoplastik w: blepharoplasty.

Blepharoptose w: blepharoptosis.

Blepharorrhaphie w: blepharorrhaphy, tarsorrhaphy.

Blepharospasmus m: blepharospasm, blepharism, nictitating spasm, winking spasm; **essentieller ~** essential blepharospasm; **symptomatischer ~** symptomatic blepharospasm.

Blepharosphinkterektomie w: blepharosphincteroectomy.

Blepharostat m: blepharostat.

Blepharotomie w: blepharotomy.

-blepsie: -blepsia.

Blessig-Zysten: Blessig's lacunae.

Blick m: look, gaze; **konjugierter ~** conjugated gaze.

Blickebene w: visual plane.

Blickkrampf m: oculogyric crisis.

Blicklähmung w: paralysis of gaze, conjugate paralysis.

Blickparese w: gaze palsy.

blind: 1. blind, sightless, cecal; 2. **vollständig ~** stone-blind.

Blind-: typhlo-.

Blindanalyse w: blind analysis.

Blinddarm m: appendix, blindgut, cecum.

Blinddarmentzündung w: appendicitis.

Blinddarmkolik w: appendicular colic, vermicular colic.

Blindheit w: blindness, sightlessness, cecity; **funktionelle ~** hysterical blindness, psychanopsia; **hysterische ~** hysterical blindness, psychanopsia; **völlige ~** amaurosis.

Blind-Loop-Syndrom *s*: blind-loop syndrome.

Blindpassage *w*: blind passage.

Blindsack *m*: blind pouch, caecus.

Blindversuch *m*: blind experiment, blind trial.

Blindwert *m*: blank value.

Blindwiderstand *m*: reactive impedance.

Blinzelkrampf *m*: winking spasm, nictitating spasm, blepharoclonus.

blinzeln: nictate, nictitate, wink, blink.

Blinzeln *s*: wink, winking, blink.

Blinzelreflex *m*: wink reflex, winking reflex, blinking reflex, sensory blinking reflex.

Blinzeltic *m*: winking tic, blinking tic.

Blitz *m*: flash, lightning.

blitzartig: fulgurating, fulgurant.

Blitz-Nick-Salaam-Krämpfe Abk. **BNS-Krämpfe**: saltatory spasm, infantile massive spasm, jackknife seizures, nodding spasms.

Blitzschlag *m*: lightning stroke.

Blitzschlageinwirkung *w*: fulguration.

Blitzstar *m*: electrical cataract.

Bloch-Methode *w*: Bloch's method.

Bloch-Sulzberger-Syndrom *s*: Bloch-Sulzberger syndrome, incontinentia pigmenti.

Block *m*: block; **alveolokapillärer** ~ alveolar-capillary block; **anterograder** ~ anterograde block; **atrioventrikulärer** ~ atrioventricular block; **intraventrikulärer** ~ intraventricular block; **neuromuskulärer** ~ neuromuscular block; **partieller** ~ partial block; **retrograder** ~ retrograde block; **sinuatrialer** ~ sinuatrial block; **unidirektionaler** ~ unidirectional block.

Blockade *w*: blockade.

Blockadephänomen *s*: blocking reaction.

Blockadezeit *w*: blocking time.

Blocker *m*: blocking agent, blocker, blockader; **neuromuskulärer** ~ neuromuscular blocking agent.

blockieren: block.

Blockierung *w*: blockage, blocking, arthrodesis.

Blockresektion *w*: reduction en bloc.

Blockwirbel *m*: vertebral fusion.

Blödsinn *m*: nonsense.

Bloodgood-Krankheit *w*: Bloodgood's disease.

Blooming-Effekt *m*: blooming.

Bloom-Syndrom *s*: Bloom syndrome.

bloß: bare, naked, unassisted.

Blount-Krankheit *w*: Blount's disease.

Blow-out-Fraktur *w*: blow-out phenomenon.

Blue Bloater *m*: blue bloater.

Blue-rubber-bleb-Nävus *m*: blue rubber bleb nevus.

Blütenzubereitung *w*: flowers.

Blütezeit *w*: florescence.

Blumberg-Zeichen *s*: Blumberg sign.

Blumenthal-Krankheit *w*: Blumenthal's disease.

Blumer-Zeichen *s*: Blumer sign, rectal shelf.

Blum-Syndrom *s*: azotemia.

Blut *s*: blood, sanguis; **arterielles** ~ arterial blood; **defibriniertes** ~ defibrinated blood; **geronnenes** ~ clotted blood; **hämolytisches** ~ laky blood; **okkultes** ~ occult blood; **peripheres** ~ peripheral blood; **venöses** ~ venous blood.

Blut-: hemo-, hem-, sanguino-, hematic, hemal.

Blutagar *m*: blood agar.

Blutanalyse *w*: hemanalysis.

Blutarmut *w*: anemia.

Blutausstrich *m*: blood smear.

Blutaustausch *m*: exchange transfusion, blood replacement.

Blutbank *w*: blood bank.

Blutbestandteile, geformte: formed elements.

Blutbild *s*: blood count; **vollständiges** ~ complete blood count [*abbr*] CBC.

blutbildend: blood-forming, hemogenic, hematogenous, sanguificant.

Blutbildung *w*: blood formation, hemapoiesis, hemogenesis, sanguification, hemacytopoiesis; **extramedulläre** ~ extramedullary hematopoiesis.

Blutbläschen *s*: blood blister.

Blutdruck *m* Abk. **RR**: blood pressure [*abbr*] BP; **arterieller** ~ arterial blood pressure [*abbr*] ABP, arterial pressure; **diastolischer** ~ diastolic blood pressure [*abbr*] DBP, diastolic pressure; **systolischer** ~ systolic pressure; **venöser** ~ veous pressure [*abbr*] VP.

Blutdruckabfall, akuter *m*: acute hypotension.

Blutdruckamplitude *w*: amplitude of blood pressure.

Blutdruckmanschette *w*: blood pressure cuff.

Blutdruckmeßgerät *s*: sphygmomanometer.

Blutdruckmessung *w*: blood pressure measurement, blood pressure determination, hemodynamometry, hemomanometry, sphygmomanometry.

Blutdruckregulierung *w*: blood pressure regulation.

Blutdrucksenkung *w*: lowering of the blood pressure.

Blutdyskrasie *w*: hemodyscrasia, hematodyscrasia.

Blutegel *m*: leech, hirudinea, sanguisuga.

Bluteisenkonzentration, erhöhte *w*: hyperferremia.

bluten: bleed.

Blut entleeren: exsanguinate.

Blutentnahme *w*: blood specimen collection.

Blut entziehen: dehematize.

Bluter *m*: bleeder, hemophiliac.

Bluterbrechen *s*: vomiting of blood, hematemesis.

Blutergelenk *s*: hemophilic arthropathy, hemophilic arthritis.

Bluterguß *m*: hematoma.

Bluterkrankheit *w*: bleeding disorder, hemophilia.

Blutersatz *m*: blood replacement, blood substitution, artificial blood.

Blutersatzmittel *s*: blood substitute.

Blutflagellat *m*: hemoflagellate.

Blutfleck *m*: blood stain.

Blutfluß *m*: bloodstream, hemokinesis, hemophoresis.

blutführend: sanguiferous.

Blutgasanalyse *w*: blood gas analysis.

Blutgasüberwachung, transkutane *w*: transcutaneous blood gas monitoring.

Blutgefäß *s*: blood vessel.

Blutgefäßversorgung *w*: 1. blood vessel suplly, vascularization; 2. **mit normaler** ~ with normal supply of blood vessels, euangiotic.

Blutgerinnsel *s*: blood clot, clot.

Blutgerinnselembolie *w*: hematogenous embolism.

Blutgerinnung *w*: blood coagulation, blood clotting, thrombokinesis.

Blutgerinnungsfaktor *m*: coagulation factor.

Blut-Gewebe-Schranke *w*: blood-tissue barrier.

Blutglukose *w*: blood glucose.

Blutgruppe *w*: blood group, blood type.

Blutgruppenantigen *s*: blood-group antigen; **familienspezifisches** ~ family antigen.

Blutgruppenantikörper *m*: blood-group antibody.

Blutgruppenbestimmung *w*: blood grouping, grouping.

Blutgruppenchimärismus *m*: blood group chimerism.

blutgruppenspezifisch: group-specific.

bluthaltig: sanguinolent.

Blut-Hirn-Schranke *w*: blood-brain barrier [*abbr*] BBB.

Bluthochdruck *m*: hypertonus, hypertonia, hypertension.

Bluthochdruckherz *s*: hypertensive heart.

blutig: bloody, sanguinous, sanguineous.

blutig-eitrig: sanguinopurulent.

blutig-schleimig: mucohemorrhagic, mucosanginous.

blutig-serös: serosanguineous, serohemorrhagic.

blutig tingiert: sanguinolent.

Blutinsel *w*: angioblastema, hemocoel.

blutisoton: hemisotonic.

Blutkoagel *s*: blood clot, clot.

Blutkörperchen *s*: blood corpuscle; **rotes** ~ red blood cell, erythrocyte; **weißes** ~ white blood cell [*abbr*] WBC, leukocyte.

Blutkörperchensenkungsgeschwindig keit *w* Abk. **BSG**: blood sedimentation rate, erythrocyte sedimentation rate [*abbr*] ESR.

Blutkörperchensenkungsrate nach Westergren: Westergren erythrocyte sedimentation rate.

Blutkörperchensenkungsreaktion *w* Abk. **BSG**: sedimentation rate test [*abbr*] SRT, sedimentation reaction.

Blutkörperchenvolumen *s*: corpuscular volume.

Blutkonkrement *s*: blood stone.

Blutkonserve *w*: banked blood, stored blood.

Blutkrankheit *w*: blood disease.

Blutkreislauf *m*: blood circulation, circulation of blood; **fetaler** ~ fetal circulation, umbilical circulation.

Blutkuchen *m*: clotted blood.

Blutkultur *w*: blood culture, hemoculture.

Blutlanzette *w*: blood lancet.

blutleer: exsanguine, exsanguinate, bloodless.

Blut-Liquor-Schranke *w*: blood-spinal fluid barrier.

blutlos: bloodless, exsanguinate, exsanguine.

Blutmastzelleukämie *w*: basophilic leukemia.

Blutmenge, intraabdominelle *w*: abdominal pool.

Blutmole *w*: hemorrhagic mole, Breus mole, tuberous mole, hematomole, subchorionic hematoma, tuberous subchorial hematoma.

Blut-Netzhaut-Schranke *w*: blood retinal barrier.

Blutparasit *m*: hematozoic parasite.

Blutplättchen *s*: blood platelet, platelet, thrombocyte.

Blutplasma *s*: plasma.

Blutplasmakrankheit *w*: plasma disorder, hematoplasmopathy, hemoplasmopathy.

Blutprobe *w*: blood sample, blood specimen.

Blutprobenauskreuzung *w*: cross-matching.

Blutprobenentnahme *w*: blood specimen collection.

blutreich: sanguine.

blutsaugend: sanguivorous.

Blutschlamm *m*: sludge.

Blutschwamm *m*: hemangioma.

Blutsenkung *w*: blood sedimentation.

Blutserum *s*: blood serum.

Blutserumprobe *w*: blood serological test [*abbr*] BST.

Blutspender *m*: blood donor.

Blutsperre *w*: arrest of blood supply.

Blutspiegel *m*: blood level.

Blutspucken *s*: expectoration of blood, hemoptysis.

Blutstickstoff *m*: blood nitrogen.

blutstillend: styptic, hemostyptic.

Blutstillung *w*: 1. arrest of bleeding, hemostasis; **manuelle** ~ digital compression; **mechanische** ~ mechanical styptic; 2. ~ **durch Elektrokoagulation** electrohemostasis.

blutsverwandt: consangineous.

Blutsverwandtschaft *w*: consanguinitiy.

Blut-Telluritagar *m*: tellurite agar.

Bluttransfusion *w*: blood transfusion, transfusion; **fetomaternale** ~ fetomaternal transfusion; **indirekte** ~ indirect transfusion, mediate transfusion.

Blutung *w*: 1. bleeding, hemorrhage; **äußere** ~ external hemorrhage; **arterielle** ~ arterial hemorrhage; **epidurale** ~ epidural hemorrhage; **funktionelle** ~ functional bleeding; **gastrointestinale** ~ gastrointestinal hemorrhage; **innere** ~ internal bleeding, internal hemorrhage; **intrakranielle** ~ intracranial hemorrhage; **intrazerebrale** ~ intracerebral hemorrhage; **lebensgefährliche** ~ critical hemorrhage; **massive** ~ massive hemorrhage; **monatliche** ~ menstrual period, monthly period;

okkulte ~ occult bleeding, concealed hemorrhage; **orale** ~ oral hemorrhage, stomatorrhagia; **ovarielle** ~ oophorrhagia; **petechiale** ~ petechial hemorrhage; **postmenopausale** ~ postmenopausal bleeding [*abbr*] PMB; **punktförmige** ~ punctate hemorrhage; **rektale** ~ proctorrhagia; **retrograde** ~ backbleeding; **spontane** ~ spontaneous hemorrhage, primary hemorrhage; **subdurale** ~ subdural hemorrhage; **vaginale** ~ vaginal bleeding; **venöse** ~ venous hemorrhage; **zerebrale** ~ cerebral hemorrhage; 2. **eine** ~ **stillen** arrest a hemorrhage.

Blutungsanämie *w*: hemorrhagic anemia, posthemorrhagic anemia.

Blutungsrezidiv *s*: rebleeding.

Blutungsschock *m*: hematogenic shock, hemorrhagic shock.

Blutungsstillstand *m*: arrest of bleeding.

Blutungstendenz *w*: pseudohemophilia.

Blutungszeit *w* Abk. **BZ**: bleeding time.

Blutungszeitbestimmung *w*: bleeding time test, Ivy bleeding time test.

blutunterlaufen: blood-shot, ecchymotic.

Blutuntersuchung *w*: blood test, blood examination.

Blutvergiftung *w*: blood poisoning, toxemia, toxinemia.

Blutverlust *m*: 1. blood loss; 2. **ohne** ~ bloodless.

Blutversorgung *w*: blood supply.

Blutvolumen *s* Abk. **BV**: blood volume; **zirkulierendes** ~ circulating volume.

Blutwaschung *w*: systemic lavage.

Blutzelle *w*: blood cell, hemocyte, hematocyte.

Blutzellphagozytose *w*: hemocytophagia.

Blutzucker *m* Abk. **BZ**: blood sugar [*abbr*] BS, blood glucose.

Blutzuckerselbstkontrolle *w*: home blood glucose monitoring, self-glucose monitoring.

Blutzuckertagesprofil *s*: daily blood glucose profile.

Blutzyste *w*: hematocyst.

B-Lymphozyt *m*: B lymphocyte, B cell.

BNA Abk. **Basler Nomina Anatomica**: Basle Nomina Anatomica [*abbr*] BNA.

BNS-Krämpfe Abk. **Blitz-Nick-Salaam-Krämpfe**: saltatory spasm, infantile massive spasm, jackknife seizures, nodding spasms.

Boari-Zipfelplastik *w*: Boari's operation.

Boas-Algesiometer *s*: Boas algesimeter.

Boas-Druckpunkt *m*: Boas point.

Boas-Zeichen *s*: Boas sign.

Bobath-Methode *w*: Bobath's method.

Bochdalek-Dreieck *s*: Bochdalek's triangle.

Bochdalek-Hernie *w*: Bochdalek's gap.

Bockhart-Impetigo *m*: Bockhart's impetigo, superficial pustular perifolliculitis.

Bockspetersilie *w*: pimpernel.

Bodansky-Einheit *w*: Bodansky unit.

Boden *m*: bottom, floor.

Bodenbakterium *s*: soil bacterium.

Bodenkrätze: waterpox.

Bodenplatte *w*: floor plate, ventral plate, bodenplatte.

Bodensatz *m*: bottom, ground.

Bodian-Silberfärbung *w*: Bodian's method.

Body-Mass-Index *m*: body mass index [*abbr*] BMI.

Boeck-Krankheit *w*: Hutchinson-Boeck disease, benign lymphogranulomatosis, sarcoidosis.

Boeck-Skabies *w*: Norwegian scabies, Norway itch.

Boerhaave-Schweißdrüsen: Boerhaave's glands.

Boerhaave-Syndrom *s*: Boerhaave syndrome.

bösartig: malignant, malign, perniciosiform.

Böttcher-Kristalle: Böttcher crystalloids.

Bogaert-Enzephalitis *w*: subacute sclerosing panencephalitis.

Bogart-Divry-Syndrom *s*: diffuse corticomeningeal angiomatosis.

Bogart-Scherer-Epstein-Syndrom *s*: cerebrotendinous xanthomatosis.

Bogart-Sklerose *w*: subacute sclerosing

leukoencephalitis.

Bogen *m*: arc, arch, bow.

bogenförmig: arciform.

Bogenlampe *w*: arc lamp.

Bogenmuster *s*: arch pattern.

Bogenperimeter *s*: arc perimeter.

Bogenskotom *s*: Bjerrum scotoma.

Bogomolez-Serum *s*: Bogomolez serum, antireticular cytotoxic serum.

Bogorad-Syndrom *s*: Bogorad syndrome.

Bohne *w*: bean.

Bohrdraht *m*: drill wire.

Bohr-Effekt *m*: Bohr's effect.

bohrend: terebrating, terebrant.

Bohrer *m*: drill.

Bohr-Gleichung *w*: Bohr's equation.

Bohrloch *s*: bur hole.

Bohrung *w*: forage.

Boletol *s*: boletol.

Boletus *m*: boletus.

Boley-Lehre *w*: Boley gauge.

Bollinger-Granulom *s*: Bollinger's granule.

Bolometer *s*: bolometer.

Bolton-Analyse *w*: Bolton discrepancy.

Bolton-Punkt *m*: Bolton point, postcondylare.

Bolus *m*: bolus.

Bolusinjektion *w*: bolus injection.

Bolzenschraube *w*: friction-retained pin.

bombardieren: bombard.

Bombesin *s*: bombesin.

Bonding *s*: bonding.

Bone seeker *m*: bone seeker.

Bonjour-Tröpfchen *s*: gleet.

Bonnevie-Ulrich-Syndrom *s*: Bonnevie-Ulrich syndrome.

Boosterantwort *w*: booster response, memory response, anamnestic response, secondary response.

Boosterdosis *w*: booster dose, recall dose.

Boostern *s*: booster inoculation.

Boosterreaktion *w*: recall response.

Bor *s* Abk. **B**: boron [*abbr*] B.

Borat *s*: borate.

Borax *m*: borax, sodium borate.

Borborygmus *m*: borborygmus.

Bord *s*: shelf.

Borderline *w*: borderline.

Borderline-Lepra *w*: dimorphous leprosy.

Borderline-Persönlichkeitsstörung *w*: borderline personality disorder.

Borderline-Syndrom *s*: borderline syndrome.

Bordetella *w*: bordetella.

Bordetella pertussis: Bordetella pertussis, Bordet-Gengou bacillus.

Bordet-Gengou-Agar *m*: Bordet-Gengou agar.

Bordet-Gengou-Konglutinationsreaktion *w*: Bordet-Gengou reaction.

Bordier-Fränkel-Zeichen *s*: Bordier-Fränkel sign.

Borhydrid *s*: hydroboron.

Borke *w*: bark, crust.

Bornaprin *s*: bornaprine.

Borneol *s*: borneol, borneo-camphor.

Bornholm-Krankheit *w*: Bornholm disease, epidemic pleurodynia, epidemic benign dry pleurisy, epidemic myalgia, epidemic myositis, devil's grip, Daae-Finsen disease, Dabney's grip.

Born-Verfahren *s*: Born's method.

Borrellia *w*: borrellia.

Borrelliose *w*: borrelliosis.

Borrowing-lending-Phänomen *s*: borrowing-lending hemodynamic phenomenon, hematometakinesis.

Borsäure *w*: boric acid, boracic acid, borate.

borsauer: boracic.

borstenartig: setaceous.

borstig: setiferous.

Borvaseline *w*: boric acid vaseline.

Bose-Haken *m*: ladyfinger retractor.

Boston-Exanthem *s*: Boston exanthem.

Boston-Zeichen *s*: Boston sign.

Botallo-Gang *m*: Botallo's duct.

Bote *m*: messenger.

Boten-RNS *w*: messenger ribonucleic acid [*abbr*] mRNA, messenger RNA.

Bothriocephalus *m*: bothriocephalus.

Bothriocephalus-Finne *w*: sparganum.

Bothriozephalose *w*: diphyllobothriasis,

fish-tapeworm disease.
Botogenin *s*: botogenin, gentrogenin.
botryoid: botryoid.
Botryomyces *m*: botryomyces.
Botryomykose *w*: botryomycosis, actinophytosis.
botryomykotisch: botryomycotic.
Botryomyzom *s*: botryomycoma.
Bottich *m*: tub.
Bottromycin *s*: bottromycin.
Botulin *s*: botulin.
Botulinsäure *w*: botulinic acid.
Botulinusantitoxin *s*: antibotulinism serum.
botulinusartig: botulinal.
Botulinustoxin *s*: botulin.
Botulismus *m*: botulism.
Bouchard-Knoten *m*: Bouchard's nodule.
Bougie *m*: bougie, specillum.
Bougierung *w*: bougienage.
Bouillaud-Krankheit *w*: Bouillaud's disease.
Bouillon *w*: broth.
Bouin-Fixationsmittel *s*: Bouin's fixative.
Bourneville-Pringle-Syndrom *s*: Bourneville's phakomatosis, tuberous sclerosis.
Bouton *m*: bouton.
Boutonneuse-Fieber *s*: boutonneuse fever, Kenya fever, Kenya tick typhus, Mediterranean fever, South African tick-bite fever.
Boutton terminal: end foot.
Bouveret-Syndrom *s*: Bouveret syndrome, Bouveret's disease.
Boveri-Reaktion *w*: Boveri's test.
bovin: bovine.
Bowen-Darier-Dermatose *w*: Bowen's precancerous dermatosis.
Bowen-Krankheit *w*: Bowen's disease.
Bowenoid *s*: bowenoid.
Bowman-Drüse *w*: Bowman's gland, olfactory gland.
Bowman-Kapsel *w*: Bowman's capsule, capsular space.
Bowman-Membran *w*: Bowman's layer.
Bowman-Sonde *w*: Bowman's tube, corneal tube.

Boxerenzephalopathie *w*: punch-drunk syndrome, progressive traumatic encephalopathy.
Boxerohr *s*: boxer's ear, pricefighter's ear, cauliflower ear.
Boyden-Sphinkter *m*: sphincter of Boyden, choledochal sphincter.
Boyden-Test *m*: Boyden's test.
Boyle-Mariotte-Gesetz *s*: Boyle's law, Mariotte's law.
Bozeman-Fritsch-Katheter *m*: Bozeman-Fritsch catheter.
Bozeman-Spülung *w*: Bozeman's operation, hysterocystocleisis.
BPH Abk. **benigne Prostatahyperplasie** *w*: benign prostatic hypertrophy [*abbr*] BPH.
Br Abk. **Brom** *s*: bromine [*abbr*] Br.
brachial: brachial.
Brachialgie *w*: brachialgia.
Brachialislähmung *w*: brachial palsy, brachial plexus paralysis.
brachio-: brachio-.
Brachioradialisreflex *m*: radioperiosteal reflex, radial reflex, periosteoradial reflex, supinator reflex.
brachiozephal: brachiocephalic.
Bracht-Handgriff *m*: Bracht's maneuver.
Brachy-: brachy-.
Brachybasie *w*: brachybasia.
Brachycheilie *w*: brachychilia.
Brachydaktylie *w*: brachydactyly.
Brachydontie *w*: brachydontia.
Brachygenie *w*: microgenia.
Brachygnathie *w*: brachygnathia, micromandible.
Brachymetapodie *w*: brachymetapody.
Brachymetatarsie *w*: brachymetatarsia.
brachymorph: brachymorphic.
Brachyösophagus *m*: brachyesophagus.
Brachyphalangie *w*: brachyphalangia.
Brachytherapie *w*: brachytherapy, implant radiotherapy; **interstitielle ~** interstitial brachytherapy.
brachyzephal: brachycephalic.
Brachyzephalie *w*: brachycephaly.
Brady-: brady-.

Bradyarrhythmie *w*: bradyarrhythmia.

Bradyarthrie *w*: bradyarthria, bradyglossia.

Bradyglossie *w*: bradyglossia.

bradykard: bradycardic.

Bradykardie *w*: bradycardia, brachycardia, bradyrhythmia; **fetale ~** fetal bradycardia; **physiologische ~** physiologic bradycardia, true bradycardia; **reflektorische ~** reflex bradycardia; **vagale ~** vagal bradycardia.

Bradykardie-Tachykardie-Syndrom *s*: bradytachycardia.

Bradykinesie *w*: bradykinesia, bradypragia.

bradykinetisch: bradykinetic.

Bradykinin *s*: bradykinin.

Bradylalie *w*: bradylalia.

Bradyphrenie *w*: bradyphrenia.

Bradypnoe *w*: bradypnea.

Bradyrhythmie *w*: bradyrhythmia.

bradytroph: bradytrophic.

Bradytrophie *w*: bradytrophia.

Bradyurie *w*: bradyuria.

bräunen: tan.

Bräunung *w*: tanning.

Bräunungsreaktion *w*: browning reaction.

Bragard-Gowers-Zeichen *s*: Gowers sign.

Braille-Schrift *w*: braille.

Brain-Reflex *m*: Brain reflex.

Brainstem-evoked-response-Audiometrie *w* Abk. BERA: brainstem evoked response audiometry [*abbr*] BSER.

Branchial-: branchial.

Branchialbogen *m*: branchial arch, pharyngeal arch.

branchio-: branch-.

branchiogen: branchiogenic.

Brand *m*: gangrene, sphacelus.

Brandblase *w*: burn blister.

Brandnarbe *w*: burn scar.

Brandnarbenkarzinom *s*: burn scar carcinoma, Marjolin's ulcer.

Brandnarbenkontraktur *w*: burn scar contracture.

Brandsalbe *w*: ointment for burns.

Brandschorf *m*: burn eschar.

Brandt-Andrews-Handgriff *m*: Brandt-Andrews maneuver.

Brandt-Syndrom *s*: Brandt syndrome, acrodermatitis enteropathica.

Brandverletzung *w*: burn injury.

Brandwunde *w*: burn.

Branntwein *m*: spirit.

Brassidinsäure *w*: brassidic acid, isoerucic acid.

Brassylsäure *w*: brassilic acid.

brauchen: need.

Braue *w*: eyebrow.

braun: brown.

Braun *s*: brown.

Braune-Ring *m*: Braune's ring.

Braunfärbung *w*: brown coloring.

braungelb: brownish yelow, tawny.

Braun-Röhre *w*: Braun tube, cathode ray tube.

Braun-Schiene *w*: Braun splint.

Brausebad *s*: shower.

Brausepulver *s*: effervescent mixture.

Brausesalz *s*: effervescent salt.

Braxton-Hicks-Kontraktion *w*: Braxton-Hicks contraction, false uterine contraction.

Braxton-Hicks-Wendung *w*: Braxton-Hicks version, bipolar version.

brechbar: refrangible.

Brechbarkeit *w*: refrangibility.

Brechdurchfall *m*: European cholera, summer cholera.

brechen: refract, retch, break, (bone) fracture.

brechend: 1. refractile, refringent, breaking; 2. **nicht ~** aclastic.

Brechkraft *w* Abk. D: refractive power.

Brechmittel *s*: emetic, vomitory.

Brechreiz *m*: 1. nausea, vomiturition; 2. **~ hervorrufend** nauseant, nauseating.

Brechung *w*: refraction.

Brechungsanomalie *w*: anomaly of refraction.

Brechungsfehler *m*: refractive error.

Brechungsgesetze: laws of refraction.

Brechungshyperopie *w*: curvature hyperopia.

Brechungsindex *m*: refractive index.

Brechungsmyopie *w*: curvature myopia.

Brechungsspektrum *s*: grating spectrum.

Brechungsvermögen *s*: refractivity.

Brechungswinkel *m*: angle of refraction, refraction angle.

Brechweinstein *m*: antimony potassium tartrate.

Brechzentrum *s*: vomiting center.

Breda-Krankheit *w*: Breda's disease, mucocutaneous leishmaniasis, yaws.

Bregma *s*: bregma.

Brei *m*: mash, pap, squash.

breiartig: pappy, pulpy.

Breikost *w*: mashed food.

breit: broad.

Breitband-Antibiotikum *s*: broad-spectrum antibiotic.

breitbasig: sessile.

Breite *w*: breadth, wideness; **therapeutische** ~ therapeutic index, therapeutic range, therapeutic ratio, toxic/therapeutic ratio, curative ratio.

breitnasig: platyrrhine.

Bremse *w*: gadfly, tabanid.

Bremsstrahlung *w*: braking radiation, bremsstrahlung.

brennbar: flammable, inflammable.

Brennbarkeit *w*: combustibility.

Brennemann-Syndrom *s*: Brennemann syndrome.

brennen: burn, tingle.

Brennen *s*: burning.

brennend: burning, mordant.

Brenner *m*: burner.

Brenner-Tumor *m*: Brenner tumor, oophoroma folliculare.

Brennessel *w*: nettle.

Brennpunkt *m*: focus; **elektronischer** ~ actual focal spot; **negativer** ~ negative focus; **virtueller** ~ virtual focus; **wirklicher** ~ real focus.

Brennpunktmesser *m*: focimeter.

Brennweite *w*: focal distance, focal length.

Brennwert *m*: caloric value.

Brenzkatechin *s*: catechol, pyrocatechol.

Brenzkatechinschwefelsäure *w*: brenzcatechin sulfuric acid.

Brenztraubensäure *w*: pyruvic acid, pyroracemic acid.

Brephoplastik *w*: brephoplastic graft.

Breschet-Hiatus *m*: Breschet's hiatus.

Breschet-Venen: Breschet's veins, diploic veins.

Brescia-Cimino-Fistel *w*: Brescia-Cimino fistula, radiocephalic fistula.

Brett *s*: board.

bretthart: boardlike, wooden.

Bretylium *s*: bretylium.

Breus-Mole *w*: Breus mole, tuberous mole, hematomole, tuberous subchorial hematoma.

Brewer-Nierenrindeninfarkt *m*: Brewer's infarct.

Bricker-Plastik *w*: Bricker's operation.

Bridenstriktur *w*: bridle stricture.

Brillantkresylblau *s*: brilliant cresyl blue.

Brille *w*: glasses, eyeglasses, spectacles; **bifokale** ~ bifocal glasses, bifocal spectacles.

Brillenbügel *m*: nosepiece.

Brillengestell *s*: spectacle-frame.

Brillengläser: spectacle glasses; **dezentrierte** ~ decentered spectacles.

Brillenhämatom *s*: bilateral periocular hematoma.

brillentragend: spectacled.

Brill-Symmers-Krankheit *w*: Brill-Symmers disease, giant follicular lymphoma, giant follicular lymphadenopathy.

Brill-Zinsser-Krankheit *w*: Brill-Zinsser disease, recrudescent typhus, benign typhus.

Brinell-Härteskala *w*: Brinell hardness scale.

Brissaud-Syndrom *s*: Brissaud syndrome, Gilles de la Tourette syndrome.

Brittle-Diabetes *m*: brittle diabetes mellitus.

Broadbent-Aneurysmazeichen *s*: Broadbent sign.

Broca-Aphasie *w*: Broca's aphasia, motor

aphasia, nonfluent aphasia.

Broca-Sprachzentrum *s*: Broca's center, Broca's motor speech area.

Brock-Operation *w*: Brock's infundibulectomy, transventricular closed valvulotomy.

Brocq-Krankheit *w*: Brocq's pseudopelade, atrophical alopecia.

Broders-Klassifikation *w*: Broders index.

Brodie-Knochenabszeß *m*: Brodie's abscess.

Brodie-Tumor *m*: Brodie's tumor.

Brodmann-Felder: Brodmann's cortical areas.

Brönstedt-Base *w*: Brönstedt base.

Brönstedt-Säure-Basen-Theorie *w*: Brönstedt's acid-bace theory.

Brom *s* Abk. **Br**: bromine [*abbr*] Br.

Bromakne *w*: bromoderma.

Bromausschlag *m*: bromoderma.

Bromazepam *s*: bromazepam.

Bromazeton *s*: bromacetone.

Bromazetophenon *s*: bromacetone.

Bromazin *s*: bromazine, bromodiphenhydramine.

Bromchlorenon *s*: bromchlorenone.

Bromelaine: bromelains.

Bromgoldsäure *w*: bromauric acid.

bromhaltig: bromurated.

Bromhexin *s*: bromhexine.

Bromhidrose *w*: bromhidrosis, bromidrosis, fetid sweat.

Bromid *s*: bromide.

Bromidvergiftung *w*: bromide poisoning, bromidism.

Bromindion *s*: bromindione.

Bromisierung *w*: bromization.

Bromismus *m*: bromidism, bromide poisoning.

Bromisoval *s*: bromisoval.

Brom-Jod-Vergiftung *w*: bromoiodism.

Bromkresolpurpur *m*: dibromo-o-cresolsulfonphthalein.

Bromnatrium *s*: sodium bromide.

Bromocriptin *s*: bromocriptine.

Bromoderm *s*: bromoderma.

5-Bromodesoxyuridin *s*: 5-bromode-

oxyuridine [*abbr*] BUDR.

Bromodiphenhydramin *s*: bromodiphenhydramine.

Bromokresolgrün *s*: bromocresol green.

Bromomanie *w*: bromomania.

Bromoprid *s*: bromopride.

Bromovirus *m*: bromovirus.

Bromperidol *s*: bromperidol.

Brompheniramin *s*: brompheniramine.

Bromphenolblau *s*: bromphenol blue, bromophenol blue, tetrabromophenol blue.

Bromphenylmerkaptursäure *w*: bromphenylmercapturic acid.

Bromsalz *s*: bromide.

Bromsulfalein *s*: bromsulphalein [*abbr*] BSP, bromsulfophthalein, sulfobromophthalein.

Bromsulfaleinnatrium *s*: sulfobromophthalein sodium.

Bromsulfaleintest *m*: bromsulfophthalein test, BSP test.

Bromtherapie *w*: bromization.

Bromthymolblau *s*: bromthymol blue, bromothymol blue.

Bromuracil *s*: 5-bromouracil.

Bromvergiftung *w*: bromide poisoning, brominism.

Bromwasserstoff *m*: hydrogen bromide.

Bromwasserstoffsäure *w*: hydrobromic acid.

bronchial: bronchial.

Bronchialadenom *s*: bronchial adenoma.

Bronchialallergie *w*: bronchial allergy.

Bronchialaspergillose *w*: bronchoaspergillosis.

Bronchialasthma *s*: bronchial asthma [*abbr*] Ba, spasmodic asthma.

Bronchialatmen *s*: bronchial respiration, bronchial murmur.

Bronchialatmung *w*: bronchial respiration, bronchial breathing.

Bronchialbaum *m*: bronchial tree.

Bronchialfremitus *m*: bronchial fremitus.

Bronchialkarzinom *s*: bronchial carcinoma; **kleinzelliges** ~ oat cell carcinoma, reserve cell carcinoma.

Bronchialkatarrh *m*: bronchitis.

Bronchialkrampf *m*: bronchiospasmus.

Bronchiallavage *w*: bronchial lavage, lung lavage.

Bronchiallymphknoten: bronchopulmonary lymph nodes.

Bronchiallymphknotentuberkulose *w*: tuberculosis of bronchial lymph nodes.

Bronchialraum *m*: bronchial airway.

Bronchialschleim *m*: bronchial mucus.

Bronchialschleimhaut *w*: bronchial mucosa.

Bronchialstumpf *m*: bronchial stump.

Bronchialtoilette *w*: respiratory toilet.

Bronchialtubus *m*: bronchial tube.

Bronchialverengung *w*: bronchiostenosis.

Bronchiektasie *w*: bronchiectasis, bronchiectasia; **sackförmige** ~ saccular bronchiectasis, varicose bronchiectasis; **spindelförmige** ~ fusiform bronchiectasis; **trockene** ~ dry bronchiectasis; **zylindrische** ~ cylindric bronchiectasis, cystic bronchiectasis.

bronchiektatisch: bronchiectasic, bronchiectatic.

Bronchien-: bronchial.

bronchiogen: bronchiogenic.

Bronchiole *w*: bronchiole.

Bronchiolektasie *w*: bronchiolectasia.

Bronchiolitis *w*: bronchiolitis; **akute** ~ acute bronchiolitis.

Bronchiolus: bronchiole.

bronchiopleural: bronchopleural.

Bronchitis *w*: bronchitis; **akute** ~ acute bronchitis; **chronische** ~ chronic bronchitis; **kruppöse** ~ croupous bronchitis; **trockene** ~ dry bronchitis.

bronchitisch: bronchitic.

Bronchitis fibrinosa: fibrinous bronchitis, pseudomembranous bronchitis.

Bronchitis pituitosa: bronchorrhea.

Bronchitis plastica: fibrinous bronchitis.

bronchoalveolär: bronchoalveolar.

Bronchodilatation *w*: bronchodilatation.

Bronchodilatator *m*: bronchodilator.

bronchogen: bronchogenic.

Bronchogramm *s*: bronchogram.

Bronchographie *w*: bronchography.

Bronchokonstriktion *w*: bronchoconstriction.

Broncholith *m*: broncholith, bronchial calculus.

Broncholithiasis *w*: broncholithiasis.

Bronchomalazie *w*: bronchomalacia.

Bronchomediastinalfistel *w*: mediastinobronchial fistula.

bronchomotorisch: bronchomotor.

Bronchomykose *w*: bronchomycosis.

bronchonasal: nasobronchial.

bronchoösophageal: bronchoesophageal.

Bronchoösophagoskopie *w*: bronchoesophagoscopy.

Bronchophonie *w*: bronchophony, bronchiloqy, whispering pectoriloquy.

Bronchoplastik *w*: bronchoplasty.

Bronchopleuralfistel *w*: pleurobronchial fistula.

Bronchopneumogramm *s*: air bronchogram.

Bronchopneumonie *w*: bronchopneumonia, suffocative bronchitis, bronchial pneumonia, lobular pneumonia, catarrhal pneumonia, vesicular bronchiolitis.

bronchopneumonisch: bronchopneumonic.

bronchopulmonal: bronchopulmonary.

Bronchorrhö *w*: bronchorrhea.

Bronchosinusitis *w*: sinobronchitis.

Bronchoskop *s*: bronchoscope.

Bronchoskopie *w*: bronchoscopy.

Bronchoskopielagerung *w*: bronchoscopic position.

bronchoskopisch: bronchoscopic.

Bronchospasmus *m*: bronchospasm, bronchiospasmus, bronchial spasm.

Bronchospirochätose *w*: bronchospirochetosis, bronchopulmonary spirochetosis, Castellani's bronchitis, hemorrhagic bronchitis.

Bronchospirometer *s*: bronchospirometer.

Bronchospirometrie *w*: bronchoscopic spirometry, differential bronchospirometry.

Bronchostenose *w*: bronchial stenosis, bronchostenosis.

Bronchostomie *w*: bronchostomy.

Bronchotomie w: bronchotomy.

bronchovesikulär: bronchovesicular, bronchoalveolar.

Bronchozele w: bronchocele, bronchiocele.

Bronchus m: air tube, bronchial tube, bronchus.

Bronchusadenom s: bronchial adenoma.

Bronchusblocker m: bronchial blocker.

Bronchusfistel w: bronchial fistula.

Bronchusriß m: ruptured bronchus.

Bronchustuberkulose w: bronchial tuberculosis.

Bronchusverlegung w: bronchial obstruction.

Bronze w: bronze.

Bronzediabetes m: bronze diabetes.

bronzefarben: bronze.

Bronzehaut w: bronzed skin.

Bronzehautkrankheit w: Addison's disease.

Brooke-Tumor m: Brooke's tumor, trichoepithelioma.

Broquinaldol s: broquinaldol.

Broschüre w: leaflet.

Brot s: bread.

Broteinheit w Abk. BE: carbohydrate exchange unit.

Brotizolam s: brotizolam.

Browne-Operation w: Denis Browne operation.

Brown-Molekularbewegung w: brownian movement.

Brown-Sehnenscheidensyndrom s: Brown sheath syndrome.

Brown-Séquard-Syndrom s: Brown-Séquard syndrome, hemiparaplegic syndrome.

Brown-Spalthautlappen m: Brown split skin graft.

Brown-Symmers-Krankheit w: Brown-Symmers disease, acute infantile encephalopathy.

Broxyquinolin s: broxyquinoline.

Bruce-Faserbündel s: Bruce's tract.

Brucella w: brucella.

Brucella abortus: Brucella abortus, Bang's bacillus.

Brucellin s: brucellin.

Brucellose w: brucellosis, Bang's disease, Gibraltar fever, undulant fever.

Brucellosemeningitis w: brucellar meningitis.

Bruce-Septikämie w: Malta fever.

Bruch m: fracture, break, hernia, nick; eingekeilter ~ impacted fracture; eingeklemmter ~ incarcerated hernia; innerer ~ internal hernia; komplizierter ~ complicated fracture; nicht reponierbarer ~ irreducible hernia; offener ~ open fracture; reponierbarer ~ reducible hernia; unvollständiger ~ partial fracture.

Bruchband s: hernia truss, hernia bandage.

Burcheinklemmung w: incarceration, impaction.

Bruchfragment s: fracture fragment.

Bruch-Membran w: Bruch's membrane.

Bruchoperation w: hernia repair, herniotomy.

Bruchstelle w: fragile site.

Bruchstück s: fragment.

bruchstückweise: fractional.

Brucin s: brucine.

Brudzinski-Nackenzeichen s: Brudzinski sign.

Brudzinski-Reflex m: Brudzinski sign; kontralateraler ~ contralateral sign, contralateral reflex.

Brüchigkeit w: friability.

Brücke w: bridge, fixed partial denture.

Brücke-Muskel m: Brücke's muscle, meridional fibers of ciliary muscle.

Brückenbindung w: cross-linking.

Brückengips m: fenestrated plaster bandage.

Brückenhaubensyndrom s: pontine syndrome.

Brückenkolobom s: bridge coloboma.

Brückenlappen m: bridge flap, bipedicle flap.

Brückenlappenplastik w: bridge flap.

Brücken-Mittelhirn-Syndrom s: Gubler's paralysis.

Brückenschaltung w: bridge circuit.

Brückensyndrom *s*: pontine syndrome; **laterales** ~ lateral pontine syndrome; **oberes** ~ superior pontine syndrome, Cestan-Raymond syndrome; **paramedianes** ~ paramedian pontine syndrome; **unteres** ~ inferior pontine syndrome, Raymond syndrome.

Brückenzahn *m*: pontic.

Brückner-Phänomen *s*: oscillopsia.

brüderlich: fraternal.

brüten: breed.

Brugia: Brugia.

Bruit de moulin: mill wheel murmur.

Bruit du pot fêlé: cracked-pot sound, cracked-pot resonance.

Brummen *s*: sibilant rale.

Brunft *w*: rut, rutting.

Brunhilde-Stamm *m*: Brunhilde strain.

Brunnen *m*: spring.

Brunn-Epithelnester: Brunn's epithelial nests.

Brunner-Drüsen: Brunner's glands.

Brunschwig-Operation *w*: Brunschwig's operation, pelvic exenteration.

Brushfield-Flecken: Brushfield spots.

Brushfield-Wyatt-Syndrom *s*: Brushfield-Wyatt syndrome.

Brust *w*: breast, mamma, bosom; **weibliche** ~ mamma, breast, bust.

Brust-: masto-, mazo-.

Brustbeere *w*: jujube.

Brustbein *s*: breast bone, sternum.

Brustdrüse *w*: mamma, breast.

Brustdrüsenabszeß *m*: mammary abscess, intramammary abscess.

Brustdrüsenentzündung *w*: mastitis.

Brustdrüsenschwellung des Neugeborenen: breast hypertrophy of the newborn.

Brustentwicklung *w*: development of the breast, mammoplasia.

Brusternährung *w*: breast feeding.

Brustfell *s*: pleura.

Brustkind *s*: suckling.

Brustkorb *m*: thorax, chest, rib cage; **asthenischer** ~ phthinoid chest, pterygoid chest.

Brustkrebs *m*: breast cancer, cancer of the breast.

Brustlymphknoten *m*: mammary lymph node.

Brustmuskel *m*: pectoral muscle.

Brustraum *m*: thoracic cavity.

Brustschmerz *m*: chest pain, thoracodynia.

Brustvergrößerung *w*: breast augmentation, macromastia, mastauxy.

Brustwand *w*: chest wall.

Brustwandableitung *w*: chest lead.

Brustwandableitungen: precordial leads, Wilson's leads.

Brustwarze *w*: breast nipple, nipple, thele, teat; **eingezogene** ~ crater nipple; **überzählige** ~ supernumerary nipple.

Brustwarzenadenomatose *w*: nipple adenomatosis.

Brustwarzenentzündung *w*: acromastitis.

Brustwarzenerektion *w*: thelerethism.

Brustwarzenhof *m*: areola of nipple.

Brustwarzenkappe *w*: nipple protector.

Brustwassersucht *w*: pleurisy.

Brustwirbel *m* Abk. **BW**: thoracic vertebra.

Brustwirbelsäule *w*: thoracic spine.

Brustwurz *w*: angelica.

Brutkasten *m*: incubator.

Bruton-Gitlin-Syndrom *s*: Bruton type agammaglobulinemia, congenital hypogammaglobulinemia, infantile sex-linked hypogammaglobulinemia.

Brutplatz *m*: nidus.

Brutraum *m*: incubator room.

Brutschrank *m*: brooder, incubator.

Brutstätte *w*: nidus.

Bruxismus *m*: bruxism.

Bruxomanie *w*: bruxomania.

Bruzellose *w*: brucellosis.

Bryant-Linie *w*: Bryant's line.

B-Scan *m*: B-mode.

BSG Abk. **Blutkörperchensenkungsgeschwindigkeit** *w*: blood sedimentation rate, erythrocyte sedimentation rate [*abbr*] ESR.

BSP Abk. **Bromsulphalein** *s*: bromsulphalein [*abbr*] BSP.

BSR Abk. **Bizepssehnenreflex** *m*: biceps reflex.

BT Abk. **Basaltemperatur** *w*: basal body temperature [*abbr*] BBT.

BtM Abk. **Betäubungsmittel** *s*: narcotic.

BU Abk. **Berufsunfähigkeit** *w*: disablement.

Buba *w*: buba.

Bubo *m*: bubo, tropical adenitis; **virulenter** ~ virulent bubo, chancroidal bubo.

Bubonenpest *w*: bubonic plague, malignant polyadenitis; **hämorrhagische** ~ hemorrhagic plague.

Bubonuli: bubonulus, nisbet's chancre.

Buccoversio: buccoversion.

Bucetin *s*: bucetin.

Buchem-Krankheit *w*: van Buchem syndrome, endosteohyperostosis, sclerosteosis.

Bucht *w*: bay, sinus.

Buckel *m*: hump, knob, boss.

Buck-Extension *w*: Buck's traction.

Buck-Faszie *w*: Buck's fascia, deep fascia of penis.

bucklig: gibbous, bosselated, cyrtoid.

Bucky-Blende *w*: Bucky diaphragm, Bucky grid.

Bucky-Strahlen: Bucky's rays.

Bucky-Tisch *m*: Bucky table.

Buclizin *s*: buclizine.

Buclosamid *s*: buclosamide.

Budd-Chiari-Syndrom *s*: Budd-Chiari disease, hepatic vein occlusion.

Budesonid *s*: budesonide.

Büchse *w*: box.

Büdinger-Ludloff-Läwen-Syndrom *s*: patellar chondromalacia.

Bügel *m*: bow.

Bülau-Drainage *w*: closed pleural drainage.

Bündel *s*: bundle, leash; **aberrierendes** ~ aberrant bundle; **papillomakuläres** ~ papillomacular bundle.

Bürette *w*: buret.

Bürger-Grütz-Syndrom *s*: Bürger-Grütz syndrome, familial hyperlipoproteinemia

type I.

Buerger-Krankheit *w*: Buerger's disease, thrombangiitis obliterans.

Bürgi-Regel *w*: Buergi's theory.

Büro *s*: office.

Bürste *w*: brush.

bürsten: brush.

Bürsten *s*: brushing.

Bürstenbiopsie *w*: brush biopsy.

Bürstensaum *m*: cuticular ridge, cuticular border, cuticular layer, brush border.

Büschel *s*: tuft.

Bufadienolid *s*: bufadienolide.

Bufagin *s*: bufagin.

Bufanolid *s*: bufanolide.

Bufexamac *s*: bufexamac.

Buflomedil *s*: buflomedil.

Buformin *s*: buformin.

Bufotoxin *s*: bufotoxin.

Bufyllin *s*: bufylline.

bukkal: buccal, genal.

bukko-: bucco-.

bukkofazial: buccofacial.

bukkolabial: buccolabial.

bukkolingual: buccolingual.

bukkookklusal: bucco-occlusal.

bukkozervikal: cervicobuccal.

bulbär: bulbar.

Bulbärapoplexie *w*: bulbar apoplexy.

Bulbärenzephalitis *w*: bulbar encephalitis.

Bulbärparalyse *w*: bulbar paralysis, bulbar palsy; **familiäre infantile progressive** ~ infantile progressive bulbar palsy, association paralysis, Fazio-Londe disease; **hereditäre** ~ inherited bulbar palsy; **obere** ~ progressive ophthalmoplegia; **progrediente** ~ progressive bulbar palsy, progressive bulbar paralysis, labial paralysis, glossolabial paralysis; **thyreotoxische** ~ acute thyrotoxic bulbar palsy.

Bulbärpoliomyelitis *w*: acute bulbar polioencephalitis.

Bulbitis: bulbitis.

Bulbo-: bulb-.

Bulbocapnin *s*: bulbocapnine.

Bulbocavernosusreflex *m*: penile reflex,

penis reflex, virile reflex, Hughes reflex.

bulbös: bulbous.

Bulbogastron *s*: bulbogastrone.

bulbomembranös: bulbomembranous.

bulbopontin: bulbopontine, pontobulbar.

bulbospinal: bulbospinal.

bulbourethral: bulbourethral.

Bulbourethraldrüse *w*: bulbourethral gland, Cowper's gland.

Bulbus *m*: bulbus, bulb, globe.

Bulbusatrophie *w*: ophthalmatrophia.

Bulbusdruckversuch *m*: eyeball-compression reflex, Aschner's test.

Bulbusinzision *w*: ophthalmotomy.

Bulbus olfactorius: olfactory bulb.

Bulbusreflex *m*: eyeball-compression reflex, oculocardiac reflex, Aschner's phenomenon.

Bulbuswulst *m*: bulbar swelling.

Bulimie *w*: bulimia, bulimorexia, binging, adephagia, hyperorexia, hyperphagia, polyphagia, polyorexia, phagomania, phagopyrosis, sitomania.

Bulimus *m*: bulimus.

Bulinus *m*: bulinus.

Bulldogklemme *w*: bulldog clip.

bullös: bullous.

Bullosis *w*: bullosis.

Bumadizon *s*: bumadizone.

Bumerangnadel *w*: boomerang needle.

Bumetanid *s*: bumetanide.

Bumke-Pupillenzeichen *s*: Bumke's pupil.

Bunamiodyl *s*: bunamiodyl.

Bundesgesundheitsamt *s* Abk. **BGA:** Federal Health Office.

Bungarotoxin *s*: bungarotoxin.

Bunge-Amputation *w*: Bunge's amputation, aperiostal amputation.

Bunge-Regel *w*: Bunge's law.

Bungeye *s*: bungeye.

Bunitrolol *s*: bunitrolol.

Bunnell-Reaktion *w*: Paul-Bunnell reaction.

Bunsen-Brenner *m*: Bunsen's burner.

Bunyamweravirus *m*: bunyavirus.

Bunyaviridae: bunyaviridae.

Buparonolol *s*: bupranolol.

Buphenin *s*: buphenine.

Buphthalmus *m*: buphthalmos, infantile glaucoma, hydrophthalmia.

Bupivacain *s*: bupivacaine.

Bupranolol *s*: bupranolol.

Buprenorphin *s*: buprenorphine.

Buquinolatum *s*: buquinolate.

Burdach-Strang *m*: cuneate fasciculus of Burdach.

Burka-Syndrom *s*: lipochrome hepatosis.

Burke-Syndrom *s*: metaphyseal chondrodysplasia with dwarfism, pancreatic insufficiency and neutropenia.

Burkitt-Lymphom *s*: Burkitt's tumor, African lymphoma.

Burlew-Polierscheibe *w*: Burlew disk.

Burnett-Syndrom *s*: Burnett syndrome, milk-alkali syndrome.

Burning-feet-Syndrom *s*: burning-feet syndrome, ignipeditis, Gopalan syndrome.

Burow-Dreieck *s*: Burow's triangle.

Burow-Lösung *w*: Burow solution.

Bursa *w*: bursa, bag.

Bursektomie *w*: bursectomy.

Bursitis *w*: bursitis, bursal synovitis; **adhäsive** ~ adhesive capsulitis.

Bursitis pharyngealis: Tornwaldt's bursitis.

Bursolith *m*: bursolith.

Buruli-Ulkus *s*: Buruli ulcer.

Buschfieber *s*: jungle fever.

Buschgelbfieber *s*: jungle yellow fever.

Buschke-Ollendorff-Syndrom *s*: Buschke-Ollendorff syndrome, disseminated lenticular dermatofibrosis, familial cutaneous collagenoma.

Buschke-Sklerödem *s*: Buschke scleredema.

Busen *m*: bosom.

Buserelin *s*: buserelin.

Buspiron *s*: buspirone.

Busse-Buschke-Krankheit *w*: Busse-Buschke disease, cryptococcosis.

Busulfan *s*: busulfan.

Butabarbital *s*: butabarbital, butabarbitone, butobarbitone.

Butabarbitalnatrium *s*: butabarbital sodium.
Butacain *s*: butacaine.
Butacetin *s*: butacetin.
Butalamin *s*: butalamine.
Butalbital *s*: butalbital.
Butamirat *s*: butamirate.
Butan *s*: butane.
Butanilicain *s*: butanilicaine.
Butanol *s*: butanol.
Butaperazin *s*: butaperazine.
Butenyl *s*: butenyl.
Butetamat *s*: butetamate.
Butethal *s*: butethal, butylethylbarbituric acid.
Butethaminhydrochlorid *s*: butethamine hydrochloride.
Buthalitalnatrium *s*: buthalitone sodium.
Buthus *m*: buthus.
Butinolin *s*: butinoline.
Butizid *s*: butizide.
Butobarbital *s*: butobarbitone.
Butoform *s*: butyl aminobenzoate.
Butoxamin *s*: butoxamine.
Butter *w*: butter.
butterartig: butyraceous, butyroid.
Butterfly-Kanüle *w*: butterfly needle.
Buttergelb *s*: butter yellow, dimethylaminoazobenzene.
Buttermilch *w*: buttermilk.
Buttersäure *w*: butyric acid.
Buttersäuregärung *w*: butyric fermentation.
Buttler-Albright-Lightwood-Syndrom

s: Lightwood-Albright syndrome, renal tubular acidosis.
Butyldiguanidin *s*: buformin.
Butylparaben *s*: butylparaben.
Butylradikal *s*: butyl.
Butyrobetain *s*: butyrobetaine.
Butyrometer *s*: butyrometer.
Butyrophenon *s*: butyrophenone.
Butyryl-CoA-Dehydrogenase *w*: butyryl-CoA dehydrogenase.
Butyrylpiperazin *s*: butyrylpiperazine.
Buyo-Wangenkarzinom *s*: betel cancer.
BV Abk. **Blutvolumen** *s*: blood volume.
BW Abk. **Brustwirbel** *m*: thoracic vertebra.
BWG-Syndrom Abk. **Bland-White-Garland-Syndrom** *s*: Bland-White-Garland syndrome.
Bychowski-Grasset-Zeichen *s*: Bychowski-Grasset sign.
Bypass *m*: bypass; **aortokoronarer** ~ aortocoronary artery bypass; **arterieller** ~ artery bypass; **extraanatomischer** ~ extra-anatomic bypass; **kardiopulmonaler** ~ heart-lung bypass.
Bypass-Operation *w*: bypass surgery.
Byssinose *w*: byssinosis, flax-dressers' disease, stripper's asthma.
BZ Abk. **1. Blutungszeit** *w*; **2. Blutzucker** *m*: 1. bleeding time; 2. blood sugar [*abbr*] BS.
B-Zelle *w*: B cell, B lymphocyte, beta cell.
B-Zell-Wachstumsfaktor *m*: B-cell growth factor.

C

C Abk. **1.** Celsius; **2.** Coulomb; **3.** Cytidinrest *m*; **4.** Komplement *s*; **5.** Kohlenstoff *m*: 1. Celsius; 2. Coulomb; 3. cytidine rest; 4. complement; 5. carbon.

CA Abk. **Carboanhydrase** *w*: carboanhydrase.

Ca Abk. **Calcium** *s*: calcium [*abbr*] Ca.

Cabot-Ringe: Cabot's rings, Cabot's ring bodies.

Cachexia hypophysialis: pituitary cachexia.

Cacogenin *s*: cacogenin.

Cactinomycin *s*: cactinomycin.

Cadeöl *s*: cade oil.

Cadexomer-Iod *s*: cadexomer iodine.

Cadmium *s* Abk. **Cd**: cadmium [*abbr*] Cd.

Caecocele *w*: cecocele.

Caecum *s*: cecum.

Caesium *s* Abk. **Cs**: cesium, caesium [*abbr*] Cs.

Caesiumchlorid *s*: cesium chloride.

Cafaminol *s*: cafaminol.

Café-au-lait-Fleck *m*: café au lait spot.

Caffey-Silverman-Syndrom *s*: Caffey-Silverman syndrome, infantile hyperostosis, infantile cortical hyperostosis syndrome.

CAH Abk. **chronisch-aggressive Hepatitis** *w*: chronic active hepatitis, chronic aggressive hepatitis.

Cairns-Syndrom *s*: Cairns syndrome.

Caissonkrankheit *w*: caisson disease, decompression sickness.

Cajal-Silberimprägnation *w*: Cajal stain, Cajal's method.

Cajal-Zelle *w*: Cajal cell.

Calabar-Schwellung *w*: calabar swelling.

Calamina *w*: calamine.

α-Calcidol *s*: alphacalcidol.

Calcifediol *s*: calcifediol.

Calciferol *s*: calciferol.

Calcinosis *w*: calcinosis, calcium thesaurismosis.

Calcinosis intervertebralis: intervertebral calcinosis, Verse's disease.

Calcinosis metabolica circumscripta: calcinosis circumscripta.

Calcitonin *s*: calcitonin.

Calcitriol *s*: calcitriol.

Calcium *s* Abk. **Ca**: calcium [*abbr*] Ca.

Calcium Carbaspirin *s*: calcium carbaspirin, calcium acetylsalicylate carbamide.

Calcium-p-aminosalicylat *s*: calcium aminosalicylate.

Calciumdobesilat *s*: calcium dobesilate.

Calciumfolinat *s*: calcium folinate.

Calciumlactat *s*: calcium lactate.

Calciumpantothenat *s*: calcium pantothenate.

Calciumsaccharat *s*: calcium saccharate.

Calcium-trinatrium-pentetat *s*: calcium trisodium pentetate.

Caldariomycin *s*: caldariomycin.

Caldwell-Luc-Kieferhöhlenradikaloperation *w*: Caldwell-Luc operation, radical maxillary antrostomy.

Caldwell-Methode *w*: Caldwell's projection.

California-Enzephalitis *w*: California encephalitis.

calixförmig: calicine.

Calkins-Handgriff *m*: Calkins maneuver.

Callahan-Verfahren *s*: Callahan's method.

Call-Exner-Körperchen *s*: Call-Exner body.

Calliphora *w*: calliphora.

Calliphora-Larve *w*: screwworm.

Calmette-Guérin-Bazillus *m* Abk. **BCG**: Calmette-Guérin bacillus.

Calmette-Konjunktivaltest *m*: conjunctival test.

Calmette-Reaktion *w*: Calmette's test, ophthalmic reaction, ophthalmoreaction, Wolff-Eisner reaction.

Calmette-Serum *s*: Calmette serum.

Calmette-Tuberkulin s: purified tuberculin, tuberculin precipitation [abbr] TP.

Calmodulin s: calmodulin.

Calomel s: calomel.

Calot-Verfahren s: Calot's treatment.

Calvé-Perthes-Krankheit w: Calvé-Perthes disease.

Calvé-Syndrom s: Calvé's disease.

Calvities w: common male baldness, male pattern alopecia.

Calx: heel.

Camazepam s: camazepam.

Camerer-Regel w: Camerer's law.

cAMP Abk. zyklisches Adenosinmonophosphat s: cyclic adenosine monophosphate [abbr] cAMP.

Camper-Ebene w: Camper's plane.

Campher m: camphor.

Camphoglykuronsäure w: camphoglycuronic acid.

Camphoronsäure w: camphoronic acid.

Camphylamin s: camphylamine.

Camphylglykol s: camphylglycol.

CAMP-Test m Abk. Christie-Alkins-Munch-Petersen-Test: CAMP test.

Campylobacter m: campylobacter.

Campylobacter-artiger Organismus m: campylobacter-like organism [abbr] CLO.

Campylobacter-fetus-Infektion w: campylobacteriosis.

Camurati-Engelmann-Syndrom s: Camurati-Engelmann disease, progressive diaphyseal dysplasia, diaphyseal dysplasia, diaphyseal sclerosis.

Camylofin s: camylofin.

Canaliculitis w: canaliculitis.

Canaliculusbildung w: canaliculization.

Canalis m: canal, channel.

Canalis atrioventricularis communis m: common atrioventricular canal; persistierender ~ persistent common atrioventricular canal.

Canalis vertebralis: vertebral canal.

Canavan-Syndrom: Canavan's diffuse sclerosis, Canavan spongy degeneration, spongiform leukodystrophy, infantile spongy degeneration.

Cancer en cuirasse: corset cancer.

Cancrum nasi: gangrenous rhinitis.

Candicidin s: candicidin.

Candida w: candida, monilia.

Candida-: candidal.

Candida albicans: Candida albicans, thrush fungus.

Candida-Granulom s: Candida granuloma.

Candida-Mykose w: candidiasis, candidosis, moniliasis.

Candida-Sepsis w: candidemia.

Candidavaginitis w: candidial vaginitis, monilial vaginitis.

Candida-Vulvovaginitis w: candida vulvovaginitis, vulvovaginal candidiasis.

Candidiasis w: candidiasis, candidosis, moniliasis; orale ~ oral candidiasis, thrush.

Candidid s: candidide, candidid.

Candidose w: candidiasis, candidosis, moniliasis.

Candidulin s: candidulin.

Canities w: canities, poliosis.

Cannabiose w: hemp fever.

Cannabis s: cannabis, hemp.

Cannon-Böhm-Punkt m: Cannon's point.

Cannon-Gesetz s: Cannon's law of denervation.

Cannon-Notfalltheorie w: emergency theory.

Cantharides: cantharides, blister beetle.

Cantharidin s: cantharidin.

Cantharidinintoxikation w: cantharidism.

Cantharidinsäure w: cantharidic acid.

Cantharsäure w: cantharic acid.

Canthus m: canthus, corner of the eye.

Cantor-Sonde w: Cantor's tube.

Cap s: cap.

CAP Abk. katabolitisches Aktivatorprotein s: catabolite activator protein [abbr] CAP.

CAP-Bindungsstelle w: CAP binding site.

Capdepont-Zahndysplasie w: dentinogenesis imperfecta, hereditary opalescent dentin.

Capgras-Syndrom *s*: Capgras syndrome, illusions of doubles.
Capillaria *w*: capillaria.
Capillariasis *w*: capillariasis.
Capistrum *s*: capistrum.
Capitulum-: capitular.
Caplan-Syndrom *s*: Caplan syndrome, rheumatoid pneumoconiosis.
Capnoidin *s*: capnoidin.
Capps-Reflex *m*: Capps reflex, pleural shock.
Capreomycin *s*: capreomycin.
Caprylat *s*: caprylate, octanoate.
Caprylsäure *w*: caprylic acid, octanoic acid.
Capsaicin *s*: capsaicin.
Capsicin *s*: capsicin.
Capsicol *s*: capsicol.
Capsicum *s*: capsicum.
Capsula *w*: capsule, capsula.
Capsula externa: external capsule.
Capsula fibrosa: fibrous capsule.
Capsula interna: internal capsule.
Capsula serosa: serous capsule.
Captodiamin *s*: captodiamine.
Captopril *s*: captopril.
Caput *s*: caput, head.
Caput medusae: medusa's head.
Caramiphen *s*: caramiphen.
Caramiphenhydrochlorid *s*: caramiphen hydrochloride.
Carazolol *s*: carazolol.
Carbachol *s*: carbachol, carbamylcholine, choline chloride carbamate.
Carbacholin *s*: carbachol, carbamylcholine, choline chloride carbamate.
Carbacrylamin *s*: carbacrylamine.
Carbamat *s*: carbamate.
Carbamazepin *s*: carbamazepine.
Carbamid *s*: urea.
Carbamino *s*: carbamino.
carbaminsauer: carbamic.
Carbamyl *s*: carbamyl, carbamoyl.
Carbamylierung *w*: carbamoylation.
Carbamylphosphat *s*: carbamylphosphate, carbamoylphosphate.
Carbamylphosphatsynthetase *w*: carbamyl-phosphate synthetase.

Carbamyltransferase *w*: carbamoyltransferase, transcarbamoylase.
Carbarson *s*: carbarsone.
Carbazochrom *s*: carbazochrome.
Carbenicillin *s*: carbenicillin.
Carbenoxolon *s*: carbenoxolone.
Carbidopa *s*: carbidopa.
Carbimazol *s*: carbimazole.
Carbinoxamin *s*: carbinoxamine.
Carbinoxaminmaleat *s*: carbinoxamine maleate.
Carbo: carbo, charcoal.
Carboanhydrase *w* Abk. **CA**: carboanhydrase.
Carboanhydrasehemmer *m*: carboanhydrase inhibitor.
Carbocistein *s*: carbocisteine.
Carbocromen *s*: carbocromen.
Carbodiimid *s*: carbodiimide.
Carbomycin *s*: carbomycin.
Carbonat *s*: carbonate.
Carbonsäure *w*: carboxylic acid.
Carbonsäureamid *s*: carboxamide.
Carboxybiotin *s*: carboxybiotin.
Carboxy-Hb *s*: carboxyhemoglobin.
Carboxylase *w*: carboxylase.
Carboxylesterase *w*: carboxylesterase.
Carboxylierung *w*: carboxylation.
Carboxyltransferase *w*: carboxyltransferase.
Carboxylyase *w*: carboxy-lyase.
Carboxymethylzellulose *w*: carboxymethyl cellulose.
Carboxypeptidase *w*: carboxypeptidase.
Carbromal *s*: carbromal.
Carbutamid *s*: carbutamide.
Carbuterol *s*: carbuterol.
Carcinoma: carcinoma, cancer.
Carcinoma in situ: intraepithelial carcinoma, intraepidermal carcinoma.
Carcinoma lobulare: lobular carcinoma.
Carden-Operation *w*: Carden's amputation.
Cardiotonicum *s*: cardiotonic.
Cardiovirus *m*: cardiovirus.
Carey-Coombs-Geräusch *s*: Carey-Coombs murmur.

Carhart-Schwellenschwundtest *m*: Carhart's test.

Carhart-Senke *w*: Carhart's dip.

Caribi *s*: caribi.

Caries *w*: caries, decay, dental decay.

Caries sicca: dry caries.

Carisoprodol *s*: carisoprodol, isopropyl meprobamate.

Carlens-Tubus *m*: Carlens tube.

Carleton-Flecken: Carleton spots.

Carman-Meniskuszeichen *s*: Carman's meniscus sign, meniscus sign.

Carmustin *s*: carmustine, bis-chlor nitrosurea [*abbr*] BCNU.

Carnitin *s*: carnitine.

Carnitinmangelkrankheit *w*: carnitine deficiency.

Carnochan-Operation *w*: Carnochan's operation.

Carnot-Funktion *w*: Carnot's function, carnotic function.

Caroli-Syndrom *s*: Caroli's disease, congenital cystic disease of the liver.

Carolsäure *w*: carolic acid.

Carotin *s*: carotene.

Carotinoid *s*: carotinoderma.

Carotis *w*: carotid, carotid artery.

Carotis-Sinus-Cavernosus-Fistel *w*: caroticocavernous fistula, carotid-cavernous fistula.

Carpenter-Syndrom *s*: Carpenter syndrome.

Carpofen *s*: carpofen.

Carrel-Kolben *m*: Carrel's flask.

Carrel-Patch *m*: Carrel's patch.

Carrell-Technik *w*: antigen antibody crossed electrophoresis.

Carrier *m*: carrier.

Carrión-Krankheit *w*: Carrión's disease.

Carr-Price-Reaktion *w*: Carr-Price test.

Carteolol *s*: carteolol.

Carter-Krankheit *w*: Carter's mycetoma.

Cartilago *w*: cartilago, cartilage.

Cartilago vomeronasalis: Jacobson's cartilage.

Carus-Krümmung *w*: Carus curve.

Caryophyllsäure *w*: caryphyllic acid,

eugenic acid.

Carzenid *s*: carzenide.

Casal-Halsband *s*: Casal's collar, Casal's necklace.

Cascara: cascara.

Casein *s*: casein.

Casoni-Botteri-Test *m*: Casoni skin test, echinococcus skin test.

Casoni-Intrakutantest *m*: Casoni skin test, echinococcus skin test.

Caspar-Trübung *w*: Caspar's ring opacity.

Casper-Katheter *m*: Casper's catheter.

Cassidy-Scholte-Syndrom *s*: Cassidy syndrome, carcinoid syndrome.

Cassirer-Syndrom *s*: Cassirer syndrome, akrocyanosis.

Castellani-Krankheit *w*: Castellani's bronchitis, bronchospirochetosis, hemorrhagic bronchitis.

Castellani-Lösung *w*: Castellani solution.

Castellani-Low-Zeichen *s*: Castellani-Low symptom.

Castel-Reagens *s*: Castel's reagent.

Castillo-Syndrom *s*: del Castillo syndrome, Sertoli-cell-only syndrome, germinal cell aplasia.

Castle-Faktor *m*: Castle's factor, intrinsic factor.

Castleman-Tumor *m*: giant follicular hyperplasia.

Cast-Syndrom *s*: cast syndrome.

Cataracta *w*: cataract.

Cataracta aborescens: arborescent cataract.

Cataracta brunescens: brunescent cataract.

Cataracta complicata: complicated cataract.

Cataracta congenita membranacea: congenital membranous cataract.

Cataracta electrica: electrical cataract.

Cataracta hypermaturata: hypermature cataract, overripe cataract, dry-shelled cataract.

Cataracta juvenilis: juvenile cataract.

Cataracta maturata: ripe cataract.

Cataracta membranacea: membranous cataract.

Cataracta perinuclearis: perinuclear cataract.

Cataracta polaris: polar cataract.

Cataracta punctata: punctate cataract, blue cataract, cerulean cataract.

Cataracta pyramidalis: pyramidal cataract.

Cataracta senilis: senile cataract.

Cataracta stellata: stellate cataract.

Cataracta subcapsularis: subcapsular cataract.

Catechol *s*: catechol, pyrocatechol.

Catechu *s*: catechu.

Catechu pallidum: pale catechu, gambir.

Catgut *s*: catgut, surgical gut.

Cathin *s*: cathine.

Cauda *w*: cauda, tail.

Cavitas *w*: cavity.

Cavernitis *w*: cavernitis.

Cavum septi pellucidi: septal cyst, pseudoventricle, rhomboid sinus.

C1-Bruchstück *s*: one-carbon fragment.

CCD-Winkel Abk. **Centrum-Collum-Diaphysenwinkel** *m*: collodiaphyseal angle.

CCT Abk. **craniale Computertomographie** *w*: cranial computed tomography.

Cd Abk. **Kadmium** *s*: cadmium [*abbr*] Cd.

CDC Abk. **Chenodeoxycholsäure** *w*: chenodeoxycholic acid.

CDP Abk. **Cytidinphosphat** *s*: cytidine phosphate.

CEA Abk. **carcinoembryonales Antigen** *s*: carcinoembryonic antigen [*abbr*] CEA.

Cecil-Operation *w*: Cecil's operation.

Ceelen-Gellerstedt-Syndrom *s*: pulmonary hemosiderosis.

Cefaclor *s*: cefaclor.

Cefadroxil *s*: cefadroxil.

Cefalexin *s*: cefalexin, cephalexin.

Cefaloridin *s*: cefaloridine, cephaloridine.

Cefalotin *s*: cefalotin, cephalothin.

Cefamandol *s*: cefamandole.

Cefazedon *s*: cefazedone.

Cefazolin *s*: cefazolin.

Cefmenoxim *s*: cefmenoxime.

Cefoperazon *s*: cefoperazone.

Cefotaxim *s*: cefotaxime.

Cefotetan *s*: cefotetan.

Cefotiam *s*: cefotiam.

Cefoxitin *s*: cefoxitin.

Cefradin *s*: cefradine.

Cefsulodin *s*: cefsulodin.

Ceftazidim *s*: ceftazidime.

Ceftizoxim *s*: ceftifoxime.

Ceftriaxon *s*: ceftriaxone.

Cefuroxim *s*: cefuroxime.

Celestin-Tubus *m*: Celestin's tube.

Celloidin *s*: celloidin, photoxylin.

Cellula *w*: cell.

Cellulase *w*: cellulase.

Celsius-Skala *w*: centigrade scale.

Celsius-Thermometer *s*: Celsius thermometer.

Cementum *s*: cement, bony substance of tooth.

Centr-: centr-.

Centrum *s*: center.

Centrum-Collum-Diaphysenwinkel *m* Abk. **CCD-Winkel:** collodiaphyseal angle.

Centrum semiovale: semioval center.

Centrum tendineum: tendinous center.

Cephalocele *w*: cephalocele.

Cephaloglycin *s*: cephaloglycin.

Cephalosporin *s*: cephalosporin.

Cephalosporinase *w*: cephalosporinase.

Cephalosporin C *s*: cephalosporin C.

Cephalosporin N *s*: cephalosporin N, adicillin, penicillin N, synnematin.

Cephalosporin P *s*: cephalosporin P.

Cephalothin *s*: cephalothin.

Cephalothin-Natrium *s*: sodium cephalothin.

Cephamycin *s*: cephamycin.

Ceramid *s*: ceramide.

Ceramidtrihexosid *s*: ceramide trihexoside.

Ceratophyllus: ceratophyllus.

Cerclage *w*: cerclage.

Cercosporamykose *w*: cercosporamycosis.

Cerebronsäure *w*: cerebronic acid.

Ceroid *s*: ceroid.

Ceroid-Lipofuszinose *w*: ceroid-lipofuscinosis; **adulte** ~ adult ceroid-lipofuscinosis, late juvenile cerebromacular degeneration.

Cerotinsäure *w*: cerotic acid.

Ceruletid *s*: ceruletide.

Cervix *w*: cervix, neck.

Cervix score: cervix score.

Cestan-Raymond-Syndrom *s*: Cestan-Raymond syndrome.

Cestan-Syndrom *s*: Cestan syndrome.

Cestan-Zeichen *s*: Cestan sign, Dupuy-Dutemps sign, levator sign.

Cestodes: cestode.

Cetalkoniumchlorid *s*: cetalkonium chloride.

Cetan *s*: cetane.

Cetrimid *s*: cetrimide.

Cetrimidagar *m*: cetrimide agar, Pseudomonas-selective agar.

Cetrimoniumbromid *s*: cetrimonium bromide.

Cetylpridiniumchlorid *s*: cetylpridinium chloride.

Cevadin *s*: cevadine.

CF Abk. **cystische Fibrose** *w*: cystic fibrosis, mucoviscidosis.

C-Faser *w*: C fiber.

C-Galle *w*: C bile.

Chaddock-Zeichen *s*: Chaddock sign.

Chagas-Krankheit *w*: Chagas' disease, Chagas-Cruz disease, Cruz trypanosomiasis, American trypanosomiasis, South American trypanosomiasis, schizotrypanosis.

Chagas-Megaösophagus *m*: Chagas disease of the esophagus.

Chagas-Thyreoiditis *w*: parasitic thyroiditis.

Chagrinlederhaut *w*: shagreen skin.

Chalasie *w*: chalasia.

Chalazion *s*: chalazion.

Chalcomycin *s*: chalcomycin.

Chalkose *w*: chalcosis, chalcitis.

Chalodermie *w*: chalastodermia.

Chalon *s*: chalone.

Chamberland-Filterkerze *w*: Chamberland's candle.

Chamberlen-Zange *w*: Chamberlen's forceps.

Changri-Krebs *m*: kangri cancer.

chaotrop: chaotropic.

Chaoul-Nahbestrahlung *w*: Chaoul's therapy.

Chaoul-Tubus *m*: Chaoul's tube.

Chapman-Agar *m*: Chapman's culture medium.

Charakter *m*: character, person, personality; **abhängiger** ~ dependent personality; **aggressiver** ~ aggressive personality; **anankastischer** ~ anancastic personality, compulsive personality; **antisozialer** ~ antisocial personality, psychopathic personality; **autoritärer** ~ authoritarian personality; **genitaler** ~ genital character; **oraler** ~ oral character; **psychopathischer** ~ psychopathic personality, antisocial personality; **schizoider** ~ schizoid personality, kolytic personality; **zwanghafter** ~ compulsive type; **zyklothymer** ~ cyclothymic personality, cycloid personality.

charakterisieren: characterize.

Charakterisierung *w*: characterization.

Charakteristikum *s*: characteristic, feature.

charakteristisch: characteristic.

Charakterneurose *w*: character neurosis.

Charakterschichten: levels of character.

Charakterstruktur *w*: character structure.

Charaktertyp *m*: personality; **schizoider** ~ schizothymic personality.

Charakterzug *m*: character trait, trait.

Charcot-Arthropathie *w*: Charcot's joint, Charcot's foot, neurogenic arthropathy, stationary arthropathy, neuroarthropathy.

Charcot-Böttcher-Kristalle: Charcot-Böttcher crystalloids.

Charcot-Fuß *m*: Charcot's foot.

Charcot-Gelenk *s*: Charcot's joint, Charcot's foot, neurogenic arthropathy, stationary arthropathy, neuroarthropathy.

Charcot-Hand w: Charcot's hand.

Charcot-Krankheit w: Charcot's disease, amyotrophic lateral sclerosis.

Charcot-Leyden-Asthmakristalle: Charcot-Leyden crystalls, asthma crystals.

Charcot-Marie-Tooth-Krankheit w: Charcot-Marie-Tooth syndrome, hereditary sensorimotor neuropathy, juvenile distal atrophic paralysis.

Charcot-Trias w: Charcot's triad.

Charcot-Weiss-Baker-Syndrom s: Charcot-Weiss-Baker syndrome.

Charcot-Zeichen s: Charcot sign.

Charge w: batch, lot.

CHARGE-Symptomenkomplex m: CHARGE association.

Charlin-Sluder-Syndrom s: Charlin syndrome.

Charrière-Skala w: Charrière scale, French scale.

Charta w: charta.

Chartreusin s: chartreusin.

Chassaignac-Pseudolähmung w: Chassaignac syndrome.

Chauffard-Minkowski-Syndrom s: Minkowski-Chauffard syndrome, hereditary spherocytosis.

Chauffard-Still-Ramon-Syndrom s: Chauffard-Still syndrome.

Chaussier-Zeichen s: Chaussier sign.

Chédiak-Higashi-Anomalie w: Chédiak-Higashi's anomaly, Béguez César disease, Steinbrinck's anomaly.

Chefarzt m: chief physician, head physician, medical superintendent.

cheil-: cheil-.

Cheilektomie w: cheilectomy.

Cheilitis w: cheilitis, chilitis, cheilosis; **allergische** ~ allergic cheilitis.

Cheilitis actinica: actinic cheilitis, solar cheilitis.

Cheilitis angularis: angular cheilitis, angular stomatitis, commissural cheilitis.

Cheilitis exfoliativa: exfoliative cheilitis.

Cheilitis glandularis: glandular cheilitis, apostematous cheilitis.

Cheilitis granulomatosa: granulomatous cheilitis.

Cheilitis impetiginosa: impetiginous cheilitis.

Cheilo-: cheilo-, chilo-.

Cheilognathoglossoschisis w: cheilognathoglossoschisis.

Cheilognathopalatoschisis w: cheilognathopalatoschisis, cheilognathouranoschisis, wolfjaw.

Cheilognathoprosoposchisis w: cheilognathoprosoposchisis.

Cheiloplastik w: cheiloplasty, labioplasty.

Cheilorrhaphie w: cheilorrhaphy, labiorrhaphy.

Cheiloschisis w: cheiloschisis, cleft lip, harelip.

Cheilostomatoplastik w: cheilostomatoplasty.

Cheilotomie w: cheilotomy.

Cheir-: cheir-.

Cheiragra w: chiragra.

Cheiralgia w: cheiralgia.

Cheiralgia paraesthetica: cheiralgia paresthetica, Wartenberg's disease.

Cheiromegalie w: cheiromegaly, megalocheiria.

Cheiropompholyx m: cheiropompholyx.

Chelat s: chelate.

Chelatbildner m: chelating agent.

Chelatbildung w: chelation.

Chelation w: chelation.

Chelatkomplex m: chelate complex.

Chelattherapie, bleireduzierende: deleading therapy.

Chemie w: chemistry; **analytische** ~ analytic chemistry; **anorganische** ~ inorganic chemistry, abiochemistry; **forensische** ~ forensic chemistry; **klinische** ~ clinical chemistry; **organische** ~ organic chemistry; **pharmazeutische** ~ pharmaceutical chemistry, pharmacochemistry; **physiologische** ~ chemophysiology.

Chemielabor s: chemistry laboratory.

Chemikalie w: chemical.

Chemiker m: chemist.

Chemilumineszenz w: chemiluminescence.

chemisch: chemical.
chemisch rein: chemically pure [*abbr*] CP.
Chemochirurgie *w*: chemosurgery.
Chemodektom *s*: chemodectoma.
Chemokauter *m*: chemicocautery.
Chemokauterisation *w*: chemical cautery.
Chemokinese *w*: chemokinesis.
chemokinetisch: chemokinetic.
Chemokoagulation *w*: chemocoagulation.
Chemolitholyse *w*: chemical litholysis.
chemolitotroph: chemolitotrophic.
Chemolitotrophie *w*: chemolitotrophy.
Chemonukleolyse *w*: chemonucleolysis, intervertebral disk chemolysis.
chemoorganotroph: chemoorganotroph.
Chemoprophylaxe *w*: chemoprophylaxis, chemical prophylaxis, chemoprevention.
chemoresistent: chemoresistant.
Chemoresistenz *m*: chemoresistance.
Chemorezeption *w*: chemoreception.
Chemorezeptor *m*: chemoreceptor, chemoceptor, chemical ceptor.
chemosensibel: chemosensitive.
Chemosensibilität *w*: chemosensitivity.
Chemosis *w*: chemosis.
Chemosis-: chemotic.
Chemostat *m*: chemostat.
Chemosuppression *w*: chemosuppression.
chemotaktisch: chemotactic, chemotropic.
Chemotaxin *s*: chemotaxin.
Chemotaxis *w*: chemotaxis, chemiotaxis, chemotropism.
Chemotaxonomie *w*: chemotaxonomy.
Chemotherapeutikum *s*: chemotherapeutic agent, antimicrobial.
chemotherapeutisch: chemotherapeutic.
Chemotherapie *w*: chemotherapy; örtliche ~ topical chemotherapy.
Chemotransmitter *m*: chemotransmitter.
Chemotrophie *w*: chemotrophy.
Chemotropismus *m*: chemotropism.
Chemurgie *w*: chemurgy.
Chenodeoxycholsäure *w*: chenodeoxycholic acid, chenic acid, anthropodeoxycholic acid.

Cherubismus *m*: cherubism, disseminated juvenile fibrous dysplasia of the jaws, familial fibrous swelling of the jaws, Jones disease.
Chervin-Stotterbehandlung *w*: Chervin's method.
Cheyne-Stokes-Atmung *w*: Cheyne-Stokes breathing, periodic breathing.
Chiari-Anomalie *w*: Chiari's anomaly.
Chiari-Frommel-Syndrom *s*: Chiari-Frommel syndrome.
Chiari-Netzwerk *s*: Chiari's net.
Chiari-Operation *w*: pelvic osteotomy.
Chiasma *s*: chiasm.
Chiasmasyndrom *s*: chiasmal syndrome, bitemporal hemianopia.
Chiasmometer *s*: chiasmometer.
Chiclero-Geschwür *s*: chiclero's ulcer.
Chievitz-Organ *s*: Chievitz organ.
Chikungunya-Fieber *s*: chikungunya.
Chilaiditi-Syndrom *s*: Chilaiditi syndrome.
Chilomastix *m*: chilomastix, tetramitus.
Chilomastix-Infektion *w*: chilomastosis, chilomastixiasis, chilomastigiasis, tetramitiasis.
Chimäre *w*: chimera.
Chimären-: chimeric.
Chimärismus *m*: chimerism.
Chinaalkaloid *s*: cinchone alkaloid.
Chinaldin *s*: quinaldine.
Chinaldinsäure *w*: quinaldinic acid.
Chinan *s*: quinane, desoxyquinine.
China-Restaurant-Syndrom *s*: Chinese restaurant syndrome.
Chinarinde *w*: cinchona, quina, quinaquina, quinquina, Jesuits' bark.
Chinasäure *w*: quinic acid, kinic acid.
chinasauer: quinic.
Chinetum *s*: quinetum.
Chinhydron *s*: quinhydrone.
Chinicin *s*: quinicine.
Chinidamin *s*: quinidamine.
Chinidin *s*: quinidine, conquinine.
Chinidinsulfat *s*: quinidine sulphate.
Chinidol *s*: quinindole.
Chinin *s*: quinine.

Chinin-: quininic.
Chininbehandlung w: cinchonization.
Chininbromhydrat s: quinine hydrobromide.
Chininismus m: quinine poisoning, Tommaselli syndrome, quininism, cinchonism.
Chininrausch m: quininism.
Chininsulfat s: quinine sulfate.
Chininvergiftung w: quinine poisoning, Tommaselli syndrome, quininism, cinchonism.
Chiniofon s: chiniofon.
Chinisatinsäure w: quinisatinic acid.
Chinisocain s: quinisocaine.
Chinol s: quinol.
Chinolin s: quinoline.
Chinolinol s: quinolinol.
Chinolinsäure w: quinolinic acid.
Chinolon s: quinolone.
Chinon s: quinone.
chinonähnlich: quinonoid, quinoid.
Chinosol s: quinosol.
Chinotoxin s: quinotoxine.
Chinotropin s: quinotropine.
Chinovabitter s: kinovin.
Chinovasäure w: chinovic acid, quinovic acid.
Chinovin s: quinovin, kinovin.
Chinovose w: quinovose.
Chinuclidin s: quinuclidine.
Chi-Quadrat s: chi-square.
Chi-Quadrat-Test m: chi-squared test.
Chir-: chir-, cheir-.
chiral: chiral.
Chiralität w: chirality.
Chiro-: chiro-, cheiro-.
chirognostisch: cheirognostic, chirognostic.
Chirokinästhesie w: cheirocinesthesia.
Chiromegalie w: chiromegaly, cheiromegaly.
Chiropraktik w: chiropractic, manipulative medicine.
Chiropraktiker m: chiropractor.
Chiropraxis w: chiropractic, manipulative medicine.

Chirospasmus m: cheirospasm.
Chirurg m: surgeon.
Chirurgie w: surgery; **ambulante** ~ ambulatory surgery, in-and-out surgery, office surgery, day surgery; **antiseptische** ~ listerism; **aseptische** ~ aseptic surgery; **chemische** ~ chemosurgery; **erhaltende** ~ conservative surgery; **kleine** ~ minor surgery; **klinische** ~ clinical surgery; **minimale invasive** ~ minimal invasive surgery; **plastische** ~ plastic surgery, structural surgery; **poliklinische** ~ ambulatory surgery.
Chirurgie der peripheren Gefäße: peripheral vascular surgery.
chirurgisch: surgical.
Chitin s: chitin.
Chitinase w: chitinase.
chitinhaltig: chitinous.
Chitinpanzer m: chitinous plate, scutum.
Chitoneuron s: chitoneure.
Chitonsäure w: chitonic acid.
Chitosamin s: chitosamine.
Chlamydia w: chlamydia, bedsonia.
Chlamydia psittaci: Chlamydia psittaci, ornithosis virus.
Chlamydia trachomatis: Chlamydia trachomatis, trachoma virus.
Chlamydie w: Chlamydia, Bedsonia, Miyagawanella.
Chlamydien-: chlamydial.
Chlamydieninfektion w: chlamydia infection, chlamydiosis.
Chlamydiensalpingitis w: chlamydial salpingitis.
Chlamydiensepsis w: chlamydemia.
Chlamydospore w: chlamydospore.
Chloasma s: chloasma, melasma.
Chloasma gravidarum: chloasma gravidarum, mask of pregnancy.
Chlor s Abk. **Cl**: chlorine [abbr] Cl.
Chloräthyl s: ethyl chloride.
Chloräthylen s: vinyl chloride.
Chlorakne w: chlor acne, halogen acne.
Chloral s: chloral.
Chloralformamid s: chloral formamid.
Chloralhydrat s: 1. chloral hydrate; 2. **mit**

~ **behandeln** chloralize.
Chloralhydratvergiftung *w*: chloral hydrate poisoning.
Chloralismus *m*: chloralism.
Chloralurethan *s*: chloralurethane.
Chlorambucil *s*: chlorambucil.
Chloramin *s*: chloramine.
Chloramphenicol *s*: chloramphenicol.
Chloramphenicolpalmitat *s*: chloramphenicol palmitate.
Chloramphenicolsyndrom *s*: gray baby syndrome.
Chloranämie *w*: chloroanemia, achlorhydric anemia, achylic anemia.
Chloranilsäure *w*: chloranilic acid.
Chlorat *s*: chlorate.
Chlorausscheidung im Urin: chloruria, chloruresis; **verminderte** ~ hypochloruria.
Chlorazanil *s*: chlorazanil.
Chlorazol *s*: chlorazol.
Chlorbenzol *s*: chlorobenzene.
Chlorbenzoxamin *s*: chlorbenzoxamine.
Chlorbetamid *s*: chlorbetamide.
Chlorbutol *s*: chlorbutol.
Chlorcyclizinhydrochlorid *s*: chlorcyclizine hydrochloride.
Chlordan *s*: chlordane.
Chlordiazepoxid *s*: chlordiazepoxide.
chloren: chlorinate.
Chloressigsäure *w*: chloracetic acid, monochloracetic acid.
Chlorgoldsäure *w*: chlorauric acid.
Chlorguanidin *s*: chloroguanidine.
Chlorhexidin *s*: chlorhexidine.
Chlorhydrie *w*: chlorhydria.
Chlorid *s*: chloride.
Chloridbestimmung *w*: chlorometry.
chlorieren: chlorinate.
Chlorierung *w*: chloridisation.
Chlorisondamin *s*: chlorisondamine.
Chlorisondaminchlorid *s*: chlorisondamine chloride.
Chlorjod *s*: iodine chloride.
Chlorjodhydroxychinolin *s*: iodochlorhydroxyquin.
Chlorkalk *m*: chlorinated lime.
Chlormadinon *s*: chlormadinone.

Chlormeridrin *s*: chlormeridrin.
Chlormethan *s*: chloromethane, methyl chloride.
Chlormethiazol *s*: clomethiazol.
Chlormezanon *s*: chlormezanone.
Chlormidazol *s*: chlormidazole.
Chlorobutanol *s*: chlorobutanol.
Chlorocresol *s*: chlorocresol.
Chlorodontie *w*: chlorodontia.
Chloroform *s*: chloroform, trichloromethane.
Chloroformierung *w*: chloroformization.
Chloroformnarkose *w*: chloroform anesthesia.
Chlorogensäure *w*: chlorogenic acid.
Chlorokresol *s*: chlorocresol.
Chloroleukämie *w*: chloroleukemia.
Chlorom *s*: chloroma, green cancer.
P-Chloromercuribenzoat *s*: p-chloromercuribenzoate.
Chlorophenotan *s*: chlorophenotane, dicophane, pentachlorine, DDT.
Chlorophyll *s*: chlorophyll.
Chlorophyllin *s*: chlorophyllin.
Chloropikrin *s*: chloropicrin.
Chloropiricin *s*: nitrochloroform.
Chloroplast *m*: chloroplast.
Chloroprocain *s*: chloroprocaine.
Chloropsie *w*: chloropsia, chloropia.
Chloroquin *s*: chloroquine.
Chloroquinretinopathie *w*: chloroquine retinopathy.
Chlorose *w*: chlorosis, green sickness, chlorotic anemia; **ägyptische** ~ Egyptian chlorosis; **tropische** ~ tropical chlorosis.
Chlorothiazid *s*: chlorothiazide.
chlorotisch: chlorotic.
Chlorotrianisen *s*: chlorotrianisene.
Chloroxazon *s*: chloroxazone.
Chlorperchamethode *w*: chlorpercha method, Callahan's method.
Chlorphenamin *s*: chlorphenamine.
Chlorphenesin *s*: chlorphenesin, chlorophenesin.
Chlorpheniramin *s*: chlorpheniramine.
Chlorphenol *s*: chlorophenol.
Chlorphenoxamin *s*: chlorphenoxamine,

chlorophenoxamine.

Chlorpikrin *s*: chloropicrin, nitrochloroform, trichloronitromethane.

Chlorplatinsäure *w*: chloroplatinic acid.

Chlorpromazin *s*: chlorpromazine.

Chlorpropamid *s*: chlorpropamide.

Chlorpropamid-Alkohol-Flushtest *m*: chlorpropamide-alcohol flush test.

Chlorprothixen *s*: chlorprothixene.

Chlorquinaldol *s*: chlorquinaldol.

Chlorsäure *w*: chloric acid.

chlorsauer: chloracetic.

Chlorsulfonsäure *w*: chlorosulfonic acid.

Chlortalidon *s*: chlortalidone.

Chlortetracyclin *s*: chlortetracycline.

Chlorthalidon *s*: chlorthalidone.

Chlorthenoxazin *s*: chlorthenoxazine.

chloruretisch: chloruretic.

Chlorurie *w*: chloruria, chloruresis; **verminderte** ~ hypochloruria.

Chlorwasser *s*: chlorine water.

Chlorzoxazon *s*: chlorzoxazone.

Chlumsky-Knopf *m*: Chlumsky's button.

choanal: choanal.

Choanalatresie *w*: choanal atresia.

Choanalpolyp *m*: choanal polyp.

Choanalstenose *w*: choanal stenosis.

Choanaltamponade *w*: choanal tamponade.

Choane *w*: 1. choana, postnaris; 2. **mit** ~ choanate.

Chokes: chokes.

Chol-: chol-.

Cholämie *w*: cholemia.

cholämisch: cholemic.

cholagogisch: cholagogic.

Cholagogum *s*: cholagogue.

Cholan *s*: cholane.

Cholangio-: cholangio-.

Cholangioenterostomie *w*: cholangioenterostomy.

Cholangiogastrostomie *w*: cholangiogastrostomy.

Cholangiogramm *s*: cholangiogram; **perkutanes transhepatisches** ~ percutaneous transhepatic cholangiogram [*abbr*] PTHC.

Cholangiographie *w*: cholangiography;

endoskopische retrograde ~ endoscopic retrograde cholangiography [*abbr*] ERC; **intraoperative** ~ operative cholangiography; **intravenöse** ~ intravenous cholangiography; **perkutane transhepatische** ~ percutaneous transhepatic cholangiography; **retrograde** ~ retrograde cholangiography.

Cholangiohepatitis *w*: cholangiohepatitis.

Cholangiohepatom *s*: cholangiohepatoma.

Cholangiojejunostomie *w*: cholangiojejunostomy.

cholangiolär: cholangiolar.

Cholangiole *w*: cholangiole.

Cholangiolitis *w*: cholangiolitis.

cholangiolitisch: cholangiolitic.

Cholangiom *s*: cholangioma; **benignes** ~ benign cholangioma; **malignes** ~ malignant cholangioma.

Cholangiopankreatographie, endoskopische retrograde *w* Abk. ERCP: endoscopic retrograde cholangiopancreatography [*abbr*] ERCP.

Cholangiopathie *w*: disease of the bile duct.

Cholangioskopie *w*: cholangioscopy.

Cholangiostomie *w*: cholangiostomy.

Cholangiotomie *w*: cholangiotomy.

Cholangitis *w*: cholangitis, cholangeitis, angiocholitis; **akute eitrige** ~ acute suppurative cholangitis; **nichteitrige** ~ nonsuppurative cholangitis; **primär sklerosierende** ~ primary sclerosing cholangitis; **sekundär sklerosierende** ~ secondary sclerosing cholangitis.

Cholansäure *w*: cholanic acid.

Cholaskos *m*: choleperitoneum.

Chole-: chole-.

Cholecalciferol *s*: cholecalciferol.

Choledochektomie *w*: choledochectomy.

Choledochitis *w*: choledochitis.

Choledochocholedochostomie *w*: choledochocholedochostomy, choledochodochorrhaphy.

Choledochoduodenostomie *w*: choledochoduodenostomy.

Choledochoenterostomie *w*: choledochoenterostomy.

Choledochogastrostomie *w*: choledochogastrostomy.

Choledochographie *w*: choledochography.

Choledochohepatostomie *w*: choledochohepatostomy.

Choledochoileostomie *w*: choledochoileostomy.

Choledochojejunostomie *w*: choledochojejunostomy.

Choledocholithiasis *w*: choledocholithiasis.

Choledocholithotomie *w*: choledocholithotomy.

Choledocholithotripsie *w*: choledocholithotripsy.

Choledochonephroskop *s*: choledochonephroscope.

Choledochoplastik *w*: choledochoplasty.

Choledochoskop *s*: choledochoscope.

Choledochoskopie *w*: choledochoscopy.

Choledochostomie *w*: choledochostomy.

Choledochotomie *w*: choledochotomy, choledochendysis.

Choledochus *m*: choledochus, common bile duct.

Choledochuskarzinom *s*: bile duct carcinoma.

Choledochusnaht *w*: choledochorrhaphy.

Choledochusresektion *w*: choledochectomy.

Choledochussphinkter *m*: choledochal sphincter.

Choledochuszyste *w*: choledochus cyst, choledochal cyst.

Choledochzystostomie *w*: choledochocystostomy.

Choleglobin *s*: choleglobin.

Choleinsäure *w*: choleic acid.

Cholekalziferol *s*: cholecalciferol.

Cholelith *m*: gallstone.

Cholelithiasis *w*: cholelithiasis.

Cholelithotripsie *w*: cholecystolithotripsy, cholelithotripsy.

Choleperitoneum *s*: choleperitoneum.

Cholera *w*: cholera; **asiatische** ~ Asian cholera; **einheimische** ~ European cholera; **pankreatische** ~ pancreatic cholera, Verner-Morrison syndrome.

Cholera-: choleraic.

choleraähnlich: cholera-like, choleriform.

Cholera infantum: infantile gastroenteritis.

Cholera-Rotreaktion *w*: cholera red test.

Choleraschutzimpfung *w*: cholera vaccination.

Cholera sicca: dry cholera.

Choleratoxin *s*: cholera toxin, choleragen.

Choleravibrion *s*: cholera vibrio.

Cholerese *w*: choleresis.

Choleretikum *s*: choleretic.

choleretisch: choleretic.

cholerisch: biliary, bilious.

Cholestan *s*: cholestane.

Cholestanol *s*: cholestanol.

Cholestase *w*: cholestasis, biliary stasis.

Cholesteatom *s*: cholesteatoma, aural epidermosis; **primäres** ~ primary acquired cholesteatoma; **sekundäres** ~ secondary acquired cholesteatoma.

Cholesteatom-: cholesteomatous.

Cholesteatose *w*: cholesteatosis.

Cholesterase *w*: cholesterase.

Cholesterin *s*: cholesterol, cholesterin; **jodiertes** ~ iodocholesterol.

Cholesterinablagerung *w*: cholesterinosis, cholesterosis, cholesterolosis.

Cholesterinacetyltransferase *w*: cholesterol acetyltransferase.

Cholesterinämie *w*: cholesterolemia.

Cholesterinausscheidung, erhöhte biliäre *w*: hypercholesterolia.

Cholesterinentfernung *w*: decholesterolization.

Cholesterinester *m*: cholesterol ester.

Cholesterinesterase *w*: cholesterol esterase.

Cholesterinestersturz *m*: cholesterolestersturz.

Cholesterinsenker *m*: hypocholesterinemic agent.

Cholesterinspeicherkrankheit *w*: choles-

Cholesterinstein

terosis, cholesterinosis.
Cholesterinstein *m*: cholesterol calculus, metabolic stone.
Cholesterinurie *w*: cholesteroluria, cholesterinuria.
Cholesterol *s*: cholesterol.
Cholestyramin *s*: cholestyramine.
Cholestyraminharz *m*: cholestyramine resin.
Cholethorax *m*: cholothorax.
Cholezystatonie *w*: atony of the gallbladder.
Cholezystektasie *w*: cholecystectasia.
Cholezystektomie *w*: cholecystectomy.
cholezystenterisch: cholecystenteric.
Cholezystenteroanastomose *w*: cholecystenteroanastomosis, cholecystoenteroanastomosis.
Cholezystenterostomie *w*: cholecystenterostomy, cholecystoenterostomy.
Cholezystitis *w*: cholecystitis; **emphysematöse** ~ emphysematous cholecystitis, pneumocholecystitis.
Cholezysto-: cholecysto-.
Cholezystocholangiogramm *s*: cholecystocholangiogram.
Cholezystoduodenostomie *w*: cholecystoduodenostomy, duodenocholecystostomy.
Cholezystoenterostomie *w*: enterocholecystostomy.
Cholezystoenterotomie *w*: enterocholecystotomy.
Cholezystogastrostomie *w*: cholecystogastrostomy.
Cholezystogastrotomie *w*: cholecystogastrotomy.
Cholezystographie *w*: cholecystography.
Cholezystoileostomie *w*: cholecystoileostomy.
Cholezystojejunostomie *w*: cholecystojejunostomy.
Cholezystokinin *s*: cholecystokinin [*abbr*] CCK, pancreozymin.
Cholezystokolostomie *w*: cholecystocolostomy, colocholecystotomy.
Cholezystolithiasis *w*: cholecystolithiasis.
Cholezystolithotomie *w*: cholecystolitho-

tomy, cholelithotomy.
Cholezystolithotripsie *w*: cholecystolithotripsy, cholelithitripsy.
Cholezystonephrostomie *w*: cholecystonephrostomy, cholecystnephrostomy.
Cholezystopathie *w*: cholecystopathy, gallbladder disease.
Cholezystopyelostomie *w*: cholecystopyelostomy.
Cholezystostomie *w*: cholecystostomy.
Cholezystotomie *w*: cholecystotomy, laparocholecystotomy, cystifellotomy, cholecysto-endysis.
Cholezystozele *w*: cholecystocele.
Cholin *s*: choline.
Cholinacetylase *w*: choline acetylase.
Cholinacetyltransferase *w*: choline acetyltransferase.
Cholinchlorid *s*: choline chloride.
Cholincitrat *s*: choline citrate.
cholinerg: cholinergic, cholinogenic.
Cholinesterase *w* Abk. **ChE**: cholinesterase [*abbr*] ChE.
Cholinesterasehemmer *m*: cholinesterase inhibitor.
Cholinesterasehemmer VX: VX.
Cholinesterasereaktivator *m*: reactivator of cholinesterase.
Cholinhydrotartrat *s*: choline bitartrate.
Cholinkinase *w*: choline kinase.
Cholinphosphotransferase *w*: cholinephosphotransferase.
Cholinrezeptor *m*: cholinoreceptor.
Cholinsalicylat *s*: choline salicylate.
Cholintheophyllinat *s*: choline theophyllinate, theophylline cholinate, oxtriphylline.
cholisch: cholic.
Cholohämothorax *m*: cholehemothorax, cholohemothorax.
Choloidansäure *w*: choloidanic acid.
Cholostase *w*: cholestasis.
Cholsäure *w*: cholic acid, trihydroxycholic acid.
Cholurie *w*: choluria.
Chondr-: chondr-.
chondral: chondral.

Chondrektomie *w*: chondrectomy.

Chondritis *w*: chondritis.

Chondro-: chondr-.

Chondroblast *m*: chondroblast, chondroplast.

Chondroblastom *s*: chondroblastoma, Codman's tumor; **epiphysäres** ~ epiphyseal chondromatous giant cell tumor.

Chondrodermatitis *w*: chondrodermatitis.

Chondrodermatitis nodularis chronica helicis: chronic nodular chondrodermatitis of the helix, Winkler's disease.

Chondrodysplasia calcificans congenita: Conradi-Hünermann syndrome.

Chondrodysplasia punctata, rhizomelischer Typ: chondrodysplasia punctata, rhizomelic type.

Chondrodysplasie *w*: chondrodysplasia.

Chondrodysplasie-Hämangiom-Syndrom *s*: Maffuci syndrome, Kast syndrome.

Chondrodystrophia fetalis: achondroplasia, Parrot's disease.

Chondrodystrophie *w*: chondrodystrophy, achondrogenesis, achondroplasia, chondrodystrophic dwarfism, chondralloplasia; **hyperplastische** ~ hyperplastic chondrodystrophy; **hypertrophe** ~ hyperplastic chondrodysplasia.

Chondroektodermaldysplasie *w*: Ellis-van Creveld syndrome.

chondroepiphysär: chondroepiphyseal.

Chondrofibromyxom *s*: chondromyxoid fibroma.

Chondroidsyringom *s*: mixed tumor of salivary gland type.

Chondroitin *s*: chondroitin.

Chondroitinsäure *w*: chondroitic acid.

Chondroitinsulfat *s*: chondroitin sulfate.

Chondrokalzinose *w*: chondrocalcinosis, pseudogout.

Chondrokalzinose-Arthropathie *w*: articular chondrocalcinosis.

Chondroklasie *w*: chondroclasis.

Chondroklast *m*: chondroclast.

chondrokostal: chondrocostal.

Chondrokostalsyndrom *s*: costochondral syndrome.

Chondrokranium *s*: chondrocranium.

Chondrolipom *s*: chondrolipoma.

Chondrolyse *w*: chondrolysis.

Chondrom *s*: chondroma.

Chondromalazie *w*: chondromalacia; **generalisierte** ~ chronic atrophic polychondritis, Meyenburg's complex.

chondromatös: chondromatous.

Chondromatose *w*: chondromatosis; **halbseitige multiple** ~ unilateral chondrodysplasia, Ollier's disease.

Chondromer *s*: chondromere.

Chondromukoid *s*: chondromucin.

Chondromyom *s*: chondromyoma.

Chondromyxom *s*: chondromyxoma, chondromyxofibroma.

Chondropathie *w*: chondropathy.

Chondrophyt *m*: chondrophyte.

Chondroplastik *w*: chondroplasty.

Chondroporose *w*: chondroporosis.

Chondrosamin *s*: chondrosamine, galactosamine.

Chondrosarkom *s*: chondrosarcoma.

Chondrosarkomatose *w*: chondrosarcomatosis.

chondrosternal: chondrosternal.

Chondrosternoplastik *w*: costosternoplasty.

Chondrotomie *w*: chondrotomy.

chondrotroph: chondrotrophic.

Chondrozyt *m*: chondrocyte, cartilage cell, cartilage corpuscle.

Chopart-Exartikulation *w*: Chopart's mediotarsal amputation.

Chopart-Gelenk *s*: Chopart's articulation.

Chopart-Operation *w*: Chopart's operation, mediotarsal amputation.

Chopra-Probe *w*: Chopra's antimony reaction.

Chorangiom *s*: chorioangioma.

Chorda: chorda, cord.

Chorda-: chord-.

Chordagewebe *s*: chordal tissue.

Chordalplatte *w*: chordal plate, notochordial plate.

Chordamesoblast *m*: cordomesoblast.
Chordamesoderm *s*: chordamesoderm.
Chorda tympani: chorda tympani, tympanicord.
Chordektomie *w*: cordectomy.
Chorditis *w*: chorditis.
Chordo-: chord-.
Chordom *s*: chordoma, chordosarcoma, notochordoma.
Chordopexie *w*: cordopexy, chordopexy.
Chordotomie *w*: chordotomy, cordotomy, spinothalamic tractotomy.
Chorea *w*: chorea, Saint Vitus' dance, jumping sickness, periodic jactitation; **paralytische** ~ paralytic chorea, atonic chorea.
Chorea Huntington: hereditary chorea, degenerative chorea, chronic chorea, chronic progressive hereditary chorea.
Chorea imitativa: imitative chorea.
Chorea major: jumping chorea, epidemic chorea, dancing chorea.
Chorea minor: Sydenham's chorea, chorea minor, rheumatic chorea, acute chorea, infective chorea, juvenile chorea.
Chorea mollis: limp chorea.
Chorea rheumatica: rheumatic chorea.
Chorea senilis: senile chorea.
choreatiform: choreiform, choreoid.
choreatisch: choreic.
Choreoathetose *w*: choreoathetosis; **paroxysmale hereditäre** ~ paroxysmal familial choreoathetosis; **posthemiplegische** ~ posthemoplegic chreoathetosis, mobile spasm.
Choreomanie *w*: choreomania, dancing mania, jumping chorea, jumping disease, epidemic chorea, dancing chorea, tarantism, tarentism.
Chorio-: chorio-.
Chorioadenoma destruens: chorioadenoma, metastasizing mole, invasive mole.
Chorioallantois *w*: chorioallantois, chorioallantoic membrane.
Chorioamnionitis *w*: chorioamnionitis.
Chorioangiofibrom *s*: chorioangiofibroma.
Chorioidea: chorioid.

Chorioideaangiom *s*: choroid angioma.
Chorioideaatrophie, zirkumpapilläre *w*: circumpapillary chorioretinal atrophy, peripapillary senile halo.
Chorioideakolobom *s*: choroid coloboma.
Chorioideasklerose *w*: choroidal sclerosis.
Chorioideaspalte *w*: choroid fissure.
Chorioidektomie *w*: choroidectomy.
chorioideo-: choroido-.
Chorioidepitheliom *s*: papilloma chorioideum.
Chorioideremie *w*: choroideremia, tapetochoroidal dystrophy.
Chorioiditis *w*: chorioiditis, choroiditis.
Chorioiditis guttata senilis: familial colloid degeneration, Doyne's honeycomb degeneration of retina, Tay's choroiditis.
Choriomeningitis *w*: choriomeningitis; **lymphozytäre** ~ Abk. **LCM** lymphocytic choriomeningitis [*abbr*] LCM, Wallgren's aseptic meningitis, Armstrong's disease, acute benign lymphocytic meningitis, curable serous meningitis, epidemic serous meningitis, acute curable juvenile subarachnoiditis.
Chorion *s*: chorion, chorionic sac.
Chorion-: chorio-, chorionic.
Chorionallantoiskultur *w*: chorioallantoic culture.
chorionartig: choroid.
Chorionbildung *w*: choriogenesis.
Chorionbiopsie *w*: chorion biopsy.
Chorionepitheliom *s*: chorionepithelioma, chorioepithelioma; **malignes** ~ choriocarcinoma, chorioma, chorioblastoma, trophoblastoma.
Choriongonadotropin *s*: chorionic gonadotropin, choriongonadotrophin, anterior-pituitarylike substance; **humanes** ~ Abk. **HCG** human chorionic gonadotropin [*abbr*] HCG.
Chorionkarzinom *s*: chorion carcinoma, choriocarcinoma, chorionepithelioma, chorioepithelioma, chorioma, deciduosarcoma, chorioblastoma, deciduocellular sarcoma, trophoblastic malignant teratoma.

Chorionplatte *w*: exochorion.
Chorionzotte *w*: chorionic villus.
Chorionzottenbiopsie *w*: chorionic villus biopsy.
chorioretinal: chorioretinal.
Chorioretinitis *w*: chorioretinitis, choroidoretinitis, retinochoroiditis.
Chorioretinopathie *w*: chorioretinopathy.
Choristie *w*: chorista, germ-layer dislocation.
Choristom *s*: choristoma, aberrant tissue, aberrant rest.
Choroangiom *s*: chorangioma.
Choroidea *w*: choroid.
Choroideasklerose *w*: choroidal sclerosis.
Choroiditis *w*: posterior uveitis.
Chotzen-Syndrom *s*: Chotzen syndrome, acrocephalosyndactyly type III.
Christian-Weber-Krankheit *w*: Christian-Weber disease.
Christmas-Faktor *m*: Christmas factor [*abbr*] CF.
Christmas-Krankheit *w*: Christmas disease.
Christ-Siemens-Touraine-Syndrom *s*: Christ-Siemens syndrome, anhidrotic ectodermal dysplasia.
Chrobak-Sondenversuch *m*: Chrobak's test.
Chrom *s* Abk. Cr: chromium [*abbr*] Cr, chrome.
Chrom-: chrom-.
chromaffin: chromaffin.
Chromaffinität *w*: chromaffinity.
Chromaffinom *s*: chromaffinoma.
Chromalaun *s*: chrome alum.
Chroman *s*: chroman.
chromargentaffin: chromargentaffin.
Chromat *s*: chromate.
Chromatgeschwür *s*: chrome ulcer, chrome pit.
Chromatid *s*: chromatid.
Chromatidbrücke *w*: chromatid bridge.
Chromatin *s*: chromatin, chromoplasm.
Chromatinbestimmung *w*: x-chromatin test.
Chromatingerüst *s*: karyoreticulum, karyomitome.
Chromatinkörperchen *s*: chromatinic body.
chromatinnegativ: chromatin-negative.
chromatinpositiv: chromatin-positive.
chromatisch: chromatic.
Chromatoblast *m*: chromatoblast.
chromatogen: chromatogenous.
Chromatogramm *s*: chromatogram.
Chromatograph *m*: chromatograph.
Chromatographie *w*: chromatography; zweidimensionale ~ two-dimensional chromatography.
Chromatokinese *w*: chromatokinesis, chromatocinesis.
Chromatolyse *w*: chromatolysis, chromatinolysis, chromolysis, tigrolysis.
chromatophil: chromatophil.
Chromatophilie *w*: chromatophilia.
chromatophor: chromatophorous.
Chromatophor *s*: chromatophore, chromatocyte, chromatoplast, pigmentophore.
Chromatoplasma *s*: chromatoplasm.
Chromatopsie *w*: chromatopsia, chromopsia.
Chromatose *w*: chromatosis.
Chromatotaxis *w*: chromatotaxis.
Chromatotropismus *m*: chomotropism.
Chromaturie *w*: chromaturia.
Chromhämatoxylin *s*: chrome hematoxylin.
Chromhidrose *w*: chromhidrosis.
chromo-: chromo-, chromato-.
Chromobakterium *s*: chromobacterium.
Chromoblast *m*: chromoblast.
Chromoblastomykose *w*: chromomycosis, verrucous dermatitis, verrucous eczema.
chromogen: chromogenic.
Chromogen *s*: chromogen.
Chromomer *s*: chromomere.
Chromomykose *w*: chromomycosis, verrucous dermatitis, verrucous eczema.
Chromonar *s*: chromonar.
Chromopertubation *w*: chromopertubation.
chromophil: chromophil, chromaphil, chromatophil.

chromophob: chromophobe.
Chromophobie w: chromophobia.
chromophor: chromophoric.
Chromophor s: chromophore.
Chromoplastid s: chromoplast.
Chrompsie w: chromopsia, chromatopsia.
Chromoskopie w: chromoscopy.
Chromosom s: chromosome; akrozentrisches ~ acrocentric chromosome, subtelocentric chromosome; akzessorisches ~ accessory chromosome, supernumerary chromosome, unpaired allosome; azentrisches ~ acentric chromosome; bivalentes ~ bivalent chromosome; bizentrisches ~ dicentric chromosome; homologes ~ homologous chromosome; metazentrisches ~ metacentric chromosome; monozentrisches ~ monocentric chromosome; nichthomologes ~ nonhomologous chromosome; submetazentrisches ~ submetacentric chromosome; telozentrisches ~ telocentric chromosome; überzähliges ~ accessory chromosome, supernumerary chromosome, odd chromosome.
chromosomal: chromosomal.
Chromosomenaberration w: chromosomal aberration; strahleninduzierte ~ radiation-induced chromosomal aberration; strukturelle ~ homosomal aberration.
Chromosomenanalyse w: chromosome analysis.
Chromosomenanomalie w: chromosomal anomaly; autosomale ~ autosome abnormality.
Chromosomenbanding s: chromosome banding.
Chromosomenbruch m: chromosomal break, chromosome break.
Chromosomenbruchstelle w: chromosome fragile site.
Chromosomendeletion w: chromosome deletion.
Chromosomenfragmentation w: chromosome fragmentation.
Chromosomengruppe, quadrivalente w: quadrivalent.
Chromosomeninversion, parazentrische w: paracentric inversion.
Chromosomenkarte w: cytogenetic map, genetic map.
Chromosomenlokalisation w: chromosome mapping.
Chromosomenmapping s: chromosome mapping, cytologic mapping.
Chromosomenmarker m: chromosomal marker.
Chromosomenmobilisation w: chromosome mobilization.
Chromosomenmosaik s: chromosomal mosaic.
Chromosomenpaar s: chromosome pair.
Chromosomenpuff m: chromosome puff, chromosomal puff.
Chromosomenreduktion w: reduction of chromosomes.
Chromosomensatz m: chromosome set.
Chromosomenspindelfaser w: chromosomal microtubule, mantle fibre.
Chromosomenspiralisation w: relational coil.
Chromosomenspule w: chromosome coil.
Chromosomentranslokation w: chromosome translocation, chromosomal translocation.
Chromosomenumlagerung w: intrachange.
Chromosomenzahl w: chromosome number; haploide ~ basic number.
Chromospermie w: chromospermism.
Chromotrichomykose w: chromotrichomycosis.
chromotrop: chromotropic.
Chromotropismus m: chromatotropism.
Chromozentrum s: chromocenter, karyosome.
Chromozystoskopie w: chromocytoscopy, cystochromoscopy.
Chromozyt m: chromocyte.
Chromsäure w: chromic acid.
Chromvergiftung w: chrome poisoning.
Chronaxie w: chronaxy; gleiche ~ isochronia.

chronisch: chronic, long.
Chronizität *w*: chronicity.
Chrono-: chrono-.
Chronobiologie *w*: chronobiology.
Chronograph *m*: chronograph, timer.
Chronometrie *w*: chronometry.
Chronophobie *w*: chronophobia.
Chronoskop *s*: chronoscope.
chronotrop: chronotropic.
Chronotropismus *m*: chronotropism.
chrysarobin *s*: chrysarobin.
Chrysiasis *w*: chrysiasis, chrysosis, aurochromoderma.
Chrysochinon *s*: chrysoquinone.
Chrysoderma *s*: chrysosis, chrysiasis.
Chrysoidin *s*: chrysoidine.
Chrysomya: chrysomyia.
Chrysophansäure *w*: chrysophanic acid.
Chrysopikrin *s*: vulpic acid.
Chrysops *w*: chrysops.
Chrysopterin *s*: chrysopterin.
Chrysotil *s*: chrysotile.
Churg-Strauss-Syndrom *s*: Churg-Strauss disease, allergic angiitis.
Chuttakarzinom *s*: Chutta cancer.
Chvostek-Zeichen *s*: Chvostek symptom, face phenomenon.
Chylaszites *m*: chyloperitoneum.
Chylämie *w*: chylemia.
Chyle-jet-Effekt *m*: chyle jet effect.
Chylo-: chylo-, chyli-.
Chyloderma *s*: chyloderma.
chylös: chylous, lacteal.
Chylomediastinum *s*: chylomediastinum.
Chylomikronämie *w*: chylomicronemia.
Chylomikron *s*: chylomicron, lipomicron.
Chyloperikard *s*: chylopericardium.
Chyloperikarditis *w*: chylopericarditis.
Chyloperitoneum *s*: chyloperitoneum.
Chylorrhö *w*: chylorrhea.
Chylothorax *m*: chylothorax, chylopleura, chylous hydrothorax.
Chylozele *w*: chylocele, chylous hydrocele.
Chylurie *w*: chyluria.
Chylus *m*: chyle.
chylusartig: chyliform, chylous.

chylusbildend: chylifacient, chylifactory.
Chylusfistel *w*: chylous fistula.
chylusführend: chyliferous.
Chyluslymphozyt *m*: chyle corpuscle.
Chylusstoffwechsel *m*: chylosis.
Chymopapain *s*: chymopapain.
Chymosin *s*: chymosin, chymase, pexin.
Chymosinogen *s*: renninogen, prerennin, prorennin.
Chymotrypsin *s*: chymotrypsin.
Chymotrypsin A: chymotrypsin alpha.
Chymotrypsinogen *s*: chymotrypsinogen.
chymotryptisch: chymotryptic.
Chymus *m*: chyme.
Ciaccio-Lipidfärbung *w*: Ciaccio's method.
Cianidanol *s*: cianidanol.
Ciclacillin *s*: ciclacillin.
Cicloniumbromid *s*: ciclonium bromide.
Ciclopirox *s*: ciclopirox.
Ciclopiroxalamin *s*: ciclopirox alamine.
Ciguatera *w*: ciguatera, siguatera.
Ciliar-: ciliary.
Cimetidin *s*: cimetidine.
Cimex *m*: cimex, bedbug, chinch.
Cimex hemipterus: Cimex hemipterus, oriental bedbug.
Cimex lectularius: Cimex lectularius, common bedbug.
Cimicifugin *s*: cimicifugin.
Cimino-Fistel *w*: Brescia-Cimino fistula, radiocephalic fistula.
Cinchocain *s*: cinchocaine.
Cinchocainhydrochlorid *s*: cinchocaine hydrochloride, dibucaine hydrochloride.
Cinchomeronsäure *w*: cinchomeronic acid.
Cinchona: cinchona, quina, quinaquina.
Cinchonidin *s*: cinchonidine, chinidine.
Cinchonin *s*: cinchonine.
Cinchonsäure *w*: cinchonic acid.
Cinchophen *s*: cinchophen, phenylcinchoninic acid.
Cineol *s*: cineole.
Cingulum *s*: cingulum, cingule.
Cinnarizin *s*: cinnarizine.
Ciprofloxacin *s*: ciprofloxacin.

Circulus *m*: circle, circulus.
Circulus vitiosus: vicious circle.
Cirrhose cardiaque: cardiac cirrhosis.
Cirrus *m*: cirrus.
cis: cis.
Cisaprid *s*: cisapride.
Cisplatin *s*: cisplatin.
Cisterna chyli: cisterna chyli, chylocyst.
Cis-trans-Position *w*: cis-trans position.
Cistron *s*: cistron.
Citelli-Syndrom *s*: Citelli syndrome.
Citiolon *s*: citiolone.
Citrobacter: citrobacter.
Citrovorumfaktor *m*: citrovorum factor [*abbr*] CF.
Civatte-Körperchen: Civatte bodies.
CK-MB Abk. **MB-Typ der Kreatinkinase**: MB-CK isoenzyme.
Cl Abk. **Chlor** *s*: chlorine [*abbr*] Cl.
Clado-Anastomose *w*: Clado's anastomosis.
Cladosporiose *w*: cladosporiosis, cladiosis.
Cladosporium *s*: cladosporium.
Clamoxyquin *s*: clamoxyquin.
Clapotement *s*: clapotage, succussion sound, succussion splash, splashing sound.
Clara-Zellen: Clara cells.
Clark-Elektrode *w*: Clark's electrode.
Clarke-Säule *w*: Clarke's column.
Clark-Test *m*: Clark's test.
Clark-Zeichen *s*: Clark sign.
Clarke-Hadfield-Syndrom *s*: Clarke-Hadfield syndrome.
Clathrat *s*: clathrate.
Clatworthy-Operation *w*: mesocaval shunt, cavomesenteric shunt, mesocaval H graft.
Clauberg-Nährboden *m*: Clauberg's culture medium.
Claude-Syndrom *s*: Claude's red nucleus syndrome, inferior red nucleus syndrome.
Claude-Zeichen *s*: Claude sign.
Claudicatio *w*: claudication.
Claudicatio intermittens: intermittent claudication [*abbr*] IC, angiosclerotic paroxysmal myasthenia.

Claudicatio intermittens spinalis: intermittent spinal claudication.
Claudicatio intermittens der Cauda equina: intermittent claudication of the cauda equina.
Claustrum *s*: claustrum, claustral layer.
Clava *w*: clava, club.
Clavacin *s*: clavacin.
Clearance *w*: clearance; **endogene** ~ endogenous clearance; **osmolale** ~ osmolar clearance.
Clemastin *s*: clemastine.
Clemizol *s*: clemizole.
Clemizolpenicillin *s*: clemizole penicillin.
Clenbuterol *s*: clenbuterol.
Clérambault-Kandinsky-Komplex *m*: Clérambault-Kandinsky syndrome.
Clibucain *s*: clibucaine.
Click *m*: click; **systolischer** ~ systolic click.
Clidiniumbromid *s*: clidinium bromide.
Climacterium *s*: climacteric, climacterium.
Climacterium praecox: premature menopause.
Climacterium virile: male menopause.
Clindamycin *s*: clindamycine.
Clioquinol *s*: clioquinol.
Clivus *m*: clivus.
CLL Abk. **chronische lymphatische Leukämie** *w*: chronic lymphatic leukemia [*abbr*] CLL.
Clobazam *s*: clobazam.
Clobetasol *s*: clobetasol.
Clobetason *s*: clobetasone.
Clobutinol *s*: clobutinol.
Clocortolon *s*: clocortolone.
Clofazimin *s*: clofazimine.
Clofedanol *s*: clofedanol.
Clofenamid *s*: clofenamide.
Clofenamsäure *w*: clofenamic acid.
Clofezon *s*: clofezone.
Clofibrat *s*: clofibrate.
Clomethiazol *s*: clomethiazole.
Clomiphen *s*: clomifene.
Clomiphentest *m*: clomifene test.
Clomipramin *s*: clomipramine.

Clonazepam *s*: clonazepam.
Clonidin *s*: clonidine.
Clonorchis *m*: clonorchis, liver fluke.
Clopamid *s*: clopamide.
Clopenthixol *s*: clopenthixol.
Cloprednol *s*: cloprednol.
Cloquet-Hernie *w*: Cloquet's hernia, pectineal hernia.
Cloquet-Kanal *m*: Cloquet's canal.
Cloquinat *s*: cloquinate.
Clorindanol *s*: clorindanol.
Clorofen *s*: clorophene.
Closs-Syndrom *s*: Danbolt-Closs syndrome, acrodermatitis enteropathica.
Clostebol *s*: clostebol.
Clostridium *s*: Clostridium.
Clostridium botulinum: Clostridium botulinum.
Clostridium perfringens: Clostridium perfringens, gas gangrene bacillus, gas bacillus, Welch's bacillus.
Clostridium tetani: Clostridium tetani, tetanus bacillus.
CLO-Test *m*: campylobacter-like organism test [*abbr*] CLO test.
Clotiazepam *s*: clotiazepam.
Clot-observation-Test *m*: clot observation test.
Clotrimazol *s*: clotrimazole.
Clouston-Syndrom *s*: hidrotic ectodermal dysplasia.
Cloxacillin *s*: cloxacillin.
Cloxiquin *s*: cloxiquine.
Clubbing *s*: clubbing.
Cluster *m*: cluster.
Clusteranalyse *w*: cluster analysis.
Clusterkopfschmerz *m*: cluster headache.
Clutton-Hydrarthrose *w*: Clutton's joints.
CML Abk. **chronisch-myeloische Leukämie** *w*: chronic myelogenous leukemia [*abbr*] CML.
CMP Abk. **Cytidinmonophosphat** *s*: cytidine monophosphate [*abbr*] CMP.
CMV Abk. **Cytomegalie-Virus** *m*: cytomegalovirus.
Co Abk. **Kobalt** *s*: cobalt.

CoA Abk. **Coenzym A** *s*: coenzyme A [*abbr*] CoA.
Coarctatio *w*: coarctation.
Coating *s*: coating.
Coats-Krankheit *w*: Coats disease.
Cobalamin *s*: cobalamin, animal protein factor.
Cobamamid *s*: cobamamide.
Cobamid *s*: cobamide.
Cobinamid *s*: cobinamide.
Coca *s*: coca.
Cocarboxylase *w*: cocarboxylase.
Coccidium *s*: coccidium.
Cocculin *s*: cocculin, picrotoxin.
Coccus *m*: coccus.
Cochinchina-Geschwür *s*: Cochin sore, tropical phagedenic ulcer, Malabar ulcer.
Cochlea: cochlea, acoustic labyrinth.
Cochlear Implant *s*: cochlear implant.
Cochliomyia: Cochliomyia, Callitroga, screwworm flies.
Cockayne-Syndrom *s*: Cockayne syndrome.
Cock-Operation *w*: Cock's operation.
Cocktail *m*: cocktail; **lytischer** ~ lytic cocktail.
Code, genetischer: genetic code.
Codehydrogenase *w*: codehydrogenase.
Codein *s*: codeine, methylmorphine, monomethylmorphine.
Codeinphosphat *s*: codeine phosphate.
Codeinsulfat *s*: codeine sulfate.
Codivilla-Nagelextension *w*: Codivilla's operation.
Cod-liver-oil-Einheit *w*: cod liver oil unit [*abbr*] CLO unit.
Codman-Tumor *m*: Codman's tumor.
Codman-Zeichen *s*: Codman sign.
Codon *s*: codon.
Coenurus *m*: coenurus.
Coenzym *s*: coenzyme.
Coenzym A *s* Abk. **CoA**: coenzyme A [*abbr*] CoA.
Coenzym Q *s*: coenzyme Q, ubiquinone.
Coeruloplasmin *s*: ceruloplasmin.
Coeur en sabot: coeur en sabot, sabot heart, wooden shoe heart.

Cofaktor *m*: cofactor.
Coffein *s*: caffeine, trimethylxanthine.
Coffey-Operation *w*: Coffey's operation.
Cogan-Syndrom *s*: Cogan's disease, oculovestibuloauditory syndrome, oculomotor apraxia.
CO-Hb Abk. **Carboxy-Hb** *s*: carboxyhemoglobin.
Cohn-Fraktionierung *w*: Cohn fractionation.
Cohnheim-Entzündungstheorie *w*: Cohnheim's theory, emigration theory.
Cohnheim-Tumortheorie *w*: Cohnheim's theory, embryonal theory, fetal rest-cell theory.
Cohn-Lösung *w*: Cohn solution.
Coitus *m*: coitus, intercourse.
Coitus interruptus: coitus interruptus, onanism.
Colamin *s*: colamine.
Cola-Nuß *w*: kola nut.
Colaspase *w*: asparaginase.
Colcemid *s*: colcemide.
Colchicin *s*: colchicine.
Colchicinsäure *w*: colchicinic acid.
Cold-pressure-Test *m*: cold pressure test.
COLE Abk. **chronisch-obstruktive Lungenerkrankung** *w*: chronic obstructive pulmonary disease [*abbr*] COPD, chronic obstructive lung disease.
Colecalciferol *s*: colecalciferol.
Colestipol *s*: colestipol.
Colestyramin *s*: colestyramine, cholestyramine.
Cole-Zeichen *s*: Cole sign.
Colicin *s*: colicin.
Colistimethat-Natrium *s*: colistin sulfomethate sodium.
Colistin *s*: colistin.
Colitis *w*: colitis.
Colitis pseudomembranacea: pseudomembraneous colitis.
Colitis regionalis: regional colitis, segmental colitis, Crohn's disease.
Colitis ulcerosa: ulcerative colitis; **rektale** ~ ulcerative proctitis.
Colitose *w*: colitose.

Collagenase *w*: collagenase.
Colles-Band *s*: Colles ligament, ligamentum reflexum.
Colles-Fraktur *w*: Colles fracture, silverfork fracture; **umgekehrte** ~ reverse Colles fracture, Smith fracture, Smith dislocation.
Collet-Sicard-Syndrom *s*: Collett-Sicard syndrome, posterior laterocondylar syndrome, Sicard's posterior condylar syndrome.
Collin-Spekulum *s*: Collin speculum.
Collip-Einheit *w*: Collip's unit.
Collodium *s*: collodion.
Collum *s*: collum, neck, trachelos.
Collum anatomicum *s*: true neck.
Colocynthin *s*: colocynthin.
Colon *s*: colon, large intestine.
Colon ascendens *s*: ascending large intestine.
Colon descendens *s*: descending large intestine.
Colon irritabile: irritable colon, spastic colon, spastic colitis.
Colonna-Operation *w*: Colonna's operation.
Colorado-Zeckenfieber *s*: Colorado tick fever, mountain tick fever.
Colp-: colp-.
Colpitis *w*: colpitis, vaginitis.
Colpitis granularis: granular vaginitis.
Columellaeffekt *m*: columella effect.
Columna *w*: columna, column.
Coma *s*: coma.
Coma diabeticum: diabetic coma.
Coma vigile: vigil coma, agrypnodal coma, akinetic mutism.
Comby-Zeichen *s*: Comby sign.
Commotio cerebri: concussion of the brain.
Commotio spinalis: concussion of the spine.
Compliance *w*: compliance; **dynamische** ~ dynamic compliance; **fehlende** ~ noncompliance; **motorische** ~ motor compliance; **pulmonale** ~ pulmonary compliance; **statische** ~ static compliance.

Compton-Effekt *m*: Compton effect.

Compton-Streuung *w*: Compton scattering.

Compton-Verschiebung *w*: Compton shift.

Computeremissionstomographie *w*: computerized emission tomography.

computergestützt: computer-aided.

Computertomogramm *s*: computer tomography scan, CT scan, computer-assisted tomogram.

Computertomograph *m*: computer tomograph.

Computertomographie *w* Abk. **CT**: computerized tomography [*abbr*] CT, computer tomography, computerized axial tomography [*abbr*] CAT, computed tomography, CT scanning.

computertomographisch: computer-tomographic.

Con A Abk. **Concanavalin A** *s*: concanavalin A [*abbr*] con A.

Conalbumin *s*: conalbumin, ovotransferrin.

Conamin *s*: conamine.

Concanavalin A *s* Abk. **Con A**: concanavalin A [*abbr*] con A.

Conacha *w*: concha.

Concha nasalis: concha nasalis, nasal turbinate.

Concretio: concretio, concretion.

Condorelli-Syndrom *s*: Condorelli syndrome.

Conduit *s*: conduit.

Conduit-Urinal *s*: Texas catheter.

Condyloma: condyloma.

Condyloma acuminatum: condyloma acuminatum, pointed condyloma, acuminate wart, genital wart.

Condyloma latum: condyloma latum, flat condyloma, mucous papule.

Coniocortex *m*: koniocortex, coniocortex.

Conjugata *w*: conjugate, conjugate diameter, true conjugate diameter; **diagonale** ~ diagonal conjugate, false conjugate.

Conjugata anatomica: anatomic conjugate, true conjugate.

Conjugata diagonalis: diagonal conjugate, false conjugate.

Conjugata externa *w*: external conjugate, external conjugate diameter.

Conjugata vera: conjugate vera [*abbr*] CV.

Conjugata vera obstetrica: conjugata vera obstetrica [*abbr*] CVO, obstetrical conjugate.

Conjunctiva *w*: conjunctiva.

Conjunctivitis *w*: conjunctivitis.

Conjunctivitis diphtherica: diphtheritic conjunctivitis.

Conjunctivitis necroticans infectiosa: conjunctivitis necroticans infectiosa, Pascheff's conjunctivitis.

Conjunctivitis nodularis: nodular conjunctivitis, ophthalmia nodosa.

Conjunctivitis phlyctaenulosa: phlyctenular conjunctivitis, eczematous conjunctivitis, scrofular conjunctivitis.

Conjunctivitis photoelectrica: flash ophthalmia.

Conjunctivitis pseudomembranosa: pseudomembranous conjunctivitis.

Conjunctivitis trachomatosa: trachomatous conjunctivitis, trachoma.

Conjunctivitis tularensis: tularemic conjunctivitis.

Conjunctivitis vernalis: vernal conjunctivitis, spring conjunctivitis.

Conn-Syndrom *s*: Conn syndrome, primary aldosteronism.

Conn-Test *m*: Conn's test, cortisone-glucose tolerance test.

Conradi-Hünermann-Syndrom *s*: Conradi-Hünermann syndrome.

Conspergens *s*: conspergent.

Contrecoup-Läsion *w*: contrecoup lesion.

Contrecoup-Schädelfraktur *w*: counterfissure, contrafissure.

Contrecoup-Trauma *s*: contrecoup fracture.

Contrecoup-Verletzung *w*: counterstroke.

Conus *m*: conus, cone.

Conus medullaris: terminal cone of spinal cord.

Cooke-Kriterium *s*: Cooke's criterion.

Cooley-Anämie *w*: Cooley's anemia, thalassemia major, Mediterranean anemia.

Coolidge-Hochvakuumröntgenröhre *w*: Coolidge tube.

Coomassie-Blaufärbung *w*: Coomassie blue stain.

Coombs-Geräusch *s*: Coombs murmur.

Coombs-Serum *s*: Coombs serum.

Coombs-Test *m*: Coombs test, antiglobulin test [*abbr*] AHG; **direkter** ~ direct Coombs test [*abbr*] DCT; **indirekter** ~ indirect antiglobulin test [*abbr*] IAG.

Coons-Immunofluoreszenztechnik *w*: Coons fluorescent antibody method.

Cooper-Hernie *w*: Cooper's hernia, retroperitoneal hernia.

Cooper-Syndrom *s*: mastodynia, mammary neuralgia.

Cooper-Technik *w*: Cooper's ligament hernioplasty.

Copaivabalsam *m*: copaiba.

Cope-Appendizitiszeichen *s*: Cope sign.

Coping-Verhalten *s*: coping behavior.

Coplin-Schale *w*: Coplin's jar.

Copromonas: copromonas.

Cor *s*: cor, heart.

Cor adiposum: fatty heart, cor adiposum.

Cor biloculare: hemicardia, cor biloculare.

Cor bovinum: cor bovinum, bovine heart.

Corbus-Krankheit *w*: Corbus disease, gangrenous balanitis.

Cordit *s*: cordite.

Cori-Ester *m*: Cori ester.

Cori-Krankheit *w*: Cori's disease, glycogen storage disease III.

Cori-Zyklus *m*: Cori cycle, glucose-lactate cycle.

Cornea *w*: cornea.

Corner-Allen-Test *m*: Corner-Allen test.

Corner-Plombe *w*: Corner's plug, Corner's tampon.

Cornet-Zange *w*: Cornet's forceps.

Cornu: horn.

Corona *w*: crown.

Corona dentis: crown of tooth.

Coronavirus *m*: coronavirus.

Cor pulmonale: cor pulmonale, pulmonary heart disease.

Corpus *s*: corpse, corpus, body.

Corpus albicans: white scar of ovary.

Corpus atreticum: atretic ovarian follicle.

Corpus callosum: callosum.

Corpus-callosum-Syndrom *s*: callosal syndrome.

Corpusculum *s*: corpuscle.

Corpusculum lamellosum: lamellar corpuscle, lamellated corpuscle.

Corpusculum thymi: thymic corpuscle, concentric corpuscle.

Corpus luteum: corpus luteum, yellow body.

Corpus-luteum-Zyste *w*: corpus luteum cyst.

Corpus pineale: pineal organ.

Corpus-spongiosum-Entzündung *w*: spongiositis, spongeitis.

Corrigan-Krankheit *w*: Corrigan's disease.

Corrigan-Puls *m*: Corrigan's pulse, collapsing pulse.

Corrigens *s*: corrigent.

Corrin *s*: corrin.

Corrinoid *s*: corrinoid.

Cortex *m*: cortex, cortical layer.

Cortexon *s*: cortexone, desoxicorticosterone.

Corticosteron *s*: corticosterone.

Corticotrophin *s*: corticotrophin, corticotropin.

Corticotropin *s*: corticotropin, corticotrophin.

Corticotropin-releasing-Hormon *s* Abk. **CRH**: corticotropin releasing hormone.

Corti-Membran *w*: Corti's membrane.

Corti-Organ *s*: Corti's organ, spiral organ.

Corti-Sinneszellen: Corti's auditory teeth.

Cortison *s*: cortisone.

Cor triloculare: three-chambered heart.

Cor villosum: hairy heart.

Corvisart-Krankheit *w*: Corvisart's disease.

Corynebacterium diphtheriae: Corynebacterium diphtheriae, diphtheria bacillus.

Corynebacterium pseudodiphtheriticum: Corynebacterium pseudodiphtheriticum, Hofmann's bacillus.

Coryza *w*: coryza, acute rhinitis.

Costa *w*: rib.

Costa spuria: false rib, abdominal rib.

Costen-Syndrom *s*: Costen syndrome, temporomandibular syndrome.

Costoclavicularsyndrom *s*: thoracic outlet syndrome.

Cothromboplastin *s*: cothromboplastin.

Cotinin *s*: cotinine.

Cotrimoxazol *s*: co-trimoxazole.

Cotte-Operation *w*: Cotte's operation, presacral neurectomy.

Cotton-Effekt *m*: Cotton's effect.

Cotton-Fraktur *w*: Cotton's fracture.

Cotton-wool-Herde: cotton wool spots, cotton wool patches.

Cotunnius-Syndrom *s*: Cotugno's disease.

Cotyledo *w*: cotyledon, placental cotyledon, lobe of the placenta.

Cotyloiditis erosiva: erosive cotyloiditis.

Couch *w*: couch.

Coulomb-Waage *w*: Coulomb's balance.

Coulombmeter *s*: coulometer.

coulometrisch: coulometric.

Coumermycin *s*: coumermycin.

Councilman-Körperchen: Councilman bodies, Councilman lesion.

Counterimmunelektrophorese *w*: counterimmunoelectrophoresis [*abbr*] CIE.

Courtois-Zeichen *s*: Courtois sign.

Courvoisier-Gesetz *s*: Courvoisier's law.

Courvoisier-Zeichen *s*: Courvoisier sign.

Cousin *m*: cousin.

Coutard-Bestrahlungsmethode *w*: Coutard's method.

Couvelaire-Syndrom *s*: Couvelaire's uterus, uteroplacental apoplexy.

Cowden-Syndrom *s*: Cowden's disease.

Cowdry-Einschlußkörperchen: Cowdry's incision bodies.

Cowper-Drüse *w*: Cowper's gland, bulbourethral gland.

Cowper-Zyste *w*: Cowper's cyst.

Cowperitis *w*: cowperitis.

Coxiella: coxiella.

Coxitis *w*: coxitis, coxarthritis, coxarthria.

Coxsackie-Pharyngitis *w*: acute lymphonodular pharyngitis.

Coxsackie-Virus *m*: coxsackievirus, Coxsackie virus.

Cox-Vakzine *w*: Cox vaccine.

Cozymase *w*: cozymase.

cP Abk. **chronische Polyarthritis** *w*: chronic polyarthritis.

CPAP Abk. **kontinuierlicher positiver Atemwegdruck** *m*: continuous positive airway pressure [*abbr*] CPAP.

C-Peptid *s*: C-peptide, connecting peptide.

CPH Abk. **chronisch-persistierende Hepatitis** *w*: chronic persistent hepatitis.

Cr Abk. **Chrom** *s*: chromium [*abbr*] Cr.

Cramer-Schiene *w*: Cramer splint, ladder splint.

Crampton-Linie *w*: Crampton's line.

Crampus *m*: cramp.

Cranium *s*: cranium, skull.

Craurosis: kraurosis.

Craurosis vulvae: kraurosis vulvae, leukokraurosis.

C-reaktives Protein *s*: C-reactive protein.

Credé-Handgriff *m*: Credé's maneuver, Credé's method.

Credé-Prophylaxe *w*: Credé's prophylaxis.

Cremaster *m*: cremaster, musculus cremaster.

Creme *w*: cream; **antibiotikahaltige** ~ antibiotic cream; **spermizide** ~ contraceptive jelly.

Crena ani: anal cleft, gluteal cleft, intergluteal cleft, natal cleft.

Crepitatio *w*: crepitation.

Crepitus *m*: crepitus; **leiser** ~ subcrepitation.

Crescendo-Decrescendo-Geräusch *s*: diamond-shaped murmur.

Crescendogeräusch *s*: crescendo murmur.

CREST-Syndrom *s*: CREST syndrome.

Creutzfeldt-Jakob-Krankheit *w*: Creutzfeldt-Jakob disease.

Creveld-Syndrom s: Ellis-van Creveld syndrome, chondroectodermal dysplasia.

CRH Abk. **Corticotropin-releasing-Hormon** s: corticotropin releasing hormone.

Cri-du-chat-Syndrom s: crying cat syndrome, cat's cry syndrome.

Crigler-Najar-Ikterus m: Crigler-Najjar icterus, congenital hyperbilirubinemia.

Crisp-Aneurysma s: Crisp's aneurysm.

Crista w: 1. crest, ridge, crista; 2. **mit einer** ~ cristate.

Cristobalit s: cristobalite.

Crithidia: crithidia, epimastigote.

Crohn-Krankheit w: Crohn's disease, regional enteritis, regional ileitis, regional colitis, segmental colitis.

Cromoglycinnatrium s: cromolyn sodium.

Cromoglicinsäure w: cromoglicic acid.

Cromolyn s: cromolyn.

Cronkhite-Canada-Syndrom s: Cronkhite-Canada syndrome.

Crooke-Zellen: Crooke cells.

Crookes-Sonde w: Crookes tube.

Crosby-Kapsel w: Crosby's capsule.

Cross-arm-Lappenplastik w: cross-arm flap.

Cross-Effekt m: crosstalk.

Crossover s: crossing over, cross-over.

Crotalin s: crotalin.

Crotamiton s: crotamiton.

Crotetamid s: crotetamide.

Crotonöl s: croton oil.

Crouzon-Krankheit w: Crouzon's disease, craniofacial dysostosis.

CRP Abk. **C-reaktives Protein** s: C-reactive protein.

CRST-Syndrom s: CRST syndrome.

Crush-Syndrom s: crush syndrome, compression syndrome.

Crusta w: crust, incrustation.

Crusta ostracea: rupia.

Crutchfield-Klammer w: Crutchfield clamp, skull tongs.

Cruveilhier-Atrophie w: Cruveilhier's atrophy, Cruveilhier's paralysis.

Cruveilhier-Baumgarten-Syndrom s: Cruveilhier-Baumgarten syndrome.

Cruveilhier-Geschwür s: Cruveilhier's ulcer.

Cruveilhier-Knötchen: Albini's nodules.

Cruveilhier-Zeichen s: Cruveilhier sign.

Cryptenamin s: cryptenamine.

Cryptenaminacetat s: cryptenamine acetate.

Cryptenamintannat s: cryptenamine tannate.

Cryptococcus: cryptococcus.

Cryptosporidium: cryptosporidium.

Cryptoxanthin s: cryptoxanthin.

Crystalloconus m: lentiglobus, lenticonus.

Cs Abk. **Caesium** s: cesium [abbr] Cs.

CS Abk. **Completed stroke**: completed stroke.

CSF Abk. **Colony stimulating factor, Kolonie-stimulierender Faktor** m: colony stimulating factor [abbr] CSF.

CT Abk. **Computertomographie** w: computerized tomography [abbr] CT, computerized axial tomography [abbr] CAT.

Ctenoidwellen: ctenoids.

Ctenus m: ctenus.

C-terminal: C-terminal, carboxyl-terminal.

CTG Abk. **Cardiotokogramm** s: cardiotocogram.

CTP Abk. **Cytidintriphosphat** s: cytidine triphosphate [abbr] CTP.

Cu Abk. **Kupfer** m: copper [abbr] Cu.

Cubitus m: cubitus, elbow.

Cucurbocitrin s: cucurbocitrin.

Cuff: cuff.

Cuff-Kanüle w: cuffed tube.

Culex m: culex.

Culexdermatitis w: culicosis.

Cullen-Zeichen s: Cullen sign, blue navel, hematomphalus.

Culp-Ureteropelvioplastik w: Culp's ureteropelvioplasty.

Cumaran s: coumaran.

Cumarin s: cumarin, coumarin.

Cumarinchinon s: coumarin quinone.

Cumetharol s: cumetharol.

Cuminsäure w: cumic acid.

Cumöstrol s: coumestrol.

Cumulus oophorus: cumulus oophorus, ovarian cumulus, discus oophorus.

Cuprein *s*: cupreine.

Curare *s*: curare, curari.

curareartig: curare-like, curariform, curaremimetic.

Curling-Ulkus *s*: Curling's ulcer.

Curschmann-Batten-Steinert-Syndrom *s*: Steinert's disease, myotonic dystrophy, myotonic myopathy.

Curschmann-Spirale *w*: Curschmann spiral.

Curvatura *w*: curvature.

cushingartig: cushingoid.

Cushing-Gesicht *s*: cushingoid face.

Cushingoid *s*: cushingoid.

Cushing-Operation *w*: Cushing's operation, subtemporal decompression.

Cushing-Symptome: cushingoid signs.

Cushing-Syndrom *s*: Cushing syndrome, pontocerebellar angle syndrome.

Cushing-Ulkus *s*: Cushing's ulcer, Rokitansky-Cushing ulcer.

Cuspis: cuspis, cusp.

Cuticula *w*: cuticle, nail skin, epidermicula.

Cuticula dentis: dental cuticle, enamel cuticle, Nasmyth's membrane.

Cutis *w*: cutis, skin, derma, dermis.

Cutis anserina *w*: goose pimples, gooseflesh, goose bumps.

Cutis elastica: elastic skin.

Cutis laxa: loose skin, dermachalasis, dermatomegaly.

Cuvier-Gang *m*: duct of Cuvier, common cardinal vein.

C-Welle *w*: c wave.

Cyamemazin *s*: cyamemazine.

Cyan *s* Abk. **Cy**: cyanogen [*abbr*] Cy.

Cyan: cyan-.

Cyanamid *s*: cyanamide.

Cyaneisenverbindung *w*: ferrocyanide.

Cyanocobalamin *s*: cyanocobalamin.

Cycl-: cycl-.

Cyclamat *s*: cyclamate.

Cyclaminsäure *w*: cyclohexansulfamic acid.

Cyclandelat *s*: cyclandelate.

Cyclitis: cyclitis.

Cyclizin *s*: cyclizine.

Cycloartenol *s*: cycloartenol.

Cyclobarbital *s*: cyclobarbital.

Cyclobutanol *s*: cyclobutanol.

Cyclobutyrol *s*: cyclobutyrol.

Cyclocumarol *s*: cyclocoumarol.

Cyclofenil *s*: cyclofenil.

Cyclohexan *s*: cyclohexane, hexanaphthene.

Cycloheximid *s*: cycloheximide.

Cycloisomerase *w*: cycloisomerase.

Cyclomethycain *s*: cyclomethycaine.

Cyclopentamin *s*: cyclopentamine.

Cyclopentanon *s*: cyclopentanone.

Cyclopentolat *s*: cyclopentolate.

Cyclophosphamid *s*: cyclophosphamide.

Cyclopropan *s*: cyclopropane.

Cycloserin *s*: cycloserine.

Cyclosporin *s*: cyclosporine.

Cyclothiazid *s*: cyclothiazide.

Cyclovalon *s*: cyclovalone.

Cycrimin *s*: cycrimine.

Cycriminhydrochlorid *s*: cycrimine hydrochloride.

Cymarin *s*: cymarin.

Cymba: cymba.

Cypionat *s*: cyopionate.

Cyproheptadin *s*: cyproheptadine.

Cyproteron *s*: cyproterone.

Cyriax-Syndrom *s*: Cyriax syndrome.

Cystathion *s*: cystathione.

Cystathionin *s*: cysthathionine.

Cysteamin *s*: cysteamine.

Cystein *s*: cysteine [*abbr*] Cys.

Cysticercus: cysticercus, bladderworm, measle.

Cystin *s*: cystine.

Cystitis *w*: cystitis.

Cystitis emphysematosa: emphysematous cystitis.

Cystitis gangraenosa: gangrenous cystitis.

Cystitis interstitialis: interstitial cystitis.

Cystocele *w*: cystocele.

Cystosarcoma phylloides: cystosarcoma phyllodes, intracanalicular sarcoma, periductal sarcoma, giant mammary myxoma,

Brodie's tumor.

Cyt-: cyt-.

Cytarabin *s*: cytarabine, cytosine arabinoside.

Cytidin *s*: cytidine, N'-ribosylcytosine, ribofuranosylcytosine.

Cytidindiphosphat *s* Abk. **CDP**: cytidine diphosphate [*abbr*] CDP.

Cytidinmonophosphat *s*: cytidine monophosphate [*abbr*] CMP.

Cytidintriphosphat *s* Abk. **CTP**: cytidine triphosphate [*abbr*] CTP.

Cytidylsäure *w*: cytidylic acid.

Cytisin *s*: cytisine.

Cytochalasin B *s*: cytochalasin B.

Cytochrom *s*: cytochrome.

Czapek-Dox-Lösung *w*: Czapek-Dox solution.

C-Zelle *w*: C cell, water-clear cell, parafollicular cell, light cell of thyroid, interfollicular cell.

Czermak-Räume: Czermak spaces, interglobular spaces.

Czermak-Versuch *m*: carotid sinus massage.

Czerny-Lembert-Naht *w*: Czerny-Lembert suture.

Czerny-Naht *w*: Czerny suture.

D

D Abk. 1. **Brechkraft** w; 2. **Deuterium** s; 3. **Dilutio:** 1. refractive power; 2. deuterium [abbr] d; 3. dilution.

Daae-Finsen-Krankheit w: Daae-Finsen disease.

DAB Abk. **Ductus arteriosus Botalli:** Botallo's duct.

Dacarbazin s: dacarbazine.

Dach s: roof.

Dachziegelverband m: imbricated bandage.

DaCosta-Syndrom s: DaCosta syndrome, soldier's heart, effort syndrome.

Dactinomycin s: dactinomycin, actinomycin D, meractinomycin.

Dämmerschlaf m: twilight sleep.

Dämmerungsamblyopie w: twilight blindness.

Dämmerungssehen s: twilight vision, scotopic vision.

Dämmerzustand m: trance, twilight state; **alkoholischer** ~ alcoholic trance.

dämpfen: depress, obtund.

dämpfend: depressant.

Dämpfung w: damping, flatness, dullness; **absolute** ~ absolute dullness; **paravertebrale** ~ Grocco's sign; **perkutorische** ~ percussion dullness.

Daguet-Ulkus s: ulceration of Daguet, pharyngotyphoid.

dahinsiechen: linger.

Dakin-Lösung w: Dakin solution.

Dakryagogum s: dacryagogic.

Dakryo-: dacryo-.

Dakryoadenektomie w: dacryoadenectomy.

Dakryoadenitis w: dacryoadenitis, dacryadenitis.

Dakryoblenorrhö w: dacryoblenorrhea.

Dakryohämorrhagie w: dacryohemorrhea.

Dakryokanalikulitis w: dacryocanaliculitis.

Dakryolith m: dacryolith, lacrimal calculus, tear stone.

Dakryoma s: dacryoma.

Dakryon s: dacryon.

Dakryorhinostomie w: dacryorhinocystostomy, West operation.

Dakryorrhö w: dacryorrhea; **purulente** ~ dacryopyorrhea.

Dakryosolenitis w: dacryosolenitis.

Dakryostenose w: dacryostenosis.

Dakryotomie w: lacrimotomy.

Dakryozele w: dacryocele.

Dakryozystalgie w: dacryocystalgia.

Dakryozystektomie w: dacryocystectomy.

Dakryozystitis w: dacryocystitis.

Dakryozystographie w: dacryocystography.

Dakryozystorhinostomie w: dacryorhinocystostomy, dacryocystorhinostomy, canaliculorhinostomy, Toti's operation.

Dakryozystostomie w: dacryocystostomy, Ammon's operation.

Dakryozystotom s: dacryocystotome, dacryocystitome.

Dakryozystotomie w: dacryocystotomy.

Dakryozystozele w: dacryocystocele.

daktyl-: dactylic.

-daktylie: -dactyly.

Daktylitis w: dactylitis.

Daktylo-: dactyl-.

Daktylodiastrophie w: dactylodiastrophism.

Daktylogramm s: dactylogram, fingerprint.

Daktylogrypose w: dactylogryposis.

Daktylokampsodynie w: dactylocampsodynia.

Daktylolyse w: dactylolysis.

Daktyloskopie w: dactyloscopy, dactylography.

Dalrymple-Zeichen *s*: Dalrymple sign.
Dalton-Gesetz *s*: Dalton's law.
Daltonismus *m*: daltonism.
Damenbinde *w*: sanitary napkin.
Damm *m*: perineum, dam.
Damm-: perineo-.
Dammnaht *w*: perineosynthesis.
Dammplastik *w*: perineoplasty.
Dammriß *m*: perineal tear, perineal laceration.
Dammschnitt *m*: perineotomy.
Dampf *m*: vapor, steam.
Dampfautoklav *m*: steam autoclave.
Dampfbad *s*: steam bath, fomentation.
Dampfdichte *w*: vapor density.
Dampfdruck *m*: vapor pressure.
Dampfdruckmesser *m*: steam gauge.
Dampfdrucksterilisator *m*: steam sterilizer.
dampfen: steam, vapor.
Dampffalle *w*: vapor trap.
Dampfkauterisation *w*: vapocauterization.
Dampfkraft *w*: steam.
Dampfsterilisation *w*: steam sterilization.
Dampfsterilisator *m*: steam sterilizer.
Dana-Lichtheim-Krankheit *w*: Dana-Lichtheim syndrome, Putnam-Dana syndrome.
Dana-Operation *w*: Dana's operation.
Dana-Putnam-Syndrom *s*: subacute combined degeneration of the spinal cord.
Danazol *s*: danazol.
Danbolt-Closs-Syndrom *s*: Danbolt-Closs syndrome, acrodermatitis enteropathica.
Dance-Zeichen *s*: Dance sign.
Dandy-Operation *w*: retrogassserian neurotomy, trigeminal rhizotomy.
Dandy-Walker-Syndrom *s*: Dandy-Walker deformity, extra-axial leptomeningeal cyst.
Dane-Partikel *s*: Dane particle.
Danforth-Symptom *s*: Danforth sign.
Dansylchlorid *s*: dansyl chloride.
Danthron *s*: danthron.
Dantrolen *s*: dantrolene.

Dantron *s*: dantron.
Danysz-Vakzine *w*: Danysz vaccine.
Dapson *s*: dapsone.
Darier-Krankheit *w*: Darier's disease, keratosis follicularis, psorospermosis.
Darier-Zeichen *s*: Darier sign.
Darkschewitsch-Kern *m*: Darkschewitsch's ganglion.
Darling-Krankheit *w*: Darling's disease.
Darm *m*: gut, intestine, bowel.
Darm-: entero-, intestinal.
Darmanastomose *w*: intestinal anastomosis, enteroanastomosis.
Darmanastomosierung *w*: enteroplexy.
Darmatonie *w*: bowel atonia.
Darmatresie *w*: intestinal atresia.
Darmausgang, künstlicher *m*: artificial anus.
Darmbakterien: intestinal bacteria.
Darmbakteriensepsis *w*: enterosepsis.
Darmbein *s*: iliac bone.
Darmbewegung *w*: peristalsis.
Darmblutung *w*: intestinal hemorrhage.
Darmbrand *m*: darmbrand.
Darmbruch *m*: enterocele.
Darmchirurgie *w*: enterochirurgia.
Darmdekompression *w*: intestinal decompression.
Darmdekontamination *w*: gut decontamination.
Darmegel *m*: fluke, trematode.
Darmentzündung *w*: enteritis.
Darmerkrankung *w*: bowel disease; **entzündliche** ~ inflammatory bowel disease.
Darmfistel *w*: intestinal fistula.
Darmflagellat *m*: intestinal flagellate.
Darmflora *w*: intestinal flora.
Darmflüssigkeit *w*: intestinal juice.
Darmfunktion *w*: bowel function.
Darmgas *s*: bowel gas, wind.
Darmgeräusch *s*: bowel sound [*abbr*] BS, peristaltic sound.
Darmgrippe *w*: intestinal flu.
Darminfarkt *m*: intestinal infarct.
Darminfektion *w*: intestinal infection.
Darminkontinenz *w*: rectal incontinence, fecal incontinence.

Darmkarzinom s: carcinoma of intestine.

Darmkatarrh m: catarrhal colitis.

Darmkontraktion, segmentale w: segmentation contraction.

Darmlähmung w: enteroparalysis, enteroparesis, paralytic ileus.

Darmmilzbrand m: intestinal anthrax.

Darmmobilisierung w: enterolysis.

Darmmotilität w: intestinal motility, bowel motility.

Darmnaht w: intestine suture, enterorrhaphy.

Darmnahtgerät s: enteroplex.

Darmnahtnadel w: intestinal needle.

Darmparasit m: entozoic parasite, enterozoon.

Darmperforation w: intestinal perforation.

Darmperistaltik w: intestinal peristalsis.

Darmpforte w: intestinal portal.

Darmpassage w: colonic transit.

Darmplastik w: enteroplasty.

Darmplikation, chirurgische w: plication of intestine, enteroptychia.

Darmpolyp m: intestinal polyp.

Darmpunktion w: enterocentesis.

Darmresektion w: bowel resection, enterectomy.

Darmrohr s: intestinal tube.

Darmruptur w: rupture of the intestine, enterorrhexis.

Darmsegmentausschaltung w: enteroapokleisis.

Darmschistosomiasis w: intestinal schistosomiasis.

Darmschlauch m: intestinal tube.

Darmschleimhaut w: intestinal mucosa.

Darmschlinge w: intestinal loop.

Darmsonde w: intestinal probe.

Darmspülung w: enema, enteroclysis.

Darmstein m: fecalith.

Darmstenose w: enterostenosis.

Darmträgheit w: constipation, colonic inertia.

Darmtuberkulose w: tuberculosis of intestines.

Darmtumor m: intestinal neoplasm.

Darmverschlingung w: volvulus of the colon.

Darmverschluß m: ileus, intestinal obturation.

Darmwandbruch m: parietal hernia.

Darmwurm m: intestinal worm.

Darmzotte w: intestinal villus.

darreichen: administrate.

Darreichung w: administration.

Darrow-Lösung w: Darrow solution.

Darrsucht w: scleroderma.

darstellbar: demonstrable.

darstellen: demonstrate, display.

Darstellung w: representation, display, demonstration; **graphische** ~ plot; **schematische** ~ schematogram.

dartosartig: dartoid.

Dartosgewebe s: dartoid tissue.

Darwin-Abstammungstheorie w: Darwinian theory.

Darwin-Greifreflex m: darwinian reflex.

Darwin-Höckerchen s: Darwin's tubercle.

Darwinismus m: darwinism.

Darwin-Ohr s: Darwin's ear.

Dasein s: existence.

Dasselfliege w: botfly.

Dasselfliegenlarve w: bot.

DAT Abk. **1. direkter Antiglobulintest** m; **2. Differentialagglutinationstest** m: 1. direct antiglobulin test [abbr] DAT; 2. Rose-Waaler test, sheep cell agglutination test.

Daten: data.

Datenanalyse w: data analysis.

Datenarchiv s: data archive.

Datenauswertung w: data evaluation.

Datenbank w: database.

Datenschutz m: data protection.

Datenverarbeitung w: data processing; **automatische** ~ automatic data processing [abbr] ADP.

Datierung w: dating.

Datum s: date.

Daturismus m: daturism.

Dauer w: duration [abbr] d, endurance, protension.

Dauerausscheider *m*: chronic carrier, convalescent carrier.

Dauerbad *s*: immersion.

Dauerbeanspruchung *w*: fatigue loading.

Dauerbelastung *w*: permanent load.

Dauerdialyse *w*: chronic dialysis, maintenance dialysis, maintenance hemodialysis.

Dauerfärbung *w*: permanent stain.

Dauerfüllung *w*: permanent filling.

Dauergeräusch *s*: continuous sound.

Dauerinjektionsspritze *w*: continuous-flow syringe.

Dauerkatheter *m*: indwelling catheter.

Dauerklonus *m*: clonospasm, clonism.

Dauerkontraktur *w*: permanent contracture.

Dauerkultur *w*: continuous culture.

Dauerlauf *m*: jogging.

Dauermagnet *m*: permanent magnet.

Dauerspore *w*: permanent spore, resistent spore.

Dauerstriktur *w*: permanent stricture.

Dauertetanus *m*: duration tetany [*abbr*] DT.

Daumen *m*: thumb, first finger; **schnappender** ~ trigger thumb.

Daumenballen *m*: thenar, ball of thumb.

Daumenballen-: thenal.

Daumenballenatrophie *w*: thenar muscle atrophy.

Daumenlutschen *s*: thumb-sucking, fingersucking.

Daumenmitbewegungszeichen *s*: finger thumb reflex, Mayer's reflex.

Daumenreflex *m*: thumb reflex.

Daumenrekonstruktion *w*: pollicization.

Daumenzeichen *s*: thumb sign, newspaper sign.

Daunomycin *s*: daunomycin.

Daunorubicin *s*: daunorubicin.

Davenport-Färbung *w*: Davenport stain, Davenport's alcoholic silver nitrate method.

Davenport-Phänomen *s*: Davenport phenomenon, original antigenic sin.

Davidsohn-Probe *w*: Davidsohn milk test.

Davidsohn-Zeichen *s*: Davidsohn sign.

Davis-Hautinsel *w*: Davis graft.

Dawn-Phänomen *s*: dawn phenomenon.

Dawson-Einschlußkörperchenenzephalitis *w*: Dawson's encephalitis, inclusion body encephalitis, subacute sclerosing panencephalitis [*abbr*] SSPE.

Day-Probe *w*: Day's test.

DD Abk. **Differentialdiagnose** *w*: differential diagnosis, differentiation.

DDI Abk. **Dideoxyinosin** *s*: dideoxyinosine [*abbr*] DDI.

DDS Abk. **Diaminodiphenylsulfon** *s*: diaminodiphenyl sulfone.

DDT Abk. **Dichlordiphenyltrichloräthan** *s*: dichlorodiphenyltrichloroethane [*abbr*] DDT.

DDVP Abk. **Dichlorvos** *s*: dichlorvinyldimethyl phosphate.

Deacylase *w*: deacylase.

Deafferentiation *w*: deafferentation.

deafferenzieren: deafferentate.

Deanol *s*: deanol.

Debilität *w*: debility, weakness; **emotionale** ~ emotional debility; **leichte** ~ moronity; **motorische** ~ debility of mobility.

Debrancher-Enzym *s*: debranching enzyme.

Debré-Syndrom *s*: deTonie-Debré-Fanconi syndrome.

Débridement *s*: débridement, revivification, adhesiolysis; **enzymatisches** ~ enzymatic débridement.

Decamethonium *s*: decamethonium.

Decamethoniumbromid *s*: decamethonium bromide.

Décanulement *s*: decannulation.

Decatylen *s*: decatylene.

Dechloridation *w*: dechlorination.

Decidua *w*: decidua.

Deckbiß *m*: vertical overlap.

Decke *w*: blanket, cover.

Deckeln *s*: capping.

Deckenstativ *s*: overhead support.

Deckerinnerung *w*: screen memory.

Deckglas *s*: cover glass, slide cover glass, coverslip.

Deckknochen *m*: membrane bone.

Deckplatte *w*: deck plate.
Deckschicht *w*: opercle, operculum.
Deckzelle *w*: cover cell, glomerular epithelial cell, surface cell, podocyte.
Declamping: declamping.
Declive: declive.
Decoctum *s*: decoctum.
Décollement *s*: degloving.
Decrementum *s*: decrement, decrease.
Decussatio *w*: decussation.
Defäkation *w*: defecation, dejection, laxation.
Defäkationsreflex *m*: defecation reflex.
Defäkationssynkope *w*: defecation syncope.
Defekt *m*: defect, vice; **aortopulmonaler** ~ aortopulmonary window.
Defekt-: defective.
Defektbildung, angeborene *w*: congenital defect.
Defektheilung *w*: partial recovery, persistent defect.
Defektmißbildung *w*: congenital deformity.
Defekttyp *m*: anomaly in blood type.
Defeminisierung *w*: defeminization.
Deferent-: deferential.
Deferentektomie *w*: deferentectomy.
Deferentitis *w*: deferentitis.
Deferveszenz *w*: defervescence.
Defibrillation *w*: defibrillation, electroversion, electric countershock.
Defibrillator *m*: defibrillator, cardioverter.
defibrillieren: electrovert.
Defibrination *w*: defibrination.
Defibrinationssyndrom *s*: defibrination syndrome.
defibrinieren: defibrinate.
Definition *w*: definition.
definitiv: definitive.
Defizienz *w*: deficiency.
Defizit *s*: deficit; **reversibles ischämisches neurologisches** ~ Abk. **RIND** reversible ischemic neurologic deficit.
Deflexion *w*: deflexion, deflection.
Defloration *w*: defloration, deflowering.
deflorieren: deflower.

Defluvium *s*: defluvium.
Defokussierung *w*: defocusing.
Deformation *w*: deformation, malformation.
deformieren: deform, distort.
Deformität *w*: deformity.
Degeneration *w*: degeneration; **absteigende** ~ descending degeneration; **-atheromatöse~** atheromatous degeneration; **axonale** ~ axonal degeneration, retrograde degeneration, Nissl's degeneration; **dienzephaloretinale** ~ Laurence-Moon syndrome; **dystrophische** ~ dystrophic degeneration; **faszikuläre** ~ fascicular degeneration; **fettige** ~ fatty degeneration, adipose degeneration, fatty metamorphosis; **granulovakuoläre** ~ granulovacuolar degeneration; **hepatolentikuläre** ~ hepatolenticular degeneration, Wilson syndrome, Westphal-Strümpell pseudosclerosis; **hyaline** ~ hyaline degeneration, vitreous degeneration, hyalinization; **hydropische** ~ hydropic degeneration, vacuolar degeneration; **körnige** ~ granular degeneration; **lipoidige** ~ lipoidal degeneration; **muköse** ~ mucinous degeneration; **mukoide** ~ mucoid degeneration; **myxomatöse** ~ myxomatous degeneration, mucoid softening; **parenchymatöse** ~ parenchymatous degeneration; **retrograde** ~ retrograde degeneration, axonal degeneration; **spinozerebelläre** ~ Machado-Joseph disease; **tapetoretinale** ~ tapetoretinal degeneration; **vakuoläre** ~ vacuolar degeneration, hydropic degeneration; **wachsige** ~ hyaline necrosis, Zenker's degeneration; **zerebromakuläre** ~ cerebromacular degeneration; **zerebroretinale** ~ cerebroretinal degeneration; **zystische** ~ cystic degeneration.
Degenerationszeichen *s*: stigma of degeneracy.
degenerativ: degenerative.
degenerieren: degenerate.
degeneriert: degenerate.
Degeneriertheit *w*: degeneracy.

Deglutition w: deglutition.
Degranulation w: degranulation.
Dehiszenz w: dehiscence.
dehnbar: tensible, malleable, ductile, stretchy.
Dehnbarkeit w: distensibility, extensibility, dilatancy, tensibility, malleability, ductility.
dehnen: distend, extend.
Dehnsonde w: bougie, dilator, dilatator.
Dehnung w: dilatation, tension, stretching.
Dehnungsaktivierung w: stretch activation.
Dehnungsmeßstreifen m: resistance gauge.
Dehnungsreflex m: stretch reflex.
Dehnungsreiz m: stretch stimulus.
Dehnungsrezeptor m: stretch receptor.
Dehydratase w: dehydratase.
Dehydratation w: dehydration, dehydratization, exsiccation, deaquation; **dietätische** ~ voluntary dehydration; **hypertone** ~ hypertonic dehydration, hypernatremic dehydration.
Dehydration w: dehydration, dehydratization, exsiccation, deaquation.
Dehydrationsfieber s: dehydration fever, exsiccation fever.
dehydratisieren: dehydrate.
dehydrieren: dehydrate.
Dehydrierung w: dehydration, exsiccation.
Dehydro-: dehydro-.
Dehydroandrosteron s: dehydroandrosterone.
Dehydroascorbinsäure w: dehydroascorbic acid.
Dehydrobenzperidol s: droperidol.
Dehydrocholat s: dehydrocholate.
7-Dehydrocholesterin s: 7-dehydrocholesterol, provitamin D_3.
Dehydrocholsäure w: dehydrocholic acid.
Dehydroepiandrosteron s: dehydroepiandrosterone, dehydroisoandrosterone.
Dehydroepiandrosteronsulfat s Abk. **DHEAS**: dehydroepiandrosterone sulfate.

Dehydrogenase w: dehydrogenase.
dehydrogenieren: dehydrogenate.
Dehydrokortikosteron s: dehydrocorticosterone.
Dehydromorphin s: oxymorphine, pseudomorphine.
Deiters-Bündel s: Deiters tract.
Deiters-Kern s: nucleus of Deiters.
Deiters-Zelle w: Deiters cell, phalangeal cell of Deiters.
Déjerine-Klumpke-Lähmung w: Déjerine-Klumpke paralysis.
Déjerine-Landouzy-Syndrom s: Déjerine-Landouzy dystrophy, facioscapulohumeral dystrophy.
Déjerine-Roussy-Syndrom s: Déjerine-Roussy syndrome.
Déjerine-Sottas-Syndrom s: Déjerine-Sottas syndrome, Déjerine-Sottas neuropathy, hereditary hypertrophic neuropathy.
Déjerine-Sottas-Typ der neuralen Muskelatrophie: Déjerine-Sottas disease, Gombault's degeneration.
Déjerine-Syndrom s: Verger-Déjerine syndrome.
Déjerine-Thomas-Atrophie w: Déjerine-Thomas syndrome, Thomas syndrome.
dejodieren: deiodinate.
Dekalzifikationssyndrom s: Looser-Milkman syndrome.
Dekamethonium s: decamethonium.
dekantieren: decant.
Dekapazitation w: decapacitation.
dekapitieren: decapitate.
Dekapsulation w: decapsulation.
dekarbonisieren: decarbonize.
Dekarboxylase w: decarboxylase.
Dekarboxylation w: decarboxylation.
dekarboxylieren: decarboxylate.
deklarieren: declare, label.
Deklination w: declination.
Dekokt s: decoctum.
Dekompensation w: decompensation.
dekompensiert: decompensated.
Dekompression w: decompression; **subtemporale** ~ subtemporal decompress-

ion, Cushing's operation; **zerebrale ~** cerebral decompression.

Dekompressionskammer *w*: decompression chamber.

Dekompressionskrankheit *w*: decompression sickness, caisson disease, tunnel disease, aeroemphysema.

Dekongestionsmittel *s*: decongestant.

Dekontamination *w*: decontamination.

dekontaminieren: decontaminate.

Dekortikation *w*: decortication, excortication; **enzymatische ~** chemical decortication.

Dekrement *s*: decrement, decrudescence.

Dekrementleitung *w*: decremental conduction.

Dekrepitation *w*: crackling noise.

Dekubation *w*: decubation.

Dekubital-: decubital.

Dekubitalgeschwür *s*: decubitus ulcer, decubital ulcer.

Dekubitus *m*: decubitus, bedsore, pressure sore, decubital gangrene.

Dekubitusmatratze *w*: oscillating bed.

Delamination *w*: delamination.

Deletion *w*: deletion.

Delinquent *m*: delinquent.

Delir *s*: delirium; **manisches ~** maniacal delirium, corybantism; **oneiroides ~** oneiric delirium.

delirant: delirious, deliriant.

Delirium *s*: delirium.

Delirium tremens: delirium tremens, alcohol withdrawal delirium, alcohol abstinence delirium, jimjams.

Delius-Syndrom *s*: angiodystonia.

Delle *w*: dell, dent.

Dellenbildung *w*: pitting, delling.

Delta-Aminolävulinsäure *w*: δ-aminolevulinic acid.

Delta-Rhythmus *m*: delta rhythm.

Deltastrahlen: delta rays.

Deltawelle *w*: delta wave.

Deltazelle *w*: delta cell, D cell.

Deltoideusreflex *m*: deltoid reflex.

Demand-Anästhesie *w*: demand anesthesia.

Demand-Schrittmacher *m*: demand pacemaker.

Demarkation *w*: demarcation.

Demarkationslinie *w*: line of demarcation, surface demarcation.

demarkieren: demarcate.

Demaskulinisation *w*: demasculinization.

Demeclocyclin *s*: demeclocycline.

Demecolsin *s*: demecolcine.

dement: dement.

Dementia paralytica: paralytic dementia, paretic dementia.

Demenz *w*: dementia; **infantile ~** infantile dementia, Heller's disease; **posttraumatische ~** post-traumatic dementia; **präsenile ~** presenile dementia, presenile sclerosis; **senile ~** senile dementia, senile delirium, senile insanity, presbyophrenia, degenerative insanity.

Demethylchlortetracyclin *s*: demethylchlortetracycline.

demethylieren: demethylate.

Demethylierung *w*: demethylation.

Demineralisierung *w*: demineralization.

Demodex *m*: demodex.

Demodex folliculorum: Demodex folliculorum, follicle mite.

Demodicosis *w*: demodicosis, demodiciasis.

Demographie *w*: demography.

demographisch: demographic.

Demonstration *w*: demonstration.

Demonstrationsokular *s*: demonstration eyepiece.

Demoskopie *w*: demoscopy.

Demulcens *s*: demulcent.

Demutisation *w*: demutization.

Demyelinisierung *w*: demyelinization, demyelination.

denaturieren: denature.

denaturiert: denatured.

Denaturierung *w*: denaturation.

Dendrit *m*: dendrite, dendron, dendritum, neurodendron, neurodendrite.

dendritenförmig: dendriform, dendroid.

Dendritenfortsatz *m*: dendritic process.

dendritisch: dendritic, dendric.

dendrodendritisch: dendrodendritic.

Denervation *w*: denervation; **motorische** ~ de-efferentiation.

Denervationsgesetz *s*: Cannon's law of denervation.

Denervationspotential *s*: denervation potential.

denervieren: denervate.

Denervierung *w*: denervation, enervation.

Dengue-Fieber *s*: dengue fever, dandy fever, solar fever, sun fever, stiffness fever, breakbone fever; **hämorrhagisches** ~ dengue hemorrhagic fever, Bangkok hemorrhage fever, bouquet fever.

Dengue-Virus *m*: dengue virus.

Denis-Brown-Schiene *w*: Denis Brown splint.

denitrifizieren: denitrify.

Denitrifizierung *w*: denitrification.

Denitrogenisierung *w*: denitrogenation, nitrogen desaturation.

Denken *s*: thinking; **autistisches** ~ autistic thinking, dereistic thinking; **dereistisches** ~ dereistic thinking, autistic thinking; **konkretes** ~ concrete thinking, concretization; **vorlogisches** ~ prelogic thinking; **zerfahrenes** ~ loosening.

Denker-Operation *w*: Denker's operation.

Denkhemmung *w*: inhibition of thought.

Denkstörung *w*: thought disorder, thinking disorder.

Denny-Brown-Syndrom *s*: Denny-Brown sensory neuropathy.

Dens *m*: dens, tooth.

Dens acusticus: Corti's auditory tooth.

Dens axis: dens axis, tooth of axis.

Densigraphie *w*: densography.

Densimeter *s*: densimeter.

densimetrisch: densimetric.

Densitometer *s*: densitometer.

Densitometrie *w*: densitometry.

Dens serotinus: third molar.

Dent-: dent-.

dental: dental.

Dentalfluorose *w*: mottled teeth, mottled enamel.

Dentalgie *w*: tooth ache.

Dentalgips *m*: dental plaster.

Dentallegierung *w*: dental alloy.

Dentalporzellan *s*: dental porcelain.

Dentalprothetik *w*: prosthodontics.

Dentatum *s*: dentatum.

Dentes scritti: mottled teeth.

Dentikel *m*: denticle, pulp stone; **adhärenter** ~ adherent denticle, attached denticle; **eingebetteter** ~ embedded denticle, interstitial denticle; **interstitieller** ~ interstitial denticle, embedded denticle.

Dentin *s*: dentin, dentine; **hypoplastisches** ~ hypoplastic dentin; **sklerotisches** ~ dentinal sclerosis.

Dentinbildung *w*: dentinogenesis.

Dentinoblast *m*: dentinoblast.

Dentinogenese *w*: dentinogenesis; **hereditäre imperfekte** ~ hereditary opalescent dentin; **imperfekte** ~ dentinogenesis imperfecta, opalescent dentin.

Dentinogenesis *w*: dentinogenesis.

Dentinogenesis imperfecta: dentinogenesis imperfecta, opalescent dentin.

Dentinom *s*: dentinoma, dentoma, dentinoid tumor, dentinoblastoma.

Dentinresorption *w*: odontoclasis.

Dentition *w*: dentition, dental eruption, tooth eruption, eruption of tooth, odontiasis; **erste** ~ primary dentition, deciduous dentition; **gemischte** ~ mixed dentition; **verzögerte** ~ delayed dentition, delayed eruption; **zweite** ~ permanent dentition, secondary dentition.

Dentitionsstörung *w*: maleruption.

Dentitionszyste *w*: eruption cyst, dentigerous cyst.

Dentitio tarda: delayed dentition.

dentogen: odontogenic.

Deodorant *s*: deodorant, antibromic.

Deontologie *w*: deontology, professional ethics.

Deorsumduktion *w*: deorsumduction.

Deoxidationsmittel *s*: deoxidant.

Dependenz *w*: dependency.

Depersonalisation *w*: depersonalization, depersonalization syndrome, dispersonalization.

Depersonalisationssyndrom *s*: depersonalization disorder.

Depigmentierung *w*: depigmentation.

Depilation *w*: depilation, epilation.

Depilatorium *s*: depilatory, epilatory.

Depletion *w*: depletion.

Depolarisation *w*: depolarization.

Depolarisationsblock *m*: depolarization block.

Depolarisationsstrom *m*: depolarization current.

Depolarisator *m*: depolarizer.

depolarisieren: depolarize.

depolarisierend: 1. depolarizing; 2. **nicht ~** nondepolarizing.

Depolymerase *w*: depolymerase.

Depolymerisation *w*: depolymerization.

Depot *s*: depot.

Depotarzneiform *w*: depot preparation.

Depotfett *s*: depot fat.

Depotinjektion *w*: repository injection.

Depotinsulin *s*: depot insulin, long-acting insulin.

Depotpenizillin *s*: repository penicillin.

Depotpräparat *s*: depot preparation.

Depression *w*: depression; **agitierte ~** agitated depression; **anaklitische ~** anaclitic depression; **bipolare ~** bipolar depression; **endogene ~** endogenous depression, melancholia; **exogene ~** exogenous depression; **hypochondrische ~** hypochondriac melancholia; **larvierte ~** larvate depression; **neurotische ~** neurotic depressive disorder, dysthymic disorder; **psychotische ~** psychotic depression; **reaktive ~** reactive depression, reactive depressive psychosis, situational depression, depressive reaction; **unipolare ~** unipolar psychosis.

Depressionszustand *m* Abk. **DZ**: state of depression.

depressiv: depressive.

Depressor *m*: depressor.

Depressorgift *s*: sedative poison.

depressorisch: depressory.

Depressorreflex *m*: depressor reflex, aortic reflex, Bezold-Jarisch reflex.

Depressorsubstanz *w*: depressant, depressor.

deprimiert: depressed.

Deprivation *w*: deprivation; **emotionale ~** emotional deprivation; **psychosoziale ~** psychosocial deprivation; **sensorische ~** sensory deprivation, sensory isolation.

Dequalinium *s*: dequalinium.

Dequaliniumchlorid *s*: dequalinium chloride.

Dercum-Vitaut-Syndrom *s*: Dercum's disease, neurolipomatosis dolorosa.

Derealisation *w*: derealization, feelings of unreality.

Dereismus *m*: dereism, derism.

dereistisch: dereistic.

Derepression *w*: derepression.

Derivat *s*: derivative.

-derm: -derm.

Derm-: derm-, dermato-.

Dermabrasion *w*: dermabrasion, skin abrasion, planing, abrasion technique.

Dermacentor *m*: dermacentor, spotted-fever tick.

dermal: dermal, dermatic, dermic.

Dermalsinus *m*: dermal sinus.

Dermatansulfat *s*: dermatan sulfate.

Dermatikum *s*: dermatic, dermatologic agent.

Dermatitis *w*: dermatitis; **allergische ~** allergic dermatitis; **atopische ~** atopic eczema, atopic neurodermatitis; **chemische ~** chemical dermatitis; **chronische oberflächlich-schuppige ~** chronic superficial scaly dermatitis; **infektiöse ~** infective dermatitis, infective eczema; **infektiöse ekzematoide ~** Engman's disease; **näßende ~** weeping dermatitis; **paraneoplastische ~** carcinomatous dermatitis; **periorale ~** perioral dermatitis; **seborrhoische ~** seborrheic dermatitis, seborrheic eczema, eczematoid seborrhea, seborrheid, Unna's disease.

Dermatitis exfoliativa generalisata: Wilson's disease.

Dermatitis exfoliativa Ritter von Rittershain: desquamative erythroderma.

Dermatitis herpetiformis: Duhring's disease.

Dermatitis hiemalis: asteatotic eczema.

Dermatitis intertriginosa: intertriginous eczema.

Dermatitis spongiosa: sponge dermatitis.

Dermatitis ulcerosa: pyoderma gangrenosum, geometric phagedena.

Dermatobiasis *w*: dermatobiasis.

Dermatobia hominis: dermatobia hominis.

Dermatochalasis *w*: dermachalasis, loose skin, cutis laxa.

Dermatochondritis *w*: chronic nodular chondrodermatitis of the helix.

Dermatodynie *w*: dermalgia, dermatalgia.

Dermatofibrom *s*: dermatofibroma, sclerosing angioma, reticulohistiocytoma, histiocytoma, sclerosing hemangioma.

Dermatofibrosarkom *s*: dermatofibrosarcoma.

Dermatofibrose *w*: dermatofibrosis.

Dermatofibrosis lenticularis disseminata mit Osteopoikilie: disseminated lenticular dermatofibrosis, Buschke-Ollendorff syndrome.

Dermatoglyphen: dermatoglyphics.

Dermatoleiomyom *s*: leiomyoma cutis.

Dermatologie *w*: dermatology.

Dermatologikum *s*: dermatologic agent.

dermatologisch: dermatologic.

Dermatolyse *w*: dermatolysis.

Dermatom *s*: (dermatology) dermatome, dermatomic area, rhizomere, (embryology) cutis plate, skin plate, (surgery) dermatotome, dermotome, Padgett's dermatome, cutisector.

Dermatome: Head classification.

Dermatomegalie *w*: dermatomegaly.

Dermatomgesetz *s*: dermatomal rule.

Dermatomycin *s*: dermatomycin.

Dermatomyiasis *w*: dermatomyiasis, dermal myiasis, dermamyiasis.

Dermatomykose *w*: dermatomycosis, fungal skin disease.

Dermatomyom *s*: dermatomyoma.

Dermatomyositis *w*: dermatomyositis.

Dermatopathie *w*: dermatopathy, dermopathy.

Dermatophilose *w*: dermatophilosis.

Dermatophyt *m*: dermatophyte, dermophyte, cutaneous fungus.

Dermatophytid *s*: dermatomycid.

Dermatophytie *w*: dermatophytosis, dermophytosis, tinea.

Dermatophytose *w*: dermatophytosis, dermophytosis, tinea.

Dermatose *w*: dermatosis, skin disease; **akute febrile neutrophile** ~ acute febrile neutrophilic dermatosis, Sweet syndrome; **angioneurotische** ~ acrocyanosis; **bullöse** ~ bullous skin disease, sod disease; **eosinophile pustulöse** ~ eosinophilic pustular dermatosis; **lichenartige** ~ lichenoid dermatosis; **präkanzeröse** ~ precancerous dermatosis; **subkorneale bullöse** ~ subcorneal pustular dermatosis, Sneddon-Wilkinson disease.

Dermatose des Kindesalters, chronischbullöse *w*: chronic bullous dermatosis of childhood.

Dermatosklerose *w*: dermatosclerosis.

Dermatosom *s*: dermatosome.

Dermatostomatitis *w*: dermatostomatitis.

dermatotrop: dermatotropic.

Dermatozoenwahn *m*: acarophobia.

Dermatozoon *s*: dermatozoon.

Dermatozoonose *w*: dermatozoonosis, dermatozoiasis.

-dermie: -dermia.

Dermis: skin, dermis, derma.

Dermitis *w*: dermitis.

Dermoblast *m*: dermoblast.

Dermoglyphen: dermoglyphics.

Dermographie *w*: dermographia, dermatographia.

Dermographismus *m*: dermographism, dermatographism, skin writing.

Dermoid *s*: dermoid, dermatoid.

Dermoidzyste *w*: dermoid cyst, dermoid; **intrakranielle** ~ intracranial dermoid; **intrauterine** ~ tubal dermoid.

Dermokyema *s*: dermocyema.

Dermometer *s*: dermometer.

Dermoreaktion *w*: dermoreaction.
Dermosynovitis *w*: dermosynovitis.
dermotrop: dermatropic, dermatotropic, dermotropic.
Desaggregation *w*: disaggregation.
Desamidase *w*: deamidase, deaminase.
desaminieren: deaminize.
Desaminierung *w*: deamination, deamidation.
Desault-Verband *m*: Desault's bandage.
Descemetitis *w*: descemetitis.
Descemet-Membran *w*: Descemet's membrane.
Descemetozele *w*: descemetocele, keratocele, keratodermatocele.
Descensus *m*: descensus, descent.
Descensus testis: descent of the testis, orchiocatabasis.
Descensus uteri: prolapse of uterus, metroptosis.
-dese: -desis.
desensibilisieren: desensitize.
Desensibilisierung *w*: desensitization.
Deserpidin *s*: deserpidine.
Desferrioxamin *s*: desferrioxamine.
Designer-Droge *w*: designer drug.
Desikkation *w*: desiccation.
Desinfektion *w*: disinfection.
Desinfektionsmittel *s*: disinfectant.
Desinfestation *w*: defaunation.
Desinfiziens *s*: disinfectant.
desinfizieren: disinfect.
Desinsertion *w*: disinsertion.
Desintegration *w*: disintegration.
Desipramin *s*: desipramine.
Desjardins-Druckschmerzpunkt *m*: Desjardins point.
Deslanosid *s*: deslanoside.
desmal: desmoid.
Desmarres-Lidhalter *m*: chalazion forceps.
Desmektasie *w*: desmectasis.
Desmin *s*: desmin.
Desmiognathus *m*: desmiognathus.
Desmodont *s*: periodontium, dental capsule.
desmogen: desmogenous.

desmoid: desmoid.
Desmoid *s*: desmoma.
Desmokranium *s*: desmocranium.
Desmolase *w*: desmolase.
Desmologie *w*: desmology.
Desmopexie *w*: desmopexia.
Desmoplasie *w*: desmoplasia.
Desmopressin *s*: desmopressin.
Desmosin *s*: desmosine.
Desmosom *s*: desmosome.
Desobliteration *w*: desobliteration.
desobliterieren: desobliterate.
desodorieren: deodorize.
Desogestrel *s*: desogestrel.
Desomorphin *s*: desomorphine.
Desonid *s*: desonide.
Desorganisation *w*: disorganization.
Desorientiertheit *w*: disorientation.
Desoxi-: desoxy-, deoxy-.
desoxidieren: deoxidate.
Desoximetason *s*: desoximetasone.
Desoxyadenosin *s*: deoxyadenosine.
Desoxyadenylsäure *w*: deoxyadenylic acid.
Desoxycholat *s*: deoxycholate.
Desoxycholsäure *w*: deoxycholeic acid.
Desoxycorticosteron *s*: deoxycorticosterone, desoxycorticosterone.
Desoxycorticosteron-acetat *s*: desoxycorticosterone acetate.
Desoxycorton *s*: deoxycortone, desoxycortone.
Desoxycytidin *s*: deoxycytidine.
Desoxydation *w*: deoxygenation.
Desoxyguanosin *s*: deoxyguanosine.
Desoxyhämoglobin *s*: deoxyhemoglobin.
Desoxyinosintriphosphat *s*: deoxyinosine triphosphate.
Desoxykortikosteron *s*: desoxycorticosterone.
Desoxymyoglobin *s*: deoxymyoglobin.
Desoxyriboaldolase *w*: deoxyriboaldolase.
Desoxyribonuklease *w* Abk. **DNase**: deoxyribonuclease [*abbr*] DNAase.
Desoxyribonukleinsäure *w* Abk. **DNS**: deoxyribonucleic acid [*abbr*] DNA, de-

oxypentosenucleic acid, chromonucleic acid; **doppelsträngige** ~ double-stranded deoxyribonucleic acid, native deoxyribonucleic acid; **einzelsträngige** ~ single-stranded deoxyribonucleic acid.

Desoxyribose *w*: deoxyribose.

Desoxythymidin *s*: deoxythymidine.

Desoxyxanthin *s*: deoxyxanthine.

Desquamatio lamellosa neonatorum: lamellar desquamation of the newborn.

Desquamation *w*: desquamation, exfoliation.

desquamativ: desquamative.

Destillat *s*: distillation product.

Destillation *w*: distillation; **fraktionierte** ~ fractional distillation; **schonende** ~ non-destructive distillation; **trockene** ~ destructive distillation.

Destillationsrückstand *m*: distillation residue.

destillieren: distill.

Destillieren *s*: distilling.

Destillierkolben *m*: alembic.

destruierend: destructive.

Destruktion *w*: destruction.

Desynapsis *w*: desynapsis.

Desynchronisation *w*: desynchronization.

deszendieren: descend.

Deszendenztheorie *w*: Darwin theory.

Detail *s*: detail.

Detektor *m*: detector.

Detergens *s*: detergent, wetting agent; **anionisches** ~ anionic detergent; **kationisches** ~ cationic detergent.

Determinante *w*: determinant; **antigene** ~ antigenic determinant, marker; **versteckte** ~ cryptodeterminant, inaccessible determinant.

Determination *w*: determination; **embryonale** ~ embryonic determination.

Determinismus *m*: determinism.

Detonation *w*: detonation.

Detonationstrauma *s*: blasting injury.

Detorsion *w*: detorsion.

Detoxikation *w*: detoxication.

Detoxin *s*: detoxin.

Detritus *m*: detritus.

Detumeszenz *w*: detumescence.

deuten: interpret.

deuteranomal: deuteranomalous.

Deuteranomalie *w*: deuteranomaly.

Deuteranopie *w*: deuteranopia, red-green blindness.

Deuteranopsie *w*: deuteranopia, red-green blindness.

Deuterhämin *s*: deuterohemin.

Deuterium *s* Abk. **D**: deuterium [*abbr*] D, deuterohydrogen, heavy hydrogen.

Deuteriumoxid *s*: deuterium oxide, heavy water.

Deuterochloroform *s*: deuterochloroform.

Deuterolyse *w*: deuterolysis.

Deuteromycetes: deuteromycetes.

Deuteron *s*: deuteron.

Deuteroplasma *s*: deuteroplasm.

Deuteroporphyrin *s*: deuteroporphyrin.

Deuterotokie *w*: deuterotoky.

deutlich: clear, frank.

Deutschländer-Fraktur *w*: stress fracture, march fracture.

Devagination *w*: disinvagination.

Devaskularisation *w*: devascularization, devasation.

Devianz *w*: deviance.

Deviation *w*: deviation; **konjugierte** ~ ocular conjugate deviation, conjugate deviation of the eyes; **ulnare** ~ ulnar drift, seal-fin deformity.

Devic-Krankheit *w*: Devic's disease, neuromyelitis optica, neuro-optic myelitis.

devitalisieren: devitalize.

Devitalisierung *w*: pulp devitalization.

Dewar-Gefäß *s*: Dewar flask, vacuum flask.

Dexamethason *s*: dexamethasone.

Dexamethasondinatriumphosphat *s*: dexamethasonesodium phosphate.

Dexamethason-Hemmtest *m*: dexamethasone suppression test.

Dexamphetaminsulfat *s*: dexamphetamine sulphate.

Dexbrompheniramin-Maleat *s*: dexbrompheniramine maleate.

Dexchlorpheniramin *s*: dexchlorpheniramine.

Dexpanthenol *s*: dexpanthenol.

Dextr-: dextr-.

Dextran *s*: dextran.

Dextranomer *s*: dextranomer.

Dextransulfat *s*: dextran sulfate.

Dextrin *s*: dextrin.

Dextrococain *s*: isococaine.

Dextroduktion *w*: dextroduction.

Dextrogramm *s*: dextrogram.

Dextrokardie *w*: dextrocardia.

Dextrokardiographie *w*: dextrocardiography, right-sided angiography.

Dextromethorphan *s*: dextromethorphan.

Dextromoramid *s*: dextromoramide.

Dextroposition *w*: dextroposition.

Dextropropoxyphen *s*: dextropropoxyphene.

Dextrorophan *s*: dextrorophan.

Dextrose *w*: dextrose, glucose.

Dextroseagar *m*: sugar broth.

Dextrosemonohydrat *s*: medicinal glucose.

Dextrothyroxin-Natrium *s*: dextrothyroxine sodium.

Dextrotorsion *w*: dextrotorsion, dextrogyration.

Dextroversion *w*: dextroversion.

Dezeleration *w*: deceleration.

dezentriert: out of center, decentered.

Dezentrierung *w*: decentration.

Dezerebration *w*: decerebration.

Dezerebrationslage *w*: decerebrate position.

Dezerebrationsstarre *w*: decerebrate rigidity.

dezerebrieren: decerebrate.

dezerebriert: decerebrated, acerebral.

Dezidua *w*: decidua, caduca.

Deziduaentzündung *w*: decidual endometritis.

dezidual: decidual.

Deziduaplatte *w*: decidual plate, placental bed.

Deziduaplazenta *w*: deciduate placenta.

Deziduaveränderung, reaktive *w*: decid-

ual reaction.

Deziduazelle *w*: decidual cell.

Deziduitis *w*: deciduitis.

Deziduom *s*: deciduoma.

Deziduosarkom *s*: deciduosarcoma.

Dezil *s*: decile.

dezimal: decimal.

dezimieren: decimate.

DFDT Abk. **Difluordiphenyltrichloräthan** *s*: difluorodiphenyltrichloroethane [*abbr*] DFDT.

DHE Abk. **Dihydroergotamin** *s*: dihydroergotamine.

Dhobie itch *m*: dhobie itch.

di-: bi-.

Dia *s*: slide.

Diabète des femmes à barbe: Achard-Thiers syndrome.

Diabetes *m*: diabetes; **juveniler** ~ juvenile diabetes.

Diabetes insipidus *m*: diabetes insipidus; **renaler** ~ renal diabetes insipidus, nephrogenic diabetes insipidus.

Diabetes mellitus *m*: diabetes mellitus, sugar diabetes; **asymptomatischer** ~ asymptomatic diabetes mellitus; **insulinabhängiger** ~ insulin-dependent diabetes mellitus [*abbr*] IDDM, type-1 diabetes; **juveniler** ~ juvenile diabetes mellitus, early-onset diabetes mellitus; **labiler** ~ brittle diabetes mellitus; **latenter** ~ latent diabetes mellitus, subclinical diabetes mellitus, masked diabetes mellitus, chemical diabetes mellitus, pseudodiabetes; **lipoatrophischer** ~ lipoatrophic diabetes mellitus; **manifester** ~ overt diabetes mellitus; **neurogener** ~ neurogenic diabetes mellitus; **nicht-insulinabhängiger** ~ non-insulin-dependent diabetes mellitus [*abbr*] NIDDM; **renaler** ~ renal diabetes mellitus; **spontaner** ~ spontaneous diabetes mellitus; **sekundärer** ~ secondary diabetes mellitus.

Diabetesdiät *w*: diabetic diet.

Diabetes-Suchtest *m*: diabetes screening test.

Diabetid *s*: diabetid.

Diabetiker *m*: diabetic.
diabetisch: diabetic.
diabetogen: diabetogenic, diabetogenetic.
Diacetylaminoazotoluol *s*: diacetylaminoazotoluene.
Diacetylmorphin *s*: diacetylmorphine.
Diadochokinese *w*: diadochocinesia.
Diät *w*: 1. diet; **eiweißarme** ~ low-protein diet, basic diet, alkali-ash diet; **eiweißreiche** ~ high-protein diet; **kochsalzarme** ~ sodium-restricted diet; **purinarme** ~ low-purine diet; 2. ~ **leben** diet.
Diätassistent *m*: dietician.
Diätbehandlung *w*: diet therapy, alimentary therapy, dietery therapy, bromatherapy, bromatotherapy.
diätetisch: dietary.
Diäthyläther *m*: diethyl ether.
Diäthylamin *s*: diethylamine.
Diäthylaminäthanol *s*: diethylaminoethanol [*abbr*] DEAE.
Diäthylaminochloräthan *s*: diethylaminochloroethane [*abbr*] DEACE.
Diäthylbarbitursäure *w*: diethylbarbituric acid, barbital.
Diäthylcarbamazin *s*: diethylcarbamazine.
Diäthylcarbamazinzitrat *s*: diethylcarbamazine citrate.
Diäthylenglykol *s*: diethylene, glycol.
Diäthylether *m*: diethyl ether.
Diäthylphenylendiaminsulfat *s*: diethylphenylenediamine sulphate.
Diäthylpropion *s*: diethylpropanediol.
Diäthylstilböstrol *s*: diethylstilbestrol [*abbr*] DES, stilbestrol.
Diäthylthiambuten *s*: diethylthiambutene.
Diäthyltoluidin *s*: diethyl toluidine.
Diätlehre *w*: dietetics.
Diättherapie *w*: dietery therapy, dietetic treatment, alimentary therapeutics, dietotherapy.
Diätverordnung *w*: regimen.
Diafiltration *w*: diafiltration, ultrafiltration.
Diagnose *w*: diagnosis; **bakterielle** ~ bacteriodiagnosis; **direkte** ~ direct diagnosis; **klinische** ~ clinical diagnosis; **neurologische** ~ neurodiagnosis; **pathologischanatomische** ~ pathologic diagnosis; **pränatale** ~ prenatal diagnosis; **serologische** ~ serological diagnosis.
Diagnose durch körperliche Untersuchung: physical diagnosis.
Diagnostik *w*: diagnostics; **bildgebende** ~ imaging diagnostics; **immunologische** ~ immunodiagnosis.
diagnostisch: diagnostic.
diagnostizieren: diagnose.
diagonal: diagonal.
Diagramm *s*: diagram, chart, graph.
Diagramm-: diagrammatic.
Diakinese *w*: diakinesis.
diakritisch: diacritic.
Dialursäure *w*: dialuric acid.
Dialysance *w*: dialysance.
Dialysat *s*: dialysate.
Dialysator *m*: dialyzer.
Dialyse *w*: dialysis.
Dialysebehandlung *w*: kidney dialysis.
Dialyse durch lebendige Membranen: vividialysis.
Dialyseenzephalopathie *w*: dialysis encephalopathy, dialysis dementia.
Dialysekammer *w*: dialysis chamber.
Dialysemembran *w*: dialysis membrane.
Dialyseshunt *m*: dialysis shunt.
Dialysetherapie *w*: dialysis therapy.
dialysierbar: dialyzable.
dialysieren: dialyze, dialyzate, dialysate.
Dialysierlösung *w*: dialysate.
dialytisch: dialytic.
Diamazol *s*: diamthazole.
Diameter *m*: diameter.
Diameter biparietalis: biparietal diameter, parietal diameter.
Diameter bitemporalis: bitemporal diameter.
Diameter conjugata: conjugate diameter, true conjugate diameter, true conjugate, anatomic conjugate.
Diameter frontooccipitalis: fronto-occipital diameter.

Diameter occipitomentalis: mento-occipital diameter.

Diameter transversa pelvis: pelvic inlet diameter.

diametrisch: diametrical.

Diamin *s*: diamine.

Diaminobuttersäure *w*: diaminobutyric acid.

Diaminodiphenylsulfon *s* Abk. **DDS:** diaminodiphenyl sulfone.

Diaminoessigsäure *w*: diaminoacetic acid.

Diamino-n-kapronsäure *w*: diaminocaproic acid, lysine.

Diaminooxidase *w*: diamine oxidase.

Diaminophenylthiazol *s*: diaminophenylthiazole.

Diaminopimelat *s*: diaminopimelate.

Diaminopyrimidin *s*: diaminopyrimidine.

Diaminosäure *w*: diaminoacid.

α,δ-Diaminovaleriansäure *w*: α,δ-diaminovaleric acid, ornithine.

Diamin-oxidase *w*: diamine oxidase.

Diaminurie *w*: diaminuria.

Diamond-Blackfan-Syndrom *s*: Diamond-Blackfan syndrome, congenital pure red cell aplasia.

Diamorphin *s*: diamorphine.

Diamthazol *s*: diamthazole.

Diapedese *w*: diapedesis, emigration.

Diapedeseblutung *w*: diapedetic bleeding.

diapedetisch: diapedetic.

Diaphanoskop *s*: diaphanoscope.

Diaphanoskopie *w*: diaphanoscopy, transillumination.

Diaphoretikum *s*: diaphoretic.

Diaphragma *s*: diaphragm, phren, midriff, contraceptive diaphragm.

Diaphragmapessar *s*: contraceptive diaphragm, vaginal diaphragm, diaphragm pessary.

diaphragmatisch: diaphragmatic, phrenic.

diaphysär: diaphyseal.

Diaphyse *w*: diaphysis.

Diaphysenentfernung *w*: diaphysectomy.

Diaphysitis *w*: diaphysitis.

Diaplasis *w*: diaplasis.

diaplazentar: diaplacental, transplacental.

Diapositiv *s*: diapositive.

Diarrhö *w*: diarrhea, diarrhoea, enterorrhea; **epidemische** ~ infantile gastroenteritis; **schleimige** ~ mucous diarrhea, mucomembranous diarrhea, enteromyxorrhea; **wäßrige** ~ watery diarrhea, serous diarrhea.

diarrhoisch: diarrheal.

Diarthrose *w*: diarthrosis, abarthrosis, perarticulation.

Diarthrosen-: diarthrodial.

Diaschisis *w*: diaschisis.

Diaskop *s*: diascope.

Diaskopie *w*: diascopy, vitropressure.

Diastase *w*: diastasis, diastase, divarication.

Diastasis *w*: diastasis, diastase, divarication.

diastatisch: diastatic.

Diastema *s*: diastema.

Diaster *m*: diaster, amphiaster.

Diastereoisomer *s*: diastereoisomer.

Diastole *w*: diastole.

Diastolenphase *w*: isometric phase; **isometrische** ~ diastolic isometric phase.

Diastolikum *s*: diastolic murmur, diastolic sound.

diastolisch: diastolic.

Diastomyelie *w*: diastomyelia, diastematomyelia.

diatherm: diathermic.

Diathermie *w*: diathermy, diathermic therapy, radiothermy; **chirurgische** ~ diathermocoagulation.

Diathermieschlinge *w*: snare loop.

Diathese *w*: diathesis; **allergische** ~ allergic diathesis, allergic constitution; **atopische** ~ allergic diathesis, allergic constitution; **exsudative** ~ exudative diathesis; **hämorrhagische** ~ hemorrhagic diathesis; **harnsaure** ~ uric acid diathesis; **lymphatische** ~ lymphatism; **uratische** ~ uric acid diathesis.

diathetisch: diathetic.

Diatomeerde *w*: diatomaceous earth.

Diatomit *s*: diatomite.

Diatomitpneumokoniose *w*: diatomite

disease.

Diatrizoesäure *w*: diatrizoic acid.

Diazepam *s*: diazepam.

Diazetämie *w*: diacetemia.

Diazobenzolsulfonsäure *w*: diazobenzenesulfonic acid.

Diazofarbstoff *m*: diazo dye.

Diazolösung *w*: diazo solution.

Diazomethan *s*: diazomethane.

Diazonium *s*: diazonium.

Diazoreaktion *w*: diazotation.

Diazoverbindung *w*: diazo compound.

Diazoxid *s*: diazoxide.

Diazylglyzerin *s*: diglyceride.

dibasisch: dibasic.

Dibekacin *s*: dibekacin.

Dibenzepin *s*: dibenzepin.

Dibothriozephalusbefall *m*: dibothriocephaliasis.

Dibromchinonchlorimid *s*: dibromoquinonechlorimide.

Dibromid *s*: dibromide.

Dibrom-o-kresol-sulphthalein *s*: dibromo-o-cresolsulfonphthalein.

Dibucain *s*: dibucaine, dibucaine hydrochloride, cinchocaine hydrochloride.

Dibutolin *s*: dibutoline.

DIC Abk. **disseminierte intravasale Gerinnung** *w*: disseminated intravascular coagulation [*abbr*] DIC, consumption coagulopathy.

Dicarbonsäure *w*: dicarboxylic acid.

Dicheilie *w*: dicheilia.

Dichloralphenazon *s*: dichloralphenazone.

Dichloramin *s*: dichloramine.

Dichloräthan *s*: dichloroethane.

Dichlorbenzol *s*: dichlorobenzene.

Dichlorchinonchlorimid *s*: dichloroquinonechloroimine.

Dichlordiphenyltrichloräthan *s* Abk. **DDT**: dichlorodiphenyltrichloroethane [*abbr*] DDT.

Dichloressigsäure *w*: dichloroacetic acid.

Dichlorfluoreszein *s*: dichlorofluorescein.

Dichlorisoproterenol *s*: dichlorisoproterenol.

Dichlormethan *s*: dichloromethane.

Dichlornitrobenzol *s*: dichloronitrobenzene, chlorodinitrobenzene.

Dichlorophen *s*: dichlorophen.

Dichloroxylenol *s*: dichloroxylenol.

Dichlorphenamid *s*: dichlorphenamide.

Dichlorvos *s* Abk. **DDVP**: dichlorvinyldimethyl phosphate.

dichogam: dichogamous.

dichotisch: dichotic.

Dichotomie *w*: dichotomy.

Dichroismus *w*: dichroism.

dichroitisch: dichroic.

Dichromasie *w*: dichromasy, dichromatopsia.

dichromatisch: dichromatic.

Dichromatopsie *w*: dichromatopsia, dichromasy.

dicht: dense, tight.

Dichte *w*: density, denseness, compactness; **absolute** ~ absolute density; **optische** ~ optical density [*abbr*] OD; **spezifische** ~ relative density.

Dichteabnahme *w*: rarefaction.

Dichtebestimmung *w*: density measurement.

Dichtefeld *s*: density field.

Dichtegradient *m*: density gradient.

Dichtewert *m*: density value.

Dichtezahl *w*: density number.

Dichtigkeitsmesser *m*: gravimeter.

Dichtungsmittel *s*: sealant.

dick: 1. thick, gross, grumous; 2. ~ **machend** obesogenous.

Dick-: pachy-.

dickbäuchig: paunchy.

dickblütig: thick-blooded.

Dickdarm *m*: large intestine.

Dickdarmadenom *s*: colon adenoma.

Dickdarmpolyp *m*: colonic polyp.

Dickdarmpolypose *w*: intestinal polyposis.

Dickdarmtumor *m*: large-bowel tumor.

Dicke *w*: thickness.

Dickenausgleich *m*: thickness compensation.

Dickflüssigkeit *w*: viscidity.

Dick-Scharlachtest *m*: Dick's method.
Diclofenac *s*: diclofenac.
Diclofenamid *s*: diclofenamide.
Dicloxacillin *s*: dicloxacillin.
Dicumarol *s*: dicumarol, dicoumarol, bis-hydroxycoumarin, melilotoxin.
Dicyclohexylbenzol *s*: dicyclohexylbenzene.
Dicyclohexylcarbodiimid *s*: dicyclohexylcarbodiimide.
Dicycloverin *s*: dicycloverine.
Didaktylie *w*: didactylism.
Dideoxyinosin *s* Abk. **DDI**: dideoxyinosine [*abbr*] DDI.
Didymitis *w*: didymitis.
Diego-Blutgruppensystem *s*: Diego blood system.
Dieldrin *s*: dieldrin.
dielektrisch: dielectric.
Dielektrizitätskonstante *w*: dielectric constant.
Dielektrolyse *w*: dielectrolysis.
Diencephalon *s*: diencephalon, interbrain, betweenbrain, tween-brain.
Dienestrol *s*: dienestrol.
Dienst *m*: duty, on call, service.
dienzephal: diencephalic.
Dienzephalon *s*: diencephalon, interbrain, betweenbrain, tween-brain.
diesseits: cis.
Diesterase *w*: diesterase.
Diätätik *w*: dietetics.
diätätisch: dietetic.
Diethylamin *s*: diethylamine.
Diethylaminoäthanol *s*: diethylaminoethanol.
Diethyläther *m*: diethyl ether.
Diethylcarbamazin *s*: diethylcarbamazine.
Diethylcarbamazinzitrat *s*: diethylcarbamazine citrate.
Diethylenglykol *s*: diethylene.
Diethylphenylendiaminsulfat *s*: diethylphenylenediamine sulphate.
Diethylpropion *s*: diethylpropanediol.
Diethylstilböstrol *s*: diethylstilbestrol [*abbr*] DES.

Diethylthiambuten *s*: diethylthiambutene.
Diethyltoluidin *s*: diethyl toluidine.
Dietl-Krankheit *w*: Dietl's crisis.
Dietrich-Stieda-Pellegrini-Syndrom *s*: Pellegrini's disease.
Dieulafoy-Ulkus *s*: Dieulafoy's disease.
Difenoxin *s*: difenoxin.
Differential *s*: differential.
Differentialblutbild *s*: differential blood count, differential count, leukogram.
Differentialdiagnose *w* Abk. **DD**: differential diagnosis, differentiation.
Differentialsegment *s*: differential segment.
Differentialzentrifugation *w*: differential centrifugation.
differentiell: differential.
Differenz *w*: difference [*abbr*] diff; **eben merklicher** ~ just-noticeable difference, liminal difference.
differenzieren: differentiate.
differenziert: 1. differentiated; 2. **gut** ~ well-differentiated.
Differenzierung *w*: differentiation; **funktionelle** ~ functional differentiation; **morphologische** ~ morphodifferentiation; **sexuelle** ~ sexual differentiation.
Differenzierungsfärbung *w*: differential stain.
Differenzierungsnährboden *m*: differential culture medium.
Differenzierungswachstum *s*: differential growth.
Diffraktion *w*: diffraction.
Diffraktionsgitter *s*: diffraction grating.
Diffraktionswinkel *m*: diffraction angle.
Diffraktometer *s*: diffractometer.
Diffraktometrie *w*: diffractometry.
diffundieren: diffuse.
diffus: diffuse.
Diffusion *w*: diffusion; **behinderte** ~ impeded diffusion; **erleichterte** ~ facilitated diffusion; **freie** ~ free diffusion.
Diffusions-: diffusional.
Diffusionsatmung *w*: diffusion respiration.

Diffusionsdruck *m*: diffusion pressure.
Diffusionsgeschwindigkeit *w*: diffusion rate.
Diffusionsgrenzschicht *w*: diffusion boundary layer.
Diffusionshypoxie *w*: diffusion hypoxia.
Diffusionskapazität *w*: diffusing capacity; **pulmonale** ~ pulmonary diffusing capacity.
Diffusionskoeffizient *m*: diffusion coefficient.
Diffusionskonstante *w*: diffusion constant.
Diffusionspumpe *w*: diffusion pump.
Diffusionsstörung *w*: diffusion disorder.
Diffusionstest *m*: diffusion test.
Diffusionsvermögen *s*: diffusion capacity, diffusivity.
Diflorason *s*: diflorasone.
Diflucortolon *s*: diflucortolone.
Diflunisal *s*: diflunisal.
Difluordiphenyltrichloräthan *s* Abk. **DFDT**: difluorodiphenyltrichloroethane [*abbr*] DFDT.
digastrisch: digastric, biventral.
Digenesis *w*: digenesis, digenism.
DiGeorge-Syndrom *s*: DiGeorge syndrome, third and fourth pharyngeal arch syndrome, thymic-parathyreoid aplasia.
digerieren: digest.
Digestion *w*: digestion; **biliäre** ~ biliary digestion; **pankreatische** ~ pancreatic digestion; **primäre** ~ primary digestion.
Digestionsmittel *s*: digestive, digestant.
digestiv: digestive.
Digestivum *s*: digestive, digestant.
digital: digital.
Digitalein *s*: digitalein.
Digitalin *s*: digitalin.
Digitalis *m*: digitalis, foxglove, cardiac glycoside.
digitalisartig: digitaloid.
Digitalisglykosid *s*: digitalis glycoside.
digitalisieren: digitalize.
Digitalisierung *w*: digitalization.
Digitalisintoxikation *w*: digitalis intoxication.

Digitalis purpurea: digitalis purpurea, purpureaglycoside.
Digitalistoxizität *w*: digitalis toxicity, digitoxicity.
digitaloid: digitaloid.
Digitin *s*: digitin.
Digitogenin *s*: digitogenin.
Digitonid *s*: digitonide.
Digitonin *s*: digitonin.
digitoplantar: digitoplantar.
Digitoxigenin *s*: digitoxigenin.
Digitoxin *s*: digitoxin.
Digitus: digit, digitus, finger, toe.
Digitus mortuus: dead finger, white finger.
Diglyzerid *s*: diglyceride, diacylglycerol.
Dignität *w*: dignity.
Digoxigenin *s*: digoxigenin.
Digoxin *s*: digoxin.
Digression *w*: digression.
DiGuglielmo-Krankheit *w*: DiGuglielmo syndrome, erythremia, erythremic myelosis.
Dihairese *w*: dieresis.
Dihybrid *s*: dihybrid.
Dihydralazin *s*: dihydralazine.
Dihydrochinon *s*: dihydroquinone.
Dihydrocholesterin *s*: dihydrocholesterol.
Dihydrocodein *s*: dihydrocodeine.
Dihydroergocristin *s*: dihydroergocristine.
Dihydroergotamin *s* Abk. **DHE**: dihydroergotamine.
Dihydroergotoxin *s*: dihydroergotoxine.
Dihydrofolat *s*: dihydrofolate.
Dihydrofolatreduktase *w*: dihydrofolate reductase.
Dihydrokortisol *s*: dihydrocortisol.
Dihydrokortison *s*: dihydrocortisone.
Dihydromorphinon *s*: dihydromorphinone.
Dihydrostreptomycin *s*: dihydrostreptomycin.
Dihydrotachysterol *s*: dihydrotachysterol.
Dihydrotestosteron *s*: dihydrotestosterone.

Dihydrouracil *s*: dihydrouracil.

Dihydrouridin *s*: dihydrouridine.

Dihydroxyanthrachinon *s*: danthron.

Dihydroxyazeton *s*: dihydroxyacetone, glycerone.

Dihydroxyazetonphosphat *s*: dihydroxyacetone phosphate.

Dihydroxybenzoesäure *w*: gentisic acid.

1,25-Dihydroxycholecalciferol *s*: 1,25-dihydroxycholecalciferol, calcitriol.

Dihydroxycholesterin *s*: dihydroxycholesterol.

3,4-Dihydroxyphenylalanin *s* Abk. **DOPA**: 3,4-dihydroxyphenylalanine [*abbr*] dopa.

Dihydroxyphenylessigsäure *w*: 2,5,-dihydroxyphenylacetic acid.

2,4,-Dihydroxi-pyrimidin *s*: 2,4-dihydroxypyrimidine.

2,6,-Dihydroxypurin *s*: xanthine.

Dihydroxystearinsäure *w*: dihydroxystearic acid.

Diisopromin *s*: diisopromine.

Diisopropylfluorphosphat *s*: diisopropyl fluorophosphate [*abbr*] DFP, isofluorophate.

Dijodhydroxychinolin *s*: diiodohydroxyquinoline, diiodohydroxyquin, iodoquinol.

Dijodsalizylsäure *w*: diiodosalicylic acid.

Dijodthyrosin *s* Abk. **DIT**: diiodotyrosine, iodogorgoric acid.

Dikaliumclorazepat *s*: dipotassium clorazepate, clorazepate dipotassium.

Diketon *s*: diketone.

Diketopiperazin *s*: diketopiperazine.

Diklidotomie *w*: diclidotomy.

Dikorie *w*: dicoria.

Dikotyle *w*: dicotyledon.

dikrot: dicrotic, bisferious.

Dikrotie *w*: dicrotic pulse, dicrotism.

Diktyosom *s*: dictyosome.

Diktyosomenteilung *w*: dictyokinesis.

Dilatation *w*: dilatation, dilation; **extreme diastolische** ~ hyperdiastole; **poststenotische** ~ post-stenotic dilatation.

Dilatationsmethode *w*: balloon dilatation, balloon angioplasty.

Dilatation und Entleerung: dilatation and evacuation [*abbr*] D and E.

Dilatation und Kürettage: dilatation and curettage [*abbr*] D and C.

Dilatator *m*: dilatator, dilator, divulsor.

dilatierbar: dilatable.

dilatieren: dilate.

dilatiert: dilated.

Dilator *m*: dilator, dilatator.

Dilazep *s*: dilazep.

Diloxanid *s*: diloxanide.

Diloxanidfuroat *s*: diloxanide furoate.

Diltiazem *s*: diltiazem.

Diluent *s*: diluent.

Dilution *w*: dilution.

Dimelie *w*: dimelia.

Dimenhydrinat *s*: dimenhydrinate.

Dimension *w*: dimension.

Dimensionsanalyse *w*: dimensional analysis.

dimer: dimeric.

Dimer *s*: dimer.

Dimercaprol *s* Abk. **BAL**: dimercaprol, British antilewisite [*abbr*] BAL.

Dimerie *w*: dimerism.

Dimerisierung *w*: dimerization.

Dimetacrin *s*: dimetacrine.

Dimethicon *s*: dimethicone.

Dimethisteron *s*: dimethisterone.

Dimethoxanat *s*: dimethoxanate.

Dimethoxydiphenyltrichloräthan *s*: dimethoxydiphenyl trichloroethane.

Dimethoxyphenylpenicillin *s*: dimethoxyphenyl penicillin sodium, methicillin.

Dimethoxystrychnin *s*: brucine.

Dimethylamin *s*: dimethylamine.

Dimethylaminoazobenzol *s*: dimethylaminoazobenzene.

Dimethylaminobenzaldehyd *s*: dimethylaminobenzaldehyde, paradimethylaminobenzaldehyde.

Dimethylaminobenzaldehydreaktion *w*: paradimethylaminobenzaldehyde test.

Dimethylaminobenzol *s*: dimethylaminobenzene.

Dimethylamylamin *s*: methylhexaneamine.

159

Dimethylarsinsäure *w*: dimethylarsinic acid.

Dimethylbenzol *s*: xylene.

1,1-Dimethylbiguanid *s*: metformin, metformin hydrochloride.

Dimethylmaleinsäure *w*: pyrocinchonic acid.

Dimethylnitrosamin *s*: dimethylnitrosamine.

Dimethylphenylpiperazin *s*: dimethylphenylpiperazinium.

Dimethylphthalat *s*: dimethylphthalate.

Dimethylsulfoxid *s* Abk. **DMSO**: dimethyl sulfoxide [*abbr*] DMSO.

Dimethyltryptamin *s*: dimethyltryptamine.

Dimethyltubocurariniumchlorid *s*: dimethyltubocurarinium iodide.

Dimeticon *s*: dimeticone.

Dimetinden *s*: dimetindene.

Dimetotiazin *s*: dimetotiazine.

Dimmer-Keratitis *w*: Dimmer's keratitis, keratitis nummularis.

dimorph: dimorphic, dimorphous.

Dimorphie *w*: dimorphism.

Dimorphismus *m*: dimorphism.

Dimoxylin *s*: dimoxyline, dioxyline.

Dinatriumaurothiomalat *s*: sodium aurothiosuccinate.

Dinatrium chromoglycicum: disodium chromoglycate.

Dinatriumcitrat *s*: acid sodium citrate.

Dinatriumedetat *s*: disodium edetate, edetate disodium, sodium edetate.

Dinatriummonohydrogenphosphat *s*: disodium hydrogen phosphate.

Dinatriumzitrat *s*: sodium acid citrate.

Dinitrobenzol *s*: dinitrobenzene [*abbr*] DNB.

Dinitrochlorbenzol *s* Abk. **DNCB**: dinitrochlorobenzene [*abbr*] DNCB.

2,4-Dinitro-1-fluorbenzol *s*: dinitrofluorobenzene [*abbr*] DNFB, fluoro-2,4-dinitrobenzene [*abbr*] FDNB.

Dinitro-o-kresol *s* Abk. **DNOK**: dinitro-o-cresol.

Dinitrophenol *s*: 2,4,-dinitrophenol.

Dinitrophenylhydrazin *s*: dinitrophenylhydrazine.

Dinitrophenylhydrazintest *m*: dinitrophenylhydrazine test.

Dinoflagellat *m*: dinoflagellate.

Dinonylphthalat *s*: dinonylphthalate.

Dinoprost *s*: dinoprost.

Dinoproton *s*: dinoprostone.

Dinukleotid *s*: dinucleotide.

Diode *w*: diode.

Diodon *s*: diodone.

diözisch: diecious.

Dioptrie *w* Abk. **dpt**: diopter [*abbr*] d, dioptric strength.

Dioptriebestimmung *w*: dioptometry.

Dioptriestärke *w*: dioptric power.

dioptrisch: dioptric.

Diosmin *s*: diosmin.

diotisch: diotic.

diovulatorisch: diovulatory.

Dioxethedrin *s*: dioxethedrin.

Dioxin *s*: dioxin.

Dioxyazeton *s*: dioxyacetone.

Dioxybenzoesäure *w*: dihydroxybenzoic acid.

Dioxychinolin *s*: dioxyquinoline.

Dioxygenase *w*: dioxygenase.

Dioxylin *s*: dioxyline, dimoxyline.

Dip *m*: dip.

Dipeptid *s*: dipeptide.

Dipeptidase *w*: dipeptidase.

Diphallie *w*: diphallia, cleft penis.

diphasisch: diphasic.

Diphemanilmethylsulfat *s*: diphemanil methylsulphate.

Diphenadion *s*: diphenadione.

Diphenhydramin *s*: diphenhydramine.

Diphenhydraminhydrochlorid *s*: diphenhydramine hydrochloride, benzhydramine hyrochloride.

Diphenol *s*: diphenol.

p-Diphenoloxidase *w*: laccase.

Diphenoxylat *s*: diphenoxylate.

Diphenylamin *s*: diphenylamine.

Diphenylaminarsenchlorid *s*: diphenylaminearsine chloride.

Diphenylaminoarsenchlorid *s*: adamsite.

Diphenylaminreaktion *w*: diphenylamine test.

Diphenylarsenchlorid *s*: diphenylchlorarsine.

Diphenylcarbazid *s*: diphenylcarbazide.

Diphenylchlorarsen *s*: sneezing gas.

Diphenylhydantoin *s*: diphenylhydantoin, phenytoin.

Diphenyloxazol *s*: diphenyloxazole.

Diphenylpikrylhydrazyl *s*: diphenylpicrylhydrazyl.

Diphenylpyralin *s*: diphenylpyraline.

Diphenylpyralinhydrochlorid *s*: diphenylpyraline hydrochloride.

Diphonie *w*: diphonia, double voice.

Diphosgen *s*: diphosgene, trichloromethylchloroformate, perchlormethylformate.

Diphosphat *s*: diphosphate.

Diphosphoglyzerinsäure *w*: diphosphoglyceric acid.

Diphosphorpyridinnukleotid *s*: diphosphopyridine nucleotide.

Diphosphorsäure *w*: diphosphoric acid.

Diphosphothiamin *s*: diphosphothiamine.

Diphtherie *w*: diphtheria, diphtheritis.

diphtherieähnlich: diphtheroid.

Diphtherieantitoxin *s*: diphtheria antitoxin, Behring serum, Roux serum.

Diphtheriebakterium *s*: diphtheria bacillus, Corynebacterium diphtheriae.

Diphtherieimpfstoff *m*: diphtheria vaccine.

Diphtherieserum *s*: diphtheria antitoxin, Behring serum, Roux serum.

Diphtherietoxin *s*: diphtheria toxin, diphtherotoxin.

Diphtherietoxoid *s*: diphtheria toxoid.

Diphtherin *s*: diphtherin.

diphtherisch: diphtheric, diphtheritic, diphtherial.

diphtheroid: diphtheroid, similar to diphtheria.

Diphtheroid *s*: diphtheroid, pseudodiphtheria.

Diphyllin *s*: dyphylline, glyphylline, hyphylline.

Diphyllobothriose *w*: diphyllobothriasis,

fish tapeworm disease.

Diphyllobothrium *s*: diphyllobothrium.

Diphyodontie *w*: diphyodont.

Dipipanon *s*: dipipanone.

Dipivefrin *s*: dipivefrine.

Dipl-: dipl-, diplo-.

Diplakusis *w*: diplacusis, double hearing.

diplastisch: diplastic.

Diplegia atonica congenita: atonia-astasia.

Diplegia facialis: facial diplegia, bilateral facial palsy.

Diplegia masticatoria: masticatory diplegia.

Diplegie *w*: diplegia; **spastische** ~ spastic diplegia, tonic diplegia, cerebral diplegia; **zerebelläre** ~ cerebellar diplegia.

diplegisch: diplegic.

Diplobazillenkonjunktivitis *w*: diplobacillary conjunctivitis, angular conjunctivitis.

Diplobazillus *m*: diplobacillus.

Diplochromosom *s*: diplochromosome.

Diplococcus *m*: diplococcus.

Diploe *w*: diploe.

Diplogenese *w*: diplogenesis.

diploid: diploid, zygoid.

Diploidie *w*: diploidy.

diploisch: diploic.

Diplokardie *w*: diplocardia.

Diplokaryon *s*: diplokaryon.

Diplokokke *w*: diplococcus.

Diplokorie *w*: diplocoria.

Diplomyelie *w*: diplomyelia.

Diplopagus *m*: diplopagus.

Diplophase *w*: diplophase.

Diplophonie *w*: diplophonia, diphthongia.

Diplopie *w*: diplopia, double vision, double image; **binokuläre** ~ binocular diplopia; **gekreuzte** ~ crossed diplopia, heteronymous diplopia; **gleichseitige** ~ homonymous diplopia, direct diplopia; **heteronyme** ~ heteronymous diplopia, crossed diplopia; **homonyme** ~ homonymous diplopia, direct diplopia; **monokuläre** ~ monocular diplopia; **paradoxe** ~ paradoxical diplopia, incongrous diplopia;

physiologische ~ physiologic diplopia; **temporale** ~ temporal diplopia; **ungekreuzte** ~ uncrossed diplopia, direct diplopia, homonymous diplopia; **vertikale** ~ vertical diplopia.

Diplopodie *w*: diplopodia, dipodia.

Diplosom *s*: diplosome, paired allosome.

Diplosomie *w*: diplosomia.

Diplotän *s*: diplotene.

Dipol *m*: dipole.

Diprophyllin *s*: diprophylline.

Dipropylenglykol *s*: dipropylen ethanediol.

Dipropylessigsäure *w*: valproic acid.

Diprosopus *m*: diprosopus.

Dipsomanie *w*: dipsomania, acute drinking bouts, paroxysmal alcoholism, periodic drinking, potomania.

Dipygus *m*: dipygus.

Dipylidium *s*: dipylidium.

Dipyridamol *s*: dipyridamole.

Dipyridyl *s*: dipyridyl.

direkt: direct.

direktiv: directive.

Dirofilaria immitis: Dirofilaria immitis, dog heartworm.

Dis-: dis-.

Disaccharid *s*: disaccharide.

Disaccharidase *w*: disaccharidase.

Disaccharidasemangel *m*: disaccharidase deficiency.

Disaccharidintoleranz *w*: disaccharide intolerance.

Disäquilibriumsyndrom, zerebrales *s*: dialysis dysequilibrium syndrome.

Disalicylsäure *w*: salicylsalicylic acid, salsalate, salysal.

Disazo-: disazo-, diazo-.

Discitis *w*: discitis, diskitis.

Disconnection-Syndrom *s*: disconnection syndrome.

Discus *m*: disk, disc.

Discus intervertebralis: intervertebral disk.

Disharmonie *w*: disharmony.

Disjunktion *w*: disjunction, dysjunction; **axogliale** ~ axo-glial dysjunction.

Diskektomie *w*: diskectomy, discectomy, discoidectomy.

Diskelektrophorese *w*: disk electrophoresis.

Diskette *w*: floppy disk.

Disklination *w*: disclination.

diskogen: discogenic.

Diskographie *w*: diskography, discography, nucleography.

diskoid: discoid.

diskontinuierlich: discontinuous, batchwise.

Diskontinuität *w*: discontinuity.

Diskopathie *w*: diskopathy, discopathy.

Diskordanz *w*: discordance.

Diskotomie *w*: discotomy.

Diskrepanz *w*: discrepancy, disagreement.

Diskretion *w*: discretion.

Diskriminanzanalyse *w*: discriminant analysis, analysis of discrimination.

Diskrimination *w*: discrimination.

Diskriminationslernen *s*: learning by discrimination.

Diskriminationsreiz *m*: discriminative stimulus.

Diskriminator *m*: discriminator.

diskriminierend: discriminative.

Diskus *m*: disk.

Diskusniere *w*: fusion kidney.

Dislocatio *w*: dislocation.

Dislokation *w*: dislocation, luxation, wandering.

Dislokationsfraktur *w*: fracture-dislocation, dislocation fracture.

dislozieren: dislocate.

Dismutation *w*: dismutation.

disom: disomic.

Disom *s*: disome.

Disomie *w*: disomy.

Disopyramid *s*: disopyramide.

disparat: disparate.

Disparation *w*: disparity.

Dispensair *s*: dispensary.

dispensieren: dispense.

dispergieren: disperse.

Dispermie *w*: dispermy.

Dispersion *w*: dispersion; **chromatische** ~ chromatic dispersion.

Dispersionseffekt *m*: spreading effect.

Dispersionsmedium *s*: dispersion medium.

Dispersionsphänomen *s*: scatter phenomenon.

Dispirem *s*: dispireme.

Disposition *w*: disposition, bent, propension.

Disproportion *w*: disproportion.

Dissektion *w*: dissection; **arterielle** ~ arterial dissection.

Dissektionstonsillektomie *w*: dissection tonsillectomy.

Dissektor *m*: dissector.

Dissemination *w*: dissemination.

disseminiert: disseminated.

Disse-Raum *m*: Disse space, perisinuosidal space.

dissezierend: dissecting.

Dissimilation *w*: dissimilation, disassimilation.

Dissimulation *w*: dissimulation.

dissimulieren: dissimulate.

Dissonanz *w*: dissonance, disassociation; **kognitive** ~ cognitive dissonance.

Dissoziation *w*: dissociation; **albuminozytologische** ~ albumino-cytologic dissociation of the cerebrospinal fluid; **atrioventrikuläre** ~ atrioventricular dissociation; **tabische** ~ tabetic dissociation.

Dissoziationsgleichgewicht *s*: dissociation equilibrium.

Dissoziationsgrad *m*: dissociation degree.

Dissoziationskonstante *w*: dissociation constant.

dissoziierbar: dissociable.

distal: distal, remote.

Distalbiß *m*: distal occlusion, disto-occlusion, distocclusion.

distalwärts: distad.

Distanz *w*: distance.

Distanzton *m*: distant cardiac murmur.

Distel *w*: thistle.

Distension *w*: distension, distention.

Distichiasis *w*: distichiasis.

Distigminbromid *s*: distigmine bromide.

Distilben *s*: distilbene.

Distomatose *w*: distomiasis.

Distomiasis *w*: distomiasis.

distookklusal: distocclusal.

Distorsion *w*: distortion.

Distorsionsfraktur *w*: avulsion fracture, sprain fracture.

Distraktion *w*: distraction.

Distraktionsluxation *w*: traction dislocation.

Distributivität *w*: distributivity.

Districhiasis *w*: districhiasis.

Disulfamid *s*: disulphamide.

Disulfid *s*: disulfide.

Disulfidbindung *w*: disulfide bond.

Disulfiram *s*: disulfiram, tetraethylthiuram disulfide.

Disulfosäure *w*: disulphonic acid.

Disulfurdichlorid *s*: disulfur dichloride.

Diszision *w*: discission.

Diszitis *w*: discitis, diskitis.

DIT Abk. **Dijodthyrosin** *s*: diiodothyrosine, iodogorgic acid.

diterminal: diterminal.

Dithiazanin *s*: dithiazanine.

Dithioerythritol *s*: dithioerythritol.

Dithionit *s*: dithionite, hyposulfite.

dithionsauer: dithionic.

Dithiothreitol *s*: dithiothreitol.

Dithizon *s*: dithizone.

Dithranol *s*: dithranol, dioxyanthranol, anthralin.

Dithymol *s*: dithymol.

Dittrich-Pfröpfe: Dittrich's plugs.

Ditypie *w*: ditype.

Diurese *w*: diuresis; **osmotische** ~ osmotic diuresis.

Diuretikum *s*: diuretic.

diuretisch: diuretic.

Diurie *w*: diuria.

divergent: divergent.

Divergenz *w*: divergence, divergency, negative convergence; **positive** ~ positive convergence.

Divergenzlähmung *w*: divergence paralysis.

divergieren: diverge.

Divertikel *s*: diverticulum; **falsches** ~ false

diverticulum.

Divertikelblase *w*: sacculated bladder.

Divertikelfixierung *w*: diverticulopexy.

Divertikelhernie *w*: diverticulum hernia.

Divertikelkrankheit *w*: diverticular disease.

Divertikulektomie *w*: diverticulectomy.

Divertikulitis *w*: diverticulitis.

Divertikulogramm *s*: diverticulogram.

Divertikulom *s*: diverticuloma.

Divertikulose *w*: diverticulosis.

Divertikulum-: diverticular.

Divicin *s*: divicine.

Divinyläther *m*: divinyl ether.

Divulsion *w*: divulsion.

dizephal: dicephalous.

Dizephalie *w*: dicephaly.

Dizephalus *m*: dicephalus, bicephalus, diplocephalus.

dizygot: dizygotic.

DMSO Abk. **Dimethylsulfoxid** *s*: dimethyl sulfoxide [*abbr*] DMSO.

DNA Abk. **Desoxyribonukleinsäure** *w*: deoxyribonucleic acid [*abbr*] DNA.

DNA-Polymerase *w*: DNA polymerase, DNA nucleotidyltransferase.

DNase Abk. **Desoxyribonuklease** *w*: deoxyribonuclease [*abbr*] DNase.

DNA-Sonde *w*: chromosomal probe.

DNA-Viren: DNA viruses.

DNCB Abk. **Dinitrochlorobenzol** *s*: dinitrochlorobenzene.

DNOK Abk. **Dinitro-o-kresol** *s*: dinitro-o-cresol.

DNS Abk. **Desoxyribonukleinsäure** *w*: deoxyribonucleic acid [*abbr*] DNA.

DNS-Sonde *w*: DNA probe.

DNS-Virus *m*: DNA virus.

Do Abk. **Dombrock-Blutgruppen**: Dombrock blood groups.

Dobutamin *s*: dobutamine.

DOC Abk. **Desoxycorticosteron** *s*: deoxycorticosterone, desoxycorticosterone.

Docht *m*: wick.

Docusat-Natrium *s*: docusate sodium.

Dodecylsulfat *s*: dodecyl sulfate.

Dodezendiosäure *w*: traumatic acid.

Döderlein-Stäbchen *s*: Döderlein bacillus, Lactobacillus acidophilus.

Doehle-Körperchen: Amato's body, trypochetes.

Doerfler-Stewart-Test *m*: Doerfler-Stewart test.

dösen: snooze.

Dogiel-Endorgan *s*: Dogiel's ending.

Dogiel-Körperchen *s*: Dogiel's corpuscle.

Dogma der Biologie, zentrales: central dogma.

Doktrin *w*: doctrine.

Dokumentation *w*: documentation, reporting.

Dokumentationssystem *s*: information retrieval system.

dolent: painful.

dolichomorph: dolichomorphic, longitypical.

Dolichoösophagus *m*: dolichomorphic esophagus.

dolichozephal: dolichocephalic.

Dolichozephalie *w*: dolichocephaly.

Dollinger-Bielschowsky-Syndrom *s*: Bielschowsky-Dollinger syndrome, late infantile ceroid-lipofuscinosis.

Dolor *m*: dolor, pain.

Domäne *w*: domain.

Dombrock-Blutgruppen Abk. **Do**: Dombrock blood groups.

dominant: dominant, predominant.

Dominanz *w*: dominance, overdominance, ascendancy; **unvollständige ~** semidominance.

Domperidon *s*: domperidone.

Donald-Operation *w*: Donald's operation.

Donath-Landsteiner-Kälteautoantikörper *m*: Donath-Landsteiner cold autoantibody, cold hemolysin.

Donath-Landsteiner-Reaktion *w*: Donath-Landsteiner test.

Donath-Landsteiner-Syndrom *s*: paroxysmal cold hemoglobinuria.

Donders-Raum *m*: Donders' space.

Donders-Ring *m*: Donders ring.

Donnan-Gleichgewicht *s*: Donnan's equilibrium.

Donnan-Verteilung *w*: Donnan's distribution.

Donohue-Syndrom *s*: leprechaunism.

Donovania granulomatis: Donovan bodies.

Donovaniosis *w*: donovanosis.

Donovan-Körperchen: Donovan bodies.

Donovan-Leishman-Körperchen *s*: Donovan-Leishman body.

-dontie: -dontia.

DOPA Abk. **3,4-Dihydroxyphenylalanin** *s*: 3,4-dihydroxyphenylalanine [*abbr*] dopa.

DOPA-Chinon *s*: dopa quinone.

DOPA-Dekarboxylase *w*: dopa decarboxylase.

Dopamin *s*: dopamine.

dopaminerg: dopaminergic.

DOPA-Oxidase *w*: dopa-oxydase.

Dope *s*: dope.

Doping *s*: doping.

Doppelalbuminämie *w*: bisalbuminemia.

Doppelbefruchtung *w*: dispermy.

Doppelbelichtung *w*: double exposure.

Doppelbild *s*: double image, diplopia image.

Doppelbindung *w*: double bind, double bond; **konjugierte ~** conjugated double bond.

doppelblind: double-blind, double-masked.

Doppelblindprüfung *w*: double-blind test.

Doppelblindstudie *w*: double-blind trial, double-dummy comparison.

Doppelblindversuch *m*: double-blind experiment.

doppelbrechend: birefractive.

Doppelbrechung *w*: double refraction, birefringence; **krystalline ~** crystalline birefringence, intrinsic birefringence.

Doppeldiffusion, radiale *w*: radial immunodiffusion.

Doppeldiffusionstest *m*: double diffusion test.

Doppelfärbung *w*: double stain.

Doppelfehlbildung *w*: conjoined twins, Siamese twins; **ilioxiphoidale ~** ilioxi-

phopagus.

Doppelflintenstenose *w*: Payr's disease.

Doppelfokusröhre *w*: double focal spot tube.

Doppelfolie *w*: double-intensifying screen.

Doppelgesicht *s*: diprosopus.

Doppelhelix *w*: double helix, twin helix, Watson-Crick helix.

Doppelhören *s*: diplacusis.

Doppelkanüle *w*: double cannula.

doppelkeimig: bigerminal.

doppelkernig: binucleolate.

Doppelkinn *s*: double chin.

Doppelknäuel *s*: dispireme.

Doppelkontrastaufnahme *w*: double contrast roentgenography.

Doppelkontrasteinlauf *m*: double contrast enema.

Doppelkontrastuntersuchung *w*: air-contrast examination, double contrast roentgenography.

Doppellippe *w*: double lip.

Doppellumenkatheter *m*: double-recurrent catheter.

Doppelnadelnaht *w*: doubly armed suture.

Doppelniere *w*: kidney duplication.

Doppelparaproteinämie *w*: biclonal gammopathy.

Doppelsalz *s*: double salt.

Doppelschicht *w*: double slice.

Doppelsesselkonformation *w*: chair-chair conformation.

Doppelsteiß *m*: dipygus.

Doppelstethoskop *s*: binaural stethoscope.

Doppelstimme *w*: diphonia, double voice.

doppelsträngig: double-stranded.

Doppelstrang-DNA *w*: double-stranded deoxyribonucleic acid, native deoxyribonucleic acid.

doppelstrangig: double-stranded.

doppelt: double, bipartite, geminate, geminous.

doppelt gefaltet: conduplicate.

doppelt gekrümmt: bicoudate.

Doppelthören *s*: double hearing, diplacusis.

Doppelimpfung *w*: double vaccination.

doppeltlogarithmisch: log-log.

Doppelton *m*: duplicated sound.

Doppeltsehen *s*: double vision.

Doppelverhältnis *s*: cross ratio.

doppelwinklig: binangle, bicoudate.

Doppler-Effekt *m*: Doppler effect.

Doppler-Untersuchung *w*: Doppler study.

Dorn *m*: spike, thorn.

dornförmig: spinous, spinose.

Dornfortsatz *m*: spinous process of vertebra.

dornig: spiny, armed, acanthaceous, acanthoid.

Dorno-Strahlen: Dorno's rays.

Dornwarze *w*: seed corn.

Dorrance-Haken *m*: Dorrance hook.

dorsal: dorsal [*abbr*] d, notal.

Dorsalflexion *w*: dorsiflexion.

Dorsalganglion *s*: thoracic ganglion.

Dorsalgie *w*: dorsalgia, back pain.

Dorsalkrümmung *w*: dorsal curve.

Dorsalplatte *w*: dorsal plate, roof plate.

dorsalwärts: dorsad.

Dorso-: dors-.

dorsolateral: dorsolateral.

dorsosakral: dorsosacral.

dorsoventral: dorsoventral, dorsoabdominal.

dorsovertebral: dorsispinal.

dosieren: dose, batch.

Dosierung *w*: dosage.

Dosierungssystem *s*: dosimetric system.

Dosimeter *s*: dosimeter.

Dosimetrie *w*: dosimetry.

Dosis *w*: dose, dosis, dosage; **absorbierte** ~ absorbed dose; **effektive** ~ effective dose; **genetisch signifikante** ~ genetically significant dose [*abbr*] GSD; **geringste wirksame** ~ minimum effective dose [*abbr*] MED; **große** ~ high dose; **immunisierende** ~ immunizing dose; **infektiöse** ~ infective dose [*abbr*] ID; **kleine** ~ microdose; **kleinste infektiöse** ~ minimal infecting dose [*abbr*] ID$_{50}$; **kleinste letale** ~ least fatal dose [*abbr*] LFD; **kleinste wirksame** ~ minimal reacting dose [*abbr*] MRD; **kurative** ~ curative dose [*abbr*] CD; **letale** ~ lethal dose [*abbr*] LD, fatal dose [*abbr*] FD; **maximal zulässige** ~ maximum permissible dose [*abbr*] MPD; **minimale** ~ minimal dose; **mittlere effektive** ~ median effective dose; **mittlere infektiöse** ~ median infective dose [*abbr*] ID$_{50}$, minimal infective dose [*abbr*] MID; **mittlere kurative** ~ mean curative dose [*abbr*] CD$_{50}$; **mittlere letale** ~ Abk. **LD$_{50}$, LD$_{min}$** minimum lethal dose [*abbr*] DL$_{min}$, minimal fatal dose [*abbr*] MFD, median lethal dose [*abbr*] MLD, mean lethal dose; **sensibilisierende** ~ sensitizing dose; **therapeutische** ~ therapeutic dose; **tödliche** ~ invariably lethal dose [*abbr*] LD$_{100}$; **toxische** ~ toxic dose; **unwirksame** ~ non-effective dose, no-effect level.

Dosisabfall *m*: dose attenuation.

dosisabhängig: dose-dependent, dose-related.

Dosisäquivalent *s*: dose equivalent.

Dosiseffekt *m*: dose effect.

Dosiseinheit *w*: dose unit.

Dosisermittlung *w*: dose determination.

Dosisfindungsstudie *w*: dose-finding study.

Dosisfraktionierung *w*: dose fractionation.

Dosisleistung *w*: dose rate.

Dosismeßverfahren *s*: dosimetry.

Dosis refracta *w*: refractive dose, fractional dose, broken dose, divided dose.

Dosisverteilung *w*: dose distribution.

Dosis-Wirkungs-Verhältnis *s*: dose-effect relationship.

Dossier, ärztliches *s*: medical dossier, medical file.

Dosulepin *s*: dosulepin.

Dot-Blot *m*: dot-blot.

Dotter *m*: yolk, vitellus.

Dotteragar *m*: egg yolk agar.

dotterarm: oligolecithal, isolecithal, alecithal, miolecithal.

Dottergang *m*: yolk stalk, omphalomesenteric stalk.

Dotterkeim *m*: lecithoblast.

Dotterraum *m*: vitelline space, perivitelline space.

Dottersack *m*: vitelline sac, yolk sac; **primärer** ~ abdominal sac.

Dottersackbildung *s*: vitellogenesis.

Dottersackfistel *w*: vitelline fistula.

Dottersackgefäß *s*: vitilline vessel.

Dottersackkreislauf *m*: omphalomesenteric circulation, vitelline circulation, yolk sac circulation, chorionic circulation.

Dottersackmembran *w*: vitelline membrane, oolemma.

Dottersackprotein *s*: ovovitellin.

Dottersacktumor *m*: yolk sac tumor, testicular adenocarcinoma of infancy.

Double-dummy-Vergleichsstudie *w*: double-dummy comparison.

Douglas-Abszeß *m*: Douglas abscess.

Douglas-Falte *w*: Douglas fold.

Douglas-Ligament *s*: Douglas fold.

Douglas-Punktion *w*: culdocentesis, colpoceliocentesis.

Douglas-Raum *m*: Douglas space, Douglas pouch, rectovaginal pouch, rectouterine pouch, uterovesical pouch, rectouterine excavation; **vorderer** ~ vesicouterine excavation.

Douglas-Selbstentwicklung *w*: Douglas method.

Douglasskopie *w*: culdoscopy.

Douglas-Spontanentwicklung *w*: Douglas spontaneous evolution.

Downbeat-Nystagmus *m*: downbeat nystagmus.

Downey-Zelle *w*: Downey cell, atypical lymphocyte.

Downregulation *w*: down regulation, downregulation.

Down-Syndrom *s*: Langdon Down's syndrome, Down syndrome, trisomy 21, mongolism.

Doxapram *s*: doxapram.

Doxapramhydrochlorid *s*: doxapram hydrochloride.

Doxepin *s*: doxepin.

Doxorubicin *s*: doxorubicin, adriamycin.

Doxycyclin *s*: doxycycline.

Doxylamin *s*: doxylamine.

Doyen-Operation *w*: Doyen's operation.

Doyne-Chorioidose *w*: Doyne honeycomb degeneration of retina.

Dozent *m*: lecturer.

dpt Abk. **Dioptrie** *w*: dioptry, diopter.

Drachenwurm *m*: dragon worm, dracunculus.

Dracunculus *w*: dracunculus, dragon worm.

Dracunculus medinensis: Dracunculus medinensis, serpent worm.

Dränage *w*: drainage.

drängen: urge.

Dragée *s*: sugar-coated tablet.

Draht *m*: wire, filament.

drahtartig: wire-like.

Drahtextension *w*: wire extension, wire traction.

Drahtfixation *w*: wire fixation.

drahtig: wiry.

Drahtleiterschiene *w*: ladder splint, Cramer splint.

Drahtligatur *w*: wire ligature.

Drahtnaht *w*: wire suture, wire sling.

Drahtpuls *m*: wire-like pulse.

Drahtschienung *w*: wiring, wire splinting.

Drahtumschlingung *w*: circumferential wiring, wire cerclage.

Drahtwurm *m*: wireworm.

Drain *m*: drain.

Drainage *w*: drainage; **ventrikuloatriale** ~ ventriculoatrial drainage.

Drainageschlauch *m*: drain-tube.

Drainagesinus *m*: draining sinus.

drainieren: drain, tap.

Drakunkulose *w*: dracunculosis, dracunculiasis, dracontiasis, guinea worm infection.

Drang *m*: urge.

Dranginkontinenz *w*: urge incontinence.

Drapanas-H-Anastomose *w*: Drapanas shunt.

drastisch: drastic, heroic.

Dreamy state: dreamy state.

Drehanode *w*: rotation anode, rotating anode.

Drehanodenröhre *w*: rotating-anode tube.
Drehbewegung *w*: rotary motion.
drehen: rotate, revolve, spin, twist, hinge.
drehend: spinning.
Drehimpulsänderung *w*: spin variation.
Drehkrampf *m*: rotatory spasm.
Drehmoment *s*: torque.
Dreh-Nachnystagmus *m*: after-nystagmus.
Drehnystagmus *m*: rotation nystagmus, rotatory nystagmus.
Drehosteotomie *w*: rotation osteotomy.
Drehprüfung *w*: rotation test.
Drehpunkt *m*: pivot.
Dreh-Rutsch-Test *m*: jerk test.
Drehschlüssel *m*: torquing key.
Drehschwindel *m*: rotatory vertigo, objective vertigo, systematic vertigo.
Drehsinn *m*: rotation sense.
Drehstuhl *m*: pendular chair.
Drehtisch *m*: turntable.
Drehung *w*: rotation, spin, twisting; **optische** ~ optical rotation; **spezifische optische** ~ specific rotation.
Drehungspolarisation *w*: rotatory polarization.
Drehversuch *m*: rotation test.
Drehwinkel *m*: torsion angle.
Drehzahl *w*: revolutions per minute [*abbr*] rpm.
Drei-: triplex.
dreiachsig: triaxial.
Dreiarmigkeit *w*: tribrachia.
dreiastig: trifurcate.
dreiatomig: triatomic.
dreibäuchig: trigastric.
dreibasisch: tribasic.
dreibeinig: tripod.
dreidimensional: three-dimensional.
Dreieck *s*: triangle, trigon, trigone, trigonum; **suprapubisches** ~ suprapubic space.
dreieckig: triangular, trigonal, triquetrous.
Dreieckswulst *m*: triangular ridge.
Dreiecktuch *s*: triangular bandage, scarf.
Dreiecktuchverband *m*: cravat.
dreifach: triple.
Dreifach-: tri-, ter-.

Dreifachanastomose *w*: triple anastomosis.
Dreifachfärbung *w*: trichrome stain.
Dreifachimpfung *w*: triple vaccination.
Dreifachkombinationspräparat *s*: tripharmacon.
dreifingerig: tridigitate.
Dreifuß *m*: tripod, tripus.
Dreifßzeichen *s*: Amoss' sign.
dreigespalten: trifid.
dreigeteilt: tripartite.
dreigipflig: tricrotic.
Dreigläserprobe *w*: three-glass test.
dreihöckrig: tritubercular.
Dreihöhlen-: trisplanchnic.
dreikammerig: trilocular.
dreikernig: trinucleate.
dreiköpfig: tricipital.
dreilappig: trilobate.
dreischichtig: trilaminar, trizonal.
Dreitagefieber *s*: three-day fever, pappataci fever.
dreiteilen: trisect.
Dreiteilung *w*: trichotomy.
dreiwertig: trivalent.
dreizackig: tricornute.
dreizipflig: tricuspid.
dreizonig: trizonal.
Drepanozyt *m*: drepanocyte, sickle cell.
Dresbach-Syndrom *s*: Dresbach syndrome, Dresbach's anemia, elliptocytic anemia, hereditary elliptocytosis.
Dressler-Krankheit *w*: Dressler's disease, intermittent hemoglobinuria.
Dressler-Syndrom *s*: Dressler syndrome, post-myocardial infarction syndrome.
Drift *m*: drift.
Drilling *m*: triplet.
Drillingsschwangerschaft *w*: triplet pregnancy.
dringend: urgent.
dringlich: 1. urgent, acute; 2. **besonders** ~ superacute.
Driving *s*: driving.
dröhnend: rumbling.
Droge *w*: drug; **abhängigmachende** ~ habit-forming drug; **verbotene** ~ illicit drug.

Drogenabhängiger m: drug user, drug addict, druggy; **intravenös** ~ Abk. **IVDA** intravenous drug user [abbr] IVDU.

Drogenabhängigkeit w: drug addiction, drug dependency, drug dependence.

Drogenauszug m: decoctum.

Drogenberatung w: counseling for addicts.

Drogenentzug m: drug withdrawal.

Drogenkonsum m: drug use.

Drogenkunde w: pharmacopedia.

Drogenmißbrauch m: drug abuse.

Drogerie w: drugstore.

Drohgebärde w: threat behavior.

Dromedarfieberkurve w: dromedary curve, camel curve, saddleback temperature curve.

Dromograph m: dromograph.

Dromolepsie w: procursive epilepsy.

Dromomanie w: dromomania.

Dromostanolon s: dromostanolone propionate.

dromotrop: dromotropic.

Drop-Anfall m: drop-attack.

Drop-Attack: drop-attack.

Droperidol s: droperidol.

Dropropizin s: dropropizine.

Drosselniere w: Goldblatt kidney.

Drosselung w: constriction.

Drosselvene w: jugular vein.

Drostanolon s: drostanolone.

Druck m: pressure, compression; **absoluter** ~ absolute pressure; **arterieller** ~ arterial tension, arteriotony; **erniedrigter** ~ diminished pressure; **exspiratorischer** ~ expiratory pressure; **inspiratorischer** ~ inspiratory pressure; **intraamniotischer** ~ amniotic pressure; **intrakranieller** ~ intracranial pressure [abbr] ICP; **intrapulmonaler** ~ intrapulmonary pressure; **interstitieller** ~ interstitial pressure; **intrathorakaler** ~ intrathoracic pressure; **intraventrikulärer** ~ intraventricular pressure [abbr] IVP; **kolloidosmotischer** ~ colloid osmotic pressure; **negativer** ~ negative pressure; **negativer endexspiratorischer** ~ negative end-expiratory

pressure [abbr] NEEP; **normaler** ~ normotension; **onkotischer** ~ oncotic pressure; **osmotischer** ~ osmotic pressure; **venöser** ~ intravenous tension.

Druckanzug m: pressure suit.

Druckatrophie w: pressure atrophy, compression atrophy.

Druckbeatmung w: pressure ventilation, pressure breathing [abbr] PB; **positiv-negative** ~ Abk. **PNPB** positive-negative pressure breathing [abbr] PNPB.

Druckbegrenzung w: pressure limitation.

Druckbelastung w: pressure load.

Druckdifferenzverfahren s: Sauerbruch's method.

Druckdolenz w: tenderness.

druckempfindlich: pressosensitive, pressoreceptive, barosensitive.

Druckempfindlichkeit w: pressosensitivity.

Druckempfindung w: pressure sensation.

drucken: print.

Druckfallkrankheit w: decompression syndrome, Caisson disease.

Druckgeschwür s: pressure sore, decubitus, decubital ulcer, bedsore.

Druckgradient m: pressure gradient.

Druckkompresse w: pressure compress.

Druckkonus m: pressure cone.

Druckkurve w: pressure curve; **intrakardiale** ~ intracardiac pressure curve.

Drucklähmung w: pressure paralysis, pressure palsy, compression paralysis, decubitus paralysis.

Druckluftkrankheit w: decompression sickness.

Drucklufttrauma s: air-blast injury.

Druckmarke w: pressure mark.

Druckmessung, intrakranielle w: ventriculometry.

Drucknekrose w: pressure necrosis, decubital necrosis.

Druckosteosynthese w: compression osteosynthesis.

Druckpuls m: pressure pulse.

Druckpunkt m: pressure point, pressure spot.

Druckreiz *m*: pressure stimulus.
Druckrezeptor *m*: pressure receptor.
Druckschmerzhaftigkeit *w*: tenderness.
Druckschrittmacher *m*: baropacer.
Drucksensibilität *w*: baresthesia, baroreception.
Drucksinn *m*: pressure sense.
Drucksteigerung *w*: hypertension; **benigne intrakranielle** ~ benign intracranial hypertension, hydromeningitis, pseudoabscess; **intrakranielle** ~ intracranial hypertension.
Druckverband *m*: pressure bandage, pressure dressing.
Druckwahrnehmung *w*: piezesthesia, piesesthesia.
Druckwelle *w*: pressure wave.
drücken: press.
Drüse *w*: gland; **apokrine** ~ apocrine gland; **ekkrine** ~ eccrine gland; **endokrine** ~ endocrine gland; **gemischte** ~ mixed gland; **holokrine** ~ holocrine gland; **merokrine** ~ merocrine gland; **muköse** ~ mucous gland; **seröse** ~ serous gland; **tubuloazinöse** ~ tubuloacinar gland; **tubulöse** ~ tubular gland.
drüsenartig: adenose.
Drüsenausführungsgang *m*: secretory duct, efferent duct.
Drüsenentwicklung, embryonale *w*: adenogenesis.
Drüsenentzündung *w*: adenitis.
Drüsenepithel *s*: glandular epithelium.
Drüsenepitheltumor *m*: glandular epithelial neoplasm.
Drüsenexstirpation *w*: adenectomy.
Drüsenfieber *s*: glandular fever, infectious mononucleosis.
drüsenförmig: adeniform.
Drüsengewebe *s*: glandular tissue, gland tissue.
drüsenhaltig: adenose.
Drüsenlumen *s*: glandular cavity.
Drüsenpest *w*: glandular plague.
Drüsenphlegmone *w*: phlegmonous adenitis.
Drüsenzelle *w*: adenocyte, glandular cell;

embryonale ~ adenoblast.
Drüsenzellfibrose *w*: unicellular sclerosis.
Drumstick *m*: drumstick appendage.
Drusen: drusen.
DSA Abk. **digitale Subtraktionsangiographie** *w*: digital subtraction angiography.
Dschungelgelbfieber *s*: sylvan yellow fever.
DSM Abk. **Diagnostisches und statistisches Manual psychischer Störungen** *s*: Diagnostic and Statistical Manual of Mental Disorders [*abbr*] DSM.
dual: dual.
Dualismus *m*: dualism.
Duane-Syndrom *s*: Duane syndrome, retraction syndrome.
Duazomycin *s*: duazomycin.
Dubin-Johnson-Syndrom *s*: Dubin-Johnson syndrome, idiopathic jaundice.
Dubois-Abszeß *m*: Dubois abscess, thymic abscess.
Dubois-Zeichen *s*: Dubois' sign.
Dubowitz-Syndrom *s*: Dubowitz syndrome.
Dubreuilh-Hutchinson-Krankheit *w*: Dubreuilh's disease, precancerous melanosis of Dubreuilh, malignant lentigo.
Duchenne-Aran-Krankheit *w*: Aran-Duchenne disease.
Duchenne-Erb-Lähmung *w*: Duchenne-Erb paralysis, upper brachial plexus paralysis.
Duchenne-Muskeldystrophie *w*: Duchenne's progressive muscular dystrophy.
Duchenne-Zeichen *s*: Duchenne sign.
Dukes-Stadien: Dukes' stages.
Ducrey-Streptobakterium *s*: Ducrey's bacillus, Haemophilus ducreyi.
Ductulus *m*: ductule.
Ductus *m*: duct.
Ductus arteriosus Botalli: ductus arteriosus, Botallo's duct; **offener** ~ patent ductus arteriosus [*abbr*] PDA.
Dübel *m*: peg.
Dührssen-Inzisionen: Dührssen's incisions.

Düngemittel *s*: fertilizer.

dünn: 1. thin, tenuous; 2. **extrem** ~ ultrathin.

Dünndarm *m*: small intestine.

Dünndarmblase *w*: condom urinal, Texas catheter.

Dünndarmblutung *w*: bleeding of the small intestine; **endometriosebedingte** ~ enteromenia.

Dünndarmendoskop *s*: enteroscope.

Dünndarmgeschwür *s*: ulcer of small intestine.

Dünndarmresektion *w*: resection of the small intestine.

Dünne *w*: thinness.

dünnhäutig: leptodermic.

Dünnheit *w*: thinness, tenuity.

Dünnschicht-: thin-layer.

Dünnschichtchromatographie *w*: thin-layer chromatography.

Dünnschichtelektrophorese *w*: thin-layer electrophoresis [*abbr*] TLE.

Dünnschnitt *m*: thin section.

Düse *w*: nozzle, jet.

Düseninjektion *w*: jet injection.

Duffy-Blutgruppensystem *s*: Duffy blood-group system.

Duft *m*: scent.

Duftdrüsen: sweat glands.

duftend: odorant, odiferous, odoriferous, odorous.

Duhring-Krankheit *w*: Duhring's disease.

Duke-Klassifikation *w*: Duke's classification.

Duke-Methode *w*: Duke's bleeding time test.

Dukes-Filatow-Krankheit *w*: Filatow-Dukes disease, exanthema subitum.

Dukes-Klassifikation *w*: Dukes classification.

duktal: ductal.

Duktographie *w*: galactography.

Dulcin *s*: dulcin, phenetidinurea.

dumm: stupid, dumb.

Dummheit *w*: stupidity.

dumpf: dull.

Dumping-Syndrom *s*: dumping syndrome, postgastrectomy syndrome.

Dunbar-Syndrom *s*: mesenteric ischemia.

Duncan-Mechanismus *m*: Duncan's mechanism.

dunkel: dark, obscure, melanoid, nycterine.

Dunkel *s*: shadow.

Dunkeladaptation *w*: dark adaptation, scotopic adaptation.

dunkeladaptiert: dark-adapted.

dunkelblau: mazarine.

Dunkelfeldbeleuchtung *w*: dark-field illumination.

Dunkelfeldkondensator *m*: dark-field condenser.

Dunkelfeldmikroskop *s*: dark-field microscope.

Dunkelfeldmikroskopie *w*: dark-field microscopy.

Dunkelfelduntersuchung *w*: dark-field examination.

dunkelhäutig: dark-skinned.

Dunkelheit *w*: darkness, obscurity.

Dunkelkammer *w*: darkroom.

Dunkeltastung *w*: blanking.

duodenal: duodenal.

Duodenalatresie *w*: duodenal atresia.

Duodenaldivertikel *s*: duodenal diverticulum.

Duodenalgeschwür *s*: duodenal ulcer.

Duodenalnaht *w*: duodenorrhaphy.

Duodenalsaft *m*: duodenal fluid.

Duodenalsonde *w*: duodenal tube.

Duodenalstenose *w*: duodenal stenosis.

Duodenaltumor *m*: duodenal neoplasm.

Duodenalulkus *s*: duodenal ulcer.

Duodenektomie *w*: duodenectomy.

Duodenitis *w*: duodenitis.

Duodeno-: duoden-.

Duodenocholedochotomie *w*: duodenocholedochotomy.

Duodenoenterostomie *w*: duodenoenterostomy.

Duodenographie *w*: duodenography; **hypotone** ~ hypotonic duodenography.

Duodenoileostomie *w*: duodenoileostomy.

Duodenojejunostomie *w*: duodenojejunostomy.

Duodenopankreatektomie *w*: duodenopancreatectomy; **erweiterte ~** pancreaticoduodenectomy, Whipple's operation.
Duodenoplastik *w*: duodenoplasty.
Duodenoskop *s*: duodenoscope.
Duodenoskopie *w*: duodenoscopy.
Duodenostomie *w*: duodenostomy.
Duodenotomie *w*: duodenotomy.
Duodenum *s*: duodenum.
Duodenummobilisation *w*: duodenolysis.
Duodenumverlegung *w*: duodenal obstruction.
Duovirus *m*: duovirus, rotavirus.
Duplay-Syndrom *s*: Duplay syndrome, calcific tendinitis.
Duplexscanner *m*: duplex scanner.
Duplikation *w*: duplication.
Duplikatur *w*: duplicature.
Duplizität *w*: duplicitas, doubling.
Dupuy-Dutemps-Operation *w*: Dupuy-Dutemps operation.
Dupuy-Dutemps-Zeichen *s*: Dupuy-Dutemps sign.
Dupuytren-Fraktur *w*: Dupuytren's fracture.
Dupuytren-Kontraktur *w*: Dupuytren's contracture, palmar contraction.
Dupuytren-Zeichen *s*: Dupuytren sign.
Dura-: dural.
Duraklemme *w*: dural forceps.
dural: dural.
Dura mater: dura mater, pachymeninx.
Durand-Nicolas-Favre-Krankheit *w*: Durand-Nicolas-Favre disease, lymphogranuloma venereum.
Durand-Vakzine *w*: Durand's vaccine.
Duraplastik *w*: duraplasty.
Duratasche *w*: dural sac.
Durcharbeiten *s*: working through.
Durchblutung *w*: blood flow, blood perfusion, blood supply; **gesteigerte ~** hyperkinemia; **zerebrale ~** cerebral blood flow [*abbr*] CBF.
durchbrechen: break through, point.
Durchbrechen *s*: pointing.
Durchbruch *m*: burst, breakthrough, irruption.

Durchbruchblutung *w*: breakthrough bleeding.
durchdringbar: penetrable.
Durchdringbarkeit *w*: penetrability.
durchdringend: permeant.
Durchfall *m*: diarrhea, looseness, paradysentery; **bakterieller ~** bacterial diarrhea, antimicrobial-associated diarrhea; **wäßriger ~** watery diarrhea, serous diarrhea.
Durchflußmeßgerät *s*: flowmeter.
Durchflußmessung *w*: flowmetry, rheometry.
Durchflußvolumen *s*: circulation volume.
Durchflußzytometrie *w*: flow cytometry.
Durchführbarkeit *w*: feasibility.
durchführen: perform.
durchgängig: unobstructed, patent.
Durchgängigkeit *w*: patency.
Durchgangsintervall *s*: turnover intervall.
Durchgangsstadium *s*: transitional phase.
Durchgangssyndrom *s*: transitional psychosis.
Durchgangszeit *w*: transit time.
durchlässig: leaky, pervious.
Durchlaßstrahlung *w*: leakage radiation.
Durchlesen *s*: readthrough.
durchleuchten: transilluminate.
Durchleuchtung *w*: roentgenoscopy, radioscopy, screening, transillumination.
Durchleuchtungszeit *w*: screening time.
Durchlichtmikroskopie *w*: transmission light microscopy.
Durchmesser *m*: diameter; **äußerer ~** outside diameter [*abbr*] OD; **biparietaler ~** biparietal diameter; **bitemporaler ~** bitemporal diameter; **größter schräger ~** mento-occipital diameter; **innerer ~** inside diameter; **vorderer gerader ~** anterior sagittal diameter.
Durchnässung *w*: wetting.
Durchsatz *m*: throughput.
durchscheinend: pellucid.
Durchschlagsspannung *w*: breakdown voltage.
durchschneiden: 1. cut through; 2. **quer ~** transect.
Durchschnitt *m*: 1. average [*abbr*] av.; 2.

~ **ermitteln** average.
durchschnittlich: average, mean, medium.
Durchschnittsalter *s*: mean age.
Durchschnittsgewicht *s*: average weight.
Durchschnittsgröße *w*: average height.
durchsichtig: lucent, translucent.
durchsickern: ooze.
Durchsickern *s*: seepage.
durchstechen: stick, pierce, transfix.
Durchstichnaht *w*: transfixion suture.
durchtränken: imbibe.
Durchtränkung *w*: imbibition.
durchtrennen: section.
Durchtrittsebene *w*: pelvic plane of inlet, first parallel pelvic plane.
Durchuntersuchung *w*: work up.
Durchwanderung *w*: transmigration.
Durchzugsoperation *w*: pull-through procedure.
Duret-Blutung *w*: Duret's microhemorrhage.
Durham-Trokar *m*: Durham's trocar.
Duroziez-Doppelgeräusch *s*: Duroziez murmur, pistol-shot sound.
Duroziez-Syndrom *s*: Duroziez disease.
Durst *m*: 1. thirst; 2. ~ **auslösend** dipsogenic.
Durstfieber *s*: thirst fever, dehydration fever, exsiccation fever.
Durstkur *w*: dipsotherapy.
Durstlosigkeit *w*: adipsia.
Durstzentrum *s*: thirst center.
Durylsäure *w*: durylic acid.
Dusche *w*: shower.
Duverney-Drüse *w*: Duverney's gland.
Dyade *w*: dyad.
Dyclonin-Hydrochlorid *s*: dyclonine hydrochloride.
Dydrogesteron *s*: dydrogesterone, isopregnenone.
Dying-back-Neuropathie *w*: dying-back neuropathy.
Dyke-Young-Syndrom *s*: Dyke-Young syndrome.
Dyktiitis *w*: retinitis.
-dynamie: -dynamia.

Dynamik *w*: dynamics.
dynamisch: dynamic.
Dynamograph *m*: dynamograph.
Dynamographie *w*: dynamography.
Dynamometer *s*: dynamometer.
Dynein *s*: dynein.
-dynie: -dynia.
Dys-: dys-.
Dysäquilibrierung *w*: disequilibration, disequilibrium.
Dysäquilibrium *s*: dysequilibrium.
Dysäquilibriumsyndrom *s*: dysequilibrium syndrome, urea syndrome.
Dysästhesie *w*: dysesthesia, dysaesthesia, disesthesia.
Dysakusis *w*: dysacusis, dysacousis, auditory dysesthesia, acoustic hyperesthesia, auditory hyperesthesia.
Dysaphie *w*: dysaphia.
dysaphisch: dysaphic.
Dysarthrie *w*: dysarthria, misarticulation, malarticulation; **spastische** ~ spastic dysarthria, spastic speech; **zerebelläre** ~ cerebellar dysarthria, ataxic dysarthria, ataxic speech.
Dysarthrie mit Sprachentwicklungsstörung: developmental dysarthria.
dysarthrisch: dysarthric.
Dysarthrose *w*: dysarthrosis, joint dysplasia.
Dysautonomie *w*: dysautonomia; **familiäre** ~ familial dysautonomia, Riley-Day syndrome.
Dysbarismus *m*: dysbarism.
Dysbasie *w*: dysbasia.
Dysbiose *w*: dysbiosis.
Dyschezie *w*: dyschezia.
Dyschirie *w*: dyscheiria.
Dyschondrogenese *w*: dyschondrogenesis.
Dyschondroplasia haemangiomatosa: Mafucci syndrome.
Dyschondroplasie *w*: dyschondroplasia.
Dyschromasie *w*: dyschromatosis.
Dyschromatopsie *w*: dyschromatopsia.
Dyschromie *w*: dyschromatosis.
Dyschronometrie *w*: dyschronometria.
Dyschylie *w*: dyschylia.
Dysdiadochokinese *w*: dysdiadochokinesia.

Dysdiadochokineseprüfung *w*: pronation-supination test.

dysdiadochokinetisch: dysdiadochokinetic.

Dyselastose *w*: elastosis.

Dysenterie *w*: dysentery; **bakterielle** ~ bacillary dysentery; **leichte** ~ paradysentery, mild dysentery.

dysenterieähnlich: dysenteriform.

dysenterisch: dysenteric.

Dyserythropoese *w*: dyserythropoiesis, dyshematopoiesis.

dyserythropoetisch: dyserythropoietic.

Dysfibrinogenämie *w*: dysfibrinogenemia.

Dysfunktion *w*: dysfunction, malfunction; **hormonale** ~ hormonal dysfunction; **minimale zerebrale** ~ minimal brain dysfunction [*abbr*] MBD, hyperkinetic impulse disorder, minimal cerebral palsy, neurophrenia; **vegetative** ~ vegetative dysfunction.

Dysgalaktie *w*: dysgalactia.

Dysgammaglobulinämie *w*: dysgammaglobulinemia, dysimmunoglobulinemia.

Dysgenesie *w*: dysgenesis.

Dysgenik *w*: dysgenics.

dysgenisch: dysgenic.

Dysgerminom *s*: dysgerminoma, disgerminoma, ovarian seminoma.

Dysgeusie *w*: dysgeusia.

Dysglobulinämie *w*: dysglobulinemia.

Dysgnathie *w*: dysgnathia.

dysgonisch: dysgonic.

Dysgrammatismus *m*: dysgrammatism.

Dysgraphie *w*: dysgraphia.

Dyskalkulie *w*: dyscalculia.

Dyskaryose *w*: dyskaryosis.

dyskaryotisch: dyskaryotic.

Dyskeratom *s*: dyskeratoma.

Dyskeratose *w*: dyskeratosis; **hereditäre benigne intraepitheliale** ~ hereditary benign intraepithelial dyskeratosis, Witkop-van Sallman disease.

Dyskeratosis congenita: dyskeratosis congenita, Zinsser-Cole-Engman syndrome.

Dyskeratosis follicularis vegetans: Darier's disease, keratosis follicularis.

Dyskinesia tardive *w*: tardive dyskinesia.

Dyskinesie *w*: dyskinesia, dyscinesia; **biliäre** ~ biliary dyskinesia.

dyskinetisch: dyskinetic.

Dyskorie *w*: dyscoria, discoria.

Dyskranio-Pygophalangie *w*: Ullrich-Feichtiger syndrome.

Dyskrasie *w*: dyscrasia, hematodyscrasia.

Dyslalie *w*: dyslalia.

Dyslexie *w*: dyslexia, reading disability.

Dysmegalopsie *w*: dysmegalopsia, dysmetropsia.

Dysmelie *w*: dysmelia, ectrogenic teratism; **atriodigitale** ~ atriodigital dysplasia, Holt-Oram syndrome.

Dysmenorrhö *w*: dysmenorrhea, painful menstruation, menalgia, menorrhalgia, menstrual cramp, menstrual colic, algomenorrhea; **entzündliche** ~ inflammatory dysmenorrhea; **kongestive** ~ congestive dysmenorrhea.

Dysmenorrhoea membranacea: membranous dysmenorrhea.

dysmenorrhoisch: dysmenorrheal.

Dysmetrie *w*: dysmetria, asymmetry.

Dysmimie *w*: dysmimia.

Dysmnesie *w*: dysmnesia, dysmnesic syndrome.

Dysmorphie *w*: dysmorphia; **kraniomandibulofaziale** ~ Rubinstein-Taybi syndrome.

Dysmorphose *w*: dysmorphosis.

dysmyelopoetisch: dysmyelopoietic.

Dysnomie *w*: dysnomia.

Dysodontie *w*: dysodontiasis.

Dysodynie *w*: dysodynia.

Dysontogenese *w*: dysontogenesis.

dysontogenetisch: dysontogenetic.

Dysonychie *w*: onychodysplasia.

Dysorexie *w*: dysorexia.

Dysostose *w*: dysostosis; **kleidokraniale** ~ cleidocranial dysplasia; **kraniofaziale** ~ craniofacial dysostosis; **mandibulofaziale** ~ mandibulofacial dysostosis, Franceschetti syndrome; **otomandibuläre** ~ otomandibular dysostosis.

Dysostosis cranioorbitofacialis: Crouzon's disease, craniofacial dysostosis.

Dysostosis enchondralis metaphysaria: Jansen's disease.

Dysostosis mandibularis: Nager's acrofacial dysostosis.

Dysostosis mandibulofacialis: mandibulofacial dysostosis, Treacher Collins-Franceschetti syndrome.

Dysostosis multiplex: dysostosis multiplex, gargoylism.

dysostotisch: dysostotic.

Dyspareunie w: dyspareunia.

Dyspepsie w: dyspepsia, gastric indigestion; **nicht-ulzeröse** ~ Abk. **NUD** nonulcer dyspepsia.

dyspeptisch: dyspeptic.

Dysphagia sideropenica: sideropenic dysphagia.

Dysphagie w: dysphagia, dysphagy.

dysphagisch: dysphagic.

Dysphasie w: dysphasia.

Dysphemie w: dysphemia.

Dysphonie w: dysphonia.

dysphonisch: dysphonic.

Dysphorie w: dysphoria.

Dysphrasie w: dysphrasia.

Dysplasia cranio-carpo-tarsalis: craniocarpotarsal dysplasia, Freeman-Sheldon syndrome, whistling face-windmill vane hand syndrome.

Dysplasia encephaloophthalmica: encephaloophthalmic dysplasia.

Dysplasia epiphysialis hemimelica: dysplasia epiphysialis hemimelica, Trevor's disease.

Dysplasie w: dysplasia; **bronchopulmonale** ~ bronchopulmonary dysplasia; **chondroektodermale** ~ chondroectodermal dysplasia; **ektodermale** ~ ectodermal dysplasia; **fibröse** ~ fibrous dysplasia, Jaffé-Lichtenstein disease; **fibromuskuläre** ~ fibromuscular dysplasia; **kongenitale ektodermale** ~ congenital ectodermal defect; **kraniometaphysäre** ~ craniometaphyseal dysplasia, Pyle's disease; **metaphysäre** ~ metaphyseal dysplasia;

pseudoachondroplastische ~ pseudoachondroplastic dysplasia [abbr] PAT-SED; **spondyloepiphysäre** ~ Morquio's disease.

dysplastisch: dysplastic.

Dyspnoe w: dyspnea, difficult respiration, shortness of breath [abbr] SOB, shortwindedness; **exspiratorische** ~ expiratory dyspnea; **inspiratorische** ~ inspiratory dyspnea; **kardiale** ~ cardiac dyspnea; **orthostatische** ~ orthostatic dyspnea; **paroxysmale nächtliche** ~ paroxysmal nocturnal dyspnea [abbr] PND.

dyspnoisch: dyspneic.

Dyspraxie w: dyspraxia.

Dysprosodie w: dysprosody.

Dysproteinämie w: dysproteinemia.

Dysprothrombinämie w: dysprothrombinemia.

Dysraphie w: dysraphia, dysraphism, dystectia.

Dysraphiesyndrom, spinales s: spinal dysraphia.

dysraphisch: dysraphic.

Dysrhythmie w: dysrhythmia; **zirkadiane** ~ jet lag, jet fatigue, flying fatigue.

Dyssomatognosie w: dyssomatognosia.

Dysspermie w: dysspermia.

Dysstasie w: dysstasia; **hereditäre areflektorische** ~ Roussy-Lévy syndrome.

dysstatisch: dysstatic.

Dyssynergia cerebellaris myoclonica: dyssynergia cerebellaris myoclonica, progressive cerebellar tremor, Hunt's disease, cerebellofugal degeneration.

Dyssynergia cerebellaris progressiva: progressive cerebellar asynergia, Hunt's disease, dyssynergia cerebellaris myoclonica.

Dyssynergie w: dyssynergia.

dysthym: dysthymic.

Dysthymie w: dysthymia.

Dystokie w: dystocia.

dyston: dystonic.

Dystonia musculorum deformans: Ziehen-Oppenheim syndrome, tortipelvis.

Dystonie w: dystonia; **fokale** ~ focal dys-

tonia; **neurovegetative** ~ autonomic dystonia, neurodystonia; **periodische** ~ paroxysmal kinesogenic choreoathetosis;
vegetative ~ autonomic dystonia, neurodystonia.

dystop: dystopic.

**Dystopia canthi medialis laterotransver-
sa**: Waardenburg syndrome.

Dystopie *w*: dystopia, malposition.

dystroph: dystrophic.

Dystrophia adiposogenitalis: adiposogenital dystrophy, Fröhlich syndrome, hypophysial syndrome.

Dystrophia musculorum: muscular dystrophy.

Dystrophia myotonica: myotonic dystrophy, myotonic atrophy.

Dystrophie *w*: dystrophy, dystrophia,
paratrophy; **adiposogenitale** ~ adiposogenital dystrophy, Fröhlich syndrome;
frühinfantile diffuse spongiöse ~ infan-

tile spongy degeneration, spongiform leukodystrophy, Canavan's diffuse sclerosis,
Canavan spongy degeneration; **kranio-
karpotarsale** ~ craniocarpotarsal dysplasia, Freeman-Sheldon syndrome, whistling face-windmill vane hand syndrome,
craniocarpotarsal syndrome; **okulozere-
brorenale** ~ oculocerebrorenal syndrome; **progrediente tapetoretinale** ~
choroideremia; **pulmonale** ~ Macleod
syndrome.

Dystrophiesyndrom, alimentäres *s*: dys-
trophoneurosis.

Dysurie *w*: dysuria, dysuresia; **spastische**
~ spastic dysuria.

dysurisch: dysuric.

Dysvitaminose *w*: dysvitaminosis.

Dyszephalie *w*: dyscephaly.

DZ Abk. **Depressionszustand** *m*: state of
depression.

D-Zelle *w*: D cell, delta cell.

E

E Abk. **1. Emmetropie** *w*; **2. Energie** *w*;
3. Extinktion *w*: 1. emmetropia [*abbr*]
EM, E.; 2. energy; 3. extinction.

EA Abk. **Enteroanastomose** *w*: enteroanastomosis.

EAA Abk. **exogen-allergische Alveolitis**
w: extrinsic allergic alveolitis.

EACA Abk. **Epsilon-Aminocapronsäure**
w: epsilon aminocaproic acid [*abbr*]
EACA.

Eales-Syndrom *s*: Eales disease.

EaR Abk. **Entartungsreaktion** *w*: reaction of degeneration [*abbr*] RD.

Eaton-Agent *s*: Eaton agent, mycoplasma
pneumoniae.

Eaton-Lambert-Syndrom *s*: Eaton-Lam-
bert syndrome, carcinomatous myasthenia.

**Ebbecke-Reaktion, lokale vasomotori-
sche** *w*: Ebbecke's reaction, dermographism, factitious urticaria.

Ebbe-Flut-Drainage *w*: tidal drainage.

eben: just, (surface) flat, even.

Ebene *w*: plane, planum.

EBK Abk. **Eisenbindungskapazität** *w*:
iron-binding capacity [*abbr*] IBC.

Ebner-Drüsen: Ebner's glands, glandula
gustatoria.

Ebner-Halbmond *m*: demilune of Giannuzzi.

Ebola-Fieber *s*: Ebola virus disease, African hemorrhagic fever.

Ebola-Virus *m*: Ebola virus.

Ebola-Viruskrankheit *w*: Ebola virus disease, African hemorrhagic fever.

Ebstein-Anomalie *w*: Ebstein's anomaly.

Ebstein-Barr-Virus *m*: Ebstein-Barr virus
[*abbr*] EBV, EB virus.

Ebstein-Fieber *s*: Pel-Ebstein fever.

Ebstein-Läsion *w*: Ebstein's lesion.

Ebstein-Syndrom *s*: Ebstein-like malformation.

Ebullismus *m*: aeroembolism, air embolism.

Eburnifikation *w*: eburnation.

Eburnisation *w*: ivorylike tumor, compact
osteoma.

EBV Abk. **Epstein-Barr-Virus** *m*: Epstein-Barr virus [*abbr*] EBV, EB virus.

EC Abk. **Enzymkommission der International Union of Biochemistry:**
enzyme commission [*abbr*] EC.

Ec-: ec-.

ECBO-Virus *m*: ecbovirus.

Echinococcus *m*: echinococcus, case-
worm.

Echinokokkose *w*: echinococcosis, hydatidosis.

Echinokokkus *m*: echinococcus, case-
worm.

Echinokokkuszyste *w*: echinococcus cyst,
hydatid cyst.

Echinokokkuszystenentfernung *w*: echi-
nococcotomy.

Echinostoma *s*: echinostoma.

Echinozyt *m*: echinocyte, burr cell, burr
erythrocyte, crenated erythrocyte, crenocyte.

Echo *s*: 1. echo, reverberation; 2. **ein ~
hervorrufend** echogenic; **ein verstärk-
tes ~ gebend** hyperechoic.

echoarm: hypoechoic.

Echoenzephalogramm *s* Abk. **EEG:**
echoencephalogram.

Echoenzephalograph *m*: echoencephalo-
graph.

Echoenzephalographie *w*: echoencepha-
lography, neurosonographics, neurosono-
logy.

Echofenster *s*: echo window.

echofrei: echo-free, anechoic.

Echogeneität *w*: echogenicity.

Echogeräusch, metallisches *s*: metallic
echo.

Echogramm *s*: ultrasonogram.
Echographie *w*: echographia.
echographisch: echographic.
Echokardiogramm *s*: echocardiogram.
Echokardiographie *w*: echocardiography, ultrasonic cardiography.
Echokinese *w*: echokinesis, echomimia, echopraxia, echomotism, hypermimia.
Echolalie *w*: echolalia, echo speech, echophrasia.
Echomimie *w*: echomimia, echokinesis, echopraxia, echomotism.
Echookulographie *w*: echooculography.
Echophrasie *w*: echophrasia, echolalia, echo speech.
Echopraxie *w*: echopraxia, echomotism, hypermimia.
Echosprache *w*: echolalia, echo speech, echophrasia.
Echovirus *m*: echovirus.
Echozeit *w*: echo time.
echt: true.
Echtzeit *w*: real-time, real time.
Echtzeitmessung *w*: real-time measurement.
Echtzeitverfahren *s*: real-time method.
Eck-Fistel *w*: Eck fistula.
Eckzahn *m*: corner tooth, canine, cuspid, eye tooth, canine tooth, cuspid tooth.
Ecmovirus *m*: ecmovirus.
Econazol *s*: econazole.
Economo-Krankheit *w*: Economo's disease, encephalitis lethargica.
Ecothiopatiodid *s*: ecothiopate iodide, echothiophate iodide, echnothiophate iodide.
ECSO-Virus *m*: ecsovirus.
Ecthyma *s*: ecthyma.
Ectylurea *s*: ectylurea.
EC-Zellen: enterochromaffin cells.
Eczema fissum: fissured eczema.
Eczema siccum: dry eczema.
ED Abk. **Effektivdosis** *w*; **2. Einzeldosis** *w*: effective dose [*abbr*] ED; 2. single dose.
Edathamil-Dinatrium *s* Abk. **EDTA**: edathamil disodium.
Eddowes-Spurway-Syndrom *s*: Eddowes

disease.
edel: noble.
Edelgas *s*: noble gas, inert gas.
Edelmetall *s*: noble metal.
Edestin *s*: edestin.
Edinger-Bahn *w*: habenulodiencephalic tract of Edinger.
Editinsäure *w*: edetic acid.
Edman-Abbau *m*: Edman degradation.
Edrophoniumbromid *s*: edrophonium bromide.
Edrophoniumchlorid *s*: edrophonium chloride.
EDTA Abk. **Ethylendiamintetraessigsäure** *w*: ethylenediaminetetraacetic acid [*abbr*] EDTA.
Edwardsiella: Edwardsiella.
Edwards-Syndrom *s*: Edwards syndrome, trisomy 18 syndrome.
EED Abk. **Elektroendoosmose** *w*: electroendoosmosis.
EEG Abk. **Elektroenzephalographie** *w*: electroencephalography.
EEG-Potential, kortikales *s*: electrocortical potential.
EEG-Welle *w*: electroencephalographic wave.
E-Enzephalitis-Virus, japanischer *m*: Japanese E Encephalitis virus [*abbr*] JEE.
EEO Abk. **Elektroendoosmose** *w*: electroendoosmosis.
EF Abk. **Elongationsfaktor** *m*: elongation factor [*abbr*] EF.
E-Faktor *m* Abk. **Erythematodes-Faktor**: lupus erythematosus factor.
Effekt *m*: 1. effect; **kumulativer** ~ cumulation effect; **nachteiliger** ~ adverse effect; **parakriner** ~ paracrine effect; **photoelektrischer** ~ photoelectric effect; **piezoelektrischer** ~ piezoelectric effect; **spezifischer** ~ specific action; **zytopathischer** ~ cytopathic effect; 2. **kein** ~ **nachweisbar** no observed effect level [*abbr*] NOEL.
effektiv: effective, efficacious.
Effektivdosis *w* Abk. **ED**: effective dose [*abbr*] ED.

Effektivität w: effectiveness.
Effektor m: effector.
efferent: efferent, efferential.
Efferenz w: efference.
Effizienz w: efficiency.
Effizienzanalyse w: efficiency analysis.
Effleurage w: effleurage.
Effloreszenz w: efflorescence.
effloreszieren: effloresce.
Effluvium s: effluvium, shedding, outflow.
Effort-Syndrom s: effort syndrome, neurocirculatory asthenia, daCosta syndrome.
Efrapeptin s: efrapeptin.
Egesta w: egesta.
Eggers-Osteosyntheseplatte w: Eggers plate.
Ego s: ego, self.
Egoismus m: egotism.
Egomanie w: egomania.
egozentrisch: egocentric, self-centered.
Ehe w: marriage.
eheähnlich: quasi-marital.
Eheberatung w: marital counseling.
Ehegatte m: spouse.
ehelich: marital, conjugal.
Ehemann m: husband.
Eheproblem s: marital problem.
Ehlers-Danlos-Syndrom s: Ehlers-Danlos disease.
Ehrlich-Aszites m: Ehrlich tumor.
Ehrlich-Benzaldehydreaktion w: Ehrlich's test.
Ehrlich-Diazoreagens s: Ehrlich's diazo reagent.
Ehrlich-Immunkörper: Ehrlich's hemoglobinic bodies, Heinz bodies.
Ehrlich-Reagens s: Ehrlich's reagent, dimethylaminobenzaldehyde.
Ehrlich-Reaktion w: Ehrlich's test, paradimethylaminobenzaldehyde test.
Ehrlich-Seitenkettentheorie w: Ehrlich's side-chain theory.
Ehrlich-Tumor m: Ehrlich tumor.
Ei s: egg, ovum, ovule, ovium; **alezitales** ~ alecithal egg; **befruchtetes** ~ fertilized egg, oosperm; **isolezitales** ~ isolecithal egg; **telolezitales** ~ telolecithal egg, ectolecithal egg; **unbefruchtetes** ~ unfertilized ovum.
Ei-: oo-, ovo-.
EIA Abk. **Enzym-Immunassay**: enzyme immunoassay.
Eiablage w: oviposition, laying of eggs.
Eiche w: oak.
Eichel w: head of penis, glans.
eichen: calibrate.
Eichengalle w: gallnut.
Eichengerbsäure w: quercitannic acid.
Eichhorst-Krankheit w: Eichhorst's atrophy.
Eichkurve w: calibration curve.
Eichmaß s: gauge, gage.
Eichstandard m: calibration standard.
Eichstrich m: calibration mark.
Eichung w: calibration.
Eichwert m: calibration value.
Eid m: oath; **hippokratischer** ~ hippocratic oath.
Eidetik w: eidetics.
eidetisch: eidetic.
Eidotter m: egg-yolk, vitellus.
Eier enthaltend: oviferous.
eierlegend: oviparous, oogenic.
Eierstock m: ovarium, ovary, oophoron.
Eierstockentzündung w: oophoritis, ovaritis.
Eierstockerkrankung w: ovariopathy, oophoropathy.
Eierstockgravidität w: ovarian pregnancy.
Eierstockruptur w: rupture of an ovary, ovariorrhexis.
Eifersucht w: jealousy.
Eifersuchtswahn m: jelous delusion, jealousy mania; **alkoholischer** ~ alcoholic jealousy mania.
eifersüchtig: jealous.
eiförmig: egg-shaped, oviform, oval, ovoid.
Eifollikel m: ovarian follicle.
Eigelb s: yolk.
Eigelenk s: ellipsoidal joint.
Eigenabsorption w: self-absorption, indi-

vidual absorption.

Eigenart *w*: obstinacy.

Eigenbehandlung *w*: autotherapy, self-treatment.

Eigenblut *s*: autoblood.

Eigenblut-: autohemic.

Eigenblutbehandlung *w*: autohemotherapy.

Eigenbluttransfusion *w*: autologous transfusion.

Eigenfrequenz *w*: natural frequency.

Eigenfunktion *w*: characteristic function.

Eigenhemmung *w*: autogenous inhibition.

Eigenreflex *w*: idioreflex, self-induced reflex.

Eigenschaft *w*: property, characteristic, feature, aptitude, trait; **angeborene** ~ native trait; **biologische** ~ biological property; **dominante** ~ dominant trait; **rezessive** ~ recessive trait.

Eigenschwingung *w*: free oscillation.

Eigenserum *s*: autoserum, autologous serum.

Eigenserumbehandlung *w*: autoserum therapy.

eigensinnig: obstinate.

eigenständig: independent, self-contained.

Eigenstimulation *w*: self-stimulation, homostimulation.

Eigenstrahlung, charakteristische *w*: characteristic radiation.

Eignung *w*: fitness, aptitude.

Eignungsprüfung *w*: aptitude test.

Eihaut *w*: egg membrane, birth membrane, egg envelope, veil, caul.

Eiimplantation *w*: nidation.

Eiklar *s*: eggwhite.

Eikonometer *s*: eiconometer, eikonometer.

Eikultur *w*: chicken embryo culture.

Eileiter *m*: 1. salpinx, uterine tube, fallopian tube, oviduct; 2. **außerhalb des ~'s** extratubal; **innerhalb des ~'s** intratubal.

Eileiter-: ampullar.

Eileiterdurchblasung *w*: pertubation.

Eileiterdurchgängigkeit *w*: tube patency.

Eileiterentzündung *w*: salpingitis, inflam-

mation of fallopian tube.

Eileiterpertubation *w*: tubal insufflation, hydropertubation.

Eileiterruptur *w*: tubal rupture.

Eileiterschwangerschaft *w*: tubal pregnancy, ampullar pregnancy, fallopian pregnancy, oviductal pregnancy, salpingocyesis.

ein-: uni-, hemi-.

Ein-: in-.

Einäscherung *w*: cremation.

Einarmigkeit *w*: monobrachia.

einatmen: inspire.

einbalsamieren: embalm, mummify.

einbasisch: monobasic.

einbetten: embed, imbed.

Einbettung *w*: embedding.

Einbettungsmittel *s*: embedding medium, embedding agent, embedding compound.

Einbildung *w*: imagination.

Einblutung, konjunktivale *w*: subconjunctival hemorrhage.

Einbuchtung *w*: bay.

Eindampfung *w*: inspissation.

Eindellung *w*: pitting, well; **zentrale** ~ umbilication.

eindeutig: clear, unmistakable, well-defined.

eindicken: inspissate.

Eindickung *w*: inspissation.

Eindickungsmittel *s*: inspissant.

Eindimensionalität *w*: unidimensionality.

eindringen: invade, penetrate.

Eindringen *s*: invasion, penetration.

Eindringling *m*: invader.

Eindringtiefe *w*: depth of penetration.

Eindruck *m*: impression.

eindrücken: impress, depress.

eineiig: monovular, uniovular, univitelline, (twins) identical.

einengen: constrict, narrow.

Einengung *w*: narrowing.

einfach: simple, easy, single.

einfach-blind: single-blind.

Einfachheit *w*: facility.

einfältig: stupid.

Einfall *m*: sudden idea, incidence.

Einfalldosis *w*: entrance dose.
einfallen: invade.
einfallend: incident.
Einfallwinkel *m*: angle of incidence; **kritischer** ~ critical angle.
Einfangreaktion *w*: capture.
Einfassen *s*: trimming.
einfiedrig: semipenniform.
Einfluß *m*: influence, influx.
Einflußstauung *w*: inflow obstruction, superior vena cava syndrome.
einförmig: monotonous, uniform.
einfrieren: freeze.
Einfühlung *w*: empathy.
einführen: introduce.
Einführung *w*: introduction, intromission, passing.
Einführungsinstrument *s*: introducer.
Einführungteil *s*: shaft.
Einfülltrichter *m*: hopper.
Eingabe *w*: input.
Eingang *m*: entrance, portal, pore.
Eingangsbildfläche *w*: input image area.
Eingeborener: native.
eingedickt: inspissated.
eingekapselt: encapsuled, encysted, capsulated.
eingekeilt: impacted.
eingeklemmt: impacted, herniated.
eingelagert: embedded.
Ein-Gen-ein-Enzym-Hypothese *w*: one gene-one enzyme hypothesis.
eingerenkt: 1. reduced; 2. **nicht** ~ unreduced.
eingerissen: lacerated.
eingescheidet: intervaginal.
eingeschlechtlich: monosexual, unisexual.
eingeschlossen: embedded, enclosed.
eingeschränkt: limited, locked.
eingewachsen: ingrown, buried.
Eingeweide: viscera, bowel.
Eingeweide-: visceral, splanchnic.
Eingeweideekstrophie *w*: visceral ectopia.
Eingeweideektopie *w*: splanchnectopia.
Eingeweideepithel *s*: visceral epithelium.
Eingeweidemesoderm *s*: splanchnic mesoderm.

Eingeweidesack *m*: visceral bag.
Eingeweideschädel *m*: viscerocranium, splanchnocranium.
Eingeweideschmerz *m*: visceral pain, visceralgia.
Eingeweidetetanus *m*: splanchnic tetanus.
Eingeweidevorfall *m*: visceroptosis, splanchnoptosis.
Eingeweidewurm *m*: endoparasite.
eingipflig: unimodal, with one peak.
Eingliederung *w*: integration, insertion, habilitation.
eingrenzen: focalize, limit.
Eingriff *m*: surgery, operation, intervention; **arthroskopischer** ~ arthroscopic surgery; **definitiver** ~ definitive surgery; **elektiver** ~ elective surgery; **explorativer** ~ exploratory surgery; **großer** ~ major surgery, capital operation; **kleiner** ~ minor surgery; **offener** ~ open operation; **orthopädischer** ~ orthopedic surgery; **stereotaktischer** ~ stereotaxic surgery.
Eingruppierung *w*: grouping, grading.
Einheit *w*: unit [*abbr*] U, entity; **abgeleitete** ~ derived unit; **elektrostatische** ~ electrostatic unit; **fetoplazentare** ~ fetoplacental unit; **internationale** ~ international unit [*abbr*] IU; **motorische** ~ motor unit, muscle unit; **nosologische** ~ nosologic entity; **plaquebildende** ~ plaque-forming unit [*abbr*] PFU.
einheitlich: uniform.
Einheitsmembran *w*: unit membrane.
Einheitszelle *w*: unit cell.
Einhorn-Fadentest *m*: Einhorn string test.
einhüllen: coat, envelop.
einkammerig: monolocular.
einkapseln: encapsidate, encyst.
Einkapselung *w*: encapsulation, incapsulation, encystation, encystment.
einkeilen: impact.
Einkeilung *w*: impaction, gomphosis, incuneation, sphenosis.
Einkeilung im Geburtskanal: paragomphosis, impaction in birth canal.
Einkerbung *w*: incisure, indentation.

einkernig: mononuclear.

einklemmen: entrap, jam.

Einklemmung *w*: entrapment, impaction, herniation.

Einkoten *s*: encopresis.

einkreuzen: incross.

Einlage *w*: inlay, insert; **orthopädische** ~ inlay, arch support; **steife** ~ stiffening.

Einlagerung *w*: inclusion, storage.

Einlauf *m*: enema, clyster; **hoher** ~ high enema; **rektaler** ~ rectoclysis.

Einlaufreposition *w*: hydrostatic reduction.

einleiten: induce.

Einleitung *w*: induction; **embryonale** ~ embryonic induction; **neuronale** ~ spinal induction.

Einlinsensystem *s*: simple microscope.

Einmal-: one-way, disposable.

einmalig: single, unique.

Einmalspritze *w*: disposable syringe.

einmal täglich: once a day.

Einmündung *w*: embouchement, abouchement.

Einnässen *s*: enuresis, bedwetting.

einnässend: enuretic.

Einnistung *w*: nidation, innidation.

einpinseln: paint.

Einpinselung *w*: painting.

einprägen: imprint.

Einpudern *s*: inspersion.

einquetschen: crush.

Einreibemittel *s*: unction, anatriptic.

einreiben: inunct, rub.

Einreiben *s*: unction.

Einreibung *w*: inunction, inunctum, infriction, perfrication, embrocation, illinition.

einreihen: rank.

einreißen: fissure, lacerate.

einrenken: reduce.

Einrenken *s*: reduction.

Einrichten *s*: repositioning, alinement, alignment.

Einrichtung *w*: institution, facility, setting, repositioning, rectification; **sanitäre** ~ sanitation.

einritzen: scratch, scarify.

Einsamkeit *w*: loneliness, lonesomeness, solitude.

Einsatzfolge *w*: interpolated schedule.

einsaugen: imbibe, absorb.

Einschätzung *w*: estimation, rating.

einscheiden: vaginate.

einschichtig: unilaminar, monostratified.

einschieben: thrust.

einschläfernd: soporific, somniferous, somnifacient, somnific.

einschlafen: fall asleep.

Einschlafstadium *s*: predormitium.

Einschlafstörung *w*: disorder of initiating sleep.

einschleppen: introduce.

einschließen: enclose.

Einschluß *m*: inclusion, enclosure, entrapment; **intrazellulärer** ~ cell inclusion; **metachromatischer** ~ metachromatic substance.

Einschlußblenorrhö *w*: inclusion blenorrhea.

Einschlußkörperchen *s*: inclusion body [*abbr*] IB.

Einschlußkörperchenenzephalitis Dawson *w*: inclusion body encephalitis, Dawson's encephalitis, subacute sclerosing panencephalitis [*abbr*] SSPE.

Einschlußkörperchenkonjunktivitis *w*: inclusion conjunctivitis, paratrachoma.

Einschlußkörperchenkrankheit, zytomegale *w*: inclusion disease.

Einschlußkonjunktivitis *w*: inclusion conjunctivitis, paratrachoma.

Einschlußverbindung *w*: clathrate.

Einschlußzyste *w*: inclusion cyst.

einschmelzen: melt, fuse.

einschmelzend: melting, liquefacient.

Einschmelzung *w*: melting; **entzündliche** ~ inflammatory softening.

einschneiden: incise, indent, (obstetrics) incrown.

Einschneiden *s*: crowning, molding, incision.

Einschnitt *m*: incisure, kerf, indentation, snick.

Einschnürung *w*: constriction; **zentrische**

~ centric constriction.

einschränken: limit, restrain.

Einschußverletzung w: in-shot wound, entrance wound.

einseitig: unilateral, one-sided, single-tail.

Einsetzen der Wehen: labor onset.

Einsicht w: insight, discernment.

Einsichtsfähigkeit w: discerning ability.

einsichtslos: undiscerning.

einspeicheln: insalivate.

Einspritzung w: injection, jab.

einstämmig: monophyletic.

Einstauchung w: gomphosis, incuneation, clavation.

einstellbar: variable, adjustable.

einstellen: adjust, focus, (obstetrics) engage.

Einstellen s: focusing.

Einstellgenauigkeit w: accuracy of adjustment.

Einstellnystagmus m: positional nystagmus, postural nystagmus.

Einstellung w: (psychology) attitude, mental set, adjustment, (obstetrics) position, presentation, engagement.

Einstellungsänderung w: change of attitude.

Einstellungsbündel s: attitude cluster.

Einstellungsskala w: attitude scale.

Einstellungstheorie w: set theory.

Einstellungstubus m: adjusting cone.

Einstich m: puncture, insertion.

einstrangig: single-stranded.

einstufen: grade.

Einsubstratreaktion w: one-substrate reaction.

Eintagesfieber s: ephemeral fever.

eintauchen: dip, immerse.

Einthoven-Dreieck s: Einthoven triangle.

Eintrag m: inscription.

eintreten: engage.

Eintrittsblock m: entrance block.

Eintrittspforte w: portal of entry.

Eintrittspunkt m: entry.

eintröpfeln: instill.

Einverständniserklärung w: informed consent.

einwachsen: ingrow.

Einwachsen s: ingrowth.

einwachsend: ingrowing.

einwärts: intrad, ectoentad, entad.

Einwärtsbiegung w: inflexion, inflection, introflexion.

Einwärtsrollen s: intorsion, conclination.

Einwärtsschielen s: internal strabismus, convergent strabismus.

einwärtswenden: introvert.

einwandern: immigrate.

Einwanderung w: immigration.

Einweg-: single-use.

Einwegartikel m: disposable.

Einwegspritze w: disposable syringe.

einwertig: univalent.

einwickeln: infold, pack.

einwilligen: consent.

Einwilligung w: consent.

einzeitig: one-stage.

Einzelaufgabe w: item.

Einzeldarstellung w: specification.

Einzeldosis w Abk. **ED:** single dose.

Einzelfallarbeit w: case work.

Einzelfallmethode w: case study method.

Einzelfallstudie w: case study.

Einzelknopfnaht w: button suture.

Einzelkopie-Gen s: single-copy gene.

Einzelkopie-Plasmid s: single-copy plasmid.

Einzeller m: protozoan organism, protist.

einzellig: monocellular, unicellular.

einzeln: individual, discrete.

Einzelpackung w: individual pack.

Einzelpraxis w: individual practice.

einzelsträngig: single-stranded.

Einzelstrangbruch m: single strand break, nick.

Einzelstrang-Desoxyribonukleinsäure w: single-stranded deoxyribonucleic acid.

Einzeltest m: individual test.

einzigartig: unique.

Einziehung w: retraction, indrawing; **systolische** ~ systolic retraction.

einzwängen: squeeze, intrude.

Eiplasma s: ovoplasm.

Eipol m: pole; **vegetativer** ~ vitelline pole.

Eis s: ice.

Eisbeutel *m*: ice bag.
Eisen *s* Abk. **Fe: 1.** ferrum [*abbr*] Fe, iron; **freies** ~ available iron; **reduziertes** ~ reduced iron, Querenne's iron; **2. aus** ~ siderogenous.
Eisen-: ferric.
Eisenadenylat *s*: iron adenylate.
Eisenalbuminat *s*: iron albuminate.
Eisenarsenid *s*: iron arsenide.
Eisenazetat *s*: iron acetate.
Eisenbahnnystagmus *m*: railroad nystagmus, optokinetic nystagmus.
Eisenbahnrücken *m*: hysterical spine.
Eisenbehandlung *w*: ferrotherapy.
eisenbildend: siderogenous.
Eisenbindungskapazität *w* Abk. **EBK**: iron-binding capacity [*abbr*] IBC.
Eisencholinzitrat *s*: ferrocholinate.
Eisen-Dextran-Komplex *m*: iron-dextran complex.
Eisenfärbung *w*: iron stain.
Eisenglukonat *s*: iron gluconate, ferrous gluconate.
Eisenhämatoxylin *s*: iron hematoxylin.
Eisenhämatoxylinlösung *w*: Weigert's iron hematoxylin, Weigert solution.
eisenhaltig: ferrous, ferreous, ferriferous, ferrugineous.
Eisenhydroxyd *s*: iron hydroxide.
Eisenjodid *s*: iron iodide, ferrous iodide.
Eisen(II)-Karbonat *s*: iron carbonate.
Eisenkinetik *w*: ferrokinetics.
Eisenkonzentration *w*: iron level; **erhöhte** ~ hyperferremia.
Eisenlaktat *s*: iron lactate.
Eisenmangel *m*: iron deficiency, sideropenia.
Eisenmangelanämie *w*: iron-deficiency anemia, hypoferric anemia, asiderotic anemia, sideropenic anemia.
Eisenmenger-Komplex *m*: Eisenmenger complex, Eisenmenger's tetralogy.
Eisenmenger-Syndrom *s*: Eisenmenger syndrome.
Eisennephropathie *w*: iron nephropathy.
Eisenphosphat *s*: iron phosphate.
Eisenreaktion *w*: hemosiderin test.

eisensauer: ferrate.
Eisenspeicher: iron stores.
Eisenspeicherkrankheit *w*: iron storage disease.
Eisensulfat *s*: iron sulfate.
Eisenthiocyanat *s*: iron thiocyanate.
Eisenvalerianat *s*: iron valerianate.
Eisenzitrat *s*: iron citrate.
eisern: iron.
Eisessig *m*: glacial acetic acid.
Eispackung *w*: ice pack.
Eisprung *m*: ovulation.
Eisprungbestimmung *w*: ovulation timing.
Eisstückchen *s*: cracked ice.
Eiswasser *s*: ice-water.
Eiswürfel *m*: ice cube.
Eiter *m*: pus, matter; **bläulicher** ~ blue pus; **käsiger** ~ cheesy pus.
eiterabwehrend: pyophylactic.
Eiteransammlung *w*: gathering; **intraabdominelle** ~ celiopyosis.
eiterartig: puriform, pyoid.
Eiterauswurf *m*: pyoptysis.
Eiterbakterium *s*: pyogenic bacteria.
eiterbildend: pyogenic, suppurative.
Eiterbildung *w*: pyogenesis, pyosis, pyopoiesis.
Eitererbrechen *s*: pyemesis, pyoemesis.
Eitergeschwür *s*: suppurating ulcer, fester.
Eiterhöhle *w*: pyorrhea pocket.
Eiterkörperchen *s*: pus corpuscle, pyocyte.
eiterlos: apyetous, apyogenous.
Eitermetastase *w*: septicopyemia.
eitern: suppurate, fester.
Eitersackniere *w*: infected hydronephrosis, pyonephrosis.
Eiterung *w*: suppuration, purulence.
Eiterzyste *w*: cyst with pus, pyocyst.
eitragend: oviferous.
Eitransfer *m*: egg transfer.
Eitransport *m*: egg transport, ovum transport.
eitrig: purulent, suppurative, pyogenic, pyogenous, mattery.
eitrig-fibrinös: fibrinopurulent.

eitrig-serös: seropurulent.

Eiweiß *s* Abk. **EW:** protein; **fibrilläres ~** fibrous protein; **globuläres ~** globular protein; **körpereigenes ~** autologous protein; **körperfremdes ~** heterologous protein; **tierisches ~** animal protein.

eiweißähnlich: glairy, protein-like.

Eiweißbedarf *m*: protein requirement.

Eiweißbindung *w*: binding of protein, proteopexy.

Eiweißdiät *w*: protein diet, acid-ash diet.

Eiweißgehalt *m*: protein content.

Eiweißhülle *w*: protein coat.

Eiweiß hydrolysieren: peptonize.

Eiweiß-Kalorien-Unterernährung *w*: protein-calorie malnutrition [*abbr*] PCM.

Eiweißkörper *m*: protein, albumin.

Eiweißkonformation *w*: protein conformation.

Eiweißkonzentration *w*: protein concentration.

Eiweißmangel *m*: protein deficiency.

Eiweißminimum *s*: protein minimum.

Eiweißprobe *w*: protein test.

Eiweißquotient *m* Abk. **EQ:** protein ratio.

eiweißreich: protein-rich.

Eiweißschock *m*: protein shock.

Eiweißstoffwechsel *m*: protein metabolism.

Eiweißsynthese *w*: protein synthesis.

Eiweißverbindung *w*: protein compound, albuminate.

eiweißverlierend: protein-losing.

Eiweißverlust *m*: protein loss.

Eiweißverlustsyndrom *s*: protein-losing enteropathy [*abbr*] PLE.

Eizelle *w*: egg cell, ovum.

Ejaculatio *w*: ejaculation.

Ejaculatio deficiens: inadequate ejaculation.

Ejaculatio praecox: premature ejaculation, prospermia.

Ejakulat *s*: ejaculate, ejaculum.

Ejakulation *w*: ejaculation; **vorzeitige ~** premature ejaculation.

Ejakulations-: ejaculatory.

Ejakulationsreflex *m*: ejaculation reflex.

Ejakulationsstörung *w*: ejaculation disorder.

Ejakulationszentrum *s*: ejaculation center, spinogenital center.

ejakulieren: ejaculate.

Ejektionsfraktion *w*: ejection fraction.

Ek-: ec-, ex-.

EKB Abk. **Elektrokrampfbehandlung** *w*: electroconvulsive shock [*abbr*] ECS, electroconvulsive treatment [*abbr*] ECT, electroshock therapy [*abbr*] EST.

Ekbom-Syndrom *s*: Ekbom syndrome, restless legs.

Ekchondrom *s*: ecchondroma.

Ekchondrose *w*: ecchondrosis.

Ekchymose *w*: ecchymosis; **subunguale ~** hyponychon.

ekchymotisch: ecchymotic, blood-shot.

Ekel *m*: nausea, queasiness, disgust.

ekelerregend: nauseating.

ekelhaft: nauseous.

EKG Abk. **Elektrokardiographie** *w*: electrocardiography [*abbr*] ECG.

EKG-Lineal *s*: ecameter.

Ekgonin *s*: ecgonine.

ekkrin: eccrine.

Eklampsie *w*: eclampsia, eclamptic toxemia, glomerular capillary endotheliosis.

eklampsieauslösend: eclamptogenic.

eklamptisch: eclamptic.

Eklipse *w*: eclipse.

Ekmnesie *w*: ecmnesia.

Ekosit *m*: ecosite, oikosite.

Ekphorie *w*: ecphoria.

Ekstase *w*: ecstasy, trance.

Ekstrophie *w*: exstrophy, extrophy, ecstrophy.

EKT Abk. **Elektrokrampftherapie** *w*: electroconvulsive shock [*abbr*] ECS, electroconvulsive treatment [*abbr*] ECT, electroconvulsive therapy, electroshock therapy [*abbr*] EST, shock therapy.

-ektasie: -ectasis.

Ektasie *w*: ectasia, ectasis.

ektatisch: ectatic.

Ekthym *s*: ecthyma.

Ekthyma syphiliticum: pustular syphilid,

ecthymatous syphilid.

Ekto-: ecto-.

Ektobiologie *w*: ectobiology.

Ektoblast *m*: ectoderm, ectoblast, epiblast.

Ektoderm *s*: ectoderm, ectoblast, epiblast; **basales** ~ basal ectoderm; **extraembryonales** ~ extraembryonic ectoderm; **oberflächliches** ~ superficial ectoderm, epithelial ectoderm; **primitives** ~ primitive ectoderm, blastodermic ectoderm, Rauber's layer.

ektodermal: ectodermal.

Ektodermaldysplasie *w*: ectodermal dysplasia; **anhidrotische** ~ anhidrotic ectodermal dysplasia; **hidrotische** ~ hidrotic ectodermal dysplasia; **kongenitale** ~ congenital ectodermal defect.

Ektodermatose *w*: ectodermatosis, ectodermosis.

Ektodermose *w*: ectodermosis, ectodermatosis.

Ektodermosis erosiva pluriofficialis: ektodermosis erosiva pluriofficialis, Stevens-Johnson syndrome.

Ektodermzelle *w*: ectodermal cell.

Ektoenzym *s*: ectoenzyme.

Ektoglia *w*: ectoglia.

ektogon: ectogenous.

Ektogonie *w*: ectogony.

Ektokardie *w*: ectocardia.

Ektomere *w*: ectomere.

-ektomie: -ectomy.

Ektomie *w*: excision, surgical removal.

ektomorph: ectomorph.

Ektomorphie *w*: ectomorphy.

ektop: ectopic.

Ektopagie *w*: ectopagia.

Ektoparasit *m*: ectoparasite, ecoparasite, ecosite; **tierischer** ~ ectozoic parasite.

Ektoparasitismus *m*: ectoparasitism.

Ektophyt *m*: ectophyte.

ektophytisch: ectophytic.

Ektopie *w*: ectopia, dystopia, heterotopia, heterotaxia, ectopic teratism.

Ektoplasma *s*: ectoplasm, exoplasm, cortical cytoplasma.

ektoplastisch: ectoplastic.

Ektoplazenta *w*: ectoplacental cone.

Ektothrix *m*: ectothrix.

Ektotoxin *s*: ectotoxin, exotoxin.

Ektozoon *s*: ectozoon, ectoparasite.

Ektozyste *w*: ectocyst.

Ektrodaktylie *w*: ectrodactyly, oligodactyly.

Ektromelie *w*: ectromelia, ectrogenic teratism.

Ektropion *s*: ectropion.

ektropionieren: ectropionize, evert.

Ektropionierung *w*: ectropionization.

Ektropium *s*: ectropion; **mechanisches** ~ mechanical ectropion; **paralytisches** ~ paralytic ectropion, flaccid ectropion.

Ektropium senile: senile ectropion.

Ektropodie *w*: ectropody.

Ektrosyndaktylie *w*: ectrosyndactyly.

Ektypie *w*: ectypia, ectype.

EKyG Abk. **Elektrokymographie** *w*: electrokymography [*abbr*] EKY.

Ekzem *s*: eczema, eczematoid dermatitis, eczematoid reaction; **allergisches** ~ allergic eczema; **atopisches** ~ atopic eczema, infantile eczema, atopic dermatitis; **autoallergisches** ~ autoallergic eczema; **bullöses** ~ bullous eczema; **diskoides** ~ nummular eczema; **dyskeratotisches** ~ dyskeratotic eczema; **endogenes** ~ atopic eczema; **generalisiertes** ~ autoeczematization, autosensitization dermatitis, secondary spread; **lichenförmiges** ~ lichenoid eczema; **nässendes** ~ moist tetter; **nummuläres** ~ nummular eczema; **phlyktenuläres** ~ phlyctenular eczema; **pustulöses** ~ pustular eczema; **seborrhoisches** ~ seborrheic dermatitis.

Ekzema herpeticatum: eczema herpeticatum, Kaposi's varicelliform eruption.

Ekzema infantum: infantile eczema.

ekzemartig: eczematoid.

Ekzem-Asthma-Heuschnupfen-Komplex *m*: eczema, asthma, and hay fever complex [*abbr*] EAHF complex.

ekzematös: eczematous.

Ekzembildung *w*: eczematization.

Ekzenter *m*: eccentric.

ekzentrisch: eccentric.
Elaidinsäure w: elaidic acid.
Elaiom s: paraffinoma, paraffin tumor.
Elastance w: elastance.
Elastase w: elastase.
Elastica w: elastic membrane.
Elastin s: elastin.
elastisch: elastic, stretchy.
Elastizität w: elasticity.
Elastoblast m: elastoblast.
Elastoid s: elastoid.
Elastoidose w: elastoidosis.
Elastom s: elastoma.
Elastomer s: elastomer.
Elastometer s: elastometer.
Elastomyofibrom s: elastofibroma.
Elastorrhexis w: elastorrhexis.
Elastorrhexis generalisata: pseudoxanthoma elasticum, Grönblad-Strandberg syndrome.
Elastose w: 1. elastosis; noduläre ~ nodular elastosis; 2. noduläre ~ der Haut nodular elastosis of the skin, Favre-Racouchot syndrome.
Elastosis senilis: senile elastosis.
Eledoisin s: eledoisin.
Eleidin s: eleidin.
Elek-Ouchterlony-Test m: Ouchterlony technique.
elektiv: elective.
Elektra-Komplex m: Electra complex.
elektrisch: electric.
elektrisieren: electrify.
Elektrizität w: electricity.
Elektrizitätsmenge w: electric quantity [abbr] Q.
Elektroablation w: electroablation.
Elektroakkupunktur w: electroaccupuncture.
Elektroanästhesie w: electroanesthesia, electrical anesthesia.
Elektroanalgesie w: electroanalgesia, electrical analgesia.
Elektrobioskopie w: electrobioscopy.
Elektroblotting s: electroblotting.
Elektrochirurgie w: electrosurgery.
elektrochirurgisch: electrosurgical.

Elektrode w: electrode; aktive ~ active electrode, therapeutic electrode; implantierte ~ implanted electrode; indifferente ~ indifferent electrode, fixed electrode; ionenselektive ~ ion-selective electrode.
Elektrodesikkation w: electrodesiccation, fulguration.
Elektrodiagnostik w: electrodiagnosis.
elektrodiagnostisch: electrodiagnostic.
Elektrodialyse w: electrodialysis.
Elektrodynamik w: electrodynamics.
Elektroeluation w: electroeluation.
Elektroendoosmose w Abk. EEO: electroendoosmosis.
Elektroenzephalogramm s: electroencephalogram.
Elektroenzephalographie w Abk. EEG: electroencephalography [abbr] EEG.
Elektrofokussierung w: electrofocussing.
Elektrofusion w: electrofusion.
elektrogalvanisch: electrogalvanic.
Elektrogastrogramm s: electrogastrogram.
Elektrogastrographie w: electrogastrography.
elektrogen: electrogenic.
Elektrogoniometer s: electrogoniometer.
Elektrogramm s: electrogram.
Elektrographie w: electrography.
Elektrogustometer s: electrogustometer.
Elektrogustometrie w: electrogustometry.
Elektrohysterogramm s: electrohysterogram.
Elektrohysterographie w: electrohysterography.
Elektroimmunodiffusion w: electroimmunodiffusion.
Elektroimmunopräzipitation w: electroimmunoprecipitation.
Elektrokapillarität w: electrocapillarity, electrocapillary action.
Elektrokardiogramm s Abk. EKG: electrocardiogram; fernregistriertes ~ telecardiography.
Elektrokardiograph m: electrocardiograph.

Elektrokardiographie *w*: electrocardiography [*abbr*] ECG; **intrakardiale** ~ intracordial electrocardiography, endocardiography; **präkordiale** ~ precordial electrocardiography.

Elektrokardioversion *w*: electroversion.

Elektrokatalyse *w*: electrocatalyses.

Elektrokauter *m*: cauter.

Elektrokauterisation *w*: electrocauterization, electric cautery.

Elektrokauterresektion *w*: igniextirpation.

Elektrokauterschnitt *m*: acusection.

Elektrokoagulation *w*: electrocoagulation, electric coagulation, diathermocoagulation.

elektrokoagulieren: electrocoagulate.

Elektrokochleogramm *s*: electrocochleogram.

Elektrokochleographie *w*: electrocochleography [*abbr*] E. Coch. G.

Elektrokortikogramm *s*: electrocorticogram, corticogram, depth recording.

Elektrokortikographie *w*: electrocorticography.

Elektrokrampf *m*: electrotherapeutic shock.

Elektrokrampf-: electroconvulsive.

Elektrokrampftherapie *w* Abk. **EKT**: electroconvulsive shock [*abbr*] ECS, electroconvulsive treatment [*abbr*] ECT, electroshock therapy [*abbr*] EST, shock therapy.

Elektrokymogramm *s*: electrokymogram.

Elektrokymographie *w* Abk. **EKyG**: electrokymography [*abbr*] EKY.

Elektrolaryngogramm *s*: electrolaryngogram.

Elektrolaryngographie *w*: electrolaryngography, electroglottography, glottography.

Elektrolumineszenz *w*: electroluminescence.

Elektrolunge *w*: electrophrenic respirator.

Elektrolyse *w*: electrolysis, galvanolysis.

Elektrolysegerät *s*: electrolyzer.

elektrolysieren: electrolyse.

Elektrolyt *s*: electrolyte.

Elektrolytersatz *m*: electrolyte substitution.

Elektrolythaushalt *m*: electrolyte balance.

elektrolytisch: electrolytic.

elektromagnetisch: electromagnetic.

Elektromanometer *s*: electromanometer.

Elektromanometrie *w*: electromanometry.

Elektrometer *s*: electrometer.

elektrometrisch: electrometric.

Elektromyogramm *s* Abk. **EMG**: electromyogram [*abbr*] EMG.

Elektromyographie *w* Abk. **EMG**: electromyography.

Elektron *s*: electron.

Elektronarkose *w*: electronarcosis, galvanonarcosis.

elektronegativ: electronegative.

Elektronenbeschleuniger *m*: electron accelerator.

Elektronenbestrahlung, intrakavitäre *w*: endoelectrontherapy.

elektronendicht: electron-dense.

Elektronendichte *w*: electron density.

Elektronendonator *m*: electron donor.

Elektronenladung *w*: electron charge.

Elektronenlinse *w*: electron lens.

Elektronenmasse *w*: electronic mass.

Elektronenmikroskop *s* Abk. **EM**: electron microscope, supermicroscope.

Elektronenmikroskopie *w*: electron microscopy.

elektronenmikroskopisch: electron-microscopic.

Elektronenpaar *s*: electron pair.

Elektronenspinresonanz *w*: electron spin resonance [*abbr*] ESR, electron paramagnetic resonance.

Elektronenstrahl *m*: electron beam.

Elektronentransport *m*: electron transport.

Elektronenübertragung *w*: electron transfer.

Elektronenüberträger *m*: electron carrier.

Elektronenvervielfacher *m*: photomultiplier.

Elektroneuromyographie *w*: electroneuromyography.

Elektronik *w*: electronics.

elektronisch: electronic.

Elektronvolt *s*: electronvolt.

Elektronystagmographie *w* Abk. **ENG**: electronystagmography [*abbr*] ENG.

Elektrookulographie *w*: electrooculography.

Elektropherogramm *s*: electrophoretogram, ionopherogram.

elektrophil: electrophile.

Elektrophorese *w*: electrophoresis, electric chromatography.

elektrophoretisch: electrophoretic.

elektrophrenisch: electrophrenic.

Elektrophysiologie *w*: electrophysiology.

elektrophysiologisch: electrophysiologic.

Elektroporation *w*: electroporation, electric field-mediated DNA transfer.

elektropositiv: electropositive.

Elektroprothese *w*: electroprosthesis.

Elektropunktur *w*: electropuncture.

Elektroradiometer *s*: electroradiometer.

Elektroresektion *w*: electroresection, electroexcision.

Elektroretinogramm *s* Abk. **ERG**: electroretinogram [*abbr*] ERG.

Elektroretinographie *w*: electroretinography.

Elektroschock *m*: electroshock, electrotherapeutic shock, electrofit.

Elektroschocktherapie *w*: electroshock therapy [*abbr*] EST, electroconvulsive shock [*abbr*] ECS, electroconvulsive treatment [*abbr*] ECT.

Elektrosonde *w*: electric probe, telephonic probe.

Elektrospektrogramm *s*: electrospectrogram.

Elektrospektrographie *w*: electrospectrography.

Elektrospinographie *w*: electrospinography.

Elektrostimulationsanalgesie *w*: electric analgesia.

Elektrosynhärese *w*: electrosyneresis, immunofiltration.

Elektrotaxis *w*: electrotaxis, galvanotaxis.

Elektrotherapie *w*: electrotherapy.

Elektrotomie *w*: electrotomy.

elektrotonisch: electrotonic.

Elektrotonus *m*: electrotonus, galvanotonus.

Elektrotransfektion *w*: electrotransfection.

Elektrotrokar *s*: electrotrephine.

Elektroureterogramm *s*: electroureterogram.

Elektrozystographie *w*: electrocystography.

Element *s*: element; **knochenaffines** ~ bone-seeker; **radioaktives** ~ radioactive element, radioelement.

elementar: elementary.

Elementarkörperchen *s*: elementary body [*abbr*] EB.

Elementarmembran *w*: unit membrane.

Elementarteilchen *s*: elementary particle.

Elemicin *s*: elemicin.

Eleopten *s*: eleoptene.

Elephantiasis *w*: elephantiasis, filarial elephantiasis.

elephantiasisartig: elephantoid.

Elephantiasis neurofibromatosa: elephantiasis neurofibromatosa, pachydermatocele.

Elevation *w*: elevation, eminence.

Elevatorium *s*: elevator.

Elfenbein *s*: ivory.

elfenbeinartig: eburneous, ivory.

Elfenbeintumor *m*: ivory osteoma.

Elfengesichtsyndrom *s*: elfin face syndrome.

Elimination *w*: elimination.

Eliminationsrate *w*: elimination rate.

eliminieren: eliminate.

ELISA Abk. **Enzym-gekoppelter Immunoassay** *m*: enzyme-linked immunosorbent assay [*abbr*] ELISA.

Elixir *s*: elixir.

Ellbogen *m*: elbow, ancon, ulna.

Ellbogenfixierknöchelchen *s*: funny bone.

Ellbogengelenk *s*: elbow joint.

Ellbogengelenkentzündung *w*: anconitis, olecranarthocace.

Ellbogengelenkerkrankung *w*: olecran-arthropathy.

Ellbogengrube *w*: cubital fossa, chelidon.

Elle *w*: ulna.

Elliot-Lagerung *w*: Elliot's position.

Elliot-Skotom *s*: Elliot sign.

Ellipse *w*: ellipse.

ellipsoid: ellipsoid, ellipsoidal.

Ellipsoidgelenk *s*: ellipsoid articulation.

Elliptozyt *m*: elliptocyte, ovalocyte, cameloid cell.

elliptozytär: elliptocytic, elliptocytary, elliptocytotic, ovalocytary.

Elliptozytose *w*: elliptocytosis, ovalocytosis; **hereditäre** ~ elliptocytic anemia, Dresbach syndrome, ovalocytary anemia.

Ellis-van Creveld-Syndrom *s*: Ellis-van Creveld syndrome, chondroectodermal dysplasia.

Ellsworth-Howard-Phosphaturietest *m*: Ellsworth-Howard test.

Elongation *w*: elongation.

Elongationsfaktor *m* Abk. **EF**: elongation factor [*abbr*] EF, peptide elongation factor.

elongieren: elongate.

Elsberg-Riechprüfung *w*: Elsberg's test.

elterlich: parental.

Eltern: parents.

Elterngeneration *w*: parental generation.

Elternschaft *w*: parenthood, parentage.

Elternteil *s*: parent, progenitor.

Eluat *s*: eluate.

Eluierung *w*: elution.

Elution *w*: elution, elutriation.

Elzholz-Körperchen: Elzholz bodies.

EM Abk. **Elektronenmikroskop** *s*: electron microscope.

Emaille *w*: enamel.

Emanation *w*: emanation.

Embden-Meyerhof-Stoffwechsel *m*: Embden-Meyerhof pathway.

Embolektomie *w*: embolectomy; **pulmonale** ~ pulmonary embolectomy, Trendelenburg's operation.

Embolie *w*: embolism; **arterielle** ~ arterial embolism, artery embolism; **massive** ~ macroembolism; **paradoxe** ~ paradoxical embolism, crossed embolism; **septische** ~ infective embolism; **venöse** ~ venous embolism; **zerebrale** ~ cerebral embolism.

emboliform: emboliform.

Embolisation *w*: embolization; **therapeutische** ~ embolotherapy.

embolisch: embolic.

embolisieren: embolize.

Embolisierung *w*: embolization.

Embolus *m*: embolus; **reitender** ~ saddle embolus, pantaloon embolus.

Embryo *m*: 1. embryo; 2. **einen ~ tragend** embryoniferous.

Embryo-: embryo-.

Embryoblast *m*: embryoblast, embryonal knot.

Embryogenese *w*: embryogenesis.

Embryoid *s*: embryoid body.

Embryokardie *w*: embryocardia, fetal rhythm.

Embryokultur *w*: embryo culture.

Embryologie *w*: embryology [*abbr*] embryol; **experimentelle** ~ experimental embryology; **vergleichende** ~ comparative embryology.

embryologisch: embryologic.

Embryom *s*: embryoma.

embryomorph: embryomorphous.

Embryonal-: embry-.

embryonal: embryonal, embryonic, embryomorphous.

Embryonalentwicklung *w*: embryo development, embryogeny, prenatal development, fetal development.

Embryonalkarzinom *s*: embryonal carcinoma.

Embryonalkatarakt *s*: embryonal cataract.

Embryonalkreislauf *m*: primary embryonic circulation, embryonic circulation.

Embryonalmedizin *w*: embryatrics.

Embryonalorgan *s*: embryonic organ.

Embryonalphysiologie *w*: antenatal physiology.

Embryonalzelladenom *s*: embryonal adenoma.

Embryonentod verursachend: embryocidal.

Embryonentötung *w*: embryoctony.

Embryonentransfer *m*: embryo transfer; **intratubarer** ~ gamete intrafallopian transfer [*abbr*] GIFT.

Embryopathia rubeolosa: rubella embryopathy.

Embryopathie *w*: embryopathy.

embryoplastisch: embryoplastic.

Embryotomie *w*: embryotomy.

embryotoxisch: embryotoxic.

Embryotoxizität *w*: embryotoxicity.

Embryotoxon *s*: embryotoxon.

Embryotoxon corneae posterius: Rieger's anomaly, Rieger syndrome, Rieger's dysgenesis.

Embryotrophe *w*: embryotroph.

Embryotrophie *w*: embryotrophy.

embryotrophisch: embryotrophic.

EMC Abk. **Enzephalomyokarditis** *w*: encephalomyocarditis [*abbr*] EMC.

Emeiozytose *w*: emeiocytosis.

Emepronium *s*: emepronium bromide.

Emeproniumbromid *s*: emepronium bromide.

Emesis *w*: emesis, vomiting.

Emetikum *s*: emetic, vomitory.

Emetin *s*: emetine.

Emetinhydrochlorid *s*: emetine hydrochloride.

Emeto-: emet-.

EMG Abk. **Elektromyogramm** *s*: electromyogram [*abbr*] EMG.

EMG-Syndrom Abk. **Exomphalos-Makroglossie-Gigantismus-Syndrom** *s*: Beckwith-Wiedemann syndrome.

Emigration *w*: emigration.

Emiose *w*: emiocytosis.

Emiozytose *w*: emiocytosis.

Emissarium *s*: emissarium.

Emission *w*: emission.

Emissionscomputertomographie *w*: computed tomographic scintigraphy.

Emissionsspektrum *s*: emission spectrum.

EMIT Abk. **homologer Enzym-Immunoassay** *m*: enzyme-multiplied immunoassay technique [*abbr*] EMIT.

emittieren: emit.

Emmenagogum *s*: emmenagogue.

Emmet-Operation *w*: Emmet's trachelorrhaphy.

emmetrop: emmetropic.

Emmetropie *w* Abk. **E**: emmetropia [*abbr*] EM, E., normal vision.

Emmons-Probe *w*: histoplasmin test.

Emodin *s*: emodin.

Emolliens *s*: emollient, malactic, malagma.

Emotion *w*: emotion.

emotional: emotional.

Emotionalität *w*: emotionality.

emotionslos: emotionless.

Emotionsneurose *w*: emotional neurosis.

Emotionspsychose *w*: emotional psychosis.

Empathie *w*: empathy.

Emperipolesis *w*: emperipolesis.

Empfänger *m*: receiver, receptor, recipient.

Empfängerspule *w*: receiver coil.

empfänglich: susceptible.

Empfänglichkeit *w*: susceptibility.

Empfängnis *w*: conception.

Empfängnishügel *m*: fertilization cone, attraction cone.

Empfängnisverhütung *w*: contraception.

Empfang *m*: reception.

Empfangsorgan *s*: receiving medium.

empfehlen: recommend, advise.

empfehlenswert: advisable.

Empfehlung *w*: recommendation, guideline.

empfinden: sense, feel.

empfindlich: sensitive, susceptible, tender.

Empfindlichkeit *w*: sensitivity, susceptibility, tenderness.

Empfindung *w*: (psychology) emotion, (neurology) esthesia; **unangenehme** ~ nuisance.

Empfindungsdissozation *w*: dissociated sensory loss.

Empfindungshalluzination *w*: sensory hallucination.

Empfindungsmessung *w*: sensorimetry.

Empfindungsschwelle *w*: sensory threshold.

Emphysem *s*: emphysema; **interstitielles** ~ interstitial emphysema; **kompensatorisches** ~ compensatory emphysema; **kongenitales lobäres** ~ infantile lobar emphysema; **obstruktives** ~ obstructive emphysema; **panazinäres** ~ ectatic emphysema; **panlobuläres** ~ panacinar emphysema, vesicular emphysema; **subkutanes** ~ subcutaneous emphysema; **traumatisches** ~ traumatic emphysema; **umschriebenes** ~ focal emphysema; **zentroazinäres** ~ centriacinar emphysema.

emphysematös: emphysematous, emphysemic.

Emphysembazillus *m*: clostridium perfringens, Welch's bacillus.

Emphysemblasenexstirpation *w*: bullectomy.

Emphysemthorax *m*: emphysematous thorax, emphysematous chest.

Empirie *w*: empirics.

empirisch: empiric.

Empirismus *m*: empiricism.

Emplastrum *s*: plaster.

Emprosthotonus *m*: emprosthotonos, episthotonus.

Empyem *s*: empyema; **benignes** ~ latent empyema; **intrathorakales** ~ thoracic empyema; **metapneumonisches** ~ metapneumonic empyema.

Empyem-: empyematic.

empyreumatisch: empyreumatic.

Emulgator *m*: emulsifier.

Emulgentium *s*: emulgent.

emulgieren: emulsify.

Emulgierung *w*: emulsification.

Emulsin *s*: emulsin.

Emulsion *w*: emulsion.

Emulsionskolloid *s*: colloidal emulsion.

Emulsionswachs *s*: emulsifying wax.

Emylcamat *s*: emylcamate.

Enalapril *s*: enalapril.

Enamelum *s*: enamel.

Enanthem *s*: enanthema.

Enantiomer *s*: enantiomer.

Enantiopathie *w*: enantiopathia.

Enarthrose *w*: enarthrosis, spheroidal articulation, ball-and-socket joint.

enarthrotisch: enarthrodial.

Encephal-: encephal-.

Encephalitis epidemica: epidemic encephalitis, lethargic encephalitis, Economo's disease.

Encephalitis japonica: Japanese B encephalitis, summer encephalitis.

Encephalitis lethargica: lethargic encephalitis, epidemic encephalitis, Economo's disease.

Encephalitis periaxialis diffusa: Schilder's encephalitis.

Encephalomyelitis disseminata: dissiminated sclerosis, multiple sclerosis.

Encephalopathia myoclonica infantilis: infantile myoclonic encephalopathy, dancing eye-dancing feet syndrome.

Encephalon *s*: encephalon, brain.

Encephalopathia saturnina: lead encephalopathy.

enchondral: enchondral, intracartilagineous, intrachondral.

Enchondrom *s*: enchondroma, endochondroma, medullary chondroma, true chondroma.

enchondromatös: enchondromatous.

Enchondromatose *w*: echondromatosis, enchondrosis, multiple enchondromas, genotypic chondrodysplasia.

Encounter-Gruppe *w*: encounter group, sensitivity training group.

End-: end-.

Endamöbiasis *w*: endamebiasis.

Endangiitis *w*: endangiitis, intimitis.

Endaortitis *w*: endaortitis.

Endarterie *w*: endartery, twig, telangion.

Endarteriektomie *w*: endarterectomy, intimectomy.

endarteriektomieren: endarterectomize.

endarteriell: endarterial, endoarterial.

Endarteriitis *w*: endarteritis, endoarteritis; **spezifische** ~ Heubner's specific endarteritis; **syphilitische** ~ Heubner's specific endarteritis.

Endarteriitis obliterans: obliterating endarteritis.

Endarteriopathie w: endarteropathy.

endaural: endaural.

Enddarm m: rectum, hindgut.

Enddarmkrebs m: rectum cancer, rectum carcinoma.

enddiastolisch: end-diastolic.

Ende s: end, terminaison, terminus, tag, tail.

Endemie w: endemic, endemia.

endemisch: endemic.

Endemismus m: endemicity.

endergon: endergonic.

Endgespinst s: terminal web.

Endgruppe w: end group, terminal group.

Endhirn s: endbrain, telencephalon.

Endigung w: ending, terminal.

Endkodon s: stop codon.

Endkolben m: end-bulb.

Endmarkierung w: end-labeling.

Endo-: endo-.

Endo-Agar m: Endo agar.

Endoamylase w: endoamylase.

Endoaneurysmoplastik w: endoaneurysmoplathy.

Endoaneurysmorrhaphie w: endoaneurysmorrhaphy.

endobiotisch: endobiotic.

Endoblast m: endoblast, entoblast.

Endobrachyösophagus m: Barrett's esophagus.

endobronchial: endobronchial.

Endobronchialtubus m: endobronchial tube.

Endocarditis lenta: subacute bacterial endocarditis.

Endocarditis ulcerosa: ulcerative endocarditis.

Endoderm s: endoderm, entoderm; **mesodermales** ~ endomesoderm.

Endodermophyton s: endodermophyton.

Endodiaskop s: endodiascope.

Endodiaskopie w: endodiascopy.

Endodontie w: endodontics.

Endodontitis w: endodontitis.

Endoektothrix m: endoectothrix.

Endoenzym s: endoenzyme.

Endogamie w: endogamy.

endogen: endogenous.

Endogenie w: endogeny.

Endointoxikation w: endointoxication.

Endokard s: endocardium.

Endokardausbuchtung w: endocardial pocket, regurgitant pocket.

Endokardfibroelastose w: endocardial fibroelastosis, subendocardial sclerosis.

endokardial: endocardial.

Endokarditis w: endocarditis, encarditis; **akute bakterielle** ~ septic endocarditis, malignant endocarditis; **bakterielle** ~ bacterial endocarditis; **chronische** ~ chronic endocarditis; **fibroplastische** ~ fibroplastic endocarditis; **infektiöse** ~ infectious endocarditis; **parietale** ~ mural endocarditis; **rheumatische** ~ rheumatic endocarditis; **septische** ~ acute bacterial endocarditis; **subakute bakterielle** ~ subacute bacterial endocarditis [abbr] SBE; **verruköse** ~ verrucous endocarditis, verrucous carditis.

Endokarditisprophylaxe w: endocarditis prophylaxis.

Endokardkissen s: endocardial cushion.

Endokardkissendefekt m: endocardial cushion defect.

endokommensal: endocommensal.

Endokranium s: endocranium.

endokrin: endocrine, endocriny.

Endokrinium s: endocrine system, hormonopoietic system, glandular system.

Endokrinologie w: endocrinology.

endokrinologisch: endocrinologic.

Endokrinopathie w: endocrinopathy, endocrinism.

endolaryngeal: endolaryngeal.

Endolymph-: endolymphangial.

Endolymphangitis w: endolymphangitis.

endolymphatisch: endolymphatic.

Endolymphe w: endolymph, otic fluid, Scarpa's fluid.

Endolysin s: endolysin.

Endomeninx w: endomeninx.

Endometrektomie w: endometrectomy.

endometrial: endometrial.

Endometriom s: endometrioma, Sampson cyst.

Endometriose w: endometriosis, endometrial implant.

Endometriose-: endometriotic.

Endometriosis interna: endometriosis interna, adenomyosis, adenomyohyperplasia.

Endometritis w: endometritis; **membranöse** ~ membraneous endometritis, exfoliative endometritis.

Endometritis cervicis: endocervicitis.

Endometritis decidualis: decidual endometritis.

Endometritis puerperalis: puerperal endometritis, lochiometritis.

Endometrium s: endometrium.

Endometriumabstoßung w: denidation.

Endometriumbiopsie w: endometrial biospy.

Endometriumhyperplasie w: endometrial hyperplasia, hyperplasia of endometrium; **glandulär-zystische** ~ cystic-glandular hyperplasia of the endometrium.

Endometriummetaplasie w: endometrium metaplasia.

Endometriumpolyp m: endometrial polyp.

Endometriumsarkom s: endometrial stromal sarcoma.

Endometriumveränderungen, zyklusabhängige: endometrial cycle.

Endometriumzyste w: endometrium cyst, endometrial cyst.

Endomitose w: endomitosis.

endomorph: endomorph.

Endomorphie w: endomorphy, mesomorphy.

Endomyokardfibrose w: endomyocardial fibrosis, subendocardial sclerosis.

endomyokardial: endomyocardial.

Endomyokarditis w: endomyocarditis.

Endomyometritis w: endomyometritis, metroendometritis.

Endomysium s: endomysium.

endonasal: intranasl.

endoneural: intraneural, endoneurial.

Endoneuralscheide w: endoneurial sheath, endoneurium.

Endoneuritis w: endoneuritis.

Endoneurium s: endoneurium, endolemma, endoneurial sheath, epilemma.

Endoneurolyse w: endoneurolysis, hersage, harrowing.

Endonuklease w: endonuclease.

Endoparasit m: endoparasite, entozoon.

endoparasitär: endoparasitic, endoparasital.

Endoparasitismus m: endoparasitism.

Endopeptidase w: endopeptidase.

Endoperineuritis w: endoperineuritis.

Endoperoxid s: endoperoxide.

endophagozytieren: endocytize.

Endophlebitis w: endophlebitis.

Endophthalmie w: endophthalmitis.

endophytisch: endophytic.

Endoplasma s: endoplasm, endosarc, entoplasma, entosarc.

endoplasmatisch: endoplasmic.

Endopleuraldruck m: intrapleural pressure.

Endopolyploidie w: endopolygeny.

Endoprothese w: endoprosthesis.

Endoradiographie w: endoradiography.

Endoradiosonde w: endoradiosonde, radiotelemetry capsule.

Endoradiotherapie w: endoradiotherapy.

Endoreduplikation w: endoreduplication.

Endorhachis w: endorrhachis.

Endorgan s: end-organ, terminal organ.

Endorphin s: endorphin, endogenous opiate.

Endorphinrezeptor m: narcotic receptor.

Endosalpingitis w: endosalpingitis.

Endosalpinx w: endosalpinx.

Endoskelett s: endoskeleton.

Endoskop s: endoscope, celoscope, cavascope.

Endoskopie w: endoscopy.

endoskopisch: endoscopic.

Endosmose w: endosmosis.

Endosom s: endosome.

endosonographisch: endosonographic.

Endospore *w*: endospore, endosporium.

Endost *s*: endosteum, medullary membrane, perimyelis.

endostal: endosteal, endosseous, intraosseous.

Endotendineum *s*: endotenon.

Endothel *s*: endothelium, endothelial tissue.

endothelartig: endothelioid.

endothelial: endothelial.

Endothelialisation *w*: endothelialization.

Endotheliom *s*: endothelioma, endothelial cancer.

Endotheliose *w*: endotheliosis.

Endotheliozyt *m*: endothelial leukocyte.

Endotheltoxin *s*: endotheliotoxin.

Endothelzelle *w*: endothelial cell.

endotherm: endothermic.

Endothermie *w*: endothermy.

endothorakal: endothoracic, intrathoracic.

Endothrix *m*: endothrix.

Endothyreoideopexie *w*: endothyroidopexy.

Endotoxämie *w*: endotoxemia.

Endotoxikose *w*: endotoxicosis.

Endotoxin *s*: endotoxin, endogenous toxin, bacterial pyrogen.

Endotoxinschock *m*: endotoxin shock, endotoxic shock.

endotoxisch: endotoxic.

Endotoxoid *s*: endotoxoid.

endotracheal: endotracheal.

Endotrachealtubus *m*: endotracheal tube, endotracheal airway.

endourologisch: endourologic.

Endozele *w*: entocele.

endozervikal: endocervical, intracervical.

Endozervizitis *w*: endotrachelitis.

Endozytose *w*: endocytosis.

Endphalanx *w*: terminal phalanx, phalangette.

Endplatte *w*: synaptic button; **motorische** ~ motor endplate, end-flake, neuromuscular junction, terminal nerve-plate, nerve-muscle junction, motor plate, neuromuscular synapse, myoceptor, Doyère's hillock.

Endplattenpotential *s*: endplate potential.

Endprodukt *s*: end-product.

Endpunkt *m*: end point.

Endstadium *s*: final stage.

endständig: next-to-end, terminal.

Endstellungsnystagmus *m*: end-point nystagmus, end-position nystagmus.

Endstrecke *w*: final path; **gemeinsame** ~ final common path.

Endstromgebiet *s*: distribution pathway.

Endstück *s*: terminal, terminus; **traubenförmiges** ~ grapelike terminal.

endsystolisch: end-systolic.

Endung *w*: ending.

Endwirt *m*: final host, definitive host.

End-zu-End-Anastomose *w*: end-to-end shunt, terminoterminal anastomosis.

End-zu-Seit-Anastomose *w*: end-to-side shunt, terminoterminal anastomosis.

Energetika, psychische: psychic energizer.

Energie *w*: energy, power; **freie** ~ free energy; **kinetische** ~ kinetic energy; **psychische** ~ psychic energy.

Energieaufwand *m*: energy consumption.

Energiebildung *w*: ergogenesis.

Energiedosis *w*: absorbed dose.

Energieerhaltung *w*: conservation of energy.

Energiefluenz *w*: energy fluency; **vektorielle** ~ vector energy fluency.

Energielosigkeit *w*: anergy.

Energiepotential *s*: latent energy.

Energiequantelung *w*: energy quantization.

Energiequotient *m* Abk. EQ: energy quotient.

energiereich: energy-rich, high-energy.

Energiestoffwechsel *m*: energy metabolism.

Energiestreuung *w*: energy dissipation.

Energieübertragung *w*: energy transfer; **lineare** ~ linear energy transfer [*abbr*] LET.

Enervierung *w*: enervation, denervation.

En-face-Nische *w*: Barclay's niche.
Enfluran *s*: enflurane.
eng: narrow, tight.
ENG Abk. **Elektronystagmographie** *w*: electronystagmography [*abbr*] ENG.
engbeckig: leptopellic.
Enge *w*: narrowing, isthmus, strait.
Engelwurz *w*: angelica.
Engman-Krankheit *w*: Engman's disease.
Engramm *s*: engram, neurogram, memory trace, mnemonic trace.
Engrammtheorie *w*: trace theory.
Engwinkelglaukom *s*: angle-closure glaucoma, iris block glaucoma; **akutes ~** acute congestive glaucoma.
Enhancer *m*: enhancer.
Enkapsidation *w*: encapsidation.
Enkatarrhaphie *w*: encatarrhaphy, enkatarrhaphy.
Enkephal-: encephal-.
Enkephalin *s*: enkephalin.
Enklave *w*: enclave.
Enkopresis *w*: encopresis.
Enol *s*: enol.
Enolase *w*: enolase.
Enolisierung *w*: enolization.
Enophthalmus *m*: enophthalmos, endophthalmos.
Enostose *w*: enostosis, entostosis.
Enoxacin *s*: enoxacin.
Enoyl-ACP-Reduktase *w*: enoyl-ACP reductase.
Enoyl-CoA-hydratase *w*: enoyl-CoA hydratase.
Enslin-Syndrom *s*: Enslin syndrome.
Ensomphalus *m*: ensomphalus.
Ent-: ent-, ento-.
Entamoeba: entamoeba.
Entamöbe *w*: entameba.
Entamoebiasis *w*: entamebiasis.
Entartung *w*: degeneration; **bindegewebige ~** fibrous degeneration; **wachsige ~** waxy degeneration, Zenker's degeneration.
Entartungsreaktion *w* Abk. **EaR**: reaction of degeneration [*abbr*] RD, degeneration reaction.

entbehren: miss.
entbinden: deliver, liberate.
Entbindung *w*: delivery, liberation, lying-in; **natürliche ~** vaginal delivery; **vorzeitige ~** premature delivery, immature delivery.
Entbindungs-: partal.
Entbindungsklinik *w*: birthing center, maternity hospital.
Entbindungslähmung, kindliche *w*: birth palsy.
Entbindungslähmung, mütterliche *w*: sciatic nerve syndrome.
Entbindungspfleger *m*: midwife.
entblocken: unblock.
Entblocken *s*: unblocking.
entblößen: bare.
entdecken: detect.
Entdeckung *w*: detection.
entdifferenzieren: dedifferentiate.
Entdifferenzierung *w*: dedifferentiation, anaplasia.
enteiweißen: deproteinize.
Enteiweißung *w*: deproteinization.
Entengang *m*: duck gait.
Entenschnabelbruch *m*: Achilles tendon avulsion.
enteral: enteric, enteral.
Enteritis *w*: enteritis, intestinal infection, enteronitis; **diphtherische ~** diphtheric enteritis; **nekrotisierende ~** necrotizing enteritis, darmbrand; **phlegmonöse ~** phlegmonous enteritis; **regionale ~** regional enteritis, Crohn's disease, regional ileitis.
Enteritis regionalis: regional enteritis, Crohn's disease; **terminale ~** terminal ileitis, distal ileitis.
Enteritis regionalis mit Kolonbeteiligung: regional enterocolitis.
enteritisch: enteritic.
Entero-: entero-.
Enteroanastomose *w* Abk. **EA**: enteroanastomosis, enteroenterostomy.
Enterobacter *m*: enterobacter.
Enterobakterien *w*: enterics.
Enterobiasis *w*: enterobiasis, oxyuria.

entgegengesetzt

oxyuriasis.

Enterobius *m*: enterobius.

Enterobius vermicularis: Enterobius vermicularis, seatworm, human pinworm.

Enterochromaffin *s*: enterochromaffin.

enteroenteral: enteroenteric, enterointestinal.

Enterogastron *s*: enterogastrone.

enterogen: enterogenous.

Enteroglukagon *s*: enteroglucagon, gut glucagon.

Enterogramm *s*: enterogram.

enterohepatisch: enterohepatic.

Enterohepatozele *w*: enterohepatocele.

Enterohormon *s*: intestinal hormone.

Enterohydrozele *w*: enterohydrocele.

enteroinvasiv: enteroinvasive.

Enterokinase *w*: enterokinase.

Enterokleisis *w*: enterocleisis.

Enteroklyse *w*: enteroclysis.

Enterokokke *w*: enterococcus.

Enterokokkensepsis *w*: enterococcemia.

Enterokolektomie *w*: enterocolectomy.

enterokolisch: enterocolic.

Enterokolitis *w*: enterocolitis, coloenteritis; **nekrotisierende** ~ necrotizing enterocolitis [*abbr*] NEC; **postantibiotische** ~ antibiotic enterocolitis.

Enterokolostomie *w*: enterocolostomy.

Enterokystom *s*: enterocystoma.

Enterolith *m*: enterolith.

Enterolithiasis *w*: enterolithiasis.

Enteromyiasis *w*: enteromyiasis, intestinal myiasis.

Enteromykose *w*: enteromycosis.

Enteron *s*: enteron, alimentary canal.

Enteropathie *w*: enteropathy; **exsudative** ~ protein-losing enteropathy [*abbr*] PLE.

enteropathisch: enteropathic.

enteropathogen: enteropathogenic, enteropathic.

Enteropeptidase *w*: enteropeptidase.

Enteropexie *w*: enteropexy.

Enteroptose *w*: enteroptosis.

enteroptotisch: enteroptotic.

Enteroskopie *w*: enteroscopy.

enteroskopisch: enteroscopic.

Enterospasmus *m*: enterospasm.

Enterostase *w*: enterostasis, intestinal stasis.

Enterostenose *w*: enterostenosis.

enterostomal: enterostomal.

Enterostomie *w*: enterostomy.

Enterotomie *w*: enterotomy.

Enterotoxikation *w*: enterotoxemia.

Enterotoxin *s*: enterotoxin; **hitzelabiles** ~ labile toxin.

enterotrop: enterotropic.

enterovaginal: enterovaginal.

enterovesikal: enterovesical.

Enterovirus *m*: enterovirus, enteric virus.

Enterozele *w*: enterocele, posterior vaginal hernia.

Enterozeptor *m*: enteroceptor.

Enterozoon *s*: enterozoon.

Enterozyste *w*: enterocyst.

Enterozystom *s*: enterocystoma.

Enterozystozele *w*: enterocystocele.

Enterozyt *m*: enterocyte.

entfärben: decolorize, discolor, destain.

Entfärbung *w*: destaining, discoloration, livor.

entfalten: 1. unfold, display; 2. **wieder** ~ reexpand.

Entfaltung *w*: unfolding, display.

Entfeminisierung *w*: defeminization.

entfernbar: 1. removable; 2. **nicht** ~ irremovable.

entfernen: remove, dispose.

entfernt: (distance) distant, far, remote, (limb) removed.

Entfernung *w*: distance, removal; **chirurgische** ~ ablation, surgical removal.

entfetten: defat, degrease.

entfettet: defatted.

entfiebernd: defervescent, lyterian.

Entfieberung *w*: defervescence, paracme.

entflammen: flame.

Entfremdung *w*: alienation.

Entfremdungsgefühl *s*: feelings of unreality.

entgasen: degas.

entgegengesetzt: 1. opposite; 2. **der Fluß-richtung** ~ countercurrent.

197

Entgegenkommen *s*: permissiveness.
entgiften: detoxicate, detoxify.
Entgiftung *w*: detoxication, detoxification, disintoxication.
Entgiftungsmittel *s*: detoxicant.
enthaaren: depilate.
Enthaarung *w*: depilation, epilation.
Enthaarungscreme *w*: depilatory cream.
Enthaarungsmittel *s*: depilatory.
Enthalpie *w*: enthalpy; **freie** ~ Gibbs energy.
enthalten: abstain.
Enthaltsamkeit *w*: abstinence.
Enthelminthikum *s*: helminthagogue.
Enthemmung *w*: disinhibition.
enthirnen: decerebrate.
Enthirnung *w*: decerebration.
Enthirnungsstarre *w*: decerebrate rigidity.
enthüllen: reveal, uncoat.
Enthüllen *s*: uncoating.
Entionisierung *w*: deionization.
Entität *w*: entity.
Entkalkung *w*: decalcification.
entkapseln: decapsulate.
entkeimen: degerm, sanitize.
Entkeimung *w*: sanitization.
entkernen: enucleate, denucleate.
Entkonditionierung *w*: deconditioning.
entkoppeln: decouple.
Entkoppler *m*: uncoupler, uncoupling agent.
Entkopplung *w*: uncoupling, deconjugation.
entkräften: debilitate.
Entladung *w*: discharge, burst, unloading; **bilaterale synchrone** ~ bilateral synchronous burst; **hypersynchrone** ~ epileptic discharge; **motorische** ~ motor discharge; **myotonische** ~ myotonic discharge; **oszillierende** ~ oscillation discharge.
Entladungsmuster, epileptisches *s*: epileptic discharge.
Entladungsreflex *m*: unloading reflex.
Entladungsreaktion *w*: unloading reflex.
Entladungsschwelle *w*: firing level.
Entladungsspannung *w*: discharge voltage.

entlassen: discharge, dismiss.
Entlassung *w*: discharge, dismissal, release.
entlasten: decompress, bypass.
entlastend: relieving.
Entlastung *w*: decompression, relief, bypass.
Entlastungs-: decompressive.
Entlastungsnaht *w*: tension suture.
Entlastungsraum *m*: relief space, relief chamber.
Entlastungsschnitt *m*: relief incision, relaxation incision, decompression incision, relieving incision.
entlausen: delouse.
Entlausung *w*: delousing, disinfestation.
entleeren: evacuate, deplete.
Entleerung *w*: evacuation, emptying, voiding, dumping, depletion.
entlüften: deaereate.
Entmannung *w*: emasculation.
entmarken: demyelinate, demyelinize.
Entmarkung *w*: demyelination, demyelinization, myelinolysis, myelolysis.
Entmarkungskrankheit *w*: demyelinating disease.
Entmischung *w*: defusion.
Entmündigung *w*: interdiction.
Entnahme *w*: withdrawal, taking.
entnebeln: devaporize.
entnehmen: withdraw, take.
Entoblast *m*: entoblast.
Entoderm *s*: entoderm, endoderm, hypoblast.
Entoderm-: endodermic.
entodermal: endodermal, hypoblastic.
Entomer *s*: entomere.
Entomologie *w*: entomology, insectology.
Entomophthora *w*: entomophthora.
Entomophthoraphykomykose *w*: entomophthoromycosis.
Entoplasma *s*: entoplasm, endoplasm.
entoptisch: entoptic.
Entoptoskopie *w*: entoptoscopy.
entoptoskopisch: entoptoscopic.
Entoretina *w*: entoretina.
entotisch: entotic.

Entozoon *m*: entozoon.

entrinden: decorticate.

Entropie *w*: entropy.

Entropium *s*: entropion, blepharelosis; **spastisches** ~ spastic entropion.

Entropium cicatricum: cicatricial entropion.

entsäuern: deacidify.

Entsäuerung *w*: deacidification.

entsalzen: desalt.

entschädigen: indemnify, compensate.

Entschädigung *w*: compensation, amends, indemnification, indemnity.

entschäumen: defroth, despumate.

Entscheidung *w*: decision.

entschlacken: deslag.

entschleimen: deslime.

entschuppen: desquamate.

entschwefeln: desulfurize.

Entsetzen *m*: horror.

Entsorgung *w*: waste disposal.

entspannen: relax, relieve.

entspannt: relaxed.

Entspannung *w*: relaxation; **isometrische** ~ isometric relaxation, mecystatic relaxation; **isovolumetrische** ~ isovolumetric relaxation.

Entspannungskollaps *m*: vasodepressor syncope.

Entspannungsnaht *w*: relaxation suture.

Entspannungsphase *w*: diastolic phase of contraction.

Entspannungstherapie *w*: relaxation therapy.

Entspannungszeit *w*: relaxation period, postsphygmic interval.

entstehen: emerge, form, originate, arise.

Entstehung *w*: development, genesis, causation, origin.

entstellen: deform, mar.

Entstellung *w*: deformation.

entstören: debug.

entwässern: dewater.

Entwässerung *w*: dewatering.

Entwässerungsmittel *s*: dehydrant, dewatering agent.

entweichen: escape.

Entweichen *s*: escape.

entwesen: disinfest, defaunate.

Entwesung *w*: disinfestation, disinfection.

entwickeln: develop, evolute, evolve, hatch.

Entwickler *m*: developer.

Entwicklung *w*: development, evolution, (film) processing; **abnorme** ~ abnormal development; **frühkindliche** ~ infant development; **geistige** ~ mental development; **kognitive** ~ cognitive development; **pränatale** ~ prenatal development; **psychomotorische** ~ psychomotor development.

Entwicklungs-: developmental.

Entwicklungsakzeleration *w*: developmental acceleration.

Entwicklungsalter *s*: developmental age.

Entwicklungsgenetik *w*: developmental genetics.

Entwicklungshemmung *w*: arrest of development.

Entwicklungshomosexualität *w*: developmental homosexuality.

Entwicklungskrise *w*: developmental crisis.

Entwicklungsmißbildung *w*: developmental malformation.

Entwicklungsmodifikation *w*: modification of embryonic development, paragenesis.

Entwicklungsphase *w*: developmental period.

Entwicklungsphysiologie *w*: developmental physiology.

Entwicklungspsychologie *w*: developmental psychology.

Entwicklungsquotient *m*: developmental quotient.

Entwicklungsrückstand, psychomotorischer *m*: psychomotor retardation.

Entwicklungsschaden *m*: developmental defect.

Entwicklungsstadium *s*: developmental stage, development stage.

Entwicklungsstillstand *m*: developmental arrest; **embryonaler** ~ embryonic diapause.

Entwicklungsstörung *w*: developmental disorder, abnormal development, impaired development, maldevelopment, developmental disability; **embryonale** ~ embryonal maldevelopment, cenogenesis; **massive** ~ pervasive developmental disorder.

Entwicklungsstufe *w*: development level.

Entwicklungstabelle *w*: developmental scale.

Entwicklungstest *m*: developmental test.

Entwicklungsziel *s*: fate.

Entwicklungszone *w*: zone of development.

Entwindung *w*: unwinding.

entwöhnen: wean, (drugs) withdraw.

Entwöhnung *w*: weaning, (drugs) withdrawal.

Entwurf *m*: design.

Entypie *w*: entypy.

entziehen: withdraw, deprive.

Entziehung *w*: withdrawal.

Entzügelungshochdruck *m*: neurogenic hypertension.

entzünden: inflame.

entzündlich: inflammatory.

Entzündung *w*: inflammation; **akute** ~ acute inflammation; **allergische** ~ allergic inflammation; **atrophische** ~ atrophic inflammation, sclerosing inflammation; **bakterielle** ~ bacterial inflammation; **chemische** ~ chemical inflammation; **chronische** ~ chronic inflammation; **diffuse** ~ diffuse inflammation; **disseminierte** ~ disseminated inflammation; **eitrige** ~ purulent inflammation, suppurative inflammation; **fibrinös-eitrige** ~ fibrinopurulent inflammation; **fokale** ~ focal inflammation; **granulomatöse** ~ granulomatous inflammation; **interstitielle** ~ interstitial inflammation; **nekrotisierende** ~ necrotic inflammation; **periportale** ~ peripylephlebitis; **proliferative** ~ productive inflammation, hyperplastic inflammation; **pseudomembranöse** ~ pseudomembranous inflammation; **purulente** ~ purulent inflammation, suppu-

rative inflammation; **seröse** ~ serous inflammation; **spezifische** ~ specific inflammation; **toxisch bedingte** ~ toxic inflammation; **ulzerierende** ~ ulcerative inflammation.

Entzündung der Lebertrias: triaditis.

Entzündungs-: phlogo-, inflammatory.

Entzündungsbestrahlung *w*: antiphlogistic irradiation.

entzündungshemmend: anti-inflammatory.

Entzündungsmakrophage *m*: inflammatory macrophage.

Entzündungsödem *s*: inflammatory edema.

Entzündungsreaktion *w*: inflammatory reaction.

Entzündungsvorgang *m*: inflammatory process.

Entzündungszeichen *s*: inflammatory symptom.

Entzündungszelle *w*: inflammatory cell, phlogocyte.

Entzug *m*: withdrawal, revocation.

Entzugsblutung *w*: withdrawal bleeding.

Entzugsdelir *s*: withdrawal delirium.

Entzugssymptom *s*: withdrawal symptom.

Entzugssyndrom *s*: withdrawal syndrome, abstinence phenomenon.

Enukleation *w*: enucleation.

Enukleator *m*: enucleator.

enukleieren: enucleate.

Enurese *w*: enuresis.

Enzephal-: encephal.

Enzephalitis *w*: encephalitis, phrenitis; **akute nekrotisierende** ~ acute necrotic encephalitis; **eitrige** ~ suppurative encephalitis; **epidemische** ~ epidemic encephalitis, lethargic encephalitis, Economo's disease; **equine** ~ equine encephalitis; **otogene** ~ otitic encephalitis, otoencephalitis; **parainfektiöse** ~ postinfectious encephalitis; **postinfektiöse** ~ postinfectious encephalitis; **postvakzinale** ~ postvaccinal encephalitis; **venezuelische** ~ Venezuelan encephalitis; **zentraleuropäische** ~ Central European encephalitis; **zerebelläre** ~ parencephalitis.

enzephalitisch: encephalitic.

Enzephalitisvirus *m*: encephalitis virus.

Enzephalo-: encephalo-, cerebro-.

Enzephalodysplasie *w*: encephalodysplasia.

Enzephalogramm *s*: encephalogram.

Enzephalographie *w*: encephalography.

enzephaloklastisch: encephaloclastic.

Enzephalomalazie *w*: encephalomalacia, cerebral softening, softening of the brain.

Enzephalomeningitis *w*: encephalomeningitis.

Enzephalomeningopathie *w*: encephalomeningopathy.

Enzephalomeningozele *w*: encephalomeningocele, meningoencephalocele.

Enzephalomeningozystozele *w*: hydroencephalomeningocele, hydrencephalocele.

Enzephalomyelitis *w*: encephalomyelitis, myeloencephalitis, myelencephalitis; **akute disseminierte** ~ acute disseminated encephalomyelitis; **benigne myalgische** ~ benign myalgic encephalomyelitis, epidemic neuromyasthenia, Iceland disease; **experimentelle allergische** ~ experimental allergic encephalomyelitis [*abbr*] EAE; **nekrotisierende hämorrhagische** ~ necrotizing hemorrhagic encephalomyelitis; **postvakzinale** ~ postvaccinal encephalomyelitis.

enzephalomyeloisch: myeloencephalic.

Enzephalomyelopathie *w*: encephalomyelopathy; **subakute nekrotisierende** ~ subacute necrotizing encephalomyelopathy, Leigh's disease.

Enzephalomyeloradikuloneuritis *w*: encephalomyeloradiculoneuritis.

Enzephalomyeloradikulopathie *w*: encephalomyeloradiculopathy.

Enzephalomyelozele *w*: encephalomyelocele.

Enzephalomyokarditis *w* Abk. **EMC**: encephalomyocarditis [*abbr*] EMC.

Enzephalon *s*: brain.

Enzephalon-: encephalic.

Enzephalopathie *w*: encephalopathy, encephalopathia; **hepatische** ~ hepatic encephalopathy, biliary encephalopathy, portocaval encephalopathy; **metabolische** ~ metabolic encephalopathy, metabolic craniopathy; **nekrotisierende hämorrhagische** ~ necrotizing hemorrhagic encephalopathy; **palindromgenetische** ~ recurrent encephalopathy; **spongiforme** ~ spongiform encephalitis; **toxische** ~ toxic encephalopathy; **urämische** ~ uremic encephalopathy, azotemic encephalopathy.

Enzephalopathie mit Prolinämie *w*: familial hyperprolinemia, Joseph's disease.

Enzephaloradikulitis *w*: encephaloradiculitis.

Enzephalorrhagie *w*: encephalorrhagia, intracerebral hemorrhage.

Enzephaloschisis *w*: encephaloschisis.

Enzephalotom *s*: encephalotome.

Enzephalozele *w*: encephalocele, cephalocele, craniocele.

Enzephalozystomeningozele *w*: encephalocystomeningocele.

Enzephalozystozele *w*: encephalocystocele, hydrocephalocele, hydroencephalocele.

Enzian *m*: gentian.

Enzym *s*: enzyme, ferment; **adaptives** ~ adaptive enzyme; **allosterisches** ~ allosteric enzyme; **extrazelluläres** ~ extracellular enzyme, exo-enzyme; **glykogenolytisches** ~ glycogen branching enzyme; **induzierbares** ~ inducible enzyme; **konstitutives** ~ constitutive enzyme; **toxisches** ~ toxic enzyme, toxenzyme.

Enzym-: zym-.

Enzymaktivierung *w*: enzyme activation.

Enzymaktivität *w*: enzyme activity.

enzymatisch: enzymatic, enzymic.

Enzymchemie *w*: zymochemistry.

Enzymdiagnostik *w*: enzyme diagnostics.

Enzymeinheit *w*: enzyme unit.

Enzymfreisetzung *w*: enzyme liberation.

Enzym-gekoppelt: enzyme-linked.
Enzymhemmer *m*: antizymotic.
Enzymhemmung *w*: enzyme inhibition.
Enzym-Immunassay *m* Abk. **EIA**: enzyme immunoassay; **homologer** ~ Abk. **EMIT** enzyme-multiplied immunoassay technique [*abbr*] EMIT.
Enzyminduktion *w*: enzyme induction.
Enzym-Inhibitor-Komplex *m*: enzyme-inhibitor complex.
Enzymkinetik *w*: enzyme kinetics.
Enzym-Kommission der International Union of Biochemistry: enzyme commission [*abbr*] EC.
enzymlos: azymic.
Enzymmangel *m*: enzymopenia, enzyme deficiency.
Enzymmuster *s*: enzyme pattern.
Enzymologie *w*: enzymology.
Enzymolyse *w*: enzymolysis.
Enzymopathie *w*: enzymopathy, inborn error of metabolism.
Enzymopenie *w*: enzymopenia, enzyme deficiency.
Enzymprofil *s*: enzyme pattern.
Enzymregulation *w*: enzyme regulation.
Enzymrepression *w*: enzyme repression.
Enzymspezifität *w*: enzyme specifity.
Enzym-Substrat-Komplex *m*: enzyme-substrate complex; **abortiver** ~ abortive complex.
Enzymumsatzzahl *w*: enzyme turnover number.
Enzymurie *w*: enzymuria.
Enzymwirkung *w*: enzyme action.
enzystieren: encyst.
Eosin *s*: eosin.
Eosin-Methylenblauagar *m*: eosin methylene blue agar [*abbr*] EMB agar.
Eosin-Methylenblaufärbung *w*: eosin methylene blue stain.
Eosinopenie *w*: eosinopenia, hypoeosinophilia.
eosinophil: eosinophil, eosinophilous, oxyphil.
Eosinophilen-Chemotaxisfaktor *m*: eosinophil chemotactic factor [*abbr*] ECF.

Eosinophilenleukämie *w*: eosinophilic leukemia.
Eosinophilenmeningitis *w*: eosinophilic meningoencephalitis.
Eosinophiler *m*: eosinophilic leukocyte, eosinophil, acidophilic cell, eosinocyte, acidocyte.
Eosinophilie *w*: eosinophilia, acidocytosis, hypereosinophilia; **familiäre** ~ hereditary eosinophilia; **tropische** ~ tropical pulmonary eosinophilia, Weingarten syndrome.
Eosinophilie-Myalgie-Syndrom *s*: eosinophilia myalgia syndrome.
Eosinophiloblast *m*: eosinoblast.
Ep-: ep-, epi-.
Ependym *s*: ependyma, endyma.
Ependymitis *w*: ependymitis.
Ependymoblast *m*: ependymoblast.
Ependymoblastom *s*: ependymoblastoma.
Ependymom *s*: ependymoma, ependymal glioma; **malignes** ~ malignant ependymoma, anaplastic ependymoma; **myxopapilläres** ~ myxopapillary ependymoma; **papilläres** ~ papillary ependymoma.
Ependymzelle *w*: ependymal cell, ependymocyte.
Ependymzyste *w*: ependymal cyst.
Ephapse *w*: ephapse.
Ephedrin *s*: ephedrine.
Ephedrinracemat *s*: racephedrine.
Ephedrinsulfat *s*: ephedrine sulfate.
Epheliden: ephelides, freckle.
EPH-Gestose *w*, **Gestose mit Ödemen, Proteinurie und Hypertonus**: edema-proteinuria-hypertension gestosis [*abbr*] EPH gestosis, preeclampsia, preeclamptic toxemia.
Epi-: epi-.
Epiallopregnanolon *s*: epiallopregnanolone [*abbr*] EAP.
Epiandrosteron *s*: epiandrosterone, isoandrosterone.
epiarteriell: eparterial.
epiaxial: epaxial.
Epiblepharon *s*: epiblepharon.

epibranchial: epibranchial.
epibulbär: epibulbar.
Epichlorhydrin *s*: epichlorohydrin.
Epicillin *s*: epicillin.
Epicondylus *m*: epicondyle.
Epidemie *w*: epidemic.
Epidemiologie *w*: epidemiology.
epidemiologisch: epidemiologic.
epidemisch: epidemic.
epidermal: epidermal, epidermatic.
Epidermialisierung *w*: epidermidalization.
Epidermis *w*: epidermis, tegumentary epithelium.
Epidermisbildung *w*: epidermopoiesis.
Epidermiserkrankung *w*: epidermosis.
Epidermisverdickung *w*: soft corn.
Epidermiszyste *w*: epidermis cyst, epidermal cyst, cutaneous cyst, cuticular cyst, wen, keratin cyst.
Epidermitis *w*: epidermitis, epidermatitis.
Epidermitis bullosa: Köbner's disease.
Epidermo-: epidermo-.
Epidermodysplasia verruciformis: epidermodysplasia verruciformis, Lewandowsky-Lutz disease.
Epidermodysplasie *w*: epidermodysplasia.
Epidermoid *s*: epidermoid.
Epidermoidzyste *w*: epidermoid cyst.
Epidermolyse *w*: epidermolysis; **nekrotisierende toxische** ~ scalded skin syndrome; **toxische** ~ toxic epidermal necrolysis [*abbr*] TEN, epidemic exfoliative dermatitis, Lyell syndrome.
Epidermolysis acuta toxica: toxic epidermal necrolysis [*abbr*] TEN, epidemic exfoliative dermatitis.
Epidermolysis bullosa hereditaria: epidermolysis bullosa hereditaria, Herlitz syndrome.
Epidermolysis bullosa papuloalboidea: bullous papuloalboid epidermolysis.
Epidermophyt *m*: epidermophyte.
Epidermophytie *w*: epidermophytosis.
Epididymektomie *w*: epididymectomy.
Epididymis-: epididymal.
Epididymitis *w*: epididymitis.

Epididymoorchitis *w*: epididymo-orchitis.
Epidermophyton *s*: Epidermophyton.
Epididymis *m*: epididymis, parorchis.
Epididymotomie *w*: epididymotomy.
Epididymovasektomie *w*: epididymovasectomy, epididymodeferentectomy.
epidural: epidural.
Epiduralabszeß *m*: epidural abscess, extradural abscess.
Epiduralanästhesie *w*: epidural block.
Epiduralhämatom *s*: epidural hematoma, epidural hemorrhage.
Epiduralraum *m*: epidural space, epidural cavity, extradural space.
Epiduritis *w*: epiduritis.
Epidurographie *w*: epidurography.
epifaszial: epifascial.
epigastrisch: epigastric.
Epigastrium *s*: epigastrium, epigastric region.
Epigastrozele *w*: epigastrocele.
Epigenese *w*: epigenesis.
epigenetisch: epigenetic.
Epiglottidektomie *w*: epiglottectomy.
Epiglottis *w*: epiglottis.
Epiglottitis *w*: epiglottitis, supraglottic laryngitis.
Epignathus *m*: epignathus.
Epikanthus *m*: epicanthus.
Epikard *s*: epicardium.
Epikardektomie *w*: epicardectomy.
epikardial: epicardial.
Epikarzinogen *s*: epicarcinogen.
Epikondylitis *w*: epicondylitis.
Epikondylus *m*: epicondyle, epicondylus.
epikostal: epicostal.
Epikotyl *m*: epicotyl.
Epikrise *w*: epicrisis.
epikritisch: epicritic.
Epikutantest *m*: epidermal test.
Epilation *w*: epilation, depilation, hair removal.
Epilationspinzette *w*: epilating forceps, depilatory forceps.
epilatorisch: epilatory.
Epilepsia major: major epilepsy.
Epilepsia menstrualis: menstrual epilepsy.

Epilepsia minor: minor epilepsy.

Epilepsia nonconvulsiva: latent epilepsy, larval epilepsy.

Epilepsia partialis *w*: partial epilepsy.

Epilepsia partialis continua: chronic focal epilepsy, Kozhevnikov's epilepsy, continuous partial epilepsy, focal status.

Epilepsia procursiva: procursive epilepsy, accelerative epilepsy.

Epilepsie *w*: epilepsy, epilepsia, falling sickness; **abdominale** ~ abdominal epilepsy, Moore syndrome; **adversive** ~ adversive epilepsy; **akinetische** ~ akinetic epilepsy, atonic epilepsy; **akustikogene** ~ acoustimotor epilepsy; **audiogene** ~ audiogenic epilepsy; **bewegungsabhängige** ~ movement-induced epilepsy; **dienzephale** ~ diencephalic epilepsy, midbrain epilepsy; **diffuse** ~ diffuse epilepsy; **familiäre** ~ hereditary epilepsy; **generalisierte** ~ generalized epilepsy; **genuine** ~ essential epilepsy, idiopathic epilepsy, cryptogenic epilepsy; **halluzinatorische** ~ illusional epilepsy; **idiopathische** ~ idiopathic epilepsy, essential epilepsy, cryptogenic epilepsy; **infantile** ~ infantile convulsion; **konditionierte** ~ conditioned epilepsy; **kryptogenetische** ~ cryptogenic epilepsy, essential epilepsy, idiopathic epilepsy; **latente** ~ latent epilepsy, larval epilepsy; **leichte fokale** ~ paraepilepsy; **metabolische** ~ metabolic epilepsy; **musikogene** ~ musicogenic epilepsy; **myoklonische** ~ myoclonic epilepsy, epileptic myoclonus, Lafora body disease, Lafora's disease; **nächtliche** ~ nocturnal epilepsy, morpheic epilepsy; **paramnesische** ~ dysmnesic epilepsy; **photogene** ~ photic epilepsy, luminosensible epilepsy, visuosensory epilepsy; **posttraumatische** ~ post-traumatic epilepsy, traumatic epilepsy, traumatic seizure; **prokursive** ~ procursive epilepsy, accelerative epilepsy; **psychogene** ~ mental epilepsy; **sensorische** ~ sensory epilepsy; **subklinische** ~ abortive epilepsy; **symptomatische** ~ symptomatic epilepsy, secondary epilepsy, acquired epilepsy; **versive** ~ versive epilepsy; **visuelle** ~ visual epilepsy; **zentrenzephale** ~ centrencephalic epilepsy, diencephalic epilepsy.

Epilepsie-: epilept-.

epilepsieartig: epileptoid.

Epilepsiemanifestation *w*: epileptic manifestation; **anfallsartige** ~ ictal epileptic manifestation.

Epilepsie mit gastraler Aura: abdominal epilepsy.

Epilepsie mit gustatorischer Aura: gustatory epilepsy.

Epilepsie mit olfaktorischer Aura: olfactory epilepsy.

epileptiform: epileptiform.

Epileptiker *m*: epileptic.

epileptisch: epileptic, comitial.

Epilepto-: epilept-.

epileptogen: epileptogenic.

epileptoid: epileptoid.

Epileptologie *w*: epileptology.

epilieren: epilate, depilate, peel.

Epilierung *w*: epilation, depilation, hair removal.

Epiloia *s*: epiloia.

Epimastigot *m*: crithidial stage.

Epimer *s*: epimer.

Epimerase *w*: epimerase.

Epimerisation *w*: epimerization.

Epimestrol *s*: epimestrol.

Epimorphosis *w*: epimorphosis.

Epimyokard *s*: epimyocardium, myoepicardial mantle.

Epimysium *s*: epimysium, external perimysium.

Epinephrin *s*: epinephrine, adrenaline.

Epinephrinbitartrat *s*: epinephrine bitartrate.

Epinephritis *w*: paranephritis.

Epinephron *s*: epinephros, glandula suprarenalis, adrenal gland.

epineural: epineural.

Epineurium *s*: epineurium.

Epioestriol *s*: epiestriol.

Epiorchium *s*: epiorchium.

epiperikardial: epipericardial.
Epiphänomen *s*: epiphenomenon.
Epipharyngitis *w*: epipharyngitis, nasopharyngitis.
Epipharynx *m*: epipharynx.
Epipharynxtumor *m*: nasopharyngeal neoplasm.
Epiphora *w*: epiphora, illacrimation.
epiphysär: epiphyseal, epiphysial.
Epiphyse *w*: epiphysis, osteoepiphysis.
Epiphysektomie *w*: epiphysectomy.
Epiphysenablösung *w*: epiphysiolysis, epiphyseal detachment.
Epiphysenfraktur *w*: epiphyseal fracture.
Epiphysenfuge *w*: epiphyseal cartilage.
Epiphysenknorpel *m*: epiphysial plate.
Epiphysenlösung *w*: epiphysiolysis, epiphyseal detachment.
Epiphysennekrose *w*: epiphysial necrosis.
Epiphysenschluß *m*: fusion of epiphyses.
Epiphyseopathie, juvenile *w*: Thiemann's disease.
Epiphysiodese *w*: epiphysiodesis.
Epiphysiolisthesis *w*: epiphysiolisthesis, slipped epiphysis.
Epiphysiolyse *w*: epiphysiolysis, epiphyseal detachment.
Epiphysitis *w*: epiphysitis.
Epiphyt *m*: epiphyte.
epiploisch: epiploic.
Epiploon *s*: epiploon, omentum.
Epiplozele *w*: epiplocele.
Epipygus *m*: epipygus.
Epirubicin *s*: epirubicin.
Episio-: episio-.
Episioperineoplastik *w*: episioperineoplasty.
Episioplastik *w*: episioplasty.
Episiotomie *w*: episiotomy.
Episklera *w*: episclera, episcleral tissue.
episkleral: episcleral.
Episkleralraum *m*: episcleral space.
Episkleritis *w*: episcleritis, episclerotitis.
Episode *w*: episode.
Episom *s*: episome.
Epispadie *w*: epispadias; **glanduläre** ~ glandular epispadias, balanic epispadias.

Epispastikum *s*: epispastic, vesicant.
Epistasie *w*: epistasis, epistasy, nasal hemorrhage.
Epistasis *w*: epistasis, epistasy, nasal hemorrhage.
epistatisch: epistatic.
Epistaxis *w*: epistaxis, nosebleeding.
episternal: episternal.
Episthotonus *m*: episthotonus, emprosthotonos, emprosthotonos position.
Epitarsus: epitarsus.
Epitaxie *w*: epitaxy.
Epitendineum *s*: epitendineum, epitenon.
epithalamisch: epithalamic.
Epithalamus *m*: epithalamus.
Epithel *s*: epithelium, endepidermis; **atypisches** ~ epithelial atypia; **einschichtiges** ~ simple epithelium; **intrakapilläres** ~ rete peg; **kubisches** ~ cuboidal epithelium; **mehrreihiges** ~ laminated epithelium, stratified epithelium.
Epithel-: epitheli-.
epithelartig: epithelioid.
Epithelauskleidung *w*: epithelial lining.
epithelbedingt: epitheliogenetic.
epithelbildend: epitheliogenic.
Epitheldifferenzierung *w*: epithelial differentiation.
Epithelentfernung *w*: deepithelialization.
Epithelentzündung *w*: epithelitis, epitheliitis.
Epithelgewebe *s*: epithelial tissue.
Epithelgrenze *w*: epithelial border.
epithelial: epithelial.
epithelialisieren: epithelialize, epithelize.
Epithelialisierung *w*: epithelialization, cutification.
Epitheliolyse *w*: epitheliolysis.
epitheliolytisch: epitheliolytic.
Epitheliom *s*: epithelioma.
Epithelioma basocellulare exulcerans: basal cell epithelioma, rodent ulcer.
Epithelioma calcificans Malherbe: benign calcifying epithelioma, pilomatrixoma, Malherbe's tumor.
Epithelioma cuniculatum: epithelioma cuniculatum, carcinoma cuniculatum.

epitheliomartig: epitheliomatous.

Epithelioma spinocellulare: squamous cell epithelioma, prickle cell carcinoma.

Epitheliomatose w: epitheliomatosis.

Epitheliose w: epitheliosis.

Epithelisierung w: epithelization.

Epithelkörperchen s: epithelial body.

Epitheloidzelle w: epitheloid cell.

Epithelperle w: epithelial pearl, epidermic pearl, pearly body, cell cone.

Epithelpfropf m: epithelial plug.

Epithelrest m: epithelial rest.

Epithelschicht w: epithelial layer; **chordomesodermale** ~ chordomesodermal mantle.

Epithelzapfen m: epithelial peg.

Epithelzelle w: epithelial cell; **arachnoidale** ~ meningothelium; **kubische** ~ cuboidal cell; **squamöse** ~ oyster cell.

Epithelzelltumor m: epithelial tumor.

Epithelzylinder m: epithelial cast.

Epithelzyste w: epithelial cyst.

Epithema s: epithem.

Epithienamycin s: epithienamycin.

Epitop s: epitope, antigenic determinant.

Epitrichium s: epitrichium.

Epitrochlea w: epitrochlea.

Epituberkulose w: epituberculosis.

epitympanal: epitympanic.

Epitympanum s: epitympanum.

Epityp m: epitype.

epizentral: epicentral.

epizoisch: epizoic.

Epizoon s: epizoon.

Epizoonose w: epizoonosis, epizoic commensalism, epidermatozoonosis.

Epizyt m: epicyte.

Eponychium s: eponychium.

Eponym s: eponym.

Epoophorektomie w: epoophorectomy.

Epoophoron s: epoophoron, parovarium, proovarium, Rosenmüller's organ, pampiniform body.

Epoxy-methamin-bromid s: epoxymethamine bromide.

Eprazinon s: eprazinone.

EPS Abk. **extrapyramidales System** s: extrapyramidal system.

Epsilonalkoholismus m: episolon alcoholism, periodic drinking bouts, periodic drinking, dipsomania.

Epsilon-Aminocapronsäure w Abk. **EACA**: epsilon aminocaproic acid [*abbr*] EACA.

Epsom-Salz s: Epsom's salt.

EPSP Abk. **exzitatorisches postsynaptisches Potential** s: excitatory postsynaptic potential [*abbr*] EPSP.

Epstein-Barr-Virus m Abk. **EBV**: Epstein-Barr virus [*abbr*] EBV.

Epstein-Perle w: Epstein's pearl.

EPT Abk. **endoskopische Papillotomie** w: endoscopic papillotomy.

Epulis w: epulis.

Epulis congenita: congenital epulis of newborn.

Epulis gigantocellularis: central giant cell reparative granuloma.

Epulis granulomatosa: granulomatous epulis.

Epulofibrom s: epulofibroma, fibrous epulis.

EQ Abk. 1. **Eiweißquotient** m; 2. **Energiequotient** m: 1. protein quotient; 2. energy quotient.

equiaxial: equiaxial.

Equilibrierung, okklusale w: selective grinding.

Equinovarus m: equinovarus, talipes equinovarus.

ER Abk. **endoplasmatisches Retikulum** s: endoplasmic reticulum.

ERA Abk. **Evoked-response-Audiometrie** w: evoked response audiometry [*abbr*] ERA.

eradieren: eradicate.

Eradikation w: eradication.

Erbanlage w: genetic traits.

Erb-Beckengürteldystrophie w: Erb's paralysis.

Erb-Charcot-Krankheit w: Erb-Charcot disease, syphilitic spastic paraplegia.

Erb-Duchenne-Paralyse w: Erb-Duchenne paralysis.

Erbe *s*: heritage.
erben: inherit.
Erbfaktor *m*: unit factor, gene.
Erbgang *m*: inheritance; **dominanter** ~ dominant inheritance; **monofaktorieller** ~ monofactorial inheritance, mendelian inheritance; **multifaktorieller** ~ multifactorial inheritance; **rezessiver** ~ recessive inheritance.
Erb-Goldflam-Krankheit *w*: Erb-Goldflam disease, myasthenia gravis.
Erbgrind *m*: favus.
Erbgut *s*: heritage, genes.
Erbkrankheit *w*: hereditary disease.
Erb-Krankheit *w*: Erb's disease.
Erb-Lähmung *w*: Erb's palsy, Erb's paraplegia.
erbleichen: blanch.
erblich: 1. hereditary, heritable, inheritable; 2. **nicht** ~ nonheritable.
Erblichkeit *w*: heritability.
erblicken: sight.
erblinden: become blind.
Erb-Punkt *m*: Erb's point.
erbrechen: vomit, throw up, heave.
Erbrechen *s*: 1. vomiting, vomition, emesis, emesia, retching; **explosionsartiges** ~ explosive vomiting, projectile vomiting; **funktionelles** ~ functional vomiting; **kaffeesatzartiges** ~ coffee-ground vomit, black vomit, melenemesis; **morgendliches** ~ morning vomiting; **unstillbares** ~ incessant vomiting, persistent vomiting; **zyklisches** ~ periodic syndrome; 2. ~ **auslösend** emetic.
Erbsenbein *s*: pisiform bone.
erbsenförmig: pisiform.
Erb-Sklerose *w*: Erb sclerosis, primary lateral sclerosis.
ERCP Abk. **endoskopische retrograde Cholangiopankreatographie** *w*: endoscopic retrograde cholangiopancreatography [*abbr*] ERCP.
Erdalkali *s*: alkaline earth metal.
Erdbeerzunge *w*: strawberry tongue.
Erde *w*: earth; **alkalische** ~ alkaline earth; **seltene** ~ rare earth.

Erdheim-Syndrom *s*: Erdheim syndrome, Erdheim's cystic medial necrosis.
Erdheim-Tumor *m*: pituitary ameloblastoma, craniopharyngeal duct tumor, craniopharyngioma.
Erdmetall *s*: earth metal.
Erdnußöl *s*: peanut oil, groundnut oil.
Erdöl *s*: petroleum.
Erdpotential *s*: ground potential.
erdrosseln: jugulate, garrotte.
Ereignis *s*: event.
Ereignisfeld *s*: event field.
erektil: erectile.
Erektion *w*: erection.
Erektionsreflex *m*: sexual reflex.
Erektionsstörung *w*: erection disturbance.
Erektionszentrum *s*: erection center, genital center, genitospinal center, Budge center.
ererbt: inherited.
-erese: -eresis.
erethisch: erethistic, erethetical, erethismic.
Erethismus *m*: erethism, hydrargyromania.
erfahren: 1. (vb) experience; 2. (adj) experienced, expert, skilled.
Erfahrung *w*: experience.
Erfahrungsheilkunde *w*: empiric treatment.
Erfahrungswissen *s*: empiric knowledge.
Erfassungsgruppe, geschlossene *w*: cluster.
Erfolg *m*: success.
erfolgreich: successful.
Erfolgskontrolle *w*: achievement evaluation.
Erfolgsorgan *s*: effector organ.
erfordern: require, demand.
Erfordernis *s*: requirement, demand.
Erfordernishochdruck *m*: compensatory hypertension.
erforschen: research, investigate.
Erforschung *w*: research, investigation.
Erfrierung *w*: cold injury, congelation.
Erfrierungsschaden *m*: cold injury, frostbite.

erfrischen: refresh.
Erfrischung *w*: refreshment, refection.
ERG Abk. Elektroretinogramm *s*: electroretinogram [*abbr*] ERG.
ergänzend: supplementary, ancillary.
Ergänzungstest *m*: completion test.
Ergasie *w*: ergasia.
Ergastoplasma *s*: ergastoplasm.
Ergebnis *s*: result, product, outcome.
Ergobasin *s*: ergabasine.
Ergocalciferol *s*: ergocalciferol, vitamin D_2, ercalciol, activated ergosterol, viosterol.
Ergocristin *s*: ergocristine.
Ergokryptin *s*: ergocryptine.
Ergometer *s*: ergometer, ergograph, ergoesthesiograph.
Ergometrie *w*: ergometry.
Ergometrin *s*: ergometrine, ergonovine, ergostetrine, ergotocine.
ergometrisch: ergometric.
Ergonomie *w*: ergonomy, ergonomics, human engineering.
Ergonovin *s*: ergonovine, ergometrine, ergostetrine, ergotocine.
Ergosom *s*: ergosome, polyribosome.
Ergostat *m*: ergostat.
Ergosterin *s*: ergosterol.
Ergosterol *s*: ergosterol.
Ergot *s*: ergot.
Ergotalkaloid *s*: ergot alkaloid.
Ergotamin *s*: ergotamine.
Ergotamingangrän *w*: ergotism, Saint Anthony's fire.
Ergotamintartrat *s*: ergotamine tartrate.
Ergotherapie *w*: ergotherapy, work therapy.
Ergothionein *s*: ergothioneine.
Ergotinin *s*: ergotinin.
Ergotinsäure *w*: ergotinic acid.
Ergotismus *m*: ergotism, Saint Anthony's fire.
Ergotoxin *s*: ergotoxine.
ergotrop: ergotropic.
Ergrauen *s*: graying.
ergrauend: canescent.
Ergrauung *w*: canities.

Erguß *m*: effusion; chylöser ~ chylous effusion.
Ergußdrainage *w*: hydrocenosis.
erhaben: eminent.
Erhängen *s*: hanging.
erhärten: harden.
Erhärten *s*: hardening.
erhalten: conserve.
Erhaltung *w*: maintenance, conservation.
Erhaltungsdosis *w*: maintenance dose.
Erhaltungstherapie *w*: maintenance therapy.
Erhebung *w*: elevation, jugum, torus.
Erhebungsmethode *w*: data collection method.
erhellen: brighten.
erhitzen: heat.
erhöht: elevated, increased.
Erhöhung *w*: eminence; basale ~ basal ridge.
erholen: recuperate.
erholsam: recuperative.
Erholung *w*: rest, recreation, recovery, recuperation.
Erholungsheim *s*: rest home.
Erholungsphase *w*: recovery phase.
Erholungsquotient *m*: recovery quotient [*abbr*] RQ.
Erholungszeit *w*: recovery time.
Erigierbarkeit *w*: erectility.
erigiert: erect.
erinnern: remember, recall, recollect.
Erinnerung *w*: memory, recall, recollection, remembrance; retrograde ~ retrograde memory.
Erinnerungshalluzination *w*: memory hallucination.
Erinnerungslücke *w*: memory loss.
Erinnerungstäuschung *w*: mnesic illusion.
Erinnerungsvorstellung *w*: memory image.
Eriodictin *s*: eriodictyon.
Erkältung *w*: cold, common cold, acute catarrhal rhinitis, head cold.
erkennbar: identifiable.
Erkennbarkeit kurzer Lautstärken Abk.

SISI: short increment sensitivity index [*abbr*] SISI.

Erkennung *w*: recognition.

Erkennungssequenz *w*: recognition sequence.

Erkennungsstelle *w*: recognition site.

Erklärung *w*: explanation.

erkranken: sicken.

erkrankt: diseased.

Erkrankung *w*: disease, disorder, illness, affection, sickness, condition, malum; **alimentäre** ~ trophopathy; **ansteckende** ~ contagious disease, communicable disease; **arteriosklerotische kardiovaskuläre** ~ arteriosclerotic cardiovascular disease [*abbr*] ASCVD; **atopische** ~ atopic disease; **bakterielle** ~ bacterial disease, bacteriosis; **choleraartige** ~ paracholera; **chronisch-granulomatöse** ~ chronic granulomatous disease, chronic X-linked granulomatosis; **degenerative** ~ degenerative disease; **ernährungsbedingte** ~ trophopathy; **exogene** ~ exogenous disease, exopathy; **extrapyramidale** ~ extrapyramidal disorder; **fibromuskuläre** ~ fibromuscular disease, myointimal fibroplasia; **fibrosierende** ~ fibrosing syndrome; **fieberhafte** ~ febrile illness; **funktionelle** ~ functional disease, functional illness, dynamic disease; **genetische** ~ genetic disease; **hämatologische** ~ blood disease; **hereditäre** ~ hereditary disease, hereditary disorder; **iatrogene** ~ iatrogenic disease; **idiopathische** ~ idiopathic disease, idiopathy; **kardiovaskuläre** ~ cardiovascular disease [*abbr*] CVD; **keuchhustenähnliche** ~ pertussislike syndrome; **körperliche** ~ somatopathy; **konsumierende** ~ consumption; **lokale** ~ local disease, focal disease; **lymphoproliferative** ~ lymphoproliferative disease; **manisch-depressive** ~ manic-depressive insanity, manic-depressive psychosis; **meldepflichtige** ~ notifiable disease; **multifaktoriell bedingte** ~ multifactorial disorder; **organische** ~ organic disease; **psychosomatische** ~ psychosomatic disease, psychosomatic disorder, psychosomatic illness, visceral disorder; **übertragbare** ~ communicable disease, contagious disease; **vorbestehende** ~ preexisting condition.

Erkrankung des autonomen Nervensystems: autonomic disorder.

Erkrankung des Nervensystems, degenerative: neurodegenerative disorder.

Erkrankungsausbreitung *w*: spreading of a disease, pathophoresis.

Erlebnis *s*: experience.

Erlebnisreaktion *w*: emotional reaction.

erleichtern: relieve, alleviate, ease.

erleichternd: alleviative.

Erleichterung *w*: relief, alleviation, ease.

erleiden: suffer.

Erlenmeyer-Kolben *m*: Erlenmeyer flask.

Erlenmeyer-Kolben-Phänomen *s*: Erlenmeyer flask deformity.

erleuchten: brighten.

ermitteln: ascertain.

ermüdbar: fatiguable.

Ermüdbarkeit *w*: fatiguability, weariness.

ermüden: fatigue.

Ermüdung *w*: fatigue, defatigation.

Ermüdungsbruch *m*: fatigue fracture.

Ermüdungssyndrom *s*: fatigue syndrome.

ernähren: 1. nourish, nurture; 2. **schlecht** ~ malnourish.

Ernährung *w*: diet, nutrition, nurture, nourishment, alimentation, feeding; **angemessene** ~ adequate nutrition; **ausgeglichene** ~ balanced diet; **eiweißarme** ~ low-protein diet, basic diet, alkali-ash diet; **eiweißreiche** ~ high-protein diet; **enterale** ~ enteral nutrition; **falsche** ~ malnutrition; **glutenfreie** ~ gluten-free diet; **intravenöse** ~ intravenous feeding; **kochsalzarme** ~ sodium-restricted diet; **künstliche** ~ artificial alimentation; **makrobiotische** ~ macrobiotic diet; **parenterale** ~ parenteral nutrition; **purinarme** ~ low-purine diet.

Ernährungs-: alimentary.

Ernährungsprotokoll *s*: nutrition chart.

Ernährungssonde *w*: feeding tube.

Ernährungsstörung w: nutrition disorder.

Ernährungswissenschaft w: food science, sitology.

Ernährungswissenschaftler m: nutritionist.

Ernährungszustand m: nutrition status, nutritional status, nutriture.

erneuern: revive.

Erniedrigung w: abasement.

ernst: serious.

Ernte w: harvest.

Erntefieber s: harvest fever.

Erntekrätze: harvest mite, Trombicula autumnalis.

ernten: harvest.

eröffnen: open.

Eröffnung w: opening, incision; **weite chirurgische** ~ patefaction.

Eröffnungsperiode w: first stage of labor, active phase, steady period, active labor.

Eröffnungswehen: dilating pains.

erogen: erogenous, erotogenic.

Eros m: eros.

Erosion w: erosion.

erosiv: erosive.

Erotik w: erotism, eroticism.

erotisch: erotic.

Erotismus m: eroticism, erotism.

Erotomanie w: erotomania, eroticomania, erotomaniacal delusion, amourous paranoia.

erproben: try, test.

erquickend: refreshing, balsamic.

erratisch: erratic.

erregbar: 1. excitable, irritable; 2. **leicht** ~ overemotional.

Erregbarkeit w: excitability, irritability; **direkte** ~ **direct** excitability; **unterschwellige** ~ subliminal excitability; **verringerte** ~ hypoexcitability; **vibratorische** ~ seismogenic sensitivity.

erregen: excite, stimulate, irritate.

Erreger m: infectious agent, germ.

erregerfrei: germ-free, axenic.

Erregernachweis m: identification.

Erregerreservoir s: disease reservoir, maintenance host, fomes.

Erregung w: excitation, excitement;

ephaptische ~ ephaptic excitation; **kreisende** ~ circus movement, circus rhythm; **reziproke** ~ reciprocal beat.

Erregungsablauf m: excitatory process.

Erregungsausbreitung, retrograde w: ventriculoatrial conduction.

Erregungsleitung w: conduction; **retrograde** ~ retrograde conduction, retroconduction; **saltatorische** ~ saltatory conduction.

Erregungsphase w: excitement phase.

Erregungsrückbildung w: repolarization.

Erregungsrückkehr w: reentry.

Erregungsstörung w: conduction disorder.

Erregungssystem s: conduction system of the heart, cardionector.

Erregungszeit w: excitation time.

Erregungszustand m: excitatory state; **zentralnervöser** ~ central excitatory state [*abbr*] CES.

erröten: flush, blush.

Erröten s: flush, blush.

Ersatz m: replacement, substitution, substitute, repletion.

Ersatzmutter w: surrogate mother.

Ersatzobjekt s: transitional object.

Ersatzrhythmus m: escape rhythm; **vagaler** ~ vagal escape.

erschauern: thrill.

erscheinen: appear.

Erscheinung w: appearance.

Erscheinungsform w: manifestation.

Erscheinungszeit w: appearance time.

erschlaffen: languish.

Erschlaffung w: laxness, relaxation.

erschöpfen: exhaust.

erschöpft: exhausted, fagged.

Erschöpfung w: exhaustion, lassitude; **hochgradige** ~ prostration; **nervöse** ~ neurasthenia.

Erschöpfungsdepression w: exhaustion depression.

Erschöpfungsreaktion w: reaction of exhaustion.

Erschöpfungssyndrom s: burnout syndrome.

Erschöpfungszustand m: depletion.

erschrecken: panic.

erschüttern: concuss, jar, thrill.

Erschütterung w: concussion, shudder, succussion, jarring.

erschütterungsempfindlich: tremolabile.

erschütterungsfrei: jar-free.

erschütterungssicher: tremostable.

erschweren: aggravate.

Erschwernis w: difficulty.

ersetzen: replace, substitute.

Erstarrung w: congealment, deadness.

Erste Hilfe w: first aid.

ersticken: suffocate, choke, throttle, asphyxiate, strangle.

Erstickung w: choking, asphyxiation, suffocation.

Erstickungs-: anoxic.

Erstickungsanfall m: choke.

Erstimmunisierung w: primary immunization.

Erstimpfung w: initial vaccination.

Erstmanifestation w: initial manifestation.

erstrecken: range.

ertauben: become deaf, deafen.

erträglich: endurable.

Ertrag m: 1. output; 2. ~ **ergeben** result in, yield.

ertragen: endure.

Ertragsniveau s: output level.

ertrinken: drown.

Ertrinken s: drowning.

Erukasäure w: erucic acid.

Eruktation w: eructation, belch.

Eruption w: eruption; **lokalisierte** ~ fixed eruption.

eruptiv: eruptive.

erwachsen: adult.

Erwachsenenalter s: adulthood.

Erwachsenendiabetes m: adult-onset diabetes mellitus, maturity-onset diabetes mellitus, obesity-associated diabetes mellitus, late-onset diabetes mellitus.

Erwachsener m: adult.

erwärmen: heat, warm.

erwärmend: calefactory.

Erwärmung w: warm up, heating, calefaction.

Erwärmungskurve w: heating curve.

Erwärmungsversuch m: calefaction test.

Erwartung w: expectation, expectancy.

Erwartungsfehler m: anticipation error, error of expectation.

Erwartungspotential s: contingent negative variation [abbr] CNV.

erwartungstreu: unbiased.

erweichen: soften.

Erweichung w: softening, malacia.

erweitern: enlarge, dilate.

erweitert: dilated, enlarged.

Erweiterung w: dilatation, enlargement.

Erwerb m: acquisition.

erwerben: acquire.

Erwerbsminderung w: incapacitation.

Erwerbsunfähigkeit w Abk. **EU**: disablement.

erworben: acquired, adventitious.

erwürgen: strangle.

Ery Abk. **Erythrozyt** m: erythrocyte [abbr] Erc, red blood cell.

Erysipel s: erysipelas; **hämorrhagisches** ~ hemorrhagic erysipelas.

erysipelartig: erysipeloid.

Erysipelas migrans: wandering erysipelas, migrating erysipelas.

Erysipeloid s: erysipeloid.

Erysipelothrix m: erysipelothrix.

Erythem s: erythema; **lichtinduziertes** ~ photoerythema.

Erythema arthriticum epidemicum: erythema arthriticum epidemicum, Haverhill fever, streptobacillary fever.

Erythema endemicum: erythema endemicum, pellagra.

Erythema exsudativum multiforme majus: Stevens-Johnson syndrome, Fiessinger-Rendu syndrome.

Erythema induratum: erythema induratum, Bazin's disease.

Erythema infectiosum: erythema infectiosum, Sticker's disease, fifth disease, megalerythema.

Erythema nodosum: erythema nodosum,

Bazin's ulcer.

Erythema nodosum leprosum: erythema nodosum leprosum, lazarine leprosy.

Erythema palmoplantare: Erythema palmare hereditarium, Lane's disease.

Erythema subitum: exanthem subitum, Zahorsky's disease.

erythematös: erythematous.

Erythematodeszelle *w* Abk. **EZ**: erythematosus cell.

Erythemdosis *w*: erythema dose [*abbr*] ED; **minimale** ~ minimal erythema dose [*abbr*] MED.

Erythemschwelle *w*: erythema threshold.

Erythemschwellendosis *w*: threshold erythema dose [*abbr*] TED.

Erythrämie *w*: erythremia; **akute** ~ erythroleukemia, DiGuglielmo syndrome, erythremic myelosis.

Erythralgie *w*: erythralgia.

Erythrasma *s*: erythrasma.

Erythrit *s*: erythritol.

Erythrityltetranitrat *s*: erythrityl tetranitrate.

Erythro-: erythr-.

Erythroblast *m*: erythroblast, erythrocytoblast, Loevit cell; **basophiler** ~ basophilic normoblast; **polychromatischer** ~ polychromatophilic normoblast.

erythroblastär: erythroblastic.

Erythroblastenanämie *w*: erythroblastic anemia, Colley's anemia, thalassemia major.

Erythroblastom *s*: erythroblastoma, extramedullary hematopoietic tumor.

Erythroblastomatose *w*: erythroblastomatosis.

Erythroblastopenie *w*: erythroblastopenia.

Erythroblastose *w*: erythroblastosis, erythremia, erythroblastemia; **akute** ~ acute erythremia; **fetale** ~ erythroblastosis fetalis.

erythroblastotisch: erythroblastotic.

Erythrochromie *w*: erythrochromia.

Erythrodermia desquamativa neonatorum: Leiner's disease.

Erythrodermie *w*: erythroderma; **bullöse** ~ bullous ichthyosiform hyperkeratosis; **ichthyosiforme** ~ ichthyosiform erythroderma, Sjögren-Larsson syndrome.

Erythrokatalyse *w*: erythrocatalysis, erythrokatalysis.

Erythrokeratodermia *w*: erythrokeratoderma.

Erythrokeratodermia congenita progressiva symmetrica: progressive symmetrical verrucous erythrokeratoderma, Gottron syndrome.

Erythroleukämie *w*: erythroleukemia, leukoerythroblastosis, Blumenthal's disease, DiGuglielmo syndrome.

Erythroleukoblastose *w*: erythroleukoblastosis, hemolytic disease of the newborn.

Erythrolyse *w*: erythrolysis.

Erythromelalgie *w*: erythromelalgia, erythralgia, red neuralgia, Gerhardt's disease, Weir-Mitchell's disease, terminal neuritis.

Erythrometer *s*: erythrocytometer.

Erythromycin *s*: erythromycin.

Erythromycin-aethylcarbonat *s*: erythromycin ethylcarbonate.

Erythromycin-aethylsuccinat *s*: erythromycin ethylsuccinate.

Erythromycin B: erythromycin B, berythromycin.

Erythromycinestolat *s*: erythromycin estolate.

Erythromycin-gluceptat *s*: erythromycin gluceptate.

Erythromycin-Lactobionat *s*: erythromycin lactobionate.

Erythromycin-propionat *s*: erythromycin propionate.

Erythromycin-propionat-laurylsulfat *s*: erythromycin propionate lauryl sulfate.

Erythron *s*: erythron.

Erythroparasit *m*: erythroparasite.

erythrophag: erythrophagous.

Erythrophage *m*: erythrophage, hemophage, hematophage, hematophagocyte.

Erythrophagozyt *m*: erythrophagocyte,

hemophagocyte.

Erythrophagozytose *w*: hemophagocytosis.

Erythrophobie *w*: erythrophobia.

Erythroplakie *w*: erythroplakia.

Erythroplasie *w*: erythroplasia, Zoon's erythroplasia.

Erythroplasie Queyrat *w*: erythroplasia of Queyrat, Queyrat's disease.

Erythropoese *w*: erythropoiesis, erythrogenesis.

Erythropoesestörung, kongenitale *w*: congenital dyserythropoietic anemia.

Erythropoietin *s*: erythropoietin.

Erythroprosopalgie *w*: erythroprosopalgia.

Erythropsie *w*: erythropsia.

Erythrose *w*: erythrosis, erythrose.

Erythrosin *s*: erythrosin.

Erythrozyanose *w*: erythrocyanosis, silk-stocking disease.

Erythrozyt *m* Abk. **Ery**: erythrocyte [*abbr*] Erc, red blood cell, red cell, rhodocyte; **basophiler** ~ basophilic erythrocyte; **gestippter** ~ stippled cell; **orthochromatischer** ~ orthochromatic erythrocyte; **polychromatischer** ~ polychromatophilic erythrocyte, dichromatic erythrocyte; **stechapfelförmiger** ~ burr erythrocyte, echinocyte, burr cell, crenocyte.

erythrozytär: erythrocytic.

Erythrozytenabbau *m*: erythrocytophagy.

Erythrozytenadhäsionsbestimmung *w*: erythrocyte adherence test.

Erythrozytenagglutination *w*: hemagglutination.

Erythrozytenaggregation *w*: erythrocyte aggregation, sludged blood.

Erythrozytenantikörper *m*: erythrocyte antibody [*abbr*] EA.

Erythrozytenantikörperkomplement *s*: erythrocyte antibody complement [*abbr*] EAC.

erythrozytenartig: erythroid.

Erythrozytenbestimmung *w*: erythrocyte count.

Erythrozytenbildung *w*: formation of erythrocytes.

Erythrozytendurchmesser, mittlerer *m*: mean corpuscular diameter.

Erythrozytenfragilität *w*: fragility of blood.

Erythrozytenglutathionreduktase *w*: erythrocyte glutathione reductase.

Erythrozytenkinetik *w*: erythrokinetics.

Erythrozyten-Opsonin *s*: erythrocyto-opsonin.

Erythrozytenreifungsfaktor *m*: erythrocyte maturation factor [*abbr*] EMF.

Erythrozytenresistenz *w*: 1. erythrocyte resistence; 2. **Bestimmung der osmotischen** ~ erythrocyte fragility test.

Erythrozytenschatten *m*: erythrocyte ghost, blood shadow, ghost corpuscle, shadow corpuscle, shadow cell, phantom corpuscle, phantom cell, Traube's corpuscle, discoplasm.

Erythrozytenstarre *w*: erythrocyte rigidity.

Erythrozytentransketolase *w*: erythrocyte transketolase.

Erythrozytenvolumen *s* Abk. **MCV**: mean corpuscular volume [*abbr*] MCV, erythrocyte volume.

Erythrozytenzahl *w*: red blood count [*abbr*] RBC, red cell count, erythrocyte count, erythrocyte number.

Erythrozytenzerfall *m*: erythrorrhexis.

Erythrozytenzylinder *m*: red blood cell cast.

Erythrozytolysin *s*: erythrocytolysin.

Erythrozytometer *s*: erythrometer.

Erythrozytometrie *w*: erythrocytometry, erythrometry.

Erythrozytopenie *w*: erythrocytopenia, erythropenia.

Erythrozytophage *m*: erythrophage.

Erythrozytophagozytose *w*: erythrophagocytosis, erythrophagia, erythrophagy.

Erythrozytopoiese *w*: erythrocytopoiesis.

Erythrozytorrhexis *w*: erythrocytorrhexis, microspherulation.

Erythrozytose *w*: erythrocytosis, erythrocythemia, hypererythrocythemia, hypercythemia; **renale** ~ renal erythrocytosis.

Erythrozyturie *w*: erythrocyturia.
Erziehung *w*: education, teaching, nurture, nurturance.
erzwingen: force.
Escherichia coli: Escherichia coli; **enterotoxische** ~ enterotoxic Escherichia coli [*abbr*] ETEC.
EsD Abk. **Esterase D** *w*: esterase D.
Eserin *s*: eserine.
Esmarch-Binde *w*: Esmarch's tourniquet.
Esmarch-Verband *m*: Esmarch bandage.
Esophorie *w*: esophoria, esodeviation.
esophorisch: esophoric.
esoterisch: esoteric.
Esotropie *w*: convergent squint, internal strabismus, convergent strabismus, crossed eyes, esotropia.
Espundia *w*: espundia.
eßbar: edible, eatable.
essen: 1. eat; 2. **zuviel** ~ overeat.
Essen *s*: eating, meal.
Essen auf Rädern: meals on wheels.
essentiell: essential.
Essen trockener Nahrungsmittel: xerophagy.
Essen ungekochter Nahrungsmittel: omophagia.
Essenz *w*: essence.
Esser-Plastik *w*: Esser's graft.
Eßgewohnheiten: eating habits, eating behavior, dietary habits.
Essig *m*: vinegar.
Essigbildung *w*: acetification.
Essigsäure *w*: 1. acetic acid, ethanoic acid; 2. ~ **abbauend** acetoclastic.
Essigsäurebakterien: vinegar bacteria.
Essigsäurebildung *w*: acidogenesis.
Essigsäurefermentation *w*: vinegar fermentation.
essigsauer: acetic.
Eßlöffel *m*: 1. tablespoon; 2. **ein** ~ **voll** tablespoonfull.
Eßstörung *w*: eating disorder, appetite disorder.
Eßsucht *w*: bulimia.
Ester *m*: ester.
Esterase *w*: esterase.

Esterase D *w* Abk. **EsD**: esterase D.
Esteraseinhibitor *m*: esterase blocker.
Esterbildung *w*: esterification.
Estes-Sterilitätsoperation *w*: Estes operation.
Esthiomène *w*: esthiomene.
Estlander-Lappen *w*: Estlander's flap.
Estlander-Lippenoperation *w*: Abbé-Estlander operation.
Estradiol *s*: estradiol.
Estradiolbenzoat *s*: estradiol benzoate.
Estradiolsuccinat *s*: estradiol succinate.
Estradiolundecylat *s*: estradiol undecylate.
Estradiolvalerat *s*: estradiol valerate.
Estramustin *s*: estramustine.
Estren-Dameshek-Syndrom *s*: Estren-Dameshek syndrome.
Estriolsuccinat *s*: estriol succinate.
ESWL Abk. **extrakorporale Stoßwellenlithotripsie** *w*: extracorporal shock-wave lithotripsy.
ETA Abk. **Ethionamid** *s*: ethionamide.
Etacrynsäure *w*: etacrynic acid.
Etafedrin *s*: etafedrine.
Etafenon *s*: etafenone.
Etagennaht *w*: layered suture.
Etamiphyllin *s*: etamiphyllin.
Etamivan *s*: etamivan.
Etamsylat *s*: etymsylate.
État marbré: marble state.
Eta-Zelle *w*: eta-cell.
ETH Abk. **Ethionamid** *s*: ethionamide.
Ethacridin *s*: ethacridine.
Ethambutol *s*: ethambutol.
Ethamoxy-triphetol *s*: ethamoxytriphetol.
Ethanol *s*: ethanol, ethyl alcohol.
Ethaverin *s*: ethaverine, ethylpapaverine hydrochloride.
Ethaverinhydrochlorid *s*: ethaverine hydrochloride.
Ethchlorvynol *s*: ethchlorvynol.
Ethenzamid *s*: ethenzamide.
Ether *m*: ether.
Etherbildung *w*: etherification.
Ethidiumbromid *s*: ethidium bromide.
Ethik *w*: ethics; **medizinische** ~ medical ethics.

Ethinamat *s*: ethinamate.
Ethinylestradiol *s*: ethinylestradiol.
Ethinylöstradiol *s*: ethynylestradiol.
Ethinyl-testosteron *s*: ethynyl testosterone.
Ethionamid *s* Abk. **ETA, ETH**: ethionamide.
ethisch: ethical.
Ethisteron *s*: ethisterone, ethynyl testosterone, anhydrohydroxyprogesterone, pregneninolone.
ethmoidal: ethmoidal.
Ethmoidektomie *w*: ethmoidectomy.
Ethmoiditis *w*: ethmoiditis, ethmoidal sinusitis.
ethmoidofrontal: ethmofrontal.
ethnisch: ethnic.
Ethnobiologie *w*: ethnobiology.
Ethnographie *w*: ethnography.
Ethnologie *w*: ethnology.
Ethnomedizin *w*: ethnomedicine.
Ethnopsychiatrie *w*: ethnopsychiatry, cross-cultural psychiatry, comparative psychiatry.
Ethoheptazin *s*: ethoheptazine.
Ethologie *w*: ethology.
Ethosuximid *s*: ethosuximide.
Ethotoin *s*: ethotoin.
Ethoxazen *s*: ethoxazene hydrochloride.
Ethoxazorutosid *s*: ethoxazorutoside.
Ethoxzolamid *s*: ethoxzolamide.
Ethylalkohol *m*: ethylalcohol.
Ethylenchlorid *s*: dichloroethane.
Ethylendiamintetraessigsäure *w* Abk. **EDTA**: ethylenediaminetetraacetic acid [*abbr*] EDTA.
Ethylentetrachlorid *s*: tetrachloroethylene.
Ethyl-methyl-thiambuten *s*: ethyl methyl-thiambutene.
Ethylperoxid *s*: diethylperoxide.
Etidocain *s*: etidocaine.
Etidronsäure *w*: etidronic acid.
Etifelmin *s*: etifelmine.
Etikett *s*: label.
Etilefrin *s*: etilefrine.
Etiroxat *s*: etiroxate.
Etodroxizin *s*: etodroxizine.

Etofenamat *s*: etofenamate.
Etofibrat *s*: etofibrate.
Etofyllin *s*: etofylline.
Etofyllinclofibrat *s*: etofylline clofibrate.
Etoglucid *s*: ethoglucid.
Etomidat *s*: etomidate.
Etoposid *s*: etoposide.
Etozolin *s*: etozolin.
Etretinat *s*: etretinate.
Etynodiol *s*: etynodiol.
EU Abk. **1. Erwerbsunfähigkeit** *w*; **2. Extrauteringravidität** *w*: 1. disablement; 2. extrauterine pregnancy.
Eubakterium *s*: eubacterium.
Eubiotik *w*: eubiotics.
Eucain *s*: eucaine, benzamine hydrochloride.
Eucatropin *s*: eucatropine hydrochloride.
Euchromatin *s*: euchromatin.
Euchromatin-: euchromatic.
Euchromatopsie *w*: euchromatopsy, normal color vision.
Euchromosom *s*: euchromosome.
Euergie *w*: euergasia.
Eugenik *w*: eugenics, eugenetics.
eugenisch: eugenic.
Eugenol *s*: eugenol, eugenic acid, caryphyllic acid.
Euglobulin *s*: euglobulin.
Euglobulinlysistest: euglobulin lysis test.
Euglobulinlysiszeit *w*: euglobulin clot lysis time.
Euglykämie *w*: euglycemia.
Eugnosie *w*: eugnosia.
eugnostisch: eugnostic.
Eukalyptol *s*: eucalyptol, cajeputol, cineole.
Eukalyptusöl *s*: eucalyptus oil.
Eukaryot *m*: eukaryote, eucaryote.
eukaryotisch: eukaryotic.
Eukinesie *w*: eukinesia.
Eulenaugenzelle *w*: owl's eye cell.
Eulenburg-Krankheit *w*: Eulenburg's disease.
Eumelanin *s*: eumelanin.
Eumenorrhö *w*: eumenorrhea.
Eumycin *s*: eumycin.
Eumyzetom *s*: eumycetoma.

Eunuch *m*: eunuch.
Eunuchismus *m*: eunuchism.
eunuchoidal: eunuchoid.
Eunuchoidismus *m*: eunuchoidism.
Eupatorium *s*: eupatorin.
Eupepsie *w*: eupepsia.
eupeptisch: eupeptic.
Euphänie *w*: euphenics.
Euphorie *w*: euphoria.
euphorisch: euphoric.
Euplasie *w*: euplasia.
euploid: euploid.
Euploidie *w*: euploidy, euploid state.
Eupnoe *w*: eupnea.
Eupraxie *w*: eupraxia.
Europium *s*: europium.
euryxen: euroxenous.
Eustachio-Röhre *w*: eustachian tube.
eutektisch: eutectic.
Euthanasie *w*: euthanasia, mercy killing;
passive ~ passive euthanasia, orthotanasia.
Euthymie *w*: euthymia.
Euthyoskop *s*: euthyoscope.
Euthyoskopie *w*: euthyoscopy.
euthyreot: euthyroid.
Eutonie *w*: eutonia.
eutop: entopic.
eutroph: eutrophic.
Evagination *w*: evagination, outpouching, outpocketing.
Evakuator *m*: evacuator.
evakuieren: evacuate.
Evakuierung *w*: evacuation.
Evans-Blau *s*: Evans blue.
Evans-Syndrom *s*: Evans syndrome.
Evaporator *m*: evaporator.
Eventeration *w*: eventration.
Eversion *w*: eversion.
Evidement *s*: evidement.
Eviration *w*: eviration.
Eviszeration *w*: evisceration.
eviszerieren: eviscerate.
Evoked-response-Audiometrie *w* Abk.
ERA: evoked response audiometry [*abbr*]
ERA.
Evolution *w*: evolution.
evolutionär: evolutionary.

evozieren: evoke.
evoziert: evoked.
Evulsion *w*: evulsion.
Ewart-Zeichen *s*: Ewart sign, Pins sign.
Ewing-Sarkom *s*: Ewing sarcoma, Ewing's tumor, endothelial myeloma.
Ex-: ex-.
Exaltation *w*: exaltation.
Exanthem *s*: exanthema, exanthem, rash;
syphilitisches ~ syphilitic rash.
Exanthema subitum: exanthema subitum, Filatov-Dukes disease, parascarlatina.
Exartikulation *w*: exarticulation, disarticulation.
Exazerbation *w*: exacerbation.
exazerbieren: exacerbate.
Excavatio disci nervi optici: excavation of optic disk, physiologic excavation, physiologic cup.
Excavatio rectovesicalis: rectovesical excavation, retrovesical pouch.
Exenteration *w*: exenteration.
Exenteritis *w*: exenteritis.
exergon: exergonic, exoergic.
Exerzierknochen *m*: exercise bone.
Exfoliatin *s*: exfoliatin, epidermolytic toxin.
Exfoliation *w*: exfoliation.
exfoliativ: exfoliative.
Exfoliativzytologie *w*: exfoliative cytology.
Exhärese *w*: exeresis.
Exhalation *w*: exhalation.
exhalieren: exhale.
Exhibitionismus *m*: exhibitionism.
Exhumierung *w*: exhumation.
existentiell: existential.
Existenzanalyse *w*: existential analysis.
Exitus *m*: exitus, exit, death.
Exkavation *w*: excavation.
Exkavationsinstrument *s*: excavator.
Exkavator *m*: excavator, hoe.
Exklusion *w*: exclusion.
Exkochleation *w*: evidement.
Exkoriation *w*: excoriation.
Exkrement *s*: excrement.
Exkret *s*: excreta.
Exkretion *w*: excretion.

exkretorisch: excretory.
Exkursion *w*: excursion.
Exkurvatur *w*: excurvature.
Exner-Nadelreflex *m*: Exner's needle reflex.
Exo-: exo-.
Exocoel *s*: exocoelom, extraembryonic coelom.
Exodontie *w*: exodontia.
Exoenzym *s*: exo-enzyme.
Exogamie *w*: exogamy.
exogen: exogenous, exogenic, exopathic, ectogenic, ectogenous.
exokrin: exocrine.
Exomphalos *m*: exomphalos.
Exomphalos-Makroglossie-Gigantismus-Syndrom *s*: Beckwith-Wiedemann syndrome.
Exon *s*: exon, coding sequence.
Exonklonierung *w*: exon cloning.
Exonuklease *w*: exonuclease.
Exopathie *w*: exopathy.
exopathisch: exopathic.
Exopeptidase *w*: exopeptidase.
Exophorie *w*: exophoria, exodeviation.
exophthalmisch: exophthalmic.
Exophthalmometer *s*: exophthalmometer, orthometer, ophthalmostatometer, protometer.
Exophthalmometrie *w*: exophthalmometry.
Exophthalmus *m*: exophthalmos, exorbitism, ophthalmoptosis, hyperophthalmopathic syndrome, protopsis; **endokriner** ~ endocrine exophthalmos, endocrine ophthalmopathy, hyperthyroid ophthalmoplegia, infiltrative ophthalmopathy, thyrotoxic ophthalmopathy, thyrotoxic ophthalmoplegia, exophthalmic ophthalmoplegia; **maligner** ~ malignant exophthalmos; **thyreotroper** ~ thyrotropic exophthalmos.
Exophthalmus-produzierende Substanz *w*: exophthalmos-producing substance [*abbr*] EPS.
Exophthalmus pulsans: pulsating exophthalmos.

Exophyt *m*: exophyte.
exophytisch: exophytic, ectophytic.
Exosmose *w*: exosmosis.
Exostose *w*: exostosis; **multiple kartilaginäre** ~'**n** hereditary multiple exostoses, multiple cartilaginous exostoses.
Exostosenresektion *w*: exostectomy.
exostotisch: exostotic.
exotherm: exothermic, exothermal.
Exotoxin *s*: exotoxin, ectotoxin.
Exotoxin-: exotoxic.
Exotropie *w*: exotropia, walleye, external strabismus, divergent strabismus, divergent squint.
Exozytose *w*: exocytosis, emiocytosis, reverse pinocytosis.
Expander *m*: expander.
Expansion *w*: expansion.
expansiv: expansive.
Expektorans *s*: expectorant, mucolytic agent.
Expektoration *w*: expectoration.
expektorieren: expectorate.
Expektorieren *s*: expectoration.
Experiment *s*: 1. experiment; 2. **durch** ~ experimentally.
Experimentalmedizin *w*: experimental medicine.
experimentell: experimental.
experimentieren: experiment.
Experimentierung *w*: experimentation.
Experte *m*: expert.
Explantat *s*: explant.
explantieren: explant.
explizit: explicitly, overt.
explodieren: explode, detonate.
Exploration *w*: exploration.
explorativ: exploratory.
Explosion *w*: explosion.
Explosionsdruck *m*: blast.
Explosionsschädigung *w*: blast injury.
Explosionstrauma *s*: shell shock.
explosiv: explosive.
Exponent *m*: exponent.
Exponentialgröße *w*: exponential.
exponentiell: exponential.
Exposition *w*: exposure, challenge.

Expression *w*: expression.
Expressionsklonierung *w*: expression cloning.
Expressionsvektor *m*: expression vector.
expressiv: expressive.
Expressivität *w*: expressivity.
exprimieren: express.
Exprimieren *s*: expression.
Expulsion *w*: expulsion.
expulsiv: expulsive.
Exsikkantium *s*: exsiccant.
exsikkieren: exsiccate.
Exsikkose *w*: exsiccosis, desiccation, dehydration, hydropenia.
Exspiration *w*: expiration.
Exstirpation *w*: extirpation, removal.
exstirpieren: extirpate.
Exsudat *s*: exudate; **blutiges** ~ hemorrhagic exudate, sanguineous exudate; **eitriges** ~ purulent exudate; **eitrig-seröses** ~ seropus; **entzündliches** ~ inflammatory exudate; **fibrinöses** ~ fibrinous exudate; **fibrinös-seröses** ~ serofibrinous exudate; **schleimiges** ~ catarrhal exudate; **seröses** ~ serous exudate; **übelriechendes blutig-purulentes** ~ sanies.
Exsudation *w*: exudation, weeping.
Exsudationszyste *w*: exudation cyst.
exsudativ: exudative.
exsudieren: exude.
Extension *w*: extension, traction; **äußere** ~ external traction.
Extensionsapparat *m*: traction device.
Extensionsbett *s*: traction bed.
Extensionsbügel *m*: stirrup, traction bow.
Extensionsdraht *m*: traction wire.
Extensionsschiene *w*: traction splint, extension splint.
Extensionstisch *m*: traction table, extension table.
Extensor *m*: extensor.
Extensorenreflex *m*: extensor reflex.
Exteriosation *w*: externalization.
extern: external, exoteric.
externalisieren: externalize.
exterorezeptiv: exteroceptive.
Exterozeptor *m*: exteroceptor.

Extinktion *w*: extinction, inattention phenomenon.
Extinktionskoeffizient *m*: extinction coefficient.
Extorsion *w*: extorsion, disclination.
Extra-: extra-.
extraadrenal: extra-adrenal.
extraartikulär: extraarticular, extracapsular.
extrachromosomal: extrachromosomal.
extradural: extradural, superdural.
extraembryonal: extraembryonic.
extraerythrozytär: exoerythrocytic, metaerythrocytic.
extrafokal: extra-focal.
extrafusal: extrafusal.
extrahierbar: extractable.
extrahieren: extract.
extrakapsulär: extracapsular.
extrakardial: extracardiac, extracardial, exocardial.
extrakorporal: extracorporeal.
extrakorpuskulär: extracorpuscular.
extrakraniell: exocranial.
Extrakt *m*: extract, educt; **alkoholischer** ~ alcoholic extract; **fester** ~ solid extract; **flüssiger** ~ liquid extract; **trockener** ~ dry extract, dispert; **zähflüssiger** ~ soft extract.
Extraktion *w*: extraction, traction, exelcymosis; **manuelle** ~ manual extraction.
Extraktionszange *w*: extracting forceps, dental extracting forceps, outlet forceps.
Extraktionszentrifuge *w*: extraction centrifuge.
Extraktor *m*: extractor, broach.
extramammär: extramammary.
extramedullär: extramedullary.
extrameningeal: extrameningeal.
extramural: extramural.
extranukleär: extranuclear.
extraokulär: extraocular.
extraperitoneal: extraperitoneal.
extrapleural: extrapleural.
Extrapolation *w*: extrapolation.
extrapyramidal: extrapyramidal, extra-corticospinal.

extrarenal: extrarenal.

extraskleral: suprascleral.

extraspinal: extraspinal.

Extrasystole *w*: extrasystole, premature beat, ectopic beat, escaped beat; **infranodale** ~ infranodal extrasystole; **interponierte** ~ interpolated extrasystole; **nodale** ~ nodal extrasystole, atrioventricular junctional extrasystole, auriculoventricular extrasystole; **supraventrikuläre** ~ supraventricular extrasystole; **tachykarde** ~ tachysystole; **ventrikuläre** ~ ventricular extrasystole [*abbr*] VE; **vorzeitig einfallende** ~ premature systole, premature contraction.

extrauterin: extrauterine.

Extrauteringravidität *w* Abk. EU: extrauterine pregnancy, ectopic pregnancy, paracyesis.

Extravasat *s*: extravasate, extravascular fluid.

Extravasation *w*: extravasation.

Extravasationszyste *w*: extravasation cyst, exudation cyst.

extravaskulär: extravascular.

Extraversion *w*: extraversion.

extravesikal: extracystic.

extrazellulär: extracellular, exocellular.

Extrazellularflüssigkeit *w*: extracellular fluid [*abbr*] ECF.

Extrazellulargewebe *s*: extracellular tissue.

Extrazellularparasitismus *m*: extracellular parasitism.

Extrazellularraum *m* Abk. EZR: extracellular compartment.

extrem: extreme.

Extremität *w*: extremity, limb; **distale** ~ outlimb; **obere** ~ upper extremity, thoracic limb; **untere** ~ lower extremity, pelvic limb.

Extremitätenableitungen: limb leads.

Extremitätenerkrankung *w*: disease of the limbs, acropathy.

Extremitätenknospe *w*: limb bud.

Extremitätenlähmung *w*: acroparalysis.

Extremitätenschmerz *m*: limb pain, cheiropodalgia, chiropodalgia.

Extremitätenskelett *s*: appendicular skeleton.

Extremitätenspalte *w*: schistomelia.

Extremitätenverlust *m*: limb loss.

extrinsisch: extrinsic.

Extroversion *w*: extroversion.

extrovertieren: extravert.

Extrusion *w*: extrusion.

Extubation *w*: extubation, detubation, decannulation.

extubieren: extubate.

Exulzeration *w*: exulceration.

exzidieren: excise.

Exzision *w*: excision, exsection, abscission.

Exzitation *w*: excitation; **begleitende** ~ coexcitation.

Exzitationsstadium *s*: excitation.

Exzitationssyndrom *s*: excitation syndrome.

exzitatorisch: excitatory, irritative.

Exzyklophorie *w*: excyclophoria.

EZ Abk. **Ernährungszustand** *m*: nutritional condition.

E-Zelle *w* Abk. **Erythematodeszelle**: erythematosus cell.

EZR Abk. **Extrazellularraum** *m*: extracellular compartment.

F

F Abk. **1. Farad; 2. Fluor**: 1. farad [*abbr*] F; 2. fluorine [*abbr*] F.

Fabella *w*: fabella.

Faber-Anämie *w*: Faber's anemia, achylic anemia, achylic chloroanemia.

Fab-Fragment *s* Abk. **antigenbindendes Fragment** *s*: antigen binding fragment [*abbr*] FAB.

FAB-Klassifikation *w* Abk. **Französisch-Amerikanisch-Britische-Klassifikation**: French-American-British classification [*abbr*] FAB classification.

Fabry-Krankheit *w*: Fabry's disease, angiokeratoma corporis diffusum, hereditary dystopic lipidosis.

Fabulieren *s*: fabulation.

Facelifting *s*: face-lifting, rhytidectomy, rhytidoplasty.

Facette *w*: facet.

Facettektomie *w*: facetectomy.

Facettensyndrom *s*: facet syndrome.

-fach: -ploid.

Facharzt *m*: specialist, consultant.

Fachausdruck *m*: term, terminus.

Fachgebiet *s*: specialty.

Facies: face, facies, surface, plane.

Facies adenoidea: adenoid face.

Facies hippocratica: hippocratic face.

Facies leontina: leontine facies.

Facies mitralis: mitral facies.

Facies myopathica: hatchet face.

Facies scaphoidea: dishface deformity.

Facilitation *w*: facilitation.

FAD Abk. **Flavin-Adenin-Dinukleotid** *s*: flavin adenine dinucleotide [*abbr*] FAD.

Faden *m*: thread, string, cord, fibre.

Fadendrainage *w*: thread drainage, capillary drainage.

Fadeneiterung *w*: suppuration of a suture.

Fadenfänger *m*: suture hook.

fadenförmig: thread-like, filamentous, nemaline.

Fadenführer *m*: ligature carrier.

Fadengranulom *s*: suture granuloma.

Fadenkreuz *s*: crosslines.

Fadenpilz *m*: tinea, ringworm.

Fadenpinzette *w*: ligature forceps.

Fadenschere *w*: stitch scissors.

Fadenwurm *m*: nematode, threadworm, metastrongylus.

Fadenwurm-: rhabditic.

fadenwurmartig: rhabditoid, rhabditiform, nematoid.

fadenziehend: stringy, ropy, viscous, thread-forming.

Faeces: feces, faeces, stool.

fächerförmig: fanshaped.

Fächerstrahl *m*: fan-beam.

Fächerung *w*: fanning.

fähig: able.

Fähigkeit *w*: capability, skill, ability, faculty; **geistige** ~ mental capacity; **motorische** ~ motor skill.

Fähigkeitstest *m*: capacity test, ability test.

fäkal: fecal, stercoral, stercorous, stercoraceous.

fäkalartig: fecaloid.

fäkal-oral: fecal-oral.

Fäkalurie *w*: fecaluria, enteruria, enterouria.

fäkulent: stercoral, fecal.

Fältelung *w*: plication, tucking.

Fängersubstanz *w*: scavenger.

Färbeindex *m* Abk. **F.I.**: color index [*abbr*] CI, cell color ratio, blood quotient.

Färbekoeffizient *m*: mean corpuscular hemoglobin [*abbr*] MCH, MCHg.

Färbemethode *w*: staining method; **histochemische** ~ cytochemical stain; **histologische** ~ histologic staining; **panoptische** ~ panoptic stain.

färben: stain, color, dye.

Färben *s*: staining.

Färbereiche *w*: quercitron.

Färbung *w*: stain, staining, tinction, tinge, hue, tint; **einfache** ~ simple staining; **säurefeste** ~ acid-fast stain.

Fäulnis *w*: decay, rot, mydesis.

Fäulnisalkaloid *s*: ptomaine, putrescence alkaloid.

Fäulnisbakterium *s*: putrefactive bacterium.

Fäulnisdyspepsie *w*: putrescence dyspepsia.

fäulniserregend: putrefactive.

Fäulnisvorgang *m*: putrefaction.

Fäzes *w*: feces, faeces, stool.

Faget-Zeichen *s*: Faget sign.

Fagopyrismus *m*: fagopyrism.

fahl: livid.

fahrbar: mobile.

Fahrenheit: Fahrenheit [*abbr*] F.

Fahreus-Lindqvist-Effekt *m*: Fahreus-Lindqvist effect.

Fahrlässigkeit *w*: negligence.

Fahr-Syndrom *s*: Fahr's disease.

F-AK Abk. **Forssman-Antikörper** *m*: Forssman's antibody.

Fakirhand *w*: fakir's hand.

Faktor *m*: factor; **antihämophiler** ~ Abk. **AHF** hemophilic factor; **antinukleärer** ~ Abk. **ANF** antinuclear factor [*abbr*] ANF; **erythropoesestimulierender** ~ erythropoietic stimulating factor [*abbr*] ESF; **fibrinstabilisierender** ~ fibrin stabilizing factor, fibrinase, factor XIII, fibrinoligase, Laki-Lorand factor; **follikelfreisetzender** ~ follicle relasing factor [*abbr*] FRF; **intrinsischer** ~ intrinsic factor [*abbr*] IF; **Kolonie-stimulierender** ~ Abk. **CSF** colony stimulating factor [*abbr*] CSF; **kontrainsulinärer** ~ insulin antagonist; **leukozytosefördernder** ~ leukocytosis-promoting factor [*abbr*] LPF; **mitogener** ~ mitogenic factor.

Faktor I: factor I, fibrinogen, conglutinogen-activating factor.

Faktor II: factor II, prothrombin.

Faktor III: factor III, thromboplastin.

Faktor IV: factor IV, plasma calcium.

Faktor V: factor V, accelerator globulin [*abbr*] AcG, labile factor, proaccelerin, proserum prothrombin conversion accelerator [*abbr*] PPCF.

Faktor-V-Mangel *m*: factor V deficiency, Owren's disease, parahemophilia.

Faktor VI: factor VI.

Faktor VII: factor VII, stable factor, cothromboplastin, serum prothrombin conversion accelerator [*abbr*] SPCA, proconvertin.

Faktor VII a: factor VII a, convertin, conversion accelerator.

Faktor VII-Mangel *m*: hypoproconvertinemia.

Faktor VIII: factor VIII, antihemophilic factor [*abbr*] AHF, thromboplastic plasma component [*abbr*] TPC, platelet cofactor.

Faktor VIIIa: Willebrand's factor.

Faktor-VIII-assoziiertes Antigen *s*: transhemophilin.

Faktor IX: factor IX, Christmas factor, plasma thromboplastin component [*abbr*] PTC.

Faktor X: factor X, Stuart-Prower factor.

Faktor XI: factor XI, plasma thromboplastin antecedent [*abbr*] PTA.

Faktor XII: factor XII, Hageman factor, contact factor, glass factor.

Faktor-XII-Mangel *m*: Hageman's trait.

Faktor XIII: factor XIII, fibrin stabilizing factor, fibrinase, fibrinoligase, Laki-Lorand factor.

Faktorbewertung *w*: factor loading, saturation.

Faktorenanalyse *w*: factor analysis; **multiple** ~ pattern analysis.

Faktorenmobilität *w*: factor mobility.

Faktorenstruktur *w*: factorial structure.

Faktorenzerlegung *w*: factorization.

fakultativ: facultative.

Fakultät *w*: faculty.

Falciparium-Malaria *w*: falciparium malaria, malignant tertian malaria.

Fall *m*: case, (physics) fall; **freier** ~ standard gravity.

Fallbeschreibung *w*: case report.

fallen: fall, drop.
Fallfinger *w*: fingerdrop.
Fallfuß *m*: drop foot, footdrop.
Fallhand *w*: drop hand, wristdrop, carpoptosis.
Fallkontrollstudie *w*: case-control study.
Fallot-Pentalogie *w*: Fallot's pentalogy, pentalogy of Fallot.
Fallot-Tetralogie *w*: Fallot's tetralogy, tetralogy of Fallot [*abbr*] TF.
Fallot-Trilogie *w*: trilogy of Fallot.
Fall-out *m*: fallout.
Fallstudie *w*: case study.
Fallsucht *w*: falling sickness, epilepsy.
Falltürschnitt *m*: pararectal incision.
falsch: false, spurious.
falsch deuten: misinterpret.
Falschgelenk *s*: pseudoarthrosis.
falschnegativ: false-negative.
falschpositiv: false-positive.
Falsett *s*: falsetto.
falsifizieren: falsify.
Falsifizierung *w*: falsification.
Falte *w*: fold, crease, wrinkle, rugosity, plication, plica.
falten: fold, plicate.
Falten-: rhytid-.
Faltenhals *m*: pterygium colli, congenital webbing of the neck.
Faltenoperation *w*: erugation.
Faltenzunge *w*: scrotal tongue, fissured tongue.
faltig: rhacous, plicated, wrinkled.
Faltung *w*: reef.
Faltungskern *m*: nucleation center.
Faltungsoperation *w*: cinching operation.
Falx: falx.
Falx-: falcial.
familiär: familial, familiar.
Familie *w*: family.
Familienanamnese *w*: family history.
Familienantigen *s*: family antigen.
Familienberatung *w*: family counseling.
Familienmedizin *w*: family medicine.
Familienmitglied *s*: family member.
Familienpflege *w*: family care.
Familienplanung *w*: family planning.

Familientherapie *w*: family therapy.
Famotidin *s*: famotidine.
Famprofazon *s*: famprofazone.
Famulant *m*: extern.
Famulatur *w*: medical clerkship, elective period, elective.
Fanconi-Abderhalden-Syndrom *s*: Fanconi-Abderhalden syndrome, renal amino acid diabetes mellitus, cystinosis.
Fanconi-Anämie *w*: Fanconi's anemia [*abbr*] FA, congenital aplastic anemia, congenital pancytopenia, constitutional infantile panmyelopathy.
Fanconi-Syndrom *s*: Fanconi's disease, Fanconi syndrome.
Fango *m*: fango.
Fangotherapie *w*: fango therapy.
Farabeuf-Zeichen *s*: Farabeuf's triangle.
Farad Abk. **F**: farad [*abbr*] F.
Faraday-Käfig *m*: Faraday's cage.
Farady-Konstante *w*: Faraday's constant.
Faradisation *w*: faradization, faradism.
faradisch: faradic.
faradisieren: faradize.
Farbdispersion *w*: color dispersion.
Farbe *w*: 1. color; **achromatische** ~ achromatic color; 2. **die** ~ **wechselnd** versicolor.
Farbenamblyopie *w*: color amblyopia.
Farbenanomalie *w*: dyschromatopsia.
farbenblind: colorblind.
Farbenblindheit *w*: color blindness, achromatognosia, daltonism; **amnestische** ~ color name aphasia; **komplette** ~ achromatopsia, achromatopia, achromatic vision, monochromasy, monochromatism; **partielle** ~ dyschromatopsia; **totale** ~ achromatopsia, achromatopia, achromatic vision, monochromasy, monochromatism.
Farbenfehlsichtigkeit *w*: dyschromatopsia, faulty color discrimination.
Farbensehen *s*: color vision; **normales** ~ normal color vision.
Farbensinn *m*: color sense.
Farbenspektrum *s*: chromatic spectrum.
Farbentest *m*: color test.

Farber-Krankheit *w*: Farber's disease.

Farber-Test *m*: Farber test.

Farbkontrast *m*: chromatic contrast.

Farblösung *w*: dye; **schwermetallhaltige** ~ heavy-metal stain; **saure** ~ acidic dye.

farblos: colorless, achromatic, achromatous.

Farbmarkierung *w*: dye-spraying technique.

Farbreagens *s*: color reagent.

Farbreaktion *w*: color reaction.

Farbsehen *s*: chromatic vision.

Farbsehschwelle *w*: achromatic threshold.

Farbsensation, pulssynchrone *w*: entoptic pulse.

Farbsinn *m*: chromatic sensation.

Farbskotom *s*: color scotoma.

Farbstoff *m*: stain, coloring agent, dye; **basischer** ~ basic stain; **intrazellulärer** ~ endochrome; **metachromatischer** ~ metachromatic stain; **saurer** ~ acidic dye.

Farbstoffverdünnungsmethode *w*: indicator-dilution method, dye-dilution technique.

Farbtafel *w*: colored plate, color perception table.

Farbton *m*: color hue.

Farbtüchtigkeit *w*: acuity of color perception.

Farbtüchtigkeitsbestimmung *w*: chromatoptometry.

Farbwahrnehmung *w*: color perception; **fehlerhafte** ~ pseudochromesthesia.

Farmerlunge *w*: farmer's lung, thresher's lung.

Farn *m*: fern.

Farnesol *s*: farnesol.

Farnkrautbildung *w*: ferning, fernleaf crystallization, cervical mucus arborization.

Farnkrautphänomen *s*: fern phenomenon.

Farnkrauttest *m*: fern test.

Farnochinon *s*: farnoquinone.

Farr-Gesetz *s*: Farr's law.

Fascia *w*: fascia.

Fasciculus *m*: fasciculus, fascicle.

Fasciitis *w*: fasciitis, fascitis.

Fascioliasis *w*: fascioliasis.

Fasciolopsiasis *w*: fasciolopsiasis.

Fascitis *w*: fascitis, fibrofascitis.

Fascitis nodularis: pseudosarcomatous fibromatosis.

Faser *w*: fiber; **afferente** ~ afferent fiber, centripetal fiber; **akzessorische** ~ auxiliary fiber; **agyrophile** ~ argyrophilic fiber, argentaffin fiber, argentaffine lattice; **cholinerge** ~ cholinergic fiber; **efferente** ~ efferent fiber; **elastische** ~ elastic fiber, yellow fiber; **markhaltige** ~ medullated fiber, myelinated fiber; **marklose** ~ unmyelinated fiber, nonmedullated fiber, naked fiber; **postganglionäre** ~ postganglionic fiber; **präganglionäre** ~ preganglionic fiber; **präkollagene** ~ precollagenous fiber, reticular fiber; **retikuläre** ~ reticular fiber; **sekretorische** ~ secretomotoric fiber; **sensorische** ~ sensory fiber.

Faserbildung *w*: fibration.

Fasergewebe *s*: fibrous tissue; **netzartiges** ~ fibroareolar tissue; **weißes** ~ white fibrous tissue.

Fasergewebsbildung *w*: inogenesis.

Fasergruppe *w*: fiber group.

faserig: fibred, stringy.

Faserigkeit *w*: stringiness.

Faserknochen *m*: bundle bone.

Faserknorpel *m*: fibrous cartilage, fibrocartilage, fibrocartilago.

Faserknorpelentzündung *w*: fibrochondritis, symphysitis.

Fasernetzwerk *s*: 1. network of fibers; 2. **ein** ~ **betreffend** fibroreticulate.

Faseroptik *w*: fiberoptics.

Faseroptikgastroskop *s*: fiberoptic gastroscope, gastrofiberscope.

Faserprotein *s*: fibrous protein.

Faserstruktur *w*: fibrous structure.

Fasersystem *s*: network; **kortikopontines** ~ corticopontine projection system; **pallidofugales** ~ pallidal system; **thalamostriäres** ~ thalamostriate pathway.

Faserwerk *s*: network.

Faserzelle *w*: fiber cell.
faßförmig: barrel-shaped.
Faßthorax *m*: barrel chest, barrel-shaped chest, barrel-shaped thorax.
Faßthoraxemphysem *s*: hypertrophic emphysema.
Fassung *w*: socket, frame.
Faßzange *w*: remover.
fasten: fast.
Fasten *s*: fasting, fast; **proteinmodifiziertes** ~ protein-modified fasting.
Fastenbehandlung *w*: nestitherapy.
Fastenkur *w*: fasting cure.
Fastigium *s*: fastigium.
Faszie *w*: fascia.
Fasziektomie *w*: fasciectomy.
Faszien-: fascial.
Faszienentfernung *w*: fascial excision.
Faszienentzündung *w*: fasciitis, fascitis, fibrofascitis.
Fasziennaht *w*: fasciorrhaphy, aponeurorrhaphy.
Faszienplastik *w*: fascioplasty.
Faszienresektion *w*: fasciectomy.
Faszienverschluß *m*: far-and-near suture.
Fasziitis *w*: fasciitis, fascitis.
Faszikel *m*: fascicle, bundle, fasciculus.
faszikulär: fascicular, fasciculated.
Faszikulation *w*: fasciculation, muscular tremor.
Faszikulationspotential *s*: fasciculation potential.
faszikulieren: fasciculate.
Faszikulitis *w*: fasciculitis.
Faszioliasis *w*: fascioliasis.
Fasziolopsiasis *w*: fasciolopsiasis.
Fasziotomie *w*: fasciotomy.
fatal: fatal.
Fatalität *w*: fatality.
faul: foul, decayed, rotten.
Faulbrand *m*: hot gangrene.
faulig: putrid.
Fauna *w*: fauna.
Faust *w*: fist.
Faustschlußprobe *w*: handgrip test, handgrip exercise.
Faustschlußzeichen *s*: closed fist sign,

Claude sign.
Favabohne *w*: fava bean.
Faveolus *m*: faveolus, small pit.
Faveolus-: faveolar.
Favid *m*: favid.
Favismus *m*: favism, fabism.
Favre-Racouchot-Syndrom *s*: Favre-Racouchot syndrome.
Favus *m*: favus, white-cap, crusted ringworm, honeycomb tetter, white head, scall.
Favusalopezie *w*: favic alopecia.
Favusskutulum *s*: scutulum, godet.
Fawcett-Plaques: Fawcett's plaques.
Faxensyndrom *s*: buffoonery psychosis, faxen-psychosis.
fazial: facial.
Fazialisknie *s*: internal genu of facial nerve.
Fazialiskern *m*: facial center.
Fazialiskrampf *m*: facial spasm.
Fazialislähmung *w*: facial paralysis, facial palsy, facial nerve palsy, facioplegia; **angeborene** ~ congenital falcial palsy; **beidseitige** ~ bifacial paralysis, facial diplegia, prosopodiplegia; **einseitige** ~ facial hemiplegia, hemiprosoplegia, Bell's palsy, Bell's paralysis; **idiopathische** ~ idiopathic facial paralysis; **periphere** ~ periphereal facial paralysis; **zentrale** ~ central facial paralysis.
Fazialisparese *w*: facial nerve palsy, facioplegia; **beidseitige** ~ facial diplegia; **einseitige** ~ facial hemiplegia, hemiprosoplegia, Bell's palsy, Bell's paralysis.
Fazialistic *m*: facial tic.
Fazialiszeichen *s*: Chvostek sign, facialis phenomenon.
Fazio-Londe-Syndrom *s*: Fazio-Londe atrophy, Fazio-Londe disease, infantile progressive bulbar palsy.
FBA Abk. **Fetalblutanalyse** *w*: fetal blood analysis.
Fc-Fragment *s*: Fc fragment.
FDP Abk. **Fruktose-1,6-Diphosphat** *s*: fructose 1,6-diphoshate.
Fe Abk. **Eisen** *s*: ferrum [*abbr*] Fe.

FEBK Abk. **freie Eisenbindungskapazität** *w*: free iron binding capacity.

febril: febrile, feverish, pyrexial.

Febris *w*: fever, febris, pyrexia.

Febris biliosa: bilious fever.

Febris intermittens: intermittent fever.

Febris puerperalis: puerperal fever.

Febris remittens: remittent fever.

Febris uveoparotidea: uveoparotitis, Heerfordt's disease.

Febuprol *s*: febuprol.

Fechner-Gesetz *s*: Fechner's law.

Fechterstellung *w*: pugilistic attitude.

federartig: penniform.

Fede-Riga-Geschwür *s*: Riga-Fede disease, frenal ulcer.

federn: spring.

Fedrilat *s*: fedrilate.

Feedback *s*: feedback.

Feedback-Mechanismus *m*: closed loop.

Feedback-Steuerung *w*: feedback control.

Feer-Krankheit *w*: Feer's disease, acrodynia, acrodynic erythema, erythredema polyneuropathy, pink disease, Swift's disease, Selter's disease.

Fehladaptierung *w*: dysadaptation.

Fehlanpassung *w*: maladjustment.

Fehlbildung *w*: malformation, malformation sequence, teratism, teratosis; **kongenitale** ~ congenital defect; **lebensbedrohliche** ~ life-threatening malformation, major malformation.

Fehldeutung *w*: misinterpretation.

fehldiagnostizieren: misdiagnose.

fehlen: lack, be absent.

Fehlen *s*: lack, absence.

fehlend: absent, failing, missing.

Fehlentwicklung *w*: maldevelopment.

Fehler *m*: error, failing, flaw; **absoluter** ~ absolute error; **experimenteller** ~ experimental error; **durchschnittlicher** ~ mean error, average error; **mittlerer** ~ Abk. SE standard error [*abbr*] SE, average error; **systematischer** ~ systematic error; **tendenzieller** ~ biased error; **wahrscheinlicher** ~ probable error; **zufälliger** ~ random error.

fehlerfrei: faultless, intact, unbiased.

Fehlergrenze *w*: limit of error.

fehlerhaft: faulty.

Fehlervarianz *w*: error variance.

fehlgebären: abort, slink.

fehlgebildet: maldeveloped.

Fehlgeburt *w*: abortion, spontaneous abortion, natural abortion.

Fehlhaltung *w*: deviation, (psychology) false attitude.

Fehling-Lösung *w*: Fehling solution.

Fehling-Probe *w*: Fehling's test.

Fehlleistung *w*: dysfunction, failure.

Fehlrate *w*: absentee rate.

Fehlsichtigkeit *w*: ametropia.

Fehlstellung *w*: malposition.

Fehlwirt *m*: accidental host, incidental host.

Feichtiger-Ullrich-Syndrom *s*: Ullrich-Feichtiger syndrome.

Feigwarze *w*: genital wart.

Feigwurz *m*: celandine.

Feile *w*: file.

feilen: file.

Feil-Krankheit *w*: Klippel-Feil syndrome, cervical fusion syndrome.

fein: fine.

Fein-Denker-Operation *w*: Denker's operation.

Feineinstellung *w*: fine adjustment.

Feingewichtwaage *w*: microbalance.

Feinheit *w*: fineness.

Feinmotorik *w*: minute motor activity.

Feinnadelbiopsie *w*: fine needle biopsy.

Feinpore *w*: ultrapore.

Feinregelung *w*: fine control.

Feinstruktur *w*: fine structure, ultrastructure.

feinzeichnend: high-definition.

Feiung, stille *w*: occult immunization.

Feld *s*: field, area; **elektromagnetisches** ~ electromagnetic field; **erdmagnetisches** ~ terrestrial magnetic field; **morphogenetisches** ~ morphogenetic field, developmental field; **psychologisches** ~ behavioral environment; **rezeptives** ~ receptive field.

Feldblock *m*: field block anesthesia.
Feldfieber *s*: field fever, slime fever.
Feldkraft *w*: field force.
Feldlazarett *s*: field hospital.
Feldlinse *w*: field lens.
Feldnephritis *w*: war nephritis, trench nephritis.
Feldstärke *w*: field strength.
Feldstudie *w*: field study.
Felduntersuchung *w*: field experiment.
Felinose *w*: cat-scratch fever.
Fell *s*: pelt.
Fellatio *w*: fellatio.
Felsenbein *s*: petrosal bone.
Felsenbeinresektion *w*: petrosectomy.
Felsengebirgsfieber *s*: Rocky Mountain spotted fever, Colombian tick fever.
Felty-Syndrom *s*: Felty syndrome.
Felypressin *s*: felypressin.
Femininität *w*: femininity.
feminisieren: feminize, evirate.
Feminisierung *w*: feminization, feminism, effemination, eviration; **testikuläre** ~ testicular feminization, Morris syndrome.
femoral: femoral.
Femoralhernie *w*: femorocele.
Femoralislähmung *w*: femoral nerve paralysis, crural paralysis.
Femoralispuls *m*: femoral pulse.
Femoralisreflex *m*: femoral reflex, Remak symptom.
Femoralkanal *m*: crural canal.
Femoroabdominalreflex *m*: femoroabdominal reflex, hypogastric reflex, Geigel's reflex.
Femur *m*: femur, thigh bone.
Femurfraktur *w*: fracture of femur, femoral fracture; **T-förmige** ~ pillion fracture.
Femurkopf *m*: femur head, femoral head.
Femurkopfnekrose *w*: femur head necrosis, femoral head necrosis; **aseptische** ~ aseptic necrosis of the femoral head, Chandler's disease.
Femurkopfprothese *w*: femoral head prosthesis.
Femurschaftfraktur *w*: femoral shaft fracture.

Fenbencillin *s*: fenbencillin, phenbenicillin.
Fenbufen *s*: fenbufen.
Fenbutrazat *s*: fenbutrazate.
Fencamfamin *s*: fencamfamin.
Fencarbamid *s*: fencarbamide.
Fenchel *m*: fennel.
Fenchelöl *s*: fennel oil.
Fendilin *s*: fendiline.
Fenestration *w*: fenestration operation, windowing.
fenestrieren: fenestrate.
Fenetyllin *s*: fenetylline.
Fenfluramin *s*: fenfluramine.
Fenipentol *s*: fenipentol.
Fenofibrat *s*: fenofibrate.
Fenoprofen *s*: fenoprofen.
Fenoterol *s*: fenoterol.
Fenoxazolin *s*: fenoxazoline.
Fenoxypropazin *s*: phenoxypropazin.
Fenpipramid *s*: fenpipramide.
Fenpiveriniumbromid *s*: fenpiverinium bromide.
Fenproporex *s*: fenproporex.
Fenster *s*: window, fenestra; **akustisches** ~ acoustic window; **aortopulmonales** ~ aortopulmonary window, aortopulmonary fenestration, aorticopulmonary septal defect; **ovales** ~ oval window, vestibular window; **rundes** ~ round window.
Fensterbreite *w*: window width.
Fenstergips *m*: fenestrated plaster.
Fensterlage *w*: window level.
Fenstertechnik *w*: window technique.
Fenstertyp *m*: window type.
Fensterung *w*: windowing, fenestration.
Fensterungsoperation *w*: windowing, fenestration operation.
Fensterungstenotomie *w*: fenestrated tenotomy.
Fensterverband *m*: fenestrated bandage, fenestrated compress.
Fentanyl *s*: fentanyl.
Fenticlor *s*: fenticlor.
Fentoniumbromid *s*: fentonium bromide.
Fenyramidol *s*: fenyramidol.
Ferguson-Schnitt *m*: Ferguson's incision.

Ferment *s*: ferment, enzyme.
Fermentation *w*: fermentation.
Fermentationslösung *w*: fermentation broth.
fermentativ: fermentative, zymogenic.
fermentieren: ferment, yeast.
Fermentlehre *w*: zymology.
Fermi-Impfstoff *m*: Fermi's vaccine.
Fernandez-Reaktion *w*: lepromin reaction.
Fernaufnahme *w*: teleradiography, teleroentgenography.
Fernbestrahlung *w*: teleirradiation.
Ferndiagnose *w*: telediagnosis.
Fernmetastase *w*: distant metastasis.
Fernplastik *w*: distant flap.
Fernpunkt *m*: far-point.
Fernsehbildröhre *w*: picture tube.
Fernsehdurchleuchtung *w*: television fluoroscopy.
Fernsehdurchleuchtungskontrolle *w*: television fluoroscopic control.
Fernsehen *s*: television.
Fernsehkamera *w*: television camera.
Fernsehübertragungskette *w*: television transmission chain.
Fernsteuerung *w*: remote control.
Ferrat *s*: ferrate.
Ferredoxin *s*: ferredoxin.
Ferrein-Fortsätze: medullary ray.
Ferri-: ferric.
Ferrichlorid-Probe *w*: ferric chloride test.
Ferricyanid *s*: ferricyanide.
Ferricyanidkalium *s*: potassium ferricyanide.
Ferrier-Seperator *m*: Ferrier seperator.
Ferrioxamin *s*: ferrioxamine.
Ferritin *s*: ferritin.
Ferrochelatase *w*: ferrochelatase.
Ferrocyanid *s*: ferrocyanide.
ferroelektrisch: ferroelectric.
Ferrographie *w*: ferrography.
Ferrokinetik *w*: ferrokinetics.
Ferrolaktat *s*: ferrous lactate.
Ferrosulfat *s*: ferrous sulfate, copperas.
Ferrozyt *m*: siderocyte.
Ferse *w*: heel, talon; **schmerzhafte** ~ calcodynia.

Fersenbein *s*: calcaneum, heel bone.
Fersenschmerz *m*: painful heel, achillodynia, calcodynia.
fertig: ready.
Fertigkeit *w*: accomplishment, achievement, proficiency, skill.
fertil: fertile, generative.
Fertilisin *s*: fertilizin.
Fertilität *w*: fertility; **reduzierte** ~ subfertility, subfecundity.
Fertilitätsfaktor *m*: fertility factor, F factor, bacterial sex factor.
Fertilitätsgen *s*: fertility gene.
Fertilitätsstörung *w*: fertility disorder.
fest: solid, stable, fast.
Festfrequenzschrittmacher *m*: fixed-rate pacemaker, asynchronous pacemaker.
festhalten: hold.
Festigkeit *w*: stability.
Festination *w*: festination.
Festschnallen *s*: mechanical restraint.
feststehend: well-established.
feststellbar: identifiable.
feststellen: establish, find out, ascertain, identify.
Festwert *m*: constant value.
fetal: fetal.
Fetalatmung *w*: fetal respiration.
Fetalblutanalyse *w* Abk. **FBA**: fetal blood analysis.
Fetal distress: fetal distress.
Fetalgröße *w*: fetal size.
Fetalismus *m*: fetalism.
Fetalmedizin *w*: fetology.
Fetalometrie *w*: fetometry.
Fetalperiode *w*: fetal period.
Fetisch *m*: fetish.
Fetischismus *m*: fetishism, idolomania.
fetofetal: fetofetal.
Fetogenese *w*: fetation.
Fetographie *w*: fetal radiography.
fetomaternal: fetomaternal.
Fetometrie *w*: fetometry.
Fetopathie *w*: fetopathy.
fetoplazentar: fetoplacental.
Fetoprotein *s*: fetoprotein, fetoglobulin.

Fetoskop *s*: fetoscope.
Fetoskopie *w*: fetoscopy.
Fetosulfoglykoprotein *s*: fetosulfoglyko-protein.
Fetosulfoglykoprotein-Antigen *s* Abk. **FSA**: fetosulfoglykoprotein antigen.
fetotoxisch: fetotoxic.
fett: adipose, fat, lipidic.
Fett *s*: fat, lipid, lard; **braunes** ~ brown fat; **gelbes** ~ yellow fat; **gebundenes** ~ bound fat, masked fat; **tierisches** ~ adeps.
Fett-: lipo-, adipo-, pimelo-.
Fettabbau *m*: lipocatabolism, lipidolysis, lipodieresis.
fettabbauend: lipocatabolic.
fettähnlich: lipoid.
Fettansammlung, zystische *w*: soap cyst.
fettarm: low-fat.
fettartig: lipoidic, lipoidal, fatlike, liparoid.
Fettatrophie *w*: fat atrophy.
Fettaufnahme *w*: lipophagy.
fettbildend: lipogenic, lipogenous, lipoplastic, adipogenic.
Fettbildung *w*: fat formation.
fettbindend: lipopectic, lipopexic.
Fettbruch *m*: adipocele.
Fettdefizit *s*: deficiency of fat, lipopenia.
Fetteinlagerung, konjunktivale *w*: pimelopterygium.
Fettembolie *w*: fat embolism.
Fettembolus *m*: fat embolus.
Fettemulsion *w*: fat emulsion.
Fettextraktion *w*: removal of lipid, delipidation.
Fettgehalt *m*: fat content.
Fettgeschwulst *s*: fat tumor, lipoma.
Fettgewebe *s*: adipose tissue, fatty tissue; **braunes** ~ brown adipose tissue, multilocular adipose tissue; **subkutanes** ~ subcutaneous adipose tissue.
Fettgewebebildung *w*: adipogenesis.
Fettgewebs-: pimelo-.
Fettgewebsatrophie *w*: lipoatrophy.
Fettgewebsnekrose *w*: fat necrosis, adiponecrosis, steatonecrosis; **subkutane** ~ subcutaneous steatonecrosis, pseudosclerema.
Fettgewebsresektion *w*: adipectomy, lipectomy.
Fettgewebsvermehrung *w*: lipotrophy.
Fetthals *m*: diffuse symmetrical lipomas of the neck, Madelung's disease.
fetthaltig: lipidic, lipoferous, adipose.
Fettharz *s*: oleoresin.
Fettherz *s*: fatty heart.
Fettherz-: lipocardiac.
fettig: fatty, adipose, lardaceous, oleaginous, unctuous.
Fettinfiltrat *s*: fatty infiltration.
Fettkapsel *w*: adipose capsule, atrabiliary capsule.
Fettkörper *m*: fatty body.
Fettleber *w*: fatty liver; **alkoholische** ~ alcoholic fatty liver.
Fettleibigkeit *w*: hyperadiposis.
fettlöslich: fat-soluble, liposoluble, oil-soluble.
Fettlöslichkeit *w*: lipid solubility.
Fettmangel *m*: fat deficiency.
Fettmark *s*: fat marrow, yellow marrow.
Fettnekrose *w*: fat necrosis; **subkutane** ~ subcutaneous fat necrosis, cytosteatonecrosis.
Fettniere *w*: lipoid nephrosis, renal lipoidosis, liponephrosis.
Fettpfropf *m*: fatty plug.
Fettpneumonie *w*: lipid pneumonia, oil-aspiration pneumonia, pneumonolipoidosis.
Fettpolster *s*: fat pad.
Fettsäure *w*: fatty acid; **essentielle** ~ essential fatty acid; **freie** ~ free fatty acid, unesterified fatty acid [*abbr*] UFA, non esterified fatty acid [*abbr*] NEFA; **gesättigte** ~ saturated fatty acid; **mehrfach ungesättigte** ~ polyunsaturated fatty acid; **nicht veresterte** ~ unesterified fatty acid [*abbr*] UFA, non esterified fatty acid [*abbr*] NEFA, free fatty acid; **normale** ~ normal fatty acid; **ungesättigte** ~ unsaturated fatty acid; **unveresterte** ~ nonesterified fatty acid.
Fettsalbe *w*: greasy ointment.

Fettsklerem *s*: sclerema of the newborn.
fettspaltend: lipolytic.
Fettspeicher *m*: fat depot.
Fettspeicherkrankheit *w*: lipidosis.
Fettspeicherung *w*: adipopexis.
Fettsteiß *m*: steatopygia.
Fettstoffwechsel *m*: lipid metabolism, lipometabolism.
Fettstoffwechselstörung *w*: dyslipidosis, lipopathy.
Fettstuhl *m*: steatorrhea.
Fettsucht *w*: obesity; **alimentäre** ~ alimentary obesity, simple obesity, exogenous obesity.
Fettwachs *s*: adipocere.
Fettzelle *w*: lipocyte, fat cell, adipose cell, lipoblast.
Fettzelleninfiltration *w*: adipose infiltration.
Fettzirrhose *w*: fatty cirrhosis.
Fettzylinder *m*: fatty cast.
Fetus *m*: fetus.
Fetus in fetu: cryptodidymus.
feucht: wet, damp, moist, humid, humectant, hygric.
Feuchtigkeit *w*: moisture, humidity, damp.
Feuchtigkeitscreme *w*: moisturizing cream.
feuchtkalt: clammy.
Feuer *s*: fire.
feuergefährlich: combustible.
Feuermal *s*: nevus.
Feuerstar *m*: glassblowers' cataract, heatray cataract.
Feuersteinleber *w*: brimstone liver.
Feulgen-Reaktion *w*: Feulgen reaction, Feulgen procedure, Feulgen's method.
FF Abk. **Filtrationsfraktion** *w*: filtration fraction [*abbr*] FF.
F-Faktor *m*: fertility factor, F factor, bacterial sex factor.
FFA Abk. **Fokus-Film-Abstand** *m*: focus-film distance, target-to-film distance.
FFS Abk. **freie Fettsäuren**: free fatty acids [*abbr*] FFA.
F₁-Generation *w*: first filial generation.
FHA Abk. **Fokus-Haut-Abstand** *m*:

focal-skin distance, source-skin distance.
F. I. Abk. **Färbeindex** *m*: color index [*abbr*] CI.
Fiber *w*: fibre.
Fibergastroskop *s*: fibergastroscope.
Fiberglas *s*: fiberglass.
Fiberglasbronchoskop *s*: bronchofiberscope, fibreoptic bronchoscope.
Fiberkoloskop *s*: fibercolonoscope.
Fibr-: fibr-.
Fibrillation *w*: fibrillation.
Fibrillationspotential *s*: fibrillation potential.
fibrillär: fibrillar, fibrillary, fibrillate.
Fibrille *w*: 1. fibril; 2. **aus ~'n zusammengesetzt** fibrillate.
Fibrillenbildung *w*: fibrillogenesis.
Fibrillolyse *w*: fibrillolysis.
Fibrin *s*: fibrin.
Fibrinabbauprodukt *s*: fibrin degradation product [*abbr*] FDP.
Fibrinämie *w*: fibrinemia, fibremia.
Fibrinbildung *w*: fibrinogenesis.
Fibrinfilm *m*: fibrin film.
fibrinfrei: defibrinated.
Fibringerinnsel *s*: fibrin clot.
Fibrinisieren *s*: preclotting.
Fibrinkleber *m*: fibrin glue.
Fibrinmonomer *s*: fibrin monomer.
fibrinös: fibrinous.
Fibrinogen *s*: fibrinogen, factor I, conglutinogen-activating factor.
Fibrinogenmangel *m*: fibrinogen deficiency, fibrinogenopenia.
Fibrinogenolyse *w*: fibrinogenolysis.
Fibrinogenopenie *w*: fibrinogenopenia, fibrinogen deficiency.
Fibrinoid *s*: fibrinoid.
Fibrinolyse *w*: fibrinolysis.
Fibrinolysehemmer *m*: antifibrinolytic.
Fibrinolysetest *m*: euglobulin lysis test, fibrin plate method.
Fibrinolysin *s*: fibrinolysin.
Fibrinolysokinase *w*: lysokinase.
Fibrinolytikum *s*: fibrinolytic, fibrinolytic agent.
fibrinolytisch: fibrinolytic.

Fibrinopenie w: lack of fibrin.

Fibrinopeptid s: fibrinopeptide.

Fibrinplattenmethode w: fibrin plate method.

Fibrinschaum m: fibrin foam.

Fibrinspaltprodukte Abk. **FSP**: fibrin split products.

Fibrinthrombus m: fibrin thrombus.

Fibrinurie w: fibrinuria.

Fibrinzylinder m: fibrinous cast.

Fibroadenom s: fibroadenoma; **interkanalikuläres** ~ intercanalicular fibroadenoma; **perikanalikuläres** ~ pericanalicular fibroadenoma.

Fibroangiom s: fibroangioma.

Fibroblast m: fibroblast, fibrocyte, desmocyte, phoroblast, phorocyte, inoblast, inocyte; **reifer** ~ collagenoblast.

Fibroblastenwachstumsfaktor m: fibroblast growth factor [abbr] FGF.

Fibroblastom s: fibroblastoma.

Fibrocartilago m: fibrocartilage.

Fibrodysplasia elastica generalisata: Ehlers-Danlos disease.

Fibrodysplasie w: fibrodysplasia, Jaffé-Lichtenstein disease, fibrous dysplasia; **polyostotische** ~ polyostotic fibrous dysplasia.

Fibroelastose w: fibroelastosis.

Fibroendotheliom s: fibroendothelioma.

Fibroepitheliom s: fibroepithelioma, fibroepithelial tumor.

fibrös: fibrous, fibrose.

Fibroglia w: fibroglia.

fibrokavernös: fibrocavitary.

Fibrokeratom s: fibrokeratoma.

Fibroleiomyom s: fibroleiomyoma.

Fibrolipom s: fibrolipoma, soft fibroma.

Fibrom s: fibroma, fibrous tumor, fibroplastic tumor, desmocytoma; **nicht ossifizierendes** ~ nonossifying fibroma, metaphyseal fibrous defect; **odontogenes** ~ odontogenic fibroma, fibrous odontoma; **seniles** ~ cutaneous tag, soft wart; **verkalktes** ~ calcified fibroma.

Fibroma cysticum: cystic fibroma.

Fibroma durum: fibroma durum, hard fibroma.

Fibroma molle: fibroma molle, soft fibroma.

Fibroma submucosum: submucous fibromatosis.

fibromatös: fibromatous.

Fibromatose w: fibromatosis, desmoid; **digitale** ~ recurrent digital fibroma; **maligne** ~ aggressive fibromatosis.

Fibromatosis gingivae: keloid of gums.

Fibromexstirpation w: fibromectomy, fibroidectomy.

fibromuskulär: fibromuscular.

Fibromyalgie w: fibromyalgia.

Fibromyelinplaque w: fibromyelinic plaque.

Fibromyom s: fibromyoma, myofibroma.

Fibromyxom s: fibromyxoma, myxoid fibroma, myxofibroma.

Fibromyxosarkom s: fibromyxosarcoma.

Fibronektin s: fibronectin, cell surface protein.

fibronukleär: fibronuclear.

Fibroosteom s: fibro-osteoma, ossifying fibroma.

Fibropapillom s: fibropapilloma.

Fibroplasie w: fibroplasia; **retrolentale** ~ retrolental fibroplasia [abbr] RLF, retinopathy of prematurity, Terry syndrome.

Fibrosarkom s: fibrosarcoma, fibroplastic tumor.

Fibrose w: fibrosis; **fortschreitende** ~ collagenous pneumoconiosis; **idiopathische retroperitoneale** ~ idiopathic retroperitoneal fibrosis, retroperitoneal fibrosis, Ormond's disease; **proliferative** ~ proliferative fibrosis, neoplastic fibrosis; **zystische** ~ cystic fibrosis [abbr] CF, mucoviscidosis, congenital pancreatic steatorrhea.

Fibrositis w: fibrositis, rheumatoid myositis.

Fibrositissyndrom s: fibromyalgia.

Fibrosklerose w: fibrosclerosis.

Fibroskop s: fiberscope, fibrescope.

Fibrothorax m: fibrothorax, pachypleuritis.

fibrotisch: fibrotic.

Fibroxanthom *s*: fibroxanthoma, xanthofibroma, histiocytoma, fibrous histiocytoma, lipoid histiocytoma; **malignes** ~ malignant fibrous histiocytoma.

fibrozellulär: fibrocellular.

fibrozystisch: fibrocystic.

Fibrozyt *m*: fibrocyte.

Fibula *w*: fibula, fibular bone.

fibular: fibular, peroneal.

Fibularisphänomen *s*: peroneal-nerve phenomenon, Lust's phenomenon.

Ficin *s*: ficin.

Fick-Formel *w*: Fick formula.

Fick-Gesetz *s*: Fick's law.

Fick-Operation *w*: sacculotomy.

Ficoll *s*: ficoll.

Fieber *s*: fever, febris, pyrexia, temperature; **adynamisches** ~ adynamic fever; **alimentäres** ~ digestive fever, dietary induced thermogenesis; **anhaltendes** ~ prolonged fever; **aseptisches** ~ aseptic fever; **biphasisches** ~ saddleback fever; **brucelloseartiges** ~ paramalta fever; **enterisches** ~ enteric fever, enteroidea; **epidemisches hämorrhagisches** ~ epidemic hemorrhagic disease; **hämorrhagisches** ~ hemorrhagic fever; **hohes** ~ high temperature; **intermittierendes** ~ intermittent fever; **kontinuierliches** ~ monoleptic fever; **künstliches** ~ artificial fever, induced fever, therapeutic fever; **leichtes** ~ slight temperature; **periodisches** ~ periodic fever; **prätibiales** ~ pretibial fever, Fort Bragg fever; **rekurrierendes** ~ cyclic fever; **rheumatisches** ~ rheumatic fever, inflammatory rheumatism; **therapeutisches** ~ therapeutic fever; **undulierendes** ~ undulant fever; **wolhynisches** ~ Wolhynia fever, trench fever, five-day fever, quintan fever; **zentrales** ~ neurogenic fever.

Fieberanfall *m*: fever attack.

fieberauslösend: febrifacient.

Fieberbehandlung *w*: fever therapy.

Fieberbläschen *s*: fever blister.

Fieberdelir *s*: febrile delirium.

fieberfrei: athermic.

Fieberfreiheit *w*: apyrexia.

fieberhaft: feverish, aguish.

Fieberkopfschmerz *m*: pyrexial headache.

Fieberkrampf *m*: febrile seizure, febrile convulsion, hyperthermic convulsion, febrile epilepsy.

Fieberkrise *w*: febrile crisis.

Fieberkurve *w*: temperature chart.

Fiebermittel *s*: febrifuge.

fiebern: fever.

Fieberphase *w*: 1. febrile phase; 2. **während einer** ~ intrafebrile, intrapyretic.

Fieberproteinurie *w*: febrile proteinuria.

Fieberpuls *m*: febrile pulse.

Fieberschub bei Tertiana, zweitägiger: biduotertian.

fiebersenkend: antifebrile, antipyretic, antithermic, febrifugal.

Fiebersenkung *w*: pyretolysis.

Fieberstadium *s*: febrile phase, hot stage.

Fiebertachypnoe *w*: thermopolypnea.

Fiebertherapie *w*: fever therapy, pyretotherapy.

Fieberthermometer *s*: fever thermometer.

Fieber unbekannter Ursache: pyrexia of unknown origin [*abbr*] PUO, fever of undetermined origin [*abbr*] FUO.

fiebrig: feverish.

Fiebrigkeit *w*: febricity.

Fiedler-Myokarditis *w*: Fiedler's myocarditis, idiopathic myocarditis, acute isolated myocarditis.

Fiessinger-Leroy-Syndrom *s*: Fiessinger-Leroy-Reiter syndrome.

Fiessinger-Rendu-Syndrom *s*: Fiessinger-Rendu syndrome, Stevens-Johnson syndrome.

FIGLU Abk. **Formiminoglutaminsäure** *w*: formiminoglutamic acid [*abbr*] FIGLU.

FIGLU-Test *m*: FIGLU test, histidine loading test.

Figur *w*: figure [*abbr*] fig.

Figurierung *w*: figuration.

Filament *s*: filament.

filamentär: filamentous.

Filamentbildung *w*: filamentation.

Filarie *w*: filaria.

Filarien-: filarial, filarious.

Filarien-Hydrozele *w*: filarial hydrocele.

Filarienmittel *s*: filaricide.

Filariensynovitis *w*: filarial synovitis.

filarientötend: filaricidal.

filariform: filariform.

Filariose *w*: filariasis, Bancroft's disease, filarial elephantiasis, wuchereriasis, myelolymphangioma.

Filatov-Dukes-Krankheit *w*: Filatov-Dukes disease.

Filatov-Transplantat *s*: Filatov flap.

filial: filial.

Filialgeneration *w*: filial generation.

Filialisierung *w*: metastasis.

filiform: filiform, threadlike.

Film *m*: film; folienloser ~ nonscreen film.

Filmbeschriftung *w*: film marking.

Filmbetrachtungsgerät *s*: view box.

Filmdosimeter *s*: badge dosimeter, badge-meter.

Filmdosimetrie *w*: film dosimetry.

Filmeigenschaften: film characteristics.

Filmempfindlichkeit *w*: film sensitivity, film speed.

Filmentwicklung *w*: processing.

Filmformat *s*: film size.

Filmkassette *w*: cassette.

Filmkontrast *m*: radiographic contrast.

Filmschwärzung *w*: film blackening.

Filom *s*: hard fibroma.

Filopodium *s*: filopod.

Filter *m*: filter.

Filterband *s*: passband.

Filterglas *s*: absorption glass.

Filterkohle *w*: filter charcoal.

filtern: filter, filtrate.

Filterpapier *s*: filter paper.

Filtrat *s*: filtrate.

Filtration *w*: filtration.

Filtrationsdruck *m*: filtration pressure.

Filtrationsfraktion *w* Abk. FF: filtration fraction [*abbr*] FF.

Filtrationsrate, glomeruläre *w* Abk. GFR: glomerular filtration rate [*abbr*] GFR.

filtrierbar: filtrable, filterable.

filtrieren: filter, filtrate, strain.

Filzlaus *w*: pubic louse, pthirus pubis, crab louse.

Filzlausbefall *m*: phthiriasis, pubic pthiriasis.

Fimbrie *w*: fimbria, fringe, pilus.

Fimbriektomie *w*: fimbriectomy.

Fimbrien-: fimbrial.

Fimbrienausstattung *w*: fimbriation.

Fimbrienbildung *w*: fimbriation.

Fimbriolyse *w*: fimbrioplasty.

Fimbrioplastik *w*: fimbrioplasty.

Fimbriozele *w*: fimbriocele.

final: final.

Finanzierung *w*: financing, funding.

Findelkind *s*: foundling.

Finger *m*: finger, digit, dactyl, dactylus; abgestorbener ~ dead finger, white finger; schnellender ~ snapping finger, trigger finger.

Fingerabdruck *m*: fingerprint, dactylogram.

Fingeragnosie *w*: finger agnosia, digital agnosia.

Fingerbeere *w*: finger pad.

Fingerbeugereflex *m*: finger flexor reflex, wrist flexion reflex.

Finger-Daumen-Reflex *m*: basal joint reflex, finger-thumb reflex.

Fingerdystrophie *w*: dactylodystrophy.

Fingerendphalangenfraktur *w*: mallet fracture.

Finger-Finger-Versuch *m*: finger-to-finger test.

fingerförmig: fingerlike, dactyloid.

Fingerfortsatz *m*: digitation.

Fingerfraktur *w*: finger fracture.

Fingergeschwür, herpetisches *s*: herpetic paronychia, herpetic whitlow.

Fingerhut *m*: foxglove, digitalis, thimble.

Fingerknöchel *m*: knuckle.

Fingerknöchelpolster: knuckle pads.

Fingerkrampf *m*: dactylospasm.

Fingerkuppe *w*: finger pad.
Fingerling *m*: finger cot, fingerstall.
Fingernagel *m*: finger nail.
Fingernagelpuls *m*: nail pulse.
Finger-Nase-Versuch *m* Abk. FNV: finger-nose test.
Fingerperkussion *w*: finger percussion.
Fingerphalanx *w*: maniphalanx.
Fingerplethysmograph *m*: finger plethysmograph.
Fingerpulpa *w*: digital pulp.
Fingerreflex *m*: digital reflex.
Fingerschiene *w*: finger splint.
Fingerschmerz *m*: dactylalgia, dactylodynia.
Fingerschmerzen, parästhetische: digitalgia paresthetica.
Fingerschutz *m*: finger cot.
Fingerschwellung *w*: dactyledema, swelling of finger.
Fingerspitze *w*: finger tip.
Fingersprache *w*: dactylogy.
Fingersteife *w*: lock finger.
Fingerstrahl *m*: digital ray.
Fingerteilresektion *w*: hemiphalangectomy.
Fingerversuch *m*: finger test.
Finger-zu-Finger-Lappen *m*: crossfinger flap.
fingrig: fingered, digitate.
Finierbohrer *m*: finishing bur.
Finieren *s*: finishing.
Finne *w*: acne papule, whelk, measle.
Finney-Pyloroplastik *w*: Finney's operation.
finnig: measly.
Finochietto-Extensionsbügel *m*: Finochietto stirrup.
Finsen-Bogenlampe *w*: Finsen's lamp.
Firing level *m*: firing level.
fischähnlich: ichthyoid.
Fischbandwurm *m*: fish tapeworm, broad tapeworm, diphyllobothrium.
Fischer-Druckverband *m*: Fischer's compression bandage.
Fischgift *s*: fish poison, ichthyotoxin, piscicide.

Fischmaulmitralstenose *w*: fishmouth mitral stenosis.
Fischvergiftung *w*: ichthyotoxism.
Fisher-Syndrom *s*: Fisher syndrome, cranial polyneuritis, ophthalmoplegia-ataxia-areflexia syndrome.
Fisher-Test *m*: Fisher's exact test.
Fissur *w*: fissure, rictus.
Fistel *w*: fistula; 1. **äußere** ~ external fistula, enterocutaneous fistula; **aortoenterale** ~ aortoenteric fistula; **aortokavale** ~ aortocaval fistula; **arteriovenöse** ~ Abk. **AV-Fistel** arteriovenous fistula; **bronchoösophageale** ~ bronchoesophageal fistula, esophagobronchial fistula; **bronchopleurale** ~ bronchopleural fistula; **endolymphatische** ~ endolymphatic shunt; **enterovesikale** ~ enterovesical fistula; **gastrokolische** ~ gastrocolic fistula; **inkomplette** ~ incomplete fistula, blind fistula; **innere** ~ internal fistula; **jejunoileale** ~ jejunoileal fistula; **jejunokolische** ~ jejunocolic fistula; **kommunizierende** ~ complete fistula; **ösophagotracheale** ~ tracheoesophageal fistula; **vesikointestinale** ~ vesicointestinal fistula; **vesikorektale** ~ vesicorectal fistula; 2. **eine** ~ **bilden** fistulize.
Fistel-: fistulous.
Fistelbildung *w*: fistulation, fistulization.
Fisteldarstellung *w*: fistulography.
Fistelspaltung *w*: fistulotomy, syringotomy.
Fistelsymptom *s*: fistula sign.
Fisteltest *m*: fistula test.
Fistelungsoperation *w*: filtering operation.
Fistelzeichen *s*: fistula sign.
Fistula *w*: fistula, fistule.
Fistulektomie *w*: fistulectomy.
Fistuloenterostomie *w*: fistuloenterostomy.
Fistulographie *w*: fistulography.
Fistulostomie *w*: fistulization, fistulation.
Fistulotomie *w*: fistulotomy.
fit: fit.
FITC Abk. **Fluoreszeinisothiocyanat** *s*:

fluorescein isothiocyanate.

Fitz-Hugh-Curtis-Syndrom *s*: Fitz-Hugh syndrome, gonococcal perihepatitis.

Fixation *w*: fixation, fixing, pexia; **intraossäre** ~ intraosseous fixation.

Fixations-: pexic.

Fixationsnystagmus *m*: fixation nystagmus.

Fixationsreflex *m*: adaptation reflex.

Fixierbad *s*: fixing bath.

fixieren: 1. fix, immobilize, mount; 2. **binokulär** ~ bifixate, fixate binocularly.

Fixierhaken *m*: fixation hook.

Fixierlösung *w*: fixing solution, fixative solution.

Fixiermittel *s*: fixer, fixing agent, mordant, mountant.

Fixierpunkt *m*: fixation point.

fixiert: fixated.

Fixierung *w*: fixation; **binokuläre** ~ binocular fixation; **interne** ~ internal fixation; **mechanische** ~ mechanical restraint.

Fixierverband *m*: immovable bandage, fixed dressing.

FK Abk. **Fruktokinase** *w*: fructokinase.

FKS Abk. **fetales Kälberserum** *s*: fetal calf serum [*abbr*] FCS.

flaccidus: flaccid.

flach: flat, even.

flachkurvig: platykurtic.

Flachmeißel *m*: spud.

Flachrücken *m*: flat back.

Flachs *m*: flax.

flachzellig: planocellular.

flackern: flicker.

Fläche *w*: area, plane, planum; **kleine** ~ facet.

Flächendetektor *m*: area detector.

Flächenfarbe *w*: aperture color.

Flagellat *m*: flagellate; **mehrgeißeliger** ~ polymastigote.

Flagellaten-: flagellar.

Flagellation *w*: flagellation.

Flagellin *s*: flagellin.

Flamme *w*: flame.

Flammenemissionsphotometrie *w*: flame photometry.

Flammenemissionsspektrophotometrie *w*: flame emission spectrophotometry.

Flammenphotometer *s*: flame photometer.

Flanke *w*: flank.

Flankenschnitt *m*: dorsolumbar incision.

Flantsch *m*: flange.

Flapping Tremor *m*: flapping tremor.

Flasche *w*: bottle, flask.

Flaschenernährung *w*: bottle-feeding.

Flaschenherz *s*: flask-shaped heart.

Flaschenkind *s*: bottle-child, weanling.

Flatterflimmern *s*: flutter-fibrillation.

flattern: flutter.

Flattern *s*: flapping, flicker, flutter.

Flattertremor *m*: flapping tremor.

Flatulenz *w*: flatulence.

Flatus *m*: flatus.

Flaumhaar *s*: fuzz.

flaumig: fuzzy, fluffy.

Flavanon *s*: flavanone.

Flavaspidsäure *w*: flavispidic acid.

Flavicidin *s*: flavacidin.

Flavin *s*: flavin, isoalloxazine.

Flavin-Adenin-Dinukleotid *s* Abk. **FAD**: flavin adenine dinucleotide [*abbr*] FAD.

Flavinmononukleotid *s* Abk. **FMN**: flavin mononucleotide [*abbr*] FMN, isoalloxazine mononucleotide.

Flavivirus *m*: flavivirus.

Flavobakterium *s*: flavobacterium.

Flavomycin *s*: flavomycin.

Flavon *s*: flavone.

Flavoprotein *s*: flavoprotein.

Flavoxat *s*: flavoxate.

Flecainid *s*: flecainide.

Flechsig-Bündel *s*: Flechsig's tract.

Flechsig-Zone *w*: myelinogenetic field.

Flechte *w*: itch, tress, lichen.

Fleck *m*: spot, patch, plaque, stain, macule, dot, blemish, taint, tache; **blinder** ~ blind spot, cupped disk; **gelber** ~ yellow spot [*abbr*] ys; **kalter** ~ cold spot; **pigmentarmer** ~ amelanotic macule.

Fleckenbildung *w*: spotting.

Fleckfieber *s*: typhus, ship fever, famine fever, jail fever, spotted fever, mite fever;

brasilianisches ~ tick typhus; **endemisches** ~ flea-borne typhus, murine typhus; **epidemisches** ~ epidemic typhus, epidemic louse-borne typhus; **murines** ~ murine typhus, flea-borne typhus.

Fleckfieberknoten *m*: typhus nodule.

fleckig: patchy.

Flecktyphus *m*: typhus, famine fever, typhus fever, epidemic louse-borne typhus, jail fever.

Fleisch *s*: flesh, meat, pulp.

Fleischbildung, exzessive *w*: sarcosis, proliferation, proud flesh.

Fleischbrühe *w*: broth.

Fleischer-Hornhautentartung *w*: Fleischer-Strümpell ring.

Fleischer-Hornhautring *m*: Fleischer keratoconus ring.

Fleischextrakt *m*: meat extract.

fleischfressend: carnivorous.

fleischig: sarcous, carneous, fleshy.

Fleischmole *w*: fleshy mole, carneous mole, maternal mole.

Fleischner-Atelektase *w*: Fleischner line, platelike atelectasis, discoid atelectasis.

Fleischvergiftung *w*: ptomaine poisoning.

Fleischwunde *w*: flesh wound.

Fletcher-Faktor *m*: Fletcher factor, prekallikrein.

flexibel: flexible.

Flexibilität *w*: flexibility, compliance, malleability.

Flexibilitas cerea: waxy flexibility.

Flexion *w*: flection, flexion.

Flexionslähmung *w*: paraplegia-in-flexion.

Flexner-Bakterium: Shigella flexneri.

Flexner-Jobling-Tumor *m*: Flexner-Jobling carcinosarcoma.

Flexor *m*: flexor.

Flexorenkanal *m*: flexor canal.

Flexorenreflex *m*: flexor reflex.

Flexur *w*: flexure, bend.

Flexura *w*: flexure, bend.

Flexura duodenojejunalis: duodenojejunal angle.

Flickentransplantat *s*: patch graft.

Fliege *w*: fly, mosquito, musca.

fliegen: fly.

Fliegeneier: fly blow.

Fliegenmadenkrankheit *w*: myiasis.

Fliegenpilz *m*: fly agaric.

Fliegenvertilgungsmittel *s*: muscicide.

fließen: flow, stream, run.

Fließfähigkeit *w*: fluidity.

Fließgleichgewicht *s*: steady state, correlated state.

Flimmerbewegung *w*: ciliary action.

Flimmerdiskriminierung *w*: flicker discrimination.

Flimmerepithel *s*: ciliated epithelium.

Flimmererscheinung, subjektive *w*: coruscation.

Flimmerflattern *s*: flutter-fibrillation.

Flimmerfusionsfrequenz *w*: flicker fusion frequency; **kritische** ~ critical fusion frequency [*abbr*] CFF.

Flimmerfusionsschwelle *w*: flicker fusion threshold [*abbr*] FFT.

Flimmerhaar *s*: cilium.

flimmern: fibrillate, flicker.

Flimmern *s*: (visual) flicker, (heart) fibrillation; **auditorisches** ~ auditory flutter.

flimmernd: scintillant.

Flimmerphänomen *s*: flicker phenomenon.

Flimmerskotom *s*: scintillating scotoma, flittering scotoma, teichopsia, fortification spectrum.

Flimmerverschmelzung *w*: flicker fusion.

Flimmerwelle *w*: fibrillation wave, fibrillary wave, ff wave.

Flimmerzelle *w*: ciliated cell.

flink: quick, agile, nimble.

Flint-Geräusch *s*: Austin-Flint murmur.

Flocke *w*: flake, floccule.

Flockenlesen *s*: floccilation, carphology.

flockig: floccular, flocculent, fluffy, pityroid.

Flockung *w*: flocculation.

Flockungsreaktion *w*: flocculation reaction [*abbr*] FR, flocculation test, Vernes test.

Flötenschnabelfraktur *w*: whistle-tip

fracture.

Flötenschnabelkatheter *m*: whistle-tip catheter.

Floh *m*: flea.

Flohbefall *m*: pulicosis.

Flohelimination *w*: depulization.

Flohfleckfieber *s*: flea-borne typhus, murine typhus.

Flohstich *m*: fleabite.

Flohvertilgungsmittel *s*: pulicide, pulicicide.

Floppy infant: floppy infant.

Floppy-infant-Syndrom *s*: infantile hypotonia.

Flora *w*: flora.

Florence-Reaktion *w*: Florence reaction.

florid: florid.

Flossenhand *w*: seal-fin deformity.

Flosuridin *s*: floxuridine [*abbr*] FUDR.

flottieren: float.

Flowmeter *s*: flowmeter.

Floxuridin *s*: floxuridine.

Fluanison *s*: fluanisone.

Flucht *w*: flight, fugue.

Flucht in die Krankheit: flight into disease.

Fluchtreaktion *w*: escape reaction.

Fluchtreflex *m*: flight reflex, escape reflex, fight-or-flight reflex, sympathetic reaction.

Fluchtverhalten *s*: escape behavior.

Flucloxacillin *s*: flucloxacillin.

Flucytosin *s*: flucytosine.

Fludrocortison *s*: fludrocortisone, fluohydrisone.

Fludrocortisonacetat *s*: fludrocortisone acetate.

Fludrohydrocortison *s*: fluohydrocortisone.

Fludroxycortid *s*: fludroxycortide, flurandrenolide.

Flüchtigkeit *w*: volatileness.

Flügel *m*: wing.

flügelartig: winglike, pterygoid.

flügelförmig: alar, aliform.

Flügelkanüle *w*: butterfly needle.

Flügelpflaster *s*: butterfly.

Flügelplatte *w*: wing plate, cerebellar plate.

Flügelschlagen *s*: flapping tremor.

flüssig: fluid [*abbr*] fl, fld, liquid [*abbr*] liq.

Flüssigextrakt *m*: liquid extract, fluidextract.

Flüssigkeit *w*: fluid [*abbr*] fl, fld, liquid, liquor [*abbr*] Liq, humor, juice; **extrazelluläre** ~ extracellular fluid; **interstitielle** ~ interstitial fluid [*abbr*] IF, tissue fluid, tissue lymph; **seröse** ~ serous fluid; **transzelluläre** ~ transcellular fluid.

flüssigkeitsähnlich: liquiform.

Flüssigkeitsaufnahme *w*: fluid intake.

Flüssigkeitschromatographie *w*: liquid chromatography [*abbr*] LC.

Flüssigkeitsdruck *m*: fluid pressure.

Flüssigkeitsersatz, oraler *m*: oral rehydration therapy.

Flüssigkeitsfilm, oberflächlicher *m*: surface film.

Flüssigkeitshaushalt *m*: fluid balance.

Flüssigkeitskompartiment *s*: compartment.

Flüssigkeitslunge *w*: fluid lung.

Flüssigkeitsspiegel *m*: air-fluid-level.

Flüssigkeitssubstitution, orale *w*: oral rehydration therapy, oral resuscitation.

Flüssigmedium *s*: liquid medium.

Flüsterprobe *w*: whisper test.

Flüsterschall *m*: whispering resonance.

Flüsterstimme *w*: whispering voice, whispered bronchophony.

Flüstertest *m*: whisper test.

Flufenaminsäure *w*: flufenamic acid.

Fluidität *w*: fluidity.

Fluidum *s*: fluid.

Fluktuation *w*: fluctuation.

fluktuieren: fluctuate.

fluktuierend: fluctuant, floating.

Flumedroxon *s*: flumedroxone.

Flumetason *s*: flumetasone.

Flunarizin *s*: flunarizine.

Flunisolid *s*: flunisolide.

Flunitrazepam *s*: flunitrazepam.

Fluocinolonacetonid *s*: fluocinolone acetonide.

Fluocinonid *s*: fluocinonide.

Fluocortolon *s*: fluocortolone.

Fluor *m*: fluor, fluorine [*abbr*] F, (gynecology) discharge.

Fluor albus: fluor albus, whites, leukorrhea.

Fluorandrenolon *s*: flurandrenolide.

Fluorapatit *s*: fluorapatite.

5-Fluorcytosin *s*: flucytosine.

Fluorescein *s*: fluorescein.

Fluoresceinisothiocyanat *s* Abk. **FITC**: fluorescein isothiocyanate.

Fluoresceintest *m*: fluorescein test.

Fluoressigsäure *w*: fluoroacetic acid.

Fluoreszenz *w*: fluorescence; **unspezifische ~** nonspecific fluorescence.

Fluoreszenzangiographie *w*: fluorescence angiography.

Fluoreszenzfärbung *w*: fluorescent stain, fluorochroming.

Fluoreszenzmikroskopie *w*: fluorescence microscopy.

Fluoreszenzstrahlung *w*: fluorescent radiation.

Fluoreszenz-Treponema-Antikörper-Absorptionstest *m* Abk. **FTA-ABS-Test**: fluorescent treponemal antibody absorption test [*abbr*] FTA-ABS test.

Fluoreszenzverstärkung *w*: fluorescence enhancement.

fluoreszieren: fluoresce.

fluoreszierend: fluorescent.

Fluoreszyt *m*: fluorescyte.

Fluorid *s*: fluoride.

fluoridieren: fluoridate.

Fluoridprophylaxe *w*: fluoridation, fluoridization.

fluorimetrisch: fluorimetric.

Fluorisierung *w*: fluoridation, fluoridization.

Fluorkalzium *s*: calcium fluoride.

Fluorkarbon *s*: fluorocarbon.

Fluorkieselsäure *w*: fluosilic acid.

Fluorochrom *s*: fluorochrome.

Fluorochromisierung *w*: fluorochroming, fluorescent stain.

Fluorocortisol *s*: fluorocortisol.

Fluorocortisonazetat *s*: fluorocortisone acetate.

Fluoromar *s*: fluroxene.

Fluorometholon *s*: fluorometholone.

Fluorometrie *w*: fluorometry.

Fluorophosphat *s*: fluorophosphate.

Fluorophotometrie *w*: fluorophotometry.

Fluorose *w*: fluorosis.

Fluoroskop *s*: fluoroscope.

Fluoroskopie *w*: fluoroscopy.

Fluorosteopathie *w*: osteofluorosis.

Fluorouracil *s*: fluorouracil.

Fluor vaginalis: fluor, discharge; **eitriger ~** pyorrhea; **gelblicher ~** xanthorrhea, leukorrhea.

Fluorvergiftung *w*: fluorosis.

Fluorwasserstoff *m*: hydrogen fluoride.

Fluorwasserstoffsäure *w*: fluohydric acid, hydrofluoric acid.

Fluostigmin *s*: isoflurophate.

Fluoxymesteron *s*: fluoxymesterone.

Flupentixol *s*: flupentixol.

Fluphenazin *s*: fluphenazine.

Flupirtin *s*: flupirtine.

Flupredniden *s*: fluprednidene.

Fluprednisolon *s*: fluprednisolone.

Flurazepam *s*: flurazepam.

Flurbiprofen *s*: flurbiprofen.

Fluroxenum *s*: fluroxene.

Flush *m*: flush, blush.

Flush-Phänomen *s*: flush phenomenon.

Fluspirilen *s*: fluspirilene.

Fluß *m*: stream, flow, fluency, flux, fluxion, current; **interaxonaler ~** ephaptic current.

Flußblindheit *w*: river blindness, onchocercosis.

Flußdiagramm *s*: flow chart, flow diagram.

Flußdichte *w*: flux density.

Flußsäure *w*: fluoric acid.

Flutamid *s*: flutamide.

Fluvoxamin *s*: fluvoxamine.

FMN Abk. **Flavinmononukleotid** *s*: flavin mononucleotide [*abbr*] FMN, isoalloxazine mononucleotide.

FNH Abk. **fokal-noduläre Hyperplasie der Leber**: focal nodular hyperplasia of the liver.

FNV Abk. **Finger-Nase-Versuch** m: finger-nose test.

FOA Abk. **Fokus-Objekt-Abstand** m: focus-object distance.

Föhn m: warm wind.

Fölling-Krankheit w: Fölling's disease, phenylketonuria.

Fölling-Probe w: ferric chloride test.

fördern: promote, advance.

Förderung w: promotion, advancement.

Foerster-Diplegie w: Foerster syndrome, atonia-astasia, atonic-astasic encephalopathy, atonic diplegia, flaccid diplegia, hypotonic diplegia, infantile cerebrocerebellar diplegia.

Foerster-Lähmung w: hypotonic cerebral palsy.

Foerster-Operation w: Foerster's operation, posterior rhizotomy.

Foerster-Subsidiärzone w: zone of pain irradiation.

Foerster-Syndrom s: Foerster syndrome, atonia-astasia, atonic-astasic encephalopathy, atonic diplegia, flaccid diplegia, hypotonic diplegia, infantile cerebrocerebellar diplegia.

Foerster-Zeichen s: Foerster sign.

fötid: fetid.

Foetor m: fetor.

Foetor ex ore: halitosis, fetor oris, foul breath.

Fötus m: fetus.

Fogarty-Katheter m: Fogarty catheter.

Foix-Alajouanine-Syndrom s: Foix-Alajouanine syndrome, spinal varicosis, subacute necrotic myelitis, necrotic myelopathy, angiohypertrophic spinal myelitis, angiodysgenetic myelomalacia.

Foix-Syndrom s: Foix paramedian syndrome, median medullary syndrome.

fokal: focal.

Fokalblock m: arborization block.

Fokaldistanz w: focal distance.

Fokalepilepsie w: focal epilepsy.

Fokalinfektion w: focal infection.

Fokus m: focus; **virtueller** ~ point of dispersion.

Fokusabstand m: focal distance [abbr] FD.

Fokusblende w: focused grid.

Fokus-Film-Abstand m Abk. **FFA**: focus-film distance, target-to-film distance.

Fokusgröße w: focus size, focal spot size.

Fokus-Haut-Abstand m Abk. **FHA**: focal-skin distance, source-skin distance, target-skin distance.

fokusnah: close to focus.

Fokus-Objekt-Abstand m Abk. **FOA**: focus-object distance.

Fokussiereinrichtung w: focusing cup.

fokussieren: focus.

Fokussierspule w: focusing coil.

Fokussierung w: focusing; **isoelektrische** ~ isoelectric focusing.

Folat s: folate.

Folescutol s: folescutol.

Foley-Ballonkatheter m: Foley catheter.

Foley-Y-Plastik w: Foley Y-Plasty.

Folge w: consequence, sequel, schedule; **abhängige** ~ interlocking schedule.

Folgekrankheit w: secondary sickness.

folgerichtig: consistent, logical.

Folgerung w: conclusion.

Folgezustand m: sequel.

Folie w: foil, (psychiatry) folie, insanity; **hochverstärkende** ~ high-speed screen.

Folie à deux: folie à deux, double insanity, simultaneous insanity.

Folie du doute: folie du doute, doubting mania.

Folienfilm m: screen-film combination.

Folienkondenser m: foil condenser.

Folinsäure w: folinic acid, leucovorin.

Folin-Wu-Harnsäurebestimmung w: Folin and Wu test.

Folliclis w: papulonecrotic tuberculid.

Folliculitis w: folliculitis.

Folliculitis barbae: sycosis barbae.

Folliculitis sclerotisans nuchae: dermatitis papillaris capillitii, keloid acne.

Follikel m: follicle.

Follikelatresie *w*: follicular atresia.
Follikelbildung *w*: follicle formation.
Follikelepithel *s*: follicular epithelium.
Follikelflüssigkeit *w*: follicular fluid.
Follikelhormon *s*: follicular hormone, estrogen.
Follikelhyperplasie *w*: follicular hyperplasia.
Follikelpersistenz *w*: persistent follicle, luteal maintenance.
Follikelreifung *w*: follicular maturation.
Follikelreifungsphase *w*: follicular maturation phase.
Follikelsprung *m*: ovulation.
Follikel-stimulierendes Hormon *s* Abk. **FSH**: follicle stimulating hormone [*abbr*] FSH, gametogenic hormone.
Follikelzelle *w*: follicle cell.
Follikelzyste *w*: follicular cyst.
Folliklis *w*: papulonecrotic tuberculid.
follikulär: follicular.
Follikularkatarrh *m*: follicular conjunctivitis; **akuter** ~ acute follicular conjunctivitis.
Follikularzyste *w*: follicular cyst; **gram-negative** ~ Gram-negative follicular cyst.
Follikulitis *w*: folliculitis.
Follitropin *s*: follitropin.
Folsäure *w*: folic acid.
Folsäureantagonist *m*: antifolate.
Folsäuremangelanämie *w*: folic acid deficiency anemia.
Fominoben *s*: fominoben.
Fomocain *s*: fomocaine.
Fontana-Räume: Fontana spaces, spatia anguli iridocornealis.
Fontana-Zeichen: Fontana's markings.
Fontanelle *w*: fontanel, fontanelle; **große** ~ anterior fontanel, bregmatic space; **hintere** ~ occipital fontanel, triangular fontanel, posterior fontanel; **kleine** ~ occipital fontanel, triangular fontanel, posterior fontanel; **vordere** ~ anterior fontanel, bregmatic space.
Fontanellenzeichen *s*: fontanel sign.
Fontan-Operation *w*: Fontan's operation.
Footprint *m*: footprint.

Foramen *s*: foramen, opening; **kleines** ~ foraminulum.
Foramen-: foraminal.
Foramen ovale: foramen ovale; **offenes** ~ patent foramen ovale [*abbr*] PFO, acleistocardia.
Foramen-primum-Defekt *m*: ostium primum defect.
Foramen-secundum-Defekt *m*: ostium secundum defect.
Foraminotomie *w*: foraminotomy.
Forbes-Albright-Syndrom *s*: Forbes-Albright syndrome, Argonz-del Castillo syndrome, Akumada-del Castillo syndrome, galactorrhea-amenorrhea syndrome.
Forbes-Krankheit *w*: Forbes disease, glycogen storage disease III.
Forceps *w*: forceps, pair of tongs.
forciert: forced.
fordern: postulate.
Fordyce-Drüsen: Fordyce spots, Fordyce granules, pseudocolloid of lips.
Forel-Feld *s*: Forel's field.
Forel-Kreuzung *w*: Forel's decussation, decussation of rubrospinal tracts.
forensisch: forensic, medicolegal.
Forestier-Krankheit *w*: senile vertebral ankylosing hyperostosis.
Form *w*: figure [*abbr*] fig, form, shape; **wilde** ~ wild-type.
Formähnlichkeit *w*: plesiomorphism.
Formaldehyd *s*: formaldehyde, methyl aldehyde.
Formaldehydlösung *w*: formal.
Formalin *s*: formalin, formaldehyde solution.
Formalindampf *m*: formalin vapor.
formalininaktiviert: formalin-inactivated.
Formatio *w*: formatio, formation.
Formation *w*: formation.
Formatio reticularis: reticular system, reticular substance.
formbar: moldable.
Formbarkeit *w*: moldability.
Formblindheit *w*: form blindness.
Formel *w*: formula.

Formelnbuch *s*: formulary.

Formelzeichen *s*: formula sign.

formen: 1. form, model, mold, shape; 2. **neu** ~ recontour.

Formen *s*: molding, modeling, shaping.

Formentwicklung *w*: morphogenesis.

Formiat *s*: formate.

Formiminoglutamat *s*: N-formiminoglutamate.

Formiminoglutaminsäure *w* Abk. FIGLU: formiminoglutamic acid [*abbr*] FIGLU.

Formiminotetrahydrofolat *s*: formiminotetrahydrofolate.

Formiminotransferase *w*: formiminotransferase, transformiminase.

Forminitrazol *s*: forminitrazole.

formlos: amorphic, amorphous, unformed.

Formocortal *s*: formocortal.

Formokresol *s*: formocresol.

Formol *s*: formol.

Formol-Gel-Reaktion *w*: formol-gel test.

Formoltoxoid *s*: formol toxoid.

Formula: formula.

Formung *w*: modeling, molding, shaping, forming.

Formwahrnehmung *w*: form perception, form sense.

Formwechsel *m*: shape change.

Formyl *s*: formyl.

Formylbildung *w*: formylation.

Formylmethionin *s*: formylmethionine.

Formylsäure *w*: formylic acid, methanoic acid.

Formyltetrahydrofolsäure *w*: formyltetrahydrofolate.

Fornix: fornix, vault, arch.

fornixähnlich: fornicate.

Forscher: researcher, scientist.

Forschung *w*: research; **angewandte** ~ applied research; **klinische** ~ clinical research.

Forschungsansatz *m*: research design.

Forschungsgegenstand *m*: research subject.

Forschungsprojekt *s*: research project.

Forssel-Syndrom *s*: nephrogenic polycythemia.

Forssman-Antigen *s*: Forssman's lipoid.

Forssman-Antikörper *m* Abk. **F-AK**: Forssman's antibody.

Fortbewegung *w*: locomotion.

Fortbildung, ärztliche *w*: medical education.

Fort-Bragg-Fieber *s*: Fort Bragg fever, pretibial fever, bushy creek fever.

fortdauernd: lingering.

fortgeleitet: referred.

fortgeschritten: advanced.

fortlaufend: continuous, running.

fortleiten: propagate.

Fortleitung *w*: propagation.

fortpflanzen: reproduce, propagate.

Fortpflanzung *w*: reproduction, generation, procreation; **geschlechtliche** ~ sexual reproduction, sexual generation, gametogony, gamogenesis; **menschliche** ~ human reproduction; **ungeschlechtliche** ~ asexual reproduction, nonsexual generation, agamogony.

Fortpflanzungs-: generative.

Fortpflanzungsakt *m*: parenting.

fortpflanzungsfähig: reproductive.

Fortpflanzungsfähigkeit *w*: capacity.

Fortpflanzungsgeschwindigkeit *w*: velocity of transmission.

Fortpflanzungsperiode *w*: reproductive period.

Fortsatz *m*: 1. process, appendage; **fingerförmiger** ~ fingerlike process; **fußartiger** ~ podium; **knöcherner** ~ bony process; 2. **mit fingerförmigem** ~ dactylose.

fortschreitend: progressive.

Fortschritt *m*: progress, advance.

Fortstoßen *s*: protrusion.

Forzeps *w*: forceps, pair of tongs.

Fosfestrol *s*: fosfestrol.

Fosfomycin *s*: fosfomycin.

Foshay-Serum *s*: Foshay serum, antitularense serum.

Fossa *w*: fossa, trench, pit.

Foster-Kennedy-Syndrom *s*: Foster-Kennedy syndrome.

Fothergill-Operation *w*: Fothergill's operation.

Fouchet-Reagens *s*: Fouchet's reagent.

foudroyant: foudroyant, fulminating, fulminant.

Fourier-Analyse *w*: Fourier analysis.

Fournier-Gangrän *w*: Fournier's gangrene.

Fournier-Narben: Fournier sign.

Fournier-Zahn *m*: Fournier's tooth, syphilitic tooth, dome-shaped molar, mulberry tooth, Moon's tooth.

Fournier-Zeichen *s*: Fournier sign.

Fovea *w*: fovea, pit.

foveolär: foveolar.

Foville-Syndrom *s*: Foville's peduncular syndrome.

Fowler-Arsenlösung *w*: Fowler solution, arsenical solution.

Fowler-Lagerung *w*: Fowler's position.

Fowler-Test *m*: Fowler's test.

Fox-Fordyce-Krankheit *w*: Fox-Fordyce disease, Fordyce spots.

F-Plasmid *s*: F plasmid, F factor, fertility factor, sex factor.

Fr Abk. **Francium** *s*: Francium [*abbr*] Fr.

Fradicin *s*: fradicin.

Fraenkel-Gasbazillus *m*: Clostridium perfringens, Welch's bacillus.

Fräse *w*: fraise.

Frage *w*: question; **suggestive** ~ leading question.

Fragebogen *m*: questionary, questionnaire.

fragen: ask, question, demand.

Fragestellung *w*: question.

Fragile-X-Syndrom *s*: fragile X syndrome, marker X syndrome, Martin-Bell syndrome.

Fragilität *w*: fragility.

Fragilitätstest *m*: fragility test.

Fragment *s*: fragment; **antigenbindendes** ~ Abk. **Fab** antigen binding fragment [*abbr*] fab.

Fragmentdislokation *w*: fragment displacement.

Fragmentierung *w*: fragmentation.

Fragmentozyt *m*: helmet cell, schizocyte, schistocyte.

Fraktion *w*: fraction.

fraktionieren: fractionate.

Fraktionierkolben *m*: fractionating flask.

Fraktionierung *w*: fractionation, fractionated treatment.

Fraktur *w*: fracture; **bimalleoläre** ~ Dupuytren's fracture; **direkte** ~ direct fracture; **dislozierte** ~ displaced fracture; **extrakapsuläre** ~ extracapsular fracture; **geschlossene** ~ closed fracture, subcutaneous fracture; **indirekte** ~ indirect fracture; **inkomplette** ~ incomplete fracture, infraction, infracture; **intertrochantäre** ~ intertrochanteric fracture; **intraartikuläre** ~ intraarticular fracture, articular fracture; **komplizierte** ~ complicated fracture; **neurogene** ~ neurogenic fracture; **offene** ~ compound fracture; **okkulte** ~ occult fracture; **pathologische** ~ spontaneous fracture, pathologic fracture, secondary fracture, trophic fracture; **pathologische ~ bei endokrinologischer Störung** endocrine fracture; **ostitisbedingte pathologische** ~ inflammatory fracture; **schleichende** ~ fatigue fracture; **tumorbedingte pathologische** ~ neoplastic fracture; **subperiostale** ~ subperiosteal fracture, intraperiostal fracture; **subtrochanterische** ~ subtrochanteric fracture; **suprakondyläre** ~ supracondylar fracture; **unvollständige** ~ incomplete fracture; **vollständige** ~ complete fracture; **zweifache** ~ double fracture, segmental fracture.

Frakturaufrichtung *w*: disimpaction.

Fraktureinrichtung *w*: redressement.

Frakturendendislokation *w*: overriding.

Frakturendenkrepitation *w*: bony crepitus.

Frakturfehlstellung *w*: malalignment.

Frakturheilung in Fehlstellung: malunion.

Frakturhöhe *w*: fracture site.

Frakturlinie *w*: fracture line.

Frakturzyste *w*: fissural cyst.

Frambösie *w*: yaws, frambesia, bouba, Breda's disease, pian.

Frambösieekzem

Frambösieekzem *s*: yaw.

Frambösiom *s*: frambesioma, mother yaw, morulus, protopianoma, mamanpian.

Framycetin *s*: framycetin.

Franceschetti-Syndrom *s*: Treacher Collins-Franceschetti syndrome, mandibulofacial dysostosis.

Francisella: francisella.

Francium *s* Abk. **Fr**: Francium [*abbr*] Fr.

François-Syndrom *s*: François syndrome.

Frankenhäuser-Ganglion *s*: Frankenhäuser's ganglion, cervical ganglion of uterus.

Franklin-Syndrom *s*: Franklin's disease, Fc fragment disease, gamma heavy-chain disease.

Frank-Operation *w*: Frank's operation.

Frank-Starling-Kurve *w*: Frank-Starling curve.

Frank-Starling-Mechanismus *m*: Frank-Starling mechanism.

Französisch-Amerikanisch-Britische Klassifikation *w* Abk. **FAB-Klassifikation** *w*: French-American-British classification [*abbr*] FAB classification.

Frau *w*: female, woman.

Frauenhaar *s*: venushair.

Frauenjahre: woman-years.

Frauenmilch *w*: human milk.

Frazier-Spiller-Operation *w*: Frazier-Spiller operation.

Freeman-Sheldon-Syndrom *s*: Freeman-Sheldon syndrome, craniocarpotarsal dysplasia, whistling face-windmill vane hand syndrome, craniocarpotarsal syndrome.

frei: free, unobstructed, loose.

Freiberg-Köhler-Syndrom *s*: Freiberg's disease.

freiflottierend: free-floating, unattached.

Frei-Hauttest *m*: Frei skin test.

Freiheitsgrad *m*: degree of freedom.

freilebend: free-living.

freilegen: expose.

Freilegung *w*: exposure, disclosing, denudation; **chirurgische** ~ surgical exposure.

Freiluft-: open-air.

freimachen: bare, uncover, expose.

Freiname *m*: nonproprietary name, generic; **internationaler** ~ international nonproprietary name [*abbr*] INN.

freisetzen: liberate, release.

Freisetzung *w*: liberation, release.

Freitod *m*: suicide.

freiverkäuflich: over the counter [*abbr*] OTC.

freiwerdend: nascent.

freiwillig: voluntary.

Freiwilliger: volunteer.

Freizeit *w*: leisure time.

Frejka-Spreizkissen *s*: Frejka pillow, Frejka pillow splint.

fremd: foreign, exotic.

Fremdanamnese *w*: indirect anamnesis.

Fremdenfeindlichkeit *w*: xenophobia.

Fremdenfurcht *w*: xenophobia.

Fremdgeschmack *m*: heterogeusia.

Fremdkörper: foreign body [*abbr*] F. B.

Fremdkörperaspiration *w*: aspiration of foreign body.

Fremdkörperembolie *w*: embolism by foreign material.

Fremdkörperentfernung *w*: foreign-body removal.

Fremdkörpergranulom *s*: foreign-body granuloma.

Fremdkörperreaktion *w*: foreign-body reaction.

Fremdserum *s*: foreign serum.

Fremdstoff *m*: xenobiotic.

Fremdsuggestion *w*: heterosuggestion.

Fremitus *m*: fremitus; **abgeschwächter** ~ decreased fremitus; **tastbarer** ~ tactile fremitus; **verstärkter** ~ increased fremitus.

French: French [*abbr*] F.

Frenkel-Übungsbehandlung *w*: Frenkel's exercises.

Frenulotomie *w*: frenotomy.

Frenulum: frenulum, small bridle.

Frenulumdurchtrennung *w*: frenotomy.

Frenulumplastik *w*: frenoplasty.

Frenulumresektion *w*: frenectomy.

Frenum: bridle.

Frenzel-Brille *w*: Frenzel lenses.

frequent: frequent.

Frequenz w: frequency; **hörbare** ~ audio frequency; **nicht hörbare** ~ subsonic frequency.

Frequenzanalyse w: frequency analysis.

Frequenzbandbreite w: frequency bandwidth.

Frequenzmodulation w: frequency modulation.

Frequenzstimulation w: pacing.

Fresnel-Prisma s: Fresnel prism.

Freßsucht w: bulimia.

Freßzelle w: phagocyte, scavenger cell.

Frettchen s: ferret.

Freud-Psychoanalyse w: classic psychoanalysis.

Freud-Theorie w: Freudian theory.

Freund-Adjuvans s: Freund's adjuvant; **inkomplettes** ~ Freund's incomplete adjuvant [*abbr*] FIA; **komplettes** ~ Freund's complete adjuvant [*abbr*] FCA, complete Freund's adjuvant [*abbr*] CFA.

Freund-Anomalie w: Freund's anomaly.

Freyer-Operation w: Freyer's operation.

Frey-Reizhaare: Frey's hairs.

Frey-Syndrom s: Frey syndrome, auriculotemporal syndrome.

Fricke-Verband m: Fricke bandage.

Frictio w: friction, rub.

Friedhof m: cemetery.

Friedländer-Bazillus m: Friedländer's bacillus, Klebsiella pneumoniae.

Friedländer-Pneumonie w: Friedländer's pneumonia, Klebsiella pneumonia.

Friedman - Laphan - Schwangerschaftsnachweis m: Friedman test.

Friedmann-Krankheit w: Friedmann's disease.

Friedmann-Syndrom s: Friedmann's complex, Friedmann's vasomotor syndrome.

Friedmann-Vasoneurose w: Friedmann's vasomotor syndrome, Friedmann's complex.

Friedreich-Ataxie w: Friedreich's ataxia, Friedreich's disease, hereditary spinal sclerosis.

Friedreich-Fuß m: Friedreich's foot.

Friedreich-Krankheit w: Friedreich's disease.

Friedreich-Zeichen s: Friedreich sign.

Friesel w: miliaria, summer eruption.

Frigidität w: frigidity, sexual anesthesia, hypaphrodisia.

Friktion w: friction.

frisch: fresh.

Frischblut s: fresh blood.

Frischzellentherapie w: cellular therapeutics, organic therapy, Niehaus therapy.

Frist w: term, date.

Fritsch-Handgriff m: Fritsch's maneuver.

Fritsch-Syndrom s: Ashermann-Fritsch syndrome, traumatic amenorrhea.

Fröhlich-Obrinski-Syndrom s: prune belly syndrome.

Fröhlich-Syndrom s: Fröhlich syndrome, adiposogenital dystrophy, adiposogenital syndrome, hypophysial syndrome.

Froment-Peronäuszeichen s: leg flexion sign.

Froment-Zeichen s: Froment's paper sign, newspaper sign, thumb sign.

Frommel-Syndrom s: Chiari-Frommel syndrome.

Front w: front.

frontal: frontal.

Frontalebene w: frontal plane, coronal plane.

Frontalhirnsyndrom s: frontal lobe syndrome.

Frontallappen m: frontal lobe.

Frontallappenataxie w: frontal ataxia, Bruns ataxia.

Frontoethmoidektomie w: frontoethmoidectomy.

frontomaxillär: frontomaxillary.

frontomental: frontomental.

frontonasal: frontonasal.

frontookzipital: fronto-occipital.

frontotemporal: frontotemporal.

frontozerebellär: frontocerebellar.

Frontzahn m: front tooth.

Frosch m: frog.

Froschgeschwulst w: ranula, ranine tumor,

frog tongue, sublingual cyst.

Froschkopf *m*: anencephaly.

Frostbeule *w*: frostbite, chilblain, perfrigeration, kibe.

Frost-Naht *w*: Frost suture.

Frottage *w*: frottage.

frottieren: rub.

Frucht *w*: fruit, embryo, fetus.

fruchtbar: fertile, productive, uberous, prolific.

Fruchtbarkeit *w*: fertility, fecundity, uberty.

Fruchtbarkeitsindex *m*: coefficient of fecundity.

Fruchtbarkeitsperiode *w*: child-bearing period.

Fruchtblase *w*: amniotic bag, bag of waters.

Fruchtsäure *w*: fruit acid.

Fruchtschmiere *w*: vernix caseosa.

Fruchttod *m*: fetal death; **intrauteriner** ~ intrauterine death [*abbr*] IUD.

Fruchtwasser *s*: amniotic fluid.

Fruchtwasserabgang, vorzeitiger *m*: amniorrhea.

Fruchtwasseraspiration *w*: aspiration of amniotic fluid.

Fruchtwasserdiagnostik *w*: amniotic fluid tests.

Fruchtwasserembolie *w*: amniotic fluid syndrome.

Fruchtwasserspiegelung *w*: amnioscopy.

Fructose *w*: fructose.

früh: early.

Frühabort *m*: early abortion.

Frühbehandlung *w*: early treatment.

Frühchen *s*: premature infant, preterm infant, immature infant.

Frühdiagnose *w*: early diagnosis.

Früherkennung *w*: early detection.

Frühform *w*: early manifestation.

Frühgeborenenikterus *m*: jaundice of prematurity.

Frühgeborenes *s*: premature infant, preterm infant, immature infant.

Frühgeburt *w*: premature birth, premature labor, immature birth, premature delivery,

immature delivery; **habituelle** ~ habitual premature labor.

Frühinfiltrat *s*: Assmann focus, Assmann's tuberculous infiltrate.

Frühinvalidität *w*: early invalidity.

Frühjahr *s*: spring.

Frühjahrsheuschnupfen *m*: vernal catarrh.

Frühjahrskonjunktivitis *w*: spring catarrh, vernal conjunctivitis.

Frühkarzinom *s*: early cancer.

Frühling *m*: spring.

Frühlings-: vernal.

Frühmobilisation *w*: early mobilization, early ambulation.

Frühoperation *w*: early operation.

Frühphase *w*: early phase.

frühreif: precocious, premature.

Frühreife *w*: precocity, prematurity.

Frühschwangerschaft *w*: early pregnancy.

Frühsommerenzephalitis *w*: spring-summer encephalitis.

Frühstadium *s*: early stage.

Frühstück *s*: breakfast.

Frühsymptom *s*: early symptom.

Frühsyphilis *w*: early syphilis.

Fruktofuranose *w*: fructofuranose.

β-D-Fruktofuranosidase *w*: invertase.

Fruktokinase *w* Abk. **FK**: fructokinase.

Fruktokinasemangel *m*: fructokinase deficiency.

Fruktopyranose *w*: fructopyranose.

Fruktosämie *w*: fructosemia, levulosemia.

Fruktosan *s*: fructosan, levulosan.

Fruktose *w*: fructose, levulose, fruit sugar.

Fruktosebelastungstest *m*: fructose tolerance test.

Fruktosebiphosphataldolase *w*: fructose-biphosphate aldolase.

Fruktosebiphosphatase *w*: fructose-biphosphatase.

Fruktose-1,6-diphosphat *s* Abk. **FDP**: fructose 1,6,-diphosphate, fructose 1,6,-biphosphate.

Fruktoseintoleranz *w*: fructose intolerance, fructokinase deficiency.

Fruktose-1-phosphat *s*: fructose 1-phosphate.

Fruktose-6-phosphat *s*: fructose 6-phosphate.

Fruktosid *s*: fructoside.

Fruktosidase *w*: fructosidase.

Fruktosurie *w*: fructosuria, levulosuria.

Frustration *w*: frustration.

Frustrations-Aggressions-Hypothese *w*: frustration-agression hypothesis.

Frustrationstoleranz *w*: frustration tolerance.

FSA Abk. **fetales Sulfoglykoprotein-Antigen** *s*: fetal sulfoglycoprotein antigen.

FSH Abk. **follikelstimulierendes Hormon** *s*: follicle stimulating hormone [*abbr*] FSH, gametogenic hormone.

FSH-RH Abk. **follikelstimulierendes-Hormon Releasing Hormon** *s*: follicle stimulating hormone releasing hormone [*abbr*] FSHRH.

FSP Abk. **Fibrinspaltprodukte**: fibrin split products.

FTA-ABS-Test Abk. **Fluoreszenz-Treponema-Antikörper-Absorptionstest** *m*: fluorescent treponemal antibody absorption test [*abbr*] FTA-ABS test.

F-Test *m*: variance ratio test.

Fuchs-Heterochromie *w*: Fuchs syndrome, heterochromic cyclitis.

Fuchs-Hornhautdystrophie *w*: Fuchs dystrophy.

Fuchsin *s*: 1. fuchsin, azaleine; **saures ~** rubin; 2. **mit ~ färbbar** fuchsinophil.

Fuchs-Kolobom *s*: Fuchs coloboma, congenital crescent of the choroid.

Fuchs-Rosenthal-Zählkammer *w*: Fuchs-Rosenthal counting chamber.

Fuchs-Syndrom *s*: Fuchs syndrome, heterochromic cyclitis.

Fucose *w*: fucose.

fühlen: feel.

Fühler *m*: palp, tentacle.

fühlerähnlich: palpiform.

führen: lead, guide, conduct.

Führer *m*: guide.

Führung *w*: guidance, guide.

Führungsdraht *m*: guide wire, seton.

Führungsebene *w*: guide plane.

Führungslinie des Beckens *w*: pelvic axis.

Führungstrokar *m*: piloting trocar.

Fülle *w*: fullness, abundance.

Fülleborn-Anreicherung *w*: Fülleborn's method.

füllen: fill, (tooth) plug.

Füllmaterial *s*: dental filling material, stuffing, wadding.

Füllung *w*: filling, stuffing, packing; **direkte ~** direct filling; **indirekte ~** indirect filling; **retrograde ~** retrofilling.

Füllungsdefekt *m*: filling defect.

Füllungsmaterial *s*: filling material.

Füllungszeit *w*: filling time, period of filling.

fünffingrig: pentadactyl.

Fünfjahresüberlebensrate *w*: five-year survival.

Fünfling *m*: quintuple.

Fünflingsgeburt *w*: quintuplet.

Fünftagefieber *s*: five-day fever, quintan fever, Wolhynia fever, Werner-His disease.

fünfwertig: pentavalent, quinquevalent.

Fürbringer-Gesetz *s*: Fürbringer's law.

fürchten: fear.

Fürsorge *w*: welfare, welfare care.

Füßchen *s*: foot process.

füttern: feed.

Füttern *s*: feeding.

Fugazität *w*: fugacity.

Fuge *w*: juncture.

fugenlos: jointless.

Fugue *w*: fugue.

Fukosid *s*: fucoside.

Fukosidose *w*: fucosidosis.

Fulguration *w*: fulguration.

Fuligo *m*: saburra.

Fuller-Operation *w*: Fuller's operation.

fulminant: fulminant, fulminating, foudroyant.

Fulminsäure *w*: fulminic acid.

Fumarase *w*: fumarase.

Fumarat *s*: fumarate.

Fumarsäure *w*: fumaric acid.

fumarsauer: fumaric.

Funda *w*: funda, four-tailed bandage.
Fundament *s*: fundament, foundation.
fundamental: fundamental.
Fundamentalfunktion *w*: fundamental function.
Fundektomie *w*: fundectomy, fundusectomy.
Fundoplicatio *w*: fundoplication.
Fundoplicatio nach Nissen *w*: Nissen fundoplication.
Fundoskop *s*: funduscope.
Fundoskopie *w*: fundoscopy.
Fundus: fundus, eyeground; **gesprenkelter** ~ tigroid fundus, tesselated fundus, tigroid retina.
Fundus-: fundal.
Fundushämorrhagie *w*: flame spot.
Funduskopie *w*: funduscopy, ophthalmoscopy.
Fundusphotographie *w*: fundus photography.
Fundusplastik *w*: fundoplasty.
Fundusreflextest *m*: fundus reflex test.
Fundusstand *m*: fundus height.
Fundus uteri: fundus of uterus.
Fungämie *w*: fungemia.
fungiform: fungiform.
Fungimycin *s*: fungimycin, perimycin.
Fungistatikum *s*: fungistat, mycostat.
fungistatisch: fungistatic.
Fungitoxizität *w*: fungitoxicity.
fungizid: fungicidal.
Fungizid *s*: fungicide, mycocide.
Fungosität *w*: fungosity.
Fungus *m*: fungus, mushroom, mildew.
Funiculus: funiculus, funicle.
Funiculus spermaticus: funiculus spermaticus, spermatic cord, testicular cord.
Funikulitis *w*: funiculitis, spermatitis, corditis.
Funikulopexie *w*: funiculopexy.
Funke, überspringender: jump spark.
Funktion *w*: function; **gestörte** ~ parafunction; **lebenswichtige** ~'en vital functions, maintenance functions; **lineare** ~ linear function; **logistische** ~ logistic function; **vitale** ~'en vital functions, maintenance

functions.
Funktionalismus *m*: functionalism.
Funktionalität *w*: functionality.
funktionell: functional.
funktionieren: function.
Funktionsabdruck *m*: functional impression.
Funktionsanalyse *w*: function analysis.
Funktionseinheit *w*: function unit.
Funktionseinschränkung *w*: function impairment, defunctionalization.
Funktionsfähigkeit *w*: functional ability.
Funktionslust *w*: function pleasure, functional pleasure.
Funktionsminderung *w*: decreased function.
Funktionspathologie *w*: functional pathology.
Funktionsprobe *w*: function test, test; **biochemische** ~ biochemical test.
Funktionspsychose *w*: functional psychosis.
Funktionsschiene *w*: functional splint, dynamic splint, live splint.
Funktionsstellung *w*: position of function.
Funktionsstörung *w*: functional disorder, dysfunction, impediment, malfunction; **sexuelle** ~ sexual dysfunction.
Fuordesoxyuridin *s*: floxuridine [*abbr*] FUDR.
Furacin *s*: furacin.
Furaltadon *s*: furaltadone.
Furan *s*: furan, furfuran.
Furanose *w*: furanose.
Furanosid *s*: furanoside.
Furazolidon *s*: furazolidone.
Furazoliumchlorid *s*: furazolium chloride.
Furche *w*: furrow, groove, fissure, sulcus.
Furchenbildung *w*: sulcation.
Furcht *w*: fear.
furchtsam: fearful.
Furchung *w*: cleavage, crenation.
Furchungszelle *w*: cleavage cell, segmentation cell, blastomere.
Furfuran *s*: furfuran, furan.
Furokumarin *s*: furocoumarin.
Furosemid *s*: furosemide, fursemide.

Fursultiamin *s*: fursultiamine.
Furunkel *m*: furuncle, boil.
furunkulös: furunculous, furuncular.
Furunkulose *w*: furunculosis.
Furz *m*: fart.
Fusafungin *s*: fusafungine.
Fuselöl *s*: fusel oil.
Fusibacterium-necrophorum-Infektion *w*: necrobacillosis, bacillary necrosis.
Fusidinsäure *w*: fusidic acid.
fusimotorisch: fusimotor.
Fusion *w*: fusion; **binaurale** ~ binaural fusion; **binokuläre** ~ binocular fusion; **zentrische** ~ centric fusion.
Fusionsbreite *w*: amplitude of fusion.
Fusionsfrequenz *w*: fusion frequency.
Fusionskonvergenz *w*: fusional convergence.
Fusionsniere *w*: fused kidney, renal fusion.
Fusobacterium *s*: fusobacterium.
fusospirillär: fusospirillary.
Fusospirochätose *w*: fusospirochetosis, Vincent's infection.
Fuß *m*: foot, pes.
Fuß-: pedal.
Fußabdruck *m*: footprint, ichnogram.
Fußbad *s*: foot bath.
Fußballenentzündung *w*: bunion.
Fußdeformität *w*: foot deformity, talipes.
Fußdistorsion *w*: ankle sprain.
Fußentzündung *w*: poditis.
Fußexartikulation *w*: Lisfranc's amputa-
tion, Chopart's operation.
Fußframbösiom *s*: tubba.
Fußgelenkentzündung *w*: podarthritis.
Fußgeschwür *s*: foot ulcer.
Fußgewölbe *s*: arch of the foot.
Fuß-Kälte-Nässe-Schaden *m*: immersion foot.
Fußklonus *m*: foot clonus, ankle clonus.
Fußknöchel *m*: ankle.
Fußkrampf *m*: spasm of the foot, pedal spasm.
Fußlage *w*: foot presentation, footling breech.
Fußnekrose, septische *w*: septic foot.
Fußpapel *w*: pedal papule; **piezogene** ~ piezogenic pedal papule.
Fußpflege *w*: podiatry, podology, chiropody.
Fußpfleger *m*: podiatrist.
Fußpilz *m*: athlete's foot.
Fußpompholyx *m*: podopompholyx.
Fußschmerz *m*: pododynia, pedialgia.
Fußsohle *w*: sole, pedion.
Fußsohlenreflex *m*: sole reflex, metatarsal reflex, aponeurotic reflex.
Fußstütze *w*: foot-hold.
Fußzelle *w*: Sertoli cell, nurse cell.
Fuszin *s*: fuscin.
F-Welle *w*: F wave.
Fy Abk. **Duffy-Blutgruppen**: Duffy blood group.
Fytinsäure *w*: fytic acid.

G

G Abk. **Guanin** s: guanine [abbr] Gua.
g Abk. **Gravitation** w: gravity, gravitional constant [abbr] G.
Ga Abk. **Gallium** s: gallium [abbr] Ga.
GABA Abk. **Gammaaminobuttersäure** w: gamma-aminobutyric acid [abbr] GABA.
Gabel w: fork, furca.
gabeln: bifurcate.
Gabelrippe w: bifid rib.
Gabelung w: furcation, crotch.
Gadolinium s Abk. **Gd**: gadolinium [abbr] Gd.
gähnen: yawn, oscitate.
Gähnen s: yawning, oscitation.
Gänseblümchenform w: daisy.
Gänsehaut w: goose pimples, gooseflesh, goose bumps.
Gaenslen-Handgriff m: Gaenslen sign.
Gärdecke w: yeast head.
gären: ferment, yeast.
Gärung w: fermentation, zymosis; **alkoholische** ~ alcoholic fermentation.
Gärungsbakterium s: fermentation bacterium.
Gaffky-Skala w: Gaffky scale.
Gaidinsäure w: gaidic acid.
Gaisböck-Krankheit w: Gaisböck syndrome, stress polycythemia, stress erythrocytosis, pseudopolycythemia.
Galaktämie w: galactemia.
Galaktagogum s: galactagogue, lactagogue.
Galaktit s: galactite, dulcitol.
Galaktitol s: galactitol.
Galakto-: galact-.
Galaktographie w: galactography.
Galaktokinase w: galactokinase.
Galaktolipid s: galactolipid.
Galaktonsäure w: galactonic acid, lactonic acid.
Galaktopoese w: galactopoiesis.

galaktopoetisch: galactopoietic.
Galaktorrhö w: galactorrhea, lactorrhea, inappropriate lactation.
Galaktorrhö-Amenorrhö-Syndrom s: galactorrhea-amenorrhea syndrome, Akumada-del Castillo syndrome, Albright-Forbes syndrome, Argonz-del Castillo syndrome.
Galaktosämie w: galactosemia; **hereditäre** ~ hereditary galactose intolerance; **kongenitale** ~ congenital galactosemia in infants.
Galaktosamin s: galactosamine.
Galaktose w Abk. **Gal**: galactose [abbr] gal.
Galaktosedehydrogenase w: galactose dehydrogenase.
Galaktoseinkorporation im Gewebe: galactopexy.
Galaktoseintoleranz w: galactose intolerance.
Galaktoseoxidase w: galactose oxidase.
Galaktose-1-phosphat s: galactose-1-phosphate.
Galaktose-1-Phosphat-Uridyltransferase w: galactose-1-phosphate uridyltransferase, phosphogalactose uridylyltransferase.
Galaktosid s: galactoside, lactoside.
Galaktosidase w: galactosidase.
β-Galaktosidase w: β-galactosidase, lactase.
α-Galaktosidase-Mangel m: α-galactosidase deficiency.
Galaktosidazetylase w: galactoside acetylase.
β-Galaktosidofruktose w: lactulose.
Galaktosidose w: lactosidosis.
Galaktosidpermease w: galactosidepermease.
Galaktosphingosid s: galactosphingoside.
Galaktostase w: galactostasis, milk retention.

Galaktosurie w: galactosuria.

Galaktosyl s: galactosyl.

Galaktosylsphingosin s: galactosylsphingosine.

Galaktosyltransferase w: galactosyltransferase.

Galaktotoxin s: galactotoxin.

Galaktozele w: galactocele, lactocele, milk cyst, lacteal cyst, galactoma, lacteal tumor.

Galaktozerebrosid s: galactocerebroside.

Galakturie w: galacturia.

Galakturonsäure w: galacturonic acid.

Galanthamin s: galanthamine.

Galant-Rückgratreflex m: Galant's reflex, lower abdominal periosteal reflex.

Galeazzi-Fraktur w: Galeazzi's fracture.

Galenik w: galenism.

Galenikum s: galenical.

galenisch: galenic.

Gallacetophenon s: gallacetophenone.

Gallamin-Triäthyljodid s: gallamine triethiodide, benzcurine iodide.

Gallapfel m: gallnut, nutgall.

Galle w: bile, fel; weiße ~ white bile.

Galle-: chole-.

Galleableitung w: biliary diversion.

Gallebildung w: 1. cholepoiesis, bilifaction, biligenesis, cholopoiesis, cholanopoiesis; 2. die ~ betreffend cholepoietic, chologenetic.

Gallebouillon w: bile broth.

Galleerbrechen s: vomiting of bile, cholemesis.

Gallen-: chol-.

Gallenblase w: gallbladder, cholecystis; flottierende ~ floating gallbladder, mobile gallbladder; septierte ~ septated gallbladder; wandernde ~ floating gallbladder, mobile gallbladder.

Gallenblasen-: cholecysto-, cholecystic.

Gallenblasenfunktionsprüfung w: gallbladder function test.

Gallenblasengalle w: B-bile.

Gallenblasenmotorik w: gallbladder motor function.

Gallenblasennaht w: cholecystorraphy.

Gallenchirurgie w: biliary surgery.

Gallenfarbstoff m: bile pigment.

Gallengang m: bile duct, gall duct, biliary duct, choledochus.

Gallengangabszeß m: bile duct abscess, cholangitic abscess.

Gallengangsatresie w: biliary atresia.

Gallengangdilatation w: bile duct dilatation.

Gallengangs-: choledochal.

Gallengangsadenom, intrahepatisches s: benign cholangioma.

Gallengangsatresie w: bile duct atresia.

Gallengangskarzinom s: bile duct carcinoma, malignant cholangioma, cholangioadenoma.

Gallengangssonde w: gall duct probe.

Gallengangstein m: choledocholith.

Gallengangverlegung w: bile duct obstruction.

Gallengangsverschluß m: biliary obstruction; extrahepatischer ~ extrahepatic cholestatic jaundice.

Gallenkolik w: biliary colic, bilious colic, gall colic, hepatic colic.

Gallenkonkrement s: gallstone.

Gallenpfropfsyndrom s: bile plug syndrome.

Gallenpigment s: biliary pigment.

Gallensäure w: bile acid.

Gallensäurekonjugation w: bile acid conjugation.

Gallensäuresalz s: bile salt.

Gallenstein m: gallstone, biliary calculus, cholelith.

Gallenstein-: cholelithic, chololithic.

Gallensteinileus m: gallstone ileus.

Gallensteinkolik w: gallstone colic.

Gallensteinlithotripsie w: gallbladder lithotripsy.

Gallensystem s: biliary tract.

Gallentrakt m: biliary system.

Galleproduktion w: cholepoiesis, cholopoiesis, cholanopoiesis.

galleproduzierend: biligenic.

Gallereflux m: bile reflux.

gallertartig: gelatinous, jellylike.

gallertartig werden: jellify.
Gallerte *w*: jelly.
Gallertkarzinom *s*: mucinous carcinoma, mucous carcinoma, mucoid carcinoma, scirrhous adenocarcinoma, scirrhoma.
Gallertkrebs *m*: gelatiniform carcinoma, colloid carcinoma, carcinoma with productive fibrosis.
Gallertmark *s*: gelatinous marrow.
Gallesekretion *w*: biliation; **exzessive ~** excessive biliary flow, cholerrhagia.
Gallethrombus *m*: bile thrombus.
Galleüberschuß *m*: biliousness.
Gallie-Methode *w*: Gallie transplant.
gallig: biliary, bilious.
Galli-Mainini-Test *m*: Galli-Mainini's test, frog test.
Gallium *s* Abk. **Ga**: gallium [*abbr*] Ga; **radioaktives ~** radiogallium.
Gallium-Lungenszintigramm *s*: gallium lung scan.
Gallocyanin *s*: gallocyanin.
Gallon *w*: gallon [*abbr*] gal.
Gallopamil *s*: gallopamil.
Gallussäure *w*: gallic acid, trihydroxybenzoic acid.
Galopp *m*: gallop; **präsystolischer ~** atrial gallop; **systolischer ~** systolic gallop.
galoppieren: gallop.
Galopprhythmus *m*: gallop rhythm.
Galton-Pfeife *w*: Galton's whistle.
Galton-Regressionsgesetz *s*: Galton's law of regression.
Galvanisation *w*: galvanization.
galvanisch: galvanic, voltaic.
Galvanisierung *w*: galvanization.
Galvanismus *m*: galvanism, galvanotherapy.
Galvanokaustik *w*: galvanocautery.
Galvanokauter *m*: galvanocauter.
Galvanokauterchirurgie *w*: galvanosurgery.
Galvanolyse *w*: galvanolysis.
Galvanometer *s*: galvanometer, rheometer.
Galvanotaxis *w*: galvanotaxis, electrotaxis.

Galvanotherapie *w*: galvanotherapy, galvanism.
Galvanotonus *m*: galvanotonus.
Galvanotropismus *m*: electrotropism, galvanotropism.
Gamasidiosis *w*: gamasoidosis.
Gambir *m*: gambir.
Gambogiasäure *w*: gambogic acid.
Gamet *m*: gamete, sex cell.
gametenähnlich: gametoid.
gametenbildend: gametogenic.
Gametenbildung *w*: gametogenesis.
gametisch: gametic.
gametogen: gametogenic.
Gametogenese *w*: gametogenesis.
Gametogonie *w*: gametogony, gamogenesis, gamogony.
Gametopathie *w*: gametopathy.
gametopathisch: gametopathic.
Gametophagie *w*: gametophagia, gamophagia.
gametozid: gameticidal.
Gametozyt *m*: gametocyte, gamont.
Gametozytämie *w*: gametocytemia.
gametozytenschädigend: gameticidal.
Gammaaminobuttersäure *w* Abk.
  GABA: gamma-aminobutyric acid [*abbr*] GABA.
Gammaenzephalographie *w*: gamma encephalography, gamma scan.
Gammafaser *w*: gamma fibre.
Gammaglobulin *s*: gamma globulin.
Gammakamera *w*: gamma camera, static imaging device.
Gammakette *w*: gamma chain.
Gammamotoneuron *s*: fusimotor neuron.
Gammarhythmus *m*: gamma rhythm.
Gammastrahlen: gamma rays.
Gammastrahler *m*: gamma-emitter.
Gammaszintigraphie *w*: gammography.
Gammazismus *m*: gammacism.
Gammexan *s*: gammexane.
Gammographie *w*: gammography.
Gammopathie *w*: gammopathy, gammaglobulinopathy, immunoglobulinopathy; **benigne monoklonale ~** benign monoclonal gammopathy [*abbr*] BMG, mono-

clonal gammopathy of undetermined significance [*abbr*] MGUS; **biklonale** ~ biclonal gammopathy; **monoklonale** ~ monoclonal gammopathy; **polyklonale** ~ polyclonal gammopathy.

Gamna-Favre-Körperchen: Gamna-Favre bodies, Lindner's initial bodies, Miyagawa bodies.

Gamna-Gandy-Knötchen: Gamna-Gandy nodules, siderotic nodules.

Gamna-Gandy-Körperchen: Gamna-Gandy nodules.

Gamogonie *w*: gamogony, gamogenesis.

Gamon *s*: gamone.

Gamont *m*: gamont.

Gamophagie *w*: gamophagia, gametophagia.

Gamper-Beugereflex *m*: Gamper's reflex.

Gampsodaktylie *w*: gampsodactyly.

Gamstorp-Krankheit *w*: Gamstorp's disease, hyperkalemic periodic paralysis, familial hyperkalemic periodic paralysis.

Gandy-Gamna-Milz *w*: siderotic splenomegaly.

Gandy-Körperchen: Gamna-Gandy nodules.

Gang *m*: gait, walk, passage, (anatomy) duct, meatus; **ataktischer** ~ ataxic gait, staggering gait; **hemiplegischer** ~ hemiplegic gait; **kleiner** ~ very small duct, ductule; **kleinschrittiger** ~ marche à petits pas, Petren's gait; **myopathischer** ~ myopathic gait, waddling gait; **nachziehender** ~ drag to gait; **paretischer** ~ paraparetic gait; **schwankender** ~ reeling gait, drunken gait, staggering gait; **spastischer** ~ spastic gait; **stampfender** ~ stamping gait; **tabischer** ~ tabetic gait; **toter** ~ backlash; **zerebellär-ataktischer** ~ swaying gait; **zerebellärer** ~ cerebellar gait.

Gang-: ductal.

Gangabweichung *w*: gait deviation.

Gangart *w*: gait; **myopathische** ~ waddling gait.

Gangektasie *w*: ductectasia.

Ganglien: 1. ganglia; 2. **mit** ~ **versehen** ganglionated.

Ganglienblock *m*: ganglionic block.

Ganglienblocker *m*: ganglionic blocking agent, ganglionoplegic, adrenergic blocker.

Ganglienleiste *w*: ganglion ridge, ganglionic crest.

ganglienlos: deganglionate.

Ganglienzelle *w*: ganglion cell, gangliocyte, neuroganglion; **retinale** ~ optoblast.

Gangliitis *w*: gangliitis, ganglionitis.

Ganglioblast *m*: ganglioblast, esthesioblast.

Gangliogliom *s*: ganglionic glioma, glioneuroma.

Ganglioglioneurom *s*: ganglioglioneuroma.

gangliolytisch: gangliolytic.

Ganglion *s*: 1. (nerve) ganglion, neuroganglion, (tendon) weeping sinew; **paraaortales** ~ aortic paraganglion; **thorakales** ~ thoracic ganglion; 2. **ein** ~ **entfernen** deganglionate.

Ganglion-: ganglionic.

ganglionär: ganglionic, ganglial.

Ganglionektomie *w*: ganglionectomy, gangliectomy.

Ganglioneuroblastom *s*: ganglioneuroblastoma, gangliosympathicoblastoma.

Ganglioneurofibrom *s*: ganglioneurofibroma.

Ganglioneurom *s*: ganglioneuroma, ganglioneuroblastoma, gangliocytoma, glioneuroma, glioneuroblastoma, neurocytoma, neuroastrocytoma.

Ganglioneuromatose *w*: ganglioneuromatosis.

Ganglion-geniculi-Syndrom *s*: Melkersson syndrome.

Ganglion impar: Walther's ganglion.

Ganglionitis *w*: ganglionitis, gangliitis, neuroganglionitis.

Ganglion oticum *s*: otoganglion.

Ganglion trigeminale: Gasser's ganglion.

Ganglioplegikum *s*: ganglionoplegic.

ganglioplegisch: ganglionoplegic, gangliolytic.

Gangliosid

Gangliosid *s*: ganglioside.

Gangliosidose *w*: gangliosidosis, ganglioside lipidosis; **generalisierte** ~ G_{M1} gangliosidosis, general gangliosidosis, neurovisceral lipidosis; **juvenile** ~ juvenile gangliosidosis, Tay-Sachs disease, infantile amaurotic familial disease; **spätinfantile** ~ juvenile gangliosidosis, Tay-Sachs disease, infantile amaurotic familial disease.

Gangliosympathektomie *w*: gangliosympathectomy.

Gangliozyt *m*: gangliocyte, ganglion cell.

Gangliozytom *s*: gangliocytoma.

Gangolphe-Zeichen *s*: Gangolphe sign.

Gangosa *w*: gangosa, ogo.

Gangrän *w*: gangrene, mortification, sphacelus; **arteriosklerotische** ~ senile gangrene; **diabetische** ~ diabetic gangrene; **embolische** ~ embolic gangrene; **entzündliche** ~ hot gangrene; **epidemische** ~ epidemic gangrene; **feuchte** ~ moist gangrene, wet gangrene; **ischämische** ~ ischemic gangrene; **progrediente** ~ progressive bacterial synergistic gangrene; **senile** ~ senile gangrene; **thrombotische** ~ thrombotic gangrene; **toxische** ~ chemical gangrene; **traumatische** ~ traumatic gangrene; **trockene** ~ dry gangrene, cold gangrene; **umschriebene** ~ circumscribed gangrene; **venöse** ~ static gangrene, venous gangrene.

gangränartig: gangrenous, sphaceloid.

Gangränbildung *w*: gangrenosis, sphacelation.

gangränös: gangrenous, sphacelous.

Gangstörung *w*: gait abnormality, gait disorder, gait disturbance; **myopathische** ~ duck gait, myopathic gait.

Ganser-Syndrom *s*: Ganser syndrome, nonsense syndrome.

Ganter-Sonde *w*: Ganter's tube.

ganz: whole.

Ganz-: pan-.

Ganzantwort *w*: whole answer.

Ganze *s*: whole.

Ganzheit *w*: totality, whole.

ganzheitlich: holistic, whole.

Ganz-Katheter *m*: Ganz catheter.

Ganzkörperbestrahlung *w*: whole-body irradiation, whole-body radiotherapy.

Ganzkörpergehalt *m*: body burden.

Ganzkörperhyperthermie *w*: whole-body hyperthermia.

Ganzkörpertomographie *w*: whole-body computed tomography.

Ganzkörperzähler *m*: whole-body counter.

GAR Abk. **Glyzinamidribonukleotid** *s*: glycinamide ribonucleotide.

Garantie *w*: assurance.

Gardner-Diamond-Syndrom *s*: Gardner-Diamond syndrome, autoerythrocyte sensitization syndrome, painful bruising syndrome.

Gargalästhesie *w*: gargalesthesia.

Gargarisma *s*: gargarisma.

Gargoylismus *m*: gargoylism.

Garland-Dreieck *s*: Garland's triangle.

Garn *s*: yarn.

Garré-Osteomyelitis *w*: Garré's osteomyelitis, nonsuppurative osteomyelitis.

Garrulitas *w*: garrulity.

Gartner-Gang *m*: Gartner's duct.

Gartner-Gang-Adenose *w*: Gartner's duct adenosis.

Gartner-Zyste *w*: Gartner's cyst.

Gas *s*: gas.

Gas-: physo-, gaseous.

Gasarthrographie *w*: air arthrography.

Gasaustausch *m*: gas exchange, respiratory metabolism; **direkter** ~ direct gaseous exchange.

Gasaustauschquotient *m*: respiratory exchange ratio [*abbr*] R.

Gasbehälter *m*: gasholder.

gasbildend: gas-forming, aerogenic.

Gasbildner *m*: aerogenic.

Gasbildung *w*: aerogenesis; **intraparenchymatöse** ~ aerosis.

Gasbrand *m*: gaseous gangrene, emphysematous gangrene.

Gasbrandbazillus *m*: gas gangrene bacillus, gas bacillus.

Gasbrandsepsis *w*: gas sepsis.

Gasbrenner *m*: gas burner.

Gaschromatographie *w*: gas chromatography.

Gasdichte *w*: vapor density.

Gasdurchflußmesser *m*: gas-flow counter.

Gasentwicklung *w*: gassing.

Gas-Flüssigkeits-Chromatographie *w*: gas-liquid chromatography [*abbr*] GLC.

gasförmig: gaseous, volatile.

Gasgangrän *w*: gas gangrene, gaseous gangrene, emphysematous gangrene, progressive emphysematous necrosis.

Gaskonstante *w*: gas constant [*abbr*] R.

Gasmischung *w*: gas mixture.

Gasmyelographie *w*: gas myelography.

Gasödem *s*: gaseous edema, gaseous gangrene, emphysematous gangrene.

Gasphase *w*: gas phase, vapor phase.

Gasping-Zentrum *s*: gasping centre.

Gasserektomie *w*: gasserectomy.

Gasser-Ganglion *s*: Gasser's ganglion, gasserian ganglion.

Gasser-Syndrom *s*: Gasser syndrome.

Gastr-: gastr-.

Gastralgie *w*: gastralgia, gastrodynia.

Gastrektasie *w*: gastrectasia.

Gastrektomie *w*: gastrectomy; **antekolische** ~ antecolic gastrectomy; **physiologische** ~ physiologic gastrectomy; **subtotale** ~ subtotal gastrectomy.

Gastrin *s*: gastrin, gastric secretin.

Gastrinom *s*: gastrinoma, G-cell tumor, G-cell carcinoid.

Gastrinpräkursor *m*: progastrin.

gastrinproduzierend: gastrin-producing.

gastrisch: gastric, stomachal.

Gastritis *w*: gastritis; **aktive** ~ active gastritis; **akute** ~ acute gastritis; **asymptomatische** ~ asymptomatic gastritis; **atrophische** ~ atrophic gastritis, Fenwick's disease; **chronisch-atrophische** ~ chronic atrophic gastritis; **erosive** ~ erosive gastritis; **granulomatöse** ~ granulomatous gastritis; **inaktive** ~ inactive gastritis; **lymphozytäre** ~ lymphocytic gastritis; **multifokale chronisch-atrophische** ~ multifocal chronic atrophic gastritis; **phlegmonöse** ~ phlegmonous gastritis, suppurative gastritis; **urämische** ~ uremic gastritis.

gastritisch: gastritic.

Gastro-: gastro-.

Gastroanastomose *w*: gastrogastrostomy, gastroanastomosis.

Gastrocoel *s*: gastrocoele.

Gastrodidymus *m*: gastrodidymus.

Gastrodiskoidiasis *w*: gastrodisciasis.

gastroduodenal: gastroduodenal.

Gastroduodenitis *w*: gastroduodenitis.

Gastroduodenoenterostomie *w*: gastroduodenoenterostomy.

Gastroduodenoskopie *w*: gastroduodenoscopy.

Gastroduodenostomie *w*: gastroduodenostomy.

Gastrodynie *w*: gastrodynia, gastric pain.

gastroenteral: gastroenteric.

Gastroenteritis *w*: gastroenteritis, enterogastritis; **akute** ~ acute gastroenteritis, European cholera, bilious cholera; **akute infektiöse** ~ acute infectious gastroenteritis; **eosinophile** ~ eosinophilic gastroenteritis; **epidemische** ~ infectious gastroenteritis, winter vomiting.

gastroenteritisch: gastroenteritic.

Gastroenteroanastomose *w*: gastroenteroanastomosis, gastroenterostomy.

Gastroenterokolitis *w*: gastroenterocolitis.

Gastroenterokolostomie *w*: gastroenterocolostomy.

Gastroenterologie *w*: gastroenterology, enterology.

gastroenterologisch: gastroenterologic.

Gastroenteropathie *w*: gastroenteropathy; **eiweißverlierende** ~ protein-losing gastroenteropathy; **exsudative** ~ protein-losing gastroenteropathy.

Gastroenteroplastik *w*: gastroenteroplasty.

Gastroenteroptose *w*: gastroenteroptosis.

Gastroenterostomie *w*: gastroenterostomy, gastroenteroanastomosis, gastro-nesteostomy.

Gastroenterotomie w: gastroenterotomy.

gastroepiploisch: gastroepiploic.

Gastrofibroskop s: gastrofiberscope.

Gastrogastrostomie w: gastrogastros-tomy, gastroanastomosis.

gastrogen: gastrogenic.

Gastrograph m: gastrograph.

Gastroileitis w: gastroileitis.

Gastroileostomie w: gastroileostomy.

gastrointestinal: gastrointestinal [abbr] GI.

Gastrointestinaltrakt m: gastrointestinal tract; **oberer** ~ upper gastrointestinal tract [abbr] UGI.

Gastrojejunoösophagostomie w: gastro-jejunoesophagostomy.

Gastrojejunostomie w: gastrojejunos-tomy.

Gastrokamera w: gastrocamera.

gastrokolisch: gastrocolic.

Gastrokolostomie w: gastrocolostomy.

gastrolienal: gastrolienal, gastrosplenic.

Gastrolith m: gastrolith.

Gastrolithiasis w: gastrolithiasis.

Gastrologie w: gastrology.

Gastrolyse w: gastrolysis.

Gastromalazie w: gastromalacia.

Gastromelus m: gastromelus.

Gastromykose w: gastromycosis.

Gastromyotomie w: gastromyotomy.

gastroösophageal: gastroesophageal, eso-phagogastric.

Gastroösophagitis w: gastroesophagitis.

Gastroösophagoplastik w: gastroesopha-goplasty.

Gastroösophagostomie w: gastroesopha-gostomy, gastro-oesophagostomy, eso-phagogastrostomy.

Gastropagus w: gastropagus.

gastropankreatisch: gastropancreatic.

Gastroparese w: gastroparalysis, gastro-paresis.

Gastropathia hypertrophica: gastric polyposis, hypertrophic gastropathy.

Gastropathie w: gastropathy.

Gastropexie w: gastropexy.

Gastroplegie w: gastroplegia.

Gastroplikation w: gastroplication, stom-ach reefing, gastroptyxis.

Gastroptose w: gastroptosis, ventroptosia.

Gastropylorektomie w: gastropylorec-tomy.

Gastrorrhagie w: gastrorrhagia.

Gastrorrhaphie w: gastrorrhaphy.

Gastrorrhexis w: gastrorrhexis.

Gastroschisis w: gastroschisis.

Gastroskop s: gastroscope.

Gastroskopie w: gastroscopy, stomach en-doscopy.

Gastrostoma s: gastrostoma.

Gastrostomie w: gastrostomy.

Gastrosukorrhö w: gastrosuccorrhea.

Gastrothorakopagus w: gastrothoracopa-gus.

Gastrotomie w: gastrotomy.

Gastrotonometer s: gastrotonometer.

Gastrotonometrie w: gastrotonometry.

gastrotropisch: gastrotropic.

Gastrulation w: gastrulation, emboly.

Gasvolumenbestimmung w: gasometry.

Gate-control-Theorie w: gate-control the-ory.

Gattung w: class, strain.

Gaucher-Krankheit w: Gaucher's dis-ease, kerasin thesaurismosis, glucocere-brosidase deficiency, glucocerebrosi-dosis.

Gaucher-Zelle w: Gaucher cell.

Gaultheriaöl s: wintergreen oil.

Gaumen m: palate; **gothischer** ~ gothic palate; **harter** ~ hard palate; **knöcherner** ~ bony palate, osseous palate; **primärer** ~ primary palate; **sekundärer** ~ second-ary palate; **weicher** ~ soft palate.

Gaumen-: palato-, urano-, ulo-.

Gaumenaufnahme w: palatography.

Gaumendefekt m: defective palate; **kon-genitaler** ~ congenitally defective palate.

Gaumenhaken m: palate hook, palate re-tractor.

Gaumenlähmung w: palate palsy.

Gaumenmandel w: palatine tonsil.

Gaumenmuskellähmung *w*: palatal paralysis.

Gaumenplastik *w*: palatoplasty, uranostaphyloplasty.

Gaumenplatte *w*: palatal plate, palate plate.

Gaumenprothese *w*: artificial palate.

Gaumenreflex *m*: palatine reflex.

Gaumenretraktor *m*: palatal elevator.

Gaumensegel-: velar.

Gaumensegelinsuffizienz *w*: velopharyngeal insufficiency, velopharyngeal incompetence.

Gaumensegellähmung *w*: uranoplegia, palatoplegia.

Gaumensegelnystagmus *m*: palatal nystagmus, palatal myoclonus.

Gaumenspalte *w*: cleft palate, palatine cleft, palatoschisis, pharyngeal slit, uranoschisis, uranostaphyloschisis; **submuköse ~** submucous cleft palate, submucous cleft.

Gaumenverschluß, operativer *m*: postdamming.

Gaumenzäpfchen *s*: uvula palatina, plectrum, pendulous palate, cion.

Gaumenzyste *w*: palatal cyst; **mediane ~** median palatal cyst.

Gauss-Eintrittseffekt *m*: Gauss effect.

Gauss-Kurve *w*: Gauss distribution, gaussian curve, gaussian distribution, normal distribution.

Gauss-Normalverteilung *w*: Gauss distribution.

Gauss-Schwangerschaftszeichen *s*: Gauss sign.

Gauss-Verteilung *w*: gaussian distribution, normal distribution.

Gay-Lussac-Gesetz *s*: Gay-Lussac's law.

Gaze *w*: gauze.

Gazestreifen *m*: wicking.

Gd Abk. **Gadolinium** *s*: gadolinium [*abbr*] Gd.

GDH Abk. **Glyzerin-3-phosphat-dehydrogenase** *w*: glycerol-3-phosphate dehydrogenase [*abbr*] GDH.

GDP Abk. **Guanosindiphosphat** *s*: guanosine diphosphate [*abbr*] GDP.

Ge Abk.**Germanium** *s:* germanium [*abbr*] Ge.

gealtert: aged.

gebären: give birth to, bear.

Gebärfähigkeit *w*: parity.

Gebärmutter *w*: womb, uterus, hystera.

Gebärmutteratrophie *w*: metratrophia.

Gebärmutterentfernung *w*: hysterectomy.

Gebärmuttererkrankung *w*: metropathy.

Gebärmutterfibrom *s*: metrofibroma.

Gebärmutterhals *m*: cervix, neck of the womb.

Gebärmutterhalsamputation *w*: Manchester operation.

Gebärmutterhalserweiterung *w*: hystereurysis.

Gebärmutterhalsplastik *w*: hysterotracheloplasty.

Gebärmutterhalsstenose *w*: metrostenosis.

Gebärmutterhöhle *w*: uterine cavity.

Gebärmutterkarzinom *s*: metrocarcinoma.

Gebärmutterperforation *w*: uterine perforation.

Gebärmutterplastik *w*: metroplasty.

Gebärmuttersenkung *w*: hysteroptosis, hysteroptosia.

Gebärmutterverlagerung *w*: uterine displacement.

Gebärmuttervorfall *m*: uterine prolapse, prolapse of uterus, hysteroptosis.

Gebärmutterwendung *w*: reinversion.

Gebärstuhl *m*: birthing chair.

geballt: conglobate, conglomerate.

gebessert: improved.

gebeugt: inflected, inflexed.

Gebiet *s*: area, field, territory.

Gebiß *s*: 1. denture, dentition; **künstliches ~** dental plate; **permanentes ~** permanent dentition, secondary dentition; 2. **mit natürlichem ~** dentulous.

Gebißschema *s*: occlusal pattern.

gebläht: distended.

Gebläse *s*: bellows.

gebogen: bent, curved, refracted, arched.

geboren: born.
Gebrechen *s*: defect.
gebrechlich: invalid.
gebrochen: fractured, broken.
Gebühr *w*: fee, charge.
Geburt *w*: birth, birthing, childbirth, parturition, delivery, labor; **alternative** ~ alternative birthing; **induzierte** ~ induced delivery; **komplizierte** ~ complicated labor, delayed labor; **prolongierte** ~ prolonged labor, protracted labor; **sanfte** ~ gentle delivery; **unzeitige** ~ abortion; **vaginale** ~ vaginal delivery; **vollständige** ~ complete birth.
Geburtenentwicklung *w*: birth trend.
Geburtenfolge *w*: birth order.
Geburtenhäufigkeit *w*: fertility rate.
Geburtenkontrolle *w*: birth control [*abbr*] BC, fertility control, fertility regulation, oligogenics.
Geburtenplanung *w*: birth planning.
Geburtenrate *w*: natality rate.
Geburtenregelung *w*: birth control.
Geburtenrückgang *m*: fall in the birthrate.
Geburtenstatistik *w*: natality statistics.
Geburtenziffer *w*: birth-rate, natality.
Geburt nach Fruchtwasserabgang: xerotocia, dry labor.
Geburts-: obstetric, obstetrical, partal, natal.
geburtsbeschleunigend: ocyodinic.
Geburtsdatum *s*: date of birth [*abbr*] DOB.
Geburtsdefekt *m*: congenital defect.
Geburtseinleitung *w*: labor induction, induction of labor.
Geburtsfehler *m*: congenital defect.
Geburtsfraktur *w*: birth fracture.
Geburtsgeschwulst *w*: cephalohematoma in newborn.
Geburtsgewicht *s*: birth weight, initial weight.
Geburtshelfer *m*: obstetrician, accoucheur.
Geburtshelferhand *w*: accoucheur's hand.
Geburtshelferlage *w*: obstetrical position.

Geburtshilfe *w*: obstetrics [*abbr*] OB, OBS, midwifery, tocology, maieutics.
geburtshilflich: obstetric, obstetrical.
Geburtshindernis: obstructed labor.
Geburtsjahr *s*: year of birth.
Geburtskanal *m*: parturient canal.
Geburtskomplikation *w*: obstetric complication.
Geburtslähmung *w*: birth palsy, birth paralysis, obstetrical paralysis.
Geburtslöffel *m*: obstetrical lever.
Geburtsphase *w*: stage of labor.
Geburtsphasen: labor stages.
Geburtsschaden *m*: birth defect.
Geburtsschmerz *m*: labor pains.
Geburtsstillstand *m*: arrest of labor.
Geburtstag *m*: birthday.
Geburtstermin *m*: delivery date; **errechneter** ~ due date; **erwarteter** ~ expected date of confinement [*abbr*] EDC.
Geburtsurkunde *w*: birth certificate.
Geburtsverletzung *w*: birth injury, birth trauma.
Geburtsvorbereitungsraum *m*: labor room.
Geburtswege: birth canal.
Geburtszange *w*: delivery forceps, forceps, obstetrical forceps; **solide** ~ nonfenesterated forceps.
gechlort: chlorinated.
Gedächtnis *s*: memory, mind; **akustisches** ~ memory ear; **eidetisches** ~ photographic memory; **immunologisches** ~ immunologic memory; **visuelles** ~ visual memory.
Gedächtnislücke *w*: memory gap.
gedächtnisschwach: irretentive.
Gedächtnisschwäche *w*: weakness of memory, irretentiveness.
Gedächtnisspanne *w*: memory span.
Gedächtnisstörung *w*: memory disorder, memory impairment, dysmnesia.
Gedächtnisverlust *m*: loss of memory.
Gedächtniszelle *w*: memory cell.
Gedanke *m*: thought.
Gedankenallmacht *w*: omnipotence of thought.

Gedankenhören *s*: thought audition, thought echoing, audible thought.

Gedankenlesen *s*: thought reading, mind reading, telepathy.

Gedankenstop *m*: blocking of thought, sejunction.

Gedankenübertragung *w*: thought transference.

gedeihen: thrive, flourish.

gedellt: pitted, scrobiculate.

gedoppelt: reduplicated.

Gee-Herter-Heubner-Krankheit *w*: Gee-Herter-Heubner disease.

geeignet: appropriate, apt, feasible, fit.

geerdet: earthed.

gefächert: multifid.

gefährden: endanger.

Gefährdung, biologische *w*: biohazard.

Gefährdung, fetale *w*: fetal distress.

gefährlich: dangerous, hazardous.

Gefährlichkeit *w*: hazard.

Gefängniskrankenhaus *s*: prison hospital.

Gefäß *s*: vessel; **afferentes** ~ afferent vessel; **arterielles** ~ arterial vessel; **efferentes** ~ efferent vessel; **ernährendes** ~ nutrient vessel; **venöses** ~ venous vessel.

Gefäß-: vascul-, vasculo-, vascular, vasal.

Gefäßabbindung *w*: ligature.

Gefäßabklemmung *w*: forcipressure.

gefäßähnlich: angioid.

Gefäßamyloidose *w*: amyloid angiopathy.

Gefäßarchitektur *w*: angioarchitecture.

Gefäßarkade *w*: vascular ring.

Gefäßband *s*: vascular band.

Gefäßbaum *m*: vascular tree.

Gefäßbett *s*: vascular bed.

gefäßbildend: vasoactive, vasifactive, vasoformative.

Gefäßbildung *w*: vasculogenesis, angiogenesis.

Gefäßchirurgie *w*: vascular surgery.

Gefäßdiffusion *w*: jar diffusion.

Gefäßdurchgängigkeit *w*: vascular patency.

Gefäßendothel *s*: vascular endothelium, endothelial tissue.

Gefäßentstehung *w*: angiopoiesis.

Gefäßentzündung *w*: angiitis.

gefäßerweiternd: vasodilating.

Gefäßerweiterung *w*: angioectasy.

gefäßfrei: avascular, nonvascular.

Gefäßgeflecht *s*: vascular plexus.

Gefäßfüllung *w*: vascular filling.

Gefäßgeräusch *s*: vascular murmur.

Gefäßinjektion *w*: intravascular injection, intravasation.

Gefäßkatheterisierung *w*: blood vessel catheterization.

Gefäßklemme *w*: vascular clamp, hemostatic clamp, hemoclip, hemostat, angiotribe, vasotribe.

Gefäßkompression *w*: angiopressure.

Gefäßkrampf *m*: angiospasm, vasospasm.

Gefäßkrankheit *w*: angiopathy, vasculopathy; **ernährungsbedingte** ~ angiodystrophy.

Gefäßlähmung *w*: vasoparesis, vasoparalysis.

Gefäßläsion *w*: vascular lesion.

Gefäßligatur *w*: blood vessel ligation, vasoligature, vasoligation.

Gefäßlumen *s*: lumen.

Gefäßmißbildung *w*: vascular malformation; **arteriovenöse** ~ arteriovenous malformation.

Gefäßnaht *w*: angiorrhaphy.

Gefäßnekrose *w*: angionecrosis.

Gefäßneuanordnung *w*: neovasculature.

Gefäßneubildung *w*: neovascularization.

Gefäßneurose *w*: vasoneurosis, neurangiosis.

Gefäßpapille *w*: vascular papilla.

Gefäßpermeabilität *w*: vascular permeability, vasopermeability; **gesteigerte** ~ increased vascular permeability.

Gefäßprothese *w*: vascular prosthesis, blood vessel prosthesis, artificial vessel.

Gefäßprothesenimplantat *s*: prosthetic vascular graft.

Gefäßprothesenverschluß *m*: vascular graft occlusion.

Gefäßresektion *w*: vascular resection, vasoresection.

Gefäßruptur *w*: angiorrhexis.
Gefäßscheide *w*: perivascular sheath.
Gefäßschleife *w*: vascular loop.
Gefäßschmerz *m*: vasalgia.
Gefäßsegment *s*: angiotome.
Gefäßsklerose *w*: vascular sclerosis.
Gefäßstenose *w*: angiostenosis.
Gefäßstiel *m*: tubed pedicle.
Gefäßsystem *s*: vascular system, circulatory system, vascular tree, vasculature.
Gefäßszintigraphie *w*: scintiangiography.
Gefäßtonus *m*: vasotonia; **herabgesetzter** ~ angioparesis.
gefäßtoxisch: vasculotoxic.
Gefäßtransplantation *w*: vascular transplantation.
Gefäßunterbindung *w*: ligature.
gefäßverengend: vasoconstricting.
Gefäßverkalkung *w*: angiosclerosis.
Gefäßverödung *w*: vascular obliteration.
Gefäßverschluß *m*: vascular occlusion.
Gefäßwand *w*: vessel wall.
Gefäßwiderstand *m*: vascular resistance.
gefäßwirksam: vasoactive.
Gefäßzugang *m*: angioaccess.
Gefahr *w*: danger.
gefenstert: fenestrated.
gefiedert: pennate, plumose.
Geflecht *s*: network, plexus, tangle, reticulum.
geflechtartig: plexiform.
gefleckt: maculate, macular, spotted, speckled.
Geflügelpest *w*: fowl pest.
geflügelt: winged.
geformt: formed, figured.
Gefrierätztechnik *w*: freeze etching technique.
Gefrierätzung *w*: freeze-etching.
Gefrierbruchverfahren *s*: freeze fracture.
gefrieren: freeze.
Gefriermikrotom *s*: freezing microtome.
Gefrierpunkt *m*: freezing point [*abbr*] f. p.
Gefrierpunktmesser *m*: cryometer.
Gefrierschnitt *m*: frozen section.
Gefrierschnittmikrotom *s*: cryotome.
Gefrierschnittechnik *w*: freeze-substitution.

gefriertrocknen: freeze-dry, lyophilize.
Gefriertrocknung *w*: freeze-drying, lyophilization.
Gefrierultraschnittechnik *w*: cryoultramicrotomy.
Gefüge *s*: lattice; **dynamisches** ~ dynamic lattice.
Gefühl *s*: feeling, emotion, sensation.
gefühllos: insensible, numb, insensate, anesthesized.
Gefühllosigkeit *w*: insensibility, anesthesia, numbness, callousness.
Gefühlsbetonung *w*: emotional tone.
Gefühlsleben *s*: emotional life.
Gefühlssensation *w*: sensation.
Gefühlsstörung *w*: (neurology) abnormal sensation, dysesthesia, (psychology) emotional disturbance.
gefüllt: filled, engorged, (tooth) filled, plugged.
gefurcht: striate, furrowed, crenate, sulcate, sulcal.
gegabelt: furcate, bifurcate.
gegen-: counter-.
Gegenanzeige *w*: contraindication.
Gegendruck *m*: counterpressure.
Gegenelektrophorese *w*: counterelectrophoresis, immunoelectroosmophoresis.
Gegenextension *w*: counterextension.
gegenfärben: counterstain.
Gegenfärbung *w*: counterstain, contrast stain.
gegengeschlechtlich: countersexual, contrasexual.
Gegengewicht *s*: counterbalance, counterpoise.
Gegengift *s*: antitoxin, antidote, counterpoison.
Gegengutachten *s*: expert counter-report.
Gegenhalten *s*: gegenhalten, counterholding.
Gegenimmunelektrophorese *w*: immunosmoelectrophoresis.
Gegeninzision *w*: counterincision, counteropening, counterpuncture, contraincision, contra-aperture.
Gegenkopplung *w*: negative feedback.

Gegenlicht *s*: backlighting.
Gegenpulsation *w*: counterpulsation.
Gegenpunktanzeiger *m*: back-pointer.
Gegenregulation *w*: counterregulation.
Gegenreiz *m*: contrastimulus.
Gegenreizmassage *w*: counterirritation.
Gegenreizung *w*: counterirritation.
gegensätzlich: adverse.
Gegenschock *m*: countershock.
gegenseitig: mutual.
Gegenseitigkeit *w*: reciprocity.
Gegensprechanlage *w*: intercom.
Gegenübertragung *w*: countertransference.
gegenwärtig: present, actual.
Gegenwirkung *w*: counteraction.
Gegenzug *m*: countertraction.
Gegenzugextension *w*: contraextension.
Gehalt *m*: content.
geheilt: well.
gehen: go, walk, step.
Gehen *s*: walking.
Gehgips *m*: walking cast.
Gehirn *s*: brain, cerebrum, encephalon.
Gehirnerschütterung *w*: brain concussion, concussion of the brain.
Gehirnschädel *m*: neurocranium, braincase.
Gehör *s*: audition.
Gehörapparat *m*: acoustic apparatus.
Gehörgang *m*: acoustic meatus, auricular canal; **äußerer** ~ external acoustic canal, external osseous acoustic pore; **innerer** ~ internal acoustic canal.
Gehörgangfurunkel *m*: furuncular otitis.
Gehörgangplatte *w*: meatal plate.
Gehörknöchelchen: ear bones, ossicular chain.
Gehörknöchelchenaplasie, kongenitale: congenital ossicular absence.
Gehörknöchelchenentfernung *w*: ossiculectomy.
Gehörorgan *s*: hearing organ.
Gehörschutz *m*: hearing protection, ear defender.
Gehörverlust *m*: hearing loss; **prozentualer** ~ percent hearing loss.
Gehörzahn *m*: auditory tooth.

Gehorsam *m*: obedience.
Gehschiene *w*: walking caliper.
Gehstock *m*: walking stick, cane.
Gehstütze *w*: walker.
Gehwagen *m*: glider cane.
Geigel-Reflex *m*: Geigel's reflex, inguinal reflex.
Geiger-Müller-Zählrohr *s*: Geiger-Müller survey meter.
Geiger-Zähler *m*: Geiger counter, endwindow counter.
Geilheit *w*: lustfulness.
Geißelbildung *w*: exflagellation.
Geißelentwicklung *w*: enflagellation.
geißelförmig: flagelliform.
geißeln: flagellate.
Geißeltier *s*: flagellate, ciliate, mastigophoran.
Geist *m*: spirit, mind.
Geisterheilung *w*: spiritual healing.
Geistesabwesenheit *w*: absence, absentmindedness.
Geistesgestörtheit *w*: mental derangement.
geisteskrank: 1. lunatic, mad, insane; 2. **für** ~ **erklären** certify.
Geisteskranker *m*: insane.
Geisteskrankheit *w*: mental illness, insanity, alienism, madness.
Geistesstörung *w*: mental disorder, mental aberration.
Geistestätigkeit *w*: noesis.
Geistesverfassung *w*: habit of mind.
Geisteszustand, normaler *m*: sanity.
geistig: mental.
geistig behindert: mentally handicapped.
geklumpt: clotted, coagulated, agminated.
geknäuelt: convolutional.
gekoppelt: conjugate.
gekräuselt: curly.
gekreuzt: crossed, chiasmic, crucial, decussate.
Gekröse *s*: mesentery, mesenterium.
Gel *s*: gel.
Gelächter *s*: laughter.
gelähmt: 1. palsied; 2. **inkomplett** ~ subparalytic.

gelappt: lobulated, lobate, lobulous, lobulose.

gelartig: gelatinous, jellylike.

Gelatine w: gelatin.

Gelatinenährboden m: gelatin agar.

Gelatineschwamm m: gelatin sponge.

gelatinieren: gel.

gelatinös: gelatinous.

gelb: yellow [abbr] y.

Gelb s: yellow.

gelb-: xantho-.

Gelbfieber s: yellow fever, yellow jack, amarillic typhus.

Gelbildung w: gelation, jellification, jellying.

Gelbjasminvergiftung w: gelsemism.

Gelbkörper m: yellow body.

Gelbkörperinvolution w: luteolysis.

Gelbkreuz s: lewisite.

gelblich: yellowish, xanthic.

Gelbsehen s: xanthopsia, xanthopia, yellow vision.

Gelbsucht w: jaundice, icterus.

Gelchromatographie w: gel chromatography.

Geldiffusionstest m: gel diffusion test.

Geldrollenbildung w: rouleaux formation, sludge phenomenon, nummulation, pseudohemagglutination.

Gelee s: jelly.

gelegentlich: occasional.

Gelelektrophorese w: gel electrophoresis.

Gelenk s: 1. joint, articulation, osseous junction; ebenes ~ plane articulation; freibewegliches ~ freely movable articulation; planes ~ plane articulation, arthrodial joint; trockenes ~ dry joint; 2. mit zwei ~'en biarticulate.

Gelenkachse w: joint axis.

Gelenkankylose w: synarthrophysis.

Gelenkbeweglichkeit w: joint motion; eingeschränkte ~ joint motion limitation.

Gelenkchondromatose w: synovial chondromatosis, synovial osteochondromatosis.

Gelenkdysplasie w: arthrodysplasia.

Gelenkdystrophie w: arthritic dystrophy.

Gelenkempyem s: arthroempyesis, infectious arthritis, arthropyosis, pyoarthrosis.

Gelenkerguß m: joint effusion; gonorrhoischer ~ blenorrhagic swelling.

Gelenkerkrankung w: arthropathy.

Gelenkeröffnung w: arthrotomy, arthrostomy.

Gelenkersatz m: joint replacement; operativer ~ replacement arthroplasty.

Gelenkfacette w: articular facet.

Gelenkflüssigkeit w: synovial fluid [abbr] SF, joint fluid, joint grease, joint oil, articular serum.

Gelenkfortsatz m: articular process.

Gelenkhöhle w: joint cavity.

Gelenkinstabilität w: joint instability.

Gelenkkapsel w: joint capsule, articular capsule, synovial capsule.

Gelenkkapselspaltung w: division of a joint capsule, Ober's operation.

Gelenkknorpel m: articular cartilage, investing cartilage.

Gelenkkörper, freier m: joint mouse.

Gelenkkopf m: articular head.

Gelenkkrepitation w: joint crepitus, articular crepitation, articular crepitus.

gelenklos: jointless.

Gelenkluxation w: joint dislocation.

Gelenkmaus w: joint mouse.

Gelenkmembran w: synovial membrane of articular capsule, synovium.

Gelenkmobilisation w: arthrolysis.

Gelenkplastik w: arthroplasty.

Gelenkprothese w: joint prosthesis.

Gelenkpunktion w: arthrocentesis, joint tap.

Gelenkrand m: ambon.

Gelenkresektion w: arthrectomy.

Gelenkrheumatismus m: synovial rheumatism.

Gelenkschmerz m: arthralgia, joint pain, arthritic pain.

Gelenkschmiere w: synovia, joint grease, joint oil.

Gelenksensibilität w: articular sensibility, articular sensation.

Gelenksperre w: articular block.

Gelenktuberkulose w: tuberculosis of the joints.

Gelenkverbindung w: articulation.

Gelenkversteifung w: ankylosis.

Gelenkzotte w: articular villus.

Gelfiltrationschromatographie w: gel filtration chromatography, molecular-sieve chromatography.

gelieren: jelly.

Gélineau-Syndrom s: Gélineau syndrome, narcolepsy.

Gellé-Gehörprüfung w: Gellé's test.

gelöchert: foraminous, foraminulate.

Gel-Retentionsanalyse w: gel retention assay, band retardation assay, band shift assay, electrophoretic mobility shift assay [abbr] EMSA.

Gelseminwurzel w: jasmine root.

Geltrockner m: gel slab dryer.

gelungen: successful.

Gelzustand m: gel state.

Gemahlin w: spouse.

Gemeindebevölkerung w: local population.

Gemeindepsychiatrie w: community psychiatry.

Gemeindestudie w: community study.

gemeinnützig: nonprofit.

gemeinsam: common.

Gemeinschaft w: community.

gemeinschaftlich: joint.

Gemeinschaftspraxis w: group practice, partnership practice.

Gemeinwesen s: community.

Gemini-Vektor m: gemini vector.

Gemisch s: mixture, mash.

gemischt: mixed.

gemischtdrüsig: heterocrine.

Gemüse s: vegetable.

Gen s: gene; **aktives** ~ active gene; **alleles** ~ allelic gene; **amorphes** ~ amorphic gene; **autosomales** ~ autosomal gene; **dominantes** ~ dominant gene, dominant allele; **geschlechtsgebundenes** ~ sex-linked gene; **hemizygotes** ~ hemizygous gene; **holandrisches** ~ holandric gene, Y-linked gene; **hypomorphes** ~ leaky gene, leaky allele; **komplementäres** ~ complementary gene; **kryptisches** ~ silent gene; **rezessives** ~ recessive gene, recessive allele; **reziprokes** ~ reciprocal gene; **stilles** ~ silent gene; **verstümmeltes** ~ processed gene; **X-chromosomal gebundenes** ~ X-linked gene; **Y-chromosomal gebundenes** ~ Y-linked gene.

-gen: -genic, -genous.

Genaktivierung w: gene activation.

Genamplifikation w: gene amplification.

genau: accurate, exact, precise.

Genauigkeit w: accuracy, exactitude, precision, strictness, meticulousness.

Genauigkeitsgrad m: accuracy.

Genausprägung w: gene expression.

Genbank w: gene bank, gene library, genetic library; **subgenomische** ~ subgenomic library; **subtraktive** ~ subtractive library.

Gendeletion w: gene deletion.

Gendiagnose w: genotyping.

Gendosis w: gene dosage.

Gendrift m: genetic drift.

Genduplikation w: gene duplication.

Gene: genes; **auf demselben Chromosom gelegene** ~ syntenic genes; **homologe** ~ homologous genes, gene pair.

Genealogie w: genealogy.

geneigt: prone, tilt.

Geneinbau m: gene insertion.

Generalisation w: generalization; **sekundäre** ~ secondary spread.

Generalisierung w: generalization.

Generation w: generation.

Generationseffekt m: generation effect.

Generationswechsel m: alternation of generations, digenesis, digenism.

Generationszeit w: generation time.

generativ: generative.

Generator m: generator; **elektrostatischer** ~ electrostatic generator; **kapazitiver** ~ electrostatic generator.

generell: general, systemic.

Generikum s: generic.

generisch: generic.

Genersatz m: gene substitution.

Genese *w*: genesis.

-genese: -genesis.

genesen: recover.

Genesung *w*: recovery, decubation.

Genetik *w*: genetics, genesiology; **klinische** ~ clinical genetics; **medizinische** ~ medical genetics; **mikrobielle** ~ microbial genetics; **statistische** ~ statistical genetics.

genetisch: genetic, genic, heritable.

Genexpression *w*: gene expression.

Genfamilie *w*: gene family.

Genfluß *m*: gene flow, gene migration.

Genfrequenz *w*: gene frequency.

Genfusion *w*: gene fusion.

Genhäufigkeit *w*: gene frequency.

Genick *s*: neck, nape.

genießbar: esculent.

Genikulatumneuralgie *w*: geniculate neuralgia.

Genikulatumotalgie *w*: geniculate otalgia.

Genin *s*: genin, aglycone.

Geninduktion *w*: genetic induction.

Geniocheiloplastik *w*: geniocheiloplasty, genycheiloplasty.

genital: genital.

Genitalapparat *m*: genital system, reproductive system.

Genitalbereich *m*: genital zone.

Genitalhöcker *m*: genital swelling.

Genitalien: genitals.

Genitalkanal *m*: genital canal, genital duct.

Genitalkörperchen *s*: genital corpuscle.

Genitalmykose *w*: genital mycosis.

Genitalorgan *s*: reproductive organ.

Genitalphase *w*: genital phase, genital stage.

Genitalplastik *w*: genitoplasty.

Genitaltrakt *m*: genital tract; **weiblicher** ~ female genital tract [*abbr*] FGT; **männlicher** ~ male genital tract.

Genitaltuberkulose *w*: genital tuberculosis.

Genitalulkus *s*: venereal sore.

genitofemoral: genitofemoral.

Genkarte *w*: gene map, genetic map, linkage map, cytogenetic map.

Genkartierung *w*: gene mapping.

Genklonierung *w*: gene cloning.

Genkombination *w*: gene combination.

Genkomplex *m*: gene complex, gene cluster.

Genkonversion *w*: gene conversion.

Genkopplungskarte *w*: linkage map.

Genlokus *m*: 1. gene locus, genetic locus; **komplexer** ~ complex locus; 2. **zwischen zwei Genloci** intergenic.

Genmanifestation *w*: genetic manifestation.

Genmanipulation *w*: gene manipulation.

Genmapping *s*: genetic mapping.

Genmarkierung *w*: gene tagging, transposon tagging.

Genmaterial *s*: genetic material.

Genmutante, antimorphe *w*: antimorph.

Genmutation *w*: gene mutation.

Gennari-Streifen *m*: stripe of Gennari, Vicq d'Azyr's band.

Genneuordnung *w*: gene rearrangement.

Genokopie *w*: genocopy, mimic gene, isophene.

Genom *s*: genome.

Genomanalyse *w*: genome analysis.

Genombibliothek *w*: gene library.

genomisch: genomic.

Genommutation *w*: genomic mutation.

Genort *m*: gene locus.

Genotyp *m*: genotype.

genotypisch: genotypic.

Genpaar *s*: gene pair.

Genpenetranz *w*: genetic penetrance.

Genpool *m*: gene pool.

Genprodukt *s*: gene product.

Genredundanz *w*: gene redundancy.

Genrepression *w*: down regulation.

Gensequenz *w*: gene sequence.

Gensonde *w*: probe.

Genspleißen *s*: gene-splicing.

Gen-Splicing *s*: gene-splicing.

Gen-Tagging *s*: gene tagging, transposon tagging.

Gentamicin *s* Abk. **Gm**: gentamicin.

Gentechnik *w*: genetic technique.

Gentechnologie *w*: genetic engineering, gene manipulation.

Gentherapie *w*: gene therapy.

Gentiana: gentian.

Gentianasäure *w*: gentianic acid.

Gentianaviolett *s*: gentian violet, gentiana violet, gentiavern, viocid.

Gentisin *s*: gentisin.

Gentisinsäure *w*: gentisic acid.

Gentransfer *m*: gene transfer.

Gentransformation *w*: genetic transformation.

Genübertragung *w*: gene transfer.

genügend: adequate.

genuin: genuine.

Genu recurvatum: genu recurvatum, back-knee.

Genus *s*: genus, gender, sex.

Genu valgum: genu valgum, knock-knee, baker's leg, tragopodia.

Genu varum: genu varum, bowleg.

Genverlust *m*: gene deletion.

Genwirkung *w*: gene action.

Geomedizin *w*: geomedicine, nosogeography.

Geometrie *w*: geometry.

Geometriefaktor *m*: geometry; **guter** ~ good geometry.

Geophagie *w*: geophagy, earth eating, dirt eating.

Geotrichose *w*: geotrichosis.

gepaart: paired.

Gepefrin *s*: gepefrine.

gerade: straight, orthograde.

Geradeaus-Blickgerät *s*: forward-viewing endoscope.

Geradlage *w*: longitudinal presentation, polar presentation.

geradlinig: rectilinear.

Geradlinigkeit *w*: linearity.

Gerät *s*: apparatus, appliance, assembly, equipment, utensil; **medizintechnisches** ~ medical device; **stereotaktisches** ~ stereotaxic instrument.

Geräusch *s*: murmur, noise, bruit, note, sound, strepitus, susurration; **amphori-** sches ~ cavernous resonance; **apikales** ~ apical murmur; **atriosystolisches** ~ atriosystolic murmur; **auskultatorisches** ~ auscultatory sound; **blasendes** ~ souffle, puff; **diastolisches** ~ diastolic murmur, diastolic rumble; **dumpfes** ~ dull sound; **entotisches** ~ entotic sound; **exspiratorisches** ~ expiratory murmur, expiratory sound; **extrakardiales** ~ extracardiac murmur, exocardial murmur; **fauchendes** ~ blowing sound; **fortgeleitetes** ~ transmitted murmur; **funktionelles** ~ inorganic murmur, innocent murmur, physiologic murmur; **holodiastolisches** ~ holodiastolic murmur; **holosystolisches** ~ holosystolic murmur, pansystolic murmur; **mesodiastolisches** ~ mid-diastolic murmur; **musikalisches** ~ musical murmur; **organisches** ~ organic murmur; **pfeifendes** ~ sucking noise; **saugendes, pfeifendes** ~ sucking noise; **spätsystolisches** ~ late systolic murmur; **systolisches** ~ systolic murmur; **tiefes** ~ low-pitched sound; **tympanitisches** ~ tympanitic resonance; **vesikuläres** ~ vesicular resonance.

Geräusch des gesprungenen Topfes *s*: cracked-pot sound, cracked-pot resonance, Macewen sign.

geräuschlos: noiseless.

Geraniol *s*: geraniol.

Geratologie *w*: gerontology.

Gerbasi-Anämie *w*: megaloblastic anemia of infancy.

Gerbsäure *w*: gallotannic acid, tannic acid.

gereinigt: 1. rectified, purified; 2. **nicht** ~ unrectified.

Geriatrie *w*: geriatrics, geriatric medicine.

geriatrisch: geriatric.

gerichtet: directed.

gerichtlich: judicial.

Gerichtsmedizin *w*: forensic medicine, legal medicine, forensic pathology.

gerichtsmedizinisch: medicolegal.

Gerichtspsychiatrie *w*: forensic psychiatry.

geringelt: ringed.

geringer: minor.

geringgradig: low-grade, mild.
Gerinnbarkeit *w*: coagulability.
Gerinnsel *s*: clot.
Gerinnselausschwemmung *w*: embolemia.
Gerinnung *w*: coagulation, clotting; **disseminierte intravasale** ~ disseminated intravascular coagulation [*abbr*] DIC, consumption coagulopathy, consumptive thrombohemorrhagic disorder; **intravaskuläre** ~ intravascular coagulation.
Gerinnungseiweiß *s*: coagulation protein.
Gerinnungsfaktor *m*: coagulation factor, clotting factor; **aktivierter** ~ activated clotting factor; **plasmatischer** ~ plasma coagulation factor.
Gerinnungsfaktorvorstufe *w*: procoagulant.
gerinnungshemmend: anticoagulative.
Gerinnungskaskade *w*: coagulation cascade.
Gerinnungslabor *s*: coagulation laboratory.
Gerinnungsmechanismus *m*: coagulation mechanism.
Gerinnungsstörung *w*: coagulation disorder, coagulopathy.
Gerinnungssystem *s*: blood coagulation system, coagulation system; **extrinsisches** ~ extrinsic blood coagulation system; **intrinsisches** ~ intrinsic blood coagulation system.
Gerinnungszeit *w*: clotting time, coagulation time.
Gerlier-Krankheit *w*: Gerlier syndrome, endemic paralytic vertigo, pallidal syndrome.
Germanium *s* Abk. **Ge**: germanium [*abbr*] Ge.
germinal: germinal, germinative.
Germination *w*: germination.
germinativ: germinative, germinal.
Germinoblast *m*: germinoblast, germinocyte.
germinoblastisch: germinoblastic.
Germinoblastom *s*: germinoblastoma, germinoblastic sarcoma.

Germinom *s*: germinoma.
Germizid *s*: germicide.
germizid: germicidal.
Geroderma *s*: geroderma, gerodermia.
Gerodermie *w*: geroderma, gerodermia.
Geromorphismus *m*: geromorphism.
geronnen: clotted, grumous.
Gerontologie *w*: gerontology, geriatrics, gereology, nostology.
Gerontopsychiatrie *w*: geropsychiatry, psychogeriatrics.
gerontopsychiatrisch: psychogeriatric.
Gerontotoxon *s*: gerontotoxon.
Gerstenkorn *s*: hordeolum, eyesore, Zeis stye, sty.
Gerstenkrätze *w*: harvest mite dermatitis.
Gerstmann-Syndrom *s*: Gerstmann syndrome.
Geruch *m*: smell, odor, odour.
Geruchsaura *w*: olfactory aura.
geruchsfrei: odorless.
Geruchshalluzination *w*: olfactive hallucination.
Geruchsintensität *w*: odorocity.
Geruchsqualität *w*: smell quality.
Geruchsschwelle *w*: olfactory threshold, odor threshold.
Geruchssinn *m*: smell, osmesthesia.
Geruchsstoff *m*: odorant.
Geruchswahrnehmung *w*: rhinesthesia.
Gerüst *s*: frame, scaffold.
Gerüstmark *s*: gerüstmark.
Gesäß *s*: buttocks, ham, clunes, breech, fundament.
Gesäßschmerz *m*: pain in the buttocks, pygalgia.
gesättigt: saturated, satiated.
gesäuert: 1. acified; 2. **nicht** ~ nonacified.
gesamt: total.
Gesamtammoniakstickstoff *m*: total ammonia nitrogen.
Gesamtbedarf *m*: total requirement.
Gesamtbilirubin *s*: total bilirubin.
Gesamtdosis *w*: integral dose, volume dose.
Gesamtfilterung *w*: total filtration.
Gesamtheit *w*: whole, total, wholeness,

universe.

Gesamtintensität *w*: total intensity.

Gesamtkörper-Clearance *w*: whole body clearance.

Gesamtlipide: total lipids [*abbr*] TL.

Gesamtmenge *w*: total volume.

Gesamtpersönlichkeit *w*: total personality.

Gesamtpopulation *w*: population total.

Gesamtumsatz *m*: total metabolism.

Gesamtvolumen *s*: total lung volume [*abbr*] TLV.

Gesamtzahl *w*: general rate, basal crude rate.

Gesamtzufuhr, tägliche *w*: total daily intake.

geschichtet: layered, laminated.

Geschicklichkeit *w*: skill, dexterity.

geschlängelt: meandering, gyrate.

geschlagen: battered.

Geschlecht *s*: sex, gender; **chromosomales** ~ chromosomal sex, genetic sex; **morphologisches** ~ morphological sex; **phänotypisches** ~ endocrinologic sex.

geschlechtlich: sexual, gamic.

geschlechtlich bestimmt: sex-influenced.

Geschlechtsänderung *w*: sex change.

Geschlechtsakt *m*: sex act, sexual intercourse.

Geschlechtsapparat *m*: genital apparatus, reproductive apparatus.

geschlechtsbestimmend: sex-determining.

geschlechtsbestimmt: sex-conditioned.

Geschlechtsbestimmung *w*: sex determination.

Geschlechtschromatin *s*: sex chromatin.

Geschlechtschromosom *s*: sex chromosome, heterosome, idiochromosome.

Geschlechtschromosomenaberration *w*: heterosomal aberration.

Geschlechtschromosomenstörung *w*: sex chromosome abnormality.

Geschlechtschromosomentrisomie *w*: sex chromosomal trisomy.

Geschlechtsdifferenzierung *w*: sexual differentiation, sex differentiation.

Geschlechtsdrüse *w*: sex gland, sexual gland.

geschlechtsgebunden: sex-linked.

Geschlechtshormon *s*: sex hormone.

Geschlechtsidentifikation, psychische *w*: psychogender.

Geschlechtsidentität *w*: gender identity.

Geschlechtskrankheit *w*: sexually transmitted disease [*abbr*] STD, venereal disease [*abbr*] VD, social disease.

Geschlechtsleben *s*: sex life.

geschlechtslos: asexual, sexless, neuter.

Geschlechtsmerkmal *s*: sex characteristic, sexual characteristic; **sekundäres** ~ secondary sex characteristic.

Geschlechtsorgane: genital organs, genitals; **äußere** ~ external genital organs, externalia; **innere** ~ internal reproductive organs.

Geschlechtsrolle *w*: gender role, sex role.

Geschlechtsrollenumkehr *w*: sexual inversion.

geschlechtsspezifisch: gender-specific, sex-specific.

Geschlechtssymbol *s*: sexual symbol.

Geschlechtstrieb *m*: sexual drive, sex drive.

Geschlechtsumkehr *w*: sex reversal.

Geschlechtsumwandlung, operative *w*: transsexual surgery.

Geschlechtsunterschied *m*: sex difference.

Geschlechtsverhältnis *s*: sex ratio, male/female ratio, masculinity rate.

Geschlechtsverkehr *m*: sexual intercourse, venery.

Geschlechtsverteilung *w*: sex ratio.

Geschlechtszuordnung *w*: sex assignment.

Geschlechtszyklus *m*: sexual cycle, sex cycle.

geschlossen: closed.

Geschmack *m*: taste, savor, gustation, flavor.

geschmacklos: tasteless, savorless.

Geschmacksabweichung *w*: off-flavor.

Geschmacksaura *w*: gustatory aura.

Geschmackshaar *s*: gustatory hair, taste hair.

Geschmackshalluzination *w*: phantogeusia.

Geschmacksknospe *w*: taste bud, taste bulb, taste corpuscle, gustatory bud.

geschmackskorrigiert: flavored.

Geschmackspore *w*: taste pore.

Geschmacksqualität *w*: quality of taste, taste quality.

Geschmacksrezeptor *m*: taste receptor, gustatory receptor.

Geschmacksschärfe *w*: taste acuity.

Geschmacksschwelle *w*: taste threshold.

Geschmackssinn *m*: gustatory sensation, gustation.

Geschmacksstörung *w*: taste disturbance.

Geschmacksstoff *m*: flavoring agent.

Geschmackswahrnehmung *w*: taste sensation; **verfälschte** ~ strange taste sensation, allotriogeustia.

Geschmackszelle *w*: taste cell.

Geschmackszentrum *s*: gustatory center, taste center.

Geschmackszusatz *m*: flavoring additive.

Geschoßsplitterverletzung *w*: high-explosive injury.

Geschrei *s*: screaming.

geschrumpft: crenate.

geschützt: protected, covert, sheltered, (trademark) proprietary.

geschwätzig: talkative.

Geschwätzigkeit *w*: garrulity.

Geschwindigkeit *w*: velocity, speed.

Geschwindigkeits-: tacho-.

Geschwindigkeitsgleichung *w*: rate equation.

Geschwindigkeitskonstante *w*: velocity constant, rate constant.

Geschwindigkeitskurve *w*: tachygram, tachogram.

Geschwindigkeitsmesser *m*: tachygraph.

Geschwister *w*: siblings.

Geschwisterteil *s*: sibling, sib.

geschwollen: swollen, tumid, turgid, engorged.

Geschwür *s*: ulcer, abscess, sore, canker; **gastroduodenales** ~ gastroduodenal ulcer; **herpetisches** ~ herpetic ulcer; **hyperkeratotisches** ~ hyperkeratotic ulcer; **penetrierendes** ~ penetrating ulcer; **peptisches** ~ peptic ulcer; **perforierendes** ~ perforating ulcer; **trophisches** ~ trophic ulcer.

Geschwürbildung *w*: ulceration.

geschwürig: ulcerous.

Geschwulst *w*: neoplasm, swelling, wen; **embryonale** ~ embryonal neoplasm.

Gesell-Entwicklungsskalen: Gesell developmental scales.

Geselligkeit *w*: sociability.

Gesellschaft *w*: society.

Gesellschaftstrieb *m*: social instinct.

Gesetz *s*: law, rule; **myelinogenetisches** ~ myelinogenetic law; **psychophysisches** ~ psychophysical law.

Gesetz der reziproken Innervation *w*: Sherrington's law.

Gesetz der widerstreitenden Assoziationen: law of conflicting associations.

gesetzlich: lawful.

Gesicht *s*: face; **breites** ~ broadness of face, platyopia.

Gesichts-: facial.

Gesichtsatrophie *w*: facial atrophy.

Gesichtsbogen *m*: face-bow.

Gesichtsfarbe *w*: complexion.

Gesichtsfeld *s*: visual field [*abbr*] F., field of vision; **binokuläres** ~ binocular field; **röhrenförmiges** ~ tunnel vision, gun-barrel vision.

Gesichtsfelddefekt *m*: visual-field defect, scotoma; **bogenförmiger** ~ arcuate scotoma.

Gesichtsfeldprüfung, orientierende *w*: confrontation test.

Gesichtsfraktur *w*: face fracture.

Gesichtshaut *w*: facial skin.

Gesichtshautstraffung *w*: face-lifting.

Gesichts-Kiefer-Trauma *s*: maxillofacial injury.

Gesichtskrampf *m*: mimic convulsion.

Gesichtslähmung, halbseitige *w*: facial hemiplegia, hemiprosoplegia.

Gesichtslage w: face presentation; **rechte hintere** ~ right mentoposterior position [abbr] RMP; **rechte vordere** ~ right mentoanterior position [abbr] RMA.

Gesichtsmaske w: full-face mask.

Gesichtsmuskel m: facial muscle.

Gesichtsmuskelkrampf m: prosopospasm, Bell spasm.

Gesichtsmuskelmyokymie w: facial myokymia.

Gesichtsneuralgie w: facial neuralgia; **atypische** ~ atypical facial neuralgia, atypical facial pain.

Gesichtsprofil s: facial profile.

Gesichtsregion w: facial region; **embryonale** ~ facial plate.

Gesichtsröte w: flush.

Gesichtsschädel m: viscerocranium; **knöcherner** ~ bony face.

Gesichtsschmerz m: facial pain, face ache.

Gesichtssinn m: light sense [abbr] L, visual sense.

Gesichtsspalte w: facial cleft, schistoprosopia; **laterale** ~ lateral facial cleft, genal cleft; **mediane** ~ median facial cleft; **quere** ~ oblique facial cleft.

Gesichtsspasmus m: prosopospasm, Bell spasm.

Gesichtstic m: mimic tic.

Gesichtsverletzung w: facial injury.

Gesichtswinkel m: visual angle.

gespalten: split, bifid.

Gespensterheuschrecke w: phasmid.

gesperrt: locked.

gesplittert: comminuted.

Gespräch s: conversation.

Gesprächsanalyse w: conversation analysis.

gespreizt: splay.

gesprenkelt: mottled, tesselated.

Gestagen s: gestagen, progestogen.

Gestagentest m: gestagen test.

Gestalt w: gestalt, form, frame; **motorische** ~ motor pattern.

Gestaltpsychologie w: gestalt psychology, form psychology.

Gestaltqualität w: quality of Gestalt, form quality.

Gestalttheorie w: gestalt theory.

Gestalttherapie w: gestalt therapy.

Gestaltungsgesetz s: law of configuration.

Gestation w: gestation.

Gestationsalter s: gestational age, chronologic fetal maturity.

Gestationshochdruck m: gestational hypertension.

gestaut: congested.

gestielt: pediculated, pedicled, polypoid, pedunculate.

Gestik w: gesture.

Gestoden s: gestodene.

gestört: impaired.

Gestonoroncaproat s: gestonorone caproate.

Gestose w: gestosis.

gestreift: 1. striated, striate, striped, stripy; 2. **nicht** ~ nonstriated.

gesund: healthy, sane, healthful, laudable, well, wholesome, fit.

Gesundbeten s: faith healing.

Gesundheit w: health, sanity, fitness, wholesomeness; **ganzheitliche** ~ holistic health; **geistige** ~ mental health.

Gesundheitsaufklärung w: health information, health instruction.

Gesundheitsbeeinträchtigung w: ill-health.

Gesundheitsbehörden: health authorities.

gesundheitsbezogen: health-related.

Gesundheitsdienst m: health service.

Gesundheitseinrichtung w: health facility.

Gesundheitseinstellung w: attitude to health.

Gesundheitserziehung w: health education.

gesundheitsfördernd: wholesome, salubrious.

Gesundheitsfürsorge w: health care.

Gesundheitsfürsorgeleistung w: health care delivery.

Gesundheitsgefährdung w: health endangerment.

Gesundheitsgesetzgebung w: health policy, health care policy, health legislation.

gesundheitsorientiert: health-directed.

Gesundheitsrisiko *s*: health risk, health hazard.

gesundheitsschädlich: unhealthy, unwholesome.

Gesundheitsschutz *m*: health protection.

Gesundheitsstörung *w*: unsoundness.

Gesundheitssystem *s*: health system.

Gesundheitsüberwachung *w*: health control.

Gesundheitsverhalten *s*: health behavior.

Gesundheitsverwaltung *w*: health care management.

Gesundheitswesen *s*: public health; **öffentliches** ~ public health, socialized medicine.

Gesundheitswesenstruktur *w*: health care structure.

Gesundheitszentrum *s*: health care centre.

Gesundheitszustand *m*: health condition, health status.

Getränk *s*: drink, beverage; **alkoholisches** ~ alcoholic drink, spirits.

Getreidemilbeninfestation *w*: grain itch.

getrübt: clouded.

getüpfelt: punctate, stippled.

geübt: skilled.

Gewalt *w*: violence.

Gewalteinwirkung *w*: violence; **direkte** ~ direct violence; **traumatische** ~ traumatic violence.

Gewebe *s*: tissue, web, weave, tela, textus; **aberrantes** ~ aberrant tissue; **analoges** ~ analogous tissue; **blutbildendes** ~ hematopoietic tissue; **ektopes** ~ aberrant tissue; **entzündlich verändertes** ~ inflammatory tissue; **fibroelastisches** ~ fibroelastic tissue; **heterologes** ~ heterologous tissue; **heterotopes** ~ heterotopic tissue, heteroplasm; **homologes** ~ homologous tissue; **kavernöses** ~ cavernous tissue; **lymphatisches** ~ lymphoid tissue; **mehrschichtiges** ~ laminated tissue; **netzförmiges** ~ areolar tissue; **perilymphatisches** ~ perilabyrinth; **undifferenziertes** ~ indifferent tissue; **verhorntes** ~ keratinized tissue.

gewebeähnlich: textiform.

Gewebeantikörper *m*: antitissue antibody.

Gewebeanzüchtung *w*: tissue cultivation.

Gewebeatmung *w*: tissue respiration.

Gewebebank *w*: tissue bank.

Gewebedosis *w*: tissue dose.

Gewebedruck *m*: tissue pressure.

gewebegestützt: tissue-borne.

Gewebehalbwertstiefe *w*: tissue half-value layer.

Gewebekompatibilität *w*: tissue compatibility.

Gewebekonservierung *w*: tissue preservation.

Gewebekonzentration *w*: tissue level.

Gewebekultur *w*: tissue culture, cellular explant.

Gewebelappen *m*: surgical flap.

Gewebeplasminogenaktivator *m*: tissue plasminogen activator [*abbr*] tPA.

Gewebeprobe *w*: tissue specimen.

Gewebeprotein *s*: tissue protein.

Gewebeschädigung *w*: tissue damage.

Gewebeschnitt *m*: tissue section.

Gewebespannung *w*: tissue tension.

gewebespezifisch: tissue-specific.

Gewebestadium *s*: tissue stage.

Gewebetherapie *w*: tissue therapy.

Gewebetypisierung *w*: tissue typing, tissue crossmatching.

Gewebewachstum *s*: growth of a tissue, accrementation.

Gewebs-: tissular.

Gewebsabgleichung *w*: tissue matching.

gewebsaktiv: tissue-active.

Gewebsaktivator *m*: tissue activator.

Gewebsanoxie *w*: tissue anoxia.

Gewebsantwort *w*: tissue response.

Gewebsatmung *w*: internal respiration.

Gewebsblutung *w*: parenchymatous hemorrhage.

Gewebscharakterisierung *w*: tissue characterization.

Gewebsextrakt *m*: tissue extract.

Gewebsfalte *w*: frenulum, fold of tissue.

Gewebsfluoreszenz *w*: histofluorescence.

Gewebshormon *s*: tissue hormone.

Gewebsimmunität *w*: local immunity.

Gewebsläsion *w*: structural lesion.

Gewebslymphe *w*: interstitial fluid.

Gewebsmastzelle *w*: heparinocyte.

Gewebsplasminogenaktivator *m*: tissue plasminogen activator, alteplase.

Gewebsreizung *w*: tissue irritation.

gewebsschädigend: histotoxic.

Gewebsstrahl *m*: trabs.

gewellt: wavy, gyrose.

Gewicht *s*: weight [*abbr*] wt; **spezifisches** ~ specific weight, specific gravity.

Gewichtsänderung *w*: weight change.

Gewichtsempfinden *s*: weight sense.

Gewichtsextension *w*: weight traction.

Gewichtskonstanz *w*: constant weight.

Gewichtskontrolle *w*: weight control.

Gewichtskurve *w*: weight curve.

Gewichtsunterscheidung *w*: weight discrimination.

Gewichtsverlust *m*: weight loss.

Gewichtszunahme *w*: weight gain; **rasche** ~ sudden gain.

Gewichtung *w*: weighting.

Gewinde *s*: wreath.

Gewinn *w*: gain.

Gewirr *s*: tangle.

Gewissen *s*: conscience.

gewöhnen: habituate.

gewöhnlich: familiar, ordinary, usual.

Gewöhnung *w*: habituation, acquirement of tolerance.

Gewohnheit *w*: habit, practice.

Gewölbe *s*: vault, fornix.

gewölbt: domed, arched, fornicate.

Gewohnheit *w*: habit, habitude.

gewohnheitsmäßig: habitual.

gewunden: sinose, sinuose, tortuous, turbinated, turbinal, serpentine, gyrate.

gezackt: 1. jagged, serrated; 2. **fein** ~ serrulate.

gezahnt: dentate, denticulate, toothed.

gezielt: directed.

G-Faktor *m*: G factor of Spearman, general factor.

GFR Abk. **glomeruläre Filtrationsrate** *w*: glomerular filtration rate [*abbr*] GFR.

GGL Abk. **großer granulärer Lymphozyt** *m*: large granular lymphocyte [*abbr*] LGL.

Ghon-Herd *m*: Ghon tubercle, Ghon focus.

Ghon-Primärkomplex *m*: Ghon tubercle, Ghon focus.

GI Abk. **gastrointestinal**: gastrointestinal [*abbr*] GI.

Gianotti-Crosti-Syndrom *s*: Gianotti-Crosti syndrome, infantile papular acrodermatitis.

Gianuzzi-Halbmonde: demilunes of Giannuzzi, Gianuzzi's demilunes, Gianuzzi's bodies, semilunar bodies.

Giardiasis *w*: giardiasis.

Gibberellin *s*: gibberellin.

Gibbs-Energie *w*: Gibbs energy.

Gibbus *m*: gibbus, gibber.

Gibert-Krankheit *w*: Gibert's disease, pityriasis rosea.

Gibson-Geräusch *s*: Gibson's murmur.

Gicht *w*: gout, gouty arthritis, uratic arthritis, uarthritis, urarthritis; **latente** ~ latent gout, masked gout; **tophische** ~ tophaceous gout.

Gichtanfall *m*: gout attack.

Gichtdiät *w*: gout diet.

gichtig: gouty.

Gichtknoten *m*: gouty node.

Gichtneigung *w*: gouty diathesis.

Gichtnephropathie *w*: gout kidney, gouty nephropathy.

Gichtniere *w*: gout kidney, gouty nephropathy.

Gichtrose *w*: peony.

Gichttophus *m*: tophaceous nodule.

Giedion-Langer-Syndrom *s*: Giedion-Langer syndrome.

Giemen *s*: wheezing.

Giemsa-Bande *w*: Giemsa band.

Giemsa-Färbung *w*: Giemsa stain, Giemsa method, G method.

Gierke-Krankheit *w*: Gierke's disease, glycogen storage disease I, glycogenosis type I.

Gießerfieber *s*: metal-fume fever, brass-founders' disease, foundryman's fever, zinc chill, zinc-fume fever.

Gifford-Operation *w*: Gifford's operation.

Gifford-Reflex *m*: Gifford's reflex, Westphal-Piltz reflex.

Gift *s*: poison, toxin, toxicant; **hämatotoxisches** ~ hemotropic poison; **tierisches** ~ animal toxin, venom.

giftig: poisonous, toxic, venomous, venenous, nocuous.

Giftigkeit *w*: toxicity, venenosity.

giftproduzierend: toxicogenic.

Gigantismus *m*: gigantism, gigantosoma, macrosomatia, somatomegaly, hypergigantosoma, hypersomia; **halbseitiger** ~ Ollier's disease.

Gigantomastie *w*: gigantomastia.

Gigantozyt *m*: gigantocyte.

Giglisäge *w*: wire saw.

Gilbert-Meulengracht-Syndrom *s*: Gilbert's disease, constitutional jaundice, benign familial icterus, constitutional hepatic dysfunction, constitutional hyperbilirubinemia, hereditary nonhemolytic hyperbilirubinemia, familial cholemia.

Gilchrist-Krankheit *w*: Gilchrist's mycosis, North American blastomycosis.

Gilford-Syndrom *s*: Gilford syndrome.

Gill-Dekompression *w*: Gill's operation.

Gillies-Gaumenspaltenplastik *w*: Gillies flap.

Gingiva *w*: gingiva, oula, ula.

Gingiva-: ulo-.

Gingivaatrophie *w*: gingival atrophy.

Gingivahyperplasie *w*: gingival hyperplasia; **idiopathische** ~ gingival fibromatosis.

Gingivakarzinom *s*: ulocarcinoma.

Gingival-: gingival.

Gingivaplastik *w*: gingivoplasty.

Gingivasaum *m*: gingival line.

Gingivektomie *w*: gingivectomy.

Gingivitis *w*: gingivitis, ulitis; **akute nekrotisierende** ~ acute necrotizing gingivitis; **akute nekrotisierende ulzerierende** ~ acute necrotizing ulcerative gingivitis [*abbr*] ANUG; **akute ulze-**rierende ~ acute ulcerative gingivitis [*abbr*] AUG; **chronisch desquamatöse** ~ chronic desquamative gingivitis; **eruptive** ~ eruptive gingivitis; **hormonell bedingte** ~ hormonal gingivitis; **nekrotisierende ulzerierende** ~ necrotizing ulcerative gingivitis [*abbr*] NUG, trench mouth; **ulzeromembranöse** ~ ulceromembranous gingivitis.

Gingivostomatitis *w*: gingivostomatitis.

Ginglymus *m*: ginglymus, hinge joint.

Ginseng *s*: ginseng.

GIP Abk. **Gastric Inhibitory Protein**: gastric inhibitory protein [*abbr*] GIP.

Gipfel *m*: peak, summit.

Gips *m*: plaster of Paris, plaster cast, cast, gypsum.

Gipsbett *s*: plaster bed.

Gipsbinde *w*: plaster bandage.

gipshaltig: gypseous.

Gipshöschen *s*: Whitman's plaster.

Gipskrawatte *w*: plaster collar.

Gipslonguette *w*: plaster body cast, plaster slab.

Gipsraum *m*: plaster room.

Gipssäge *w*: cast cutter.

Gipsschiene *w*: plaster splint, cast bar splint.

Gipstutor *m*: cylinder cast.

Gipsverband *m*: plaster.

Gipszange *w*: plaster breaker.

Girard-Hernienoperation *w*: Girard's treatment.

Girdner-Elektrosonde *w*: Girdner's probe.

Githagismus *m*: githagism, corn cockle poisoning.

Gitoformat *s*: gitoformate.

Gitoxigenin *s*: gitoxigenin.

GITS Abk. **Gastro-Intestinales therapeutisches System** *s*: enteric-coated tablet.

Gitter *s*: grid, grating, lattice; **quadratisches** ~ square lattice.

gitterartig: cancellous, cancellated.

Gitterfaser *w*: reticular fiber, gitterfaser.

Gitterspektroskop *s*: diffraction grating spectroscope.

Gitterspektrum *s*: diffraction spectrum.

Gittertheorie *w*: lattice theory.

Gitterzelle *w*: gitter cell, compound granule cell, bloated cell.

Glabella *w*: glabella, intercilium, metopic point.

glänzend: lucid, lucent, glossy.

gläsern: vitreous.

Gläserprobe *w*: glass test.

Glätte *w*: smoothness.

Glandula *w*: gland.

Glandula bulbourethralis: anteprostate.

glandulär: glandular.

Glanz *m*: luminousness.

Glanzhaut *w*: leiodermia.

glanzlos: lustreless.

Glanzmann-Naegeli-Syndrom *s*: Glanzmann's thrombasthenia, thrombasthenic diathesis, thrombasthenia.

Glanzstreifen *m*: intercalated disk.

Glas *s*: glass; **biologisches** ~ bioglass; **optisches** ~ optical glass.

glasartig: hyaloid.

Glasauge *s*: glass eye.

Glasbehälter *m*: jar.

Glasbläserstar *m*: glassblower's cataract, bottlemaker's cataract, heat-ray cataract.

Glasfaser *w*: fibre.

Glasfaserbündel *s*: fibre bundle.

Glasfaseroptik *w*: glass fibre optics.

Glasgow-Koma-Skala *w*: Glasgow coma scale.

glasieren: glaze.

glasiert: frosted.

glasig: vitreous, glassy, glaze.

glasig werden: glaze.

Glaskörper *m*: 1. vitreous body; 2. **hinter dem** ~ retrovitral.

Glaskörper-: vitreous.

Glaskörperdegeneration *w*: hyalosis.

Glaskörpererkrankung *w*: hyaloidopathy.

Glaskörperflüssigkeit *w*: vitreous humor.

Glaskörperhämorrhagie *w*: vitreous hemorrhage.

Glaskörperkolobom *s*: coloboma of the vitreous.

Glaskörperpunktion *w*: hyalonyxis.

Glaskörperretraktion *w*: massive vitreous retraction.

Glaskörpertraktion *w*: vitreous traction.

Glaskörpertrübungen: floaters.

Glaskörperverflüssigung *w*: synchysis.

Glasspatel *m*: diascope.

Glasstab *m*: glass rod.

Glasur *w*: glaze, varnish.

glatt: glabrous, lubricatous, slick, (muscle) smooth, unstriated, nonstriated.

glatthaarig: smooth-haired.

Glatze *w*: bald spot, bald head, glabella.

glatzköpfig: bald.

Glauberit *s*: native calcium sodium sulfate.

Glauber-Salz *s*: Glauber salt.

Glaukom *s*: glaucoma, green cataract; **primäres** ~ primary glaucoma; **sekundäres** ~ secondary glaucoma.

Glaukomanfall *m*: glaucomatocyclitic crisis, acute congestive glaucoma.

glaukomatös: glaucomatous.

Glaukomexkavation *w*: glaucomatous cup.

Glaukomkatarakt *w*: glaucomatous cataract.

Glaukomoperation *w*: glaucoma operation.

Glaukomverdacht *m*: suspect glaucoma.

GlcN Abk. **Glukosamin** *s*: glucosamine [*abbr*] GlcN.

gleich: same, like, identical, equal.

gleichaltrig: of the same age.

gleichartig: homogenous, uniform.

gleichbleibend: steady, stationary, constant, continuous.

gleichförmig: uniform, homeomorphous.

gleichgekörnt: even-grained.

gleichgerichtet: unidirected.

gleichgeschlechtlich: isosexual.

Gleichgewicht *s*: 1. balance, equilibrium; **kalorisches** ~ energy balance; **metabolisches** ~ metabolic balance; **radioaktives** ~ radioactive equilibrium; 2. **das** ~ **verlieren** lose balance.

Gleichgewichts-: vestibular.

Gleichgewichtskonstante *w*: equilibrium constant.

Gleichgewichtskontrolle, vestibuläre *w*:

vestibuloequilibratory control.

Gleichgewichtssinn *m*: equilibrium sense, equilibratory sense, sense of equilibrium, static sense, vestibular sense.

Gleichgewichtsstörung *w*: equilibratory disorder, imbalance, unbalance, disequilibration, disequilibrium.

Gleichgültigkeit *w*: indifference.

Gleichheit *w*: equality, parity, sameness.

Gleichheitsteilung *w*: bilateral cleavage.

Gleichklang *m*: assonance.

Gleichlautheit *w*: equal loudness.

gleichmäßig: even, uniform.

Gleichmäßigkeit *w*: evenness.

gleichrichten: rectify.

Gleichrichter *m*: rectifier, bridge rectifier.

Gleichrichterröhre *w*: rectifier tube.

Gleichrichtung *w*: rectification.

Gleichspannung *w*: dc voltage.

gleichsporig: homosporous.

gleichstellen: equate, synonymize.

Gleichstrom *m*: direct current [*abbr*] dc.

Gleichung *w*: equation.

gleichzeitig: simultaneous, isochronic.

Gleichzeitigkeit *w*: simultaneousness, simultaneity, synchronia.

Gleichzeitigkeitspostulat *s*: contemporaneity principle.

Gleitbruch *m*: sliding hernia.

gleiten: glide, slide.

Gleiten *s*: slide, gliding.

gleitfähig machen: lubricate.

Gleitfähigkeit *w*: lubrication.

Gleitgelenk *s*: gliding articulation.

Gleitmittel *s*: lubricant.

Gleitschiene *w*: slide-bar.

Glenn-Operation *w*: Glenn's operation.

glenoidal: glenoid.

Glenosporella loboi: loboa loboi.

Glia *w*: neuroglia.

Gliadin *s*: gliadin.

Gliadinallergie *w*: gluten sensitivity.

Gliafaser *w*: neuroglial fiber.

Gliazelle *w*: gliocyte, gliacyte, neurogliocyte, neurogliacyte.

Gliazyt *m*: gliacyte, gliocyte, neurogliocyte, neurogliacyte; **schwanzförmige** ~

caudate cell.

Glibenclamid *s*: glibenclamide.

Glibornurid *s*: glibornuride.

Glicazid *s*: glicazide.

Glied *s*: member, limb.

Gliederreißen *s*: shooting pains.

Gliederschmerz *m*: limb pain.

Gliedmaße *w*: member, limb.

Glioblast *m*: glioblast.

Glioblastom *s*: glioblastoma.

Glioblastose *w*: gliomatosis.

gliös: glial.

Gliofibrille *w*: gliofibrilla.

Gliofibrosarkom *s*: gliofibrosarcoma.

Gliom *s*: glioma, neurospongioma; **gemischtes** ~ mixed glioma; **heterotopes** ~ heterotopic glioma.

gliomähnlich: gliomatous.

gliomatös: gliomatous.

Gliomatose *w*: gliomatosis.

Glioneurom *s*: ganglioglioma.

Gliophagie *w*: gliophagia.

Gliosarkom *s*: gliosarcoma.

Gliose *w*: gliosis, astrogliosis; **diffuse** ~ diffuse gliosis; **hypertrophe noduläre** ~ hypertrophic nodular gliosis.

Glipizid *s*: glipizide.

Gliquidon *s*: gliquidone.

Glisoxepid *s*: glisoxepide.

Glissade *w*: glide.

Glissonitis *w*: glissonitis, perihepatitis; **gonorrhoische** ~ gonococcal perihepatitis.

Glisson-Kapsel *w*: Glisson's capsule.

Glisson-Krankheit *w*: Glisson's disease.

Glisson-Schlinge *w*: Glisson sling.

Glisson-Schwebe *w*: Glisson sling.

glitschen: slide, slip.

glitschig: slick.

Gln Abk. **Glutamin** *s*: glutamine [*abbr*] Gln.

global: global.

Globalamnesie *w*: global amnesia; **transitorische** ~ transient global amnesia.

Globalaphasie *w*: global aphasia.

Globin *s*: globin.

Globoid-: globoid.

Globoidzellen-Leukodystrophie *w*: acute diffuse familial infantile cerebral sclerosis, Krabbe's disease.

Globosid *s*: globoside.

globulär: globular, globose.

Globulin *s*: globulin; **kortikosteroidbindendes** ~ corticosteroid-binding globulin, corticosteroid-binding protein; **sexualhormonbindendes** ~ Abk. **SHBG** sex-hormone binding globulin [*abbr*] SHBG; **testosteronbindendes** ~ testosterone binding globulin; **thyroxinbindendes** ~ Abk. **TBG** thyroxine-binding globulin [*abbr*] TBG; **Vitamin D-bindendes** ~ vitamin D-binding globulin.

Globulinfraktion *w*: globulin fraction.

Globulinurie *w*: globulinuria.

Globulolyse *w*: globulolysis.

Globulus: globule.

Globus *m*: globe, globus.

Globusgefühl *s*: globus sensation.

glockenförmig: bellshaped.

Glockenkrone *w*: bell-crown.

glomerulär: glomerular.

Glomerulitis *w*: glomerulitis; **fokale** ~ focal glomerulitis.

Glomerulonephritis *w*: glomerulonephritis, glomerular nephritis, membranous nephropathy; **abszedierende fokale** ~ suppurative nephritis; **akute** ~ acute glomerulonephritis, acute glomerular nephritis; **akute diffuse** ~ acute nephritis; **chronische** ~ chronic glomerulonephritis; **diffuse proliferative** ~ diffuse proliferative glomerulonephritis; **extrakapilläre** ~ extracapillary glomerulonephritis, crescentic glomerulonephritis; **fokale** ~ focal glomerulosclerosis; **hämorrhagische** ~ hemorrhagic glomerulonephritis; **membranoproliferative** ~ membranoproliferative glomerulonephritis [*abbr*] MPGN, dense deposit disease; **mesangiale** ~ mesangial nephropathy, Berger's disease; **mesangiokapilläre** ~ mesangiocapillary glomerulonephritis.

Glomerulopathie *w*: glomerulopathy, glomerular disease.

Glomerulosklerose *w*: glomerulosclerosis, glomerular sclerosis; **diabetische** ~ diabetic glomerulosclerosis, Kimmelstiel-Wilson syndrome, intercapillary glomerulosclerosis, nodular glomerulosclerosis; **fokale** ~ focal sclerosing glomerulonephritis, congenital nephrosclerosis; **kongenitale** ~ congenital chronic glomerulonephritis.

glomerulotubulär: glomerulotubular.

Glomerulum *s*: glomerulus, glomerule.

Glomerulumfibrose *w*: glomerular fibrosis.

Glomerulumkapselzelle *w*: glomerular capsular cell.

Glomerulumzyste *w*: glomerular cyst.

Glomerulus *m*: 1. glomerulus, glomerule; 2. **distal des** ~ postglomerulal; **proximal des** ~ preglomerular.

Glomerulusdeckzelle *w*: podocyte.

Glomus *m*: glomus, glome.

Glomusresektion *w*: glomectomy.

Glomustumor *m*: glomus tumor, glomangioma, angioneuroma, angiomyoneuroma.

Glossektomie *w*: glossectomy.

Glossina *w*: Glossina.

Glossitis *w*: glossitis; **ulzeromembranöse** ~ ulceromembraneous glossitis.

Glosso-: glosso-.

Glossodynie *w*: glossodynia, glossalgia.

glossolabial: glossolabial.

Glossolalie *w*: glossolalia.

Glossomantie *w*: glossomantia.

Glossopexie *w*: glossopexy.

glossopharyngeal: glossopharyngeal.

Glossopharyngeusneuralgie *w*: glossopharyngeal neuralgia, Legal's disease.

Glossoplegie *w*: glossoplegia, glossolysis.

Glossoptose *w*: glossoptosis.

Glossospasmus *m*: glossospasm.

Glossotrichie *w*: glossotrichia, hairy tongue.

Glottis-: glott-, glottal.

Glottiskarzinom *s*: glottic carcinoma.

glotzäugig: goggle-eyed.

glotzen: stare, goggle.

Gloxazon *s*: gloxazone.

Glu Abk. **Glutaminsäure** *w*: glutamic acid [*abbr*] Glu.

Glucan *s*: glucan.
Gluck-Operation *w*: Gluck's incision.
Glücksspiel *s*: gambling.
glühen: glow.
Glukagon *s*: glucagon.
glukagonähnlich: glucagonlike.
Glukagonhydrochlorid *s*: glucagon hydrochloride.
Glukagonom *s*: glucagonoma, alpha cell tumor.
α-Glukanphosphorylase *w*: muscle phosphorylase.
Glukogenese *w*: glucogenesis.
Glukoheptonsäure *w*: α-glucoheptonic acid.
Glukokinase *w*: glucokinase.
Glukokortikoid *s*: glucocorticoid, glucosteroid.
Glukonat *s*: gluconate.
Glukoneogenese *w*: gluconeogenesis, neoglycogenesis.
Glukonolakton *s*: gluconolactone.
Glukonsäure *w*: gluconic acid [*abbr*] GlcA.
Glukopenie *w*: glucopenia.
Glukopyranose *w*: glucopyranose.
Glukosamin *s* Abk. **GlcN**: glucosamine [*abbr*] GlcN, aminoglucose.
Glukosaminphosphatisomerase *w*: glucosaminephosphate isomerase.
Glukose *w*: glucose [*abbr*] Glc, dextrose, starch sugar.
glukosebildend: glucogenic.
Glukosedehydrogenase *w*: glucose dehydrogenase [*abbr*] GDH.
Glukose-Insulinbelastungstest *m*: Himsworth's test.
Glukoseintoleranz *w*: glucose intolerance.
Glukosekonzentration im Liquor: glucose content of cerebrospinal fluid; **erhöhte** ~ hyperglycorrhachia; **erniedrigte** ~ hypoglycorrhachia.
Glukose-Laktat-Kreislauf *m*: glucose-lactate cycle.
Glukoselösung *w*: glucose solution.
Glukosemangel *m*: glucopenia.
Glukose-oxidase *w*: glucose oxidase.

Glukose-oxidase-Methode *w*: glucose-oxidase method.
Glukose-1-phosphat *s*: glucose-1-phosphate, Cori ester.
Glukose-6-phosphat *s*: glucose-6-phosphate, Robison ester.
Glukose-6-phosphatase *w*: glucose-6-phosphatase.
Glukose-6-Phosphatdehydrogenase *w*: glucose-6-phosphate dehydrogenase.
Glukose-Phosphat-Isomerase *w*: glucose-phosphate isomerase, oxoisomerase, phosphohexoisomerase.
Glukose-1-phosphat-phosphodismutase *w*: glucose-1-phosphate phosphodismutase.
Glukose-1-phosphat-uridylyltransferase *w*: glucose-1-phosphate uridylyltransferase.
Glukoseschwelle *w*: glucose threshold; **renale** ~ renal threshold for glucose.
Glukosesirup *m*: syrup of liquid glucose.
Glukosestoffwechsel *m*: glycometabolism.
Glukosetoleranztest *m* Abk. **GTT**: glucose tolerance test [*abbr*] GTT; **oraler** ~ Abk. **oGTT** oral glucose tolerance test.
Glukosetransportmaximum, tubuläres *s*: glucose transport maximum.
Glukosid *s*: glucoside.
α-Glukosidase *w*: glucosidase, maltase.
Glukosulfannatrium *s*: glucosulfone sodium.
Glukosurie *w*: glycosuria, glucosuria, dextrosuria; **diabetische** ~ diabetic glycosuria; **hypophysäre** ~ pituitary glycosuria; **renale** ~ renal glycosuria, benign glycosuria.
glukosurisch: glycosuric.
Glukosyl *s*: glucosyl.
Glukozerebrosidase *w*: glucocerebrosidase.
Glukozerebrosidasemangel *m*: glucocerebrosidase deficiency.
Glukozerebrosidose *w*: glucocerebrosidosis.
Glukurolakton *s*: glucurolactone.

Glukuronat *s*: glucuronate.

Glukuronid *s*: glucuronide.

Glukuronidase *w*: glucuronidase.

Glukuronsäure *w*: glucuronic acid [*abbr*] GlcA, glycuronic acid.

Glukuronyltransferase *w*: glucuronyltransferase.

glutäal: gluteal, cluneal.

Glutäalreflex *m*: gluteal reflex.

Glutamat *s*: glutamate.

Glutamatdehydrogenase *w*: glutamate dehydrogenase [*abbr*] GDH.

Glutamatdekarboxylase *w*: glutamate decarboxylase.

Glutamat-Oxalat-Transaminase *w* Abk. **GOT**: glutamic-oxalacetic transaminase [*abbr*] GOT, glutamate oxalacetate transaminase [*abbr*] GOT.

Glutamat-Pyruvat-Transaminase *w* Abk. **GPT**: glutamate pyruvate transaminase [*abbr*] GPT, glutamic-pyruvic transaminase.

Glutamin *s* Abk. **Gln**: glutamine [*abbr*] Gln.

Glutaminase *w*: glutaminase.

Glutaminsäure *w* Abk. **Glu**: glutamic acid [*abbr*] Glu.

Glutaminsynthase *w*: glutamine synthase.

Glutaminyl *s*: glutaminyl.

Glutamyl *s*: glutamyl.

γ-Glutamyl *s*: γ-glutamyl.

γ-Glutamyl-Transpeptidase *w*: γ-glutamyl transpeptidase.

Glutaral *s*: glutaral.

Glutaraldehyd *s*: glutaraldehyde, 1,5-pentanediol.

Glutarsäure *w*: glutaric acid.

Glutarsäureausscheidung im Urin: glutaric aciduria [*abbr*] GA, ethylmalonyladipicaciduria.

Glutaryl-CoA-Synthetase *w*: glutaryl-CoA synthetase.

Glutathion *s* Abk. **GSH**: glutathione; **oxidiertes** ~ oxidized glutathione; **reduziertes** ~ Abk. **GSH** reduced glutathione [*abbr*] GSH.

Glutathiondisulfid *s* Abk. **GSSG**: oxidized glutathione [*abbr*] GSSG.

Glutathionreduktase *w*: glutathione reductase.

Glutathionsynthetase *w*: glutathione synthetase.

gluteal: gluteal.

Glutealmuskelentzündung *w*: glutitis.

Glutelin *s*: glutelin.

Gluten *s*: gluten.

Glutenenteropathie *w*: gluten enteropathy.

Glutenintoleranz *w*: gluten intolerance.

gluteofemoral: gluteofemoral.

Glutethimid *s*: glutethimide.

Gly Abk. **Glyzin** *s*: glycine [*abbr*] Gly.

Glyceraldehyd *s*: glyceraldehyde.

Glyceraldehyd-3-Phosphat *s*: 3-phosphoglyceraldehyde.

Glycerid *s*: glyceride.

Glycerin *s*: glycerin, glycerine.

Glycerinagar *m*: glycerine agar.

Glycerinaldehyd *s*: glyceraldehyde.

glyceriniert: glycerinated.

Glycerin-3-phosphat *s*: glyceraldehyde 3-phosphate.

Glycerin-3-phosphat-dehydrogenase *w* Abk. **GDH**: glycerol-3-phosphate dehydrogenase [*abbr*] GDH, glyceraldehyde-3-phosphate dehydrogenase.

Glycerinphosphorsäure *w*: glycerophosphoric acid.

Glycerinsäure *w*: glyceric acid, dihydroxypropionic acid.

Glycerinsuppositorium *s*: glycerine suppository.

Glycerintrinitrat *s*: glyceryl trinitrate [*abbr*] GTN.

Glycerit *s*: glycerite.

Glyceritum *s*: glycerite.

Glycerol *s*: glycerol.

Glycerolkinase *w*: glycerol kinase.

Glycerolphosphat *s*: glycerol phosphate, glycerophosphate.

Glycerol-Phosphat-Dehydrogenase *w*: glycerol-phosphate dehydrogenase.

Glyceron *s*: glycerone.

Glycerophosphatid *s*: glycerophosphatide.

Glycerophospholipid

Glycerophospholipid *s*: glycerophospholipid.

Glycerrhizasirup *m*: glycerrhiza syrup.

Glycin *s* Abk. **Gly**: glycine [*abbr*] Gly, G, glycocoll, aminoacetic acid.

Glycinämie *w*: glycinemia.

Glycinamidinotransferase *w*: glycine amidinotransferase.

Glycinat *s*: glycinate.

Glyciphagus *m*: glycyphagus.

Glycobiarsol *s*: glycobiarsol.

Glycopyrroniumbromid *s*: glycopyrronium bromide.

Glycyrrhizin *s*: glycyrrhiza, glycyrrhizic acid.

Glykämie *w*: glycemia, glucohemia, glycohemia, glycosemia.

Glykan *s*: glycan.

Glykocholsäure *w*: glycocholic acid.

Glykodiazin *s*: glymidine.

glykogen: glycogenic.

Glykogen *s*: glycogen, liver sugar.

Glykogenabbau *m*: glycogenolysis.

Glykogenaufbau *m*: glycogenesis.

Glykogenese *w*: glycogenesis.

Glykogenolyse *w*: glycogenolysis.

glykogenolytisch: glycogenolytic.

Glykogenose *w*: glycogenosis; **hepatische** ~ Hers' disease.

Glykogenose Typ 1: glycogenosis type I, glycogen storage disease I, von Gierke's disease, glucose-5-phosphate deficiency.

Glykogenose Typ 2: glycogenosis type II, glycogen storage disease II, Pompe's disease, acid-maltase deficiency.

Glykogenose Typ 3: glycogenosis type III, glycogen storage disease III, Forbes' disease, debrancher deficiency.

Glykogenose Typ 4: glycogenosis type IV, glycogen storage disease IV, Andersen's disease, amylopectinosis.

Glykogenose Typ 5: glycogenosis type V, glycogen storage disease V, McArdle's disease, muscle phosphorylase deficiency.

Glykogenose Typ 6: glycogenosis type VI glycogen storage disease VI, Hers disease, hepatic phosphorylase deficiency.

Glykogenphosphorylase *w*: glycogen phosphorylase.

Glykogenspeicherkrankheit *w*: glycogen storage disease, glycogenosis; **hepatomuskuläre** ~ glycogen storage disease III, Forbes disease.

Glykogenspeicherkrankheit Typ II: glycogen storage disease II, glycogenosis type II, glucose-6-phosphatase deficiency, Pompe's disease.

Glykogenspeicherkrankheit Typ III: glycogenosis type III, glycogen storage disease III, Forbes' disease, debrancher deficiency.

Glykogenspeicherkrankheit Typ IV: glycogen storage disease IV, glycogenosis type IV, Andersen's disease, amylopectinosis.

Glykogenspeicherkrankheit Typ V: glycogen storage disease V, glycogenosis type V, McArdle's disease, familial paroxysmal rhabdomyolysis.

Glykogenspeicherkrankheit VI: glycogen storage disease VI, glycogenosis type VI, Hers disease, hepatic phosphorylase deficiency.

Glykogenspeicherkrankheit VII: glycogen storage disease VII, glycogenosis type VII, Tarui's disease.

Glykogenspeicherung *w*: glycopexia.

Glykogensynthase *w*: glycogen synthase.

Glykogeusie *w*: glycogeusia.

Glykohämoglobin *s*: glycohemoglobin.

Glykokalix *w*: glycocalix, fuzz coat.

Glykokoll *s*: glycocoll, glycine, aminoacetic acid.

Glykolipid *s*: glycolipid.

Glykolsäure *w*: glycollic acid, hydroxyethanoic acid, oxyacetic acid.

Glykolursäure *w*: glycoluric acid, uraminoacetic acid.

Glykolyse *w*: glucolysis, glycolysis, Embden-Meyerhof pathway.

glykolytisch: glycolytic.

Glykoneogenese *w*: glyconeogenesis.

Glykopenie *w*: glycopenia.

Glykopeptid *s*: glycopeptide.

Glykophorin A *s*: glycophorin A.

Glykoprotein *s*: glycoprotein, glucoprotein.

Glykosaminoglykan *s*: glycosaminoglycan.

Glykosid *s*: glycoside.

Glykosidase *w*: glycosidase.

Glykosidbindung *w*: glycosidic bond.

Glykosphingosid *s*: glucosphingoside.

Glykosurie *w*: glycosuria.

Glykosursäure *w*: glycosuric acid.

Glykosyl *s*: glycosyl.

glykosyliert: glycosylated.

Glykosylierung *w*: glycosylation.

Glykosyltransferase *w*: glycosyltransferase.

Glymidin *s*: glymidine.

Glymidin-Natrium *s*: glymidine sodium.

Glyoxal *s*: glyoxal.

Glyoxalat *s*: glyoxalate.

Glyoxalatkonzentration *w*: concentration of glyoxalate; **erhöhte ~** hyperglyoxylemia.

Glyoxalatzyklus *m*: glyoxalate cycle.

Glyoxalharnstoff *m*: allanturic acid.

Glyoxalsäure *w*: glyoxylic acid, ethanal acid, dihydroxyacetic acid.

Glyoxysom *s*: glyoxysome.

Glysobuzol *s*: isobuzole.

Glyzeraldehyd *s*: glyceraldehyde.

Glyzerid *s*: glyceride.

Glyzerin *s*: glycerin, glycerine.

Glyzerinagar *m*: glycerine agar.

Glyzerinaldehyd *s*: glyceraldehyde.

glyzeriniert: glycerinated.

Glyzerinlymphe *w*: glycerinated lymph.

Glyzerin-3-phosphat *s*: glyceraldehyde 3-phosphate.

Glyzerin-3-phosphat-dehydrogenase *w* Abk. **GDH**: glycerol-3-phosphate dehydrogenase [*abbr*] GDH, glyceraldehyde-3-phosphate dehydrogenase.

Glyzerinphosphorsäure *w*: glycerophosphoric acid.

Glyzerinsäure *w*: glyceric acid, dihydroxypropionic acid.

Glyzerinsuppositorium *s*: glycerine suppository.

Glyzerintinktur *w*: glycerinated tincture.

Glyzerintrinitrat *s*: glyceryl trinitrate [*abbr*] GTN, nitroglycerin, nitroglycerol.

Glyzerit *s*: glycerite.

Glyzerol *s*: glycerol.

Glyzerolkinase *w*: glycerol kinase.

Glyzerolphosphat *s*: glycerol phosphate, glycerophosphate.

Glyzerol-Phosphat-Dehydrogenase *w*: glycerol-phosphate dehydrogenase.

Glyzeron *s*: glycerone.

Glyzerophosphatid *s*: glycerophosphatide.

Glyzerophospholipid *s*: glycerophospholipid.

Glyzin *s* Abk. **Gly**: glycine [*abbr*] Gly, G, glycocoll, aminoacetic acid.

Glyzinämie *w*: glycinemia.

Glyzinamidinotransferase *w*: glycine amidinotransferase.

Glyzinamidribonukleotid *s* Abk. **GAR**: glycinamide ribonucleotide.

Glyzinat *s*: glycinate.

Glyzinurie *w*: glycinuria, hyperglycinuria; **hereditäre ~** hereditary glycinuria.

Gm Abk. **Gentamicin** *s*: gentamicin.

Gm-Allotyp: Gm-allotype [*abbr*] Gm.

GMP Abk. **Guanosinmonophosphat** *s*: guanosine monophosphate [*abbr*] GMP.

Gnadentod *m*: mercy killing.

Gnathion *s*: gnathion.

Gnatho-: gnatho-.

Gnathopalatoschisis *w*: gnathopalatoschisis.

Gnathoschisis *w*: gnathoschisis.

Gnathostat *m*: gnathostat.

Gnathostoma: gnathostoma.

Gnathostomiasis *w*: gnathostomiasis.

gnostisch: gnostic.

Gnotobiologie *w*: gnotobiology.

Gnotobiont *m*: gnotobiotic.

gnotobiotisch: gnotobiotic.

Goethe-Knochen *m*: Goethe's bone, premaxilla, os incisivum.

Gold *s* Abk. **Au**: gold [*abbr*] Au; **radioak-**

277

tives ~ radioactive gold, radiogold.

Gold-198 *s*: gold 198.

Goldberg-Enzym *s*: ferrochelatase.

Goldberger-Ableitungen: Goldberger's traits.

Goldberger-Extremitätenableitungen: Goldberger's limb lead.

Goldblatt-Hochdruck *m*: Goldblatt's hypertension.

golden: auric.

Goldenhar-Syndrom *s*: Goldenhar syndrome, oculoauriculovertebral syndrome.

Goldfärbung *w*: gold toning, foregilding.

Goldfliege *w*: chrysops.

goldgelb: aureate.

Goldlegierung *w*: gold alloy.

Goldmarkierung *w*: gold labelling.

Goldregenvergiftung *w*: cytisism.

Goldsäure *w*: auric acid.

Goldsalzbehandlung *w*: oleochrysotherapy.

Goldsolreaktion *w*: colloidal gold test, Lange's test.

Goldstein-Aphasie *w*: Goldstein's aphasia.

Goldstein-Reichmann-Syndrom *s*: Goldstein-Reichmann syndrome, acquired cerebellar syndrome.

Goldtherapie *w*: aurotherapy, chrysotherapy.

Goldthioglukose *w*: gold thioglucose, aurothioglucose.

Goldthiomalat *s*: gold thiomalate.

Goldthiosulfat *s*: aurothiosulfate.

Golgi-Apparat *m*: Golgi's apparatus, Golgi's complex.

Golgi-Färbung *w*: Golgi's method.

Golgi-Körperchen *s*: Golgi's body.

Golgi-Mazzoni-Lamellenkörperchen: Golgi-Mazzoni corpuscles.

Golgi-Sehnenorgan *s*: Golgi tendon organ [*abbr*] GTO, Golgi's corpuscle, tendon spindle.

Golgi-Zellen: Golgi cells.

Goll-Fasern: Goll's fibers.

Goll-Strang *m*: Goll's column.

Goltz-Gorlin-Syndrom *s*: Goltz syndrome, focal dermal hypoplasia.

Gombault-Degeneration *w*: Gombault's degeneration.

Gomori-Silberimprägnation *w*: Gomori stain.

Gomphosis *w*: gomphosis, peg-and-socket suture, incuneation, clavation.

gonadal: gonadal.

Gonadarche *w*: gonadarche.

Gonade *w*: gonad, sex gland.

Gonadektomie *w*: gonadectomy.

Gonaden-: gonadal.

Gonadenagenesie *w*: gonadal agenesis.

Gonadenaplasie *w*: gonadal aplasia, germinal aplasia.

Gonadendosis *w*: gonad dose, gonadal dose.

Gonadendysfunktion *w*: dysgonesis.

Gonadendysgenesie *w*: gonadal dysgenesis.

Gonadendysgenesie mit Virilisierung: Gordan-Overstreet syndrome.

Gonadengeschlecht *s*: gonadal sex.

gonadenlos: agonadal.

Gonadenschutz *m*: gonad protection.

Gonadentumor *m*: gonadoma.

Gonadoblastom *s*: gonadoblastoma, dysgenetic gonadoma.

Gonadogenese *w*: gonadogenesis.

Gonadorelin *s*: gonadorelin, luteinizing hormone releasing factor [*abbr*] LRF.

gonadotrop: gonadotropic, gonadotrophic, gonadotrope.

Gonadotropin *s*: 1. gonadotropin, gonadotropic hormone, serum gonadotrophin; **hypophysäres** ~ pituitary gonadotropin; 2. ~ **aus dem Serum trächtiger Stuten** Abk. **PMSG** pregnant mare serum gonadotropin [*abbr*] PMSG.

Gonadotropin-Releasing Hormon *s*: gonadotropin releasing hormone [*abbr*] GnRH.

Gonadotropintest *m*: gonadotropin test, GnRH stimulation test.

gonadozentrisch: gonadocentric.

Gonagra *w*: knee pain.

Gonalgie *w*: gonalgia, gonyalgia.

Gonarthritis *w*: gonarthritis, gonitis, goneitis.

Gonarthrose *w*: gonarthrosis.

Gonidie *w*: gonidium.

Gonio-: gonial.

Goniodysgenesie *w*: angle malformation.

Goniom *s*: gonioma.

Goniometer *s*: goniometer.

Gonion *s*: gonion.

Gonioprisma *s*: gonioprism.

Gonioskop *s*: gonioscope.

Gonioskopie *w*: gonioscopy.

Goniosynechie *w*: goniosynechia.

Goniotomie *w*: goniotomy, Barkan's operation.

Gonitis *w*: gonitis, goneitis, gonarthritis.

Gonoblast *m*: gonoblast.

Gonoblennorrhö *w*: gonoblennorrhea, blennorrhagia, gonococcal conjunctivitis, ophthalmoblennorrhea, gonococcal ophthalmia.

Gonochorismus *m*: gonochorism.

Gonokokke *w*: gonococcus.

Gonokokken-: gonococcal.

Gonokokkenmeningitis *w*: gonococcal meningitis.

Gonokokkensalpingitis *w*: gonorrheal salpingitis.

Gonokokkentendovaginitis *w*: gonococcic tenosynovitis.

gonokokkentötend: gonocide.

Gonokokkentoxin *s*: gonococcal toxin.

gonokokkozid: gonocide.

Gonomerie *w*: gonomery.

Gonorrhö *w*: gonorrhea, gonorrhoea, clap.

Gonosom *s*: gonosome.

Gonozele *w*: gonocele.

Gonozyt *w*: gonocyte.

Gonozytom *s*: gonioma.

Gonyokampsis *w*: gonycampsis.

Goodpasture-Syndrom *s*: Goodpasture syndrome, lung purpura with nephritis, pulmonary-renal syndrome.

Good-Puffer *m*: Good's buffer.

Good-Syndrom *s*: Good syndrome, immunodeficiency with thymoma.

Goormaghtigh-Zelle *w*: Goormaghtigh

cell, juxtaglomerular cell.

Gopalan-Syndrom *s*: Gopalan syndrome.

Gordan-Overstreet-Syndrom *s*: Gordan-Overstreet syndrome.

Gordon-Reflex *m*: Gordon sign.

Gordon-Test *m*: Gordon's test.

Gordon-Zeichen *s*: front-tap sign.

Gorlin-Syndrom *s*: Gorlin syndrome, basal-cell nevus syndrome.

Gorlsäure *w*: gorlic acid.

Goserelin *s*: gosereline.

Gosselin-Fraktur *w*: Gosselin's fracture.

Gossypol *s*: gossypol.

GOT Abk. **Glutamat-Oxalat-Transaminase** *w*: glutamate oxalacetate transaminase [*abbr*] GOT, glutamic-oxalacetic transaminase.

Gottlieb-Schmelzschicht *w*: Gottlieb's cuticle, primary cuticle.

Gottron-Syndrom *s*: Gottron syndrome, progressive symmetrical verrucous erythrokeratoderma.

Gougerot-Carteoud-Syndrom *s*: Gougerot-Carteoud syndrome, confluent and reticulate papillomatosis.

Gougerot-Syndrom *s*: Gougerot syndrome, Gougerot's triad.

Gowers-Bündel *s*: Gowers tract.

Gowers-Syndrom *s*: Gowers syndrome, vasovagal attack.

Gowers-Zeichen *s*: Gowers sign.

G-Phase *w*: G phase.

GPT Abk. **Glutamat-Pyruvat-Transaminase** *w*: glutamate pyruvate transaminase [*abbr*] GPT, glutamic-pyruvic transaminase.

Graaf-Follikel *m*: Graaf's follicle, graafian follicle, graafian vesicle, tertiary follicle, vesicular follicle.

Grad *m*: 1. degree, grade, level; 2. **ersten** ~'**es** first-degree; **zweiten** ~'**es** second-degree.

Grad des Sehverlusts, gesetzlich definierter: legal blindness.

Gradeinteilung *w*: grading.

Gradenigo-Syndrom *s*: Gradenigo syndrome, temporal pyramid apex syndrome.

Gradient *m*: gradient.

Gradientenelektrophorese *w*: gradient electrophoresis.

Gradientenzentrifugation *w*: density gradient centrifugation.

Grading *s*: grading.

Graefe-Hallgren-Syndrom *s*: Hallgren syndrome.

Graefe-Moebius-Syndrom *s*: nuclear ophthalmoplegia.

Gräfenberg-Intrauterinpessar *s*: Gräfenberg's ring.

Gräfenberg-Zone *w*: Gräfenberg spot [*abbr*] G-spot, paraurethral gland.

Graefe-Operation *w*: Graefe's operation.

Graefe-Syndrom *s*: progressive ophthalmoplegia.

Graefe-Versuch *m*: Graefe's test.

Graefe-Zeichen *s*: Graefe sign.

Gräserfieber *s*: hay asthma.

Grafting *s*: grafting.

Graft-versus-Host-Krankheit *w*: graft-versus-host disease, homologous wasting disease.

Graham-Steell-Geräusch *s*: Graham-Steell murmur.

Gram-Färbung *w*: Gram staining, Gram's method.

Gramicidin *s*: gramicidin.

gramlabil: Gram-amphophilic.

-gramm: -gram.

gramnegativ: Gram-negative.

grampositiv: Gram-positive.

Grand-mal-Epilepsie *w*: grand mal, major epilepsy.

Granula: granules; **eosinophile** ~ eosinophil granules; **neurosekretorische** ~ neurosecretory granula, neurosecretory sphere; **neutrophile** ~ neutrophil granules; **zytokinetische** ~ midbody; **zytoplasmatische** ~ cell bodies.

granulär: granular, granuliform, granulose.

Granulation *w*: granulation.

granulationsfördernd: incarnative.

Granulationsgewebe *s*: granulation tissue, granulation, proud flesh; **hypertrophes** ~

hypertrophic granulation.

granulieren: granulate, grain.

granuliert: granulate.

Granulom *s*: granuloma, granulation tumor; **apikales** ~ apical granuloma; **eosinophiles** ~ eosinophilic granuloma; **lipophages** ~ lipogranuloma; **rheumatisches** ~ Aschoff's body; **septisches** ~ septic granuloma, pyogenic granuloma.

Granuloma inguinale: venereal granuloma, donovanosis.

Granuloma pediculatum: Bollinger's granule.

granulomatös: granulomatous.

Granulomatose *w*: granulomatosis; **lymphomatoide** ~ lymphomatoid granulomatosis.

Granulomer *s*: granulomere.

Granuloplasma *s*: granuloplasm.

Granulopoese *w*: granulopoiesis, granulocytopoeisis.

granulopoetisch: granulopoietic.

Granulosaluteinzelle *w*: granulosa-lutein cell.

Granulosazelle *w*: granulosa cell.

Granulosazelltumor *m*: granulosa cell tumor, granular cell carcinoma, folliculoma.

granulovakuolär: granulovacular.

Granulozyt *w*: granulocyte, granular leukocyte; **basophiler** ~ basophil, basocyte; **stabkerniger** ~ band cell.

granulozytär: granulocytic.

Granulozytenreihe *w*: granulocytic series, myelogenous series.

Granulozytentransfusion *w*: granulocyte transfusion.

Granulozytopenie *w*: granulocytopenia, granulopenia, hypogranulocytosis.

Granulozytopherese *w*: granulocytaphereses.

Granulozytopoese *w*: granulocytopoeisis, granulopoiesis.

Granulozytose *w*: granulocytosis.

Granulum *s*: granule; **amphophiles** ~ amphophilic granule; **azurophiles** ~ azurophil granule; **keratohyalines** ~ keratohyaline granule; **spezifisches** ~ specific granule; **toxisches** ~ toxic granule; **zytoplasmatisches** ~ cytoplasmic granule.

-graph: -graph.

Graphästhesie w: graphesthesia.

Graphanästhesie w: agraphesthia.

Graphentheorie w: graph theory.

-graphie: -graphy.

Graphit s: graphite, black lead.

Graphitlunge w: graphitosis.

Graphologie w: graphology; **forensische** ~ forensic graphology.

Grasset-Zeichen s: Grasset sign.

Gratiolet-Sehstrahlung w: Gratiolet's radiating fibers.

grau: gray, grey.

Grau s: gray, grey.

Grausyndrom s: gray syndrome.

Grautonskala w: gray scale.

Graves-Krankheit w: Graves disease.

Gravida w: gravida.

gravide: gravid.

Gravidität w: gravidity, pregnancy; **extrachorionale** ~ exochorial pregnancy, membranous pregnancy; **heterotope** ~ heterotopic pregnancy; **intramurale** ~ mural pregnancy, interstitial pregnancy, angular pregnancy.

Gravimeter s: gravimeter.

Gravimetrie w: gravimetry.

gravimetrisch: gravimetric.

Gravitation w: gravitation, gravity, mass attraction.

Grawitz-Tumor m: Grawitz tumor.

Graysyndrom s: gray syndrome.

grazil: gracile.

Greenfield-Syndrom s: Greenfield syndrome, metachromatic leukodystrophy.

Gregg-Syndrom s: rubella embryopathy, congenital rubella syndrome.

Greifarm m: prehension arm.

greifen: grasp, grip.

Greifen s: grasping.

Greifreflex m: gripping reflex, grasp reflex, prehensory reflex.

Greifvermögen s: prehensility.

Greig-Syndrom s: Greig syndrome, orbital hypertelorism.

Greisenhaut w: geroderma, gerodermia.

Greither-Syndrom s: Greither syndrome.

Grenzbelastung w: limiting load, limit load.

Grenze w: limit, border, boundary, verge; **zeitliche** ~ time limit.

Grenzflächentransistor m: junction transistor.

Grenzgebiet s: border region.

Grenzkurve w: limit curve.

Grenzlinie w: borderline, limiting line, boundary line.

Grenzlinieninfarkt m: watershed infarction.

Grenzpsychose w: prepsychotic schizophrenia, latent schizophrenia.

Grenzschicht w: boundary layer.

Grenzschwellenwert m: threshold level.

Grenzscore m: cutting score.

Grenzstrahlen: grenz rays, Bucky's rays.

Grenzstrang m: truncus sympathicus, sympathetic chain.

Grenzwellenlänge w: minimum wavelength.

Grenzwert m: limiting value.

Grenzwinkel m: critical angle.

Grenzzeit w: time limit.

Greppi-Micheli-Krankheit w: Greppi-Micheli anemia, thalassemia minor.

Griff m: grip, handle.

Griffel m: style, stylus.

Griffelfortsatz m: styloid.

griffelförmig: styloid, styliform.

Grimasse w: grimace.

grimassieren: grimace.

Grippe w: flu, influenza, grippe, grip; **asiatische** ~ Asian influenza.

Grippeenzephalitis w: influenzal encephalitis.

Grippeimpfstoff m: influenza vaccine.

Grippepneumonie w: influenza pneumonia.

Grippeschutzimpfung w: influenza vaccination.

Grippevirus m: influenzavirus.

Grisein s: grisein.

Grisel-Syndrom s: Grisel's disease, nasopharyngeal torticollis.

Griseofulvin *s*: griseofulvin.

Gritti-Amputation *w*: Gritti's amputation.

grob: coarse.

Grobeinstellung *w*: coarse adjustment, tuning.

grobkörnig: coarse-grained, coarse.

Grobmotorik *w*: gross motor activity.

Grocco-Frugoni-Zeichen *s*: bandage sign.

Grocco-Zeichen *s*: Grocco sign.

Grönblad-Strandberg-Syndrom *s*: Grönblad-Strandberg syndrome.

Groenouw-Syndrom *s*: Groenouw syndrome, granular corneal dystrophy.

Größe *w*: size, dimension, magnitude; **scheinbare ~** apparent size.

Größenordnung *w*: order of magnitude.

Größenkonstanz *w*: size constance.

Größenordnung *w*: dimension.

Größenverhältnis *s*: proportion, ratio.

Größenwahn *m*: megalomania, macromania.

Größenzunahme *w*: growth.

größer: greater, taller, major.

groß: big, large, tall high.

Großaufnahme *w*: close-up.

Großeltern: grandparents.

Großhirn *s*: cerebrum.

Großhirnbrückenbahn *w*: cerebropontine tract, corticopontocerebellar system.

Großhirnhemisphäre *w*: cerebral hemisphere.

großhirnlos: decorticate.

Großhirnrinde *w*: cerebral cortex.

Großhirnstiel *m*: cerebral peduncle.

Großzehe *w*: great toe, hallux.

großzellig: magnocellular.

Grube *w*: fossa, pit, fovea, lacune; **kleine ~** fossette, fossula.

Grubengas *s*: firedamp.

Gruber-Widal-Reaktion *w*: Gruber-Widal reaction.

Grübchen *s*: 1. dimple, lacuna; 2. **mit ~** pitted, scrobiculate.

Grübchenbildung *w*: pitting.

Grübchennagel *m*: pitted nail.

Grübelei *w*: rumination.

grün: green.

Grünblindheit *w*: deuteranopia.

Grünholzfraktur *w*: greenstick fracture, bending fracture, hickory-stick fracture, willow fracture.

Grünkreuz *s*: diphosgene, trichloromethylchloroformate.

Grund *m*: cause, reason, rationale, ground, floor, fundus, bottom.

Grundalter *s*: base age.

Grundausstattung, instrumentelle *w*: basic instrumentation.

Grundbedarf *m*: basal requirement.

Grundbedürfnis *s*: basic need.

Grundbestandteil *m*: element.

Grundfarbe *w*: fundamental color.

Grundfrequenz *w*: basic frequency, fundamental frequency.

Grundgesamtheit *w*: universe.

Grundgesetz *s*: fundamental rule; **analytisches ~** analytic rule, basic rule; **biogenetisches ~** biogenetic law, Haeckel's law, recapitulation principle; **thermodynamisches ~** law of thermodynamics.

Grundimmunisierung *w*: basic immunization.

Grundkrankheit *w*: underlying disease.

Grundlage *w*: base, basis, foundation, fundament.

Grundlagenforschung *w*: basic research.

Grundleistungen: basic service.

Grundlinie *w*: baseline.

Grundoperation *w*: unit operation.

Grundplatte *w*: grundplatte, basal lamina, ventrolateral plate.

Grundprinzip *s*: fundamental principle.

Grundpunkte: cardinal points.

Grundtyp *m*: primary type.

Grundstoff *m*: base.

Grundstruktur *w*: substructure.

Grundsubstanz *w*: ground substance, matrix, interstitial substance.

Grundumsatz *m*: basal metabolic rate [*abbr*] BMR, basal metabolism, basal rate.

Grundversorgung *w*: primary care, minimal care.

Grundwert *m*: basic value.

Grundzustand *m*: ground state.
Gruppe *w*: 1. group, team; **diagnosebezogene** ~ diagnostic related group, case mix; **offene** ~ continuous group; **pharmakologisch aktive** ~ pharmacophore; 2. ~ **radioaktiver Elemente** radioactive series.
Gruppenberatung *w*: group counseling.
Gruppenbestimmung *w*: grouping.
Gruppendynamik *w*: group dynamics.
Gruppenintervall *s*: class-interval.
Gruppenpflege *w*: team care, team nursing.
Gruppenpsychotherapie *w*: group psychotherapy.
Gruppenreaktion *w*: group reaction.
Gruppenstruktur *w*: group structure.
Gruppentherapie *w*: group therapy.
gruppieren: group.
Gruseln *s*: jimjams.
Grypose *w*: gryposis.
Gryposis penis: chordee, gryposis penis, chordeic penis, chordurethritis.
GSH Abk. **Glutathionsulfhydryl** *s*: reduced glutathione [*abbr*] GSH.
GSSG Abk. **Glutathiondisulfid** *s*: oxidized glutathione [*abbr*] GSSG.
g-Strophantin *s*: g-strophantin.
GTP Abk. **Guanosintriphosphat** *s*: guanosine triphosphate [*abbr*] GTP.
GTT Abk. **Glukosetoleranztest** *m*: glucose tolerance test [*abbr*] GTT.
Gua Abk. **Guanin** *s*: guanine [*abbr*] Gua.
Guaiphenisin *s*: guaifenesin.
Guajacol *s*: guaiacol, methylcatechol, catechol methyl ether, o-hydroxyanisole.
Guajakharz *s*: guaiacum resin.
Guajakol *s*: guaiacol, methylcatechol, catechol methyl ether, o-hydroxyanisole.
Guajakoldikarbonat *s*: guaiacol carbonate.
Guajakolglyzerinäther *m*: guaifenesin.
Guajakolphenylacetat *s*: guaiacolphenylacetate.
Guajaktest *m*: guaiac test, Almen's test.
Guajazulen *s*: guaiazulene.
Guanabenz *s*: guanabenz.
Guanethidin *s*: guanethidine.

Guanethidinsulphat *s*: guanethidine sulfate.
Guanfacin *s*: guanfacine.
Guanidin *s*: guanidine, aminomethanamidine, carbamidine, uramine.
γ-Guanidin: γ-guanidinobutyramide.
Guanidinium-Isothiocyanat *s*: guanidinium isothiocyanate.
Guanidinkonzentration *w*: concentration of guanidine; **erhöhte** ~ hyperguanidinemia.
Guanidinphosphat *s*: guanidine phosphate.
Guanidylessigsäure *w*: guanidylacetic acid.
Guanin *s* Abk. **Gua**: guanine [*abbr*] Gua.
Guanindesoxyribosid *s*: guanine deoxyriboside.
Guanosin *s* Abk. **Guo**: guanosine [*abbr*] Guo, G, ribofuranosylguanine.
Guanosindiphosphat *s* Abk. **GDP**: guanosine diphosphate [*abbr*] GDP.
Guanosinmonophosphat *s* Abk. **GMP**: guanosine monophosphate [*abbr*] GMP.
Guanosintriphosphat *s* Abk. **GTP**: guanosine triphosphate [*abbr*] GTP.
Guanylatzyklase *w*: guanylcyclase.
Guanylsäure *w*: guanylic acid.
Guanylylmethylendiphosphonat *s*: guanylylmethylene diphosphonate.
Guar *s*: guar.
Guarnieri-Einschlußkörperchen: Guarnieri bodies.
Gubler-Lähmung *w*: Gubler's paralysis.
Gudden-Kommissur *w*: Gudden's commissure.
Guedel-Schema der Narkosestadien *s*: Guedel stages of general anesthesia.
gültig: valid.
Gültigkeit *w*: validity; **interne** ~ internal validity.
günstig: favorable.
Guérin-Drüse *w*: Guérin's gland.
Guérin-Fraktur *w*: Guérin's fracture.
Gürtel *m*: girdle, zona, cingulum.
Gürtelanästhesie *w*: girdle anesthesia.
gürtelförmig: zonular, cingulate.

Gürtelgefühl *s*: girdle sensation, zonesthesia, cincture sensation, coenesthesia.

Gürtelrose *w*: herpes, shingles.

Gürtelschmerz *m*: girdle pain.

Guillain-Barré-Syndrom *s*: Barré syndrome, Guillain syndrome, acute idiopathic neuropathy, acute idiopathic polyneuritis, ascending neuritis, acute postinfectious polyneuropathy, acute idiopathic polyradiculitis, radiculoneuritic syndrome, acute infective polyneuritis, postinfectious polyneuritis, polyradiculoneuropathy.

Guillotine *w*: guillotine.

Guillotinentonsillektomie *w*: guillotine tonsillectomy.

Guineawurm-Infektion *w*: guinea worm infection.

Gulonsäure *w*: gulonic acid.

Gumma *s*: 1. gumma, gummy tumor; **syphilitisches** ~ syphiloma, syphilitic gumma; 2. **mit sklerosierendem** ~ sclerogummatous.

gummatös: gummateous, syphilomatous.

Gummi *m*: gum, rubber.

Gummidichtung *w*: rubber gasket.

Gummihandschuh *m*: rubber glove.

Gummischlauch *m*: rubber hose, rubber tube.

Gummistrumpf *m*: elastic stocking.

Gummitragant *m*: gum tragacanth.

Gunning-Schiene *w*: Gunning splint.

Gunn-Zeichen *s*: Gunn sign.

Guo Abk. **Guanosin** *s*: guanosine [*abbr*] Guo.

Gurgel *w*: throat, gullet, pharynx.

gurgeln: gargle, gurgle.

Gurgelwasser *s*: gargarisma.

Gurke *w*: cucumber.

Gurt *m*: girdle, belt, strap, brace.

Guß *m*: affusion.

Gußabdruck *m*: cast.

Gußform *w*: mold.

gustatorisch: gustatory.

Gustolakrimalreflex *m*: gustolacrimal reflex.

Gustometrie *w*: gustometry.

Gutachten *s*: expert report, expert opinion, testimony.

Gutachter *m*: expert, surveyor.

gutartig: benign, mild.

Guthrie-Hemmtest *m*: Guthrie's test.

Guttapercha *w*: gutta-percha.

Guttman-Skala *w*: Guttman scale.

guttural: guttural.

Gutturallaut *m*: guttural.

Gymnastik *w*: gymnastics.

Gynäko-: gyneco-.

Gynäkographie *w*: gynecography.

gynäkoid: gynecoid.

Gynäkologe: gynecologist.

Gynäkologie *w*: gynecology, gynaecology, gyniatry.

Gynäkologie und Geburtshilfe: obstetrics-gynecology [*abbr*] OB-GYN.

gynäkologisch: gynecologic.

Gynäkomastie *w*: gynecomastia, mammary feminism.

gynäkotrop: gynecotrope.

Gynäkotropie *w*: gynecotropism.

Gynandrie *w*: gynandry, gynandria.

Gynandroblastom *s*: gynandroblastoma.

Gynatresie *w*: gynatresia.

Gynogamone *w*: gynogamones.

Gynokardsäure *w*: gynocardic acid.

Gynoplastik *w*: gyneplasty.

Gyrase *w*: gyrase.

Gyrasehemmer *m*: gyrase inhibitor.

Gyrektomie *w*: gyrectomy.

gyrenzephal: gyrencephalic.

Gyrus *m*: gyrus, gyre.

Gyrussklerosierung *w*: sclerogyria.

H

H Abk. **1.** Histamin *s*; **2.** Hyoscin *s*; **3.** Wasserstoff *m*: 1. histamine; 2. hyoscine; 3. hydrogen [*abbr*] H.

HA Abk. Hämagglutinations-Hemmtest *m*: hemagglutination-inhibition test.

Haab-Dimmer-Dystrophie *w*: Haab-Dimmer dystrophy, lattice dystrophy of cornea.

Haab-Reflex *m*: Haab's reflex, cerebropupillary reflex, corticopupillary reflex.

Haar *s*: hair, pilus, thrix; **eingewachsenes** ~ ingrown hair; **farbloses** ~ achromotrichia.

haarähnlich: trichoid.

Haarausfall *m*: alopecia, defluvium.

Haarausreißen *s*: trichotillomania.

Haarbalgmilbe *w*: follicle mite, Demodex follicularum.

Haarball *m*: hairball, bezoar.

Haarbildung *w*: piliation.

Haarbrüchigkeit *w*: trichorrhexis.

Haarbüschel *s*: hair tuft, barbula.

Haarbulbus *m*: hair bulb.

Haarentfernung *w*: hair removal, epilation, depilation.

Haarerkrankung *w*: hair disorder, trichopathy.

Haarfärbemittel *s*: hair dye, hair coloring agent.

Haarfarbe *w*: hair color.

Haarfollikel *m*: hair follicle.

Haargefäß *s*: capillary tube.

Haarhyalin *s*: trichohyalin.

haarig: hairy, pilose, pilary.

Haar in der Ruhephase: resting hair.

Haarkegel *m*: hair cone, pilar cone.

Haarknötchen *s*: hair nodule.

Haarknötchenkrankheit *w*: piedra, chignon disease.

Haarleukoplakie *w*: hairy leukoplakia.

Haarlocke *w*: cirrus.

haarlos: hairless, depilous, atrichous.

Haarlosigkeit *w*: hairlessness.

Haarmatrix *w*: hair matrix.

Haarmilbe *w*: hairmite, Demodex.

haarnadelförmig: hairpin-shaped, bodkin-shaped.

Haarnadelschleife *w*: hairpin loop.

Haarnadelstruktur *w*: hairpin loop.

Haarnävus *m*: hairy mole.

Haarpapille *w*: hair papilla.

Haarpigmentierung *w*: hair pigmentation; **verringerte** ~ hypochromotrichia.

Haarpilz *m*: cutaneous fungus, dermatophyte.

Haarrißfraktur *w*: pilation.

Haarschaft *m*: hair shaft, scapus.

Haarscheibe *w*: hair disk.

Haartalgdrüse *w*: hair gland.

Haarwachstum *s*: hair growth, piliation.

Haarwirbel *m*: vortex.

Haarwurm *m*: hairworm.

Haarwurzel *w*: hair root.

haarzellartig: pilocytic.

Haarzelle *w*: hairy cell, hair cell, bristle cell.

Haarzellenleukämie *w*: hairy-cell leukemia, leukemic reticuloendotheliosis.

Haarzunge *w*: hairy tongue, hair tongue, glossotrichia; **schwarze** ~ black hairy tongue.

Haase-Formel *w*: Haase's rule.

Habenula *w*: habenula.

Habermann-Mucha-Krankheit *w*: Habermann's disease.

Haber-Syndrom *s*: Haber syndrome.

Habituation *w*: habituation.

habituell: habitual.

Habitus *m*: habitus, physique, attitude.

Habronema-Augeninfektion *w*: bungeye.

hackend: hacking.

Hackordnung *w*: pecking hierarchy.

Hackung *w*: hacking, hachement.

Haeckel-Gesetz *s*: Haeckel's law.

Häkchen *s*: hooklet.

Häm *s*: heme, haem, oxyheme, ferriheme, oxyhemochromogen.

Häm-: hem-.

Haemadipsia: Haemadipsia.

Hämadsorbens *s*: hemadsorbent.

Hämadsorbtionshemmtest *m*: hemadsorption inhibition test.

Hämadsorption *w*: hemadsorption.

Hämadsorptionstest *m*: hemadsorption test.

Hämagglutination *w*: hemagglutination, hemoagglutination.

Hämagglutinations-Hemmtest *m* Abk. **HA**: hemagglutination-inhibition test.

Hämagglutinin *s*: hemagglutinin, hemoagglutinin.

Hämagogum *s*: hemagogic.

Hämalaun *s*: hemalum, Mayer solution.

Hämangiektasie *w*: hemangiectasia.

Hämangioblast *m*: hemangioblast.

Hämangioblastom *s*: hemangioblastoma, angioreticuloma.

Hämangioendotheliom *s*: hemangioendothelioma; **kindliches** ~ infantile hemangioendothelioma; **malignes** ~ malignant hemangioendothelioma.

Hämangiolipom *s*: angiomyolipoma.

Hämangiolymphangiom *s*: angiolymphangioma.

Hämangiom *s*: hemangioma, arteriovenous angioma; **blastomatöses** ~ raspberry mark; **kapilläres** ~ capillary hemangioma; **kavernöses** ~ cavernous hemangioma, angiocavernoma, cavernoma; **rankenförmiges** ~ cirsoid hemangioma, racemose hemangioma; **sklerosierendes** ~ sclerosing hemangioma, fibroangioma; **tuberös-subkutanes** ~ strawberry nevus; **venöses** ~ venous hemangioma, venous nevus; **verruköses** ~ verrucous keratotic hemangioma.

Hämangiomatose *w*: hemangiomatosis.

Hämangiom-Thrombopenie-Syndrom *s*: Kasabach-Merritt syndrome.

Hämangioperizyt *m*: hemangiopericyte.

Hämangioperizytom *s*: hemangiopericytoma, pericytoma, periangioma.

Hämangiosarkom *s*: hemangiosarcoma.

Hämapherese *w*: pheresis.

Haemaphylis: haemaphylis.

Hämarthrose *w*: hemarthrosis.

Hämaskos *m*: hemorrhagic ascites, bloody ascites.

Hämatemesis *w*: hematemesis, vomiting of blood.

Hämathidrose *w*: bloody sweat.

Hämatin *s*: hematin, oxyhematin.

Hämatin-: hematinic, hematonic.

Hämatinämie *w*: hematinemia.

Hämatinsäure *w*: acid hematin.

hämatisch: hemal.

hämato-: hemato-.

Hämatobilie *w*: hematobilia, hemobilia.

Haematocele retrouterina: parametric hematocele.

Haematocele testis: vaginal hematocele.

Hämatochezie *w*: hematochezia, hemochezia.

Hämatochlorin *s*: hematochlorin.

Hämatochylozele *w*: hematochylocele.

hämatogen: hematogenic.

Hämatogonie *w*: hematogone, lymphoid hemoblast of Pappenheim, myelogone.

Hämatoidin *s*: hematoidin, bile pigment.

Hämatokolpometra: hematocolpometra.

Hämatokolpos *m*: hematokolpos, hematocolpos, retained menstruation.

Hämatokrit *m* Abk. **Hk**: hematocrit [*abbr*] HCT, packed-cell volume [*abbr*] PCV, volume packed cells [*abbr*] VPC, packed erythrocyte volume.

Hämatologie *w*: hematology.

hämatologisch: hematologic.

Hämatom *s*: hematoma; **epidurales** ~ epidural hematoma; **intramurales** ~ intramural hematoma; **intrazerebrales** ~ intracerebral hematoma; **meningeales** ~ meninghematoma, meningematoma; **perirenales** ~ perinephric hematoma; **retroperitoneales** ~ retroperitoneal hematoma; **retroplazentares** ~ retroplacental hematoma; **subdurales** ~ subdural hematoma; **subunguales** ~ subungual hematoma; **zerebrales** ~ intracerebral he-

matoma; **zystisches** ~ cystic hematoma.
Hämatomediastinum *s*: hematomediastinum.
Hämatometakinese *w*: hemometakinesis.
Hämatometra *w*: hematometra, hemometra.
Hämatomphalos *m*: hematomphalocele.
Hämatomyelie *w*: hematomyelia, intramedullary hemorrhage.
Hämatoperitoneum *s*: hemoperitoneum.
Hämatophagie *w*: hematophagia, hemophagia.
Hämatopneumothorax *m*: pneumohemothorax.
Hämatopoese *w*: hematopoiesis, hemapoiesis, hemopoiesis, hemacytopoiesis, hematogenesis, sanguification; **extramedulläre** ~ extramedullary hematopoiesis.
hämatopoetisch: hematopoietic, hemopoietic, hematoplastic, hemogenic, sanguinopoetic.
Hämatoporphyrie *w*: hematoporphyria.
Hämatoporphyrin *s*: hematoporphyrin.
Hämatoporphyrinämie *w*: hematoporphyrinemia.
Hämatorrhachis *w*: hematorrhachis.
Hämatosalpinx *w*: hematosalpinx, hemosalpinx.
Hämatoscheozele *w*: hematoscheocele.
Haematosiphon: haematosiphon.
Hämatospermatozele *w*: hematospermatocele.
Hämatospermie *w*: hematospermia, hemospermia.
Hämatostatikum *s*: hematostatic.
Hämatotherapie *w*: hematotherapy.
Hämatothorax *m*: hemothorax.
Hämatotoxin *s*: hematotoxin.
hämatotoxisch: hemotoxic, hematoxic, hematotoxic.
Hämatotympanon *s*: hematotympanum, hemotympanum.
Hämatoxylin *s*: hematoxylin.
Hämatoxylin-Eosinfärbung *w*: hematoxylin-eosin staining.
Hämatoxylin-Safranin-Färbung *w*: hematoxylin-safranin method.

Hämatozele *w*: hematocele; **peritubare** ~ peritubal hematocele.
Hämatozoon *s*: hematozoon.
Hämatozoon-: hematozoic.
Hämatozyste *w*: hematocyst.
Hämatozytoblast *m*: hemoblast, hematoblast.
Hämaturie *w*: hematuria, erythrocyturia; **falsche** ~ false hematuria; **ganzzeitige** ~ total hematuria; **initiale** ~ initial hematuria; **renale** ~ renal hematuria; **terminale** ~ terminal hematuria; **urethrale** ~ urethral hematuria.
Hämaturie unbekannter Ursache: essential hematuria.
Hämaulin *s*: alum hematoxylin.
Hämhidrose *w*: hemathidrosis, hematidrosis, hematohidrosis, dermorrhagia, bloody sweat.
-hämie: -hemia.
Hämiglobin *s*: methemoglobin.
Hämin *s*: hemin, x-factor.
Hämo-: hemo-.
Hämobilie *w*: hemobilia, hematobilia.
Hämoblastose *w*: hemoblastosis, hematoblastosis, hemomyelosis, hemolymphadenosis.
Hämochrom *s*: hemochrome, hemachrome.
Hämochromatose *w*: hemochromatosis, hematochromatosis, hemachromatosis, iron storage disease; **erworbene** ~ exogenous hemochromatosis; **idiopathische** ~ idiopathic hemochromatosis, Recklinghausen-Appelbaum disease.
Hämochromogen *s*: hemochromogen.
Hämochrose *w*: hemachrosis.
Hämocyanin *s*: hemocyanin.
Hämodiafiltration *w*: hemodiafiltration, simultaneous hemodialysis and hemofiltration.
Hämodialysator *m*: hemodialyzer.
Hämodialyse *w*: hemodialysis, vividiffusion.
Hämodiapedese *w*: hemodiapedesis, hematopedesis.
Hämodilution *w*: hemodilution.

Hämodromographie w: hemodromography.

Hämodromometrie w: hemodromometry.

Hämodynamik w: hemodynamics, hemohydraulics.

hämoendothelial: hemoendothelial.

Hämofiltration w: hemofiltration.

Hämofuszin s: hemofuscin.

Hämoglobin s Abk. **Hb:** hemoglobin [abbr] Hb; **anomales** ~ abnormal hemoglobin; **fetales** ~ Abk. **HbF** fetal hemoglobin; **glykosyliertes** ~ glycosylated hemoglobin, glycohemoglobin; **reduziertes** ~ reduced hemoglobin, deoxyhemoglobin.

Hämoglobinämie w: hemoglobinemia, hyperhemoglobinemia.

Hämoglobin-C-Krankheit w: hemoglobin C disease.

Hämoglobin-E-Krankheit w: hemoglobin E disease, homozygous hemoglobin E.

Hämoglobin entfernen: dehemoglobinize.

Hämoglobinersatz m: hemoglobin substitute.

Hämoglobingehalt, mittlerer absoluter m: mean corpuscular hemoglobin [abbr] MCH.

Hämoglobin-Haptoglobin-Komplex m: hemoglobin-haptoglobin complex.

Hämoglobin-H-Krankheit w: hemoglobin H disease.

Hämoglobinkoeffizient, mittlerer absoluter m Abk. **MCH:** mean corpuscular hemoglobin [abbr] MCH, MCHg.

Hämoglobinkonzentration, mittlere w: mean corpuscular hemoglobin concentration [abbr] MCHC.

Hämoglobin-M-Krankheit w: hereditary methemoglobinemia.

Hämoglobinometer s: hemoglobinometer, hematometer, hematinometer, hemochromometer, hemometer.

Hämoglobinometrie w: hemoglobinometry, hemometry.

Hämoglobinopathie w: hemoglobinop-

athy.

Hämoglobinquotient m: blood quotient.

Hämoglobin-S-Beta-Thalassämie w: hemoglobin S-β-thalassemia.

Hämoglobin-S-C-Krankheit w: hemoglobin SC disease, sickle cell-hemoglobin C disease.

Hämoglobinurie w: hemoglobinuria; **intermittierende** ~ intermittent hemoglobinuria, Dressler's disease; **paroxysmale nächtliche** ~ Abk. **PNH** paroxysmal nocturnal hemoglobinuria [abbr] PNH, Micheli syndrome.

hämoglobinurisch: hemoglobinuric.

Hämoglobinzylinder m: hemoglobin cast.

Hämogramm s: hemogram.

Hämohistioblast m: hematohistioblast, hemohistioblast, Ferrata cell.

hämoklastisch: hemoclastic.

Hämokoagulin s: hemocoagulin.

Hämokonzentration w: hemoconcentration.

Hämolymphangiom s: hemolymphangioma, hemangiolymphoma, hematolymphangioma.

Hämolysat s: hemolysate, blood cytolysate.

Hämolyse w: hemolysis, hematolysis, hematocytolysis, hemocatheresis, erythrolysis, erythrocytolysis, hemoclastic reaction; **osmotische** ~ osmotic hemolysis; **passive** ~ passive hemolysis.

Hämolysehemmreaktion w: hemolysis inhibition reaction.

Hämolysesystem s: hemolytic system.

hämolysierbar: hemolyzable.

hämolysieren: hemolyze, lake.

Hämolysin s: hemolysin, erythrolysin; **spezifisches** ~ specific hemolysin.

Hämolysintest m: hemolytic plaque test, Jerne technique.

hämolytisch: hemolytic, hematolytic, hemocytolytic, laky, hyperhemolytic.

Hämomanometrie w: hemodynamometry, hemadynamometry.

Hämomediastinum s: hemomediastinum.

Hämoperfusion w: hemoperfusion.

Hämoperikard *s*: hemopericardium, hematopericardium.

Hämoperitoneum *s*: hematoperitoneum.

Hämopexin *s*: hemopexin.

hämophil: hemophil.

Hämophiler *m*: hemophiliac.

Hämophilie *w*: hemophilia, hematophilia, bleeder's disease; **vaskuläre** ~ vascular hemophilia.

Hämophilie A: hemophilia A, classical hemophilia.

hämophilieähnlich: hemophiloid.

Hämophilie B: hemophilia B, Christmas disease, factor IX deficiency, deuterohemophilia.

Hämophilie C: hemophilia C, plasma thromboplastin antecedent deficiency.

Haemophilus *m*: haemophilus.

Haemophilus aegypticus: Haemophilus aegypticus, Koch-Weeks bacillus.

Haemophilus ducreyi: Haemophilus ducreyi, Ducrey's bacillus.

Haemophilus influenzae: Haemophilus influenzae, Pfeiffer's bacillus.

Hämophilusmeningitis *w*: influenzal meningitis.

Hämophthalmus *m*: hemophthalmos.

Hämopneumothorax *m*: hemopneumothorax.

Hämopoese *w*: hemopoiesis, hematopoiesis.

Hämoprotein *s*: hemoprotein.

Hämoptyse *w*: hemoptysis; **parasitäre** ~ parasitic hemoptysis, endemic hemoptysis, oriental hemoptysis; **vikariierende** ~ vicarious hemoptysis.

Hämoptysis-: hemoptysic.

Hämorheologie *w*: hemorheology.

hämorheologisch: hemorheologic.

Hämorrhagie *w*: hemorrhage; **punktförmige** ~ punctate hemorrhage; **retinale** ~ retinal hemorrhage; **splitterförmige** ~ splinter hemorrhage.

hämorrhagisch: hemorrhagic.

Hämorrheologie *w*: hemorrheology.

hämorrheologisch: hemorrheologic, hemic.

hämorrhoidal: hemorrhoidal.

Hämorrhoidalknoten *m*: hemorrhoidal node, hemorrhoidal nodule, pile.

Hämorrhoidalthrombose *w*: thrombosed pile.

Hämorrhoidektomie *w*: hemorrhoidectomy.

Hämorrhoiden *w*: hemorrhoids, piles; **äußere** ~ external hemorrhoids, cutaneous hemorrhoids; **innere** ~ internal hemorrhoids; **intermediäre** ~ mixed hemorrhoids, mucocutaneous hemorrhoids, combined hemorrhoids; **thrombosierte** ~ thrombosed hemorrhoids.

Hämorrhoidenexzision *w*: Whitehead's operation.

Hämosiderin *s*: hemosiderin.

Hämosiderose *w*: hemosiderosis, iron overload; **ernährungsbedingte** ~ nutritional hemosiderosis, nutritional siderosis.

Hämospermie *w*: hemospermia.

Haemosporidia: haemosporidian.

Haemosporidien-: haemosporidian.

Haemosporidium *s*: hemosporidium, hematosporidium.

Hämostase *w*: hemostasis.

Hämostasestörung *w*: hemostasiopathy.

Hämostatikum *s*: hemostatic, hemostyptic.

hämostatisch: hemostatic, hematostatic.

Hämostyptikum *s*: styptic, hemostyptic, hemostatic; **chemisches** ~ chemical styptic; **vasokonstriktorisch wirkendes** ~ vascular styptic.

hämostyptisch: hemostyptic, staltic.

Hämotherapie *w*: hemotherapy.

Hämothorax *m*: hematothorax, hemopleura.

Hämotoxin *s*: hemotoxin.

Hämotoxizität *w*: hemotoxicity.

hämotrop: hemotropic, hematotropic.

hämotroph: hemotrophic.

Hämotympanon *s*: hemotympanum, hematotympanum.

Hämozyt *m*: hemocyte, hematocyte, hemacyte.

Hämozytoblast *m*: hematocytoblast, hemocytoblast, hematoplast, Hayem's hematoblast, hemagonium.

Hämozytometer

Hämozytometer *s*: hemocytometer, hematimeter.
Hämprotein *s*: heme protein.
Hämrest *m*: hem residue.
Hämsynthese *w*: hem synthesis.
Hämtest *m*: hematin test.
Händedesinfektion *w*: hand disinfection.
Händereinigung, chirurgische *w*: surgical scrub.
Händewaschen *s*: handwashing.
Händigkeit *w*: handedness.
Haenel-Zeichen *s*: Haenel symptom.
Hängegips *m*: hanging cast.
hängen: hang.
Hängeohr *s*: lop ear, bat ear.
hängeohrig: flap-eared.
Härte *w*: hardness.
Härtegrad *m*: degree of hardness.
Härtemesser *m*: penetrometer, qualimeter.
härten: harden.
Härtungsfilter *m*: hardening filter.
Härtungsgleichwert *m*: hardness equivalent.
häsitieren: hesitate.
Häufigkeit *w*: frequency.
Häufigkeitskurve, zweigipfelige *w*: bimodal curve.
Häufigkeitssummenkurve *w*: summation curve.
Häufigkeitstabelle *w*: frequency table.
Häufigkeitsverteilung *w*: frequency distribution; asymmetrische ~ skewed distribution.
Häufigkeitswert *m*: frequency value.
häuslich: domiciliary.
Häutchen *s*: pellicle, membrane.
-häutig: skinned.
Häutung *w*: ecdysis.
Hafer *m*: oat.
Haferflocken: oat flakes.
Haferschleim *m*: gruel.
Haferzelle *w*: oat cell.
Haferzellkarzinom *s*: oat cell carcinoma.
haften: adhere.
Haftfähigkeit *w*: adhesion, tenacity, cohesiveness.
Haftneigung *w*: adhesiveness.
Haftpsychose *w*: prison psychosis.

Haftung *w*: liability.
Hagedorn-Nadelhalter *m*: Hagedorn's needle.
Hagelkorn *s*: chalazion.
Hageman-Faktor *m*: Hageman factor, glass factor, factor XII.
Hagen-Poiseuille-Gesetz *s*: Poiseuille's equation.
Haglund-Ferse *w*: Haglund's deformity.
HAH Abk. Hämagglutinations-Hemmtest *m*: hemagglutination-inhibition test.
Hahnenfuß *m*: ranunculus.
Hahnenkamm *m*: coxcomb.
Haidinger-Linien: Haidinger's brushes.
Hailey-Hailey-Krankheit *w*: Hailey-Hailey disease, benign familial pemphigus.
Hajek-Operation *w*: Hajek's operation.
Haken *m*: hook, clasp, crook; stumpfer ~ blunt hook.
Hakenform *w*: hookform.
hakenförmig: hooklike, hooked, hamulate, hamular, uncinate, unciform, ankyroid, anchiroid.
Hakenkranz *m*: hooklet.
Hakenlarve *w*: oncosphere.
Hakenpinzette *w*: tissue forceps, thumb forceps.
Hakenwurm *m*: ancylostome, hookworm, necator.
Hakenwurmbefall *m*: ancylostomiasis, hookworm disease.
Hakenwurmkrankheit *w*: necatoriasis, uncinariasis.
Hakenzange *w*: tenaculum forceps, vulsellum.
Halb-: hemi-, semi-, half.
Halbazetal *s*: hemiacetal.
halbbewußt: half-conscious.
Halbbrille *w*: half-glass spectacles.
halbfest: semisolid.
halbflüssig: semifluid.
halbgeneigt: semiprone.
Halbierung *w*: halving, bisection.
Halbkanal *m*: semicanal.
Halbkreuzung *w*: semidecussation.
halbkugelförmig: hemispherical.
Halbleiter *m*: semiconductor.

Halbleiterthermometer s: bimetal thermometer.

halbliegend: semirecumbent.

Halbmesserlehre w: radius gauge.

Halbmilch w: halfstrength milk.

Halbmond m: demilune, half-moon, crescent, demilune body.

halbmondförmig: semilunar, crescent.

Halbmondzeichen s: crescent sign.

Halbmondzelle w: demilune cell, crescent cell.

halbprivat: semiprivate.

Halbschatten m: half-shadow, penumbra.

Halbseitenataxie w: cerebellar hemiplegia.

Halbseitenlähmung w: hemiplegia, hemiparalysis.

Halbseitenlage w: 1. semiprone position; 2. **in** ~ semiprone.

Halbseitenskotom s: hemianopic scotoma.

Halbseitensyndrom s: hemisyndrome.

Halbseitentremor m: hemitremor.

halbseitig: hemilateral, unilateral.

halbsynthetisch: semisynthetic.

Halbtiefentherapie w: intermediate therapy.

Halbwelle w: half-wave.

Halbwellengleichrichter m: half-wave rectifier.

Halbwertschichtdicke w Abk. **HWS**: half-value layer [abbr] HVL, half-value thickness.

Halbwertszeit w Abk. **HWZ**: half-life, half-time; **effektive** ~ effective half-life; **radioaktive** ~ radioactive half-life, physical half-life.

Halbwirbel m: hemivertebra.

Halcinonid s: halcinonide.

Haldane-Apparat m: Haldane's chamber.

Haldane-Effekt m: Haldane's effect.

Halethazol s: halethazole.

Halid s: halide.

Halisterese w: halisteresis.

Hallermann-Streiff-François-Syndrom s: Hallermann-Streiff syndrome, François syndrome, mandibulo-oculofacial syndrome.

Hallervorden-Spatz-Krankheit w: Hallervorden-Spatz syndrome, pigmentary degeneration of the globus pallidus.

Hallgren-Alström-Syndrom s: Hallgren syndrome.

Hallopeau-Eiterflechte w: Hallopeau's acrodermatitis.

Hallopeau-Krankheit w: Hallopeau-Siemens syndrome.

Hallux m: hallux, great toe.

Hallux rigidus: hallux rigidus, stiff toe.

Hallux valgus: hallux valgus, intoe.

Hallux varus: hallux varus.

Halluzination w: hallucination, abstract perception; **akustische** ~ auditory hallucination; **epileptische** ~ epileptic hallucination, epileptic illusion, hallucinatory aura; **haptische** ~ tactile hallucination; **hirnorganisch bedingte** ~ organic hallucinosis; **hypnagogische** ~ hypnagogic hallucination; **hypnopompe** ~ hypnopompic hallucination; **psychomotorische** ~ psychomotor hallucination.

Halluzinationen bei hirnorganischer Erkrankung: organic hallucinosis.

halluzinatorisch: hallucinatory, hallucinotic.

halluzinieren: hallucinate.

halluzinogen: hallucinogenic, psychotogenic, psychotomimetic.

Halluzinogen s: hallucinogen, psychotogen, psychotomimetic.

Halluzinose w: hallucinosis.

Halmatogenesis w: halmatogenesis.

Halo m: halo, rainbow syndrome, glaucomatous ring.

Halo-Effekt m: halo effect.

Halogen s: halogen.

Halogendermatitis w: halodermia.

Halogenid s: halide.

halogenieren: halogenate.

Halogenierung w: halogenation.

Halogensäure w: haloid acid.

Halogenwasserstoff m: hydrogen halide.

Halo glaucomatosus: glaucomatous halo.

haloid: haloid.

Halometason *s*: halometasone.
Halometer *s*: halometer.
Halometrie *w*: halometry.
Halo-Nävus *m*: halo nevus, Sutton's nevus.
Haloperidol *s*: haloperidol.
Haloprogin *s*: haloprogin.
Halo senilis: senile halo, circumpapillary chorioretinal atrophy.
Halothan *s*: halothane.
Halothannarkose *w*: halothane anesthesia.
Halozeichen *s*: halo sign.
Hals *m*: 1. neck, collum, throat; **steifer ~** stiff neck, crick in the neck; 2. **den ~ verrenken** crick.
Hals-: trachelo-.
Halsband *s*: collar.
Halsband der Venus *s*: venereal collar, collar of pearls.
Halsdissektion *w*: neck dissection; **radikale ~** radical neck dissection.
Halsdistomatosis *w*: halzoun.
Halsextension *w*: jury mast.
Halsfistel *w*: cervical fissure, cervical fistula.
Halsmuskelkontraktion *w*: contraction of neck muscles; **spastische ~** trachelism.
Halsmuskelreflex, tonischer *m*: tonic neck reflex.
Halsmuskulatur *w*: neck muscle.
Hals-, Nasen-, Ohren- Abk. **HNO**: ear, nose and throat [*abbr*] ENT.
Hals-Nasen-Ohren-Heilkunde *w*: otorhinolaryngology.
Halsregion *w*: cervical region.
Halsrippe *w*: cervical rib.
Halsrippensyndrom *s*: cervical rib syndrome.
Hals-Rücken-: cervicodorsal.
Halsschmerz *m*: cervicalgia, cervicodynia.
Halsschmerzen: sore throat.
Halsspalte *w*: tracheloschisis.
Halsstellreflex, tonischer *m*: tonic neck reflex.
Halsted-Naht *w*: Halsted suture.
Halsted-Radikaloperation *w*: Halsted

radical mastectomy, radical mastectomy.
Halsvene *w*: neck vein.
Halsvenenstauung *w*: neck vein congestion.
Halswirbelsäule *w* Abk. **HWS**: cervical spine.
Halswirbelsäulenspondylose *w*: cervical spondylosis.
Halswirbelsäulensyndrom, posttraumatisches *s*: post-traumatic cervical syndrome, vertebral cervical strain, vertebral cervical sprain.
Halszyste *w*: cervical cyst.
Haltbarkeit *w*: durability.
Haltbarkeitsdauer *w*: shelf life.
Halteband *s*: retinaculum.
Haltehaken *m*: fixation hook.
Halteklemme *w*: joint clamp.
Haltemuskel *m*: fixation muscle.
halten: hold.
Haltenaht *w*: stay suture.
Halter *m*: holder.
Halterung *w*: holder, mount, retention.
Haltetonus *m*: postural tonus, orthotonus.
Haltung *w*: pose, stance, (psychology) attitude.
Haltungsreflex *m*: attitudinal reflex, stance reflex.
Haltungsschaden *m*: positional failure.
Haltungstherapie *w*: orthotherapy.
Haltungstonus *m*: postural tonus, orthotonus.
Halzoun *s*: halzoun.
Hamamelis *w*: hamamelis, witch hazel.
Hamartom *s*: hamartoma, retention polyp.
Hamartom-: hamartomatous.
Hamartom-Syndrom, multiples *s*: hamartochondromatosis, Cowden's disease.
Hamberger-Schema *s*: Hamberger Schema.
Hamburger-Chloridionenshift *m*: Hamburger phenomenon.
Hamburger-Probe *w*: Hamburger's test.
Hamburg-Wechsler-Intelligenztest *m*: Hamburg-Wechsler intelligence test.
Hamilton-Methode *w*: Hamilton's method.

Hamman-Rich-Syndrom *s*: Hamman-Rich syndrome, diffuse interstitial pulmonary fibrosis.

Hammer *m*: hammer, malleus.

Hammerfinger *m*: hammer finger, drop finger, baseball finger, mallet finger.

hammerförmig: hamate, hamose, malleiform.

Hammerschlagmethode *w*: hammerschlag method.

Hammerzehe *w*: hammertoe, overtoe, mallet toe.

Hammond-Krankheit *w*: Hammond syndrome, double athetosis.

Hamolsky-Test *m*: Hamolsky test, triiodothyronine uptake test.

Hampelmannphänomen *s*: scorbutic position.

Hampton-Handgriff *m*: Hampton's maneuver.

Hampton hump *m*: Hampton hump.

Hamster *m*: hamster.

Ham-Test *m*: Ham's test.

Hamycin *s*: hamycin, primamycin.

Hand *w*: hand, manus; **erfrorene ~** trench hand; **geschwollene ~** succulent hand; **tote ~** dead hand.

Hand-: cheir-.

Handabdruck *m*: handprint.

Hand-Arm-Schmerz *m*: cheirobrachialgia, chirobrachialgia.

Handbeatmungsbeutel *m*: resuscitator bag.

Hand-Christian-Schüller-Krankheit *w*: Hand-Schüller-Christian syndrome, chronic idiopathic xanthomatosis, Christian's disease.

Handdeformität *w*: hand deformity.

handeln: act, behave.

Handelspräparat *s*: commercial preparation; **geschütztes ~** proprietary medicine.

handförmig: palmate.

Handfurche *w*: palmar crease.

Hand-Fuß-Mund-Krankheit *w*: hand, foot and mouth disease.

Hand-Fuß-Syndrom *s*: hand-foot syndrome, atriodigital dysplasia.

Hand-Fuß-Uterussyndrom *s*: hand-foot-uterus syndrome.

Handgelenk *s*: wrist joint.

Handgelenkbandage *w*: demigauntlet bandage.

Handgelenkblock *m*: wrist block.

Handgriff *m*: maneuver, manoeuvre, method, handle, grip.

handhaben: handle.

Handklonus *m*: wrist clonus.

Handley-Dränage *w*: Handley's lymphangioplasty, Handley's method.

Handlosigkeit *w*: acheiria, achiria, ectrocheiry.

Handlung *w*: act, action.

Handlungsmotivation *w*: action motivation.

Handlungsstruktur *w*: action pattern.

Handschalter *m*: hand switch.

Handschiene *w*: hand splint.

Handschrift *w*: handwriting.

Hand-Schüller-Christian-Krankheit *w*: Hand-Schüller-Christian syndrome, chronic idiopathic xanthomatosis, Christian's disease.

Handschuh *m*: glove; **chirurgischer ~** surgical glove.

Handschuhnaht *w*: lock-stitch suture.

Handschuhverband *m*: gauntlet bandage.

Hand-Schulter-Syndrom *s*: hand-shoulder syndrome.

Handspasmus *m*: chirospasm, chirism.

Handsteuerung *w*: manual control.

Handstück *s*: handpiece.

Handtuch *s*: towel.

Hand-Vorderarm-Zeichen *s*: Léri sign, forearm sign.

Handwurzel *w*: carpus, wrist.

Handwurzelknochen *m*: wristbone.

Hanf *m*: hemp.

Hanfsäure *w*: linoleic acid, linolic acid.

Hanganutziu-Deicher-Reaktion *w*: Paul-Bunnell reaction.

Hangover *m*: hangover.

Hanhart-Zwergwuchs *m*: Hanhart syndrome, pituitary dwarfism.

Hannover-Kanal *m*: Hannover's canal.

Hanot-Zirrhose *w*: Hanot cirrhosis, primary biliary cirrhosis.

Hansen-Bazillus *m*: Hansen's bacillus.

Hantelform *w*: dumbbell configuration.

H-Antigen *s*: H antigen, flagellar antigen, released substance.

Haphalgesie *w*: haphalgesia, aphalgesia.

Haplodiploidie *w*: haplodiploidy.

Haplodontie *w*: haplodonty.

haploid: haploid, haplont, monoploid.

Haploidie *w*: haploidy, haploid state.

Haploidisierung *w*: haploidization.

Haplomykose *w*: haplomycosis.

Haploskop *s*: haploscope.

Haplosporangium *s*: haplosporangin.

Haplotyp *m*: haplotype.

Hapten *s*: hapten, partial antigen, incomplete antigen, proantigen.

haptisch: haptic.

Haptoglobin *s*: 1. haptoglobin; 2. **Fehlen von** ~ anhaptoglobinemia.

Haptophobie *w*: haptophobia.

haptophor: haptophoric, haptophorous.

Haptophor *s*: haptophore.

Harada-Syndrom *s*: Harada's disease, uveomeningoencephalitic syndrome.

Hardy-Weinberg-Populationsgesetz *s*: Hardy-Weinberg law.

Harlekinfarbwechsel *m*: harlequin-color change, harlequin phenomenon.

Harmalin *s*: harmaline.

Harmin *s*: harmine.

harmlos: harmless, innocent, innoxious.

Harmlosigkeit *w*: harmlessness.

Harmonie, okklusale *w*: occlusal harmony.

harmonisch: harmonic.

Harmonisierung *w*: harmonization.

Harn *m*: urine.

Harn-: urin-, urinary.

Harnabflußbehinderung *w*: urinary obstruction.

Harnabszeß *m*: urinary abscess.

Harnausscheidung *w*: excretion of urine, diuresis.

Harnbehälter *m*: urinal.

Harnbereitung *w*: uresis.

Harnbildung *w*: uropoiesis.

Harnblase *w*: urinary bladder, urinal bladder, urocyst, vesica.

Harnblasenbruch *m*: bladder hernia.

Harnblasendarstellung, röntgenologische *w*: cystoradiography.

Harnblasendivertikel *s*: diverticulum of urinary bladder.

Harnblasenentzündung *w*: cystitis.

Harnblasenkarzinom *s*: carcinoma of the urinary bladder.

Harnblasenpapillom *s*: bladder papilloma.

Harnblasenrhabdomyosarkom *s*: rhabdomyosarcoma of the urinary bladder.

Harnblasenverschluß *m*: bladder obstruction.

Harndrang *m*: urgency.

Harnfarbe *w*: color of urine.

Harnfarbstoff *m*: urinary pigment.

Harnfluß *m*: uroflow.

Harngang *m*: urachus.

Harnglukose *w*: glucosuria.

Harngrieß *m*: gravel, arena.

Harngrießabgang *m*: lithuresis.

Harninfiltration *w*: urinary infiltration.

Harnkonkrement *s*: urinary calculus.

Harninkontinenz *w*: urinary incontinence, uroclepsia, aconuresis.

harnleitend: uriniferous.

Harnleiter *m*: ureter; **doppelter** ~ double ureter; **fehlmündender** ~ aberrant ureter.

Harnleiter-: uretero-, ureteral.

Harnleiterdystopie *w*: ureter dystopia.

Harnleiterentzündung *w*: ureteritis.

Harnleitererkrankung *w*: ureteropathy.

Harnleiterstein *m*: ureterolith, ureteral calculus, lithureteria.

Harnleiterverengung *w*: ureterostenosis.

Harnretention *w*: urinary retention, anuresis.

Harnröhre *w*: urethra.

Harnröhren-: urethral.

Harnröhrenatresie *w*: atresia of the urethra, urethratresia, atreturethria.

Harnröhrenausfluß *m*: urethral discharge, phallorrhea.

Harnröhrenbougie *m*: bougie, cereolus.

Harnröhrenkatheterisierung *w*: urethral catheterization.

Harnröhrenobstruktion *w*: urethral obstruction.

Harnröhrenstenose *w*: urethrostenosis.

Harnröhrenstriktur *w*: urethral stricture.

Harnröhrentumor *m*: urethral neoplasm.

Harnsäure *w*: uric acid, lithic acid.

Harnsäureausscheidung im Urin, erniedrigte: hypouricuria.

Harnsäurebildung *w*: uricopoiesis.

Harnsäureinfarkt *m*: uric acid infarct.

Harnsäuren-: urico-.

Harnsäurestickstoff *m*: uric acid nitrogen.

Harnsäurezylinder *m*: urate cast.

Harnsalz *s*: urine salt.

Harnsand *m*: uropsammus.

Harnschau *w*: uroscopy.

Harnsediment *s*: urinary sediment, urine sediment.

Harnsepsis *w*: urosepsis.

Harnsperre *w*: obstructive anuria.

Harnspindel *w*: urine spindle.

Harnstauung *w*: urinary stasis.

Harnstauungsniere *w*: hydronephrosis.

Harnstein *m*: urinary calculus, urinary stone, urolith.

Harnsteinleiden *s*: urolithiasis.

Harnstickstoff *m*: urinary nitrogen.

Harnstoff *m*: urea, carbamide.

Harnstoffabbau *m*: ureolysis.

Harnstoffagar *m*: urea agar.

Harnstoff-Amidohydrolase *w*: urease.

Harnstoffbestimmung *w*: ureametry.

Harnstoffbildung *w*: ureapoiesis.

Harnstoffbouillon *w*: urea agar.

Harnstoff-Clearance *w*: urea clearance.

Harnstoffspaltung *w*: urea degrading.

Harnstoffstickstoff: blood urea nitrogen [*abbr*] BUN, nitrogen urea.

Harnstoffsynthese *w*: urea synthesis.

Harnstoffzyklus *m*: urea cycle, ornithine cycle, Henseleit cycle.

Harnstottern *s*: urinary stuttering.

Harntrakt *m*: urinary tract.

harntreibend: uretic, diuretic.

Harnvergiftung *w*: uremia.

Harnverhaltung *w*: anuria, urinary retention.

Harnwegserkrankung *w*: uropathy; **obstruktive** ~ obstructive uropathy.

Harnwegsinfekt *m* Abk. **HWI**: urinary tract infection [*abbr*] UTI.

Harnzwang *m*: strangury.

Harnzylinder *m*: urinary cast, renal cast, cylindroid.

Harpune *w*: harpoon.

Harris-Benedict-Gleichung *w*: Harris-Benedict equation.

Harrison-Furche *w*: Harrison's groove.

Harrison-Test *m*: Harrison's test.

Harris-Sonde *w*: Harris tube.

hart: hard.

Hartmann-Sack *m*: Hartmann's pouch.

Hartmann-Spekulum *s*: Hartmann speculum.

Hartnup-Syndrom *s*: Hartnup syndrome.

Hartspann, muskulärer *m*: myogelosis, gelosis.

Hartstrahltechnik *w*: high-kV technique.

Harz *m*: resin.

harzig: resinous.

Haschisch *s*: hashish, marihuana, marijuana.

Hase *m*: hare.

Hasenauge *s*: hare's eye, lagophthalmos.

Hasenfieber *s*: rabbit fever, tularemia.

Hasenscharte *w*: harelip, stomoschisis.

Hashimoto-Thyreoiditis *w*: Hashimoto's disease, chronic lymphadenoid thyroiditis, lymphoid thyroiditis, chronic thyroiditis, lymphadenoid goiter.

Haß *m*: hate.

Hassall-Körperchen *s*: Hassall's corpuscle, thymic corpuscle, concentric corpuscle.

hassen: hate.

Hauch *m*: souffle.

hauchdünn: filmy.

Haudek-Nische *w*: Haudek's niche, niche sign.

Haupt-: main, major.

Hauptachse *w*: main axis, stem.

Hauptausschlag *m*: main deflection.

Hauptbronchus *m*: main bronchus.

Hauptbündel *s*: main bundle.

Hauptfaser *w*: chief fiber.

Hauptgen *s*: major gene.

Hauptkompatibilitätskomplex *m*: major histocompatibility complex.

Hauptmetabolit *m*: primary metabolite.

Hauptnahrungsbausteine: macronutrients.

Hauptsymptom *s*: main symptom, cardinal sign; **subjektives** ~ presenting symptom.

Hauptwirt *m*: primary host.

Hauptzelle *w*: main cell.

Hausarzt *m*: family doctor, family physician, family practitioner, generalist.

Haus-Baum-Person-Test *m*: house-tree-person test [*abbr*] HTP test.

Hausgeburt *w*: home childbirth.

Haushalt *m*: household, (physiology) balance.

Haushaltsgene: housekeeping genes.

Haushaltsunfall *m*: domestic accident.

Hausmedizin *w*: domestic medicine.

Hausmittel *s*: household remedy.

Hauspflege *w*: home care, domiciliary care.

Hausstauballergie *w*: house dust allergy, dust allergy.

Hausstaubmilbe *w*: house dust mite, Dermatophagoides pteronyssinus.

Haustra coli: haustra of colon, cecal sacculations.

haustral: haustral.

Haustrierung *w*: haustration, haustral segmentation, sacculation.

Haut *w*: 1. skin, dermis, cutis, corium, derma; **bronzefarbene** ~ sideroderma; **faltige** ~ wrinkled skin; **glatte** ~ glabrous skin; **lyophilisierte** ~ lyophilized skin, freeze-dried skin; **trockene** ~ dry skin; 2. **mit eng anschließender** ~ hidebound.

Hautabrasio *w*: skin abrasion.

Hautamyloidose *w*: cutaneous amyloidosis.

Hautanhang *m*: skin tag.

Hautanhangsgebilde: cutaneous appendages, skin appendages.

hautartig: dermoid.

Hautatrophie *w*: skin atrophy, atrophic skin, cutaneous atrophy, dermatrophy, atrophoderma.

Hautausschlag *m*: skin rash, tetter, rash, eruption; **morbilliformer** ~ morbilliform eruption; **schleichender** ~ creeping eruption.

Hautbildung *w*: cutification.

Hautbiopsie *w*: skin biopsy.

Hautblase *w*: blister.

Hautblüte *w*: efflorescence.

Hautblutung *w*: cutaneous hemorrhage; **petechiale** ~ petechial rash.

Hautbräune *w*: tan.

Hautcandidiasis *w*: cutaneous candidiasis.

Hautdicke *w*: skin thickness.

Hautdiphtherie *w*: cutaneous diphtheria.

Hautdosis *w*: skin dose [*abbr*] SD.

Hauteinriß *m*: skin fissure.

Hautempfindung *w*: skin sensation, cutaneous perception.

Hautemphysem *s*: cutaneous emphysema, pneumoderma.

Hautentstehung *w*: dermogenesis.

Hautentwicklungsstörung *w*: adermogenesis.

Hauterkrankung *w*: skin disease, dermopathy, dermatopathy; **eitrige** ~ pyodermatosis.

Hauterythemdosis *w*: skin erythema dose [*abbr*] SED.

Hautfältchen *s*: wrinkle.

Hautfalte *w*: skinfold, skin wrinkle, skin crease.

Hautfaltenmessung *w*: skinfold measurement.

Hautfarbe *w*: skin color.

Hautfehlbildung *w*: dermatodysplasia.

Hautflora *w*: skin flora.

Hautfräse *w*: dermabrader.

Hautgangrän *w*: cutaneous gangrene.

Hautgeschwür *s*: skin ulcer.

Hautgrieß *m*: whitehead, closed comedo.

Hauthorn *s*: cutaneous horn, warty horn.

Hautinfektion *w*: skin infection.

Hautinfiltrat *s*: infiltration of the skin; **lymphozytäres** ~ lymphocytic infiltration of the skin.

Hautinzision *w*: skin incision; **kleine** ~ cutdown.

Hautjucken *s*: pruritus, itching.

Hautklammer *w*: skin clip, Michel's clamp.

Hautknospe *w*: epithelial bud.

Hautkrankheit *w*: skin disease, skin disorder; **infektiöse** ~ infectious skin disease.

Hautkrebs *m*: skin cancer.

Hautläsion *w*: cutaneous lesion, skin lesion, dermatologic lesion; **hämorrhagische** ~'**en** Janeway lesions; **umschriebene** ~ sore.

Hautlappen *m*: skin flap, patch, corium flap, flap, cellulocutaneous flap.

Hautleishmaniase *w*: cutaneous leishmaniasis, dermal leishmaniasis, oriental sore, Kandahar sore, bouba; **diffuse** ~ disseminated cutaneous leishmaniasis.

Hautleishmanoid *s*: leishmanoid.

Hautleisten: dermoglyphics, dermatoglyphics, dermal ridges.

Hautmanifestation *w*: skin manifestation, cutaneous manifestation.

Hautmastozytose, diffuse *w*: diffuse cutaneous mastocytosis.

Hautmetastase *w*: skin metastasis, cutaneous metastasis.

Hautmilzbrand *m*: cutaneous anthrax, malignant carbuncle, malignant pustule.

Hautmuskellappen *m*: myocutaneous flap.

Hautnaht *w*: dermal suture, apposition suture.

Hautneoplasma *s*: skin neoplasm.

Hautpapille *w*: dermal papilla.

Hautpapillen: skin papillae.

Hautpapillenmuster *s*: skin pattern.

Hautparasit *m*: dermatozoon.

Hautpigmentierung *w*: skin pigmentation; **verringerte** ~ hypomelanism.

Hautpilzerkrankung *w*: dermatomycosis.

Hautplaque *w*: skin plaque.

Hautplasmozytom *s*: cutaneous plasmacytoma.

Hautplastik *w*: dermoplasty, dermatoplasty.

hautplastisch: dermatoplastic.

Hautpolyp *m*: cutaneous polyp; **fibröser** ~ cutaneous fibrous polyp, senile fibroma.

Hautpore *w*: sweat pore.

Hautpuder *s*: empasma.

Hautreaktion *w*: cutaneous reaction, dermoreaction, cutireaction; **galvanische** ~ galvanic skin reflex, galvanic skin response; **psychogalvanische** ~ psychogalvanic reflex [*abbr*] PGR, electrodermal response [*abbr*] EDR.

Hautreflex *m*: cutaneous reflex, skin reflex; **galvanischer** ~ galvanic skin reflex [*abbr*] GSR, galvanic skin response; **oberflächlicher** ~ superficial reflex.

Hautresorption *w*: skin absorption.

Hautrezeptor *m*: cutaneous receptor.

Hautrötung *w*: erubescence; **reaktive** ~ flare response.

Hautrotz *m*: farcy.

Haut-Schleimhaut-Leishmaniase *w*: mucocutaneous leishmaniasis, Brazilian leishmaniasis.

Hautschmerz *m*: dermatodynia.

Hautschnitt *m*: skin incision.

Hautschrunde *w*: crack, chap.

Hautschuppe *w*: squama, furfur; **tierische** ~ dander.

Hautschwiele *w*: wheal.

Hautsegment *s*: cutis plate, dermatome.

Hautsensibilität *w*: cutaneous sensibility.

Hautsinn *m*: skin sense, cutaneous sensibility, cutaneous sensation, dermal sensation, dermal sense.

Hautskelett *s*: exoskeleton, ectoskeleton.

Hautspaltungslinien: tension lines, Langer's lines.

Hautstanze *w*: skin punch.

Hautsymptom *s*: cutaneous sign.

Hautsyphilis *w*: dermatosyphilis.

Hauttemperatur *w*: skin temperature.

Hauttest *m*: skin test [*abbr*] ST.

Hauttestdosis *w*: skin test dose [*abbr*] STD.

Hauttest-Einheit *w*: skin test unit [*abbr*] STU.

Hauttestung *w*: skin testing.

Hautträger *m*: dermacarrier.

Hauttransplantat *s*: skin graft, cutis graft; **autologes** ~ autodermic graft; **freies** ~ pinch graft; **homologes** ~ skin homograft.

Hauttransplantation *w*: skin grafting, dermanaplasty.

Hauttuberkulose *w*: cutaneous tuberculosis, warty lupus; **verruköse** ~ verrucous scrofuloderma.

Hauttumor *m*: tumor of the skin; **weicher** ~ soft tumor of the skin, molluscum.

Hautturgor *m*: skin turgor.

Hautveränderung *w*: skin alteration, skin change.

Hautverdickung *w*: thickened skin.

Hautverknöcherung *w*: osteodermia.

Hautverkrustung *w*: skin crust.

Hautwiderstandsmesser *m*: dermohygrometer.

Hautzyste *w*: dermatocyst.

Haven-Syndrom *s*: Haven syndrome.

Haverhill-Fieber *s*: Haverhill fever, streptobacillary fever.

Havers-Kanal *m*: haversian space.

Havers-Lamelle *w*: concentric lamella.

Havers-Lamellensystem *s*: haversian system.

Hawes-Pallister-Landor-Syndrom *s*: Hawes-Pallister-Landor syndrome.

Hayem-Lösung *w*: Hayem solution.

Haxthausen-Syndrom *s*: keratoma climactericum.

Hb Abk. **Hämoglobin** *s*: hemoglobin [*abbr*] Hb.

HBDH Abk. **Hydroxybutyrat-Dehydrogenase** *w*: hydroxybutyrate dehydrogenase [*abbr*] HBD.

HbF Abk. **fetales Hämoglobin** *s*: fetal hemoglobin.

Hb-Köln: hemoglobin Köln.

HbO₂ Abk. **Oxihämoglobin** *s*: oxyhemoglobin, oxidized hemoglobin.

HbS Abk. **Sichelzellenhämoglobin** *s*: sickle-cell hemoglobin.

HbsAg Abk. **Hepatitis-B-Oberflächenantigen** *s*: hepatitis B surface antigen [*abbr*] HbsAg.

HBV Abk. **Hepatitis-B-Virus** *m*: hepatitis B virus [*abbr*] HBV.

Hb-Zürich: hemoglobin Zürich.

HCG Abk. **humanes Choriongonadotropin** *s*: human chorionic gonadotropin [*abbr*] HCG, choriongonadotrophin.

HD Abk. **Herddosis** *w*: tumor dose.

HDL Abk. **High density-Lipoprotein** *s*, **Lipoprotein hoher Dichte**: high-density lipoprotein [*abbr*] HDL.

HDL-Cholesterin *s*: HDL cholesterol.

He Abk. **Helium** *s*: helium [*abbr*] He.

Head-Einteilung *w*: Head classification.

Headgear: headgear.

Head-Holmes-Syndrom *s*: Head-Holmes syndrome.

Head-Zone *w*: Head zone.

Heaf-Test *m*: Heaf test.

Heat-exhaustion-Syndrom *s*: heat exhaustion.

Hebamme *w*: midwife, maternity nurse, nurse-midwife, accoucheuse, birth attendant.

heben: lift.

Heben *s*: lifting.

Hebeosteotomie *w*: pubiotomy.

hebephren: hebephrenic.

Hebephrenie *w*: hebephrenia.

Heber *m*: lever, elevator.

Heberden-Arthropathie *w*: Heberden's arthropathy.

Heberden-Knötchen: Heberden's nodes.

Heberden-Polyarthrose *w*: Heberden's rheumatism, Heberden's osteoarthritis.

Hebra-Krankheit *w*: pustular psoriasis, impetigo herpetiformis.

Hecht-Pneumonie *w*: Hecht's pneumonia, giant-cell pneumonia.

Hedinger-Syndrom *s*: Hedinger syndrome.

hedonisch: hedonic.

Hedonismus *m*: hedonism.

Hedrozele w: hedrocele.

Heerfordt-Syndrom s: Heerfordt's disease, uveoparotitis, uveoparotid fever, uveoparotid syndrome.

HE-Färbung w Abk. **Hämatoxylin-Eosin-färbung** w: hematoxylin-eosin staining.

Hefe w: yeast, faex.

hefeähnlich: yeast-like.

Hefegärung w: yeast fermentation.

Hefekultur w: yeast culture.

Hefephase w: yeast phase.

Hefepilz m: saccharomycete, yeastlike fungus.

Hefeplasmid s: yeast plasmid.

heftig: severe, intense.

Heftmaschine w: sewer.

Heftpflaster s: adhesive tape, adhesive plaster, sticking-plaster; **steriles** ~ sterile tape.

Heftpflasterverband m: adhesive bandage.

Heftstich m: tack.

Hegar-Stift m: Hegar's dilatator.

Hegar-Zeichen s: Hegar sign, Ladin sign.

Hegglin-Anomalie w: May-Hegglin anomaly.

Heidelberger Kapsel w: radiotelemetry capsule, endoradiosonde.

Heidenhain-Färbung w: Heidenhain's iron hematoxylin stain.

heilbar: curable, recoverable.

Heilbarkeit w: curability.

Heilberuf m: health profession, therapeutic occupation.

Heilberufsangehörige: health personnel.

heilen: heal, cure, remedy.

Heilen s: curing.

heilend: sanatory, curative.

Heiler m: healer.

Heilkunde w: iatreusiology, iamatology, leech-craft.

Heilkunst w: art of medicine.

Heilmittel s: remedy, curative, therapeutic agent.

Heilpädagogik w: therapeutic pedagogics.

heilsam: wholesome, vulnerary, salubrious, salutary, sanative, remedial.

Heilsediment s: medicinal mud.

Heiltrank m: potion.

Heilung w: cure, recovery, healing, union; **vollständige** ~ complete recovery.

Heilungsprozeß m: healing process.

Heim s: home, institution home.

Heimdialyse w: home dialysis.

Heimeinrichtung w: institution home.

Heiminsasse m: home inmate.

Heimlich-Handgriff m: Heimlich's maneuver.

Heimweh s: nostalgy, nostalgia.

Heineke-Mikulicz-Pyloroplastik w: Heineke-Mikulicz operation.

Heine-Medin-Krankheit w: Heine-Medin disease, poliomyelitis epidemica anterior acuta.

Heinz-Innenkörper s: Heinz body.

Heinz-Körper: Heinz granules.

Heinz-Körper-Anämie, hereditäre w: congenital Heinz-body anemia.

Heinz-Körperchen-Test m: Heinz body test.

heiratsfähig: nubile.

Heiratsrate w: nuptiality.

Heiratswahn m: gamomania.

heiser: hoarse, raucous.

Heiserkeit w: hoarseness; **leichte** ~ acquired veil.

heiß: hot.

Heißhunger m: cynorexia, orexia.

Heiß-Kalt-Spülung w: transition douche, Scotch douche.

Heißluft w: hot air.

Heißluftmassage w: pneumothermomassage.

Heister-Klappe w: spiral valve of Heister, plica spiralis.

Heister-Mundsperrer m: Heister's mouth gag.

Heizapparat, elektrischer m: electrotherm.

Heizfaden m: filament.

Heizung w: heating.

He-La-Zellen: HeLa cells.

Held-Synapsen: end feet of Held.

helfen: help.

Helfer m: helper.

Helferplasmid *s*: helper plasmid.
Helfer-T-Zelle *w*: helper T-cell.
Helfervirus *m*: helper virus.
Helferzelle *w*: helper cell, inducer cell.
Helicotrema *s*: helicotrema, Breschet's hiatus.
helikal: helical.
Helikase *w*: helicase.
Helikotrema *s*: helicotrema, Breschet's hiatus.
Heliotherapie *w*: heliotherapy, solar treatment, heliation.
Heliotropismus *m*: heliotropism.
Helium *s* Abk. **He**: helium [*abbr*] He.
Heliumauswaschmethode *w*: helium dilution technique.
Helix *w*: helix.
Helix-Helix-Wechselwirkung *w*: helix-helix interaction.
Helixstabilität *w*: helix stability.
hell: bright, light.
Helladaptation *w*: light adaptation, photopic adaptation.
Helleborus *m*: hellebore, veratrum.
Heller-Kardiomyotomie *w*: Heller's esophagomyotomy, Heller's operation.
Heller-Syndrom *s*: Heller's disease, infantile dementia.
Helle-Zellen-Karzinom *s*: clear cell carcinoma.
Hellfeldmikroskopie *w*: bright-field microscopy.
hellgelb: light yellow.
Helligkeit *w*: lightness, brightness, luminousness.
Helligkeitsregelung *w*: brightness controll.
Helligkeitsscan *m*: B scan, B-mode scan.
Helligkeitsverstärkung *w*: brightness amplification.
Helligkeitswahrnehmung *w*: lightness.
Hellin-Regel *w*: Hellin's rule.
HELLP-Syndrom *s*: HELLP-syndrome.
hellrot: bright red, florid.
hellviolett: mauve.
Helly-Fixierflüssigkeit *w*: Helly's fluid.
Helm *m*: helmet.

Helmet cell: helmet cell.
Helmholtz-Hörtheorie *w*: Helmholtz theory of hearing, static theory of hearing.
Helmholtz-Theorie des Farbensehens: Helmholtz theory of color vision.
Helminthe *w*: helminth.
Helminthen-: helminthic.
Helminthenabszeß *m*: helminthic abscess.
Helminthendysenterie *w*: helminthic dysentery.
Helminthiasis *w*: helminthiasis.
Helminthologie *w*: helminthology, scolecology.
Helodermie *w*: heloderma.
Helvellasäure *w*: helvellic acid.
Helvolinsäure *w*: helvolic acid, fumigacin.
Helweg-Dreikantenbahn *w*: Helweg's tract.
Hemeralopie *w*: hemeralopia, hemeralopsia, day blindness; **angeborene** ~ Oguchi's disease.
Hemeranopsie *w*: hemeranopia.
Hemi-: hemi-, one-sided.
Hemiachromatopsie *w*: hemiachromatopsia, hemichromatopsia.
Hemiagenesie *w*: hemiagenesis.
Hemiageusie *w*: hemiageusia.
Hemiagnosie *w*: hemiagnosia.
Hemialbumin *s*: hemialbumin.
Hemianästhesie *w*: hemianesthesia; **alternierende** ~ alternate hemianesthesia; **bulbäre** ~ bulbar hemianesthesia; **gekreuzte** ~ crossed hemianesthesia.
Hemianalgesie *w*: hemianalgesia.
Hemianenzephalie *w*: hemianencephaly.
hemianopisch: hemianopic.
Hemianopsie *w*: hemianopsia, hemianopia, half vision; **bilaterale** ~ bilateral hemianopsia, binocular hemianopsia; **binasale** ~ binasal hemianopsia; **bitemporale** ~ bitemporal hemianopsia; **echte** ~ true hemianopsia; **gekreuzte** ~ crossed hemianopsia; **gleichsinnige** ~ congrous hemianopsia; **heteronyme** ~ heteronymous hemianopsia; **homonyme** ~ homonymous hemianopsia; **nasale** ~ nasal hemianopsia; **obere** ~ altitudinal hemi-

anopsia; **relative** ~ relative hemianopsia; **temporale** ~ temporal hemianopsia.

Hemiasomatognosie *w*: hemiasomatognosia.

Hemiataxie *w*: unilateral ataxia, cerebellar hemiplegia.

Hemiathetose *w*: unilateral athetosis.

Hemiatonie *w*: hemiatonia.

Hemiatrophia facialis progressiva: progressive facial atrophy, facial hemiatrophy, Romberg's progressive facial hemiatrophy, Parry-Romberg syndrome, facial trophoneurosis.

Hemiatrophia linguae: lingual hemiatrophy, lingual trophoneurosis.

Hemiatrophie *w*: hemiatrophy, hemihypoplasia.

Hemiballismus *m*: hemiballismus, subthalamic syndrome; **bilateraler** ~ biballism.

Hemiblock *m*: hemiblock.

Hemichondrodysplasie *w*: unilateral chondrodysplasia, Ollier's disease, Ollier's osteochondromatosis.

Hemichondrodystrophie *w*: unilateral achondroplasia.

Hemichorea *w*: hemichorea, one-sided chorea, unilateral chorea, hemilateral chorea, hemiplegic chorea.

Hemichromatopsie *w*: color hemianopia.

Hemicrania *w*: hemicrania, hemicephalgia.

Hemidesmosom *s*: hemidesmosome.

Hemidysästhesie *w*: hemidysesthesia.

Hemiektromelie *w*: hemiectromelia.

hemifazial: hemifacial.

Hemigastrektomie *w*: hemigastrectomy.

Hemigigantismus *m*: hemigigantism.

Hemiglossitis *w*: hemiglossitis.

Hemignathie *w*: hemignathia.

Hemihepatektomie *w*: hemihepatectomy.

Hemihidrose *w*: hemihidrosis, hemidrosis.

Hemihypästhesie *w*: hemihypesthesia, hemihypoesthesia.

Hemihypalgesie *w*: hemihypalgesia.

Hemihyperästhesie *w*: hemihyperesthesia.

Hemihyperhidrose *w*: hemihyperhidrosis, hemidiaphoresis.

Hemikaryon *s*: hemikaryon.

Hemikephalie *w*: hemicephaly.

Hemikolektomie *w*: hemicolectomy; **linksseitige** ~ left hemicolectomy; **rechtsseitige** ~ right hemicolectomy.

Hemikorporektomie *w*: hemicorporectomy.

Hemikranie *w*: hemicrania, hemicephalgia, brow pang.

Hemikraniose *w*: hemicraniosis.

Hemilaminektomie *w*: hemilaminectomy.

Hemilaryngektomie *w*: hemilaryngectomy, Gluck's incision.

Hemimelie *w*: hemimelia.

Hemiopie *w*: hemiopia.

Hemiparästhesie *w*: hemiparesthesia.

Hemiparese *w*: hemiparesis.

Hemiparkinsonismus *m*: hemiparkinsonism, hemiplegic parkinsonism.

Hemipelvektomie *w*: hemipelvectomy, interpelvicoabdominal amputation, Jaboulay's amputation.

Hemipinsäure *w*: hemipinic acid.

Hemiplegia alternans: alternate hemiplegia, crossed hemiplegia, stauroplegia.

Hemiplegia alternans facialis: inferior alternate paralysis.

Hemiplegia alternans inferior: Millard-Gubler syndrome, Gubler's paralysis.

Hemiplegia alternans oculomotoria: alternating oculomotor hemiplegia, oculomotor hemiplegia, superior alternate hemiplegia, Weber's paralysis.

Hemiplegie *w*: hemiplegia, hemiparalysis, semiplegia, unilateral paralysis; **akute infantile** ~ hemiconvulsive-hemiplegic syndrome; **alternierende** ~ alternate hemiplegia, crossed hemiplegia, Foville's peduncular syndrome; **aszendierende** ~ ascending hemiplegia; **faziobrachiale** ~ faciobrachial hemiplegia; **homolaterale** ~ collateral hemiplegia; **infantile** ~ infantile hemiplegia; **kollaterale** ~ collateral hemiplegia; **psychogene** ~ hysterical hemiplegia, functional hemiplegia; **schlaffe** ~ flaccid hemiplegia; **spastische** ~ spastic hemiplegia; **spinale** ~ spinal hemiplegia.

hemiplegisch: hemiplegic.

Hemiprostatektomie *w*: hemiprostatectomy.

Hemispasmus *m*: hemispasm; **fazialer ~** facial hemispasm, Bell spasm.

Hemispasmus facialis: facial hemispasm, Bell spasm, facial myospasm, facial myoclonus, clonic facial spasm.

Hemisphäre *w*: hemisphere; **dominante ~** dominant hemisphere, dominant laterality, talking hemisphere; **inferiore ~** nondominant hemisphere.

Hemisphärektomie *w*: hemispherectomy.

Hemisphärensyndrom *s*: hemispheric syndrome.

Hemisphaerium: hemisphere.

Hemisporose *w*: hemisporosis.

Hemistrumektomie *w*: hemistrumectomy.

Hemisystolie *w*: hemisystole.

Hemithermanästhesie *w*: hemithermoanesthesia.

Hemithorax *m*: hemithorax.

Hemizellulose *w*: hemicellulose.

Hemizephalie *w*: hemicephaly.

hemizygot: hemizygous.

Hemizygot *m*: hemizygote.

Hemizygotie *w*: hemizygosity.

Hemizystektomie *w*: partial cystectomy.

hemmbar: inhibitable, repressible.

Hemmechanismus *m*: inhibiting mechanism.

hemmen: inhibit, hinder, suppress, stunt, retard.

hemmend: suppressive, inhibiting.

Hemmer *m*: inhibitor.

Hemmhof *m*: inhibition zone.

Hemmkonzentration *w*: inhibitory concentration; **minimale ~** Abk. **MHK** minimal inhibiting dose [*abbr*] MID.

Hemmstoff *m*: inhibitor.

Hemmtest *m*: inhibition test, suppression test.

Hemmung *w*: inhibition, blockage, repression; **äußere ~** external inhibition; **allosterische ~** allosteric inhibition; **assoziative ~** associative inhibition; **bedingte ~** conditioned inhibition; **externe** ~ external inhibition; **kompetitive ~** competitive inhibition, selective inhibition; **motorische ~** motor inhibition; **neurale ~** neural inhibition; **nichtkompetitive ~** noncompetitive inhibition; **postsynaptische ~** postsynaptic inhibition; **präsynaptische ~** presynaptic inhibition; **proaktive ~** proactive inhibition; **reaktive ~** reactive inhibition; **rekurrente ~** recurrent inhibition, antidromic inhibition; **reziproke ~** reciprocal inhibition; **zelluläre ~** cyto-inhibition.

Hemmungsmißbildung *w*: reduction deformity.

Hemmungsverstärkung *w*: inhibition reinforcement.

Hemmwirkung *w*: inhibitory effect.

Hemmzone *w*: zone of inhibition, prezone.

hemotroph: hematrophe.

Hench-Rosenberg-Syndrom *s*: palindromic rheumatism.

Henderson-Hasselbalch-Gleichung *w*: Henderson-Hasselbalch equation.

Henderson-Paterson-Körperchen: molluscum bodies.

Henke-Raum *m*: Henke space.

Henle-Nervenschicht *w*: Henle's nervous layer, entoretina.

Henle-Schicht *w*: Henle's layer.

Henle-Schleife *w*: loop of Henle, Henle's loop, nephronic loop.

Henoch-Syndrom *s*: Schönlein-Henoch purpura nephritis.

Hensen-Ebene *w*: Hensen's plane.

Hensen-Kanal *m*: Hensen's canal.

Hensen-Stützzelle *w*: Hensen cell.

Hepar *w*: hepar, liver.

Heparansulfat *s*: heparan sulfate.

Heparansulfatausscheidung im Urin: heparitinuria.

Heparin *s*: heparin.

Heparininhibitor *m*: heparin inhibitor.

heparinisieren: heparinize.

Heparinisierung *w*: heparinization.

Heparinlyase *w*: heparin lyase.

Heparinozyt *m*: heparinocyte.

Hepat-: hepat-, hepato-.

Hepatektomie w: hepatectomy.
Hepatikocholangiojejunostomie w: hepaticocholangiojejunostomy.
Hepatikocholedochostomie w: hepaticocholedochostomy.
Hepatikoduodenostomie w: hepaticoduodenostomy.
Hepatikoenterostomie w: hepaticoenterostomy.
Hepatikogastrostomie w: hepaticogastrostomy.
Hepatikojejunostomie w: hepaticojejunostomy.
Hepatikolithotomie w: hepaticolithotomy.
Hepatikostomie w: hepaticostomy.
Hepatikotomie w: hepaticotomy.
Hepatisation w: hepatization; **gelbe** ~ yellow hepatization; **graue** ~ gray hepatization; **rote** ~ red hepatization.
hepatisch: hepatic.
hepatisiert: hepatized.
Hepatitis w: hepatitis; **akute** ~ acute hepatitis; **anikterische** ~ anicteric hepatitis; **cholestatische** ~ cholestatic hepatitis; **chronisch aggressive** ~ Abk. CAH chronic active hepatitis, chronic aggressive hepatitis, subacute hepatitis; **chronisch persistierende** ~ chronic persistent hepatitis; **epidemische** ~ epidemic hepatitis; **fulminante** ~ fulminant hepatitis; **ikterische** ~ icterohepatitis; **infektiöse** ~ infectious hepatitis [abbr] IH; **lupoide** ~ lupoid hepatitis, plasma cell hepatitis, Kunkel syndrome; **toxische** ~ toxic hepatitis, toxipathic hepatitis; **virale** ~ viral hepatitis.
Hepatitis A: hepatitis A, infectious hepatitis [abbr] IH, epidemic hepatitis, epidemic catarrhal jaundice.
Hepatitisantikörper m: hepatitis antibody.
Hepatitis-A-Virus m: hepatitis A virus [abbr] HAV.
Hepatitis B: hepatitis B, serum hepatitis, transfusion jaundice, syringe jaundice, long-incubation hepatitis.

Hepatitis-B-Oberflächenantigen s Abk. HbsAg: hepatitis B surface antigen [abbr] HbsAg, serum hepatitis antigen, SH antigen.
Hepatitis-B-Vakzine w: hepatitis B vaccine.
Hepatitis-B-Virus m: hepatitis B virus [abbr] HBV.
Hepatitis C: hepatitis C, non-A, non-B hepatitis.
hepatitisch: hepatitic.
Hepatitisimpfstoff m: hepatitis vaccine.
Hepatitis Non-A-Non-B: non-A, non-B hepatitis, hepatitis C.
Hepato-: hepat-.
hepatobiliär: hepatobiliary.
Hepatoblast m: hepatoblast.
Hepatoblastom s: hepatoblastoma, embryonal mixed tumor.
Hepatocholangioduodenostomie w: hepatocholangioduodenostomy.
Hepatocholangioenterostomie w: hepatocholangioenterostomy.
Hepatocholangiogastrostomie w: hepatocholangiogastrostomy.
Hepatocholangiojejunostomie w: hepatocholangiojejunostomy.
Hepatocholangiostomie w: hepatocholangiostomy.
Hepatocholangitis w: hepatocholangitis, hepatocholangeitis.
hepatoduodenal: hepatoduodenal.
Hepatoduodenostomie w: hepatoduodenostomy.
hepatoenterisch: hepatoenteric.
Hepatoenterostomie w: hepatoenterostomy.
hepatogastrisch: hepatogastric.
hepatogen: hepatogenic.
Hepatogramm s: hepatogram.
Hepatographie w: hepatography.
hepatojugulär: hepatojugular.
hepatokolisch: hepatocolic.
hepatolentikulär: hepatolenticular.
hepatolienal: hepatolienal, hepatosplenic.
Hepatolienographie w: hepatolienography, hepatosplenography.

Hepatolith *m*: hepatolith.
Hepatolithektomie *w*: hepatolithectomy.
Hepatologie *w*: hepatology.
Hepatom *s*: hepatoma.
Hepatomalazie *w*: hepatomalacia.
Hepatomegalie *w*: hepatomegaly, hepatauxe.
Hepatomegalie bei Glykogenspeicherkrankheit *w*: glycogenic hepatomegaly.
Hepatopathie *w*: hepatopathy.
hepatopathisch: hepatopathic.
Hepatopexie *w*: hepatopexy.
Hepatophlebitis *w*: hepatophlebitis.
Hepatophosphorylase *w*: hepatic phosphorylase.
Hepatophosphorylasemangel *m*: hepatic phosphorylase deficiency, glycogen storage disease VI, Hers disease.
hepatoportal: hepatoportal.
Hepatoptose *w*: hepatoptosis.
hepatorenal: hepatorenal.
Hepatorrhexis *w*: hepatorrhexia.
Hepatosplenitis *w*: hepatosplenitis.
Hepatosplenographie *w*: hepatosplenography, hepatolienography.
Hepatosplenomegalie *w*: hepatosplenomegaly, hepatolienomegaly, splenohepatomegaly.
Hepatostomie *w*: hepatostomy.
Hepatotomie *w*: hepatotomy.
hepatotoxisch: hepatotoxic.
Hepatotoxizität *w*: hepatotoxocity.
hepatotrop: hepatotropic.
Hepatozele *w*: hepatocele.
hepatozellulär: hepatocellular.
hepatozerebral: hepatocerebral.
Hepatozyt *m*: hepatocyte.
Heptabarb *s*: heptabarb.
Heptabarbital *s*: heptabarbital.
Heptachlor *s*: heptachlor.
Heptaminol *s*: heptaminol.
Heptan *s*: heptane.
Heptose *w*: heptoses.
Heptylsäure *w*: heptylic acid.
herabgesetzt: impaired, lowered.
herabhängend: (eyelid) ptotic, ptosed.
herabsetzen: lower, depress.

heranwachsend: adolescent.
Herauskreuzen *s*: outcrossing.
herauslösen: leach.
herausschneiden: excise, ectomize, exsect, remove.
Herauszüchten *s*: outbreeding.
herbal: herbal.
Herbizid *s*: herbicide.
Herbstfieber, japanisches *s*: Fort Bragg fever, pretibial fever.
Herbstgrasmilbe *w*: harvest mite, Trombicula autumnalis.
Herd *m*: focus, tumor, nidus; **epileptischer** ~ epileptic focus.
Herddosis *w* Abk. **HD**: tumor dose.
Herde *w*: herd.
Herdeninstinkt *m*: herd instinct.
Herdentzündung *w*: focal inflammation.
Herdepilepsie *w*: focal epilepsy, local epilepsy, partial epilepsy.
Herdinfektion *w*: focal infection.
Herdläsion *w*: focal lesion.
Herdnekrose *w*: focal necrosis.
Herdnephritis *w*: focal nephritis.
Herdreaktion *w*: local reaction.
Herdsymptom *s*: focal symptom, local symptom.
hereditär: hereditary, familial, familiar, inborn.
Heredität *w*: heredity.
Heredo-: heredo-.
Heredoataxia cerebellaris: hereditary cerebellar ataxia, Marie's hereditary cerebellar ataxia, Marie sclerosis.
Heredoataxie *w*: heredoataxia; **zerebelläre** ~ hereditary cerebellar ataxia, Marie's hereditary cerebellar ataxia, Marie sclerosis.
Heredodegeneration *w*: heredodegeneration; **spinozerebellare** ~ spinocerebellar heredodegeneration.
Hering-Breuer-Reflex *m*: Hering-Breuer reflex, lung reflex.
Hering-Nachbild *s*: Hering effect.
Hering-Nerv *m*: Hering's nerve.
Hering-Test *m*: Hering's test.
Hering-Theorie *w*: Hering's theory.

Hering-Versuch *m*: afterimage test.
Heringwurmkrankheit *w*: anisakiasis.
Herkunft *w*: background, origin, derivation.
Herlitz-Syndrom *s*: Herlitz syndrome, epidermolysis bullosa letalis.
Hermansky-Pudlak-Syndrom *s*: Hermansky-Pudlak syndrome.
Hermaphrodit *m*: hermaphrodite; **echter** ~ true hermaphrodite; **männlicher** ~ male intersex; **weiblicher** ~ female intersex, androgyne.
hermaphroditisch: hermaphroditic, gynandromorphous.
Hermaphroditismus *m*: hermaphroditism, hermaphrodism, androgynism, gynandromorphism; **echter** ~ true hermaphroditism, ovotesticular hermaphroditism, true intersex, gonadal intersexuality.
Hermaphroditismus verus bilateralis: bilateral hermaphroditism.
Hermaphroditismus verus unilateralis: unilateral hermaphroditism.
hermetisch: hermetic.
Hernia *w*: hernia.
Hernia cerebri: cerebral hernia.
Hernia completa: complete hernia.
Hernia femoralis: femoral hernia, merocele.
Hernia femoralis pectinea: pectineal hernia, Cloquet's hernia.
Hernia spuria: pseudohernia.
Hernia synovialis: synovial hernia, Birkett's hernia.
Herniation *w*: herniation.
Hernia tonsillaris: tonsillar hernia.
Hernie *w*: hernia; **gastroösophageale** ~ gastroesophageal hernia; **inkarzerierte** ~ incarcerated hernia, irreducible hernia; **irreponible** ~ irreducible hernia; **paraösophageale** ~ paraesophageal hernia, upside-down stomach; **reponierbare** ~ reducible hernia; **strangulierte** ~ strangulated hernia; **viszerale** ~ splanchnocele.
Hernien-: hernial.
Hernienoperation *w*: hernia repair.
Hernienpunktion *w*: herniopuncture.

Herniolaparotomie *w*: herniolaparotomy.
Hernioplastik *w*: hernioplasty.
Herniorrhaphie *w*: herniorrhaphy.
Herniotomie *w*: herniotomy, celotomy.
Heroin *s*: heroin, diacetylmorphine, diamorphine, acetomorphine.
Heroinabhängigkeit *w*: heroin dependence.
Herpangina *w*: herpangina, benign croupus angina.
Herpes *m*: herpes.
Herpesbläschen *s*: fever blister.
Herpesenzephalitis *w*: herpesvirus encephalitis.
Herpes facialis: fever blister.
Herpes genitalis: genital herpes.
Herpesinfektion *w*: infection with herpes, herpetic fever.
Herpes-Keratitis *w*: herpetic keratitis.
Herpes labialis: Herpes labialis, labial herpes, coldsore.
Herpes simplex: herpes simplex.
Herpes-simplex-Paronychie *w*: herpetic paronychia, herpetic whitlow.
Herpes simplex recurrens: recurrent herpes.
Herpes-Virus *m*: herpes virus [*abbr*] HV, herpesvirus.
Herpes zoster: herpes zoster, zoster, shingles.
Herpes-zoster-Virus *m*: varicella-zoster virus.
herpetisch: herpetic.
Herrick-Syndrom *s*: Herrick's anemia, sickle cell anemia.
Hers-Krankheit *w*: Hers' disease, glycogen storage disease VI, hepatic phosphorylase deficiency.
herstellen: produce, manufacture.
Hersteller *m*: manufacturer.
Herstellung *w*: production.
Herter-Heubner-Krankheit *w*: Herter-Heubner syndrome.
Hertwig-Magendie-Syndrom *s*: Hertwig-Magendie syndrome, skew deviation.
Hertwig-Magendie-Zeichen *s*: Hertwig-Magendie sign, Magendie symptom.

Hertwig-Scheide *w*: epithelial sheath.
herumgebogen: circumflex.
herumgewunden: circumvolute.
herunterhängen: 1. suspend; 2. **schlaff ~ lop.**
Herunterregulation *w*: downregulation.
Hervorquellen *s*: fungating.
hervorrufen: evoke, cause, provoke, challenge.
hervorrufend: provocative.
Herxheimer-Jarisch-Reaktion *w*: Jarisch-Herxheimer reaction, Herxheimer's fever.
Herz *s*: heart, cor; **hypoplastisches ~** hypoplastic heart; **künstliches ~** artificial heart; **linkes ~** left heart; **rechtes ~** right heart.
Herzaktion *w*: cardiac action.
Herzaneurysma *s*: cardiac aneurysm.
Herzanfall *m*: heart attack.
Herzanlage *w*: cardiogenic plate.
Herz-Aorta-: cardioaortic.
Herz-Arterien-: cardioarterial.
Herzasthma *s*: cardiac asthma, cardiasthma, Rostan's asthma.
Herzatrophie *w*: cardiac atrophy, atrophic heart.
Herzauskultation *w*: heart auscultation, cardiac auscultation.
Herzauswurfvolumen *s*: cardiac output; **erniedrigtes ~** hypokinemia; **niedriges ~** low output.
Herzautomatismus *m*: automatic beat.
Herzbeteiligung *w*: cardiac involvement.
Herzbeutel *m*: heart sac, pericardium.
Herzbeutelentzündung *w*: pericarditis.
Herzbeutelflüssigkeit *w*: pericardial fluid.
Herzbeutelpunktion *w*: pericardiocentesis, pericardicentesis.
Herzblock *m*: heart block; **kongenitaler vollständiger ~** congenital complete heart block; **unvollständiger ~** incomplete heart block; **vollständiger ~** complete heart block, complete atrioventricular dissociation.
Herzbuckel *m*: voussure.
Herzchirurgie *w*: cardiac surgery, heart surgery; **offene ~** open heart surgery.

Herzdämpfung *w*: cardiac dullness.
Herzdekompression *w*: cardiac decompression.
Herzdilatation *w*: dilatation of the heart.
Herzdruckmassage *w*: heart massage, cardiac massage.
Herzdynamik *w*: cardiodynamics.
Herzenge *w*: angina pectoris.
herzdynamisch: cardiodynamic.
Herzentwicklung *w*: cardiogenesis.
Herzerkrankung *w*: heart disease, heart condition; **angeborene ~** congenital heart disease; **arteriosklerotische ~** arteriosclerotic heart disease [*abbr*] ASHD; **ischämische ~** ischemic heart disease; **kongenitale ~** congenital heart disease; **koronare ~** coronary heart disease; **rheumatische ~** rheumatic heart disease [*abbr*] RHD, Bouillaud's disease.
Herzerkrankungs-: cardiopathic.
Herzersatz, extrakorporaler *m*: extracorporeal heart.
Herzfehler *m*: heart defect, cardiac defect, heart abnormality; **angeborener ~** congenital heart defect.
Herzfehlerzelle *w*: heart failure cell, cardiac failure cell.
herzförmig: cordate, cordiform.
Herzform *w*: heart configuration.
Herzfrequenz *w*: heart rate, cardiac rate; **kindliche ~** fetal heart rate.
Herzfrequenzsteuerung *w*: cardiac pacing.
Herzgallerte *w*: cardiac jelly.
Herzgeräusch *s*: cardiac sound, cardiac murmur, heart murmur; **atemabhängiges ~** cardiopulmonary murmur; **funktionelles ~** functional murmur; **weiches ~** cardiac souffle.
Herzglykosid *s*: cardiac glycoside.
Herzhypertrophie *w*: hypertrophy of the heart; **exzentrische ~** eccentric hypertrophy; **kompensatorische ~** compensatory hypertrophy of the heart; **konzentrische ~** cardiac concentric hypertrophy.
Herzimpression *w*: cardiac impression.
Herzindex *m*: cardiac index.

Herzinfarkt *m*: cardiac infarction, myocardial infarction; **apikaler** ~ apical myocardial infarction; **subendokardialer** ~ subendocardial infarction; **transmuraler** ~ transmural myocardial infarct, transmural myocardial infarction, through-and-through myocardial infarction.

Herzinnenraum *m*: cardiac cavity.

Herzinnenraumszintigraphie *w*: isotope ventriculography.

Herzinsuffizienz *w*: heart failure, cardiac insufficiency, myocardial insufficiency, myocardial failure.

Herzjagen, anfallsweises *s*: paroxysmal tachycardia.

Herzkammer *w*: heart ventricle, ventricle, cardiac chamber.

Herzkammerschrittmacher *m*: ventricular assist device [*abbr*] VAD.

Herzkatheter *m*: cardiac catheter.

Herzkatheterisierung *w*: heart catheterization, cardiac catheterization.

Herzklappe *w*: heart valve, cardiac valve.

Herzklappenentzündung *w*: valvulitis.

Herzklappenerkrankung *w*: heart valve disease, valvular disease.

Herzklappeninsuffizienz *w*: valvular insufficiency.

Herzklappeninzision *w*: diclidotomy.

Herzklappenprolaps *m*: valve prolapse.

Herzklappenprothese *w*: heart valve prosthesis.

Herzklappenverkalkung *w*: valvular calcification.

Herzklappenvorfall *m*: valve prolapse.

Herzklopfen *s*: palpitation.

Herzkompression *w*: cardiac compression.

Herzkonkrement *s*: cardiac calculus.

Herzkontraktilität *w*: myocardial contractility.

Herzkontraktion *w*: cardiac contraction.

Herzkontusion *w*: myocardial contusion.

Herzkrankheit *w*: heart disease, heart condition; **ischämische** ~ ischemic heart disease; **koronare** ~ Abk. **KHK** coronary heart disease [*abbr*] CHD, coronary artery disease [*abbr*] CAD; **thyreotoxische** ~

thyrocardiac disease; **ventrikuläre** ~ ventricular heart disease [*abbr*] VHD.

Herzkranzgefäß *s*: coronary vessel.

Herz-Kreislauf-: cardiovascular.

Herz-Kreislauf-Erkrankung *w*: cardiovascular disease [*abbr*] CD.

Herz-Kreislauf-Kollaps *m*: cardiovascular collapse.

Herz-Kreislauf-Störung *w*: cardiovascular disorder.

Herz-Kreislauf-System *s*: cardiovascular system [*abbr*] CVS, blood-vascular system.

Herzlage, elektrische *w*: electric heart position.

Herzleiden *s*: heart condition.

Herzleitungssystem *s*: cardiac conduction system.

Herz-Lungen-Maschine *w*: heart-lung machine.

Herz-Lungen-Wiederbelebung *w*: basic life support [*abbr*] BLS.

Herzmassage *w*: heart massage, cardiac massage, cardiac compression.

Herzminutenvolumen *s*: cardiac output.

Herzmittel *s*: cardiac.

Herzmonitoring *s*: cardiac monitoring.

Herzmuskel *m*: cardiac muscle, heart muscle.

Herzmuskelerkrankung *w*: heart muscle disease.

Herzmuskelverkalkung *w*: myocardial calcification.

Herznaht *w*: cardiorrhaphy.

Herzneurose *w*: heart neurosis, cardiac neurosis.

herzneurotisch: neurocardiac.

Herzoperation *w*: cardiac surgery, heart operation.

Herzpatient *m*: cardiac.

Herzpause *w*: cardiac pause.

herzphasengesteuert: cardiac-phase-controlled.

Herzpolyp *m*: cardiac polyp.

Herzpuls *m*: cardiac impulse.

Herzpunktion *w*: cardiopuncture.

Herzreflex *m*: heart reflex, Abrams heart reflex.

Herzregulationszentrum *s*: cardiac center.
Herzreizleitung *w*: cardiac conduction.
Herzrhythmus *m*: cardiac rhythm; **fetaler** ~ fetal rhythm, embryocardia.
Herzröntgenaufnahme *w*: roentgenocardiogram.
Herzruptur *w*: heart rupture, cardiac rupture, cardiorrhexis; **postinfarktiöse** ~ post-infarction heart rupture; **traumatische** ~ traumatic heart rupture.
Herzschatten *m*: heart shadow.
Herzscheidewand *w*: heart septum.
Herzschlag *m*: heartbeat, beat.
Herzschlagvolumen *s*: heart stroke volume.
Herzschlauch *m*: cardiac tube.
Herzschleife *w*: ventricular loop.
Herzschmerz *m*: cardiodynia, cardialgia.
Herzschrittmacher *m*: cardiac pacemaker, heart pacemaker; **implantierter** ~ implanted pacemaker; **künstlicher** ~ artificial cardiac pacemaker; **transvenöser** ~ transvenous catheter pacemaker.
Herzschrittmacherfunktion, kammergesteuerte *w*: ventricular pacing.
Herzschrittmacherimplantation *w*: pacemaker insertion.
Herzschrittmacher-Paß *m*: pacemaker registration card.
Herzschrittmacherstimulation, elektrische *w*: pacing, electroaugmentation.
Herzschrittmacherzentrum *s*: pacemaker center.
Herzseptumdefekt *m*: heart septal defect.
Herzskelett *s*: cardiac skeleton.
Herzspitze *w*: apex of the heart.
Herzspitzenstoß *m*: apex beat, apical impulse; **hebender** ~ heaving apex beat.
herzstärkend: cardiotonic, cordial.
Herzstillstand *m*: heart arrest, cardiac arrest [*abbr*] CA, cardiac standstill; **ventrikulärer** ~ ventricular standstill.
Herzsyndrom, hyperkinetisches *s*: hyperkinetic heart syndrome.
Herztamponade *w*: cardiac tamponade, heart tamponade; **chronische** ~ chronic tamponade.
Herz-Thorax-Verhältnis *s*: cardiothoracic ratio, cardiothoracic index.
Herztod, plötzlicher *m*: sudden cardiac death, sudden death [*abbr*] SD.
Herztöne, kindliche: fetal heart tone [*abbr*] FHT, fetal heartbeats.
Herzton *m*: heart sound, heart tone; **dritter** ~ third sound; **erster** ~ first sound, first heart sound [*abbr*] S$_1$; **gespaltener** ~ split sound; **verdoppelter** ~ duplicated sound; **zusätzlicher** ~ additional sound; **zweiter** ~ second heart sound [*abbr*] S$_2$, second sound, pulmonic second sound.
Herztonspaltung *w*: splitting of heart sounds.
Herztransplantation *w*: heart transplantation, cardiac transplantation.
Herztumor *m*: heart neoplasm, heart tumor.
Herzüberwachung *w*: heart monitoring.
Herz und Amnion betreffend: amniocardiac.
Herz- und Gefäßchirurgie *w*: cardiovascular surgery.
Herzuntersuchung *w*: heart examination.
Herzverfettung *w*: fatty cardiomyopathy, cardiomyoliposis.
Herzvergrößerung *w*: heart enlargement, cardiomegaly.
Herzversagen *s*: heart failure, cardiac failure [*abbr*] CF; **akutes** ~ acute heart failure; **biventrikuläres** ~ biventricular failure; **kongestives** ~ congestive heart failure [*abbr*] CHF.
herzwirksam: cardioactive.
Herzwurm *m*: heartworm.
Herzzeitvolumen *s*: cardiac output.
Herzzyklus *m*: cardiac cycle.
Heschl-Windung *w*: transverse gyri of Heschl.
Hesperidin *s*: hesperidin.
Hesselbach-Band *s*: Hesselbach's ligament, ligamentum interfoveolare.
Hess-Kapillartest *m*: Hess capillary test.
Hetero-: heter-.
Heteroagglutinin *s*: heteroagglutinin.
Heteroallel *s*: heteroallele.
Heteroallel-: heteroallelic.

Heteroantikörper *m*: heteroantibody.
Heteroauxin *s*: heteroauxin.
heteroblastisch: heteroblastic.
Heterochromatin *s*: heterochromatin.
Heterochromatose *w*: heterochromatosis.
Heterochromie *w*: heterochromia.
Heterochromiestar *m*: heterochromic cataract.
Heterochromosom *s*: heterochromosome, allosome.
Heterochronie *w*: heterochronia.
Heterodidymus *m*: heteropagus.
heterodont: heterodont.
Heterodontie *w*: heterodontia.
Heteroduplex *w*: heteroduplex.
Heteroduplex-Kartierung *w*: heteroduplex mapping.
Heterogamet *m*: heterogamete.
heterogametisch: heterogametic, digametic.
Heterogamie *w*: heterogamy.
heterogen: heterogenic, heterogeneic, heterogenous, xenogeneic, xenogenous.
Heterogenese *w*: heterogenesis.
Heterogenie *w*: genetic heterogeneity.
Heterogenität *w*: heterogenicity, heterogeneity.
Heterogenote *w*: heterogenote.
Heterogeusie *w*: heterogeusia.
heterogon: heterogonic.
Heterohämagglutinin *s*: heterohemagglutinin.
Heterohämolysin *s*: heterohemolysin.
heteroimmun: heteroimmune.
Heteroinfektion *w*: heteroinoculation.
Heterointoxikation *w*: heterointoxication.
Heterokaryon *s*: heterokaryon.
Heterokeratoplastik *w*: heterokeratoplasty.
Heterokinesie *w*: heterokinesia.
heterokladisch: heterocladic.
heterolog: heterologous, xenogeneic, xenogenous.
Heterolysosom *s*: heterolysosome.
Heterometropie *w*: heterometropia.
heteromorph: heteromorphous, heteromorphic, anisomorph.
Heteromorphie *w*: heteromorphy.

Heteromorphose *w*: heteromorphosis.
heteronym: heteronymous.
Heteropagus *m*: heteropagus.
Heterophänie *w*: heterophany.
heterophil: heterophil.
Heterophonie *w*: heterophonia.
Heterophorie *w*: heterophoria.
Heterophyes *w*: heterophyes.
Heterophyiasis *w*: heterophyiasis, heterophydiasis.
Heteroplasie *w*: heteroplasia, alloplasia.
Heteroplastik *w*: heteroplasty.
heteroplastisch: heteroplastic.
heteropolar: heteropolar.
Heteroprotein *s*: heterologous protein.
Heteropsie *w*: heteropsia.
Heteroptera *w*: heteroptera.
Heteroserum *s*: heterologous serum.
Heterosexualität *w*: heterosexuality.
heterosexuell: heterosexual.
Heteroskop *s*: heteroscope.
Heterosmie *w*: heterosmia.
Heterosom *s*: heterosome.
Heterotherapie *w*: heterotherapy.
Heterotonie *w*: heterotonia.
heterotop: heterotopic, xenotope.
Heterotopie *w*: heterotopia.
Heterotoxin *s*: heterotoxin.
Heterotransplantat *s*: heterograft, heterotransplant, xenograft, allogeneic graft, heteroplastic graft, xenogeneic graft.
Heterotransplantation *w*: heterotransplantation, xenoplasty.
heterotrop: xenotropic.
heterotroph: heterotrophic, metatroph, metatrophic.
Heterotrophie *w*: heterotrophy.
Heterotropie *w*: concomitant strabismus.
Heterotyp *m*: heterotype.
heterotypisch: heterotypic.
Heterovakzine *w*: heterovaccine.
heteroxen: heteroxenous, heterecious, heteroecious, metecious.
Heteroxenie *w*: heteroxeny, heterecism, metoxeny.
heterozygot: heterozygous, allozygote.
Heterozygot *m*: heterozygote, genetic carrier.

Heterozygotie *w*: heterozygosity.
heterozyklisch: heterocyclic.
Heterozyklus *m*: heterocycle.
Heuasthma *s*: hay asthma.
Heubner-Arteriitis *w*: Heubner's specific endarteritis.
Heubner-Herter-Krankheit *w*: Heubner-Herter disease, infantile celiac disease.
Heufieber *s*: hay fever.
Heuschnupfen *m*: hay fever, seasonal nasal allergy, autumnal catarrh, rhinallergosis, Bostock's catarrh.
Heuser-Membran *w*: Heuser's membrane, exocoelomic membrane.
Hex-: hex-.
Hexaäthylbenzol *s*: hexaethylbenzene.
Hexachloräthan *s*: hexachlorethane.
Hexachlorbenzol *s*: hexachlorobenzene.
Hexachlorcyclohexan *s*: hexachlorocyclohexane, hexachlorane, benzene hexachloride.
Hexachlorophen *s*: hexachlorophene, hexachlorophane.
hexachromatisch: hexachromic.
Hexadimethrinbromid *s*: hexadimethrine bromide.
hexagonal: hexagonal.
Hexal *s*: hexal.
Hexamethoniumbromid *s*: hexamethonium bromide.
Hexamethylentetramin *s*: hexamethylenetetramine, hexamine, hexine, methenamine.
Hexamethylentetramin-Insulingemisch *s*: hexamine insulin.
Hexamidin *s*: hexamidine.
Hexan *s*: hexane.
Hexapropymat *s*: hexapropymate.
Hexcarbacholinbromid *s*: hexcarbacholine bromide, carbolonium bromide.
Hexenmilch *w*: witch's milk, foremilk, neonatal milk secretion.
Hexenschuß *m*: crick in the back.
Hexetidin *s*: hexetidine.
Hexobarbital *s*: hexobarbital, hexobarbitone.
Hexobendin *s*: hexobendine.

Hexocycliummetilsulfat *s*: hexocyclium metilsulfate.
Hexoestrol *s*: hexestrol.
Hexokinase *w*: hexokinase.
Hexokinasemethode *w*: hexokinase method.
Hexon *s*: hexone.
Hexonsäure *w*: hexonic acid.
Hexoprenalin *s*: hexoprenaline.
Hexosamin *s*: hexosamine.
Hexosaminidase *w*: hexosaminidase.
Hexose *w*: hexose.
Hexosediphosphatase *w*: hexosediphosphatase.
Hexosediphosphorsäure *w*: hexosediphosphoric acid.
Hexosemonophosphat *s*: hexosemonophosphate.
Hexosemonophosphatweg *m*: hexosemonophosphate shunt.
Hexosephosphat *s*: hexosephosphate.
Hexosidase *w*: hexosidase.
Hexyl-: hexyl.
Hexylcainhydrochlorid *s*: hexylcaine hydrochloride.
Hexylresorcinol *s*: hexylresorcinol.
Heymann-Glomerulonephritis *w*: Heymann's nephritis.
Hg Abk. **Hydrargyrum** *s*: hydrargyrum [*abbr*] Hg, mercury, quicksilver.
HGPRT Abk. **Hypoxanthin-Guanin-Phosphoribosyltransferase** *w*: hypoxanthine-guanine phosphoribosyl-transferase [*abbr*] HGPRT.
HHL Abk. **1. Hinterhauptlage** *w*; **2. Hypophysenhinterlappen** *m*: 1. occiput presentation; 2. neurohypophysis.
Hiatodontie *w*: open bite.
Hiatus *m*: hiatus, cleft.
Hiatus-: hiatal.
Hiatushernie *w*: hiatal hernia.
Hibernation *w*: hibernation; **künstliche ~** artificial hibernation.
Hibernom *s*: hibernoma, brown fat tumor, lipoblastoma.
Hickman-Katheter *m*: Hickman's catheter.
Hidr-: hidr-.

Hidradenom *s*: hidradenoma, hidroadenoma, apocrine adenoma, eccrine acrospiroma; **eruptives** ~ erputive hidradenoma.

Hidradenoma eruptivum: hidradenoma eruptivum, syringoma.

Hidradenitis *w*: hidradenitis, hydradenitis.

Hidradenitis suppurativa: apocrine acne.

Hidro-: hidr-.

Hidroa *w*: hidroa, hydroa.

Hidrokystom *s*: hydrocystadenoma.

hidrotisch: hidrotic.

Hidrozystom *s*: hidrocystoma.

Hieb *m*: stroke, thrust.

Hierarchie *w*: hierarchy.

hierarchisch: hierarchical.

HIG Abk. **Hyperimmunglobulin** *s*: hyperimmunoglobulin.

Higashi-Anomalie *w*: Chédiak-Higashi anomaly.

Highmore-Höhle *w*: antrum of Highmore.

High-zone-Immunparalyse *w*: high-dose tolerance.

Higoumenakis-Zeichen *s*: clavicular sign.

hilär: hilar.

Hilfe *w*: 1. help, aid, assistance; **Erste** ~ first aid; 2. **ohne** ~ unassisted.

Hilfeleistung *w*: assistance, help, rescue work.

Hilfesuchen *s*: succorance.

Hilflosigkeit *w*: helplessness.

Hilfsbedürftigkeit *w*: neediness.

Hilfsenzym *s*: auxiliary enzyme.

Hilfskrankenschwester *w*: auxiliary nurse.

Hilfsleistung *w*: ancillary service.

Hilfsmittel *s*: device, vehicle.

Hilfsperson *w*: aide, assistent.

Hilfspersonal, medizinisches *s*: allied health professional, paramedical manpower.

Hilfsschwester *w*: auxiliary nurse.

Hilfsstoff *m*: vehicle, inactive ingredient.

Hilton-Linie *w*: Hilton's white line.

Hilum *s*: hilum, hilus.

Hilus *m*: hilus, hilum.

Hiluslymphknotenschwellung *w*: hilar lymphadenopathy.

Hiluslymphknotentuberkulose *w*: hilus tuberculosis.

Hiluslymphknotenvergrößerung *w*: hilar adenopathy.

Hilustanzen *s*: hilar dance, hilus dance.

Hiluszelle *w*: hilum cell, sympathotropic cell, sympathicotrophic cell.

Hiluszelltumor *m*: hilum-cell tumor.

Himbeerzunge *w*: raspberry tongue.

Himsworth-Test *m*: Himsworth's test.

Hinausverlagerung *w*: projection.

hindern: hinder, inhibit, restrain.

Hindernis *s*: obstruction, drag.

Hinderniskasten *m*: obstruction box.

Hinderung *w*: hindrance.

hineindrücken: impact.

hineinzwängen: jam.

Hinfälligkeit *w*: decrepitude, infirmity.

Hinge region *w*: hinge region, hinge area.

hinken: limp, go lame.

Hinken *s*: claudication, limp.

hinkend: claudicatory, lame.

hinten: 1. back, backward; 2. **nach** ~ posteriad.

Hinterdammgriff *m*: posterior perineal maneuver, Ritgen's maneuver.

hinterer: posterior.

Hinterfuß *m*: hindfoot.

Hintergrund *m*: background.

Hintergrundstrahlung *w*: background radiation.

Hinterhaupt *s*: occiput.

Hinterhauptlage *w* Abk. **HHL**: occiput presentation; **rechte hintere** ~ right occipitoposterior position [*abbr*] ROP; **rechte vordere** ~ right occipitoanterior position [*abbr*] ROA; **vordere** ~ frontal posterior position.

Hinterhauptschuppe *w*: occipital squama.

Hinterhirn *s*: afterbrain, metencephalon.

Hinterhorn *s*: dorsal horn of the spinal chord.

Hinterhornzelle *w*: posterior horn cell.

Hinterlappen *m*: posterior lobe.

Hinterscheitelbeineinstellung *w*: posterior asynclitism, Litzmann's obliquity.

Hinter-Seitenstrang-Sklerose *w*: dorsolateral sclerosis.

Hinterstrang *m*: posterior funiculus of spinal cord.

Hinterteil *s*: rump, fundament.

Hinterwandinfarkt *m*: posterior myocardial infarction.

Hinterwurzel *w*: dorsal root, posterior root.

Hinweis *m*: reference, cue.

hinweisen: indicate, refer, point.

hinziehen: delay, protract.

hinzufügen: add.

Hinzukommen *s*: supervention.

Hiob-Syndrom *s*: Job syndrome.

Hippel-Lindau-Krankheit *w*: von Hippel-Lindau disease, Lindau's disease, retinocerebelloangiomatosis.

Hippokampus *m*: hippocampus.

hippokratisch: hippocratic.

Hippuran *s*: hippuran.

Hippursäure *w*: hippuric acid, urobenzoic acid, benzoylaminoacetic acid.

Hippus *m*: pupil unrest, bounding pupil, athetosis pupillaris.

Hirn *s*: brain, cerebrum.

Hirn-: cerebr-.

Hirnabszeß *m*: cerebral abscess, brain abscess, intracerebral abscess, pyocephalus; **otogener** ~ otic cerebral abscess.

hirnähnlich: cerebriform.

Hirnaktivität, asynchrone elektrische *w*: asynchronous activity.

Hirnanhangsdrüse *w*: hypophysis, pituitary gland.

Hirnareal *s*: brain center.

Hirnarterienaneurysma *s*: cerebral aneurysm, cerebrovascular aneurysm.

Hirnarterienangiographie *w*: cerebral angiography.

Hirnarteriensklerose *w*: cerebral arteriosclerosis.

hirnartig: encephaloid.

Hirnatrophie *w*: cerebral atrophy, pseudomicrocephaly; **umschriebene** ~ circumscribed atrophy of the brain.

Hirnbasis *w*: basis cerebri.

Hirnbiopsie *w*: brain biopsy.

Hirnblutung *w*: cerebral hemorrhage.

Hirnbruch *m*: cerebral hernia.

Hirndruck *m*: brain pressure, cerebral compression, compression of the brain.

Hirndrucksteigerung *w*: intracranial hypertension.

Hirndurchblutung *w*: cerebral perfusion.

Hirnembolie *w*: cerebral embolism.

Hirnerkrankung *w*: disease of the brain, cerebropathy, cerebrosis; **organische** ~ organic disease of the brain, encephalosis.

Hirnerschütterung *w*: brain concussion.

Hirnerweichung *w*: cerebral softening, softening of the brain.

Hirnfunktion *w*: brain function, cerebral function.

Hirngefäß *s*: cerebral vessel.

Hirngefäßmißbildung, arteriovenöse *w*: cerebral arteriovenous malformation.

hirngewebsartig: cerebrohyphoid.

Hirnhaut *w*: meninx.

Hirnhaut-: meningo-.

Hirninfarkt *m*: cerebral infarct, cerebral infarction.

Hirnlokalisation *w*: cerebral localization.

Hirnnerv *m*: cranial nerve.

Hirnnervenerkrankung *w*: cranial nerve disease.

Hirnnervenlähmung *w*: cranial nerve palsy.

Hirnnervenpolyneuritis *w*: cranial polyneuropathy, Fisher syndrome.

Hirnnervensyndrom *s*: cranial nerve syndrome.

Hirnödem *s*: brain edema, wet brain, cerebral edema, cerebral congestion, encephaloedema.

Hirnprolaps *m*: proencephaly, herniation of the brain.

Hirnpunktion *w*: encephalopuncture, brain puncture.

Hirnrinde *w*: cerebral cortex.

Hirnsand *m*: acervulus, sand bodies, sabulum.

Hirnschädel *m*: braincase.

Hirnschädigung *w*: brain damage.

Hirnschlag *m*: stroke, cerebral apoplexy.

Hirnsektion *w*: cerebrotomy.

Hirnsichel *w*: falx cerebri.

Hirnsinus *m*: cerebral sinus.

Hirnsinusentzündung *w*: sinusitis.

Hirnsklerose *w*: cerebral sclerosis; **diffuse** ~ diffuse cerebral sclerosis, cerebral diffuse sclerosis; **diffuse sudanophile** ~ sudanophilic diffuse sclerosis; **familiäre diffuse** ~ diffuse infantile familial sclerosis; **familiäre zentrolobuläre** ~ sudanophilic leukodystrophy; **präsenile** ~ presenile sclerosis; **tuberöse** ~ tuberous sclerosis, Pringle-Bourneville syndrome, Bourneville's phakomatosis, epiloia.

Hirnsklerose Scholz-Henneberg-Bielschowsky, diffuse: Scholz-Bielschowsky-Henneberg diffuse cerebral sclerosis, metachromatic leukodystrophy.

Hirnstamm *m*: brain stem.

Hirnstammenzephalitis *w*: rhombencephalitis.

Hirnstammsyndrom *s*: brain stem syndrome.

Hirnstromwellen: brain waves.

Hirnströme: brain potentials.

Hirnsubstanz, graue: gray matter, substantia grisea.

Hirnsubstanz, weiße: white matter, substantia alba.

Hirnsyphilis *w*: neurosyphilis.

Hirnszintigraphie *w*: gamma encephalography, gamma scan.

Hirntätigkeit *w*: brain function, cerebration.

Hirntod *m*: brain death, cerebral death.

hirntot: brain dead.

Hirntumor *m*: brain tumor, cerebral neoplasm.

Hirnventrikel *m*: ventricle.

Hirnverletzung *w*: brain injury.

Hirnzyste *w*: brain cyst; **postapoplektische** ~ apoplectic cyst.

Hirschberg-Schieltest *m*: Hirschberg's test.

Hirschhornriechsalz *s*: ammonium carbonate.

Hirschsprung-Krankheit *w*: Hirschsprung's disease, congenital megacolon.

Hirst-Test *m*: hemagglutination-inhibition test.

Hirsuties papillaris penis: hirsutoid papillomas of the penis, pearly penile papules.

Hirsutismus *m*: hirsutism, hirsuties, excessive hair.

hirsutistisch: hirsute.

Hirudin *s*: hirudin.

Hirudinbehandlung *w*: hirudinization.

Hirudinea *w*: hirudinea.

Hirudiniasis *w*: hirudiniasis.

Hirudo *w*: hirudo, iatrobdella.

Hirudo medicinalis: hirudo medicinalis, medicinal leech.

His-Bündel *s*: His band, atrioventricular bundle, atrioventricular junction, ventriculonector.

His-Bündel-Elektrogramm *s*: His electrography.

His-Bündel-Elektrokardiogramm *s*: His bundle electrogram [*abbr*] HBE.

His-Regel *w*: His rule.

Hiss-Kapselfärbung *w*: Hiss capsule stain.

Hist-: hist-.

Histamin *s* Abk. **H**: histamine, ergamine.

Histaminämie *w*: histaminemia.

Histaminase *w*: histaminase.

Histaminausschlag *m*: histamine flush.

Histaminfreisetzung *w*: histamine liberation.

Histaminkopfschmerz *m*: histamine headache, migrainous neuralgia, vasculosympathetic facial pain.

Histaminliberator *m*: histamine releasing agent.

Histaminphosphat *s*: histamine phosphate, histamine acid phosphate.

Histaminrezeptor *m*: histamine receptor, histamine binding site.

Histaminrezeptorenblocker *m*: histamine receptor blockader.

Histaminschock *m*: histamine shock.

Histaminstimulationstest *m*: histamine stimulation test, gastric analysis.

Histamintest *m*: histamine test.

Histapyrrodin *s*: histapyrrodine.

His-Tawara-Knoten *m*: His-Tawara node,

atrioventricular node.
Histidase *w*: histidase.
Histidasemangel *m*: histidase deficiency.
Histidin *s*: histidine [*abbr*] H.
Histidinämie *w*: histidinemia.
Histidin-Ammoniak-Lyase *w*: histidine ammonia-lyase, histidase.
Histidinbelastungstest *m*: histidine loading test.
Histidindekarboxylase *w*: histidine decarboxylase.
Histidinolphosphatase *w*: histidinolphosphatase.
Histidinurie *w*: histidinuria.
Histidylrest *m*: histidyl residue.
Histio-: histio-.
Histioblast *m*: histioblast.
Histiocytosis X *w*: histiocytosis X.
Histiozyt *m*: histiocyte, histocyte, reticular cell.
histiozytär: histiocytic.
Histiozytenpräkursorzelle *w*: prohistiocyte.
Histiozytom *s*: histiocytoma, xanthofibroma; **malignes fibröses** ~ xanthosarcoma.
Histiozytose *w*: histiocytosis, histocytosis, reticuloendothelial granulomatosis; **maligne** ~ malignant histiocytosis, bony reticulosis.
Histoblast *m*: histoblast.
Histochemie *w*: histochemistry, histologic chemistry.
histogen: histogenous, histiogenic.
Histogenese *w*: histogenesis, histogeny, morphologic synthesis.
Histogramm *s*: histogram.
histoinkompatibel: histoincompatible.
Histoinkompatibilität *w*: histoincompatibility.
histokompatibel: histocompatible.
Histokompatibilität *w*: histocompatibility.
Histokompatibilitätsantigen *s*: histocompatibility antigen.
Histokompatibilitätskomplex *m*: histocompatibility complex.
Histokompatibilitätsprobe *w*: histocom-

patibility testing.
Histologie *w*: histology, histomorphology, histologic anatomy, microanatomy, microhistology.
histologisch: histologic.
Histolyse *w*: histolysis, physiolysis.
histolytisch: histolytic.
Histon *s*: histone.
Histongen *s*: histone gene.
Histonoktamer *s*: histone octamer.
Histonprotein *s*: histone protein.
Histopathogenese *w*: histopathogenesis.
Histopathologie *w*: histopathology, pathologic histology, micropathology, cytopathology.
Histoplasma *s*: histoplasma.
Histoplasma-Mykose *w*: histoplasmosis, Darling's disease.
Histoplasmin *s*: histoplasmin.
Histoplasmintest *m*: histoplasmin test.
Histoplasmom *s*: histoplasmoma.
Histoplasmose *w*: histoplasmosis, Darling's disease; **afrikanische** ~ African histoplasmosis.
Historadiographie *w*: historadiography.
Histospektroskopie *w*: histospectroscopy.
histotoxisch: histotoxic.
histotrop: histotropic.
histotroph: histotroph.
histrionisch: histrionic.
Hitze *w*: heat, fire.
hitzebehandelt: heat-treated.
hitzebeständig: thermostable, heat-resistant.
Hitzebeständigkeit *w*: thermostability.
Hitzebläschen *s*: heat blister, heat spot.
Hitzedenaturierung *w*: thermic denaturation, pyrolyse.
hitzedurchlässig: heat-permeable, transcalent.
hitzeempfindlich: heat-labile.
Hitzeerschöpfung *w*: heat exhaustion, ignisation.
Hitzegefühl *s*: sense of heat, caumesthesia.
Hitzeinaktivierung *w*: heat inactivation.
Hitzekabinett *s*: hot-box.
Hitzekoagulation *w*: heat coagulation.

Hitzekollaps *m*: heat collapse.

Hitzekrampf *m*: heat cramp.

hitzeresistent: thermoduric, heat-resistant.

Hitzeresistenz *w*: heat resistance.

Hitzeschock *m*: heat shock.

Hitzeschockgen *s*: heat shock gene.

Hitzeschockprotein *s*: heat shock protein.

Hitzesonde *w*: heat probe, heater probe.

Hitzestabilität *w*: heat stability.

Hitzestabilitätsprobe *w*: heat stability test.

Hitzestau *m*: heat accumulation.

Hitzesterilisation *w*: heat sterilization.

hitzeundurchlässig: heat-impermeable, athermanous.

Hitzewallung, menopausale *w*: menopausal flush.

Hitzig-Gürtel *m*: Hitzig's girdle.

Hitzschlag *m*: heatstroke, heat prostration, heat hyperpyroxia, thermoplegia.

HIV Abk. **humaner Immundefizienzvirus** *m*: human immunodeficiency virus [*abbr*] HIV.

HIV-Enzephalopathie *w*: HIV dementia complex.

HIV-Kachexiesyndrom *s*: wasting disease, slim disease.

Hk Abk. **Hämatokrit** *m*: hematocrit [*abbr*] HCT, packed cell volume [*abbr*] PCV, volume packed cells [*abbr*] VPC.

HK Abk. **Hexokinase** *w*: hexokinase.

H-Ketten-Krankheit *w*: H-chain disease, Franklin's disease.

HLA Abk. **humanes Leukozytenantigen** *s*: human leukozyte antigene [*abbr*] HLA.

HLA-Antigen *s*: HLA antigen.

HLW Abk. **Herz-Lungen-Wiederbelebung** *w*: basic life support [*abbr*] BLS.

HMG-CoA Abk. **Hydroxymethylglutaryl-CoA** *s*: hydroxymethylglutaryl CoA [*abbr*] HMG CoA.

HMV Abk. **Herzminutenvolumen** *s*: cardiac output.

HNO Abk. **Hals-, Nasen-, Ohren-**: ear, nose and throat [*abbr*] ENT.

HNO₃ Abk. **Salpetersäure** *w*: nitric acid.

Hochdruck *m*: hypertension, high pressure; **arterieller** ~ arterial hypertension;

diastolischer ~ diastolic hypertension; **essentieller** ~ essential hypertension, idiopathic hypertension, primary hypertension; **hypophysärer** ~ pituitary hypertension; **idiopathischer** ~ idiopathic hypertension; **intermittierender** ~ transient hypertension; **labiler** ~ labile hypertension; **medikamentöser** ~ drug-induced hypertension; **neurogener** ~ neurogenic hypertension; **paroxysmaler** ~ paroxysmal hypertension, episodic hypertension; **renaler** ~ renal hypertension; **renopriver** ~ renoprival hypertension; **renovaskulärer** ~ renovascular hypertension; **systolischer** ~ systolic hypertension; **vaskulärer** ~ vascular hypertension; **venöser** ~ venous hypertension; **zentraler** ~ neurogenic hypertension.

Hochdruck-Flüssigkeitschromatographie *w*: high-pressure liquid chromatography [*abbr*] HPLC.

Hochdruckherz *s*: hypertensive heart.

Hochdruckkopfschmerz *m*: pressor headache.

Hochdruckkrise *w*: hypertensive crisis.

Hochdrucksterilisator *m*: autoclave.

Hochdrucksystem *s*: arterial system.

Hochfrequenz *w*: high-frequency.

Hochfrequenzchirurgie *w*: radiosurgery.

Hochfrequenzfilter *m*: high-pass filter.

Hochfrequenzoszillation *w*: high-frequency oscillation.

Hochfrequenzverstärker *m*: high-frequency amplifier.

Hochheben *s*: heave.

hochkalorisch: high-caloric.

hochohmig: high-omic.

Hochspannung *w*: high tension, high voltage.

Hochvakuum *s*: high vacuum.

Hochvakuumröhre *w*: high-vacuum tube.

Hochvolttherapie *w*: high voltage therapy.

Hochwuchs *m*: gigantism.

hocken: squat.

Hockerstellung *w*: squatting position, squatting.

Hoden *m*: testis, testicle, orchis; **akuter** ~ testicular intumescence, swelling of the

testis; **ektoper** ~ ectopic testis; **invertier-ter** ~ inverted testis.
Hodenatrophie *w*: orchidatrophia.
Hodenbiopsie *w*: testis biopsy.
Hodendrehung *w*: testicular torsion.
Hodendystopie *w*: testicular ectopia.
Hodenentzündung *w*: orchitis.
Hodenerkrankung *w*: testopathy, orchiopathy.
Hodenextraktbehandlung *w*: orchidotherapy.
Hodeninsuffizienz *w*: hypo-orchidism, hypogonadism.
Hodenkrebs *m*: testicular cancer, testis cancer.
Hoden-Nebenhodenentzündung *w*: orchidoepididymitis.
Hodenplastik *w*: orchidoplasty.
Hodenreflex *m*: cremasteric reflex.
Hodenretention *w*: cryptorchidism.
Hodensack *m*: scrotum.
Hodensarkom *s*: sarcoma of the testis.
Hodenschmerz *m*: orchialgia, testalgia, orchiodynia.
Hodentorsion *w*: testicular torsion.
Hodentuberkulose *w*: tuberculocele.
Hodentumor *m*: testicular neoplasm.
Hodge-Beckenebene *w*: Hodge's plane.
Hodge-Pessar *s*: Hodge's pessary.
Hodgkin-Krankheit *w*: Hodgkin's disease, granulomatous lymphoma, multiple lymphadenomas, glandular sarcoma, Sternberg's disease, Reed-Hodgkin disease.
Hodgkin-Kreislauf *m*: Hodgkin cycle.
Hodgkin-Zelle *w*: Hodgkin cell.
Hodologie *w*: hodology.
Höchstdosis *w*: maximum dose.
Höchstgrenze *w*: maximum.
Höchstmenge *w*: maximum amount.
Höchstwert *w*: maximum.
Höcker *m*: tuberculum, bump, hump, mamelon.
Höckerbildung *w*: bosselation.
höckrig: tubercular, tuberculate, papillate, uneven, mamillated, mamelonated, bosselated.
Höhe *w*: height, altitude.

Höhenangst *w*: acrophobia.
Höhenanpassung *w*: acclimatization to altitude.
Höhenkrankheit *w*: altitude sickness, mountain sickness, altitude anoxia, Acosta's disease; **chronische** ~ Monge's disease.
Höhenschielen *s*: vertical strabismus.
Höhenschwindel *m*: height vertigo.
Höhenverstellbarkeit *w*: height adjustment.
Höhepunkt *w*: summit, peak, acme.
Höhle *w*: cavity, pocket, socket, hollow, burrow, niche, cave; **seröse** ~ serous sac.
Höhlenbildung *w*: cavitation.
Höhlengrau, zentrales *s*: central gray matter.
Höhlung *w*: vault, cavity.
Höllenstift *m*: lapis infernalis, silver nitrate.
hölzern: woody, ligneous.
Hör-: auditory.
Hörbahn *w*: auditory pathway.
hörbar: audible.
Hörbarkeitsgrenze *w*: audibility limit.
Hörbereich *m*: hearing range, audibility range, range of hearing, range of audibility.
Hörbläschen *s*: otic capsule, acoustic capsule, auditory capsule, otocyst, acoustic papilla.
hören: hear.
Hören *s*: hearing, audition; **einohriges** ~ monaural hearing; **monaurales** ~ monaural hearing.
Hörermüdung *w*: auditory temporary threshold shift.
Hörgerät *s*: hearing aids, deaf-aid.
Hörgrenze *w*: tone limit.
Hörhaar *s*: auditory hair.
Hörhilfe *w*: hearing aids, ear molds.
Hörknöchelchen *s*: auditory ossicle.
Hörkurve *w*: audiometric curve.
Hörlücke *w*: tone gap.
Hörnerv *m*: auditory nerve.
Hörprüfung *w*: hearing test.
Hörrinde *w*: auditory cortex, auditory field.

Hörrohr *s*: auscultation tube, ear trumpet, otophone, Toynbee's otoscope.

Hörschaden *m*: hearing damage.

Hörschädigung *w*: hearing impairment.

Hörschärfe *w*: auditory acuity, hearing acuity; **gesteigerte** ~ hyperacuity.

Hörschwelle *w*: hearing threshold, auditory threshold.

Hörspanne *w*: auditory span.

Hörstörung *w*: hearing disorder, dysacusis; **zentrale** ~ central auditory dysfunction.

Hörstrahlung *w*: acoustic radiation, auditory radiation.

hörstumm: hearing-mute.

Hörstummheit *w*: hearing mutism, hearing muteness.

Hörsturz *m*: sudden deafness.

Hörtäuschung *w*: illusion of hearing.

Hörtest *m*: auditory test.

Hörtheorie *w*: theory of hearing.

Hörtraining *s*: auditory training.

Hörverlust *m*: hearing loss, hearing impairment, deafness, amblyacusis; **beidseitiger** ~ bilateral hearing loss; **funktioneller** ~ functional hearing loss, nonorganic hearing loss; **lärmbedingter** ~ noise-induced hearing loss; **partieller** ~ partial hearing loss; **sensorineuraler** ~ sensorineural hearing loss; **traumatischer** ~ traumatic deafness; **vaskulär bedingter** ~ vascular deafness; **zentraler** ~ central hearing loss.

Hörweite *w*: earshot.

Hörzelle *w*: auditory cell.

Hörzentrum *s*: auditory area, auditory center, acoustic center.

Hoesch-Test *m*: paradimethylaminobenzaldehyde test, Ehrlich's test.

Hof *m*: halo, yard, hof; **kleiner** ~ areola.

Hofbauer-Zelle *w*: Hofbauer cell.

Hoffa-Krankheit *w*: Hoffa's disease.

Hoffa-Lorenz-Operation *w*: Hoffa-Lorenz operation.

Hoffmann-Fingerreflex *m*: Hoffmann sign, digital reflex.

Hoffmann-Syndrom *s*: Werdnig-Hoffmann syndrome.

Hoffmann-Tinel-Klopfzeichen *s*: distal tingling on percussion [*abbr*] DTP, formication sign, Tinel sign.

Hoffmann-Zeichen *s*: Hoffmann's reflex, digital reflex, Trömner's reflex.

Hoffnung *w*: 1. hope; 2. **guter** ~ expectant, pregnant.

Hofmeister-Operation *w*: Hofmeister's operation.

hohl: hollow.

Hohlfaserdialysator *m*: hollow-fiber dialyser.

Hohlfuß *m*: pes cavus, hollow foot.

Hohlhand *w*: palm of hand.

Hohlhandphlegmone *w*: palmar phlegmon.

hohlklingend: amphoric.

Hohlmeißel *m*: gouge, hollow chisel.

Hohlmeißelzange *w*: bone rongeur.

Hohlnadel *w*: hollow needle.

Hohlnägel: koilonychia.

Hohlraum *m*: void, pocket.

Hohlraumstrahlung *w*: blackbody radiation.

Hohlrücken *m*: flat back.

Hohlvene *w*: vena cava; **obere** ~ superior vena cava, precava; **untere** ~ inferior vena cava, postcava.

Hohlwarze *w*: sunken nipple.

Hoke-Operation *w*: Hoke's operation.

holandrisch: holandric.

holistisch: holistic.

Hollander-Hypoglykämietest *m*: Hollander's test.

Holmes-Stewart-Phänomen *s*: Holmes rebound phenomenon, Holmes sign.

Holmgren-Farbsinnesprüfung *w*: Holmgren's test.

Holoacardius *m*: holoacardius.

holoblastisch: holoblastic.

holodiastolisch: holodiastolic.

Holoenzym *s*: holoenzyme.

Hologamie *w*: hologamy.

Hologramm *s*: hologram.

Holographie *w*: holography.

hologyn: hologynic.

holokrin: holocrine.

holometabolisch: holometabolous.

Holonephron *s*: holonephros, segmental organ.

Holoprosenzephalie *w*: holoprosencephaly.

holosystolisch: holosystolic, pansystolic.

Holotopie *w*: holotopy.

Holotopometer *s*: holistic device, holo-apparatus.

holotrich: holotrichous.

Holt-Oram-Syndrom *s*: Holt-Oram syndrome, heart-hand syndrome, atriodigital dysplasia, thrombocytopenia absent-radius syndrome [*abbr*] TAR syndrome.

Holunder *m*: elder.

Holz *s*: wood.

Holzessig *m*: wood vinegar, pyroligneous acid.

Holzknecht-Raum *m*: Holzknecht's space.

Holzkohle *w*: charcoal.

holzschuhförmig: bootshaped.

Holzschuhherz *s*: wooden-shoe heart, sabot heart.

Holzzecke *w*: wood tick.

Homalographie *w*: homalography.

Homans-Thrombosezeichen *s*: Homans sign.

Homatropin *s*: homatropine.

Homatropinhydrobromid *s*: homatropine hydrobromide.

Homatropin-methylbromid *s*: homatropine methylbromide.

Home-Lappen *m*: Home's lobe.

homeotherm: hemathermous, hematothermal.

Hominide *m*: hominid.

Homo-: homo-.

homoblastisch: homoblastic.

homodrom: homodromous.

Homöopathie *w*: homeopathy, hahnemannism.

homöopathisch: homeopathic.

Homöoplasie *w*: homeoplasia, homoioplasia.

homöoplastisch: homeoplastic.

Homöostase *w*: homeostasis, homoios-tasis, homeostatic equilibrium.

Homöotherapie *w*: homeotherapy.

Homöothermie *w*: homeothermy.

homöotisch: homeotic.

homöotypisch: homeotypic.

homoerotisch: homoerotic.

Homoerotizismus *m*: homoeroticism.

Homofenazin *s*: homofenazine.

homogam: homogamous.

homogametisch: homogametic.

Homogamie *w*: homogamy.

homogen: homogenous.

Homogenat *s*: homogenate.

Homogenisator *m*: homogenizer.

homogenisieren: homogenize.

Homogenisierung *w*: homogenization, homogeneization.

Homogenität *w*: homogeneity.

Homogenote *w*: homogenote.

Homogenotisation *w*: homogenotization.

Homogentisinsäure *w*: homogentisic acid, hydroquinone-acetic acid, glycosuric acid, 2,5,-dihydroxyphenylacetic acid, alcapton, alkapton.

Homogentisinurie *w*: homogentisuria.

Homoguajacol *s*: homoguaiacol.

Homoio-: homoio-, homeo-.

homoiotherm: homoiotherm.

Homoiotoxin *s*: homeotoxin, isotoxin.

homoiotoxisch: homeotoxic, isotoxic.

Homokaryon *s*: homokaryon.

Homokeratoplastik *w*: homokeratoplasty.

homokladisch: homocladic.

homolateral: homolateral.

Homoleuzin *s*: homoleucine.

homolog: homologous, isologous, allogeneic.

Homologes *s*: homologue.

Homologie *w*: homology.

homomorph: homomorphic.

homonym: homonymous.

Homophobie *w*: homophobia.

homophobisch: homophobic.

homophon: homophonic.

Homophonie *w*: homophony.

Homophthalsäure *w*: homophthalmic acid.

Homopiperidinsäure *w*: homopiperidinic acid.

Homopolymer *s*: homopolymer.

Homopolypeptid *s*: homopolypeptide.

Homoserin *s*: homoserine.

Homoserindehydratase *w*: homoserine dehydratase.

Homoserindehydrogenase *w*: homoserine dehydroxygenase.

Homosexualität *w*: homosexuality, sexual inversion, Greek love, uranism.

homosexuell: homosexual.

Homosexueller *m*: homosexual.

Homosteroid *s*: homosteroid.

homotrop: homotropic.

Homotropismus *m*: homotropism.

Homovanillinsäure *w*: homovanillic acid.

homoxen: homecious, homoecious.

Homozygie *w*: homozygosis.

homozygot: homozygote, homozygous.

Homozygotie *w*: homozygosity.

homozyklisch: homocyclic.

Homozystein *s*: homocysteine.

Homozystin *s*: homocystine.

Homozystinämie *w*: homocystinemia.

Homozystinurie *w*: homocystinuria, cystathionine β-synthetase deficiency.

homozytotrop: homocytotropic.

Honeymoon-Phase *w*: honeymoon phase.

Honig *m*: honey, mel.

Honorar *s*: fee.

Hoover-Zeichen *s*: Hoover sign.

Hoppe-Goldflam-Syndrom *s*: Hoppe-Goldflam syndrome, myasthenia gravis.

Hordenin *s*: hordenine.

Hordeolum *s*: hordeolum, sty.

Hordeolum externum: zeisian stye.

Hordeolum internum: meibomian stye.

horizontal: horizontal.

Horizontale *w*: horizontal plane; **deutsche** ~ Frankfurt horizontal plane.

Horizontalebene *w*: horizontal plane.

Horizontalschwindel *m*: horizontal vertigo.

Horizontallage *w*: horizontal position.

Horizontaltyp *m*: horizontal heart.

Horizontalzellen: horizontal cells.

Hormisie *w*: hormesis.

Hormon *s*: 1. hormone, internal secretion; **adrenokortikales** ~ adrencortical hormone, cortical hormone; **adrenokortikotropes ~ Abk.** ACTH adrenocorticotropic hormone [*abbr*] ACTH, adrenocorticotrophin, adrenocorticotropin, adrenocorticotropic peptid, adrenotrophin, adrenotropin; **antidiuretisches** ~ Abk. **ADH** antidiuretic hormone [*abbr*] ADH, vasopressin; **atriales natriuretisches** ~ atrial natriuretic factor; **follikelstimulierendes** ~ Abk. **FSH** follicle stimulating hormone [*abbr*] FSH, thylakentrin; **follikelstimulierendes-Hormon Releasing** ~ Abk. **FSH-RH** follicle stimulating hormone releasing hormone [*abbr*] FSHRH; **gastrointestinales** ~ gastrointestinal hormone, gut hormone; **gonadotropes** ~ gonadotropin; **inhibitorisch wirkendes** ~ inhibitory hormone; **interstitielle Zellen stimulierendes** ~ Abk. **ICSH** interstitial cell-stimulating hormone [*abbr*] ICSH; **lipolytisches** ~ ketogenic hormone; **lipotropes** ~ lipotropic hormone [*abbr*] LPH; **luteinisierendes** ~ Abk. **LH** luteinizing hormone [*abbr*] LH, interstitial cell-stimulating hormone [*abbr*] ICSH, metakentrin; **luteotropes** ~ Abk. **LTH** luteotropic hormone [*abbr*] LTH, prolactin; **melanozytenstimulierendes** ~ Abk. **MSH** melanocyte stimulating hormone [*abbr*] MSH, melanophore stimulating hormone; **ovarielles** ~ ovarian hormone; **somatotropes** ~ Abk. **STH** somatotropic hormone [*abbr*] STH, growth hormone; **testikuläres** ~ testicular hormone; **ungebundenes** ~ free hormone; **wachstumshormonfreisetzendes** ~ growth hormone releasing hormone [*abbr*] GHRH; **wachstumshormonhemmendes** ~ growth hormone inhibiting hormone [*abbr*] GHIH; **zirkulierendes** ~ circulatory hormone; 2. ~ **mit tropischer Wirkung** tropic hormone, trophic hormone.

hormonabhängig: hormone-dependent.

hormonal: hormonal, hormonic.

Hormonanalogon *s*: hormone analog.

Hormonantagonist *m*: hormon antagonist.

Hormonbildung *w*: hormone production, hormonogenesis, hormonopoiesis.

Hormonentzugsblutung *w*: withdrawal bleeding.

hormongesteuert: hormone-controlled.

Hormonproduktion *w*: hormone production; **ektope** ~ ectopic hormone production.

Hormonrezeptor *m*: hormone receptor, hormonal receptor.

Hormonsekretion *w*: hormone secretion.

Hormontherapie *w*: hormone therapy, endocrine therapy, endocrinotherapy.

Hormonüberschuß *m*: hormone excess.

Hormonwirkung *w*: hormone action, hormonal influence.

Horn *s*: horn, cone.

Horn-: cerat-, kerato-.

hornartig: hornlike, corneous.

Hornbildung *w*: keratogenesis.

Horner-Bernard-Symptomenkomplex *m*: Horner syndrome, Bernard syndrome, Claude-Bernard-Horner syndrome.

Horner-Muskel *m*: Horner's muscle.

Horner-Pupille *w*: Horner's pupil.

Horner-Symptomenkomplex *m*: Horner syndrome, Bernard syndrome, Claude-Bernard-Horner syndrome.

Horner-Zeichen *s*: Horner sign.

Hornfibrille *w*: keratofibril.

Hornhaut *w*: hornskin, cornea.

hornhautähnlich: keroid.

Hornhautastigmatismus *m*: corneal astigmatism.

Hornhautbank *w*: eye bank.

Hornhautdegeneration, dominant erbliche *w*: Groenouw syndrome.

Hornhautdystrophie *w*: corneal dystrophy.

Hornhautendothel *s*: corneal endothelium.

Hornhautepithel *s*: corneal epithelium.

Hornhauterosion *w*: corneal erosion.

Hornhautfissur *w*: corneal cleft.

Hornhautgeschwür *s*: corneal ulcer; **ser-**

piginöses ~ serpiginous corneal ulcer, Saemisch's ulcer.

Hornhautkegel *m*: keratoconus.

Hornhautkrümmung *w*: corneal curvature.

Hornhautmikroskop *s*: keratoiridoscope, biomicroscope.

Hornhautnarbe *w*: corneal scar.

Hornhautperle *w*: parakeratotic pearl.

Hornhautpigmentierung *w*: tattooing of the cornea.

Hornhautplastik *w*: keratoplasty.

Hornhautpräzipitat *s*: keratic precipitate.

Hornhautreflex *m*: corneal reflex, corneal response.

Hornhautschuppe *w*: horny scale.

Hornhautspiegelung *w*: corneal reflection.

Hornhautstaphylom *s*: anterior staphyloma, keratostaphyloma.

Hornhautstippung *w*: bedewing.

Hornhauttransplantation *w*: corneal transplantation.

Hornhauttrübung *w*: corneal opacity; **gitterartige** ~ lattice dystrophy of cornea, Haab-Dimmer dystrophy, Biber-Haab-Dimmer dystrophy.

Hornhautulkus *s*: keratohelcosis.

Hornhautvorwölbung *w*: keratoectasia, kerectasis.

hornig: keratotic, horny, keratose, corniculate.

Hornisse *w*: hornet.

Hornperle *w*: pearly body.

Hornschwiele *w*: callosity.

Horopter *m*: horopter.

Horror autotoxicus: horror autotoxicus, self-tolerance.

Hortega-Zelle *w*: Hortega cell, perivascular glial cell, microglial cell, mesoglia.

Hortega-Zelltumor *m*: Hortega cell tumor.

Horton-Arteriitis *w*: Horton's arteritis, temporal arteritis, giant cell arteritis.

Horton-Kopfschmerz *m*: Horton cephalgia, Horton's vascular headache.

Horton-Syndrom *s*: histamine headache,

cluster headache, migrainous neuralgia, vasculosympathetic facial pain.

Hospitalbrand *m*: gaseous gangrene.

Hospitalinfektion *w*: hospital infection.

Hospitalismus *m*: hospitalism, hospital infection, nosocomial infection.

Hospiz *s*: hospice.

Hotchkiss-MacManus-Reaktion *w*: Hotchkiss method, Schiff's test.

Houssay-Biasotti-Phänomen *s*: Houssay's phenomenon.

Houssay-Syndrom *s*: Houssay syndrome.

Howard-Test *m*: Howard's method, Ellsworth-Howard test, induced phosphaturia test.

Howell-Jolly-Körperchen *s*: Jolly's body, nuclear particle.

Howell-Körperchen: Howell's bodies.

Howship-Lakune *w*: Howship's lacuna, absorption lacuna.

Howship-Romberg-Zeichen *s*: Howship symptom.

Hoyer-Anastomose *w*: Hoyer's anastomosis.

Hp Abk. **Haptoglobin** *s*: haptoglobin.

HPL Abk. **humanes Plazentalaktogen** *s*: human placental lactogen [*abbr*] HPL, human chorionic somatotropin [*abbr*] HCS.

HPLS Abk. **hypoplastisches Linksherzsyndrom** *s*: left heart hypoplasia syndrome, hypoplasia of the aortic tract complexes.

HPV Abk. **Humanpapillomavirus** *m*: human papillomavirus.

H-Reflex *m*: H reflex, H wave.

H₂-Rezeptoren-Antagonist *m*: H_2-receptor antagonist.

HSG Abk. **Hysterosalpingographie** *w*: hysterosalpingography.

HSN Abk. **hereditäre sensible Neuropathie** *w*: hereditary sensory neuropathy.

H-Substanz *w*: H substance, H antigen.

HSV Abk. **Herpes-simplex-Virus** *m*: herpes simplex virus.

5-HT Abk. **5-Hydroxytryptamin** *s*: 5-hydroxytryptamine [*abbr*] 5-HT.

HTLV Abk. **humanes T-Zell-Leukämie-virus** *s*: human T-cell leukemia virus [*abbr*] HTLV.

Hübl-Jodzahl *w*: Hübl's number.

Hüft-: sciatic.

Hüftarthrose *w*: coxarthrosis.

Hüftbein *s*: hip bone.

Hüftbeugephänomen *s*: hip-flexion phenomenon.

Hüftdysplasie, kongenitale *w*: congenital dysplasia of the hip.

Hüfte *w*: hip; **schnappende** ~ snapping hip, Perrin-Ferraton disease.

Hüfte und Gesäß: haunch.

Hüftgelenk *s*: hip joint.

Hüftgelenkarthrose *w*: arthrosis of the hip, coxarthrosis.

Hüftgelenkentzündung *w*: coxitis.

Hüftgelenkerkrankung *w*: hip-joint disease, coxarthropathy.

Hüftgelenkeröffnung, operative *w*: coxotomy.

Hüftgelenkluxation *w*: dislocation of the hip; **angeborene** ~ congenital dislocation of the hip.

Hüftgelenktuberkulose *w*: coxotuberculosis.

Hüfthinken *s*: gluteal gait, Trendelenburg gait.

Hüftluxation *w*: hip dislocation; **kongenitale** ~ congenital hip dislocation, congenital subluxation of the hip.

Hüftoperation *w*: hip joint operation; **kosmetische** ~ thigh-lift.

Hüftpfannenplastik *w*: acetabuloplasty, shelving operation.

Hüftprothese *w*: hip prosthesis.

Hüftschmerz *m*: hip pain.

Hüftspreizverband *m*: hip abduction bandage.

Hüftstreckreflex, gekreuzter *m*: thigh crossed lengthening reflex, Phillipson's reflex.

Hügel *m*: hillock.

Hühnerauge *s*: corn, hard corn, clavus.

Hühnerbrust *w*: chicken breast, keeled chest, keeled breast, pigeon breast, pigeon chest.

Hühnerleukämievirus *m*: avian leukosis virus.

Hühnersarkomvirus *m*: chicken sarcoma virus.

Hülle *w*: envelope, coat, bag, sheath, theca, tunic.

Hüllenelektron *s*: orbital electron.

Hüllprotein *s*: envelope protein, coat protein.

Hüllzelle *w*: satellite cell.

Hülse *w*: hull, socket.

Hülsenfrucht *w*: legume.

Hünermann-Syndrom *s*: Hünermann's disease.

Hürthle-Zelle *w*: oncocyte, oxyphil cell.

Hürthle-Zelltumor *m*: Hürthle cell adenoma, oncocytoma, oncocytic adenoma, oxyphilic adenoma, oxyphilic carcinoma.

Hueter-Linie *w*: Hueter's line.

Hueter-Zeichen *s*: Hueter sign.

Huet-Kernanomalie *w*: Huet nuclear anomaly.

Hufeisen *s*: horseshoe.

Hufeisenniere *w*: horseshoe kidney.

Hufeisenplazenta *w*: horseshoe placenta.

Huhner-Sims-Test *m*: Huhner's test, Sim's test.

human: human.

Humanalbumin *s*: human albumin.

Humangenetik *w*: human genetics.

Humaninsulin *s*: human insulin.

humanistisch: humanistic.

Humanpapillomavirus *m* Abk. **HPV**: human papillomavirus.

Human-Plasmafraktion, getrocknete *w*: blood plasma powder.

Humero-: humero-.

humeroradial: radiohumeral.

Humerus *m*: humerus, upper arm.

Humerus-: humeral.

Huminsäure *w*: humic acid.

Humor *m*: humor.

humoral: humoral.

Humoralpathologie *w*: humoralism, humoral theory, fluidism.

Humusbildung *w*: humification.

Hund *m*: dog.

Hundebandwurm *m*: dog tapeworm, double-pored tapeworm.

Hundefloh *m*: dog flea, Ctenocephalidis canis.

Hundehakenwurm *m*: dog hookworm.

Hundezecke *w*: dog tick.

Hundsfieber *s*: dog fever.

Hunger *m*: hunger, appetite.

Hungerazidose *w*: starvation acidosis.

Hungerdystrophie *w*: protein-calorie malnutrition, nutritional marasmus.

Hungerkontraktion *w*: hunger contraction.

Hungerkur *w*: fasting cure, limotherapy, nestiatria.

hungern: starve.

Hungerödem *s*: famine edema, famine dropsy, nutritional dropsy.

Hungerosteopathie *w*: hunger osteopathy, alimentary osteopathy.

Hungersnot *w*: famine.

Hungertod *m*: starvation.

Hungerzentrum *s*: hunger center, appetite center, feeding center.

hungrig: hungry, orectic.

Hunner-Ulkus *s*: Hunner's ulcer, Fenwick-Hunner ulcer, elusive ulcer.

Hunner-Zystitis *w*: chronic interstitial cystitis.

Hunter-Addison-Anämie *w*: addisonian anemia, pernicious anemia.

Hunter-Band *s*: gubernacular cord.

Hunter-Glossitis *w*: Hunter glossitis, atrophic glossitis.

Hunter-Schanker *m*: hunterian chancre.

Hunter-Syndrom *s*: Hunter syndrome, iduronosulfate sulfatase deficiency.

Huntington-Chorea *w*: Huntington's disease, degenerative chorea.

Huntington-Zeichen *s*: coughing sign.

Hunt-Lähmung *w*: Ramsey-Hunt paralysis.

Hunt-Syndrom *s*: Hunt's disease, progressive cerebellar asynergia, cerebellofugal degeneration.

Hurler-Pfaundler-Syndrom *s*: Hurler syndrome.

Hurler-Variante *w*: fucosidosis.

husten: cough.

Husten *m*: cough, tussis, bex; **asthmatischer** ~ asthmatic cough; **bellender** ~ barking cough; **blökender** ~ bovine cough; **metallischer** ~ brassy cough; **produktiver** ~ productive cough, wet cough; **reflektorischer** ~ ear cough; **trockener** ~ dry cough; **unproduktiver** ~ nonproductive cough.

Husten-: tussive, tussal, tussicular.

Hustenbonbon *m*: lozenge, troche.

Hustendruckwelle *w*: bechic blast.

Hustenmittel *s*: antitussive, bechic.

Hustenparoxysmus *m*: paroxysmal cough.

Hustenreflex *m*: cough reflex, laryngeal reflex.

Hustensynkope *w*: cough syncope, cough seizure, tussive syncope, laryngeal syncope, laryngeal-vertigo syndrome.

Hustentee *m*: pectoral tea.

Hustenzentrum *s*: coughing center.

Hutchinson-Gilford-Syndrom *s*: Hutchinson-Gilford syndrome, progeria.

Hutchinson-Maskengesicht *s*: Hutchinson's mask, tabetic mask.

Hutchinson-Trias *w*: Hutchinson's triad.

Hutchinson-Zahn *m*: Hutchinson's tooth, Hutchinson's incisors, screwdriver tooth.

Huxley-Schicht *w*: Huxley's layer, Huxley's membrane.

Huxley-Zahnwurzelscheide *w*: Huxley sheath.

HVL Abk. **Hypophysenvorderlappen**: anterior lobe of hypophysis, adenohypophysis.

H-Welle *w*: H wave, H reflex.

HWG Abk. **häufig wechselnder Geschlechtsverkehr** *m*: promiscuity.

HWI Abk. **Harnwegsinfekt** *m*: urinary tract infection [*abbr*] UTI.

HWS Abk. **1. Halbwertschichtdicke** *w*; **2. Halswirbelsäule** *w*: 1. half-value layer; 2. cervical spine.

HWZ Abk. **Halbwertzeit** *w*: half-life.

Hyal-: hyal-.

Hyalin *s*: hyalin, hyaloid.

hyalinartig: hyaline.

Hyalinisation *w*: hyalinization, hyalinosis.

Hyalinosis *w*: hyalinosis, hyalinization.

Hyalinosis cutis et mucosae: hyalinosis cutis, lipoproteinosis, lipoid proteinosis, Urbach-Wiethe disease.

Hyalitis *w*: hyalitis, hyaloiditis.

Hyaloiditis *w*: hyaloiditis, hyalitis.

Hyalomer *s*: hyalomere.

Hyalomma *w*: hyalomma.

Hyaloplasma *s*: hyaloplasm, cell sap, interfilar substance, cytohyaloplasm, cytolymph.

Hyaloserositis *w*: hyaloserositis.

Hyaluronatlyase *w*: hyaluronate lyase.

Hyaluronidase *w*: hyaluronidase, spreading factor.

Hyaluronsäure *w*: hyaluronic acid, hyalomucoid.

hyaluronsauer: hyaluronic.

HY-Antigen *s*: H-Y antigen.

hybrid: hybrid.

Hybrid *s*: hybrid, crossbreed.

hybridarretiert: hybrid-arrested.

Hybrid-Freisetzungstranslation *w*: hybrid released translation.

hybridisieren: hybridize.

Hybridisierung *w*: hybridization, crossbreeding; **molekularbiologische** ~ molecular hybridization.

Hybridom *s*: hybridoma.

Hybridplasmid *s*: hybrid plasmid.

Hybridselektion *w*: hybrid selection.

Hybridzelle *w*: hybrid cell, hybridoma.

Hybridzellenverfahren *s*: hybridoma technique.

Hycanthonum *s*: hycanthone.

Hydantoin *s*: hydantoin.

Hydantoinsäure *w*: hydantoic acid.

Hydarthrose *w*: hydrarthrosis.

Hydatide *w*: hydatid.

Hydatid-: hydatic.

Hydatiddrainage, chirurgische *w*: hydatidostomy.

hydatidenförmig: hydatiform.

Hydatidenschwirren *s*: hydatid thrill, hydatism, Blatin sign.

hydatidiform: hydatidiform.

Hydatidose w: hydatidosis.
Hydatidzyste w: hydatid cyst, proliferation cyst.
Hydergin s: hydergine.
Hydr-: hydr-, hydro-.
Hydracrylsäure w: hydracrylic acid.
Hydrämie w: hydremia.
Hydragogum s: hydragogue.
Hydralazin s: hydralazine, hydrazinophthalazine.
Hydramin s: hydramine.
Hydramnion s: hydramnios.
Hydranenzephalie w: hydranencephaly.
Hydrargyrum s Abk. **Hg**: hydrargyrum [abbr] Hg, mercury, quicksilver.
Hydrarthrose w: hydrarthrosis, articular dropsy; **familiäre periodische ~** intermittent hydrarthrosis; **intermittierende ~** intermittent hydrarthrosis.
hydrarthrotisch: hydrarthrodial.
Hydrase w: hydrase.
Hydrastin s: hydrastine.
Hydrastinin s: hydrastinine.
Hydrat s: hydrate.
Hydratase w: hydratase.
Hydratation w: hydration, hydratization.
Hydratsäure w: acid hydrate.
Hydratwasser s: hydration water.
hydraulisch: hydraulic.
Hydrazid s: hydrazide.
Hydrazin s: hydrazine.
Hydrazon s: hydrazone.
Hydrid: hydride.
hydrieren: hydrate, hydrogenate.
hydriert: hydrated, hydrogenated.
Hydrierung w: hydrogenation.
Hydro-: hydro-.
Hydrobenzoin s: hydrobenzoin.
Hydroberberin s: hydroberberine.
Hydrobilirubin s: hydrobilirubin.
Hydrobiologie w: hydrobiology.
Hydrobromid s: hydrobromide.
Hydrocele feminae: Nuck's hydrocele.
Hydrocele hernialis: inguinal hydrocele.
Hydrocele testis: hydrocele of the testis, orchiocele.
Hydrocele vaginalis: vaginal hydrocele.

Hydrocephalus m: hydrocephalus.
Hydrocephalus e vacuo: hydrocephalus ex vacuo, compensating hydrocephalus.
Hydrocephalus internus: internal hydrocephalus, obstructive hydrocephalus.
Hydrocephalus occlusus: noncommunicating hydrocephalus.
Hydrochinon s: hydroquinone.
Hydrochlorid s: hydrochloride.
Hydrochlorothiazid s: hydrochlorothiazide.
hydrocholeretisch: hydrocholeretic.
Hydrocodein s: dihydrocodeine.
Hydrocodon s: hydrocodone.
Hydrocortamat s: hydrocortamate.
Hydrocortison s: hydrocortisone, cortisol.
Hydrocortisonacetat s: hydrocortisone acetate.
Hydrocortisonhemisuccinat s: hydrocortisone sodium succinate.
Hydrocortisonnatriumphosphat s: hydrocortisone sodium phosphate.
Hydrocortisontertiärbutylacetat s: hydrocortisone tertiary-butylacetate.
Hydrocumarsäure w: hydrocumaric acid, parahydroxyhydratropic acid.
Hydrodiaskop s: hydrodiascope.
Hydrodiffusion w: hydrodiffusion.
Hydrodynamik w: hydrodynamics.
Hydroenzephalozele w: hydroencephalocele.
Hydrogenase w: hydrogenase.
Hydrogenbromid s: hydrogen bromide.
Hydrogenchlorid s: hydrogen chloride.
Hydrogenolyse w: hydrogenolysis.
Hydrogenosom s: hydrogenosome.
Hydrogensulfat s: hydrogen sulfate, acid sulfate.
Hydrogensulfid s: sulfuretted hydrogen, sulfur hydride, sulfhydric acid.
Hydrohämatoarthros s: hydrohemarthrosis.
Hydrohämatosalpinx w: hydrohematosalpinx.
Hydrokalikose w: hydrocalicosis.
Hydrokalix m: hydrocalix.
Hydrokardie w: hydrocardia, hydropericardium.

Hydrokolloid s: hydrocolloid.
Hydrokolpos m: hydrocolpos.
Hydrokolpozele w: hydrocolpocele.
Hydrokortison s: hydrocortisone, cortisol.
Hydrokumarinsäure w: hydrocumaric acid.
hydrolabil: hydrolabile.
Hydrolase w: hydrolase, dehydratase.
Hydrolyase w: hydrolyase.
Hydrolysat s: hydrolysate.
Hydrolyse w: hydrolysis; **alkalische** ~ alkaline hydrolysis; **enzymatische** ~ zymohydrolysis; **saure** ~ acid hydrolysis.
hydrolysieren: hydrolyze.
hydrolytisch: hydrolytic.
Hydromeningozele w: hydromeningocele; **traumatische** ~ Billroth's disease.
Hydrometra w: hydrometra, hydrohystera.
Hydrometrie w: hydrometry.
Hydrometrokolpos m: hydrometrocolpos.
Hydromikrozephalie w: hydromicrocephaly.
Hydromorphon s: hydromorphone, dihydromorphinone.
Hydromphalus m: hydromphalus.
Hydromyelie w: hydromyelia.
Hydromyelozele w: hydromyelocele.
Hydronephrose w: hydronephrosis, nephrohydrosis, nephredema; **angeborene** ~ congenital hydronephrosis; **extrarenale** ~ perirenal hydronephrosis; **infizierte** ~ infected hydronephrosis, pyonephrosis; **intermittierende** ~ intermittent hydronephrosis.
hydronephrotisch: hydronephrotic.
Hydropathie w: hydropathy.
Hydroperikard s: hydropericardium, hydrocardia.
hydroperikarditisch: hydropericarditic.
Hydroperinephrose w: hydroperinephrosis.
Hydropertubation w: hydropertubation.
hydrophil: hydrophilic.
Hydrophilie w: hydrophilicity.
hydrophob: hydrophobic.
Hydrophobie w: hydrophobia, hydrophobocity; **essentielle** ~ paralytic hydrophobia.
Hydrophthalmus m: hydrophthalmus, buphthalmus, hydrophthalmia, infantile glaucoma.
hydropisch: hydropic.
Hydroplasmie w: hydremia.
Hydropneumatose w: hydropneumatosis.
Hydrops m: hydrops, dropsy.
Hydropyelon s: perirenal hydronephrosis.
Hydrorrhö w: hydrorrhea, hydatorrhea.
Hydrosalpinx w: hydrosalpinx, tubal dropsy, salpingian dropsy, sactosalpinx.
Hydrosol s: aqueous suspension.
Hydrostatik w: hydrostatics.
hydrostatisch: hydrostatic.
Hydrotalcit s: hydrotalcite.
Hydrotherapie w: hydrotherapy, water cure.
Hydrothorax m: hydrothorax, hydropleura, dropsy of chest.
Hydrotomie w: hydrotomy.
Hydroureter m: hydroureter, hydroureterosis.
Hydroureteronephrose w: hydroureteronephrosis.
Hydroxiapatit s: hydroxyapatite, bonesalt.
Hydroxiapatitkristall - Ablagerungskrankheit w: calcium hydroxyapatite arthropathy.
Hydroxid s: hydroxide.
Hydroxocobalamin s: hydroxocobalamin.
Hydroxyamphetamin s: hydroxyamphetamine.
Hydroxybenzen s: hydroxybenzene.
Hydroxybuttersäure w: hydroxybutyric acid, oxybutyric acid.
β-Hydroxybuttersäure w: beta-hydroxybutyric acid.
Hydroxybutyrat s: hydroxybutyrate.
Hydroxybutyrat-Dehydrogenase w Abk. **HBDH**: hydroxybutyrate dehydrogenase [abbr] HBD.
Hydroxycarbamid s: hydroxycarbamide.
8-Hydroxychinolin s: quinolinol.
Hydroxychloroquin s: hydroxychloroquine.

Hydroxycolecalciferol *s*: hydroxycolecalciferol.

25-Hydroxyergocalciferol *s*: 25-hydroxyergocalciferol.

Hydroxyessigsäure *w*: hydroxyacetic acid.

Hydroxyethansulfonsäure *w*: isethionic acid.

Hydroxyglutaminsäure *w*: hydroxyglutamic acid.

Hydroxyharnstoff *m*: hydroxyurea.

5-Hydroxyindolessigsäure *w*: 5-hydroxyindoleacetic acid.

Hydroxykaprinsäure *w*: hydroxy-n-decanoic acid.

Hydroxyketosteroid *s*: 11-hydroxy-17-ketosteroid.

17-Hydroxykortikosteroid *s*: 17-hydroxycorticosteroid.

17-Hydroxykortikosteron *s*: 17-hydroxycorticosterone.

Hydroxylamin *s*: hydroxylamine.

Hydroxylase *w*: hydroxylase.

Hydroxylierung *w*: hydroxylation.

Hydroxylysin *s*: hydroxylysine [*abbr*] Hyl.

Hydroxymandelsäure *w*: parahydroxyphenylglycolic acid.

Hydroxymethoxybenzoesäure *w*: hydroxymethoxybenzoic acid.

Hydroxymethylglutaryl-CoA *s* Abk. **HMG-CoA**: hydroxymethylglutaryl CoA [*abbr*] HMG CoA.

Hydroxymethylzytosin *s*: hydroxymethyl cytosine.

Hydroxynaphthoesäure *w*: hydroxynaphthoic acid.

Hydroxypethidin *s*: hydroxypethidine.

Hydroxyphenamat *s*: hydroxyphenamate.

p-Hydroxyphenyl-α-aminopropionsäure *w*: 2-amino-3-p-hydroxyphenylpropionic acid.

Hydroxyphenylessigsäure *w*: oxyphenylacetic acid, parahydroxyphenylacetic acid.

β-Hydroxyphenylpropionsäure *w*: betaphenylpropionic acid.

Hydroxyprocain *s*: hydroxyprocaine.

Hydroxyprogesteron *s*: hydroxyprogesterone, hypoprogesterone hexanoate.

Hydroxyprogesteroncaproat *s*: hydroxyprogesterone caproate.

Hydroxyprolin *s*: hydroxyproline.

Hydroxyprolinämie *w*: hydroxyprolinemia.

Hydroxypropylmethylcellulose *w*: hydroxypropyl methylcellulose.

Hydroxysäure *w*: hydroxy acid.

Hydroxystearinsäure *w*: hydroxystearic acid.

Hydroxysteroid *s*: hydroxysteroid.

Hydroxystilbamidin-di-isoaethionat *s*: hydroxystilbamidine isothionate.

Hydroxytetrakosanosäure *w*: hydroxytetracosanic acid.

Hydroxytetrazyklin *s*: hydroxytetracycline.

5-Hydroxytryptamin *s* Abk. **5-HT**: 5-hydroxytryptamine [*abbr*] 5-HT.

5-Hydroxytryptophan *s*: 5-hydroxytryptophan [*abbr*] HTP.

Hydroxyvalin *s*: hydroxyvaline.

Hydroxyzin *s*: hydroxyzine.

Hydrozele *w*: hydrocele; **doppelseitige ~** bilocular hydrocele; **eingekapselte ~** encysted hydrocele; **kommunizierende ~** communicating hydrocele.

Hydrozelenoperation *w*: hydrocelectomy.

Hydrozephalie *w*: hydrocephaly.

hydrozephalisch: hydrocephalic, hydrocephalous.

Hydrozephalus *m*: hydrocephalus, hydrencephalus, hydrocrania, water on the brain; **angeborener ~** congenital hydrocephalus, primary hydrocephalus; **asymptomatischer ~** occult hydrocephalus; **hypertensiver ~** hypertonic hydrocephalus; **kommunizierender ~** communicating hydrocephalus, external hydrocephalus, Cairns syndrome; **kongenitaler ~** congenital hydrocephalus, primary hydrocephalus; **nicht kommunizierender ~** noncommunicating hydrocephalus;

normotensiver ~ normal-pressure hydrocephalus; **otitischer** ~ otitic hydrocephalus; **postmeningitischer** ~ postmeningitic hydrocephalus.

hydrozephalusartig: hydrocephaloid.

Hydroxyzin s: hydroxyzine.

Hygiene w: hygiene, hygienics.

Hygienemaßnahme w: sanitary regimen.

hygienisch: hygienic, sanitary.

Hygr-: hygr-.

Hygrom s: hygroma; **zervikales** ~ cystic hygroma of the neck; **zystisches** ~ cystic hygroma.

hygromatös: hygromatous.

Hygrometer s: hygrometer, psychrometer.

Hygroskop s: hygroscope.

hygroskopisch: hygroscopic.

Hymecromon s: hymecromone.

Hymen s: hymen, hymenal membrane.

hymenal: hymenal.

Hymenalatresie w: hymenal atresia, imperforate hymen.

Hymenentzündung w: hymenitis.

Hymenexzision w: hymenectomy.

Hymen imperforatus: imperforate hymen.

Hymeninzision w: hymenotomy.

Hymenolepiasis w: hymenolepiasis.

Hymenolepis w: hymenolepis.

Hymenolepisinfestation w: hymenolepiasis.

Hymenoptera w: hymenoptera.

Hymen septus: septate hymen.

Hyodesochycholsäure w: hyodeoxycholic acid.

hyoepiglottisch: hyoepiglottic.

hyoglossal: hyoglossal.

Hyoid s: hyoid.

Hyoid-: hyoid.

hyoideum: hyoid.

hyolaryngeal: hyolaryngeal.

Hyoscin s: hyoscine, scopolamine.

Hyoscyamin s: hyoscyamine.

Hyoszyamin s: hyoscyamine.

Hyoszyaminchlorhydrat s: hyoscyamine hydrochloride.

Hyoszyaminhydrobromid s: hyoscy-

amine hydrobromide.

Hyoszyaminsulfat s: hyoscyamine sulfate.

Hyp-: hyp-.

Hypästhesie w: hypesthesia, hypoesthesia.

Hypakusis w: hypoacusis.

Hypalgesie w: hypalgesia, hypoalgesia.

hypalgetisch: hypalgetic, hypalgesic.

Hypasthenie w: hypasthenia.

Hypazidität w: hypoacidity.

Hyper-: hyper-.

Hyperabduktion w: hyperabduction.

Hyperabduktionssyndrom s: hyperabduction syndrome.

Hyperadrenalismus m: hyperadrenalism.

Hyperämie w: hyperemia; **aktive** ~ active hyperemia; **arterielle** ~ arterial hyperemia; **kollaterale** ~ collateral hyperemia; **passive** ~ passive hyperemia; **perikorneale** ~ limbal flush; **reaktive** ~ reactive hyperemia.

Hyperästhesie w: hyperesthesia, hyperaesthesia, oxyesthesia; **taktile** ~ tactile hyperesthesia, hyperpselaphesia, hyperaphia.

hyperaktiv: hyperactive, overactive.

Hyperaktivität w: hyperactivity, hyperdynamia, superactivity, hyperenergia.

Hyperaktivitätssyndrom s: hyperactive child syndrome [abbr] HACS.

Hyperakusis w: hyperacusis.

Hyperalbuminämie w: hyperalbuminemia.

Hyperaldosteronämie w: hyperaldosteronemia.

Hyperaldosteronismus m: hyperaldsteronism, aldsteronism, Bartter's disease.

Hyperaldosteronurie w: hyperaldosteronuria.

Hyperalgesie w: hyperalgesia.

hyperalgetisch: hyperalgetic, hyperalgesic.

Hyperalimentation w: superalimentation, suralimentation.

Hyperaminoazidämie w: hyperaminoacidemia.

Hyperaminoazidurie w: hyperaminoaciduria.

Hyperammonämie w: hyperammonemia, ammonemia.

Hyperammonurie w: hyperammonuria.

Hyperamylasämie w: hyperamylasemia, diastasemia.

hyperazid: superacid.

Hyperazidität w: hyperacidity, superacidity, peracidity.

Hyperazotämie w: hyperazotemia.

hyperbar: hyperbaric.

Hyperbetaalaninämie w: hyperbetaalaninemia.

Hyperbetalipoproteinämie w: hyperbetalipoproteinemia.

Hyperbilirubinämie w: hyperbilirubinemia; **familiäre** ~ hereditary hyperbilirubinemia, Gilbert's disease, Crigler-Najjar icterus.

hyperbol: hyperbolic.

Hyperbolgläser: hyperbolic glasses.

Hyperbulie w: hyperbulia.

Hyperchlorämie w: hyperchloremia, chloridemia.

hyperchlorämisch: hyperchloremic.

Hyperchlorhydrie w: hyperchlorhydria, hyperhydrochloria, Rossbach's disease.

Hyperchlorurie w: hyperchloruria.

Hypercholesterinämie w: hypercholesterolemia, hypercholesteremia. cholesterinemia, cholesteremia; **familiäre** ~ familial hypercholesterolemia, familial hyperlipoproteinemia type IIa, LDL receptor disorder.

hypercholesterinämisch: hypercholesterolemic.

Hypercholie w: hypercholia.

hyperchrom: hyperchromic, hyperchromatic.

Hyperchromaffinität w: hyperchromaffinism.

Hyperchromasie w: hyperchromasia, hyperchromia, hyperchromatism, hyperchromatosis.

Hyperchromatin s: hyperchromatin.

Hyperchromatopsie w: hyperchromatopsia.

Hyperchromie w: hyperchromia, hyperchromism, hyperchromicity, hyperchromasia, hyperchromatism, hyperchromatosis.

Hyperchylie w: hyperchylia.

Hyperchylomikronämie w: hyperchylomicronemia.

Hyperdaktylie w: polydactyly, hyperdactyly; **tibiale** ~ multihallucism.

hyperdens: hyperdense.

hyperdikrot: hyperdicrotic.

Hyperdikrotie w: hyperdicrotism.

hyperdiploid: hyperdiploid.

Hyperdipsie w: hyperdipsia.

hyperelastisch: hyperelastic.

Hyperelevationssyndrom s: hyperabduction syndrome.

Hyperemesis w: hyperemesis, excessive vomiting.

Hyperemesis gravidarum: hyperemesis gravidarum, morning sickness.

hyperemetisch: hyperemetic.

Hyperendemie w: hyperendemics.

hyperendemisch: hyperendemic, holoendemic.

Hypereosinophilie w: hypereosinophilia.

Hypereosinophiliesyndrom s: hypereosinophilic syndrome, eosinophilic syndrome.

Hyperergie w: hyperergy.

Hyperesophorie w: hyperesophoria.

Hyperexophorie w: hyperexophoria.

Hyperextension w: hyperextension, superextension.

Hyperextension-Hyperflexionstrauma s: hyperextension-hyperflexion injury.

Hyperfibrinogenämie w: hyperfibrinogenemia.

Hyperfibrinolyse w: hyperfibrinolysis, excessive fibrinolysis; **sekundäre** ~ systemic hyperfibrinolysis.

Hyperflexion w: hyperflexion, superflexion, overflexion.

Hypergalaktie w: hypergalactia, hyperlactation, polygalactia.

Hypergammaglobulinämie w: hypergammaglobulinemia.

Hypergastrinämie w: hypergastrinemia.

Hypergenitalismus *m*: hypergenitalism.
Hypergeusie *w*: hypergeusia, gustatory hyperesthesia, oxygeusia.
Hypergie *w*: hypoergia.
hyperglandulär: hyperglandular.
Hyperglobulinämie *w*: hyperglobulinemia.
Hyperglobulie *w*: hyperglobulia, polycythemia vera.
Hyperglukoneogenese *w*: hypergluconeogenesis.
Hyperglykämie *w*: hyperglycemia, hyperglycosemia.
Hyperglykämieneigung *w*: glycophilia.
hyperglykämisch: hyperglycemic.
Hyperglykoneogenese *w*: hyperglyconeogenesis.
Hyperglyzämie *w*: hyperglycoplasmia.
Hyperglyzeridämie *w*: hyperglyceridemia.
Hyperglyzinämie *w*: hyperglycinemia, glycinemia; **ketotische** ~ ketotic hyperglycinemia; **nichtketotische** ~ nonketotic hyperglycinemia.
Hypergonadismus *m*: hypergonadism.
hypergonadotrop: hypergonadotropic.
Hyperheparinämie *w*: hyperheparinemia.
Hyperhidrose *w*: hyperhidrosis, hyperidrosis, hidrosis, hidrorrhea, polyhidrosis.
Hyperhistaminämie *w*: hyperhistaminemia.
Hyperhormonose *w*: hyperhormonism, hyperendocrinism.
Hyperhydration *w*: hyperhydration.
hyperimmun: hyperimmune.
Hyperimmunglobulin *s* Abk. **HIG**: hyperimmunoglobulin.
Hyperimmunglobulinämie *w*: hyperimmunoglobulinemia.
Hyperimmunisierung *w*: hyperimmunization, hypervaccination.
Hyperimmunplasma *s*: hyperimmune plasma.
Hyperimmunserum *s*: hyperimmune serum.
Hyperinnervation *w*: hyperinnervation.
Hyperinsulinämie *w*: hyperinsulinemia, insulinemia.
Hyperinsulinismus *m*: hyperinsulinism.
Hyperintensität *w*: hyperintensity.
Hyperinvolution *w*: hyperinvolution.
Hyperirritabilität *w*: hyperirritability.
Hyperisotonie *w*: hypertonicity.
Hyperjodämie *w*: hyperiodemia.
Hyperkaliämie *w*: hyperkaliemia, hyperkalemia, hyperpotassemia, potassemia.
Hyperkaliurie *w*: hyperkaluria.
Hyperkalzämie *w*: hypercalcemia, hypercalcinemia; **idiopathische** ~ idiopathic hypercalcemia.
Hyperkalzitoninämie *w*: hypercalcitoninemia.
Hyperkalzurie *w*: hypercalcinuria.
Hyperkapnie *w*: hypercapnia, hypercarbia.
hyperkapnisch: hypercapnic.
Hyperkarotinämie *w*: hypercarotenemia, carotinemia, carotinosis, xanthemia, aurantiasis.
Hyperkeratose *w*: hyperkeratosis, hyperkeratinization.
hyperkeratotisch: hyperkeratotic.
Hyperketonämie *w*: hyperketonemia.
Hyperkinese *w*: hyperkinesis, hyperpraxia.
hyperkinetisch: hyperkinetic.
Hyperkoagulabilität *w*: hypercoagulability, excessive coagulability, inopexia.
hyperkoagulativ: hypercoagulable, inopectic.
Hyperkortisolismus *m*: hypercortisolism.
Hyperkortizismus *m*: hypercorticism, hypercorticalism, hyperadrenocorticocism.
Hyperkrinie *w*: hyperendocrinism.
Hyperlaktation *w*: superlactation.
Hyperlaktazidämie *w*: hyperlacticacidemia.
hyperletal: hyperlethal.
Hyperleukozytose *w*: pseudoleukemia.
Hyperlipämie *w*: hyperlipemia.
hyperlipämisch: hyperlipemic.
Hyperlipazidämie *w*: lipacidemia.
Hyperlipidämie *w*: hyperlipidemia, hyperliposis, lipidemia.

Hyperlipoidämie *w*: hyperlipoidemia.

Hyperlipoproteinämie *w*: hyperlipoproteinemia, lipoproteinemia; **endogene** ~ endogenous hyperlipoproteinemia, familial hyperlipoproteinemia type IV; **endogen-exogene** ~ mixed hyperlipemia; **familiäre** ~ familial hyperlipoproteinemia; **gemischte** ~ familial hyperlipoproteinemia type V; **kombinierte** ~ mixed hyperlipoproteinemia, hyperlipoproteinemia type IIb; **sekundäre** ~ acquired hyperlipoproteinemia.

Hyperlipoproteinämie Typ I: familial hyperlipoproteinemia type I, endogenous hypertriglyceridemia, familial fat-induced hypertriglyceridemia, Bürger-Grütz syndrome.

Hyperlipoproteinämie Typ IIa: hyperlipoproteinemia type IIa, familial hypercholesterolemia.

Hyperlipoproteinämie Typ IIb: hyperlipoproteinemia type IIb, mixed hyperlipidemia.

Hyperlipoproteinämie Typ III: familial hyperlipoproteinemia type III, floating beta disease, essential hypercholesterolemia, dysbetalipoproteinemia.

Hyperlipoproteinämie Typ IV: familial hyperlipoproteinemia type IV, familial hyperprebetalipoproteinemia.

Hyperlipoproteinämie Typ V: familial hyperlipoproteinemia type V, mixed hyperlipemia.

Hyperlordose *w*: hyperlordosis.
Hyperluteinisation *w*: hyperluteinization.
Hyperlysinurie *w*: hyperlysinuria.
Hypermagnesiämie *w*: hypermagnesemia, magnesemia.
Hypermanie *w*: hypermania.
Hypermastie *w*: macromastia.
Hypermenorrhö *w*: hypermenorrhea, epimenorrhea.
Hypermetrie *w*: hypermetria.
Hypermetropie *w*: hypermetropia, hyperopia.
Hypermimie *w*: hypermimia.
Hypermineralisation *w*: hypermineralization.

Hypermnesie *w*: hypermnesia.
Hypermotilität *w*: hypermotility.
Hypernatriämie *w*: hypernatremia, sodium excess.
hypernephroid: hypernephroid.
Hypernephrom *s*: hypernephroma, epinephroma, Grawitz tumor.
Hyperöstrogenämie *w*: hyperestrogenemia, hyperestrinemia.
Hyperöstrogenismus *m*: hyperfolliculinism.
Hyperonychie *w*: hyperonychia.
hyperop: hyperope, hyperopic, hypermetropic, hypermetrope.
Hyperopie *w*: hyperopia, farsightedness, longsightedness, long sight, far sight, hypermetropia; **absolute** ~ absolute hyperopia; **latente** ~ latent hyperopia; **manifeste** ~ manifest hyperopia [*abbr*] Hm; **relative** ~ relative hyperopia.
Hyperorexie *w*: hyperorexia.
Hyperosmie *w*: hyperosmia, olfactory hyperesthesia, hyperosphresia.
Hyperosmolalität *w*: hyperosmolality.
hyperosmolar: hyperosmolar.
Hyperosmolarität *w*: hyperosmolarity.
hyperosmotisch: hyperosmotic.
Hyperostose *w*: hyperostosis, hyperosteogenesis; **infantile** ~ infantile hyperostosis, infantile cortical hyperostosis syndrome; **sternokostoklavikuläre** ~ sternocostoclavicular hyperostosis.
Hyperostosis corticalis generalisata familiaris: hyperostosis corticalis generalisata, sclerosteosis, endosteohyperostosis.
Hyperostosis frontalis interna: hyperostosis frontalis interna, endocraniosis, Morgagni's disease, van Buchem syndrome.
Hyperostosis vertebralis senilis ankylosans: senile ankylosing hyperostosis of spine.
Hyperoxämie *w*: hyperoxemia.
Hyperoxalämie *w*: hyperoxalemia.
Hyperoxalurie *w*: hyperoxaluria.
Hyperoxie *w*: hyperoxia.
Hyperoxie-: hyperoxic.

Hyperparathyreoidismus *m*: hyperparathyroidism; **akuter** ~ acute hyperparathyroidism; **primärer** ~ primary hyperparathyroidism; **sekundärer** ~ secondary hyperparathyroidism; **tertiärer** ~ tertiary hyperparathyroidism.

Hyperpathie *w*: hyperpathia, oxypathia.

Hyperpepsie *w*: hyperpepsia, hyperpepsinemia.

Hyperperistaltik *w*: hyperperistalsis.

Hyperphagie *w*: hyperphagia, overeating.

Hyperphalangie *w*: hyperphalangia, hyperphalangism, polyphalangia.

Hyperphenylalaninämie *w*: hyperphenylalaninemia.

Hyperphorie *w*: hyperphoria.

Hyperphosphatämie *w*: hyperphosphatemia.

Hyperphosphatasämie *w*: hyperphosphatasemia.

Hyperphosphatasie *w*: hyperphosphatasia.

Hyperphosphaturie *w*: hyperphosphaturia.

Hyperphosphorämie *w*: hyperphosphoremia.

hyperpigmentiert: overpigmented.

Hyperpigmentierung *w*: hyperpigmentation.

Hyperpituitarismus *m*: hyperpituitarism, hyperhypophysism.

Hyperplasie *w*: hyperplasia, hyperblastosis; **einseitige** ~ hemihyperplasia; **entzündlich-fibröse** ~ inflammatory fibrous hyperplasia; **glandulär-zystische** ~ cystic-glandular hyperplasia; **polypoide** ~ polypoid hyperplasia; **pseudokarzinomatöse** ~ pseudoepitheliomatous hyperplasia.

Hyperplasie der Leber, fokal-noduläre Abk. **FNH**: focal nodular hyperplasia of the liver.

Hyperplasmie *w*: hyperplasmia.

Hyperplasminämie *w*: hyperplasminemia.

hyperplastisch: hyperplastic.

hyperploid: hyperploid.

Hyperpnoe *w*: hyperpnea.

Hyperpolarisation *w*: hyperpolarization.

Hyperpräbetalipoproteinämie *w*: hyperprebetalipoproteinemia.

Hyperprogesteronämie *w*: hyperprogesteronemia, hyperlutemia.

Hyperprolaktinämie *w*: hyperprolactinemia.

Hyperprolinämie *w*: hyperprolinemia, prolinemia; **familiäre** ~ familial hyperprolinemia, encephalopathy with prolinemia, Joseph's disease.

Hyperprosexie *w*: hyperprosexia.

Hyperproteinämie *w*: hyperproteinemia.

Hyperpyrexie *w*: hyperpyrexia; **maligne** ~ malignant hyperpyrexia, fulminant hyperpyrexia.

hyperreaktiv: hyperreactive.

Hyperreaktivität *w*: hyperreactivity.

Hyperreflexie *w*: hyperreflexia.

Hypersaliämie *w*: hypersalinity.

Hypersalivation *w*: hypersalivation.

Hypersegmentierung *w*: 1. hypersegmentation; 2. **hereditäre ~ der Neutrophilen** hereditary hypersegmentation of neutrophils, Undritz anomaly.

Hypersekretion *w*: hypersecretion, supersecretion.

Hypersensibilität *w*: hypersensibility, hypersensitivity.

Hypersensibilitätsreaktion vom verzögerten Typ: delayed hypersensitivity.

hypersensitiv: hypersensitive, supersensitive.

Hypersensitivität *w*: hypersensitivity, hypersensibility.

Hypersensitivität vom verzögerten Typ: cellmediated hypersensitivity.

Hypersomatotropismus *m*: hypersomatotropism.

Hypersomnie *w*: hypersomnia; **periodische** ~ periodic hypersomnia.

Hypersplenismus *m*: hypersplenism.

Hypersteatose *w*: hypersteatosis.

Hypersthenie *w*: hypersthenia.

Hypersthenurie *w*: hypersthenuria.

Hypertelorismus *m*: hypertelorism; **oku-**

lärer ~ orbital hypertelorism.

Hypertelorismus-Hypospadie-Syndrom
s: hypertelorism-hypospadia syndrome,
BBB syndrome.

Hypertension *w*: hypertension; **benigne** ~
benign hypertension; **portale** ~ portal
hypertension; **pulmonale** ~ pulmonary
hypertension.

hypertensiv: hypertensive, hypertonic.

Hypertestosteronismus *m*: hypertestosteronism.

Hyperthekose *w*: hyperthecosis, thecomatosis.

Hyperthermästhesie *w*: hyperthermoesthesia.

Hyperthermalgesie *w*: hyperthermalgesia.

Hyperthermie *w*: hyperthermia, hyperthermy, hyperpyrexia; **künstliche** ~ induced hyperthermia, fever therapy; **maligne** ~ malignant hyperthermia syndrome, malignant hyperpyrexia, fulminant hyperpyrexia; **medikamentös bedingte** ~ thermacogenesis.

Hyperthermiebehandlung *w*: therapeutic
hyperthermia, fever therapy.

Hyperthrombinämie *w*: hyperthrombinemia.

Hyperthymie *w*: hyperthymism.

hyperthyreoid: hyperthyroid.

Hyperthyreoidismus *m*: hyperthyroidism.

Hyperthyreose *w*: hyperthyroidism, thyroidism, Parry's disease, thyroxine excess; **iatrogene** ~ iatrogenic hyperthyroidism; **induzierte** ~ factitious hyperthyroidism; **jodinduzierte** ~ iodine-induced
hyperthyroidism, iod-Basedow; **maskierte** ~ masked hyperthyroidism, apathetic hyperthyroidism; **primäre** ~ primary hyperthyroidism; **sekundäre** ~ secondary hyperthyroidism.

Hyperthyroxinämie *w*: hyperthyroxinemia.

hyperton: hypertonic, hypertensive, hyperisotonic.

Hypertonie *w*: hypertonia, hypertonus,
hypertension; **essentielle** ~ essential
hypertension; **maligne** ~ malignant

hypertension, accelerated hypertension;
portale ~ portal hypertension; **pulmonale** ~ pulmonary hypertension; **renale** ~
renal hypertension; **renovaskuläre** ~
renovascular hypertension, Goldblatt's
hypertension; **symptomatische** ~ symptomatic hypertension, secondary hypertension.

Hypertonus *m*: hypertonus, high blood
pressure, hypertonia, hypertension; **maligner** ~ malignant hypertension, accelerated hypertension.

Hypertrichose *w*: hypertrichosis, excessive hairiness, polytrichia.

Hypertriglyzeridämie *w*: hypertriglyceridemia; **alimentäre** ~ alimentary hypertriglyceridemia; **exogene** ~ exogenous
hypertriglyceridemia; **familiäre** ~ familial hypertriglyceridemia; **primäre** ~
familial hypertriglyceridemia; **sekundäre** ~ exogenous hypertriglyceridemia.

hypertroph: hypertrophic.

Hypertrophie *w*: hypertrophy, hypertrophia; **biventrikuläre** ~ biventricular
hypertrophy; **echte** ~ true hypertrophy;
einfache ~ simple hypertrophy; **einseitige** ~ unilateral hypertrophy, hemihypertrophy; **ekzentrische** ~ eccentric
hypertrophy; **funktionelle** ~ functional
hypertrophy; **kompensatorische** ~ compensatory hypertrophy, complementary
hypertrophy, vicarious hypertrophy; **konzentrische** ~ concentric hypertrophy;
linksventrikuläre ~ Abk. **LVH** left ventricular hypertrophy [*abbr*] LVH; **rechtsventrikuläre** ~ right ventricular hypertrophy [*abbr*] RVH.

Hypertrophie des rechten Ventrikels:
right ventricular hypertrophy [*abbr*]
RVH.

Hypertropie *w*: hypertropia.

Hypertyrosinämie *w*: hypertyrosinemia.

Hyperurikämie *w*: hyperuricemia, uricacidemia, urateemia, agremia, lithemia.

Hyperurikosurie *w*: hyperuricuria, hyperlithuria.

Hypervalinämie *w*: hypervalinemia.

hypervariabel: hypervariable.
Hypervaskularität w: hypervascularity.
hypervaskulär: hypervascular.
Hyperventilation w: hyperventilation [*abbr*] HV, increased respiration, overbreathing, hyperaeration; **neurogene ~** central neurogenic hyperventilation; **psychogene ~** hysterical hyperventilation.
Hyperventilationstetanie w: hyperventilation tetany, tetany of alkalosis.
Hyperviskosität w: hyperviscosity.
Hyperviskositätssyndrom s: hyperviscosity syndrome.
Hypervitaminose w: hypervitaminosis, supervitaminosis.
Hypervolämie w: hypervolemia.
hypervolämisch: hypervolemic.
Hyperzementose w: hypercementosis, cementosis.
Hyphäma w: hyphema.
Hyphe w: hypha.
Hyphidrose w: hypohidrosis.
Hypinose w: hypinosis, hypofibrinogenemia.
hypnagogisch: hypnagogic, predormital.
hypnoid: hypnoid.
Hypnonarkose w: hypnoanesthesia.
Hypnose w: hypnosis, hypnotic psychotherapy, hypnotic sleep, Bernheim's therapy.
Hypnotherapie w: hypnotherapy.
Hypnotikum s: hypnotic, dormifacient.
hypnotisch: hypnotic, soporific.
Hypo-: hypo-.
Hypoadrenalismus m: hyposuprarenalism, hypadrenia, hypoadrenalemia.
Hypoadrenokortizismus m: hypoadrenocorticism.
hypoaktiv: hypoactive.
Hypoalbuminämie w: hypoalbuminemia, hypalbuminemia, hypalbuminosis.
Hypoaldosteronismus m: hypoaldosteronism, hypoaldosteronemia, aldosteronopenia; **isolierter ~** isolated hypoaldosteronism; **primärer ~** primary hypoaldosteronism; **sekundärer ~** hyporeninemic hypoaldosteronism.

Hypoalimentation w: hypoalimentation.
hypoallergen: hypoallergenic.
Hypoalphalipoproteinämie w: hypoalphalipoproteinemia, alpha-lipoprotein deficiency, Tangier disease.
Hypoazidität w: hypacidity.
hypobar: hypobaric.
Hypobarismus m: hypobarism.
Hypobetalipoproteinämie w: hypobetalipoproteinemia.
Hypobromit s: hypobromite.
Hypochlorämie w: hypochloremia, hypochloridemia, chloropenia.
Hypochlorhydrie w: hypochlorhydria, hypohydrochloria, hypacidity.
Hypochlorid s: hypochlorite.
Hypochlorierung w: hypochloridation.
Hypocholesterinämie w: hypocholesterolemia.
Hypocholie w: hypocholia.
Hypochonder m: hypochondriac.
Hypochondrie w: hypochondria, hypochondriasis, hypochondrial neurosis, nosomania, neuriasis.
hypochondrisch: hypochondriac.
Hypochondrium s: hypochondrium.
Hypochondroplasie w: hypochondroplasia, chondrohypoplasia.
hypochrom: hypochromic.
Hypochromasie w: hypochromatism, hypochromicity, oligochromasia.
Hypochromatose w: hypochromatosis.
Hypochromie w: hypochromia, hypochromasia.
Hypochylie w: hypochylia.
hypodens: hypodense.
Hypoderm s: hypoderm, hypodermis.
Hypoderma s: hypoderma.
hypodermal: hypodermatic.
hypodiploid: hypodiploid.
Hypodipsie w: hypodipsia.
Hypodontie w: hypodontia.
hypodynamisch: hypodynamic.
Hypoepinephrinämie w: hypoepinephrinemia.
Hypoesophorie w: hypoesophoria.
Hypoexophorie w: hypoexophoria.

Hypoferrämie *w*: hypoferremia.
Hypofibrinogenämie *w*: hypofibrinogenemia, hypinosis, fibrinogenopenia.
Hypogäasäure *w*: hypogeic acid.
Hypogalaktie *w*: hypogalactia, oligogalactia.
Hypogammaglobulinämie *w*: hypogammaglobulinemia; **erworbene** ~ acquired hypogammaglobulinemia; **kongenitale** ~ congenital hypogammaglobulinemia, infantile sex-linked hypogammaglobulinemia; **neonatale** ~ physiologic hypogammaglobulinemia, transient hypogammaglobulinemia of infancy; **physiologische** ~ physiologic hypogammaglobulinemia; **sekundäre** ~ acquired hypogammaglobulinemia.
hypogastrisch: hypogastric.
Hypogastrium *s*: hypogastrium.
Hypogenesie *w*: hypogenesis.
Hypogenitalismus *m*: hypogenitalism.
Hypogeusie *w*: hypogeusia.
hypoglossisch: hypoglossal.
Hypoglossus *m*: hypoglossus, nervus hypoglossus.
Hypoglossuslähmung *w*: hypoglossal paralysis, glossoplegia, glossolysis.
Hypoglottis *w*: hypoglottis.
Hypoglykämie *w*: hypoglycemia; **infantile idiopathische** ~ MacQuarrier syndrome; **insulinbedingte** ~ insulin-induced hypoglycemia; **leuzinempfindliche** ~ leucine-induced hypoglycemia; **medikamentös induzierte** ~ drug-induced hypoglycemia; **postprandiale** ~ postprandial hypoglycemia; **reaktive** ~ reactive hypoglycemia, functional hypoglycemia.
hypoglykämisch: hypoglycemic.
Hypognathie *w*: micrognathia.
hypogonadal: hypogonadal.
Hypogonadismus *m*: hypogonadism, genital infantilism, sexual infantilism; **hypergonadotroper** ~ hypergonadotropic hypogonadism, primary hypogonadism; **hypogonadotroper** ~ familial hypogonadotropic hypogonadism, secondary hypogonadism.

hypogonadotrop: hypogonadotropic, hypogonadotrophic.
Hypogonadotropismus *m*: hypogonadotropism, hypogonadotrophism.
Hypohidrose *w*: hypohidrosis, oligohidrosis, hypoidrosis, hidroschesis.
hypohidrotisch: hypohidrotic.
Hypohydration *w*: hypohydration.
hypohypnotisch: hypohypnotic.
Hypoinsulinämie *w*: hypoinsulinemia.
Hypoinsulinismus *m*: hypoinsulinism.
hypokalämisch: hypokalemic, hypopotassemic.
Hypokaliämie *w*: hypokaliemia, hypokalemia, hypopotassemia, potassium depletion.
hypokaliämisch: hypokalemic, hypopotassemic.
Hypokalzämie *w*: hypocalcemia.
Hypokalzipexie *w*: hypocalcipexy.
Hypokalzistie *w*: hypocalcipexy.
Hypokalzitoninämie *w*: hypocalcitoninemia.
Hypokalziurie *w*: hypocalciuria.
Hypokapnie *w*: hypocapnia, hypocarbia, acapnia.
Hypokinese *w*: hypokinesia, hypanakinesia.
hypokinetisch: hypokinetic.
Hypokoagulabilität *w*: hypocoagulability.
hypokoagulativ: hypocoagulable.
Hypokonvertinämie *w*: hypoconvertinemia, factor VII deficiency.
Hypokortikalismus *m*: hypocorticalism.
Hypokortizismus *m*: hypocorticism.
hypokrin: hypoglandular.
Hypolemma *s*: hypolemma.
Hypolipämie *w*: hypolipemia.
Hypolipidämie *w*: hypolipiposis.
Hypolipoproteinämie *w*: hypolipoproteinemia.
Hypomagnesiämie *w*: hypomagnesemia.
Hypomanie *w*: hypomania, submania.
Hypomastie *w*: hypomastia.
Hypomelanosis *w*: hypomelanosis.
Hypomelanosis guttata idiopathica: idiopathic guttate hypomelanosis.

Hypomenorrhö w: hypomenorrhea.
Hypomer s: hypomere, ventrolateral mass.
Hypomerie w: hypomery.
Hypomesosoma s: hypomesosoma.
Hypometabolismus m: hypometabolism.
Hypometrie w: hypometria.
hypomimisch: hypomimic.
Hypomnesie w: hypomnesia.
hypomorph: hypomorph.
Hypomotilität w: hypomotility.
Hyponatriämie w: sodium deficit, hyponatremia.
Hyponatriurie w: hyponatruria.
hyponkotisch: hypo-oncotic.
Hyponychium s: hyponychium.
Hypoöstrogenämie w: hypoestrogenemia.
Hypoosmolarität w: reduction in osmolarity.
Hypoosmolarität des Blutplasmas: hydroplasmia.
Hypoosmolaritätssyndrom s: hypo-osmolar syndrome.
Hypopallästhesie w: hypopallesthesia.
hypoparathyreoid: hypoparathyroid.
Hypoparathyreoidismus m: hypoparathyroidism, parathyroid insufficiency.
Hypoperfusion w: hypoperfusion.
Hypoperistaltik w: hypoperistalsis.
Hypophalangie w: hypophalagnism.
hypopharyngeal: hypopharyngeal.
Hypopharyngoskop s: hypopharyngoscope.
Hypopharyngoskopie w: hypopharyngoscopy.
Hypopharynx m: hypopharynx, laryngeal pharynx, pharyngoesophagus.
Hypopharynxdivertikel s: pharyngocele.
Hypophonie w: hypophonia.
Hypophorie w: hypophoria.
Hypophosphatämie w: hypophosphatemia, hypophosphoremia; familiäre ~ familial hypophosphatemic rickets.
Hypophosphatasie w: hypophosphatasia.
Hypophosphaturie w: hypophosphaturia.
Hypophrenie w: hypophrenia.
hypophysär: hypophyseal, hypophysial, pituitary, hypopituitary.

Hypophyse w: hypophysis, pituitary.
Hypophysektomie w: hypophysectomy, hypophysiectomy; kryochirurgische ~ cryohypophysectomy; medikamentöse ~ chemical hypophysectomy; transsphenoidale ~ trans-sphenoidal hypophysectomy.
hypophysektomieren: hypophysectomize.
Hypophysenadenom s: pituitary adenoma.
Hypophysenausschaltung w: hypophysectomy; kryochirurgische ~ cryohypophysectomy.
Hypophysenentzündung w: hypophysitis.
Hypophysenextrakt m: pituitary.
Hypophysenhinterlappen m Abk. HHL: posterior lobe of hypophysis, neurohypophysis, neural lobe.
Hypophysenhinterlappenextrakt m: pituitary solution.
Hypophysenhinterlappenresektion w: neurohypophysectomy.
Hypophysenhochdruck m: pituitary hypertension.
Hypophysenhormon s: hypophysial hormone, pituitary hormone.
Hypophyseninfarkt m: pituitary infarction.
Hypophyseninsuffizienz w: pituitary insufficiency, hypophysial dystrophy.
Hypophysennekrose w: postpartal pituitary necrosis, Sheehan syndrome.
Hypophysenstiel m: hypophysial stalk, infundibular stem, neural stalk.
Hypophysentumor m: hypophyseal tumor, pineal tumor.
Hypophysenüberfunktion w: hyperpituitarism.
Hypophysenunterfunktion w: hypopituitarism.
Hypophysenvorderlappen m Abk. HVL: anterior lobe of hypophysis, adenohypophysis.
Hypophysenvorderlappengewebe, lyophilisiertes s: lyophilized anterior pituitary [abbr] LAP.
Hypophysenvorderlappenhormon s: anterior pituitary hormone, adenohypophysial hormone.

Hypophysenvorderlappeninfarkt *m*: pituitary apoplexy.

Hypophysenvorderlappeninsuffizienz *w*: anterior pituitary insufficiency, hypopituitarism, Simmonds disease, subpituitarism.

hypophyseotrop: hypophysiotropic.

Hypophysin *s*: hypophysin.

Hypopituarismus *m*: anterior pituitary insufficiency.

hypopituitär: hypopituitary.

Hypopituitarismus *m*: hypopituitarism, anterior pituitary insufficiency, Simmonds disease, subpituitarism.

Hypoplasie *w*: hypoplasia; **ektodermale ~** ectodermal hypoplasia; **fokale dermale ~** focal dermal hypoplasia, Goltz syndrome; **kraniofaziale ~** craniofacial hypoplasia.

Hypoplasie des rechten Ventrikels: hypoplasia of the right ventricle, parchment heart.

hypoplastisch: hypoplastic.

hypoploid: hypoploid.

Hypoploidie *w*: hypoploidy.

Hypopnoe *w*: hypopnea, oligopnea.

Hypoproakzelerinämie *w*: hypoproaccelerinemia.

Hypoprogesteronämie *w*: hypolutemia.

Hypoprokonvertinämie *w*: hypoproconvertinemia, factor VII deficiency.

Hypoproteinämie *w*: hypoproteinemia.

hypoproteinämisch: hypoproteinemic.

Hypoprothrombinämie *w*: hypoprothrombinemia, prothrombin deficiency, prothrombinopenia.

Hypopyon *s*: hypopyon.

hyporeaktiv: hyporeactive.

Hyporeflexie *w*: hyporeflexia, hyporeflectivity.

Hyposcheotomie *w*: hyposcheotomy.

Hyposekretion *w*: hyposecretion.

hyposensibilisieren: hyposensitize.

Hyposensibilisierung *w*: hyposensitization.

Hyposensibilisierungsbehandlung *w*: hyposensitization therapy.

Hyposensitivität *w*: hyposensitivity.

Hyposiderinämie *w*: hypoferremia, oligosideremia.

Hyposmie *w*: hyposmia, olfactory hypoesthesia, hyposphresia.

Hyposomie *w*: hyposomia.

Hyposomnie *w*: hyposomnia.

Hypospadie *w*: hypospadias; **glanduläre ~** glandular hypospadias, balanic hypospadias; **penile ~** penile hypospadias; **penoskrotale ~** penoscrotal hypospadias; **perineale ~** perineal hypospadias.

Hypostase *w*: hypostasis.

hypostatisch: hypostatic.

Hyposthenie *w*: hyposthenia.

Hyposthenurie *w*: hyposthenuria.

Hypostomum *s*: hypostome.

Hypostose *w*: hypostosis.

Hyposystolie *w*: hyposystole.

Hypotelorismus *m*: hypotelorism.

Hypotension *w*: hypotension, hypopiesia.

hypothalamisch: hypothalamic.

Hypothalamotomie *w*: hypothalamotomy.

Hypothalamus *m*: hypothalamus.

Hypothalamushormon *s*: hypothalamic hormone.

Hypothalamuskern *m*: hypothalamic center.

Hypothalamussyndrom *s*: infundibular syndrome, Claude-Lhermitte syndrome.

Hypothenar *s*: hypothenar, antithenar.

hypotherm: hypothermal.

Hypothermie *w*: hypothermia, hypothermy; **akrale ~** acrohypothermy; **-akzidentelle ~** accidental hypothermia; **induzierte ~** induced hypothermia; **künstliche ~** induced hypothermia; **leichte ~** moderate hypothermia; **lokale ~** regional hypothermia; **regionale ~** regional hypothermia; **schwere ~** profound hypothermia.

Hypothermienarkose *w*: hypothermic anesthesia.

Hypothermieschädigung des Neugeborenen: neonatal cold injury.

Hypothese *w*: hypothesis.

Hypothesenprüfung *w*: hypothesis test.

Hypothromboplastinämie w: hypothromboplastinemia.

hypothyreoid: hypothyroid.

Hypothyreoidismus m: hypothyroidism, thyroprivia; **hypothalamischer** ~ hypothalamic myxedema, tertiary myxedema; **infantiler** ~ infantile hypothyroidism; **primärer** ~ primary hypothyroidism.

Hypothyreose w: hypothyroidism, thyroid insufficiency, subthyroidism; **hypothalamische** ~ hypothalamic hypothyroidism, tertiary hypothyroidism; **postoperative** ~ postablative hypothyroidism; **thyreoprive** ~ thyroprivic hypothyroidism.

hypoton: hypotonic, hypotensive, hypoisotonic.

Hypotonie w: hypotonia, hypotony, low blood pressure, hypotonicity, hypotension; **arterielle** ~ arterial hypotension; **chronische orthostatische** ~ chronic orthostatic hypotension, familial hypotension; **kontrollierte** ~ controlled hypotension; **orthostatische** ~ orthostatic hypotension, postural hypotension; **vaskuläre** ~ vascular hypotension.

Hypotonus m: hypotonus, hypotony, low blood pressure.

Hypotransferrinämie w: hypotransferrinemia.

Hypotrichose w: hypotrichosis, hypotrichiasis, oligotrichy.

Hypotrophie w: hypotrophy.

Hypotropie w: hypotropia.

Hypotympanon s: hypotympanum.

Hypoventilation w: hypoventilation, reduced respiration, underventilation; **chronisch-alveoläre** ~ chronic alveolar hypoventilation; **primäre alveoläre** ~ primary alveolar hypoventilation; **zentrale** ~ central hypoventilation.

Hypovitaminose w: hypovitaminosis.

Hypovolämie w: hypovolemia.

hypovolämisch: hypovolemic.

Hypoxämie w: hypoxemia.

Hypoxanthin s: hypoxanthine.

Hypoxanthin- Guanin - Phosphoribosyltransferase w Abk. **HGPRT**: hypoxanthine-guanine phosphoribosyl-transferase [*abbr*] HGPRT.

Hypoxidose w: hypoxidosis.

Hypoxie w: hypoxia, suboxidation; **anämische** ~ anemic hypoxia; **histotoxische** ~ histotoxic hypoxia; **hypoxische** ~ hypoxic hypoxia; **respiratorische** ~ respiratory hypoxia; **zirkulatorische** ~ circulatory hypoxia.

Hypoxiewarnsystem s: hypoxia warning system.

hypoxisch: hypoxic.

Hypozäruloplasmie w: hypoceruloplasminemia.

Hypsarrhythmie w: hypsarrhythmia.

Hyrtl-Anastomose w: Hyrtl's loop.

Hysterektomie w: hysterectomy, uterectomy, metrectomy; **abdominale** ~ abdominal hysterectomy, laparohysterectomy; **radikale** ~ radical hysterectomy; **subtotale** ~ subtotal hysterectomy; **suprazervikale** ~ subtotal hysterectomy; **transabdominelle** ~ abdominal hysterectomy, celiohysterectomy, laparohysterectomy; **transvaginale** ~ vaginal hysterectomy, colpohysterectomy; **vollständige** ~ complete hysterectomy.

Hysteremphysem s: hysteremphysema.

Hysterese w: hysteresis, Ashman-Hull phenomenon.

Hysterie w: hysteria, hysterical neurosis.

hysterisch: hysteric, hysterical.

Hysteroepilepsie w: hysteroepilepsy.

Hysterographie w: uterography, metrography.

Hysterokolpektomie w: hysterocolpectomy, panhysterocolpectomy.

Hysterokolposkop s: hysterocolposcope.

Hysteropexie w: hysteropexy, uteropexy, metropexy.

Hysteroplastik w: uteroplasty.

Hysteropsie w: hysteropia.

Hysteroptose w: hysteroptosis, uterine prolapse, prolapse of uterus.

Hysterosalpingektomie w: hysterosalpingectomy, panhysterosalpingectomy.

Hysterosalpingographie w Abk. **HSG**:

hysterosalpingography, hysterotubography, uterosalpingography, uterotubography, metrosalpingography.

Hysterosalpingo-Oophorektomie *w*: panhysterosalpingo-oophorectomy.

Hysterosalpingostomie *w*: hysterosalpingostomy.

Hysterosalpinx: hysterosalpinx.

Hysteroskop *s*: hysteroscope, uteroscope, metroscope.

Hysteroskopie *w*: hysteroscopy.

Hysterostomatotomie *w*: hysterostomatomy.

Hysterotomie *w*: hysterotomy, metrotomy, metratomy.

Hysterozystokleisis *w*: hysterocystocleisis.

H-Zone *w*: H zone.

HZV Abk. **Herzzeitvolumen** *s*: cardiac output.

I

I Abk. **Iod** *s*: iodine [*abbr*] I.
i. a. Abk. **intraarteriell**: intra-arterial.
-iasis: -iasis.
Iatro-: iatro-.
Iatrochemie *w*: iatrochemistry, chemiatry.
iatrochemisch: iatrochemical.
iatrogen: iatrogenic.
I-Band *s*: isotropic fiber, isotropic disk.
I-Blutgruppensystem *s*: I system.
Ibogain *s*: ibogaine.
Ibufenac *s*: ibufenac.
Ibuprofen *s*: ibuprofen.
ICD Abk. **internationale Klassifikation der Krankheiten** *w*: International Classification of Diseases [*abbr*] ICD.
Ich *s*: ego.
Ich-Analyse *w*: ego analysis, structural analysis.
Ich-Bewußtsein *s*: self-consciousness, self-awareness.
Ich-bezogen: egocentric.
Ich-dyston: ego-dystonic.
Ich-Einstellung *w*: ego attitude.
Ich-Identität *w*: ego identity.
Ich-Komplex *m*: ego complex.
Ich-Libido *w*: ego libido.
Ichnogramm *s*: ichnogram, footprint.
Ich-Organisation *w*: organization of the ego, ego organization.
Ich-Spaltung *w*: splitting of the ego, disassociation of the ego, dissociation.
Ich-Stärke *w*: ego-strength.
Ich-Struktur *w*: ego structure.
Ich-Störung *w*: depersonalization.
Ich-synton: ego-syntonic.
Ichthyismus *m*: ichthyism.
Ichthyolsulfonat *s*: ichthyolsulfonate.
Ichthyolsulfonsäure *w*: ichthyolsulfonic acid, sulfichthyolic acid, sulfoichthyolic acid.
Ichthyosarkotoxin *s*: ichthyosarcotoxin.
Ichthyosarkotoxismus *m*: ichthyosarco-
toxism.
Ichthyose *w*: ichthyosis, xenoderma; **bullöse** ~ epidermolytic hyperkeratosis; **geschlechtsgebunden-rezessive** ~ sex-linked recessive ichthyosis.
ichthyosiform: ichtyhosiform.
Ichthyosis *w*: ichthyosis, fish-skin disease, xenoderma.
Ichthyosis congenita *w*: sex-linked recessive ichthyosis, diffuse congenital hyperkeratosis.
Ichthyosis senilis *w*: senile ichthyosis.
ichthyotisch: ichthyotic.
Ichthyotoxin *s*: ichthyotoxin, fish poison.
Ichthyotoxinvergiftung *w*: ichthyotoxism, ichthyism.
ICR Abk. **Intercostalraum** *m*: intercostal space [*abbr*] IS.
ICSH Abk. **interstitielle Zellen stimulierendes Hormon** *s*: interstitial cell-stimulating hormone [*abbr*] ICSH.
Icterus *m*: icterus, jaundice.
Icterus gravidarum: jaundice of pregnancy.
Icterus neonatorum: newborn jaundice, neonatal hyperbilirubinemia.
Ictus *m*: ictus.
-id: -id, -ide.
ID Abk. **infektiöse Dosis** *w*: infective dose [*abbr*] ID.
ID50 Abk. **mittlere infektiöse Dosis** *w*: median infective dose [*abbr*] ID50.
IDDM Abk. **insulinabhängiger Diabetes mellitus** *m*: insulin-dependent diabetes mellitus [*abbr*] IDDM.
ideal: ideal.
Ideal *s*: ideal.
Idealgewicht *s*: ideal weight.
Ideal-Ich *s*: ideal ego.
Idealisierung *w*: idealization.
Ideation *w*: ideation.
Idee *w*: idea; **fixe** ~ insistent idea; **über-**

wertige ~ overcharged idea.

Idée fixe *w*: fixed idea.

Ideenflucht *w*: flight of ideas, topical flight.

Identifikation *w*: identification.

identifizierbar: identifiable.

identifizieren: identify.

Identifizierung *w*: identification.

identisch: 1. identical; 2. **nicht** ~ nonidentical.

Identität *w*: identity.

Identitätskrise *w*: identity crisis.

Identitätsstörung *w*: identity disorder.

Ideo-: ideo-.

ideogen: ideogenous.

ideogenetisch: ideogenetic.

Ideograph *m*: ideograph.

Ideokinese *w*: ideokinetics.

ideokinetisch: ideokinetic.

Ideomotorik *w*: ideomotion, ideomotor phenomenon.

ideomotorisch: ideomotor.

Ideopsie *w*: ideoplasty.

ideovaskulär: ideovascular.

Idio-: idio-.

Idioglossie *w*: idioglossia.

idioglottisch: idioglottic.

Idiogramm *s*: idiogram.

idiographisch: idiographic.

Idiokrasie *w*: idiocrasy.

Idiolalie *w*: idiolalia.

idiomuskulär: idiomuscular.

idiopathisch: idiopathic, essential.

Idiosynkrasie *w*: idiosyncrasy, idiocrasy.

idiosynkratisch: idiosyncratic, idiocratic.

Idiot *m*: idiot, ament.

Idiotie *w*: idiocy, idiotism, anoia; **adulte** ~ late juvenile cerebromacular degeneration, Kufs' disease; **amaurotische** ~ Jansky-Bielschowsky cerebroretinal degeneration, Spielmeyer-Vogt disease; **amaurotische familiäre** ~ amaurotic familial idiocy; **infantile amaurotische** ~ infantile amaurotic familial idiocy, infantile amaurotic familial disease, Tay-Sachs disease; **juvenile amaurotische** ~ juvenile amaurotic idiocy, Vogt-Spielmeyer syndrome; **kongenitale amauro-**

tische ~ Norman-Wood syndrome; **spätinfantile amaurotische** ~ Jansky-Bielschowsky cerebroretinal degeneration, late infantile ceroid-lipofuscinosis.

Idiotop *s*: idiotope.

Idiotopie *w*: idiotopy.

Idiot-Savant *m*: idiot savant.

Idiotyp *m*: idiotype.

idiotypisch: idiotypic.

Idonsäure *w*: idonic acid.

Idose *w*: idose.

Idoxuridin *s* Abk. **IDU**: idoxuridine [*abbr*] IDU, iododeoxyuridine.

IDP Abk. **Inosin-5'-diphosphat** *s*: inosine diphosphate [*abbr*] IDP.

Id-Reaktion *w*: -id reaction, dermatophytid reaction.

IDU Abk. **Idoxuridin** *s*: idoxuridine [*abbr*] IDU, iododeoxyuridine.

Iduronatsulfat *s*: iduronatesulfate.

Iduronatsulfatase *w*: iduronate sulfatase.

Iduronatsulfatsulfatase-Defekt *m*: iduronosulfate sulfatase deficiency.

Iduronidase *w*: iduronidase.

Iduronsäure *w*: iduronic acid.

Iduronsäuresalz *s*: iduronate.

IE Abk. **Immunisierungseinheit** *w*: immunizing unit [*abbr*] IU.

-ie: -ia.

IF Abk. **Interferon** *s*: interferon [*abbr*] IF.

Ifosfamid *s*: ifosfamide.

IFT Abk. **Immunfluoreszenztest** *m*: immunofluorescence test.

Ig Abk. **Immunglobulin** *s*: immunoglobulin [*abbr*] Ig.

IgA-Mangel *m*: IgA deficiency.

Ignipunktur *w*: ignipuncture, caloripuncture.

Ikosaeder *m*: icosahedron, icosanoid.

ikterisch: icteric.

Iktero-: ictero-.

ikterogen: icterogenic.

Ikterus *m*: icterus, jaundice; **cholestatischer** ~ cholestatic jaundice; **familiärer** ~ familial jaundice, Rotor syndrome; **hämolytischer** ~ acholuric jaundice; **hepatozellulärer** ~ hepatocellular jaundice;

kongenitaler hämolytischer ~ chronic congenital hemolytic jaundice; **physiologischer** ~ physiologic icterus, Ritter's disease; **postoperativer** ~ postoperative jaundice.

ikterusähnlich: icteroid.

Ikterusindex *m*: icterus index.

Iktus *m*: ictus.

Ile Abk. **Isoleuzin** *s*: isoleucine [*abbr*] Ile.

ileal: ileal.

Ileitis *w*: ileitis.

Ileitis terminalis: terminal ileitis.

ileokolisch: ileocolic, ileocolonic, coloileal.

Ileokolitis *w*: ileocolitis.

Ileokolostomie *w*: ileocolostomy.

Ileokolotomie *w*: ileocolotomy.

Ileopexie *w*: ileopexy.

Ileoproktostomie *w*: ileoproctostomy, ileorectostomy.

Ileorektostomy: ileorectostomy, ileoproctostomy.

Ileosigmoidostomie *w*: ileosigmoidostomy.

Ileostomie *w*: ileostomy.

Ileotomie *w*: ileotomy.

Ileotransversostomie *w*: ileotransversostomy, ileotransverse colostomy.

Ileotyphlitis *w*: ileotyphlitis.

ileozäkal: ileocecal.

Iliozäkalklappe *w*: ileocolic valve, Bauhin's valve.

Ileozäkalklappenentzündung *w*: typhlodicliditis.

Ileozäkalklappeninsuffizienz *w*: ileocecal insufficiency, ileocecal incompetence.

Ileozäkaltuberkulose *w*: ileocecal tuberculosis.

Ileozäkostomie *w*: ileocecostomy.

Ileozäkum *s*: ileocecum.

Ileozystoplastik *w*: ileocystoplasty.

Ileozystostomie *w*: ileocystostomy.

Ileozystotomie *w*: ileocystotomy.

Ileu Abk. **Isoleuzin** *s*: isoleucine.

Ileum *s*: ileum.

Ileum-: ileal, ileac.

Ileum-Conduit *s*: ileal conduit.

Ileumnaht *w*: ileorrhaphy.

Ileumresektion *w*: ileectomy.

Ileumsphinkter *m*: ileal sphincter.

Ileus *m*: ileus; **dynamischer** ~ dynamic ileus, spastic ileus; **funktioneller** ~ dynamic ileus; **mechanischer** ~ mechanical ileus; **paralytischer** ~ paralytic ileus, adynamic ileus; **spastischer** ~ spastic ileus, dynamic ileus.

ileusartig: ileac.

iliakal: iliac.

Ilio-: ilio-.

iliodorsal: iliodorsal.

iliofemoral: iliofemoral.

ilioinguinal: ilioinguinal.

iliokokzygeal: iliococcygeal.

Iliokolotomie *w*: iliocolotomy.

iliokostal: iliocostal.

Iliopagus *m*: iliopagus.

iliopektineal: iliopectineal.

ilioperonäal: ilioperoneal.

iliopubisch: iliopubic.

iliosakral: iliosacral.

ilioskrotal: ilioscrotal.

iliospinal: iliospinal.

Iliothorakopagus *m*: iliothoracopagus.

iliotibial: iliotibial.

iliotrochantär: iliotrochanteric.

Ilium *s*: ilium.

Ilium-: iliac, ilio-.

Ilium-Becken-: iliopelvic.

illegal: illegal.

Illumination *w*: illumination, lighting; **kritische** ~ critical illumination.

Illusion *w*: illusion; **autokinetische** ~ autokinetic illusion, autokinetic effect, autokinetic phenomenon.

illusionär: illusional.

i. m. Abk. **intramuskulär**: intramuscularly [*abbr*] im.

imaginär: imaginary.

Imagizid *s*: imagocide.

Imago *w*: imago.

imbezill: imbecile.

Imbezillität *w*: imbecility.

imbibieren: imbibe.

Imbibition *w*: imbibition.

Imerslund-Najman-Gräsbeck-Syndrom
s: Imerslund syndrome.
Imid *s*: imide.
Imidazol *s*: imidazole, glyoxalin.
Imidoharnstoff *m*: guanidine.
Imidol *s*: imidole, pyrrole.
Imin *s*: imine.
Iminoazidurie *w*: iminoglycerinuria.
Iminodibenzyl *s*: iminodibenzyl.
Iminoglyzerinurie *w*: iminoglycerinuria.
Iminoglyzinurie *w*: prolin-hydroxyproline-glycinuria, iminoglycinuria.
Iminosäure *w*: imino acid.
Imipramin *s*: imipramine.
Imitation *w*: imitation.
imitatorisch: imitative.
Imlach-Fettpfropf *m*: Imlach's fat plug.
Immanenz *w*: immanence.
immatur: immature.
Immediatprothese *w*: immediate denture.
Immersion *w*: immersion.
Immersionsmikroskopie *w*: immersion microscopy.
Immersionsöl *s*: immersion oil.
Immigration *w*: immigration.
immobil: immobile.
Immobilisationstest *m*: immobilization test.
immobilisieren: immobilize.
Immobilisierung *w*: immobilization.
Immobilisierungstechnik *w*: immobilization technique.
immortalisiert: immortalized.
immun: immune, insusceptible.
immun-: immun-.
Immunabwehr *w*: immune defense.
Immunadhärenz *w*: immune adherence.
Immunadsorbens *s*: immunoadsorbent.
Immunadsorption *w*: immunoadsorption.
Immunadsorptionsverfahren *s*: immunoadsorbent technique.
Immunaffinitätschromatographie *w*: immunoaffinity chromatography.
Immunagglutination *w*: immunoagglutination.
Immunantwort *w*: 1. immune response, immune reaction, allergic response, im-

munoresponse; **humorale** ~ humoral immune response; **zelluläre** ~ cellular immune response; 2. **Verlust der** ~ immunologic amnesia; **Verstärkung der** ~ immunopotentiation.
Immunassay *s*: immunoassay.
immunassoziiert: immune-associated.
Immunbiologie *w*: immunobiology.
Immunchemie *w*: immunochemistry, chemoimmunology.
immunchemisch: immunochemical.
Immundefekt *m*: immunodeficiency; **erworbener** ~ acquired immunodeficiency; **humoraler** ~ humoral immunodeficiency; **kombinierter** ~ combined immunodeficiency, combined immunodeficiency syndrome; **schwerer kombinierter** ~ severe combined immunodeficiency [*abbr*] SCID, lymphopenic agammaglobulinemia, lymphopenic hypogammaglobulinemia; **sekundärer** ~ acquired immunodeficiency; **thymusabhängiger** ~ thymus-dependent deficiency; **zellulärer** ~ cellular immunodeficiency.
Immundefektsyndrom *s*: immunodeficiency syndrome; **erworbenes** ~ acquired immunodeficiency syndrome [*abbr*] AIDS.
immundefizient: immunodeficient.
Immundefizienz *w*: immunodeficiency.
Immundefizienzvirus, humaner *m* Abk. **HIV**: human immunodeficiency virus [*abbr*] HIV.
Immundepression *w*: immunodepression, immunosuppression, immunologic depression.
Immundeterminante *w*: immunodominant.
Immundiffusionstest *m*: immunodiffusion test.
Immunelektronenmikroskopie *w*: immune electron microscopy [*abbr*] IEM.
Immunelektrophorese *w*: immunoelectrophoresis [*abbr*] IE, immunophoresis; **zweidimensionale** ~ two-dimensional immunoelectrophoresis, crossed immunoelectrophoresis, Laurell crossed immu-

noelectrophoresis.

Immunfärbung *w*: immunostaining.

Immunfluoreszenz *w*: immunofluorescence.

Immunfluoreszenzmikroskopie *w*: immunofluorescent microscopy.

Immunfluoreszenztest *m* Abk. IFT: immunofluorescence test.

Immungalaktoglobulin *s*: immune lactoglobulin.

Immungenetik *w*: immunogenetics.

immungeschädigt: immunocompromised.

Immunglobulin *s* Abk. **Ig**: immunoglobulin [*abbr*] Ig, immune globulin, immunoprotein; **membrangebundenes** ~ membrane-bound immunoglobulin; **monoklonales** ~ monoclonal immunoglobulin.

Immunglobulin A *s*: immunoglobulin A, IgA, secretory immunoglobulin, exocrine immunoglobulin.

Immunglobulinbindungsregion *w*: immunoglobulin joining region.

Immunglobulinfragment *s*: immunoglobulin fragment.

Immunglobulingabe *w*: immunoglobulin therapy.

Immunglobulinkette *w*: immunoglobulin chain.

Immunglobulinklassen: classes of immunoglobulins.

Immunhämatologie *w*: immunohematology.

Immunhämolyse *w*: immunohemolysis.

Immunhämolysin *s*: immune hemolysin.

Immunhistochemie *w*: immunohistochemistry.

immunhistochemisch: immunohistochemical.

Immunhistologie *w*: immunohistology.

Immuninsuffizienz *w*: immunologic deficiency.

immunisieren: immunize, immunify.

immunisierend: immunizing, immunifacient.

immunisiert: 1. immunized; 2. **nicht** ~ unimmunized.

Immunisierung *w*: immunization, immunifaction; **aktive** ~ active immunization, isopathic immunization, active sensitization, pasteurism; **passive** ~ passive immunization, immunoglobulin therapy, passive protection, passive sensitization.

Immunisierungseinheit *w* Abk. IE: immunizing unit [*abbr*] IU.

Immunität *w*: immunity, insusceptibility; **aktive** ~ active immunity; **allgemeine** ~ panimmunity; **angeborene** ~ congenital immunity, innate immunity; **erworbene** ~ acquired immunity; **fehlende** ~ nonimmunity; **fetale** ~ intrauterine immunity, placental immunity; **humorale** ~ humoral immunity; **induzierte** ~ induced immunity; **künstliche** ~ artificial immunity; **mütterliche** ~ maternal immunity; **natürliche** ~ natural immunity, familial immunity, genetic immunity, natural resistance, inherited immunity, inherent immunity, autarcesis; **passive** ~ passive immunity; **spezifische** ~ specific immunity; **unspezifische** ~ nonspecific immunity; **zelluläre** ~ cellular immunity, cell-mediated immunity [*abbr*] CMI; **zellvermittelte** ~ cell-mediated immunity [*abbr*] CMI, cellular immunity.

Immunität nach Antigenkontakt: protective immunity, functional immunity.

Immunitätsregion *w*: immunity region.

Immunitätstest *m*: challenge.

Immunkörper *m*: immune body [*abbr*] IB.

immunkompetent: immunocompetent.

Immunkompetenz *w*: immunocompetence, immunologic competence.

Immunkomplex *m*: immune complex, immunocomplex.

Immunkomplexglomerulonephritis *w*: circulating immune-complex glomerulonephritis; **akute** ~ acute serum sickness nephritis.

Immunkomplexkrankheit *w*: immune-complex disease.

Immunmangelsyndrom *s*: immunodeficiency syndrome, immunologic deficiency.

Immunmodulator *m*: immunomodulator; **positiver** ~ immunopotentiator.

Immuno-: immun-.

Immunoadhärenz, zelluläre *w*: immunocytoadherence.

Immunoadsorbens *s*: immunosorbent.

Immunoassay *m*: immunoassay, immune assay; **Enzym-gekoppelter** ~ Abk. **ELISA** enzyme-linked immunosorbent assay [*abbr*] ELISA.

Immunoblast *m*: immunoblast.

immunoblastisch: immunoblastic.

Immunoblot *m*: immunoblot.

Immunoblotting *s*: immunoblotting.

Immunodefizienz-Virus, humaner *m* Abk. **HIV**: human immunodeficiency virus [*abbr*] HIV.

Immunodiffusion *w*: immunodiffusion.

Immunofiltration *w*: immunofiltration, electrosyneresis.

immunogen: immunogenic.

Immunogen *s*: immunogen.

immunogenetisch: immunogenetic.

Immunogenität *w*: immunogenicity, adjuvanticity.

Immunokonglutinin *s*: autoanticomplement.

Immunologie *w*: immunology.

immunologisch: immunologic.

Immunoparalyse *w*: immunoparalysis, immune paralysis.

Immunoperoxidase *w*: immunoperoxidase.

Immunoperoxidasefärbung *w*: immunoperoxidase staining.

Immunosorbensassay, Enzym-gekoppelter *m* Abk. **ELISA**: enzyme-linked immunosorbent assay [*abbr*] ELISA.

Immunosuppression *w*: immunosuppression, immunodepression, immunologic depression.

immunosuppressiv: immunosuppressive.

Immunosuppressivum *s*: immunosuppressant, immunosuppressive agent.

Immunozyt *m*: immunocyte, immunocompetent cell.

Immunparalyse *w*: immunoparalysis, immune paralysis.

Immunpathologie *w*: immunopathology.

immunpathologisch: immunopathologic.

Immunpräzipitation *w*: immunoprecipitation.

immunproliferativ: immunoproliferative.

Immunprophylaxe *w*: immunoprophylaxis.

Immunprotein *s*: immunoprotein.

immunradiometrisch: immunoradiometric.

Immunreaktion *w*: immunoreaction, immune response, immunoreactivity; **gastrointestinale glukagonähnliche** ~ gastrointestinal glucagonlike immunoreaction [*abbr*] GLI.

immunreaktiv: 1. immunoreactive; 2. **nicht** ~ immunosilent.

Immunregulation *w*: immunoregulatory mechanism.

immunregulativ: immunoregulatory.

Immunselektion *w*: immunoselection.

Immunserum *s*: immune serum [*abbr*] IS.

Immunstimulation *w*: immunostimulation.

immunstimuliert: primed.

Immunsuppressivum *s*: immunosuppressant, immunosuppressive agent.

Immunsystem *s*: immune system.

Immuntest *m*: immunoassay.

Immuntherapie *w*: immunotherapy.

immuntolerant: immunotolerant.

Immuntoleranz *w*: immune tolerance, immunologic tolerance, immunotolerance.

Immuntoxikologie *w*: immunotoxicology.

Immuntransfusion *w*: immunotransfusion, phylactotransfusion.

Immunüberwachung *w*: immunological surveillance, immunosurveillance.

Immunzelle *w*: immunocyte.

Immunzytochemie *w*: immunocytochemistry.

Immunzytologie *w*: immunocytology.

Imolamin *s*: imolamine.

IMP Abk. **Inosinmonophosphat** *s*: inosine 5'-monophosphate [*abbr*] IMP.

impaktiert: impacted.

Impaktion *w*: impaction.

Impedanz w: impedance; **akustische ~** acoustic impedance, ear impedance.

Impedanzaggregationsmessung w: impedance aggregometry.

Impedanzaudiometrie w: impedance audiometry.

Impedanzplethysmographie w: impedance plethysmography.

Impedanztest m: impedance test.

Impedanzverfahren s: impedance method.

imperativ: imperative.

impermeabel: impermeable.

Impermeabilität w: impermeability.

impetiginös: impetiginous.

Impetigo w: impetigo.

Impetigo bullosa: bullous impetigo.

Impetigo circinata: circinate impetigo.

Impetigo contagiosa: impetigo contagiosa.

Impetigo follicularis: Bockhart's impetigo.

Impf-: vaccinal.

Impfarzt m: inoculator, vaccinator.

impfen: vaccinate.

Impfenzephalitis w: postvaccinal encephalitis.

Impfenzephalomyelitis w: postvaccinal encephalomyelitis.

Impffeder w: vaccinostyle.

Impffieber s: vaccinal fever.

Impfgerät s: vaccinator.

Impfkalender m: immunization schedule.

Impflanzette w: vaccination lancet, vaccinostyle.

Impfling m: vaccinee.

Impflücke w: vaccination gap.

Impfnachweis m: vaccination certificate.

Impfnadel w: wire needle.

Impföse w: 1. inoculating loop, wire loop; 2. **eine ~ voll** loopful.

Impfpaß m: immunization register.

Impfpistole w: vaccinator, jet injector.

Impfplan m: immunization schedule.

Impfpocken w: vaccinid, inoculation smallpox.

Impfreaktion w: vaccinia.

Impfstift m: vaccinostyle.

Impfstoff m: vaccine, vaccinum, lymph; **attenuierter ~** attenuated vaccine; **inak-**tivierter **~** inactivated vaccine; **polyvalenter ~** polyvalent vaccine; **synthetischer ~** chemical vaccine; **univalenter ~** univalent vaccine.

Impfstoffgewinnung w: vaccine production.

Impfung w: vaccination.

Impfzwang m: compulsory vaccination.

Implantat s: implant.

Implantatempfänger m: implantee.

Implantatgrundlage w: implant substructure.

Implantation w: implantation.

Implantationsmetastase w: implantation metastasis, carcinomatous implant.

Implantationsprothese w: implant denture.

Implantatstütze w: abutment of implant.

implantieren: implant.

Implantologie w: oral implantology.

implizieren: implicate.

implizit: implicit.

Implosion w: implosion, implosive therapy.

impotent: impotent.

Impotenz w: impotence, impotency, invirility; **funktionelle ~** functional impotence, psychic impotence; **medikamentös bedingte ~** drug-induced impotence; **nervale ~** paretic impotence; **psychogene ~** psychic impotence, functional impotence; **symptomatische ~** symptomatic impotence, organic impotence, secondary impotence.

Imprägnation w: impregnation, ingravidation.

imprägnieren: impregnate.

Impressio digitata: digital impression.

Impression w: impression; **basale ~** basilar impression; **basiläre ~** basilar impression.

Impressionsfraktur w: depression fracture, depressed fracture.

Impressionstonometrie w: impression tonometry.

Impuls m: impulse, impulsion, pulse; **heterotoper ~** heterotopic stimulus.

Impulsechoverfahren s: pulse echo technique.

Impulshandlung w: impulsive act.
Impulshöhenanalysator m: pulse-height analyzer.
Impulskontrolle w: impulse control.
Impulsleitungsverzögerung w: impulse conduction delay, delay.
Impulszähler m: scaler.
In Abk. **Indium** s: indium [abbr] In.
In-: in-, intra-.
inadäquat: inadequate.
inagglutinabel: inagglutinable.
inaktiv: inactive, inert, quiescent.
Inaktivator m: inactivator.
inaktivieren: inactivate, incapacitate.
inaktiviert: inactivated.
Inaktivierung w: inactivation, deactivation.
Inaktivität w: inactivity.
Inaktivitätsatrophie w: inactivity atrophy, disuse atrophy.
Inanition w: inanition.
Inanspruchnahme w: recourse.
inapparent: inapparent.
Inappetenz w: inappetence.
Inazidität w: inacidity, anacidity.
Incisura w: incisure.
Inclinatio w: inclination.
Incontinentia pigmenti: Bloch-Sulzberger syndrome.
Incus m: incus.
Incus-: incudal.
Indan s: indan.
Indanazolin s: indanazoline.
Indapamid s: indapamide.
Indazol s: bendazac.
Index m: index; **optischer** ~ optical index; **leukopenischer** ~ chemotherapeutic index; **therapeutischer** ~ therapeutic index.
Indexametropie w: index ametropia.
Indexbildung w: index construction.
Indexpatient m: index case.
indifferent: indifferent.
Indifferenz w: indifference.
Indifferenzelektrode w: indifferent electrode, fixed electrode, dispersive electrode, silent electrode.

Indifferenzpunkt m: indifference point, indifferent point.
Indifferenztyp m: indifferent type, semivertical heart.
Indigestion w: indigestion.
Indigo s: indigo; **rotes** ~ red indigo, cudbear, orchil.
Indigoblau s: indigo blue.
Indigokarmin s: indigo carmine.
Indigopurpur s: indigopurpurine.
Indigorot s: indirubin.
Indigorotausscheidung im Urin w: indirubinuria.
Indigotin s: indigotin.
Indikan s: indican.
Indikanämie w: indicanemia.
Indikankonzentration, erhöhte w: hyperindicanemia.
Indikanprobe w: indican test.
Indikanurie w: indicanuria.
Indikation w: indication; **diagnostische** ~ diagnostic indication; **therapeutische** ~ therapeutic indication; **zusätzliche** ~ coindication, second indication.
Indikationslösung w: legal abortion.
Indikator m: indicator, indicant; **radioaktiver** ~ radioactive indicator.
Indikatorfarbstoff m: indicator dyestuff.
Indikatorlösung w: indicator solution.
Indikatornährboden m: indicator culture medium.
Indikatorpapier s: test paper.
Indikatorsystem s: indicator system.
indirekt: indirect, mediate.
Indirektaufnahme w: indirect radiograph, image intensifier photograph.
Indium s Abk. **In:** indium [abbr] In.
Individualisierung w: individualization.
Individualität w: individuality.
Individualpsychologie w: individual psychology.
Individualzyklus m: life cycle.
Individuation w: individuation.
individuell: individual.
Individuum s: individual.
indizieren: indicate.
indiziert: indicated.

Indol s: indole, ketole.
Indolazeturie w: indolaceturia.
indolent: indolent, painless.
Indolenz w: indolence.
Indolessigsäure w: indolacetic acid.
Indolin s: indoline.
Indolurie w: indoluria.
Indolylsäure w: indole-3-acetic acid.
Indometacin s: indometacin.
Indophenazin s: indophenazine.
Indophenin s: indophenine.
Indophenol s: indophenol.
Indophenolblau s: indophenol blue.
Indophenoloxidase w: cytochrome oxidase.
Indophenolreaktion w: indophenol test, oxidase reaction, Graff's method.
Indoprofen s: indoprofen.
Indopropionsäure w: indopropionic acid.
Indoramin s: indoramin.
Indoxyl s: indoxyl.
Indoxylämie w: indoxylemia.
Indoxylsäure w: indoxylic acid.
Indoxylurie w: indoxyluria.
Indozyaningrün s: indocyanine green.
Induktion w: induction; **magnetische ~** magnetic induction [*abbr*] B.
Induktions-: inductive.
Induktionselektrizität w: induced electricity.
Induktionskoeffizient m: coefficient of induction [*abbr*] L.
Induktionsphase w: induction period, inductive phase.
Induktionsspule w: induction coil, spark coil.
Induktionsstrom m: induced current.
Induktionswiderstand m: inductive resistance.
Induktivität w: inductance.
Induktor m: inductor, inducer, organizer, evocator, inducing agent, local activator, modulator, morphogenetic hormone.
Indulin s: indulin.
Indulinschwarz s: indulin black.
Induration w: induration; **braune ~** brown induration; **fibröse ~** fibroid induration; **granulierte ~** granular induration; **graue**

~ gray induration; **rote ~** red induration; **schiefrige ~** brawny induration; **schwarze ~** black induration.
Induratio penis plastica: plastic induration of penis, penile induration, Peyronie's disease, Buren's disease.
indurieren: indurate.
indurierend: indurative.
induriert: indurated.
Industrie, pharmazeutische w: pharmaceutical industry, drug industry.
induzierbar: inducible.
induzieren: 1. induce; 2. **zusätzlich ~** superinduce.
induziert: induced.
ineinandergeschachtelt: nested.
ineinandergreifen: interdigitate.
Ineinandergreifen s: interdigitation.
inert: inert.
Inertie w: inertia.
Inf. Abk. 1. **Infektion** w; 2. **Infusion** w: 1. infection; 2. infusion.
infantil: infantile.
Infantilismus m: infantilism; **sexueller ~** sexual infantilism.
Infarkt m: infarct, infarction; **anämischer ~** anemic infarct, white infarct, pale infarct; **blander ~** bland infarct, aseptic infarct; **hämorrhagischer ~** hemorrhagic infarct, red infarct, red softening; **ischämischer ~** anemic infarct, pale infarct, white infarct; **lakunärer ~** lacunar infarction; **roter ~** red infarct, hemorrhagic infarct; **septischer ~** infected infarct, septic infarct; **steriler ~** aseptic infarct, bland infarct; **thrombotischer ~** thrombotic infarct; **weißer ~** pale infarct, anemic infarct, white infarct, white softening, anemic softening.
Infarktembolie w: embolic infarct.
Infarktgröße w: size of infarction.
Infarktschmerz m: infarction pain.
infarziert: infarcted.
Infarzierung w: infarction.
infaust: infaust.
Infekt m: infection; **grippaler ~** endemic influenza.

Infektabwehr *w*: phylaxis.

Infektallergie *w*: allergy of infection.

Infektanämie *w*: anemia of infection, infectious anemia.

infektfrei: uninfected.

infektiös: infectious, infective, contagious, zymotic.

Infektion *w* Abk. **Inf.**: 1. infection, vection; **abortive** ~ abortive infection, incomplete infection; **aerogene** ~ air-borne infection, aerial infection; **aszendierende** ~ ascending infection, retrograde infection; **bakterielle** ~ bacterial infection; **diaplazentare** ~ diaplacental infection; **eitrige** ~ pyogenic infection; **endogene** ~ endogenous infection; **exogene** ~ exogenous infection; **fokale** ~ focal infection; **fortgeleitete** ~ metastatic infection; **indirekte** ~ indirect infection; **kryptogene** ~ cryptogenic infection; **latente** ~ latent infection, cryptoinfection; **nosokomiale** ~ nosocomial infection, hospital infection; **opportunistische** ~ opportunistic infection; **postoperative** ~ postsurgical infection; **schlafende** ~ dormant infection; **schleichende** ~ slow infection; **stumme** ~ inapparent infection, silent infection, subclinical infection, covert infection; **unspezifische** ~ nonspecific infection; **virale** ~ viral infection; 2. **durch Wasser übertragene** ~ waterborne infection.

Infektion der Atemwege: respiratory infection.

Infektion der oberen Atemwege: upper respiratory tract infection, upper respiratory infection [*abbr*] URI.

Infektionsabwehr *w*: resistance to infection, infection defense.

Infektionsbekämpfung *w*: infection control.

Infektionsdosis *w* Abk. **ID**: infective dose [*abbr*] ID.

Infektionsepidemiologie *w*: loimology, lemology.

Infektionsimmunität *w*: premunition.

Infektionskrankheit *w*: infectious disease [*abbr*] ID, contagious disease, communicable disease, zymosis.

Infektionsmultiplizität *w*: multiplicity of infection.

Infektionspsychose *w*: infection psychosis.

Infektionsrate *w*: infection rate.

Infektionsreservoir *s*: reservoir of infection.

Infektionsübertragung *w*: transmission.

infektionsverhütend: anti-infective.

Infektionsweg *m*: route of infection.

Infektiosität *w*: infectiosity, infectiousness, infectivity.

Infektkrämpfe: febrile epilepsy.

Inferiorität *w*: inferiority.

infertil: infertile, improcreant.

Infertilität *w*: infertility.

Infestation *w*: infestation, infestment.

Infibulation *w*: infibulation, fibulation.

Infiltrat *s*: infiltrate; **apikales** ~ apical infiltrate.

Infiltration *w*: infiltration; **entzündliche** ~ inflammatory infiltration; **fettige** ~ fatty infiltration, adiposis; **tuberkulöse** ~ tuberculous infiltration, minimal tuberculosis.

Infiltrationsanästhesie *w*: infiltration anesthesia.

infiltrieren: infiltrate.

Infirmität *w*: infirmity.

infizierbar: infectible.

infizieren: infect, contaminate.

infiziert: 1. infected, contaminated; 2. **nicht** ~ uninfected.

Inflammation *w*: inflammation.

Influenza *w*: influenza, flu, grippe, grip.

Influenzavirus *m*: influenzavirus.

Informatik, medizinische *w*: medical informatics.

Information, genetische: genetic information.

Informosom *s*: informosome.

infra-: infra-, sub-.

infraabdominal: subabdominal.

Infraduktion *w*: infraduction, subduction, deorsumduction.

infraglenoidal: subglenoid.

infrahyoidal: subhyoid.

infrakapsulär: subcapsular.

Infraklinoidalsyndrom s: infraclinoid syndrome.

infrakostal: subcostal, inferocostal.

Infraktion w: infraction, infracture.

inframarginal: inframarginal.

inframaxillär: inframaxillary.

infranukleär: infranuclear.

Infraokklusion w: infraclusion.

infraorbital: infraorbital, suborbital, suboptic.

Infraorbitalneuralgie w: infraorbital neuralgia.

infrapatellar: subpatellar, infragenual.

infraperitoneal: subperitoneoabdominal, subabdominoperitoneal.

infrapulmonal: subpulmonary.

infrarot: infrared, ultra-red.

Infrarot s: infrared.

Infrarotkoagulation w: infrared coagulation.

Infrarotlicht s: infrared light.

Infrarotstrahlung w: infrared radiation, infrared ray, heat wave.

Infrarotthermographie w: infrared thermography.

Infraschall m: infrasonics, infrasound.

Infraschall-: infrasonic.

infraspinal: subspinous.

Infrastruktur w: infrastructure.

infratentoriell: infratentorial.

Infraversion w: infraversion, downgaze.

infravesikal: infravesical.

infrazerebellar: subcerebellar.

infundibulär: infundibular.

Infundibulektomie w: infundibulectomy; transventrikuläre ~ Brock's infundibulectomy, transventricular closed valvulotomy.

infundibuloovariell: infundibulo-ovarian.

Infundibulum s: infundibulum.

Infundibulumstenose w: infundibular stenosis.

Infundibulumtumor m: infundibuloma.

infundieren: infuse.

Infusion w: infusion; intraarterielle ~ intra-arterial infusion; intravenöse ~ intravenous infusion, venoclysis, drip infusion, intravenous drip; parenterale ~ parenteral infusion; subkutane ~ hypodermoclysis.

Infusionsbesteck s: infusion set.

Infusionscholangiographie w: intravenous cholangiography.

Infusionsflasche w: infusion bottle.

Infusionsklemme w: gate-clip.

Infusionspumpe w: infusion pump, intravenous drug delivery system.

Infusionstropf m: drip infusion.

Infusionsurographie w: intravenous urography.

Infusodekokt s: infusodecoction.

Infusorien: infusoria.

Ingesta w: ingestant.

Ingestion w: ingestion.

Ingestionsallergie w: allergy of ingestion.

Ingredienz w: ingredient, nutrient.

inguinal: inguinal.

inguinoskrotal: inguinoscrotal.

Ingwerlähmung w: jake paralysis, jake leg.

Ingwerpuder m: Jamaica ginger.

INH Abk. Isonikotinsäurehydrazid s: isonicotinoylhydrazine, isoniazid.

inhärent: inherent.

Inhalation w: inhalation.

Inhalationsanästhesie w: inhalation anesthesia.

Inhalationsanästhetikum s: inhalation anesthetic.

Inhalationsanalgesie w: inhalation analgesia.

Inhalationsgerät s: inspirator.

Inhalationsmittel s: inhalent, inhalant.

Inhalationsnarkose w: inhalation anesthesia.

Inhalationspneumonie w: inhalation pneumonia, aspiration pneumonia.

Inhalationsprovokationstest m: inhalation provocation test.

Inhalationstherapie w: inhalation therapy, aerosol therapy.

inhalativ: airborne.

Inhalator m: inhaler, inhalator.

inhalieren: inhale, inspire.
Inhalt *m*: content.
inhibieren: inhibit.
Inhibin *s*: inhibin.
Inhibition *w*: inhibition; **gemischte** ~ mixed inhibition; **zentrale** ~ central inhibition.
Inhibitor *m*: inhibitor.
inhibitorisch: inhibitory.
inhomogen: inhomogenous.
Inhomogenität *w*: inhomogeneity, nonhomogeneity.
Inienzephalie *w*: iniencephaly.
Inion *s*: inion.
Iniopagus *m*: iniopagus.
initial: initial, incipient.
Initialdosis *w*: initial dose, loading dose, priming dose.
Initialphase der Tuberkulose: pretuberculosis.
Initialsklerose *w*: hard chancre.
Initialsymptom *s*: initial symptom, first sign.
Initialzacke *w*: initial spike.
Initiation *w*: initiation.
Initiator *m*: initiator.
Initiierung *w*: initiation.
Injektion *w*: injection, shot; **intraarterielle** ~ intra-arterial injection; **intradermale** ~ intradermal injection; **intrakutane** ~ endermic injection; **intramuskuläre** ~ intramuscular injection; **intrathekale** ~ intrathecal injection; **intravasale** ~ intravasation; **intravenöse** ~ intravenous injection, intravenation, phleboclysis; **konjunktivale** ~ conjunctival injection; **konservierende** ~ preservative injection; **subkutane** ~ subcutaneous injection, hypodermic injection.
Injektionsapparat *m*: injector.
Injektionskanüle *w*: hypodermic needle.
Injektionsmasse *w*: injection mass.
Injektionsnadel *w*: hypodermic needle.
Injektionsnadelverwendung, gemeinsame *w*: needle sharing.
Injektionsort *m*: injection site.
Injektionsspritze *w*: hypodermic needle.

Injektionssystem *s*: injection system.
Injektor *m*: jet pump.
injizierbar: injectable.
injizieren: inject.
Inkarzeration *w*: incarceration.
inkarzerieren: incarcerate.
inkarzeriert: incarcerated, strangulated.
Inkarzerierung *w*: incarceration.
Inklination *w*: inclination, trend.
inkohärent: incoherent.
Inkohärenz *w*: incoherence.
inkompatibel: incompatible.
Inkompatibilität *w*: incompatibility.
inkompetent: incompetent.
Inkompetenz *w*: incompetency, incompetence.
inkomplett gelähmt: subparalytic.
Inkongruenz *w*: incongruence.
inkonkomitant: incomitant.
Inkonkomitanz *w*: incomitance, noncomitance.
inkonstant: inconstant.
inkontinent: incontinent.
Inkontinenz *w*: incontinence; **intermittierende** ~ intermittent incontinence.
Inkoordination *w*: incoordination.
Inkorporation *w*: incorporation.
inkorporieren: incorporate.
Inkrement *s*: increment.
Inkretion *w*: incretion.
inkretorisch: incretory.
Inkrustation *w*: incrustation.
inkrustieren: encrust, incrust.
Inkrustierung *w*: encrustation.
Inkubation *w*: incubation.
Inkubations-: incubative.
Inkubationstemperatur *w*: incubation temperature.
Inkubationszeit *w*: incubation period, incubation time, incubative stage, stage of invasion, prepatent period.
Inkubator *m*: incubator.
inkubieren: incubate.
Inkubus *m*: incubus.
inkurable: incurable, uncurable.
INN Abk. **internationaler Freiname** *m*: international nonproprietary name [*abbr*]

INN.

innen: inner, ental, esoteric.

Innenband *s*: intraarticular ligament, medial ligament.

Innendurchmesser *m*: inside diameter [*abbr*] ID.

Innenkörper: Heinz bodies.

Innenohr *s*: inner ear, internal ear.

Innenohrotosklerose *w*: cochlear otosclerosis.

Innenohrschwerhörigkeit *w*: labyrinthine hearing loss.

Innenrotation *w*: internal rotation, medial rotation.

Innenschichtblock *m*: arborization block.

Innenstück *s*: liner.

Innenwelt *w*: internal environment.

innere: internal.

innerlich: internal.

innerpsychisch: intrapsychic.

Innervation *w*: innervation, nerve supply; **polyneurale** ~ polyneural innervation; **reziproke** ~ reciprocal innervation; **segmentale** ~ segmental innervation.

Innervation aus mehreren Segmenten: plurisegmental innervation.

Innervationsmuster *s*: innervation pattern, neural pattern.

Innervationsverhältnis *s*: innervation ratio.

innervieren: innervate.

innerzystisch: intracystic.

Inokulation *w*: inoculation.

Inokulations-: inoculative.

Inokulationsretikulose *w*: inoculation lymphoreticulosis.

inokulieren: inoculate.

Inokulum *s*: inoculum.

inoperabel: inoperable.

Inopexie *w*: inopexia.

Inosin *s*: inosine [*abbr*] I.

Inosin-'5-diphosphat *s* Abk. **IDP**: inosine diphosphate [*abbr*] IDP.

Inosinmonophosphat *s* Abk. **IMP**: inosine monophosphate [*abbr*] IMP, inosinic acid.

Inosinpranobex *s*: inosine pranobex.

Inosinsäure *w*: inosinic acid, hypoxanthylic acid.

Inosintriphosphat *s* Abk. **ITP**: inosine triphosphate [*abbr*] ITP.

Inosit *s*: inosite, inositol, inose.

Inositämie *w*: inosemia.

Inositid *s*: inositide.

Inositniacinat *s*: inositol niacinate.

Inositol *s*: inositol, inosite, inose, mouse antialopecia factor.

Inositolnicotinat *s*: inositol nicotinate.

Inositurie *w*: inosituria.

inotrop: inotropic.

Inotropie *w*: inotropism.

Inotropie des Herzens: cardiac inotropism.

Insasse *m*: inmate.

Inscriptio *w*: inscription.

Insekt *s*: 1. insect; 2. **von ~'en stammend** entomogenous.

Insektenallergie *w*: arthropod allergy.

Insektenfresser *m*: insectivore.

Insektenkunde *w*: insectology, entomology.

Insektenrepellent *s*: insect repellent, insectifuge.

Insektenstich *m*: insect bite.

Insektenübertragung *w*: arthropod transmission.

Insektenvektor *m*: insect vector.

Insektizid *s*: insecticide.

Insel *w*: islet, island, insula.

Insel-: insular.

Inselorgan *s*: pancreatic islet.

Inselzelladenom *s*: islet cell adenoma.

Inselzelladenomatose *w*: pancreatic-islet adenomatosis.

Inselzellantikörper *m*: islet cell antibody [*abbr*] ICA.

Inselzelle *w*: islet cell.

Inselzellenhyperplasie *w*: nesidioblastosis.

Inselzelltransplantation *w*: islet cell transplantation.

Inselzelltumor *m*: islet cell tumor, nesidioblastoma.

Insemination *w*: insemination, semination; **extrakorporale** ~ homologous extrauterine insemination; **extrauterine** ~ homologous extrauterine insemination;

heterologe ~ heterologous insemination; **heterologe künstliche** ~ artificial insemination by donor [*abbr*] AID; **homologe** ~ artificial insemination by husband [*abbr*] AIH, homologous insemination; **künstliche** ~ artificial insemination [*abbr*] AI, artifical impregnation, artificial fecundation.

Insensibilität *w*: insensibility.

inserieren: insert.

Insertion *w*: insertion.

Insertionsaponeurose *w*: aponeurosis of insertion.

Insertionselement *s*: insertion element.

Insertionsinaktivierung *w*: insertional inactivation.

Insertionsmutagenese *w*: insertional mutagenesis.

Insertionssequenz *w*: insertion sequence.

Insertionsstelle *w*: insertion site.

Insertionstranslokation *w*: insertional translocation.

In-situ-Hybridisierung *w*: in situ hybridization.

Insolation *w*: insolation.

insolubel: insoluble.

Insomnie *w*: insomnia, sleeplessness, wakefulness, agrypnia.

Inspektion *w*: inspection.

Inspiration *w*: inspiration.

Inspirationsdruck *m*: inspiratory pressure.

Inspirationskapazität *w*: inspiratory capacity [*abbr*] IC.

inspiratorisch: inspiratory.

inspizieren: inspect.

instabil: unstable, instable.

Instabilität *w*: instability.

Installation *w*: installation.

Instandsetzung *w*: repair.

instant: instant.

Instanz *w*: authority.

Instillation *w*: instillation, clysis.

instillieren: instill.

Instinkt *m*: instinct, instinctual drive, congenital impulse.

instinktiv: instinctive, instinctual.

Instinktverhalten *s*: instinctive behavior, inborn behavior.

Institution *w*: institution.

Institutionalisierung *w*: institutionalization.

Instrument *s*: instrument, tool, applicator.

Instrumentarium *s*: instrumentarium.

instrumentell: instrumental.

Instrumentenkanal *m*: instrument channel.

insuffizient: insufficient, incompetent.

Insuffizienz *w*: insufficiency, incompetence, incompetency; **arterielle** ~ arterial insufficiency; **posttraumatische pulmonale** ~ Abk. **ARDS** adult respiratory distress syndrome [*abbr*] ARDS, traumatic wet lung; **pulmonale** ~ pulmonary insufficiency; **respiratorische** ~ pulmonary insufficiency, respiratory failure; **venöse** ~ venous insufficiency.

Insuffizienzgeräusch *s*: regurgitant murmur.

Insufflation *w*: insufflation, inflation.

Insufflationsnarkose *w*: insufflation anesthesia.

Insufflationsprobe *w*: Rubin's test.

insufflieren: insufflate, inflate.

Insulin *s*: insulin, antidiabetic hormone; **alaninfreies** ~ dealinated insulin; **immunreaktives** ~ immunoreactive insulin [*abbr*] IRI.

insulinabhängig: insulin-dependent.

Insulinaggregation *w*: insulin aggregation.

Insulinallergie *w*: insulin allergy.

Insulinantikörper *m*: insulin antibody.

Insulinantwort *w*: insulin response.

insulinartig: insulin-like, insulinoid.

Insulinase *w*: insulinase.

Insulinausschüttung *w*: insulin secretion.

Insulinbelastungstest *m*: insulin tolerance test.

Insulinbildung *w*: insulinogenesis.

Insulindosierapparat, portabler *m*: portable insulin dosage regulating apparatus [*abbr*] PIDRA.

Insulineinheit *w*: insulin unit.

Insulinempfindlichkeit *w*: insulin sensitivity.

Insulin-Glukose-Toleranztest *m*: insulin-glucose tolerance test.

Insulinhypoglykämietest *m*: insulin hypoglycemia test.

Insulininfusionspumpe *w*: insulin infusion pump.

Insulininfusionssystem *s*: insulin infusion system.

Insulininjektion *w*: insulin injection.

Insulinkoma *s*: insulin coma.

Insulinkomabehandlung *w*: insulin coma therapy [*abbr*] ICT.

Insulinlipodystrophie *w*: insulinlipodystrophy.

Insulinmangel *m*: insulinopenia.

Insulinmangel-: insulinopenic.

Insulinmangeldiabetes *m*: insulin-dependent diabetes mellitus [*abbr*] IDDM.

Insulinmehrbedarf, morgendlicher *m*: dawn phenomenon.

Insulinödem *s*: insulin edema.

Insulinom *s*: insulinoma, insuloma.

insulinotrop: insulinotropic.

Insulinpräparat *s*: insulin preparation.

Insulinpräzipitation *w*: insulin precipitation.

Insulinpumpe *w*: insulin pump.

Insulinreaktion *w*: insulin reaction.

Insulinresistenz *w*: insulin resistance.

Insulinrezeptor *m*: insulin receptor.

Insulinschock *m*: insulin shock.

Insulinschockbehandlung *w*: insulin coma therapy, hypoglycemic therapy, subcoma insulin therapy.

Insulinsubstitution *w*: insulin substitution; **nahe-normoglykämische** ~ near-normoglycemic insulin substitution [*abbr*] NIS.

Insulintoleranztest *m*: insulin tolerance test.

Insulin-Zink-Suspension *w*: insulin zinc suspension.

Insulitis *w*: insulitis.

Insulom *s*: insuloma.

Insult *m*: insult; **hämorrhagischer** ~ hemorrhagic stroke; **ischämischer zerebraler** ~ cerebral infarction; **zerebrovaskulärer** ~ stroke.

intakt: intact.

integral: integral.

Integraldosis *w*: integral dose, volume dose.

Integration *w*: integration.

integrieren: integrate.

integrierend: integrating.

Integrierung *w*: integration.

Integrität *w*: integrity, entirety.

Integument *s*: integument, integumentum, integumentary system, cutaneous system, dermal system.

integumental: tegumental.

Intellekt *m*: intellect.

Intellektualisierung *w*: intellectualization.

intelligent: intelligent.

Intelligenz *w*: intelligence; **künstliche** ~ artificial intelligence [*abbr*] AI.

Intelligenzalter *s*: mental age [*abbr*] MA.

Intelligenzdefekt *m*: amentia.

Intelligenzquotient *m* Abk. **IQ**: intelligence quotient [*abbr*] IQ, quotient of intelligence.

Intelligenztest *m*: intelligence test.

Intensität *w*: intensity.

Intensitätsabnahme *w*: decrudescence, decrement.

Intensitätsmodulation *w*: intensity modulation.

Intensitätsunterschied *m*: intensity difference.

intensiv: intensive, intense.

Intensivierung *w*: intensification.

Intensivpflege *w*: intensive care, critical care.

Intensivstation *w*: intensive care unit [*abbr*] ICU; **kardiologische** ~ intensive coronary care [*abbr*] ICC, coronary care unit [*abbr*] CCU.

Intention *w*: intention, purpose.

Intentionsbewegung *w*: intention movement.

Intentionskrampf *m*: intention spasm.

Intentionsmyoklonie *w*: postural myoclonus, action myoclonus.

Intentionstremor *m*: action tremor, intention tremor, effort tremor.

Inter-: inter-.
Interaktion w: interaction, reciprocal action.
interalveolär: interalveolar.
interartikulär: interarticular.
interatrial: interatrial, interauricular.
Interband s: interband.
interdental: interdental, interproximal.
Interdentalpapille w: interdental papilla, interproximal papilla, gingival papilla.
Interdentalraum m: interdental space.
Interdependenz w: interdependence.
interdigital: interdigital.
Interdigitalfalte w: web.
Interdigitalraum m: interdigit.
Interdisziplinarität w: interdisciplinarity.
Interessengruppe w: pressure group.
interfemoral: interfemoral.
Interferenz w: interference; **chromosomale** ~ interchromosomal interference; **elektromagnetische** ~ electromagnetic interference [abbr] EMI.
Interferenz-: interferential.
Interferenzdissoziation w: interference dissociation.
Interferenzgoniometer s: x-ray diffractometer.
Interferenzmikroskop s: interference microscope.
Interferenzmuster s: interference pattern.
Intereferenzwinkel m: interference angle.
Interferon s Abk. IF: interferon [abbr] IF.
interfibrillär: interfibrillar.
interfrontal: interfrontal.
interganglionär: interganglionic.
Interglobulärraum m: interglobular space.
interglutäal: intergluteal.
intergranulär: intergranular.
intergyral: intergyral.
interhemisphärisch: interhemispheric.
interindividuell: man-to-man.
Interitem-Konsistenzkoeffizient m: interitem constance coefficient, alpha coefficient.
interkalar: intercalary.
Interkalarstaphylom s: intercalary staphyloma.

Interkalation w: intercalation.
interkarpal: intercarpal.
interkartilaginär: intercartilaginous, endochondral, interchondral.
interkavernös: intercavernous.
Interkinese w: interkinesis.
interkostal: intercostal.
Interkostalanästhesie w: intercostal anesthesia, intercostal block.
Interkostalblock m: intercostal block, intercostal anesthesia.
Interkostalmuskel m: intercostal muscle.
Interkostalneuralgie w: intercostal neuralgia, intercostal neuropathy.
Interkostalraum m: intercostal space [abbr] ICS.
Interkrikothyreotomie w: intercricothyrotomy.
interkulturell: cross-cultural.
interkurrent: intercurrent.
Interkuspidation w: intercuspation.
interlabial: interlabial.
Interleukin s: interleukin [abbr] IL, lymphocyte-activating factor.
Interleukin 2 s: interleukin 2, T-cell growth factor [abbr] TGF.
Interleukin 3 s: interleukin 3, mast cell growth factor, mast cell colony-stimulating factor.
interlobär: interlobar.
Interlobärempyem s: interlobar empyema.
interlobulär: interlobular.
intermaxillär: intermaxillary.
intermediär: intermediary, intermediate.
Intermediärinsulin s: intermediate acting insulin.
Intermediärstadium s: intermediate state.
Intermediärstoffwechsel m: intermediary metabolism.
Intermediärzelle w: intercalary cell, peg cell.
Intermediärzellkarzinom s: intermediary carcinoma, basosquamous carcinoma.
Intermediat s: intermediate.
Intermedin s: intermedin, melanocyte-stimulating hormone [abbr] MSH.
intermediolateral: intermediolateral.

intermenstruell: intermenstrual.
intermetakarpal: intermetacarpal.
intermitotisch: intermitotic.
intermittieren: intermit.
intermittierend: intermittent.
intermolekular: intermolecular.
intermural: intermural.
intermuskulär: intermuscular.
intern: intern.
Internalisierung *w*: internalization, interiorization.
internasal: internasal, internarial.
interneural: interneural, internuncial.
Interneuron *s*: interneuron, intercalary neuron, internuncial cell.
interneuronal: interneuronal.
Internierung *w*: internation.
Internist *m*: internist.
internodal: internodal, internodular.
Internodalsegment *s*: internode.
Internodium *s*: internode.
internodulär: internodular, internodal.
internukleär: internuclear.
Internuslähmung *w*: tensor paralysis of the larynx.
Interokklusalabstand *m*: interocclusal distance, interocclusal clearance.
interorbital: interorbital.
interossär: interosseal, interosseous.
Interozeptor *m*: interoceptor, enteroceptor.
interpalpebral: interpalpebral.
interparietal: interparietal.
interpedikulär: interpediculate.
interpedunkulär: interpeduncular.
interphalangeal: interphalangeal.
Interphase *w*: interphase, interstage.
interpleural: interpleural.
Interpolation *w*: interpolation.
Interpolationsrechnung *w*: calculus of interpolation.
interpoliert: interpolated.
Interponierung *w*: interposition.
Interposition *w*: interposition.
Interpositionsoperation *w*: interposition operation, Schauta-Wertheim operation.
Interpretation *w*: interpretation.
interpretieren: interpret.

interpubisch: interpubic.
interpupillär: interpupillary.
interruptus: interrupted.
Intersektions-: intersectional.
interseptal: interseptal.
Intersex *m*: intersex.
Intersexualität *w*: intersexuality, intersex.
intersexuell: intersexual.
intersigmoidal: intersigmoid.
interskapulär: interscapular.
Interskapularlinie *w*: scapular line.
interspinal: interspinal.
Interspinallinie *w*: interspinal line.
Interstitialflüssigkeit *w*: intercellular lymph.
Interstitialraum *m*: interstitial space.
interstitiell: interstitial.
Interstitium *s*: interstitium, interstice, interstitial tissue.
Intertestkorrelation *w*: test intercorrelation.
intertriginös: intertriginous.
Intertrigo *w*: intertrigo, intertriginous eczema.
intertrochantär: intertrochanteric.
intertuberkulär: intertubercular.
Intervall *s*: interval; freies ~ lucid interval; isometrisches ~ isovolumetric interval, presphygmic interval; isovolumetrisches ~ isometric period of cardiac cycle; stummes ~ silent period.
Intervalloperation *w*: interval operation.
Intervallskala *w*: interval scale.
Intervall zwischen Herzschlag und peripherem Puls: cardioarterial interval.
intervaskulär: intervascular.
intervenieren: intervene.
Intervention *w*: intervention.
interventionell: interventional.
Interventionsstrategie *w*: intervention strategy.
Interventionsstudie *w*: intervention study.
interventrikulär: interventricular.
intervertebral: intervertebral.
Intervertebralscheibe *w*: intervertebral disk.
Interview *s*: interview.

Intervillärzirkulation *w*: intervillous circulation.

intervillös: intervillous.

interzellulär: intercellular.

Interzellulärbrücken: intercellular bridges, cross-bridges, cell bridges.

Interzellularraum *m*: intercellular space, tissue space.

Interzellularspalte *w*: intercellular space.

Interzellularsubstanz *w*: intercellular substance.

interzonal: interzonal.

intestinal: intestinal.

Intestinalsonde *w*: intestinal probe.

Intestinaltrakt *m*: intestinal canal.

Intestinum *s*: intestine.

Intima *w*: intima.

Intima-: intimal.

Intimaentzündung *w*: intimitis, endophlebitis.

Intimafibrose *w*: intimal fibroplasia.

Intimektomie *w*: intimectomy.

Intimität *w*: intimacy.

Intimitis *w*: intimitis.

Intoleranz *w*: intolerance.

Intonation *w*: intonation.

Intorsion *w*: intorsion, conclination.

Intoxikation *w*: intoxication, toxication.

Intoxikationsamblyopie *w*: toxic amblyopia.

Intoxikationskopfschmerz *m*: toxic headache.

Intoxikationspsychose *w*: toxic psychosis, toxic insanity.

Intra-: intra-.

intraabdominell: intra-abdominal, endoabdominal.

intraaortal: intra-aortic.

intraarteriell Abk. **i.a.**: intra-arterial, endarterial.

intraartikulär: intra-articular.

intraatrial: intra-atrial, intra-auricular.

intrabukkal: intrabuccal.

intrachordal: intrachordal.

intrachromosomal: intrachromosomal.

intradermal: intradermal, intradermic [*abbr*] ID.

intraduktal: intraductal.

intradural: intradural, endodural.

intraepidermal: intraepidermal.

intraerythrozytär: intraerythrocytic.

intrafistulär: intrafistural.

intrafusal: intrafusal.

intragastral: intragastric.

intragenetisch: intragenic.

intraglandulär: intraglandular.

intraglutäal: intragluteal.

intrahepatisch: intrahepatic.

intrakapsulär: intracapsular.

intrakardial: intracardiac.

intrakavernös: intracavernous.

intrakavitär: intracavitary, intracelial.

intrakolisch: intracolic.

intrakoronar: intracoronal.

intrakorporal: intracorporeal.

intrakorpuskulär: intracorpuscular, endocorpuscular.

intrakostal: intracostal.

intrakraniell: intracranial, endocranial, encranial, entocranial.

intrakutan: intracutaneous.

Intrakutanreaktion *w*: intracutaneous reaction, intradermoreaction, endodermoreaction.

Intrakutantest *m*: intradermal test.

intralaryngeal: intralaryngeal.

intralingual: intralingual.

intraluminal: intraluminal.

intramammär: intramammary.

intramarginal: intramarginal.

intramedullär: intramedullary.

intrameningeal: intrameningeal.

intramolekular: intramolecular.

intramural: intramural, intraparietal.

intramuskulär Abk. **i.m.**: intramuscular [*abbr*] im.

intranasal: intranasal.

intraneural: intraneural.

intranukleär: intranuclear, endonuclear.

intraokular: intraocular.

intraoperativ: intraoperative.

intraoral: intraoral.

intraossal: intraosseous, endosteal, endosseous.

intraparietal: intraparietal.
intra partum: intrapartum, intranatal.
intrapelvin: intrapelvic, endopelvic.
intraperikardial: intrapericardial, endopericardial.
intraperineal: intraperineal.
intraperitoneal: intraperitoneal [abbr] IP.
intrapleural: intrapleural.
intrapsychisch: intrapsychic, endopsychic.
intrapulmonal: intrapulmonary.
intrarenal: intrarenal.
intrasegmental: intrasegmental.
intrasellär: intrasellar.
intraspinal: intraspinal [abbr] IS.
intrasternal: intrasternal.
intrastitial: intrastitial.
intrasynovial: intrasynovial.
intrathekal: intrathecal.
intrathorakal: intrathoracic, endothoracic.
intratubar: intratubal.
intratubulär: intratubular.
intratympanisch: intratympanic.
intraurethral: intraurethral, endourethral.
intrauterin: intrauterine [abbr] IU.
Intrauterinfraktur w: intrauterine fracture, congenital fracture.
Intrauteringravidität w: intrauterine pregnancy.
Intrauterinperiode w: intrauterine life.
Intrauterinpessar s Abk. **IUP:** intrauterine device [abbr] IUD, intrauterine contraceptive device [abbr] IUCD.
Intrauterinschwangerschaft w: uterogestation, fetation.
intravaginal: intravaginal.
intravaskulär: intravascular.
intravenös Abk. **i.v.:** intravenous [abbr] I.V., pervenous.
intraventrikulär: intraventricular.
intravertebral: intravertebral.
intravesikal: intravesical.
intravital: intravital.
intravitreal: intravitreous.
intrazellulär: 1. intracellular, endocellular; 2. ~ **lebend** cytozoic.

Intrazellulärflüssigkeit w: intracellular fluid.
Intrazellulärraum m Abk. **IZR:** intracellular space, intracellular compartment.
intrazerebral: intracerebral.
intrazytoplasmatisch: intracytoplasmic.
intrinsisch: intrinsic.
Intro-: intro-.
Introflexion w: introflexion.
Introitus m: introitus.
Introjektion w: introjection.
introjizieren: introject.
Intromission w: intromission.
Intron s: intron, intervening sequence.
intropunitiv: intropunitive.
Intropunitivität w: intropunitiveness.
Introspektion w: introspection.
Introversion w: introversion.
introvertieren: introvert.
introvertiert: introvert.
Intrusion w: intrusion.
Intubation w: intubation; **endonasale ~** nasal intubation; **endotracheale ~** endotracheal intubation, intratracheal intubation; **nasotracheale ~** nasotracheal intubation; **orotracheale ~** orotracheal intubation; **perorale ~** oral intubation.
Intubationsgranulom s: intubation granuloma.
Intubationsnarkose w: endotracheal anesthesia.
intubieren: intubate.
Intuition w: intuition.
intuitiv: intuitive.
Intumeszenz w: intumescence, tumescence, tumefaction.
Intussuszeption w: intussusception, introsusception, indigitation.
Intussuszeptum s: intussusceptum.
Inulin s: inulin, alantin.
Inulinausscheidung w: inulin clearance.
Inulinclearance w: inulin clearance.
Inunktion w: inunction, inunctum.
Invagination w: invagination, intussusception, indigitation; **aszendierende ~** retrograde intussusception; **ileozäkale ~** ileocecal intussusception; **nodöse ~** tri-

chorrhexis invaginata, bamboo hair.
Invaginator *m*: invaginator.
invaginatum *s*: intussusceptum.
invaginieren: invaginate.
invaginiert: invaginated.
Invalide *m*: invalid.
invalide: invalid.
Invalidität *w*: invalidity, invalidism, disablement.
InV-Allotyp *m*: InV allotype.
Invarianz *w*: invariance, invariability.
Invasion *w*: invasion.
Invasionskrankheit *w*: infestation.
invasiv: invasive.
Invasivität *w*: invasiveness.
Inventar *s*: inventory.
invers: inverse.
Inversion *w*: inversion.
Invertase *w*: invertase, invertin.
invertiert: reversed.
Invertzucker *m*: invertose.
inveterieren: inveterate.
In-vitro-Fertilisation *w* Abk. **IVF**: invitro fertilization [*abbr*] IVF.
In-vitro-Hyperkaliämie *w*: pseudohyperkalemia.
In-vitro-Translation *w*: in vitro translation, cell-free translation.
Involucrum *s*: involucrum.
involutieren: involute.
Involution *w*: involution.
Involutionsdepression *w*: involutional depression.
Involutionsmelancholie *w*: involutional melancholia, agitated melancholia, involutional psychosis, climacteric psychosis, involutional psychotic reaction.
Involutionsosteoporose *w*: postmenopausal osteoporosis.
Involutionsparanoia *w*: involutional paranoia.
involutiv: involutional.
Inzest *m*: incest.
Inzestschranke *w*: incest barrier.
Inzesttabu *s*: incest tabu.
inzestuös: incestous.
inzident: incidental.

Inzidenz *w*: incidence.
Inzidenzrate *w*: incidence rate, attack rate.
Inzision *w*: incision, cut, sharp dissection; **kleine** ~ microincision; **retroaurikuläre** ~ postauricular incision; **seitliche** ~ lateral incision; **suprapubische** ~ suprapubic incision, etrotomy.
Inzisur *w*: incisure, notch, scissura.
Inzucht *w*: 1. intermarriage, inbreeding; 2. **durch** ~ **züchten** inbreed.
Inzuchtstamm *m*: inbred strain.
Inzyklodivergenz *w*: incyclodeviation.
Inzyklophorie *w*: incyclophoria.
Inzyklovergenz *w*: incyclovergence, incycloduction.
Iobenzaminsäure *w*: iobenzamic acid.
Iocarminsäure *w*: iocarmic acid.
Iocetaminsäure *w*: iocetamic acid.
Iod *s* Abk. **I**: iodine [*abbr*] I.
Iodamid *s*: iodamide.
Iodipamid *s*: iodipamic acid.
Iodobrassid *s*: iodobrassid.
Iodohippurat *s*: iodohippurate.
Iodopansäure *w*: iodopanoic acid, iopanoic acid.
Iodoxaminsäure *w*: iodoxamic acid.
Iodsalizylsäure *w*: iodosalicylic acid.
Ioglicinsäure *w*: ioglicic acid.
Ioglycaminsäure *w*: ioglycamic acid.
Iohexol *s*: iohexol.
Ion *s*: ion.
Ionenaktivität *w*: ion activity.
Ionenaustausch *m*: ion exchange.
Ionenaustauschchromatographie *w*: ion-exchange chromatography.
Ionenaustauscher *m*: ion exchanger.
Ionenbewegung *w*: ion movement.
Ionenbindung *w*: ion binding, ionic bond.
Ionendichte *w*: ionic density.
Ionendipolkomplex *m*: ion-dipole complex.
Ionendosis *w*: ionization exposure.
Ionengrenzwert *m*: ion limit.
Ionenkanal *m*: ion channel, membrane channel.
Ionenpaar *s*: ion pair.
Ionenpumpe *w*: ion pump.

Ionenstärke *w*: ionic strength.
Ionenteilchendichte *w*: ion particle density.
Ionentherapie *w*: iontotherapy, iontophoresis.
Ionentransport *m*: ion transport.
Ionenübergang *m*: ion transition.
Ionenwolke *w*: ion cluster.
Ionisation *w*: ionization.
Ionisationsgleichgewicht *s*: ionization balance.
Ionisationskammer *w*: ionization chamber, ion chamber.
Ionisationsspannung *w*: ionization voltage.
ionisch: ionic.
ionisieren: ionize.
ionisierend: ionizing.
Ionisierung *w*: ionization.
Ionisierungspotential *s*: ionization potential.
Ionometer *s*: ionometer, iontoquantimeter.
Ionometrie *w*: ionometry.
Ionophor *s*: ionophore.
Ionophorese *w*: ionophoresis.
Ionosphäre *w*: ionosphere.
Iontophorese *w*: iontophoresis, iontotherapy, galvanoionization.
Iopamidol *s*: iopamidol.
Iopansäure *w*: iopanic acid.
Iophendylat *s*: iophendylate, iodophendylate, ethyl iodophenylundecylate.
Iopromid *s*: iopromide.
Iopydol *s*: iopydol.
Iopydon *s*: iopydone.
Iotalamat *s*: iotalamate.
Iotalaminsäure *w*: iotalamic acid.
Iothiouracil *s*: iothiouracil.
Iotroxinsäure *w*: iotroxic acid.
Ioxaglinsäure *w*: ioxaglic acid.
Ioxitalaminsäure *w*: ioxitalamic acid.
Ipecacuanha *s*: ipecac.
Ipecacuanhasirup *m*: ipecac syrup.
Ipecacuanhawurzel: ipecac root.
Ipodat-Natrium *s*: ipodate sodium, sodium ipodate.
Ipratropiumbromid *s*: ipratropium bromide.
Iprindol *s*: iprindole.

Iproniazid *s*: iproniazid.
ipsilateral: ipsilateral, isolateral, homolateral.
IPSP Abk. **inhibitorisches postsynaptisches Potential** *s*: inhibitory postsynaptic potential [*abbr*] IPSP.
IQ Abk. **Intelligenzquotient** *m*: intelligence quotient [*abbr*] IQ.
Ir Abk. **Iridium** *s*: iridium [*abbr*] Ir.
Ir-Gen *s*: immune response gene [*abbr*] Ir gene.
Iridektom *s*: iridectome, corectome.
Iridektomie *w*: iridectomy; **optische ~** coroparelcysis; **periphere ~** buttonhole iridectomy, coretomedialysis.
Iridenkleisis *w*: iridencleisis, corenclisis.
Iridinsäure *w*: iridic acid.
Iridium *s* Abk. **Ir**: iridium [*abbr*] Ir.
Iridochorioiditis *s*: iridochoroiditis.
Iridodesis *w*: iridodesis, iridesis, iris inclusion surgery.
Iridodialysis *w*: iridodialysis, iridavulsion, iridoavulsion, coredialysis, coremorphosis, retinodialysis.
Iridodiastasis *w*: iridodiastasis.
Iridodonesis *w*: iridodonesis, tremulous iris.
Iridokapsulitis *w*: iridocapsulitis.
Iridokeratitis *w*: iridokeratitis, keratoiritis.
Iridokinese *w*: iridokinesis.
Iridokorenklisis *w*: iridocorneosclerectomy.
Iridokornealwinkel *m*: iridocorneal angle, filtration angle.
Iridolyse *w*: iridolysis, corelysis, synechotomy.
Iridomesodialysis *w*: iridomesodialysis.
iridomotorisch: iridomotor.
Iridoparese *w*: iridoparalysis.
Iridoplastik *w*: coroplasty, coreoplasty.
Iridoplegie *w*: iridoplegia.
Iridopsie *w*: iridopsia.
Iridoschisis *w*: iridoschisis.
Iridosklerotomie *w*: iridosclerotomy.
Iridotom *s*: iridotome.
Iridotomie *w*: iritomy, iridotomy, coro-

tomy, coretomy.

Iridozele *w*: iridocele, myiocephalon.

Iridozyklektomie *w*: iridocyclectomy.

Iridozyklitis *w*: iridocyclitis, anterior uveitis.

Iris *w*: 1. iris; 2. **hinter der ~** retroiridian.

Iris-: iridal, iridic.

Irisablösung *w*: iridodialysis, iridoavulsion, coredialysis, coremorphosis.

Irisblende *w*: iris diaphragm.

Irisblendenphänomen *s*: iris lesion of the skin.

Irisdehnung *w*: iridosis.

Irisdiagnose *w*: iridodiagnosis.

Irisdiastase *w*: iridodiastasis.

Iriseinklemmung *w*: iridencleisis.

Iriserkrankung *w*: iridopathy.

irisieren: irisate.

Iriskapselresektion *w*: iridocapsulectomy.

Irisknötchen *s*: iris nodule.

Iriskolobom *s*: iridocoloboma.

Iriskrause *w*: iris frill.

Irispigment *s*: iris pigment.

Irisresektion *w*: iridosteresis.

Irisruptur *w*: iridorhexis.

Irisschere *w*: iris scissors.

Irisschlottern *s*: iridodonesis, tremulous iris.

Irisschmerz *m*: iridalgia, iralgia.

Irisstroma *s*: mesiris.

Iristeilresektion *w*: iritoectomy.

Iristumor *m*: tumor of the iris, iridoncus.

Irisverdickung *w*: iridauxesis.

Irisvorfall *m*: iridectasis.

Iritis *w*: iritis; **seröse ~** serous iritis; **spongiöse ~** spongy iritis.

Iritis plastica *w*: plastic iritis.

Iritomie *w*: iritomy.

Irradiation *w*: irradiation.

Irradiationskreise: diffusion circles.

irregulär: irregular.

irreleiten: mislead.

Irrenanstalt *w*: madhouse.

Irresein *s*: insanity; **impulsives ~** impulsive insanity; **induziertes ~** imposed insanity, communicated insanity, shared delusion; **moralisches ~** moral insanity; **zirkuläres ~** circular insanity.

irrespirabel: irrespirable.

irreversibel: irreversible.

Irreversibilität *w*: irreversibility.

Irrigation *w*: irrigation.

Irrigator *m*: irrigator.

Irrigoradioskopie *w*: irrigoradioscopy.

irritabel: irritable.

Irritabilität *w*: irritability.

Irritans *s*: irritant.

Irritation *w*: irritation.

Irritationsotalgie *w*: secondary otalgia.

irritativ: irritative.

irritieren: irritate, disturb.

irritierend: irritating, amyctic.

Irrstrahl *m*: vagabond ray.

Irrtum *m*: error.

Irrtumswahrscheinlichkeit *w*: level of significance.

Isaac-Granula: filar substance, reticular substance.

Isaacs-Syndrom *s*: continuous muscle fiber activity.

-isch: -ic.

Ischämie *w*: ischemia; **lagebedingte ~** postural ischemia; **mesenteriale ~** mesenteric ischemia.

Ischämiereflex *m*: ischemic reflex.

ischämisch: ischemic.

ischi-: isch-.

Ischiadikus *m*: sciatic nerve.

ischial: sciatic.

Ischialgie *w*: sciatic neuralgia, ischodynia.

Ischias-: ischial.

Ischiasneuralgie *w*: sciatic neuralgia, ischiatitis.

Ischiassyndrom *s*: sciatica, sciatic dislocation, Cotugno's disease.

ischiokavernös: ischiocavernous.

Ischiomelus *m*: ischiomelus.

Ischiopagus *m*: ischiopagus.

Ischiozele *w*: ischiocele.

Ischurie *w*: ischuria.

ISCOM Abk. **immunstimulierender Komplex** *m*: immune-stimulating complex [*abbr*] ISCOM.

ISDN Abk. **Isosorbiddinitrat** *s*: isosorbide dinitrate.

IS-Element *s* Abk. **Insertionselement** *s*: insertion element.
Isethionsäure *w*: isethionic acid.
Ishihara-Farbsehprobe *w*: Ishihara's test.
Ishihara-Farbtafeln, pseudoisochromatische: Ishihara's plates.
-ismus: -ism, -ia.
Isoagglutination *w*: isoagglutination.
Isoagglutinin *s*: isoagglutinin.
Isoallel *s*: isoallele.
Isoalloxazin *s*: isoalloxazine.
Isoaminil *s*: isoaminile.
Isoantigen *s*: isoantigen.
Isoantikörper *m*: isoantibody.
isobar: isobaric, normobaric.
Isobare *w*: isobar.
Isobucain *s*: isobucaine.
Isobutan *s*: isobutane.
Isobuttersäure *w*: isobutyric acid, dimethylacetic acid.
isobuttersauer: isobutyric.
Isobutylalkohol *m*: isobutyl alcohol.
Isocarboxid *s*: isocarboxazid.
Isochinolin *s*: isoquinoline.
Isochromosom *s*: isochromosome.
isochron: isochronic.
Isochronie *w*: isochronia, isochronism.
Isocolchicin *s*: isocolchicine.
Isoconazol *s*: isoconazole.
Isocortex *m*: isocortex, homogenetic cortex, nonolfactory cortex.
Isocyanat *s*: isocyanate.
Isodont *m*: isodont.
Isodose *w*: isodose.
Isodosenfläche *w*: iso-exposure surface.
Isodosenkurve *w*: iso-exposure curve.
Isodosenoberfläche *w*: isodose surface.
Isodynamie *w*: isodynamia.
isodynamisch: isodynamic, isoenergetic.
isoelektrisch: isoelectric.
Isoenzym *s*: isoenzyme, isozyme.
Isoerythrolyse *w*: isoerythrolysis.
Isoetarin *s*: isoetarine.
Isofluran *s*: isoflurane.
isogam: isogamous, isogametic.
Isogamet *m*: isogamete.
Isogamie *w*: isogamy, isogame.

isogen: isogenic, isogeneic, isologous, isoplastic.
Isogenie *w*: isogeny.
Isoglutamin *s*: isoglutamine.
Isognathie *w*: isognathia.
Isograft *s*: isograft, isogeneic graft, syngeneic graft.
Isohämagglutinin *s*: isohemagglutinin.
Isohämolysin *s*: isohemolysin.
Isohydrie *w*: isohydria.
Isokapnie *w*: normocapnia, eucapnia.
Isoikonie *w*: iso-iconia, iseikonia, iseiconia.
isoikonisch: iseikonic, iseiconic.
Isoimmunisierung *w*: isoimmunization.
Isoimmunserum *s*: isoserum.
isoionisch: isoionic.
Isokomplement *s*: isocomplement.
Isokoproporphyrin *s*: isocoproporphyrin.
Isokorie *w*: isocoria.
Isokortex *m*: isocortex, neopallium.
Isolabeling *s*: isolabeling.
Isolat *s*: isolate.
isolateral: isolateral.
Isolation *w*: isolation, insulation.
Isolator *m*: isolator.
Isoleuzin *s* Abk. **Ile**: isoleucine [*abbr*] Ile, I.
isolieren: isolate, insulate, quarantine.
Isolierstation *w*: isolation unit.
isoliert: isolated, sole.
Isolierung *w*: isolation, insulation.
Isolierzelt, steriles *s*: life island.
isolog: isologous, syngeneic.
Isolysergsäure *w*: isolysergic acid.
Isolysin *s*: isolysin.
Isomaltose *w*: isomaltose.
Isomarkierung *w*: isolabeling.
Isomeprobamat *s*: isopropyl meprobamate.
isomer: isomeric, isomerous.
Isomer *s*: isomer.
Isomerase *w*: isomerase.
Isomerie *w*: isomerism; **optische** ~ optical isomerism.
Isomerisation *w*: isomerization.
Isomethadon *s*: isomethadone.
Isomethepten *s*: isometheptene.
Isometrie *w*: isometrics.
isometrisch: isometric.

Isometropie *w*: isometropia.
isomorph: isomorphic, isomorphous.
Isomorphie *w*: isomorphism.
Isomorphismus *w*: isomorphism.
Isoniazid *s*: isoniazid.
Isoniazidpolyneuropathie *w*: isoniazid polyneuropathy.
Isonikotinsäure *w*: isonicotinic acid.
Isonikotinsäurehydrazid *s* Abk. **INH**: isonicotinoylhydrazine, isoniazid.
Isonipecain *s*: isonipecaine, pethidine.
Isonitril *s*: isonitrile, isocyanide.
Isoöstron *s*: isoestrone.
isoonkotisch: iso-oncotic.
isoosmotisch: iso-osmotic, isosmotic.
Isopentenylpyrophosphat *s*: isopentenyl pyrophosphate, isopentenyl diphosphate.
Isopentylalkohol *m*: isopentyl alcohol.
Isophänie *w*: isophene.
Isophaninsulin *s*: isophane insulin.
Isophorie *w*: isophoria.
Isophotometer *s*: isophotometer.
isoplastisch: isoplastic, isogenic, isogeneic.
Isopotential *s*: isopotential.
Isopräzipitin *s*: isoprecipitin.
Isopregnenon *s*: isopregnenone.
Isopren *s*: isoprene.
Isoprenalin *s*: isoprenaline, isoproterenol, isopropylarterenol.
Isoprenoid *s*: isoprenoid.
Isopropamid *s*: isopropamide.
Isopropamidjodid *s*: isopropamide iodide.
Isopropanol *s*: isopropanol.
Isopropyl *s*: isopropyl, propyl.
Isopropylalkohol *m*: isopropyl alcohol.
Isopropylmyristat *s*: isopropyl myristate.
Isopropylnoradrenalin *s*: isopropylnoradrenaline.
Isopropylthiogalactosid *s*: isopropylthiogalactoside [*abbr*] IPTG.
Isoproterenol *s*: isoproterenol, isoprenaline, isopropylarterenol.
Isoptere *w*: isopter.
isopyknisch: isopyknic.
isorhythmisch: isorhythmic.
Isoriboflavin *s*: isoriboflacin.

Isosaccharinsäure *w*: isosaccharic acid.
Isoschizomer *s*: isoschizomer, isoschizomeric enzyme.
Isoserum *s*: isoserum.
Isoserumbehandlung *w*: isoserotherapy.
Isosorbid *s*: isosorbide.
Isosorbiddinitrat *s* Abk. **ISDN**: isosorbide dinitrate.
Isosorbid-5-nitrat *s*: isosorbide-5-nitrate.
Isosporiose *w*: isosporosis, isosporiasis.
Isosterie *w*: isostere.
Isosthenurie *w*: isosthenuria.
Isothazin *s*: isothiazine hydrochloride.
isotherm: isothermic, isothermal, synthermal.
Isothiazin *s*: isothiazine hydrochloride.
Isothipendyl *s*: isothipendyl.
isoton: isotone, isotonic, homotonic.
Isotonie *w*: isotonicity.
Isotop *s*: isotope; **schweres** ~ heavy isotope; **stabiles** ~ stable isotope.
Isotopenaufnahme *w*: radioisotope scan.
Isotopenkamera *w*: radioisotope camera.
Isotopennephrographie *w*: isotope nephrography, radionephrography, renography.
Isotopen-Radionephrographie *w*: radionephrography, radioisotope renogram.
Isotopentherapie *w*: isotope therapy.
Isotopenträger *m*: isotopic carrier.
Isotopenuntersuchung *w*: radionuclide study, radionuclide test.
Isotransplantat *s*: isograft, isotransplant, isogeneic homograft, syngraft.
Isotretinoin *s*: isotretinoin.
isotrop: isotropic.
Isotropie *w*: isotropy.
Isotropiefaktor *m*: isotropy factor.
Isotryptamin *s*: isotryptamine.
Isotyp *m*: isotype.
Isovalerianazidämie *w*: isovalericacidemia, odor-of-sweaty-feet syndrome, Sidbury syndrome.
Isovaleriansäure *w*: isovaleric acid, isopentoic acid, phocenic acid.
Isovalin *s*: isovaline.
Isoxacillinpenicillin *s*: isoxazolyl penicillin.

Isoxicam *s*: isoxicam.
Isoxsuprin *s*: isoxsuprine.
Isozitrat *s*: isocitrate.
Isozitratdehydrogenase *w*: isocitrate dehydrogenase.
Isozitratlyase *w*: isocitrate lyase.
Isozitronensäure *w*: isocitric acid.
isozitronensauer: isocitric.
Isozyanat *s*: isocyanate.
Isozyanatasthma *s*: isocyanate asthma.
isozyklisch: isocyclic.
Isozytolysin *s*: isocytolysin.
Isozytose *w*: isocytosis.
Isthmektomie *w*: isthmectomy.
Isthmus *m*: isthmus.
Isthmus-: isthmic, isthmian.
isthmusartig: isthmoid.
Isthmusschwangerschaft *w*: isthmic pregnancy.
Isthmusstenose *w*: stenosis of aortic isthmus.
I-Streifen *m*: I band.
Istwert *m*: actual value.
Isurie *w*: isuria.
-it: -ite.
Itai-Itai-Krankheit *w*: itai-itai disease, ouch-ouch disease.
Iteration *w*: iteration.

Iterationsverfahren *s*: iteration method.
iterieren: iterate.
-itis: -itis.
Ito-Reenstierna-Reaktion *w*: Ito-Reenstierna test, Reenstierna's reaction.
Ito-Syndrom *s*: Ito syndrome.
ITP Abk. **1. idiopathische thrombozytopenische Purpura** *w*; **2. Inosintriphosphat** *s*: 1. idiopathic thrombocytopenic purpura [*abbr*] ITP; 2. inosine triphosphate [*abbr*] ITP.
IUP Abk. **Intrauterinpessar** *s*: intrauterine device [*abbr*] IUD, intrauterine contraceptive device [*abbr*] IUCD.
IVDA Abk. **i.v. Drogenabhängiger** *m*: intravenous drug user [*abbr*] IVDU.
i.v.-Drogenabhängiger *m* Abk. **IVDA**: intravenous drug user [*abbr*] IVDU.
Ivemark-Syndrom *s*: Ivemark syndrome.
IVF Abk. **In-vitro-Fertilisation** *w*: in-vitro fertilization [*abbr*] IVF.
Ixode *w*: ixodid.
Ixodes: ixodes.
Ixodiasis *w*: ixodism, ixodism.
Ixon *s*: ixone.
I-Zell-Krankheit *w*: I-cell disease.
IZR Abk. **Interzellulärraum** *m*: intercellular space.

J

J Abk. **1. Jod** *s*; **2. Joule**: 1. iodine [*abbr*] I; 2. joule [*abbr*] J.

JA Abk. **jetzige Anamnese** *w*: history of present illness [*abbr*] HPI.

Jaborin *s*: jaborine.

Jaboulay-Amputation *w*: Jaboulay's amputation, interpelvicoabdominal amputation.

Jack-Bohne *w*: jack bean.

Jacketkrone *w*: jacket crown.

Jackson-Anfall *m*: jacksonian seizure, jacksonism, protospasm.

Jackson-Epilepsie *w*: jacksonian epilepsy, localized epilepsy.

Jackson-Marsch *m*: jacksonian march.

Jackson-Syndrom *s*: Jackson syndrome, Jackson paralysis, vagoaccessory hypoglossal paralysis, ambiguoaccessorius-hypoglossal paralysis.

Jacobson-Anastomose *w*: Jacobson's anastomosis.

Jacobson-Organ *s*: Jacobson's organ, vomeronasal organ.

Jacodin *s*: jacodine.

Jacod-Rollet-Syndrom *s*: Jacod-Rollet syndrome.

Jadassohn-Lewandowsky-Syndrom *s*: Jadassohn-Lewandowsky syndrome.

Jaffé-Lichtenstein-Krankheit *w*: Jaffé-Lichtenstein disease, polyostotic fibrous dysplasia.

Jaffé-Probe *w*: Jaffé's test, Jaffé's reaction.

Jahr *s*: year [*abbr*] yr.

Jahresgrenzwert für die Aufnahme von Radionukliden: annual limit of intake [*abbr*] ALI.

Jahreszeit *w*: season.

jahreszeitabhängig: seasonal.

jahreszeitunabhängig: nonseasonal.

Jake-Lähmung *w*: jake paralysis, jake leg.

Jakob-Creutzfeldt-Krankheit *w*: Jakob-Creutzfeldt disease, Creutzfeldt-Jakob presenile encephalopathy, Jones-Nevin syndrome.

Jaksch-Hayem-Anämie *w*: Jaksch anemia.

Jaktation *w*: jactation, jactitation.

Jalapenwurzel *w*: jalap.

Jalapin *s*: jalapin.

jamais vu: jamais vu.

James-Lange-Gefühlstheorie *w*: James-Lange theory, physiologic theory.

Ja-nein-Tremor *m*: titubating tremor.

Janet-Krankheit *w*: Janet's disease.

Janiceps *m*: janiceps.

Jansen-Krankheit *w*: Jansen's disease.

Jansky-Bielschowsky-Syndrom *s*: Jansky-Bielschowsky cerebroretinal degeneration, late infantile ceroid lipofuscinosis.

Janusgrün *s*: Janus green.

Janusgrünfärbung *w*: Janus green dye.

Januskopf *m*: janiceps.

Japan-Herbstfieber *s*: bushy creek fever.

Jargon *m*: jargon.

Jargonaphasie *w*: jargon aphasia, jargonorrhea, jumbled speech, choreic paraphasia, literal paraphasia.

Jarisch-Herxheimer-Reaktion *w*: Jarisch-Herxheimer reaction.

Jarvik-Kunstherz *s*: Jarvik heart.

Jasmin *s*: jasmine, jessamine.

Jasminwurzel *w*: jasmine root.

Jatropha *w*: jatropha.

jauchig: ichorous.

Javelle-Wasser *s*: Javelle water.

JC-Virus *m*: JC virus.

Jecolein *s*: jecolein.

Jecorin *s*: jecorin.

Jefferson-Syndrom *s*: Jefferson syndrome, infraclinoid syndrome.

Jeghers-Syndrom *s*: Peutz-Jeghers syndrome, intestinal polyposis-cutaneous

pigmentation syndrome.
jejunal: jejunal.
Jejunitis *w*: jejunitis.
jejunogastrisch: jejunogastric.
jejunoileal: jejunoileal, ileojejunal.
Jejunoileitis *w*: jejunoileitis, ileojejunitis.
Jejunoileostomie *w*: jejunoileostomy.
Jejunojejunostomie *w*: jejunojejunostomy.
Jejunokolostomie *w*: jejunocolostomy.
Jejunostomie *w*: jejunostomy, nestiostomy.
Jejunotomie *w*: jejunotomy.
Jejunozäkostomie *w*: jejunocecostomy.
Jejunum *s*: jejunum, empty intestine.
Jejunumfistel *w*: jejunostomy, nestiostomy.
Jejunumresektion *w*: jejunectomy.
Jejunumtumor *m*: jejunal neoplasm.
Jellinek-Zeichen *s*: Jellinek sign.
Jenaer Nomina Anatomica Abk. **JNA**: Jena Nomina Anatomica [*abbr*] JNA.
Jendrassik-Handgriff *m*: Jendrassik's maneuver.
Jenner-Färbung *w*: Jenner stain.
Jenner-Pockenimpfung *w*: jennerian vaccination.
Jensen-Sarkom *s*: Jensen sarcoma.
Jerne-Technik *w*: Jerne's technique.
Jervan *s*: jervane.
Jervasäure *w*: jervaic acid.
Jervell-Lange-Nielsen-Syndrom *s*: Jervell-Lange-Nielsen syndrome, cardioauditory syndrome, surdocardiac syndrome.
Jervin *s*: jervine.
Jesaconitin *s*: jesaconitine.
Jet-lag *m*: jet lag, jet fatigue, flying fatigue.
Jet-wash-Technik *w*: jet-wash technique.
Jeune-Krankheit *w*: Jeune syndrome, asphyxating thoracic dystrophy, thoracic-pelvic-phalangeal dystrophy.
J-Haken *m*: J hook.
Jitter: jitter, jimjams.
J-Kette *w*: joining chain [*abbr*] J chain.
JNA Abk. **Jenaer Nomina Anatomica**: Jena Nomina Anatomica [*abbr*] JNA.

Jobert-Grube *w*: Jobert's fossa.
Joch *s*: jugum, yoke.
Jochbein *s*: zygomatic bone, yoke bone, cheekbone.
Jochbein-: zygomatic.
Jochbogen *m*: zygomatic arch, zygoma.
Jochbogenreflex *m*: zygomatic reflex.
Jochsporen: zygomycetes.
Jod *s* Abk. **J**: 1. iodine [*abbr*] I; **butanolextrahierbares** ~ butanol-extractable iodine [*abbr*] BEI; **kristallines** ~ iodine crystal; **proteingebundenes** ~ protein-bound iodine [*abbr*] PBI; 2. **mit radioaktivem** ~ **markiert** radioiodinated; **mit** ~ **verbinden** iodinate; **nicht auf** ~ **ansprechend** iodine-fast.
Jodacetamid *s*: iodoacetamide.
Jodakne *w*: iodide acne, iododerma.
Jodalbumin *s*: iodalbumin.
Jodalphionsäure *w*: iodoalphionic acid.
Jodantipyrin *s*: iodoantipyrine.
Jodat *s*: iodate.
Jodausscheidung im Urin: ioduria.
Jodazetat *s*: iodoacetate.
Jod-Basedow *m*: iod-Basedow.
Jodbehandlung *w*: iodotherapy.
Jodbenzoesäure *w*: iodoxybenzoic acid.
Jodeiweiß *s*: iodoprotein.
Jodgorgon *s*: iodogorgonine.
Jodgorgosäure *w*: iodogorgoric acid.
Jodgranulom *s*: iodide granuloma.
Jodgrün *s*: iodine green.
jodhaltig: iodiferous, iodic.
Jodid *s*: iodide.
jodieren: iodize, iodinate.
jodiert: iodized.
jodig: iodous.
Jodinin *s*: iodinin.
Jodipamid *s*: iodipamide.
Jodismus *m*: iodism.
Jodisotop *s*: iodine isotope.
Jodit *s*: iodite.
Jodival *s*: jodival.
Jodkadmium *s*: cadmium iodide.
Jodkalilösung *w*: potassium iodide solution.
Jodmangel *m*: iodine deficiency, iodine lack.

Jodmethanat *s*: iodoxyl.
Jodnatrium *s*: sodium iodide.
Jodnephropathie *w*: iodide nephropathy.
Jodöl *s*: iodized oil.
Jodoform *s*: iodoform, triiodomethane.
Jodoformvergiftung *w*: iodoformism.
Jodometrie *w*: iodometry.
jodometrisch: iodometric.
Jodophen *s*: nosophen.
jodophil: iodophil, iodinophil.
Jodophilie *w*: iodophilia.
Jodophthalein *s*: iodophthalein.
Jodopsin *s*: iodopsin, visual violet.
Jodopyracet *s*: iodopyracet.
Jodopyrin *s*: iodopyrine.
Jodosobenzol *s*: iodosobenzene.
Jodosterin *s*: jodosterol.
Jodothiouracil *s*: iodothiouracil.
Jodothyrin *s*: iodothyrine.
Jodphenol *s*: iodophenol.
Jodprobe *w*: iodine test.
Jodsäure *w*: iodic acid.
Jodsalbe *w*: iodine ointment.
Jodsalizylsäure *w*: iodosalicylic acid.
Jodstärke *w*: starch iodide.
Jodstärkepapier *s*: iodo-starch paper.
Jodstruma *w*: iodide goiter.
Jodsulfat *s*: iodosulfate.
Jodthymol *s*: iodothymol.
Jodthyronin *s*: iodothyronine.
Jodtyrosin *s*: iodotyrosine.
Jodvergiftung *w*: iodism.
Jogging *s*: jogging.
Johne-Krankheit *w*: Johne's disease.
Johnin *s*: johnin.
Jokasta-Komplex *m*: Jocasta complex.
Jolly-Körperchen: Howell's bodies.
Jones-Kriterien: Jones criteria.
Jonol *s*: ionol.
Jopanoesäure *w*: iodopanoic acid.
Josamycin *s*: josamycin.
Joseph-Syndrom *s*: Joseph's disease, familial hyperprolinemia, encephalopathy with prolinemia.
Joule-Äquivalent *s*: Joule's equivalent [*abbr*] J.
J-Punkt *m*: junctional point [*abbr*] J point.

jucken: itch.
Jucken *s*: itch, itchiness.
juckend: itching.
Juckreiz *m*: itching, gargalesthesia.
Jüngling-Krankheit *w*: Jüngling's disease.
Jugend *w*: youth.
jugendlich: juvenile, adolescent.
Jugendlicher *m*: juvenile, adolescent.
Jugendmedizin *w*: adolescent medicine, ephebiatrics.
Juglon *s*: juglone.
Juglonsäure *w*: juglonic acid.
jugomaxillär: jugomaxillar.
jugulär: jugular, jugal.
Jugularisdruck *m*: jugular venous pressure.
Jugularisdruckversuch *m*: jugular compression.
Jugularispuls *m*: jugular pulse.
Jugularispulssphygmographie *w*: jugular pulse sphygmography.
jugulodigastrisch: jugulodigastric.
juguloomohyoid: juguloomohyoid.
Jugum *s*: jugum, yoke.
Juhel-Renoy-Syndrom *s*: renal cortical necrosis.
Julep *s*: julep.
Jumping Frenchmen of Maine *m*: jumping Frenchmen of Maine.
jung: young [*abbr*] y.
Junge *m*: boy.
Jungfräulichkeit *w*: virginity, maidenhood.
Jungianer *m*: Jungian.
Junin-Fieber *s*: Junin fever, Argentinian hemorrhagic fever.
Junipen *s*: junipene.
Juniperol *s*: juniperol.
Junktionsnävus *m*: junctional nevus, marginal nevus.
Juster-Reflex *m*: Juster reflex.
justieren: adjust.
Justiergerät *s*: adjuster.
Jute *w*: jute.
juvenil: juvenile.
Juvenilismus *m*: juvenilism.

juxtaartikulär: juxta-articular.
juxtaglomerulär: juxtaglomerular.
Juxtaglomerulärzelle *w*: juxtaglomerular cell, Goormaghtigh cell.
Juxtaglomerularapparat *m*: periarterial pad, juxtaglomerular apparatus.

juxtakortikal: juxtacortical.
juxtamedullär: juxtamedullary.
juxtapapillär: juxtapapillary.
Juxtaposition *w*: juxtaposition.
juxtapylorisch: juxtapyloric.
juxtaspinal: juxtaspinal.

K

K Abk. 1. Kalium *s*; 2. Kelvin *s*: 1. potassium [*abbr*] K; 2. Kelvin [*abbr*] k.

Kabel *s*: cable.

Kabine *w*: cabin.

kachektisch: cachectic.

Kachet *s*: cachet.

Kachexie *w*: cachexia, cachexy, syntexis, symptosis; hypothalamisch-hypophysäre ~ hypothalamic pituitary cachexia; kardiale ~ cardiac cachexia; psychogene ~ psychogenic cachexia, neurogenic cachexia; tropische ~ tropical cachexia.

Kachexie bei Bleivergiftung *w*: saturnine cachexia.

Kadaver *m*: carcass, carrion, dead corpse.

kadaverartig: cadaverous.

Kadaverin *s*: cadaverine.

Kadaverreaktion *w*: cadaveric reaction.

Kadaverstellung *w*: cadaveric position.

Kader-Fistel *w*: Kader's fistula.

Kadmium *s* Abk. Cd: cadmium [*abbr*] Cd.

kadmiumhaltig: cadmiferous.

Kadmiumvergiftung *w*: cadmium poisoning.

Käfer *m*: beetle, bug.

Käfig *m*: cage.

Kälberserum, fetales *s* Abk. FKS: fetal calf serum [*abbr*] FCS.

Kälte *w*: cold.

Kälte-: cryo-.

Kälteagglutination *w*: cold agglutination.

Kälteagglutinin *s*: cold agglutinin.

Kälteallergie *w*: cold allergy.

Kälteanästhesie *w*: cryogenic block, cryoanesthesia.

Kälteantikörper *m*: cold antibody.

Kälteantikörperkrankheit *w*: cold hemolytic antibody disease [*abbr*] CHAD, cold hemagglutinin disease.

Kälteanwendung *w*: cryoapplication.

Kältechirurgie *w*: cryosurgery.

Kältedrucktest *m*: cold pressure test.

Kälteempfinden *s*: sensation of cold, rhigosis.

kälteempfindlich: cold-sensitive.

Kälteempfindlichkeit, gesteigerte *w*: hypercryesthesia.

Kälteempfindung *w*: cold sensation, cryesthesia, cryaesthesia.

Kältegefühl *s*: chill.

Kälteglobulin *s*: cryoglobulin.

Kältehämagglutination *w*: cold hemagglutinin.

Kältehämoglobinurie, paroxysmale *w*: paroxysmal cold hemoglobinuria, Donath-Landsteiner syndrome.

Kältehämolyse *w*: cold hemolysis.

Kältehämolysin *s*: cold hemolysin.

Kältekauterisation *w*: cold cauterization.

Kältepräzipitation *w*: cryoprecipitation.

Kälteprotein *s*: cryoprotein.

Kältepunkt *m*: cold spot, cold point.

kälteresistent: cold-resistant, frigostable.

Kälteschaden *m*: cold injury, perniosis.

Kälteschmerz *m*: psychro-algia.

kältesensitiv: cold-sensitive.

Kälteurtikaria *w*: cold urticaria.

Kältezittern *s*: shivering thermogenesis.

kämpfen: struggle.

Käseschmiere *w*: vernix caseosa.

Käsevergiftung *w*: tyrotoxicosis, tyrotoxism.

käsig: caseous, tyroid.

Kaffee *m*: coffee.

Kaffeegerbsäure *w*: caffetannic acid.

Kaffeinsäure *w*: caffeic acid.

Kaffursäure *w*: caffuric acid.

kahl: bald, bare, glabrous.

Kahler-Krankheit *w*: Kahler's disease, plasmocytoma, multiple myeloma.

kahlköpfig: bald, bald-headed.

Kahlköpfigkeit *w*: baldness.

Kahn-: scapho-.

Kahnbauch *m*: navicular abdomen, scaphoid abdomen.

Kahnbein *s*: scaphoid.

Keinbeinbruch *m*: scaphoid fracture.

Kahnbeinentzündung *w*: scaphoiditis.

Kahnbeinnekrose *w*: osteochondritis of the tarsal navicular.

kahnförmig: navicular, scaphoid, cymbiform.

Kahn-Reaktion *w*: Kahn test.

Kahnthorax *m*: scaphoid thorax.

Kainogenese *w*: cenogenesis.

Kainsäure *w*: kainic acid.

Kaiserschnitt *m*: cesarean section [*abbr*] CS, radical caesarean section, abdominal delivery; **klassischer** ~ classic cesarean section.

Kajeput *s*: cajuput.

Kakaoöl *s*: theobroma oil.

Kakerlake *w*: cockroach, roach.

Kakidrosis *w*: kakidrosis, bromhidrosis.

Kakodyl *s*: cacodyl.

Kakogeusie *w*: cacogeusia.

Kakosmie *w*: cacosmia.

Kakostomie *w*: cacostomy.

Kala-Azar *w*: kala-azar, visceral leishmaniasis, Assam fever, black fever, cachectic fever, tropical splenomegaly, febrile tropic splenomegaly, black sickness.

Kalabarbeulen: Calabar swellings, fugitive swelling.

Kalabarbohne *w*: calabar bean.

Kalabarschwellung *w*: Calabar swellings, fugitive swelling.

Kalb *s*: calf.

Kalbsthymus *m*: calf thymus.

Kalendermethode *w*: Ogino-Knaus method.

Kaliber *s*: caliber, calibre.

Kalibrator *m*: calibrator.

kalibrieren: calibrate.

Kalibrierung *w*: calibration.

Kaliämie *w*: kalemia.

Kaliektasie *w*: caliectasis.

Kalikektomie *w*: calicectomy.

Kalilauge *w*: potassium hydroxide.

kaliopenisch: kaliopenic.

Kalium *s* Abk. **K**: potassium [*abbr*] K.

Kalium-Arsenit-Lösung *w*: Fowler solution.

Kaliumausscheidung *w*: kaliuresis.

Kaliumazetat *s*: potassium acetate.

Kaliumbitartrat *s*: potassium bitartrate, acid potassium tartrate.

Kaliumcanrenoat *s*: potassium canrenoate.

Kaliumglukonat *s*: potassium gluconate.

Kaliumkarbonat *s*: potassium carbonate, potash.

Kaliummangel *m*: potassium deficiency.

Kalium-Natrium-Tartrat *s*: potassium sodium tartrate.

Kaliumoxalat *s*: potassium oxalate.

Kaliumpermanganat *s*: potassium permanganate.

Kaliumsulfat *s*: potassium sulfate.

Kaliumverlustnephritis *w*: potassium-losing nephritis.

Kaliumzitrat *s*: potassium citrate.

Kaliumzyanid *s*: potassium cyanide.

Kaliumzyanidtest *m*: potassium cyanide test.

Kaliurese *w*: kaliuresis, kaluresis.

Kalix *w*: calix.

Kalk *m*: lime; **gebrannter** ~ burnt lime; **gelöschter** ~ hydrated lime, calcium hydroxide, slaked lime; **ungelöschter** ~ quicklime.

Kalkablagerung *w*: calcific deposit, calcification; **intrakranielle** ~ intracranial calcification.

Kalkaliurie *w*: calcariuria.

Kalkaneoapophysitis *w*: calcaneoapophysitis.

Kalkaneodynie *w*: calcaneodynia, calcanodynia.

Kalkaneus *m*: calcaneus.

Kalkaneus-: calcaneal.

Kalkaneusfraktur *w*: calcaneal fracture.

Kalkaneussporn *m*: calcaneal spur.

Kalkarinathrombose *w*: calcarine thrombosis.

kalkartig: lime-like.

kalkbildend: calcific, calcifying.

Kalkeinlagerung *w*: calcific deposit, calcification; **periartikuläre** ~ periarticular

calcification.
kalken: lime.
Kalkgalle *w*: porcellain gallbladder.
Kalkgicht *w*: calcium gout.
Kalkhärte *w*: calcium hardness.
kalkhaltig: calciferous, calcareous.
kalkig: calcareous, limy.
Kalkinfiltration *w*: calcareous infiltration.
Kalklauge *w*: calcium hydroxide solution.
Kalkmilch *w*: lime milk.
Kalkosphärit *m*: calcospherite.
Kalkspat *m*: calcite.
Kalkstaublunge *w*: chalicosis, flint disease.
Kalkstickstoff *m*: calcium cyanamide, calcium carbimide.
Kalksulfat *s*: calcium sulfate.
Kalkül *s*: calculus.
kalkulieren: calculate.
Kalkulus *m*: calculus, concretion, stone.
Kalkverlust *m*: calciprivia, halisterosis.
Kallidin *s*: kallidin, lysyl bradykinin.
Kallidinogen *s*: kallidinogen.
Kallidinogenase *w*: kallidinogenase.
Kallikrein *s*: kallikrein, callicrein.
Kallikreininaktivator *m*: kallikrein inactivator.
Kallikrein-Kinin-System *s*: kallikrein-kinin system.
Kallikreinogen *s*: kallikreinogen.
Kallmann-Syndrom *s*: Kallmann syndrome, olfactory genital dysplasia, hypogonadism with anosmia.
kallös: callous, callosal.
Kallus *m*: callus; **äußerer** ~ external callus, ensheathing callus; **bleibender** ~ permanent callus, definitive callus, intermediate callus; **temporärer** ~ provisional callus.
Kallusbildung *w*: callus formation.
Kalomel *s*: calomel.
Kalomelelektrode *w*: calomel electrode.
Kalomelkrankheit *w*: calomel allergy.
Kalorie *w*: calorie [*abbr*] C, calory.
kalorienäquivalent: equicaloric.
kalorienarm: low-caloric.
Kalorienaufnahme *w*: caloric intake.
Kalorienbedarf *m*: caloric requirement.

kalorienfrei: calory-free, calorie-free.
kalorienreich: high-caloric.
Kalorimeter *s*: calorimeter.
Kalorimetrie *w*: calorimetry.
kalorimetrisch: calorimetric.
kalorisch: caloric.
Kalotte *w*: roof of skull, calvaria, calotte.
Kalotypie *w*: calotypy.
kalt: cold, cool.
Kaltblüter *m*: cold-blooded animal.
Kaltdestillation *w*: cold distillation.
Kaltstanztechnik *w*: cold punch technique.
Kaltsterilisation *w*: cold sterilization.
Kalzibilie *w*: calcibilia.
Kalzifikation *w*: calcification.
Kalzifikationslinie *w*: calcification line.
kalzifiziert: 1. calcified; 2. **nicht** ~ uncalcified.
Kalzifizierung *w*: calcification, calcareous infiltration; **dystrophe** ~ dystrophic calcification; **metastatische** ~ metastatic calcification; **verringerte** ~ hypocalcification.
Kalzikose *w*: calcicosis.
Kalzination *w*: calcination.
Kalzinose *w*: calcinosis, calcium thesaurismosis; **metabolische interstitielle** ~ Thibièrge-Weissenbach syndrome; **tumoröse** ~ tumoral calcinosis, Teutschländer syndrome.
Kalzipenie *w*: calcipenia.
Kalzipexie *w*: calcipexy.
kalziphil: calciphile.
kalziphylaktisch: calciphylactic.
Kalziphylaxie *w*: calciphylaxis; **lokale** ~ topic calciphylaxis; **systemische** ~ systemic calciphylaxis.
Kalzit *s*: calcite.
Kalzitonin *s*: calcitonin.
Kalzium *s* Abk. **Ca:** calcium [*abbr*] Ca.
Kalziumantagonist *m*: calcium antagonist.
kalziumarm: calcipenic.
Kalziumbenzoat *s*: calcium benzoate.
Kalziumbindung *w*: calcipexy.
Kalziumblocker *m*: calcium antagonist.
Kalziumchlorid *s*: calcium chloride.

Kalziumdinatriumedetat *s*: edetate calcium disodium.

Kalzium-EDTA *s*: calcium disodium edetate, calcium disodium versenate.

Kalziumeinlagerung *w*: calcinosis.

Kalziumfluorid *s*: calcium fluoride.

Kalziumfolinat *s*: calcium folinate.

Kalziumgehalt *m*: calcium content; **erniedrigter** ~ hypocalcia.

Kalziumglukonat *s*: calcium gluconate.

Kalziumhaushalt *m*: calcium balance.

Kalziumhunger *m*: calcium hunger.

Kalziumhydrat *s*: calcium hydrate.

Kalziumhydrogenkarbonat *s*: calcium hydrogene carbonate, calcium bicarbonate.

Kalziumhydroxid *s*: calcium hydroxide.

Kalziumkanalblocker *m*: calcium channel blocker.

Kalziumkarbonat *s*: calcium carbonate.

Kalziumlaktat *s*: calcium lactate.

Kalziummangel *m*: calcium deficiency, calcipenia.

Kalziummobilisation *w*: calciokinesis.

Kalzium-Natrium-Laktat *s*: calcium sodium lactate.

Kalziumoxalat *s*: calcium oxalate.

Kalziumoxalatstein *m*: calcium-oxalate calculus.

Kalziumoxid *s*: lime.

Kalziumpermanganat *s*: calcium permanganate.

Kalziumphosphat *s*: calcium phosphate.

Kalzium-Phosphor-Quotient *m*: calcium-phosphorus ratio.

Kalziumpräparat *s*: calcium preparation.

Kalziumpumpe *w*: calcium pump.

Kalziumpyrophosphat-Ablagerungskrankheit *w*: calcium pyrophosphate deposition disease.

Kalziumstoffwechsel *m*: calcium metabolism.

Kalziumsulfat *s*: calcium sulfate.

Kalziumverlustsyndrom *s*: congenital calcium loss syndrome.

Kalziumwolframat *s*: calcium tungstate.

Kalziumzitrat *s*: calcium citrate.

Kalziumzyanamid *s*: calcium cyanamide, calcium carbimide.

Kalziumzyanid *s*: calcium cyanide.

Kalziumzyklamat *s*: calcium cyclamate.

Kalziurie *w*: calciuria.

Kambium *s*: cambium.

Kambiumschicht *w*: cambium layer.

Kamelozytose *w*: hereditary elliptocytosis, ovalocytosis.

Kamera *w*: camera.

Kamerunbeulen: Calabar swellings, fugitive swelling.

Kamille *w*: chamomile.

Kamillenblüten: chamomile flowers.

Kamineffekt *m*: chimney effect.

Kamm *m*: ridge, crest, crista, comb.

Kamm-: cristal.

Kammenspinne *w*: ctenus.

Kammer *w*: ventricle, chamber, camera.

Kammeraneurysma *s*: ventricular aneurysm.

Kammerarrhythmie *w*: ventricular arrhythmia.

Kammerasystolie *w*: ventricular standstill.

Kammerausflußbehinderung *w*: ventricular outflow obstruction.

Kammerautomatie *w*: ventricular automatism.

Kammerbigeminie *w*: ventricular bigeminy.

Kammerblock *m*: ventricular block.

Kammerbradykardie *w*: ventricular bradycardia.

Kammerdepolarisationskomplex *m*: ventricular depolarization complex.

Kammerdiastole *w*: ventricular diastole.

Kammerdruck *m*: intraventricular pressure.

kammereigen: idioventricular.

Kammereigenrhythmus *m*: idioventricular rhythm; **beschleunigter** ~ accelerated idioventricular rhythm.

Kammerersatzrhythmus *m*: ventricular escape.

Kammerextrasystole *w*: ventricular extrasystole [*abbr*] VE, ventricular beat.

Kammerflattern *s*: ventricular flutter.

Kammerflimmern *s*: ventricular fibrillation [*abbr*] VF.

Kammerfrequenz *w*: ventricular rate.

Kammergalopp *m*: ventricular gallop.

Kammerhypertrophie *w*: ventricular hypertrophy.

Kammerklappe *w*: ventricular valve.

Kammerkomplex *m*: ventricular complex.

Kammerkontraktion *w*: ventricular contraction; **automatische** ~ automatic ventricular contraction; **vorzeitige** ~ premature ventricular contraction [*abbr*] PVC.

Kammerleitung *w*: ventricular conduction, intraventricular conduction.

Kammerrhythmus *m*: ventricular rhythm.

Kammerscheidewand *w*: interventricular septum.

Kammerschrittmacher *m*: ventricular pacemaker.

Kammerseptumdefekt *m*: ventricular heart septal defect.

Kammerstimulation *w*: ventricular pacing.

Kammersystole *w*: ventricular systole.

Kammertachykardie *w*: ventricular tachycardia.

Kammertätigkeit *w*: ventricular activity.

Kammerteil *m*: ventricular deflection.

Kammerübergewicht *s*: ventricular preponderance.

Kammerwand *w*: ventricular wall.

Kammerwandaneurysma *s*: cardiac aneurysm.

Kammerwasser *s*: aqueous humor.

Kammerwinkel *m*: iridocorneal angle, angle of iris, filtration angle.

Kammerwinkelphotographie *w*: goniophotography.

kammförmig: pectinate, pectiniform.

Kampf *m*: struggle.

Kampfer *m*: camphor, gum camphor.

Kampferchinon *s*: camphor quinone.

kampferhaltig: camphoraceous.

Kampferliniment *s*: camphor liniment, camphorated oil.

Kampferöl *s*: camphor oil.

Kampfersäure *w*: camphoric acid.

Kampfersalizylat *s*: camphor salicylate.

kampfersauer: camphorate.

Kampferspiritus *m*: camphor spirit.

Kampfersulfonsäure *w*: camphosulphonic acid.

Kampfervergiftung *w*: camphorism.

Kampfgas *s*: war gas.

Kamphen *s*: camphene.

Kampimeter *s*: campimeter, compimeter, tangent screen.

Kampimetrie *w*: campimetry.

kampimetrisch: campimetric.

Kampomelie-Syndrom *s*: camptomelia, camptomelic dysplasia.

Kamptodaktylie *w*: camptodactyly, camptodactylia, camptodactylism, gampsodactyly.

Kamptokormie *w*: camptocormia, camptospasm.

Kamptomelie *w*: camptomelia, camptomelic dysplasia.

Kampylognathie *w*: campylognathia.

Kanälchen *s*: canaliculus, small canal.

Kanal *m*: canal, channel, tunnel, tubule, runnel, passage, rivus; **aortolinksventrikulärer** ~ aortico-left ventricular tunnel; **kleiner** ~ canaliculus, small canal; **unnatürlicher** ~ false passage.

Kanalbildung *w*: canalization.

kanalikulär: canalicular.

Kanalikulorhinostomie *w*: canaliculorhinostomy.

Kanalisation *w*: canalization.

Kanalisierung *w*: canalization.

Kanamycin *s*: kanamycin, canamycin.

Kandidamykose *w*: candidiasis, candidosis.

Kandidid *s*: candidide.

Kandidose *w*: candidiasis, moniliasis.

Kangri-Krebs *m*: Kangri cancer.

Kanikulafieber *s*: canicula fever.

Kaninchen *s*: rabbit, bunny.

Kaninchenpassage *w*: lapinization.

Kankroid *s*: cancroid.

Kannabinol *s*: cannabinol.

Kannabis *m*: cannabis.

Kanner-Syndrom *s*: Kanner syndrome,

early infantile autism, childhood autism.

Kannibalismus *m*: cannibalism, anthropophagy.

Kante *w*: border, edge, margin.

Kanthariden-: cantharidial, cantharidal.

Kanthektomie *w*: canthectomy.

Kantho-: canthal.

Kantholyse *w*: cantholysis.

Kanthoplastik *w*: canthoplasty.

Kanthotomie *w*: canthotomy.

K-Antigen *s*: K antigen.

Kantorrhaphie *w*: canthorrhaphy.

Kanüle *w*: 1. canula, cannula, drain; 2. **eine ~ einführen** cannulate.

kanülenartig: cannular.

Kanüleneinführung *w*: cannulation.

Kanülenentfernung *w*: decannulation.

kanzerogen: cancerogenic, carcinogenic.

Kanzerogen *s*: cancerogen, carcinogen.

Kanzerose *w*: cancerosis.

kanzerozid: cancerocidal, cancerigenic.

Kaolin *s*: kaolin.

Kaolinkataplasma *s*: kaolin cataplasm.

Kaolinose *w*: kaolinosis.

Kapazität *w*: capacity, capacitance.

Kapazitätsbereich *m*: capacitance range.

Kapazitation *w*: capacitation.

kapazitiv: capacitive.

Kapeller-Handgriff *m*: Kappeler's maneuver.

kapillär: capillary.

Kapillarangiom *s*: teleangiectatic angioma, capillary hemangioma.

Kapillarbett *s*: capillary bed.

Kapillarblutung *w*: punctate bleeding.

Kapillardialysator *m*: hollow-fiber dialyser.

Kapillardiffusion, alveoläre *w*: alveolar capillary diffusion.

Kapillardruck *m*: capillary pressure; **pulmonaler ~** pulmonary capillary pressure.

Kapillare *w*: capillary, capillary vessel.

Kapillarektasie *w*: papillary ectasia.

Kapillarembolie *w*: capillary embolism.

Kapillarendothel *s*: capillary endothelium.

Kapillarfragilität *w*: capillary fragility.

Kapillargefäß *s*: capillary, capillary vessel, micrangium.

Kapillarhämangiom *s*: capillary hemangioma.

Kapillarienbefall *m*: hepaticoliasis.

Kapillarität *w*: capillarity.

Kapillaritis *w*: capillaritis.

Kapillarmikroskop *s*: capillary microscope.

Kapillarmikroskopie *w*: microangioscopy, capillarioscopy.

Kapillarnetz *s*: capillary net; **hypophysär-hypothalamisches ~** gomitoli.

Kapillarpermeabilität *w*: capillary permeability.

Kapillarpuls *m*: capillary pulse, Quincke's pulse.

Kapillarresistenz *w*: capillary resistance.

Kapillarröhrchen *s*: capillary tube.

Kapillarschenkel *m*: capillary loop.

Kapillarschleife *w*: capillary loop.

Kapillarsystem *s*: microcirculatory system.

kapillarvenös: capillovenous.

Kapillarwiderstand *m*: capillary resistance.

Kapitatum *s*: capitatum.

Kapitulum *s*: capitulum.

Kaplan-Syndrom *s*: Kaplan syndrome.

Kapnographie *w*: capnography.

Kapnohepatographie *w*: capnohepatography.

Kapnometrie *w*: capnometry.

kapnophil: capnophilic.

Kaposi-Dermatitis *w*: Kaposi's varicelliform eruption.

Kaposi-Sarkom *s*: Kaposi sarcoma [*abbr*] KS, multiple hemorrhagic hemangioma of Kaposi, multiple idiopathic hemorrhagic sarcoma, idiopathic multiple pigmented hereditary sarcoma.

Kappafaktor *m*: kappa.

Kappakette *w*: kappa chain.

Kappe *w*: cap; **phrygische ~** phrygian cap.

Kaprinsäure *w*: capric acid, decenoic acid, decoic acid.

Kapronsäure *w*: caproic acid.

Kaprylsäure *w*: octanoic acid.
Kapsel *w*: capsule, capsula, theca; **fibröse** ~ fibrous sheath; **innere** ~ internal capsule.
Kapselantigen *s*: capsular antigen; **spezifisches** ~ specific capsular substance.
Kapselbakterium *s*: encapsulated bacterium.
Kapselblutung *w*: capsular hemorrhage.
Kapselentfernung *w*: capsulectomy, decapsulation.
Kapselentzündung *w*: capsulitis.
Kapseleröffnung *w*: capsulotomy.
Kapselfärbung *w*: capsular staining.
Kapselfasern: capsular fibers.
Kapselfüllung *w*: capsulation.
Kapsellähmung *w*: capsular hemiplegia.
Kapselmesser *s*: capsulotome.
Kapselnaht *w*: capsulorrhaphy.
Kapselphlegmone *w*: capsular phlegmon.
Kapselplastik *w*: capsuloplasty.
Kapselpolstar *m*: capsulolenticular cataract.
Kapselpolysaccharid *s*: capsular polysaccharide.
Kapselprotein *s*: capsid protein.
Kapselreaktion *w*: capsular reaction.
Kapselsauger *m*: erysiphake, erisiphake.
Kapselstar *m*: capsular cataract.
Kapsid *s*: capsid.
Kapsidbildung *w*: encapsidation.
Kapsomer *s*: capsomere.
kapsulär: capsular.
Kapsulektomie *w*: capsulectomy.
Kapsulotomie *w*: capsotomy.
Karaya-Harz *s*: karaya gum.
Karbachol *s*: carbachol.
Karbamid *s*: carbamide, urea.
Karbaminokarbonsäure *w*: carbaminocarboxylic acid.
Karbaminsäure *w*: carbamic acid.
Karbid *s*: carbide.
Karboanhydrase *w*: carboanhydrase.
Karbohydrase *w*: carbohydrase.
Karbolfuchsin *s*: carbolfuchsin.
Karbolfuchsinlösung *w*: carbolfuchsin solution.
Karbolismus *m*: carbolism.
Karbolkampfer *m*: carbolated camphor.

Karbolsäure *w*: carbolic acid, phenic acid.
Karbolvaseline *w*: carbolated vaseline.
Karbonat *s*: carbonate.
Karbonatdehydrogenase *w*: carbonate dehydrogenase.
Karbonisation *w*: carbonisation.
karbonisieren: carbonate.
Karbonsäure *w*: carboxylic acid.
karbonsauer: carbonate.
Karborund *s*: silicon carbide.
Karboxiglutaminsäure *w*: carboxyglutamic acid.
Karboxylase *w*: ketoacid carboxylase.
Karboxymethylzellulose-Natrium *s*: Cm-cellulose sodium.
Karboxysom *s*: carboxysome.
Karbunkel *m*: carbuncle, anthracoma.
Karbunkel-: carbuncular.
karbunkelartig: anthracoid, carbuncular.
Kardia *w*: cardia, cardiac stomach, forestomach.
Kardiaachalasie *w*: achalasia of the cardia, cardiospasm, preventriculosis.
Kardiainsuffizienz *w*: cardiac insufficiency.
Kardiakarzinom *s*: carcinoma of the cardia.
kardial: cardiac, cardial.
Kardialgie *w*: cardialgia.
Kardia-Ösophagus-: cardioesophageal.
Kardiaplastik *w*: esophagogastroplasty.
Kardiaringmuskulatur *w*: cardiac sphincter.
Kardiaverengung *w*: cardiac notch.
Kardiektomie *w*: cardiectomy.
kardinal: cardinal.
Kardinalpunkte: cardinal points.
Kardio-: cardio-.
Kardiochalasie *w*: cardiochalasia.
kardiogen: cardiogenic.
Kardiogramm *s*: cardiogram.
Kardiograph *m*: cardiograph.
Kardiographie *w*: cardiography.
kardiohepatisch: cardiohepatic.
Kardiohistiozyt *m*: cardiac histiocyte, myocyte.
kardioinhibitorisch: cardioinhibitory.
kardiokinetisch: cardiokinetic.

Kardiokymographie *w*: cardiokymography.

Kardiolipin *s*: cardiolipin.

Kardiolipinflockungsreaktion *w*: cardiolipin test.

Kardiologie *w*: cardiology.

Kardiolyse *w*: cardiolysis.

Kardiomalazie *w*: softening of the heart.

Kardiomegalie *w*: cardiomegaly, megalocardia, megacardia, macrocardia, auxocardia.

Kardiometrie *w*: cardiometry.

Kardiomyopathie *w*: cardiomyopathy, heart muscle disease, myocardiopathy, myocardiosis; **alimentäre** ~ nutritional myocarditis; **alkoholische** ~ alcoholic cardiomyopathy; **diabetische** ~ diabetic cardiomyopathy; **hereditäre** ~ familial cardiomyopathy; **hypertrophe** ~ hypertrophic cardiomyopathy; **hypertrophe obstruktive** ~ hypertrophic obstructive cardiomyopathy [*abbr*] HOCM; **nichtobstruktive** ~ nonobstructive hypertrophic cardiomyopathy; **obstruktive hypertrophe** ~ obstructive hypertrophic cardiomyopathy; **thyreotoxische** ~ thyrotoxic cardiomyopathy; **toxische** ~ toxic cardiomyopathy.

Kardiomyotomie *w*: cardiomyotomy, esophagocardiomyotomy, Heller's operation.

Kardiopalmus *m*: cardiopalmus.

Kardiopathie *w*: cardiopathy.

Kardioperikardiopexie *w*: cardiopericardiopexy.

Kardioplegie *w*: cardioplegia.

kardioplegisch: cardioplegic.

Kardiopneumopexie *w*: cardiopneumopexy.

Kardioptose *w*: cardioptosis, cardioptosia, hanging heart, drop heart, suspended heart, bathycardia.

kardiopulmonal: cardiopulmonary, pneumocardial.

kardiorenal: cardiorenal, nephrocardiac, cardionephric.

kardiorespiratorisch: cardiorespiratory, cardiopneumatic.

Kardiospasmus *m*: cardiospasm.

Kardiotachographie *w*: cardiotachymetry.

Kardiotokogramm *s*: cardiotocogram.

Kardiotokographie *w*: cardiotocography.

Kardiotomie *w*: cardiotomy.

Kardiotonikum *s*: cardiotonic, cardiac stimulant, cordial.

kardiotonisch: cardiotonic.

Kardiotoxin *s*: cardiotoxin.

kardiotoxisch: cardiotoxic.

kardiovaskulär: cardiovascular [*abbr*] CV.

Kardioversion *w*: cardioversion, electroconversion.

Kardiovirus *m*: cardiovirus.

Karditis *w*: carditis; **akute rheumatische** ~ acute rheumatic carditis.

karditisch: carditic.

Karenz *w*: deficiency, starvation.

Karies *w*: caries, cariosity, decay, saprodontia.

Kariesentstehung *w*: cariogenesis.

kariesfördernd: cariogenic.

Kariesprophylaxe *w*: caries prophylaxis.

Kariestheorie, chemisch-parasitäre *w*: chemicoparasitic theory.

Kariesverursachung *w*: cariogenicity.

kariös: carious, decayed.

Kariometrie *w*: karyometry.

Karlsbader Salz *s*: Carlsbad salt.

Karmalaun *s*: carmalum.

Karman-Potts-Kanüle *w*: Karman's catheter.

Karmesin *s*: crimson.

karmesinrot *s*: crimson.

Karmin *s*: carmine.

karminativ: carminative.

Karminativum *s*: carminative.

karminrot: carmine red.

Karminrot *s*: carmine red.

Karminsäure *w*: carminic acid.

Karnifikation *w*: carnification.

Karnivore *m*: carnivore.

Karnofsky-Aktivitätsindex *m*: Karnofsky performance index.

Karnosin *s*: carnosine.
Karnosinämie *w*: carnosinemia.
Karoten *s*: carotene, previtamin H.
Karotide *w*: carotid.
Karotin *s*: carotene.
Karotingelbsucht *w*: carotenosis, hypercarotenemia, xanthodermia.
Karotinoderm *s*: carotinoderma.
Karotinoid *s*: carotenoid.
Karotisangiographie *w*: carotid arteriography, carotid angiography.
Karotisdrüse *w*: carotid body.
Karotisgabel *w*: carotid bifurcation.
Karotisgabeltumor *m*: carotid body tumor.
Karotissinus *m*: carotid sinus.
Karotissinus-Druckversuch *m*: carotid sinus massage.
Karotissinusreflex *m*: carotid sinus reflex, carotidosympathoatrial reflex, carotid body reflex; **hypersensitiver** ~ carotid sinus syndrome, Charcot-Weiss-Baker syndrome.
Karotissinussyndrom *s*: carotid sinus syndrome, Charcot-Weiss-Baker syndrome.
Karotissiphon *m*: carotid siphon.
Karotisstenose *w*: carotid stenosis.
Karotis-Vertebralis-Stenose *w*: caroticovertebral stenosis.
karpal: carpal.
Karpalgelenk *s*: mediocarpal joint.
Karpaltunnel *m*: carpal canal.
Karpaltunnelsyndrom *s*: carpal tunnel syndrome, tardy median palsy.
Karpektomie *w*: carpectomy.
Karphologie *w*: carphology, floccilation.
Karpo-: carp-.
karpokarpal: carpocarpal.
karpometakarpal: carpometacarpal.
Karpometakarpalreflex *m*: carpometacarpal reflex.
Karpopedalspasmus *m*: carpopedal spasm, carpopedal contraction.
karpophalangeal: carpophalangeal.
Karpophalangealreflex *m*: carpophalangeal reflex.
Karpus *m*: carpus, wrist.

Kartagener-Syndrom *s*: Kartagener's triad.
Karte *w*: map; **kognitive** ~ cognitive map.
Kartei *w*: file.
Kartenherzbecken *s*: cordiform pelvis, cordate pelvis.
kartieren: map.
Kartierung *w*: mapping.
kartilaginär: cartilaginous.
Kartoffelagar *m*: potato culture medium.
Kartoffelleber *w*: postnecrotic cirrhosis.
Kartoffelnase *w*: potato nose, rhinophyma.
Karunkel *w*: caruncle.
Karyo-: karyo-.
Karyoblast *m*: karyoblast.
karyogam: karyogamic.
Karyogamie *w*: karyogamy.
karyogen: karyogenic.
Karyogenese *w*: karyogenesis.
Karyogramm *s*: karyogram, idiogram, karyotype.
Karyokinese *w*: karyokinesis, mitosis.
karyokinetisch: karyokinetic.
Karyoklasie *w*: karyoklasis, karyoclasis.
karyoklastisch: karyoclastic.
karyolobär: karyolobic.
Karyologie *w*: karyology, nuclear cytology.
Karyolymphe *w*: karyolymph, nucleolymph, karyenchyma, nuclear hyaloplasm, nuclear sap.
Karyolyse *w*: karyolysis.
karyolytisch: karyolytic.
Karyomegalie *w*: karyomegaly.
Karyomer *s*: karyomere.
Karyomikrosom *s*: karyomicrosome.
Karyomitom *s*: karyomitome, karyoreticulum.
Karyomitose *w*: karyomitosis.
karyomitotisch: karyomitotic.
Karyon *s*: karyon.
karyophag: karyophagous.
Karyophage *m*: karyophage.
Karyoplasma *s*: karyoplasm, nucleoplasm.
karyoplasmatisch: karyoplasmic.
Karyoplast *m*: karyoplast.

Karyopyknose w: karyopyknosis.

Karyopyknoseindex m: karyopyknotic index.

karyopyknotisch: karyopyknotic.

karyorrhektisch: karyorrhectic.

Karyorrhexis w: karyorrhexis, nucleorrhexis, karyoklasis.

Karyosom s: karyosome, chromocenter, chromatin reservoir, false nucleolus, pseudonucleolus, net knot.

Karyostase w: karyostasis.

Karyotyp m: karyotype.

karyotypisieren: karyotype.

Karzino-: carcino-.

karzinoembryonal: carcinoembryonic.

karzinös: cancerous.

karzinogen: carcinogenic.

Karzinogen s: carcinogen, tumor initiator; **strahleninduzierte** ~ radiocarcinogenesis.

Karzinogenese w: carcinogenesis, canceration.

Karzinogenität w: carcinogenicity, tumorigenicity.

Karzinoid s: carcinoid.

Karzinoidflush m: carcinoid flush.

Karzinoidsyndrom s: carcinoid syndrome, carcinoid heart syndrome, Cassidy syndrome, Hedinger syndrome, Biörck syndrome, Scholte syndrome, Steiner's tumor.

karzinolytisch: carcinolytic.

Karzinom s: carcinoma, malignant tumor, cancer; **argentaffines** ~ argentaffin carcinoma; **branchiogenes** ~ branchiogenic carcinoma, branchioma; **bronchoalveoläres** ~ bronchioalveolar carcinoma; **embryonales** ~ embryonal carcinoma, anaplastic malignant teratoma, undifferentiated malignant teratoma; **entdifferenziertes** ~ anaplastic carcinoma; **exophytisch wachsendes** ~ exophytic carcinoma; **follikuläres** ~ follicular carcinoma; **fungusartiges** ~ fungating carcinoma; **hepatozelluläres** ~ hepatocellular carcinoma, malignant hepatoma, hepatocarcinoma; **hypernephroides** ~ hyperne-

phroid carcinoma, renal cell carcinoma; **inzidentes** ~ incidental cancer; **kleinzelliges** ~ small-cell carcinoma; **kolorektales** ~ colorectal cancer; **latentes** ~ latent cancer; **medulläres** ~ cerebriform carcinoma; **multizentrisches** ~ multicentric cancer; **muzinöses** ~ colloma; **okkultes** ~ occult carcinoma, occult cancer; **polypoides** ~ polypoid carcinoma; **präinvasives** ~ preinvasive carcinoma, carcinoma in situ; **szirrhöses** ~ scirrhous carcinoma, scirrhous cancer, scirrhoma, desmoplastic carcinoma; **trabekuläres** ~ trabecular carcinoma; **undifferenziertes** ~ undifferentiated carcinoma.

karzinomatös: carcinomatous.

Karzinomatose w: carcinomatosis, carcinosis.

Karzinophobie w: carcinophobia.

Karzinosarkom s: carcinosarcoma.

Karzinose w: carcinosis, carcinomatosis.

karzinostatisch: carcinostatic, cancerostatic.

Kasabach-Merritt-Syndrom s: Kasabach-Merritt syndrome.

Kasein s: casein.

Kaseinhydrolysat s: casein hydrolysate.

kaseinolytisch: caseinolytic.

Kaseinsalbe w: casein ointment.

Kaskade w: cascade.

Kaskadenhypothese der Blutgerinnung: cascade hypothesis of coagulation.

Kaskadenmagen m: cascade stomach, waterfall stomach.

Kaskadenreaktion w: cascade reaction.

Kassenarzt m: panel doctor.

Kassenpatient m: public patient.

Kasseteneinschub m: cassette insertion.

Kassettengröße w: cassette size.

Kassettenhalter m: cassette holder.

Kassettenkasten m: cassette box.

Kassettenmutagenese w: cassette mutagenesis.

Kassettenwechsler m: cassette changer.

Kasten m: box.

Kastrat m: castroid.

Kastration w: castration; **chirurgische** ~

surgical castration; **medikamentöse** ~ pharmacological castration.

Kastrationsangst w: castration anxiety.

Kastrationsbestrahlung w: radiation castration, radiologic castration.

Kastrationskomplex m: castration complex.

kastrieren: castrate, unsex, desexualize, neuter, geld.

Kastrierung w: castration.

Kasugamycin s: kasugamycin.

Kasuistik w: case report.

Kat s: kat, khat, qhat, quat.

Katabiose w: katabiosis.

katabol: catabolic, retrogressive.

Katabolin s: catabolin.

Katabolismus m: catabolism, katabolism, retrogression, devolution; **gesteigerter** ~ hypercatabolism.

Katabolitaktivatorprotein s: catabolite activator protein.

Katachol s: catachol.

Katadidymus m: catadidymus.

katadikrot: catadicrotic.

Katadikrotie w: catadicrotic pulse.

katagen: catagen.

Katagenese w: catagenesis.

katakrot: catacrotic.

Katakrotismus m: catacrotism.

Katalase w: catalase.

Katalasemangel m: hypocatalasemia.

Katalasetest m: catalase test.

Katalepsie w: katalepsia, catalepsy.

Katalysator m: catalyzer, catalyst.

Katalysatorgift s: catalyst poison.

Katalysatorwirkung w: catalyst activity.

Katalyse w: catalysis.

Katalysekonstante w: catalytic constant.

katalysieren: catalyze.

katalytisch: catalytic.

Katamnese w: catamnesis.

katamnestisch: catamnestic.

Kataphorie w: catatropia.

Kataphylaxie w: cataphylaxis.

Kataplasie w: cataplasia, kataplasia.

Kataplasma s: cataplasm.

kataplektisch: cataplectic.

Kataplexie w: cataplexy.

Katarakt w: cataract; **angeborene** ~ congenital cataract; **berufsbedingte** ~ occupational cataract; **diabetische** ~ diabetic cataract; **infantile** ~ infantile cataract; **periphere** ~ peripheral cataract; **reife** ~ mature cataract; **sonnenblumenartige** ~ sunflower cataract; **sternförmige** ~ stellate cataract; **unreife** ~ immature cataract.

Kataraktextraktion, intrakapsuläre w: intracapsular extraction.

Kataraktnadel w: cataract needle.

Katarrh m: catarrh, catarrhal inflammation, rheuma; **postgonorrhoischer** ~ gleet; **trockener** ~ acute bronchitis.

katarrhalisch: catarrhal.

Katastrophe w: catastrophe.

Katastrophenreaktion w: catastrophic reaction.

Katathermometer s: katathermometer.

katathym: catathymic.

Katathymie w: catathymia.

kataton: catatonic.

Katatonie w: catatonia, catatony, katatonia, catatonic type.

katatonieartig: catatonoid.

Katayama-Krankheit w: Katayama disease.

Katechin s: catechol, catechu, catechuic acid.

Katechinamin s: catecholamine.

Katecholamin s: catecholamine, adrenergic amine.

Kategorie w: category.

katelektrotonisch: catelectrotonic.

Katelektrotonus m: catelectrotonus, catelectrotonic state.

Kater m: hangover.

Katgut s: catgut.

Katharometer s: katharometer.

Katharsis w: catharsis, psychocatharsis.

Kathartikum s: cathartic.

Kathartinsäure w: cathartic acid.

kathartisch: cathartic, lapactic.

Kathepsin s: kathepsin, cathepsin.

Katheter m: catheter [*abbr*] cath; **doppellumiger** ~ double-recurrent catheter;

flexibler ~ flexible catheter, soft catheter; **gekrümmter** ~ bent catheter; **schattengebender** ~ opaque catheter.

Katheterablation w: transvenous electric ablation.

Katheterangiographie w: catheter angiography.

Katheterangioplastie w: catheter angioplasty.

Katheterbiopsie w: catheter biopsy.

Katheterembolie w: catheter embolism.

Katheterembolisation w: catheter embolization.

Katheterfieber s: catheter fever.

katheterisieren: catheterize.

Katheterisierung w: catheterism, catheterization; **transseptale** ~ transseptal catheterization.

Katheterismus m: catheterism; **retrourethraler** ~ retrourethral catheterization.

Katheterklemme w: catheter clip.

Katheterschrittmacher m: catheter pacemaker.

Kathetersepsis w: catheter fever.

Katheterspitze w: catheter tip.

Katheterständer m: catheterostat.

Kathexis w: cathexis.

Kathode w: cathode, negative pole.

Kathoden-: cathodal.

Kathodendauerzuckung w: cathodal duration tetanus [abbr] CaDTe.

Kathodenöffnungszuckung w: cathodal opening contraction, cathodal opening tetanus [abbr] COTe.

Kathodenröhre w: cathode tube, audion.

Kathodenschlußzuckung w: cathodal closure contraction [abbr] CaCC, CCC.

Kathodenstrahl m: cathode ray.

Kathodenstrahlbündel s: cathode ray beam, cathode ray pencil.

Kathodenstrahlgitter s: graticule.

Kathodenstrahloszillograph m: cathode ray oscillograph.

Kathodenstrahlenröhre w: cathode ray tube [abbr] CRT.

Kation s: cation.

Kationenaustausch m: cation exchange.

Kationenaustauscherharz s: cation exchange resin.

kationisch: cationic.

Katoptrik w: catoptrics.

Katzenauge, amaurotisches s: cat's eye amaurosis.

Katzenaugensyndrom s: cat eye syndrome.

Katzendarm m: catgut.

Katzenfloh m: cat flea.

Katzenkratzkrankheit w: cat-scratch fever, cat-bite fever, inoculation lymphoreticulosis, benign reticulosis, benign lymphoreticulosis, nonbacterial regional lymphadenitis.

Katzen-Leukämievirus m: feline leukemia virus [abbr] FLV.

Katzenschreisyndrom s: cri du chat syndrome, cat's cry syndrome, 5p⁻ syndrome.

Kauakt m: mastication, chewing.

Kauapparat m: masticatory apparatus.

Kauautomatismen: masticatory epilepsy.

Kaubewegung w: chewing motion, mastication, masticating cycle, chewing cycle.

Kauda-: caud-.

Kaudaanästhesie w: caudal anesthesia.

Kaudadaueranästhesie w: continuous caudal anesthesia.

Kaudadysplasie w: caudal dysplasia.

Kaudakompression w: compression of the cauda equina.

kaudal: caudal.

Kaudalanästhesie w: caudal block.

kaudalwärts: caudalward, caudad.

Kaudasyndrom s: cauda equina syndrome.

Kauebene w: occlusal plane.

kauen: chew, bite.

Kauen s: chewing, mastication.

Kauffmann-White-Schema s: Kauffmann-White schedule.

Kaukraft w: chewing force, masticatory force.

Kaumuskellähmung w: masticatory paralysis.

kausal: causal.

Kausalgie w: causalgia, thermalgia.

Kausalität *w*: causality.

Kausaltheorie *w*: causal theory.

Kausaltherapie *w*: causal therapy.

Kausalverbindung *w*: causal nexus.

Kausalzusammenhang *m*: causal relationship.

Kaustik *w*: cauterization, cautery, ignioperation.

Kaustikum *s*: cauterant.

kaustisch: caustic.

Kautablette *w*: chewing tablet.

Kauter *m*: cautery knife.

Kauterisation *w*: cauterization, cautery, ustion, ignioperation.

kauterisieren: cauterize.

Kauteroperation *w*: cauterization, cautery, ustion, ignioperation.

Kautschuk *m*: caoutchouc, gum.

Kautschukbecken *s*: rubber pelvis.

Kavaclip *m*: caval clip.

Kavain *s*: kawain.

Kavakatheter *m*: caval catheter.

kaval: caval.

Kavaplikation *w*: caval plication.

Kava-Pulmonalis-Anastomose *w*: caval-pulmonary anastomosis, Glenn's operation.

Kavaschirm *m*: caval umbrella, umbrella filter.

Kava-superior-Syndrom *s*: superior vena cava syndrome.

Kava-Syndrom *s*: vena cava syndrome.

Kaverne *w*: cavern.

Kavernenbildung *w*: cavernity formation.

Kavernitis *w*: cavernitis, cavernositis, serangitis.

kavernös: cavernous, cavitary.

Kavernographie *w*: cavernography.

Kavernom *s*: cavernoma, cavernous hemangioma.

kavernomatös: cavernomatous.

Kavernositis *w*: cavernositis, cavernitis, pancavernositis.

Kavernostomie *w*: cavernostomy.

Kavernosusthrombose *w*: thrombosis of the sinus cavernosus.

kavitär: cavitary.

Kavogramm *s*: cavogram.

Kavographie *w*: cavography, venacavography, caval venography.

Kawa *s*: kava.

Kawasaki-Syndrom *s*: Kawasaki disease, mucocutaneous lymph node syndrome.

Kayser-Fleischer-Augenring *m*: Kayser-Fleischer ring.

Kaznelson-Syndrom *s*: achylic chloroanemia.

KBR Abk. **Komplementbindungsreaktion** *w*: complement fixation test [*abbr*] CFT, complement fixation reaction, fixation test.

KB-Zelle *w*: KB cell.

KCN Abk. **Kaliumzyanid** *s*: potassium cyanide.

Kearns-Sayre-Syndrom *s*: Kearns-Sayre-Shy-Daroff syndrome.

Kebuzon *s*: kebuzone.

Keeley-Therapie *w*: Keeley cure.

Kegel *m*: cone.

kegelförmig: conoid.

Kehldeckel *m*: epiglottis.

Kehle *w*: throat, guttur.

Kehle-: guttural.

Kehlkopf *m*: larynx; **künstlicher** ~ laryngeal prosthesis, voice prosthesis.

Kehlkopfabszeß *m*: laryngopyocele.

Kehlkopfblutung *w*: laryngorrhagia.

Kehlkopfdeckelschluß, reflektorischer *m*: protective laryngeal reflex.

Kehlkopfdiphtherie *w*: laryngeal diphtheria, diphtheritic laryngitis.

Kehlkopfdivertikel *s*: laryngeal diverticulum.

Kehlkopfentzündung *w*: laryngitis.

Kehlkopferkrankung *w*: laryngopathy.

Kehlkopffissur *w*: gill slit.

Kehlkopfkrebs *m*: laryngeal cancer.

Kehlkopflähmung *w*: laryngeal paralysis, laryngeal palsy, laryngoparalysis, laryngoplegia.

Kehlkopflaut *m*: laryngeal tone.

kehlkopflos: alaryngeal.

Kehlkopfmikrophon *s*: throat microphone.

Kehlkopfmuskulatur w: laryngeal muscle.
Kehlkopfödem s: laryngeal edema.
Kehlkopfoperation w: laryngotomy.
Kehlkopfplastik w: laryngoplasty.
Kehlkopfpolyp m: laryngeal polyp.
Kehlkopfrasseln s: laryngeal rale.
Kehlkopfreflex m: laryngeal reflex.
Kehlkopfresektion w: laryngectomy.
Kehlkopfschleimhaut w: laryngeal mucosa.
Kehlkopfschwindel m: laryngeal vertigo.
Kehlkopfspiegel m: laryngeal mirror.
Kehlkopfspiegelung w: laryngoscopy.
Kehlkopfstenose w: laryngeal stenosis.
Kehlkopfstimme w: laryngophony.
Kehlkopfstridor m: laryngeal stridor.
Kehlkopfstroboskop s: laryngostrobo-scope.
Kehlkopftrockenheit w: laryngoxerosis.
Kehlkopftuberkulose w: laryngeal tuberculosis, laryngophthisis, tuberculous laryngitis.
Kehlkopftumor m: laryngeal neoplasm.
Kehlkopfverengung w: laryngeal stenosis.
Kehlkopfverlegung w: laryngeal obstruction.
Kehlkopfverschlußmechanismus m: laryngeal sphincter.
Kehlkopfzyste w: laryngeal cyst.
Kehrer-Reflex m: external auditory meatus reflex.
Kehr-Zeichen s: Kehr sign.
Keil m: wedge.
Keilbein s: sphenoid, sphenic, wedge bone.
Keilbeinbasis w: basisphenoid.
Keilbeinflügel w: sphenoidal wing.
Keilbeinhöhle w: sphenoidal sinus.
Keilbeinhöhlenentzündung w: sphenoidal sinusitis.
Keildruck m: wedge pressure.
Keilfilter m: wedge filter.
keilförmig: sphenoid, sphenic, wedge-shaped, cuneate, cuneiform.
Keilkissen s: bolster.
Keilosteotomie w: wedge osteotomy, cuneiform osteotomy.
Keilresektion w: wedge resection.

Keim m: agent, germ, bud; **resistenter ~** resistent germ, persister.
Keimanlage w: blastoderm, germ layer.
Keimbahn w: germ line, germ track, germ membrane.
Keimbläschen s: germ vesicle, germinal vesicle, blastosphere, blastula.
Keimblase w: blastodermic vesicle.
Keimblatt s: 1. germ layer, blastodermic layer, cotelydon; **äußeres ~** ectoderm, ectoblast; **inneres ~** endoderm, endoblast; **mittleres ~** mesoderm, mesoblast; **viszerales ~** visceral layer; 2. **mit zwei Keimblättern** didermal.
Keimdislokation w: germ-layer dislocation, chorista.
Keimdrüse w: gonad, sex gland.
Keimdrüsenhormon s: gonadal hormone, sex hormone.
keimen: germinate, sprout.
Keimepithel s: germinal epithelium.
Keimfaktor m: germinal factor.
keimfrei: germ-free, sterile, aseptic, amicrobic.
Keimfreiheit w: sterility, asepsis.
Keimgehalt m: agent content.
Keiminfektion w: germinal infection.
Keimkolonie w: germ colony.
Keimleiste w: germinal cord, genital ridge.
Keimplasma s: germ plasm.
Keimpol m: germinal pole, apical pole, animal pole.
Keimschädigung w: embryopathy.
Keimscheibe w: germ disk, germinal disk, embryonic disk, gastrodisk, blastodisk; **zweiblättrige ~** bilaminar embryonic disk, bilaminar blastodisk.
Keimscheibenteilung w: discoidal cleavage.
Keimselektion w: germinal selection.
Keimstrang, primärer m: medullary cord.
keimtötend: germicidal.
Keimträger m: carrier; **nichtinfektiöser ~** closed carrier.
Keimung w: germination.
Keimversprengung w: germ-layer dislocation.

Keimwechsel *m*: agent change.

Keimzahl *w*: microbial count, germ count.

Keimzahlbestimmung *w*: bacterial count, germ count.

Keimzellbildung *w*: gametogenesis.

Keimzelle *w*: germ cell, reproductive cell, gonoblast, gonocyte, ovium; **unreife ~** sexual cell.

Keimzellselektion *w*: germinal choice.

Keimzelltumor *m*: germinal tumor, gonocytoma.

Keimzentrum *s*: germinal center, Flemming center.

Keirospasmus *m*: xyrospasm.

Keith-Flack-Knoten *m*: Keith-Flack node, sinus node.

Kelch *m*: calicle, calix.

Kelchdivertikel *s*: calyceal diverticulum.

kelchförmig: calycine.

Kelchresektion *w*: calycectomy, caliectomy.

Kell-Antigen *s*: Kell.

Kell-Blutgruppen: Kell blood group system.

Keller-Arthroplastik *w*: Keller arthroplasty.

Kelly-Operation *w*: Kelly's operation.

Kelly-Paterson-Syndrom *s*: Paterson-Kelly syndrome, Plummer-Vinson syndrome, sideropenic syndrome.

Keloid *s*: keloid, kelis, keloma, cheloid.

Keloidakne *w*: keloid acne.

keloidartig: keloidal.

Keloidbildung *w*: keloid formation.

Keloidose *w*: keloidosis, cheloidosis.

Kelotomie *w*: kelotomy.

Kelvin-Temperaturskala *w*: Kelvin scale.

Kenia-Fieber *s*: Kenya fever, Kenya tick typhus.

Kennedy-Syndrom *s*: Foster-Kennedy syndrome.

Kennlinie *w*: characteristic curve.

Kenny-Methode *w*: Kenny method.

Kennzeichen *s*: label.

kennzeichnen: label.

Kennzeichnung *w*: labeling, identification.

Kent-Bündel *s*: Kent bundle.

Kenya-Fieber *s*: Kenya fever, Kenya tick typhus.

Kephalgie *w*: cephalalgia, cephalgia.

Kephalhämatom *s*: cephalhematoma, cephalohematoma, cephalematocele.

-kephalie: -cephalia.

Kephalin *s*: cephalin, kephalin.

Kephalingerinnungszeit *w*: cephalin coagulation time.

Kephalin-Kaolin-Gerinnungszeit *w*: cephalin-kaolin coagulation time.

Kephalisation *w*: cephalization.

kephalisch: cephalic.

Kephalo-: cephal-.

Kephalohämatozele *w*: cephalohematocele.

Kephalohydrozele *w*: cephalhydrocele.

Kephalometrie *w*: cephalometry.

kephalometrisch: cephalometric.

Kephalopagus *m*: cephalopagus, cephalodymus, monocephalus, monocranius, sycephalus, symphyocephalus.

Kephalothorakoiliopagus *m*: cephalothoracoiliopagus.

Kephalothorakopagus *m*: cephalothoracopagus.

Kephalothorax *m*: cephalothorax.

Kephalotripsie *w*: cephalotripsy, sphenotripsy, basiotripsy, cranioclasty.

Kephalotripter *m*: cephalotribe, sphenotribe.

Kephalozele *w*: cephalocele.

Keramikkristall *s*: ceramic.

Kerasin *s*: kerasin, cerasine, bordeaux B.

Kerasinspeicherkrankheit *w*: kerasin thesaurismosis.

Keratalgie *w*: keratalgia.

Keratan *s*: keratan.

Keratansulfat *s*: keratan sulfate.

Keratektasie *w*: keratectasia, corneal ectasia.

Keratektomie *w*: keratectomy, ceratectomy, kerectomy.

Keratiasis *w*: keratiasis.

Keratin *s*: keratin, ceratin; **falsches ~** pseudokeratin.

Keratin-: keratic.

Keratinase w: keratinase.

Keratinolytikum s: keratinolytic.

keratinolytisch: keratinolytic.

Keratinozyt m: keratinocyte.

keratinös: keratinous.

keratisch: keratic.

Keratitis w: keratitis, ceratitis, keratoiditis; **herpetische** ~ herpetic keratitis; **neuroparalytische** ~ neuroparalytic keratitis, neuroparalytic ophthalmia; **sklerosierende** ~ sclerosing keratitis, sclerophthalmia.

Keratitis interstitialis: interstitial keratitis.

Keratitis nummularis: keratitis nummularis, Dimmer's keratitis.

Keratitis parenchymatosa: salmon patch.

Keratitis pilaris: follicular hyperkeratosis.

Keratitis punctata: punctate keratitis.

keratitisch: keratitic.

Kerato-: kerato-, cerat-.

Keratoakanthom s: keratoacanthoma, Ackerman's tumor.

Keratoblast m: keratoblast.

Keratoderma blennorhagica: gonnorrheal keratosis.

Keratodermatose w: keratodermia.

Keratodermie w: keratodermia, tylosis.

Keratoektasie w: keratoectasia.

keratogen: keratogenic.

Keratogenese w: keratogenesis.

Keratoglobus m: keratoglobus.

Keratohelkose w: keratohelcosis.

Keratohyalin s: keratohyalin.

Keratoiridoskop s: keratoiridoscope, biomicroscope.

Keratoiridozyklitis w: keratoiridocyclitis.

Keratokonjunktivitis w: keratoconjunctivitis; **allergische** ~ vernal keratoconjunctivitis; **epidemische** ~ epidemic keratoconjunctivitis, shipyard eye, shipyard conjunctivitis, Sander's disease.

Keratokonjunktivitis phlyktaenulosa: phlyctenular keratoconjunctivitis.

Keratokonjunktivitis photoelectrica: welder's eye.

Keratokonus m: keratoconus.

keratokrikoid: ceratocricoid.

Keratoleukom s: keratoleukoma.

Keratolyse w: keratolysis.

Keratolytikum s: keratolytic, keratolytic agent.

keratolytisch: keratolytic.

Keratom s: keratoma, keratoderma, keratome, keratotome.

Keratomalazie w: keratomalacia.

Keratoma senile: senile keratosis, actinic keratosis.

Keratometer s: keratometer.

Keratometrie w: keratometry.

Keratomykose w: keratomycosis.

Keratomyleusis w: keratomileusis.

Keratonyxis w: keratonyxis.

Keratopathie w: keratopathy.

Keratophakie w: keratophakia.

keratophil: keratinophilic.

Keratoplastik w: keratoplasty, keratoplastic; **refraktive** ~ keratomileusis.

keratoplastisch: keratoplastic.

Keratoprotein s: keratoprotein.

Keratoprothese w: keratoprosthesis.

Keratoschwefelsäure w: keratosulfate.

Keratose w: keratosis; **aktinische** ~ actinic keratosis, senile keratosis; **dysplastische** ~ epidermodysplasia; **spreitende pigmentierte aktinische** ~ spreading pigmented actinic keratosis.

Keratosis extremitatum hereditaria: Greither syndrome.

Keratosis palmoplantaris: Papillon-Lefèvre syndrome.

Keratosis senilis: senile keratosis, actinic keratosis.

Keratoskop s: keratoscope, astigmometer.

Keratoskopie w: keratoscopy.

keratoskopisch: keratoscopic.

Keratosulfat s: keratosulfate.

keratotisch: keratotic, keratose, horny.

Keratotomie w: keratotomy.

Keratozele w: keratocele, descemetocele, keratodermatocele.

Keratozentese w: keratocentesis.

Keratozyt m: keratocyte, bite cell.

Keraunoparalyse *w*: keraunoparalysis, light paralysis.
Kerbe *w*: kerf, indent, indentation, nick.
Kerckring-Falten: Kerckring's folds, valves of Kerckring.
Kerektasie *w*: kerectasis.
Kerion *s*: kerion.
Kerley-B-Linie *w*: Kerley B line.
Kerma *s*: kinetic energy released in matter [*abbr*] kerma.
Kermesbeerenlektin *s*: pokeweed lectin.
Kermesbeerenmitogen *s*: pokeweed mitogen.
Kern *m*: nucleus, core; **zentraler** ~ central core.
Kern-: nucl-, nucleo-, karyo-.
Kernäquivalent *s*: core equivalent.
Kernagenesie *w*: nuclear agenesis.
Kernanomalie *w*: nuclear anomaly.
Kernaplasie *w*: nuclear aplasia.
Kernatypie *w*: nuclear atypism.
Kernauflösung *w*: karyolysis.
Kernbläschen *s*: nuclear bleb.
Kernchromatinfarbstoff *m*: nuclear stain.
Kernchromosom *s*: nucleolar chromosome.
Kerndysplasie *w*: nuclear dysplasia.
Kerneinschluß *m*: intranuclear inclusion.
Kernenergie *w*: nuclear energy, atomic energy.
Kernflüssigkeit *w*: karyolymph.
Kernfusion *w*: nuclear fusion.
Kerngerüst *s*: nuclear reticulum.
Kerngeschlecht *s*: nuclear sex.
Kerngift *s*: nucleotoxin.
kernhaltig: nucleated.
Kernhülle *w*: nuclear membrane, nuclear bag; **äußere** ~ outer nuclear membrane; **innere** ~ inner nuclear membrane.
Kernhyaloplasma *s*: nucleohyaloplasm.
Kernig-Zeichen *s*: Kernig sign.
Kernikterus *m*: kernicterus, nuclear icterus, nuclear jaundice.
Kernkatarakt *w*: nuclear cataract; **embryonale** ~ embryonal nuclear cataract.
Kernkörperchen *s*: nucleolus.
Kernladungszahl *w*: atomic number.

Kernlähmung *w*: nuclear paralysis, nuclear ophthalmoplegia.
Kernlappung *w*: nuclear segmentation, nuclear fragmentation.
kernlos: anuclear, anucleate, akaryocyte, non-nucleated.
kernmagnetisch: nuclear magnetic.
Kernmatrix *w*: nuclear matrix.
Kernmembran *w*: nuclear membrane, nuclear envelope, karyotheca.
Kernmoment *s*: nuclear magnetic moment.
Kernneurose *w*: nuclear neurosis.
Kernpartikel *s*: core particle.
Kernphase *w*: nuclear phase.
Kernphysik *w*: nuclear physics.
Kernplasma *s*: karyoplasm, nucleoplasm.
Kern-Plasma-Relation *w*: nucleoplasmatic ratio.
Kernpolymorphie *w*: nuclear polymorphism.
Kernpore *w*: nuclear pore.
Kernprotein *s*: core protein.
Kernpyknose *w*: karyopyknosis.
Kernreaktion *w*: nuclear reaction; **thermische** ~ thermonuclear reaction.
Kernreaktor *m*: nuclear reactor.
Kernregion *w*: core region.
Kernresonanz *w*: nuclear resonance.
Kernsaft *m*: nuclear sap.
Kernsegmentierung *w*: nuclear segmentation, nuclear fragmentation.
Kernspaltung *w*: nuclear segregation.
Kernspin *m*: nuclear spin.
Kernspinbild *s*: nuclear magnetic resonance image.
Kernspindel *w*: nuclear spindle, nucleospindle.
Kernspinmagnetresonanz *w*: nuclear magnetic spin resonance.
Kernspinresonanzspektroskopie *w*: nuclear magnetic resonance spectroscopy.
Kernspinresonanztomographie *w*: nuclear magnetic resonance tomography [*abbr*] NMR tomography, magnetic resonance tomography [*abbr*] MR tomography.
Kernspintomographie *w*: magnetic resonance imaging [*abbr*] MRI, nuclear

magnetic resonance imaging.

Kernstar *m*: nuclear cataract, axial cataract, nuclear sclerosis.

Kernstrahlung *w*: nuclear radiation.

Kernteilung *w*: nuclear division, nuclear fission; **direkte** ~ amitosis; **einfache** ~ simple fission; **indirekte** ~ indirect nuclear division.

Kerntemperatur *w*: core temperature.

Kerntransfer *m*: nuclear transfer.

Kernverschiebung *w*: nuclear shift.

Kernverschiebungsindex *m*: Schilling classification.

Kernverschmelzung *w*: nuclear union; **syngame** ~ syngamic nuclear union.

Kernvorhof *m*: nuclear pocket.

Kernzerfall *m*: karyorrhexis.

Kernzone *w*: nuclear zone.

Kern-Zytoplasma-Relation *w*: karyoplasmic ratio, nucleocytoplasmic ratio.

Kerosin *s*: kerosine.

Kerr-Handgriff *m*: Munro-Kerr maneuver.

Kerze *w*: candle.

Kerzentropfenphänomen *s*: oil-drop sign, grattage.

Ketamin *s*: ketamine.

Ketazolam *s*: ketazolam.

Keten *s*: ketene.

Kethoxal *s*: kethoxal.

Kethy-Methode *w*: Kethy's method.

Ketoaldehyd *s*: ketoaldehyde.

Ketoazidose *w*: ketoacidosis; **diabetische** ~ diabetic acidosis.

Ketoazidurie *w*: ketoaciduria.

Ketochinolin *s*: ketoquinolin.

Ketocholansäure *w*: ketocholanic acid.

Ketoconazol *s*: ketoconazole.

Keto-Enol-Tautomerie *w*: keto-enol tautomerism.

ketogen: ketogenic, ketogenetic.

Ketogenese *w*: ketogenesis.

Ketoglutarat *s*: ketoglutarate.

Ketoglutarsäure *w*: ketoglutaric acid.

Ketogruppe *w*: keto group.

Ketoheptose *w*: ketoheptose.

Ketohexose *w*: ketohexose.

Ketol *s*: ketol.

Ketolyse *w*: ketolysis.

ketolytisch: ketolytic.

Keton *s*: ketone.

Ketonämie *w*: ketonemia.

ketonämisch: ketonemic.

ketonartig: ketonic.

Ketonkörper *m*: ketone body.

Ketonkörperbildung *w*: ketoplasia.

Ketonkörperlieferant *m*: ketogenic substance.

Ketonsäure *w*: keto acid.

Ketonurie *w*: ketonuria, diacetonuria, diaceturia, oxonuria, hyperketonuria.

Ketopentose *w*: ketopentose.

Ketoplasie *w*: ketoplasia.

ketoplastisch: ketoplastic.

Ketoprofen *s*: ketoprofen.

Ketopropionsäure *w*: ketopropionic acid.

Ketoreduktase *w*: ketoreductase.

Ketosäure *w*: ketoacid.

Ketose *w*: ketosis.

Ketosezucker *m*: ketose.

Ketostearinsäure *w*: ketostearic acid.

Ketosteroid *s*: ketosteroid.

Ketosurie *w*: ketosuria.

Ketotifen *s*: ketotifen.

Ketozucker *m*: ketosugar.

Kette *w*: chain; **leichte** ~ Abk. **L-Kette** light chain [*abbr*] L chain; **schwere** ~ heavy chain [*abbr*] H chain; **verzweigte** ~ branched chain.

Kettenabbruchverfahren *s*: chain terminating technique.

kettenförmig: catenulate, catenoid.

Kettenlänge *w*: chain length.

Kettenligatur *w*: chain ligature, interlocking ligature.

Kettennaht *w*: chain suture.

Kettenpolymerisation *w*: chain polymerization.

Kettenreaktion *w*: chain reaction.

Kettenspaltung *w*: chain cleavage.

Kettenstruktur *w*: chain structure.

Kettenterminator *m*: chain terminator.

Kettenverzweigung *w*: chain branching.

keuchen: whoop, wheeze, gasp, bark, pant.

Keuchen *s*: whooping, gasp, pant, puffing.

Keuchhusten *m*: whooping cough, pertussis, barking cough, chin cough.

keulenförmig: club-shaped, clavate.

KH Abk. **Kohlehydrat** *s*: carbohydrate.

Khellin *s*: khellin.

KHK Abk. **koronare Herzkrankheit** *w*: coronary heart disease [*abbr*] CHD.

Kidd-Blutgruppen: Kidd blood group system.

Kiefer *m*: jaw, jowl.

Kiefer-: gnatho-, gnathic.

Kieferchirurgie *w*: dental surgery, maxillofacial surgery, jaw surgery.

Kieferdehnplatte *w*: jaw dilator.

Kieferentzündung *w*: gnathitis.

Kieferfixation *w*: intermaxillary fixation, maxillomandibular fixation.

Kieferfraktur *w*: jaw fracture.

Kiefer-Gaumen-Spalte *w*: gnathopalatoschisis.

Kiefergelenk *s*: jaw joint, mandibular joint.

Kieferhöhle *w*: maxillary sinus.

Kieferhöhlenentzündung *w*: maxillary sinusitis.

Kieferhöhlenradikaloperation *w*: radical maxillary antrostomy, Caldwell-Luc operation.

Kieferklemme *w*: lockjaw, trismus.

Kieferknochen *m*: jawbone.

Kieferkrepitation *w*: crackling jaw.

kieferlos: jawless, agnathic.

Kieferluxation *w*: luxation of the mandible.

Kieferorthopädie *w*: orthodontics, orthodontology, dental orthopedics, dentofacial orthopedics.

Kieferplastik *w*: gnathoplasty.

Kieferspalte *w*: gnathoschisis, cleft jaw.

Kiefersperre *w*: locked jaw, lockjaw, jaw gag.

Kieferwachstum, disproportionales *s*: dysallilognathia.

Kieferwinkel *m*: jaw angle, gonial angle.

Kieferzyste *w*: jaw cyst, maxillary cyst; **mediane** ~ median anterior maxillary cyst.

Kielbauch *m*: carinate abdomen.

Kielbrust *w*: keeled breast, pectus carinatum.

kielförmig: keel-shaped, carinate.

Kielland-Zange *w*: Kielland's forceps.

Kiemenbogen *m*: 1. branchial arch, pharyngeal arch, gill branch; 2. **unterhalb des** ~ hypobranchial.

Kiemenbogenspalte *w*: branchial cleft.

kiemenförmig: branchial.

Kiemengangfistel *w*: branchial fistula, cervicoaural fistula.

Kiemengangkarzinom *s*: branchioma, branchial carcinoma.

Kiemengangzyste *w*: branchial cyst, cervical hydrocele.

Kiemenspalte *w*: branchial fissure, visceral fissure.

Kiementasche *w*: branchial pouch, pharyngeal pouch.

Kienböck-Krankheit *w*: Kienböck's disease, lunatomalacia.

Kienböck-Zeichen *s*: Kienböck's phenomenon, paradoxical diaphragmatic contraction.

Kies *m*: gravel.

Kieselalge *w*: diatom.

Kieselfluorwasserstoffsäure *w*: hydrofluosilic acid.

Kieselgur *w*: kieselguhr, diatomaceous earth.

Kieselsäure *w*: silicic acid.

Kieselwolframsäure *w*: silicotungstic acid.

kiesig: gritty, sabulous.

Kiesselbach-Ort *m*: Kiesselbach's area.

Kikuchi-Krankheit *w*: Kikuchi's disease, histiocytic necrotizing lymphadenitis.

Killer-Lymphozyt *m*: killer lymphocyte, killer cell.

Killerplasmid *s*: killer plasmid.

Killerstamm *m*: killer strain.

Killerzelle *w*: killer cell, killer lymphocyte; **natürliche** ~ natural killer cell, cytotoxic cell.

Killian-Stirnhöhlenoperation *w*: Killian's operation.

Kimmelstiel-Wilson-Syndrom *s*: Kimmelstiel-Wilson syndrome, diabetic glomerulosclerosis.

Kimura-Krankheit *w*: Kimura disease.

Kinästhesie *w*: kinesthesia, kinaesthesia, kinesthetic memory, kinesthetic sensation, kinesthetic sense, kinesthetic sensibility.

Kinästhesiezentrum *s*: kinesthetic center.

Kinästhesiometer *s*: kinesthesiometer.

kinästhetisch: kinesthetic, kinaesthetic.

Kinanästhesie *w*: cinanesthesia.

Kinase *w*: kinase.

Kind *s*: child, infant; **hirngeschädigtes ~** brain-damaged child; **mißhandeltes ~** battered child; **termingerechtes ~** term infant; **totgeborenes ~** stillborn infant; **übertragenes ~** postmature infant.

Kindbett *s*: childbed, puerperium.

Kindbettfieber *s*: childbed fever, puerperal fever, puerperal sepsis, puerperal septicemia.

Kindbettmastitis *w*: caked breast.

Kinderarzt *m*: pediatrician.

Kinderaudiometrie *w*: pediatric audiometry.

Kinderbett *s*: crib.

Kinderdosis *w*: children's dosage.

Kinderendoskopie *w*: pediatric endoscopy.

Kinderernährung *w*: infant nutrition.

Kinderfürsorge *w*: child custody.

Kindergarten *m*: kindergarten, nursery school.

Kinderheilkunde *w*: pediatrics, pediatry.

Kinderheim *s*: children's home.

Kinderkrankenhaus *s*: children's hospital, pediatric hospital.

Kinderkrankenschwester *w*: child's nurse.

Kinderkrankheit *w*: children's disease.

Kinderlähmung *w*: infantile paralysis, epidemic infantile paralysis, paralytic poliomyelitis; **zerebrale ~** cerebral spastic infantile paralysis, infantile cerebral palsy, infantile cerebral diplegia.

Kindernahrung *w*: infant food.

Kinderpflege *w*: child care.

Kinderpsychiatrie *w*: child psychiatry.

Kinderpsychologie *w*: infant psychology.

kindersicher: childproof.

Kindersprache *w*: child language.

Kindersterblichkeit *w*: childhood mortality.

Kinderstuhl, verstellbarer *m*: growing chair.

Kindertagesstätte *w*: day nursery.

Kinderwagen *m*: stroller.

Kindesentwicklung *w*: child development.

Kindesmißhandlung *w*: child abuse, battering.

Kindheit *w*: childhood.

Kindheitstuberkulose *w*: childhood tuberculosis.

kindisch: childish, puerile.

Kindsbewegung *w*: fetal movement; **erste spürbare ~'en** quickening.

Kindseinstellung *w*: presentation, fetal attitude.

Kindslage *w*: position, lie, presentation; **anomale ~** malpresentation.

Kindspech *s*: meconium.

Kindsteile: fetal parts.

Kindstod, plötzlicher *m*: sudden infant death [*abbr*] SID, sudden infant death syndrome [*abbr*] SIDS, crib death, cot death.

Kindstötung *w*: infanticide.

kine-: cine-.

Kineangiogramm *s*: cineangiogram.

Kineangiograph *m*: cineangiograph.

Kineangiographie *w*: cineangiography.

Kineangiokardiographie *w*: cineangiocardiography.

Kinecholangiographie *w*: cinecholangiography.

Kinedensigraphie *w*: cinedensigraphy.

Kinedensitometrie *w*: cinedensitometry.

Kinekardiogramm *s*: kinetocardiogram.

Kinekardiographie *w*: kinetocardiography.

Kinematik *w*: cinematics.

kinematisch: cinematic.

Kinematoradiographie *w*: cinemato-radiography.

Kineösophagogramm *s*: cine-esophago-gram.

Kinephlebographie *w*: cinephlebography.

Kineplastik *w*: kineplasty.

Kineradiographie *w*: cineradiography, cinematography, roentgenocinematography, cinefluorography.

kineradiographisch: cineradiographic.

Kineradiotherapie *w*: kineradiotherapy.

Kinesalgie *w*: cinesalgia.

Kinese *w*: kinesis.

-kinese: -kinesia.

Kinesimeter *s*: kinesimeter.

Kinesio-: kinesio-, cinesi-.

Kinesiologie *w*: kinesiology, kinology, cinology.

Kinesiometer *s*: kinesiometer, cinometer.

Kinesiotherapie *w*: kinesiotherapy, kinesitherapy, kinetotherapy, kinesiatrics.

Kinesis *w*: kinesis, movement.

Kineskop *s*: kinescope.

Kinetik *w*: kinetics.

Kinetik nullter Ordnung *w*: zero order kinetics.

kinetisch: kinetic.

kineto-: cineto-.

Kinetochor *s*: kinetochore.

kinetogen: kinetogenic.

Kinetoplasma *s*: kinetoplasm.

Kinetoplast *m*: kinetoplast, kinetonucleus, parabasal body.

Kinetose *w*: kinetosis, kinesis, motion sickness, railroad sickness, travel sickness, carsickness.

Kinetosom *s*: kinetosome.

Kinezystoureterographie *w*: cinecystoureterography.

King-Operation *w*: King's operation.

Kinin *s*: kinin.

Kininase *w*: kininase.

Kininogen *s*: kininogen.

Kininogenase *w*: kininogenase.

Kinking *s*: kinking.

Kinky-hair-Syndrom *s*: kinky hair syndrome, Menkes syndrome.

Kinn-: mental, mento-, genial.

Kinn *s*: chin, mentum.

Kinnaufbauplastik *w*: augmentation mentoplasty.

Kinnbacke *w*: jaw.

Kinnlage *w*: chin presentation; **linke hintere** ~ mentolaeva posterior [*abbr*] MLP; **linke vordere** ~ mentolaeva anterior [*abbr*] MLA; **rechte hintere** ~ mentum dexter posterior; **rechte vordere** ~ mentum dexter anterior [*abbr*] MDA.

Kinnoperation, plastische *w*: mentoplasty, chin reconstruction.

Kinnplastik *w*: mentoplasty.

Kinnreflex *m*: chin reflex.

Kinnregion *w*: chin region.

Kinnrekonstruktion *w*: chin reconstruction, mentoplasty.

Kinnretraktionszeichen *s*: chin retraction sign.

Kinnspitze *w*: pogonion.

Kinnsteuerung *w*: chin control.

Kinnzugextraktion *w*: chincap.

Kinokamera *w*: cine camera.

Kinoplasma *s*: kinoplasm.

Kinozilie *w*: kinocilium.

Kinsbourne-Syndrom *s*: infantile myoclonic encephalopathy, dancing eye-dancing feet syndrome.

Kionitis *w*: kionitis.

Kiotomie *w*: kiotomy.

kippbar: inclinable.

kippen: tilt, incline.

Kippgelenk *s*: amphiarthrosis.

Kipptisch *m*: tilting table, tilt table.

Kirschner-Draht *m*: Kirschner's wire.

Kirschner-Drahtextension *w*: Kirschner's traction.

kirschrot: cherry-red.

Kissen *s*: pillow, cushion, pad, bolster.

Kiste *w*: box, cabinet.

Kitasamycin *s*: kitasamycin, leucomycin.

Kittniere *w*: putty kidney.

Kittsubstanz *w*: cement substance.

Kitzelgefühl *s*: tickle, titillation, gargalesthesia.

kitzeln: tickle, titillate.

Kitzeln *s*: tingling, tickling, titillation.

Kitzler *m*: clitoris.

Kjeldahl-Test *m*: Kjeldahl's method.

klären: clear, settle.

Klärfaktor *m*: clearing agent, lipoprotein lipase.

Klärmittel *s*: clearer.

Klärung *w*: clearance, settlement.

klagen: complain.

Klammer *w*: clamp, clasp, retainer, retaining plate, crib.

Klammerapparat, chirurgischer *m*: surgical stapler.

Klammerdrahtbiegezange *w*: clasp-wire bending pliers.

Klammerhalter *m*: clamp holder.

klammern: clip, clamp.

Klammernaht *w*: clip suture.

Klammernahtgerät *s*: stapler.

Klang *m*: sound, tone.

Klangfarbe *w*: tone quality, timbre.

Klappe *w*: 1. valve; **kleine** ~ valvula; 2. **mit drei ~'en** trivalvular.

Klappen-: valvular.

Klappendehiszenz *w*: valve dehiscence.

Klappenerkrankung *w*: valvular disease.

Klappenfehler *m*: valvular defect.

klappenförmig: valviform.

Klappeninsuffizienz *w*: valve insufficiency, valvular insufficiency, valvular incompetence.

klappenlos: valveless, avalvular.

Klappenschrumpfung *w*: valve atrophy.

Klappensegel *s*: valve leaflet, leaflet.

Klappensprengung, digitale *w*: finger fracture.

Klappenstenose *w*: valve stenosis, valvular stenosis.

Klappenthrombus *m*: valvular thrombus.

Klapperschlange *w*: rattlesnake.

Klapp-Kriechübungen: Klapp's creeping treatment.

klar: clear, bright, lucid.

Klarheit *w*: clarity, distinctness, lucidity.

-klasie: -clasia.

-klasis: -clasis.

Klasmatose *w*: clasmatosis.

Klasmatozyt *m*: clasmatocyte.

Klasse *w*: class.

Klassifikation *w*: classification; **Französisch-Amerikanisch-Britische** ~ French-American-British classification [*abbr*] FAB classification.

Klassifikation der Krankheiten, internationale *w* Abk. **ICD**: International Classification of Diseases [*abbr*] ICD.

-klast: -clast.

klastisch: clastic.

klastogen: clastogenic.

Klatschmassage *w*: clapping.

Klatschpräparat *s*: impression preparation.

Klauenfuß *m*: claw foot.

Klauenhand *w*: claw hand.

Klaustrophilie *w*: claustrophilia.

Klaustrophobie *w*: claustrophobia.

Klavikotomie *w*: clavicotomy.

Klavikula *w*: clavicle, collar bone.

Klavikula-: clavicular, cleido-.

Klavikuladefekt *m*: clavicular deformity.

Klavikulafraktur *w*: clavicular fracture.

Klavikularesektion *w*: claviculectomy.

Klavikularlinie, mittlere *w*: midclavicular line [*abbr*] MCL.

klavikulookzipital: cleido-occipital.

Klavus *m*: clavus, corn.

kleben: glue, adhere.

Klebereiweiß *s*: gluten.

Klebewachs *s*: sticky wax.

klebrig: sticky, viscid, glutinous.

Klebsielle *w*: klebsiella.

Klebsiellenpneumonie *w*: klebsiella pneumonia, Friedländer's pneumonia, alcoholic pneumonia.

Klebstoff *m*: adhesive.

Kleeblattdeformität *w*: cloverleaf deformity.

Kleeblattmuster *s*: cloverleaf pattern.

Kleeblattschädeldeformität *w*: cloverleaf skull deformity, kleeblatt skull deformity.

Kleiderlaus *w*: body louse.

kleido-: cleido-.

kleidokostal: cleidocostal.

Kleidotomie *w*: cleidotomy, cleidorrhexis.

Kleidung *w*: dressing.
kleieartig: pityroid.
Kleienflechte *w*: pityriasis versicolor, chromatophylosis.
klein: little, small.
Kleinautoklav *m*: baby autoclave.
Kleine-Levin-Syndrom *s*: Kleine-Levin syndrome, periodic hypersomnia, hypersomnia-bulimia syndrome, hypersomnia with periodic respiration.
kleiner: smaller, lesser, minor.
Kleinfingerballen *m*: hypothenar.
Kleinhirn *s*: cerebellum, parencephalon.
Kleinhirnabszeß *m*: cerebellar abscess.
Kleinhirnarterienthrombose *w*: cerebellar thrombosis.
Kleinhirnatrophie *w*: cerebellar atrophy; **paraneoplastische~** paraneoplastic cerebellar atrophy, paraneoplastic subacute cerebellar degeneration.
Kleinhirnblutung *w*: cerebellar hemorrhage.
Kleinhirnbrückenwinkel *m*: cerebellopontine angle.
Kleinhirnbrückenwinkelsyndrom *s*: pontocerebellar angle syndrome, Cushing syndrome.
Kleinhirnbrückenwinkeltumor *m*: angle tumor.
Kleinhirndegeneration *w*: cerebellar degeneration.
Kleinhirndruckkonus *m*: cerebellar pressure cone.
Kleinhirneinklemmung *w*: cerebellar herniation.
Kleinhirnentzündung *w*: cerebellitis.
Kleinhirnepilepsie *w*: cerebellar epilepsy.
Kleinhirnfunktionsstörung *w*: cerebellar dysfunction.
Kleinhirngrube *w*: cerebellar fossa.
Kleinhirnhemisphäre *w*: cerebellar hemisphere.
Kleinhirninfarkt *m*: cerebellar infarct.
Kleinhirnlappen *m*: cerebellar lobe.
Kleinhirnschwindel *m*: cerebellar vertigo.
Kleinhirnseitenstrang *m*: spinocerebellar tract.

Kleinhirnsklerose *w*: cerebellar sclerosis.
Kleinhirnstiel *m*: cerebellar stalk, cerebellar peduncle.
Kleinhirnsyndrom *s*: cerebellar syndrome, cerebelloparenchymal disorder; **erworbenes ~** acquired cerebellar syndrome, Goldstein-Reichmann syndrome.
Kleinhirntonsille *w*: cerebellar tonsil.
Kleinhirntonsillenherniation *w*: tonsillar hernia, cerebella herniation.
Kleinhirntumor *m*: cerebellar neoplasm.
Kleinhirnzerstörung *w*: decerebellation.
Kleinhirnzyste *w*: cerebellar cyst.
Kleinkind *s*: infant, toddler.
Kleinkindalter *s*: infancy.
kleinknotig: micronodular.
Kleinwuchs *m*: hyposomia.
kleinzellig: parvicellular, small-cell.
-kleisis: -clisis.
Klemme *w*: clip, clamp, compressor.
klemmen: clip, clamp, nip.
Kleptomanie *w*: kleptomania, cleptomania.
Kleptophobie *w*: kleptophobia, cleptophobia.
Kletterpuls *m*: rapidly increasing pulse rate.
Klick *m*: click.
klicken: click.
Klicksyndrom *s*: click syndrome.
Klient *m*: client.
klientenzentriert: client-centered.
Kligler-Agar *m*: Kligler's agar.
Klima *s*: climate.
Klimaanlage *w*: air-conditioning.
Klimafaktor *m*: climatic factor.
klimakterisch: climacteric, climactic.
Klimakterium *s*: climacterium, climacteric.
Klimakunde *w*: climatology.
Klimakur *w*: climatic cure.
Klimatherapie *w*: climatotherapy.
klimatisch: climatic.
Klimatotherapie *w*: climatotherapy.
Klimax *w*: climax.
Klinefelter-Syndrom *s*: Klinefelter syndrome, XXY syndrome; **chromatinposi-**

tives ~ seminiferous tubule dysgenesis.
Kline-Test *m*: Kline test.
Klinge *w*: blade.
klingen: sound, tingle.
klingend: sonorous.
Klinger-Wegener-Granulomatose *w*: Wegener's granulomatosis.
Klinik *w*: clinic, hospital.
Kliniker *m*: clinician.
klinisch: clinical, clinico-.
klinisch-pathologisch: clinicopathologic.
Klinodaktylie *w*: clinodactyly.
klinoid: clinoid.
Klinokephalie *w*: clinocephaly.
Klinokinese *w*: klinokinesis.
Klinometer *s*: clinometer.
Klinozephalie *w*: clinocephaly.
Klippel-Feil-Syndrom *s*: Klippel-Feil syndrome, Feil's disease, Furst syndrome.
Klippel-Trénaunay-Syndrom *s*: Klippel-Trénaunay syndrome, angioosteohypertrophy, congenital dysplastic angiectasia.
Klippel-Trénaunay-Weber-Syndrom *s*: hemangiectatic hypertrophy.
Klirren *s*: tinkle.
Kliseometer *s*: cliseometer.
Klistier *s*: clyster, enema.
Klition *s*: clition.
Klitoridektomie *w*: clitoridectomy.
Klitoris *w*: clitoris.
Klitorisblutung *w*: clitorrhagia.
Klitorisentzündung *w*: clitoritis, clitoriditis.
Klitorishypertrophie *w*: hypertrophy of the clitoris.
Klitorisschmerz *m*: clitoralgia.
Klitorisvergrößerung *w*: clitoromegaly, clitorimegaly, megaloclitoris.
Klivus *m*: clivus.
Kloake *w*: cloaca.
Kloaken-: cloacal.
Kloakengang *m*: cloacal passage.
Kloakenmembran *w*: cloacal membrane, cloacal septum, urorectal septum.
Klon *m*: clone, clon; **verbotene ~'e** forbidden clones.
klonal: clonal.

klonen: clone.
Klonen *s*: cloning.
Klonierung *w*: cloning.
Kloinierungsadaptor *m*: adaptor.
Klonierungsexperiment *s*: cloning experiment.
Klonierungskassette *w*: cloning cartridge.
Klonierungsstelle *w*: cloning site.
Klonierungsvektor *m*: cloning vector.
klonisch: clonic, neuroclonic.
klonisch-tonisch: clonicotonic.
Klonorchiasis *w*: clonorchiasis.
Klonus *m*: clonus.
Klonusaufzeichnungsgerät *s*: clonograph.
klopfen: percuss.
Klopfen *s*: tapping.
klopfend: pulsatory.
Klopfmassage *w*: hacking, percussion movements, tapotement.
Klopfschall *m*: percussion sound; **gedämpfter ~** dullness on percussion.
Klopfschalldämpfung *w*: dullness on percussion.
Klopfwelle *w*: percussion wave.
Klüver-Bucy-Syndrom *s*: Klüver-Bucy syndrome.
klug: intelligent, smart, sagacious.
Klumpen *m*: 1. clot, plug, lump; 2. **~ bilden** clot, lump.
klumpfüßig: taliped, talipedic.
Klumpfuß *m*: club foot, stump foot, equinovarus, talipes, crossfoot, supination of the foot, strephenopodia.
Klumphand *w*: talipomanus, club hand.
klumpig: clotted, lumpy, grumous.
Klumpke-Lähmung *w*: Klumpke's paralysis, lower brachial plexus paralysis.
Km-Wert *m*: km value.
Knacken *s*: crack, click.
Knäuel *s*: coil, convolution.
Knäueldrüse *w*: convoluted gland.
knäuelförmig: convoluted.
knäueln: convolute.
Knäuelstruktur *w*: coiled structure.
Knall *m*: detonation, explosion, bang.
Knallsäure *w*: fulminic acid.

Knappheit *w*: shortage, shortness.
Knapp-Schieloperation *w*: Knapp's operation.
Knapp-Streifen: angioid streaks.
Knarren *s*: creaking, crepitation.
knarrend: crepitant.
Knaus-Ogino-Methode *w*: Ogino-Knaus method.
Knebel *m*: gag.
knebeln: gag.
kneifen: nip, pinch.
Kneifen *s*: pinch.
Kneifmassage *w*: pincement.
Kneifzange *w*: nipper.
Kneipp-Kur *w*: Kneipp cure, hydropathic treatment.
Knemidokoptes *w*: knemidokoptes.
Knetung *w*: kneading massage, pétrissage.
Knick *m*: kink, flexion.
Knickbruch *m*: greenstick fracture.
Knickfuß *m*: pes valgus, skewfoot, strephexopodia.
Knickhohlfuß *m*: talipes cavovalgus.
Knickung *w*: kinking, flexion.
Knie *s*: knee, genu.
Knie-: genicular, genual.
Knieankylose *w*: knee-joint stiffening, ankylosis of knee.
Kniebänder: knee ligaments.
Knie-Brust-Lage *w*: knee-chest position, genupectoral position.
Knie-Ellbogen-Lage *w*: knee-elbow position, genucubital position.
knieförmig: geniculate, genual.
Kniegelenk *s*: knee joint.
Kniegelenkarthrographie *w*: knee arthrography.
Kniegelenkband *s*: knee-joint ligament.
Kniegelenkentzündung *w*: gonitis, goneitis.
Kniegelenkerguß *m*: knee joint effusion.
Kniegelenkmaus *w*: knee-joint mouse.
Kniegelenkoperation *w*: gonarthrotomy.
Kniegelenkschwellung *w*: knee-joint swelling, gonyoncus.
Knie-Gesicht-Lage *w*: genufacial position.

Knie-Hacken-Versuch *m*: heel-knee test, heel-shin test.
Kniekehle *w*: ham, popliteal cavity.
Kniekehlenregion *w*: popliteal fossa.
Kniekußphänomen *s*: spine sign.
Knielage *w*: knee position, knee presentation.
Kniescheibe *w*: kneecap, patella, whirlbone.
Kniescheibenbruch *m*: patellar fracture.
Knieschleimbeutel *m*: prepatellar bursa.
Knieschleimbeutelentzündung *w*: house's knee, bursitis of knee.
Knieschmerz *m*: knee pain, gonalgia, gonyalgia.
Kniesehne *w*: patellar tendon, hamstring.
knirschen: crunch, grate.
Knirschen *s*: crunch, grating.
Knistergeräusch *s*: crackling sound, crunching sound; **suprasternales** ~ xiphisternal crunching sound.
knistern: crepitate, crunch.
Knistern *s*: crepitation, crunch, rustle.
knisternd: 1. crepitating; 2. **leise** ~ subcrepitant.
Knisterrasseln *s*: crepitation, crepitant rale.
Knoblauch *m*: garlic.
Knochen *m*: 1. bone, os; **akzessorischer** ~ acessory bone, supernumerary bone; **heterotoper** ~ heterotopic bone; **kurzer** ~ short bone; **langer** ~ long bone; **periostaler** ~ periosteal bone; **planer** ~ plane bone; **subperiostaler** ~ subperiosteal bone; 2. **außerhalb des** ~ ectosteal; **innerhalb des** ~ endosteal.
Knochen-: osseo-.
Knochenabbau *m*: osteoclasis.
Knochenablagerung *w*: bone deposit.
Knochenabszeß *m*: bone abscess.
Knochenaffektion *w*: bone affection.
Knochenalter *s*: bone age, skeletal age.
Knochenaneurysma *s*: osteoaneurysm.
Knochenankylose *w*: bony ankylosis.
Knochenanlage, embryonale *w*: fetal bone, primary bone.
Knochenanordnung *w*: ossature.

Knochenansatz *m*: (muscle) insertion.

Knochen-Aponeurose-: osseoaponeurotic.

knochenartig: bonelike, ossiform, osteoid.

Knochenauswuchs *m*: exostosis, hyperostosis; **spornförmiger** ~ stylosteophyte.

Knochenbälkchen *s*: trabecule.

Knochenbeteiligung *w*: bone involvement.

knochenbildend: ossiferous, bone-building, ossific.

Knochenbildung *w*: ossification, bone formation, osteosis; **appositionelle** ~ ectostosis; **enchondrale** ~ enchondral ossification, entochondrostasis; **exzessive** ~ pleonosteosis.

Knochenbiopsie *w*: bone biopsy.

Knochenblutung *w*: osteorrhagia.

Knochenbohrer *m*: bone drill.

Knochenbruch *m*: bone fracture; **gesplitterter** ~ comminuted fracture; **pathologischer** ~ pathologic fracture; **spontaner** ~ pathologic fracture; **trimalleolärer** ~ trimalleolar fracture, Cotton's fracture; **verkeilter** ~ impacted fracture.

Knochenbrucheinrichtung *w*: reduction, redressement.

Knochenbruchschiene *w*: fracture splint.

Knochenchirurgie *w*: bone surgery.

Knochendeformität *w*: bony deformity.

Knochendiastase *w*: osteodiastasis.

Knochendrahtspanner *m*: bone wire tightener.

Knochendübel *m*: bone peg.

Knocheneinlagerung *w*: bone deposit.

Knocheneinrichter *m*: bonesetter.

Knochenentwicklung *w*: bone development, osteogenesis, ossification; **fehlende** ~ anostosis.

Knochenerosion *w*: erosion of bone; **osteoklastische** ~ osteophagia.

Knochenerweichung *w*: osteomalacia.

Knochenextension *w*: traction.

Knochenfaser *w*: bone fiber.

Knochenfeile *w*: bone file.

Knochen-Gelenk-: osteoarticular.

Knochengewebe *s*: osseous tissue, bony tissue.

Knochenhämangiom *s*: intraosseous hemangioma.

Knochenhaut *w*: periost.

Knochenheber *m*: bone lever.

Knochenheilung *w*: bone healing.

Knochenhöcker *m*: tuberosity.

Knochenhöhle *w*: bone cavity.

Knochenhydatid *s*: osteohydatidosis.

Knochenkallus *m*: callus.

Knochenkanal *m*: bony canal.

Knochenkaries, zentrale *w*: central caries.

Knochenkern *m*: ossification center.

Knochenklammer *w*: bone spike.

Knochenklemme *w*: bone clamp.

Knochenknorpel *m*: bone cartilage.

Knochenkollagen *s*: ossein.

Knochenkrebs *m*: bone cancer.

Knochenläsion *w*: bone lesion.

Knochenlamelle *w*: osseous lamella.

Knochenlappen *m*: osteoplastic flap.

Knochenlehre *w*: osteology.

Knochenleiste *w*: crest, ridge, crista.

Knochenleitung *w*: bone conduction [*abbr*] BC, osteotympanic conduction, cranial conduction.

Knochenleitungsaudiometrie *w*: bone conduction audiometry.

Knochenmark *s*: 1. bone marrow, marrow, medullary substance of bones; **gelbes** ~ yellow marrow, yellow substance of bones, fat marrow; **rotes** ~ red marrow, red substance of bones; 2. **vom** ~ **abstammend** bone-marrow derived.

Knochenmarkaplasie *w*: bone marrow aplasia.

Knochenmarkaspirat *s*: bone marrow aspirate.

Knochenmarkbiopsie *w*: bone marrow biopsy.

Knochenmarkdepression *w*: bone marrow depression, depressed marrow.

Knochenmarkentzündung *w*: osteomyelitis.

Knochenmarkerschöpfung *w*: bone marrow depletion.

Knochenmarkfibrose *w*: myelofibrosis.

Knochenmarkhypoplasie *w*: bone marrow hypoplasia.

Knochenmarkkarzinose *w*: carcinomatous infiltration of bone marrow.

Knochenmarkkryokonservation *w*: bone-marrow freezing.

Knochenmarkmetastasierung *w*: bone marrow metastasis.

Knochenmarkmonozyt *m*: myelomonocyte.

Knochenmarkprobe *w*: bone marrow sample.

Knochenmarkpunktion *w*: bone marrow puncture.

Knochenmarkriesenzelle *w*: megakaryocyte.

Knochenmarktransfusion *w*: bone marrow transfusion.

Knochenmarktransplantation *w*: bone marrow transplantation.

Knochenmarkzelle *w*: marrow cell.

Knochenmatrix *w*: osteoid tissue, bone matrix.

Knochenmeißel *m*: chisel.

Knochenmetastase *w*: bone metastasis.

Knochenmineralgehalt *m*: bone mineral content.

Knochen-Muskel-Transplantat, gestieltes *s*: bone-muscle pedicle graft.

Knochenmuzin *s*: osseomucin.

Knochennagel *m*: bone nail, fracture pin, pin.

Knochennagelung *w*: nailing.

Knochennekrose *w*: osteonecrosis, necrosis of the bone; **aseptische** ~ aseptic necrosis of bone.

Knochenneubildung *w*: bone regeneration, inostosis.

Knochenosteosynthese *w*: nailing.

Knochen-Periost-Transplantat *s*: osteoperiostal graft.

Knochenplatte *w*: bone plate.

Knochenpunktion *w*: bone biopsy.

Knochenraspel *w*: bone rasp.

Knochenresektion *w*: osteoectomy.

Knochenresorption *w*: bone resorption, bone absorption.

Knochenretraktor *m*: bone retractor.

Knochensarkom *s*: osteosarcoma.

Knochenscan *m*: bone scan.

Knochenschaber *m*: raspatory.

Knochenschaft *m*: shaft.

Knochenschalleitung *w*: osteoacousis, osteophony.

Knochenschalleitungsprobe *w*: bone conduction test.

Knochenschalleitungsschwelle *w*: bone conduction threshold.

Knochenschema *s*: skeletal pattern.

Knochenschmerz *m*: bone pain, ostalgia, ostealgia, osteodynia, osteoneuralgia.

Knochenschraube *w*: bone screw, pin, tirefond.

Knochenschraubenimplantat *s*: pin endosteal implant.

Knochenschwund *m*: bone loss.

Knochensegment *s*: osteomere.

Knochensklerosierung *w*: sclerosing osteitis.

Knochenspan *m*: bone onlay; **aperiostaler** ~ cancellous bone graft.

Knochensporn *m*: osteophyte.

Knochenstoffwechsel *m*: bone metabolism.

Knochenstruktur *w*: bone structure.

Knochensubstanz *w*: substance of bones.

Knochensucher *m*: bone seeker.

Knochensyphilis *w*: syphilitic osteitis.

Knochenszintigramm *s*: bone scintigram.

Knochenszintigraphie *w*: bone scintigraphy.

Knochentransplantat *s*: bone graft.

Knochentransplantation *w*: bone grafting, bone transplantation.

Knochentuberkulose *w*: tuberculosis of the bones, skeletal tuberculosis, caseous osteitis.

Knochentumor *m*: bone tumor.

Knochen- und Gelenkresektion *w*: osteoarthrectomy.

Knochenvenenthrombophlebitis *w*: osteothrombophlebitis.

Knochenverbiegung *w*: osteocampsia.

Knochenverschmelzung *w*: diaphyseal-epiphyseal fusion.

Knochenwachs *s*: bone wax.

Knochenwachstum *s*: bone growth.

Knochenwucherung *w*: hypertrophy of bone tissue, lipping.

Knochenzacke *w*: spur.

Knochenzange *w*: bone-cutting forceps, rongeur, vulsellum.

Knochenzelle *w*: bone cell, osteocyte.

Knochenzement *m*: bone cement.

Knochenzementlinie *w*: cement line.

Knochenzyste *w*: bone cyst, osteocystoma.

Knöchel *m*: (hand) knuckle, (foot) malleolus, ankle.

Knöchelchen *s*: ossicle, bonelet.

Knöchelfraktur *w*: malleolar fracture; **trimalleoläre** ~ trimalleolar fracture, Cotton's fracture.

KNöchelgelenk *s*: ankle joint.

Knöchelödem *s*: ankle edema.

Knöchelpolster: knuckle pads.

knöchern: osseous, bony, osteal.

knöchern hypertroph: osteohypertrophic.

Knötchen *s*: nodule, nodulus, tubercle.

Knötchenbildung *w*: nodulation.

Knötchenleber *w*: nodular liver.

Knolle *w*: bulb.

knollenartig: bulbiform, bulboid, bulbous.

Knollenblätterpilz *m*: death-head, poisonous agaric.

Knollenblätterpilzvergiftung *w*: death-head poisoning.

Knollennase *w*: bottle nose, rhinophyma.

knollig: bulbous, bulbiform, bulboid.

Knopf *m*: button, bouton.

Knopfloch *s*: buttonhole.

Knopflochabszeß *m*: shirt-stud abscess, shirt-collar abscess.

Knopflochdeformität *w*: buttonhole deformity, boutonnière deformity.

Knopflochnaht *w*: buttonhole suture, double-button suture.

Knopflochoperation *w*: buttonhole operation.

Knopfnaht *w*: button suture.

Knopfsonde *w*: blunt probe, bulbous probe.

Knorpel *m*: cartilage; **elastischer** ~ elastic cartilage; **faseriger** ~ fibrocartilage; **hyaliner** ~ hyaline cartilage; **ossifizierender** ~ ossifying cartilage, temporary cartilage.

knorpelartig: cartilaginiform, cartilaginoid.

knorpelbildend: chondrogenic.

Knorpelbildung *w*: chondrogenesis, chondrosis, cartilaginification; **gesteigerte** ~ hyperchondroplasia.

Knorpelgewebe *s*: cartilaginous tissue, chondroid tissue; **embryonales** ~ embryonic cartilage.

Knorpel-Haar-Hypoplasie *w*: cartilage-hair hypoplasia, metaphyseal chondrodysplasia, Ellis-Creveld syndrome.

Knorpelhaft *w*: synchondrosis, cartilaginous joint.

knorpelig: cartilaginous, chondric.

Knorpelimplantat *s*: cartilaginous implant.

Knorpelmatrix *w*: cartilaginous matrix.

Knorpelmetaplasie *w*: chondrometaplasia.

Knorpeloberfläche *w*: 1. surface of cartilage; 2. **auf der** ~ ectochondral.

Knorpelschädel *m*: chondrocranium.

Knorpelskelett *s*: chondroskeleton.

Knorpelspange *w*: cartilaginous bridge.

Knorpelwachstumszone *w*: growth cartilage.

Knorpelzelle *w*: cartilage cell, cartilage corpuscle.

Knorpelzentrum *s*: chondrification center.

Knorpelzerstörung *w*: chondroclasis.

Knospe *w*: bud.

knospen: bud, (embryology) germinate.

Knospung *w*: budding, gemmation, (embryology) blastogenesis.

knoten: knot.

Knoten *m*: node, nodus, nodule, notch, knot; **chirurgischer** ~ surgeon's knot, friction knot; **dikroter** ~ dicrotic notch [*abbr*] DN; **falscher** ~ false knot; **heißer** ~ hot nodule, warm nodule; **kalter** ~ cold nodule; **metastatischer** ~ metastatic no-

dule; **sinuatrialer** ~ S-A node.
Knotenarrhythmie *w*: nodal arrhythmia.
knotenartig: torous, torose, nodular.
Knotenbildung *w*: nodulation, nodosity.
Knotenersatzrhythmus *m*: nodal escape.
knotenförmig: nodular.
Knotenpunkt *m*: junction.
Knotenrhythmus *m*: nodal rhythm, idionodal rhythm.
Knotenstruma *w*: nodular goitre, adenomatous struma.
knotig: nodose, nodal, nodulous, nodulated, torous, torose.
Knotigkeit *w*: nodosity.
knurren: rumble.
Koadaptation *w*: coadaptation.
Koagel *s*: coagulum, clot.
Koagglutination *w*: coagglutination.
Koagulans *s*: coagulant.
Koagulase *w*: coagulase.
Koagulasetest *m*: coagulase test.
Koagulation *w*: 1. coagulation; 2. ~ **verursachend** coagulant.
Koagulationsnekrose *w*: coagulation necrosis.
Koagulationszeit *w*: clotting time.
koagulativ: coagulative.
Koagulator *m*: coagulator.
koagulieren: coagulate, clot.
Koagulopathie *w*: coagulopathy.
Koaguloviskosimeter *s*: coaguloviscosimeter.
Koagulum *s*: blod clot.
Koarktation *w*: coarctation.
koaxial: coaxial.
Koaxialkatheter *m*: coaxial catheter.
Koazervation *w*: coacervation.
Kobalamin *s*: cobalamin, vitamin B_{12}.
Kobalt *s* Abk. **Co**: cobalt [*abbr*] Co; **radioaktives** ~ radioactive cobalt; radiocobalt.
Kobaltbombe *w*: cobalt bomb.
Koch-Bazillus *m*: Koch's bacillus, Haemophilus aegyptius.
kochen: boil.
Kocher-Duodenalmobilisierung *w*: kocherization.

Kocher-Kragenschnitt *m*: Kocher's operation.
Kocher-Operation *w*: Kocher's operation.
Kocher-Reposition *w*: Kocher's operation.
Kocher-Zange *w*: Kocher's forceps.
Kocher-Zeichen *s*: testicular compression reflex.
Kochleaecho *s*: cochlear echo.
kochleär: cochlear.
Kochlearisreflex *m*: cochleopalpebral reflex, auditory reflex.
Kochleographie *w*: cochleography.
Kochleopupillarreflex *m*: cochleopupillary reflex, auditory-palpebral reflex, acousticopalpebral reflex.
Kochleostomie *w*: cochleostomy.
kochleovestibulär: cochleovestibular.
Koch-Phänomen *s*: Koch's phenomenon.
Koch-Postulate: Koch's postulates.
Kochsalz *s*: sodium chloride, common salt, dietary sodium, table salt; **jodiertes** ~ iodized salt.
Kochsalzinfusion *w*: saline infusion.
Kochsalzlösung *w*: sodium chloride solution, normal saline; **gepufferte** ~ buffered saline solution [*abbr*] BSS; **hypertone** ~ hypertonic sodium chloride solution, hypertonic saline; **hypotone** ~ hypotonic saline; **isotone** ~ isotonic saline solution; **physiologische** ~ physiologic sodium chloride solution, physiologic saline.
Kochsalzverlust *m*: sodium loss.
Kochsalzzufuhr *w*: sodium intake.
Kochung *w*: coction.
Koch-Weeks-Bakterium *s*: Koch-Weeks bacillus, Haemophilus aegyptius.
Koch-Weeks-Konjunktivitis *w*: Koch-Weeks conjunctivitis, acute contagious conjunctivitis.
Kode *m*: code; **genetischer** ~ genetic code, genetic alphabet, genetic information.
Kodein *s*: codeine, methylmorphine, monomethylmorphine.
kodieren: code, encode.
Kodierung *w*: coding.
kodominant: codominant.

Kodominanz *w*: codominance.

Kodon *s*: codon.

Kodonbevorzugung *w*: codon bias.

Kodonhäufigkeit *w*: codon frequency.

Köbner-Krankheit *w*: Köbner's disease.

Köbner-Phänomen *s*: Köbner's phenomenon, isomorphic effect.

Koeffizient *m*: coefficient.

Köhler-Krankheit *w*: Köhler's disease, osteochondritis of the tarsal navicular.

Köhler-Syndrom II *s*: Freiberg's disease, tarsal scaphoiditis.

Köhlmeier-Degos-Krankheit *w*: malignant atrophic papulosis.

Kölliker-Kern *m*: Kölliker's nucleus.

Koenen-Tumor *m*: Koenen's tumor, periungual fibroma.

König-Klangstäbe: König's rods.

König-Syndrom *s*: König's disease, osteochondritis dissecans.

Koenzym *s*: coenzyme.

Körnchen *s*: granule, prickle.

Körnchenzellen: Hortega cells, microglia; **dyskeratotische** ~ grains.

Körnerkrankheit *w*: trachoma.

Körnerschicht *w*: granular layer, stratum granulosum, prickle layer; **äußere** ~ outer nuclear layer.

Körnerzelle *w*: granule cell.

körnig: granular.

Körper *m*: 1. body, corps, soma, corpus; **hyalines** ~ hyaline body, colloid body; **pyknotischer** ~ pyknotic body; 2. **auf dem** ~ corporic; **außerhalb des** ~'s extracorporeal, exanthrope; **innerhalb des** ~'s intracorporeal.

Körperachse *w*: axis of the body.

Körperantigen *s*: O antigen.

Körperbau *m*: body constitution, physique; **athletischer** ~ athletic constitution; **leptosomer** ~ leptosomia.

Körperbautyp *m*: body type, physical type.

Körperbehaarung *w*: hairiness; **abnorm starke** ~ excessive hairiness, polytrichia.

Körperbeherrschung *w*: body control.

Körperbehinderung *w*: physical disability, physical handicap.

Körpcherchen *s*: corpuscle, small body; **metachromatische** ~ metachromatic particles, volutin granules; **sichelförmiges** ~ demilune body; **zytoides** ~ cytoid body.

Körperdickenausgleich *m*: body thickness compensation.

Körperebene *w*: plane, planum.

Körperempfinden *s*: body sense, common sensibility, somesthesia.

Körperfett *s*: body fat.

Körperflüssigkeit *w*: body fluid, humor, juice.

körperfremd: foreign, nonself, not-self, exogenous.

Körpergefühl *s*: body sense, common sensibility, somesthesia.

Körpergeruch *m*: body odor.

Körpergeschlecht *s*: somatic sex.

Körpergewicht *s*: body weight.

Körpergröße *w*: body size.

Körperhälfte *w*: side.

Körperhaltung *w*: body posture, posture.

Körperhöhle *w*: body cavity.

Körperhöhleneröffnung *w*: cavernostomy.

Körperhöhlenspülung *w*: retrojection.

Körperhygiene *w*: personal hygiene.

Körperkonstitution *w*: constitution of the body.

Körperkreislauf *m*: systemic circulation, greater circulation.

Körperlänge *w*: body length; **abnorme** ~ abnormal body length, mecism.

Körperlehre *w*: somatology.

körperlich: physical, somatic, corporal, corporeal, bodily, physicogenic.

Körper-Massen-Index *m*: body mass index.

Körpermechanismus *m*: somatic mechanism.

Körperoberfläche *w*: body surface, surface area.

Körperöffnung *w*: orifice, opening.

Körperpflege *w*: personal hygiene.

Körperplethysmograph *m*: body plethysmograph.

Körperschaukelbewegung *w*: body-rocking.

Körperschema *s*: body scheme, body image, body identity.

Körperschichtaufnahme *w*: body section roentgenography.

Körpersegment *s*: body segment.

Körpersensibilität *w*: somatesthesia, somesthesia.

Körpersinn *m*: common sensibility, common sensation.

Körperspalte *w*: somatoschisis, schistosomia, schistocormia.

Körpersprache *w*: body language.

Körperstellreflex *m*: body-righting reflex.

Körperstellung *w*: body posture, posture.

Körperteil *w*: part of the body; **rudimentärer** ~ vestige.

Körpertemperatur *w*: body temperature.

Körpertyp *m*: somatotype.

Körperverletzung *w*: assault.

Körpervermessung *w*: somatometry.

Körperzelle *w*: body cell, somatic cell.

Kofaktor *m*: cofactor.

Koffein *s*: caffeine.

koffeinfrei: decaffeinated.

Koffeinvergiftung *w*: coffeinism, caffeinism.

Kognition *w*: cognition.

kognitiv: cognitive.

Kohabitation *w*: cohabitation, coitus, intercourse.

kohärent: coherent.

Kohärenz *w*: coherence.

Kohäsion *w*: cohesion.

kohäsiv: cohesive.

Kohle *w*: coal, charcoal, carbon.

kohlehaltig: carboniferous.

Kohlendioxid *s*: 1. carbon dioxide; 2. ~ **entziehen** decarbonate.

Kohlendioxidnarkose *w*: hypercapnia.

Kohlenhydrat *s* Abk. **KH**: carbohydrate.

Kohlenhydratabbau *m*: carbohydrate catabolism.

Kohlenhydrataustausch *m*: carbohydrate exchange.

Kohlenhydratmalabsoprtion *w*: carbohydrate malabsorption.

Kohlenhydratstoffwechsel *w*: carbohydrate metabolism.

Kohlenhydrattoleranztest *m*: carbohydrate tolerance test.

Kohlenmonoxid *s*: carbon monoxide, sweet gas.

Kohlenmonoxidhämoglobin *s*: carboxyhemoglobin.

Kohlenmonoxidvergiftung *w*: carbon monoxide poisoning.

Kohlensäure *w*: 1. carbonic acid; 2. ~ **entziehen** decarbonate.

Kohlensäurebad *s*: effervescent bath.

Kohlensäurehämoglobin *s*: carbaminohemoglobin, carbhemoglobin.

kohlensäurehaltig: carbonated.

Kohlensäureschnee *m*: carbon dioxide snow, dry ice.

Kohlenstaublunge *w*: anthracosis, coalminers' lung.

Kohlenstoff *m*: carbon; **radioaktiver** ~ radioactive carbon, radiocarbon.

Kohlenstoffatom *s*: carbon atom.

kohlenstoffhaltig: carbonic.

Kohlenstoffkreislauf *m*: carbon cycle.

Kohlenstofflieferant *m*: carbon source.

Kohlenstoffverbindung *w*: carbon compound.

Kohlenwasserstoff *m*: hydrocarbon.

Kohlrausch-Falten: Kohlrausch folds, Kohlrausch valves.

Kohorte *w*: cohort.

Kohortenstudie *w*: cohort study.

Kohs-Blöcke: Kohs blocks.

Koilonychie *w*: koilonychia, spoon nail.

Koilozytose *w*: koilocytosis.

Koitus *m*: coitus, intercourse, copulation, sex act, coition.

Kojewnikow-Epilepsie *w*: Kozhevnikov's epilepsy, continuous partial epilepsy.

Kojisäure *w*: kojic acid.

Kokain *s*: cocaine, benzoylmethylecgonine.

Kokainabhängigkeit *w*: cocainism.

Kokainabusus *m*: cocaine abuse.

Kokainanwendung *w*: cocainization.

Kokainismus *m*: cocainism.

Kokarde *w*: cockade.

Kokardenzelle *w*: target erythrocyte, leptocyte.

Kokarzinogen *s*: cocarcinogen.

Kokarzinogenese *w*: cocarcinogenesis.

Kokke *w*: coccus, coccobacillus, round bacteria.

Kokken-: cocc-.

kokkenförmig: coccoid.

kokkoid: coccoid.

Kokkzidioidomykose *w*: California disease.

Kokzidie *w*: coccidium.

Kokzidien-: coccidian, coccidial.

Kokzidiodin *s*: coccidiodin.

Kokzidioidom *s*: coccidioidoma.

Kokzidioidomeningitis *w*: coccidioidomeningitis.

Kokzidioidomykose *w*: coccidioidomycosis, coccidiomycosis, valley fever, San Joaquin valley fever.

Kokzidiose *w*: coccidiosis.

Kokzidiostatikum *s*: coccidiostat.

Kokzidium *s*: coccidian.

kokzygeal: coccygeal.

Kokzygeladermoid *s*: coccygeal dermoid.

Kokzygodynie *w*: coccygodynia, coccydynia, coccyalgia.

Kol-: col-.

Kolben *m*: flask, piston, ampulla.

Kolbenfinger *m*: club finger, drumstick finger.

kolbenförmig: flask-shapped, coryneform, lageniform.

Kolchizin *s*: colchicine.

Kolektomie *w*: colectomy, laparocolectomy; **komplette** ~ pancolectomy.

koliartig: coliform.

Kolibakterie *w*: colibacillus.

Kolibakterium *s*: coli bacterium.

Kolibazillose *w*: colibacillosis.

koliform: coliform.

Koliinfektion *w*: colibacillosis.

Kolik *w*: colic, gripe; **abdominale** ~ abdominal colic.

kolikartig: colicky.

Kolinearität *w*: colinearity.

Koliphage *w*: coliphage.

Kolisepsis *w*: colisepsis, colitoxemia.

Kolitis *w*: colitis; **granulomatöse** ~ granulomatous colitis; **ischämische** ~ ischemic colitis; **mukomembranöse** ~ mucous colitis; **pseudomembranöse** ~ pseudomembranous enterocolitis, membranous diarrhea; **transmurale** ~ transmural colitis.

Koliurie *w*: coliuria, colibacilluria.

Kolizin *s*: colicin.

Kolizinplasmid *s*: colicinogen.

Kolizystitis *w*: colicystitis.

kollabieren: collapse.

kollagen: collagenous, collagenic, collagenogenic.

Kollagen *s*: collagen.

Kollagenase *w*: collagenase.

Kollagenbildung *w*: collagenation.

Kollagenersatz *m*: collagen replacement.

Kollagenfaser *w*: collagen fiber.

Kollagenfasersynthese *w*: fibrogenesis.

Kollagenfibrille *w*: collagen fibril.

Kollagengeschwulst *w*: collagenoma.

Kollagenhelix *w*: collagen helix.

Kollagenmischkrankheit *w*: mixed connective tissue disease [*abbr*] MCTD.

Kollagenolyse *w*: collagenolysis.

Kollagenose *w*: collagenosis, collagen disease.

Kollaps *m*: collapse.

Kollapsatelektase *w*: obstructive atelectasis.

Kollapstherapie *w*: collapse therapy.

kollateral: collateral.

Kollaterale *w*: collateral.

Kollateralengefäßbett *s*: collateral vascular bed.

Kollateralgefäß *s*: collateral vessel.

Kollateralkreislauf *m*: compensatory circulation.

Kollektiv *s*: collective, population.

Kollektivdosis *w*: collective dose.

Koller-Test *m*: Koller's test, vitamin K test.

Kollidin *s*: collidine.

kolligativ: colligative.
Kollikulitis *w*: colliculitis.
Kollimation *w*: collimation.
Kollimator *m*: collimator; **zylindrischer** ~ long cone.
Kolliquation *w*: colliquation.
Kolliquationsnekrose *w*: colliquative necrosis, liquefactive necrosis, liquefaction necrosis.
Kollision *w*: collision.
Kollodiaphysenwinkel *m*: collodiaphyseal angle.
Kollodium *s*: collodion.
Kollodiumbaby *s*: collodion baby.
Kollodiumhaut *w*: collodion skin.
Kolloid *s*: colloid; **hydrophiles** ~ lyophilic colloid; **lyophobes** ~ lyophobic colloid; **radioaktives** ~ radiocolloid.
Kolloidadenom *s*: macrofollicular adenoma.
Kolloidakne *w*: Wagner's disease.
kolloidal: colloidal.
Kolloidentartung*w*: colloid degeneration.
Kolloidfixierung *w*: colloidopexia.
Kolloidknoten *m*: colloid milium, pseudomilium.
Kolloidkrebs *m*: colloid cancer.
Kolloidlösung *w*: colloidal solution.
Kolloidmilium *s*: colloid milium, pseudomilium.
Kolloidreaktion *w*: colloid reaction.
Kolloidstruma *w*: colloid goiter, follicular goiter, parenchymatous goiter.
Kolloidzyste *w*: colloid cyst.
Kollonema *s*: collonema.
Kollumkarzinom *s*: cervix carcinoma, cervical cancer.
Kolmer-Reaktion *w*: Kolmer reaction.
Kolo-: col-.
Kolobom *s*: coloboma.
Kolobom-Analatresie-Syndrom *s*: cat eye syndrome.
Kolohepatopexie *w*: colohepatopexy.
kolokolisch: colocolic.
Kolokolostomie *w*: colocolostomy.
Kolon *s*: colon, segmented intestine; **irritables** ~ irritable colon, spastic colon,

spastic colitis; **starres** ~ lead-pipe colon.
Kolonblutung *w*: colonic bleeding.
Kolondilatation *w*: pseudomegacolon.
Kolondivertikel *s*: colonic diverticulum.
Kolondivertikulitis *w*: colonic diverticulitis.
Koloneinlauf *m*: colonic enema; **hoher** ~ enteroclysis, high colonic enema.
Kolonerkrankung *w*: colonopathy, colopathy.
Kolonfaltung *w*: coliplication.
Kolonfaltungsoperation*w*: coloplication.
Kolonfistel *w*: colonic fistula; **linksseitige** ~ lumbocolostomy; **operative** ~ colostomy.
Kolonfixation *w*: colopexy, colofixation.
Kolonie *w*: colony.
koloniebildend: colony-forming.
Koloniehybridisierung *w*: colony hybridization, colony lift.
Koloninterposition *w*: colon interposition; **pathologische** ~ Chilaiditi syndrome.
kolonisch: colonic, colic.
kolonisieren: colonize.
Kolonkarzinom *s*: colon cancer.
Kolonlähmung *w*: colicoplegia.
Kolonlavage *w*: colonic lavage.
Kolonlufteinblasung*w*: colon air insufflation.
Kolonmobilisation *w*: cololysis.
Kolonmotilität *w*: colon motility.
Kolonnaht *w*: colorrhaphy.
Kolonneoplasma *s*: colonic neoplasm.
Kolonorrhö *w*: colorrhea.
Kolonpolyp *m*: colonic polyp.
Kolonpunktion *w*: colipuncture, colocentesis.
Kolonspülung *w*: coloclysis.
Kolontransposition*w*: transposition of the colon.
Kolonzwischenschaltung *w*: colon interposition.
Kolopexie *w*: colopexy, colofixation.
Kolophonium *s*: colophony, rosin.
Koloproktektomie *w*: proctocolectomy.
Koloptose *w*: coloptosis.

Koloquinte w: colocynth.

Koloquintenvergiftung w: colocynthidism.

kolorektal: colorectal.

Kolorimeter s: colorimeter, chromatometer, chromometer; **photoelektrisches** ~ electrophotometer.

Kolorimetrie w: colorimetry.

kolorimetrisch: colorimetric.

Kolorit s: color, skin color.

Kolosigmoidostomie w: colosigmoidostomy.

Koloskopie w: colonoscopy.

Kolostomie w: colostomy; **endständige** ~ end colostomy; **feuchte** ~ wet colostomy; **ileotransversale** ~ ileotransversostomy; **trockene** ~ dry colostomy.

Kolostomiebeutel m: colostomy bag.

Kolostrum s: colostrum, foremilk, witch's milk, neogala.

Kolostrumsekretion w: colostrorrhea.

Kolotomie w: colotomy.

Kolotyphus m: abdominal typhus.

kolovaginal: colovaginal.

Kolozäkostomie w: colocecostomy, cecocolostomy.

Kolp-: colp-.

Kolpektasie w: colectasia.

Kolpektomie w: colpectomy.

Kolpeurynter m: colpeurynter.

Kolpitis w: colpitis, vaginitis.

kolpitisch: colpitic.

kolpo-: colp-.

Kolpodynie w: colpodynia, colpalgia.

Kolpographie w: colpography.

Kolpohysterektomie w: colpohysterectomy, vaginal hysterectomy.

Kolpohysterotomie w: colpohysterotomy.

Kolpokleisis w: colpocleisis.

Kolpoperineoplastik w: colpoperineoplasty.

Kolpoperineorrhaphie w: colpoperineorrhaphy, vaginoperineorrhaphy.

Kolpopexie w: colpopexy, colpofixation, vaginofixation, vaginapexy, vaginopexy.

Kolpoplastik w: colpoplasty, vaginectomy, elytroplasty.

Kolpopoese w: colpopoiesis.

Kolporrhagie w: colporrhagia, vaginal bleeding, vaginal hemorrhage.

Kolporrhaphie w: colporrhaphy.

Kolporrhexis w: colporrhexis.

Kolposkop s: colposcope, vaginoscope.

Kolposkopie w: colposcopy, vaginoscopy.

Kolpostat m: colpostat.

Kolposuspension w: colposuspension.

Kolpotomie w: colpotomy, vaginotomy, culdotomy.

Kolpoureterozystotomie w: colpoureterocystotomy.

Kolpozele w: colpocele.

Kolpozöliotomie w: colpoceliotomy, culdocentesis, elytroceliotomy.

Kolpozystitis w: colpocystitis.

Kolpozystoplastik w: colpocystoplasty.

Kolpozystotomie w: colpocystotomy.

Kolpozystozele w: colpocystocele.

Kolpozytogramm s: colpocytogram.

Kolpozytologie w: colpocytology, vaginal cytology.

Kolumnotomie w: osteotomy of vertebral spine.

Koma s: coma; **apoplektisches** ~ apoplectic coma; **diabetisches** ~ diabetic coma; **hepatisches** ~ hepatic coma; **hyperosmolares** ~ hyperosmolal coma; **hypoglykämisches** ~ hypoglycemic coma; **hypophysäres** ~ hypopituitary coma; **irreversibles** ~ irreversible coma; **ketoazidotisches** ~ diabetic coma; **leichtes** ~ semicoma; **thyreotoxisches** ~ thyrotoxic coma; **tiefes** ~ deep coma; **urämisches** ~ uremic coma; **vigiles** ~ vigil coma; **zerebrales** ~ apoplectic coma.

Komansäure w: comanic acid.

komatös: comatose.

Komazylinder m: coma cast.

Kombination w: combination.

Kombinationsanästhesie w: mixed anesthesia.

Kombinationsfüllung w: complex filling.

Kombinationsimpfstoff m: combined vaccine, mixed vaccine.

Kombinationskontrazeptivum, orales s:

combined oral contraceptive pill.

Kombinationspille *w*: sequential oral contraceptive.

Kombinationsstein *m*: combination calculus, alternating calculus.

Kombinationstest *m*: combination test.

Kombinationstherapie *w*: combination therapy, combined therapy, combined modality therapy, adjunction; **antibiotische** ~ polychemotherapy.

kombinieren: 1. combine; 2. **neu** ~ recombine, reassort.

Komedo *m*: comedo, blackhead; **reifer** ~ open comedo.

Komedokarzinom *s*: comedocarcinoma.

Komedomastitis *w*: comedomastitis.

Kommabakterium *s*: comma bacillus.

kommensal: commensal.

Kommensalismus *m*: commensalism.

Komminutivfraktur *w*: comminuted fracture.

Kommissur *w*: commissure.

kommissural: commissural.

Kommissurenbahn *w*: commissural tract.

Kommissurensyndrom, hypothalamisches *s*: hypothalamic chiasmal syndrome.

Kommissurfaser *w*: commissural fiber.

Kommissurorrhaphie *w*: commissurorrhaphy.

Kommissurotomie *w*: commissurotomy.

Kommotionsneurose *w*: concussion neurosis.

Kommotionspsychose *w*: concussion psychosis.

Kommunalität *w*: communality.

Kommunikation *w*: communication; **nonverbale** ~ nonverbal communication.

Kommunikationsstörung *w*: communication disorder.

kommunizieren: communicate.

kompakt: compact, dense.

Kompakta *w*: compact tissue, solid bone.

Kompaktheit *w*: denseness.

komparativ: comparative.

Kompartiment *s*: compartment.

Kompartimentierung *w*: compartimentation, compartmentalization.

Kompartment *s*: compartment.

kompatibel: compatible.

Kompatibilität *w*: compatibility.

Kompensation *w*: compensation.

kompensatorisch: compensatory.

kompensieren: compensate.

kompensiert: 1. compensated; 2. **nicht** ~ uncompensated.

Kompetenz *w*: competence; **embryonale** ~ embryonic competence.

Kompetition *w*: competition.

Kompetitionshybridisierung *w*: competition hybridization.

kompetitiv: competitive.

Komplement *s*: complement [*abbr*] C, alexin.

Komplementabweichung *w*: Wechsberg's phenomenon.

komplementär: complementary.

Komplementärfarbe *w*: complementary color.

Komplementärraum *m*: complemental space.

Komplementaktivierungsweg *m*: complement pathway; **alternativer** ~ alternative complement pathway; **klassischer** ~ classical complement pathway.

Komplementarität *w*: complementarity.

Komplementation *w*: complementation; **intergenetische** ~ intergenic complementation, interallelic complementation, allelic complementation; **intragenetische** ~ intragenic complementation.

Komplementationsgruppe *w*: complementation group.

Komplementationsversuch *m*: allelism test.

Komplementbestandteil *m*: component of complement.

Komplementbindung *w*: complement fixation [*abbr*] CF.

Komplementbindungsreaktion *w* Abk. **KBR**: complement fixation reaction, complement fixation test [*abbr*] CFT, Bordet-Gengou reaction, BG test.

Komplementkonzentration *w*: concentration of complement; **erniedrigte** ~ hypocomplementemia.

Komplementmangel m: acomplementemia.

Komplementrezeptor m: complement receptor [abbr] CR.

komplementvermittelt: complement-mediated.

komplett: complete.

Komplettmedium s: complete medium, rich medium.

Komplex m: complex; **AIDS-related** ~ Abk. ARC AIDS-related complex [abbr] ARC; **aktivierter** ~ activated complex; **apikaler** ~ apical complex; **beständiger** ~ stable complex; **biphasischer** ~ diphasic complex; **gleichphasischer** ~ equiphasic complex; **immunstimulierender** ~ Abk. ISCOM immune-stimulating complex [abbr] ISCOM; **inerter** ~ inert complex; **instabiler** ~ unstable complex; **löslicher** ~ soluble complex; **unbeständiger** ~ unstable complex.

Komplexbildung w: complex formation.

kompleximetrisch: complexometric.

Komplexion w: complexion.

Komplexion s: complex ion.

Komplexität w: complexity.

Komplexsalz s: complex salt.

Komplexstabilität w: complex stability.

Komplikation w: complication.

kompliziert: complicated.

Komponente w: component.

Komposition w: composition, malaxation.

Kompresse w: compress, splenium.

Kompression w: compression; **bimanuelle** ~ bimanual compression; **digitale** ~ digital compression.

Kompressionsatelektase w: compression atelectasis.

Kompressionsfraktur w: compression fracture, crush fracture.

Kompressionsklemme w: crushing clamp.

Kompressionskonus m: compression cone.

Kompressionslähmung w: pressure paralysis.

Kompressionsmyelopathie w: compression myelitis, compression myelopathy.

Kompressionsneuropathie w: pressure neuropathy.

Kompressionsosteotomie w: compression osteosynthesis.

Kompressionsplattenspanner m: bone plate compression device.

Kompressionssyndrom s: compression syndrome.

Kompressionsverband m: compression bandage, compression dressing.

Kompressionszyanose w: compression cyanosis.

Kompressor m: compressor.

Kompressorium s: compressor, tourniquet.

komprimieren: compress.

kompulsiv: compulsive.

Konation w: conation.

Konchektomie w: conchectomy, turbinectomy.

Konchoskop s: conchoscope.

Konchotom s: conchotome, turbinotome.

Konchotomie w: conchotomy, turbinotomy.

Kondensation w: condensation.

Kondensator m: condenser, capacitor, plugger.

Kondensatorgenerator m: capacitor-discharge generator.

Kondensatorplatte w: condenser plate.

kondensieren: condense.

Kondensierung w: condensation.

Kondensor m: capacitor.

Kondensorlinse w: condensing lens, focus lens.

Kondition w: condition, state.

konditionell: conditional.

konditionieren: condition.

Konditionierung w: conditioning; **klassische** ~ classical conditioning, respondent conditioning, Pavlovian conditioning; **operante** ~ operant conditioning, reinforcement conditioning, instrumental conditioning; **retrograde** ~ backward conditioning; **verbale** ~ verbal conditioning.

Kondom s: condom.

Konduktor *m*: conductor.
kondylär: condylar.
Kondylarthrose *w*: condylarthrosis.
Kondylektomie *w*: condylectomy.
Kondylenfraktur *w*: condylar fracture.
Kondylenführung *w*: condylar guide.
Kondylom *s*: condyloma, genital wart, venereal wart, venereal verruca.
kondylomatös: condylomatous.
Kondylomatose *w*: condylomatosis, condylosis.
Kondylotomie *w*: condylotomy.
Kondylus *m*: condyle, condylus; **lateraler** ~ lateral condyle, ectocondyle; **medialer** ~ medial condyle, internal condyle, entocondyle.
kondylusartig: condyloid.
Kondylusfraktur *w*: condylar fracture.
Konfabulation *w*: confabulation, fabrication.
Konferenz, klinisch-pathologische *w*: clinical-pathological conference.
Konfidenz *w*: confidence.
Konfidenzintervall *s*: confidence interval.
Konfiguration *w*: configuration.
Konflikt *m*: conflict; **innerpsychischer** ~ intrapsychic conflict.
Konfliktbereitschaft *w*: conflict disposition.
Konfliktforschung *w*: conflict analysis.
Konfliktreaktion *w*: conflict reaction.
konfluierend: confluent.
konfokal: confocal.
Konformation *w*: conformation.
Konformität *w*: conformity.
Konfrontation *w*: confrontation.
Kongelation *w*: congelation.
kongenetisch: congenic, coisogenic.
kongenital: congenital, inborn, innate.
Kongestion *w*: congestion.
Kongestionsabszeß *m*: congestive abscess, wandering abscess.
Kongestionskopfschmerz *m*: congestive headache.
kongestionslösend: decongestive.
kongestiv: congestive.
Konglobation *w*: conglobation.

Konglomerat *s*: conglomerate.
Konglomeration *w*: conglomeration.
Konglomerattumor *m*: conglomerate medley.
Konglutination *w*: conglutination.
Konglutinationstest *m*: conglutination test.
Konglutinin *s*: conglutinin.
Konglutininantikörper *m*: immunoconglutinin.
Konglutinogen *s*: conglutinogen.
Kongorot *s*: Congo red, rubrum Congo.
Kongression *w*: congression.
Kongruenz *w*: congruity.
Konidien *w*: conidium.
Konidiospore *w*: conidiospore.
Koniin *s*: coniine, conicine.
Koniinvergiftung *w*: coniism.
Koniocortex *m*: koniocortex, granular layer.
Koniometer *s*: konimeter.
Koniometrie *w*: konimetry.
Koniose *w*: koniosis.
Koniotomie *w*: coniotomy, inferior laryngotomy, intercricothyrotomy.
Konisation *w*: conization, coning of the cervix.
konisch: conic, conical, conular.
Konjetzny-Syndrom *s*: linitis plastica.
Konjugant *m*: conjugant.
Konjugation *w*: conjugation, bacterial mating.
Konjugationsplasmid *s*: conjugative plasmid, self-transmissible plasmid.
konjugiert: 1. conjugated; 2. **nicht** ~ unconjugated, disjugate.
Konjunktiva *w*: conjunctiva.
konjunktival: conjunctival.
Konjunktivalgefäßerweiterung, variköse *w*: cirsophthalmia.
Konjunktivalreaktion *w*: conjunctival reaction.
Konjunktivalreflex *m*: conjunctival reflex.
Konjunktiveneinblutung *w*: subconjunctival hemorrhage.
Konjunktivitis *w*: conjunctivitis; **aktini-**

sche ~ actinic conjunctivitis, electric ophthalmia, ultraviolet ophthalmia; **akute
hämorrhagische** ~ acute hemorrhagic
conjunctivitis, pinkeye; **akute konta-
giöse** ~ Koch-Weeks conjunctivitis; **allergische** ~ atopic conjunctivitis; **diphtherische** ~ diphtheric conjunctivitis; **follikuläre** ~ pseudotrachoma; **gonorrhoische** ~
gonococcal conjunctivitis; **kruppöse** ~
croupous conjunctivitis; **membranöse** ~
membranous conjunctivitis; **proliferative** ~ hypertrophic conjunctivitis;
pseudomembranöse ~ pseudomembraneous conjunctivitis.
Konjunktivodakryozystostomie w: con-
junctivodacryocystostomy.
Konkatamer s: concatamer.
konkav: concave, dished.
Konkavität w: concavity.
Konkavlinse w: concave lens.
konkavokonvex: concavoconvex.
Konkavspiegel m: concave mirror.
Konklination w: incyclovergence, incycloduction.
konkomittierend: concomitant.
konkordant: concordant.
Konkordanz w: concordance.
Konkrement s: concrement, calculus, concretion; **intrazerebrales** ~ intracerebral
concretion, encephalolith; **kardiales** ~
cardiolith.
konkret: concrete.
konnatal: connate.
Konradesamenvergiftung w: corn cockle
poisoning.
Konsanguinität w: consanguinity.
konsensuell: consensual.
Konsequenz w: consequence.
konservativ: conservative, nonsurgical.
konservieren: preserve.
Konservierung w: conservation.
Konservierungsmittel s: preservative.
Konservierungsstoff m: food preservative.
Konsiliararzt m: consultant.
konsistent: consistent.
Konsistenz w: consistency.

Konsole w: bracket.
konsolidierend: consolidant.
Konsolidierung w: consolidation.
konstant: constant.
Konstante w: constant.
Konstanthaltung des Schalldrucks: peak
clipping.
Konstanz w: constancy.
Konstellation w: constellation.
Konstitution w: constitution, body con-
stitution; **enechetische** ~ epileptic char-
acter, explosive diathesis.
konstitutionell: constitutional.
konstitutiv: constitutive.
Konstriktion w: constriction.
Konstruktvalidität w: construct validity.
Konsultation w: consultation.
konsultieren: consult.
Konsum m: consumption.
konsumieren: consume.
konsumierend: consumptive.
Konsumption w: consumption.
kontagiös: contagious.
Kontagionsindex m: index of contagiosity.
Kontagiosität w: contagiosity.
Kontakt m: contact.
Kontaktaktivierung w: contact activation.
Kontaktaktivierungsfaktor m: activation
factor.
Kontaktallergen s: contactant.
Kontaktallergie w: contact hypersensitiv-
ity.
Kontaktaufnahme w: contact radiograph.
Kontaktbestrahlung w: contact radiation.
Kontaktblutung w: contact bleeding.
Kontaktdermatitis w: contact dermatitis.
Kontaktekzem s: contact dermatitis.
Kontaktfläche w: proximal surface, ap-
proximal surface, point of proximal con-
tact.
Kontaktgeber m: pulser.
Kontaktgift s: contact poison.
kontaktieren: contact.
Kontaktinfektion w: direct infection.
Kontaktkarzinom s: contact cancer.
Kontaktlinse w: contact lens.
Kontaktstörung w: contact disorder.

Kontaktstoff *m*: contact agent.

Kontaktüberempfindlichkeit *w*: contact hypersensitivity.

Kontaktverbindung *w*: contact coupling.

Kontaminante *w*: contaminant.

Kontamination *w*: contamination.

kontaminieren: contaminate.

Kontiguität *w*: contiguity.

Kontinenz *w*: continence.

Kontingenz *w*: contingency.

Kontingenztafel *w*: contingency table.

kontinuierlich: continuous.

Kontinuität *w*: continuity.

Kontinuitätskorrektur *w*: correction for continuity.

Kontinuitätskorrektur nach Yates *w*: Yates correction for continuity.

Kontinuum *s*: continuous murmur.

Kontorsion *w*: contortion.

Kontra-: contra-, counter-.

Kontraextension *w*: counterextension.

kontrahieren: contract.

Kontraindikation *w*: contraindication, counterindication, contraindicant.

kontraindizieren: contraindicate.

kontraktil: contractile.

Kontraktilität *w*: contractility; **galvanische** ~ galvanic contractility; **neuromyofibrilläre** ~ neuromuscular contractility.

Kontraktion *w*: contraction [*abbr*] C; **diastolische** ~ diastolic shock; **faradische** ~ faradic contraction; **idiomuskuläre** ~ idiomuscular contraction; **isometrische** ~ isometric twitch; **isovolumetrische** ~ isovolumetric contraction; **paradoxe** ~ paradoxical contraction; **tonische** ~ tonic contraction.

Kontraktion auf faradische Reizung: faradocontractility.

Kontraktionsphase *w*: phase of contraction.

Kontraktionsring *m*: contraction ring, constriction ring.

Kontraktionsstriktur *w*: contractile stricture.

Kontraktur *w*: contracture; **ischämische** ~ ischemic contracture, Volkmann's ischemic contracture.

Kontraktur des linken Ventrikels, ischämische: ischemic contracture of the left ventricle, stony heart.

kontralateral: contralateral, heterolateral.

Kontralateralreflex *m*: contralateral reflex.

Kontrast *m*: contrast; **schwacher** ~ low contrast, long-scale contrast; **starker** ~ short-scale contrast, high contrast.

Kontrastabfall *m*: contrast drop.

Kontrastaussparung *w*: filling defect.

Kontrastdichte *w*: radiodensity.

Kontrasteinlauf *m*: contrast enema.

Kontrastfärbung *w*: contrast stain, counterstain.

Kontrastmedium *s*: contrast medium.

Kontrastmittel *s*: contrast medium, radiopaque medium; **bariumhaltiges** ~ barium contrast medium; **hochosmolares** ~ high osmolar contrast medium [*abbr*] HOCM; **niederosmolares** ~ low osmolar contrast medium [*abbr*] LOCM.

Kontrastmittelbreimahlzeit *w*: opaque meal.

Kontrastmitteldarstellung *w*: visualization.

Kontrastmitteldesinvagination *w*: hydrostatic reduction.

kontrastreich: contrasty.

Kontrastskala *w*: contrast scale.

Kontrastumkehr *w*: contrast inversion.

Kontrastuntersuchung *w*: contrast study.

Kontrastverminderung *w*: diminution of contrast.

Kontrastverstärkung *w*: contrast enhancement, contrast amplification.

Kontraversivanfall *m*: contraversive epilepsy.

Kontrawinkel *m*: contra-angle.

Kontrazeption *w*: contraception; **chemische** ~ chemical contraception; **hormonelle** ~ hormonal contraception; **natürliche** ~ natural contraception; **postkoitale** ~ postcoital contraception.

kontrazeptiv: contraceptive.

Kontrazeptivum *s*: contraceptive, anti-conceptive, contraceptive agent; **orales ~** oral contraceptive.

Kontrollanalyse *w*: control analysis, supervised analysis.

Kontrolle *w*: control, check; **biologische ~** biologic control.

Kontrollgebißabdruck *m*: checkbite.

Kontrollgruppe *w*: control group.

kontrollieren: control.

Kontrollröntgenaufnahme *w*: control radiograph.

Kontur *w*: contour.

konturiert: contoured.

Kontusion *w*: contusion, concussion, bruise.

Kontusionskatarakt *w*: contusion cataract, concussion cataract.

Kontusionspneumonie *w*: contusion pneumonia, traumatic pneumonia.

Kontusionspsychose *w*: concussion psychosis.

Kontusionsverletzung *w*: concussion injury.

Kontusionswunde *w*: contused wound.

Konus *m*: cone, conus.

Konusbiopsie *w*: conization, coning of the cervix.

Konusfaser *w*: cone fiber.

Konussyndrom *s*: conus syndrome.

Konvaleszenz *w*: convalescence.

Konvektion *w*: convection; **thermische ~** thermal convection.

konvergent: convergent.

Konvergenz *w*: convergence; **konjugierte ~** conjugate convergence.

Konvergenzamplitude *w*: amplitude of convergence.

Konvergenzbestrahlung *w*: convergence radiation.

Konvergenzlähmung *w*: convergent paralysis.

Konvergenzlinse *w*: converging lens.

Konvergenzreaktion *w*: convergence reaction, convergence reflex.

Konvergenzschielen *s*: convergent strabismus, internal strabismus.

Konvergenzschwäche *w*: convergence in-sufficiency.

Konvergenzwinkel *m*: convergence angle.

Konvergenzzentrum *s*: convergence center.

konvergierend: convergent.

Konversion *w*: conversion, somatization, transmutation; **lysogene ~** lysogenic conversion.

Konversionsadaptor *m*: conversion adaptor.

Konversionshysterie *w*: conversion hysteria, somatic conversion, hysteroneurosis.

Konversionsneurose *w*: conversion neurosis, hysteroneurosis.

Konversionsrate *w*: conversion ratio.

Konversionssymptom *s*: conversion symptom.

Konversionssyndrom *s*: conversion disorder.

Konvertase *w*: convertase.

Konverter *m*: converter.

Konvertin *s*: convertin.

konvex: 1. convex; 2. **leicht ~** low-convex.

Konvexität *w*: convexity.

Konvexlinse *w*: convex lens.

Konvexobasie *w*: convexobasia, basilar impression.

konvexokonkav: convexoconcave.

Konvolut *s*: convolution.

Konvulsion *w*: 1. convulsion; 2. **durch Krampfgift induzierte ~** toxic convulsion.

Konvulsionszentrum *s*: convulsion centre.

konvulsiv: convulsive, convulsivant, convulsionary.

Konzentrat *s*: concentrate.

Konzentration *w*: concentration; **minimale alveoläre ~** minimum alveolar concentration [*abbr*] MAC; **minimale bakterizide ~** Abk. **MBK** minimum bactericidal concentration [*abbr*] MBC.

Konzentrationsgradient *m*: concentration gradient.

Konzentrationsschwäche *w*: weakness of concentration, (nephrology) hyposthenuria.

konzentrieren: concentrate.

konzentrisch: concentric.
Konzept *s*: concept.
Konzeption *w*: conception.
Konzeptionsalter *s*: coital age.
Konzeptionsverhütung *w*: contraception.
konzertiert: concerted.
Kooperation *w*: cooperation.
Kooperationsbereitschaft, fehlende *w*: noncompliance.
kooperativ: cooperative.
Koordinate *w*: coordinate, axis.
Koordination *w*: coordination; **motorische** ~ motor coordination.
Koordinationszentrum *s*: coordination center.
koordinieren: coordinate.
Kopenhagener Methode *w*: Copenhagen method, Holger-Nielsen method.
Kopf *m*: 1. head, caput; **freibeweglicher** ~ floating head; **reitender** ~ overriding head; 2. **den** ~ **freimachend** cephalocathartic.
kopf-: capital.
Kopfbiß *m*: edge-to-edge occlusion.
Kopfdarm *m*: headgut, foregut.
Kopfeinstellung *w*: engaged head.
Kopfextension *w*: head traction.
kopfförmig: capitate.
Kopfform *w*: shape of the head.
Kopfgelenk, oberes: atlanto-occipital joint.
Kopfgelenk, unteres: epistrophial joint.
Kopfgeschwulst *w*: cephalhematoma.
Kopfgestell *s*: headgear.
Kopfgrind *m*: favus, white-cap, white head, honeycomb tetter, favic alopecia, dandruff, scall.
Kopfhaar *s*: scalp hair.
Kopfhaut *w*: scalp.
Kopfhauterkrankung *w*: porrigo.
Kopfhörer *m*: earphone.
Kopfkappe *w*: headcap.
Kopfkissen *s*: pillow.
Kopflage *w*: head presentation, cephalic presentation, head birth.
Kopflaus *w*: head louse.
kopflos: acephalic, acephalous, headless.

Kopfmitte *w*: midhead, centriciput.
Kopfmuskellähmung *w*: cephaloplegia.
Kopfpol *m*: cephalic pole.
Kopfschimmel *m*: mucor.
Kopfschmerz *m*: headache, encephalgia, cephalalgia, cephalgia, cephalodynia, encephalodynia; **doppelseitiger** ~ amphicrania; **gewöhnlicher** ~ common everyday headache; **meningitischer** ~ meningeal headache; **neuralgischer** ~ neuralgic headache; **postpunktioneller** ~ leakage headache, drainage headache, lumbar puncture headache, spinal-fluid loss headache, postspinal headache; **posttraumatischer** ~ traumatic headache; **prämenstrueller** ~ premenstrual headache; **symptomatischer** ~ symptomatic headache, reflex headache; **vaskulär bedingter** ~ vascular headache; **vasomotorischer** ~ vasomotor headache.
Kopfschmerz-: cephalalgic.
Kopfschuppen: scurf, dandruff.
Kopfschutz *m*: head protective device, cephalostat.
Kopfstimme *w*: falsetto.
Kopfstütze *w*: head support.
Kopftetanus *m*: head tetanus, cephalic tetanus, Janin's tetanus.
Kopfumfang *m*: head circumference.
Kopf- und Gehirnbildung, embryonale: encephalization.
Kopfverband *m*: head bandage.
Kopfvergrößerung *w*: megalocephaly; **einseitige** ~ hemicraniosis.
Kopfverletzung *w*: head injury.
Kopfwackeln *s*: nutation.
kopieren: replicate, copy.
Koplik-Flecken: Koplik spots.
Koppeln *s*: joining.
Koppelprodukt *s*: joint product.
Koppler *m*: coupler; **akustischer** ~ acoustic coupler, artificial ear.
Kopplung *w*: coupling, linkage, coupling phase; **akustische** ~ acoustic coupling; **elektrochemische** ~ electrochemical coupling.
Kopplungsgruppe *w*: linkage group.

Kopplungsintervall *s*: coupling interval.
Kopremesis *w*: copremesis.
Kopro-: copro-.
Koproantikörper *m*: coproantibody.
Koprokultur *w*: coproculture.
Koprolalie *w*: coprolalia, coprophrasia, cacolalia, scatologia, compulsive swearing.
Koprolith *m*: coprolith, fecalith, impacted feces, fecaloma.
Koprom *s*: coproma, stercoroma, scatoma.
Koprophagie *w*: coprophagia, scatophagy.
koprophil: coprophil, coprophilic.
Koprophilie *w*: coprophilia, coprolagnia, scatophilia.
Koproporphyrie *w*: coproporphyria.
Koproporphyrin *s*: coproporphyrin.
Koproporphyrinogen *s*: coproporphyrinogen.
Koprostase *w*: coprostasis.
Koprosterin *s*: koprostearin.
Koprozoe *w*: coprozoa.
Kopulation *w*: copulation.
kopulieren *w*: copulate.
Korako-: coracoid.
korakoakromial: coracoacromial.
korakohumeral: coracohumeral.
Korakoidfortsatz *m*: coracoid.
Korakoiditis *w*: coracoiditis.
korakoklavikulär: coracoclavicular.
Korakopektoralsyndrom *s*: subcoracoid-pectoralis syndrome, thoracic outlet syndrome.
Korb *m*: basket.
Korbfaser *w*: basket fiber.
Korbhenkelriß *m*: bucket handle fracture, basket handle tear.
Korbzelle *w*: basket cell, myoepithelial cell, smudge cell.
Kore-: core-, coro-.
Korediastase *w*: corediastasis, corodiastasis.
Korektom *s*: corectome.
Korektopie *w*: corectopia.
Korelyse *w*: corelysis.
Korenklisis *w*: corenclisis, coroclisis.
Koreopexie *w*: corepexy.
Korepressor *m*: corepressor.

Korff-Fasern: Korff's fibers, dentinogenic fibers.
Korio-: core-.
Koriometer *s*: corometer.
Korium *s*: corium.
Korkenzieherarterie *w*: corkskrew artery.
Korkenzieherösophagus *m*: corkskrew esophagus.
Korksäure *w*: suberic acid.
Korkstaublunge *w*: cork dust pneumoconiosis, suberosis.
Kornährenverband *m*: spica bandage, capistrum.
korneal: corneal.
Korneal-: corn-.
Kornealreflex *m*: corneal reflex, eyelid closure reflex, blink reflex.
Kornealring *m*: Fleischer-Kayser ring.
Korneoblepharon *s*: corneoblepharon.
korneoskleral: corneoscleral.
Kornradevergiftung *w*: githagism.
Kornzange *w*: sponge forceps.
Kornzweig-Syndrom *s*: Bassen-Kornzweig syndrome.
Koro *s*: koro.
koronar: coronary.
Koronarangiitis *w*: coronaritis.
Koronarangiographie: coronary angiography, coronary arteriography.
Koronarangioplastie *w*: coronary angioplasty.
Koronarangiospasmus *m*: coronary angiospasm.
Koronararterie *w*: coronary artery [*abbr*] CA.
Koronararterienabgangsstenose *w*: coronary ostial stenosis.
Koronararterienbypasstransplantat *s*: coronary artery bypass graft [*abbr*] CABG.
Koronararterienerkrankung *w*: coronary artery disease [*abbr*] CAD.
Koronararterieninsuffizienz *w*: coronary insufficiency.
Koronararteriensklerose *w*: coronary arteriosclerosis.
Koronararterienstenose *w*: coronary ste-

nosis.

Koronararterienthrombose w: coronary thrombosis.

Koronararterienthrombus m: coronary thrombus.

Koronararterienverschluß m: coronary occlusion.

Koronardilatation w: coronary artery angioplasty.

Koronarebene w: coronal plane, frontal plane.

Koronarembolie w: coronary embolism.

Koronariitis w: coronaritis.

Koronarinsuffizienz w: coronary insufficiency [abbr] CI.

Koronarkreislauf m: coronary circulation.

Koronarreserve w: coronary reserve.

Koronarschnitt m: frontal section.

Koronarsklerose w: coronary sclerosis.

Koronarspasmus m: coronary artery spasm.

Koronarstenose w: coronary stenosis.

Koronarthrombose w: coronary thrombosis.

koronoid: coronoid.

Korotkoff-Geräusche: Korotkoff sounds.

Korporoplastik w: corporoplastic.

korpulent: corpulent, fleshy.

Korpulenz w: corpulency.

Korpus m: corpus, body.

Korpuskarzinom s: uterus carcinoma.

Korpuskel s: corpuscle.

korpuskulär: corpuscular.

Korpuskularstrahlung w: corpuscular radiation.

Korrektiv s: corrective.

Korrektur w: correction.

Korrekturosteotomie w: corrective osteotomy.

Korrelat, klinisches s: clinical correlation.

Korrelation w: correlation.

Korrelationsanalyse w: correlation analysis.

Korrelationskoeffizient m: coefficient of correlation.

Korrelationsverhältnis s: correlation ratio.

korrelieren: correlate.

Korrespondenz w: correspondence.

korrespondieren: correspond.

Korrigens s: corrigent, corrective.

korrigierbar: corrigible.

korrigieren: correct.

korrigierend: corrective.

korrigiert: 1. corrigated; 2. **nicht** ~ uncorrigated.

korrodieren: corrode.

Korrosion w: corrosion.

korrosionsfest: anticorrosive.

korrosiv: corrosive.

Korsakoff-Psychose w: Korsakoff's psychosis, alcoholic dementia, alcohol amnestic disorder, amnestic syndrome, amnestic-confabulatory syndrome.

Korsett s: corset.

Kortex m: cortex, cortical layer; **akustischer** ~ auditory cortex; **limbischer** ~ limbic cortex; **motorischer** ~ motor cortex; **olfaktorischer** ~ olfactory cortex; **prämotorischer** ~ premotor cortex; **präzentraler motorischer** ~ precentral motor cortex; **somatosensibler** ~ somatosensory cortex.

kortikal: cortical.

Kortikalis w: cortical substance.

Kortikalisdefekt m: cortical defect; **fibröser** ~ fibrous cortical defect.

Kortikalisosteoid s: osteoid osteoma.

kortikobulbär: corticobulbar.

kortikofugal: corticofugal, corticifugal.

Kortikoid s: corticoid.

Kortikoliberin s: corticoliberin.

kortikomedullär: corticomedullary.

kortikopetal: corticopetal, corticoafferent.

kortikopontin: corticopontine.

kortikopontozerebellär: corticopontocerebellar.

kortikospinal: corticospinal.

Kortikosteroid s: corticosteroid.

Kortikosteron s: corticosterone.

kortikostriär: corticostriate.

kortikotrop: corticotropic, corticotrophic.

Kortikotropin *s*: corticotropin.

Kortikotropin-releasing-Hormon *s*: corticotropin-releasing hormone [*abbr*] CRH.

Kortin *s*: cortin.

Kortisol *s*: cortisol, hydrocortisone.

Kortisolacetat *s*: cortisol acetate.

Kortisolstimulationstest *m*: cortisol stimulation test.

Kortisolsuppressionstest *m*: cortisol suppression test.

Kortison *s*: cortisone.

Kortison-Glukose-Toleranztest *m*: cortisone-glucose tolerance test, Conn's test.

Kortisonacetat *s*: cortisone acetate.

Korund *m*: corundum.

Korundlunge *w*: bauxite pneumoconiosis, Shaver's disease.

Korynebakteriophage *m*: corynebacteriophage.

Korynebakterium *s*: corynebacterium.

Koryza *w*: coryza, acute rhinitis.

Kosmetik *w*: cosmetics.

Kost *w*: diet, fare; **alkalisierende** ~ alkali-ash diet; **ausgeglichene** ~ balanced diet; **leichte** ~ light diet; **purinarme** ~ low-purine diet, gout diet.

kostal: costal.

Kostalatmung *w*: costal respiration, thoracic respiration.

Kosten: costs, expenses.

Kostensenkung *w*: cost reduction.

Kostmann-Syndrom *s*: Kostmann syndrome, congenital neutropenia, infantile genetic agranulocytosis, congenital aleukia.

kosto-: costo-.

kostoabdominal: costoabdominal.

Kostobrachialsyndrom *s*: cervicobrachial syndrome, thoracic outlet syndrome.

Kostochondritis *w*: costal chondritis, costochondral syndrome.

Kostochondrose *w*: costochondritis, Tietze's disease.

kostodiaphragmatisch: costodiaphragmatic, costophrenic, phrenocostal.

kostokorakoid: costocoracoid.

Kostopleurektomie *w*: costopleurectomy.

kostoskapulär: costoscapular.

kostosternal: costosternal.

Kostosternoplastik *w*: chondrosternoplasty.

Kostotom *s*: costotome.

Kostotomie *w*: costotomy.

kostotransversal: transversocostal.

Kostotransversektomie *w*: costotransversectomy.

kostovertebral: costovertebral, costocentral.

Kostovertebralwinkel *m*: costovertebral angle [*abbr*] CVA.

kostozervikal: costicervical.

Kot *m*: stool, feces, excrement.

Kot-: copro-, scato-.

Kotballen: scybala.

Koterbrechen *s*: fecal vomiting, copremesis.

Kotfistel *w*: fecal fistula, stercoral fistula.

Kotgeschwulst *w*: coproma.

kotig: excremental, excrementitious.

Kotkultur *w*: coproculture.

Kotransportmechanismus *m*: symport.

Kotstein *m*: coprolith, fecalith, impacted feces, stercolith, stercorolith, enterolith.

Kotyledon *s*: cotelydon, lobe of placenta.

kotzen: puke, vomit.

Koübertragung *w*: cotransduction.

kovalent: covalent.

Kovalenz *w*: covalency.

Kovarianz *w*: covariance.

Kovariate *w*: covariate.

Kox-: cox-.

Koxalgie *w*: coxalgia, coxodynia, hip pain.

Koxarthrose *w*: coxarthrosis, arthrosis of the hip.

Koxitis *w*: coxitis, coxarthritis, coxarthria.

Koxitisbecken *s*: coxarthrolisthetic pelvis.

Koxotomie *w*: coxotomy.

Koyanagi-Krankheit *w*: Vogt-Koyanagi syndrome.

Kozhevnikov-Epilepsie *w*: Kozhevnikov's epilepsy, focal status.

KP Abk. **Kreatinphosphat** *s*: creatine phosphate.

krabbeln: crawl.

Krabbe-Syndrom *s*: Krabbe's disease, Christensen-Krabbe disease, globoid leukodystrophy, acute diffuse familial infantile cerebral sclerosis, congenital generalized muscular hypoplasia.

krächzen: croak.

krächzend: croaky, rasping.

kräftig: powerful, vigorous, able-bodied, hale.

kräftigen: strengthen, revigorate.

kräftigend: roborant.

kränkeln: sicken.

kränkelnd: valetudinarian.

Kränkelnder: valetudinarian.

kränklich: unhealthy, sickish, valetudinarian.

Kränklichkeit *w*: unhealthiness, sickliness.

Krätze *w*: scabies, mange.

Krätzmilbe *w*: itch mite, sarcoptic mite, mange mite.

krätzmilbenartig: sarcoptoid.

Krätzmilbenbefall *m*: sarcoptic itch, sarcoptidosis.

Krätzmilbenkrankheit *w*: sarcoptic itch, sarcoptidosis.

Krätzmilbenvertilgungsmittel *s*: scabicide.

Krätzsalbe *w*: itch ointment.

Kräutermedizin *w*: herbal medicine, herbalism.

Kräutersirup *m*: herbal syrup.

Kräuterwein *m*: medicated wine.

Kraft *w*: force, power, strength, sap; **elektromagnetische** ~ electromagnetic force; **elektromotorische** ~ electromotive force [*abbr*] EMF.

Kraftaufwand *m*: expenditure of force.

Kraftfeld *s*: force field.

Kraftleistung *w*: stunt.

Kraftlinie *w*: line of force.

kraftlos: feeble, weak, sapless.

Kragen *m*: collar.

Kragenknopfpanaritium *s*: collar-button abscess, collar-stud abscess.

Kragenschnitt *m*: collar incision.

Krallenfuß *m*: claw foot.

Krallenhand *w*: claw hand, griffin-claw hand.

Kramer-Syndrom *s*: ankyloglossia superior syndrome.

Krampf *m*: 1. convulsion, cramp, spasmus, seizure, jerk, crick; **choreatiformer** ~ tetanoid chorea; **klonischer** ~ clonic convulsion, clonic spasm; **tonischer** ~ tonic convulsion; **tonisch-klonischer** ~ tonoclonic spasm; **urämischer** ~ uremic convulsion; **zerebraler** ~ central convulsion, essential convulsion; 2. ~ **bei Myopathie** myopathic spasm; ~ **der mimischen Gesichtsmuskulatur** mimic spasm, histrionic spasm.

Krampfaderbildung *w*: varication.

Krampfaderbruch *m*: varicocele.

Krampfaderleiden *s*: varicosity.

Krampfanfall *m*: convulsion, seizure; **epileptischer** ~ epileptic seizure; **hysterischer** ~ hysterical convulsion; **posttraumatischer** ~ immediate post-traumatic convulsion; **toxischer** ~ toxic spasm.

krampferzeugend: convulsant, spasmogenic.

Krampfgift *s*: seizure poison, convulsant.

krampfhaft: convulsive, spastic, jerky.

krampfauslösend: convulsant.

Krampfbereitschaft *w*: spasmophilia.

Krampfgift *s*: convulsant.

krampflösend: spasmolysant.

Krampfschwelle *w*: convulsant threshold, epileptic threshold, myoclonic threshold.

Krampftherapie *w*: convulsive therapy.

Krampus *m*: muscle cramp, cramp.

krani-: crani-.

kranial: cranial.

Kranialnerv *m*: cranial nerve.

kranialwärts: craniad, cephalad.

Kraniektomie *w*: craniectomy.

kranio-: cranio-.

Kraniodidymus *m*: craniodidymus.

kraniofazial: craniofacial.

kraniokaudal: craniocaudal.

Kranioklast *m*: cranioclast.

Kraniologie *w*: craniology.

kraniomandibulär: craniomandibular.

Kraniomeningozele w: craniomeningocele.

Kraniometrie w: craniometry.

kraniometrisch: craniometric.

Kraniopagus m: craniopagus, syncephalus.

kraniopharyngeal: craniopharyngeal.

Kraniopharyngeom s: craniopharyngioma, craniopharyngeal duct tumor, pituitary adamantinoma, pituitary ameloblastoma, Rathke's pouch tumor.

Kraniorhachischisis w: craniorachischisis.

kraniosakral: craniosacral.

Kranioschisis w: cranioschisis, diastematocrania, schistocephalus.

Kraniosklerose w: craniosclerosis, Virchow's disease.

Kraniostenose w: craniostenosis.

Kraniostose w: craniostosis.

Kraniosynostose w: craniosynostosis.

Kraniotabes w: craniotabes.

Kraniotom s: craniotome.

Kraniotomie w: craniotomy, transcranial approach.

Kraniotomiezange w: craniotomy forceps.

kraniovertebral: craniovertebral, craniospinal.

kraniozerebral: craniocerebral.

kraniozervikal: craniocervical.

Kranium s: cranium, skull.

krank: sick, ill, unwell, unsound.

Krankenaktenarchiv s: hospital medical records department.

Krankenbericht m: medical record.

Krankenbett s: sick-bed.

Krankengeld s: sick-benefit.

Krankengeschichte w: patient's history, case history, medical history.

Krankengymnast m: corrective therapist.

Krankengymnastik w: remedial gymnastics.

Krankenhaus s: hospital; **allgemeines** ~ general hospital; **gemeinnütziges** ~ voluntary hospital; **geschlossenes** ~ closed hospital; **öffentliches** ~ public hospital; **privates** ~ private hospital; **privat getragenes** ~ proprietary hospital; **psychiatrisches** ~ mental hospital; **städtisches** ~ city hospital, urban hospital, metropolitan hospital.

Krankenhausabteilung w: hospital department.

Krankenhausanlagen: hospital equipment.

Krankenhausapotheke w: hospital pharmacy.

Krankenhausartikel: hospital supplies.

Krankenhausarzt: hospital physician.

Krankenhausaufenthalt m: hospital stay.

Krankenhausaufenthaltsdauer w: length of stay.

Krankenhausausnutzung w: hospital utilization.

Krankenhausausschuß m: hospital commission.

Krankenhausausstattung w: hospital equipment.

Krankenhausbelegung w: hospital occupancy.

Krankenhausbereich m: hospital environment.

Krankenhausbettenkapazität w: hospital bed capacity.

Krankenhauseinweisung w: hospitalization, hospital referral.

Krankenhauseinzugsgebiet s: hospital region.

Krankenhausfinanzierung w: hospital financing.

Krankenhausgesellschaft w: hospital association.

Krankenhaushäufigkeit w: admission index.

Krankenhaushaftpflicht w: hospital liability.

Krankenhausinfektion w: hospital infection.

Krankenhausinformationssystem s: hospital information system.

Krankenhausleiter m: hospital director.

Krankenhausmortalität w: hospital death rate.

Krankenhausorganisation w: hospital organization.

Krankenhauspersonal s: hospital staff.

Krankenhausplanung w: hospital planning.

Krankenhaustagegeldversicherung w: hospitalization insurance.

Krankenhaustarif m: hospital fee.

Krankenhausversorgung w: hospital care.

Krankenhausverwaltung w: hospital administration.

Krankenhausvorstand m: hospital board.

Krankenkasse w: health insurance fund.

Krankenkost w: diet.

Krankenpflege w: nursing, nursing care, attendance.

Krankenpflegehelfer: nurse's aide [abbr] NA, orderly.

Krankenpfleger: male nurse, attendant.

Krankenpflegeversicherung w: health care insurance.

Krankenrevier s: infirmary, sick-bay.

Krankenschwester w: nurse, sick-nurse, sister; **examinierte** ~ registered nurse [abbr] RN.

Krankenstand m: sick-rate, sick-list.

Krankenträger m: stretcher-bearer.

Krankentrage w: stretcher, litter.

Krankentransport m: transportation of patients, health transport.

Krankenversicherung w: health insurance, sickness insurance; **freiwillige** ~ voluntary health insurance; **gesetzliche** ~ statutory health insurance system.

Krankenversorgung w: care, nosotrophy.

Krankenwagen m: ambulance [abbr] amb.

Krankenzimmer s: sick-room.

Kranker m: sick.

krankhaft: unhealthy, sickly, pathologic.

Krankheit w: 1. disease, sickness, illness, malady, morbus, mal, disorder, ill; **ansteckende** ~ contagious disease, infectious disease, communicable disease; **anzeigepflichtige** ~ notifiable disease; **auszehrende** ~ wasting disease; **chronische** ~ chronic disease; **genetische** ~ genetic disease; **iatrogene** ~ iatrogenic disease; **konstitutionell bedingte** ~ constitutional disease; **meldepflichtige** ~ notifiable disease; **neue** ~ neopathy; **organische** ~ organic disorder; **psychosomatische** ~ psychosomatic disease; **schleichende** ~ lingering illness; **sexuell übertragbare** ~ sexually transmitted disease [abbr] STD; **terminale** ~ terminal illness, final illness; **übertragbare** ~ communicable disease, infectious disease, contagious disease; 2. **durch Luftdruckänderung verursachte** ~ aeropathy; **körperliche** ~'en betreffend somatopathic.

Krankheitsanfälligkeit w: disease susceptibility.

Krankheitsanlage w: disposition.

Krankheitsausbruch m: disease outbreak.

Krankheitsbegriff m: sickness concept.

Krankheitsbeschreibung w: pathography.

Krankheitsbewältigung w: coping with a disease.

Krankheitsbild s: clinical picture.

Krankheitsdauer w: duration of disease.

Krankheitserreger m: disease agent, pathogen.

Krankheitsfall m: case.

Krankheitsfall-Sterblichkeitsrate w: case-fatality rate.

Krankheitsfolgen betreffend: epinosic.

Krankheitsgewinn m: advantage by illness; **primärer** ~ primary gain, paranosic gain, paranosis; **sekundärer** ~ secondary gain, epinosic gain.

Krankheitshöhepunkt m: crisis, acme, apogee.

Krankheitskeim m: germ, pathogen.

Krankheitsklassifikation w: classification of diseases, illness classification, nosotaxy.

Krankheitslehre w: nosology.

Krankheitsstadium s: disease stage.

Krankheitssymptom s: symptom, sign.

Krankheitsüberträger m: disease carrier; **gesunder** ~ healthy carrier.

Krankheitsursache *w*: cause of disease.
Krankheitsvektor *m*: disease vector.
Krankheitsverhalten *s*: illness behavior, behavior of the ill.
Krankheitsverhütung *w*: disease prevention, prophylaxis.
Krankheitsverlauf *m*: course.
Krankheitswahn *m*: nosomania, hypochondriac delusion.
Krankheitszeichen *s*: symptom.
Krankschreibung *w*: sick-report, sick-leave.
Kranz *m*: wreath, corona.
Kranz-: coronal.
Kranzarterie *w*: coronary artery.
Kranznaht *w*: coronal suture.
Kranzstar *m*: coronary cataract.
Krasenlehre *w*: humoral theory.
Krater *m*: crater.
kraterartig: crateriform.
Kraterbildung *w*: craterization.
Kratometer *s*: kratometer.
Kratschmer-Holmgren-Reflex *m*: Holmgren's reflex.
kratzen: itch, scratch, scrape.
Kratzen *s*: itch, scratch, scraping, scrape.
Kratzer *m*: scratch.
kratzig: scratchy.
Kratzreflex *m*: scratch reflex.
Kratztest *m*: scratch test.
Kratzwunde *w*: scratch.
Kratzwurm *m*: acanthocephalus.
Kraurose *w*: kraurosis.
Kraurosis vulvae *w*: kraurosis vulvae, leukoplakic vulvitis.
Krause *w*: frill.
Krause-Drüsen: Krause glands, accessory lacrimal glands.
Krause-Endorgan *s*: Krause's end-bulb, Krause's corpuscle.
Krause-Klappe *w*: Krause valve, Béraud's valve.
Krause-Membran *w*: Krause's membrane.
Kraushaarsyndrom *s*: kinky hair syndrome, steely hair syndrome, Menkes syndrome.

Kraut *s*: herb.
Kreatin *s*: creatine, kreatin, methylguanidinoacetic acid.
Kreatinämie *w*: creatinemia.
Kreatinin *s*: creatinine.
Kreatininbestimmung *w*: measurement of creatinine.
Kreatininclearance *w*: creatinine clearance.
Kreatininphosphokinase *w*: creatinine phosphokinase [*abbr*] CPK.
Kreatinkinase *w*: creatine kinase [*abbr*] CK.
Kreatinphosphat *s* Abk. **KP**: creatine phosphate, phosphagen.
Kreatinphosphokinase *w*: creatine phosphokinase [*abbr*] CPK.
Kreatinphosphorsäure *w*: creatine phosphoric acid.
Kreatinurie *w*: creatine excretion.
Krebs *m*: cancer [*abbr*] CA.
Krebsangst *w*: carcinophobia, cancerophobia.
krebsartig: cancriform.
Krebsbekämpfung *w*: cancer control.
Krebsentstehung *w*: cancerization.
Krebsfrühdiagnostik *w*: early cancer diagnosis.
Krebsgen *s*: oncogene, tumor gene.
Krebs-Henseleit-Zyklus *m*: Krebs-Henseleit cycle, urea cycle.
Krebsmilch *w*: cancer milk.
Krebspatient *m*: cancer patient, oncologic patient.
Krebsperle *w*: horn pearl.
Krebsregister *s*: cancer register.
Krebsschmerz *m*: cancer pain.
Krebstier *s*: crustacean.
Krebsvorstufe *w*: precancerosis.
Krebszelle *w*: 1. cancer cell; 2. ~ **'n zerstörend** cancericidal.
Krebs-Zyklus *m*: Krebs cycle, ornithine cycle, tricarboxylic acid cycle.
Kreide *w*: chalk, creta.
Kreis *m*: circle, circulus, halo, loop.
Kreisbewegung *w*: circular movement, circus movement.

Kreisbogenschnitt *m*: radial incision.

kreischen: scream.

kreisen: circle.

kreisförmig: circular, circinate.

Kreislauf *m*: circulation, circulatory system, cardiovascular system [*abbr*] CVS, circuit, cycle, flow, loop; **embryonaler ~** primary embryonic circulation, embryonic circulation; **enterohepatischer ~** enterohepatic circulation; **extrahepatischer ~** extrahepatic blood flow [*abbr*] EHBF; **extrakorporaler ~** extracorporeal circulation; **fetaler ~** fetal circulation, umbilical circulation; **großer ~** greater circulation, systemic circulation; **kleiner ~** lesser circulation, pulmonary circulation; **persistierender fetaler ~** persistent fetal circulation [*abbr*] PFC; **unterstützter ~** assisted circulation; **vertebrobasiliärer ~** vertebral-basilar circulation; **zytoplasmatischer ~** cytoplasmic cycle.

Kreislauf-: circulatory.

Kreislauffunktion *w*: circulatory function.

Kreislaufinstabilität *w*: circulatory lability.

Kreislaufkurzschluß *m*: cardiovascular shunt.

Kreislauflabilität *w*: circulatory lability.

Kreislaufmittel *s*: cardiovascular agent.

Kreislaufschwäche *w*: circulatory insufficiency.

Kreislaufstillstand *m*: circulatory arrest.

Kreislaufstörung *w*: circulatory disorder.

Kreislaufsystem *s*: circulatory system, vascular system.

Kreislaufüberlastung *w*: circulatory overload.

Kreislaufüberlastung bei Nierenversagen: circulatory overload in renal failure, circulatory congestion in renal failure.

Kreislaufversagen *s*: circulatory failure; **peripheres ~** peripheral circulatory failure.

Kreislaufwiderstand *m*: circulatory resistence.

Kreislaufzeit *w*: circulation time; **mittlere ~** mean circulation time [*abbr*] MCT.

Kreislaufzentralisation *w*: centralization.

kreisrund: orbicular.

kreißen: labor.

Kreißen *s*: laboring.

kreißend: parturient.

Kreißende *w*: parturient woman, parturient.

Kreißsaal *m*: birthing room, delivery room.

Kreisverwischung *w*: circular blurring.

Kremaster *m*: cremaster muscle.

Kremasterreflex *m*: cremasteric reflex.

Krenologie *w*: crenology, craunology.

Kreolin *s*: creolin.

Kreosol *s*: creosol.

Kreosot *s*: creosote.

Kreosotkarbonat *s*: creosote carbonate.

Kreotoxin *s*: creotoxin.

Krepitation *w*: crepitation, crepitus, crepitance.

krepitieren: crepitate.

Kresol *s*: cresol, kresol, hydroxytoluene.

Kresolsäure *w*: cresylic acid.

Kresorcin *s*: cresorcinol.

Kresotinsäure *w*: cresotic acid.

Kresotsäure *w*: oxytoluic acid.

Kresylblau *s*: cresyl blue.

Kresylviolett *s*: cresyl violet.

Kreszendogeräusch *s*: crescendo murmur.

Kretinismus *m*: cretinism, myxedematous infantilism, congenital myxedema, myxedema madness, thyroid infantilism, myxedematous dementia, infantile hypothyroidism; **endemischer ~** endemic cretinism; **sporadischer ~** sporadic cretinism, sporadic nongoitrous cretinism, spontaneous cretinism, athyreotic cretinism.

Kreuz *s*: cross, (anatomy) low-back; **Rotes ~** Red cross.

Kreuzabsorption *w*: cross-absorption.

Kreuzallergie *w*: cross hypersensitivity.

Kreuzband *s*: cruciate ligament; **hinteres ~** posterior cruciate ligament; **vorderes ~** anterior cruciate ligament.

Kreuzbandriß *m*: rupture of cruciate ligament.

Kreuzbein *s*: sacrum, resurrection bone.

Kreuzbiß *m*: crossbite.

Kreuzblut *s*: matched blood.

kreuzen: cross, crossbreed, mate, decussate, intercross, intersect, (blood) crossmatch.

Kreuzen *s*: interbreeding, mating.

Kreuzfasern: cross-striations.

Kreuzfeuerbestrahlung *w*: crossfire technique, crossfire treatment.

kreuzförmig: cruciform.

Kreuzhybridisierung *w*: cross hybridization.

Kreuzimmunität *w*: cross immunity.

Kreuzinzision *w*: cross section.

Kreuzkraut *s*: life-wood.

Kreuzprobe *w*: cross-matching, X-matching.

Kreuzprobenröhrchen *s*: pilot tube.

kreuzreagierend: cross-reactive.

Kreuzreaktion *w*: cross-reaction.

Kreuzreaktivität *w*: cross-reactivity.

Kreuzresistenz *w*: cross-resistence.

Kreuzschmerz *m*: low-back pain, lumbago.

Kreuzschnitt *m*: cruciate incision.

Kreuzsensibilität *w*: cross-sensitivity.

Kreuzstich *m*: cross-stitch.

Kreuztoleranz *w*: crossed tolerance.

Kreuzung *w*: crossbreed, intersection, chiasma, decussation.

Kreuzungszeichen *s*: Gunn's crossing sign.

Kribbelgefühl *s*: formication.

kribbeln: prickle, crawl.

Kribbeln *s*: prickling, crawling.

Kribbelparästhesie *w*: pins-and-needles.

kribriform: cribriform.

Kriechdehnung *w*: creep.

kriechen: crawl, creep.

Kriegsneurose *w*: war neurosis, combat neurosis.

Kriegspsychose *w*: war psychosis.

kriegsversehrt: disabled.

Krikoidektomie *w*: cricoidectomy.

krikopharyngeal: cricopharyngeal.

Krikothyreotomie *w*: cricothyreotomy, inferior laryngotomy, thyrocricotomy.

Krikothyroid-: cricothyroid.

Krikotomie *w*: cricotomy.

Kriminalität *w*: delinquency.

Kriminalpsychologie: criminal psychology.

kriminell: illegal.

Krim-Kongo-Fieber, hämorrhagisches *s*: Crimean-Congo hemorrhagic fever.

-krin: -crine.

Krippentod *m*: crib death, cot death.

Krise *w*: 1. crisis, storm; **akinetische** ~ akinetic crisis; **cholinerge** ~ cholinergic crisis; **gastrische** ~ gastric crisis; **hämolytische** ~ hemolytic crisis; **hyperparathyreote** ~ acute hyperparathyroidism; **hypertensive** ~ hypertensive crisis; **katathyme** ~ catathymic crisis, isolated explosive disorder; **myasthenische** ~ myasthenic crisis; **okulogyre** ~ oculogyric crisis, parkinsonian crisis; **tabische** ~ tabetic crisis; **thyreotoxische** ~ thyrotoxic crisis; 2. **vor einer** ~ precritical.

Krisenbewältigung *w*: crisis management.

krisenfrei: acritical.

Krisenintervention *w*: crisis intervention.

Krisenverhalten *s*: crisis behavior.

Kristall *s*: crystal.

Kristallarthropathie *w*: crystall arthritis.

kristallartig: crystalline.

Kristallbildung *w*: crystallization.

Kristallgitter *s*: crystal lattice.

kristallin: crystalline.

kristallisieren: crystallize.

Kristallographie *w*: crystallography.

Kristalloid *s*: crystalloid.

Kristallpenicillin *s*: crystalline penicillin; **gepuffertes** ~ buffered crystalline penicillin.

Kristallurie *w*: crystalluria.

Kristallviolett *s*: crystal violet, hexamethyl violet.

Kristallzähler *m*: crystal counter.

Kristeller-Handgriff *m*: Kristeller's method.

Kriterium *s*: criterion.

kritisch: critical, crucial.

Krönlein-Orbitalresektion *w*: Krönlein's

operation.

Krötenhaut *w*: phrynoderma.

Krötenkopf *m*: anencephaly.

Krötentest *m*: frog test, toad test, Galli-Mainini's test.

Krokodilstränen: crocodile tears.

Krokodilstränenphänomen *s*: crocodile tears syndrome, Bogorad syndrome.

Krokonsäure *w*: croconic acid.

Krotonsäure *w*: crotonic acid.

Kromayer-UV-Lampe *w*: Kromayer's lamp.

Krone *w*: crown.

Kronengrundplatte *w*: cope.

Kropf *m*: crop, goiter, goitre, struma, thyromegaly.

Kropfherz *s*: goitre heart.

Kropfkretinismus *m*: nonendemic goitrous cretinism, sporadic goitrous cretinism.

Kroton *s*: croton.

Krotonvergiftung *w*: crotonism.

Krozidismus *m*: carphology, floccillation.

Krücke *w*: crutch.

Krückenlähmung *w*: crutch paralysis.

krümmen: bend, incurve, crook.

Krümmung *w*: curvature, curve, bend, kurtosis, buckling, camber.

Krüppel *m*: cripple.

Krug *m*: jar.

Krukenberg-Arm *m*: Krukenberg's hand.

Krukenberg-Tumor *m*: Krukenberg's tumor.

krumm: bandy, valgus.

Krummdarm *m*: ileum.

Krupp *m*: croup, laryngostasis; **diphtherischer** ~ diphtheritic croup, pseudomembranous croup.

kruppartig: croupy, croupous.

kruppös: croupous, croupy.

Kruppsyndrom *s*: croup.

krural: crural.

Krurotomie *w*: crurotomy, crusotomy.

Kruste *w*: crust, scab.

Krustenbildung *w*: incrustation.

Kry-: cry-, cryo-.

Kryästhesie *w*: cryesthesia, cryaesthesia.

Kryalgesie *w*: cryalgesia.

Kryo-: cryo-, cry-.

Kryoanästhesie *w*: cryoanesthesia, cryanesthesia.

Kryobiologie *w*: cryobiology.

Kryochemie *w*: cryochemistry.

Kryochirurgie *w*: cryosurgery, cryogenic surgery.

Kryode *w*: cryode.

Kryoextraktion *w*: cryoextraction.

Kryoextraktor *m*: cryoextractor, cryostylet, cryophake.

Kryofibrinogen *s*: cryofibrinogen.

kryogen: cryogenic.

Kryoglobulin *s*: cryoglobulin.

Kryoglobulinämie *w*: cryoglobulinemia, macrocryoglobulinemia.

Kryohypophysektomie *w*: cryohypophysectomy.

Kryokauter *m*: cryocauter, cold cauter.

Kryokauterisation *w*: cryocautery.

Kryokonservation des Herzens: cryocardioplegia.

Kryokonservierung *w*: cryopreservation.

Kryopathie *w*: cryopathy.

Kryopexie *w*: cryopexy.

Kryopräzipitat *s*: cryoprecipitate.

Kryoskop *s*: cryoscope.

Kryoskopie *w*: cryoscopy.

kryoskopisch: cryoscopic.

Kryosonde *w*: cryoprobe.

Kryostat *m*: cryostat.

Kryothalamotomie *w*: cryothalmectomy.

Kryotherapie *w*: cryotherapy, crymotherapy, frigotherapy, psychrotherapy.

Kryotom *s*: cryotome, freezing microtome.

krypt-: crypt-.

Kryptantigen *s*: minor antigen.

Krypte *w*: crypt.

Kryptenabszeß *m*: crypt abscess.

Kryptenentfernung, operative *w*: cryptectomy.

kryptisch: cryptic.

Kryptitis *w*: cryptitis.

Krypto-: crypto-.

Kryptodidymus *m*: cryptodidymus, impacted twins.

kryptogen: cryptogenic.

kryptogenetisch: cryptoplasmic.

Kryptokokke *w*: cryptococcus.

Kryptokokken-: cryptococcal.

Kryptokokkengranulom *s*: cryptococcoma.

Kryptokokkenmeningitis *w*: cryptococcal meningitis, torular meningitis.

Kryptokokkenmeningomyelitis *w*: torular meningomyelitis.

Kryptokokkose *w*: cryptococcosis, European blastomycosis, torulosis, Busse-Buschke disease.

Kryptomenorrhö *w*: cryptomenorrhea.

Krypton *s* Abk. **Kr:** krypton [*abbr*] Kr.

Kryptophansäure *w*: cryptophanic acid.

Kryptophthalmie-Syndaktylie-Syndrom *s*: cryptophthalmia-syndactyly syndrome, Fraser syndrome.

Kryptophthalmus *m*: cryptophthalmia.

Kryptopolyploidie *w*: cryptopolyploidy.

kryptorchid: cryptorchid.

Kryptorchidektomie *w*: cryptorchidectomy.

Kryptorchismus *m*: cryptorchism, cryptorchidism, undescended testis, retained testis, retained testicle, undescended testicle.

Kryptoskop *s*: cryptoscope.

Kryptosporidiose *w*: cryptosporidiosis.

Kryptotie *w*: cryptotia.

Kryptozephalus *m*: cryptocephalus.

Kryptozoit *m*: cryptozoite.

KS Abk. **Kaposi-Sarkom** *s*: Kaposi sarcoma [*abbr*] KS, multiple idiopathic hemorrhagic sarcoma, idiopathic multiple pigmented hereditary sarcoma.

KSD Abk. **Kammerseptumdefekt** *m*: ventricular septal defect [*abbr*] VSD.

KSR Abk. **Kernspinresonanz** *w*: nuclear magnetic resonance [*abbr*] NMR.

Kubebe *w*: cubeb.

Kubebismus *m*: cubebism.

kubisch: cubic [*abbr*] cu.

kubital: cubital.

Kubitaltunnelsyndrom *s*: tardy ulnar palsy.

Kubitalvene *w*: cubital vein.

Kuboid *s*: cuboid.

Kuchenniere *w*: cake kidney.

Küchenschabe *w*: cockroach, roach, blatella, blatta.

Kügelchen *s*: spherule, (pharmacology) pellet.

kühl: cool, algid.

kühlen: cool, refrigerate.

Kühler *m*: reflux condenser.

Kühlmittel *s*: cryogen, cooler.

Kühlsalbe *w*: soothing ointment.

Kühlung *w*: cooling, refrigeration.

Kühlvorrichtung *w*: cooler.

Kühne-Endplatten: Kühne's terminal plates.

Kümmel *m*: caraway.

Kümmell-Verneuil-Syndrom *s*: Kümmell's disease, post-traumatic spondylitis, traumatic spondylomalacia, spondylopathy.

künstlich: artificial.

Küntscher-Marknagel *m*: Küntscher nail.

Kürbis *m*: pumpkin.

Kürettage *w*: curettage, curage, curettement; **fraktionierte** ~ fractionated curettage; **hormonelle** ~ medical curettage.

Kürette *w*: curette, abrasor, curet.

kürettieren: curette.

Kürschnernaht *w*: glover's suture, lockstitch suture.

kürzlich: recent.

küssen: kiss.

Küstner-Nabelschnurzeichen *s*: Küstner sign.

Küvette *w*: cuvette, flask.

Kufs-Hallervorden-Krankheit *w*: Kufs' disease, late onset cerebral sphingolipidosis, adult ceroid-lipofuscinosis.

Kugel *w*: globe, ball, bulb, globus; **kleine** ~ globule.

kugelartig: spheroid.

Kugelbakterie *w*: coccobacterium.

Kugelberg-Welander-Syndrom *s*: Kugelberg-Welander disease, juvenile familial muscular atrophy.

Kugelextraktionszange *w*: bullet forceps.

kugelförmig: bulbiform, bulboid, coccoid.

Kugelgelenk *s*: ball-and-socket joint, ball joint, socket joint.
Kugelstrahlen *s*: ball blasting, shot peening.
Kugelthrombus *m*: ball thrombus.
Kugelventilklappenprothese *w*: caged-ball prosthesis.
Kugelventilthrombus *m*: ball-valve thrombosis.
Kugelzange *w*: bullet forceps.
Kugelzelle *w*: globe cell, spherocyte.
Kugelzellenanämie *w*: spherocytosis, Minkowski-Chauffard syndrome.
Kuhmilch *w*: cow milk.
Kuhmilchallergie *w*: cow milk allergy.
Kuhmilchanämie *w*: cow's milk anemia.
Kuhnt-Junius-Krankheit *w*: Kuhnt-Junius disease, disciform macular degeneration.
Kuhnt-Szymanowski-Operation *w*: Kuhnt-Szymanowski procedure, Szymanowski's operation.
Kuhpocken *w*: cowpox, bovine smallpox.
Kuhpockenimpfung *w*: smallpox vaccination, variolation.
Kuhpockenlymphe *w*: bovine lymph, Jenner's vaccine.
Kuldoskop *s*: culdoscope.
Kuldoskopie *w*: culdoscopy.
Kuldotomie *w*: culdotomy, colpotomy.
Kuldozentese *w*: culdocentesis, colpoceliotomy, colpoceliocentesis.
Kulenkampff-Plexusanästhesie *w*: Kulenkampff's anesthesia.
Kulissenphänomen *s*: curtain sign, curtain moment.
Kulissenschnitt *m*: pararectal incision.
kultivierbar: culturable.
kultivieren: culture.
Kultivierung *w*: cultivation.
Kultur *w*: culture; **quantitative** ~ quantitative culture.
Kulturgefäß *s*: culture flask.
Kulturmedium *s*: culture medium, medium.
Kulturnährboden *m*: broth culture.
Kulturschale *w*: culture plate, culture dish.
Kulturverfahren *s*: culture method.
Kumarin *s*: cumarin, coumarin.

Kumarinsäure *w*: coumaric acid.
Kummer *m*: sorrow, grief, pain.
Kumulation *w*: cumulation.
kumulativ: cumulative.
Kumulativdosis *w*: accumulated dose.
Kumys *m*: koomiss, koumiss.
Kunkel-Krankheit *w*: Kunkel syndrome.
Kunnilingus *m*: cunnilingus.
Kunstafter *m*: artificial anus.
Kunstfehler, ärztlicher *m*: medical malpractice.
Kunstharz *m*: synthetic resin.
Kunstherz *s*: artificial heart, mechanical heart.
Kunststoff *m*: synthetic.
Kunststoffnahtmaterial *s*: plastic suture.
Kunsttherapie *w*: art therapy.
Kupfer *s* Abk. **Cu**: copper [*abbr*] Cu.
Kupfer-: cupric, cuprous, cupro-.
Kupferbedarf *m*: copper requirement.
Kupferdrahtarterie *w*: copper-wire artery.
Kupferfinne *w*: rosacea.
Kupferkatarakt *w*: copper cataract.
Kupferkonzentration *w*: concentration of copper; **erhöhte** ~ hypercupremia; **erniedrigte** ~ hypocupremia.
Kupfermangel *m*: copper deficiency.
Kupferspeicherkrankheit *w*: copper storage disease, Wilson's disease, hepatolenticular degeneration.
Kupferspirale *w*: copper intrauterine device.
Kupfervergiftung *w*: copper poisoning.
Kupffer-Sternzelle *w*: Kupffer cell, stellate cell of liver.
Kupidobogen *m*: cupid's bow.
Kuppel *w*: vault.
Kuppelfüllung *w*: onlay.
Kuppelraum *m*: epitympanic space.
Kur *w*: cure.
kurabel: curable.
kurativ: curative, sanatory.
kuren: cure.
Kurpfuscher *m*: quack.
Kurpfuscherei *w*: quackery, charlatanism.
Kuru *s*: kuru.
Kurvatur *w*: curvature.

Kurve w: curve, line; **arithmetische ~** arithmetic line; **glockenförmige ~** bell-shaped curve; **zweigipfelige ~** biphasic curve, diphasic curve.

kurz: short.

Kurz-: brachy-.

kurzatmig: dyspneic.

Kurzatmigkeit w: shortness of breath [abbr] SOB, short-windedness.

kurzfristig: short-term.

Kurzlippigkeit w: brachychilia.

Kurzrok-Miller-Test m: Kurzrok-Miller test.

Kurzschädel m: brachycephaly.

Kurzschenkeligkeit w: brachycnemia.

kurzsichtig: shortsighted, nearsighted, myopic.

Kurzsichtiger m: myope.

Kurzsichtigkeit w: shortsightedness, nearsightedness, myopia.

Kurztherapie w: brief psychotherapy.

Kurzwellen-: short-wave.

Kurzwellendiathermie w: short-wave diathermy, neodiathermy.

Kurzzeitbestrahlung w: brachyradiotherapy.

Kurzzeitgedächtnis s: immediate memory, short-term memory.

kurzzeitig: momentary.

Kurzzeitstimulans s: diffusable stimulant.

Kussmaul-Aphasie w: Kussmaul's aphasia.

Kussmaul-Atmung w: Kussmaul breathing.

Kussmaul-Maier-Krankheit w: Kussmaul-Maier disease, polyarteritis nodosa.

kutan: cutaneous.

Kutanimpfung w: cutaneous inoculation.

kutikulär: cuticular.

Kutikularsaum m: cuticular border.

Kutis w: cutis, skin, dermis.

Kutisfissur w: cutis fissure, cutaneous fissure.

Kutislappen m: cutis flap.

Kveim-Nickerson-Hauttest m: Kveim test.

Kwashiorkor s: kwashiorkor, protein malnutrition, malignant malnutrition.

Kyasanur-Wald-Krankheit w: Kyasanur forest disease [abbr] KFD.

Kybernetik w: cybernetics.

Kymogramm s: kymogram.

Kymograph m: kymograph, cymograph.

Kymographie w: kymography.

Kymokardiogramm s: cardiokymogram.

kyno-: cyno-.

Kynorensäure w: kynurenic acid.

Kynorexie w: hyperorexia, bulimia.

Kynozephalie w: cynocephaly.

Kynurenin s: kynurenine.

Kynurensäure w: kynurenic acid.

kyogen: kyogenic.

Kyoto-Fieber s: Kyoto fever.

kyphorachitisch: kyphorachitic.

Kyphose w: kyphosis, round back deformity, hunchback, humpback, anterior curvature, cyrtosis, rachiokyphosis; **juvenile ~** juvenile kyphosis, Scheuermann's disease; **thorakale ~** thoracocyrtosis.

Kyphosebecken s: kyphotic pelvis.

Kyphoskoliose w: kyphoscoliosis, scoliokyphosis.

kyphotisch: kyphotic, hunchbacked, humpbacked.

Kyst-: cyst-.

Kystadenofibrom s: cystadenofibroma.

Kystadenokarzinom s: cystadenocarcinoma, cystocarcinoma.

Kystadenolymphoma papilliferum: adenolymphoma, papillary adenocystoma lymphomatosum, Warthin's tumor.

Kystadenom s: cystadenoma, cystoadenoma, adenocele; **muzinöses ~** colloid ovarian tumor, myxocystoma, parvilocular pseudomucinous tumor.

Kystadenosarkom s: cystadenosarcoma.

Kystenzephalus m: cystencephalus.

kysto-: cysto-, cystido-.

Kystom s: cystoma.

Kystom-: cystomatous.

K-Zelle w: killer cell, killer lymphocyte.

L

L Abk. **Liquor** *m*: liquor [*abbr*] liq, cerebrospinal fluid.

La Abk. **Lanthan** *s*: lanthanum [*abbr*] La.

Lab *s*: lab, rennet.

Labarraque-Lauge *w*: Labarraque solution.

Labbé-Dreieck *s*: Labbé's triangle.

Labbé-Vene *w*: Labbé's vein, inferior anastomotic vein.

Labetalol *s*: labetalol.

Labferment *s*: lab ferment, rennin, chymosin.

labial: labial.

Labialbügel *m*: labial bar.

Labialsprache *w*: labialism.

Labialverschiebung *w*: labioversion.

Labidontie *w*: edge-do-edge occlusion.

labil: labile, instable, unstable, brittle.

labilisieren: labilize.

Labilität *w*: lability; **psychische** ~ mental lability.

labioalveolar: labioalveolar.

labiodental: labiodental.

labiogingival: labiogingival.

labioglossopharyngeal: labioglossopharyngeal.

labiolingual: labiolingual.

labionasal: labionasal.

labiorektal: rectolabial.

labioskrotal: labioscrotal.

Labium *s*: labium, lip.

Labor *s*: laboratory; **biologisches** ~ biosafety laboratory; **chemisches** ~ chemistry laboratory; **klinisches** ~ clinical laboratory.

Laborbefunde: laboratory findings, biochemical profile.

Laborde-Zange *w*: Laborde's forceps.

Labordiagnose *w*: laboratory diagnosis.

Laborgerät *s*: laboratory apparatus.

Labormedizin *w*: laboratory medicine.

Laborstamm *m*: laboratory strain.

Laboruntersuchung *w*: laboratory test.

Labrum *s*: brim, lip.

Labyrinth *s*: labyrinth, endolymphatic duct, maze; **akustisches** ~ acoustic labyrinth, cochlea; **häutiges** ~ membranous labyrinth, endolymphatic labyrinth; **knöchernes** ~ bony labyrinth, osseous labyrinth, bony canals of the ear.

labyrinthär: labyrinthine.

Labyrinthektomie *w*: labyrinthectomy.

Labyrinthfunktionsprüfung *w*: labyrinthine test.

Labyrinthgleichgewichtssinn *m*: labyrinthine sense.

Labyrinthitis *w*: labyrinthitis; **umschriebene** ~ circumscribed labyrinthitis.

Labyrinthnystagmus *m*: labyrinthine nystagmus.

Labyrinthotomie *w*: labyrinthotomy.

Labyrinthreflex *m*: labyrinthine reflex, vestibular reflex; **tonischer** ~ tonic labyrinthine reflex.

Labyrinthschwindel *m*: labyrinthine vertigo, essential vertigo.

Labyrinthstellreflex *m*: labyrinthine righting reflex.

Labyrinthsymptom *s*: labyrinthine symptom.

Labyrinthsystem *s*: labyrinthine system, vestibular system, endovestibular system.

Labyrinthtest *m*: maze test.

Labyrinthus ethmoidalis: ethmoidal labyrinth.

Lac *s*: lac, natural milk.

Laccase *w*: laccase.

Laceratio *w*: laceration.

Lacertus *m*: lacertus.

lachen: laugh.

Lachen *s*: laugh, lughter; **pathologisches** ~ pathologic laughing; **sardonisches** ~ sardonic laugh, risus sardonicus.

Lachgas *s*: laughing gas.

Lachkrampf *m*: spasmodic laughter.
Lachschlag *m*: Gélineau syndrome.
Lachskalzitonin *s*: salmon calcitonin, salcatonin.
lackfarben: laky.
Lackmus *m*: litmus, lacmus, turnsol.
Lackmusblau *s*: litmus blue.
Lackmuspapier *s*: litmus paper.
Lackmusprobe *w*: litmus test.
Lactobacillus *m*: lactobacillus [*abbr*] L.
Lacuna *w*: lacuna, lacune.
Lacus lacrimalis: lacus lacrimalis, lacrimal lake.
Ladd-Band *s*: Ladd's ligament.
Ladd-Franklin-Theorie *w*: Ladd-Franklin theory.
Ladd-Operation *w*: Ladd's operation.
laden: charge.
Ladung *w*: charge, loading.
lähmen: paralyze, cripple.
Lähmung *w*: paralysis, palsy; **alternierende** ~ alternating paralysis; **aszendierende** ~ ascending paralysis; **berufsbedingte** ~ occupational palsy; **brachiofaziale** ~ brachiofacial paralysis; **einseitige** ~ unilateral paralysis; **episodische** ~ periodic paralysis; **funktionelle** ~ functional paralysis; **gekreuzte** ~ crossed paralysis, cruciate paralysis, alternate paralysis, transverse palsy; **gekreuzte halbseitige** ~ alternate hemiplegia, crossed hemiplegia; **halbseitige** ~ hemiplegia; **hereditäre familiäre** ~ familial periodic paralysis, familial recurrent paralysis; **hereditäre hypokaliämische** ~ hypokalemic familial paralysis; **hereditäre hypokaliämische periodische** ~ familial hypokalemic periodic paralysis; **hyperkaliämische periodische** ~ hyperkalemic periodic paralysis, familial hyperkalemic periodic paralysis; **hypotone zerebrale** ~ atonic cerebral palsy; **hysterische** ~ hysterical paralysis; **idiopathische** ~ essential paralysis; **infranukleäre** ~ infranuclear paralysis; **ischämische** ~ ischemic paralysis, ischemic palsy; **isolierte** ~ isolated paralysis; **kortikale** ~ cortical paralysis; **motorische** ~ motor paralysis; **myogene** ~ myogenic paralysis; **myoplegische** ~ myogenic paralysis; **nervale** ~ neurogenic paralysis, neuroparalysis; **neurogene** ~ neurogenic paralysis, neuroparalysis; **normokaliämische periodische** ~ normokalemic periodic paralysis, sodium-responsive periodic paralysis; **okulogyre** ~ oculogyric spasm; **periodische** ~ periodic paralysis, Gamstorp's disease, Westphal's disease; **postiktale** ~ postepileptic paralysis; **progressive supranukläere** ~ progressive supranuclear palsy, Steele-Richardson-Olszewski syndrome; **schlaffe** ~ flaccid paralysis; **schleichende** ~ creeping palsy; **spastische** ~ spastic paralysis; **supranukleäre** ~ supranuclear paralysis, supranuclear palsy; **zentrale** ~ central paralysis, cerebral palsy.
Lähmung der mimischen Gesichtsmuskulatur: mimetic paralysis.
Lähmungsluxation *w*: paralytic dislocation.
Lähmungsschielen *s*: paralytic strabismus, noncomitant strabismus, incomitant strabismus.
Länge *w*: length [*abbr*] L.
Längenbreitenindex *m*: length-breadth index.
Längenhöhenindex *m*: length-height index.
Längen-Spannkraft-Relation *w*: length-tension relation.
Längenwachstum *s*: growth in length; **embryonales** ~ bradygenesis.
länglich: longitudinal.
längs: lengthwise.
Längs-: longitudinal.
Längsbruch *m*: longitudinal fracture, linear fracture, cortical fracture.
Längsfraktur *w*: longitudinal fracture, linear fracture, cortical fracture.
Längslage *w*: longitudinal presentation, polar presentation.
Längsschnitt *m*: longitudinal section.
Längsschnittuntersuchung *w*: longitudi-

nal study, longitudinal analysis.

Längsstriktur *w*: linear stricture.

Längszug *m*: catatasis.

Laennec-Leberzirrhose *w*: Laennec's cirrhosis, alcoholic cirrhosis, portal cirrhosis.

Läppchen *s*: lobule; **kleines** ~ lobulette.

Läppchentest *m*: patch test.

Lärm *m*: noise.

Lärmapparat *m*: noise apparatus.

Lärmaudiogramm *s*: noise audiogram, masking audiogram.

Lärmbelästigung *w*: noise disturbance.

Lärmbelastung *w*: noise pollution, sound pollution.

Lärmschutz *m*: noise prevention.

Lärmschwerhörigkeit *w*: noise-induced hearing loss, acoustic trauma deafness.

Lärmtrauma *s*: auditory trauma, acoustic trauma.

Läsion *w*: 1. lesion; **diskrete** ~ discrete lesion; **erhabene** ~ elevated lesion; **flache** ~ flat lesion; **fleckförmige** ~ patchy lesion; **hyaline** ~ fibrinoid cap; **makroskopische** ~ gross lesion; **raumfordernde** ~ mass lesion; **ringförmige** ~ target lesion; **schankerartige** ~ pseudochancre; **zwiebelschalenartige** ~ onion scale lesion; 2. **in einer** ~ intralesional.

Läuse-: pedicular.

Läusebefall *m*: pediculosis, lousiness.

Läusefleckfieber *s*: epidemic louse-borne typhus, famine fever, jail fever; **epidemisches** ~ epidemic louse-borne typhus, European typhus.

Läusemittel *s*: pediculicide, antipediculotic.

Läuserückfallfieber *s*: louse-borne relapsing fever.

Lävan *s*: levan.

Lävo-: levo-.

Lävoelektrokardiogramm *s*: levocardiography, levogram.

Lävokardie *w*: levocardia, sinistrocardia.

Lävokardiogramm *s*: levocardiogram.

Lävokardiographie *w*: levocardiography, levogram.

Lävoklination *w*: levoclination.

Laevothyroxin *s*: levothyroxine.

Lävozykloduktion *w*: levocycloduction.

Lävulinsäure *w*: levulinic acid, acetylpropionic acid, beta-acetylpropionic acid.

Lävulose *w*: levulose, fructose.

Lafora-Epilepsie *w*: Lafora's disease, Lafora body disease, progressive myoclonic epilepsy.

Lafora-Körperchen *s*: Lafora's body.

Lafora-Krankheit *w*: Lafora's disease, Lafora body disease, progressive myoclonic epilepsy.

Lage *w*: position, lie, situation, (anatomy) layer, situs; **anatomische** ~ anatomical position; **senkrechte** ~ vertical position.

Lage-: positional, postural, situational.

Lageanomalie *w*: abnormal position.

Lagebeziehung *w*: positional relationship.

Lagedrainage *w*: postural drainage.

Lageempfinden *s*: posture sense.

Lagefixation *w*: postural fixation.

Lagenystagmus *m*: positional nystagmus, postural nystagmus.

Lager *s*: bearing.

Lagerdauer *w*: shelf life.

Lagereflex *m*: postural reflex, static reflex.

Lagerruhr *w*: institutional dysentery.

Lagerung *w*: positioning.

Lagerungsprobe *w*: Ratschow's test.

Lagerungsschiene *w*: surgical splint.

Lageschwindel *m*: positional vertigo, postural vertigo.

Lagesinn *m*: posture sense.

Lagetremor *m*: postural tremor.

Lagetyp *m*: electrical heart position, heart position.

Lagewechsel *m*: postural change.

Lagophthalmus *m*: lagophthalmus, hare's eye.

Lag-Phase *w*: lag phase.

lahm: lame.

Lahmheit *w*: lameness.

Laie *m*: layman.

Laienanalyse *w*: lay analysis.

Laientherapeut *m*: laytherapeut.

Laizismus *m*: laicism.

Laken *s*: sheet.

Laki-Lorand-Faktor *m*: Laki-Lorand factor.

Lakrimale *s*: lacrimale.

lakrimogen: lacrimatory.

Lakritze *w*: licorice, liquorice, sweet root.

Laktagogum *s*: lactagogue, galactogogue.

Laktalbumin *s*: lactalbumin.

Laktam *s*: lactam.

β−Laktamase *w*: β-lactamase.

Laktamid *s*: lactamide.

Laktase *w*: lactase.

Laktasemangel *m*: lactase deficiency.

Laktat *s*: lactate.

Laktatazidose *w*: lactic acidosis, hyperlactatemia.

Laktatdehydrogenase *w* Abk. **LDH**: lactate dehydrogenase [*abbr*] LDH.

Laktation *w*: lactation, galactosis, milk ejection.

Laktations-: lactational.

Laktationsatrophie *w*: lactation atrophy.

Laktationsamenorrhö *w*: lactation amenorrhea.

Laktationsfieber *s*: milk fever, parturient fever.

Laktationshormon *s*: lactogenic hormone, prolactin.

Laktationsinvolution *w*: lactation atrophy.

Laktationsperiode *w*: lactation cycle.

Laktationszeit *w*: lactation.

Laktazidämie *w*: lactacidemia, lacticemia.

Laktazidurie *w*: lactaciduria.

Laktenin *s*: lactenin.

laktifer: lactiferous, galactophorous.

Laktifugum *s*: lactifuge.

Lakto-: lacto-, lact-.

Laktobakterium *s*: lactobacillus.

Laktodensimeter *s*: lactodensimeter.

Laktoferrin *s*: lactoferrin.

laktogen: lactogenic.

Laktogen *s*: lactogen.

Laktogenese *w*: lactogenesis, galactopoiesis, production of milk.

Laktoglobulin *s*: lactoglobulin.

Laktokrit *s*: lactocrit.

Laktometer *s*: lactometer.

Lakton *s*: lactone.

Laktoovovegetarier *m*: lacto-ovovegetarian.

Laktoperoxidase *w*: lactoperoxidase.

Laktophenin *s*: lactophenin.

Laktophenol *s*: lactophenol.

Laktoprotein *s*: lactoprotein.

Laktorrhö *w*: galactorrhea.

Laktosazon *s*: lactosazone.

Laktose *w*: lactose, milk sugar, lactobiose, lactin, lactosum.

Laktosefaktor *m*: lac factor.

Laktose-Indikator-Nährboden *m*: lactose agar.

Laktoseintoleranz *w*: lactose intolerance, milk intolerance.

Laktosemalabsorption *w*: lactose malabsorption.

Laktoserum *s*: lactoserum.

Laktoskop *s*: lactoscope.

Laktosurie *w*: lactosuria.

Laktotoxin *s*: lactotoxin.

Laktovegetarier: lactovegetarian.

Laktulose *w*: lactulose.

lakunär: lacunar.

Lallemand-Körper: Lallemand's bodies.

lallen: babble, stammer.

Lallen *s*: lalling, lallation.

Lallphase *w*: vocal babbling.

Lalopathie *w*: lalopathy.

Lalophobie *w*: lalophobia.

Laloplegie *w*: laloplegia.

Lalouette-Pyramide *w*: pyramidal lobe of thyroid gland.

Lamarckismus *m*: Lamarckism.

lambdaförmig: lambdoid.

Lambdakette *w*: lambda chain.

Lambdanaht *w*: lambdoid suture.

Lambdawellen: lambda waves, physiologic occipital spikes.

Lambdazismus *m*: lambdacism.

Lambert-Beer-Gesetz *s*: Beer-Lambert law.

Lambert-Eaton-Syndrom *s*: Lambert-Eaton syndrome, carcinomatous myasthenia, myasthenic syndrome, pseudomyasthenia.

Lamblia *w*: Lamblia, Giardia.

Lambliasis *w*: lambliasis, giardiasis.
Lamelle *w*: lamella, lamel.
lamellenartig: lamellar, lamellate.
lamellenförmig: lamelliform.
Lamellenknochen *m*: lamellar bone.
Lamellenkörperchen: Vater-Pacini corpuscles, lamellar corpuscles.
Lamellenstruktur *w*: lamellar structure.
Lamellenzahl *w*: number of strips.
Lamellenzwischenraum *m*: interlamellar space.
Lamina *w*: layer, lamina.
Lamina basalis: basal lamina, basal layer, venterolateral plate, grundplatte.
laminär: laminar, laminary.
Laminarinase *w*: lichenase.
Laminektomie *w*: laminectomy, spondylotomy, rachiotomy.
Laminotomie *w*: laminotomy.
Lampe *w*: lamp.
Lamy-Maroteaux-Syndrom *s*: Maroteaux-Lamy disease.
Lanatosid C *s*: lanatoside C.
Lancefield-Klassifikation *w*: Lancefield classification.
Lancereaux-Diabeteseinteilung *w*: Lancereaux's classification.
Lancisi-Nerven: Lancisi's nerves.
Landau-Farbreaktion *w*: Landau's color reaction.
Landau-Reflex *m*: Landau reflex.
Landing-O'Brien-Syndrom *s*: gangliosidosis GM1, general gangliosidosis.
landkartenartig: maplike.
Landkartenschädel *m*: maplike skull.
Landkartenzunge *w*: geographic tongue, benign migratory glossitis.
Landmannhaut *w*: farmers' skin, sailors' skin.
Landolt-Körper: Landolt's bodies.
Landolt-Ringe: Landolt rings.
Landouzy-Déjerine-Atrophie *w*: Landouzy-Déjerine atrophy, facioscapulohumeral atrophy.
Landry-Paralyse *w*: Landry's paralysis, ascending neuropathy, acute ascending paralysis, ascending polyneuritis.

Landsteiner-Blutgruppeneinteilung *w*: Landsteiner classification.
Landsteiner-Reaktion *w*: Donath-Landsteiner test.
Landzert-Kanal *m*: craniopharyngeal canal.
Lane-Knochenplatten: Lane's plates.
lang: long.
langanhaltend: long-term, lasting.
Lange-Implantation *w*: Lange's operation.
Langenbeck-Hämorrhoidektomie *w*: Langenbeck's amputation.
Langenbeck-Lärmaudiometer *s*: Langenbeck's noise audiometer.
Lange-Nielsen-Syndrom *s*: Lange-Nielsen syndrome.
Langer-Achselbogen *m*: Langer's axillary line.
Langerhans-Inseln: Langerhans islets, islets of Langerhans, pancreatic islets, alveolar cell islets.
Langerhans-Zelle *w*: Langerhans cell.
Langer-Linien: Langer's lines.
Lange-Syndrom *s*: Lange syndrome, Amsterdam dwarfism.
langfristig: long-term.
langgesichtig: leptoprosopic, with long face.
Langhans-Riesenzelle *w*: Langhans giant cell.
Langhans-Zellschicht *w*: Langhans layer, cytotrophoblast.
langkettig: long-chain.
Langlebigkeit *w*: longevity.
langsam: slow.
Langsamkeit *w*: slowness.
Langschädel *m*: dolichocephaly.
langwierig: wearisome.
langwirkend: long-acting.
Langzeitbetreuung *w*: long-term care, extended care.
Langzeitgedächtnis *s*: long-term memory.
Langzeitresultat *s*: long-term result.
Lanocerinsäure *w*: lanoceric acid.
Lanolin *s*: lanolin, lanum, wool fat.
Lanosterin *s*: lanosterol, isocholesterol.

Lansing-Stamm *m*: Lansing virus.

Lantermann-Einkerbungen: Lantermann's incisures.

Lanthan *s* Abk. **La**: lanthanum [*abbr*] La.

Lanthanoid *s*: lanthanide.

Lanugo *w*: lanugo, down.

lanugoartig: lanuginous.

Lanz-Druckpunkt *m*: Lanz point.

Lanzenotter *w*: bothrops.

Lanzette *w*: lancet, lance, fleam.

lanzettenförmig: lanceolate.

Lanzination *w*: lancination.

lanzinierend: lancinating.

LAP Abk. **1. Laparotomie** *w*; **2. Leuzinaminopeptidase** *w*: 1. laparotomy; 2. leucine aminopeptidase.

Laparektomie *w*: laparectomy.

Laparoenterostomie *w*: laparoenterostomy.

Laparoenterotomie *w*: laparoenterotomy, celioenterotomy.

Laparogastroskopie *w*: laparogastroscopy.

Laparogastrostomie *w*: laparogastrostomy.

Laparogastrotomie *w*: laparogastrotomy, celiogastrotomy.

Laparohysterektomie *w*: laparohysterectomy.

Laparohysterotomie *w*: laparohysterotomy.

Laparoileotomie *w*: laparoileotomy.

Laparokolostomie *w*: laparocolostomy.

Laparoskop *s*: laparoscope, peritoneoscope, coeloscope.

Laparoskopie *w*: laparoscopy, peritoneoscopy, ventroscopy.

Laparothorakotomie *w*: thoracolaparotomy.

Laparotomie *w* Abk. **LAP**: laparotomy, abdominal section, ventrotomy, celiotomy.

laparotomieren: laparotomize.

Laparotomophilie *w*: laparotomophilia.

Laparozele *w*: laparocele, ventral hernia, abdominal hernia.

Laparozystektomie *w*: laparocystectomy.

Laparozystotomie *w*: laparocystotomy, laparocystidotomy.

Lapicque-Konstante *w*: Lapicque's constant.

lapinisieren: lapinize.

Lapis *m*: lapis, stone.

Lapis infernalis: lapis infernalis, silver nitrate.

Lappen *m*: 1. (anatomy) lobe, (surgery) flap, patch; **freier** ~ free flap, microvascular free graft; **gestielter** ~ gauntlet flap; **italienischer** ~ Italian flap; **mukoperiostaler** ~ mucoperiosteal flap; **zungenförmiger** ~ tongue flap; 2. **auf einen** ~ **begrenzt** labor, lobite; **ohne** ~ lobeless.

Lappen-: lobar.

Lappenaplasie *w*: lobular aplasia, lobular hypoplasia.

Lappenatelektase *w*: lobar atelectasis.

Lappenbildung *w*: lobulation, lobation.

Lappenextraktion *w*: flap extraction.

Lappenplastik *w*: flapping; **mehrzeitige** ~ delayed flap.

Lappenresektion *w*: lobe resection.

Lappenschnittamputation *w*: flap amputation, closed amputation.

Lappenteil *m*: sublobe.

Lappenzunge *w*: lingua lobata.

Lapsus *m*: lapse.

Laricinolsäure *w*: laricinolic acid.

Larixin *s*: larixin.

Larrey-Amputation *w*: Larrey's amputation.

Larrey-Spalte *w*: Larrey's spaces.

Larrey-Verband *m*: Larrey's bandage.

Larsen-Johansson-Syndrom *s*: Larsen-Johansson syndrome.

Larsen-Krankheit *w*: Larsen's disease.

Larsson-Syndrom *s*: Sjögren-Larsson syndrome, congenital ichthyosiform erythroderma.

Larva migrans cutanea: subcutaneous myiasis, creeping myiasis, hyponoderma, sandworm disease.

Larve *w*: larva, maggot.

Larvenbehandlung *w*: larval therapy.

Larvenkonjunktivitis *w*: larval conjunctivitis.

Larvenzyste *w*: larval cyst, cephalocyst.

larviert: larvate, larvaceous.
Larvizid *s*: larvicide.
Laryng-: laryng-.
laryngeal: laryngeal.
Laryngektomie *w*: laryngectomy; **supraglottische** ~ horizontal hemilaryngectomy.
Laryngismus *m*: laryngismus.
Laryngismus stridulus: laryngismus stridulus, false croup.
Laryngitis *w*: laryngitis; **akute katarrhalische** ~ acute catarrhal laryngitis; **atrophische** ~ atrophic laryngitis; **chronische** ~ chronic laryngitis; **diphtherische** ~ diphtheritic laryngitis, laryngeal diphtheria; **kruppöse** ~ croupous laryngitis; **membranöse** ~ membranous laryngitis.
laryngitisch: laryngitic.
Laryngitis stridulosa: spasmodic croup.
Laryngo-: laryngo-.
Laryngofissur *w*: laryngofissure, laryngofission, median laryngotomy, thyrofissure, thyreochondrotomy.
Laryngogramm *s*: laryngogram.
Laryngographie *w*: laryngography.
Laryngologie *w*: laryngology.
laryngologisch: laryngologic.
Laryngomalazie *w*: laryngomalacia, chondromalacia of larynx.
Laryngoparalyse *w*: laryngoparalysis.
laryngopharyngeal: laryngopharyngeal.
Laryngopharyngitis *w*: laryngopharyngitis, pharyngolaryngitis.
Laryngopharyngoektomie *w*: laryngopharyngectomy.
Laryngopharynx *m*: 1. laryngopharynx; 2. **Entfernung des** ~ laryngopharyngectomy.
Laryngophonie *w*: laryngophony.
Laryngoptose *w*: laryngoptosis.
Laryngorrhö *w*: laryngorrhea.
Laryngoskop *s*: laryngoscope, laryngendoscope.
Laryngoskopie *w*: laryngoscopy; **direkte** ~ direct laryngoscopy; **indirekte** ~ indirect laryngoscopy, mirror laryngoscopy.
laryngoskopisch: laryngoscopic.

Laryngospasmus *m*: laryngospasm, glottic spasm, laryngeal crisis.
Laryngostat *m*: laryngostat.
Laryngostomie *w*: laryngostomy.
Laryngotom *s*: laryngotome.
Laryngotomie *w*: laryngotomy; **komplette** ~ complete laryngotomy.
laryngotracheal: laryngotracheal.
Laryngotracheitis *w*: laryngotracheitis; **stenosierende** ~ subglottic laryngitis; **virale** ~ infectious laryngotracheitis.
Laryngotracheobronchitis *w*: laryngotracheobronchitis.
Laryngotracheobronchoskopie *w*: laryngotracheobronchoscopy.
Laryngotracheoskopie *w*: laryngotracheoscopy.
Laryngotracheotomie *w*: laryngotracheotomy.
Laryngozele *w*: laryngocele.
Larynx *m*: larynx.
Larynxdilatator *m*: laryngeal dilator.
Larynxkarzinom *s*: laryngeal cancer.
Larynxneoplasma *s*: laryngeal neoplasm.
Larynxschwindel *m*: breath-holding.
Larynxsklerom *s*: laryngoscleroma.
Larynxstenose *w*: laryngostenosis, laryngeal obstruction.
Lasègue-Test *m*: Lasègue sign, straight leg raising test, sciatic stretch test.
Lasègue-Zeichen *s*: Lasègue sign; **gekreuztes** ~ evoked contralateral pain, cross-referred pain; **kontralaterales** ~ Lasègue's contralateral sign, Moutard-Martin sign.
Laser *m*: light amplification by stimulated emission of radiation [*abbr*] laser.
Laserbehandlung *w*: laser therapy.
Laserchirurgie *w*: laser surgery.
Laseriridotomie *w*: laser iridotomy.
Lashley-Sprungkiste *w*: Lashley's jumping box.
L-Asparaginase *w*: L-asparaginase.
Lassa-Fieber *s*: Lassa fever.
Lassar-Zinnpaste *w*: Lassar's paste.
Latah *s*: latah.
Latamoxef *s*: latamoxef.

latent: latent, prepatent.

Latenz w: latency.

Latenzperiode w: latency period, latent period.

Latenzphase w: latency period, stage of latency, prepatency; **sexuelle ~** sexual latency period.

Latenzstadium s: stage of latency, incubation period.

Latenzzeit m: latency time, prepatent period, prepatency.

lateral: lateral.

Lateralfixation w: arytenoidopexy.

Lateralinfarkt m: lateral myocardial infarction.

Lateralität w: laterality, lateral dominance.

Lateralsklerose w: lateral sclerosis; **amyotrophe ~** Abk. **AML, ALS** amyotrophic lateral sclerosis [abbr] ALS, progressive lateral sclerosis; **primäre ~** primary lateral sclerosis, primary spastic paraplegia.

Lateraltorsion w: lateral torsion, negative torsion, excyclodeviation.

Laterofixation w: arytenoidopexy.

Lateroflexion w: lateroflexion.

Laterognathie w: laterognathia.

Lateroposition w: lateroposition.

Lateropulsion w: lateropulsion.

Lateroversion w: laterotorsion.

Latex s: latex.

Latexagglutinationstest m: latex agglutination test, latex fixation test.

Latexgummi m: latex rubber.

Latexkondom s: latex condom.

Latextest m: latex fixation test, latex agglutination test.

Lathyrismus m: lathyrism.

lathyristisch: lathyritic.

Latrodektismus m: latrodectism.

LATS Abk. **Long-acting-thyroid-Stimulator**: long-acting thyroid stimulator [abbr] LATS.

Latschenöl s: pumilio pine oil.

Latwerge w: electuary.

Laudacon s: laudacon.

Laudanidin s: laudanidine.

Laudanin s: laudanine.

Laudanosin s: laudanosine.

Laudanum s: laudanum, opium tincture.

Lauf m: run.

laufen: run.

Laufe-Zange w: Laufe's forceps.

Laufmilbe w: bug, trombicula.

Laufraster s: moving grid.

Lauge w: 1. lye, base, alkali; 2. **mit ~ behandeln** lixiviate.

Laugenrückstand m: lixiviation residue.

Laugensalz s: alkali.

Laugier-Hernie w: Laugier's hernia.

Laugung w: lixiviation.

Laune w: mood.

launisch: moody.

Laurell-Eriksson-Syndrom s: α_1-antitrypsin deficiency.

Laurence-Moon-Biedl-Bardet-Syndrom s: Laurence-Biedl syndrome, Bardet-Biedl syndrome.

Laurinsäure w: lauric acid.

Laus w: 1. louse; 2. **durch Läuse übertragen** louse-borne.

laut: loud, noisy.

Laut m: sound, tone, voice.

Lautagnosie w: auditory agnosia, acoustic agnosia.

Lautgesetz s: phonetic law.

Lautheit w: loudness.

Lautstärke w: loudness.

Lautstärkeausgleich m: recruitment.

Lautstärkegrenze w: threshold of discomfort.

Lautstärkeniveau s: loudness level.

Lautstärkenkurve w: audibility curve.

Lautstärkepegel m: loudness level.

Lautstärke-Recruitment s: loudness recruitment.

Lautstärkeregler m: volume-control.

Lautstärkeschwelle w: acoustic tolerance.

lauwarm: tepid.

LAV Abk. **lymphadenopathieassoziierter Virus** m: lymphadenopathy-associated virus [abbr] LAV.

lauwarm: lukewarm.

Lavage *w*: lavage, lavement.

Lavagezytologie *w*: lavage cytology.

Lavendelöl *s*: lavender oil.

Laveran-Körperchen: Laveran's bodies.

Lawson *s*: lawsone.

Laxans *s*: laxative, laxative agent.

Laxanzienmißbrauch *m*: laxative abuse.

Laxheit *w*: laxity.

laxierend: laxative.

Lazarett *s*: military hospital

Lazarettgehilfe *m*: dresser.

Lazeration *w*: laceration.

LCAT Abk. **Lezithin-Cholesterin-Azyltransferase** *w*: lecithin-cholesterol acyl transferase [*abbr*] LCAT.

LCAT-Mangel *m*: lecithin-cholesterol acyl transferase deficiency; **angeborener** ~ Norum's disease.

LCM Abk. **lymphozytäre Choriomeningitis** *w*: lymphocytic choriomeningitis [*abbr*] LCM, acute benign lymphocytic meningitis, curable serous meningitis, epidemic serous meningitis.

LCM-Virus *m*: lymphocytic choriomeningitis virus [*abbr*] LCM virus.

LD Abk. **letale Dosis** *w*: lethal dose [*abbr*] LD, fatal dose [*abbr*] FD.

LD$_{50}$ Abk. **mittlere letale Dosis** *w*: mean lethal dose [*abbr*] LD$_{50}$.

LDH Abk. **Laktatdehydrogenase** *w*: lactate dehydrogenase [*abbr*] LDH.

LDL Abk. **low density lipoproteins, Lipoproteine niedriger Dichte**: low density lipoproteins [*abbr*] LDL.

LD$_{min}$ Abk. **minimale letale Dosis** *w*: minimum lethal dose [*abbr*] LD$_{min}$.

L-Dopa: levodopa [*abbr*] L-dopa, levo-dihydroxyphenylalanine.

Le Abk. **Lewis-Blutgruppe** *w*: Lewis blood group.

LE Abk. **Lupus erythematodes**: lupus erythematosus [*abbr*] LE.

Leader-Sequenz *w*: leader sequence.

leben: live.

Leben *s*: 1. life, being, biosis; 2. **am ~ erhalten** keep alive.

lebend: 1. living, vital; 2. **intrazellulär ~** cytozoic.

Lebender *m*: quick.

lebendgebärend: viviparous.

lebendgeboren: live-born.

Lebendgeborenes *s*: live-born infant.

Lebendgeburt *w*: live birth.

lebendig: alive, quick, vital, active.

Lebendimpfstoff *m*: live vaccine.

Lebensbedingungen: living conditions.

lebensbedrohlich: life-threatening.

Lebensdauer *w*: life time, life span; **mittlere ~** mean time.

Lebensende *s*: end of life, quietus.

Lebensereignis: life event; **kritisches ~** stressful life event.

Lebenserwartung *w*: life expectancy, expectation of life.

lebensfähig: 1. viable; 2. **nicht ~** nonviable.

Lebensfähigkeit *w*: viability.

Lebensabschnitt *m*: life period.

Lebensgefahr *w*: danger to life.

Lebensgemeinschaft *w*: cohabitation.

Lebensgeschichte *w*: life history.

Lebensgröße *w*: life size, actual size.

lebensgroß: full-size.

Lebenskraft *w*: vital energy, bionenergy.

lebenslänglich: lifelong.

lebenslang: lifelong.

Lebenslauf *m*: life career.

Lebensmittel *s*: food.

Lebensmittelallergie *w*: food allergy.

Lebensmittelgift *s*: food poison, bromatotoxin.

Lebensmittelhygiene *w*: food hygiene.

Lebensmittelvergiftung *w*: food poisoning, alimentary toxicosis, bromatoxism.

Lebensmittelzusatzstoff *m*: food additive.

lebensmüde: tired of life.

lebensnotwendig: essential.

Lebensperspektive *w*: life perspective.

Lebensraum *m*: life space, behavioral environment, psychological field, habitat.

lebensrettend: lifesaving.

Lebensspanne *w*: life span.

Lebenstrieb *m*: life instinct.

Lebensunfähigkeit *w*: nonviability.

Lebensunterhalt *m*: subsistence.
Lebensverhältnisse: conditions of life.
Lebensverkürzung, potentielle *w*: potential years of life lost [*abbr*] PYLL.
Lebensversicherung *w*: life insurance.
Lebensweise *w*: life-style, way of life; **sitzende** ~ sedentariness.
Lebenswelt *w*: lebenswelt.
lebenswichtig: vital, existential.
Lebenszeichen: vital signs.
Lebenszeit *w*: lifetime.
Lebenszentrum *s*: vital center.
Lebenszyklus *m*: life cycle.
Leber *w*: liver, hepar; **biliär-zirrhotische** ~ biliary cirrhotic liver; **gelappte** ~ degraded liver; **zirrhotische** ~ cirrhotic liver, hobnail liver.
Leberabszeß *m*: liver abscess, hepatic abscess.
leberähnlich: hepatoid.
Leberanschoppung *w*: liver engorgement.
Leberatrophie *w*: atrophy of the liver; **akute gelbe** ~ acute yellow atrophy of the liver, Budd's jaundice, hepatodystrophy, Rokitansky's disease.
Leberausfallkoma *s*: hepatic coma, liver coma.
Leberazinus *m*: liver acinus.
Leberbeteiligung *w*: liver involvement.
Leberbiopsie *w*: liver biopsy.
Leberblutung *w*: hepatic hemorrhage, hepatorrhagia.
Leberbucht *w*: false diverticulum.
Leberdämpfung *w*: hepatic dullness.
Leberdiabetes *m*: hepatic diabetes mellitus.
Leberdystrophie *w*: hepatodystrophy, acute yellow atrophy of the liver.
Leberechinokokkose *w*: echinococcosis of the liver.
Leberegel *m*: liver fluke.
Leberegelkrankheit, chinesische *w*: opisthorchiasis.
Leberentfernung *w*: hepatectomy.
Leberentzündung *w*: hepatitis.
Leberenzym *s*: liver enzyme.
Lebererkrankung *w*: disease of the liver, liver disorder, hepatopathy.

Leberextrakt *m*: liver solution.
Leberfibrose *w*: hepatic fibrosis; **kongenitale** ~ congenital hepatic cirrhosis.
Leberfleck *m*: liver spot.
Leberfunktion *w*: liver function.
Leberfunktionsprobe *w*: liver function test.
Lebergalle *w*: hepatic bile.
Leber-Gallenblasen-: hepatovesicular, hepatocystic.
Lebergift *s*: hepatotoxic agent.
Lebergranulom *s*: hepatic granuloma.
Leberhämosiderose *w*: hepatic hemosiderosis.
Leberhaken *m*: liver retractor.
Leberhautzeichen *s*: hepatic erythema.
Leberhilum *s*: hepatic portal, porta hepatis, transverse fissure.
Leberinsuffizienz *w*: hepatic insufficiency.
Leberkapsel *w*: liver capsule.
Leberkarzinom *s*: liver carcinoma.
Leberkoma *s*: hepatic coma, liver coma.
Leberlappen *m*: hepatic lobe.
Lebermetastase *w*: intrahepatic metastasis.
Lebermikrosom *s*: liver microsome.
Lebernaht *w*: hepatorrhaphy.
Lebernekrose *w*: liver necrosis, hepatic necrosis; **akute** ~ acute yellow atrophy of the liver.
Leber-Optikusatrophie *w*: Leber's optic atrophy, Leber's congenital amaurosis, hereditary optic atrophy.
Leberpalpation *w*: liver palpation.
Leberperfusion, extrakorporale *w*: extracorporeal hepatic perfusion.
Leberpforte *w*: hepatic portal, porta hepatis, transverse fissure.
Leberpforten-Darm-Anastomose *w*: hepatic portoenterostomy.
Leberpuls *m*: hepatic pulse.
Leberrand *m*: liver edge, margin of liver.
Leberresektion *w*: hepatectomy.
Leberruptur *w*: rupture of the liver, hepatorrhexia.
Lebersarkoidose *w*: hepatic sarcoidosis.

Leberschädigung

Leberschädigung *w*: liver damage.
Leberschistosomiasis *w*: hepatic schistosomiasis.
Leberschmerz *m*: hepatalgia.
Leberschutztherapie *w*: protective liver therapy.
Lebersegment *s*: hepatic segment.
Lebersinusoid *s*: hepatic sinusoid.
Leberspiegelung *w*: hepatoscopy.
Leberstauung *w*: hepatohemia, congestion of the liver.
Leberstoffwechsel *m*: liver metabolism.
Leberstrang *m*: hepatic cord.
Leber-Syndrom *s*: Leber's congenital amaurosis, Leber's optic atrophy, hereditary optic atrophy.
Leberszintigraphie *w*: liver scan, radionuclide hepatogram.
Lebertoxin *s*: hepatotoxin.
Lebertran *m*: cod liver oil.
Lebertransplantation *w*: liver transplantation, hepatic transplantation.
Lebertremor *m*: liver flap.
Lebertrias *w*: hepatic triad, portal triad.
Lebertumor *m*: hepatic neoplasm.
Lebervenendarstellung *w*: hepatophlebography.
Lebervenenverschluß *m*: hepatic vein occlusion, veno-occlusive disease of the liver, Stuart-Bras syndrome.
Lebervenenthrombose *w*: Chiari syndrome, hepatic vein thrombosis.
Leberverfettung *w*: fatty liver.
Lebervergrößerung *w*: hepatomegaly, enlarged liver.
Leberversagen *s*: liver failure, hepatic failure.
Leberzelladenom *s*: liver cell adenoma, hepatocellular adenoma.
Leberzelle *w*: liver cell, hepatic cell, hepatocyte.
Leberzellkarzinom *s*: liver cell carcinoma, hepatocellular carcinoma, hepatocarcinoma; **anaplastisches** ~ hepatoblastoma.
Leberzellschädigung *w*: liver cell damage.

Leberzirrhose *w*: liver cirrhosis, cirrhosis of the liver, hepatic cirrhosis, hepatocirrhosis, chronic interstitial hepatitis, cirrhotic liver; **alkoholische** ~ alcoholic cirrhosis; **atrophische** ~ Laennec's cirrhosis; **biliäre** ~ biliary liver cirrhosis, biliary cirrhotic liver, obstructive liver cirrhosis; **grobknotige** ~ macronodular cirrhosis; **kardiale** ~ cardiac cirrhosis, cardiocirrhosis; **kleinknotige** ~ micronodular cirrhosis; **kongenitale** ~ congenital hepatic fibrosis; **kryptogene** ~ cryptogenic cirrhosis; **noduläre** ~ nodular liver cirrhosis; **periportale** ~ periportal liver cirrhosis; **posthepatitische** ~ posthepatitic cirrhosis; **postnekrotische** ~ postnecrotic cirrhosis, multilobular cirrhosis; **stoffwechselbedingte** ~ metabolic cirrhosis; **syphilitische** ~ syphilitic cirrhosis.
Leberzyste *w*: liver cyst, hepatic cyst.
Lebewesen *s*: organism, being.
lebhaft: vital, sanguine.
leblos: lifeless, nonvital, inanimate, anabiotic.
Leblosigkeit *w*: lifelessness, deadness.
Lecat-Bucht *w*: Lecat's gulf.
Leck *s*: leak.
Leckage *w*: leakage.
lecken: leak.
Lecksaft *m*: lincture.
LED Abk. **Lupus erythematodes disseminatus**: disseminated lupus erythematosus, systemic lupus erythematosus.
Ledderhose-Syndrom *s*: palmar fibromatosis.
Lederer-Brill-Anämie *w*: Lederer's anemia.
Lederhaut *w*: corium, dermis, sclera, sclerotic coat.
Lederknarren *s*: creaking strepitus.
Lederzecke *w*: soft tick, soft-bodied tick, argasid.
Lee-Handgriff *m*: Lee's maneuver.
leer: empty, vacant, blank.
Leeraufnahme *w*: scout film, plain film.
Leerdarm *m*: empty intestine, jejunum.

Leere *w*: vacancy, vacuity, emptiness.
leeren: empty, void.
Leerwert *m*: blank.
Lee-Stethoskop *s*: DeLee-Hillis obstetric stethoscope.
Lee-Test *m*: Lee's test.
Lee-Zange *w*: DeLee's forceps.
LeFort-Fraktur *w*: LeFort's fracture.
LeFort-I-Fraktur *w*: LeFort-I fracture, horizontal maxillary fracture, Guérin's fracture.
LeFort-II-Fraktur *w*: LeFort-II fracture, pyramidal fracture.
LeFort-III-Fraktur *w*: LeFort-III fracture, transverse facial fracture, craniofacial disjunction.
legal: legal.
Legalisierung *w*: legalization.
Legal-Probe *w*: Legal's test.
Legasthenie *w*: legasthenia.
Legg-Calvé-Perthes-Krankheit *w*: Legg's disease.
Leghämoglobin *s*: leghemoglobin.
Legierung *w*: alloy; **stomatologische ~** dental alloy.
Legionärskrankheit *w*: legionnaires' disease, veteran's disease, legionellosis.
Legionellose *w*: legionellosis, legionnaires' disease.
Legumelin *s*: legumelin.
Legumin *s*: legumin.
Lehm *m*: clay.
Lehranalyse *w*: training analysis, tuitonal analysis.
Lehre *w*: doctrine.
Lehrkörper *m*: faculty.
Lehrkrankenhaus *s*: teaching hospital; **akademisches ~** affiliated hospital.
Lehrlabor *s*: teaching lab.
Lehrveranstaltung *w*: lecture.
Leib *m*: body.
Leibbinde *w*: binder, abdominal bandage.
Leibschmerz *m*: abdominal pain.
Leib-Seele-Problem *s*: mind-body problem.
Leiche *w*: cadaver, corpse, dead body.
Leichen-: cadaveric.
Leichenbeschauer *m*: coroner.

Leichenfinger *m*: dead finger, white finger.
Leichengerinnsel *s*: post-mortem thrombus.
Leichenhalle *w*: mortuary, morgue.
Leichenöffnung *w*: cadaver dissection.
Leichenschau *w*: necropsy, autopsy, necroscopy, inquest; **gerichtliche ~** medicolegal necropsy.
Leichenstarre *w*: rigor mortis, cadaveric rigidity.
Leichentuberkel *s*: dissection tubercle, necrogenic wart, anatomical wart.
Leichentuch *s*: pall.
Leichenvergiftung *w*: ptomatropism.
Leichenwachs *s*: adipocere, lipocere.
Leichnam *m*: corpse, dead body.
leicht: 1. light, mild, (easily done) facile, unlabored; 2. **~ gebogen** subarcuate.
Leichte-Ketten-Krankheit *w*: light-chain disease, plasmocytoma.
Leichtenstern-Zeichen *s*: Leichtenstern sign.
Leid *s*: pain.
leiden: suffer.
Leiden *s*: suffering, distress, evil, ailment, mal.
leidend: suffering, sick.
Leidenschaft *w*: passion.
leidenschaftslos: unemotional.
Leidensdruck *m*: desire to change.
Leidvermeidung *w*: harmavoidance.
Leigh-Enzephalomyelopathie *w*: Leigh's disease, subacute necrotizing encephalopathy, subacute necrotizing encephalomyelopathy.
Leihmutter *w*: surrogate mother.
Leim *m*: glue.
leimartig: glutinous, gluelike, gummy.
Leimohr *s*: glue ear.
Leimpaste *w*: gelatin paste.
Leinen *s*: linen.
Leiner-Krankheit: Leiner's disease.
Leinöl *s*: linseed oil.
Leinsamen *m*: linseed.
Leio-: leio-.
Leiodermie *w*: leiodermia.

Leiomyom *s*: leiomyoma, fibroid, myofibroma; **epitheloides** ~ leiomyoblastoma.

Leiomyosarkom *s*: leiomyosarcoma, Zenker's leiomyoma.

leise knisternd: subcrepitant.

Leishman-Anämie *w*: Leishman's anemia.

Leishman-Donovan-Körperchen *s*: Leishman-Donovan body.

Leishmania *w*: leishmania.

Leishmaniase *w*: leishmaniasis, leishmaniosis; **kutane** ~ Aleppo boil; **mukokutane** ~ mucocutaneous leishmaniasis, buba; **südamerikanische** ~ Chiclero's ulcer, uta; **viszerale** ~ visceral leishmaniasis, kala-azar, black fever, cachectic fever.

Leishmanid *s*: leishmanid.

Leishmanin *s*: leishmanin.

Leishmanintest *m*: leishmanin test, Montenegro test.

Leishmaniose *w*: leishmaniosis, leishmaniasis.

Leiste *w*: border, (anatomy) groin, inguen, crista; **hängende** ~ hanging groin.

Leisten-: inguinal, bubonic, cristal.

Leistenband *s*: inguinal ligament.

Leistenbeuge *w*: groin.

Leistenbeule *w*: bubo.

Leistenhernie *w*: inguinal hernia, endomerocele; **direkte** ~ direct inguinal hernia, internal hernia; **enzystierte** ~ retroperitoneal hernia, Cooper's hernia; **indirekte** ~ indirect inguinal hernia, annular hernia, oblique hernia; **inkomplette** ~ bubonocele; **kongenitale** ~ infantile hernia; **retroperitoneale** ~ retroperitoneal hernia, Cooper's hernia.

Leistenhoden *m*: inguinal testis, femoral testis.

Leistenkanal *m*: inguinal canal, abdominal canal.

Leistenlymphknoten *m*: inguinal lymph node.

Leistenreflex *m*: inguinal reflex, Geigel's reflex.

Leistenregion *w*: inguinal region, iliac region.

Leistenring *m*: inguinal ring.

Leistenschwellung *w*: inguinocele.

Leistung *w*: achievement, performance, service.

Leistungsalter *s*: achievement age [*abbr*] AA, educational age.

Leistungsaufnahme *w*: absorption of power, tube loading.

Leistungsmotivation *w*: motivation achievement.

Leistungstest *m*: achievement test, performance test.

Leistungsverhalten *s*: performance behavior.

Leistungsverstärker *m*: power amplifier.

Leitband *s*: Büngner's band, gubernaculum.

Leitbild *s*: model.

leiten: lead, conduct.

leitend: conductive.

Leitfähigkeit *w*: conductivity, conductance.

Leitsequenz *w*: leader sequence.

Leitsequenzprotein *s*: leader protein.

Leitsonde *w*: introducer.

Leitsymptom *s*: guiding symptom, cardinal symptom, direct symptom, signalsymptom.

Leitung *w*: conduction, direction; **verborgene** ~ concealed conduction.

Leitungsanästhesie *w*: nerve blocking anesthesia, nerve trunk anesthesia, anesthetic block.

Leitungsaphasie *w*: conduction aphasia, subcortical aphasia, Goldstein's aphasia.

Leitungsbahn *w*: conduction path, conductive path, pathway, nerve tract, nerve track.

Leitungsgeschwindigkeit *w*: conduction velocity.

Leitungsquerschnitt *m*: wire cross-section.

Leitungsschwerhörigkeit *w*: conductive hearing impairment, conductive hearing loss, conductive deafness, transmission deafness.

Leitungsspannung *w*: line voltage.

Leitungsstörung *w*: conduction disturbance, disturbed conduction.

Leitungsverzögerung *w*: conduction delay.

Leitungswasser *s*: tap water.

Leitungswiderstand *m*: line resistance.

Leitwert, elektrischer *m*: reciprocal ohm.

Lejeune-Syndrom *s*: cat's cry syndrome, cri du chat syndrome, 5p⁻ syndrome.

Lektin *s*: lectin.

Lembert-Darmnaht *w*: Lembert suture.

Lemnoblast *m*: lemmoblast.

Lemnozyt *m*: lemmocyte, lemnocyte.

Lende *w*: loin, flank, lumbar region.

Lenden-: lumbar.

Lendenbruch *m*: lumbar hernia.

Lendendreieck *s*: lumbar triangle, Petit's triangle.

Lendenwirbel *m*: lumbar vertebra.

Lendenwirbelsäule *w* Abk. **LWS**: lumbar spine.

Lenègre-Krankheit *w*: Lenègre disease.

Lenhartz-Kost *w*: Lenhartz diet.

Leniquisinum *s*: leniquinsin.

Lennander-Kulissenschnitt *m*: Lennander's operation.

Lennox-Gastaut-Syndrom *s*: Lennox-Gastaut syndrome.

Lens *w*: lens, phacoid.

Lentasepsis *w*: sepsis lenta.

Lenticula: lenticel.

lentiginös: lentiginous.

Lentiginose *w*: lentiginosis.

Lentiginosis-profusa-Syndrom *s*: multiple lentigines syndrome, Leopard syndrome.

Lentiglobus *m*: lentiglobus, lenticonus, spherophakia.

Lentigo *w*: lentigo.

Lentigo maligna: lentigo maligna melanotic freckle of Hutchinson, Hutchinson's melanotic freckle.

Lentigo-maligna-Melanom *s*: acral lentiginous melanoma.

Lentigopolyposis *w*: intestinal polyposis-cutaneous pigmentation syndrome, Peutz-Jeghers syndrome.

Lentikonus *m*: lenticonus, lens cone.

lentikulär: lenticular, lentiform.

Lentitis *w*: lentitis, phacitis, crystallitis.

Lentivirus *m*: lentivirus.

Leokozidin *s*: leukocidin.

Leontiasis *w*: leontiasis.

Leontiasis ossea: leontiasis ossea, leontiasis ossium, Virchow's disease.

LEOPARD-Syndrom *s*: Leopard syndrome, progressive cardiomyopathic lentiginosis, multiple lentigines syndrome.

Leopold-Gesetz *s*: Leopold's law.

Leopold-Handgriff *m*: Leopold's maneuver.

leotrichös: leiotrichous.

LE-Phänomen *s*: LE cell phenomenon.

Lepidom *s*: lepidoma.

Lepore-Hämoglobin *s*: lepore hemoglobin.

Lepra *w*: leprosy, lepra, Hansen's disease, hanseniasis; **dimorphe** ~ dimorphous leprosy; **fleckige** ~ macular leprosy; **lepromatöse** ~ lepromatous leprosy, cutaneous leprosy; **tuberkulöse** ~ anesthetic leprosy; **tuberkuloide** ~ tuberculoid leprosy, macular leprosy; **uncharakteristische** ~ indeterminate leprosy.

Lepra indeterminata: indeterminate leprosy.

Leprafieber *s*: leprotic fever.

Leprafleck *m*: leprotic macule.

Lepraknoten *m*: leprous nodule, leproma.

leprakrank: leprous.

Leprakranker *m*: lazar.

Lepramittel *s*: antileprotic.

Leprareaktion *w*: lepra reaction.

Leprechaunismus *m*: leprechaunism.

Leprid *s*: leprid.

leprös: leprotic.

Leprolin *s*: leprolin.

Leprom *s*: leproma, leprous nodule.

lepromatös: lepromatous.

Lepromin *s*: lepromin.

Leprominanergie *w*: lepromin anergy.

Leprominreaktion *w*: lepromin test, Mitsuda's reaction.

Leprosorium *s*: leprosary, lazar house.
Leprostatikum *s*: leprostatic.
leprostatisch: leprostatic.
-lepsie: -lepsy.
Leptodaktylie *w*: leptodactyly.
leptomeningeal: leptomeningeal.
Leptomeningiom *s*: leptomeningioma.
Leptomeningitis *w*: leptomeningitis, subarachnoiditis, piarachnitis, pia-arachnitis; **sarkomatöse** ~ sarcomatous leptomeningitis.
Leptomeninx *w*: leptomeninx, pia-arachnoid.
Leptomonas *m*: leptomonas.
leptomorph: leptomorph.
Leptomorphie *w*: leptomorphy.
Lepton *s*: lepton.
Leptonem *s*: leptonema.
leptoprosop: leptoprosopic.
Leptoprosopie *w*: leptoprosopia.
leptosom: leptosomatic, leptosomic.
Leptospira *w*: leptospire.
Leptospiren-: leptospiral.
Leptospirenmeningitis *w*: leptospiral meningitis.
Leptospirose *w*: leptospirosis, leptospiral jaundice, Weil's disease, swineherd's disease, swamp fever, Wassilieff's disease; **anikterische** ~ anicteric leptospirosis, benign leptospirosis; **australische** ~ sugar cane fever; **ikterische** ~ spirochetal icterus, infectious icterus, icterogenic spirochetosis, icterohemorrhagic fever, Fiedler's disease, Lancereaux-Mathieu disease.
Leptotän *s*: leptotene.
Leptothrix: leptothrix.
Leptotrichose *w*: leptotrichosis, leptothricosis.
Leptozephalie *w*: leptocephaly.
Leptozyt *m*: leptocyte, planocyte.
Leptozytose *w*: leptocytosis.
Leriche-Krankheit *w*: Leriche's disease.
Leriche-Syndrom *s*: Leriche syndrome, aortoiliac occlusive disease.
Léri-Krankheit *w*: Léri's disease, melorheostosis, candle wax disease, flowing hyperostosis.

Léri-Weill-Syndrom *s*: Léri-Weill syndrome, dyschondrosteosis.
Léri-Zeichen *s*: Léri sign, forearm sign.
Lermoyez-Syndrom: Lermoyez syndrome.
lernen: learn.
Lernen *s*: learning.
Lernen von Gestalten: pattern learning.
Lernschwierigkeit *w*: learning difficulty.
Lernstörung *w*: learning disorder.
Lesbe *w*: lesbian.
Lesbierinnentum *s*: lesbianism.
lesbisch: lesbian.
Lesch-Nyhan-Syndrom *s*: Lesch-Nyhan syndrome, HGPRTase deficiency.
Lesebrille *w*: reading spectacles.
lesen: read.
Lesen *s*: reading.
Leseprobentafel *w*: reading chart.
Leseraster *s*: reading frame.
Lese-Rechtschreibstörung *w*: legasthenia.
Lesestörung *w*: reading disability.
Leseunfähigkeit *w*: alexia.
Lesezentrum *s*: visual-word center.
Lesidioblastom *s*: malignant insulinoma.
Lesser-Test *m*: Lesser's test.
LE-Syndrom Abk. **Lupus-Erythematodes-Syndrom** *s*: systemic lupus erythematosus.
letal: lethal, fatal, mortal.
Letaldosis *w*: lethal dose [*abbr*] LD.
Letalfaktor *m*: lethal factor.
Letalgen *s*: lethal gene.
Letalität *w*: lethality.
Letalitätsrate *w*: lethality rate.
Letalmutation *w*: lethal mutation; **konditionale** ~ conditional lethal mutation.
Lethargie *w*: lethargy.
lethargisch: lethargic.
LETS-Protein *s*: fibronectin, cell surface protein.
Letterer-Siwe-Syndrom *s*: Letterer-Siwe syndrome.
Leuc-: leuc-, leuko-.
Leuchtbakterium *s*: photobacterium.
Leuchtbrille *w*: Frenzel glasses.
Leuchtdichte *w*: luminance.

Leuchtdichtenempfindung *w*: luminosity.
leuchtend: luminescent, luminous, luminiferous.
Leuchtgas *s*: illuminating gas.
Leuchtgasvergiftung *w*: illuminating gas poisoning.
Leuchtkörper *m*: illuminator.
Leuchtschirm *m*: fluorescent screen.
Leuchtschirmaufnahme *w*: fluoro-radiography.
Leucin *s*: leucine [*abbr*] Leu.
Leucinocain *s*: leucinocaine.
Leucocianidol *s*: leucocianidol.
Leucocidin *s*: leucocidin.
Leucoderma *s*: leukoderma, leukodermia.
Leucoencephalitis *w*: leukoencephalitis.
Leucoencephalitis periaxialis concentrica: concentric periaxial leukoencephalitis, Bálo's concentric sclerosis.
Leucomycin *s*: leucomycin.
Leuconsäure *w*: leuconic acid.
Leucopathia acquisita: vitiligo.
Leukämid *s*: leukemid.
Leukämie *w*: leukemia, leucemia, leukocythemia, leukosis, leukocytic sarcoma, Bennett's disease, hemocytoblastoma, hemosarcoma, medullosis; **akute** ~ acute leukemia; **akute lymphatische** ~ Abk. **ALL** acute lymphatic leukemia [*abbr*] ALL; **akute myeloische** ~ Abk. **AML** acute myeloid leukemia; **aleukämische** ~ aleukemic leukemia, aleukemia, cryptoleukemia; **chronische lymphatische** ~ Abk. **CLL** chronic lymphatic leukemia [*abbr*] CLL, chronic lymphocytic leukemia; **chronische myeloische** ~ chronic myelogenous leukemia [*abbr*] CML, chronic granulocytic leukemia; **lymphatische** ~ lymphatic leukemia; **lymphosarkomatöse** ~ leukolymphosarcoma; **monoblastäre** ~ monoblastoma; **myeloische** ~ myelogenous leukemia; **myelomonozytäre** ~ myelomonocytic leukemia.
Leukämievirus *m*: leukemia virus, leukovirus.
leukämisch: leukemic.

leukämogen: leukemogenic.
Leukämogen *s*: leukemogen.
Leukämogenese *w*: leukemogenesis.
Leukämoid *s*: leukemoid.
Leukapherese *w*: leukocytapheresis.
Leukenzephalopathie *w*: leukencephalitis, leukoencephalitis.
Leukergie *w*: leukergy.
Leukin *s*: leukin.
Leuko-: leuk-, leuc-.
Leukoagglutinin *s*: leukoagglutinin.
Leukoblast: leukoblast.
Leukoblastose *w*: leukoblastosis.
Leukocytolysin *s*: leukocytolysin.
Leukoderm *s*: leukoderma, leukodermia, leukopathia, achromatosis; **syphilitisches** ~ syphilitic leukoderma.
Leukodermie *w*: leukodermia, leukopathia, achromodermia.
Leukodextrin *s*: leukodextrin.
Leukodiapedese *w*: leukopedesis.
Leukodystrophie *w*: leukodystrophy; **dysmyelogenetische** ~ dysmyelinogenic leukodystrophy, Alexander's disease; **metachromatische** ~ metachromatic leukodystrophy, Scholz metachromatic leukoencephalitis, metachromatic leukoencephalopathy, Scholz-Bielschowsky-Henneberg diffuse cerebral sclerosis; **spätinfantile metachromatische** ~ Greenfield syndrome; **sudanophile** ~ sudanophilic leukodystrophy.
Leukodystrophie Typ P-M, sudanophile: Pelizaeus-Merzbacher disease.
Leukoenzephalitis *w*: leukoencephalitis, leukencephalitis; **akute hämorrhagische** ~ acute hemorrhagic leukoencephalitis, Strümpell-Leichtenstern encephalitis, Hurst's disease; **subakute sklerosierende** ~ subacute sclerosing leukoencephalitis.
Leukoenzephalopathie *w*: leukoencephalopathy, leukoencephaly; **progressive multifokale** ~ Abk. **PML** progressive multifocal leukoencephalopathy [*abbr*] PML.
Leukofluoreszein *s*: leucofluorescein, flu-

orecin.

Leukogramm *s*: leukogram.

Leukokeratosis nicotina palatina: leukoplakia, smoker's patch.

Leukokorie *w*: leukocoria.

Leukolysin *s*: leukolysin.

Leukom *s*: leukoma, walleye; **adhärierendes** ~ leukoma adhaerens.

Leukomain *s*: leukomaine.

leukomatös: leukomatous.

Leukomelanodermie *w*: leukomelanoderma.

Leukomyelitis *w*: leukomyelitis.

Leukomyelopathie *w*: leukomyelopathy.

Leukon *s*: leukon.

Leukonychie *w*: leukonychia, onychopacity, gift spots.

Leukopathie *w*: leukopathy; **progressive symmetrische** ~ symmetrical progressive leukopathy.

Leukopedese *w*: leukopedesis.

Leukopenie *w*: leukopenia, leukocytopenia, aleukia, oligoleukocytosis, oligoleukocythemia, hypoleukocytosis; **alimentär-toxische** ~ alimentary toxic aleukia.

leukopenisch: leukopenic, hypoleukocytic.

Leukopherese *w*: leukopheresis, leukapheresis.

Leukophlegmasie *w*: galactophlebitis.

Leukophyll *s*: leukophyl.

Leukoplakia buccalis: leukoedema.

Leukoplakia oris: leukoplakia, smoker's patch.

Leukoplakie *w*: leukoplakia, leukoplasia, leukokeratosis; **orale haarförmige** ~ hairy leukoplakia.

Leukopoese *w*: leukopoiesis.

Leukopoetin *s*: leukopoietin.

Leukopsin *s*: leukopsin.

Leukopterin *s*: leucopterin.

Leukorrhagie *w*: leukorrhagia.

Leukorrhö *w*: leukorrhea, whites.

Leukosarkom *s*: leukosarcoma.

Leukose *w*: leukosis, leukemia.

Leukosin *s*: leucosin.

leukotaktisch: leukotactic.

Leukotaxin *s*: leukotaxine.

Leukotaxis *w*: leukotaxis, leukocytotaxis.

Leukotom *s*: leukotome.

Leukotomie *w*: leukotomy, transorbital lobotomy.

Leukotoxin *s*: leukotoxin.

Leukotrichose *w*: leukotrichia.

Leukotrien *s*: leukotriene.

Leukourobilin *s*: leukourobilin.

Leukovorin *s*: leucovorin.

Leukozidin *s*: leukocidin.

Leukozyt *m*: leukocyte, leucocyte, white blood cell [*abbr*] WBC, white cell, white corpuscle; **basophiler** ~ basophilic leukocyte; **eosinophiler** ~ eosinophilic leukocyte, acidophil; **mononukleärer** ~ mononuclear leukocyte; **neutrophiler** ~ neutrophilic leukocyte, neutrophil, neutrocyte; **polymorphkerniger** ~ polymorphonuclear leukocyte; **polymorphkerniger basophiler** ~ polymorphonuclear basophil leukocyte [*abbr*] PMB; **reifer neutrophiler** ~ segmented neutrophil; 2. **im** ~ intraleukocytic.

leukozytär: leukocytic, leukocytal.

leukozytenähnlich: leukocytoid.

Leukozytenansammlung, perivaskuläre *w*: cuffing.

Leukozytenantigen, humanes *s* Abk. **HLA**: human leukocyte antigen [*abbr*] HLA.

Leukozytenantikörper *m*: anti-leukocyte antibody.

Leukozytenbeweglichkeit *w*: leukokinesis.

Leukozytenchemotaxis *w*: leukocyte chemotaxis.

Leukozytenenzym *s*: leukocyte enzyme.

Leukozytengesamtzahl *w*: total white count, total leukocyte count.

Leukozytenhemmfaktor *m*: leukocyte inhibitory factor [*abbr*] LIF.

Leukozytenindex *m*: neutrophil-leukocyte quotient.

Leukozyteninfiltration *w*: leukocyte infiltration.

Leukozytenmanschette *w*: buffy coat,

leukocytic cream.

Leukozytenmigration *w*: leukocyte migration, leukocytoplania.

Leukozytenperoxidase *w*: myeloperoxidase.

Leukozytenphosphatase, alkalische *w*: leukocyte alkaline phosphatase, neutrophil alkaline phosphatase reaction.

Leukozytenpipette *w*: leukocytometer.

Leukozytenreihe *w*: leukocytic series.

Leukozytentransformation *w*: blast transformation.

Leukozytentransfusion *w*: leukocyte transfusion, leukotherapy.

Leukozytenwall *m*: margination.

Leukozytenzählgerät *s*: leukocyte counter.

Leukozytenzählung *w*: leukocyte count, white blood count [*abbr*] WBC.

Leukozytenzahl *w*: leukocyte count.

Leukozytenzerfall *m*: leukocytolysis.

Leukozytenzylinder *m*: leukocyte cast.

Leukozytolyse *w*: leukolysis.

Leukozytom *s*: leukocytoma.

Leukozytopenie *w*: leukocytopenia, leukopenia.

Leukozytopoese *w*: leukocytopoiesis, leukocytogenesis.

Leukozytose *w*: 1. leukocytosis, hypercytosis; 2. ~ **induzierender Faktor** leukocytosis inducing factor [*abbr*] LIF.

Leukozytotoxin *s*: leukocytotoxin.

leukozytotoxisch: leukocytotoxic, leukotoxic.

Leukozyturie *w*: leukocyturia.

Leuprorelin *s*: leuprorelin.

Leurocristin *s*: leurocristin.

Leuz-: leuc-.

Leuzin *s*: leucine [*abbr*] Leu, alpha-aminoisocaproic acid.

Leuzinaminopeptidase *w* Abk. **LAP**: leucine aminopeptidase.

Leuzinose *w*: leucinosis.

Leuzinurie *w*: leucinuria.

Leuzismus *m*: leucismus.

Levaditi-Imprägnationsfärbung *w*: Levaditi stain, Levaditi's method.

Levallorphan *s*: levallorphan.

Lev-amfetamin *s*: levamfetamine.

Levamisolum *s*: levamisole.

Levamphetamin *s*: levamfetamine.

Levansucrase *w*: levansucrase.

Levarterenol *s*: levarterenol, norepinephrine.

Levator *m*: levator.

Levatorschlinge *w*: levator sling, anorectal ring.

Levatorzeichen *s*: levator sign, Dupuy-Dutemps sign.

LeVeen-Shunt *m*: LeVeen shunt.

Levin-Sonde *w*: Levin's tube.

Levisoprenalin *s*: levisoprenaline.

Levitation *w*: levitation.

Lev-Krankheit *w*: Lev's disease.

Levo-: levo-.

Levobunolol *s*: levobunolol.

Levodopa *s*: levodopa [*abbr*] L-dopa.

Levofuraltadonum *s*: levofuraltadone.

Levomenol *s*: levomenol.

Levomepromazin *s*: levomepromazine.

Levomethadon *s*: levomethadone.

Levomethorphan *s*: levomethorfan.

Levomycetin *s*: levomycetin.

Levonorgestrel *s*: levonorgestrel.

Levopropoxyphen *s*: levopropoxyphene.

Levopropylhexidrin *s*: levopropylhexidrine.

Levorin *s*: levorin.

Levorphan *s*: levorphan.

Levorphanol *s*: levorphanol.

Levothyroxin-Natrium *s*: levothyroxine sodium.

Levoxadrol *s*: levoxadrol.

Levurose *w*: levurid.

Lewandowsky-Lutz-Syndrom *s*: epidermodysplasia verruciformis.

Lewis-Blutgruppe *w* Abk. **Le**: Lewis blood group.

Lewisit *s*: lewisite.

Lewisit-Kampfgas *s*: chlorovinyldichloroarsine.

Leyden-Kristalle: Leyden's crystalls.

Leydig-Hypogonadismus *m*: aleydigism.

Leydig-Zwischenzelle *w*: Leydig cell.

Leydig-Zwischenzelltumor *m*: Leydig cell tumor, Leydig's tumor.

LE-Zelle *w* Abk. **Lupus erythematodes-Zelle** *w*: lupus erythematosus cell [*abbr*] LE cell.

LE-Zelltest *m*: LE cell test.

Lezithin *s*: lecithin.

Lezithin-: lecithal.

Lezithinase *w*: lecithinase.

Lezithin-Cholesterin-Azyltransferase *w* Abk. **LCAT**: lecithin-cholesterol acyl transferase [*abbr*] LCAT.

Lezithinkonzentration *w*: concentration of lecithin; **erhöhte** ~ hyperlecithinemia.

Lezithin/Sphingomyelin-Quotient *m*: lecithin:sphingomyelin ratio.

Lezithinspiegel *m*: lecithin level, lecithinemia.

L-Form *w*: L-form, L-phase.

LGL-Syndrom *s* Abk. **Lown-Ganong-Levine-Syndrom** *s*: Lown-Ganong-Levine syndrome, short PR syndrome.

LH Abk. **luteinisierendes Hormon** *s*: luteinizing hormone [*abbr*] LH, metakentrin.

Lhermitte-Lähmung *w*: anterior internuclear ophthalmoplegia, ataxic nystagmus.

Lhermitte-Zeichen *s*: Lhermitte sign, neck phenomenon.

LHRH Abk. **luteinisierendes Hormon-releasing-Hormon** *s*: luteinizing hormone releasing hormone [*abbr*] LHRH.

Li Abk. **Lithium** *s*: lithium [*abbr*] Li.

Liberation *w*: liberation, release.

Liberationsphänomen *s*: release phenomenon.

Libidinisierung *w*: libidinisation.

libidinös: libidinal.

Libido *w*: libido; **narzißtische** ~ narcissistic libido.

Libidoentwicklung *w*: libidinal development.

Libidofixierung *w*: libido fixation.

Libidoobjekt *s*: libidinal object.

Libido sexualis: sexual libido, sex drive.

Libman-Sacks-Endokarditis *w*: Libman-Sacks disease, atypical bacterial endocarditis.

Lichen *m*: lichen.

lichenähnlich: lichenoid.

Lichen amyloidosus: lichen amyloidosus, lichenoid amyloidosis.

Lichen axillaris: lichen axillaris, Fox-Fordyce disease.

Lichenifikation *w*: lichenification.

lichenifiziert: lichenified.

Licheniformin *s*: licheniformin.

Lichenin *s*: lichenin.

Lichenisation *w*: lichenization.

lichenoid: lichenoid.

Lichen ruber planus: lichen ruber planus, lichen planus, Wilson's lichen.

Lichen scrofulosorum: papular scrofuloderma.

Lichen simplex chronicus Vidal: lichen simplex, lichen simplex, Vidal's disease, neurodermatitis, neurodermitis.

Licht *s*: light; **chemisch wirksames** ~ actinic light; **durchfallendes** ~ transmitted light; **einfallendes** ~ incidental light; **kohärentes** ~ coherent light; **monochromatisches** ~ monochromatic light; **paralleles** ~ axial light, central light; **polarisiertes** ~ polarized light.

Licht-: photic.

Lichtallergie *w*: photoallergy.

Lichtbehandlung *w*: light treatment, lucotherapy.

Lichtbündel *s*: light bundle.

Lichtdermatitis *w*: photodermatitis.

Lichtdermatose *w*: photodermatosis.

lichtdurchlässig: nonopaque.

Lichtdurchlässigkeit *w*: light transmission.

lichtecht: lightfast.

Lichtemission *w*: photoemission.

lichtempfindlich: light-sensitive, photolabile, photoreceptive, photoesthetic.

Lichtenergie *w*: light energy.

Lichtenstein-Krankheit *w*: Jaffé-Lichtenstein disease.

Lichtexposition *w*: light exposure.

Lichthapten *s*: photohapten.

Lichtheim-Aphasie *w*: Lichtheim's apha-

sia, transcortical aphasia.
lichtheim-Phänomen *s*: Lichtheim sign.
Lichtheim-Prüfung *w*: Lichtheim's test.
Lichtheim-Syndrom *s*: Lichtheim's disease.
Lichtkasten *m*: electric cradle, heat cradle, hot-box.
Lichtkoagulation *w*: photocoagulation.
Lichtmikroskop *s*: light microscope, optical microscope.
Lichtplethysmograph *m*: photoplethysmograph.
Lichtproduktion *w*: photogenesis.
Lichtquelle *w*: light source; **punktförmige** ~ point source.
Lichtraster *m*: light diffuser.
Lichtreaktion *w*: reaction to light.
Lichtreflex *m*: light reflex, pupillary reflex, cone of light; **konsensueller** ~ consensual reaction, indirect pupillary reaction.
Lichtrezeptor *m*: photoceptor.
Lichtschädigung *w*: phototoxis.
lichtscheu: lucifugal.
Lichtscheu *w*: photophobia, light dread.
Lichtschranke *w*: light barrier, electric eye.
Lichtschutz *m*: light protection, photoprotection.
Lichtsehen *s*: photopsy, photopsia, phototopia.
Lichtsinn *m*: light sense.
Lichtsondentechnik *w*: light probe technique.
lichtstabil: photostable.
Lichtstärke *w*: luminous intensity.
Lichtstärkemesser *m*: photoptometer.
Lichtstarre *w*: fixed pupil.
Lichtstrahl *m*: light beam, ray; **sichtbarer** ~ luminous ray.
Lichtstrahlung *w*: light radiation.
Lichttherapie *w*: phototherapy, actinotherapy.
lichtundurchlässig: light-tight, opaque.
Lichturtikaria *w*: solar urticaria.
Lichtwahrnehmung *w*: photoreception.
Lichtwitz-Trokar *m*: Lichtwitz trocar.
Lichtzerstreuungskraft *w*: light diffusive power.
Lid *s*: lid, eyelid, palpebrum.

Liddle-Syndrom *s*: Liddle syndrome, pseudohyperaldosteronism.
Lidfalte *w*: palpebronasal fold, epicanthus.
Lidhalter *m*: blepharostat, chalazion forceps.
Lidkarzinom *s*: carcinoma of the eyelid.
Lidkolobom *s*: blepharocoloboma.
Lidkrampf *m*: blepharospasm.
Lidlähmung *w*: lid paralysis.
lidlos: ablepharous.
Lidocain *s*: lidocaine, lignocaine.
Lidödem *s*: eyelid edema, hydroblepharon.
Lidoflazin *s*: lidoflazine.
Lidplatte *w*: lid plate, tarsus.
Lidptose *w*: eyelid ptosis.
Lidrand *m*: lid margin.
Lidrandentzündung *w*: marginal blepharitis, echinophthalmia.
Lidrandverdickung *w*: pachyblepharon.
Lidreflex *m*: lid reflex; **akustischer** ~ external auditory meatus reflex.
Lidretraktion *w*: lid retraction.
Lidschlag *m*: lid closure, blink.
Lidschluß *m*: lid closure; **fehlender** ~ blepharodiastasis.
Lidschlußreaktion *w*: Westphal-Piltz sign, Gifford's reflex, eyelid closure reflex, eyewink reflex.
Lidspalte *w*: palpebral fissure.
Lidspaltenfleck *m*: interpalpebral spot.
L-Iduronsäure *w*: l-iduronic acid.
Lidverdickung *w*: blepharopachynsis.
Lidwinkelhypertelorismus *m*: canthal hypertelorism, telecanthus.
Liebe *w*: love.
lieben: love.
Lieberkühn-Krypten: Lieberkühn's crypts.
Liebermann-Burchard-Reaktion *w*: Liebermann's test, Burchard-Liebermann reaction.
Liebermeister-Furche *w*: Liebermeister's groove.
Liebig-Reaktion *w*: Liebig's test.
liegen: lie, rest, repose.
Lien *m*: lien, spleen.
lienal: lienal, splenic.
Lienitis *w*: lienitis, splenitis.

Lienomalazie *w*: lienomalacia, splenomalacia.

Lienterie *w*: lientery, lienteric stool.

Lieutaud-Dreieck *s*: Lieutaud's triangle, trigone of bladder.

Life-island *s*: life island.

Lifting *s*: lifting.

Lig. Abk. **Ligamentum** *s*: ligamentum, ligament, band.

Ligament *s*: ligament, band, ligamentum.

ligamentär: ligamentous.

Ligamentopexie *w*: ligamentopexy, desmopexia.

Ligamentspaltung *w*: desmotomy.

Ligamentum *s* Abk. **Lig.**: ligamentum, ligament, band.

Ligand *m*: ligand; **radioaktiver** ~ radioligand.

Ligandin *s*: ligandin.

Ligase *w*: ligase.

Ligatur *w*: ligature; **elastische** ~ elastic ligature; **laterale** ~ lateral ligature; **provisorische** ~ provisional ligature; **resorbierbare** ~ soluble ligature; **unvollständige** ~ lateral ligature.

Lightwood-Albright-Syndrom *s*: Lightwood-Albright syndrome, idiopathic renal acidosis.

Lignac-Fanconi-Krankheit *w*: Lignac-Fanconi disease, cystinosis.

Lignin *s*: lignin.

Lignocerinsäure *w*: lignoceric acid.

Ligroin *s*: ligroine.

Likör *m*: liqueur.

lila: lilac.

Lila-Krankheit *w*: dermatomyositis.

Liliput-Halluzination *w*: lilliputian hallucination, microptic hallucination.

limbisch: limbic.

Limbus *m*: limbus, edge, border, fringe.

Limen *s*: limen, threshold, boundary.

Limone *w*: lime.

Limonen *s*: limonene.

Limonit *s*: limonite.

Linamarin *s*: linamarin.

Lincomycin *s*: lincomycin.

Linctus *m*: lincture, electuary.

Lindan *s*: lindane, gammexane, hexachlorane, hexachlorocyclohexane.

Lindenblüten: lime flowers.

lindern: obtund, palliate, allay, assuage.

Linderung *w*: ease, alleviation, palliation, obtundity, mitigation.

Linderungsmittel *s*: obtundent, lenitive.

Linea *w*: linea, line.

linear: linear.

Linearbeschleuniger *m*: linear accelerator.

Linearextraktion *w*: Graefe's operation.

Linearisierung *w*: linearization.

Linearität *w*: linearity.

Lineweaver-Burk-Auftragung *w*: Lineweaver-Burk plot.

Lingua *w*: tongue.

Lingua bifida: bifid tongue, cleft tongue, diglossia, split tongue, schistoglossia.

Lingua geographica: geographic tongue.

lingual: lingual.

Lingualneigung *w*: linguoversion, lingual placement.

Linguatula *w*: linguatula.

Linguatuliasis *w*: linguatuliasis.

Lingulektomie *w*: lingulectomy.

linguoaxial: linguoaxial.

linguodental: linguodental.

Linie *w*: line, streak; **isoelektrische** ~ baseline.

Linienabstand *m*: line interval.

Linienbreite *w*: line width.

Liniendichte *w*: line density.

Linienpaar *s*: line pair.

Linienspektrum *s*: line spectrum.

Linienumkehr *w*: line reversal.

Linienwinkel *m*: line angle.

Liniment *s*: liniment, linimentum.

Linin *s*: linin.

Linitis *w*: linitis.

Linitis plastica *w*: linitis plastica, gastric sclerosis, sclerotic stomach.

links: left [*abbr*] L, sinistral, sinistrous; 2. **nach** ~ sinistrad.

Linksbypass *m*: left heart bypass.

linksdrehend: levorotatory [*abbr*] l.

Linksdrehung *w*: levorotation, counterclockwise rotation.

linkshändig: left-handed.

Linkshändigkeit *w:* left-handedness, sinistrality.

Linksherzhypertrophie *w:* left ventricular hypertrophie, luxus heart.

Linksherzhypoplasiesyndrom *s* Abk. **HPLS:** hypoplastic left heart syndrome, left heart hypoplasia syndrome, hypoplasia of the aortic tract complexes.

Linksherzinsuffizienz *w:* left heart failure.

Linksherzversagen *s:* left-sided heart failure.

links-rechts: left-to-right.

Links-Rechts-Shunt *m:* left-to-right shunt.

Linksschenkelblock *m:* left bundle branch block [*abbr*] LBBB.

Linksseitenlage, stabile *w:* semiprone position, Sims position.

linksseitig: left-sided.

linksventrikulär: left ventricular.

Linksverschiebung *w:* shift to the left, skeocytosis.

Linksverspätung *w:* incomplete left bundle branch block.

Linksweinsäure *w:* levotartaric acid.

linkswendig: leotropic.

Linkswendung *w:* levoversion.

Linolein *s:* linolein.

Linolensäure *w:* linolenic acid.

Linolsäure *w:* linoleic acid, linolic acid.

linolsauer: linoleic.

Linse *w:* lens, phacoid, loupe; **achromatische** ~ achromatic lens; **anastigmatische** ~ anastigmat; **bifokale** ~ bifocal lens; **bikonkave** ~ biconcave lens, concavoconcave lens; **bikonvexe** ~ biconvex lens; **künstliche** ~ artificial lens; **torische** ~ toric lens, spherocylinder; **zylindrische** ~ cylindric lens.

Linsen-: phacic.

Linsenablassung *w:* arrachement.

Linsenabsaugung, vollständige *w:* phacoerysis.

Linsenapertur *w:* angular aperture.

Linsenastigmatismus *m:* lenticular astigmatism.

Linsenbläschen *s:* lens vesicle.

Linsendegeneration *w:* lenticular degeneration.

Linsenektopie *w:* ectopia lentis.

Linsenersatz *m:* pseudophakia.

Linsenerweichung *w:* phacomalacia.

linsenförmig: lentiform, lenticular, phacoid.

Linsenhernie *w:* phacocele, hernia of lens.

Linsenimplantation *w:* lens implantation.

Linsenkapsel *w:* lens capsule, capsule of the lens, phacocyst, periphakus, crystalline capsule.

Linsenkapselentfernung *w:* phacocystectomy.

Linsenkapselentzündung *w:* phacocystitis, phacohymenitis.

Linsenkern *m:* lentiform nucleus.

Linsenkernschlinge *w:* lenticular loop.

Linsenkrümmung *w:* lens curvature.

Linsenkrümmungsmesser *m:* ophthalmophacometer.

Linsenlosigkeit *w:* aphakia.

Linsenluxation *w:* lens dislocation.

Linsenplakode *w:* lens placode, lens pit, optic placode.

Linsenschlottern *s:* phacoplanesis.

Linsenstar *m:* lens star.

Linsensubluxation *w:* lens subluxation.

Linsensystem *s:* lens system; **applanatisches** ~ aplanatic lens; **starres** ~ rigid lens system.

linsentrübend: cataractogenic, cataractous.

Linsentrübung *w:* lens opacity, cataract.

Linsenverlagerung *w:* ectopia lentis.

Linsenvorfall *m:* phacocele, hernia of the lens, lentoptosis.

Linser-Injektion *w:* Linser's method.

Linton-Linie *w:* Linton's procedure.

Liothyronin *s:* liothyronine.

Lip-: lip-, lipo-.

Lipämie *w:* lipemia, lipohemia, lipoidemia, galactemia; **postprandiale** ~ alimentary lipemia.

Lipase *w:* 1. lipase; 2. **Ausscheidung von** ~ **im Urin** lipasuria.

Lipaseprovokationstest *m*: lipase test.
Lipazidämie *w*: lipacidemia.
Lipazidurie *w*: lipaciduria.
Lipemanie *w*: lypemia.
Lipid *s*: lipid, lipoid, lipide, fat; **nicht-verseifbares** ~ nonsaponifiable lipid; **verseifbares** ~ saponifiable lipid.
Lipidase *w*: lipidase.
Lipidgranulomatose *w*: lipoid granulomatosis.
Lipidmembran *w*: lipid membrane.
Lipidmizelle *w*: lipid micelle.
Lipidnephrose *w*: lipoid nephrosis, liponephrosis, renal lipoidosis, nil disease, foot process disease.
Lipidose *w*: lipidosis, lipid storage disease.
Lipidpneumonie *w*: lipoid pneumonia, pneumonolipoidosis.
Lipidschicht *w*: lipid layer.
lipidsenkend: lipid-lowering, antihyperlipidemic.
Lipidsenker *m*: antilipemic, antihyperlipidemic agent.
Lipidspeicherkrankheit *w*: lipid storage disease, lipidosis.
Lipidstoffwechsel *m*: lipid metabolism.
Lipidsynthese *w*: lipid synthesis.
Lipidurie *w*: lipiduria, lipoiduria.
Lipo-: lipo-.
Lipoadenom *s*: adenolipoma.
Lipoatrophie *w*: lipoatrophy.
lipoatrophisch: lipoatrophic.
Lipoblast *m*: lipoblast.
Lipoblastom *s*: lipoblastoma.
Lipochondrodystrophie *w*: lipochondrodystrophy.
Lipochondrom *s*: lipochondroma.
Lipochrom *s*: lipochrome.
Lipodystrophia progressiva: progressive lipodystrophy, Barraquer-Simons syndrome.
Lipodystrophie *w*: lipodystrophy; **intestinale** ~ intestinal lipodystrophy, Whipple's disease; **kongenitale generalisierte** ~ congenital generalized lipodystrophy, Seip-Lawrence syndrome.
Lipödem *s*: lipedema.

Lipofibrom *s*: lipofibroma.
Lipofuszin *s*: lipofuscin, age pigment.
Lipofuszinspeicherkrankheit *w*: lipofuscinosis.
Lipogenese *w*: lipogenesis, adipogenesis.
Lipogranulom *s*: lipogranuloma.
Lipogranulomatose *w*: lipogranulomatosis, Farber's disease.
Lipoid *s*: lipoid, lipid.
Lipoidkalkgicht *w*: tumoral calcinosis, Teutschländer syndrome.
Lipoidnephrose *w*: lipoid nephrosis, liponephrosis, renal lipoidosis, nil disease, foot process disease.
Lipoidose *w*: lipoidosis, lipidosis, lipid storage disease; **neuroviszerale** ~ neurovisceral lipoidosis, general gangliosidosis.
Lipoidproteinose *w*: lipoproteinosis, lipoid proteinosis, Urbach-Wiethe syndrome.
Lipoidspeicherkrankheit *w*: lipoidosis, lipidosis, lipid storage disease.
Lipokalzinogranulomatose *w*: Teutschländer syndrome.
Lipol *s*: lipol.
Lipolyse *w*: lipolysis, lipid mobilization, lipidolysis, lipoclasis, adipolysis, steatolysis.
lipolytisch: lipolytic, lipoidolytic, lipoclastic, lipidolytic, lipasic, adipolytic, steatolytic.
Lipom *s*: lipoma, fat tumor, adipose tumor, pimeloma, adipoma; **kalzifiziertes** ~ calcified lipoma, topholipoma; **kutanes** ~ dermolipoma; **nävoides** ~ nevoid lipoma, angiolipoma; **polypoides** ~ lipomatous polyp.
lipomartig: lipomatoid.
lipomatös: lipomatous, steatomatous.
Lipomatose *w*: lipomatosis, liposis; **diffuse** ~ diffuse lipomatosis; **generalisierte** ~ polymicrolipomatosis; **multiple symmetrische** ~ multiple symmetrical lipomatosis.
Lipomikron *s*: lipomicron.
Lipomukopolysaccharidose *w*: lipomu-

copolysaccharidosis, mucolipidosis.
Lipomyom *s*: leukomyoma.
Lipomyxom *s*: lipomyxoma, fibromyxolipoma, lipomatous myxoma, myxolipoma.
Liponsäure *w*: lipoic acid.
Lipopeptid *s*: lipopeptid.
Lipopexie *w*: lipopexia.
Lipophage *m*: lipophage.
Lipophagie *w*: lipophagy.
lipophagisch: lipophagic.
Lipophanerose *w*: lipophanerosis.
lipophil: lipophil, lipophilic.
Lipophilie *w*: lipophilia.
lipophob: lipophobic.
Lipoplast *m*: lipoblast.
Lipopolysaccharid *s*: lipopolysaccharide.
Lipoprotein *s*: lipoprotein.
Lipoproteine hoher Dichte Abk. **HDL**: high-density lipoproteins [*abbr*] HDL.
Lipoproteine niedriger Dichte Abk. **LDL**: low density lipoproteins [*abbr*] LDL.
Lipoproteine sehr niedriger Dichte Abk. **VLDL**: very low density lipoproteins [*abbr*] VLDL.
Lipoproteinhülle *w*: lipoprotein envelope.
Lipoproteinlipase *w*: lipoprotein lipase.
Lipoproteinmembran *w*: lipoprotein membrane.
Lipoproteinose *w*: lipoproteinosis, lipoidproteinosis.
Lipoprotein X *s* Abk. **LP X**: lipoprotein X.
Liposarkom *s*: liposarcoma.
Liposom *s*: liposome.
lipotrop: lipotropic.
Lipotropie *w*: lipotropy, lipotropism.
Lipotropin *s*: lipotropic hormone, adipokinetic hormone, lipotropin.
β-Lipotropin *s*: β-lipotropin.
γ-Lipotropin *s*: γ-lipotropin.
Lipovitellin *s*: lipovitellin.
Lipoxigenase *w*: lipoxygenase, lipoxidase.
Lipozele *w*: lipocele, liparocele.
Lipozyt *m*: lipocyte, fat cell.
Lippe *w*: lip, labium.
Lippen-: labio-, cheilo-, chilo-.
Lippenbeißen *s*: lip biting.

Lippenbewegung *w*: movement of the lips; **choreatische**~ labiochorea; **nervöse** ~ mussitation.
Lippenbiß *m*: odaxesmus.
Lippenbogen *m*: labial bow.
Lippenektropium *s*: cheilectropion.
Lippenentzündung *w*: cheilitis, chilitis.
Lippeneversion *w*: eclabium.
Lippenfissur *w*: lip fissure.
lippenförmig: labiate.
Lippenfurunkel *m*: furuncle of lip.
Lippen-Gaumen-Spalte: labiopalatine cleft, cheilopalatoschisis.
Lippenhaken *m*: labiotenaculum.
Lippeninzision *w*: cheilotomy.
Lippenkarzinom *s*: lip carcinoma, cheilocarcinoma.
Lippen-Kiefer-Gaumen-Spalte *w*: cheilognathopalatoschisis, cheilognathouranoschisis, wolfjaw.
Lippenkrebs *m*: lip carcinoma, cheilocarcinoma.
Lippenlesen *s*: lipreading, speech reading.
Lippenplastik *w*: labioplasty, cheiloplasty.
Lippenrand *m*: labial margin.
Lippenresektion *w*: cheilotomy.
Lippenrot *s*: lip vermilion, vermilion border.
Lippenrotentfernung, operative *w*: vermilionectomy.
Lippenschanker *m*: lip chancre.
Lippenschatten *m*: lip shadow.
Lippenschleimhaut *w*: labial mucosa.
Lippenschlüssel *m*: voice key.
Lippenspalte *w*: lip cleft, cleft lip, harelip, cheiloschisis.
Lippentrockenheit *w*: xerocheilia.
Lippen-Wangen-Plastik *w*: genycheiloplasty.
Lippenzeichen *s*: Chvostek sign.
Lippes-Intrauterinpessar *s*: Lippes loop.
Lippes-Schleife *w*: Lippes loop.
Lippitudo *w*: lippitude.
Lipschütz-Einschlußkörperchen: Lipschütz bodies.
Lipurie *w*: lipuria.

Liquefaktion w: liquefaction.
Liquor m: liquor [abbr] Liq, cerebrospinal fluid [abbr] CSF.
Liquorabfluß m: liquorrhea.
Liquorblock m: cerebrospinal-fluid block, Nonne-Froin syndrome.
Liquor cerebrospinalis: cerebrospinal fluid [abbr] CSF, neurolymph.
Liquordruck m: cerebrospinal fluid pressure, cerebrospinal pressure, intraspinal pressure, intrathecal pressure.
Liquorfistel w: cerebrospinal fluid fistula.
Liquorpunktion w: lumbar puncture; **blutige** ~ bloody tap.
Liquorraum m: cerebrospinal canal.
Liquorrhö w: liquorrhea, cerebrospinal rhinorrhea, cerebrospinal otorrhea.
Liquorsperrsyndrom s: cerebrospinal-fluid block, Nonne-Froin syndrome.
Liquorstop m: cerebrospinal-fluid block.
Liquorzucker m: sugar in the cerebrospinal fluid; **erhöhter** ~ glycorrhachia.
Lisch-Knötchen: Lisch nodules.
Lisfranc-Fraktur w: Lisfranc fracture.
Lisfranc-Gelenk s: Lisfranc's joint.
lispeln: lisp.
Lispeln s: lisping.
Lissauer-Paralyse w: Lissauer's paralysis.
Lissauer-Randbündel s: Lissauer's column.
Lissauer-Randzone w: Lissauer's marginal zone, tractus dorsolateralis.
Lissenzephalie w: lissencephalia.
Liste w: list, schedule, panel.
Listeria w: Listeria, Listerella.
Listeriose w: listeriosis, listerellosis.
Lister-Methode w: Lister's method, Listerism.
Listing-Regel w: Listing's law.
Liston-Gipsschere w: Liston scissors.
Liston-Zange w: Liston's forceps.
Lisurid s: lisuride.
Liter m: liter [abbr] L.
Literaturangabe w: reference.
Lith-: lith-.
Lithagogum s: lithagogue.
Lithiasis w: lithiasis, calculosis.

Lithium s Abk. **Li**: lithium [abbr] Li.
Lithium-: lithic.
Lithiumbenzoat s: lithium benzoate.
Lithiumbikarbonat s: acid lithium carbonate.
Lithiumbromid s: lithium bromide.
Lithiumkarbonat s: lithium carbonate.
Lithiumprophylaxe w: lithium prophylaxis.
Lithiumsalizylat s: lithium salicylate.
Lithiumsalz s: lithium salt.
Lithiumzitrat s: lithium citrate.
Lithocholsäure w: lithocholic acid.
lithogen: lithogenic, lithogenous.
Lithokelyphos m: lithokelyphos.
Lithoklasie w: lithoclasis.
Litholapaxie w: litholapaxy, nephrostolithotomy, lithocenosis, Civiale's operation.
Litholyse w: litholysis.
litholytisch: litholytic.
Lithopädion s: lithopedion, osteopedion.
Lithotomie w: lithotomy, lithectomy, lithocystotomy; **perineale** ~ celsian operation.
Lithotripsie w: lithotripsy, lithoclasis.
lithotriptisch: lithotriptic, lithontriptic.
Lithotriptor m: lithotriptor.
Lithotriptoskop s: lithotriptoscope.
Lithotriptoskopie w: lithotriptoscopy.
Lithozystotomie w: lithocystotomy.
Litmocidin s: litmocidin.
Litmus m: lacmus.
Litten-Phänomen s: Litten's diaphragm phenomenon, diaphragm phenomenon.
Little-Krankheit w: Little's disease, mimimal brain dysfunction [abbr] MBD, infantile cerebral palsy, infantile cerebral diplegia, spastic diplegia, cerebral diplegia, tonic diplegia.
Littré-Abszeß m: littritis.
Littré-Drüsen: Littré's glands, urethral glands.
Littré-Hernie w: Littré's hernia.
Litzmann-Obliquität w: Litzmann's obliquity; **verstärkte** ~ posterior asynclitism.
Livedo w: livedo.

livedoartig: livedoid.
livid: livid.
Lividität w: lividity, livor.
Livor m: livor, lividity.
L-Kette w Abk. leichte Kette: light chain [abbr] L chain.
LNPF Abk. Lymph-node permeability factor m: lymph node permeability factor [abbr] LNPF.
Loafilarie w: eyeworm, loa loa.
Loa loa: loa loa, eyeworm.
Loa-loa-Filariose w: loaiasis, loiasis, Calabar swellings.
Loa-loa-Infektion w: loaiasis, loiasis, Calabar swellings.
lobär: lobar.
Lobärpneumonie w: lobar pneumonia, croupous pneumonia.
Lobärsklerose w: lobar sclerosis.
Lobektomie w: lobectomy.
Lobelin s: lobeline.
Lobo-Krankheit w: Lobo's disease.
Lobotomie w: lobotomy; frontale ~ frontal lobotomy; präfrontale ~ prefrontal lobotomy.
lobotomieren: lobotomize.
Lobstein-Syndrom s: Lobstein's disease, blue sclera syndrome, Spurway syndrome.
lobulär: lobular.
Lobulus m: lobulus, lobule, small lobe.
Lobus m: lobe.
Loch s: leak, hole, hollow, lacune, (anatomy) foramen.
Lochfraktur w: puncture fracture.
Lochgeschwür s: perforating ulcer of the foot, mal perforant.
lochial: lochial.
Lochien: lochia.
Lochienstauung w: lochiostasis, retained lochia.
Lochiokolpos m: lochiocolpos.
Lochiometra w: lochiometra.
Lochiometritis w: lochiometritis.
Lochkaverne w: circumscribed tuberculous cavern.
Lochklemme w: fenestrated clamp.

Lochkompresse w: cribriform compress.
Lochpflaster s: porous plaster.
Lochschwäre w: ecthyma.
Locked-in-Syndrom s: locked-in syndrome.
locker: loose.
Locke-Ringerlösung w: Locke solution.
Lockerung w: loosening, looseness.
Lockstoff m: attractant, sex attractant.
Lockwood-Band s: Lockwood's ligament.
Locus m: locus, place, position.
Locus Kiesselbachii: Kiesselbach's area.
Loeb-Reaktion w: Loeb's decidual reaction.
Löffel m: spoon, scoop, lever; scharfer ~ bone curette.
löffelförmig: spoon-shaped.
Löffelnagel m: spoon nail, koilonychia.
löffelvoll: spoonful.
Löffler-Agar m: Löffler's agar.
Loefflerella w: loefflerella.
Löffler-Endokarditis w: Löffler's endocarditis, eosinophilic endomyocardial disease, constrictive endocarditis.
Löffler-Methylenblau s: Löffler stain.
Löffler-Serumnährboden m: Löffler's blood serum, Löffler's blood culture medium.
Löffler-Syndrom s: Löffler syndrome, pulmonary infiltration with eosinophilia [abbr] PIE, eosinophilic pneumonitis.
Löhlein-Herdnephritis w: Löhlein's nephritis, focal embolic glomerulonephritis.
lösbar: soluble, solvable.
Löschen s: extinction, quenching.
Löschpapier s: bibulous paper.
Löschung w: quenching.
lösen: disengage, dissolve, sever.
lösend: lytic, solvent.
löslich: soluble, dissolvable, solvable, dissoluble.
Löslichkeit w: solubility.
Lösung w: detachment, (fluid) lotion, solution; alkalische ~ alkaline solution; antiseptische ~ antiseptic solution; isotone ~ isotonic solution; kolloidale ~ colloidal solution; stabilisierende ~ hardening solution; sterile ~ sterile suspension;

ungesättigte ~ unsaturated solution; **verdünnte** ~ diluted solution; **wäßrige** ~ aqueous solution.

Lösung fettlöslicher Vitamine: oleovitamin.

Lösungsblutung *w*: separation bleeding.

Lösungsdruck *m*: solution pressure.

Lösungsmesser *m*: lysimeter.

Lösungsmittel *s*: solvent, resolvent, dissolvent; **nichtpolares** ~ nonpolar solvent; **polares** ~ polar solvent.

Lösungsmittelextraktion *w*: solvent extraction.

Lösungsmittelgemisch *s*: solvent mixture.

Lösungsvermögen *s*: solvency.

Löwengesicht *s*: leontiasis, leontine face.

Löwenstein-Jensen-Nährboden *m*: Löwenstein's culture medium.

Löwenzahn *m*: dandelion.

Loewi-Phänomen *s*: Loewi's reaction.

Lofepramin *s*: lofepramine.

Lofexidin *s*: lofexidine.

log Abk. **Logarithmus** *m*: logarithm.

Logagnosie *w*: alogognosia.

Logarithmus *m* Abk. **log**: logarithm.

Logasthenie *w*: logasthenia.

-logie: -logy.

Logik *w*: logic.

logisch: logic.

Logoklonie *w*: logoclonia.

Logomanie *w*: logomania, lalorrhea, polyphrasia, polylogia.

Logopäde: logopedist.

Logopädie *w*: logopedics.

Logopathie *w*: logopathy.

Logorrhö *w*: logorrhea, lalorrhea.

Logospasmus *m*: logospasm.

Logotherapie *w*: logotherapy.

Log-Phase *w*: log phase.

Logrank-Test *m*: logrank test.

Loiasis *w*: loaiasis, loiasis, Calabar swellings.

Loimologie *w*: loimology, lemology.

lokal: local, topical.

Lokalanästhesie *w*: local anesthesia, regional anesthesia, regional block.

Lokalanästhetikum *s*: local anesthetic.

Lokalinfektion *w*: local infection.

Lokalisation *w*: localization, site; **gewebsspezifische** ~ selective localization; **häufigste** ~ most common site.

Lokalisationsaudiometrie *w*: localization audiometry.

Lokalisator *m*: localizer.

lokalisieren: localize.

lokalisiert: localized, situated.

Lokalreaktion *w*: local reaction.

Lokalsymptom *s*: local symptom.

Lokalzeichen *s*: local sign.

Lokomotion *w*: locomotion.

Lokomotivgeräusch *s*: machine murmur.

lokomotorisch: locomotor, locomotary.

lokulär: locular.

Lombardi-Zeichen *s*: Lombardi sign.

Lombard-Test *m*: Lombard's test.

Lomustin *s*: lomustine.

Lonazolac *s*: lonazolac.

Long-acting-thyroid-Stimulator Abk. **LATS:** long-acting thyroid stimulator [*abbr*] LATS.

Longiborneol *s*: longiborneol, juniperol.

longitudinal: longitudinal.

Longitudinalfurche *w*: longitudinal crease.

Longitudinalstudie *w*: longitudinal study.

Longitudinaluntersuchung *w*: longitudinal method.

Longitudinalwelle *w*: longitudinal wave.

Longuette *w*: splenium.

Looser-Milkman-Syndrom *s*: Looser-Milkman syndrome.

Looser-Umbauzonen: Looser's transformation zones, umbauzonen.

Loperamid *s*: loperamide.

Lophophorin *s*: lophophorine.

Lophotricha: Lophotrichea.

lophotrichös: lophotrichous.

Lorain-Syndrom *s*: Lorain's disease.

Lorazepam *s*: lorazepam.

Lorbeer *m*: laurel.

Lorcainid *s*: lorcainide.

Lorchel *m*: turban top.

Lordose *w*: lordosis, backward curvature, hollowback, saddleback.

Lordosebecken *s*: lordotic pelvis.
Lordoskoliose *w*: lordoscoliosis.
lordotisch: lordotic.
Lorenz-Hoffa-Operation *w*: Hoffa's operation.
Lorenz-Osteotomie *w*: Lorenz operation.
Lormetazepam *s*: lormetazepam.
Loschmidt-Zahl *w*: Avogadro's number.
lose: detached.
Lose *w*: backlash.
Loslaßschmerz *m*: rebound tenderness.
Lost *s*: sulfur mustard, dichlorodiethyl sulphide.
Lotio alba: white lotion.
Lotion *w*: lotion, lotio, wash.
Louis-Bar-Syndrom *s*: Louis-Bar syndrome, ataxia-teleangiectasia.
Low-dose-Immunparalyse *w*: low-zone tolerance.
Lowe-Syndrom *s*: Lowe syndrome, oculocerebrorenal syndrome.
Lown-Ganong-Levine-Syndrom *s* Abk. **LGL-Syndrom** *s*: Lown-Ganong-Levine syndrome, short PR syndrome.
Lown-Klassifikation *w*: Lown classification.
Loxophthalmus *m*: loxophthalmus.
Loxoscelismus *m*: loxoscelism.
Loxotomie *w*: loxotomy.
LPH Abk. **lipotropes Hormon** *s*: lipotropic hormone [*abbr*] LPH.
L-Phase *w*: L-phase, L-form.
LP X Abk. **Lipoprotein X** *s*: lipoprotein X.
LRS Abk. **Lese-Rechtschreibschwäche** *w*: legasthenia.
L-Schlinge *w*: l-loop.
LSD Abk. **D-Lysergsäurediäthylamid** *s*: lysergic acid diethylamide [*abbr*] LSD.
L/S-Quotient *m* Abk. **Lezithin-Sphingomyelin-Quotient** *m*: lecithin-sphingomylin ratio [*abbr*] L-S ratio.
LTH Abk. **luteotropes Hormon** *s*: luteotropic hormone [*abbr*] LTH, prolactin.
Lu Abk. **Lutetium** *s*: lutetium [*abbr*] Lu.
Lubarsch-Kristalle: Lubarsch's crystals.
Lubricans *s*: lubricant.
Lucae-Drucksonde *w*: Lucae's probe.

Lucanthonhydrochlorid *s*: lucanthone hydrochloride.
Lucensomycin *s*: lucensomycin.
Lucey-Driscoll-Syndrom *s*: Lucey-Driscoll syndrome.
Luciani-Syndrom *s*: Luciani's triad.
Luciferase *w*: luciferase.
Luciferin *s*: luciferin.
Lucilia *w*: Lucilia.
Luc-Operation *w*: Luc's operation, Caldwell-Luc operation, radical maxillary antrotomy.
Ludloff-Zeichen *s*: Ludloff sign.
Ludwig-Angina *w*: Ludwig's angina.
Ludwig-Theorie *w*: Ludwig's theory.
Lücke *w*: gap, void, break; **auskultatorische** ~ auscultatory gap, silent gap.
Lückenfeld *s*: zone of demyelination.
Lückenschädel *m*: lacuna skull, lückenschädel, craniolacunia, craniofenestria.
Lückentest *m*: completion test.
Lüer-Knochenzange *w*: bone nibblers.
lüften: ventilate.
Lüftung *w*: ventilation.
Lüge *w*: lie.
lügen: lie.
Lügendetektor *m*: lie detector, polygraph.
Lügensucht *w*: mendacity; **pathologische** ~ pseudoreminiscence, mythomania.
Luer-Spritze *w*: Luer syringe.
Lues *w*: lues, syphilis; **kongenitale** ~ congenital syphilis, prenatal syphilis.
Lueskurve *w*: luetic curve.
Luessymptome, kongenitale: syphilitic stigma.
lüstern: lustful.
Luetin *s*: luetin.
Luft *w*: air; **verunreinigte** ~ air pollution, vitiated air.
Luft-: aero-, physo-.
Luftabschluß *m*: hermetic seal.
Luftansammlung, intraspinale: pneumorachis, pneumatorrhachis.
Luftarthrographie *w*: air arthrography, arthropneumography, pneumoarthrography.
Luftbad *s*: air bath.

Luftbehandlung *w*: aerotherapy.

Luftblase *w*: air bubble, air bladder; **eingeschlossene ~** air cavity.

Luftblock *m*: air block.

luftdicht: airtight, air-proof, hermetic.

Luftdruck *m*: air pressure.

Luftdusche *w*: air douche, air syringe, politzerisation.

Lufteinschluß *m*: air pocket.

Luftembolie *w*: air embolism, gas embolism, aeroembolism, aeremia, pneumathemia, pneumohemia.

Lufterschütterung *w*: air concussion.

Luftfahrtmedizin *w*: aviation medicine, aeromedicine.

Luftfalle *w*: air-trapping.

Luftfeuchtigkeit *w*: air humidity.

Luftfistel *w*: aerial fistula.

Luftfüllung *w*: air insufflation.

luftgefüllt: pneumatized, inflated.

Luftgehalt *m*: air content.

lufthaltig: aerated, pneumatic.

Lufthunger *m*: air hunger.

Luftinsufflation *w*: air insufflation.

Luftkontrast *m*: air contrast.

Luftkontrastorbitadarstellung *w*: pneumono-orbitography.

luftkrank: air-sick.

Luftkrankheit *w*: air sickness.

Luftkühlung *w*: air cooling.

Luftkurort *m*: climatic resort.

Luftleitung *w*: air conduction.

Luftleitungsaudiometrie *w*: air conduction audiometry.

Luftreinigung *w*: air disinfection, air purification.

Luftröhre *w*: trachea, windpipe, wind, wearsand.

Luftröhren- *w*: tracheo-.

Luftröhrenkatheter *m*: tracheal catheter.

Luftröhrenplastik *w*: tracheoplasty.

Luftröhrenschleimhaut *w*: tracheal mucosa.

Luftröhrenschnitt *m*: tracheotomy.

Luftröhrentumor *m*: tracheal neoplasm.

Luftsauerstoff *m*: atmospheric oxygen.

Luftschalleitungsschwelle *w*: air conduction threshold.

Luftschicht *w*: air film.

Luftschleuse *w*: air lock.

Luftschlucken *s*: aerophagia.

Luftspalt *m*: air gap.

Luftstickstoff *m*: atmospheric nitrogen.

Luftthermometer *s*: air thermometer.

lufttrocknen: air-dry.

luftübertragen: airborne.

Luft- und Raumfahrtsmedizin *w*: aviation and space medicine.

Luftverschmutzung *w*: air pollution.

Luftverseuchung *w*: air contamination.

Luftwandionisationskammer *w*: air-equivalent ionization chamber.

Luftwege: respiratory tract, airways.

Luftzelle *w*: air cell.

Luftzufuhr *w*: air supply.

Lugol-Jodlösung *w*: Lugol solution, Lugol's caustic.

Lumbago *w*: lumbago, lumbodynia, lumbar rheumatism.

lumbal: lumbar [*abbr*] L.

Lumbalanästhesie *w*: spinal anesthesia.

Lumbalflüssigkeit *w*: neurolymph.

Lumbalisation *w*: lumbarization.

Lumbalkanal *m*: lumbar canal.

Lumbalkanalstenose *w*: lumbar canal stenosis, lumbar stenosis.

Lumbalpunktion *w*: lumbar puncture, spinal puncture, thecal puncture, spinal tap, rachiocentesis.

Lumbalpunktionsnadel *w*: spinal needle.

Lumbalsyndrom *s*: lumbago-sciatica syndrome.

Lumbalwirbelverschmelzung, einseitige *w*: hemisacralization.

Lumbarkolotomie *w*: lumbocolotomy.

lumbo-: lumbo-, lumbar.

lumbodorsal: lumbodorsal.

lumbokostal: lumbocostal, costolumbar.

lumbosakral: lumbosacral.

Lumbosakralplexus *m*: lumbosacral plexus.

Lumen *s*: lumen.

Lumichrom *s*: lumichrome.

Lumineszenz *w*: luminescence.

Luminosität *w*: luminosity.

Lumiöstron s: lumiestrone.

Lumpektomie w: lumpectomy, thylectomy.

Lunarmonat m: lunar month.

Lunatum s: lunate, os lunatum.

Lunatummalazie w: lunatomalacia, Kienböck's disease.

Lundh-Testmahlzeit w: Lundh test meal.

Lunge w: lung, pulmo; **einseitig helle** ~ unilateral hyperlucent lung; **eiserne** ~ iron lung, tank ventilator; **freie** ~ clear lung; **helle** ~ hyperlucent lung; **künstliche** ~ lungmotor.

Lungen-: pulmo-, pulmonary, pneumonic.

Lungenabszeß m: lung abscess, pulmonary abscess.

Lungenalveole w: alveolus, alveolar sac.

Lungenanheftung w: pneumopexy, pneumonopexy.

Lungenaspergillose w: pulmonary aspergillosis.

Lungenatrophie w: pulmonary atrophy.

Lungenauskultation w: lung auscultation.

Lungenbilharziose w: pulmonary schistosomiasis.

Lungenbiopsie w: lung biopsy, pulmonary biopsy; **transbronchiale** ~ transbronchial biopsy.

Lungenblähung w: pulmonary emphysema.

Lungenbläschen s: lung alveolus, bronchic cell.

Lungenblastom s: pneumoblastoma.

Lungenblutung w: pulmonary hemorrhage.

Lungencandidiasis w: pulmonary candidiasis, pneumomoniliasis.

Lungenchirurgie w: lung surgery, pneumosurgery.

Lungenchondrom s: chondroma of lung.

Lungencompliance w: pulmonary compliance.

Lungendurchblutung w: pulmonary perfusion.

Lungendystrophie, progressive w: vanishing lung.

Lungenegel m: lung fluke, paragonimus.

Lungenembolie w: pulmonary embolism [*abbr*] PE.

Lungenemphysem s: pulmonary emphysema; **bullöses** ~ bullous emphysema, cystic emphysema; **panazinäres** ~ diffuse emphysema, panacinar emphysema.

Lungenentzündung w: pneumonia; **akute** ~ acute pneumonia; **beidseitige** ~ double pneumonia; **eitrige** ~ suppurative pneumonia.

Lungenepithelzelle w: pneumonocyte, pneumocyte.

Lungenerkrankung w: lung disease, pulmonary disease; **chronisch-obstruktive** ~ Abk. **COL** chronic obstructive pulmonary disease [*abbr*] COPD, chronic obstructive lung disease [*abbr*] COLD; **interstitielle** ~ interstitial lung disease; **obstruktive** ~ obstructive ventilatory defect; **restriktive** ~ restrictive ventilatory defect; **spontane interstitielle** ~ Hamman-Rich disease.

Lungenfeld s: lung field.

Lungenfibrose w: lung fibrosis, fibroid lung, pulmonary fibrosis; **diffuse interstitielle** ~ diffuse interstitial pulmonary fibrosis, pulmonary cirrhosis, cirrhosis of the lung; **diffuse progressive interstitielle** ~ Hamman-Rich syndrome.

Lungenfistel w: pulmonary fistula.

Lungenfunktionsprobe w: pulmonary function test.

Lungengangrän w: pulmonary gangrene, gangrenous pneumonia, necropneumonia.

Lungengefäß s: pulmonary vessel.

Lungengefäßangiographie w: angiopneumography.

Lungenhämosiderose w: pulmonary hemosiderosis.

Lungenhernie w: pneumocele, pneumatocele.

Lungenhilus m: hilum of lung, pulmonary hilum.

Lungenhistiozytose w: pulmonary histiocytosis.

Lungen-Höhen-Ödem s: high-altitude pulmonary edema.

Lungeninduration *w*: induration of lung; **braune** ~ brown induration.

Lungeninfarkt *m*: pulmonary infarction, pulmonary infarct.

Lungeninfiltrat *s*: pulmonary infiltrate, pulmonary infiltration; **eosinophiles** ~ pulmonary infiltration with eosinophilia [*abbr*] PIE, Löffler syndrome, eosinophilic lung.

Lungeninsuffizienz, posttraumatische *w* Abk. **ARDS**: posttraumatic pulmonary insufficiency.

Lungeninzision *w*: pneumotomy, pneumonotomy.

Lungenkapazität *w*: lung capacity; **totale** ~ total lung capacity [*abbr*] TLC; **vitale** ~ vital capacity [*abbr*] VC.

Lungenkapillaren-Verschlußdruck *m*: wedge pressure.

Lungenknospe *w*: lung bud.

Lungenkollaps *m*: lung collapse, collapse of the lung; **massiver** ~ massive collapse.

Lungenkollapstherapie *w*: collapse therapy.

Lungenkrebs *m*: lung cancer; **Schneeberger** ~ Schneeberg cancer.

Lungenkreislauf *m*: pulmonary circulation, lesser circulation.

Lungenlappen *m*: pulmonary lobe.

Lungenlappenentzündung *w*: lobitis.

Lungenlosigkeit *w*: apulmonism.

Lungenmetastase *w*: pulmonary metastasis.

Lungenmilzbrand *m*: inhalation anthrax, pulmonary anthrax, anthrax pneumonia, ragsorter's disease.

Lungenmykose *w*: pulmonary mycosis.

Lungennaht *w*: pneumonorrhaphy.

Lungenoberfeld *s*: upper lung field.

Lungenödem *s*: pulmonary edema [*abbr*] PE, wet lung, drowned lung; **urämisches** ~ uremic lung.

Lungenperfusion *w*: pulmonary perfusion.

Lungenperfusionszintigraphie *w*: pulmonary perfusion scintigraph.

Lungenpest *w*: pulmonary plague, pneumonic plague, plague pneumonia.

Lungenproteinose *w*: pulmonary alveolar proteinosis.

Lungenpunktion *w*: pneumocentesis, pneumonocentesis.

Lungenreife *w*: pulmonary maturity; **fetale** ~ fetal pulmonary maturity.

Lungenreifung *w*: lung maturation.

lungenreizend: lung-irritant.

Lungenresektion *w*: pulmonary resection, pneumoresection, pneumonoresection.

Lungenröntgen *s*: pneumonography.

Lungenrundherd *m*: lung nodule; **isolierter** ~ solitary pulmonary nodule.

Lungensarkoidose *w*: pulmonary sarcoidosis.

Lungenschichtaufnahme *w*: pulmonary tomography.

Lungenschwimmprobe *w*: pulmonary docimasia.

Lungenschwindsucht *w*: pneumonophthisis.

Lungensegment *s*: bronchopulmonary segment.

Lungensequestration *w*: pulmonary sequestration, bronchopulmonary sequestration.

Lungensiderose *w*: pulmonary siderosis.

Lungenspitze *w*: apex of the lung.

Lungenspitzenresektion *w*: apicectomy.

Lungenstauung *w*: pulmonary congestion.

Lungenstein *m*: pneumolith, pulmolith.

Lungensurfactant *m*: lung alveolar surfactant.

Lungenszintigraphie *w*: lung scintigraphy.

Lungentransplantation *w*: lung transplantation.

Lungentuberkulose *w*: pulmonary tuberculosis, pneumonophthisis.

Lungentumor *m*: pulmonary tumor, tumor of lung; **kleiner** ~ tumorlet.

Lungenüberblähung *w*: hyperinflation, pulmonary emphysema.

Lungenunreife *w*: pulmonary dysmaturity.

Lungenvenenfehlmündung *w*: transposition of the pulmonary veins.

Lungenventilation *w*: pulmonary ventilation.

Lungenveränderung *w*: pulmonary change.

Lungenverkalkung *w*: pulmonary calcification.

Lungenverschattung, kegelförmige *w*: Hampton hump, cone-shaped shadow.

Lungenvolumen *s*: lung volume, alveolar volume.

Lungenwiderstand *m*: lung resistance; **elastischer** ~ elastance.

Lungenzeichnung *w*: lung markings.

Lungenzyste *w*: pulmonary cyst.

Lunula *w*: lunule, selene.

Lupe *w*: loupe.

Lupenlaryngoskopie *w*: microlaryngoscopy.

Lupeose *w*: lupeose.

Lupin *s*: lupine.

Lupinin *s*: lupinine.

Lupinose *w*: lupinosis.

Lupinotoxin *s*: lupinine.

lupoid: lupoid, lupiform.

Lupus *m*: lupus.

lupusähnlich: lupiform, lupoid.

Lupus erythematodes Abk. **LE** *m*: lupus erythematosus [*abbr*] LE, Cazenave's disease; **diskoider** ~ discoid lupus erythematosus, Biett's disease, Leloir's disease; **medikamentös bedingter** ~ drug-induced lupus erythematosus; **systemischer** ~ Abk. **SLE** systemic lupus erythematosus [*abbr*] SLE, disseminated lupus erythematosus.

Lupus erythematodes mit Lungenbeteiligung: pulmonary lupus erythematosus.

Lupus erythematodes-Zelle *w* Abk. **LE-Zelle** *w*: lupus erythematosus cell [*abbr*] LE cell.

Lupusknötchen *s*: lupoma, apple jelly nodule.

Lupusnephritis *w*: lupus nephritis.

Luria-Aphasieklassifikation *w*: Luria's classification.

Luschka-Drüse *w*: Luschka's ganglion.

Luschka-Gänge: Luschka's crypts.

Lust *w*: pleasure.

Lustig-Galeotti-Vakzin *s*: Galeotti's vaccine.

Lustprinzip *s*: pleasure principle.

Lustration *w*: lustration.

Lust-Schmerz-Prinzip *s*: pleasure-pain principle.

Lust-Zeichen *s*: Lust's phenomenon, peroneal-nerve phenomenon.

luteal: luteal.

Lutealphase *w*: luteal phase, secretory phase, progestational phase.

Lutealzelle *w*: luteal cell.

Lutein *s*: lutein.

Lutein-: luteinic.

Luteinisierung *w*: luteinization.

Luteinisierungshormon freisetzendes Hormon *s* Abk. **LHRH**: luteinizing hormone releasing hormone [*abbr*] LHRH.

Luteinzyste *w*: lutein cyst.

Lutembacher-Syndrom *s*: Lutembacher syndrome.

Luteohormon *s*: luteohormone.

Luteol *s*: luteol.

Luteolin *s*: luteolin.

Luteom *s*: luteoma.

Luteoma gravidarum: luteoma of pregnancy.

luteomammotrop: luteotrope.

luteotrop: luteotropic.

luteotroph: luteotrophic.

Luteotropin *s*: luteotropin, luteotrophin.

Lutetium *s* Abk. **Lu**: lutetium [*abbr*] Lu.

Lutheran-Blutgruppensystem *s*: Lutheran system, Lutheran blood group.

Lutidon *s*: lutidone.

lutschen: suck.

Lutschen *s*: sucking.

Lutschpastille *w*: lorzenge.

Lutschtablette *w*: sucking tablet.

Lututrin *s*: lututrin.

Luxation *w*: dislocation, luxation; **einfache** ~ simple dislocation, closed dislocation; **frische** ~ recent dislocation; **habituelle** ~ habitual dislocation; **nicht reponierte** ~ unreduced dislocation; **offene** ~ open dislocation; **traumatische** ~ traumatic dislocation; **willkürliche** ~ voluntary dislocation.

luxieren: luxate.

Luxus *m*: luxus, luxury.

Luxusgen *s*: luxury gene.

Luxuskonsum *m*: luxus consumption.

Luys-Körper *m*: Luys body, nucleus subthalamicus.

Luziferase *w*: luciferase.

Luziferin *s*: luciferin.

LVH Abk. **linksventrikuläre Hypertrophie** *w*: left ventricular hypertrophy [*abbr*] LVH.

Lwoff-Effekt *m*: Lwoff's effect.

LWS Abk. **Lendenwirbelsäule** *w*: lumbar spine.

Lyase *w*: lyase.

Lycetol *s*: lycetol.

Lycopin *s*: lycopene.

Lycorin *s*: lycorine, narcissine.

Lyell-Syndrom *s*: Lyell syndrome, toxic epidermal necrolysis [*abbr*] TEN, toxic epidermolysis.

Lygosin *s*: lygosin.

Lykanthropie *w*: lycanthropy, lycomania.

Lykopinämiesyndrom *s*: lycopenemia.

Lykorexie *w*: lycorexia.

Lyme-Borreliose *w*: Lyme disease.

Lymecyclin *s*: lymecyclin.

Lymph-: lymph-.

Lympha *w*: intravascular lymph.

Lymphadenektomie *w*: lymphadenectomy.

Lymphadenie *w*: lymphadenia.

Lymphadenitis *w*: lymphadenitis, lymphnoditis; **abszedierende** ~ poradenitis; **histiozytäre nekrotisierende** ~ histiocytic necrotizing lymphadenitis, Kikuchi's disease; **paratuberkulöse** ~ caseous lymphadenitis.

Lymphadenitis mesenterialis: mesenteric lymphadenitis, mesenteric adenitis, Brennemann syndrome.

Lymphadenogramm *s*: lymphadenogram.

Lymphadenographie *w*: lymphadenography.

lymphadenoid: lymphadenoid.

Lymphadenom *s*: lymphadenoma, lymphoma.

Lymphadenomatose *w*: lymphadenoma-tosis.

Lymphadenopathie *w*: lymphadenopathy, adenopathy; **dermatopathische** ~ dermatopathic lymphadenopathy; **großfollikuläre** ~ giant follicular lymphadenopathy; **zervikale** ~ cervical adenopathy.

Lymphadenopathie-assoziierter Virus *m* Abk. **LAV**: lymphadenopathy-associated virus [*abbr*] LAV.

Lymphadenopathiesyndrom *s*: lymphadenopathy syndrome.

Lymphadenose *w*: lymphadenosis.

Lymphadenotomie *w*: lymphadenotomy.

Lymphagogum *s*: lymphagogue.

Lymphangiektasie *w*: lymphangiectasia, lymphatic telangiectasis; **intestinale** ~ intestinal lymphangiectasia.

lymphangiektatisch: lymphangiectatic.

Lymphangiektomie *w*: lymphangiectomy.

Lymphangiitis *w*: lymphangitis, lymphangeitis.

Lymphangioendotheliom *s*: lymphangioendothelioblastoma.

Lymphangiographie *w*: lymphangiography.

Lymphangiom *s*: lymphangioma, angiolymphoma; **fibrosierendes** ~ lymphangiofibroma; **zystisches** ~ cystic lymphangiectasis, lymphocyst.

Lymphangiomyomatosis-Syndrom *s*: lymphangiomyomatosis.

Lymphangiopathie *w*: lymphangiopathy.

Lymphangioplastie *w*: lymphoplasty.

Lymphangioplastik *w*: lymphangioplasty.

Lymphangiosarkom *s*: lymphangiosarcoma, lymphangioendothelial sarcoma.

Lymphangiotomie *w*: lymphangiotomy.

Lymphangitis *w*: lymphangiitis, lymphangitis, lymphangeitis, angiolymphitis, angioleukitis.

Lymphaphärese *w*: lymphapheresis, lymphocytapheresis, lymphocytopheresis.

lymphartig: lymphoid.

Lymphatikostomie *w*: lymphaticostomy.

lymphatisch: lymphatic, lymphoid.
Lymphbildung *w*: lymphization.
Lymphdrainage *w*: lymphatic drainage.
Lymphdrüse *w*: lymphoglandula, lymph node.
Lymphe *w*: lymph.
Lymphfistel *w*: lymphatic fistula.
Lymphfollikel *m*: lymphoid follicle.
Lymphgefäß *s*: 1. lymphatic vessel, lymphoduct; 2. in einem ~ endolymphangial.
Lymphgefäß-: lymphangial, lymph-vascular.
Lymphgefäßdarstellung *w*: lymphangiogram.
Lymphgefäßklappe *w*: lymphatic valve.
Lymphgewebszerstörung *w*: lymphatolysis.
Lymphkapillare *w*: lymphatic capillary, serous canal.
Lymphknoten *m*: lymph node, lymphatic node, lymphoglandula; **hilärer** ~ hilar lymph node; **inguinaler** ~ inguinal lymph node; **kleiner** ~ lymphatic nodule; **linker supraklavikulärer** ~ Virchow's node, sentinel node; **vergrößerter** ~ enlarged lymph node.
Lymphknotenentfernung *w*: lymphadenectomy.
Lymphknotenentzündung *w*: lymphnoditis.
Lymphknotenexstirpation *w*: lymphadenectomy.
Lymphknotenhyperplasie *w*: lymphoid hyperplasia; **gutartige hyalinisierende** ~ giant follicular hyperplasia; **noduläre** ~ nodular lymphoid hyperplasia.
Lymphknotenhypertrophie *w*: lymphadenhypertrophy.
Lymphknotenmetastase *w*: lymph node metastasis.
Lymphknotenpunktion *w*: lymph node puncture.
Lymphknotenschwellung *w*: swollen lymph nodes, swelling of lymph nodes; **nuchale** ~ Winterbottom sign.
Lymphknotensinus *m*: lymphatic sinus, lymph channel.

Lymphknotensyndrom, mukokutanes *s*: mucocutaneous lymph node syndrome, Kawasaki disease.
Lymphknotentuberkulose *w*: tuberculosis of lymph nodes, glandular tuberculosis, tuberculous lymphadenitis.
Lymphknotenvergrößerung *w*: lymph node enlargement, lymphadenectasis; **variköse** ~ lymphadenovarix.
Lymphknotenzyste *w*: lymphadenocele.
Lymphoblast *m*: lymphoblast, lymphocytoblast, immunoblast, prolymphocyte, prolymphoblast.
Lymphoblastenleukämie *w*: lymphoblastic leukemia, acute lymphatic leukemia [*abbr*] ALL.
Lymphoblastom *s*: lymphoblastoma, poorly differentiated lymphocytic malignant lymphoma.
Lymphoblastose *w*: lymphoblastosis.
Lymphodermie *w*: lymphodermia.
Lymphödem *s*: lymphatic edema, lymphedema, lymphatic dropsy; **angeborenes** ~ congenital elephantiasis; **hereditäres** ~ congenital lymphedema, Nonne-Milroy syndrome.
Lymphoepitheliom *s*: lymphoepithelioma, lymphepithelioma, lymphoepithelial carcinoma, Schmincke tumor.
lymphogen: lymphogenous.
Lymphogramm *s*: lymphogram.
Lymphogranulom *s*: lymphogranuloma.
Lymphogranuloma inguinale: lymphogranuloma inguinale, climatic bubo, tropical bubo, tropical adenitis, poradenolymphitis, Nicolas-Favre disease, Frei's disease.
Lymphogranulomatose *w*: lymphogranulomatosis, Reed-Hodgkin disease.
Lymphogranuloma venereum: lymphogranuloma venereum, climatic bubo, tropical bubo, tropical adenitis, poradenolymphitis, Nicolas-Favre disease, Frei's disease.
Lymphographie *w*: lymphography, lymphangiography, lymphangioadenography.
lymphohistioplasmozytär: lymphohistio-

plasmacytic.

lymphohistiozytär: lymphohistiocytic.

lymphoid: lymphoid.

Lymphoidozyt *m*: lymphoidocyte.

Lymphoidzellbildung *w*: lymphocytopoiesis, lymphoceratism.

Lymphoidzelle *w*: lymphoidocyte.

Lymphokin *s*: lymphokine.

Lymphokinese *w*: lymphokinesis, lymphocinesia.

lympholytisch: lympholytic.

Lymphom *s*: lymphoma, lymphadenoma, immunoblastoma, hematosarcoma; **extralymphatisches** ~ extralymphatic lymphoma; **großzelliges** ~ large-cell lymphoma; **histiozytäres** ~ histiocytic lymphoma, histiocytic sarcoma; **lymphoblastisches** ~ lymphoblastic lymphoma, lymphoblastic lymphosarcoma, poorly differentiated lymphocytic malignant lymphoma; **lymphozytisches** ~ lymphocytic lymphoma, lymphosarcoma; **malignes** ~ malignant lymphadenoma; **malignes histiozytäres** ~ malignant histiocytic lymphoma, clasmocytic lymphoma; **plasmozytoides malignes** ~ plasmocytoma; **primäres intrazerebrales** ~ primary intracerebral lymphoma, primary reticulosis of the brain; **schlecht differenziertes lymphozytisches** ~ poorly differentiated lymphocytic lymphoma [*abbr*] PDLL; **zentroblastisch-zentrozytisches** ~ centrocytic lymphoma, follicular center cell lymphoma, germinoblastoma.

lymphomartig: lymphomatoid.

lymphomatös: lymphomatous.

Lymphomatose *w*: lymphomatosis.

Lymphomklassifikation *w*: classification of lymphomas, staging of lymphomas.

Lymphomyxom *s*: lymphomyxoma.

Lymphopathia venerea: lymphogranuloma venereum, Durand-Nicolas-Favre disease.

Lymphopathie *w*: lymphopathy.

Lymphopenie *w*: lymphopenia, lymphocytopenia.

Lymphopoese *w*: lymphopoiesis, lymphocytopoiesis.

lymphoproliferativ: lymphoproliferative.

lymphoretikulär: lymphoreticular.

Lymphoretikulose *w*: lymphoreticulosis.

Lymphorrhagie *w*: lymphorrhagia, lymphorrhea.

Lymphorrhö *w*: lymphorrhea, lymphorrhagia.

Lymphosarkom *s*: lymphosarcoma, lymphocytic lymphoma; **lymphozytäres** ~ well-differentiated lymphocytic lymphoma [*abbr*] WDLC; **noduläres** ~ nodular lymphosarcoma, Symmers disease; **sklerosierendes** ~ fascicular lymphosarcoma.

lymphosarkomatös: lymphosarcomatous.

Lymphosarkomatose *w*: lymphosarcomatosis.

Lymphostase *w*: lymphostasis.

Lymphotaxis *w*: lymphotaxis.

Lymphotoxin *s*: lymphotoxin [*abbr*] lt.

Lymphozele *w*: lymphocele, lymphatic cyst.

Lymphozyt *m*: lymphocyte, lymphoid cell, lymphoid corpuscle, leukomonocyte; **aktivierter** ~ activated lymphocyte; **atypischer** ~ atypical lymphocyte, Downey cell; **großer** ~ macrolymphocyte; **großer granulärer** ~ Abk. GGL large granular lymphocyte [*abbr*] LGL; **polymorphkerniger** ~ polymorphocyte; **transformierter** ~ transformed lymphocyte.

lymphozytär: lymphocytic.

Lymphozyteninfiltration *w*: lymphocytic infiltration.

Lymphozytenklon *m*: lymphocyte clone.

Lymphozytenkultur *w*: lymphocyte culture.

Lymphozytenmischkultur *w*: lymphocyte mixed lymphocyte culture [*abbr*] MLC.

Lymphozytenreihe *w*: lymphocytic series.

Lymphozytentoxizitätstest *m*: lymphocytotoxicity test.

Lymphozytentransformation *w*: lymphocyte transformation.

Lymphozytentransformationsfaktor *m*:

lymphocyte transforming factor [*abbr*] LTF.

Lymphozytentransformationstest *m*: lymphocyte transformation test.

lymphozytenvermittelt: lymphocyte-mediated.

Lymphozytoblast *m*: lymphocytoblast.

Lymphozytom *s*: lymphocytoma, well-differentiated lymphocytic malignant lymphoma.

Lymphozytom der Haut, benignes: benign lymphocytoma cutis, Bäfverstedt syndrome.

Lymphozytopenie *w*: lymphocytopenia, hypolymphemia.

Lymphozytopoese *w*: lymphocytopoiesis, lymphopoiesis.

Lymphozytose *w*: lymphocytosis.

Lymphozytotoxin *s*: lymphocytotoxin.

Lymphozytotoxizität *w*: lymphocytotoxicity.

Lymphproduktion *w*: lymphogenesis.

Lymphraum *m*: lymphatic space, periaxial space.

Lymphsinus *m*: lymphatic sinus, intracapsular space.

Lymphsystem *s*: lymphatic system, absorbent system.

Lynestrenol *s*: lynestrenol.

Lyochrom *s*: lyochrome.

Lyogel *s*: lyogel.

Lyon-Hypothese *w*: Lyon hypothesis.

Lyonisation *w*: lyonization.

lyophil: lyophil.

Lyophilisation *w*: lyophilization.

lyophilisieren: lyophilize.

lyophob: lyophobe.

Lyosol *s*: lyosol.

lyotrop: lyotropic.

Lypressin *s*: lypressin, lysine vasopressin.

Lys Abk. **Lysin** *s*: lysin [*abbr*] lys.

Lysat *s*: lysate.

Lyse *w*: lysis.

-lyse: -lysis.

Lysehof *m*: lysis area.

Lysergen *s*: lysergene.

Lysergid *s*: lysergide.

Lysergol *s*: lysergol.

Lysergsäure *w*: lysergic acid.

D-Lysergsäurediäthylamid *s* Abk. **LSD**: lysergic acid diethylamide [*abbr*] LSD.

Lysidin *s*: lysidine.

Lysin *s* Abk. **Lys**: lysin [*abbr*] lys, diaminocaproic acid.

Lysinbildung *w*: lysogenesis.

Lysinintoleranz *w*: lysin intolerance.

Lysinogen *s*: lysinogen, lysogen.

Lysinvasopressin *s*: lysine vasopressin, lypressin.

Lysis *w*: lysis, crisis.

Lysishof *m*: zone of lysis.

Lysobacterium *s*: lysobacterium.

Lysoform *s*: lysoform.

Lysogenie *w*: lysogeny.

Lysokephalin *s*: lysolecithin, lysophosphatidylcholin.

Lysokinase *w*: lysokinase.

Lysolezithin *s*: lysolecithin, lysophosphatidylcholin.

Lysophosphatid *s*: lysophosphatide.

Lysosom *s*: lysosome, cytolysome.

lysosomal: lysosomal.

Lysotyp *m*: lysotype.

Lysozym *s*: lysozyme, muramidase.

Lyssa *w*: lyssa, rabies, hydrophobia; **stille ~** sullen rabies, dumb rabies, paralytic rabies.

Lyster-Beutel *m*: Lyster tube.

lytisch: lytic.

Lyxonsäure *w*: lyxonic acid.

Lyxosamin *s*: lyxosamine.

Lyxose *w*: lyxose.

L-Zystin-Aminopeptidase *w*: oxytocinase, vasopressinase.

M

M. Abk. **Musculus:** muscle [*abbr*] M.
MacConkey-Agar *m*: MacConkey's agar.
Macewen-Zeichen *s*: Macewen sign.
Machacek-Syndrom *s*: Bloom syndrome.
Mache-Einheit *w*: Mache unit.
Machover-Test *m*: Machover's test, draw-a-person test.
Mach-Syndrom *s*: idiopathic aldosteronism.
Macht *w*: power.
Mackenrodt-Operation *w*: Mackenrodt's operation.
Mackenzie-Punkt *m*: Mackenzie's point.
Mackenzie-Syndrom *s*: Mackenzie syndrome.
Macleod-Syndrom *s*: Macleod syndrome.
MacQuarrier-Krankheit *w*: MacQuarrier syndrome.
Macro-: macro-.
Macrobdella decora: Macrobdella decora, American leech.
Macrogol *s*: macrogol.
Macula *w*: macula.
Macula communicans: gap junction.
Macula lutea: macula lutea, yellow spot [*abbr*] ys.
Maddox-Prisma *s*: Maddox prism.
Maddox-Zylinder: Maddox rods.
Made *w*: maggot.
Madelung-Deformität *w*: Madelung's deformity.
Madelung-Fetthals *m*: Madelung's neck, Madelung's disease, nodular circumscribed lipomatosis.
Madenwurm *m*: pinworm, seatworm.
Madlener-Operation *w*: Madlener's operation.
Madurabeule *w*: mycetoma.
Madurafuß *m*: Madura foot, Carter's mycetoma.
Madurella: madurella.
Mädchen *s*: girl.

männlich: male [*abbr*] M, masculine, virile.
Männlichkeit *w*: masculinism.
Männlichkeitskomplex *m*: masculinity complex.
mäßig: moderate.
Mäuseinheit *w*: mouse unit [*abbr*] MU.
Mäuseleukämievirus *m*: mouse leukemia virus, murine leukemia virus.
Mäusetyphus *m*: mouse typhus.
MAF Abk. **Migrationsaktivierungsfaktor** *m*: macrophage activating factor [*abbr*] MAF.
Mafenid *s*: mafenide.
Mafucci-Syndrom *s*: Mafucci syndrome, Kast syndrome.
Magaldrat *s*: magaldrate.
Magazin *s*: magazine.
Magen *m*: stomach, belly, gaster, ventriculus; **erweiterter** ~ dilated stomach; **leerer** ~ empty stomach.
Magen-: gastro-, gastric.
Magenantrum *s*: gastric antrum.
Magenatonie *w*: gastroatonia, gastroparalysis, gastroparesis, gastrasthenia.
Magenatresie *w*: atretogastria.
Magenausgangsstenose *w*: gastric outlet obstruction.
Magenaushebung *w*: gastric lavage, gastrolavage.
Magenblase *w*: stomach bubble, magenblase.
Magenblutung *w*: gastrorrhagia.
Magen-Darm-Kanal *m*: digestive canal, alimentary canal, gastrointestinal tract, intestinal tract.
Magen-Darm-Katarrh *m*: infectious gastroenteritis.
Magen-Darm-Passage *w*: gastrointestinal passage, gastrointestinal series, gastrointestinal study, gastrointestinal examination.

Magen-Darm-Trakt *m*: digestive canal, alimentary canal, gastrointestinal tract, intestinal tract.

Magendie-Schielstellung *w*: Magendie-Hertwig sign, skew deviation.

Magendilatation *w*: stomach dilatation, dilated stomach, megalogastria.

Magendivertikel *s*: gastric diverticulum, stomach diverticulum.

Magenentleerung *w*: gastric empyting.

Magenerkrankung *w*: gastropathy.

Magenerosion *w*: gastric erosion.

Magenersatz *m*: stomach replacement.

Magenfalte *w*: gastric fold.

Magenfistel *w*: gastric fistula, gastrostoma.

Magenfixation *w*: gastropexy.

Magenflora *w*: gastric flora.

Magenfrühkarzinom *s*: early gastric cancer.

Magengeschwür *s*: gastric ulcer, ventricular ulcer.

Magengrube *w*: gastric pit, pit of the stomach, precordial depression.

Magenhernie *w*: gastrocele.

Magenhypotonie *w*: hypotonic stomach.

Magen-Ileum-Fistel *w*: gastroileal fistula.

Mageninhalt *m*: stomach contents.

Mageninsuffizienz *w*: gastric insufficiency.

Magenkamera *w*: gastrocamera.

Magenkapsel *w*: enteric capsule.

Magenkarzinom *s*: gastric carcinoma, stomach carcinoma.

Magenkrampf *m*: gastrospasm.

Magenkrebs *m*: gastric cancer.

Magenlähmung *w*: gastroparesis, gastroatonia.

Magenleerkontraktion *w*: hunger contraction.

Magenlikör *m*: cordial.

Magenlymphom *s*: gastric lymphoma.

Magennaht *w*: gastrorrhaphy.

Magenneurose *w*: gastric neurosis.

Magenoperation *w*: gastric surgery.

Magenparietographie *w*: gastric parietography.

Magenperforation *w*: perforation of the stomach, gastric perforation.

Magenpförtner *m*: pylorus.

Magenpförtnerkrampf *m*: pylorospasm.

Magenplastik *w*: gastroplasty.

Magenpolyp *m*: gastric polyp.

Magenpolysaccharid *s*: gastric polysaccharide.

Magenpumpe *w*: stomach pump.

Magen-Pylorus-Resektion, proximale *w*: gastropylorectomy.

Magenreizung *w*: gastric irritation.

Magenresektion *w*: gastric resection.

Magenruptur *w*: stomach rupture, gastrorrhexis.

Magensäure *w*: gastric acid.

Magensaft *m*: gastric juice.

Magensaftaspirat *s*: gastric aspirate.

Magensaftmangel *m*: achylia gastrica.

magensaftresistent: enteric-coated.

Magensaftsekretion *w*: secretion of gastric juice; **erniedrigte** ~ hypochylia, hypopepsia; **gesteigerte** ~ gastric hypersecretion, hyperpepsia, hyperchylia, gastrosuccorrhea, gastrorrhea, gastrohydrorrhea.

Magenschlauch *m*: gastric aspiration tube.

Magenschleim *w*: gastric mucus.

Magenschleimhaut *w*: gastric mucosa.

Magenschleimhautentzündung *w*: gastritis.

Magenschleimhauterosion *w*: gastric erosion.

Magenschleimhautschranke *w*: gastric mucosal barrier, mucus-bicarbonate barrier.

Magenschmerz *m*: gastric pain, gastralgia, gastrodynia, stomachache.

Magensekretion *w*: gastric secretion.

Magensenkung *w*: gastroptosis.

Magensonde *w*: stomach tube, feeding tube.

Magensondenernährung *w*: gastrogavage, gavage.

Magenspiegelung *w*: gastroscopy.

Magenspülung *w*: gastric lavage, gastric irrigation, gastrolavage.

magenstärkend: cordial.

Magenstenose *w*: gastrostenosis.

Magenstoma *s*: tubogastrostomy.

Magenstumpf *m*: gastric stump.

Magenszirrhus *m*: linitis plastica.

Magenta *s*: magenta.

Magentetanie *w*: gastric tetany.

Magentonikum *s*: stomachal, stomachic.

Magentumor *m*: tumor of the stomach.

Magenulkus *s*: stomach ulcer, gastric ulcer [*abbr*] GU, Cruveilhier's ulcer.

Magenvarizen: gastric varices.

Magenvolvulus *m*: stomach volvulus.

Magenwand *w*: gastric wall.

Magenwurm *m*: Gnathostoma.

Magenzytologiebürste *w*: stomach brush.

mager: lean, thin.

Magermilch *w*: low-fat milk, skimmed milk.

Magersucht *w*: anorexia.

magistral: magistral.

Magistralformel *w*: magistery.

Magma *s*: magma.

Magnan-Zungenzeichen *s*: Magnan sign, Magnan symptom, Magnan's trombone movement, trombone tremor of tongue.

Magnesia *s*: magnesia.

Magnesium *s* Abk. **Mg**: magnesium [*abbr*] Mg.

Magnesiumchlorid *s*: magnesium chloride.

Magnesiumhydroxid *s*: magnesium hydroxide.

Magnesiumkarbonat *s*: magnesium carbonate.

Magnesiummangel *m*: magnesium deficiency.

Magnesiumoxid *s*: magnesium oxide.

Magnesiumperoxid *s*: magnesium peroxide.

Magnesiumphosphat *s*: magnesium phosphate; **tribasisches** ~ trimagnesium phosphate.

Magnesiumsilikat *s*: talcum; **wasserhaltiges** ~ talc.

Magnesium stearicum: magnesium stearate.

Magnesiumsulfat *s*: magnesium sulfate.

Magnesiumtrisilikat *s*: magnesium trisilicate.

Magnesiumvergiftung *w*: magnesium poisoning.

Magnesiumzitrat *s*: magnesium citrate.

Magnet *m*: magnet.

Magnetaufzeichnung *w*: magnetic recording.

Magnetband *s*: magnetic tape.

Magnetdurchlässigkeit *w*: magnetic permeability.

Magnetfeld *s*: magnetic field.

Magnetismus *m*: magnetism.

Magnetoenzephalograph *m*: magnetoencephalograph [*abbr*] MEG.

Magnetokardiograph *m*: magnetocardiograph.

Magnetverstärker *m*: magnetic amplifier.

Magnus-Halsstellreflex *m*: Magnus and de Kleijn neck reflex.

Magnuson-Abduktionsschiene *w*: Magnuson splint.

Magnus-Stützreaktion *w*: support reaction.

Mahaim-Präexzitation *w*: Mahaim type pre-excitation.

mahlen: mill.

Mahlzahn *m*: molar.

Mahlzeit *w*: meal.

Mais *m*: maize.

Maisöl *s*: maize oil.

Maisstärke *w*: maize starch.

Majocchi-Syndrom *s*: Majocchi's disease.

Major Tranquilizer *m*: major tranquilizer, major tranquilizing agent.

MAK Abk. **maximale Arbeitsplatzkonzentration** *w*: maximum allowable concentration [*abbr*] MAC.

MAK Abk. **monoklonaler Antikörper** *m*: monoclonal antibody.

Makakenaffe *m*: macaque.

Makel *m*: taint.

Makro-: makro-, macro-.

Makroästhesie *w*: macroesthesia, macrostereognosis.

Makroamylasämie *w*: macroamylasemia.

Makrobiont *m*: macrobiot.
Makrobiose *w*: macrobiosis.
Makrobiotik *w*: macrobiotics.
Makroblast *m*: macroblast, macroerythroblast, macronormoblast.
Makrocheilie *w*: macrocheilia, macrolabia.
Makrochirie *w*: macrochiria.
Makrochylomikron *s*: macrochylomicron.
makrodaktyl: megalodactylous.
Makrodaktylie *w*: macrodactyly, megadactyly, dactylomegaly, digital gigantism.
makrodont: macrodont, megadontic.
Makrodontie *w*: macrodont, megalodont, megadont.
makroenzephal: megaloencephalic.
Makroenzephalie *w*: macroencephaly.
makrofollikulär: macrofollicular.
Makrogamet *m*: macrogamete, megagamete.
Makrogametozyt *m*: macrogametocyte.
Makrogenitalismus *m*: macrogenitosomia.
Makrogenitosomie *w*: macrogenitosomia.
Makroglia *w*: macroglia, macroglial cell.
makrogliär: macroglial.
Makroglobulin *s*: macroglobulin.
Makroglobulinämie *w*: macroglobulinemia, Waldenström's macroglobulinemia.
Makroglossie *w*: macroglossia, megaloglossia; halbseitige ~ hemimacroglossia.
Makrognathie *w*: macrognathia, megagnathia.
Makrogyrie *w*: macrogyria.
Makrohämaturie *w*: erythrocyturia.
Makrokranie *w*: macrocrania.
makrolezithal: macrolecithal, megalecithal, polylecithal.
Makrolid *s*: macrolide.
Makrolidantibiotikum *s*: macrolide antibiotic.
Makromanie *w*: macromania.
Makromastie *w*: macromastia, gigantomastia, megalomastia.
Makromelie *w*: macromelia, megalomelia.

Makromer *s*: macromere.
Makromethode *w*: macromethod.
Makromolekül *s*: macromolecule.
makromolekular: macromolecular.
makronodulär: macronodular.
Makronormoblast *m*: macronormoblast, macroerythroblast.
Makronukleus *m*: macronucleus, meganucleus.
Makronychie *w*: macronychia, megalonychosis.
Makroparasit *m*: macroparasite.
Makrophage *m*: macrophage, macrophagocyte; freier ~ free macrophage, polyblast; getüpfelter ~ tingible-body macrophage; ortsständiger ~ fixed macrophage; sessiler ~ fixed macrophage.
Makrophagenaktivität *w*: macrophagy.
Makrophagenchemotaxin *s*: macrophage chemotactic factor [*abbr*] MCF, macrophage chemotaxin.
Makrophagenmigrationstest *m*: leukocyte migration test.
Makrophagozytose *w*: macrophagocytosis.
Makrophallus *m*: macropenis.
Makrophthalmie *w*: ophthalmacrosis, megalophthalmia.
Makroplasie *w*: macroplasia.
Makropodie *w*: macropodia, megalopodia, sciopody.
Makropolyzyt *m*: macropolycyte.
Makroprosopie *w*: macroprosopia, megaprosopia.
Makropsie *w*: macropsia, macropia, megalopsia, megalopia.
Makroskelie *w*: macroscelia.
Makroskopie *w*: macroscopy.
makroskopisch: macroscopic.
makrosomatisch: macrosomatic.
Makrosomie *w*: macrosomia; fetale ~ fetal macrosomia.
Makrostomie *w*: macrostomia.
Makrostruktur-: macrostructural.
Makrosyndaktylie *w*: megalosyndactyly.
Makrothrombozyt *m*: macrothrombocyte.

Makrotie *w*: macrotia.
Makrotom *s*: macrotome.
makrovaskulär: macrovascular.
Makrozephalie *w*: macrocephaly, megacephaly, megalocephalia, cephalomegaly; **halbseitige** ~ hemimacrocephaly.
Makrozyt *m*: macrocyte, megalocyte.
makrozytär: macrocytic.
Makrozytose *w*: macrocytosis, macrocythemia, megalocytosis, megalocythemia.
Makrulie *w*: macrogingiva.
Makula *w*: macula, macule; **kirschrote** ~ cherry-red spot, Tay spot.
Makula-: macular.
Makulaaussparung *w*: macular sparing.
Makulabündel *s*: papillomacular bundle.
Makuladegeneration *w*: macular degeneration, heredomacular degeneration, fundus dystrophy; **juvenile** ~ juvenile macular degeneration, Stargardt's disease; **scheibenförmige** ~ disciform macular degeneration, Kuhnt-Junius disease.
Makulaerkrankung *w*: maculopathy, macular retinopathy.
Makulafleck, kirschroter *m*: cherry-red spot, Tay spot.
Makula-Hornhaut-Dystrophie *w*: macular corneal dystrophy, Groenouw syndrome.
Makulaloch *s*: macular hole.
Makulaödem *s*: macular edema; **passageres** ~ transient macular edema, Berlin's disease; **zystisches** ~ cystoid macular edema, Irvine syndrome.
Makulareflex *m*: macular reflex.
Makularetinitis, senile *w*: senile disciform degeneration.
Makulaspot *m*: macular fan.
makuloanästhetisch: maculoanesthetic.
makulös: maculate.
makulopapulös: maculopapular, maculopapulous.
makulozerebral: maculocerebral, cerebromacular.
Mal *s*: stigma, mark.
Mal-: mal-.

Malabsorption *w*: malabsorption.
Malabsorptionssyndrom *s*: malabsorption syndrome.
Malachitgrün *s*: malachite green.
Maladaptation *w*: maladaptation.
Maladie des tics: tic disorder, Gilles de la Tourette syndrome, Tourette's disorder.
Malakoplakie *w*: malakoplakia.
malar: malar.
Malaria *w*: malaria, paludal fever, paludism, benign subtertian malaria, marsh fever; **akute** ~ acute malaria; **benigne tertianaähnliche** ~ benign tertian malaria; **chronische** ~ chronic malaria; **intermittierende** ~ intermittent malaria; **rekurrierende** ~ relapsing malaria; **zerebrale** ~ cerebral malaria, plasmodial meningitis.
Malaria-: malarial, malarious.
Malariabekämpfung *w*: malaria control.
Malariae-Malaria: quartan malaria.
Malaria falciparum: falciparium malaria, subtertian malaria, malignant tertian malaria.
Malariafieber *s*: malarial fever.
Malariaherz *s*: cardiopaludism.
Malariakur *w*: malarial therapy, therapeutic malaria, malariotherapy, induced malaria.
Malaria mit Hämaturie: hematuric bilious fever.
Malariamittel *s*: antimalarial, malaricidal.
Malariamücke *w*: Anopheles.
Malariaparasit *m*: malaria parasite, plasmodium.
Malariaplasmodium *s*: malaria parasite, plasmodium.
Malariapneumonie *w*: malarial pneumonitis, pneumonopaludism.
Malaria quartana: quartan malaria, quartana, quartan.
Malaria tertiana: tertian malaria.
Malariatherapie *w*: therapeutic malaria, malarization therapy, induced malaria.
Malaria tropica: malignant tertian malaria, falciparum malaria, subtertian malaria.

Malassez-Epithelrest *m*: Malassez rest.
Malassezia: malassezia.
Malassimilation *w*: malassimilation.
Malat *s*: malate.
Malatdehydrogenase *w* Abk. **MDH**: malate dehydrogenase.
Malathion *s*: malathion.
Malazie *w*: malacia.
malazisch: malacic.
Maldigestion *w*: maldigestion, inadequate digestion.
Maleat *s*: maleate.
Maleinsäure *w*: maleic acid.
Malformation *w*: malformation, malformation sequence, teratism, teratosis.
Malgaigne-Fraktur *w*: Malgaigne's luxation.
Malherbe-Epitheliom *s*: pilomatrixoma.
maligne: malignant, malign.
Malignität *w*: malignancy.
Malignitätsgrad *m*: malignancy grade.
Malignom *s*: malignant tumor.
mallear: malleal.
Mallein *s*: mallein.
Malleoidose *w*: malleosidosis, melioidosis.
Malleolus *m*: malleolus.
Malleomyces *m*: malleomyces.
Malleus *m*: malleus, hammer.
Mallory-Fuchsin *s*: Mallory's acid fuchsin.
Mallory-Körperchen: Mallory's bodies.
Mallory-Weiss-Syndrom *s*: Mallory-Weiss syndrome.
Malnutrition *w*: malnutrition.
Malokklusion *w*: malocclusion, odontoparallaxis.
Malonat *s*: malonate.
Malonsäure *w*: malonic acid.
Malonyl *s*: malonyl.
Malonyl-CoA *s*: malonyl-coenzyme A.
Malonylharnstoff *m*: malonylurea, barbituric acid.
Malonylsäureschwefelester *m*: malonyl-ACP.
Malpighi-: malpighian.
Malpighi-Körperchen: malpighian corpuscle of kidney.
Malpighi-Vesikel *s*: Malpighi's vesicle.
Malpighi-Zelle *w*: keratinocyte.
Malrotation *w*: malrotation.
malrotiert: malturned.
Maltafieber *s*: Malta fever, Cyprus fever, melitensis.
Maltase *w*: maltase.
Maltasemangel *m*: maltase deficiency.
Malthusianismus *m*: malthusian theory.
Malthus-Prinzip *s*: Malthus principle.
Maltose *w*: maltose, malt sugar.
Maltosedextrin *s*: maltodextrin.
Malum *s*: mal, malum.
Malz *s*: malt.
Malzextrakt *m*: malt extract.
Mamilla *w*: mamilla, nipple.
Mamillarlinie *w*: mamillary line.
Mamille *w*: nipple, mamilla, teat; **retrahierte** ~ retracted nipple.
Mamillen-: mamillary, mammilary.
Mamillenfissur *w*: cracked nipple.
mamillenförmig: mamilliform.
Mamillenplastik *w*: mamilliplasty, mammilliplasty, theleplasty.
Mamillenreflex *m*: mamillary reflex.
Mamillitis *w*: mamillitis, mammillitis.
Mamma *w*: mamma, mammary gland, breast; **akzessorische** ~ accessory mamma, supernumerary mamma.
Mamma-: mammo-.
Mammaabszeß *m*: mammary abscess, broken breast, gathered breast, intramammary abscess; **kanalikulärer** ~ canalicular abscess.
Mammaamputation *w*: mastectomy.
Mammaatrophie *w*: mastatrophy.
Mammablutung *w*: mastorrhagia.
Mammaeinblutung, subkutane *w*: mastecchymosis.
mammär: mammary.
Mammafistel *w*: mastosyrinx.
mammaförmig: mammiform, mammose.
Mammahypertrophie *w*: mammary hypertrophy, barymazia.
Mammainduration *w*: mastoscirrhus.
Mammainzision *w*: mammotomy.

Mammakarzinom *s*: breast cancer, mastocarcinoma; **intradermales** ~ Paget's disease of nipple; **medulläres** ~ medullary breast carcinoma.

Mammakonkrement *s*: mammary calculus.

Mammaplastik *w*: mammoplasty, mammaplasty, mastoplasty.

Mammareduktionsplastik *w*: reduction mammoplasty, reduction mastectomy.

Mammatumor *m*: breast neoplasm.

Mammavergrößerung *w*: augmentation mammoplasty.

Mammo-: mammo-.

mammogen: mammogen.

Mammogramm *s*: mammogram.

Mammographie *w*: mammography, senography.

mammotrop: mammotropic.

Managerkrankheit *w*: manager's disease.

Manchester-Operation *w*: Manchester operation, Donald's operation, Fothergill's operation.

Mandala *s*: mandala.

Mandel *w*: tonsil, tonsilla, almond; **oberflächliche** ~ superficial tonsil; **tiefsitzende** ~ burried tonsil.

Mandelentzündung *w*: tonsillitis, quinsy; **chronische** ~ chronic tonsillitis.

mandelförmig: amygdaloid.

Mandelsäure *w*: amygdalic acid, mandelic acid, phenylglycolic acid.

Mandibula *w*: mandible.

mandibulär: mandibular, submaxillary.

Mandibularesektion *w*: mandibular resection.

mandibulofazial: mandibulofacial.

mandibulopharyngeal: mandibulopharyngeal.

Mandragora *w*: mandrake.

Mandrin *m*: mandrin, mandrel, stylet.

Mangan *s* Abk. **Mn:** manganese [*abbr*] Mn.

Manganalaun *s*: manganese alum.

Mangansäure *w*: manganic acid.

Manganvergiftung *w*: manganism, manganese poisoning.

Mangel *m*: deficiency, shortage, privation, need, lack, vice; **ernährungsbedingter** ~ nutritional deficiency.

Mangelernährung *w*: malnutrition, undernourishment, undernutrition.

mangelhaft: deficient.

Mangelkrankheit *w*: deficiency disease.

Manie *w*: mania, manic psychosis, psycheclampsia, elation; **akinetische** ~ akinetic mania; **delirante** ~ delirious mania, hypermania, collapse delirium, Bell's delirium, Bell's mania; **depressive** ~ depressive mania, anxious mania; **endogene** ~ endogenous mania; **epileptische** ~ epileptic mania; **symptomatische** ~ symptomatic mania.

-manie: -mania.

manieriert: mannered.

Manieriertheit *w*: mannerism.

manifest: overt, manifest, apparent, present.

Manifestation *w*: manifestation, presentation.

manifestieren: manifest.

Manipulation *w*: manipulation.

manipulieren: manipulate.

manisch: manic, maniacal.

manisch-depressiv: manic-depressive.

Manischer *m*: manic.

Mann *m*: male, man.

Mannan *s*: mannan.

Mann-Bollman-Fistel *w*: Mann-Bollman fistula.

Mann-Färbung *w*: Mann stain.

Mannit *s*: mannite, mannitol.

Mannitol *s*: mannitol, mannite.

Mannitolhexanitrat *s*: mannitol hexanitrate.

Mannitolhexanitrit *s*: nitromannitol.

Mannitoltest *m*: mannitol test.

Mannonsäure *w*: mannonic acid.

Mannose *w*: mannose.

Mannosid *s*: mannoside.

Mannosidase *w*: mannosidase.

Mannosidose *w*: mannosidosis.

Mannstollheit *w*: nymphomania.

Mann-Whitney-Test *m*: Mann-Whitney U test.

Manöver *s*: maneuver, manoeuvre.

Manometer *s*: manometer, pressometer, steam gauge.

Manometrie *w*: manometry.

manometrisch: manometric.

Manschette *w*: cuff, caudal sheath.

Manschettenaufhängung *w*: cuff suspension.

Manschettentubus *m*: cuff tubus.

Mansonella: mansonella, Manson tapeworm.

Mansonella-streptocerca-Infektion *w*: streptocerciasis.

Mansonelliasis *w*: mansonelliasis, Manson's disease.

Mantel *m*: mantle, coat, jacket.

Mantelatelektase *w*: subpleural collapse.

Manteldentin *s*: mantle dentin.

Mantelkrone *w*: jacket crown.

Mantelschicht *w*: mantle layer, mantle zone.

Mantelsklerose *w*: mantle sclerosis.

Mantelzelle *w*: satellite cell, lemmocyte, amphicyte.

Mantoux-Konversion *w*: Mantoux conversion.

Mantoux-Reaktion *w*: Mantoux reaction.

Manualhilfe *w*: assistance in breech delivery, manual expression.

manubriosternal: manubriosternal.

Manubrium *s*: manubrium, handle.

manuell: manual.

Manus *w*: manus, hand.

MAO *Abk.* **Monoaminoxidase** *w*: monoamine oxidase [*abbr*] MAO.

MAO-Hemmer *Abk.* **Monoaminoxidasehemmer** *m*: MAO inhibitor, monoamine oxidase inhibitor [*abbr*] MAOI.

Maphenid *s*: maphenide.

Mapping *s*: mapping.

Maprotilin *s*: maprotiline.

Maragliano-Tuberkulin *s*: Maragliano's tuberculin.

Marañón-Zeichen *s*: Marañón sign, Marañón's reaction.

marantisch: marantic, marasmic, marasmatic.

Marasmus *m*: marasmus, wasting, athrepsy, protein-calorie malnutrition, Parrot's atrophy of the newborn.

marasmusartig: marasmoid.

Marathongruppe *w*: marathon group.

Marburg-Trias *m*: Marburg's triad.

Marburg-Virus *m*: Marburg virus.

Marburg-Virus-Krankheit *w*: Marburg virus disease.

Marche à petits pas: Petren's gait.

Marchesani-Weill-Syndrom *s*: Weill-Marchesani syndrome.

Marchiafava-Bignami-Syndrom *s*: Bignami's disease, callosal demyelinating encephalopathy, Marchiafava's disease, central degeneration of the corpus callosum, generalized alcoholic pseudoparalysis.

Marchiafava-Micheli-Syndrom *s*: Marchiafava-Micheli syndrome, paroxysmal nocturnal hemoglobinuria.

Marcus-Gunn-Pupillenphänomen *s*: Marcus Gunn pupil, Marcus Gunn phenomenon, jaw-winking syndrome.

Marek-Virus *m*: Marek's virus, neurolymphomatosis virus.

Marey-Reflex *m*: Marey's reflex.

Marfan-Syndrom *s*: Marfan syndrome, arachnodactyly, dolichostenomelia.

Margarine *w*: margarine, oleomargarine.

marginal: marginal.

Marginalsinus *m*: marginal sinus.

Margo *m*: margo, margin.

Marie-Bamberger-Krankheit *w*: Marie-Bamberger disease, hypertrophic pulmonary osteoarthropathy, secondary hyperplastic osteitis, tuberculous polyarthritis.

Marie-Foix-Zeichen *s*: Marie-Foix sign.

Marie-Krankheit *w*: acromegaly, Marie's hereditary cerebellar ataxia.

Marie-Strümpell-Krankheit *w*: Marie-Strümpell disease, ankylosing spondylitis.

Marie-Syndrom *s*: Marie syndrome, Marie sclerosis, Marie's hereditary cerebellar ataxia.

Marihuana *s*: marijuana, marihuana, subjee.

Marinesco-Sjögren-Garland-Syndrom *s*: Marinesco-Sjögren syndrome, Marinesco-Garland syndrome.

marinieren: vinegar.
Marion-Syndrom *s*: Marion's disease, posterior stenosis of the urethra.
Mark *s*: marrow, medulla.
Mark-: myelo-.
Markenpräparat *s*: patent medicine.
Markentfernung *w*: emedullation.
Marker *m*: marker; **biochemischer** ~ biochemical marker; **biologischer** ~ biological marker; **klinischer** ~ clinical marker.
Markerantigen *s*: marker antigen.
Markerenzym *s*: marker enzyme.
Markersubstanz *w*: marker.
markhaltig: medullated, myelinated.
Markhöhle *w*: marrow space.
markieren: tag, label.
markiert: labeled, tagged.
Markierung *w*: labeling, tag, tagging, stigma, marking; **immunhistochemische** ~ immunolabeling; **radioaktive** ~ radioactive label, radioactive tagging.
Markierungsgen *s*: marker gene, genetic marker.
Markierungslösung *w*: disclosing solution.
Markierungsprotein *s*: marker protein.
Markierungsstelle *w*: marker site.
Markierungssubstanz *w*: tracer.
Markkallus *m*: myelogenous callus, central callus, internal callus.
Marklager *s*: medullary layer.
Marklöffel *m*: marrow spoon.
marklos: unmedullated, unmyelinated, nonmyelinated, nonmedullated, amyelinic.
Marknagelung *w*: marrow nailing, intramedullary nailing, intramedullary fixation.
Markraum *m*: medullary space.
Markscheidensegment *s*: medullary segment.
Markschwammkarzinom *s*: medullary carcinoma.
Markschwammniere *w*: medullary sponge kidney.
Markstrahl *m*: medullary ray.
Marksubstanz *w*: medullary substance.
Markzelle *w*: medullary cell.

Marmorierung *w*: marmorization, marbleization.
Marmorknochen *m*: ivory bone.
Marmorknochenkrankheit *w*: marble bone disease, osteopetrosis, Albers-Schönberg disease.
Maroteaux-Lamy-Syndrom *s*: Maroteaux-Lamy syndrome, mucopolysaccharidosis VI, arylsulfatase B deficiency.
Marsch *m*: march.
Marschalbuminurie *w*: march albuminuria.
Marschfraktur *w*: march fracture, march foot.
Marschhämoglobinurie *w*: march hemoglobinuria.
marschieren: march.
Marschperiostitis *w*: march foot, Martin's disease.
Marschproteinurie *w*: march proteinuria.
Marsupialisation *w*: marsupialization, Partsch's operation.
marsupialisieren: marsupialize.
Martin-Krankheit *w*: Martin's disease.
Martorell-Syndrom *s*: Martorell syndrome.
Masche *w*: mesh.
Maschenbildung *w*: reticulation.
Maschentransplantat *s*: mesh graft.
Maschine *w*: machine.
Maschinengeräusch *s*: machinelike murmur, machinery murmur, continuous sound.
Masern *w*: measles, morbilli; **hämorrhagische** ~ hemorrhagic measles, black measles.
Masernexanthem, konfluierendes *s*: confluent measles.
Masernvirus *m*: measles virus.
Maske *w*: mask.
Maskengesicht *s*: mask face, masklike face, Parkinson's mask.
maskieren: mask.
maskiert: masked, larvate, larvaceous.
Maskierung *w*: masking.
Maskierungsvorrichtung *w*: masker.
maskulin: masculine, virile.

maskulinisieren: masculinize.
Maskulinisierung w: masculinity.
Masochismus m: masochism.
Masochist m: masochist.
Maß s: measure, gage, gauge, standard.
Massa w: mass.
Massa lateralis: lateral mass.
Maßanalyse w: quantitative analysis.
maßanalytisch: volumetric.
Massa pilularum: pillular mass.
Massage w: massage, massotherapy.
Masse w: mass, compound, bulk, matter, pulp; knetbare ~ magma; kritische ~ critical mass.
Massenanziehung w: gravitation, gravity.
Massenbewegung w: mass movement, mass reflex, Riddoch's mass reflex.
Massenblutung w: massive hemorrhage.
Maßeinheit w: unit of measure.
Masseneinheit, atomare w Abk. AME: atomic mass unit [abbr] amu.
Massenkonzentration w: mass concentration [abbr] massc.
Masenneurose w: collective neurosis.
Massenpsychologie w: mass psychology, crowd psychology.
Massenpsychose w: mass psychosis.
Massenscreening s: mass screening.
Massenspektrometrie w: mass spectrometry.
Massenverschiebung w: cerebral displacement.
Massenwirkungsgesetz s: mass action law, law of mass action.
Massenwirkungskonstante w: mass action constant.
Massenzahl w: mass number.
Masseter m: masseter.
Masseterklonus m: masseter clonus.
Masseterreflex m: masseter reflex, jaw jerk.
Masseur m: masseur.
Masseurin w: masseuse.
Masshoff-Lymphadenitis w: mesenteric lymphadenitis.
massiv: massive, heavy.
Maßnahme w: measure.

Masson-Färbung w: Masson trichrome stain.
Maßstab m: gauge, gage, scale.
Maßzahl w: score.
Mastdarm-Blasen-Plastik w: proctocystoplasty.
Mastdarmlähmung w: proctoparalysis, proctoplegia.
Mastdarmreflex m: rectal reflex, rectum reflex.
Mastektomie w: mastectomy, mammectomy, Tansini's operation; einfache ~ simple mastectomy; erweiterte radikale ~ extended radical mastectomy; modifizierte radikale ~ modified radical mastectomy; partielle ~ partial mastectomy, segmental mastectomy; radikale ~ radical mastectomy, Meyer's operation; subkutane ~ subcutaneous mastectomy; subtotale ~ subradical mastectomy.
Master-Kreislauftest m: Master's test.
Mastigophora: mastigophoran.
Mastigot m: mastigote.
Mastikation w: mastication.
mastikatorisch: masticatory.
Mastitis w: mastitis, mastadenitis, mammitis; akute ~ acute mastitis; chronische ~ chronic mastitis; eitrige ~ suppurative mastitis; interstitielle ~ interstitial mastitis, phlegmonous mastitis; parenchymatöse ~ parenchymatous mastitis, glandular mastitis; periduktale ~ periductal mastitis; puerperale ~ puerperal mastitis; zystische ~ chronic cystic mastitis.
Mastix s: mastic.
Masto-: masto-, mazo-.
Mastodynie w: mastodynia, mastalgia, mammary neuralgia, mammalgia, Cooper's disease.
Mastoid s: 1. mastoid; 2. hinter dem ~ retromastoid.
Mastoid-: mastoidal, mastoid.
Mastoidektomie w: mastoidectomy, mastoid operation; einfache ~ simple mastoidectomy, conservative mastoidectomy; radikale ~ radical mastoidectomy, mastoidotympanectomy.

mastoideookzipital: masto-occipital.

Mastoiditis w: mastoiditis; **einschmelzende** ~ coalescent mastoiditis; **okkulte** ~ silent mastoiditis, masked mastoiditis; **tuberkulöse** ~ tuberculous mastoiditis.

Mastoidpneumatisation w: mastoid pneumatisation.

Mastoidschmerz m: mastoidalgia.

Mastoidspitze w: mastoidale.

Mastoidzelle, pneumatische w: pneumatic mastoid.

Mastomenie w: mastomenia.

mastookzipital: mastoccipital.

Mastopathie w: mastopathy, mastopathia; **proliferierende** ~ proliferative mastopathy; **zystische** ~ cystic mastopathycystic hyperplasia of the breast, adenocystic disease, mammary dysplasia, shotty breast, Schimmelbusch disease.

Mastopexie w: mastopexy.

Mastoptose w: mastoptosis.

Mastotomie w: mastotomy.

Mastozyt m: mastocyte, mast cell.

Mastozytom s: mastocytoma; **solitäres** ~ solitary mastocytoma.

Mastozytose w: mastocytosis, mast cell disease, benign mastocytoma; **generalisierte** ~ systemic mastocytosis.

Masturbation w: masturbation, onanism, ipsation, automanipulation.

masturbieren: masturbate.

Mastzelle w: mast cell, mastocyte, labrocyte.

Mastzellenleukämie w: mast cell leukemia, malignant mastocytosis.

Mastzellensarkom s: mast cell sarcoma, malignant mastocytoma.

Masugi-Nephritis w: Masugi's nephritis.

Matas-Moskowicz-Test m: Matas test.

Matching s: matching.

Mátéfy-Reaktion w: Mátéfy's reaction.

Material s: material; **spaltbares** ~ fissionable material.

Materialfehler m: material defect.

materiell: material.

maternal: maternal.

Maternität w: maternity.

Mathieu-Krankheit w: Mathieu's disease.

Matratze w: mattress.

Matratzennaht w: mattress suture, quilted suture.

matrimoniell: matrimonial.

Matrix w: matrix.

Matrix-: matrical.

Matrixkonkrement s: matrix calculus.

Matrixprotein s: matrix protein, porin.

Matrize w: template, templet.

Matrizen-RNA w: template RNA.

Matrizenstrang w: template strand.

Matrizentheorie w: template theory.

Matson-Operation w: Matson's operation.

matt: weak, mat, lustreless.

Mattigkeit w: weakness, languor.

matur: mature, ripe.

Maturation w: maturation.

Maturationsarrest m: maturation arrest.

Maturität w: maturity.

Maudsley-Persönlichkeitsinventar s Abk. **MPI**: Maudsley personality inventory.

Maulbeere w: mulberry.

Maulbeernävus m: mulberry mark.

Maul- und Klauenseuche w: foot-and-mouth disease, aphthous fever, contagious aphtha, epizootic aphtha, malignant aphtha.

Maurer-Flecken: Maurer's dots, urer's clefts.

Maurer-Körnelung w: Maurer stippling.

Maus w: mouse; **nackte** ~ nude mouse.

Mauthner-Faser w: Mauthner's fiber.

maxillär: maxillary.

Maxillarbogen m: maxillary rampart.

Maxillaresektion w: maxillary resection.

maximal: maximal, maximum [abbr] max.

Maximum s: maximum [abbr] max; **tubuläres** ~ tubular maximum.

Maxi-Zellen: maxi cells.

Maxwell-Ring m: Maxwell ring.

Mayer-Lösung w: Mayer solution.

Mayer-Pessar s: Mayer's pessary.

Mayer-Reflex m: Mayer's reflex, finger thumb reflex.

May-Grünwald-Färbung w: May-Grünwald stain.

May-Hegglin-Anomalie w: May-Hegglin anomaly.
Mayo-Operation w: Mayo's operation.
Mayo-Robson-Lagerung w: Mayo-Robson position.
Mazeration w: maceration.
mazerieren: macerate.
Mazindol s: mazindol.
Mb Abk. **Megabase** w: megabase.
MB-Typ der Kreatinkinase Abk. **CK-MB**: MB-CK isoenzyme.
MBK Abk. **minimale bakterizide Konzentration** w: minimum bactericidal concentration [abbr] MBC.
McArdle-Krankheit w: McArdle's disease, muscle phosphorylase deficiency, glycogen storage disease V.
McBurney-Appendizitiszeichen s: McBurney sign.
McBurney-Punkt m: McBurney's point.
McBurney-Schnitt m: McBurney's incision.
McDonald-Handgriff m: McDonald's maneuver.
McDonald-Operation w: McDonald's maneuver.
McGill-Schmerzfragebogen m: McGill pain questionnaire.
MCH Abk. **mittlerer absoluter Hämoglobinkoeffizient** m: mean corpuscular hemoglobin [abbr] MCH, MCHg.
MCHC Abk. **Sättigungsindex** m: mean corpuscular hemoglobin concentration [abbr] MCHC.
M-Chromosom s: mitochondrial chromosome.
McKusick-Syndrom s: cartilage-hair hypoplasia, metaphyseal chondrodysplasia.
McLean-Zange w: McLean forceps.
McMurray-Außenrotationsversuch m: McMurray's circumduction maneuver.
McMurray-Probe w: McMurray's test.
MCV Abk. **Erythrozytenvolumen** s: mean corpuscular volume [abbr] MCV.
MDF Abk. **Myocardial depressant factor** m: myocardial depressant factor.
MDH Abk. **Malatdehydrogenase** w: malate dehydrogenase.

Meato-: meato-.
Meatometer s: meatometer.
Meatorrhaphie w: meatorrhaphy.
Meatotomie w: meatotomy, porotomy.
Meatus m: meatus, porus.
Meatus-: meatal.
Meatus acusticus: acoustic meatus.
Meatus acusticus externus: bony external auditory meatus, external auditory meatus.
Meatus acusticus internus: internal auditory meatus.
Meatusentzündung w: meatitis.
Meatusstenose w: meatal stenosis.
Mebendazol s: mebendazole.
Mebeverin s: mebeverine.
Mebhydrolin s: mebhydrolin.
Mebutamat s: mebutamate.
Mecamylamin s: mecamylamine.
Mecamylaminhydrochlorid s: mecamylamine hydrochloride.
Mechanik w: mechanics.
mechanisch: mechanical.
Mechanismus m: mechanism, mechanistic theory; **neuronaler** ~ neuromechanism; **pathogenetischer** ~ pathogeneic mechanism.
Mechano-: mechano-.
Mechanorezeptor m: mechanoreceptor, contact receptor, tactile receptor, contact ceptor.
Mecholyl s: mecholyl.
Meckel-Divertikel s: Meckel's diverticulum.
Meckel-Ganglion s: Meckel's ganglion.
Meckel-Syndrom s: Meckel-Gruber syndrome.
Meckerstimme w: bronchoegophony, egobronchophony.
Meclocyclin s: meclocycline.
Meclofenaminsäure w: meclofenamic acid.
Meclofenoxat s: meclofenoxate.
Mecloxamin s: mecloxamine.
Meclozin s: meclozine, meclizine dihydrochloride.

Mecystein *s*: mecysteine.

Medaillon *s*: medallion.

Medazepam *s*: medazepam.

Mediafibrose *w*: medial fibroplasia.

medial: medial.

medialwärts: mesiad, mediad, admedian, mesad.

median: median.

Median *m*: median.

Medianebene *w*: median plane, midline.

Medianekrose *w*: media necrosis, medial necrosis, medionecrosis; **zystische** ~ cystic medial necrosis, mucoid medial degeneration, medionecrosis of the aorta, Erdheim's cystic medial necrosis, Erdheim syndrome.

Medianintervall *s*: mid-interval.

Medianlinie *w*: median line, median.

Mediansagittalebene *w*: median sagittal plane.

Medianschnitt *m*: median incision, midsection.

Medianuslähmung *w*: median paralysis, milker's paralysis.

mediastinal: mediastinal.

Mediastinalemphysem *s*: mediastinal emphysema.

Mediastinalfibrose *w*: mediastinal fibrosis, fibrous mediastinitis, indurative mediastinitis.

Mediastinalflattern *s*: mediastinal flutter.

Mediastinalknistern *s*: mediastinal crunch.

Mediastinallymphknotenvergrößerung *w*: mediastinal adenopathy.

Mediastinalpleuritis *w*: mediastinal pleurisy.

Mediastinalverdrängung *w*: mediastinal displacement.

Mediastinalverlagerung *w*: mediastinal displacement.

Mediastinalzyste *w*: mediastinal cyst.

Mediastinitis *w*: mediastinitis; **indurierende** ~ indurative mediastinitis, mediastinal fibrosis.

Mediastinographie *w*: mediastinography.

Mediastinoperikarditis *w*: mediastinopericarditis.

Mediastinoskop *s*: mediastinoscope.

Mediastinoskopie *w*: mediastinoscopy.

Mediastinotomie *w*: mediastinotomy.

Mediastinum *s*: 1. mediastinum, interpleural space; **hinteres** ~ posterior mediastinum; **mittleres** ~ middle mediastinum; **vorderes** ~ anterior mediastinum; 2. **im hinteren** ~ postmediastinal.

Mediator *m*: mediator, mediate.

Mediaverkalkung *w*: medial calcification.

Medigoxin *s*: methyldigoxin.

Medikament *s*: 1. drug, medicament, medicinal agent, remedy, physic; **blutdrucksenkendes** ~ antihypertensive drug; **frei verkäufliches** ~ over the counter drug [*abbr*] OTC drug; **geschütztes** ~ proprietary drug; **sulfonamidartige** ~'e sulfa drugs; **verschreibungspflichtiges** ~ prescription drug, ethical drug; 2. **die Herzaktion hemmendes** ~ cardioinhibitor.

Medikamentenapplikator *m*: medicator.

Medikamentendepot, intrakorporales *s*: repository.

Medikamentenfieber *s*: drug fever.

Medikamentenkombination *w*: drug combination.

Medikamentenverzeichnis *s*: formulary.

medikamentös: medicamentous, medicinal.

medikamentös bedingt: drug-induced.

medikamentös behandeln: medicate.

Medikation *w*: medication; **falsche** ~ medication error.

Medinawurm *m*: Dracunculus medinensis, serpent worm.

Medio-: medio-.

medioaxillar: midaxillary.

mediofrontal: mediofrontal, medifrontal, midfrontal.

mediokarpal: mediocarpal, midcarpal.

medioklavikular: midclavicular.

mediookzipital: midoccipital.

mediopontin: mediopontine.

mediosternal: midsternal.

mediotarsal: midtarsal.

Meditation *w*: meditation.
Medium *s*: medium; **brechendes** ~ refracting medium, dioptric medium.
Medizin *w*: medicine, iatrology; **biologische** ~ biomedicine; **experimentelle** ~ experimental medicine; **fetomaternale** ~ fetal-maternal medicine; **ganzheitliche** ~ holistic medicine; **geriatrische** ~ gerontotherapy, presbyatrics; **innere** ~ internal medicine [*abbr*] IM; **klinische** ~ clinical medicine; **physikalische** ~ physical medicine; **präklinische** ~ preclinical medicine; **präventive** ~ preventive medicine; **praktische** ~ medical practice, physic; **psychosomatische** ~ psychosomatic medicine; **traditionelle** ~ traditional medicine.
medizinal: medicinal.
Medizinalpflanze *w*: medicinal herb.
Medizinalsirup *m*: medicated syrup.
Medizinethik *w*: medical ethics.
Medizinfläschchen *s*: vial, phial.
Medizingeschichte *w*: history of medicine.
medizinisch: medical, medicinal, iatric.
Medizinmann *m*: indigenous practitioner.
Medizinpsychologie *w*: medical psychology.
Medizinsoziologie *w*: medical sociology.
Medizinstatistik *w*: medical statistics.
Medizintechnik *w*: medical technology.
Medrogeston *s*: medrogestone.
Medroxyprogesteron *s*: medroxyprogesterone.
Medroxyprogesteronacetat *s*: medroxyprogesterone acetate.
Medrylamin *s*: medrylamine.
Medryson *s*: medrysone.
Medulla *w*: medulla, marrow, medullary substance.
Medullaentfernung *w*: medullectomy.
medullär: medullary.
Medulla oblongata: medulla oblongata, marrowbrain, myelencephalon.
Medulla-oblongata-Syndrom, laterales *s*: lateral medullary syndrome.
Medullarrinne *w*: medullary groove.
Medullitis *w*: medullitis.

Medulloblast *m*: medulloblast.
Medulloblastom *s*: medulloblastoma; **desmoplastisches** ~ circumscribed cerebellar arachnoidal sarcoma.
Medulloepitheliom *s*: medulloepithelioma, diktyoma, dictyoma.
Medullographie *w*: medullography.
medusaartig: medusoid.
Medusenhaupt *s*: medusa's head.
Meeh-Formel *w*: Meeh's formula.
Meerrettichperoxidase *w*: horseradish peroxidase.
Meerschweinchen *s*: guinea pig.
Meerzwiebel *w*: sea onion, scilla, squill.
Mees-Streifen: Mees stripes.
Mefenamid *s*: mefexamide.
Mefenaminsäure *w*: mefenamic acid.
Mefenorex *s*: mefenorex.
Mefrusid *s*: mefruside.
Mega-: mega-.
Megabase Abk. **Mb**: megabase.
Megacolon congenitum: congenital megacolon, Hirschsprung's disease, Ruysch disease.
Megakaryoblast *m*: megakaryoblast.
Megakaryozyt *m*: megalokaryocyte.
megakaryozytär: megakaryocytic.
Megakaryozytenleukämie *w*: megakaryocytic leukemia.
Megakaryozytopenie *w*: megakaryocytopenia.
Megakaryozytose *w*: megakaryocytosis.
Megakolon *s*: megacolon, giant colon; **aganglionäres** ~ aganglionic megacolon; **idiopathisches** ~ idiopathic constitutional megacolon; **kongenitales** ~ congenital megacolon, Hirschsprung's disease, Ruysch disease; **sekundäres** ~ acquired megacolon; **toxisches** ~ toxic megacolon, acute megacolon.
Megalenzephalie *w*: megalencephaly, cephalonia.
Megalerythema *s*: megalerythema.
-megalie: -megaly.
Megalo-: megalo-.
Megaloblast *m*: megaloblast, prokaryoblast.

megaloblastär: megaloblastic, proka-ryoblastic.

Megaloblastenanämie *w*: megaloblastic anemia.

Megaloblastenanämie des Kindesalters, reversibel: megaloblastic anemia of infancy.

megaloblastisch: megaloblastoid.

Megaloblastose *w*: megaloblastosis, megaloblasthemia.

Megalographie *w*: macrography.

Megalokardie *w*: macrocardia.

Megalokornea *w*: megalocornea.

Megalomanie *w*: megalomania.

Megalophthalmus *m*: megalophthalmos, macrophthalmia.

Megalothrombozyt *m*: giant platelet.

Megaloureter *m*: megaloureter.

Megalourethra *w*: megalourethra.

Megalozephalie *w*: megalocephaly, macrocephaly.

Megalozyt *m*: megalocyte, macrocyte.

Megaösophagus *m*: megaesophagus, megaloesophagos.

Megasigma *s*: megasigmoid.

Megaureter *m*: megaloureter.

Megavolttherapie *w*: megavolt radiotherapy.

Megazephalus *m*: megacephaly, macrocephaly.

Megazystis *w*: megabladder, megacystis.

Megazystissyndrom *s*: megacystic syndrome.

Megestrolacetat *s*: megestrol acetate, megestrol.

Meglumin *s*: meglumine.

Meglumin-Iothalamat *s*: meglumine iothalamate.

Mehl *s*: flour, farine.

Mehlasthma *s*: miller's asthma.

mehrdeutig: equivocal.

mehrfach: multiple.

Mehrfach-: multi-.

Mehrfachallergie *w*: multisensitivity.

Mehrfachbruch *m*: multiple fracture.

Mehrfachfärbung *w*: multiple stain.

Mehrfachgeburt *w*: multiple birth.

Mehrfachinfarkt *m*: multi-infarct.

Mehrfachinfektion *w*: multi-infection, polyinfection.

Mehrfachinnervation *w*: multiple innervation.

Mehrfachkombinationstherapie *w*: polypharmacy.

mehrfachresistent: pluriresistant.

Mehrfachresistenz *w*: multiple resistance.

Mehrfachschreiber *m*: polygraph.

Mehrfachschwangerschaft *w*: multiple pregnancy, plural pregnancy, hypernidation.

mehrgeißelig: multiflagellate.

mehrgipfelig: polycrotic.

Mehrgipfeligkeit *w*: polycrotism.

Mehrheit *w*: majority.

mehrhöckerig: multituberculate, multicuspid.

mehrkammerig: multilocular, plurilocular.

mehrkernig: polynuclear.

Mehrlingsgeburt *w*: multiple labor.

Mehrlingsschwangerschaft *w*: multiple pregnancy, plural pregnancy, hypernidation.

Mehrphasenpille *w*: sequential oral pill.

Meibom-Drüse *w*: Meibom's gland, meibomian gland.

Meibomitis *w*: meibomianitis, tarsadenitis.

Meibom-Zyste *w*: meibomian cyst, tarsal cyst.

Meigs-Syndrom *s*: Meigs syndrome.

Meinecke-Klärungsreaktion *w*: Meinecke's test.

Meinung *w*: opinion.

Meio-: mio-.

Meiose *w*: 1. meiosis; 2. ~ **auslösend** meiogenic.

meiosehemmend: meiosis-inhibiting, meiosis-preventing.

meioseinduzierend: meiosis-inducing, meiogenic.

Meiospore *w*: meiospore.

meiotisch: meiotic.

Meißel *m*: chisel.

Meissner-Plexus *m*: Meissner's plexus, submucous plexus.

Meissner-Tastkörperchen: Meissner's corpuscles.

Mekonat *s*: meconate.

Mekonismus *m*: meconism.

Mekonium *s*: meconium.

Mekoniumileus *m*: meconium ileus.

Mekoniumperitonitis *w*: meconium peritonitis.

Mekoniumpfropfsyndrom *s*: meconium plug syndrome.

Mekoniumtest *m*: meconium test.

Mekonsäure *w*: meconic acid.

Melaena *w*: melena.

Melamin *s*: melamine.

Melanämie *w*: melanemia.

Melancholie *w*: melancholia, melancholy, major depressive episode with melancholia, tristimania, gloominess, dejection; **stuporöse** ~ depressive stupor, melancholic stupor, benign stupor.

melancholisch: melancholic.

Melanin *s*: melanin.

Melaninablagerung, kardiale *w*: cardiomelanosis.

melaninbildend: melanogenic.

Melaninbildung *w*: melanin formation, melanogenesis, melanization.

Melaninpigmentation *w*: melanin pigmentation; **übermäßige** ~ hypermelanosis; **verringerte** ~ hypomelanosis; **verstärkte** ~ melanism, hypermelanosis.

melaninfrei: amelanotic.

Melaninurie *w*: melanuria.

Melano-: melano-.

Melanoakanthom *s*: melanoacanthoma.

Melanoblast *m*: melanoblast.

Melanoderma *s*: melanoderma.

Melanodermie *w*: melanoderma; **senile** ~ senile melanoderma.

Melanogen *s*: melanogen.

Melanoleukoderm *s*: melanoleukoderma.

Melanom *s*: melanoma, chromatophoroma; **akrolentiginöses** ~ acral lentiginous melanoma; **amelanotisches** ~ amelanotic melanoma; **benignes juveniles** ~ benign juvenile melanoma; **malignes** ~ malignant melanoma, chromoma; **subunguales** ~ subungual melanoma.

Melanomzelle *w*: melanoma cell.

Melanonychie *w*: melanonychia.

Melanophage *m*: melanophage.

Melanophore *w*: melanophore.

Melanophorin *s*: melanophorin.

Melanoplakie *w*: melanoplakia.

Melanose *w*: melanosis, melasma.

Melanosis circumscripta praeblastomatosa Dubreuilh: precancerous melanosis of Dubreilh, Dubreuilh's disease, Hutchinson's melanotic freckle.

Melanosom *s*: melanosome, melanin granule.

Melanosompräkursor *m*: premelanosome.

melanotisch: melanotic.

Melanotrichie *w*: melanotrichia.

melanotrichös: melanotrichous.

Melanotropin *s*: melanotropin, melanophorin, intermedin.

Melanozyt *m*: melanocyte, pigment cell of skin, nevus cell, Merkel-Ranvier cell.

Melanozyten-stimulierendes Hormon *s* Abk. **MSH**: melanocyte stimulating hormone [*abbr*] MSH, chromatophorotropic hormone.

Melanozytom *s*: melanocytoma; **dermales** ~ dermal melanocytoma.

Melarsoprol *s*: melarsoprol.

Melasma *s*: melasma, melanosis.

Melasma gravidarum: mask of pregnancy.

Melasse *w*: molasses, treacle.

Melatonin *s*: melatonin, melanocyte inhibiting factor, melanocyte stimulating hormone inhibiting factor [*abbr*] MIF.

melden: report, notify.

meldepflichtig: notifiable, certifiable.

Meldung *w*: notification, registration.

Meleney-Syndrom *s*: progressive bacterial synergistic gangrene.

Melibiose *w*: melibiose.

Melilotsäure *w*: melilotic acid.

Melioidose *w*: melioidosis, malleosidosis,

Whitmore's fever, Stanton's disease.

Melissinsäure *w*: melissic acid.

Melitracen *s*: melitracen.

Melittin *s*: melittin, melitten.

Melkerknoten *m*: milker's nodule.

Melkerlähmung *w*: milker's paralysis, median paralysis.

Melkersson-Rosenthal-Syndrom *s*: Melkersson syndrome, Rosenthal syndrome, progressive lingual hemiatrophy.

Mellitsäure *w*: mellitic acid.

Melliturie *w*: mellituria, melituria.

melliturisch: melituric.

Melomelie *w*: melomelia.

Melonoplastik *w*: melonoplasty.

Melonychie *w*: melanonychia.

Meloplastik *w*: meloplasty.

meloplastisch: meloplastic.

Melorheostose *w*: melorheostosis, flowing hyperostosis, rheostosis, Léri's disease.

Meloschisis *w*: meloschisis.

Melotie *w*: melotia.

Melperon *s*: melperone.

Melphalan *s*: melphalan, sarkolysin, sarcolysin.

Meltzer-Gesetz der konträren Innervation: Meltzer's law.

Memantin *s*: memantine.

Membran *w*: membrane, membrana, diaphragm, envelope; **äußere** ~ outer membrane [*abbr*] OM; **diphtheritische** ~ diphtheritic membrane; **dünne** ~ thin membrane, pellicle; **elastische** ~ elastic membrane, elastic lamella; **erregbare** ~ excitable membrane; **extraembryonale** ~ extraembryonic membrane fetal membrane; **hyaline** ~ hyaline membrane; **ionenselektive** ~ ion-selective membrane; **komplexe** ~ compound membrane; **poröse** ~ porous membrane; **postsynaptische** ~ postsynaptic membrane; **präsynaptische** ~ presynaptic membrane; **semipermeable** ~ semipermeable membrane; **synaptische** ~ synaptic membrane; **undulierende** ~ undulating membrane.

Membrana *w*: membrana, membrane, diaphragm, envelope.

membranähnlich: membroid.

Membranangriffskomplex *m*: membrane attack complex.

membranartig: membraniform, membranate, membranoid, velamentous.

Membrana vitrea: vitreous membrane.

Membrandepolarisation *w*: membrane depolarization.

Membranentfernung *w*: membranectomy.

Membranfilter *m*: membrane filter.

membrangebunden: membrane-bound.

Membrangefäß *s*: membrane flask.

Membranglykoprotein *s*: cell surface glycoprotein.

Membrankapazität *w*: membrane capacitance.

Membranlipid *s*: membrane lipid.

membranös: membranous, membranaceous.

membranoproliferativ: membranoproliferative.

Membranoxygenator *m*: membrane oxygenator.

Membranoxygenisierung, extrakorporale *w*: extracorporeal membrane oxygenation.

Membranpermeabilität *w*: membrane permeability.

Membranplasma *s*: periplasm.

Membranpotential *s*: membrane potential, transmembrane potential.

Membranprotein *s*: membrane protein.

Membranschranke *w*: membrane barrier.

Membranschwingung *w*: diaphragm oscillation.

membranständig: membrane-bound.

Membransyndrom *s*: hyaline membrane disease, idiopathic respiratory distress syndrome.

Membrantransport *m*: membrane transport.

Membrantransportstörung *w*: membrane transport defect.

Membranvesikel *s*: membrane vesicle.

Membrum *s*: member.

Memorabilität *w*: memorability.

Menachinon *s*: menaquinone, vitamin K₂.

Menadiol *s*: menadiol.

Menadiolnatriumdiphosphat *s*: menadiol sodium diphosphate.

Menadion *s*: menadione, menaphtone, vitamin K₃.

Menadion-Natriumbisulfit *s*: menadione sodium bisulfite.

Menakme *w*: menacme.

Menarche *w*: menarche.

Mendel-: mendelian.

Mendel-Bechterew-Reflex *m*: Bekhterev's reflex.

Mendel-Gesetze: Mendel's laws.

Mendel-Mantoux-Probe *w*: Mantoux test.

Mendel-Mantoux-Test *m*: intradermal tuberculin skin testing, Mendel's test, Mantoux' test.

Mendelson-Syndrom *s*: Mendelson syndrome.

Mendel-Vererbung *w*: mendelian inheritance.

Mendel-Vererbungsgesetz *s*: Mendel's law.

Mendel-Vererbungstheorie *w*: mendelian theory, mendelism.

Ménétrier-Krankheit *w*: Ménétrier's disease, hypertrophic gastritis, giant hypertrophic gastritis.

Menge *w*: amount [*abbr*] amt, quantity, quantum, volume [*abbr*] vol, bulk; **empfohlene tägliche** ~ recommanded daily allowance [*abbr*] RDA; **hinreichende** ~ adequacy; **kleine** ~ microquantity.

Mengenregler *m*: volume control.

Menge-Pessar *s*: Menge's pessary.

Menghini-Nadel *w*: Menghini needle.

Menglytat *s*: menglytate.

Menhidrosis *w*: menhidrosis.

Menière-Krankheit *w*: Menière syndrome, auditory vertigo.

meningeal: meningeal.

Meningealsarkomatose *w*: meningeal sarcomatosis.

Meningealtuberkulose *w*: tuberculous meningitis, meningeal tuberculosis, cerebral tuberculosis, Whytt's disease.

Meningenerkrankung *w*: meningopathy.

Meningeorrhaphie *w*: meningeorrhaphy.

Meningioendotheliom *s*: syncytial meningioma.

meningiokortikal: meningeocortical.

Meningiom *s*: meningioma; **entdifferenziertes** ~ anaplastic meningioma; **fibröses** ~ fibrous meningioma; **gemischtes** ~ mixed meningioma, transitional meningioma; **hämangioblastomatöses** ~ hemangioblastic meningioma; **hämangioperizytisches** ~ hemangiopericytic meningioma; **parasagittales** ~ parasagittal meningioma.

Meningioma angiomatosum: angiomatous meningioma.

Meningiomatose *w*: meningiomatosis.

Meningismus *m*: meningism, pseudomeningitis, Dupré's disease.

Meningitis *w*: meningitis, stiffness fever; **abakterielle** ~ aseptic meningitis, sterile meningitis; **akute septische** ~ acute septic meningitis; **bakterielle** ~ bacterial meningitis; **eitrige** ~ purulent meningitis, suppurative meningitis, pyogenic meningitis; **epidemische** ~ cerebrospinal meningitis; **granulomatöse** ~ granulomatous meningitis; **lymphozytäre** ~ lymphocytic meningitis, benign lymphocytic meningitis; **otogene** ~ otogenic meningitis; **posttraumatische** ~ post-traumatic meningitis; **rheumatische** ~ rheumatic meningitis; **syphilitische** ~ syphilitic meningitis, gummatous meningitis; **tuberkulöse** ~ tuberculous meningitis, meningeal tuberculosis, cerebral tuberculosis, Whytt's disease; **zerebrospinale** ~ cerebrospinal meningitis [*abbr*] CSM.

Meningitis carcinomatosa: carcinomatous meningitis.

Meningitis cerebrospinalis: cerebrospinal meningitis [*abbr*] CSM, cerebrospinal fever, spotted sickness, petechial fever.

meningitisch: meningitic.

Meningitis spinalis: spinal meningitis, spinitis.

Meningitis tuberculosa: tuberculous

meningitis, meningeal tuberculosis, cerebral tuberculosis, Whytt's disease.

Meningitiszeichen: meningitic triad.

Meningo-: meningo-.

Meningoblast *m*: meningoblast.

Meningoendotheliom *s*: meningotheliomatous meningioma, meningothelial meningioma, endotheliomatous meningioma, arachnotheliomatous meningioma.

Meningoenzephalitis *w*: meningoencephalitis, encephalomeningitis, meningocephalitis, cerebromeningitis, cephalomeningitis, periencephalomeningitis; **chronische** ~ chronic meningoencephalitis; **eosinophile** ~ eosinophilic meningitis; **syphilitische** ~ syphilitic meningoencephalitis.

Meningoenzephalomyelitis *w*: meningoencephalomyelitis.

Meningoenzephalomyelopathie *w*: meningoencephalomyelopathy.

Meningoenzephalopathie *w*: meningoencephalopathy.

Meningo-enzephalo-myelo-radikulo-neuritis *w*: meningoencephalomyeloradiculoneuritis.

Meningoenzephalozele *w*: meningoencephalocele.

Meningokokke *w*: meningococcus, Neisseria meningitidis.

Meningokokken-: meningococcal.

Meningokokkenbakteriämie *w*: meningococcemia.

Meningokokkeninfektion *w*: meningococcal infection, meningococcosis.

Meningokokkenmeningitis *w*: meningococcal meningitis.

Meningokokkensepsis *w*: meningococcemia; **akute fulminante** ~ acute fulminating meningococcal septicemia, acute fulminating meningococcemia.

meningokortikal: meningocortical.

Meningomyelitis *w*: meningomyelitis.

Meningomyeloradikulitis *w*: meningomyeloradiculitis, radiculomeningomyelitis, meningoradiculomyelitis; **progrediente** ~ progressive meningoradiculomyelitis.

Meningomyelozele *w*: meningomyelocele, myelomeningocele.

Meningomyelozystozele *w*: hydromyelomeningocele.

Meningoradikulitis *w*: meningoradiculitis.

Meningorrhagie *w*: meningorrhagia.

Meningozele *w*: meningocele, cerebral meningocele; **traumatische** ~ traumatic meningocele, spurious meningocele, Billroth's disease.

Meniscus *m*: meniscus.

Meniskektomie *w*: meniscectomy; **arthroskopische** ~ arthroscopic meniscectomy.

Meniskopathie *w*: meniscopathy.

Meniskotomie *w*: meniscotomy.

Meniskozyt *m*: meniscocyte.

Meniskus *m*: meniscus.

Meniskus-: meniscal.

Meniskusentfernung *w*: meniscectomy.

Meniskusentzündung *w*: meniscitis.

Meniskusreposition *w*: meniscopexy.

Meniskusriß *m*: rupture of the meniscus.

Meniskusverletzung *w*: meniscus injury.

Menkes-Syndrom *s*: Menkes syndrome, steely hair syndrome, kinky hair syndrome.

Mennell-Zeichen *s*: Mennell sign.

Menolipsis *w*: menolipsis, amenorrhea.

Menometrorrhagie *w*: menometrorrhagia, metromenorrhagia.

menopausal: menopausal.

Menopause *w*: menopause, menostasis; **künstliche** ~ artificial menopause.

Menopausengonadotropin, humanes *s*: human menopausal gonadotropin [*abbr*] HMG.

Menorrhagie *w*: menorrhagia.

Menostase *w*: menischesis.

Mensch *m*: human, man.

menschenähnlich: anthropoid.

Menschenaffe *m*: man ape, anthropoid, anthropoid ape.

Menschenfloh *m*: common flea, human flea, Pulex irritans.

Menschenlaus *w*: pediculus.
Menschenversuch *m*: human experiment.
menschlich: human.
menstrual: menstrual, menstrous.
Menstruation *w*: 1. menstruation, menstrual bleeding, menstrual period, monthly period, catamenia, menorrhea; **retrograde** ~ retrograde menstruation, regurgitant menstruation; **vikariierende** ~ vicarious menstruation, menoplania, xeromenia, gastromenia; 2. **während der** ~ intramenstrual.
Menstruationsblutung *w*: menstrual bleeding; **fötide** ~ bromomenorrhea.
Menstruationsepilepsie *w*: menstrual epilepsy, catamenial epilepsy, ovarioepilepsy.
Menstruationspsychose *w*: menstrual psychosis.
Menstruationsschmerz *m*: menstrual pain.
Menstruationsstörung *w*: menstruation disorder, paramenia.
Menstruationszyklus *m*: menstrual cycle; **biphasischer** ~ biphasic cycle.
menstruell: menstrual, menstrous.
menstruieren: menstruate.
mental: mental.
Menthol *s*: menthol.
Mentholkampfer *m*: mentholated camphor, peppermint camphor.
Menthylacetat *s*: menthyl acetate.
mento-: mento-.
mentoanterior: mentoanterior.
mentolabial: labiomental.
mentoposterior: mentoposterior.
mentotransversal: mentotransverse.
Mepacrin *s*: mepacrine, quinacrine.
Mepacrinhydrochlorid *s*: mepacrine hydrochloride, quinacrine hydrochloride.
Mepazin *s*: mepazine, pecazine.
Mepensolat-bromid *s*: mepenzolate bromide.
Meperidin *s*: meperidine, pethidine.
Mephenesin *s*: mephenesin, cresoxydiol, cresoxypropanediol.
Mephentermin-sulfat *s*: mephentermine sulfate.

Mephenytoin *s*: mephenytoin, methylphenetoin.
Mepindolol *s*: mepindolol.
Mepivacain *s*: mepivacaine.
Meprobamat *s*: meprobamate.
Meproscillarin *s*: meproscillarin.
Meprylcain *s*: meprylcaine.
Mepyramin *s*: mepyramine, pyrilamine.
Mequitazin *s*: mequitazine.
Meralgia *w*: meralgia.
Meralgia paraesthetica: meralgia paresthetica, Bernhardt-Roth disease.
Merallurid *s*: meralluride.
Merbromin *s*: merbromin.
Mercaptalbumin *s*: mercaptalbumin.
Mercaptopurin *s*: mercaptopurine.
Mercier-Barre *w*: Mercier's barrier, Mercier's bar.
Mercuhydrin *s*: mercuhydrin.
Mercurophyllin *s*: mercupurin.
Merendino-Operationstechnik *w*: Merendino's technique.
Meridian *m*: meridian.
meridian: meridional.
Meristom *s*: meristoma.
Merkaptan *s*: mercaptan.
Merkapto-: mercapto-.
Merkaptoäthanol *s*: mercaptoethanol.
Merkaptoäthylamin *s*: mercaptoethylamine.
Merkaptoäthylguanidin *s*: mercaptoethylguanidine.
β-Merkapto-α-aminopropionsäure *w*: 2-amino-3-thiopropionic acid.
Merkaptomerin-Natrium *s*: mercaptomerin sodium.
Merkaptursäure *w*: mercapturic acid.
Merkel-Körperchen: Merkel's corpuscles.
Merkel-Zelle *w*: Merkel cell.
Merkel-Zellkarzinom *s*: Merkel cell carcinoma.
Merkfähigkeit *w*: recent memory.
merklich: noticeable, perceptible.
Merkmal *s*: mark, characteristic; **klinische** ~'e clinical features.
Merkuri-: mercuric.

Merkurialismus *m*: mercurialism.
Merkuro-: mercurous.
Merkurophyllin *s*: mercurophylline.
Meroanenzephalie *w*: meroanencephaly.
Meroblast *m*: meroblast.
meroblastisch: meroblastic.
Meroenzephalie *w*: meroencephaly.
Merogonie *w*: merogony.
merokrin: merocrine.
Meromelie *w*: meromelia, limb reduction defect.
Meromikrosomie *w*: meromicrosomia.
Meromyosin *s*: meromyosin.
Merozele *w*: merocele.
Merozoit *m*: merozoite, schizozoite.
Merozygote *w*: merozygote.
Merozyt *m*: merocyte.
Merphalan *s*: merphalan.
Mes-: mes-.
mesangiokapillär: mesangiocapillary.
Mesangium *s*: mesangium, mesangial matrix.
Mesangiumablösung *w*: mesangiolysis.
Mesangiumfortsatz *m*: mesangial stalk.
Mesangiumproliferation *w*: mesangial proliferation.
Mesangiumsklerose *w*: mesangial sclerosis; **diffuse** ~ diffuse mesangial sclerosis.
Mesangiumzelle *w*: mesangial cell, intercapillary cell, deep cell.
Mesaortitis *w*: mesaortitis, mesoaortitis.
Mesarteriitis *w*: mesarteritis.
Mesaxon *s*: mesaxon.
Mesektoderm *s*: ectomesenchyme.
Mesencephalon *s*: mesencephalon, midbrain.
Mesenchym *s*: mesenchyme, mesenchymal tissue, embryonal connective tissue, desmohemoblast; **extraembryonales** ~ primary mesenchyme; **interzonales** ~ interzonal mesenchyme; **intraembryonales** ~ secondary mesenchyme.
Mesenchymom *s*: mesenchymoma; **benignes** ~ lipochondroma.
Mesenchymzelle *w*: mesenchymal cell.
mesenterial: mesenteric.

Mesenterialarterie *w*: mesenteric artery.
Mesenterialarterienthrombose *w*: mesenteric thrombosis.
Mesenterialfaltelung *w*: mesenteriplication.
Mesenterialfixierung *w*: mesopexy.
Mesenterialgefäß *s*: mesenteric vessel.
Mesenterialgefäßverschluß *m*: mesenteric vascular occlusion.
Mesenterialhernie *w*: transmesenteric hernia.
Mesenterialinfarkt *m*: mesenteric infarct.
Mesenterialnaht *w*: mesentorraphy, mesenteriorrhaphy.
Mesenterialresektion *w*: mesenterectomy.
Mesenterialthrombose *w*: mesenteric thrombosis.
Mesenterialzyste *w*: mesenteric cyst.
Mesenteria-superior-Syndrom *s*: superior mesenteric artery syndrome, angiomesenteric ileus.
Mesenterikographie *w*: mesenteric arteriography.
Mesenteriolum *s*: mesenteriolum.
Mesenteriorrhaphie *w*: mesorrhaphy.
Mesenteritis *w*: mesenteritis.
mesenteritisch: mesenteritic.
Mesenterium *s*: mesentery, mesenterium.
Mesenteriumfixierung *w*: mesenteriopexy.
mesenzephal: mesencephalic.
Mesenzephalitis *w*: mesencephalitis.
Mesenzephalotomie *w*: mesencephalotomy.
Meshgraft *s*: mesh graft.
mesial: mesial.
Mesialbiß *m*: mesial occlusion, mesioclusion, mesio-occlusion, prenormal occlusion.
Mesio-: mesio-.
mesiokklusiodistal: mesi-occlusodistal.
Mesiokklusion *w*: mesial occlusion, mesioclusion, mesio-occlusion.
mesiookklusal: mesio-occlusal [*abbr*] MO.
Mesioversion *w*: mesial displacement.

Mesitylensäure w: mesitylenic acid.
Meskal s: mescal.
Meskalin s: mescaline.
Mesmerismus m: mesmerism.
Mesna s: mesna.
Meso-: meso-.
Mesoappendix w: mesoappendix.
Mesobilirubin s: mesobilirubin.
Mesoblast m: mesoblast.
Mesocardium s: mesocardium.
Mesochord s: mesocord, mesochord.
Mesoderm s: mesoderm, mesoblast; **extraembryonales** ~ extraembryonic mesoderm, primary mesoderm; **sekundäres** ~ secondary mesoderm; **viszerales** ~ splanchnic layer, splanchnic wall, visceral wall, splanchnopleure.
mesodiastolisch: mesodiastolic, middiastolic.
Mesoduodenitis w: mesoduodenitis.
Mesoduodenum s: mesoduodenum.
Mesoektoderm s: mesectoderm.
Mesoepididymis m: mesoepididymis.
Mesoepithel s: mesepithelium.
Mesogastrium s: mesogastrium.
Mesoglia w: mesoglia.
mesognath: mesognathic.
meso-Inositol s: myo-inositol.
Mesokard s: mesocardium.
mesokarpal: mesocarpal.
mesokolisch: mesocolic.
Mesokolon s: mesocolon.
Mesokolopexie w: mesocolopexy.
Mesokoloplikation w: mesocoloplication.
mesolezithal: mesolecithal, medialecithal.
Mesomelie w: mesomelia, mesomelic dwarfism.
mesomelisch: mesomelic.
Mesomer s: mesomere.
Mesomerie w: mesomerism.
Mesometrium s: mesometrium.
mesomorph: mesomorphic.
Meson s: meson, mesotron.
Mesonephrom s: mesonephroma.
Mesonephros s: mesonephros, middle kidney.
Mesonephrosüberbleibsel s: mesonephric rest.

Mesoösophagus m: mesoesophagus.
Mesopharynx m: oral pharynx.
mesophil: mesophilic.
Mesophlebitis w: mesophlebitis.
mesopisch: mesopic.
Mesopneumonium s: mesopneumon.
Mesoporphyrin s: mesoporphyrin.
Mesorchium s: mesorchium, mesotestis.
Mesorektum s: mesorectum.
Mesosalpinx m: mesosalpinx.
Mesosigma s: mesosigmoid.
Mesosigmoidopexie w: mesosigmoidopexy.
Mesosom s: mesosome.
mesosomal: mesosomatous.
Mesosyphilis w: secondary syphilis.
mesosystolisch: mesosystolic.
mesotarsal: mesotarsal.
Mesotendineum s: mesotendineum.
Mesothel s: mesothelium, coelothel, celothel.
mesothelial: mesothelial.
Mesotheliom s: mesothelioma; **malignes** ~ malignant mesothelioma, sarcomesothelioma.
mesotrop: mesotropic.
mesovarial: mesoarial.
Mesovarium s: mesovarium.
Mesoweinsäure w: mesotartaric acid.
Mesoxalsäure w: oxomalonic acid.
mesozephal: mesocephalic.
Mesozephalie w: mesocephaly.
Meßanordnung w: measuring arrangement.
meßbar: measurable, quantifiable.
Meßbarkeit w: measurability.
Meßbereich m: measuring range.
messen: measure, take.
Messen s: measuring.
Messenger-Ribonukleinsäure w Abk. **mRNA**: messenger ribonucleic acid [*abbr*] mRNA, messenger RNA.
Messer s: knife; **elektrisches** ~ electrotome.
Meßfehler m: measuring error.
Meßgenauigkeit w: measurement accuracy, accuracy in measurement.
Meßgerät s: measuring device, meter.

Meßglas *s*: measuring glass, buret.

Messingstaubpneumokoniose *w*: brass chills.

Meßkolben *m*: volumetric flask.

Messung *w*: measurement, measuring; **axilläre** ~ axillary measurement; **kinetische** ~ kinetic measurement; **rektale** ~ rectal measurement.

Messung des Geschmacksempfindens, galvanometrische: galvanogustometry.

Meßwerterfassung *w*: data acquisition.

Mestanolon *s*: mestanolone.

Mesterolon *s*: mesterolone.

Mestranol *s*: mestranol.

Mesulfen *s*: mesulfen.

Mesuximid *s*: mesuximide, methsuximide.

Mesylat *s*: mesylate.

Met-: met-, meta-.

Metaarsensäure *w*: metarsenic acid.

metabolisch: metabolic.

metabolisieren: metabolize.

Metabolisierung *w*: biotransformation.

Metabolismus *m*: metabolism; **endergoner** ~ endergonic metabolism; **exergoner** ~ exergonic metabolism; **exogener** ~ exogenous metabolism; **normaler** ~ normal metabolism, eubolismus.

Metabolit *m*: metabolite; **essentieller** ~ essential metabolite.

metaborsauer: metaboric.

Metacholin *s*: acetyl-β-methacholine.

Metachromasie *w*: metachromasia, metachromatism, metachromia.

Metachromatin *s*: volutin.

metachromatisch: metachromatic.

metachromophil: metachromophil, metachromatophil.

Metaglobulin *s*: metaglobulin.

Metagonimiasis *w*: metagonimiasis.

Metagonimus: metagonimus.

metaherpetisch: metaherpetic.

metainfektiös: metainfective.

metakarpal: metacarpal.

Metakarpalresektion *w*: metacarpectomy.

metakarpophalangeal: metacarpophalangeal.

Metakryptozoit *m*: metacryptozoite.

Metalbumin *s*: metalbumin.

Metaldehyd *s*: metaldehyde.

Metall *s*: metal, brass.

Metallbindungsporzellan *s*: metal-bonding porcelain.

Metallchelatkomplex *m*: metal chelate complex.

Metallenzym *s*: metalloenzyme.

Metallgeräusch *s*: noise of brass.

metallisch: metallic.

Metallkörperchen *s*: brass body.

Metallkrone *w*: metal crown.

Metalloflavinenzym *s*: metalloflavodehydrogenase.

metallophil: metallophil, metallophilic.

Metalloprotein *s*: metalloprotein.

metallorganisch: organometallic.

Metallothionein *s*: metallothionein.

metaluetisch: metaluetic.

Metamer *s*: metamere.

metamer: metameric.

Metamerie *w*: metamerism, metameric color, metameric segmentation.

Metamizol *s*: metamizole, dipyrone.

metamorph: metamorphic.

Metamorphopsie *w*: metamorphopsia, anorthopia.

Metamorphose *w*: metamorphosis; **retrograde** ~ retrograde metamorphosis.

Metamorphose-: metamorphotic.

Metamyelozyt *m*: metamyelocyte, metagranulocyte, juvenile cell, juvenile neutrophil, rhabdocyte.

Metamyxovirus *m*: metamyxovirus.

metanephrisch: metanephric.

metanephrogen: metanephrogenic.

Metanephros *m*: metanephros, hind-kidney, definite kidney.

Metanephroskapsel *w*: metanephrogenic cap.

Metanilgelb *s*: metanil yellow.

Metaphase *w*: metaphase.

Metaphasenarrest *m*: metaphase arrest.

Metaphaseplatte *w*: metaphase plate.

Metaphasespindelapparat *m*: metaphase spindle.

Metaphen s: metaphen, nitromersol.
Metaphosphat s: metaphosphate.
Metaphosphor-: metaphosphoric.
Metaphosphorsäure w: metaphosphoric acid.
metaphysär: metaphyseal.
Metaphyse w: metaphysis.
Metaphysenentzündung w: metaphysitis.
Metaplasie w: metaplasia; intestinale ~ intestinal metaplasia; myeloische ~ myeloid metaplasia [abbr] MM, chronic nonleukemic myelosis, nonleukemic myelosis, agnogenic myeloid metaplasia.
Metaplasma s: metaplasm.
metaplastisch: metaplastic.
metapneumonisch: metapneumonic, postpneumonic.
Metaposition w: metaposition.
Metaprotein s: metaprotein.
Metaproterenolsulfat s: metaproterenol sulfate.
Metapsychologie w: metapsychology.
Metaraminol s: metaraminol.
Metarhodopsin s: metarhodopsin.
Metarteriole w: metarteriole, precapillary.
metastabil: metastable.
Metastase w: metastasis, metastatic tumor, metastatic cancer; mikroskopische ~ micrometastasis; osteolytische ~ osteolytic metastasis; osteoplastische ~ osteoblastic metastasis, osteoplastic metastasis; paradoxe ~ paradoxical metastasis, retrograde metastasis.
Metastasenkrebs m: metastatic cancer.
Metastasenresektion w: metastasectomy.
metastasieren: metastasize.
Metastasierung w: metastasis, spread; hämatogene ~ hematogenous metastasis; lymphogene ~ lymphogenous metastasis; septische ~ metastasizing septicemia, septicopyemia.
metastatisch: metastatic.
Metastrongylus m: metastrongylus.
Metasynapse w: metasynapsis.
Metasyphilis w: parasyphilis.
metasyphilitisch: metasyphilitic, parasyphilitic.

metatarsal: metatarsal [abbr] MT.
Metatarsalgie w: metatarsalgia.
metatarsometatarsal: metatarsometatarsal.
metatarsophalangeal: metatarsophalangeal.
Metatarsusresektion w: metatarsectomy.
Metathalamus m: metathalamus.
Metathrombin s: metathrombin.
metatypisch: metatypical.
Metaxenie w: metaxeny, heterecism.
metazentrisch: metacentric.
Metazerkarie w: metacercaria.
Metazinnsäure w: metastannic acid.
metazonal: metazonal.
Metazoon s: metazoan.
Metazoonose w: metazoonosis.
Metazuckersäure w: metasaccharic acid.
Metempsychose w: metempsychosis.
Metencephalon s: metencephalon, opisthencephalon, afterbrain.
Metenolon s: metenolone.
metenzephal: metencephalic.
Metenzephalonhöhle w: metacoele.
Meteorismus m: meteorism.
Meteoropathie w: meteoropathy.
Meteoropathologie w: meteoropathology.
Meteorotropismus m: meteorotropism.
-meter: -meter.
Meter m: meter, metre.
Metformin s: metformin, metformin hydrochloride.
Methacholin s: methacholine, methylacetylcholine.
Methacholinbromid s: methacholine bromide.
Methacholinchlorid s: methacholine chloride.
Methacrylat s: methacrylate.
Methacyclin s: methacycline.
Methadon s: methadone, amidone.
Met-Häm s: metheme.
Methämoglobin s Abk. Met-Hb: methemoglobin [abbr] MetHb, methaemoglobin, oxidized hemoglobin, ferrihemoglobin.
Methämoglobinämie w: methemoglobinemia; alimentäre ~ enterogenous

methemoglobinemia; **hereditäre** ~ hereditary methemoglobinemia, congenital methemoglobinemia, primary methemoglobinemia; **sekundäre** ~ secondary methemoglobinemia; **toxische** ~ toxic methemoglobinemia, enterogenous methemoglobinemia.

methämoglobinämisch: methemoglobinemic.

Methämoglobinreduktase *w*: methemoglobin reductase.

Methämoglobinurie *w*: methemoglobinuria.

Methallenestril *s*: methallenestril.

Methamphetamin *s*: methamphetamine.

Methamphetaminhydrochlorid *s*: methamphetamine hydrochloride.

Methan *s*: methane.

Methanal *s*: methanal.

Methanbildung *w*: methanogenesis.

Methandienon *s*: methandrostenolone.

Methandriol *s*: methandriol.

Methanol *s*: methanol, methyl alcohol, wood alcohol.

Methanthelin *s*: methantheline.

Methantheliniumbromid *s*: methanthelinium bromide.

Methapyrilen *s*: methapyrilene.

Methaqualon *s*: methaqualone.

Methazolamid *s*: methazolamide.

Met-Hb Abk. **Methämoglobin** *s*: methemoglobin [*abbr*] MetHb.

Methdilazin *s*: methdilazine.

Methenamin *s*: methenamine, hexamethylenetetramine, hexamine, acetoform.

Methenaminhippurat *s*: methenamine hippurate.

Methenolon *s*: methenolone.

Methicillin *s*: methicillin, dimethoxyphenyl penicillin sodium.

Methicillinnatrium *s*: sodium methicillin.

Methimazol *s*: methimazole.

Methiodal-Natrium *s*: methiodal sodium.

Methionin *s*: methionine [*abbr*] Met, M.

Methioninacetyltransferase *w*: methionine adenosyltransferase.

Methionsäure *w*: methionic acid.

Methocarbomal *s*: methocarbomal.

Methode *w*: method, technique, approach; **biographische** ~ biographic method; **deduktive** ~ deductive method; **exosomatische** ~ exosomatic method; **invasive** ~ invasive method; **skopische** ~ scopic method; **Stockholmer** ~ Stockholm method; **subjektive** ~ subjective method; **veraltete** ~ outmoded method.

Methode des mittleren Fehlers *w*: adjustment method.

Methodenlehre *w*: methodology.

Methodologie *w*: methodology.

methodologisch: methodological.

Methohexital *s*: methohexital.

Methohexitalnatrium *s*: methohexital sodium.

Methopromazin *s*: methopromazine, methoxypromazine.

Methotrexat *s*: methotrexate [*abbr*] MTX, amethopterin.

Methotrimeprazin *s*: methotrimeprazine.

Methoxaminhydrochlorid *s*: methoxamine hydrochloride.

Methoxychlor *s*: methoxychlor.

Methoxyfluran *s*: methoxyflurane.

Methoxyindol *s*: methoxyindole.

Methoxyphenamin *s*: methoxyphenamine.

Methoxypromazin *s*: methoxypromazine.

Methoxypsoralen *s*: 8-methoxypsoralen, methoxsalen.

Methscopolaminbromid *s*: methscopolamine bromide, epoxymethamine bromide.

Methyl *s*: methyl [*abbr*] Me.

Methylacetylcholin *s*: methacholine.

Methylalkohol *m*: methyl alcohol; **denaturierter** ~ industrial methylated spirit.

Methylaminophenol *s*: methylaminophenol.

Methylandrosteron *s*: methylandrosterone.

Methylase *w*: methylase.

Methylbenzethoniumchlorid *s*: methylbenzethonium chloride.

Methylbernsteinsäure *w*: methylsuccinic

acid, pyrotartaric acid.

Methylblau *s*: methylblue.

Methylbromid *s*: methyl bromide, bromomethane.

Methylcellulose *w*: methylcellulose.

Methylchlorid *s*: methyl chloride, chloromethane.

Methylcholanthren *s*: methylcholanthrene.

Methyldigoxin *s*: metildigoxin.

Methyldopa *s*: methyldopa.

Methylen *s*: methylene.

Methylenblau *s*: methylene blue.

Methylenblautest *m*: methylene blue test.

Methylenchlorid *s*: methylene chloride, dichloromethane.

Methylengrün *s*: methylene green.

Methylenjodid *s*: methylene iodide.

Methylenprednisolon *s*: methylene prednisolone.

Methylenradikal *s*: methene.

Methylentetrahydrofolat-Dehydrogenase *w*: methylenetetrahydrofolate dehydrogenase.

Methylergometrin *s*: methylergometrine.

Methylergonovin *s*: methylergonovine.

Methylfluorprednisolon *s*: betamethasone acetate.

Methylglucamin *s*: methylglucamine.

Methylgrün *s*: methyl green.

Methylguanidin *s*: methylguanidine.

Methylguanidinoessigsäure *w*: methylguanidinoacetic acid.

Methylguanosin *s*: methylguanosine.

Methylhydantoinsäure *w*: methylhydantoic acid.

methylieren: methylate.

Methylierung *w*: methylation.

Methylindol *s*: methylindole.

Methylinosin *s*: methylinosine.

Methylmalonat *s*: methyl malonate.

Methylmalonazidurie *w*: methylmalonicaciduria, methylmalonic aciduria.

Methylmalonsäure *w*: methylmalonic acid.

Methylmalonyl-CoA *s*: methylmalonyl-CoA, methylmalonyl-coenzyme A.

Methylmalonyl-Koenzym A *s*: methylmalonyl-coenzyme A, methylmalonyl-CoA.

Methylmorphin *s*: methylmorphine.

Methylnaphtohydrochinon *s*: 2-methylnaphthalene-1,2-diol.

Methylorange *s*: methyl orange, orange-G dye, helianthin.

Methylpentose *w*: methylpentose.

Methylpentynol *s*: methylpentynol.

Methylphenidat *s*: methylphenidate.

Methylphenobarbital *s*: methylphenobarbital, phemitone.

Methylprednisolon *s*: methylprednisolone.

Methylpurin *s*: methylpurine.

Methylquecksilber *s*: methyl mercury.

Methylrest *m*: methyl group.

Methylrosaliniumchlorid *s*: methylrosanilium chloride.

Methylsalizylat *s*: methyl salicylate.

Methylskopolamin *s*: methscopolamine bromide, epoxymethamine bromide.

Methyltestosteron *s*: methyltestosterone.

N-Methyltetrahydropapaverin *s*: laudanosine.

Methylthioniumchlorid *s*: methylthionium chloride.

Methylthiouracil *s* Abk. **MTU**: methylthiouracil [*abbr*] MTU.

Methyltransferase *w*: methyltransferase, transmethylase.

Methyluridin *s*: methyluridine.

Methylviolett *s*: methyl violet.

Methyprylon *s*: methyprylon.

Methysergid *s*: methysergide.

Metildigoxin *s*: metildigoxin.

Metipranolol *s*: metipranolol.

Metisazon *s*: metisazone.

Metixen *s*: metixene, methixene.

Metixenhydrochlorid *s*: methixene hydrochloride.

Metmyoglobin *s*: metmyoglobin, oxymyoglobin.

Metoclopramid *s*: metoclopramide.

Metoclopramid-Stimulationstest *m*: metoclopramide stimulation test.

metök: metoxenous, metoecious.
Metöstrus *m*: metestrus.
Metolazon *s*: metolazone.
Metonymie *w*: metonymy.
Metopagus *m*: metopagus.
Metopion *s*: metopion.
Metopismus *m*: metopism.
Metoprolol *s*: metoprolol.
Metralgie *w*: metralgia.
Métras-Katheter *m*: Métras catheter.
Metreurynter *m*: metreurynter, hystereurynter.
-metrie: -metry.
Metriol *s*: metriol.
metrisch: metric.
Metritis *w*: metritis; septische ~ septimetritis.
metritisch: metritic.
Metritis dissecans: dissecting metritis.
Metritis puerperalis: puerperal metritis.
Metrizamid *s*: metrizamide, amipaque.
Metrizoat *s*: metrizoate.
Metro-: metro-.
Metrodynie *w*: metrodynia.
metrogen: metrogenous.
Metronidazol *s*: metronidazole, nitroimidazol.
Metropathie *w*: metropathy, hysteropathy.
Metroplastik *w*: metroplasty, Strassmann-Jones operation.
Metroptose *w*: metroptosis.
Metrorrhagie *w*: metrorrhagia, endometrorrhagia.
Metyrapon *s*: metyrapone, metapyrone, mepyrapone.
Meunier-Zeichen *s*: Meunier sign.
Mevalonatkinase *w*: mevalonate kinase.
Mexiletin *s*: mexiletine.
Meyenburg-Syndrom *s*: Meyenburg's complex, relapsing polychondritis.
Meyer-Gesetz *s*: Meyer's law.
Meyer-Operation *w*: Meyer's operation.
Meynert-Schicht *w*: Meynert's layer.
Meynert-Trakt *m*: Meynert's bundle.
Mezlocillin *s*: mezlocillin.
Mg Abk. Magnesium *s*: magnesium [*abbr*] Mg.

MHC Abk. **Major histocompatibility complex, Haupthistokompatibilitätskomplex** *m*: major histocompatibility complex [*abbr*] MHC.
MHK Abk. **minimale Hemmkonzentration** *w*: minimal inhibiting dose [*abbr*] MID.
Mianserin *s*: mianserin.
Miasmatheorie *w*: miasma theory.
Mibelli-Krankheit *w*: Mibelli's disease.
Michaelis-Gutmann-Körperchen: Michaelis-Gutmann bodies.
Michaelis-Menten-Gleichung *w*: Michaelis-Menten equation.
Michaelis-Menten-Kinetik *w*: Michaelis-Menten kinetics.
Michaelis-Menten-Konstante *w*: Michaelis constant.
Michaelis-Raute *w*: Michaelis rhomboid.
Michel-Klammer *w*: Michel's clamp, skin clip.
Miconazol *s*: miconazole.
Microsporon minutissimum: nocardia minutissima.
Microsporum: microsporum.
Midas-Syndrom *s*: Midas syndrome.
Midazolam *s*: midazolam.
Midodrin *s*: midodrine.
Mieder *s*: bodice.
Miescher-Schlauch *m*: Miescher's tube.
Miesmuschel *w*: mussel, mytilus.
MIF Abk. **Migrationsinhibitionsfaktor** *m*: macrophage inhibition factor [*abbr*] MIF.
MIFC-Verfahren *s*: merthiolat iod formol concentration [*abbr*] MIFC.
Mifepriston *s*: mifepristone.
Migräne *w*: migraine, migraine headache, sick headache, blind headache, bilious headache; **ophthalmoplegische** ~ relapsing ophthalmoplegia, Charcot's disease.
migränös: migrainous.
Migraine accompagnée: complicated migraine, hemiplegic migraine.
Migraine cervicale: cervical migraine, posterior cervical sympathetic syndrome, Barré-Lieou syndrome.

Migraine ophthalmique: ophthalmic migraine.
Migration w: migration.
Migrationsaktivierungsfaktor m Abk.
MAF: macrophage activating factor [abbr] MAF.
Migrationsinhibitionsfaktor m Abk.
MIF: macrophage inhibition factor [abbr] MIF.
Mikr-: micr-, mikr-.
Mikro-: micro-, mikro-.
Mikroabszeß m: microabscess.
Mikroadenom s: microadenoma.
mikroaerophil: microaerophil.
Mikroaerophilie w: microaerophilism.
Mikroaerosol s: microaerosol.
Mikroästhesie w: microesthesia.
Mikroalbuminurie w: microalbuminuria.
Mikroanalyse w: microanalysis, microtest.
Mikroanastomose w: microanastomosis.
Mikroaneurysma s: microaneurysm; **diabetisches** ~ diabetic microaneurysm.
mikroaneurysmatisch: microaneurysmic.
Mikroangiographie w: microangiography.
Mikroangiopathie w: microangiopathy; **diabetische** ~ diabetic microangiopathy; **nierenbezogene diabetische** ~ diabetic renal microangiopathy; **thrombotische** ~ thrombotic microangiopathy.
mikroangiopathisch: microangiopathic.
Mikroangioskopie w: microangioscopy, capillarioscopy.
Mikroaufnahme w: micrograph, photomicrograph.
Mikrobe w: microbe, organism.
Mikrobeninfektion w: microbiosis, microbism.
Mikrobid s: microbid.
mikrobiell: microbial.
Mikrobioassay m: microbioassay.
Mikrobiologie w: microbiology.
mikrobiologisch: microbiologic.
mikrobisch: microbial.
mikrobizid: microbicide.

Mikrobizid s: microbicide.
Mikroblast m: microblast.
Mikroblepharon s: microblepharon, microblephary.
Mikroblutgasbestimmung: syringe-capillary method.
Mikrocheilie w: microcheilia.
Mikrocheirie w: microcheiria.
Mikrochirurgie w: microsurgery.
mikrochirurgisch: microsurgical.
Mikrodaktylie w: microdactyly.
Mikrodichtemesser m: micropyknometer.
Mikrodontie w: microdontia.
mikrodrepanozytär: microdrepanocytic.
Mikrodrepanozytose w: microdrepanocytosis.
Mikroelektrode w: microelectrode, miniaturized electrode.
Mikroelektrophorese w: microelectrophoresis.
Mikroembolie w: microembolism.
Mikroembolus m: microembolus.
Mikroenzephalon s: oligoencephalon.
Mikrofibrille w: microfibril.
Mikrofilament s: microfilament.
Mikrofilarie w: microfilaria.
Mikrofilariensepsis w: microfilaremia.
Mikrofilariose w: microfilariasis.
Mikroflowmetrie w: microflowmetry.
mikrofollikulär: microfollicular.
Mikrofraktur w: microfracture, hairline fracture.
Mikrogamet m: microgamete.
Mikrogametenbildung w: exflagellation.
Mikrogefäßchirurgie w: microvascular surgery.
Mikrogefäßklemme w: microvascular clamp.
Mikrogefäßsystem s: microvasculature.
Mikrogenie w: microgenia.
Mikrogenitalismus m: microgenitalism.
Mikroglia w: microglia.
Mikrogliazelle w: microglial cell, Hortega cell, perivascular glial cell.
mikrogliomatös: microglial.
Mikrogliomatose w: microgliomatosis.
Mikrogliose w: microgliosis.

Mikroglobulin *s*: microglobulin.
Mikroglossie *w*: microglossia.
Mikrognathie *w*: micrognathia, brachygnathia.
Mikrographie *w*: micrography, micrographia.
Mikrogyrie *w*: microgyria.
Mikrohämagglutination *w*: microhemagglutination.
Mikrohämagglutinationstest *m*: microhemagglutination test.
Mikroheterogenität *w*: microheterogeneity.
Mikroinfarkt *m*: microinfarct.
Mikroinjektion *w*: microinjection.
Mikroinvasion *w*: microinvasion.
mikroinvasiv: microinvasive.
Mikroinzision *w*: microincision.
Mikrokalorimetrie *w*: microcalorimetry.
Mikrokalzifikation *w*: microcalcification.
Mikrokapsel *w*: microcapsule.
Mikrokokkus *m*: micrococcus.
Mikrokolonie *w*: microcolony.
Mikrokorie *w*: microcoria.
Mikrokornea *w*: microcornea.
Mikrokranie *w*: microcrania.
Mikroküvette *w*: microcell.
Mikroläsion *w*: microlesion.
mikrolezithal: microlecithal.
Mikrolith *m*: microlith, microcalculus.
Mikrolithiasis *w*: microlithiasis.
Mikromanie *w*: micromania.
Mikromanipulation *w*: micromanipulation.
Mikromanometer *s*: micromanometer.
Mikromelie *w*: micromelia, nanomelia.
Mikromenge *w*: microquantity.
Mikromer *s*: micromere.
Mikrometer *s*: micrometer.
Mikrometerokular *s*: eyepiece micrometer, micrometer.
Mikromethode *w*: micromethod.
Mikrometrie *w*: micrometry.
Mikromyelie *w*: micromyelia.
Mikromyeloblast *m*: micromyeloblast.
Mikron *s*: 1. micron; 2. **zu ~'en verarbeiten** micronize.

Mikronadel *w*: microneedle.
Mikronaht *w*: microsuture.
Mikronormoblast *m*: micronormoblast.
Mikronukleus *m*: micronucleus.
Mikronychie *w*: micronychia.
Mikroökologie *w*: microecology.
Mikroorganismus *m*: microorganism, microbe, organism; **pathogener ~** pathogen.
Mikroparasit *m*: microparasite.
Mikrophage *m*: microphage.
Mikrophakie *w*: microphakia.
Mikrophonie *w*: microphonia.
Mikrophonpotential, kochleäres *s*: cochlear microphonic potential, cochlear microphonics, electrophonic effect, Wever-Bray effect.
Mikrophotographie *w*: microphotograph.
Mikrophthalmie *w*: microphthalmia, nanophthalmia.
mikrophthalmisch: microphthalmic.
Mikrophthalmus *m*: microphthalmos, nanophthalmus.
Mikropille *w*: micropill.
Mikropinozytose *w*: micropinocytosis.
Mikropipette *w*: micropipet.
Mikroplasie *w*: microplasia.
Mikropodie *w*: micropodia.
Mikropore *w*: micropore.
Mikroporenfilter *m*: micropore filter.
Mikroprosopus *m*: microprosopus.
Mikropsie *w*: micropsia, micropia, microptic hallucination, lilliputian hallucination.
Mikropunktion *w*: micropuncture.
Mikroradiogramm *s*: microradiograph.
Mikroradiographie *w*: microradiography.
Mikrorchidie *w*: microrchidia, micro-orchidia.
Mikrorefraktometer *s*: microrefractometer.
Mikrosequenzierung *w*: microsequencing.
Mikroskop *s*: microscope.
Mikroskopie *w*: microscopy, micrography.
mikroskopisch: microscopic.

Mikroskopschlitten *m*: microscopic stage.

Mikrosom *s*: microsome, cytomicrosome.

mikrosomal: microsomal.

Mikrosomie *w*: microsomia, microsomatia.

Mikrosonde *w*: microprobe.

Mikrospektrographie *w*: microspectrography.

Mikrospektrophotometer *s*: microspectrophotometer.

Mikrospektrophotometrie *w*: microspectrophotometry.

Mikrospektroskop *s*: microspectroscope.

Mikrosplanchnie *w*: microsplanchnia.

Mikrosporid *s*: microsporide, microsporid.

Mikrosporie *w*: microsporosis.

Mikrosporose *w*: microsporosis.

Mikrostereognosie *w*: microstereognosia.

Mikrostomie *w*: microstomia, hypostomia.

Mikrotechnik *w*: micromanipulative technique.

Mikrothrombosierung *w*: microthrombosis.

Mikrothrombus *m*: microthrombus.

Mikrotie *w*: microtia.

Mikrotitration *w*: microtiter technique, Takatsy technique.

Mikrotom *s*: microtome, histotome, section cutter.

Mikrotomie *w*: microdissection, microtomization.

Mikrotomschnitt *m*: microsection.

Mikroträger *m*: microcarrier.

Mikroträgerkultur *w*: microcarrier culture.

Mikrotransfusion *w*: microtransfusion.

Mikrotrichie *w*: microtrichia.

Mikrotubulus *m*: microtubule.

Mikrotubulusprotein *s*: microtubule protein.

Mikroveraschung *w*: microincineration.

Mikroverkalkung *w*: microcalcification.

Mikrovillus *m*: microvillus.

Mikrovoltmeter *s*: microvoltometer.

Mikrowelle *w*: microwave.

Mikrowellendiathermie *w*: microwave diathermy.

mikrozephal: nanocephalic, nanocephalous, microcephalic.

Mikrozephalie *w*: microcephaly, nanocephalia.

Mikrozirkulation *w*: microcirculation.

Mikrozystometer *s*: microcystometer.

Mikrozytose *w*: microcytosis, microcythemia.

Miktion *w*: micturation, miction, urination.

Miktionshäufigkeit *w*: micturition frequency.

Miktionsreflex *m*: urinary reflex, renoureteral reflex, pyelovesical reflex.

Miktionsstörung *w*: urination disorder, paruria.

Miktionsurographie *w*: micturition urography.

Miktionszystographie *w*: voiding cystography.

Miktionszystourethrographie *w*: voiding cystourethrography, micturating cystourethrography.

Miktionszysturethrogramm *s*: voiding cysturethrogram.

Mikulicz-Krankheit *w*: Mikulicz-Sjögren syndrome.

Mikulicz-Magenresektion *w*: Mikulicz resection.

Mikulicz-Pyloroplastik *w*: Mikulicz operation.

Milbe *w*: mite; **grabenbildende** ~ burrowing mite.

milbenabtötend: miticidal.

Milbenbekämpfungsmittel *s*: acaricide, miticide.

Milbendermatitis *w*: acarodermatitis.

Milbenfleckfieber *s*: island disease, tsutsugamushi fever.

Milbengang *m*: cuniculus.

Milch *w*: 1. milk; **adaptierte** ~ adapted milk, humanized milk, modified milk; **angereicherte** ~ fortified milk; **evaporierte** ~ evaporated milk; **homogenisierte** ~ homogenized milk; **humani-**

sierte ~ humanized milk; **kondensierte ~** condensed milk; **pasteurisierte ~** pasteurized milk; **sterilisierte ~** sterilized milk; 2. ~ **absondern** lactate; ~ **sezernierend** lactigerous.

Milchabszeß *m*: milk abscess.

Milchalkalisyndrom *s*: milk-alkali syndrome, Burnett syndrome.

milchartig: galactoid.

milchbildend: galactopoetic.

Milchbildung *w*: milk formation, galactopoiesis.

Milch-Blut-Nährboden *m*: milk blood culture medium.

Milchbrustgang *m*: thoracic duct, chyle duct.

Milchdiät *w*: milk diet, lactotherapy.

Milchdrüse *w*: mammary gland, mamma, breast.

Milchfertignahrung *w*: infant formula.

Milchfieber *s*: milk fever, parturient fever.

Milchfistel *w*: milk fistula.

Milchfleck *m*: milk spot, white patch.

Milchflecken: milk patches.

Milchfluß *m*: galactorrhea.

milchführend: galactophorous, lactiferous.

Milchgärung *w*: milk fermentation.

Milchgang *m*: milk duct.

Milchgangdarstellung *w*: ductography.

Milchgangkarzinom *s*: milk duct carcinoma.

Milchgangentzündung *w*: galactophoritis.

Milchgangerweiterung *w*: mammary ductectasia.

Milchgangfistel *w*: lacteal fistula.

Milchgangöffnung *w*: mammary pore.

Milchgangpapillom *s*: milk duct papilloma.

Milchgebiß *s*: primary dentition, deciduous dentition.

Milchglas *s*: opal glass.

milchig: milky, lactic, galactic, lacteal.

Milchleiste *w*: milk line, mammary ridge.

Milchmangel *m*: hypogalactia.

Milchpfropf *m*: milk thrombus.

Milchpocken *w*: milk pox, variola minor, alastrim.

Milchproduktion *w*: milk formation.

milchproduzierend: lactiferous, lactigenous.

Milchpumpe *w*: breast pump.

Milchretention *w*: milk retention.

Milchsäure *w*: lactic acid, alpha-hydroxypropionic acid, 2-hydroxypropionic acid, oxypropionic acid.

Milchsaft *m*: chyle.

Milchschorf *m*: milk crust, cradle cap.

Milchsekretion *w*: milk secretion, lactation; **reflektorische ~** let-down reflex.

Milchstar *m*: milky cataract, cystic cataract, fluid cataract.

Milchstau *m*: galactostasis.

milchtreibend: galactogogue.

Milchverhaltung *w*: milk retention.

Milchwein *m*: koomiss, koumiss.

Milchzahn *m*: milk tooth, baby tooth, primary tooth, decidous tooth, temporary tooth.

Milchzahngebiß *s*: primary dentition, deciduous dentition.

Milchzucker *m*: milk sugar, lactose, lactobiose.

Milchzyste *w*: galactocele, galactoma.

mild: bland, mild, slight, mitis.

Milde *w*: mildness, softness, leniency.

Milde-Effekt *m*: leniency effect.

mildern: allay, relieve.

Milderung *w*: relief.

Miles-Operation *w*: Miles operation.

Miles-Test *m*: Miles area brightness comparison test.

miliar: miliary.

Miliarabszeß *m*: miliary abscess.

Miliaraneurysma *s*: miliary aneurysm.

Miliaria: miliaria, summer eruption.

Miliaria rubra: miliary impetigo, summer rash.

Miliartuberkulose *w*: miliary tuberculosis; **akute ~** acute miliary tuberculosis.

Milieu *s*: milieu, environment, surroundings, peristasis; **saures ~** acid environment.

Milieu extérieur: external environment.

Milieugestaltung *w*: milieu therapy, socioenvironmental therapy, situational therapy, situation therapy.

Milieu intérieur: internal environment.

Milieutherapie *w*: milieu therapy, socioenvironmental therapy, situational therapy, situation therapy.

Milium *s*: milium, closed comedo, whitehead.

Milkman-Syndrom *s*: Milkman syndrome, Looser-Milkman syndrome.

Millard-Gubler-Syndrom *s*: Millard-Gubler syndrome, Gubler's paralysis, inferior pontine syndrome, inferior alternate paralysis.

Miller-Abbott-Sonde *w*: Miller-Abbott tube.

Miller-Kurzrok-Test *m*: Miller-Kurzrok test.

Millin-Operation *w*: Millin's operation.

Mills-Test *m*: Mills test.

Milwaukee-Korsett *s*: Milwaukee corset.

Milz *w*: spleen; **kleine** ~ microsplenia; **vergrößerte** ~ enlarged spleen, splenomegaly.

Milz-: splenic, splenetic.

Milzamyloidose *w*: amyloid spleen; **diffuse** ~ diffuse waxy spleen, waxy spleen, lardaceous spleen.

Milzauflösung *w*: splenolysis.

Milzblutung *w*: splenorrhagia.

Milzbrand *m*: milzbrand, anthrax, carbuncular fever, splenic fever.

milzbrandähnlich: anthracoid.

Milzektopie *w*: splenectopia.

Milzentfernung *w*: splenectomy; **abdominale** ~ splenolaparotomy, laparosplenectomy.

Milzerkrankung *w*: splenopathy.

Milzexstirpation *w*: splenectomy.

Milzextrakt *m*: splenin.

milzförmig: spleniform, splenoid.

Milzfollikel *m*: malpighian corpuscles of spleen, splenic corpuscle.

Milzgeräusch *s*: splenic souffle.

Milzinzision *w*: splenotomy.

Milzkapsel *w*: spleen capsule.

Milzkapselentzündung *w*: episplenitis.

milzkrank: splenetic.

Milznaht *w*: splenorrhaphy.

Milzpulpa *w*: splenic pulp; **rote** ~ red pulp.

Milzpunktion *w*: splenic puncture.

Milzruptur *w*: splenic rupture.

Milzschmerz *m*: splenalgia, splenodynia.

Milztrabekel: trabecula of spleen, Billroth strands.

Milztransposition *w*: exosplenopexy.

Milztumor *m*: splenic neoplasm, splenocele.

Milzvenenthrombose *w*: thrombophlebitic splenomegaly, Opitz disease.

Milzvergrößerung *w*: enlarged spleen, splenomegaly.

Mimetikum *s*: mimetic.

mimetisch: mimetic.

Mimik *w*: mimic.

Mimikrie *w*: mimicry.

mimisch: mimic.

Minamata-Krankheit *w*: Minamata disease.

Minderdurchblutung *w*: reduced blood perfusion, hypoperfusion.

Minderheit *w*: minority, minority group.

minderjährig: underage.

Minderjährigkeit *w*: legal minority.

mindern: alleviate.

Minderperfusion *w*: underperfusion.

Minderwertigkeitskomplex *m*: inferiority complex.

Minderwuchs *m*: dwarfism, nanism, nanosomia; **exostotischer** ~ exostotic dwarfism; **hypophysärer** ~ hypophysial dwarfism, pituitary dwarfism, hyposomatotropism, hypopituitary dwarfism, pituitary infantilism, pituitary nanism, Lorain's disease; **kardialer** ~ cardiac dwarfism; **myxödematöser** ~ myxedematous dwarfism; **pseudometatrophischer** ~ pseudometatrophic dwarfism; **renaler** ~ renal dwarfism, renal infantilism; **thanatophorer** ~ thanatophoric dysplasia.

mindest-: low.

Mindestabstand *m*: minimum distance, minimum space.

Mindestbedarf *m*: minimum requirement; **täglicher** ~ minimum daily requirement [*abbr*] MDR.

Mindestmenge *w*: minimum amount.
Mineral *s*: mineral.
Mineralien ablagern: mineralize.
Mineralisation *w*: mineralization.
mineralisch: mineral.
Mineralmangel *m*: hypomineralization.
Mineralöl *s*: mineral oil.
Mineralokortikoid *s*: mineralocorticoid.
Mineralwasser *s*: mineral water.
Minichromosom *s*: minichromosome, artificial chromosome.
minimal: minimal.
Minimaldosis *w*: minimum dose.
Minimalmediumagar *m*: minimal medium.
Minimum *s*: minimum.
Minipille *w*: minipill.
Minischwein *s*: minipig, miniature swine, piglet.
Mini-Virus, nackter *m*: viroid.
Minizelle *w*: minicell.
Minkowski-Chauffard-Gänsslen-Syndrom *s*: Minkowski-Chauffard syndrome, Chauffard syndrome, hereditary spherocytosis.
Minkowski-Verfahren *s*: Minkowski's method.
Minocyclin *s*: minocycline.
Minor Tranquilizer *m*: minor tranquilizer.
Minoxidil *s*: minoxidil.
Minusleiter *m*: negative lead.
Minuslinse *w*: minus lens.
Minusstrang *m*: minus strand.
Minussymptomatik *w*: minus symptoms.
Minutenvolumen *s*: minute ventilation.
Minze *w*: mint, catmint.
Mio-: mio-, meio-.
Miosis *w*: miosis, myosis; **extreme** ~ pinhole pupil, pinpoint pupil.
Miotikum *s*: miotic.
miotisch: miotic.
Mirazidium *s*: miracidium.
mischbar: miscible, mixable.
mischen: mix, compound, malaxate.
Mischen *s*: mixing, compounding.
Mischer *m*: mixer.

Mischflora *w*: mixed flora.
Mischinfektion *w*: mixed infection, complex infection, cross infection, concurrent infection.
Mischinsulin *s*: combination insulin.
Mischkultur *w*: mixed culture.
Mischneurose *w*: mixed neurosis.
Mischplasma *s*: pooled plasma.
Mischpsychose *w*: mixed psychosis.
Mischpuder *m*: conspersus.
Mischserum *s*: pooled serum.
Mischtumor *m*: mixed tumor.
Mischtyp *m*: mixed type.
Mischung *w*: mixture, intermixture, concoction, malaxation, mistura.
Mispel *w*: medlar.
Mißbildung *w*: malformation, deformity, monstrosity; **angeborene** ~ congenital malformation; **anorektale** ~ anorectal malformation; **kongenitale** ~ congenital malformation.
Mißbildungssyndrom *s*: malformation syndrome.
Mißbrauch *m*: abuse.
mißbrauchen: abuse.
mißdeuten: misinterpret.
Mißempfindung *w*: paresthesia.
Mißerfolg *m*: failure.
Mißgeburt *w*: monster, monstrosity.
mißgestaltet: misshapen.
mißhandelt: battered.
Mißhandlung *w*: maltreatment, battery.
Mistel *w*: mistletoe.
Mitarbeiter *m*: co-worker, colleague, contributor.
Mitarbeiterstab *m*: staff.
Mitbeteiligung *w*: involvement; **entzündliche** ~ sympathetic irritation.
Mitbewegung *w*: associated movement, synkinesis; **kontralaterale** ~ contralateral synkinesis; **spastische** ~ spasmodic synkinesis.
Mitbewegung des Beins: crurocrural synkinesis.
Mitbewußtsein *s*: coconsciousness.
Mitchell-Krankheit *w*: Mitchell's disease.
Mitesser *m*: blackhead.

Mithramycin *s*: mithramycin.
mitigieren: mitigate.
Mitleid *s*: mercy, ruth.
Mitochondrienmatrix *w*: mitochondrial matrix.
Mitochondrienschwellung *w*: mitochondrial swelling.
Mitochondrion *s*: mitochondrion, oxydosome, electrosome.
Mitochondrium *s*: mitochondrion, oxydosome, electrosome.
mitogen: mitogenic.
Mitogen *s*: mitogen; **pflanzliches** ~ phytomitogen.
Mitogenese *w*: mitogenesis.
mitogenetisch: mitogenetic.
Mitoguazon *s*: mitoguazone.
Mitomycin *s*: mitomycin.
Mitopodozid *s*: mitopodozide.
Mitose *w*: mitosis, mitotic cycle, mitotic division, karyokinesis, indirect nuclear division; **apolare** ~ anastral mitosis; **asymmetrische** ~ asymmetrical mitosis; **heterotypische** ~ heterotypic mitosis; **homotypische** ~ homotypic mitosis; **multipolare** ~ multipolar mitosis, multicentric mitosis.
Mitosechromosom *s*: mitotic chromosome.
Mitosefigur *w*: mitotic figure [*abbr*] MF.
Mitosegift *s*: mitotic poison.
Mitosespindel *w*: mitotic spindle.
mitotisch: mitotic, karyokinetic.
Mitoxantron *s*: mitoxantrone.
mitraförmig: mitroid.
mitral: mitral.
Mitralinsuffizienz *w*: mitral insufficiency, mitral regurgitation.
Mitralisation *w*: mitralization.
Mitralklappe *w*: mitral valve, left atrioventricular valve, bicuspidal valve.
Mitralklappengeräusch *s*: mitral murmur.
Mitralklappeninsuffizienz *w*: mitral insufficiency, mitral regurgitation.
Mitralklappenkommissurotomie *w*: mitral commissurotomy.

Mitralklappenöffnungston *m*: mitral click, opening snap.
Mitralklappenprolaps *m*: mitral valve prolapse.
Mitralklappenprolapssyndrom *s*: systolic click-murmur syndrome, floppyvalve syndrome.
Mitralklappenstenose *w*: mitral stenosis [*abbr*] MS.
Mitralöffnungston *m*: mitral click, opening snap.
Mitralstenose *w*: mitral stenosis [*abbr*] MS; **kongenitale** ~ congenital mitral stenosis, Duroziez disease.
Mitralzelle *w*: mitral cell.
Mitrauchen, passives *s*: passive cosmoking.
Mitreaktion *w*: sympathetic reaction.
Mitschwingen *s*: resonance.
Mitsuda-Hayashi-Reaktion *w*: Mitsuda's reaction, lepromin test.
Mittagstisch, fahrbarer *m*: food service, meals on wheels.
Mittel *s*: mean, medium, resource; **ableitendes** ~ revulsive, revulsant; **appetitanregendes** ~ appetizer; **blutstillendes** ~ styptic; **egeltötendes** ~ hirudicide; **erwärmendes** ~ calefacient; **fieberauslösendes** ~ febrifacient; **fiebersenkendes** ~ febricide, defervescent; **geometrisches** ~ geometric mean; **gerinnungshemmendes** ~ anticoagulant; **herzstärkendes** ~ cardiotonic; **linderndes** ~ lenitive; **mückentötendes** ~ mosquiticide; **obstipierendes** ~ emplastic; **prophylaktisches** ~ prophylactic; **schmerzstillendes** ~ anodyne; **sekretionsförderndes** ~ secretagogue; **stärkendes** ~ restorative; **stimmungsaufhellendes** ~ psychic energizer; **verdauungsförderndes** ~ digestant; **wehenauslösendes** ~ ecbolium; **ziehendes** ~ exutory.
Mittel-: medio-, meso-, mesio-.
mittelbar: mediate.
Mittelbauch *m*: midabdomen, mesogastrium.
Mittelblutung *w*: midcycle bleeding.

Mitteldarm *m*: midgut, mesenteron.
Mittelebene *w*: mesion.
Mittelebenenschnitt *m*: hemisection.
Mittelfinger *m*: middle finger.
Mittelfingerspitze *w*: dactylion.
Mittelfuß *m*: midfoot, metatarsus.
Mittelfußverkürzung *w*: brachymetapody.
mittelgelb: medium yellow.
Mittelhand *w*: metacarpus.
Mittelhirn *s*: midbrain.
Mittelhirnsyndrom *s*: mesencephalic paralysis.
Mittellage, elektrische *w*: intermediate heart.
Mittellappen *m*: middle lobe; **rechter** ~ right middle lobe [*abbr*] RML.
Mittellappensyndrom *s*: middle lobe syndrome, Brock syndrome.
Mittellinie *w*: midline [*abbr*] ML.
Mittelliniengranulom *s*: midline granuloma; **malignes** ~ malignant granuloma.
mittellos: poor, indigent.
Mittelmeerfieber *s*: Mediterranean fever, Malta fever, Cyprus fever.
Mittelmeerkrankheit *w*: Mediterranean disease.
mitteln: mean.
Mittelohr *s*: middle ear.
Mittelohrentzündung *w*: otitis media; **eitrige** ~ purulent otitis media, suppurative otitis media; **seröse** ~ serous otitis media, secretory otitis media, otitis media with effusion.
Mittelohrerguß *m*: middle ear effusion.
Mittelohrpolyp *m*: aural polyp.
Mittelphalanx *w*: middle phalanx.
Mittelpunkt *m*: midpoint, center.
Mittelschmerz *m*: mittelschmerz, intermenstrual pain, midpain.
Mittelstellung *w*: centric position, semiflexion.
Mittelstrahlurin *m*: midstream urine, midstream specimen.
Mittelstück *s*: middlepiece, middle piece, central piece, mid-piece.
Mittelteil *m*: center section.

Mittelwert *m*: mean, mean value, average value; **arithmetischer** ~ arithmetic mean.
Mittelwertmesser *m*: ratemeter.
mittlere: mean.
Mixoploidie *w*: mixoploidy.
Mixoskopie *w*: mixoscopia.
Mixtur *w*: mixture; **frisch zubereitete** ~ extemporaneous mixture.
Mixtura expectorans: expectorant mixture, pectoral mixture.
Miyagawa-Einschlußkörperchen: Miyagawa bodies.
Miyagawakörperchen: Miyagawa bodies, Lindner's initial bodies.
Mizelle *w*: micelle.
M-Mode-Echokardiographie *w*: M-mode echocardiography.
mm Partialdruck *m*: millimeters partial pressure [*abbr*] mmpp.
MMPI Abk. **Minnesota Multiphasic Personality Inventory**: Minnesota multiphasic personality inventory [*abbr*] MMPI.
Mn Abk. **Mangan** *s*: manganese [*abbr*] Mn.
mnemisch: mnemonic.
Mnemismus *m*: mnemonics.
Mnemotechnik *w*: mnemotechnics.
mnemotechnisch: mnemotechnical.
mnestisch: mnestic, mnemic.
MNSs-System *s*: MNSs blood-group system.
mobil: mobile.
Mobilisation *w*: mobilization.
mobilisieren: mobilize.
Mobilisierung *w*: mobilization operation.
Mobilität *w*: mobility; **gesteigerte** ~ hypermobility.
Mobitz-Block *m*: Mobitz block, Mobitz-type atrioventricular dissociation, dropped beat.
Mobitz-Interferenzdissoziation *w*: Mobitz-type atrioventricular dissociation, Mobitz block.
modal: modal.
Modalität *w*: modality.
Modell *s*: 1. model, phantom, pattern;

anatomisches ~ anatomical model; mathematisches ~ mathematical model; 2. anatomisches ~ des menschlichen Körpers manikin, phantom.

Modellanalyse w: model analysis.

modellieren: model, mold.

Modellunterscheidung w: model discrimination.

moderat: moderate.

Moderatorband s: moderator band.

Modifikation w: modification.

Modifikations-Restriktions-System s: host modification restriction system.

Modifikator m: modifier.

Modifikatorgen s: modifying gene, modification allel, modifier.

modifizieren: modify.

Modifizierungsort m: modification site.

Modulation w: modulation.

Modulationsdysplasie w: metaphyseal dysplasia.

Modulationsübertragungsfunktion w: modulation transfer function.

Modulator m: modulator.

Modus m: mode; berechneter ~ computed mode; empirischer ~ empirical mode; geschätzter ~ estimated mode; korrigierter ~ refined mode.

Moebius-Syndrom s: Moebius syndrome, nuclear agenesis, nuclear aplasia, congenital facial diplegia, oculofacial paralysis, congenital abducens-facial paralysis, congenital oculofacial paralysis.

Moebius-Zeichen s: Moebius sign.

möglich: feasible.

Moeller-Barlow-Syndrom s: Moeller-Barlow syndrome, infantile scurvy, scurvy rickets, hemorrhagic rickets.

Möller-Hunter-Glossitis w: Möller's glossitis.

Mönckeberg-Sklerose w: Mönckeberg sclerosis, Mönckeberg's medial sclerosis, Mönckeberg's mesarteritis, medial arteriosclerosis, medial calcification.

Moenomycin s: moenomycin.

Mörser m: mortar.

Mofebutazon s: mofebutazone.

mogi-: mogi-.

Mogiarthrie w: mogiarthria.

Mogigraphie w: mogigraphia, writer's cramp.

Mohn m: poppy capsule, poppy.

Mohrenheim-Grube w: Mohrenheim's fossa.

Mohrrübe w: carrot.

Mohr-Syndrom s: Mohr syndrome.

MOK Abk. maximale Organkonzentration w: maximum organ concentration.

molal: molal.

Molalität w: molality.

molar: molar.

Molar m: molar, multicuspidate, multicuspid tooth; akzessorischer ~ paramolar.

Molarenband s: orthodontic bandage.

Molarenfüllung w: molar filling.

Molarität w: molarity.

Molarzange w: molar forceps.

Mole w: mole; echte ~ true mole; falsche ~ false mole.

Molekül s: molecule.

Molekülaggregat s: tagma.

Molekülmasse w: molecular mass.

Molekülrekombination w: molecular recombination.

Molekülrotation w: molecular rotation.

molekular: molecular.

Molekularbewegung w: molecular movement.

Molekularbiologie w: molecular biology.

Molekulargenetik w: molecular genetics.

Molekulargewicht s: molecular weight [abbr] MW.

Molekularpathologie w: molecular pathology.

Molekularschicht w: molecular layer.

Molenschwangerschaft w: molar pregnancy.

Molfraktion w: substance fraction.

Molimen s: molimen.

Molisch-Zuckerprobe w: Molisch reaction.

Molke w: lactoserum, whey.

Molkonzentration w: molar concentration.

Mollaret-Meningitis *w*: Mollaret's meningitis, benign recurrent endothelioleukocytic meningitis.

Molluscum *s*: molluscum.

Molluscum contagiosum: molluscum contagiosum, Bateman's disease.

Molluscumkörperchen *s*: molluscous corpuscle.

Molluske *w*: mollusc, mollusk.

Moloney-Underwood-Test *m*: Moloney's test, Zeller's test, anatoxireaction.

Molsidomin *s*: molsidomine.

Molvolumen *s*: molar volume.

Molybdän *s*: molybdenum.

Molybdänsäure *w*: molybdenic acid.

Molybdat *s*: molybdate.

Moment *s*: moment.

momentan: momentary.

Monade *w*: monad.

Monakow-Bündel *s*: Monakow's bundle.

Monalazon-Dinatrium *s*: monalazone disodium.

Monaldi-Saugdrainage *w*: Monaldi's drainage.

Monarthritis *w*: monarthritis.

Monaster *m*: monaster.

monaural: monaural, uniaural.

monaxial: monaxial.

Mondbein *s*: lunate bone.

Mondbeinnekrose *w*: Kienböck's disease.

mondförmig: moon-shaped, lunate.

Mondini-Ohrmißbildung *w*: Mondini malformation.

Mondonesi-Reflex *m*: facial reflex, bulbomimic reflex.

Mondor-Krankheit *w*: Mondor's disease.

Mondsüchtigkeit *w*: somnambulism.

Monensin *s*: monensin.

Monge-Krankheit *w*: Monge's disease.

Mongolenfalte *w*: epicanthus.

Mongolenfleck *m*: mongolian spot, dermal melanocytoma.

Mongolismus *m*: mongolism, Down syndrome, trisomy 21 syndrome.

mongoloid: mongoloid, mongolian.

Monilethrix *m*: monilethrix.

Monilia: monilia.

monilial: monilial.

moniliform: moniliform, monilated.

Monilithrichie *w*: moniliform hair, beaded hair.

Monitor *m*: monitor.

Monitoring *s*: monitoring.

Monoäthanolamin *s*: monoethanolamine.

Monoäthanolamin-oleat *s*: ethanolamine oleate.

Monoamin *s*: monoamine.

Monoaminodikarboxylsäure *w*: monoamindicarboxylic acid.

Monoaminoxidase *w* Abk. **MAO**: monoamine oxidase [*abbr*] MAO, tyraminase, tyramine oxidase.

Monoaminoxidasehemmer *m*: monoamine oxidase inhibitor [*abbr*] MAOI, MAO inhibitor.

Monoaminsäure *w*: monoamino acid.

Monoamnioten: monoamniotic twins.

monoamniotisch: monoamniotic.

monoartikulär: monoarticular, monarticular, monarthric, uniarticular.

monoaural: monoaural.

monoaurikulär: monoauricular.

Monobactam *s*: monobactam.

monobakteriell: monobacterial.

Monobenzon *s*: monobenzone.

Monoblast *m*: monoblast.

Monoblasten-: monoblastic.

Monobrachie *w*: monobrachia.

Monobromnaphthalin *s*: monobromonaphthalene.

Monochord *s*: monochord.

monochorisch: monochorionic.

monochrom: monochromic, monochrome.

Monochromasie *w*: monochromatism, monochromasy.

monochromatisch: monochroic.

monochromatophil: monochromatophil.

Monochromator *m*: monochromator.

Monoculus *m*: monoculus.

Monodaktylie *w*: monodactyly.

Monod-Gleichung *w*: Monod's equation.

monodispers: monodisperse.

Monoesterase *w*: monoesterase.

monofaktoriell: monofactorial.
Monofilament *s*: monofilament.
monogam: monogamic.
Monogamie *w*: monogamy.
monogen: monogenic, monogenetic, monogenous.
Monogenie *w*: monogenesis.
Monoglyzerid *s*: monoglyceride.
Monogonie *w*: monogony.
Monohybrid *s*: monohybrid.
Monohydrat *s*: monohydrate.
Monoideismus *m*: monoideism.
Monoinfektion *w*: monoinfection.
Monojodtyrosin *s*: monoiodotyrosine.
Monokel *s*: monocle, eyeglass.
monoklonal: monoclonal.
monokrot: monocrotic.
Monokrotie *w*: monocrotism.
monokular: monocular, uniocular.
Monokularschielen *s*: monocular strabismus, unilateral strabismus.
Monolayer *m*: monolayer.
Monolayer-Gewebekultur *w*: monolayer tissue culture.
Monolog *m*: monologue.
Monomanie *w*: monomania.
Monomastigot *m*: monomastigote.
monomer: monomeric.
Monomer *s*: monomer.
monomikrobiell: monomicrobic.
monomorph: monomorphic, monomorphous.
Monomorphie *w*: monomorphism.
Monomphalus *m*: monomphalus.
Mononeuralgie *w*: mononeuralgia.
Mononeuritis *w*: mononeuritis.
Mononeuropathie *w*: mononeuropathy.
mononodal: mononodal.
mononukleär: mononuclear, uninuclear, uninucleate.
Mononukleose *w*: mononucleosis; infektiöse ~ infectious mononucleosis [*abbr*] IM, acute benign lymphocytosis, acute lymphadenosis, glandular fever, acute infectious adenitis, kissing disease, Pfeiffer's disease, Filatov's disease.
Mononukleotid *s*: mononucleotide.

Monoparästhesie *w*: monoparesthesia.
Monoparese *w*: monoparesis.
monophasisch: monophasic.
Monophosphat *s*: monophosphate.
monophyletisch: monophyletic.
Monophyletismus *m*: monophyletism.
Monoplegie *w*: monoplegia.
monoploid: monoploid.
Monopodie *w*: monopodia.
Monopus *m*: monopus.
Monorchidie *w*: monorchidism.
Monosaccharid *s*: monosaccharide.
monosom: monosomic.
Monosom *s*: monosome.
Monosomie *w*: monosomy.
Monospermie *w*: monospermy.
Monosporium: monosporium.
monostotisch: monostotic.
monosymptomatisch: monosymptomatic.
monosynaptisch: monosynaptic.
Monoterpen *s*: monoterpene.
Monotherapie *w*: monotherapy, single-agent therapy.
monotisch: monotic.
monoton: monotonous.
Monotonie *w*: monotony.
monotrich: monotrichous, uniflagellate.
monovalent: monovalent.
Monoxenie *w*: monoxeny.
Monoxid *s*: monoxide.
monozentrisch: monocentric.
monozygot: monozygotic, uniovular.
Monozygotie *w*: monozygosity.
monozyklisch: monocyclic.
Monozyt *m*: monocyte, transitional leukocyte, hyaline leukocyte, splenocyte, endothelial phagocyte.
monozytär: monocytoid.
Monozytenleukämie *w*: monocytic leukemia, Naegeli's leukemia, monocytoma, monoblastoma.
Monozyten-Makrophagen-System *s*: macrophage system, reticuloendothelial system.
monozytisch: monocytic.
Monozytopenie *w*: monocytopenia, monopenia.

Monozytopoese *w*: monocytopoiesis.
Monozytose *w*: monocytosis.
Monro-Richter-Linie *w*: Monro-Richter line.
Monster *s*: monster.
Monstrezellensarkom *s*: monstrocellular sarcoma.
monströs: monstrous, teratoid.
Monstrosität *w*: monstrosity.
Monstrum *s*: monster.
Montage *w*: assembly, montage.
Montagsfieber *s*: monday fever.
Monteggia-Fraktur *w*: Monteggia's fracture, Monteggia's dislocation, parry fracture.
Montenegro-Test *m*: Montenegro test, leishmanin test.
Montevideo-Einheit *w*: Montevideo unit.
Montgomery-Drüsen: Montgomery's glands.
montieren: assemble.
Moor *s*: mud, fen, quagmire.
Moore-Endoprothese *w*: Moore's prosthesis.
Moore-Fraktur *w*: Moore's fracture.
Moore-Syndrom *s*: Moore syndrome.
Moorpackung *w*: mudpack.
Moortherapie *w*: mud therapy, pelotherapy, peat therapy.
moosartig: mossy.
Mopidamol *s*: mopidamol.
Moral *w*: moral.
moralisch: moral.
Moralität *w*: morality.
Morax-Axenfeld-Konjunktivitis *w*: Morax-Axenfeld conjunctivitis, angular conjunctivitis, diplobacillary conjunctivitis.
Morazon *s*: morazone.
morbid: morbid.
Morbidität *w*: morbidity.
Morbiditätsrate *w*: morbidity rate, sickness rate.
Morbiditätsstatistik *w*: morbidity statistics.
morbilliform: morbilliform.
Morbus haemolyticus neonatorum: hemolytic disease of the newborn [*abbr*] HDN.
Morcellement *s*: morcellation.
Mord *m*: murder, homicide.
Morel-Ohr *s*: Morel ear.
Morgagni-Adams-Stokes-Anfall *m*: Morgagni-Adams-Stokes disease.
Morgagni-Hernie *w*: diaphragmatic hernia.
Morgagni-Hydatide *w*: Morgagni's hydatid.
Morgagni-Katarakt *w*: morgagnian cataract, fluid cataract.
Morgagni-Papille *w*: anal papilla.
Morgagni-Syndrom *s*: Morgagni syndrome.
Morgagni-Tasche *w*: Morgagni's ventricle, ventriculus laryngis.
Morgagni-Ventrikel *m*: Morgagni's ventricle, ventriculus laryngis.
Morgagni-Zyste *w*: morgagnian cyst.
Morgan-Einheit *w*: Morgan's unit.
Morgan-Fleck *m*: Morgan spot.
Moria *w*: moria, witzelsucht.
moribund: moribund.
Moro-Klammerreflex *m*: Moro's reflex, embrace reflex.
Moro-Probe *w*: Moro's test.
Moro-Reflex *m*: Moro's reflex, embrace reflex.
Moro-Tuberkulin *s*: Moro's reagent.
Moroxydin *s*: moroxydine.
-morph: -morphous.
Morphaea *w*: morphea, circumscribed scleroderma, localized scleroderma, annular scleroderma; **linienförmig angeordnete zirkumskripte** ~ linear scleroderma.
Morphin *s*: morphine, morphium, morphinium, morphia.
Morphin-: morphinic.
Morphinabhängigkeit *w*: morphine dependence.
Morphinantagonist *m*: narcotic antagonist.
Morphinderivat *s*: morphine derivative.
Morphinismus *m*: morphinism.

Morphinist *m*: morphinist.
Morphinrezeptor *m*: morphine receptor.
Morphinvergiftung *w*: morphinism.
Morphium *s*: morphium, morphine, morphinium, morphia.
Morphiumentzug *m*: demorphinization.
Morphiumentzugssyndrom *s*: amorphinism.
Morpho-: morph-.
Morphogenese *w*: morphogenesis; **chemisch induzierte** ~ chemomorphosis.
morphogenetisch: morphogenetic.
Morphologie *w*: morphology, tectology.
morphologisch: morphological.
Morpholyse *w*: morpholysis.
morphometrisch: morphometric.
Morphose *w*: morphosis.
Morphosynthese *w*: morphosynthesis.
Morquio-Syndrom *s*: Morquio's disease.
Morris-Syndrom *s*: Morris syndrome.
Mortalität *w*: mortality, death rate.
Mortalitätsrate *w*: mortality rate, fatality ratio.
Mortalitätsrisiko *s*: mortality risk.
Mortalitätsziffer *w*: fatality rate.
Mortensen-Syndrom *s*: essential thrombocythemia, hemorrhagic thrombocythemia, primary thrombocythemia.
Morton-Neuralgie *w*: Morton's neuralgia, Morton's toe, Morton syndrome.
Morula *w*: morula.
Morulabildung *w*: morulation.
Morulazelle *w*: morula cell, grape cell, mulberry cell.
Morvan-Syndrom *s*: Morvan syndrome, painless whitlow.
Mosaik *s*: mosaic, mosaicism.
Mosaikentwicklung *w*: mosaic development, regulative development.
Mosaiktest *m*: mosaic test, Lowenfeld's test.
Moschcowitz-Syndrom *s*: Moschcowitz disease, thrombotic thrombocytopenic purpura, thrombotic microangiopathy.
Moskito *m*: mosquito, gnat.
Moskitoklemme *w*: mosquito clamp.
moskitovernichtend: mosquiticidal.

Motilin *s*: motilin.
Motilität *w*: motility.
Motilitätsstörung *w*: motility disorder, motility disturbance.
Motilitätstest *m*: motility test.
Motiv *s*: motive, motif.
Motivation *w*: motivation.
Motivationsforschung *w*: motivation research.
motivieren: motivate.
Motivierung *w*: motivation.
Motivkonstellation *w*: motive pattern.
Motoneuron *s*: motoneuron, motor cell.
Motor: motor.
Motorezeptor *m*: motoceptor.
Motorik *w*: motoricity, motor activity.
motorisch: motor, motorial.
Motte *w*: moth.
Mottenfraßnekrose *w*: piece-meal necrosis.
Mott-Zelle *w*: Mott cell, Mott body.
Mouches volantes: floaters, myiodesopsia, myodesopsia.
moussierend: effervescent.
Moutard-Martin-Zeichen *s*: Moutard-Martin sign, Lasègue's contralateral sign, evoked contralateral pain, cross-referred pain.
Moxaverin *s*: moxaverine.
Moxibustion *w*: moxibustion.
Moxisylyt *s*: moxisylyte.
Moyamoya-Krankheit *w*: moyamoya.
MPA Abk. **Mycophenolsäure** *w*: mycophenolic acid.
MPI Abk. **Maudsley-Persönlichkeitsinventar** *s*: Maudsley personality inventory.
MPS Abk. **Mukopolysaccharid** *s*: mucopolysaccharide.
MRI Abk. **Kernspintomographie** *w*: magnetic resonance imaging [*abbr*] MRI.
mRNA Abk. **Messenger-Ribonukleinsäure** *w*: messenger ribonucleic acid [*abbr*] mRNA, messenger RNA, informational ribonucleic acid.
MS Abk. **multiple Sklerose** *w*: multiple sclerosis [*abbr*] MS.

MSH Abk. **melanozytenstimulierendes Hormon** *s*: melanocyte stimulating hormone [*abbr*] MSH.

MSH-Inhibitingfaktor *m*: melanocyte stimulating hormone inhibiting factor [*abbr*] MIF.

MSH-Releasingfaktor *m* Abk. **MSH-RF**: melanocyte stimulating hormone releasing factor [*abbr*] MSHRF.

MSH-RF Abk. **MSH-Releasingfaktor** *m*: melanocyte stimulating hormone releasing factor [*abbr*] MSHRF.

M-Streifen *m*: M band, M line.

MTA Abk. **medizinisch-technischer Assistent** *m*: medical technologist.

MTRA Abk. **medizinisch-technischer Röntgenassistent**: medical x-ray technician.

MTU Abk. **Methylthiouracil** *s*: methylthiouracil [*abbr*] MTU.

Mucha-Habermann-Syndrom *s*: Mucha's disease, guttate parapsoriasis.

Mucigogum *s*: mucigogue.

Mucor *m*: mucor.

Mücke *w*: gnat, mosquito, midge.

mückenabtötend: culicidal.

Mückenrepellent *s*: culifuge, culicifuge.

Mückensehen *s*: myodesopsia, myiodesopsia.

Müdigkeit *w*: fatigue, lassitude, tiredness, weariness, exhaustion.

Müdigkeitssyndrom *s*: fatigue syndrome.

mühelos: easy, effortless, unlaboured.

Mühlradgeräusch *s*: mill wheel murmur.

Müllerasthma *s*: miller's asthma.

Müller-Gang *m*: müllerian duct.

Müller-Gesetz der spezifischen Reizbarkeit: Müller's law, law of specific irritability.

Müller-Handgriff *m*: Müller's maneuver.

Mueller-Stützfasern: Mueller's fibers, Mueller cells.

Müller-Versuch *m*: Müller's experiment.

Münchhausen-Syndrom *s*: Munchausen syndrome.

Mündung *w*: ostium, orifice, opening.

münzenförmig: coinshaped, nummiform, nummular.

Münzenklirren *s*: coin sound, bell-metal resonance, cracked-pot resonance.

Münzentest *m*: coin test, Gairdner's coin test.

Münzen zählend: coin-counting.

mütterlich: maternal.

mütterlicherseits: matrilineal.

Müttersterblichkeit *w*: maternal mortality.

Mütze, phrygische *w*: phrygian cap.

Muffe *w*: socket.

Muko-: muco-.

mukoepidermoid: mucoepidermoid.

mukös: mucous, muculent.

mukofibrös: myxoid.

mukogingival: mucogingival.

mukoid: mucoid.

Mukoid *s*: mucoid.

Mukoitinschwefelsäure *w*: mucoitin-sulfuric acid.

Mukoklase *w*: mucoclasis.

mukokutan: mucocutaneous.

Mukolipidose *w*: mucolipidosis.

Mukolipidose Typ I: mucolipidosis I.

Mukolipidose Typ II: mucolipidosis II, I cell disease.

Mukolipidose Typ III: mucolipidosis III, pseudo-Hurler disease.

Mukolipidose Typ IV: mucolipidosis IV.

Mukolytikum *s*: mucolytic agent.

mukolytisch: mucolytic.

mukomembranös: mucomembranous.

Mukonsäure *w*: muconic acid.

Mukopeptid *s*: mucopeptide.

Mukoperiost *s*: mucoperiosteum.

Mukopolysaccharid *s* Abk. **MPS**: mucopolysaccharide.

Mukopolysaccharidose *w*: mucopolysaccharidosis [*abbr*] MPS.

Mukopolysaccharidose I-H *w*: mucopolysaccharidosis IH, Hurler syndrome, gargoylism.

Mukopolysaccharidose Typ II: mucopolysaccharidosis II, X-linked recessive gargoylism.

Mukopolysaccharidose Typ III: mucopolysaccharidosis III, Sanfilippo syndrome, polydystrophic dwarfism, polydystrophic oligophrenia.

Mukopolysaccharidose Typ IV: mucopolysaccharidosis IV, Morquio's disease, eccentrochondro-osteodystrophy.

Mukopolysaccharidose Typ V: mucopolysaccharidosis V.

Mukopolysaccharidose Typ VI *w*: mucopolysaccharidosis VI, Maroteaux-Lamy disease.

Mukopolysaccharidose Typ VII *w*: mucopolysaccharidosis VII, Sly syndrome.

Mukopolysaccharidurie *w*: mucopolysacchariduria.

Mukoprotein *s*: mucoprotein.

mukopurulent: mucopurulent.

Mukor *m*: mucor.

Mukormykose *w*: mucormycosis, phycomycotic infection, phycomycetosis, zygomycosis.

Mukosa *w*: mucosa.

Mukosa-: mucosal.

Mukosabiopsie *w*: mucosa biopsy.

Mukosakontakt, palatinaler *m*: impinging overbite.

Mukosalpinx *w*: mucosalpinx.

Mukosaprolaps *m*: mucosa prolapse.

mukosedativ: mucosedative.

mukoserös: mucoserous, mucoalbuminous.

Mukosin *s*: mucosin.

mukostatisch: mucostatic.

Mukotom *s*: mucotome.

Mukoviszidose *w*: mucoviscidosis, cystic fibrosis, congenital pancreatic steatorrhea.

Mukozele *w*: mucocele.

mukoziliar: mucociliary.

Mukozyt *m*: mucocyte.

Mukus *m*: mucus.

Mukusschicht *w*: mucus blanket.

Mulde *w*: mould, cradle.

Muldenplastik *w*: cup orthoplasty.

Mull *m*: mull, gauze, carbasus.

Multi-: multi-.

Multiceps *m*: multiceps.

multidefizitär: plurideficient.

Multidetermination *w*: multidetermination, overdetermination.

multidimensional: multidimensional.

multifaktoriell: multifactorial.

multifokal: multifocal, plurifocal.

multifunktionell: multifunctional.

multiganglionär: multiganglionic.

Multigen-Familie *w*: multigene family.

Multigravida *w*: multigravida, plurigravida, multigesta.

Multiinfarktdemenz *w*: multi-infarct dementia, vascular dementia, arteriosclerotic dementia, arteriosclerotic brain disorder.

multikapsulär: multicapsular.

multikausal: multicausal.

Multikristall-Ganzkörperscanner *m*: multicrystal whole-body scanner.

multilobulär: multilobular, polylobular.

Multimer *s*: multimer.

multimodal: multimodal.

multinodulär: multinodular.

multinukleär: plurinuclear.

multipar: multiparous.

Multipara *w*: multipara, pluripara.

multiparametrisch: multi-parameter.

multipartial: multipartite.

multipel: multiple.

multiphasisch: multiphasic.

multipolar: multipolar, pluripolar.

Multipunktur *w*: multiple pressure technique.

multisynaptisch: multisynaptic.

Multisystemerkrankung *w*: multiple-system illness.

Multitest *m*: multiple-puncture test.

multivalent: multivalent, polyvalent.

multivariabel: multivariate.

Multivariatanalyse *w*: multivariate analysis.

Multivitaminkapsel *w*: multivitamin capsule.

multizentrisch: multicentric.

Mumifikation *w*: mummification.

mumifizieren: mummify.

Mumifizierung *w*: mummification.

Mumps *m*: mumps, epidemic parotitis.

Mumpsantigen-Hauttest *m*: mumps skin test antigen.

Mumpsimpfstoff *m*: mumps vaccine.

Mumpsmeningitis *w*: mumps meningitis.

Mumpsorchitis *w*: mumps orchitis.

Mumpspankreatitis *w*: mumps pancreatitis.

Mumpsvirus *m*: epidemic parotitis virus.

Mund *m*: 1. mouth, os, stoma; 2. im ~ intraoral.

Mund-: oro-, oral.

mundartig: oriform.

Mundatmung *w*: mouth breathing.

Mundbodenphlegmone *w*: Ludwig's angina.

Munddusche *w*: water toothpick.

Munderkrankung *w*: stomatopathy.

Mundflora *w*: oral flora.

Mundgeruch *m*: bad breath, halitosis.

Mundhöhle *w*: oral cavity, buccal cavity.

Mundkeil *m*: mouth wedge, dental wedge.

Mundpflege *w*: oral hygiene.

Mund-Rachen-Tubus *m*: oropharyngeal catheter.

Mundschleimhaut *w*: oral mucosa, mouth mucosa.

Mundschleimhautblutung, menstruelle *w*: stomatomenia.

Mundschleimhautdefekt *m*: oral mucosa defect.

Mundschleimhautepithel *s*: oral epithelium.

Mundschutz *m*: mouthguard, mouth protector.

Mundsoor *m*: thrush, oral candidiasis.

Mundspalte *w*: stomoschisis.

Mundspeichel *m*: lingual saliva.

Mundsperrer *m*: mouth gag, gag, biteblock.

Mundspülung *w*: mouthwash, mouth rinsing.

Mundstück *s*: mouthpart.

Mundtrockenheit *w*: mouth dryness, xerostomia, dry mouth.

Mundverengung *w*: stenostomia.

mundwärts: orad.

Mundwasser *s*: gargle, collutory.

Mund-zu-Mund-Beatmung *w*: mouth-to-mouth respiration, mouth-to-mouth resuscitation, kiss of life, transanimation.

Mund-zu-Nase-Beatmung *w*: mouth-to-nose respiration.

Munro-Mikroabszeß *m*: Munro's microabscess.

mural: mural.

Muramidase *w*: muramidase.

Muraminsäure *w*: muramic acid.

Murat-Zeichen *s*: Murat sign.

Murein *s*: murein, basal wall.

Mureinhydrolase *w*: murein hydrolase.

Murexid *s*: murexide.

Murexidprobe *w*: murexide test.

murin: murine.

Murmeln *s*: mussitation, susurration.

Murphy-Knopf *m*: Murphy's punch.

Murphy-Zeichen *s*: Murphy sign.

Murray-Valley-Enzephalitis *w*: Murray-Valley encephalitis.

Mus *s*: mash.

Muschelknorpel *m*: conchal cartilage.

Muschelvergiftung *w*: mussel poisoning, shellfish poisoning, mytilotoxism.

Musculus Abk. **M.**: muscle [*abbr*] M.

musikogen: musicogen.

Musiktherapie *w*: music therapy.

Muskarin *s*: muscarine.

muskarinartig: muscarinic.

Muskarinvergiftung *w*: muscarinism.

Muskatnuß *w*: nutmeg.

Muskatnußleber *w*: nutmeg liver.

Muskatnußvergiftung *w*: myristicism.

Muskel *m*: muscle [*abbr*] M; **einfiedriger** ~ unipennate muscle; **glatter** ~ smooth muscle, nonstriated muscle, unstriated muscle; **quergestreifter** ~ striated muscle; **zweiköpfiger** ~ bicipital muscle.

Muskel-: myo-.

Muskelablösung *w*: myodiastasis.

Muskelaktion *w*: muscle action.

Muskelaktionspotential *s*: muscle action potential; **myopathisches** ~ myopathic potential.

Muskelaktivierung *w*: muscle activation.

muskelartig: myoid, sarcous.

Muskelatrophie w: muscular atrophy, amyotrophy, amyotrophic cachexia, myophagism; **ischämische** ~ ischemic muscular atrophy; **neurogene** ~ neurogenic atrophy, Werdnig-Hoffmann paralysis, Kugelberg-Welander disease; **progressive** ~ wasting paralysis, creeping palsy, creeping paralysis, Cruveilhier's atrophy, Cruveilhier's paralysis; **progressive nukleäre** ~ progressive nuclear amyotrophy; **spinale** ~ spinal muscular atrophy; **spinale progressive** ~ progressive spinal muscular atrophy, Aran-Duchenne muscular dystrophy.

Muskelautonomie w: myautonomy.

Muskelbauch m: muscle belly, belly, venter.

Muskelbeteiligung w: muscular involvement, myosis.

muskelbildend: myoblastic, sarcopoietic, sarcogenic.

Muskelbildung w: myogenesis.

Muskelbiopsie w: muscle biopsy.

Muskeldegeneration w: muscular degeneration, myodegeneration; **wachsige** ~ waxy degeneration, Zenker's degeneration.

Muskeldehnung w: stretching of muscle, myotasis, myentasis.

Muskeldehnungsreflex m: muscle stretch reflex.

Muskeldenervierung w: muscle denervation.

Muskeldynamik w: myodynamics.

Muskeldystonie w: muscle dystonia.

Muskeldystrophie w: muscular dystrophy, myodystrophia, myodystrophy, primary progressive myopathy, progressive atrophic myopathy, primary progressive amyotrophy, Erb's disease; **distale** ~ distal muscular dystrophy; **erbliche neurale** ~ Charcot-Marie-Tooth syndrome; **fazioskapulohumerale** ~ fascioscapulohumeral dystrophy, facioscapulohumeral atrophy, Landouzy-Déjerine disease; **kongenitale** ~ congenital muscular dystrophy; **neurale** ~ Hoffmann syndrome; **progressive** ~ progressive muscular dystrophy, Simmerlin's disease, myelopathic atrophy; **pseudohypertrophe** ~ pseudohypertrophic muscular dystrophy.

Muskeldystrophie Typ Duchenne, progressive: Duchenne's progressive muscular dystrophy.

Muskeldystrophie vom Beckengürteltyp: limb-girdle muscular dystrophy, Moebius dystrophy.

Muskeleigenreflex m: deep tendon reflex, muscular proprioceptive reflex.

Muskelentzündung w: myositis.

Muskelerkrankung w: muscle disease, myopathy, myopathia.

Muskelermüdung w: muscular fatigue.

Muskelfaser w: muscle fiber, myofiber; **fusimotorische** ~ fusimotor fiber; **intrafusale** ~ intrafusal muscle fiber, intrafusal fiber.

Muskelfaszienentzündung w: myofascitis.

Muskelgewebe s: muscle tissue, muscular tissue, myoideum, flesh.

Muskelgleichgewicht s: muscle balance.

Muskelhartspann m: myosclerosis.

Muskelhernie w: muscle hernia, myocele.

Muskelhypertonie w: muscle hypertonia, myohypertrophy, hypermyotonia, muscular rigidity.

Muskelhypoplasie, frühkindliche generalisierte w: congenital generalized muscular hypoplasia.

Muskelhypotonie w: muscle hypotonia, muscle flaccidity.

Muskelischämie w: myoischemia.

Muskelkontraktilität w: muscle contractility.

Muskelkontraktion w: contraction of muscle, musculation; **aerobe** ~ aerobic contraction; **anaerobe** ~ anaerobic contraction; **hitzebedingte** ~ thermosystaltism; **isokinetische** ~ isokinetic contraction; **isometrische** ~ isometric contraction; **isotonische** ~ isotonic contraction, anisometric contraction, shortening contraction, concentric contraction; **kältebedingte** ~ cryospasm; **reflektorische** ~ reflex muscular contraction; **strominduzierte** ~ electrocontractility; **tetanische** ~ tonic muscular contraction.

Muskelkontraktionsphase w: motofacient phase.

Muskelkontraktur w: muscle contracture.

Muskelkraft w: muscle power, muscular strength, muscular power.

Muskelkraftmessung w: myodynamometry, sthenometry.

Muskelkrampf m: muscle cramp, muscle spasm; **nächtlicher** ~ nocturnal cramp, reumbancy cramp; **tetanischer** ~ tetanic spasm.

Muskellähmung w: myoplegia, myoparalysis.

Muskellappen m: muscle flap.

Muskelmasse w: muscle mass.

Muskelmilchsäure w: sarcolactic acid.

Muskelnaht w: myosuture, myorrhaphy.

Muskelnekrose w: myonecrosis.

Muskelneuralgie w: myoneuralgia.

Muskelödem s: myoedema, muscular edema.

Muskelparese w: myoparesis.

Muskelphosphofruktokinase w: muscle phosphofructokinase.

Muskelphosphorylase w: muscle phosphorylase.

Muskelphosphorylasemangel m: muscle phosphorylase deficiency.

Muskelplastik w: myoplasty.

Muskelplatte w: muscle plate.

Muskelpropriozeptivität w: myotatic sensibility.

Muskelprotein s: muscle protein.

Muskelpumpe w: muscle pump, muscular pump.

Muskelreiz m: muscle stimulus; **direkter** ~ direct stimulation.

Muskelrelaxans s: muscle relaxant, skeletal muscle relaxant; **depolarisierendes** ~ depolarizing muscle relaxant; **nicht depolarisierendes** ~ non-depolarizing muscle relaxant; **zentral wirksames** ~ centrally acting muscle relaxant.

Muskelrelaxation w: muscle relaxation.

muskelrelaxierend: muscle relaxing, lissive.

Muskelretraktor m: muscle retractor.

Muskelrezeptor m: muscle receptor, myoreceptor.

Muskelriß m: muscle rupture, pull, myorrhexis.

Muskelsatellitenzelle w: sarcoplast.

Muskelschmerz m: muscular pain.

Muskelschwäche w: muscle weakness, myoneurasthenia.

Muskelschwund m: muscle wasting, tabefaction, tabification.

Muskelsegment s: muscle segment, myomere.

Muskel-Sehnen-: musculoaponeurotic.

Muskelsehnenplastik w: tenomyoplasty, tenontomyoplasty.

Muskelsensibilität w: muscle sense, myoesthesia, myesthesia, mesoblastic sensibility.

Muskelsinn m: muscular sensibility.

Muskelspannung w: muscle tension, muscular tension.

Muskelspasmus m: myospasm, myotonus.

Muskelspastik, schmerzhafte w: spastic myalgia.

Muskelspindel w: muscle spindle, neuromuscular spindle, stretch receptor; **intrafusale** ~'n intrafusal motor system, fusimotor system.

Muskelstärke-: myosthenic.

Muskelstarre w: muscle rigidity, muscular rigidity.

Muskelsteife m: muscle rigidity, muscular rigidity.

Muskelstimulationspunkt m: muscle stimulation point.

Muskelstoffwechsel m: muscle metabolism.

Muskelstroma s: myostroma.

Muskelton m: muscle sound, muscular murmur.

Muskeltonus m: muscular tonus, muscle

tone; **erniedrigter** ~ muscle hypotonia; **gesteigerter** ~ muscle hypertonia.

Muskeltonusgleichgewicht *s*: schizotonia.

Muskelverkürzung, operative *w*: cinching.

Muskelverlagerung *w*: myectopy.

Muskelzelle *w*: muscle cell, myocyte.

Muskelzelltumor *m*: myocytoma.

Muskelzerrung *w*: muscle strain.

Muskelzittern *s*: muscular tremor, amyostasia.

Muskelzuckung *w*: muscle twitch, jerk.

muskulär: muscular.

Muskularität *w*: muscularity.

Muskulatur *w*: musculature, muscle, muscle tissue; **glatte** ~ smooth muscle, unstriated muscle, involuntary muscle; **quergestreifte** ~ striated muscle.

Muskulo-: musculo-.

muskulös: muscular, brawny.

muskulofibrös: musculofibrous.

muskulokutan: musculocutaneous.

muskulokutan: myocutaneous.

muskulomembranös: musculomembranous.

muskuloskeletal: musculoskeletal.

muskulotendinös: musculotendinous.

Musset-Zeichen *s*: Musset sign.

Mussitation *w*: mussitation.

Muster *s*: specimen [*abbr*] spec., pattern; **histochemisches** ~ histochemical profile.

Mustererkennung *w*: pattern recognition.

mutagen: mutagen, mutagenic, mutafacient.

Mutagen *s*: mutagen.

Mutagenese *w*: mutagenesis; **ortsspezifische** ~ site-specific mutagenesis, directed mutagenesis.

Mutagenität *w*: mutagenicity.

Mutagenitätsprüfung *w*: mutagenicity test, genetic toxicity test.

Mutante *w*: mutant, variant; **auxotrophe** ~ auxotrophic mutant; **kryptische** ~ cryptic mutant.

Mutantenstamm *m*: mutant strain.

Mutase *w*: mutase.

Mutation *w*: mutation; **induzierte** ~ induced mutation; **konstitutive** ~ constitutive mutation; **silente** ~ silent mutation; **somatische** ~ somatic mutation; **sprunghafte** ~ saltatory mutation; **strahleninduzierte** ~ radiomutation.

Mutations-: mutational.

Mutationsfrequenz *w*: mutation frequency.

Mutationsgleichgewicht *s*: mutational equilibrium.

Mutationskomponente *w*: mutational component.

Mutationsrate *w*: mutation rate.

Mutationszüchtung *w*: mutation breeding.

Mutator *m*: mutator.

Mutatorgen *s*: mutator gene.

mutierbar: mutable.

mutierend: mutative.

mutilieren: mutilate.

mutilierend: mutilant.

Mutismus *m*: mutism; **akinetischer** ~ akinetic mutism; **elektiver** ~ elective mutism; **neurotischer** ~ hysterical mutism; **schizophrener** ~ schizophrenic mutism.

Muton *s*: muton.

Mutorotation *w*: mutorotation.

Mutter *w*: mother; **werdende** ~ expectant mother.

Mutterband *s*: ligament of the uterus.

Muttereffloreszenz *w*: mother yaw, morulus, frambesioma, mamanpian, protopianoma.

Mutterersatz *m*: mother surrogate.

Mutterfixierung *w*: mother fixation.

Mutterkorn *s*: ergot.

Mutterkornalkaloid *s*: ergot alkaloid.

Mutterkultur *w*: stock culture.

Mutterliebe *w*: maternal love.

Muttermal *s*: birthmark, nevus, mole, spiloma.

Muttermilch *w*: mother milk, breast milk, human milk.

Muttermund *m*: mouth of the womb.

Muttermundaufdehnung *w*: metreurysis.

Mutterschaft *w*: motherhood, maternity.

Mutterschaftsgeld *s*: maternity benefit.
Mutterschaftshilfe *w*: maternity help.
Mutterschutz *m*: maternity protection.
Muttertrieb *m*: maternal drive.
Mutterzelle *w*: mother cell, parent cell.
Mutualismus *m*: mutualism.
mutuell: mutual.
Muzikarmin *s*: mucicarmine.
Muzilago *w*: mucilago, mucilage.
Muzin *s*: mucin.
Muzinämie *w*: mucinemia.
Muzinase *w*: mucinase.
muzinolytisch: mucinolytic.
Muzinose *w*: mucinosis.
Muzinurie *w*: mucinuria.
Myalgia acuta epidemica: epidemic myalgia, Bornholm disease.
Myalgie *w*: myalgia, myosalgia.
myalgisch: myalgic.
Myasthenia gravis: myasthenia gravis, bulbospinal paralysis, asthenic bulbar paralysis, Erb-Goldflam disease, Wilks' syndrome.
Myasthenia gravis pseudoparalytica: myasthenia gravis pseudoparalytica, Hoppe-Goldflam syndrome.
Myasthenie *w*: myasthenia, muscle asthenia, myoasthenia, amyosthenia, Erb-Goldflam disease.
myasthenisch: myasthenic, amyosthenic.
Myatonia congenita: myatonia congenita, congenital atonic pseudoparalysis, Oppenheim syndrome.
Myatonie *w*: myatonia, muscle atony, myatony.
Mycobacterium *s*: mycobacterium.
Mycobacterium leprae: Mycobacterium leprae, Hansen's bacillus.
Mycobacterium paratuberculosis: Mycobacterium paratuberculosis, Johne's bacillus.
Mycobacterium tuberculosis: Mycobacterium tuberculosis, Koch's bacillus.
Mycocidin *s*: mycocidin.
Mycolsäure *w*: mycolic acid.
Mycophenolsäure *w* Abk. **MPA**: mycophenolic acid.

Mycoplasma *s*: Mycoplasma, asterococcus, pleuropneumonialike agent.
Mycoplasma pneumoniae: Mycoplasma pneumoniae, Eaton agent.
Mydriasis *w*: mydriasis; **springende ~** springing mydriasis, alternating mydriasis.
Mydriasis alternans: alternating mydriasis, springing mydriasis.
Mydriasis paralytica: paralytic mydriasis.
Mydriasis spastica: spastic mydriasis, spasmodic mydriasis.
Mydriatikum *s*: mydriatic.
mydriatisch: mydriatic.
Myektomie *w*: myectomy.
Myel-: myel-.
Myelencephalon *s*: myelencephalon, marrowbrain.
Myelin *s*: myelin.
myelin-: myelinic.
Myelindegeneration *w*: myelinosis.
myelinhaltig: myelinated.
Myelinisation *w*: myelinization, myelination, myelogenesis.
myelinisiert: 1. myelinated; 2. **nicht ~** unmyelinated, unmedullated.
Myelinisierungsstörung *w*: dysmyelination.
Myelinogenese *w*: myelinogenesis; **dystope ~** dystopic cortical myelinogenesis.
myelinogenetisch: myelinogenetic.
Myelinolyse *w*: myelinolysis, myelolysis; **zentrale pontine ~** central pontine myelinolysis, central pontine myelinosis.
Myelinopathie *w*: myelinopathy.
Myelinosis *w*: myelinosis.
Myelinphage *m*: myelophage.
Myelinscheide *w*: myelin sheath, medullary sheath.
Myelitis *w*: myelitis, medullitis, rachiomyelitis, spinitis, notomyelitis; **akute syphilitische ~** acute syphilitic myelitis; **aszendierende ~** ascending myelitis; **deszendierende ~** descending myelitis; **disseminierte ~** disseminated myelitis, diffuse myelitis; **fokale ~** focal myelitis; **metastatische ~** metastatic myelitis, intramedullary spinal abscess; **parenchy-**

matöse ~ parenchymatous myelitis; **posttraumatische** ~ traumatic myelitis; **pseudotumoröse** ~ pseudotumoral myelitis; **subakute nekrotisierende** ~ subacute necrotic myelitis, spinal varicosis, Foix-Alajouanine syndrome, angiohypertrophic spinal myelitis, angiodysgenetic myelomalacia, Spiller syndrome; **tuberkulöse** ~ tuberculous myelitis; **zentrale** ~ central myelitis.

myelitisch: myelitic.

Myelitis transversa: transverse myelitis.

Myelitis transversa acuta: acute transverse myelitis.

Myelo-: myelo-.

Myeloarchitektonik *w*: myeloarchitecture.

Myeloblast *m*: myeloblast, microleukoblast, micromyelolymphocyte, premyeloblast, plasmablast, granuloblast, leukocytoblast; **eosinophiler** ~ eosinoblast.

myeloblastisch: myeloblastic.

Myeloblastose *w*: myeloblastosis, myeloblastemia.

Myelodiastema *s*: myelodiastasis.

Myelodysplasie *w*: myelodysplasia.

myelodysplastisch: myelodysplastic.

Myelofibrose *w*: myelofibrosis, myelofibrous osteosclerosis, centrosclerosis, centro-osteosclerosis.

myelogen: myelogenic, myelogenous.

Myelogenese *w*: myelogenesis; **dystope** ~ driftwood cortex.

Myelogenie *w*: myelogeny, myelinogeny.

Myelogramm *s*: myelogram; **peridurales** ~ peridurogram.

Myelographie *w*: myelography; **intramedulläre** ~ endomyelography; **peridurale** ~ peridurography.

myelographisch: myelographic.

myeloid: myeloid.

myeloisch: myeloid.

Myeloklast *m*: myeloclast.

Myeloleukämie *w*: myeloleukemia.

Myelolipom *s*: myelolipoma.

Myelom *s*: myeloma, plasmacytoma; **extramedulläres** ~ extramedullary plasmacytoma; **multiples** ~ multiple myeloma, plasmocytoma, Kahler's disease, lymphomyeloma, myelomatosis, plasmoma.

Myelomalazie *w*: myelomalacia.

myelomartig: myelomatoid.

Myelomherd, solitärer *m*: solitary plasmacytoma.

Myelon *s*: myelon.

Myelooptikoneuropathie *w*: myelo-opticoneuropathy, myelopticoneuropathy; **subakute** ~ Abk. SMON subacute myelo-opticoneuropathy [*abbr*] SMON.

Myelopathie *w*: myelopathy, spinal cord disease; **arteriosklerotische** ~ arteriosclerotic myelopathy; **aszendierende** ~ ascending myelopathy; **deszendierende** ~ descending myelopathy; **diabetische** ~ diabetic myelopathy; **fokale** ~ focal myelopathy; **ischämische** ~ ischemic myelopathy; **subakute nekrotisierende** ~ necrotic myelopathy, Foix-Alajouanine syndrome; **toxische** ~ toxic myelopathy; **vakuoläre** ~ vacuolar myelopathy; **zervikale** ~ cervical myelopathy.

Myeloplasma *s*: myeloplasm.

Myelopoese *w*: myelopoiesis.

myelopoetisch: myelopoietic.

myeloproliferativ: myeloproliferative.

Myeloradikulodysplasie *w*: myeloradiculodysplasia.

Myeloradikulopathie *w*: myeloradiculopathy.

Myeloradikulopolyneuritis *w*: myeloradiculopolyneuronitis.

Myelorrhagie *w*: myelorrhagia.

Myelosarkom *s*: myelosarcoma, myeloid sarcoma, granulocytic sarcoma; **erythroblastisches** ~ erythroblastic myelosarcoma, erythrosarcoma.

Myeloschisis *w*: myeloschisis, diastomyelia, diastematomyelia, diplomyelia.

Myelose *w*: myelosis; **funikuläre** ~ funicular myelosis, subacute combined degeneration of the spinal cord, Putnam-Dana syndrome.

Myelosklerose *w*: myelosclerosis.

myelosklerotisch: myelosclerotic.
Myelospongium *s*: myelospongium.
Myelotom *s*: myelotome.
Myelotomie *w*: myelotomy.
Myelotoxin *s*: myelotoxin.
Myelotoxizität *w*: myelotoxicity.
myelotrop: myelotropic.
Myelozele *w*: myelocele.
Myelozyste *w*: myelocyst.
Myelozystomeningozele *w*: myelocystomeningocele.
Myelozystozele *w*: myelocystocele, hydromyelocele.
Myelozyt *m*: myelocyte.
Myelozytose *w*: myelocytosis, myelocythemia.
myenterisch: myenteric.
Myiasis *w*: myiasis, myiosis, larval conjunctivitis.
Myk-: myc-.
Mykid *s*: mycid.
Myko-: myco-, myko-, myceto-.
Mykobakteriose *w*: mycobacteriosis.
Mykologie *w*: mycology, mycetology.
Mykophage *m*: mycophage.
Mykoplasma *s*: mycoplasma, pleuropneumonialike organism [*abbr*] PPLO.
Mykoplasmenpneumonie *w*: mycoplasmal pneumonia, primary atypical pneumonia, atypical pneumonia, Eaton agent pneumonia.
Mykose *w*: mycosis, nosomycosis; **tiefe** ~ deep mycosis.
Mykostatikum *s*: mycostat.
mykotisch: mycotic.
Mykotoxikose *w*: mycotoxicosis.
Mykotoxin *s*: mycotoxin, fungal toxin.
mylohyoid: mylohyoid.
Myo-: myo-.
Myoblast *m*: myoblast, myogenic cell, sarcoblast.
Myoblastenmyom *s*: myoblastic myoma, myoblastoma, myoblastomyoma, Abrikosov's tumor, myoschwannoma.
Myocardial depressant factor *m* Abk. **MDF**: myocardial depressant factor.
Myodegeneration *w*: myodegeneration.

Myodynie *w*: myodynia, muscular pain; **thorakale** ~ thoracomyodynia.
Myodysplasie *w*: myodysplasia.
Myodystonie *w*: myodystony, myodystonia.
myoelastisch: myoelastic.
Myoepithel *m*: myoepithelium.
myoepithelial: myoepithelial.
Myoepitheliom *s*: myoepithelioma.
myofaszial: myofascial.
Myofibrille *w*: myofibril, muscle fibril, muscle rod.
Myofibroblast *m*: myofibroblast, contractile fibroblast.
Myofibrom *s*: myofibroma.
Myofibrose *w*: myofibrose.
Myofibrositis *w*: myofibrositis.
Myofilament *s*: myofilament.
Myogelose *w*: gelosis.
myogen: myogenic, myogenous.
Myoglobin *s*: myoglobin, myohemoglobin, muscle hemoglobin; **oxygeniertes** ~ oxymyoglobin.
Myoglobinämie *w*: myoglobinemia.
Myoglobinurie *w*: myoglobinuria; **familiäre** ~ familial myoglobinuria, Meyer-Betz disease; **paroxysmale** ~ paroxysmal myoglobinuria, idiopathic rhabdomyolysis; **posttraumatische** ~ traumatic myoglobinuria.
Myogramm *s*: myogram.
Myograph *m*: myograph.
Myographie *w*: myography.
myoid: myoid.
Myoinositol *s*: myoinositol.
Myokard *s*: myocardium.
myokardial: myocardial.
Myokardinfarkt *m*: myocardial infarction; **akuter** ~ acute myocardial infarction [*abbr*] AMI; **apikaler** ~ apical myocardial infarction; **stummer** ~ silent myocardial infarction; **transmuraler** ~ transmural myocardial infarction, through-and-through myocardial infarction.
Myokardinotropie *w*: cardiac inotropism.
Myokardinsuffizienz *w*: myocardial insufficiency, cardiac insufficiency.
Myokardiopathie *w*: myocardiopathy.

Myokarditis w: myocarditis; **akute bakterielle** ~ acute bacterial myocarditis; **akute rheumatische** ~ acute rheumatic myocarditis; **chronische** ~ chronic myocarditis; **chronisch-interstitielle** ~ fibrous myocarditis; **diphtherische** ~ diphtheritic myocarditis; **eitrige** ~ suppurative myocarditis; **ernährungsbedingte** ~ nutritional myocarditis; **idiopathische** ~ idiopathic myocarditis, acute isolated myocarditis; **interstitielle** ~ interstitial myocarditis, Fiedler's myocarditis; **parenchymatöse** ~ parenchymatous myocarditis; **rheumatische** ~ rheumatic myocarditis; **toxische** ~ toxic myocarditis; **umschriebene** ~ local myocarditis.

Myokardkontraktion w: cardiac contraction.

Myokardnaht w: myocardiorraphy.

Myokardruptur w: heart rupture; **postinfarktiöse** ~ post-infarction heart rupture; **traumatische** ~ traumatic heart rupture.

Myokardsarkoidose w: myocardial sarcoidosis.

Myokardsinusoid s: myocardial sinusoid.

Myokinase w: myokinase.

Myokinesimeter s: myocinesimeter.

Myoklonie w: myoclonia; **familiäre essentielle** ~ hereditary essential myoclonus.

myoklonisch: myoclonic.

Myoklonus m: myoclonus, myoclonia, myoclonic contraction, myoclonic attack; **fokaler** ~ focal myoclonus; **lichtinduzierter** ~ photomyoclonus; **massiver** ~ massive myoclonus; **massiver bilateraler epileptischer** ~ myoclonic epilepsy; **nächtlicher** ~ nocturnal myoclonus; **postenzephalitischer** ~ encephalitic myoclonus; **spinaler** ~ spinal myoclonus.

Myoklonusepilepsie w: myoclonia epilepsy, epileptic myoclonus, myoclonus epilepsy, Unverricht syndrome; **progressive** ~ progressive myoclonic epilepsy.

Myoklonus-Petit-Mal s: myoclonia epilepsy, epileptic myoclonus.

Myokolpitis w: myocolpitis.

Myokulator m: myoculator.

Myokymie w: myokymia, kymatism, live flesh, neuromyotonia; **familiäre** ~ hereditary myokymia, Isaacs syndrome.

Myologie w: myology.

Myolyse w: myolysis.

Myom s: myoma; **intraligamentäres** ~ intraligamentary myoma.

Myomalazie w: myomalacia.

myomatös: myomatous.

Myomektomie w: myomectomy, myomatectomy; **abdominelle** ~ abdominal myomectomy, celiomeomectomy; **transabdominelle** ~ abdominal myomectomy, celiomeomectomy; **vaginale** ~ vaginal myomectomy, colpoymyomectomy, colpomyomotomy.

Myomelanose w: myomelanosis.

Myomentfernung w: myomectomy, myomatectomy.

Myomer s: myomere.

Myometritis w: myometritis, idiometritis, metritis.

Myometrium s: myometrium, uterine muscle.

Myominzision w: myomotomy.

Myomitochondrium s: sarcosome.

myomotorisch: myokinetic.

Myon s: myon.

Myonephropexie w: myonephropexy.

myoneural: myoneural.

Myoneurom s: Myoneuroma.

myop: myopic, nearsighted, shortsighted.

Myopathia distalis hereditaria: late distal hereditary myopathy, slow distal hereditary myopathy.

Myopathie w: myopathy, myopathia; **alkoholische** ~ alcoholic myopathy; **diabetische** ~ diabetic myopathy; **distale** ~ distal myopathy; **granulomatöse** ~ granulomatous myopathy; **metabolische** ~ hypermetabolic myopathy; **multifokale** ~ multicore disease; **myotonische** ~ myotonic myopathy; **myotubuläre** ~ centronuclear myopathy; **myxödematöse** ~ hypothyroid myopathy; **okuläre** ~ ocular myopathy; **paraneoplastische** ~ carcinomatous myopathy; **pleokoniale** ~ pleoconial myopathy; **thyreotoxische** ~ thyrotoxic myopathy, acute thyrotoxic myopathy; **urämische** ~ uremic myopathy.

myopathisch: myopathic.

Myoperikarditis w: myopericarditis, cardiopericarditis.

Myophage m: myophage.

Myopie w: myopia [abbr] M, My, nearsightedness, short sight, near sight, hypometropia.

Myoplasma s: myoplasm.

Myoplastik w: myoplasty.

myoplastisch: myoplastic.

Myoplegie w: myoplegia.

Myoprotein s: myoprotein.

Myorhythmie w: myorrhythmia.

Myorrhaphie w: myorrhaphy.

Myosarkom s: myosarcoma.

Myosin s: myosin.

Myositis w: myositis, myitis, sarcitis; **eitrige** ~ suppurative myositis; **infektiöse** ~ infectious myositis; **primär multiple** ~ acute disseminated myositis.

Myositis epidemica: epidemic myositis.

Myositis progressiva multiplex: acute progressive myositis.

Myositis purulenta: suppurative myositis, pyomyositis.

Myositis trichinosa: trichinous myositis.

Myosklerose w: myosclerosis.

Myospasmus m: myospasm.

Myostatik w: myostasis.

myostatisch: myostatic.

Myotendinitis w: myotendinitis, myotenositis.

myotendinös: myotendinous.

Myotenoplastik w: myotenontoplasty, tenomyoplasty, tenontomyoplasty.

Myotenotomie w: myotenotomy, tenomyotomy, tenontomyotomy.

Myotom s: myotome.

Myotomie w: myotomy; **intraokuläre** ~ intraocular myotomy.

Myotonia congenita: myotonic myopathy, Thomsen's disease.

Myotonie w: myotonia, myotony; **chondrodystrophische** ~ chondrodystrophic myotonia, Schwartz-Jampel syndrome.

myotonisch: myotonic, musculotonic.

myotrop: myotropic.

Myotubulus m: myotube.

Myozele w: myocele, muscle hernia.

Myozyt m: myocyte, cardiac histiocyte.

Myozytolyse w: myocytolysis.

Myricin s: myricin.

Myringitis w: myringitis.

Myringo-: myringo-.

Myringoplastik w: myringoplasty.

Myringostapediopexie w: myringostapediopexy.

Myringotom s: myringotome.

Myringotomie w: myringotomy, tympanotomy.

Myrinx: myrinx, myringa.

Myristicin s: myristicin.

Myristinsäure w: myristic acid.

Myronsäure w: myronic acid.

Myrrhe w: myrrh.

Myrtecain s: myrtecaine.

Mysophilie w: mysophilia.

Mysophobie w: mysophobia.

Mytilotoxismus m: mytilotoxism.

Myxadenitis w: myxadenitis.

Myxidiotie w: myxidiocy.

Myxo-: myxo-.

Myxobacterium s: slime bacterium.

Myxoblastom s: myxoblastoma.

Myxödem s: myxedema, mucous edema, solid edema; **postoperatives** ~ postoperative myxedema, operative myxedema, surgical myxedema; **prätibiales** ~ pretibial myxedema, circumscribed plane myxedema; **tuberöses** ~ nodular myxedema.

Myxoedema circumscriptum: circumscribed myxedema.

Myxoedema circumscriptum tuberosum: circumscribed plane myxedema, nodular myxedema.

myxödematös: myxedematous.

Myxoedema tuberosum: tuberous myxedema.

myxoid: mucofibrous.
Myxolipom *s*: myxolipoma.
Myxom *s*: myxoma, colloid tumor.
Myxomatose *w*: myxomatosis.
myxomatös: myxomatous.
Myxomavirus *m*: myxoma virus, myxomatosis virus.
Myxomyzet *m*: myxomycete, slime mold.
Myxorrhö *w*: myxorrhea.

Myxosarkom *s*: myxosarcoma.
Myxovirus *m*: myxovirus.
Myxozyt *m*: myxocyte.
Myzel *s*: mycelium.
-myzes: -myces.
Myzet *m*: mycete.
Myzetom *s*: mycetoma, maduromycosis, Madura foot, Carter's mycetoma, foot fungus, Ballingall's disease.

N

N. Abk. 1. Nervus *m*; **2. Newton**: 1. nervus, nerve; 2. Newton [*abbr*] N.

Na Abk. Natrium *s*: natrium, sodium [*abbr*] Na.

Nabel *m*: navel, omphalos, omphalus, bellybutton, umbilicus; **blauer ~** blue navel.

Nabel-: umbilical.

Nabelblutung *w*: omphalorrhagia.

Nabelbruch *m*: umbilical hernia, umbilical eventration.

Nabelentwicklung *w*: omphalogenesis.

Nabelentzündung *w*: omphalitis.

Nabelexzision *w*: umbilectomy.

Nabelfistel *w*: umbilical fistula.

Nabelgranulom *s*: umbilical granuloma, umbilical fungus.

Nabelinfektion *w*: infection of the umbilicus; **eitrige ~** pyoumbilicus.

Nabellipom *s*: lipoma of the umbilicus, liparomphalus.

Nabelphlegmone *w*: omphalophlegmon.

Nabelregion *w*: umbilical region.

Nabelring *m*: umbilical ring.

Nabelschleife *w*: primitive intestinal loop.

Nabelschnur *w*: umbilical cord, navel string, belly stalk, funis.

Nabelschnur-: funic, umbilical.

Nabelschnurarterie *w*: umbilical artery.

Nabelschnurblut *s*: cord blood.

Nabelschnurbruch *m*: funicular hernia.

Nabelschnurdurchtrennung *w*: omphalotomy.

Nabelschnurgeräusch *s*: umbilical souffle, funicular souffle, funic souffle, fetal souffle.

Nabelschnurknoten *m*: knot in the umbilical cord; **falscher ~** false knot; **wahrer ~** true knot.

Nabelschnurkompression *w*: compression of the cord.

Nabelschnurpunktion *w*: cordocentesis.

Nabelschnurreposition *w*: omphalotaxis.

Nabelschnurumschlingung *w*: twisted cord.

Nabelschnurvorfall *m*: prolapse of cord, presentation of the cord, funic presentation, exomphalos, omphaloproptosis.

Nabelschnurzeichen: cord signs.

Nabelschnurzug *m*: cord traction.

Nabelschnurzyste *w*: umbilical cyst, vitellointestinal cyst.

Nabelsepsis *w*: navel ill, joint evil, joint ill.

Nabeltumor *m*: omphaloma.

Nabelvenenentzündung *w*: omphalophlebitis.

Naboth-Zysten: Naboth cysts, nabothian cysts, Naboth's follicles, nabothian follicles.

Nach-: post-.

nachahmend: imitative, mimetic.

Nachahmung *w*: imitation.

Nachahmungsverhalten *s*: mimetic behavior.

Nachamputation *w*: reamputation.

Nachbarschaftssymptom *s*: neighborhood sign.

Nachbehandlung *w*: aftertreatment.

Nachbestrahlung *w*: postoperative irradiation.

Nachbild *s*: afterimage, aftervision, photogene, incidental image; **negatives ~** negative image.

Nachbildtest *m*: afterimage test.

Nachblutung *w*: secondary hemorrhage.

Nachdauer *w*: lag of sensation.

Nachdepolarisation *w*: afterdepolarization.

Nacheffekt *m*: aftereffect.

Nachempfindung *w*: aftersensation.

Nachentladung *w*: afterdischarge.

Nachfärbung *w*: postchroming.

nachfüllen: refill.

Nachgeburt *w*: afterbirth, delivery of the placenta, secundines.

Nachgeburtsblutung *w*: postpartum hemorrhage.

Machgeburtsperiode *w*: postpartum period, postpregnancy period.

Nachgeschmack *m*: aftertaste.

Nachgiebigkeit *w*: compliance.

Nachglühen *s*: afterglow.

Nachgreifen *s*: grasp.

Nachhirn *s*: marrowbrain, myelencephalon.

nachimpfen: revaccinate.

Nachkommenschaft *w*: progeny, offspring.

Nachkontrolle *w*: follow-up.

Nachladetechnik *w*: afterloading.

Nachlässigkeit *w*: negligence.

nachlassen: decrease, subside, abate.

nachlassend: remittent, catabatic.

Nachlassen einer Krankheit: catabasis.

Nachlast *w*: afterload.

Nachleuchtdauer *w*: afterglow duration.

Nachleuchten *s*: phosphorescence.

Nachniere *w*: definite kidney, metanephros, hind-kidney.

Nachoperation *w*: reoperation.

Nachpotential *s*: afterpotential.

Nachschlaf, epileptischer *m*: epileptic coma.

Nachsorge *w*: aftercare.

Nachstar *m*: secondary cataract.

Nacht *w*: night.

Nacht-: nyct-, noct-.

Nachtangst *w*: pavor nocturnus, night terrors, night cry, noctiphobia.

Nachtarbeit *w*: night work.

nachtblind: night-blind.

Nachtblindheit *w*: night blindness, nyctalopia, nyctanopia.

nachteilig: adverse, detrimental.

Nachthämoglobinurie *w*: nocturnal hemoglobinuria.

Nachtklinik *w*: night clinic, night hospital.

Nachtlarvenfilarie *w*: Filaria nocturna, Wucheria bancrofti.

Nachton *m*: aftersound.

Nachtripper *m*: gleet.

Nachtruhe *w*: night rest.

Nachtschattengewächs *s*: nightshade, solanum.

Nachtschiene *w*: night guard.

Nachtschmerz *m*: nyctalgia.

Nachtschweiß *m*: night sweat.

Nachtschwester *w*: nightnurse.

Nachtsichtigkeit *w*: night vision.

Nachtwache *w*: night watch.

Nachtwandeln *s*: somnambulism.

nachuntersuchen: follow up.

Nachuntersuchung *w*: follow-up.

Nachwehen: afterpains.

Nachweis *m*: proof, verification, detection, location.

nachweisbar: demonstrable, detectable, evident.

Nachweisempfindlichkeit *w*: detection sensitivity.

nachweisen: detect, locate, prove, establish, (chemistry) identify.

Nachweisgrenze *w*: detection limit, limit of detection.

Nachwirkung *w*: aftereffect.

nachziehen: drag.

Nacken *m*: neck, nape.

Nackenebene *w*: nuchal plane.

Nackengegend *w*: nuchal region, posterior cervical region.

Nackenmuskel *m*: neck muscle.

Nackenmuskelkrampf *m*: trachelism.

Nackenrolle *w*: neck roll.

Nackenschmerz *m*: neck pain.

Nackensteife *w*: neck rigidity, neck stiffness, nuchal rigidity.

Nackenstütze *w*: neck support.

Nackenzeichen *s*: neck sign, nuchal sign, Brudzinski sign.

nackt: nude, naked, bare, undressed.

Nacktheit *w*: nudity.

NAD Abk. **Nicotinamid-Adenin-Dinucleotid** *s*: nicotinamide adenine dinucleotide [*abbr*] NAD.

Nadel *w*: needle, pin; **atraumatische ~** atraumatic needle; **gebogene ~** curved needle; **runde ~** round needle; **scharfe ~** cutting needle.

Nadelaspirationsbiopsie *w*: needle aspiration biopsy.

Nadelbenutzung, gemeinsame *w*: needle sharing.

Nadelbiopsie *w*: needle biopsy.

Nadelelektrode *w*: needle electrode.

nadelförmig: needle-shaped, acicular, belonoid.

Nadelhalter *m*: needle carrier, needle holder, needle-driver, needle forceps, suture forceps, porte-aiguille.

Nadelkauter *m*: microbrenner, needlelike point.

Nadellager *s*: needle bearing.

Nadelspitze *w*: pinpoint.

Nadelstich *m*: needlestick.

Nadelstichverletzung *w*: needlestick injury.

NADH Abk. **reduziertes Nicotinamid-Adenin-Dinucleotid** *s*: reduced NAD [*abbr*] NADH.

NADH-Methämoglobinreduktase *w*: NADH methemoglobin reductase.

Nadid *s*: nadide.

Nadi-Reaktion *w*: Nadi reaction.

Nadolol *s*: nadolol.

NADP Abk. **Nicotinamid-Adenin-Dinucleotid-Phosphat** *s*: nicotinamide adenine dinucleotide phosphate [*abbr*] NADP.

NADPH Abk. **reduziertes Nicotinamid-Adenin-Dinucleotid-Phosphat** *s*: reduced NADP [*abbr*] NADPH.

nächtlich: nocturnal, noctile, nycterine.

Naegele-Becken *s*: Naegele's pelvis.

Naegele-Obliquität *w*: Naegele's obliquity, anterior asynclitism.

Naegele-Regel *w*: Naegele's rule, delivery date rule.

Naegele-Zange *w*: Naegele's forceps.

Naegeli-Leukämie *w*: monocytic leukemia.

Nägelkauen *s*: nail biting, onychophagia.

Naegleria: Naegleria.

nähen: sew, stitch, suture.

Nähragar *m*: agar culture.

nähern: approach.

Näherungswert *m*: approximate value.

Nährboden *m*: culture medium, nutrient culture medium, agar culture; **angereicherter** ~ enriched culture medium; **halbfester** ~ semisolid culture medium.

Nährbodeninokulation *w*: streaking.

Nährbouillon *w*: nutrient broth.

Nährdotter *m*: tropholecithus.

nährend: nutrient, alimentary.

Nährklistier *s*: nutritive enema.

Nährlösung *w*: culture solution.

Nährmediumzubereitung *w*: medium preparation.

Nährstoff *m*: nutrient, food substance.

Nährstoffaufnahme *w*: uptake of nutrients.

Nährstoffbestandteil *m*: nutritional component.

Nährstoffrelation *w*: dietary ratio.

Nährwert *m*: 1. nutritional value, caloric value, nutritional availability; 2. **ohne** ~ adietetic, non-nutritive.

Nährzucker *m*: nutritive sugar.

Naepain *s*: naepaine.

Näseln *s*: nasal speech, rhinolalia, rhinism, twang; **geschlossenes** ~ hyponasality, rhinolalia clausa; **offenes** ~ rhinolalia aperta, hypernasality, cleft palate speech.

nässen: weep.

Nässen *s*: weeping.

Nävobasaliomatose *w*: Gorlin syndrome.

Nävoxanthoendotheliom *s*: nevoxanthoendothelioma, juvenile xanthogranuloma.

nävozellulär: nevocytic.

Nävus *m*: nevus, naevus, benign melanoma, mole, spilus, spiloma; **blauer** ~ blue nevus; **intradermaler** ~ intradermal nevus; **junktionaler** ~ junctional nevus, marginal nevus; **nichtpigmentierter** ~ amelanotic nevus; **pigmentierter** ~ pigmented nevus, pigmented mole; **warzenförmiger** ~ warty mole; **weißer** ~ nevus albus, nevus depigmentosus.

Naevus achromicus: achromic nevus, Ito syndrome.

nävusähnlich: nevoid.

Naevus araneus: nevus araneus, spider

nevus, spider teleangiectasis.

Naevus flammeus: nevus flammeus.

Naevus follicularis: nevus follicularis, hair follicle nevus.

Naevus fuscocoeruleus: nevus fuscocoeruleus, oculocutaneous melanosis, Ota's nevus.

Nävuskarzinom *s*: nevocarcinoma.

Naevus lipomatodes: nevus lipomatodes, nevolipoma.

Nävusmelanom *s*: nevomelanoma.

Naevus morus: nevus morus, mulberry mark.

Naevus pilosus: nevus pilosus, hairy mole.

Nävus Pringle *m*: sebaceous adenoma.

Nävussyndrom, dysplastisches *s*: dysplastic nevus syndrome.

Nävus Unna *m*: Unna's nevus, portwine nevus.

Naevus vasculosus: vascular nevus, angiomatous nevus.

Nävuszellnävus *m*: nevus-cell nevus, nevocytic nevus.

Nafazatrom *s*: nafazatrom.

Nafcillin *s*: nafcillin.

Naffziger-Syndrom *s*: Naffziger syndrome, scalenus anterior syndrome.

Naffziger-Zeichen *s*: Naffziger sign.

Nafoxidin *s*: nafoxidine.

Naftidrofuryl *s*: naftidrofuryl.

Naftifin *s*: naftifine.

Naftipramin *s*: naftypramide.

Nagana *w*: nagana, N'gana.

Nagel *m*: nail, peg, pin; **eingewachsener** ~ ingrown nail; **einwachsender** ~ ingrowing nail; **hippokratischer** ~ watch-glass nail; **längsgefurchter** ~ reedy nail.

Nagel-: onycho-, ungual, unguinal.

Nagelausfall *m*: onychomadesis, piptonychia.

Nagelbeißen *s*: nail biting, onychophagia.

Nagelbett *s*: nail bed, onychostroma.

Nageldystrophie, mediane rinnenförmige *w*: median canaliform dystrophy of the nail, solenonychia.

Nagelentfernung *w*: onychectomy.

Nagelerkrankung *w*: nail affection.

Nagelextension *w*: nail traction.

Nagelextraktion *w*: nail extraction.

Nagelextraktionszange *w*: nail extraction forceps.

Nagelfalz *m*: nail fold.

Nagel-Farbsehprüfung *w*: Nagel's test.

Nagelfeile *w*: nail file.

nagelförmig: unguicular.

Nagelfurche *w*: nail groove.

Nagelfurchung *w*: ridging.

Nagelfusion *w*: synonychia.

Nagelgeschwür *s*: whitlow.

Nagelgrund *m*: nail floor.

Nagelhämatom *s*: subungual hematoma.

Nagelhaut *w*: nail skin, cuticle.

Nagelkuppe *w*: head of a nail.

Nagelläsion *w*: lesion of the nail; **syphilitische** ~ syphilonychia.

Nagelmatrix *w*: nail matrix, keratogenous membrane.

Nagelmißbildung *w*: malformed nail.

Nagelmykose *w*: onychomycosis.

nageln: nail.

Nageln *s*: nailing.

Nagelosteosynthese *w*: nail osteosynthesis.

Nagel-Patella-Syndrom *s*: nail patella syndrome, onycho-osteodysplasia, hereditary arthrodysplasia, Turner syndrome.

Nagelpflege *w*: manicure.

Nagelplatte *w*: nail plate.

Nagelpuls *m*: nail pulse.

Nagelpulsaufzeichnung *w*: onychography.

Nagelpulskurve *w*: onychogram.

Nagelreiniger *m*: nail cleaner.

Nagelschere *w*: nail-scissors.

Nageltrepanation *w*: onychotomy.

Nagelung *w*: nailing, pinning.

Nagelwall *m*: nail wall.

Nagelweiß *s*: lunula, moon.

Nagelwurzel *w*: nail root.

Nagelzange *w*: nipper.

Nagelzieher *m*: nail extractor.

Nager-Reynier-Syndrom *s*: Nager's acrofacial dysostosis, acrofacial dysostosis.

Nagetier *s*: rodent.

Nagetiervernichtungsmittel *s*: rodenticide.

Nahbestrahlung *w*: short-distance irradiation, contact therapy.

nahe: near [*abbr*] nr.

Nahfeld *s*: near field.

Nahplastik *w*: direct flap, local flap.

Nahpotential *s*: intrinsic deflection.

Nahpunkt *m*: near point; **absoluter** ~ absolute near point.

Nahpunkt der Konvergenz: point of convergence.

nahrhaft: nutritious, nutritory, nourishing.

Nahrung *w*: food, nurture, nutriment, nourishment.

Nahrungs-: alimentary.

Nahrungsassimilation *w*: secondary digestion.

Nahrungsaufnahme *w*: eating, food intake, ingestion.

Nahrungsbedarf *m*: nutrition requirements, subsistence diet.

Nahrungseisen *s*: dietary iron.

Nahrungseiweiß *s*: dietary protein.

Nahrungsfett *s*: dietary fat.

Nahrungskette *w*: food chain.

Nahrungsmenge, lebensnotwendige *w*: subsistence diet, nutrition requirements.

Nahrungsmittel *s*: food, aliment, nutriment, esculent, pabulum.

Nahrungsmittelallergie *w*: food allergy.

Nahrungsmittelaufnahme *w*: food intake.

Nahrungsmittelkonservierungsstoff *m*: food preservative.

Nahrungsmitteltechnologie *w*: food technology.

Nahrungsmittelzusatz *m*: food additive.

Nahrungsstoff *m*: nutrient, pabulum.

Nahrungsverweigerung *w*: sitiophobia, hunger strike.

-naht: -rhaphy.

Naht *w*: suture, stitch, seam, rhaphe, raphe, nead; **atraumatische** ~ atraumatic suture; **aufgeschobene** ~ delayed suture, primosecondary suture; **blutstillende** ~ hemostatic suture; **diskontinuierliche** ~ interrupted suture; **evertierende** ~ everting suture; **fortlaufende** ~ continuous suture, uninterrupted suture, glover's stitch, spiral suture; **invertierende** ~ invaginating suture, infolding suture; **knöcherne** ~ bony suture; **primär verzögerte** ~ primary delayed suture, delayed primary suture, secondary suture; **resorbierbare** ~ absorbable suture; **sekundäre** ~ secondary suture; **seroseröse** ~ seroserous suture; **transmurale** ~ through-and-through suture; **versenkte** ~ implanted suture, buried suture; **verzögerte** ~ delayed suture, primo-secondary suture; **zirkuläre** ~ circular suture.

Naht-: sutural.

Nahtabszeß *m*: stitch abscess.

Nahtapparat *m*: sewer.

Nahtdehiszenz *w*: dehiscence of a suture, wound dehiscence.

Nahtklammer *w*: suture clip.

nahtlos: sutureless.

Nahtmaterial *s*: suture material, suture; **nichtresorbierbares** ~ nonabsorbable suture; **resorbierbares** ~ absorbable suture.

Nahtseide *w*: surgical silk.

Nahtstar *m*: sutural cataract.

Nahttechnik *w*: suture technique.

Nahtverknöcherung, vorzeitige *w*: craniostosis.

naiv: naive.

Najjar-Crigler-Ikterus *m*: Najjar-Crigler jaundice.

Nalbuphin *s*: nalbuphine.

Naled *s*: naled.

Nalidixin *s*: nalidixine.

Nalidixinsäure *w*: nalidixic acid.

N-Allylnormorphin *s*: nalorphine.

Nalmexon *s*: nalmexone.

Nalorphin *s*: nalorphine, allorphine.

Naloxon *s*: naloxone.

Naltrexon *s*: naltrexone.

Name *m*: name.

namenlos: innominate, anonymous.

NANB-Hepatitis *w* Abk. **Non-A-non-B-Hepatitis**: non A-non B hepatitis, hepatitis C.

Nance-Haltebogen *m*: Nance holding

arch.

Nandrolon *s*: nandrolone.

Nanismus *m*: nanism, nanosomia, dwarfism.

Nanofin *s*: nanofin.

Nanosomie *w*: nanism, nanosomia, dwarfism.

Nantradol *s*: nantradol.

Nanukayami *s*: nanukayami, seven-day fever, autumn fever, akiyama.

NAP Abk. **Nervenaustrittspunkte**: nerve exits, nerve points.

Napellin *s*: napelline.

Napfkucheniris *w*: umbrella iris, iris bombé.

Naphazolin *s*: naphazoline.

β-Naphthalensulfonsäure *w*: beta-naphtholsulfonic acid.

Naphthalin *s*: naphthalin, naphthalene.

Naphthamin *s*: naphthamine.

Naphthidin *s*: naphthidine.

Naphthoat *s*: naphthoate.

Naphthochinon *s*: naphthoquinone.

Naphthofuran *s*: benzocoumarane.

Naphthol *s*: naphthol, naphthalenol.

Naphtholat *s*: naphtholate.

Naphtholbenzoat *s*: naphthyl benzoate.

Naphtholblau *s*: naphthol blue.

Naphtholdisulfonsäure *w*: naphtholdisulfonic acid.

Naphtholsulfonsäure *w*: naphtholsulfonic acid.

Naphtholviolett *s*: naphthol violet.

Naphthoresorcin *s*: naphthoresorcine.

Naphthyl *s*: naphthyl.

Naphthylamin *s*: naphthylamine.

Naphthylaminosulfonsäure *w*: naphthylaminosulfonic acid.

Naphthylthioharnstoff *m*: naphthylthiourea.

Naphthyridin *s*: naphthyridine.

Naprapathie *w*: naprapathy.

Naprodoxim *s*: naprodoxime.

Naproxen *s*: naproxen.

Na-Pumpe *w* Abk. **Natrium-Pumpe**: sodium pump.

Naranol *s*: naranol.

Narasil *s*: narasil.

Narath-Operation *w*: Narath's operation.

Narbe *w*: 1. scar, cicatrix; **ausgeheilte** ~ mature scar; 2. **eine** ~ **bilden** cicatrize, scar.

Narben-: ulo-.

Narbenaneurysma *s*: aneurysm in a scar.

narbenbildend: cicatrizant, synulotic.

Narbenbildung *w*: cicatrization, ulosis, synulosis.

Narbenbruch *m*: incisional hernia.

Narbenentropium *s*: cicatricial entropion.

Narbengewebe *s*: scar tissue, cicatricial tissue.

Narbenhernie *w*: incisional hernia.

Narbenhypertrophie *w*: cicatricial hypertrophy.

Narbenkeloid *s*: keloma.

Narbenkontraktur *w*: scar contracture, cicatricial contraction.

Narbenkrebs *m*: scar carcinoma.

Narbenplastik *w*: keloplasty.

Narbenresektion *w*: cicatricectomy.

Narbenschnitt *m*: ulotomy.

Narbenskoliose *w*: cicatricial scoliosis.

Narbenstriktur *w*: bridle scar.

Narbenuterus *m*: scar uterus.

Narbenzug *m*: scar contraction.

Narbenzuganeurysma *s*: traction aneurysm.

narbig: cicatricial, scarred, ulotic, pitted.

Narcissin *s*: narcissine, lycorine.

Narcotin *s*: narcotine, noscapine.

Narcylen *s*: narcylen.

Naris *w*: nostril, naris.

Narko-: narco-.

Narkoanästhesie *w*: narcoanesthesia.

Narkoanalyse *w*: narcoanalysis, narcosynthesis.

Narkodiagnose *w*: narcodiagnosis.

Narkohypnose *w*: narcohypnosis.

Narkolepsie *w*: narcolepsy, Friedmann's disease, Gélineau syndrome.

Narkoleptiker *m*: narcoleptic.

narkoleptisch: narcoleptic.

Narkose *w*: anesthesia, narcosis; **endotracheale** ~ endotracheal anesthesia; **intra-**

venöse ~ intravenous anesthesia.

Narkoseapparat *m*: anesthesia machine, gas machine.

Narkosearzt *m*: anesthesist.

Narkoseatemsystem *s*: anesthesia breathing system.

Narkosemaske *w*: anesthesia mask.

Narkosemaske ohne Rückatmung: nonrebreathing mask.

Narkosenachwirkungen: overhang.

Narkoserisiko *s*: anesthetic risk.

Narkosestadien: stages of general anesthesia.

Narkosuggggestion *w*: narcosuggestion.

Narkosesystem, offenes *s*: 1. open-circuit anesthesia, open system; 2. ~ **ohne Rückatmung** complete nonrebreathing system.

Narkosezeichen *s*: anesthesia sign.

Narkotikum *s*: 1. anesthetic, addictive analgesic; 2. ~ **entziehen** denarcotize.

Narkotin *s*: narcotine, noscapine, opian, opianine.

Narkotinsäure *w*: opianic acid.

narkotisch: narcotic, anesthetic.

narkotisieren: narcotize, anesthetize.

Narkotisierung *w*: narcotization.

Narkotismus *m*: narcotism.

Narzein *s*: narceine.

Narzißmus *m*: narcissism, narcism, selflove.

Narßist *m*: narcissist.

narzißtisch: narcissistic.

nasal: nasal [*abbr*] N, rhinal.

Nasalität *w*: nasality.

Nase *w*: nose; **äußere** ~ external nose; **künstliche** ~ rhinoplasty; **schiefe** ~ quint nose.

Nasen-: rhino-, narial.

Nasenatmung *w*: nasal respiration.

Nasenbluten *s*: nosebleeding, epistaxis, nasal hemorrhage.

Nasendeformität *w*: nose deformity.

Nasendiphtherie *w*: nasal diphtheria.

Nasenentzündung *w*: nasitis, rhinitis.

Nasenerkrankung *w*: rhinopathy.

Nasenfalte *w*: nasal fold.

Nasenflügelatmen *s*: flaring of the nostrils.

Nasenfraktur *w*: nasal fracture.

Nasenfurunkel *m*: nasal furuncle.

Nasenhöhle *w*: nasal cavity.

Nasenhöhlenpolyp *m*: antrochoanal polyp.

Nasenhyperplasie *w*: rhinohyperplasia.

Nasenkatarrh *m*: rhinitis, nasitis.

Nasenknochenreposition *w*: outfracture.

Nasenloch *s*: nostril, naris.

Nasen-Magen-Sonde *w*: nasogastric tube.

Nasenmuschel *w*: nasal turbinate, choana; **gesamte** ~ panturbinate; **hintere** ~ postnaris; **mittlere** ~ middle nasal turbinate, mesoturbinate; **obere** ~ supraturbinal.

Nasenmuschelresektor *m*: nasal saw.

Nasenneben-: paranasal.

Nasennebenhöhle *w*: nasal sinus, paranasal sinus, accessory sinus of the nose.

Nasennebenhöhlencholesteatom *s*: chronic caseous sinusitis.

Nasennebenhöhleneiterung *w*: suppurative sinusitis.

Nasennebenhöhlenentzündung *w*: paranasal sinusitis, sinusitis, nasosinusitis; **chronische** ~ chronic sinusitis.

Nasennebenhöhlenerkrankung *w*: paranasal sinus disease.

Nasennebenhöhleneröffnung *w*: sinusotomy.

Nasenoperation *w*: rhinotomy; **plastische** ~ rhinoplasty.

Nasenplastik *w*: rhinoplasty.

Nasenpolyp *m*: nasal polyp; **multiple ~'en** nasal polyposis, adenoids.

Nasenpolypschlinge *w*: nasal snare.

Nasenrachenentzündung *w*: nasopharyngitis.

Nasenrachenfibrom *s*: nasopharyngeal fibroma, intranasal angiofibroma.

Nasenrachenraum *m*: nasopharynx, rhinopharynx, postnasal space.

Nasenreflex *m*: nasal reflex.

Nasenresektion *w*: rhinectomy.

Nasenrücken *m*: bridge.

Nasenscheidewand *w*: nasal septum, nose septum; **knöcherne** ~ osteoseptum;

knorpelige ~ chondroseptum.
Nasenscheidewanddefekt *m*: septal defect.
Nasenscheidewanddeviation *w*: septal deviation.
Nasenscheidewandhämatom *s*: nasal septum hematoma.
Nasenscheidewandplastik *w*: nasoseptoplasty.
Nasenschiene *w*: nasal splint.
Nasenschleim *m*: snivel.
Nasenschleimhaut *w*: nasal mucosa.
Nasenschleimhautentzündung *w*: rhinitis.
Nasenseptum *s*: nasal septum, nose septum.
Nasenseptumperforation *w*: perforation of nasal septum.
Nasenseptumplastik *w*: septorhinoplasty.
Nasensklett *s*: nasal skleton.
Nasensondenernährung *w*: nasal feeding.
Nasenspekulum *s*: nose speculum, nasal speculum, rhinoscope, nasoscope.
Nasenspiegel *m*: nose speculum, nasal speculum, rhinoscope, nasoscope.
Nasenspiegelung *w*: nasoscopy, rhinoscopy.
Nasenspitze *w*: tip of nose.
Nasenspülung *w*: nasal irrigation, rhinenchysis.
Nasenstein *m*: rhinolith, nasal calculus.
Nasenstenose *w*: nasal stenosis, rhinostenosis.
Nasentampon *m*: nasal plug.
Nasentamponade *w*: nasal plugging.
Nasentropfen: nose drops, nasal drops.
Nasentubenkatarrh *m*: rhinosalpingitis.
Nasentumor *m*: tumor of the nose.
Nasenuntersuchung *w*: examination of the nose, rhinoscopy.
Nasenverdopplung *w*: birhinia.
Nasenwurzel *w*: root of the nose.
Nasenzyklus *m*: nasal cycle.
Nasion *s*: nasion.
Nasmyth-Membran *w*: Nasmyth's membrane, enamel cuticle.
Naso-: naso-.
nasoalveolär: nasoalveolar.

nasobasilär: nasobasilar.
nasofazial: nasofacial.
nasofrontal: nasofrontal.
nasogastrisch: nasogastric [*abbr*] NG.
nasolabial: nasolabial.
Nasolabialfalte *w*: nasolabial groove.
Nasolabialreflex *m*: nasolabial reflex, labial reflex.
nasolakrimal: nasolacrimal.
nasomaxillar: nasomaxillary.
nasomedial: mesonasal.
nasookular: nasocular, naso-ocular.
nasooral: naso-oral.
nasopalatinal: nasopalatine.
nasopharyngeal: nasopharyngeal, pharyngonasal, epipharyngeal.
Nasopharyngealspekulum *s*: nasopharyngeal speculum.
Nasopharyngealtubus *m*: nasopharyngeal tube.
Nasopharyngitis *w*: nasopharyngitis, epipharyngitis, postnasal catarrh.
Nasopharyngolaryngoskop *s*: nasopharyngolaryngoscope.
Nasopharyngoskop *s*: nasopharyngoscope.
Nasopharyngoskopie *w*: nasopharyngoscopy.
Nasopharynx *m*: nasopharynx.
Nasopharynxkarzinom *s*: nasopharyngeal carcinoma.
nasotracheal: nasotracheal.
Nasotrachealtubus *m*: nasotracheal tube.
nasotracheobronchial: nasotracheobronchial.
nasoziliar: nasociliary.
Nasoziliarnerv *m*: nasoviliary nerve.
Nasoziliarneuralgie *w*: ciliar neuralgia.
naß: wet.
Naßerfrierung *w*: immersion hypothermia.
Naßerfrierung der Füße: immersion foot.
Natalität *w*: natality.
Nataloin *s*: nataloin.
Natamycin *s*: natamycin.
nativ: native, unmodified, natural.
Nativaufnahme *w*: plain film, scout film.

Nativeiweiß *s*: native protein.

Nativismus *m*: nativism.

Natriämie *w*: natremia.

Natrium *s* Abk. **Na**: 1. sodium [*abbr*] Na; **radioaktives** ~ radiosodium; 2. ~ **im Urin** urinary sodium.

Natrium-: sodio-.

Natriumacetarsol *s*: sodium acetarsol.

Natriumacetat *s*: sodium acetate.

Natriumaminosalizylat *s*: sodium aminosalicylate.

Natriumamobarbital *s*: sodium isoamylethyl barbiturate.

Natriumapolat *s*: sodium apolate.

Natriumaurothiomalat *s*: sodium aurothiomalate.

Natriumausscheidung *w*: sodium excretion.

Natriumazetriozat *s*: sodium acetriozate.

Natriumazid *s*: sodium azide.

Natriumbarbital *s*: sodium barbital.

Natriumbenzoat *s*: sodium benzoate.

Natriumbikarbonat *s*: sodium bicarbonate, bicarbonate soda, washing soda, baking soda.

Natriumbiphosphat *s*: sodium biphosphate.

Natriumbisulfit *s*: sodium bisulfite.

Natriumbromid *s*: sodium bromide.

Natriumbutabarbital *s*: sodium butabarbital.

Natriumcalciumedetat *s*: sodium calcium edetate.

Natriumchlorid *s*: sodium chloride, common salt.

Natriumcyclamat *s*: sodium cyclamate.

Natriumdibunat *s*: sodium dibunate.

Natriumdodecylsulfat *s* Abk. **SDS**: sodium dodecyl sulfate [*abbr*] SDS.

Natrium-d-Thyroxin *s*: sodium dextrothyroxine.

Natriumedetat *s*: edetate sodium.

Natriumfluorid *s*: sodium fluoride.

Natriumgentisat *s*: sodium gentisate.

Natriumglutamat *s*: sodium glutamate, monosodium glutamate.

Natriumgualenat *s*: sodium gualenate.

Natriumhydroxid *s*: sodium hydroxide, caustic soda.

Natriumiothalamt *s*: sodium iothalamate.

Natriumjodat *s*: sodium iodate.

Natrium-Kalium-Antagonismus *m*: potassium-sodium antagonism.

Natrium-Kalium-Pumpe *w*: sodium-potassium pump.

Natrium-Kalium-Quotient *m*: potassium-sodium ratio.

Natriumkaliumtartrat *s*: potassium sodium tartrate.

Natriumkanal *m*: sodium channel.

Natriumkarbonat *s*: sodium carbonate.

Natriummangel *m*: sodium deficit.

Natriummembrantransport *m*: sodium membrane transport.

Natriummetabisulfit *s*: sodium metabisulfite.

Natriummorrhuat *s*: sodium morrhuate.

Natriumnitrat *s*: sodium nitrate.

Natriumnitrit *s*: sodium nitrite.

Natriumnitroprussid *s*: sodium nitroprusside.

Natrium-PAH-Clearance *w*: sodium p-aminohippuric acid clearance.

Natriumphosphat *s*: sodium phosphate.

Natriumpicosulfat *s*: sodium picosulfate.

Natriumpumpe *w* Abk. **Na-Pumpe**: sodium pump.

Natriumsalizylat *s*: sodium salicylate.

Natriumsalz *s*: sodium salt.

Natriumspeichersyndrom *s*: hypernatremia.

Natriumsulfacetamid *s*: sodium sulfacetamide.

Natriumsulfat *s*: sodium sulfate.

Natriumtartrat *s*: sodium tartrate.

Natriumthiamylal *s*: thiamylal sodium.

Natriumthiopental *s*: sodium thiopental.

Natriumthiosulfat *s*: sodium thiosulfate.

Natriumtransport *m*: 1. sodium transport; 2. ~ **steigernd** natriferic.

Natriuretikum *s*: natriuretic.

natriuretisch: natriuretic.

Natriumvalproat *s*: valproate sodium.

Natriumvergiftung *w*: hypernatremia.

Natriumverlustsyndrom *s*: sodium depletion syndrome, low sodium syndrome.

Natriumzitrat *s*: sodium citrate.

Natriurese *w*: natriuresis.

natriuretisch: natriuretic.

Natriurie *w*: natriuria.

Natron *s*: natron, soda.

Natronkalk *m*: soda lime.

Natronseife *w*: soda soap.

Natter *w*: adder.

natürlich: natural, native, unlaboured.

Natur *w*: nature.

Natural-Killer-Zelle *w*: natural killer cell [*abbr*] NK cell, cytotoxic cell.

Naturgeschichte *w*: natural history.

Naturgesetz *s*: law of nature.

Naturheilkunde *w*: naturopathy.

Naturheilkundiger: naturopath.

naturheilkundlich: naturopathic.

Naturheilverfahren *s*: physiatrics

Naturwissenschaft *w*: natural science; **biologische 'n** life sciences, bioscience.

Nausea *w*: nausea.

Nausea hervorrufend: nauseating.

navikulär: navicular.

Navikularfraktur *w*: scaphoid fracture.

N-Azetylglukosamin *s*: N-acetylglucosamine [*abbr*] GlcNAc.

Nb Abk. **Niob** *s*: niobium [*abbr*] Nb.

Nd Abk. **Neodym** *s*: neodymium [*abbr*] Nd.

Ne Abk. **Neon** *s*: neon [*abbr*] Ne.

Nealon-Technik *w*: Nealon-technique.

Nearest-neighbor-Sequenz *w*: nearest neighbor sequence.

Nearthrose *w*: nearthrosis, neoarthrosis.

Nebel *m*: fog, mist.

Nebelfleck *m*: nebula.

Nebelsehen *s*: nephelopia.

Nebengeräusch *s*: background noise.

Nebenhoden *m*: epididymis, parorchis.

Nebenhoden-Samenstrangentfernung *w*: epididymodeferentectomy.

Nebenhodentuberkulose *w*: tuberculosis of epididymis.

Nebenhöhle *w*: sinus.

Nebenkern *m*: nebenkern, (anatomy) accessory nucleus.

Nebenmetabolit *m*: secondary metabolite.

Nebenmilz *w*: accessory spleen, splenule, spleniculus.

Nebenniere *w*: 1. adrenal body, adrenal capsule, suprarenal capsule, epinephros, suprarene, paranephros; **akzessorische ~** adrenal rest, suprarenal rest; 2. **~'n entfernen** adrenalectomize.

Nebennieren-: adrenal, suprarenal.

Nebennierenadenom *s*: adrenal adenoma.

Nebennierenapoplexie *w*: adrenal apoplexy, Waterhouse-Friderichsen syndrome.

Nebennierenentfernung *w*: adrenalectomy, suprarenalectomy.

Nebennierenhochdruck *m*: adrenal hypertension.

Nebennierenhyperplasie, kongenitale *w*: androgenital syndrome.

Nebenniereninsuffizienz *w*: hypoadrenalemia, hyposuprarenalism.

Nebennierenmark *s*: suprarenal medulla, adrenal medulla.

Nebennierenmark-: adrenomedullary, medulloadrenal, medulliadrenal.

Nebennierenrinde *w*: adrenal cortex [*abbr*] AC, interrenal system.

Nebennierenrindenadenom *s*: adrenocortical adenoma.

Nebennierenrindenhyperplasie *w*: adrenal hyperplasia; **kongenitale ~** congenital adrenocortical hyperplasia.

Nebennierenrindeninfarkt *m*: adrenal apoplexy.

Nebennierenrindeninsuffizienz *w*: adrenocortical insufficiency, capsular insufficiency, hypoadrenocorticism, hypocorticalism, hypocorticism; **akute ~** acute adrenocortical insufficiency.

Nebennierenrindenversagen *s*: adrenocortical failure.

Nebennierensteroid *s*: adrenal steroid.

Nebennierenszintigraphie *w*: adrenal scintigraphy.

Nebennierentestosteron *s*: adrenal testosterone.

Nebennierentuberkulose *w*: adrenal tuberculosis.

Nebennierentumor *m*: adrenal tumor.

Nebennierenzellkarzinom *s*: epinephroma.

Nebennierenzyste *w*: adrenal cyst.

Nebenorgan *s*: accessory organ.

Nebenpankreas *s*: accessory pancreas.

Nebenphrenikus *m*: accessory phrenic nerve.

Nebenplazenta *w*: accessory placenta, succenturiate placenta.

Nebenprodukt *s*: by-product.

Nebenschilddrüse *w*: parathyroid, parathyroid body, epithelial body, accessory thyroid, aberrant thyroid, Sandstroem's body.

Nebenschilddrüsenadenom *s*: parathyroid adenoma.

Nebenschilddrüseninsuffizienz *w*: hypoparathyroidism, parathyroid insufficiency.

Nebenschluß *m*: shunt.

Nebenstoffwechselweg *m*: accessory pathway.

Nebenstruma *w*: aberrant goiter.

Nebensymptom *s*: accessory sign, assident sign, assident symptom.

Nebenthymus *m*: accessory thymus.

Nebenwirkung *w*: side-effect.

Nebenwirt *m*: reservoir host, secondary host.

Nebidrazin *s*: nebidrazine.

Nebramycin *s*: nebramycin.

Nebraska-Luria-Test *m*: Nebraska neuropsychological test.

Necator americanus *m*: Necator americanus, American hookworm.

Neck-dissection *w*: neck dissection; **radikale** ~ radical neck dissection, radical block dissection of the neck.

Necoloidin *s*: necoloidine.

Necrobiosis lipoidica: necrobiosis lipoidica, Oppenheim-Urbach disease.

Neenzephalon *s*: neencephalon.

Nefopam *s*: nefopam.

Negation *w*: negation.

negativ: negative.

Negativfärbung *w*: negative staining.

Negativismus *m*: negativism.

Neglect *m*: neglect.

Negri-Körperchen *s*: Negri's body.

negroid: negroid.

Negro-Zeichen *s*: Negro sign.

Nehb-Ableitungen: bipolar leads.

nehmen: take.

Neid *m*: envy.

neidisch: jealous.

neigen: incline, tilt.

Neigung *w*: tendency, inclination, trend, proneness, tilt, tilting, slant, slope.

Neigungsmesser *m*: inclinometer.

Neigungswinkel *m*: angle of inclination, tilt angle.

Neill-Mooser-Skrotalreaktion *w*: Neill-Mooser reaction.

Neisseria *w*: Neisseria.

Neisseria gonorrhoeae: Neisseria gonorrhoeae, gonococcus.

Neisser-Polkörnchenfärbung *w*: Neisser's method.

Neisser-Reaktion *w*: Neisser's reaction.

Neisser-Wechsberg-Phänomen *s*: Neisser-Wechsberg phenomenon.

Nekr-: necr-.

Nekrobiose *w*: necrobiosis, bionecrosis.

nekrobiotisch: necrobiotic.

Nekrologie *w*: necrology.

Nekrolyse *w*: necrolysis; **toxische epidermische** ~ Lyell syndrome.

Nekromanie *w*: necromania.

Nekrophagie *w*: necrophagia.

nekrophil: necrophile, necrophilous.

Nekrophilie *w*: necrophilism, necrophilia.

Nekrophobie *w*: necrophobia.

Nekropsie *w*: necropsy.

Nekrose *w*: 1. necrosis, gangrene, mortification; **aseptische** ~ aseptic necrosis, bland necrosis; **fettige** ~ steatonecrosis; **fibrinoide** ~ fibrinous degeneration; **hyaline** ~ hyaline necrosis; **ischämische** ~ ischemic necrosis; **käsige** ~ caseation necrosis, cheesy degeneration; **septische** ~ septic necrosis; **verkäsende** ~ cheesy necrosis, caseous necrosis; **zentrale** ~ central necrosis; 2. **eine ~ auslösend** necrogenic.

Nekroseabtragung w: necrectomy, necronectomy.

Nekrosen abtragen: necrectomize.

Nekrosin s: necrosin.

Nekrospermie w: necrospermia, necrozoospermia.

nekrotisch: necrotic.

nekrotisieren: necrotize, necrose.

nekrotisierend: necrotizing.

Nekrotomie w: necrotomy.

Nekrotoxin s: necrotoxin.

Nekrozytotoxin s: necrocytotoxin.

Nektin s: nectin.

Nélaton-Katheter m: Nélaton's catheter.

Nélaton-Linie w: Nélaton's line, Roser's line.

Nélaton-Tumor m: Nélaton's tumor.

Nelson-Immobilisierungstest m: Nelson's test, treponema pallidum immobilization test [abbr] TPI test.

Nelson-Syndrom s: Nelson syndrome.

Nelson-Test m: Nelson's test, treponema pallidum immobilization test [abbr] TPI test.

Nemalinmyopathie w: rod myopathy.

Nemathelminthe w: nemathelminth, roundworm.

Nematizid s: nematicide, nematocide.

Nemato-: nemato-.

Nematode w: nematode, eelworm, nemathelminthes.

nematodenartig: nematoid.

Nematodenbefall m: nematosis, nematization, nematode infection.

Nematodeninfektion w: nematode infection, nematodiasis, nemathelminthiasis.

Nematomorpha: nematomorpha.

Nemodipin s: nemodipine.

N-Ende s: N-terminal.

Nenner m: denominator.

Neo-: neo-.

Neoanalyse w: neoanalysis.

Neoarsphenamin s: neoarsphenamine, novarsenobenzene, novarsenobenzol.

Neobiogenese w: neobiogenesis.

neoblastisch: neoblastic.

Neocerebellum s: neocerebellum.

Neocinchophen s: neocinchophen.

Neo-Darwinismus m: neodarwinism.

Neodym s Abk. **Nd**: neodymium [abbr] Nd.

Neoendorphin s: neoendorphin.

Neoenzephalon s: neoencephalon, new brain.

Neo-Freudianer: neo-Freudian.

Neohesperidin s: neohesperidin dihydrochalcone.

Neohexaose w: neohexaose.

Neokortex m: neocortex, isocortex.

neokortikal: neocortical.

Neolalie w: neolalia.

Neologismus m: neologism, scattered speech.

Neomycin s: neomycin, neomin, nyacine.

Neon s Abk. **Ne**: neon [abbr] Ne.

neonatal: neonatal.

Neonatologie w: neonatology, neonatal medicine, nepiology.

Neoplasie w: neoplasia; **multiple endokrine ~** multiple endocrine neoplasms, multiple endocrine adenomatosis [abbr] MEA, multiple endocrine adenomas, endocrine adenomatosis, familial polyendocrine adenomatosis, pluriglandular adenomatosis, endocrine polyglandular syndrome, polyendocrinoma, Wermer syndrome.

Neoplasma s: neoplasm, true tumor, new growth, histoma, histioma, oncoma; **embryonales ~** embryonal neoplasm.

Neoplasma des Magen-Darm-Trakts: gastrointestinal neoplasm.

neoplastisch: neoplastic.

Neopterin s: neopterin.

Neosalvarsan s: neoarsphenamine, novarsenobenzene, novarsenobenzol.

Neostigmin s: neostigmine.

Neostigmin-Test m: neostigmine test.

Neostomie w: neostomy.

neostriär: neostriatic.

Neostriatum s: neostriatum.

Neosynephrin s: neosynephrine.

Neotenie w: neoteny.

Neotetraose *w*: neotetraose.
neovaskulär: neovascular.
Neovitamin *s*: neovitamin.
Neozystostomie *w*: neocystostomy.
Nephelometer *s*: nephelometer, suspensiometer.
Nephelometrie *w*: nephelometry.
nephelometrisch: nephelometric.
Nephelopsie *w*: nephelopia.
Nephr-: nephr-.
Nephrektomie *w*: nephrectomy; lumbale ~ posterior nephrectomy; transabdominelle ~ abdominal nephrectomy; paraperitoneale ~ paraperitoneal nephrectomy; unilaterale ~ uninephrectomy.
Nephrektomie nach Flankenschnitt: lumbar nephrectomy.
nephrektomieren: nephrectomize.
Nephritis *w*: nephritis; chronische ~ chronic nephritis; chronische bakterielle ~ chronic bacterial pyelonephritis; familiäre ~ hereditary nephritis, familial nephritis, familial nephropathy, hereditary nephropathy, hereditary hematuria; hereditäre chronische ~ hereditary nephritis and nerve deafness, Alport syndrome; interstitielle ~ interstitial nephritis, tubulointerstitial nephritis, Balkan nephropathy; lupoide ~ lupus nephritis; tubuläre ~ tubular nephritis.
nephritisch: nephritic.
Nephritis mit Lungenpurpura *w*: lung purpura with nephritis, Goodpasture syndrome.
Nephritis mit Schwerhörigkeit, familiäre *w*: hereditary nephritis and nerve deafness, Alport syndrome.
nephritogen: nephritogenic.
Nephro-: nephro-.
Nephroangiosklerose *w*: nephroangiosclerosis.
Nephroblastom *s*: nephroblastoma, Wilms' tumor, embryonal nephroma, malignant nephroma, embryonal adenosarcoma.
nephrogen: nephrogenic, nephrogenous, renogenic.
Nephrogramm *s*: nephrogram, renogram.

Nephrographie *w*: nephrography, renography.
Nephrokalzinose *w*: nephrocalcinosis, renal calcinosis.
Nephrolithiasis *w*: nephrolithiasis.
nephrolithisch: nephrolithic.
Nephrolitholyse *w*: litholysis.
Nephrolithotomie *w*: nephrolithotomy.
Nephrologie *w*: nephrology.
nephrologisch: nephrologic.
Nephrolyse *w*: nephrolysis.
Nephrolysin *s*: nephrolysin.
nephrolytisch: nephrolytic, nephrotoxic.
Nephrom *s*: nephroma, tumor of the kidney; mesoblastisches ~ fetal hamartoma.
Nephromalazie *w*: nephromalacia.
Nephromer *s*: nephromere.
Nephron *s*: nephron, uriniferous tubule.
Nephronophthise *w*: nephronophthisis, nephrophthisis, medullary cystic disease; familiäre juvenile ~ familial juvenile nephronophthisis; hereditäre idiopathische ~ familial juvenile nephronophthisis.
Nephroomentopexie *w*: nephro-omentopexy.
Nephropathia epidemica: epidemic nephropathy, nephropathy epidemica.
Nephropathie *w*: nephropathy, kidney disease; autosomal-dominante polyzystische ~ polycystic renal disease, adult type; autosomal-rezessive ~ polycystic renal disease, childhood type; chronische endemische ~ Balkan nephritis; diabetische ~ diabetic nephropathy; hyperkalzämische ~ hypercalcemic nephropathy; hypertonische ~ hypertensive renal disease; obstruktive ~ obstructive nephropathy; polyzystische ~ polycystic renal disease; toxische ~ toxic nephropathy; tubuläre ~ tubular nephropathy; zystische ~ polycystic kidneys.
Nephropexie *w*: nephropexy.
Nephrophthisis *w*: nephrophthisis, renal tuberculosis.
Nephropoetin *s*: nephropoietin.
nephropoetisch: nephropoietic.
Nephroptose *w*: nephroptosis.

Nephrorraphie *w*: nephrorrhaphy.

Nephrorrhagie *w*: nephrorrhagia, renal hemorrhage.

Nephrose *w*: nephrosis; **akute** ~ acute nephrosis; **hypoxämische** ~ hypoxic nephrosis; **osmotische** ~ osmotic nephrosis, vacuolar nephrosis.

Nephrose mit Hämoglobinurie: hemoglobinuric nephrosis.

Nephrosiderose *w*: nephrosiderosis.

Nephrosklerose *w*: nephrosclerosis, renal sclerosis, nephroangiosclerosis, vascular nephritis; **benigne** ~ benign nephrosclerosis; **maligne** ~ malignant nephrosclerosis.

Nephrosklerose bei maligner Hypertonie: malignant nephrosclerosis.

nephrosklerotisch: nephrosclerotic.

Nephrosonephritis *w*: nephrosonephritis; **akute hämorrhagische** ~ epidemic nephropathy, nephropathy epidemica; **fernöstliche hämorrhagische** ~ Far Eastern hemorrhagic fever, epidemic hemorrhagic fever.

Nephrosplenopexie *w*: nephrosplenopexy.

Nephrostoma *s*: nephrostome.

Nephrostoma-: nephrostomal.

Nephrostomie *w*: nephrostomy; **perkutane** ~ percutaneous nephrostomy.

Nephrostomiekatheter *m*: nephrostomy tube.

nephrotisch: nephrotic.

Nephrotom *s*: nephrotome.

Nephrotomie *w*: nephrotomy.

Nephrotomographie *w*: nephrotomography.

Nephrotoxin *w*: nephrotoxin.

nephrotoxisch: nephrotoxic.

Nephrotoxizität *w*: nephrotoxicity.

nephrotrop: nephrotropic, renotropic.

nephrotroph: renotrophic.

Nephroureterektomie *w*: nephroureterectomy.

Nephroureterozystektomie *w*: nephrouretercystectomy.

Nephrozele *w*: nephrocele.

Nephrozystitis *w*: nephrocystitis.

Neptunium *s* Abk. **Np**: neptunium [*abbr*] Np.

Neri-Zeichen *s*: Neri sign, leg sign.

Nernst-Gleichung *w*: Nernst equation.

Nernst-Potential *s*: Nernst potential.

Nernst-Verteilungsgesetz *s*: distribution law of Nernst.

Neroliöl *s*: neroli oil.

Nerv *m*: 1. nerve, nervus [*abbr*] N; **adrenerger** ~ adrenergic nerve; **afferenter** ~ centripetal nerve, afferent nerve; **depressorischer** ~ depressor nerve; **efferenter** ~ efferent nerve, centrifugal nerve; **gemischter** ~ mixed nerve; **markhaltiger** ~ medullated nerve; **myelinisierter** ~ medullated nerve; **motorischer** ~ motor nerve; **peripherer** ~ peripheral nerve [*abbr*] PN; **perivaskulärer** ~ vascular nerve; **sensorischer** ~ sensory nerve; **sympathischer** ~ sympathetic nerve, ganglionated nerve; 2. ~**'en und Sehnen betreffend** neurotendinous.

Nerv-: neur-, neuri-.

nerval: nerval.

Nerven Abk. **Nn.**: nerves [*abbr*] Nn.

Nerven-: nervous, neurotic.

Nervenaktionspotential *s*: nerve action potential, nerve action current.

Nervenaktivität betreffend: neurergic.

Nervenanastomose *w*: nerve anastomosis; **nahtlose** ~ sutureless anastomosis.

Nervenast *m*: nerve branch.

Nervenastentzündung *w*: ramitis.

Nervenaufzweigung *w*: nervous ramification.

Nervenausriß *m*: neurorrhexis.

Nervenaustrittspunkt *m*: nerve exit, nerve point.

nervenähnlich: neuroid.

Nervenbahn *w*: nerve tract, nerve track.

Nervenbeschwerden: nervous complaints.

Nervenbiopsie *w*: nerve biopsy.

Nervenblockade *w*: nerve block, nerve anesthesia.

Nervenbogen *m*: neural arc.

Nervenchromatin *s*: nerve chromatin.

Nervendehnung *w*: neurectasia, neurodiastasis.

Nervendekompression *w*: nerve decompression.

Nervendrucklähmung *w*: nerve pressure paralysis.

Nervendruckpunkt *m*: nerve pressure point.

Nervenendapparat *m*: peripheroceptor, nerve end-organ.

Nervenendast *m*: twig.

Nervenendaufzweigung *w*: end branch.

Nervenendigung *w*: nerve ending, teleneurite; **annulospirale** ~ primary ending; **freie** ~ free nerve ending, nonencapsulated ending, unencapsulated ending; **motorische** ~ motor nerve ending; **sensible** ~ sensory nerve ending; **synaptische** ~ synaptic ending.

Nervenendkolben *m*: end bulb.

Nervenendorgan *s*: neuroterminal, nerve end-organ.

Nervenentzündung *w*: neuritis.

Nervenepithel *s*: nerve epithelium.

Nervenerkrankung *w*: nerve disease.

Nervenerregbarkeit *w*: nerve excitability.

Nervenfaser *w*: nerve fiber; **adrenerge** ~ adrenergic fiber; **cholinerge** ~ cholinergic fiber; **markhaltige** ~ myelinated nerve fiber; **motorische** ~ motor fiber.

Nervenfasergeflecht *s*: nerve net, feltwork, fleece.

Nervenfaszikeltransplantat *s*: fascicular graft.

Nervenfortsatz *m*: nerve process.

Nervenfunktion *w*: nerve function.

Nervenganglion *s*: neuroganglion.

Nervengas *s*: nerve gas.

Nervengeflecht *s*: nerve plexus, neuroplexus, nerve net.

Nervengewebe *s*: nerve tissue, nervous tissue; **ektopes** ~ neurectopia.

Nervengewebsregeneration *w*: neuranagenesis.

Nervengewebssklerose *w*: neurosclerosis.

Nervengewebsversprengung *w*: neurectopia.

Nervengift *s*: neurotoxin.

Nervenhäkchen *s*: nerve hook.

Nervenhemmstoff *m*: neuroinhibitor.

Nervenimpuls *m*: nerve impulse, nervous impulse, neural impulse.

Nervenkanal *m*: nerve canal.

Nervenkern *m*: nucleus.

Nervenkompressionssyndrom *s*: nerve compression syndrome, nerve entrapment syndrome, entrapment neuropathy.

nervenlähmend: neuroplegic, paralytic.

Nervenlähmung *w*: nerve palsy, nerve paralysis.

Nervenläsion *w*: nerve lesion; **traumatische** ~ traumatic nerve lesion, neurotrauma.

Nervenleitung *w*: nerve conduction, nervous conduction, neural conduction; **ephaptische** ~ ephaptic conduction.

Nervenleitungsbahn *w*: nervous path.

Nervenleitungsgeschwindigkeit *w* Abk. **NLG**: nerve conduction velocity, velocity of nerve conduction.

Nervennaht *w*: nerve suture, neurorrhaphy, neurosuture; **epineurale** ~ epineural suture.

Nervenpapille *w*: nerve papilla, neurothele.

Nervenplastik *w*: neuroplasty.

Nervenplexus *m*: nerve plexus, neuroplexus.

Nervenplexusentzündung *w*: plexitis.

Nervenpotential *s*: nerve potential, neuropotential.

Nervenpräparation *w*: neurolysis.

Nervenquetschung *w*: nerve crush, neurotripsy.

Nervenrezeptor *m*: nerve ceptor.

Nervenscheide *w*: nerve sheath, epineurium.

Nervenscheidenentzündung *w*: adventitial neuritis.

Nervenschicht *w*: nerve layer.

Nervenschmerz *m*: nerve pain, neurodynia, neuralgic pain.

Nervensegment *s*: neuromere, neurotome.

Nervensegment-: neurosegmental.

Nervenstärke *w*: neurosthenia.

nervenstärkend: neurotonic, nervine, nerve-strengthening.

Nervenstamm *m*: nerve trunk.

Nervenstimulation *w*: nerve stimulation; **transkutane elektrische** ~ Abk. TENS transcutaneous electric stimulation [*abbr*] TENS.

Nervenstimulator *m*: neurostimulator.

Nervenstrang *m*: nerve cord, nerve twig.

Nervensystem *s*: 1. nervous system; **adrenerges** ~ adrenergic system; **animalisches** ~ somatic nerve system; **autonomes** ~ autonomic nervous system [*abbr*] ANS, involuntary nervous system, visceral nervous system; **parasympathisches** ~ parasympathetic system, craniosacral autonomic nervous system; **peripheres** ~ peripheral nervous system [*abbr*] PNS; **sensibles** ~ sensory system, exteroceptive nervous system; **sympathisches** ~ sympathetic nervous system [*abbr*] SNS, thoracicolumbar autonomic nervous system; **vegetatives** ~ vegetative nervous system; **viszerales** ~ visceral nervous system, autonomic nervous system [*abbr*] ANS, involuntary nervous system; **viszerosensibles** ~ interoceptive nervous system; **zentrales** ~ central nervous system [*abbr*] CNS; 2. **das autonome** ~ **betreffend** neurovisceral.

Nerventätigkeit *w*: nervous function.

Nerventonikum *s*: nervine.

Nerventransplantat *s*: nerve graft.

Nerventubulus *m*: neurotubule.

Nervenverletzung *w*: nerve injury, neurotrauma, neurotrosis.

Nervenwachstumsfaktor *m*: nerve growth factor [*abbr*] NGF.

Nervenwurzel *w*: nerve root.

Nervenwurzelanästhesie *w*: nerve root anesthesia.

Nervenwurzelerkrankung *w*: radiculopathy.

Nervenwurzelresektion *w*: radiculectomy.

Nervenwurzelstimulation *w*: root stimulation.

Nervenzelle *w*: nerve cell, neuron, neurocyte; **bipolare** ~ bipolar neuron; **polydendritische** ~ polyaxon; **unipolare** ~ unipolar neuron.

Nervenzelluntergang *m*: neurocytolysis.

Nervenzentrum *s*: nerve center.

Nervenzusammenbruch *m*: nervous breakdown, nervous collapse.

nervös: nervous, jittery, jumpy.

Nervon *s*: nervone.

Nervonsäure *w*: nervonic acid.

Nervosität *w*: nervousness, nervosity, jumpiness.

Nerv und Drüse betreffend: adenoneural.

Nervus Abk. N.: nervus, nerve.

Nesidioblastom *s*: nesidioblastoma.

Nesselsucht *w*: nettle rash, urticaria.

Neßler-Reaktion *w*: nesslerization.

Nest *s*: nest.

nestartig: nidal.

Netherton-Syndrom *s*: Netherton syndrome, erythroderma-atopy-bamboo hair syndrome.

Netilmycin *s*: netilmycin.

Nettleship-Syndrom *s*: urticaria pigmentosa.

netto: net.

Netz *s*: net, network, (anatomy) epiploon, omentum, web, rete.

Netzabdeckung *w*: omental overcoat.

Netzanheftung *w*: omentopexy.

netzartig: retinal, areolar.

Netzbildung *w*: reticulation.

netzförmig: retial, areolar.

Netzhaut *w*: 1. retina; 2. **in der** ~ intraretinal; **unter der** ~ subretinal.

Netzhaut-: retino-.

Netzhautablösung *w*: retinal detachment [*abbr*] RD, detached retina; **exsudative** ~ exudative retinal detachment; **periphere** ~ retinodialysis.

Netzhautablösung durch Netzhautruptur: rhegmatogenous retinal detachment.

Netzhautabriß *m*: disinsertion.

Netzhautadaptation *w*: retinal adaptation.

Netzhautaneurysma *s*: retina aneurysm.

Netzhautangiomatose *w*: angiomatosis retinae, Hippel-Lindau disease.

Netzhautarteriosklerose *w*: retinal arteriosclerosis, arteriosclerotic retinopathy.

netzhautartig: retinoid.

Netzhautastigmatismus *m*: retinal astigmatism.

Netzhautatrophie *w*: neurodeatrophia.

Netzhautbezirk *m*: retinal area.

Netzhautbild *s*: retinal image, optogram.

Netzhautblutung *w*: retinal hemorrhage.

Netzhautdegeneration *w*: lattice degeneration of the retina.

Netzhautdysplasie *w*: retinal dysplasia.

Netzhauteinriß *m*: dialysis of the retina, retinal tear.

Netzhautembolie *w*: retinal embolism.

Netzhautentzündung *w*: retinitis.

Netzhauterkrankung *w*: retinopathy; **degenerative** ~ degeneration of the retina, retinosis.

Netzhauterweichung *w*: retinomalacia.

Netzhautgefäß *s*: retina blood vessel.

Netzhautkolobom *s*: retina coloboma.

Netzhautkorrespondenz *w*: retinal correspondence; **abnorme** ~ abnormal retinal correspondance [*abbr*] ARC; **fehlerhafte** ~ anomalous retinal correspondence; **normale** ~ normal retinal correspondence [*abbr*] NRC.

Netzhautperforation *w*: retinal hole.

Netzhautphakom *s*: retinal phakoma.

Netzhautpigment *s*: retinal pigment.

Netzhautpigmentepithel *s*: retinal pigment epithelium, ectoretina.

Netzhautpunkt *m*: retinal point.

Netzhautruptur *w*: retinal rupture.

Netzhautstäbchen *s*: retinal rod.

Netzhautveränderung *w*: retinal change.

Netzhautwahrnehmung *w*: retinal perception.

Netzhautzapfen *m*: retinal cone, visual cone.

Netzschwefel *m*: wettable sulfur.

Netzspannung *w*: mains voltage.

Netztorsion *w*: torsion of the omentum, omentovolvulus.

Netztransplantat *s*: meshgraft.

Netzwerk *s*: network, meshwork, plexus.

neu: new.

Neu-: neo-.

Neubauer-Zählkammer *w*: Neubauer's counting chamber.

Neubildung *w*: neoformation, neogenesis, neomorphism, neoplasm; **paratendinöse** ~ tenophyte.

Neufeld-Nagel *m*: Neufeld nail.

Neufeld-Quellungsreaktion *w*: Neufeld quellung test, Neufeld's reaction.

neugebildet: neogenetic, neoblastic, neomorph.

neugeboren: newborn, neonatal.

Neugeborenen-Abstinenzsyndrom *s*: neonatal substance withdrawal.

Neugeborenenanämie *w*: neonatal anemia.

Neugeborenenatemnotsyndrom *s*: idiopathic respiratory distress of the newborn.

Neugeborenenhepatitis *w*: neonatal hepatitis.

Neugeborenenhyperbilirubinämie *w*: neonatal hyperbilirubinemia; **passagere familiäre** ~ Lucey-Driscoll syndrome.

Neugeborenenikterus *m*: neonatal jaundice, newborn jaundice.

Neugeborenenmeningitis *w*: neonatal meningitis.

Neugeborenenmyasthenie *w*: neonatal myasthenia.

Neugeborenenneutropenie, transitorische *w*: transitory neonatal neutropenia.

Neugeborenenpemphigoid *m*: neonatal pemphigoid.

Neugeborenenperiode *w*: neonatal period.

Neugeborenen-Screening *s*: neonatal screening.

Neugeborenensepsis *w*: neonatal septicemia, Winckel's disease.

Neugeborenenstation *w*: nursery.

Neugeborenensterblichkeit *w*: newborn mortality, neonatal mortality.

Neugeborenentetanie *w*: neonatal tetany.

Neugeborenenvulvovaginitis *w*: neonatal vulvovaginitis.

Neugeborenes *s*: newborn [*abbr*] NB, neonate, newborn child, newborn infant; **reifes** ~ mature infant, term infant; **unreifes** ~ preterm infant.

Neuinfektion *w*: first infection, primary infection.

Neumann-Syndrom *s*: Neumann syndrome, congenital epulis of newborn.

Neuordnung *w*: rearrangement.

Neuorganisation *w*: reorganization.

neural: neural.

Neuralachse *w*: neuraxis.

Neuralgie *w*: neuralgia, neurodynia; **idiopathische** ~ idiopathic neuralgia; **postherpetische** ~ postherpetic neuralgia, herpetic neuralgia; **traumatische** ~ traumatic neuralgia.

neuralgiform: neuralgiform.

neuralgisch: neuralgic.

Neuralkanal *m*: neural canal, medullary canal.

Neuralleiste *w*: neural crest, ganglion ridge.

Neuralrinne *w*: neural canal, medullary canal.

Neuralplatte *w*: neural plate, medullary plate.

Neuralrohr *s*: neural tube, medullary tube, cerebromedullary tube.

Neuralrohrdefekt *m*: neural-tube defect, neurocristopathy.

Neuralrohrzyste *w*: neural cyst, neurenteric cyst.

Neuraltherapie *w*: neural therapy.

neuralwärts: neuralward.

Neuraminidase *w*: neuraminidase.

Neuraminsäure *w*: neuraminic acid.

Neurapraxie *w*: neurapraxia.

Neurasthenie *w*: neurasthenia, neurasthenic neurosis, neurosism, nervosism, neuradynamia, Beard's disease; **traumatische** ~ traumatic neurasthenia.

Neurastheniker: neurasthenic.

neurasthenisch: neurasthenic.

Neurektomie *w*: neurectomy.

neurenterisch: neurenteric.

Neurexhairese *w*: neurexeris, nerve avulsion.

Neurilemm *s*: 1. neurilemma, neurolemma, neurilemmal sheath, nucleated sheath, endoneural membrane; 2. **ohne** ~ alemmal.

Neurilemmom *s*: nerve sheath tumor, peripheral glioma, Schwann cell tumor.

Neurin *s*: neurine.

Neurinom *s*: neurinoma, neurilemmoma, schwannoglioma; **malignes** ~ malignant schwannoma.

Neurit *m*: neurite, axon.

Neuritis *w*: neuritis; **aszendierende** ~ ascending neuritis; **diphtherische** ~ diphtheric neuritis; **experimentelle allergische** ~ experimental allergic neuritis; **interstitielle** ~ Eichhorst's atrophy; **periaxiale** ~ neurilemmitis; **retrobulbäre** ~ retrobulbar neuritis, optic neuritis, ophthalmoneuritis; **segmentale** ~ segmental neuritis; **zentrale** ~ central neuritis.

neuritisch: neuritic.

Neuritis nervi optici: optic neuritis, retrobulbar neuritis, ophthalmoneuritis.

Neuro-: neuro-, neuri-.

Neuroabiotrophie *w*: neuroabiotrophy.

Neuroanatomie *w*: neuroanatomy, neuromorphology.

neuroanatomisch: neuroanatomic.

Neuroangiomatosis encephalofacialis: Sturge-Weber syndrome, Sturge-Weber encephalotrigeminal angiomatosis, encephalofacial angiomatosis.

Neuroapophyse *w*: neurapophysis.

Neuroastrozytom *s*: neuroastrocytoma, ganglioglioma.

neuroaxonal: neuroaxonal.

Neurobiologie *w*: neurobiology.

neurobiologisch: neurobiologic.

Neurobiotaxis *w*: neurobiotaxis.

Neuroblast *m*: neuroblast, ganglioblast, medulloblast.

Neuroblastom *s*: neuroblastoma, sympathoblastoma, sympathogonioma.

Neuroblastomatose *w*: neuroblastomatosis.

Neurochemie *w*: neurochemistry.
Neurochirurg *m*: neurosurgeon.
Neurochirurgie *w*: neurosurgery.
neurochirurgisch: neurosurgical.
Neurochorioiditis *w*: neurochoroiditis.
Neurochorioretinitis *w*: neurochorioretinitis.
Neurocranium: neurocranium, braincase.
Neuroderm *s*: neuroderm, neural ectoderm.
Neurodermitis *w*: neurodermatitis, neurodermatosis.
Neurodermitis atopica: neurodermatitis, atopic dermatitis, flexural prurigo, Besnier's prurigo.
Neurodin *s*: neurodine.
Neurodystrophie *w*: neurodystrophy.
neurodystrophisch: neurodystrophic.
Neuroektoderm *s*: neuroectoderm, neurectoderm.
neuroektodermal: neuroectodermal.
neuroendokrin: neuroendocrine, neurocrine.
Neuroendokrinologie *w*: neuroendocrinology.
Neuroenzephalomyelopathie *w*: neuroencephalomyelopathy.
neuroepidermal: neuroepidermal.
Neuroepithel *s*: nerve epithelium, neuroepithelium, neurepithelium.
neuroepithelial: neuroepithelial.
Neuroepitheliom *s*: neuroepithelioma, neuroepithelial tumor.
Neuroethologie *w*: neuroethology.
Neuroexhairese *w*: neurexeresis, nerve avulsion.
neurofibrillär: neurofibrillar.
Neurofibrille *w*: neurofibril, neurofibrilla, nerve fibril.
Neurofibrillengeflecht *s*: neurofibrillary tangle.
Neurofibrom *s*: neurofibroma, fibroneuroma, endoneural fibroma; **hantelförmiges** ~ dumbbell neurofibroma.
Neurofibromatose *w*: neurofibromatosis [*abbr*] NF, multiple neurofibromas, neurofibromatosis Recklinghausen, neuromatosis, neurinomatosis, neuroblastomatosis, Recklinghausen's disease.
Neurofibromatosis generalisata: multiple neurofibromas, neurofibromatosis Recklinghausen, von Recklinghausen's disease.
Neurofibromyxom *s*: neurofibromyxoma.
Neurofibrosarkom *s*: neurofibrosarcoma, fibroneurosarcoma, neurilemmosarcoma.
Neurofibrositis *w*: neurofibrositis.
Neurofilament *s*: neurofilament.
neurogen: neurogenic, neurogenous, neurogen, neurogenetic.
Neurogenese *w*: neurogenesis.
Neurogenetik *w*: neurogenetics.
Neuroglia *w*: neuroglia, glia, neuroglial cell, glial cell.
neurogliär: neuroglial.
Neurogliazelle *w*: spongiocyte.
Neurogliom *s*: neuroglioma, ganglioglioma.
Neurogliomatose *w*: neurogliomatosis.
Neurogliose *w*: neurogliosis.
Neurogliozytom *s*: neurogliocytoma.
Neurogramm *s*: neurogram.
Neurographie *w*: neurography.
Neurohistologie *w*: neurohistology.
Neurohormon *s*: neurohormone.
neurohormonal: neurohormonal.
neurohumoral: neurohumoral.
neurohypophysär: neuropituitary, neurohypophyseal.
Neurohypophyse *w*: neurohypophysis, neural lobe.
Neuroimmunmodulation *w*: neuroimmunomodulation.
Neuroimmunologie *w*: neuroimmunology.
Neuroimmunmodulation *w*: neuroimmune process.
neuroinhibitorisch: neuroinhibitory.
Neurokeratin *s*: neurokeratin, neuroceratin.
Neurokinin *s*: neurokinin.
Neurokranium *s*: neurocranium.
neurokrin: neurocrine, neuroendocrine.
neurokutan: neurocutaneous.
Neurolemm *s*: neurolemma, Schwann

sheath, Schwann's membrane.

Neurolemmitis *w*: neurolemmitis, neurilemmitis.

Neuroleptanalgesie *w*: neuroleptanalgesia, neuroleptoanalgesia, neuroleptanesthesia, ataralgesia.

Neuroleptikasyndrom, malignes *s*: neuroleptic malignant syndrome.

Neuroleptikum *s*: neuroleptic, major tranquilizing agent, major tranquilizer, neuroleptic drug.

Neurolinguistik *w*: neurolinguistics.

Neurolipid *s*: neurolipid.

Neurolipidose *w*: neurolipid storage disease.

Neurolipidspeicherkrankheit *w*: neurolipid storage disease.

Neurolipomatose *w*: neurolipomatosis.

Neurologe *m*: neurologist.

Neurologie *w*: neurology [*abbr*] neurol.

neurologisch: neurological [*abbr*] neurol.

neurologisch-psychiatrisch: neuropsychiatric.

Neurolues *w*: neurolues, neurosyphilis.

Neurolyse *w*: neurolysis.

Neurolysin *s*: neurolysin.

neurolytisch: neurolytic.

Neurom *s*: neuroma; **rankenförmiges** ~ plexiform neuroma.

Neuromalazie *w*: neuromalacia.

Neuromatose *w*: neuromatosis.

Neuromedin *s*: neuromedin.

Neuromer *s*: neuromere, neurotome, neural segment, rhombomere.

Neuromerie *w*: neuromery.

Neuromodulator *m*: neuromodulator.

neuromotorisch: neuromotor, nervimotor.

neuromuskulär: neuromuscular [*abbr*] NM, neuromyal, neuromyic.

Neuromyasthenie *w*: neuromyasthenia; **epidemische** ~ benign myalgic encephalomyelitis.

Neuromyelitis *w*: neuromyelitis, myeloneuritis.

Neuromyelitis optica *w*: neuromyelitis optica, neuro-optic myelitis, ophthalmoneuromyelitis, Devic's disease.

neuromyoarteriell: neuromyoarterial.

Neuromyon *s*: neuromyon.

Neuromyopathie *w*: neuromyopathy; **paraneoplastische** ~ carcinomatous neuromyopathy.

Neuromyositis *w*: neuromyositis, polyneuromyositis.

Neuromyotonie *w*: neuromyotonia, myokymia, continuous muscle fiber activity.

Neuron *s*: neuron, neurone, Martinotti cell; **afferentes** ~ afferent neuron; **apolares** ~ apolar cell; **bipolares** ~ bipolar neuron, bipolar cell; **efferentes** ~ efferent neuron; **erstes motorisches** ~ upper motor neuron; **motorisches** ~ motor neuron; **multipolares** ~ multipolar cell; **sensorisches** ~ sensory neuron; **terminales** ~ teleneuron; **unipolares** ~ unipolar neuron, unipolar cell; **zweites motorisches** ~ lower motor neuron.

Neuronagenesie *w*: neuronagenesis.

neuronal: neuronal, neuronic.

Neuronenentladung *w*: neural discharge.

Neuronenspezifität *w*: neuronal specificity.

Neuronentheorie *w*: neuron doctrin.

Neuronenzerstörung *w*: neurocytolysis.

Neuronitis *w*: neuronitis; **subakute myoklonische spinale** ~ subacute myoclonic spinal neuronitis.

Neuronitis vestibularis *w*: vestibular neuronitis.

Neuronographie *w*: neuronography.

Neuronopathie *w*: neuronopathy.

Neuronophage *m*: neuronophage.

Neuronophagie *w*: neuronophagy.

Neuroonkologie *w*: neurooncology.

Neuroophthalmologie *w*: neurophthalmology, neuro-ophthalmology.

Neuropapillitis *w*: neuropapillitis, retinopapillitis.

neuroparalytisch: neuroparalytic.

Neuropath *m*: neuropath.

Neuropathie *w*: neuropathy, neuropathia, neuronosis; **alkoholische** ~ alcoholic neuropathy, alcoholic polyneuritis, alcoholic polyneuropathy; **asymmetrische** ~

asymmetrical neuropathy; **aszendierende** ~ ascending neuropathy; **autonome** ~ autonomic neuropathy, dysautonomic neuropathy; **axonale** ~ axonal polyneuritis; **chronische** ~ chronic neuropathy; **diabetische** ~ diabetic neuropathy; **genetisch bedingte** ~ genetically determined neuropathy; **hereditäre hypertrophe interstitielle** ~ hypertrophic interstitial radiculoneuropathy, progressive hypertrophic polyneuritis, Schwann hyperplasia; **hereditäre interstitielle** ~ neuritic amyotrophy; **hypertrophe** ~ hypertrophic neuropathy; **ischämische** ~ ischemic neuropathy; **lepromatöse** ~ leprous neuropathy; **medikamentenbedingte** ~ drug-induced neuropathy; **migrierende sensible** ~ migrant sensory neuropathy; **motorische** ~ motor neuropathy; **multifokale** ~ multifocal neuropathy; **paraneoplastische** ~ carcinomatous neuropathy; **periphere** ~ peripheral neuropathy [*abbr*] PN, peripheral nerve disease; **porphyrische** ~ porphyric neuropathy; **proximale** ~ proximal neuropathy; **sensomotorische** ~ sensimotor neuropathy; **sensorische** ~ sensory neuropathy; **symmetrische** ~ symmetrical neuropathy; **toxische** ~ toxic neuropathy; **urämische** ~ uremic neuropathy.

neuropathisch: neuropathic.

neuropathogen: neuropathogenic.

Neuropathogenese *w*: neuropathogenesis.

Neuropathologie *w*: neuropathology.

Neuropeptid *s*: neuropeptide.

Neuropharmakologie *w*: neuropharmacology.

Neurophysin *s*: neurophysin.

Neurophysiologie *w*: neurophysiology.

Neuropil *s*: neuropil, neuropilem.

Neuroplasma *s*: neuroplasm.

Neuroplegikum *s*: neuroplegic.

neuroplegisch: neuroplegic.

Neuropodium *s*: neuropodium, end foot.

Neuroporus *m*: neuropore.

Neuropraxie *w*: neuropraxia.

Neuropsychiatrie *w*: neuropsychiatry

[*abbr*] NP.

neuropsychisch: neuropsychic.

Neuropsychologie *w*: neuropsychology.

neuropsychologisch: neuropsychological.

Neuroradiologie *w*: neuroradiology, neuroradiography, neuroroentgenology.

neuroradiologisch: neuroradiologic.

Neuroregulator *m*: neuroregulator.

Neuroretinitis *w*: neuroretinitis, neuroretinopathy.

Neurorezeptor *m*: neuroreceptor.

Neurorrhaphie *w*: neurorrhaphy, nerve suture.

Neurosarkom *s*: neurosarcoma.

Neurosarkomatose *w*: neurosarcomatosis.

Neurose *w*: 1. neurosis, neurotic disorder, psychoneurosis; **depressive** ~ depressive neurosis; **experimentelle** ~ artificial neurosis; **hypochondrische** ~ hypochondriacal neurosis; **phobische** ~ phobic neurosis; **symptomatische** ~ symptom neurosis; **traumatische** ~ traumatic neurosis, fright neurosis; 2. **eine** ~ **verursachend** neurotogenic.

Neurosekretion *w*: neurosecretion.

neurosekretorisch: neurosecretory.

neurosensorisch: neurosensory, neurosensorial.

Neurosom *s*: neurosome.

Neurospasmin *s*: clostridial neurotoxin.

Neurosyphilid *s*: circinate syphilitic erythema.

Neurosyphilis *w*: neurosyphilis, neurolues, parasyphilis.

Neurosyphilisrezidiv *s*: neurorelapse.

Neurosyphilitiker *m*: neurosyphilitic.

neurosyphilitisch: neurosyphilitic, parasyphilitic.

Neurotensin *s*: neurotensin.

Neurotiker: neurotic.

neurotisch: neurotic.

Neurotisierung *w*: neurotization.

Neurotizismus *m*: neuroticism.

Neurotmesis *w*: neurotmesis.

neurotogen: neurotogenic, neurotigenic.

Neurotom *s*: neurotome.

Neurotomia retrogasseriana: retrogasserian neurotomy, trigeminal rhizotomy, Frazier-Spiller operation.

Neurotomie *w*: neurotomy; **retroganglionäre** ~ retrogasserian neurotomy, trigeminal rhizotomy.

Neurotonie *w*: neurotony.

neurotonisch: neurotonic, neuromyotonic.

Neurotoxikose *w*: neurotoxicosis.

Neurotoxin *s*: neurotoxin.

neurotoxisch: neurotoxic.

Neurotoxizität *w*: neurotoxicity.

Neurotransmitter *m*: neurotransmitter, nerve transmitter substance, transmitter substance, neurohormone.

Neurotransmitterfreisetzung *w*: neurohumoral secretion.

neurotrop: neurotropic, neurotrope, neurophilic, neuronotropic.

neurotroph: neurotrophic.

Neurotropismus *m*: neurotropism, neurotropy, neutropism.

Neurovakzin *s*: neurovaccine.

neurovaskulär: neurovascular.

neurovegetativ: neurovegetative.

Neurovirulenz *w*: neurovirulence.

neuroviszeral: neurovisceral, neurosplanchnic.

Neurowissenschaften: neurosciences.

Neurozele *w*: neurocele.

neurozirkulatorisch: neurocirulatory.

Neurozyt *m*: neurocyte, nerve cell.

Neurozytolysin *s*: neurocytolysin.

Neurozytom *s*: neurocytoma, medulloepithelioma.

Neurula *w*: neurula.

Neurulation *w*: neurulation.

neutral: neutral.

Neutralbiß *m*: neutro-occlusion, neutroclusion, balanced bite.

Neutralfärbung *w*: neutral dye.

Neutralfarbstoff *m*: neutral dye, neutral stain.

Neutralfett *s*: neutral fat.

Neutralinsulin *s*: neutral insulin.

Neutralisationstest *m*: neutralization test.

neutralisieren: neutralize.

neutralisierend: neutralizing.

Neutralisierung *w*: neutralization.

Neutralisierungskurve *w*: neutralization curve.

Neutralisierungsreaktion *w*: neutralization.

Neutralität *w*: neutrality.

Neutralpunkt *m*: neutral point.

Neutralrot *s*: neutral red.

Neutrino *s*: neutrino.

Neutrinoladung *w*: neutrino charge.

Neutrinostrahlung *w*: neutrino radiation.

Neutro-: neutro-.

Neutrogenie *w*: neutrocclusion, neutro-occlusion, balanced bite.

Neutron *s*: neutron.

Neutronenbehandlung *w*: neutrontherapy.

Neutronenbeugung *w*: neutron diffraction.

Neutronenstrahlung *w*: neutron radiation.

Neutronenstreuung *w*: neutron scattering.

Neutronenzahl *w*: neutron number.

Neutropenie *w*: neutropenia, neutrocytopenia, neutrophilopenia; **benigne** ~ chronic benign neutropenia; **kongenitale** ~ congenital neutropenia, Kostmann syndrome, infantile genetic agranulocytosis, congenital aleukia; **maligne** ~ malignant neutropenia, agranulocytosis; **periodische** ~ periodic neutropenia, cyclic neutropenia; **zyklische** ~ cyclic neutropenia, periodic neutropenia.

neutrophil: neutrophilic, amphophilic.

Neutrophilentod *m*: neutrophil death.

Neutrophiler *m*: neutrophil granulocyte, heterophil granulocyte, neutrophilic cell, neutrophilic leukocyte; **hypersegmentierter** ~ polycyte; **polymorphkerniger** ~ polymorphonuclear neutrophil [*abbr*] PMN; **segmentierter** ~ segmented cell.

Neutrophilie *w*: neutrophilia, neutrocytophilia, neutrocytosis.

Neutrotytopenie *w*: neutrocytopenia, neutropenia, neutrophilopenia.

Neutuberkulin *s*: tuberculine residue [*abbr*] TR.

Newcastle-Krankheit *w*: Newcastle disease.

Newton Abk. **N.**: Newton [*abbr*] N.

Newton-Abkühlungsgesetz *s*: Newton law for cooling.

Newton-Bewegungsgesetze: Newton laws of motion.

Newton-Ringe: Newton rings.

Nexus *m*: nexus, linkage, tie.

Nezelof-Krankheit *w*: Nezelof syndrome.

n-Halbleiter *m*: n-type semiconductor.

Ni Abk. **Nickel** *s*: nickel [*abbr*] Ni.

Niacin *s*: niacin, pellagramin.

Nialamid *s*: nialamide.

Niazin *s*: niacin, pellagramin.

Niazinamid *s*: niacinamide, nicotinamide.

Niazinester: nicotinate.

Nicametat *s*: nicametate.

Nicergolin *s*: nicergoline.

Nicethamid *s*: nicethamide, nikethamide.

Nicht-: non-.

nichtanatomisch: nonanatomic.

Nicht-A-nicht-B-Hepatitis *w*: non-A, non-B-Hepatitis [*abbr*] NANB hepatitis.

Nichtansprechen *s*: unresponsiveness.

Nicht-Atopiker *m*: nonallergic.

Nichtausscheider *m*: nonsecretor.

nichtchromaffin: nonchromaffin.

nicht-direktiv: nondirective.

Nichteinigung *w*: faulty union.

Nichtgebrauch *m*: disuse.

Nichthiston *s*: nonhistone.

Nicht-Ich *s*: non-ego.

nichtinvasiv: noninvasive.

nichtionisch: nonionic.

nichtkohäsiv: noncohesive.

nichtkompetitiv: noncompetitive, uncompetitive.

nicht-konditioniert: unconditioned.

Nichtleiter *m*: nonconductor.

nichtlinear: nonlinear.

Nicht-Newton-Flüssigkeit *w*: non-newtonian fluid.

nichtpenetrierend: nonpenetrating.

Nicht-Responder *m*: nonresponder.

Nichts *s*: nonbeing.

nichtschattengebend: nonopaque.

Nichtschmecker *m*: nontaster.

nicht-selektiv: nonselective.

Nichtseßhaftigkeit *w*: vagrancy.

nichtsignifikant: not significant [*abbr*] n. s.

nicht-steroidal: nonsteroidal.

Nicht-Struktur-Gen *s*: nonstructural gene.

Nichttrennung *w*: non-disjunction.

Nichtübereinstimmen *s*: disharmony.

nicht-verbal: nonverbal.

Nichtvereinigung *w*: nonunion.

Nicht-Verstärkung *w*: nonreinforcement.

nichtwäßrig: nonaqueous.

Nick-Translation *w*: nick translation.

Nickbewegung *w*: nutation.

Nickel *s* Abk. **Ni**: nickel [*abbr*] Ni.

Nickelkarbonyl *s*: nickel carbonyl.

Nickelkarzinom *s*: nickel cancer.

Nickellegierung *w*: nickel alloy.

nicken: nod.

Nicken *s*: nodding.

Nickerson-Kveim-Test *m*: Nickerson-Kveim test.

Nickkrampf *m*: nickkrampf, nodding spasm, nodding spasm, bowing spasm, saltatory tic, saltatory chorea.

Niclosamid *s*: niclosamide.

Nicoboxil *s*: nicoboxil.

Nicofuranose *w*: nicofuranose.

Nicolas-Favre-Krankheit *w*: Nicolas-Favre disease, lymphogranuloma inguinale.

Nicotin *s*: nicotine.

Nicotinamid *s*: nicotinamide.

Nicotinamid-Adenin-Dinucleotid *s* Abk. **NAD**: nicotinamide adenine dinucleotide [*abbr*] NAD; **reduziertes** ~ Abk. **NADH** reduced NAD [*abbr*] NADH.

Nicotinamid-Adenin-Dinucleotid-Phosphat *s* Abk. **NADP**: nicotinamide adenine dinucleotide phosphate [*abbr*] NADP; **reduziertes** ~ Abk. **NADPH** reduced NADP [*abbr*] NADPH.

Nicotinsäure *w*: nicotinic acid.

Nicotinsäureester *m*: nicotinate.

Nicotinursäure *w*: nicutinuric acid.

Nidation *w*: nidation, implantation.

Nidationsblutung w: implantation bleeding, placentation bleeding.

Nidationshemmer m: nidation blockers.

Nidationszyste w: endometrial implantation cyst.

Nidus m: nidus.

Niederfrequenztherapie w: low-frequency therapy.

niedergeschlagen: dejected.

Niedergeschlagenheit w: dejection.

niederkalorisch: low-caloric.

Niederkunft w: confinement, birth, delivery.

Niederschlag m: precipitate, sediment; **radioaktiver** ~ fallout.

Niedervoltage w: low voltage.

Niedervoltaufnahme w: senography.

Niednagel m: hangnail, agnail.

niedrig: low.

niedrigdosiert: low-dose.

Niedrigfrequenzfilter m: low-pass filter.

Niemann-Pick-Krankheit w: Niemann-Pick disease, sphingomyelinosis, sphingomyelinase deficiency.

Niemann-Pick-Zelle w: Niemann-Pick cell.

Niere w: 1. kidney; **dystope** ~ dystopic kidney; **künstliche** ~ artificial kidney; **stumme** ~ silent kidney, inactive kidney; 2. **distal der** ~ postrenal; **hinter der** ~ postrenal.

Nieren-: nephr-, nephro-, renal, reno-, nephric.

Nierenabszeß m: acute suppurative nephritis, nephropyosis.

Nierenadenom s: nephradenoma.

Nierenagenesie w: renal agenesis.

Nierenamyloidose w: renal amyloidosis, renal amyloid deposit; **familiäre** ~ familial renal amyloidosis.

Nierenangiographie w: intravenous renal angiography.

Nierenarterien-: arteriorenal.

Nierenarteriensklerose w: arterial nephrosclerosis, arterionephrosclerosis, arteriosclerotic nephritis.

Nierenarterienstenose w: renal artery stenosis.

Nierenarterienverschluß m: renal artery obstruction.

Nierenarteriographie w: renal arteriography.

Nierenarteriolosklerose w: arteriolar nephrosclerosis, vascular nephropathy; **hyaline** ~ hyaline arteriolar nephrosclerosis.

Nierenausgußstein m: staghorn calculus, branched calculus.

Nierenband s: renal collar.

Nierenbank w: kidney bank.

Nierenbecken s: renal pelvis, pelvis of ureter; **extrarenales** ~ extrarenal pelvis.

Nierenbecken-: pyelo-, pyel-.

Nierenbeckenabszeß m: suppurative pyelitis.

Nierenbecken-Harnleiter-Darstellung w: pelviureteroradiography.

Nierenbecken-Harnleiter-Erweiterung w: pyeloureterectasis.

Nierenbeckenkelch-: pelvocaliceal.

Nierenbeckenkelcherweiterung w: pelvocaliectasis.

Nierenbeckenplastik w: pyeloplasty, pelvioplasty, nephropyeloplasty.

Nierenbeckenschleimhautulzeration w: nephrelcosis.

Nierenbeckenvenen-: pyelovenous.

Nierenbeckenverlegung w: renal pelvic obstruction.

Nierenbeteiligung w: renal involvement.

Nierenblutung w: renal hemorrhage, nephrorrhagia.

Nierenclearance w: renal clearance.

Nierendekapsulation w: renal capsulectomy, nephrocapsectomy, nephrocapsulectomy, renal decortication.

Nierendiabetes m: renal diabetes.

Nierendrehung w: renal rotation.

Nierendurchblutung w: renal blood flow [*abbr*] RBF; **gesamte** ~ total renal blood flow [*abbr*] TRBF.

Nierendysplasie w: renal dysplasia.

Nierendystopie w: renal ectopia.

Nierenechinokokkose w: echinococcosis of the kidney.

Nierenektopie *w*: renal ectopia.
Nierenembolie *w*: renal embolism.
Nierenentfernung *w*: 1. nephrectomy; 2.
~ **nach Flankenschnitt** laparonephrectomy.
Nierenentwicklung *w*: nephrogenesis.
Nierenentzündung *w*: nephritis; **eitrige** ~ suppurative nephritis, nephrapostasis.
Nierenerkrankung *w*: kidney disease, renal disease, nephropathy; **polyzystische** ~ polycystic kidney disease, polycystic renal disease.
Nierenerweiterung *w*: nephrectasis.
Nierenfehlbildung *w*: kidney malformation.
Nierenfettkapsel *w*: adipose capsule of the kidney.
Nierenfibrose *w*: renal fibrosis.
Nierenfistel *w*: renal fistula; **äußere** ~ nephrostome.
nierenförmig: reniform, nephroid.
Nierenfunktionsprüfung *w*: kidney function test.
Nierenhämangiom *s*: hemangioma of the kidney, renal hemangioma.
Nierenhamartom *s*: renal hamartoma, renal angiomyolipoma, mesoblastic nephroma.
Nierenhülle *w*: perinephrium.
Nierenhypertrophie *w*: renal hypertrophy, nephrohypertrophy.
Nierenhypoplasie, plurizystische *w*: pluricystic hypoplasia.
Niereninfarkt *m*: renal infarction, infarcted kidney, kidney infarct.
Niereninsuffizienz *w*: renal insufficiency; **chronische** ~ chronic renal failure [*abbr*] CRF, chronic renal insufficiency; **terminale** ~ end-stage renal failure.
Nierenkapsel *w*: perinephric capsule, renicapsule.
Nierenkapselentfernung *w*: renal capsulectomy.
Nierenkapselschnitt *m*: nephrocapsulotomy.
Nierenkarbunkel *m*: renal carbuncle.
Nierenkarzinom *s*: carcinoma of the kidney, nephrocarcinoma.
Nierenkelch-: caliceal.
Nierenkelchabszeß *m*: pyocalix.
Nierenkelcherweiterung *w*: pyelocaliectasis, caliectasis.
Nierenkelchresektion *w*: calicectomy.
Nierenkörperchen *s*: renal corpuscle, malpighian corpuscle of kidney.
Nierenkolik *w*: renal colic, nephrocolic.
Nierenpapille *w*: renal papilla.
Nierenperfusion *w*: kidney perfusion; **verringerte** ~ renal ischemia.
Nierenphase *w*: nephrographic phase.
Nierenplasmastrom *m*: renal plasma flow [*abbr*] RPF; **effektiver** ~ effective renal plasma flow [*abbr*] ERPF.
Nierenpunktion *w*: renipuncture.
Nierenpyramide *w*: renal pyramid.
Nierenrindenabszeß *m*: renal abscess.
Nierenrindenadenom *s*: renal cortical adenoma.
Nierenrindenlabyrinth *s*: cortical labyrinth.
Nierenrindennekrose *w*: renal cortical necrosis.
Nierenruptur *w*: kidney rupture.
Nierenschädigung *w*: kidney damage; **toxische** ~ toxic nephrosis.
Nierenschale *w*: kidney basin, kidney tray.
Nierenschichtaufnahme *w*: nephrotomography.
Nierenschmerz *m*: renal pain, nephralgia.
Nierenschrumpfung *w*: nephrocirrhosis.
Nierenschwelle *w*: renal threshold.
Nierenschwund *w*: nephronophthisis, nephrophthisis.
Nierensklerose *w*: nephrosclerosis; **benigne** ~ benign nephrosclerosis.
Nierensonographie *w*: nephrosonography.
Nierenstauung *w*: renal congestion.
Nierenstein *m*: kidney stone, renal calculus, nephrolith; **kalziumhaltiger** ~ calcareous renal calculus.
Nierensteinerkrankung *w*: lithonephrosis.
Nierenstiel *m*: hilum of the kidney.

Nierentätigkeit *w*: renal function.

Nierentee *m*: diuretic tea.

Nierentomogramm *s*: nephrotomogram.

Nierentransplantat *s*: renal transplant.

Nierentransplantation *w*: kidney transplantation, renal transplantation.

Nierentuberkulose *w*: renal tuberculosis, tuberculous nephritis, nephrotuberculosis, nephronophthisis, nephrophthisis; verkäsende ~ cheesy nephritis.

Nierentubulus *m*: renal tubule.

Nierentubuluszelle *w*: renal tubular cell, tubular cell.

Nierenvene *w*: renal vein.

Nierenvenenthrombose *w*: renal vein thrombosis.

Nierenvergrößerung *w*: nephromegaly.

Nierenverletzung *w*: kidney trauma, renal injury.

Nierenversagen *s*: renal failure, kidney failure, nephroparalysis; akutes ~ Abk. ANV acute renal failure; prärenales ~ prerenal failure; terminales ~ end-stage renal failure; transfusionsbedingtes ~ transfusion nephritis.

Nierenwurm *m*: kidney worm, lardworm.

Nierenzellkarzinom *s*: renal cell carcinoma, clear cell carcinoma, renal adenocarcinoma, hypernephroid carcinoma.

Nierenzyste *w*: renal cyst; nephrogene ~ caliceal diverticulum; solitäre ~ solitary renal cyst.

niesen: sneeze.

Niesen *s*: 1. sneezing, sneeze, sternutation; 2. zum ~ reizend sternutatory, ptarmic.

Nieskrampf *m*: ptarmus.

Niesmittel *s*: sternutator, ptarmic.

Niesreflex *m*: nasal reflex.

Niesreiz auslösend: ptarmic.

Nieswurz *w*: veratrum; stinkende ~ setterwort.

Nifedipin *s*: nifedipine.

Nifenalol *s*: nifenalol.

Nifenazon *s*: nifenazone.

nif-Gen *s*: nitrogen fixation gene [*abbr*] nif gene.

Nifluminsäure *w*: niflumid acid.

Nifuratel *s*: nifuratel.

Nifuroxazid *s*: niforoxazide.

Nifurtoinol *s*: nifurtoinol.

Nigericin *s*: nigericin.

Nigrosin *s*: nigrosin.

Nigrosinfärbung *w*: nigrosin method.

nigrostriatal: nigrostriatal.

Nihilismus *m*: nihilism; therapeutischer ~ therapeutic nihilism.

nihilistisch: nihilistic.

Nikolski-Phänomen *s*: Nikolsky sign.

Nikotin *s*: nicotine.

Nikotinabusus *m*: nicotinism.

Nikotinaldehyd *s*: nicotinaldehyde.

Nikotinamid *s*: niacinamide.

Nikotinamidmononukleotid *s*: nicotinamide mononucleotide [*abbr*] NMN.

nikotinartig: nicotinic, nicotinomimetic.

nikotinolytisch: nicotinolytic.

Nikotinsäure *w*: nicotinic acid, pellagramin.

Nikotinsäureamid *s*: niacin.

Nikotinursäure *w*: nicotinuric acid.

Niktation *w*: nictation.

Nilblau *s*: Nile blue.

Nilblausulfat *s*: Nile blue sulfate.

Nimodipin *s*: nimodipine.

Nimorazol *s*: nimorazole.

Nimustin *s*: nimustine.

Ninhydrin *s*: ninhydrin, triketohydrindene hydrate.

Ninhydrinreaktion *w*: ninhydrin test, amino acid test.

Ninhydrintest *m*: ninhydrin test, amino acid test.

Niob *s* Abk. Nb: niobium [*abbr*] Nb.

Niobat *s*: niobate.

Niometacin *s*: niometacin.

Niphablepsie *w*: niphablepsia.

Niprofazon *s*: niprofazone.

Niridazol *s*: niridazole.

Nirvanol *s*: nirvanol.

Nisbet-Schanker *m*: bubonulus.

Nisbuterol *s*: nisbuterol.

Nische *w*: niche, recess, crater.

Nischenzellen: Clara cells.

Nisin *s*: nisin.

Nisobamat *s*: nisobamate.
Nisoldipin *s*: nisoldipine.
Nisoxetin *s*: nisoxetine.
Nisse *w*: nit.
Nissl-Färbung *w*: Nissl stain.
Nissl-Körper *m*: Nissl body, Nissl granula.
Nissl-Scholle *w*: Nissl body, Nissl granula.
Nissl-Substanz *w*: Nissl substance, nerve chromatin.
Nitarson *s*: nitarsone.
Nitrat *s*: 1. nitrate; 2. ~ **bilden** nitrify.
Nitratbildner *m*: nitrifier.
Nitratbouillon *w*: nitrate broth.
Nitration *w*: nitration.
Nitratreduktase *w*: nitrate reductase.
Nitratzyanose *w*: enterogenous cyanosis.
Nitrazepam *s*: nitrazepam.
Nitrazepat *s*: nitrazepate.
Nitrefazol *s*: nitrefazole.
nitrifizieren: nitrify.
Nitrifizierung *w*: nitrification.
Nitrit *s*: nitrite.
Nitritbildner *m*: nitrosomonas.
Nitritreduktase *w*: nitrite reductase.
Nitriturie *w*: nitrituria.
Nitro-: nitro-.
Nitrobacter *m*: nitrobacter.
Nitrobakterium *s*: nitrobacterium.
Nitrobenzen *s*: nitrobenzene.
Nitroblautetrazolium *s*: nitroblue tetrazolium.
Nitroblautetrazolium-Test *m*: nitroblue tetrazolium test [*abbr*] NBT.
Nitrocobalamin *s*: nitrocobalamine.
Nitroderivat *s*: nitroderivate.
Nitrofarbstoffe: nitro dyes.
Nitroform *s*: trinitromethane.
Nitrofural *s*: nitrofurazone.
Nitrofuran *s*: nitrofuran.
Nitrofurantoin *s*: nitrofurantoin.
Nitrofurazon *s*: nitrofurazone.
Nitrogenase *w*: nitrogenase.
Nitroglyzerin *s*: nitroglycerin, nitroglycerol, trinitroglycerol, trinitrin.
Nitrogruppe *w*: nitrogroup.
Nitroguanidin *s*: nitroguanidine.
Nitrokörper *m*: nitrosubstance.

Nitrokopfschmerz *m*: dynamite headache.
Nitron *s*: nitron.
Nitrophenol *s*: nitrophenol.
p-Nitrophenylazetat *s*: p-nitrophenyl acetate.
p-Nitrophenylphosphat *s*: p-nitrophenyl phosphate.
Nitroprussid *s*: nitroprusside, nitroferricyanide.
Nitroprussidnatrium *s*: nitroprusside sodium.
Nitroreduktase *w*: nitroreductase.
Nitrosamin *s*: nitrosamine.
Nitrosation *w*: nitrosation.
Nitroso-: nitroso-.
Nitrosobakterium *s*: nitrosobacterium, nitrosifying organism, nitrifying organism.
Nitrosomonas *s*: nitrosomonas.
p-Nitrosulfathiazol *s*: p-nitrosulfathiazole.
Nitroverbindung *w*: nitro compound.
Nitroxolin *s*: nitroxoline.
Nitroxylol *s*: nitroxylene.
Nitrozellulose *w*: nitrocellulose.
Niveau *s*: level.
Nivellierung *w*: leveling.
NLG Abk. **Nervenleitungsgeschwindigkeit** *w*: nerve conduction velocity.
N-Lost *s*: nitrogen mustard, mustard gas, mustine hydrochloride.
NMR Abk. **nuklearmagnetische Resonanz** *w*: nuclear magnetic resonance [*abbr*] NMR.
NMR-Bild *s*: nuclear magnetic resonance image.
NMR-Bildgebung *w*: nuclear magnetic resonance imaging, NMR imaging.
NMR-Spektroskopie *w*: NMR spectroscopy.
Nn. Abk. **Nerven**: nerves [*abbr*] Nn.
NNH Abk. **Nasennebenhöhle** *w*: paranasal sinus.
NNM Abk. **Nebennierenmark** *s*: adrenal medulla.
NNN-Agar *m*: Novy-Nicolle-McNeal culture medium [*abbr*] NNN culture medium.

NNR Abk. **Nebennierenrinde** w: adrenal cortex [abbr] AC.

No Abk. **Nobelium** s: nobelium [abbr] No.

Noack-Syndrom s: Noack syndrome, acrocephalopolysyndactyly type I.

Nobelium s Abk. **No**: nobelium [abbr] No.

Nobelpreisträger m: Nobel laureate.

Noble-Faltungsoperation w: Noble's plication operation.

Noble-Zeichen s: Noble sign.

Nocardamin s: nocardamin.

Nocardia w: nocardia.

Nocardicin s: nocardicin.

Nocht-Färbung w: Nocht's method.

Nockensteuerung w: cam control.

Nocobactin s: nocobactin.

nodal: nodal.

Nodoc s: nodoc.

nodös: nodal.

Nodosität w: nodosity.

nodulär: nodular, toruloid.

Nodulus m: nodule, nodulus.

Nodus m: node, nodus.

NOEL Abk. **no-observed-effect level, kein Effekt nachweisbar**: no-observed-effect level [abbr] NOEL.

Noese w: noesis.

noetisch: noetic.

Nogalamycin s: nogalamycin.

Nokardiose w: nocardiosis, nocardia infection.

Noktambulismus m: noctambulism.

Noma w: noma, water cancer, stomatonecrosis, gangrenous stomatitis.

nomadenhaft: nomadic.

Nomenklatur w: nomenclature.

Nomifensin s: nomifensine.

Nomina Anatomica: Nomina Anatomica [abbr] NA.

Nominalskala w: nominal scale.

nominell: nominal.

Nomogramm s: nomogram, nomograph.

Nomologie w: nomology.

nomologisch: nomological.

nomothetisch: nomothetic.

nomotop: nomotopic.

Non-: non-.

Non-A-Non-B-Hepatitis w Abk. **NANB-Hepatitis**: non-A, non-B-Hepatitis [abbr] NANB hepatitis, hepatitis C.

Non-Disjunction w: non-disjunction.

Non-Hodgkin-Lymphom s: non-Hodgkin lymphoma [abbr] NHL.

Noniusskala w: vernier scale.

Nonivamid s: nonivamide.

Nonne-Apelt-Reaktion w: Nonne-Apelt-reaction.

Nonne-Froin-Syndrom s: Nonne-Froin syndrome, loculation syndrome.

Nonne-Marie-Krankheit w: Nonne-Marie syndrome, Marie's hereditary cerebellar ataxia.

Nonne-Milroy-Syndrom s: Nonne-Milroy syndrome, congenital lymphedema.

Nonnensausen s: venous hum, hummingtop murmur.

Nonokklusion w: nonocclusion.

Nonoxinol 9 s: nonoxynol-9.

non-REM-Schlaf m: dreamless sleep, slow wave sleep [abbr] SWS, synchronized sleep, deep restful sleep, orthodox sleep.

non-REM-Schlafphase w: non rapid eye movement [abbr] NREM.

Nonrotation w: nonrotation.

Non-Sekretor m: nonsecretor.

Nonsensekodon s: nonsense codon, missense codon.

Nonsensemutation w: nonsense mutation.

Noonan-Syndrom s: Noonan syndrome, pseudo-Turner syndrome.

Noopsyche w: noopsyche.

Nootropikum s: nootropic.

Nopalin s: nopalin.

Noradrenalin s: noradrenaline, norepinephrine.

noradrenerg: noradrenergic.

Noramidopyrin s: metamizole.

Norandrostenolon s: norandrostenolone.

Norboleton s: norboletone.

Norepinephrin s: norepinephrine, noradrenaline, levarterenol.

Norethandrolon s: norethandrolone.

Norethisteron s: norethisterone, norethindrone.

Norethynodrel *s*: norethynodrel.

Norfenefrin *s*: norfenefrine.

Norfloxacin *s*: norfloxacin.

Norgestimat *s*: norgestimate.

Norgestrel *s*: norgestrel.

Norleucin *s*: norleucine.

Norlevorphanol *s*: norlevorphanol.

Norm *w*: norm, standard, rule; **kulturelle** ~ cultural norm; **soziale** ~ social norm.

normal: normal [*abbr*] n, nml, regular.

Normalatmung *w*: normal breathing, normal respiration, eupnea.

Normalbelastung *w*: normal load.

Normalbereich *m*: normal limit.

Normalbiß *m*: normal bite, normal occlusion, anatomical occlusion, centric occlusion.

Normalbreite *w*: normal range.

normalisieren: normalize.

Normalisierung *w*: normalization.

Normallösung *w*: normal solution.

Normalmensch *m*: standard man.

Normalperson *w*: normal subject, reference man, normal.

Normalplatte *w*: rich medium, complete medium.

Normalposition *w*: normal position, orthotopia.

Normalsäure *w*: normal acid.

Normalschallstärke *w*: sound reference intensity.

Normalserum *s*: normal human serum [*abbr*] NHS.

normalsichtig: emmetropic.

Normalsichtiger *m*: emmetrope.

Normalsichtigkeit *w*: emmetropia, normal vision.

Normalspektrum *s*: normal spectrum.

Normaltemperatur *w*: normal temperature.

Normaltemperatur und Normaldruck: standard temperature and pressure [*abbr*] STP.

Normalverteilung *w*: normal distribution, gaussian distribution, normal dispersion.

Normalverteilungskurve *w*: normal curve, gaussian curve.

Normalwert *m*: normal value.

Normalzustand *m*: ground state.

Norman-Wood-Syndrom *s*: Norman-Wood syndrome.

normativ: normative.

Normazidität *w*: normal acidity.

normerg: normergic.

Normetanephrin *s*: normetanephrine.

Normethadon *s*: normethadone.

Normo-: normo-.

Normoblast *m*: normoblast, intermediate erythroblast, karyocyte, hemonormoblast, metakaryocyte; **basophiler** ~ prorubricyte; **orthochromatischer** ~ orthochromatic normoblast, acidophilic normoblast, eosinophilic normoblast, metarubricyte; **polychromatischer** ~ intermediate normoblast, rubricyte.

Normoblastose *w*: normoblastosis.

Normochlorie *w*: euchlorhydria.

Normocholesterinämie *w*: normocholesterolemia.

normochrom: normochromic, orthochromatic.

Normochromie *w*: normochromia, normochromasia.

Normodipsie *w*: eudipsia.

normodrom: dromic.

Normoglykämie *w*: normoglycemia.

normoglykämisch: normoglycemic, orthoglycemic.

normokaliämisch: normokalemic.

Normokalzämie *w*: normocalcemia.

Normokapnie *w*: normocapnia, eucapnia.

Normoreflexie *w*: normoreflexia.

Normorhythmie *w*: normal rhythm.

Normotension *w*: normotension.

normotherm: normothermic.

Normothermie *w*: normothermia.

normoton: normotonic, normotensive.

Normotonie *w*: normotonia.

normotop: normotopic, eutopic.

Normotopie *w*: normotopia.

Normovolämie *w*: normovolemia.

Normozyt *m*: normocyte, normoerythrocyte.

normozytär: normocytic.
Normozytose *w*: normocytosis, normo-orthocytosis.
Nornicotin *s*: nornicotine.
Norpinsäure *w*: norpinic acid.
Norprogesteron *s*: norprogesterone.
Norpseudoephedrin *s*: norpseudoephedrine, cathine.
Norrie-Krankheit *w*: Norrie's disease.
Norsynephrin *s*: norsynephrine.
Nortestosteron *s*: nortestosterone.
Nortriptylin *s*: nortriptyline.
Norum-Krankheit *w*: Norum's disease, lecithin-cholesterol acyl transferase deficiency.
Norwalk-Krankheit *w*: winter vomiting.
Norwalk-Virus *m*: Norwalk virus.
Noscapin *s*: noscapine, narcosine, narcotine.
Noso-: noso-.
Nosographie *w*: nosography, nosochthonography.
nosokomial: nosocomial, hospital-acquired.
Nosokomialinfektion *w*: nosocomial infection.
Nosologie *w*: nosology, nosotaxy, nosonomy.
nosologisch: nosological.
Nosomanie *w*: nosomania, hypochondriasis.
Nosoparasit *m*: nosoparasite.
Nosophen *s*: nosophen.
Nosophobie *w*: nosophobia.
Nostalgie *w*: nostalgia, nostalgy.
Not *w*: distress.
Notarzt *m*: emergency physician.
Notarztdienst *m*: emergency medical service [*abbr*] EMS, emergency health service.
Notaufnahme *w*: emergency admission.
Notbehelf *m*: makeshift.
Notfall *m*: emergency.
Notfallbehandlungsraum *m*: emergency room [*abbr*] ER.
Notfalleingriff *m*: emergency operation.
Notfallendoskopie *w*: emergency endos-

copy.
Notfallkrankenhaus *s*: emergency hospital.
Notfallmedizin *w*: emergency medicine.
Notfallreaktion *w*: emergency reaction.
Notfallversorgung *w*: emergency care.
Nothnagel-Syndrom *s*: Nothnagel syndrome, upper red nucleus syndrome.
Nothnagel-Zeichen *s*: Nothnagel sign.
No-touch-Operation *w*: no-touch method.
Notshunt *m*: makeshift.
Notwendigkeit *w*: necessity.
Nourseothricin *s*: nourseothricin.
Novaminsulfon *s*: novaminsulfone.
Novobiocin *s*: novobiocin.
Noxe *w*: noxa, noxious agent.
Noxiptilin *s*: noxiptiline.
Nozi-: noci-.
Nozizeption *w*: nociception, nociperception.
nozizeptiv: nociceptive.
Nozizeptor *m*: nociceptor, nociperceptor, pain receptor, pain ending.
Np Abk. **Neptunium** *s*: neptunium [*abbr*] Np.
NSAIR Abk. **nicht-steroidale antiinflammatorische Antirheumatika:** nonsteroidal anti-inflammatory agents [*abbr*] NSAIS.
N-terminal: amino-terminal, N-terminal.
Nubekula *w*: nubecula.
nuchal: nuchal.
Nuckel *m*: nipple, dummy, pacifier.
Nuck-Kanal *m*: Nuck's canal.
Nucleolus: nucleolus, nucleole, nucleololus, plasmosome.
Nucleus *m*: nucleus.
Nucleus caudatus: caudatum.
Nucleus Edinger-Westphal: Edinger-Westphal nucleus.
Nucleus-pulposus-Hernie *w*: hernia of the nucleus pulposus.
Nucleus-ruber-Syndrom *s*: red nucleus syndrome; **oberes** ~ upper red nucleus syndrome, Nothnagel syndrome; **unteres** ~ inferior red nucleus syndrome, Claude's red nucleus syndrome.

NUD Abk. **nicht-ulzeröse Dyspepsie** w: non-ulcer dyspepsia.

nüchtern: fasting, sober.

Nüchternheit w: sobriety, soberness, temperance.

Nüchternhypoglykämie w: fasting hypoglycemia.

Nüchternschmerz m: hunger pain, fasting pain.

Nüchternsekretion w: fasting secretion.

Nüchternwert m: fasting value.

Nüchternzustand m: empty stomach.

Nuel-Raum m: Nuel space.

nützen: benefit.

nützlich: useful.

Nuhn-Drüse w: Nuhn's gland, anterior lingual gland of Blandin and Nuhn.

nukleär: nuclear.

Nuklearmedizin w: nuclear medicine [*abbr*] NM, nuclear radiology.

nuklearmedizinisch: nuclear medical.

Nuklease w: nuclease.

Nukleationszentrum s: nucleation center.

Nuklein s: nuclein.

Nukleinase w: nucleinase.

Nukleinat s: nucleinate.

Nukleinsäure w: nucleic acid, nucleinic acid; **infektiöse** ~ infectious nucleic acid.

Nukleo-: nucleo-.

Nukleographie w: nucleography, discography.

Nukleohiston s: nucleohistone.

Nukleoid s: nucleoid.

Nukleokapsid s: nucleocapsid.

nukleolär: nucleolar.

Nukleolarchromosom s: nucleolar satellite.

Nukleole w: nucleole, nucleolus.

nukleolenförmig: nucleoliform.

Nukleolus m: 1. nucleolus, nucleole, nucleololus, plasmosome; 2. **ohne** ~ anucleolate.

Nukleolusruptur w: disruption of the nucleolus, pyrenolysis.

Nukleolymphe w: nucleolymph, karyolymph.

Nukleolyse w: nucleolysis.

Nukleon s: nucleon.

Nukleonema s: nucleolonema.

nukleophil: nucleophilic.

Nukleoplasma s: nucleoplasm, karyoplasm.

Nukleoproteid s: nucleoproteid, nucleoprotein.

Nukleoprotein s: nucleoprotein, nucleoproteid.

Nukleosid s: nucleoside.

Nukleosidanalogon s: nucleoside analogue.

Nukleosidase w: nucleosidase.

Nukleosiddesaminase w: nucleoside deaminase.

Nukleosiddiphosphat s: nucleoside diphosphate.

Nukleosiddiphosphatase w: nucleoside diphosphatase, thiamine pyrophosphatase.

Nukleosiddiphosphatkinase w: nucleoside diphosphate kinase.

Nukleosiddiphosphatzucker m: nucleoside diphosphate sugar.

Nukleosidmonophosphat s: nucleoside monophosphate [*abbr*] NMP.

Nukleosidmonophosphatkinase w: nucleoside monophosphate kinase.

Nukleosidphosphat s: nucleoside phosphate, pentose nucleotide.

Nukleosom s: nucleosome, nucleomicrosome.

Nukleotid s: nucleotide.

Nukleotidase w: nucleotidase, nucleophosphatase, phosphonuclease.

Nukleotidaustauschstelle w: nucleotide replacement site.

Nukleotidmapping s: nucleotide mapping.

Nukleotidsequenz w: nucleotide sequence.

Nukleotidsequenzinsertion, gezielte w: targeting.

Nukleotidyltransferase w: nucleotidyltransferase.

Nukleotomie w: discotomy.

Nukleus m: nucleus, karyon, karyoplast.

Nuklid *s*: nuclide.

Null *w*: zero.

Nulldiät *w*: fasting.

Nulldurchgang *m*: zero line transition.

Nullhypothese *w*: null hypothesis.

Nulligravida *w*: nulligravida.

Nullinie *w*: neutral line.

nullipar: nulliparous, nonparous.

Nullipara *w*: nullipara.

Null-Lymphozyt *m*: null lymphocyte, null cell.

Nullpotential, hirnelektrisches *s*: electrical silence.

Nullpunkt *m*: zero point, zero; **absoluter** ~ absolute zero; **physiologischer** ~ physiological zero.

Nullpunktabweichung *w*: zero error.

Nullpunkteinstellung *w*: zero point adjustment, zero setting.

Nullstellung *w*: off-position.

Nullstrich *m*: zero mark.

Nullung *w*: neutralization.

numerisch: numeric.

Nummer *w*: number [*abbr*] no.

nummulär: nummular, nummiform.

Nußgelenk *s*: enarthrosis, spheroid joint.

Nutrition *w*: nutrition, threpsis.

nutritiv: nutritive.

Nutzen *m*: benefit, value.

Nutzzeit *w*: utilization time.

NW Abk. **Nebenwirkung** *w*: side effect.

Nydrazid *s*: nydrazid.

Nykt-: nyct-, noct-.

Nyktalbuminurie *w*: nyctalbuminuria, noctalbuminuria.

Nyktalopie *w*: nyctalopia, night blindness.

Nyktanopsie *w*: nyctanopia.

nyktohemeral: nycterohemeral, nychthemeral.

Nykturie *w*: nycturia, nocturia.

Nylander-Probe *w*: Nylander's test.

Nylon *s*: nylon.

nympholabial: nympholabial.

Nymphomane *m*: nymphomaniac.

Nymphomanie *w*: nymphomania.

Nystagmograph *m*: nystagmograph.

Nystagmographie *w*: nystagmography, nystagmus recording.

Nystagmus *m*: nystagmus, nystaxis, talantropia; **abwärtsgerichteter** ~ downbeat nystagmus; **ataktischer** ~ Harris sign; **dissoziierter** ~ dissociated nystagmus; **horizontaler** ~ horizontal nystagmus; **kalorischer** ~ caloric nystagmus; **konjugierter** ~ conjugate nystagmus; **okulärer** ~ ocular nystagmus; **optokinetischer** ~ optokinetic nystagmus, train-dispatchers' nystagmus; **physiologischer** ~ physiologic nystagmus; **vertikaler** ~ vertical nystagmus; **vestibulärer** ~ vestibular nystagmus, aural nystagmus; **zentralnervöser** ~ central nystagmus.

nystagmusartig: nystagmoid.

Nystagmusbrille *w*: nystagmus goggles.

Nystagmusklonus *m*: paroxysmal nystagmus.

Nystagmusmyoklonie *w*: nystagmusmyoclonus.

Nystagmusrichtung *w*: nystagmus direction.

Nystagmusschlag *m*: nystagmus beat.

Nystagmus veli palatini: palatal nystagmus.

Nystatin *s*: nystatin, fungicidin.

Nystatinsalbe *w*: nystatin ointment.

Nysten-Regel *w*: Nysten's rule.

NZN Abk. **Nävuszellnävus** *m*: nevus-cell nevus, nevocytic nevus.

O

O Abk. **Sauerstoff** *m*: oxygen [*abbr*] O.

O-Antigen *s*: O antigen.

Oat-cell-Karzinom *s*: oat cell carcinoma, reserve cell carcinoma.

o. B. Abk. **ohne Befund**: nothing abnormal detected [*abbr*] NAD.

ob-: ob-.

Ob-: ob-.

Obduktion *w*: obduction, autopsy.

Obduration *w*: obduracy.

obduzieren: autopsy on.

O-Bein *s*: genu varum, bowleg.

Obelion *s*: obelion.

Ober-: upper.

Oberarm *m*: upperarm, upper arm, humerus.

Oberarmabduktionsschiene *w*: airplane splint.

Oberarmfraktur *w*: fracture of the humerus.

Oberarzt *m*: consultant, senior physician.

Oberbauch *m*: epigastric region, epigastrium.

Oberbauchschmerz *m*: epigastric abdominal pain.

oberer: superior, upper.

Oberfläche *w*: 1. surface, superficies, face; 2. **mit unregelmäßiger** ~ scobinate.

oberflächenaktiv: surface-active, detergent.

Oberflächenaktivität *w*: surface activity.

Oberflächenanästhesie *w*: surface anesthesia.

Oberflächenantigen *s*: cell surface antigen, surface antigen.

Oberflächenbeschichtung *w*: surface film.

Oberflächendosis *w* Abk. **OD**: surface dose.

Oberflächendruck *m*: surface pressure.

Oberflächeneigenschaften: surface properties.

Oberflächenfaktor *m*: surfactant, contact factor.

Oberflächengastritis *w*: superficial gastritis; **chronische** ~ chronic superficial gastritis.

Oberflächenimmunglobulin *s*: surface immunoglobulin [*abbr*] SIg.

Oberflächenimpuls *m*: exteroceptive impulse.

Oberflächenkultur *w*: surface culture.

Oberflächenladung *w*: surface charge.

Oberflächenmarker *m*: surface marker.

Oberflächenspannung *w*: surface tension.

Oberflächenstruktur *w*: surface structure.

oberflächlich: superficial, ectal, slight, sublimis.

Obergrenze *w*: upper limit.

Oberhaut *w*: cuticle.

Oberkiefer *m*: 1. maxilla, upper jawbone, supermaxilla, supramaxilla; 2. **oberhalb des** ~ 's supramaxillary.

Oberkieferosteom *s*: maxillary osteoma.

Oberkieferverschlußprothese *w*: palatal obturator.

Oberlappen *m*: upper lobe; **linker** ~ left upper lobe; **rechter** ~ right upper lobe [*abbr*] RUL.

Oberlidptosis *w*: blepharoptosis.

Oberlidsenkung, spastische *w*: Boston sign, eyelid lag.

Oberlippe *w*: upper lip.

Oberschenkel *m*: femur, femoral bone, thigh bone, meros.

Oberschenkelamputation *w*: above-knee amputation; **interkondyläre osteoplastische** ~ Carden's amputation; **osteoplastische** ~ Gritti's amputation.

Oberschenkelfraktur *w*: femoral fracture.

Oberschenkelhals *m*: femur neck, neck of the femur.

Oberschenkelhalsfraktur *w*: femoral neck fracture, surgical neck fracture; **in-**

trakapsuläre ~ transcervical fracture.

Oberschenkelhals-Schaftwinkel *m*: femoral neck-shaft angle.

Oberschenkelprothese *w*: above-knee prosthesis.

Oberschwester *w*: head nurse, chief nurse.

Obersteiner-Redlich-Zone *w*: Obersteiner-Redlich space.

Obertischbildverstärker *m*: overtable image-intensifier.

Obertischgerät *s*: overtable examination unit.

Obertischröhre *w*: overtable tube.

Oberton *m*: overtone.

Obesität *w*: obesity.

Obesitas *w*: obesity, hyperadiposis; **endokrin bedingte** ~ endocrine obesity.

Obesitas bei Hypothyreose: hypothyreoid obesity.

Obex *m*: obex.

Obidoxim *s*: obidoxime.

Obidoximchlorid *s*: obidoxime chloride.

Objekt *s*: object.

Objektachse *w*: object axis.

Objektbereich *m*: region of interest [*abbr*] ROI.

Objektbeziehung *w*: object relationship.

Objektbindung *w*: object attachment.

Objekt-Film-Abstand *m*: object-film distance.

objektiv: objective.

Objektiv *s*: objective, object-lens, object glass.

Objektivierung *w*: objectivation, objectivization.

Objektivität *w*: objectivity.

Objektkonstante *w*: object constant.

Objektkonstanz *w*: object constancy.

Objektlibido *w*: object libido, objectional libido.

Objektpunkt *m*: object point.

Objektrevolver *m*: lens turret.

Objektsucher *m*: object finder.

Objekttisch *m*: object stage.

Objektträger *m*: slide.

Objektträgeragglutination *w*: slide agglutination.

Objektwahl *w*: object choice.

Oblate *w*: wafer.

obligat: obligate.

obligatorisch: obligatory, mandatory.

Obliquität *w*: obliquity.

Obliquusreflex *m*: external oblique reflex.

Obliteration *w*: obliteration.

obliterieren: obliterate.

obliterierend: obliterative.

Oblongatasyndrom, dorsolaterales: Babinski-Nageotte syndrome.

Oblongatasyndrom, medianes *s*: lateral medullary syndrome, posterior inferior cerebellar artery syndrome, Wallenberg syndrome.

Oblongatasyndrom, paramedianes *s*: Jackson paralysis, crossed hypoglossal paralysis, vagoaccessory hypoglossal paralysis.

Obsession *w*: obsession, imperative idea, ruminative idea.

obsolet: obsolete.

Obst *s*: fruit.

obstartig: fruity.

Obstdiät *w*: fruit diet, fruitarianism.

Obstgeruch *m*: fruity odor.

obstinat: refractory.

Obstipation *w*: constipation, obstipation.

obstipieren: obstipate.

obstruierend: obstruent.

Obstruktion *w*: obstruction; **ureterovesikale** ~ ureterovesical obstruction.

Obstruktionsileus des terminalen Dünndarms: terminal ileus.

Obstruktionspneumonie *w*: obstructive pneumonia.

obstruktiv: obstructive.

OBT Abk. Oxytozinbelastungstest *m*: oxytocin challenge test.

Obturation *w*: obturation.

Obturator *m*: obturator.

Obturatoriushernie *w*: obturator hernia.

Obturatortasche *w*: paravesical pouch.

Obturatorzeichen *s*: obturator sign, Hefke-Turner sign.

Ochre-Kodon *s*: ochre codon.

Ochre-Mutante *w*: ochre mutant.

Ochronose *w*: ochronosis.

ochronotisch: ochronotic.

Ochsengalle *w*: oxgall, ox bile.

Ochsner-Muskelring *m*: Ochsner's ring.

OCT Abk. **Ornithincarbamyltransferase** *w*: ornithine carbamoyltransferase.

Octamylamin *s*: octamylamine.

Octana *w*: octan.

Octodrin *s*: octodrine.

Octopamin *s*: octopamine, norsynephrine.

Octotiamin *s*: octotiamine.

OD Abk. **1. Oberflächendosis** *w*; **2. optische Dichte** *w*: 1. surface dose; 2. optical density [*abbr*] OD.

Oddi-Sphinkter *m*: Oddi's muscle.

ODD-Syndrom *s*: ODD syndrome, oculodentodigital dysplasia, orodigitofacial dysostosis.

ODG Abk. **Ophthalmodynamographie** *w*: ophthalmodynamometry.

Odont-: Odonto-.

-odont: -odont.

Odontalgie *w*: odontalgia.

-odontie: -odontia.

Odontoameloblastom *s*: odontoameloblastoma.

Odontoblast *m*: odontoblast, dentinoblast.

Odontoblastenfortsatz *m*: dental fiber.

odontoblastisch: odontoblastic.

Odontoblastom *s*: odontoblastoma.

Odontogenese *w*: odontogenesis, odontogeny.

odontographisch: odontographic.

Odontoklast *m*: odontoclast.

Odontologie *w*: odontology, dentistry, dentology.

Odontom *s*: odontoma, odontome; **kalzifiziertes** ~ calcified odontoma.

Odontomie *w*: odontomy.

Odontoplastik *w*: odontoplasty.

Odontotheca *w*: dental follicle.

Odor *m*: odor, odour, smell.

Odorimetrie *w*: odorogram.

-odynie: -odynia.

Odynophagie *w*: odynophagia.

Ödem *s*: edema, oedema, dropsy, pseudolipoma; **angioneurotisches** ~ angioneurotic edema, angioedema, angioneuroedema, Quincke's disease; **entzündliches** ~ inflammatory edema; **idiopathisches** ~ idiopathic edema; **interstitielles** ~ interstitial edema; **kardiales** ~ cardiac edema, cardiac dropsy; **lageabhängiges** ~ dependent edema; **malignes** ~ gaseous edema; **nephrotisches** ~ nephritic edema; **nicht wegdrückbares** ~ pitting edema; **prämenstruelles** ~ menstrual edema; **renales** ~ renal edema; **subglottisches** ~ subglottic edema; **toxisches** ~ toxic edema; **tubuläres** ~ tubular cloudy swelling, tubular hydropic change; **umschriebenes** ~ localized edema; **wegdrückbares** ~ nonpitting edema.

ödematös: edematous, oedematous, waterlogged.

Ödemkrankheit *w*: famine edema.

ödipal: oedipal.

Ödipus-Komplex *m*: Oedipus complex.

öffentlich: public.

öffnen: open, debouch.

öffnend: opening.

Öffnung *w*: 1. opening, ostium, outlet, aperture, pore, porus, débouchement, gap; **falsche** ~ pseudostoma; **fehlende** ~ imperforation; **kleine** ~ osculum; **zylindrische** ~ gantry; 2. **durch eine** ~ transhiatal; **mit zwei** ~ '**en** biforate ; **ohne** ~ imperforate.

Öffnungsbewegung *w*: opening movement.

Öffnungston *m*: opening snap.

Öffnungsverhältnis *s*: relative aperture.

Oehl-Schicht *w*: Oehl's layer.

Ökologie *w*: ecology.

ökologisch: ecological.

Ökonomie *w*: economy.

Ökosystem *s*: ecosystem.

Ökotoxikologie *w*: ecotoxicology.

ökotrop: ecotropic.

Öl *s*: oil, oleum, unction; **ätherisches** ~ ethereal oil, volatile oil, distilled oil, eleoptene; **mineralisches** ~ mineral oil.

Ölakne *w*: oil acne.

Ölaufschwemmung *w*: oleoinfusion.

Ölfleckphänomen *s*: oil-drop sign.
Ölfollikulitis *w*: oil folliculitis.
ölig: oily, oleaginous, unctuous.
Ölimmersion *w*: oil immersion.
Ölimmersionsobjektiv *s*: oil-immersion objective.
Ölisolierung *w*: oil insulation.
Ölkühlung *w*: oil-cooling.
Ölpneumonie *w*: oil-aspiration pneumonia.
Ölsäure *w*: oleic acid.
Ölsäureglyzerid *s*: olein.
Ölzyste *w*: oil cyst.
Önanthat *s*: enanthate.
Önanthensäure *w*: enanthic acid, oenanthylic acid, heptanoic acid.
örtlich: local.
Öse *w*: eyelet, eye.
ösophageal: esophageal.
Ösophagektomie *w*: esophagectomy.
Ösophagitis *w*: esophagitis, oesophagitis; **chronische hyperkeratotische** ~ chronic hyperkeratotic esophagitis; **peptische** ~ peptic esophagitis.
Ösophago-: esophago-, oesophago-.
Ösophagoduodenostomie *w*: esophagoduodenostomy.
Ösophagodynie *w*: esophagodynia.
Ösophagoektomie *w*: esophagectomy.
Ösophagoenterostomie *w*: esophagoenterostomy.
Ösophagofundopexie *w*: esophagofundopexy.
Ösophagogastrektomie *w*: esophagogastrectomy.
Ösophagogastroanastomose *w*: esophagogastroanastomosis.
Ösophagogastroduodenoskopie *w*: esophagogastroduodenoscopy.
Ösophagogastromyotomie *w*: esophagogastromyotomy.
Ösophagogastroplastik *w*: cardioplasty.
Ösophagogastroskopie *w*: esophagogastroscopy.
Ösophagogastrostomie *w*: esophagogastrostomy.
Ösophagogramm *s*: esophagogram.
Ösophagographie *w*: esophagography.

Ösophagojejunogastrostomie *w*: esophagojejunogastrostomy, gastrojejunoesophagostomy.
Ösophagojejunogastrostomose *w*: esophagojejunogastrostomosis.
Ösophagojejunoplastik *w*: esophagojejunoplasty.
Ösophagojejunostomie *w*: esophagojejunostomy.
ösophagokardial: cardioesophageal.
Ösophagokologostrostomie *w*: esophagocologastrostomy.
Ösophagolaryngeoektomie *w*: esophagolaryngectomy.
Ösophagoösophagostomie *w*: esophagoesophagostomy.
Ösophagopharyngeolaryngektomie *w*: esophagopharyngolaryngectomy.
Ösophagoskop *s*: esophagoscope.
Ösophagoskopie *w*: esophagoscopy, oesophagoscopy.
Ösophagospasmus *m*: esophageal spasm, esophagospasm, esophagism, Teschendorf syndrome; **diffuser** ~ diffuse esophageal spasm.
Oesophagostomiasis *w*: oesophagostomiasis.
Oesophagostomum *s*: oesophagostome.
Ösophagotomie *w*: esophagotomy.
ösophagotracheal: esophagotracheal.
Ösophagotrachealfistel *w*: tracheoesophageal fistula.
Ösophagus *m*: esophagus, oesophagus.
Ösophagusachalasie *w*: esophageal achalasia.
Ösophagusatresie *w*: esophageal atresia.
Ösophagusdivertikel *s*: esophageal diverticulum.
Ösophagusektasie *w*: esophagoectasis, esophagectasis.
Ösophaguselektrode *w*: esophageal electrode.
Ösophagus-Elektrokardiographie *w*: esophageal electrocardiography.
Ösophagusenge *w*: narrowing of the esophagus.
Ösophagushernie *w*: esophagocele.

Ösophaguskrampf m: esophagospasm.
Ösophaguslähmung w: esophageal paralysis, lemoparalysis.
Ösophagusmanometrie w: esophageal manometry.
Ösophagusmotilitätsstörung w: esophageal paralysis.
Ösophagusneoplasma s: esophageal neoplasm.
Ösophagusperforation w: esophageal perforation.
Ösophagusplastik w: esophagoplasty.
Ösophagusplikation w: esophagoplication.
Ösophagusruptur w: esophageal rupture.
Ösophagusschmerz m: esophagalgia.
Ösophagussonde w: esophageal probe, esophageal tube, esophageal sound, probang.
Ösophagussoor m: esophageal candidiasis.
Ösophagussphinkter m: esophageal sphincter.
Ösophagussprache w: esophageal speech.
Ösophagusstenose w: esophagostenosis, lemostenosis.
Ösophagusstimme w: pseudovoice.
Ösophagusstoma s: esophagostoma.
Ösophagusstriktur w: esophageal stricture.
Ösophagustumor m: esophageal neoplasm.
Ösophagusvarizen: esophageal varices.
Ösophagusverätzung w: corrosive esophagitis.
Östradiol s: estradiol, oestradiol, dihydroxyestrin, dihydrofolliculin.
Östradiolbenzoat s: benzestrofol, benzogynestrol.
Östradioldipropionat s: estradiol dipropionate.
Östran s: estrane.
Oestridenbefall m: oestriasis.
Östriol s: estriol, oestriol, trihydroxyestrin.
Östrogen s: estrogen, oestrogen, estrin, folliculin, hysterythrine.
Östrogen-: estrogenic.

Östrogen-Entzugsblutung w: estrogen-withdrawal bleeding.
Östrogen-Gestagen-Test m: estrogen-gestagen test.
Östrogenisierung w: estrinization.
Östrogenrezeptor m: estrogen receptor.
Östrogensekretion w: estrogen secretion; **gesteigerte ovarielle** ~ hyperovarianism.
Östrogenstimulationstest m: estrogen stimulation test.
Östrogensuppressionstest m: estrogen suppression test.
Östron s: estrone, oestrone, ketohydroxyestratrien, ketohydroxyestrin, estrogenic hormone.
Östrus m: estrous cycle, rut, rutting, estruation, oestrus.
Östrus-: estrous.
O'Farrell-Technik w: replacement synthesis.
OFD-Syndrom s Abk. orofaziodigitales **Syndrom** s: OFD syndrome, orofaciodigital syndrome.
Off-Effekt m: off-effect.
offen: 1. open, patent; 2. **weit** ~ wide open, patulous.
offensichtlich: obvious, evident.
offizinell: 1. officinal; 2. **nicht** ~ unofficial.
Ofloxacin s: ofloxacin.
Ogilvie-Syndrom s: Ogilvie syndrome, false colonic obstruction.
Ogive w: ogive, ogival curve.
oGTT Abk. **oraler Glukosetoleranztest** m: oral glucose tolerance test.
Oguchi-Krankheit w: Oguchi's disease.
Ohara-Krankheit w: Ohara's disease.
Ohlmacher-Lösung w: Ohlmacher solution.
Ohm s: ohm.
Ohm-Gesetz s: Ohm's law.
Ohnmacht w: 1. blackout, fainting, apsychia; 2. **in** ~ **fallen** faint.
ohnmächtig: faint.
Ohr s: 1. ear; **abstehendes** ~ prominent ear; **äußeres** ~ outer ear, external ear; **eingerolltes** ~ scroll ear; **helixloses** ~ shell ear; **taubes** ~ dead ear; 2. **im** ~

intra-auricular, entotic.

Ohr-: oto-, aural, auricular.

Ohrchirurgie *w*: aural surgery.

ohrenbetäubend: ear-shattering.

Ohrenerkrankung *w*: otopathy.

Ohrenfluß *m*: otorrhea.

Ohrenkatarrh *m*: otocatarrh.

Ohrensausen *s*: buzzing.

Ohrenschmalz *m*: earwax.

Ohrenschmerz *m*: otalgia, otodynia, earache; **lärminduzierter** ~ odynacusis.

Ohrenspekulum *s*: aural speculum.

Ohrenstäbchen *s*: ear pick.

Ohrenstöpsel *m*: earplug.

Ohrentrichter *m*: otoscope.

Ohrentzündung *w*: otitis.

ohrförmig: auricular.

Ohrfurunkel *m*: furuncular otitis externa.

Ohrgeräusch *s*: ear noise, tinnitus, ringing in the ears; **hochfrequentes** ~ clicking tinnitus.

Ohrhämatom *s*: hematoma auris, boxer's ear.

-ohrig: -otic.

Ohrläppchen *s*: earlobe, lobule.

Ohr-Liquor-Fistel *w*: cerebrospinal otorrhea.

Ohrmißbildung *w*: ear deformity, ear malformation.

Ohrmuschel *w*: auricle.

Ohrmyiasis *w*: aural myiasis.

Ohrolive *w*: earpiece.

Ohrplakode *w*: otic placode, auditory placode, otic pit, auditory pit.

Ohrschutz *m*: ear protective device.

Ohrsekretion *w*: ear secretion.

Ohrspiegelung *w*: otoscopy.

Ohrspritze *w*: aural syringe.

Ohrtrichter *m*: ear speculum.

Ohrtrompete *w*: eustachian tube, salpinx.

Oidiomymkose *w*: oidiomycosis.

okkludieren: occlude.

okklusal: occlusal, morsal.

Okklusalauflage *w*: onlay rest.

Okklusion *w*: occlusion, bite; **anatomische** ~ ideal occlusion; **ekzentrische** ~ eccentric occlusion; **lingualisierte** ~ linguoclusion; **mittige** ~ centric occlusion; **physiologische** ~ occlusal harmony; **zentrische** ~ centric contact.

Okklusions-: occlusal.

Okklusionsauflage *w*: occlusal rest.

Okklusionsaufnahme *w*: occlusal radiograph, occlusal film.

Okklusionsbelastung *w*: occlusal stress.

Okklusionsebene *w*: occlusal plane.

Okklusionseinstellung *w*: occlusal adjustment.

Okklusionsfläche *w*: occlusal surface, morsal surface.

Okklusionsileus *m*: occlusive ileus.

Okklusionsinterferenz *w*: occlusal interference.

Okklusionskontakt *m*: occlusal contact.

Okklusionskraft *w*: occlusion force, occlusal force, occlusal pressure, biting pressure.

Okklusionsligatur *w*: occluding ligature.

Okklusionsoberfläche *w*: occlusal table.

Okklusionsstellung *w*: occlusal position.

Okklusionsstörung *w*: acentric occlusion, tooth crowding, patho-occlusion; **traumatische** ~ traumatic occlusion.

Okklusionswinkel *m*: slant of occlusal plane.

okklusiv: occlusive.

Okklusivpessar *s*: check pessary, uterine veil.

Okklusivschielverband *m*: occluder.

Okklusivverband *m*: occlusive bandage, occlusive dressing.

Okklusometer *s*: occlusometer, gnathodynamometer.

okkult: occult, hidden.

Okkupanz *w*: occupancy.

Okkupationszeit *w*: occupation time.

Oktadekansäure *w*: octadecanoic acid, stearic acid.

6-Oktadezenosäure *w*: petroselinic acid.

Oktaeder *m*: octahedron.

oktaedrisch: octahedral.

Oktan *s*: octan.

Oktandiosäure *w*: suberic acid.

Oktanol *s*: octanol.

Oktanten-Diagramm

Oktanten-Diagramm *s*: octant diagram.
Oktapeptid *s*: octapeptide.
Oktopin *s*: octopine.
Oktose *w*: octose.
Oktyl-: octanoic.
okulär: ocular.
Okular *s*: ocular, eyepiece.
Okularblende *w*: eyepiece diaphragm.
Okulierschnitt *m*: neurograft cut.
Okulo-: ocul-.
okuloaurikulär: oculoauricular.
okuloaurikulovertebral: oculoauriculovertebral.
okulofazial: oculofacial.
okuloglandulär: oculoglandular.
okulogyr: oculogyric, ophthalmogyric.
okulokardial: oculocardiac.
okulokutan: oculocutaneous.
okulomotorisch: oculomotor.
Okulomotoriuskerne: oculomotor nuclear complex.
Okulomotoriuslähmung, periodische *w*: ophthalmoplegic migraine.
okulopalpebral: oculopalpebral.
Okuloplethysmographie *w*: oculoplethysmography.
Okulopneumoplethysmographie *w*: pneumoplethysmography.
okulopupillär: oculopupillary.
okulosensorisch: oculosensory.
Okulovestibularisreflex *m*: oculovestibular reflex, vestibulo-ocular reflex.
okulozephal: oculocephalic.
okulozerebrorenal: oculocerebrorenal.
okzipital: occipital.
Okzipitalfortsatz *m*: occipital spur.
Okzipitalisation *w*: occipitalization.
Okzipitallappen *m*: occipital lobe.
Okzipitallappensyndrom *s*: occipital-lobe syndrome.
Okzipitalneuralgie *w*: occipital neuralgia.
Okzipitalpunkt *m*: occipital point.
okzipitoanterior: occipitoanterior.
okzipitobasilär: occipitobasilar.
okzipitofrontal: occipitofrontal.
okzipitomental: occipitomental.
okzipitoposterior: occipitoposterior.

okzipitotemporal: temporo-occipital.
okzipitothalamisch: occipitothalamic.
Okziput *s*: occiput.
Oleandomycin *s*: oleandomycin.
Oleandrin *s*: oleandrin.
Oleandrinintoxikation *w*: oleandrism.
Oleat *s*: oleate.
Olefin *s*: olefin.
Olefinsäure *w*: olefinic acid.
Olein *s*: olein.
Olekranon *s*: olecranon.
Olekranon-: olecranal.
Oleodipalmitin *s*: oleodipalmitin.
Oleogranulom *s*: oleogranuloma.
Oleom *s*: oleoma, eleoma.
Oleoresin *s*: oleoresin.
Oleosklerom *s*: oleoma, eleoma.
Oleum phenolatum: carbolic oil.
Olfaktometer *s*: olfactometer, osphresiometer.
Olfaktometrie *w*: olfactometry, odorogram.
olfaktorisch: olfactory, osmatic.
Olfaktoriusneurozytom *s*: esthesioneurocytoma.
Oligämie *w*: anemia, hyphemia.
Oligo-: oligo-.
Oligoamnion *s*: oligoamnios.
Oligoarthritis *w*: oligoarthritis.
Oligoastrozytom *s*: oligoastrocytoma.
Oligodaktylie *w*: oligodactyly.
Oligodendroblast *m*: oligodendroblast, oligoblast.
Oligodendroglia *w*: oligodendroglia, oligodendria, oligoglia, oligodendroglial cell.
Oligodendrogliom *s*: oligodendroglioma.
Oligodendrogliomatose *w*: oligodendrogliomatosis.
Oligodendrozyt *m*: oligodendrocyte.
Oligodesoxyribonukleotid *s*: oligodeoxyribonucleotide.
Oligodipsie *w*: oligodipsia.
Oligodynamik *w*: oligodynamics.
oligodynamisch: oligodynamic.
oligogen: oligogenic.
Oligogen *s*: oligogene, major gene.

Oligoglobulie *w*: hypoglobulia.
Oligohydramnion *s*: oligohydramnios.
Oligohydramnion-Sequenz *w*: renal non-function sequence.
Oligohypermenorrhö *w*: oligohypermenorrhea.
Oligohypomenorrhö *w*: oligohypomenorrhea.
Oligolalie *w*: oligolalia.
oligolezital: oligolecithal.
Oligomenorrhö *w*: oligomenorrhea, infrequent menstruation.
oligomer: oligomeric.
Oligomer *s*: oligomer.
Oligomerisierung *w*: oligomerization.
Oligomycin *s*: oligomycin.
Oligonukleotid *s*: oligonucleotide.
Oligoodontie *w*: oligodontia.
Oligopeptid *s*: oligopeptide.
Oligophosphat *s*: oligophosphate.
oligophren: oligophrenic.
Oligophrenie *w*: oligophrenia, mental retardation, mental deficiency, oligergasia; **polydystrophische** ~ polydystrophic oligophrenia.
Oligopnoe *w*: oligopnea.
oligopyren: oligopyrene.
Oligosaccharid *s*: oligosaccharide.
oligospermatisch: oligospermatic.
Oligospermie *w*: oligospermia.
Oligosteatose *w*: oligosteatosis, hyposteatosis.
oligosymptomatisch: oligosymptomatic.
oligosynaptisch: oligosynaptic.
Oligozoospermie *w*: oligozoospermia.
Oligurie *w*: oliguria.
oligurisch: oliguric.
Olive *w*: (anatomy) olive, oliva.
olivenförmig: olivary.
Oliver-Cardarelli-Zeichen *s*: tracheal tugging.
olivonukleär: olivonuclear.
olivopontozerebellär: olivopontocerebellar.
olivospinal: olivospinal.
olivozerebellär: olivocerebellar.
Ollier-Krankheit *w*: Ollier's disease.

Ollier-Schicht *w*: Ollier's layer.
Ollier-Thiersch-Transplantat *s*: Ollier-Thiersch graft, razor graft.
Ollier-Thiersch-Transplantation *w*: Ollier's operation.
Olympierstirn *w*: olympic brow.
-om: -oma.
Ombrédanne-Hypospadiekorrektur *w*: Ombrédanne's operation.
Omentitis *w*: omentitis, epiploitis.
Omentopexie *w*: omentopexy, epiplopexy, epiplopexia, Narath's operation.
Omentoplastik *w*: omentoplasty.
Omentoportographie *w*: omentoportography.
Omentorrhaphie *w*: omentorrhaphy.
Omentosplenopexie *w*: omentosplenopexy.
Omentotomie *w*: omentotomy.
Omentum *s*: 1. omentum, epiploon; 2. **ohne** ~ anepiploic.
Omentum-: omental.
Omentumnaht *w*: epiplorrhaphy.
Omentumresektion *w*: omentectomy, omentumectomy, epiploectomy.
Omentumzyste *w*: omental cyst.
omnipotent: totipotent.
Omnipotenz *w*: pluripotentiality, totipotency, totipotence.
omoklavikulär: omoclavicular.
Omphalektomie *w*: omphalectomy.
Omphalitis *w*: omphalitis.
Omphalo-: omphal-.
omphalomesenterisch: omphalomesenteric, omphalointestinal, vitellointestinal.
Omphalopagus *m*: omphalopagus, omphalodidymus.
Omphalosit *m*: omphalosite, placental parasitic twin.
Omphalotaxis *w*: omphalotaxis.
Omphalozele *w*: omphalocele.
Onanie *w*: masturbation.
onanieren: masturbate.
Onchocerca: onchocerca.
Onchocerciasis *w*: onchocercosis, onchocerciasis.
Onchodermatitis *w*: onchodermatitis.
Onchozerkom *s*: onchocercoma.

Onchozerkose *w*: onchocercosis, onchocerciasis, blinding disease, Robles disease; **kutane** ~ onchocercal dermatitis, filarial itch; **okuläre** ~ river blindness.

Oncornavirus *m*: oncornavirus.

Oncosphäre *w*: oncosphere.

On-Effekt *m*: on-effect.

oneirisch: oniric, oneiric.

Oneirismus *m*: oneirism.

Oniumverbindung *w*: onium compound.

onk-: onc-.

onkofetal: oncofetal.

onkogen: oncogenic.

Onkogen *s*: oncogene, cancer gene; **virales** ~ viral oncogene; **zelluläres** ~ cellular oncogene.

Onkogenese *w*: oncogenesis.

onkogenetisch: oncogenetic.

Onkogenität *w*: oncogenicity.

Onkogenprotein *s*: oncogene protein.

Onkologie *w*: oncology, cancerology, carcinology.

onkologisch: oncologic.

Onkolyse *w*: oncolysis.

Onkornavirus *m*: oncornavirus.

Onkose *w*: oncosis.

Onkosphäre *w*: oncosphere, hexacanth.

onkotisch: oncotic.

Onkovirus *m*: oncovirus, tumor virus.

Onkozyt *m*: oncocyte.

Onkozytom *s*: oncocytoma, oncocytic carcinoma.

ONK-Tubus *m*: Oxford-non-kinking tube.

Onlay-Span *m*: onlay graft, outlay.

On-Off-Effekt *m*: on-off effect.

Ontogenese *w*: ontogenesis.

ontogenetisch: ontogenic, ontogenetic.

Ontogenie *w*: ontogeny, henogenesis.

Onyalai *s*: onyalai, chilopa.

Onych-: onych-.

Onychatrophie *w*: onychatrophia.

Onychie *w*: onychia, onychitis, onyxitis.

Onychitis *w*: onychitis, onyxitis.

Onycho-: onycho-.

Onychodysplasie *w*: onychodysplasia.

Onychodystrophie *w*: onychodystrophy; **idiopathische** ~ pincers nail.

Onychogrypose *w*: onychogryposis, gryposis.

Onychoklasie *w*: onychoclasis, onychorrhexis.

Onycholyse *w*: onycholysis.

Onychomadese *w*: onychomadesis, piptonychia.

Onychomykose *w*: onychomycosis.

Onychophagie *w*: onychophagia, nail biting.

Onychophosis *w*: onychophosis.

Onychorrhexis *w*: onychorrhexis.

Onychoschisis *w*: onychoschizia.

Onychotomie *w*: onychotomy.

Onyx *m*: onyx.

Oo-: o-, oo-.

Ooblast *m*: ooblast.

oogam: oogamous.

Oogamie *w*: oogamy.

oogen: ovigenous, ovigenic.

Oogenese *w*: oogenesis, ovogenesis.

oogenetisch: oogenetic.

Oogonium *s*: oogonium.

Ookinet *m*: ookinete, oocinete.

Oolemma *s*: oolemma.

Oophorektomie *w*: oophorectomy.

Oophoritis *w*: oophoritis, oothecitis, ovaritis; **sklerosierende** ~ sclero-oophoritis.

Oophoro-: oophor-.

oophorogen: oophorogenous.

Oophoron *s*: oophoron.

Oophoropexie *w*: oophoropexy.

Oophoroplastik *w*: oophoroplasty.

Oophorosalpingektomie *w*: oophorosalpingectomy.

Oophorostomie *w*: ovariostomy.

Oophorotomie *w*: ovariotomy.

Ooplasma *s*: ooplasm.

Oosphäre *w*: oosphere.

Oospore *w*: oospore.

Ootomie *w*: ootomy.

Oozyste *w*: oocyst.

Oozyt *m*: oocyte, ovocyte.

Oozytenresorption *w*: ovisorption.

OP Abk. **Operationssaal** *m*: operating room [*abbr*] OR, operating theatre.

opak: opaque.
Opaleszenz w: opalescence.
opaleszierend: opalescent.
Opalski-Zelle w: Opalski cell.
Opazität w: opacity.
OPD-Syndrom Abk. otopalatodigitales Syndrom s: otopalatodigital syndrome.
operabel: operable.
Operabilität w: operability.
Operante w: operant.
Operateur m: operator, surgeon.
Operation w: surgery, operation; kosmetische ~ cosmetic surgery, esthetic surgery, featural surgery; plastische ~ plastic operation; stimmverbessernde ~ phonosurgery.
Operationsabdecktuch s: drape.
Operationsfeld s: field of operation.
Operationshandschuh m: surgical glove.
Operationskittel m: gown.
Operationsmikroskop s: operating microscope, surgical microscope.
Operationsraum m: surgery.
Operationssäge w: surgical saw.
Operationssaal m Abk. OP: operating room [abbr] OR, theatre.
Operationsschwester w: operating room nurse, theatre nurse.
Operationsteam s: surgical team.
Operationsverfahren s: surgical procedure.
Operationsvorbereitung w: surgical preparation, preoperative preparation.
Operationswunde w: surgical wound.
operativ: surgical, operative.
Operator m: operator.
Operatorgen s: operator gene.
Operatorregion w: operator region.
Operculum s: opercle, operculum.
operieren: operate.
Operkulektomie w: operculectomy.
Operkulitis w: operculitis, pericoronitis.
Operkulum s: opercle, operculum.
Operkulumepilepsie w: opercular epilepsy.
Operon s: operon.
Operonmodell s: operon model.

Opfer s: victim.
Ophiasis w: ophiasis, ophiasic alopecia areata.
Ophidismus m: ophidism.
Ophthalmia neonatorum: infantile purulent conjunctivitis.
Ophthalmie w: ophthalmia, ophthalmitis; sympathische ~ sympathetic ophthalmia; variköse ~ varicose ophthalmia.
Ophthalmie-: ophthalmitic.
Ophthalmo-: ophthalm-.
Ophthalmodynamometer s: ophthalmodynamometer.
Ophthalmodynamometrie w: ophthalmodynamometry.
Ophthalmographie w: ophthalmography.
Ophthalmologie w: ophthalmology.
ophthalmologisch: ophthalmologic.
Ophthalmometer s: ophthalmometer.
Ophthalmometrie w: ophthalmometry.
Ophthalmomyiasis w: ophthalmomyiasis, ocular myiasis.
Ophthalmopathie w: ophthalmopathy; endokrine ~ exophthalmic ophthalmoplegia, endocrine ophthalmopathy.
Ophthalmophtisis w: ophthalmomalacia, ophthalmophthisis.
Ophthalmoplegia w: ophthalmoplegia.
Ophthalmoplegia externa: external ophthalmoplegia, Ballett's disease.
Ophthalmoplegia interna: internal ophthalmoplegia.
Ophthalmoplegie w: ophthalmoplegia, ophthalmoparalysis; angeborene ~ congenital ophthalmoplegia; diabetische ~ diabetic ophthalmoplegia; exophthalmische ~ Ballett sign; internukleäre ~ internuclear ophthalmoplegia, internuclear paralysis, ataxic nystagmus; internukleäre vordere ~ anterior internuclear ophthalmoplegia; supranukleäre ~ Parinaud's ophthalmoplegia.
ophthalmoplegisch: ophthalmoplegic.
Ophthalmoreaktion w: ophthalmoreaction.
Ophthalmoskop s: ophthalmoscope, funduscope.

Ophthalmoskopie *w*: ophthalmoscopy; **direkte** ~ direct ophthalmoscopy; **indirekte** ~ indirect ophthalmoscopy.

ophthalmoskopisch: ophthalmoscopic.

Ophthalmostat *m*: ophthalmostat.

Opiat *s*: opiate, narcotic.

Opiatabhängigkeit *w*: opiate dependency, opium dependency, narcotism, meconism.

Opiatantagonist *m*: narcotic antagonist.

opiatartig: opiate-like.

Opiatentzugsschmerz *m*: meconalgia.

Opiatrezeptor *m*: opiate receptor.

-opie: -opia.

Opioid *s*: opioid.

Opipramol *s*: opipramol.

Opisthencephalon *s*: opisthencephalon.

Opisthion *s*: opisthion.

Opistho-: opistho-.

Opisthogenie *w*: opisthogenia.

Opisthognathie *w*: opisthognathism.

Opisthorchiasis *w*: opisthorchiasis, opisthorchosis.

Opisthorchis *m*: opisthorchis.

Opisthorchis-: opisthorchid.

opisthotonisch: opisthotonic.

Opisthotonus *m*: opisthotonos, opisthotonus, neck stiffness.

Opisthotonusepilepsie *w*: opisthotonic epilepsy.

Opitz-Krankheit *w*: Opitz disease, thrombophlebitic splenomegaly.

Opium *s*: opium.

Opium-: thebaic.

Opium-Kampher-Tinktur *w*: camphorated opium tincture, paregoric.

Opiumtinktur *w*: opium tincture, laudanum.

Oppenheim-Krankheit *w*: Oppenheim's disease, myatonia congenita.

Oppenheim-Pyramidenbahnzeichen *s*: Oppenheim's reflex.

Oppenheim-Syndrom *s*: Oppenheim syndrome.

Oppenheim-Trias *w*: Oppenheim's triad.

Oppenheim-Urbach-Krankheit *w*: Oppenheim-Urbach disease.

Oppenheim-Zeichen *s*: Oppenheim sign.

Oppenheim-Ziehen-Syndrom *s*: Oppenheim-Ziehen syndrome.

opponieren: oppose.

Opportunist *m*: opportunist.

opportunistisch: opportunistic.

-opsie: -opsy, -opsia.

Opsin *s*: opsin.

OPSI-Syndrom *s*: overwhelming postsplenectomy infection syndrome [*abbr*] OPSI syndrome.

Opsoklonus *m*: opsoclonus.

Opsomanie *w*: opsomania.

opsonieren: opsonize.

Opsonieren *s*: opsonification, opsonization.

Opsonin *s*: opsonin, opsone, bacteriotropin.

Opsonin-: opsonic.

Opsoninaffinität *w*: opsonophilia.

Opsoninindexbestimmung *w*: opsonometry.

opsoninstimulierend: opsinogenous.

Opsonin-Test *m*: opsoninocytophagic test.

Opsonisierung *w*: opsonization, opsonification.

Opsonisierungsindex *m*: opsonic index.

opsonozytophagisch: opsonocytophagic.

Optik *w*: optics.

Optiker *m*: optician.

optikochiasmatisch: opticochiasmatic.

optikopupillär: opticopupillary.

Optikusatrophie *w*: optic atrophy.

Optikusgliom *s*: optic glioma.

Optikusneuropathie *w*: optic neuropathy.

optimal: optimal, optimum.

Optimaldosis *w*: optimal dose.

Optimierung *w*: optimization.

Optimismus *m*: optimism.

Optimum *s*: optimum.

Option *w*: option.

optisch: optic, optical.

optisch inaktiv: optically inactive.

Opto-: opto-.

optoakustisch: optoacoustic.

Optoblast *m*: optoblast.

Optodynamometer *s*: optodynamometer.

optokinetisch: optokinetic, opticokinetic.
Optometer *s*: optometer, opsiometer, dioptometer.
Optometrie *w*: optometry, opsiometry, dioptometry.
Optomyometer *s*: optomyometer.
optostriatal: optostriate.
Optotyp *m*: optotype.
oral: oral, vocal, stomal, stomatic, stomatal.
Oralerotik *w*: mouth erotism.
Oralität *w*: orality.
Oralphase *w*: oral phase, oral stage.
Oralverkehr *m*: oral intercourse.
orange: orange.
Orange *s*: orange.
Orangenhautzeichen *s*: orange-peel sign.
Orazamid *s*: orazamide.
Orbicularis-oculi-Reflex *m*: nose-eye reflex, nose-bridge-lid reflex, Escherich sign, supraorbital reflex, trigeminofacial reflex, McCarthy's reflex.
Orbicularis-oris-Reflex *m*: orbicularis oris reflex.
Orbikularisphänomen *s*: orbicularis phenomenon, orbiculopupillary reflex, Westphal-Piltz sign, attention reflex of pupil.
Orbikularisreaktion *w*: eyelid closure reflex, blink reflex, wink reflex.
Orbita *w*: orbita, eye socket, orbit.
Orbitaangiographie *w*: orbital angiography.
Orbitaausräumung mit Sehnervenresektion: evisceroneurotomy.
orbital: orbital.
Orbitaphlegmone *w*: orbital abscess.
Orbitarand *m*: supraorbital arch.
Orbitaspaltsyndrom *s*: painful ophthalmoplegia.
Orbitaspitzensyndrom *s*: orbital apex syndrome, sensorimotor ophthalmoplegia.
Orbitatumor *m*: orbital neoplasm.
orbitonasal: orbitonasal.
Orbitopathie, endokrine *w*: exophthalmic ophthalmoplegia, endocrine ophthalmopathy.
Orbitotomie *w*: orbitotomy.
Orbivirus *m*: orbivirus.

Orcein *s*: orcein.
Orchi-: orchi-.
Orchialgie *w*: orchialgia, testalgia, orchiodynia, orchioneuralgia.
Orchidektomie *w*: orchidectomy, orchectomy.
Orchidepididymektomie *w*: orchidoepididymectomy.
Orchido-: orchidic.
Orchidometer *s*: orchidometer.
Orchidopexie *w*: orchidopexy, cryptorchidopexy.
Orchiektomie *w*: orchiectomy, orchidectomy, male castration.
Orchiepididymitis *w*: orchidoepididymitis.
Orchiotomie *w*: orchiotomy, orchidotomy, orchotomy.
Orchiozele *w*: orchiocele.
Orchipexie *w*: orchidorrhaphy, orchiorrhaphy.
Orchis: orchis, testis.
Orchitis *w*: orchitis, orchiditis, testitis, didymitis; **akute eitrige** ~ acute pyogenic orchitis; **metastatische** ~ metastatic orchitis; **traumatische** ~ traumatic orchitis.
orchitisch: orchitic.
Orcin *s*: orcin.
Orciprenalin *s*: orciprenaline.
ordinal: ordinal.
Ordinate *w*: ordinate, y coordinate, y-axis.
Ordinatenskala *w*: ordinal scale.
Ordination *w*: surgery hours, consulting hours.
Ordinationszimmer *s*: doctor's surgery, consulting room.
ordnen: 1. arrange, array, rank; 2. **neu** ~ rearrange.
Ordnung *w*: order, array, arrangement.
Ordnungszahl *w* Abk. **OZ**: atomic number [*abbr*] Z.
Orektikum *s*: orectic.
Orexie *w*: orexia.
Orf-Virus *m*: ORF virus.
Organ *s*: organ, organon, organum; **juxtaorales** ~ Chievitz organ; **kritisches** ~ critical organ; **lebenswichtige** ~'e vitals;

statisches ~ vestibular organ.
Organ-: organ-.
Organabschnitt *m*: part.
Organanteil, ektoper *m*: exclave.
Organbank *w*: transplant bank.
Organbehandlung *w*: organotherapy, organ treatment.
organbezogen: organ-related.
Organdosis *w*: organ dose.
Organeinblutung *w*: parenchymatous hemorrhage.
Organelle *w*: organelle.
Organempfänger *m*: organ recipient.
Organentzündung *w*: parenchymatous inflammation.
Organfixierung *w*: organopexy.
Organgewicht *s*: organ weight.
Organinjektion *w*: parenchymatous injection.
Organisation *w*: organization; **gemeinnützige** ~ nonprofit organization.
Organisationszentrum, embryonales *s*: organization center.
Organisator *m*: organizer.
organisch: organic, vitochemical.
organisieren: organize.
Organismus *m*: 1. organism; **Campylobacter-artiger** ~ campylobacter-like organism [*abbr*] CLO; **phototropher** ~ phototroph; **toxigener** ~ toxogen; 2. **außerhalb des** ~ outside of the organism, extraneous.
Organizismus *m*: organicism.
Organkonservierung *w*: organ preservation.
Organkrise, tabische *w*: tabetic crisis.
Organkultur *w*: organ culture.
Organneurose *w*: organ neurosis, organic neurosis, visceral neurosis.
Organo-: organ-.
Organogenese *w*: organogenesis.
organoleptisch: organoleptic.
Organon vomeronasale Jacobsoni: Jacobson's organ.
Organotherapie *w*: organotherapy, organ treatment.
organotrop: organotropic, organotrope.

organotroph: organotrophic.
Organotropie *w*: organotropism.
Organpakettransplantation *w*: organ cluster transplantation.
Organpräparatbehandlung *w*: organotherapy, organ treatment.
Organreife *w*: organ maturity.
Organspende *w*: organ donation.
Organspender *m*: organ donator.
organspezifisch: organspecific, enorganic.
Organspezifität *w*: organ specifity.
Organstumpf *m*: stump.
Organsystem *s*: organ system.
Organteil *s*: part of an organ, socia.
Organtransplantat *s*: organ transplant.
Organtransplantation *w*: organ transplantation.
Organüberlebensdauer *w*: organ survival.
Organum *s*: organon.
Organvermittlung *w*: organ procurement.
Organversagen *s*: organ failure.
Orgasmus *m*: orgasm.
Orgasmusstörung *w*: orgasmic dysfunction.
orgastisch: orgiastic, orgastic.
Orgotein *s*: orgotein.
Orient-: oriental.
Orientbeule *w*: oriental boil, oriental button, oriental sore.
Orientierung *w*: orientation.
Orientierungspunkt *m*: landmark.
Orientierungsreaktion *w*: orienting reaction, orienting reflex, investigatory reflex, orienting response.
Orientierungsstörung *w*: disorientation.
Orificium *s*: orifice, opening.
originär: original.
original: original.
Originalfilm *m*: master film.
Originalplatte *w*: master plate.
Orizabawurzel *w*: orizaba jalap root, ipomea.
Ormetoprimum *s*: ormetoprim.
Ormond-Syndrom *s*: Ormond's disease, idiopathic retroperitoneal fibrosis, retro-

peritoneal fibrosis.
Ornidazol *s*: ornidazole.
Ornipressin *s*: ornipressin, orpressin, ornithine vasopressin.
Ornithin *s*: ornithine [*abbr*] Orn, α,δ-diaminovaleric acid.
Ornithinämie *w*: ornithinemia.
Ornithincarbamyltransferase *w* Abk. **OCT**: ornithine carbamoyltransferase.
Ornithindekarboxylase *w*: ornithine decarboxylase.
Ornithinkonzentration *w*: ornithine concentration; **erhöhte** ~ hyperornithemia.
Ornithinzyklus *m*: urea cycle, ornithine cycle.
Ornithodorus *m*: ornithodorus.
Ornithonyssus *m*: ornithonyssus.
Ornithose *w*: ornithosis.
Ornithose-Virus *m*: ornithosis virus.
Ornithursäure *w*: ornithuric acid.
Oro-: oro-.
oroantral: oroantral.
orofazial: orofacial.
orofaziodigital: orofaciodigital.
Orogenitalverkehr *m*: oral intercourse.
oromandibulär: oromandibular.
oronasal: oronasal.
oropharyngeal: oropharyngeal.
Oropharyngealtubus *m*: oropharyngeal airway.
Oropharynx *m*: oropharynx.
Orosomucoid *s*: orosomucoid.
Orotat *s*: orotate.
Orotazidurie *w*: oroticaciduria, orotic aciduria.
Orotidin *s*: orotidine.
Orotidin-5-Phosphat *s*: orotidine-5-phosphate.
orotracheal: orotracheal.
Orotrachealtubus *m*: orotracheal tube.
Orotsäure *w*: orotic acid.
Oroyafieber *s*: Oroya fever.
Orphan-Virus *m*: orphan virus.
Orphenadrin *s*: orphenadrine, mephenamine.
Orphenadrinhydrochlorid *s*: orphenadrine hydrochloride.

Orphenadrinzitrat *s*: orphenadrine citrate.
Orphon *s*: orphon.
Orsellinsäure *w*: orsellinic acid.
Ort *m*: place, locus, site; **genetischer** ~ genetic site.
Orthese *w*: orthesis, orthosis.
Orthetik *w*: orthetics, orthotics.
orthetisch: orthotic.
Ortho-: ortho-.
Orthoameisensäureester *m*: orthoformate.
Orthocain *s*: orthocaine.
orthochrom: orthochromic.
orthochromatisch: orthochromatic.
Orthochromasie *w*: orthochromatia.
Orthodentin *s*: orthodentin.
Orthodiagraph *m*: orthodiagraph, orthodiascope.
Orthodiagraphie *w*: orthodiagraphy, orthodiascopy, orthoradioscopy, orthoroentgenology, orthoskiagraphy.
Orthodontie *w*: orthodontics, orthodontology, orthodontia, odonthorthosis, periodontia.
orthodontisch: orthodontic.
orthodrom: orthodromic.
Orthogenese *w*: orthogenesis.
orthognathisch: orthognathic.
orthogonal: orthogonal.
Orthographie *w*: orthography.
Orthokinetik *w*: orthokinetics.
Orthomyxovirus *m*: orthomyxovirus.
Orthopäde *m*: orthopedist, orthopedic surgeon.
Orthopädie *w*: orthopedics, orthopedic surgery.
Orthopädiemechaniker *m*: prosthetic technician.
orthopädisch: orthopedic.
Orthophorie *w*: orthophoria.
Orthophosphat *s*: orthophosphate.
Orthoplastik *s*: orthoplast.
Orthopnoe *w*: orthopnea.
Orthopnoelagerung *w*: orthopnea position.
orthopnoisch: orthopneic.

Orthopoxvirus *m*: orthopoxvirus.
Orthopraxie *w*: orthopraxy.
Orthoptik *w*: orthoptics.
orthoptisch: orthoptic.
Orthoptist *m*: orthoptist.
Orthoröntgenographie *w*: orthoroentgenology, orthodiagraphy.
Orthosäure *w*: ortho-acid.
Orthoselektion *w*: orthoselection.
Orthoskop *s*: orthoscope.
Orthoskopie *w*: orthoscopy.
Orthostase *w*: orthostasis, orthostatism.
orthostatisch: orthostatic.
Orthostellung *w*: orthoposition.
orthotisch: orthetic.
orthotop: orthotopic.
Orthoverbindung *w*: orthocompound.
Orthovoltage *w*: orthovoltage.
orthozephal: orthocephalic, orthocranic.
Orthurie *w*: orthuria.
Ortner-Syndrom *s*: intestinal angina, abdominal angina.
Ortol *s*: ortol.
Ortolani-Zeichen *s*: Ortolani's sign.
Ortskurve *w*: Nyquist's plot.
Orycenin *s*: oryzenin.
Orzein *s*: orcein.
Os Abk. **Osmium** *s*: osmium [*abbr*] Os.
Os *s*: os, bone, mouth.
Osazon *s*: osazone.
-ose: -osis.
Osgood-Schlatter-Syndrom *s*: Osgood-Schlatter disease, Schlatter's disease, Schlatter sprain, rugby knee.
Osiander-Arterienzeichen *s*: Osiander sign.
Osler-Knötchen: Osler nodes; **subunguale** ~ splinter hemorrhage.
Osler-Rendu-Weber-Syndrom *s*: Osler-Rendu-Weber syndrome, familial telangiectasis, hereditary hemorrhagic telangiectasis.
Osler-Vaquez-Krankheit *w*: Osler-Vaquez disease, chronic splenomegalic polycythemia.
Osmium *s* Abk. **Os**: osmium [*abbr*] Os.
Osmiumperoxid *s*: 1. osmium peroxide,

osmium tetroxide; 2. **mit ~ behandeln** osmicate.
Osmiumsäure *w*: osmic acid.
Osmiumtetraoxid *s*: osmium tetroxide, osmium peroxide.
Osmo-: osm-.
Osmodiuretikum *s*: osmotic diuretic.
Osmodiuretikumnebenwirkung *w*: osmotic diuretic toxicity.
Osmol *s*: osmole.
Osmolalität *w*: osmolality.
osmolar: osmolar.
Osmolarität *w*: osmolarity.
Osmologie *w*: osmology.
Osmometer *s*: osmometer.
Osmometrie *w*: osmometry.
Osmophilie *w*: osmophily.
Osmoregulation *w*: osmoregulation, osmotic regulation.
Osmoregulator *m*: osmoregulator.
Osmorezeptor *m*: osmoreceptor, osmoceptor, osmotic receptor.
Osmose *w*: osmosis, osmose; **verringerte** ~ hypo-osmosis.
Osmotherapie *w*: osmotherapy.
osmotisch: osmotic.
Osphresiologie *w*: osphresiology.
Ossein *s*: ossein, ostein.
Osseo-: osseo-.
osseofibrös: osseofibrous.
osseokartilaginär: osseocartilaginous.
osseoligamentär: osseoligamentous.
Ossidesmose *w*: ossidesmosis, osteodesmosis.
Ossifikation *w*: ossification, bone formation; **desmale** ~ intramembraneous ossification; **enchondrale** ~ enchondral ossification, cartilaginous ossification, endochondral osteogenesis; **endesmale** ~ intramembraneous ossification; **heterotope** ~ heterotopic ossification, heterotopic bone formation; **pathologische** ~ pathologic ossification; **perichondrale** ~ perichondral ossification.
Ossifikationsalter *s*: bone age.
Ossifikationskern *m*: center of ossification.

Ossifikationszentrum s: center of ossification, point of ossification, osteite.

Ossifikationszone w: zone of ossification.

ossifizierend: ossific.

ossikulär: ossicular.

Ossikulektomie w: ossiculectomy.

Ossikuloplastik w: ossiculoplasty.

Ossovenographie w: vertebral venography.

Ost-: ost-.

Ostein s: ostein, ossein.

Osteitis w: osteitis, ostitis.

Osteitis deformans: Paget's disease of bone, Paget syndrome.

Osteitis fibrosa cystica: metaplastic malacia, osteitis fibrosa.

Osteoakusis w: osteoacousis.

Osteoarthritis w: osteoarthritis, ostearthritis, ostarthritis, degenerative arthritis, senescent arthritis, Heberden's rheumatism.

Osteoarthroektomie w: osteoarthrectomy, ostearthrectomy.

Osteoarthropathie w: osteoarthropathy; **hypertrophe pulmonale** ~ hypertrophic pulmonary osteoarthropathy, Bamberger-Marie disease, secondary hyperplastic osteitis; **tabische** ~ tabetic arthropathy.

Osteoarthrose w: osteoarthrosis.

osteoartikulär: osteoarticular.

Osteoblast m: osteoblast, osteoplast, osteogenic cell.

osteoblastisch: osteoblastic, osteoplastic.

Osteoblastom s: osteoblastoma, giant osteoid osteoma.

osteochondral: osteochondral, osteochondrous, osteocartilaginous, osseocartilaginous.

Osteochondritis w: osteochondritis; **juvenile** ~ adolescent osteochondritis; **spezifische** ~ syphilitic osteochondritis, Wegner's disease.

Osteochondritis dissecans: osteochondrolysis, osteochondritis dissecans.

Osteochondritis syphilitica w: syphilitic osteochondritis, Wegner's disease.

Osteochondroarthropathie w: osteochondroarthropathy.

Osteochondrodysplasie w: osteochondrodysplasia, chondro-osteodystrophy, skeletal dysplasia.

Osteochondrolyse w: osteochondrolysis.

Osteochondrom s: osteochondroma, osteochondrophyte, ecchondroma.

Osteochondromatose w: osteochondromatosis, ecchondrosis.

Osteochondropathia multiplex: osteochondropathia multiplex, Silverskiöld syndrome.

Osteochondropathie w: osteochondropathy.

Osteochondroplasie w: osteochondroplasia.

Osteochondrosarkom s: osteochondrosarcoma.

Osteochondrose w: osteochondrosis, Legg's disease.

Osteochondrosis deformans tibiae: Blount's disease, nonrachitic bowleg.

Osteocranium s: osteocranium.

Osteodentin s: osteodentin.

Osteodesmose w: osteodesmosis, ossidesmosis.

Osteodysplasie w: osteodysplasia, Melnick-Needles syndrome.

Osteodysplastie w: osteodysplasty.

Osteodystrophia deformans: Paget's disease of bone, osteitis deformans, Paget syndrome.

Osteodystrophia fibrosa cystica generalisata: Recklinghausen's disease of bone.

Osteodystrophie w: osteodystrophy; **hereditäre** ~ Albright's hereditary osteodystrophy; **hyperparathyreoide** ~ parathyroid osteodystrophy; **infantile renale** ~ renal osteodystrophy, renal infantilism, renal nanism; **pankreatische** ~ celiac rickets; **renale** ~ renal osteodystrophy, renal infantilism, azotemic osteodystrophy, renal rickets, pseudorickets, osteoporosis with renal diabetes.

Osteoektomie w: ostectomy, osteoectomy.

Osteofibrom s: osteofibroma, ossifying fibroma, fibro-osteoma.

Osteofibromatose *w*: osteofibromatosis; **zystische** ~ cystic osteofibromatosis.

Osteofibrose *w*: osteofibrosis.

osteogen: osteogenic, osteogenous.

Osteogenese *w*: osteogenesis, osteogeny, bone development, ostosis, physiologic ossification; **periostale** ~ periosteal osteogenesis.

Osteogenesis imperfecta *w*: osteogenesis imperfecta, Eddowes disease, blue sclera syndrome.

Osteogenesis imperfecta congenita: osteogenesis imperfecta congenita, Vrolik's disease.

Osteogenesis imperfecta tarda: osteogenesis imperfecta tarda, Spurway syndrome.

osteoid: osteoid.

Osteoid *s*: osteoid.

Osteoidosteom *s*: osteoid osteoma.

osteokartilaginär: osteocartilaginous.

Osteoklasie *w*: osteoclasty, osteoclasia, osteoclasis, diaclasis.

Osteoklast *m*: osteoclast, osteophage.

Osteoklastenaktivierungsfaktor *m*: osteoclast activating factor [*abbr*] OAF.

osteoklastisch: osteoclastic.

Osteoklastom *s*: osteoclastoma.

Osteolith *m*: osteolith.

Osteologie *w*: osteology.

Osteolyse *w*: osteolysis.

Osteom *s*: osteoma; **kompaktes** ~ compact osteoma; **osteoides** ~ osteoid osteoma.

osteomähnlich: osteomatoid.

Osteomalazie *w*: osteomalacia, adult rickets, late rickets, tardy rickets, softening of the bones, halisteresis, osteohalisteresis; **renale tubuläre** ~ renal tubular osteomalacia.

osteomalazisch: osteomalacic.

Osteometrie *w*: osteometry.

osteometrisch: osteometric.

Osteomyelitis *w*: osteomyelitis, bone infection, bone inflammation, medullitis, ossifluent abscess, carious osteitis; **eitrige** ~ ostempyesis; **sklerosierende** ~ nonsuppurative osteomyelitis, Garré's osteo-myelitis; **zentrale** ~ central osteitis.

osteomyelitisch: osteomyelitic.

Osteomyelitis sicca Garré: Garré's osteomyelitis.

Osteomyelodysplasie *w*: osteomyelodysplasia.

Osteomyelofibrose *w*: bone marrow fibrosis, osteomyelofibrotic syndrome, myelofibrosis, myelosclerosis.

Osteomyelosklerose *w*: osteomyelosclerosis.

Osteon *s*: osteon, haversian system.

Osteonekrose *w*: osteonecrosis.

Osteo-Onychodysplasie *w*: nail-patella syndrome.

Osteopathia *w*: osteopathia, osteopathy.

Osteopathia hyperostotica congenita: melorheostosis.

Osteopathia hyperostotica multiplex infantilis: osteopathia hyperostotica multiplex infantilis, Camurati-Engelmann disease, diaphyseal sclerosis, progressive diaphyseal dysplasia, diaphyseal dysplasia.

Osteopathia striata: Voorhoeve's disease.

Osteopathie *w*: osteopathy, osteopathia, osteonosus; **alimentäre** ~ alimentary osteopathy.

osteopathisch: osteopathic.

Osteopenie *w*: osteopenia.

Osteoperiostitis *w*: osteoperiostitis.

Osteopetrose *w*: osteopetrosis, osteosclerosis fibrosa, Albers-Schönberg disease, marble bone disease.

Osteophagie *w*: osteophagia.

Osteophlebitis *w*: osteophlebitis.

Osteophyt *m*: osteophyte.

Osteophytose *w*: osteophytosis.

Osteoplasie *w*: osteoplasia.

Osteoplast *m*: osteoblast.

Osteoplastik *w*: osteoplasty, boneplasty.

osteoplastisch: osteoplastic.

Osteopoikilie *w*: osteopoikilosis, condensing osteitis, dissiminated condensing osteopathy.

Osteoporose *w*: osteoporosis, bone atrophy, rarefying osteitis, osteoanabrosis, ostemia; **posttraumatische ~** fracture disease, Leriche's disease.

Osteoporose mit renalem Diabetes: glucophosphatemic diabetes mellitus.

osteoporotisch: osteoporotic.

Osteopsathyrose w: osteopsathyrosis.

Osteoradionekrose w: osteoradionecrosis.

Osteosarkom s: osteosarcoma, osteogenic sarcoma; **teleangiektatisches ~** teleangiectatic osteosarcoma, osteoteleangiectasia.

osteosarkomatös: osteosarcomatous.

Osteosklerose w: osteosclerosis.

Osteosynthese w: osteosynthesis, synthetism.

Osteotom s: osteotome.

Osteotomie w: osteotomy; **gerade ~** linear osteotomy; **intertrochantäre ~** transtrochanteric osteotomy; **subtrochantäre ~** subtrochanteric osteotomy.

Osteozele w: osteocele.

Osteozyt m: osteocyte, osseous cell.

Ostiofolliculitis w: superficial pustular perifolliculitis.

Ostitis w: osteitis, ostitis, bone infection, bone inflammation; **chronische ~** chronic osteitis; **hämatogene ~** hematogenous osteitis; **sklerosierende ~** sclerosing osteitis, formative osteitis, chronic sclerosing osteomyelitis, chronic non-suppurative osteitis; **syphilitische ~** gummatous osteitis.

Ostitis condensans: condensing osteitis.

Ostitis deformans: pagetoid osteitis.

Ostitis fibrosa cystica: fibrocystic osteitis, chronic hemorrhagic osteomyelitis, Engel-Recklinghausen disease.

Ostitis multiplex cystoides Jüngling: Jüngling's disease.

Ostium s: ostium.

Ostium-primum-Defekt m: persistent ostium primum.

Ostiumsphinkter m: ostial sphincter.

-ostose: -ostosis.

Ostose w: ostosis.

Ostrum-Furst-Syndrom s: Ostrum-Furst syndrome.

Ostwald-Koeffizient m: Ostwald's coefficient.

Oszillation w: oscillation.

Oszillationskamera w: oscillation camera.

Oszillator m: oscillator.

oszillieren: oscillate.

Oszillogramm s: oscillogram.

Oszillograph m: oscillograph.

Oszillographie w: oscillography.

oszillographisch: oscillographic.

Oszillometer s: oscillometer.

Oszillometrie w: oscillometry.

oszillometrisch: oscillometric.

Oszillopsie w: oscillopsia.

Oszilloskop s: oscilloscope.

Otalgia tabetica: tabetic otalgia.

Otalgie w: otalgia, otodynia; **reflektorische ~** referred otalgia.

Ota-Nävus m: Ota's nevus, oculocutaneous melanosis.

Othämatom s: hematoma auris.

-otisch: -otic.

Otitis w: otitis; **adhäsive ~** adhesive otitis; **seröse ~** serous otitis; **traumatische ~** traumatic otitis.

Otitis externa w: otitis externa.

Otitis externa maligna w: malignant otitis externa, necrotizing otitis externa.

Otitis media w: otitis media [abbr] OM; **eitrige ~** purulent otitis media, suppurative otitis media; **nekrotisierende ~** necrotizing otitis; **sekretorische ~** hydrotympanum; **seromuköse ~** serous otitis media, secretory otitis media, glue ear, otitis media with effusion.

Otobiosis w: ear tick disease.

Otocranium s: otocrane, petromastoid.

otogen: otogenic, otogenous.

Otolaryngologie w: otolarngology.

Otolith m: otolith, eardust.

Otologe: aurist.

Otologie w: otology.

Otomyiasis w: otomyiasis, aural myiasis.

Otomykose w: otomycosis.

Otoneurologie w: neurotology, neuro-otology.

Otoplastik *w*: otoplasty.
Otorhinolaryngologie *w*: otorhinolaryngology.
Otorrhö *w*: otorrhea.
Otosklerose *w*: otosclerosis, otospongiosis.
Otoskop *s*: otoscope.
Otoskopie *w*: otoscopy.
ototoxisch: ototoxic.
Ototoxizität *w*: ototoxicity.
Otozephalie *w*: otocephaly.
Otto-Krankheit *w*: Otto's disease.
Ouabain *s*: ouabain, uabain.
Ouchterlony-Präzipitationsverfahren *s*: Ouchterlony method.
Ouchterlony-Test *m*: Ouchterlony technique, Ouchterlony test.
Ov-: ov-.
oval: oval.
Ovalärschnitt *m*: elliptic amputation.
Ovalbumin *s*: ovalbumin, egg albumin.
Ovalozyt *m*: ovalocyte.
Ovar *s*: ovary, ovarium, oophoron; fehlendes ~ anovarism.
Ovar-: oophor-.
Ovaralgie *w*: oophoralgia.
Ovarektomie *w*: ovariectomy, ovariosteresis.
ovarektomieren: ovariectomize, spay.
ovarial: ovarian.
Ovarialabszeß *m*: ovary abscess, pyoovarium.
Ovarialblutung *w*: ovarian apoplexy.
Ovarialgie *w*: ovarialgia.
Ovarialgravidität *w*: ovarian pregnancy, ovariocyesis.
Ovarialkarzinom *s*: ovarian cancer.
Ovarialödem *s*: hydrovarium.
Ovarialsyndrom, polyzystisches *s*: polycystic ovary syndrome [*abbr*] PCO syndrome, polycystic ovaries, Stein-Leventhal syndrome.
Ovarialtorsion *w*: ovary torsion.
Ovarialtumor *m*: ovarian tumor, tumor of the ovary, oophoroma.
Ovarialzyste *w*: hydrovarium.
Ovarialzystenentfernung, transvaginale *w*: colpoparovariocystectomy.
Ovariektomie *w*: ovariectomy.
Ovarien, polyzystische: polycystic ovaries, polycystic ovary syndrome [*abbr*] PCO syndrome, Stein-Leventhal syndrome.
Ovarienunterfunktion *w*: hypovarianism, hypo-ovarianism.
Ovariopexie *w*: ovariopexy.
Ovariosalpingektomie *w*: oophorosalpingectomy.
Ovariosalpingitis *w*: oophorosalpingitis.
Ovariostomie *w*: oophorostomy.
Ovariotomie *w*: oophorotomy.
Ovariozele *w*: ovariocele.
Ovariozentese *w*: ovariocentesis.
Ovarschmerz, kolikartiger *m*: ovarian colic.
Overhead-Extension *w*: overhead extension.
Oversuppression-Syndrom *s*: oversuppression syndrome.
Ovizid *s*: ovicide.
Ovo-: ovo-.
Ovogonium *s*: oogonium.
Ovomukoid *s*: ovomucoid.
Ovotestis *m*: ovotestis, ovariotestis.
ovovivipar: ovoviviparous.
Ovozentrum *s*: ovocentre, oocenter.
Ovozyt *m*: ovocyte, oocyte.
Ovulation *w*: 1. ovulation, ovification; vorzeitige ~ superovulation; 2. Ausbleiben der ~ anovulation.
Ovulationsblutung *w*: midcyclical bleeding.
Ovulationshemmer *m*: ovulation inhibitor, anovulant.
Ovulationsinduktion *w*: ovulation induction.
Ovulationsmethode *w*: ovulation method.
Ovulationstest *m*: ovulation test.
ovulatorisch: ovulatory.
Ovum *s*: ovum, ovule, egg.
Owren-Syndrom *s*: Owren's disease, factor V deficiency, parahemophilia.
Oxaboloncipionat *s*: oxabolone cipionate.
Oxaceprol *s*: oxaceprol.

Oxacillin *s*: oxacillin.
Oxacillinnatrium *s*: sodium oxacillin.
Oxalat *s*: oxalate.
Oxalatblut *s*: oxalated blood.
Oxalatnephropathie *w*: oxalate nephropathy.
Oxalatplasma *s*: oxalated plasma.
Oxalatstein *m*: oxalate calculus.
Oxalbernsteinsäure *w*: oxalosuccinic acid.
Oxalessigsäure *w*: oxaloacetic acid.
Oxalose *w*: oxalosis, glyceric aciduria.
Oxalsäure *w*: oxalic acid.
Oxalsäurevergiftung *w*: oxalism.
Oxalurie *w*: oxaluria.
Oxalursäure *w*: oxaluric acid.
Oxaminsäure *w*: oxamic acid.
Oxamniquinum *s*: oxamniquine.
oxamsauer: oxamic.
Oxamycin *s*: oxamycin.
Oxanamid *s*: oxanamide.
Oxandrolon *s*: oxandrolone.
Oxatomid *s*: oxatomide.
Oxazepam *s*: oxazepam.
Oxazolam *s*: oxazolam.
Oxedrin *s*: synephrine.
Oxeladin *s*: oxeladin.
Oxetacain *s*: oxetacaine, oxetazaine.
Oxetazain *s*: oxetacaine, oxetazaine.
Oxid *s*: oxide.
Oxidant *m*: oxidant.
Oxidase *w*: oxidase.
Oxidasetest *m*: oxidase test, oxidase reaction.
Oxidation *w*: oxidation; **aerobe** ~ aerobic oxidation; **anaerobe** ~ anaerobic oxidation.
Oxidationsmittel *s*: oxidant, oxidizer.
Oxidationsstufe *w*: oxidation step.
Oxidationswasser *s*: water of combustion.
oxidativ: oxidative.
oxidierbar: oxidizable.
oxidieren: oxidize, oxygenate.
Oxidoreduktase *w*: oxidoreductase.
Oxidoreduktion *w*: oxidoreduction.
Oxilofrin *s*: p-hydroxyephedrine.
Oxim *s*: oxime.

Oximeter *s*: oximeter.
Oximetrie *w*: oximetry.
Oxin *s*: oxine, hydroxyquinoline.
Oxiran *s*: oxirane, 1,2-epoxyethane, ethylene oxide.
Oxitriptan *s*: oxitriptan.
Oxitropiumbromid *s*: oxitropium bromide.
Oxolinsäure *w*: oxolinic acid.
Oxomemazin *s*: oxomemazine.
Oxon *s*: oxone.
Oxophenarsin *s*: oxophenarsine.
5-Oxoprolin *s*: pyroglutamic acid.
Oxosteroid *s*: oxosteroid.
Oxprenolol *s*: oxprenolol.
Oxtriphyllin *s*: oxtriphylline, theophylline cholinate.
Oxybuprocain *s*: oxybuprocaine.
Oxybuprocainhydrochlorid *s*: benoxinate hydrochloride.
β-Oxybuttersäure *w*: beta-oxybutyric acid.
Oxychinolin *s*: oxyquinoline, hydroxyquinoline.
Oxychromatin *s*: oxychromatin, lanthanin.
Oxycodon *s*: oxycodone.
Oxydationszahl *w*: oxidation number.
Oxyfedrin *s*: oxyfedrine.
oxygen: oxygenic.
Oxygenase *w*: oxygenase.
Oxygenation *w*: oxygenation, atmospherization; **extrakorporale** ~ extracorporeal oxygenation; **hyperbare** ~ hyperbaric oxygenation.
Oxygenator *m*: oxygenator.
oxygenieren: aerate, ventilate.
Oxygenierung *w*: oxygenation, atmospherization.
Oxygenisation *w*: oxygenation, atmospherization.
Oxyhämin *s*: oxyhematin.
Oxyhämoglobin *s*: oxyhemoglobin, oxidized hemoglobin.
Oxymesteron *s*: oxymesterone.
Oxymetazolin *s*: oxymetazoline.
Oxymetholon *s*: oxymetholone.

Oxymetrie *w*: oxymetry.
Oxymorphon *s*: oxymorphone.
Oxynaphthoesäure *w*: oxynaphtoic acid.
Oxynervon *s*: oxynervon.
Oxynervonsäure *w*: oxynervonic acid.
Oxypertin *s*: oxypertine.
Oxyphenarsin *s*: oxyphenarsine.
Oxyphenbutazon *s*: oxyphenbutazone.
Oxyphencyclimin *s*: oxyphencyclimine.
oxyphil: oxyphil, oxyphilic, acidophil, acidophile.
Oxyplasma *s*: oxyplasm.
Oxypropionsäure *w*: oxypropionic acid.
Oxysäure *w*: oxyacid.
Oxytetracyclin *s*: oxytetracycline, hydroxytetracycline.
Oxytocin *s*: oxytocin, ocytocin, α-hypophamine.

Oxytozin *s*: oxytocin, ocytocin, α-hypophamine.
Oxytozinase *w*: oxytocinase.
Oxytozinbelastungstest *m* Abk. **OBT**: oxytocin challenge test.
Oxyuriasis *w*: oxyuriasis, oxyuria.
OZ Abk. **Ordnungszahl** *w*: atomic number [*abbr*] Z.
Ozäna *w*: ozena, atrophic rhinitis.
Ozeanographie *w*: oceanography.
Ozon *s*: 1. ozone; 2. **mit ~ behandeln** ozonize.
ozonerzeugend: ozoniferous.
Ozonkrankheit *w*: ozone sickness.
Ozonschicht *w*: ozone layer.
Ozonvergiftung *w*: ozone poisoning.
Ozytocin *s*: ocytocin.
Ozytozin *s*: ocytocin.

P

P Abk. **1. Perzentile** w; **2. Phosphor** m; **3. Puls** m: 1. percentile; 2. phosphor [abbr] P; 3. pulse.

PA Abk. **Primäraffekt** m: primary lesion.

p. a. Abk. **posterior-anterior**: posteroanterior [abbr] P-A.

PAA-Gel Abk. **Polyacrylamidgel** s: polyacrylamide gel.

Paar s: pair.

Paarbildung w: pair emission, tie, materialization.

paaren: pair, mate.

paarig: geminate, geminous, jugate.

Paarorganelle w: paired organelle, rhoptry.

Paartherapie w: couple therapy.

Paarung w: pairing, coupling, mating; **somatische ~** somatic pairing.

Paarungssegment s: pairing segment.

Paarungsverhalten s: mating behavior.

Paarvergleich m: pairwise comparison.

Paarvergleichstest m: paired associates test.

Paas-Syndrom s: Paas disease.

PABA Abk. **p-Aminobenzoesäure** w: p-aminobenzoic acid [abbr] PABA, p-aminobenzoate [abbr] PAB.

Pacchioni-Granulationen: Pacchioni's granulations, meningeal granules.

Pachy-: pachy-.

Pachyblepharon s: pachyblepharon.

Pachydaktylie w: pachydactyly.

pachydermal: pachydermic, pachydermatous.

Pachydermia laryngis: pachydermia laryngis, contact ulcer of the larynx.

Pachydermie w: pachyderma, pachydermia.

Pachydermitis spinalis externa: acute spinal pachymeningitis.

Pachydermoperiostose w: pachydermoperiostosis, pachyperiosteoderma, Tou-

raine-Solente-Golé syndrome.

Pachygyrie w: pachygyria.

Pachyleptomeningitis w: pachyleptomeningitis.

Pachymeningitis w: pachymeningitis, external meningitis, perimeningitis; **eitrige ~** suppurative pachymeningitis, fibrinohemorrhagic pachymeningitis; **zerebrale ~** cerebral pachymeningitis.

Pachymeningitis cervicalis hypertrophica: syphilitic hyperplastic pachymeningitis, syphilitic spinal pachymeningitis.

Pachymeningitis hypertrophica spinalis: hypertrophic spinal pachymeningitis.

Pachymeninx w: pachymeninx, dura mater.

Pachyonychia congenita: pachyonychia congenita, Jadassohn-Lewandowsky syndrome, Schafer syndrome.

Pachyonychie w: pachyonychia, pachyonychosis, pachonychia.

Pachyperitonitis w: pachyperitonitis.

Pachytän s: pachytene, pachynema, strepsitene.

Pachyzephalie w: pachycephaly.

Pacini-Körperchen: Pacini's corpuscles, pacinian corpuscles.

packen: pack.

Packmethode w: packing.

Packung w: pack, package, packing; **feuchte ~** wet pack, fomentation; **kalte ~** cold pack; **warme ~** hot pack.

Päd-: ped-.

Pädagogik w: pedagogics.

Pädatrophie w: pedatrophia, athrepsy.

Päderastie w: pederasty, pedication.

Pädiatrie w: pediatrics, pediatry, pedology.

pädiatrisch: pediatric, pedologic.

Pädo-: pedo-, paed-.

Pädodontie w: pedodontics, pedodontia,

pediodontia, pediadontia.

Pädogenese *w*: pedogenesis.

Pädologie *w*: pedology, paidology.

Pädophilie *w*: pedophilia.

Paget-Karzinom *s*: Paget's disease of nipple.

Paget-Krankheit *w*: Paget's disease of bone, pagetoid osteitis, Paget syndrome, Paget's disease of skin.

pagetoid: pagetoid, pagetic.

Paget-Schroetter-Syndrom *s*: Paget-von Schroetter syndrome, effort thrombosis, Schroetter syndrome.

Paget-Zelle *w*: Paget cell.

-pagus: -pagus.

PAH Abk. **Paraaminohippursäure** *w*: p-aminohippuric acid [*abbr*] PAHA.

Palade-Granula: Palade granules.

Paläo-: paleo-, palaeo-, pale-.

Paläoenzephalon *s*: old brain.

Paläogenese *w*: paleogenesis.

paläokinetisch: paleocinetic.

Paläokortex *m*: archicortex.

Paläoolive *w*: paleo-olive.

Paläopallium *s*: paleopallium, mesopallium.

paläozerebellär: paleocerebellar.

Paläozerebellum *s*: paleocerebellum.

palatinal: palatal, palatine, palatic.

Palatinallappenplastik *w*: Wardill flap method.

Palatinit *s*: palatinol.

Palato-: palato-, palat-.

Palatodynie *w*: palatodynia.

Palatognatho-: palatognathous.

Palatograph *m*: palatograph.

palatolingual: palatoglossal.

Palatomyograph *m*: palatomyograph.

Palatopagus *m*: palatopagus.

Palatoplastik *w*: palatoplasty, palatorrhaphy, uranostaphyloplasty, uraniscoplasty.

Palatoschisis *w*: palatoschisis.

Palatum *s*: palate.

Palatum ogivale: gothic palate.

Pali-: pali-.

Paligraphie *w*: paligraphia, palingraphia.

Palikinesie *w*: palikinesia, palicinesia.

Palilalie *w*: palilalia, paliphrasia, palinphrasia.

Palin-: palin-.

Palindrom *s*: palindrome.

Palindromie *w*: palindromia, palinodia.

palindromisch: palindromic.

Palingenesis *w*: palingenesis, paleogenesis.

palingenetisch: palingenetic.

Palinmnese *w*: palinmnesis, remote memory.

Palisade *w*: palisade.

Palisadenwurm *m*: strongyle, strongylus.

Palladium *s* Abk. **Pd**: palladium [*abbr*] Pd.

Pallästhesie *w*: pallesthesia, pallesthetic sensibility, bone sensibility, vibratory sensibility, palmesthetic sensibility.

pallästhetisch: pallesthetic, palmesthetic.

Pallanästhesie *w*: pallanesthesia, palmanesthesia, apallesthesia.

palliativ: palliative, alleviative.

Palliativoperation *w*: palliative surgery.

Palliativum *s*: palliative, alleviant.

pallidal: pallidal.

Pallido-: pallido-.

Pallidotomie *w*: pallidotomy, pallidectomy.

Pallidumresektion *w*: pallidectomy; **kryochirurgische** ~ cryopallidectomy.

Pallidumsyndrom *s*: pallidal syndrome, paleostriatal syndrome, pallidal rigidity.

Pallidumsystem *s*: pallidofugal pathway.

Pallium *s*: pallium.

Pallium-: pallial.

Palma manus: palm of hand.

palmar: palmar, thenad.

Palmarabdruck *m*: palmprint.

Palmarerythem *s*: 1. palmar erythema; 2. ~ **bei Lebererkrankung** liver palm.

Palmarkontraktion *w*: palmar contraction.

Palmarraum *m*: palmar space.

Palmarreflex *m*: palmar reflex.

Palmarsyndrom *s*: Lane's disease.

Palmitat *s*: palmitate.

Palmitinsäure *w*: palmitic acid.

Palmitoleinsäure *w*: palmitoleic acid.
Palmityl-Co A *s*: palmitoyl-CoA.
Palmomentalreflex *m*: palmomental reflex, pollicomental reflex, Marinesco-Radovic reflex.
palpabel: 1. palpable; 2. **nicht ~** impalpable.
Palpation *w*: palpation, touch, dipping.
Palpation und Perkussion: palpatopercussion.
palpatorisch: palpatory.
Palpebra: palpebra.
palpebral: palpebral.
palpieren: palpate.
Palpitation *w*: palpitation, palmus.
palpitieren: palpitate.
Paltauf-Färbung *w*: Paltauf stain.
Paltauf-Sternberg-Zelle *w*: Paltauf-Sternberg cell.
Paludismus *m*: paludism.
Pamaquin *s*: pamaquine.
Pan-: pan-, pant-, panto-.
Panagglutination *w*: panagglutination.
panagglutinierend: panagglutinable.
Panagglutinin *s*: panagglutinin.
Panaritium *s*: runaround, felon, whitlow, panaritium; **oberflächliches ~** subcuticular felon; **tiefes ~** deep felon.
Panaritium analgicum: painless whitlow.
Panaritium periostale: subperiosteal felon.
Panaritium subcutaneum: subcutaneous felon.
Panaritium tendinosum: thecal whitlow, thecal felon.
Panarteriitis *w*: panarteritis, polyarteritis.
Panarthritis *w*: panarthritis.
Panatrophie *w*: panatrophy, pantatrophy.
panautonom: panautonomic.
panazinär: panacinar, panlobular.
panchromatisch: panchromatic.
Pancoast-Syndrom *s*: Pancoast syndrome, Hare syndrome.
Pancoast-Tumor *m*: Pancoast tumor.
Pancreas annulare: annular pancreas.
Pancreas divisum: divided pancreas.
Pancuroniumbromid *s*: pancuronium bromide.
Pandemie *w*: pandemic, pandemia.
pandemisch: pandemic.
Pandy-Reaktion *w*: Pandy's test.
Pandysautonomie *w*: pandysautonomia, acute autonomic neuropathy.
Panel *s*: panel.
Panelektroskop *s*: panelectroscope.
Panel-Untersuchungsplan *m*: panel design.
Panendoskop *s*: panendoscope, forward-viewing endoscope.
Panendoskopie *w*: panendoscopy.
Panenzephalitis *w*: panencephalitis; **subakute sklerosierende ~** Abk. SSPE subacute sclerosing panencephalitis [*abbr*] SSPE, inclusion body encephalitis, Dawson's encephalitis, diffuse sclerosing encephalitis, Bodechtel-Guttmann disease.
Paneth-Zelle *w*: Paneth cell.
Pangenesie *w*: pangenesis.
Panhidrose *w*: panhidrosis, panidrosis.
Panhypopituitarismus *m*: panhypopituitarism.
Panhysterektomie *w*: panhysterectomy, complete hysterectomy.
Panik *w*: panic.
Panikattacke *w*: panic attack.
panisch: panic.
Pankarditis *w*: pancarditis.
Pankreas *s*: pancreas; **künstliches ~** artificial pancreas; **ventrales ~** ventral pancreas.
Pankreasabszeß *m*: pancreatic abscess, pancreas abscess.
Pankreasamylase *w*: pancreatic amylase, amylopsin.
Pankreasauflösung *w*: pancreatolysis, pancreolysis.
Pankreasautodigestion *w*: pancreas autodigestion.
Pankreasdiabetes *m*: pancreatic diabetes mellitus.
Pankreas-Duodenum-Transplantation *w*: pancreaticoduodenal transplantation.
Pankreasenzym *s*: pancreas enzyme.
Pankreaserkrankung *w*: pancreatopathy.

Pankreasfibrose w: fibrosis of pancreas; **zystische** ~ cystic fibrosis of pancreas.

Pankreasgang m: pancreatic duct.

Pankreasinsuffizienz w: pancreatic insufficiency, pancreas insufficiency, hypopancreatism.

Pankreaskalzifizierung w: pancreatic calcification.

Pankreaskarzinom s: pancreatic cancer.

Pankreaskolik w: pancreatic colic.

Pankreaslipase w: pancreatic lipase, pancreatolipase.

Pankreasnekrose w: pancreatic necrosis.

Pankreaspeptidase w: pancreatopeptidase.

Pankreasphlegmone w: pancreatic phlegmon.

Pankreaspseudozyste w: pancreatic pseudocyst.

Pankreasribonuklease w: pancreatic ribonuclease.

Pankreassaft m: pancreatic juice.

Pankreasstein m: pancreatic calculus, pancreatolith, pancreolith.

Pankreassteinentfernung w: pancreatolithectomy.

Pankreastransplantation w: pancreatic transplantation.

Pankreastumor m: pancreatic neoplasm.

Pankreasvergrößerung w: pancreatomegaly.

Pankreat-: pancreat-.

Pankreatektomie w: pancreatectomy, pancreectomy.

Pankreatiko-: pancreatico-.

pankreatikoduodenal: pancreaticoduodenal.

Pankreatikoduodenektomie w: pancreaticoduodenectomy, pancreatoduodenectomy.

Pankreatikoduodenotomie w: pancreaticoduodenotomy.

Pankreatikoenterostomie w: pancreaticoenterostomy, pancreatoenterostomy.

Pankreatikogastrostomie w: pancreaticogastrostomy.

Pankreatikojejunostomie w: pancreaticojejunostomy.

pankreatikolienal: pancreaticosplenic, splenopancreatic, splenicopancreatic.

Pankreatin s: pancreatin.

pankreatisch: pancreatic, pancreatogenous.

Pankreatitis w: pancreatitis; **akute hämorrhagische** ~ acute hemorrhagic pancreatitis; **chronische** ~ chronic pancreatitis; **fulminante** ~ fulminant pancreatitis; **medikamenteninduzierte** ~ drug-induced pancreatitis; **ödematöse** ~ edematous pancreatitis.

Pankreato-: pancreato-.

Pankreatoduodenostomie w: pancreaticoduodenostomy.

Pankreatographie w: pancreatography; **retrograde** ~ retrograde pancreatography.

Pankreatolith m: pancreatolith.

pankreatolytisch: pancreatolytic.

Pankreatotomie w: pancreatotomy, pancreatomy.

pankreatotrop: pancreatotropic.

Pankreolith m: pancreolith.

Pankreozym s: pancreozyme.

Pankreozymin s: pancreozymin.

Pankreozymin-Sekretin-Test m: pancreozymin-secretin test.

panlobulär: panlobular.

Panmetritis w: panmetritis.

Panmixie w: panmixis, random mating.

panmyeloisch: panmyeloid.

Panmyelopathie w: panmyelopathy.

Panmyelophthise w: panmyelophthisis.

Panmyelose w: panmyelosis.

Panner-Krankheit w: Panner's disease.

Panniculitis w: panniculitis.

Panniculitis nodularis non suppurativa febrilis et recidivans: relapsing febrile non-suppurative panniculitis, Christian-Weber disease.

Pannikulitis w: panniculitis; **rekurrierende nichteitrige** ~ relapsing febrile non-suppurative panniculitis, Christian-Weber disease; **subakute noduläre** ~ subacute nodular migratory panniculitis.

Panophthalmitis *w*: panophthalmitis.
panoptisch: panoptic.
Panoramaaufnahme *w*: panorama radiograph, panoramic radiography, panoramic radiograph.
Panoramafilm *m*: panoramic film.
Panoramaschichtaufnahme *w*: orthopantomography.
Panoramaschichtverfahren *s*: panorama panographic system.
Panostitis *w*: panosteitis.
Panphobie *w*: panphobia, panophobia, pantophobia.
Panplegie *w*: panplegia.
Panpsychismus *m*: panpsychism.
Pansinusitis *w*: pansinusitis.
Pansklerose *w*: pansclerosis.
pansystolisch: pansystolic.
Pantethein *s*: pantetheine, Lactobacillus bulgaricus factor [*abbr*] LBF; **phosphoryliertes** ~ phosphopantetheine.
Panthenol *s*: panthenol.
Pantherin *s*: pantherine.
Pantoffeltierchen *s*: paramecium.
Pantokain *s*: pantocaine.
Pantomographie *w*: pantomography.
pantoskopisch: pantoscopic.
Pantothenat *s*: pantothenate.
Pantothensäure *w*: pantothenic acid, filtrate factor.
pantrop: pantropic.
Panuveitis *w*: panuveitis.
panzerebral: pancerebral.
Panzerherz *s*: panzerherz, armored heart.
Panzerkrebs *m*: corset cancer.
Panzytolyse *w*: pancytolysis.
Panzytopenie *w*: pancytopenia, panhematopenia.
Panzytose *w*: pancytosis.
Pap-Abstrich *m*: Pap stain, Papanicolaou stain.
Papageienkrankheit *w*: parrot fever, psittacosis.
Papain *s*: papain.
Papainhydrolyse *w*: papain hydrolysis.
Papanicolaou-Abstrich *m*: Papanicolaou smear.

Papanicolaou-Einteilung *w*: Papanicolaou classification.
Papanicolaou-Färbung *w*: Papanicolaou stain, Pap stain.
Papanicolaou-Test *m*: Papanicolaou test, Pap test, smear test.
Papaverin *s*: papaverine.
Papaverinsulfat *s*: papaverine sulfate.
Papel *w*: 1. papule, pimple; **flache** ~ flat papule; **nässende** ~ moist papule; 2. **mit** ~'**n** papuliferous.
papelartig: papuloid.
Papier *s*: paper.
papierartig: paper-like.
Papierchromatographie *w*: paper chromatography.
Papierelektrophorese *w*: paper electrophoresis.
Papill-: papill-.
Papilla *w*: papilla.
Papilla dentis: dental papilla.
Papilla duodenalis major: major duodenal papilla.
Papilla duodenalis minor: minor duodenal papilla.
Papilla duodeni: duodenal papilla.
papillär: papillary, papilliform.
Papilla ileocaecalis: ileocecal papilla.
Papilla lacrimalis: lacrimal papilla.
Papilla nervi optici: optic papilla, optic disk.
Papilla renalis: renal papilla.
Papilla vallata: vallate papilla.
Papille *w*: papilla.
Papillen-: papillo-, papillary.
Papillenabblassung, temporale *w*: temporal palor, temporal pallor.
papillenartig: papillate.
Papillenerkrankung *w*: papillopathy.
Papillenfunktionsstörung *w*: papillary muscle dysfunction.
Papillengangkarzinom *s*: ductal papillary carcinoma.
Papillenkarzinom *s*: papillocarcinoma.
Papillennekrose *w*: renal papillary necrosis, necrotizing pyelonephritis.
Papillenödem *s*: choked disk, papilledema, papilloedema, ophthalmovascular choke.

Papillenschädigung, ischämische *w*: ischemic papillopathy.

Papillenstein *m*: papillary stone.

Papillenstenose *w*: papillary stenosis.

papillentragend: papilliferous.

Papillitis *w*: papillitis.

Papillo-: papillo-.

Papillokarzinom *s*: papillary carcinoma.

Papillom *s*: papilloma, papillary adenoma; **endophytisches** ~ endophytic papilloma, inverted papilloma; **exophytisches** ~ exophytic papilloma; **fibroepitheliales** ~ fibroepithelial papilloma; **intraduktales** ~ intraductal papilloma, ductal papilloma; **intrakanalikuläres** ~ intracanalicular papilloma; **villöses** ~ villoma; **warzenförmiges** ~ warty papilloma.

papillomakulär: papillomacular.

Papilloma molle: soft papilloma.

papillomatös: papillomatous.

Papillomatose *w*: papillomatosis; **konfluierende retikuläre** ~ confluent and reticulate papillomatosis, Gougerot syndrome.

Papillomavirus *m*: papillomavirus; **humaner** ~ Abk. **HPV** human papillomavirus [*abbr*] HPV, wart virus.

Papillon-Lefèvre-Syndrom *s*: Papillon-Lefèvre syndrome.

Papilloretinitis *w*: papilloretinitis.

Papillosphinkterotomie *w*: papillosphincterotomy.

Papovavirus *m*: papovavirus, polyomavirus.

Pappataci-Fieber *s*: pappataci fever, sandfly fever.

Pappenheim-Färbung *w*: Unna-Pappenheim stain, Pappenheim's reagent.

Papula *w*: papule.

papuloerythematös: papuloerythematous.

papulopustulös: papulopustular.

papulös: papular.

Papulose *w*: papulosis; **maligne atrophische** ~ malignant atrophic papulosis.

para-: para- [*abbr*] p-.

Paraagglutination *w*: paragglutination, group agglutination.

Paraalbuminämie *w*: bisalbuminemia.

Paraaminobenzoesäure *w*: para-aminobenzoic acid.

Paraaminohippursäure *w* Abk. **PAH**: p-aminohippuric acid [*abbr*] PAHA.

para-Aminosalizylsäure *w* Abk. **PAS**: para-aminosalicylic acid [*abbr*] PAS.

Paraamyloid *s*: paramyloid, para-amyloid.

paraaortal: paraortic, paraaortic, periaortic.

paraaurikulär: parotic.

Parabansäure *w*: parabanic acid.

Parabasalkörperchen *s*: parabasal body.

Parabiose *w*: parabiosis.

Parablepsis *w*: parablepsis.

parabronchial: peribronchial.

Parabulie *w*: parabulia.

parabursal: peribursal.

Paracasein *s*: paracasein.

Paracetamol *s*: paracetamol, acetaminophen.

Parachlorphenol *s*: parachlorophenol, p-chlorophenol.

parachordal: parachordal, epichordal.

Parachromatose *w*: parachromatosis.

Paracolpium *s*: paracolpium.

Paracusis Willisii: paracusis of Willis.

Paracystium: paracystium.

paradental: paradental.

Paradidymis: paradidymis.

paradontal: parodontal, periodontal.

Paradontose *w*: gingival recession.

paradox: paradoxical.

Paradox *s*: paradox.

paraduodenal: paraduodenal.

paraendokrin: paraendocrine.

Parästhesie *w*: paresthesia; **schmerzhafte** ~ paralgesia.

parästhetisch: paresthetic.

parafaszikulär: parafascicular.

Paraffin *s*: paraffin.

Paraffinbad *s*: wax bath.

Paraffinkrebs *m*: paraffin cancer, mulespinners' cancer, skale workers' cancer.

Paraffinöl *s*: paraffin oil.

Paraffinom *s*: paraffinoma, paraffin tumor, oleogranuloma, eleoma.

Paraffinsalbe *w*: paraffin ointment.
Paraffinschnitt *m*: paraffin section.
Paraflutizid *s*: paraflutizide.
parafollikulär: parafollicular.
Paraformaldehyd *s*: paraformaldehyde.
parafoveal: parafoveal.
Paragammazismus *m*: paragammacism.
Paragangliom *s*: paraganglioma, receptoma; **chromaffines** ~ chromaffin paraganglioma; **nichtchromaffines** ~ nonchromaffin paraganglioma.
Paraganglion *s*: paraganglion, chromaffin body, Zuckerkandl's organ, Zuckerkandl's body; **adrenerges** ~ adrenergic paraganglion; **cholinerges** ~ cholinergic paraganglion.
paraganglionär: periganglionic.
Paraganglion cardiacum: cardiac paraganglion.
paragenetisch: paragenetic.
paragenital: paragenitalis.
Parageusie *w*: parageusia.
Parageusie-: parageusic.
Paragglutination *w*: paragglutination.
Paragnathus *m*: paragnathus.
Paragnosie *w*: paragnosis.
Paragonimiasis *w*: paragonimiasis, parasitic hemoptysis, endemic hemoptysis, oriental hemoptysis.
Paragonimus *m*: paragonimus.
Paragrammatismus *m*: paragrammatism.
Paragranulom *s*: paragranuloma.
Paragraphie *w*: paragraphia.
Parahämophilie *w*: parahemophilia, factor V deficiency, Owren's disease.
Parahidrose *w*: parahidrosis.
Parahormon *s*: parahormone.
Parahydroxybenzoesäure *w*: p-hydroxybenzoic acid.
Parahydroxyphenylpropionsäure *w*: parahydroxyphenylpropionic acid.
parahypophysär: perihypophysial.
Parainfluenza *w*: parainfluenza.
Parainfluenza-: parainfluenzal.
parakardial: paracardiac.
Parakeratose *w*: parakeratosis.
parakinetisch: parakinetic.

Parakokzidioidomykose *w*: paracoccidioidomycosis.
Parakolpitis *w*: paracolpitis, paravaginitis, pericolpitis, perivaginitis.
parakondylär: paracondylar.
parakrin: paracrine.
Parakusis *w*: paracusia, paracusis.
Paralambdazismus *m*: paralambdacism.
Paralbumin *s*: para-albumin.
Paraldehyd *s*: paraldehyde, paracetaldehyde.
Paraldehydvergiftung *w*: paraldehyde poisoning.
Paralexie *w*: paralexia.
Paralgesie *w*: paralgesia.
paralienal: parasplenic.
parallaktisch: parallactic.
Parallaxe *w*: parallax, paralax.
parallel: parallel.
Parallele *w*: parallel.
Parallelismus *m*: parallelism.
Parallelraster *s*: parallel grid.
Paralleltechnik *w*: parallel technique.
parallerg: parallergic.
Paralogie *w*: paralogia.
Paralues *w*: parasyphilis.
Paralyse *w*: paralysis, palsy; **juvenile** ~ juvenile paralysis, juvenile paresis; **progressive** ~ general paralysis [*abbr*] GP, progressive paralysis, syphilitic meningoencephalitis, chronic meningoencephalitis, paretic neurosyphilis, paralytic dementia, cerebral tabes, parenchymatous syphilis, paretic dementia, holoplexia, Bayle's disease; **rasch fortschreitende progressive** ~ galloping paresis.
Paralyse des amoureux: lover's paralysis.
paralysieren: paralyze.
Paralysis acuta ascendens spinalis: acute ascending paralysis.
Paralysis agitans: paralysis agitans [*abbr*] PA, shaking palsy, basal-ganglionic paralysis; **juvenile** ~ juvenile parkinsonism.
Paralysis agitans juvenilis: juvenile paralysis agitans, Ramsey-Hunt paralysis.
Paralysis spinalis ascendens acuta: acute ascending paralysis, Landry's paralysis.

569

Paralyssa *w*: paralyssa.
Paralytiker *m*: paralytic.
paralytisch: paralytic.
paramagnetisch: paramagnetic.
Paramastigot *m*: paraflagellate.
Paramastitis *w*: paramastitis.
paramastoidal: paramastoid.
Paramecium *s*: paramecium.
paramedial: paramedial.
paramedian: paramedian, paramesial.
Paramedianebene *w*: parasagittal plane.
Paramedianschnitt *m*: paramedian incision.
Paramediansyndrom *s*: paramedian syndrome.
paramediastinal: paramediastinal.
paramedizinisch: paramedical.
Parameter *m*: parameter.
parameterfrei: nonparametric, distribution-free.
Paramethadion *s*: paramethadione.
Paramethason *s*: paramethasone.
Paramethasonacetat *s*: paramethasone acetate.
parametran: parametrial, parametric.
parametrisch: parametric.
Parametritis *w*: parametritis, pelvicellulitis.
parametritisch: parametritic.
Parametrium *s*: parametrium.
Parametropathia: parametropathy.
Paramilchsäure *w*: paralactic acid.
Paramnesie *w*: paramnesia.
Paramorphin *s*: paramorphine, thebaine.
Paramusie *w*: paramusia.
Paramutagen *s*: paramutagenic.
Paramutation *w*: paramutation.
paramutierbar: paramutable.
Paramuzin *s*: paramucin.
Paramyoclonus multiplex: paramyoclonus multiplex, paraclonus, polyclonia, convulsive tremor, tetanilla, myospasia.
Paramyosin *s*: paramyosinogen.
Paramyotonia congenita: congenital paramyotonia, Eulenburg's disease.
Paramyotonie *w*: paramyotonia.
Paramyotonus *m*: paramyotone.

Paramyxovirus *m*: paramyxovirus.
paranasal: paranasal.
paranemisch: paranemic.
Paraneoplasie *w*: paraneoplasia.
paraneoplastisch: paraneoplastic.
paraneoxen: paraneoxenous, hyperparasitic.
Paranephritis *w*: paranephritis.
paranephritisch: paranephritic, paranephric.
paraneural: paraneural.
Paranoia *w*: paranoia, paranoid psychosis, paranoic psychosis; **alkoholische** ~ alcoholic paranoid state.
paranoid: paranoid.
Paranoiker *m*: paranoiac.
Paranomie *w*: paranomia.
paranormal: paranormal.
Paranukleolus *m*: paranucleolus.
Paranukleus *m*: paranucleus.
paraösophageal: paraesophageal, periesophageal.
paraolivär: parolivary.
paraostal: parosteal.
Paraparese *w*: paraparesis, flaccid paraplegia; **spastische** ~ spastic paraparesis; **tropische spastische** ~ tropical spastic paraparesis.
paraparetisch: paraparetic.
Parapertussis *w*: parapertussis.
parapharyngeal: parapharyngeal.
Paraphasie *w*: paraphasia, paraphemia.
Paraphemie *w*: paraphemia.
Paraphimose *w*: paraphimosis.
Paraphonie *w*: paraphonia.
Paraphrase *w*: paraphrase.
Paraphrasie *w*: paraphrasia.
paraphrastisch: paraphrastic.
Paraphrenie *w*: paraphrenia.
paraphrenisch: paraphrenic.
Paraphyse *w*: paraphysis, paraphyseal body.
Paraplasma *s*: deuteroplasm.
Paraplegie *w*: paraplegia, pamplegia; **ataktische** ~ ataxic paraplegia; **infantile spastische** ~ congenital spastic paraplegia; **hereditäre spastische** ~ familial spastic paraplegia, familial spastic paralysis, hereditary cerebrospinal pa-

ralysis; **schlaffe** ~ flaccid paraplegia; **psychogene** ~ functional paraplegia; **hysterische** ~ hysterical paraplegia; **senile myopathische** ~ senile myopathic paraplegia; **spastische** ~ spastic paraplegia.
Paraplegiker *m*: paraplegic.
paraplegisch: paraplegic, paraplectic.
parapneumonisch: synpneumonic.
Parapoxvirus *m*: parapoxvirus.
Paraprostatitis *w*: paraprostatitis.
Paraprotein *s*: paraprotein.
Paraproteinämie *w*: paraproteinemia, plasma cell dyskrasia.
Parapsoriasis *w*: parapsoriasis.
Parapsoriasis en plaque: parapsoriasis en plaque, resistant maculopapular scaly erythroderma, poikiloderma atrophicans vasculare.
Parapsoriasis guttata: guttate parapsoriasis, pityriasis lichenoides.
Parapsoriasis papulata: reticulate parapsoriasis.
Parapsoriasis varioliformis: parapsoriasis varioliformis, acute parapsoriasis.
Parapsychologie *w*: parapsychology, metapsychology.
parapylorisch: parapyloric.
parapyramidal: parapyramidal.
pararektal: pararectal.
Pararosolsäure *w*: pararosolic acid.
Pararrhythmie *w*: pararrhythmia.
Pararthrie *w*: pararthria.
parasagittal: parasagittal, paramedian, paramesial.
parasellär: parasellar.
Parasexualität *w*: parasexuality.
parasexuell: parasexual.
parasinoidal: parasinoidal.
Parasit *m*: parasite, parasiticus; **autochthoner** ~ autochthonous parasite, autistic parasite; **eurytropher** ~ eurytrophic parasite; **euryxener** ~ euroxenous parasite; **fakultativer** ~ facultative parasite, semiparasite, coinosite; **heteroxener** ~ digenetic parasite; **inchoativer** ~ periodic parasite; **intrazellulärer** ~ intracellular parasite, cytozoic parasite; **obligater** ~

obligate parasite; **optimal angepaßter** ~ optimal parasite; **polyxener** ~ heterogenetic parasite; **stenoxener** ~ stenoxenous parasite, stenotrophic parasite; **wirtspezifischer** ~ specific parasite.
Parasitämie *w*: parasitemia.
parasitär: parasitic, parasitogenic, verminal.
parasitenartig: parasitoid.
Parasitenbefall *m*: parasitization, infestation, infestment, vermination, verminosis.
Parasiteneizahl *w*: parasite egg count.
Parasitenentwicklung *w*: parasitogenesis.
parasitenhaltig: parasitiferous.
Parasitenpopulation *w*: parasitome.
Parasitenschmarotzer *m*: superparasite.
parasitenvernichtend: parasiticidal.
parasitieren: parasitize.
Parasitismus *m*: parasitism, antagonistic symbiosis; **extrazellulärer** ~ extracellular parasitism; **intrazellulärer** ~ intracellular parasitism.
Parasitizid *s*: parasiticide.
Parasitologie *w*: parasitology.
parasitotrop: parasitotropic.
Parasitotropismus *m*: parasitotropism, parasitotropy.
Parasit-Wirt-Beziehung *w*: parasite-host relation.
Parasomnie *w*: parasomnia.
Paraspadie *w*: paraspadia.
Paraspasmus *m*: paraspasm.
Paraspastik *w*: paraspasm.
paraspondylär: perispondylic.
Parastellung *w*: para-position.
parastriär: parastriate.
Parasympathin *s*: parasympathin.
parasympathisch: parasympathetic.
Parasympatholytikum *s*: parasympatholytic, parasympathoparalytic; **zykloplegisches** ~ cycloplegic.
parasympatholytisch: parasympatholytic, parasympathoparalytic, vagolytic, antiparasympathomimetic.
Parasympathomimetikum *s*: parasympathomimetic.
parasympathomimetisch: parasympathomimetic, vagomimetic.

Parasyndese *w*: parasynapsis.
Parasynovitis *w*: parasynovitis.
Parasyphilis *w*: parasyphilis.
parasyphilitisch: parasyphilitic.
Parasystole *w*: parasystole.
Parasystolie *w*: parasystolic rhythm.
parasystolisch: parasystolic.
parataktisch: parataxic.
Paratenonium: paratenon.
paraterminal: paraterminal.
Parathion *s*: parathion.
Parathormon *s*: parathormone, parathyroid hormone [*abbr*] PTH, parathyrin.
Parathormon-Prohormon *s*: proparathyroid hormone.
Parathymie *w*: parathymia.
parathyreoidal: parathyroid.
Parathyreoidea *w*: parathyroid, parathyroid body.
Parathyreoidektomie *w*: parathyroidectomy.
parathyreopriv: parathyroprivic, parathyroprival.
parathyreotrop: parathyrotropic.
Parathyrin *s*: parathyrin, parathyroid hormone [*abbr*] PTH.
Paratonie *w*: paratonia.
paratonsillär: paratonsillar.
Paratop *s*: paratope, antigen recognition site, antibody combining site, antibody site.
Paratrachealzyste *w*: paratracheal cyst.
Paratrachom *s*: paratrachoma.
paratrochantär: peritrochanteric.
paratubar: paratubal, parasalpingeal.
Paratuberkulin *s*: johnin.
Paratuberkulose *w*: paratuberculosis, Johne's disease.
Paratyphlitis *w*: paratyphlitis.
paratyphös: parenteric, paraenteric.
Paratyphus *m*: paratyphoid, parenteric fever, entericoid fever, Schottmüller's disease.
paraumbilikal: parumbilical.
paraureteral: paraureteric.
Paraurethra *w*: paraurethra.
Paraurethraldrüse *w*: paraurethral gland.

Paraurethritis *w*: paraurethritis.
parauterin: parauterine.
Paravaginalschnitt *m*: paravaginal incision.
paravenös: paravenous.
Para-Verbindung *w*: paracompound.
paravertebral: paravertebral, perivertebral.
Paravertebralanästhesie *w*: paravertebral block.
paravesikal: paravesical, paracystic.
paravulvär: perivulvar.
Paraweinsäure *w*: paratartaric acid.
Paraxon *s*: paraxon.
Parazentese *w*: paracentesis, tympanotomy, myringotomy, nyxis.
parazerebellär: paracerebellar.
parazystisch: paracystic.
Parazystitis *w*: paracystitis.
Parektasie *w*: parectasia.
Parenchym *s*: 1. parenchyme, parenchyma, parenchymatous tissue; 2. **im** ~ intraparenchymatous.
parenchymatös: parenchymatous, parenchymal.
parenteral: parenteral.
Parese *w*: paresis, incomplete paralysis.
paretisch: paretic.
Paretoanästhesie *w*: paresoanesthesia.
Paretoanalgesie: paresoanalgesia.
Pareunie *w*: pareunia.
parfokal: parfocal.
Pargylin *s*: pargyline.
parietal: parietal.
Parietallappen *m*: parietal lobe.
Parietallappensyndrom *s*: parietal syndrome.
Parietalzelle *w*: parietal cell, delomorphous cell, oxyntic cell.
Parieto-: parieto-.
parietofrontal: parietofrontal, frontoparietal.
Parietographie *w*: parietography.
parietomastoidal: parietomastoid, mastoparietal.
parietookzipital: parieto-occipital, occipitoparietal.

parietotemporal: parietotemporal, parietosquamosal.

parietoviszeral: parietosplanchnic.

parietoviszeral: parietovisceral.

Parinaud-Konjunktivitis *w*: Parinaud's oculoglandular syndrome, oculoglandular syndrome.

Parinaud-Ophthalmoplegie *w*: Parinaud's ophthalmoplegia, Parinaud syndrome.

Parinaud-Syndrom *s*: Parinaud syndrome, Parinaud's ophthalmoplegia.

Park-Aneurysma *s*: Park's aneurysm.

Parkbanklähmung *w*: parkbench palsy, drunkards' arm paralysis.

Parker-Kerr-Naht *w*: Parker-Kerr suture.

Parkinson-: parkinsonian.

Parkinson-Demenz-Komplex *m*: Parkinson-dementia complex.

Parkinsonismus *m*: parkinsonism.

Parkinson-Krankheit *w*: Parkinson's disease.

Parkinsonkrise *w*: parkinsonian crisis.

Parkinsonoid *s*: drug-induced parkinsonism.

Parkinson-Rigor *m*: parkinsonian rigidity.

Parkinson-Syndrom *s*: Parkinson's disease, parkinsonian syndrome, paleostriatal syndrome, basal-ganglionic paralysis, parkinsonism; **arteriosklerotisches** ~ atherosclerotic parkinsonism, vascular parkinsonism; **medikamentös bedingtes** ~ drug-induced parkinsonism; **postenzephalitisches** ~ postencephalitic parkinsonism; **symptomatisches** ~ symptomatic parkinsonism; **toxisch bedingtes** ~ intoxication parkinsonism; **traumatisches** ~ traumatic parkinsonism.

Parkinson-Tremor *m*: parkinsonian tremor.

Parodontitis *w*: parodontitis, periodontitis.

Parodontium *s*: periodontium.

Parodontopathie *w*: parodontopathy.

Parodontose *w*: paradontosis, periodontosis.

Parodontoseindex *m*: periodontal disease index [*abbr*] PDI.

Paromomycin *s*: paromomycin, cresto-mycin, hydroxymycin, aminosidin.

Parona-Raum *m*: Parona space.

Paronychie *w*: paronychia, whitlow, perionychia, perionyxis, panaritium, panaris.

Paronychomykose *w*: paronychomycosis.

Paroophoritis *w*: paroophoritis, perioophoritis, periovaritis.

Paroophoron *s*: paroophoron, parovarium.

Paroophoron-: paroophoric.

Paropsie *w*: parablepsis.

Parorexie *w*: parorexia.

Parosmie *w*: parosmia.

Parostitis *w*: parosteitis, parostitis.

Parostosis *w*: parostosis, parosteosis.

Parotidektomie *w*: parotidectomy.

Parotis *w*: parotid gland.

Parotisabszeß *m*: parotid abscess.

Parotisgang *m*: parotid duct, Stensen's duct.

Parotisspeichel *m*: parotid saliva.

Parotisstein *m*: parotid gland calculus.

Parotiszyste *w*: parotid cyst.

Parotitis *w*: parotitis; **postoperative** ~ postoperative parotitis.

parotitisch: parotitic.

Parotitis epidemica: epidemic parotitis, mumps.

parovarial: parovarian.

Parovarialzyste *w*: epoophoral cyst.

Paroxypropion *s*: paroxypropione.

paroxysmal: paroxysmal.

Paroxysmus *m*: paroxysm.

Parrot-Krankheit *w*: Parrot's disease, achondroplasia.

Parrot-Pseudoparalyse *w*: Parrot's pseudoparalysis, syphilitic pseudoparalysis, Wegner's disease.

Parsonage-Turner-Syndrom *s*: Parsonage-Turner syndrome, shoulder-girdle syndrome.

Parthenogenese *w*: parthenogenesis, parthogenesis, unisexual reproduction, virgin generation, apomixis.

parthenogenetisch: parthenogenetic.

partial: partial.

Partialantigen *s*: partigen.

Partialdruck *m*: partial pressure.

Partialteilung *w*: partial segmentation.

Partialthrombus *m*: lateral thrombus.
Partialvolumen *s*: partial volume.
partiell: partial.
Partikel *s*: particle.
Partikelgröße *w*: particle size.
Partizipation *w*: participation.
partizipieren: participate.
Partner *m*: partner.
Partnertherapie *w*: partner therapy.
Partnerverlust *m*: loss of partner.
Partogramm *s*: partogram, laborgraph, labor curve.
Partus: parturition.
Parulis *w*: gumboil.
parvivakuolär: parvilocular.
Parvovirus *m*: parvovirus.
PAS-Färbung *w*: PAS stain.
Pascal-Verteilung *w*: Pascal distribution.
Paschen-Elementarkörperchen: Paschen's corpuscles, Paschen's bodies, Paschen's granules.
Pasiniazid *s*: pasiniazid.
Pasini-Pierini-Syndrom *s*: idiopathic atrophoderma of Pasini and Pierini, Pasini-Pierini syndrome.
Pasini-Syndrom *s*: bullous papuloalboid epidermolysis.
PAS-Reaktion *w*: periodic acid Schiff reaction [*abbr*] PAS reaction.
Passage *w*: passage, transit.
Passavant-Wulst *m*: Passavant's bar, Passavant's cushion, Passavant's pad.
passen: fit, match.
passend: matching, fit.
passiv: passive, inactive.
Passivität *w*: passivity.
Paste *w*: paste.
Pasteur-Effekt *m*: Pasteur's reaction.
Pasteurella *w*: pasteurella.
Pasteur-Impfstoff *m*: Pasteur vaccine, antirabies vaccine of Pasteur.
Pasteur-Impfung *w*: medullotherapy.
Pasteurisation *w*: pasteurization.
pasteurisieren: pasteurize.
Pastia-Zeichen *s*: Pastia sign.
Pastille *w*: pastil, troche, lozenge.
Pastillenherstellung *w*: trochiscation.

pastös: pasty.
Patau-Syndrom *s*: Patau syndrome, trisomy 13 syndrome.
Patch *s*: patch.
Patch-clamp-Methode *w*: patch clamp technique.
Patchgraft *s*: patch graft.
Patchtest *m*: patch test.
Patella *w*: patella, kneecap, whirlbone; **tanzende** ~ floating patella, patellar tap.
Patella bipartita: bipartite patella.
Patellaentfernung *w*: patellectomy.
patellar: patellar.
Patellar-: patellar.
Patellarklonus *m*: patellar clonus.
Patellarsehnenreflex *m* Abk. **PSR**: patellar tendon reflex, patellar reflex, knee reflex, knee jerk [*abbr*] KJ; **gekreuzter** ~ bowing reflex.
patellarwärts: rotulad, toward the patella.
Patent *s*: patent.
Patent-ductus-Klemme *w*: Potts clamp.
Paterson-Kelly-Syndrom *s*: Paterson-Kelly syndrome, Plummer-Vinson syndrome.
-path: -path.
pathetisch: pathetic.
-pathie: -pathy, -pathia.
Patho-: path-, patho-.
Pathobiochemie *w*: pathobiochemistry.
Pathochemie *w*: chemical pathology.
pathogen: pathogenic, nosogenic, nosopoietic, morbigenous.
Pathogenese *w*: pathogenesis, pathogeny, pathogenesy, etiopathology.
pathogenetisch: pathogenetic.
Pathogenität *w*: pathogenicity.
Pathognomie *w*: pathognomy.
pathognomonisch: pathognomonic, pathognostic.
Pathographie *w*: pathography.
Pathoklise *w*: pathoklisis, pathoclisis.
Pathologe *m*: pathologist, nosologist.
Pathologie *w*: pathology, pathobiology; **allgemeine** ~ general pathology; **chirurgische** ~ surgical pathology; **experimentelle** ~ experimental pathology; **forensische** ~ forensic pathology; **klinische** ~

clinical pathology; **makroskopische** ~ macropathology.
Pathologie des Bluts: hematopathology.
pathologisch: pathologic, pathological.
pathologisch-anatomisch: anatomicopathologic.
Pathomechanismus *m*: pathogeneic mechanism.
Pathomorphologie *w*: pathomorphology.
Pathomorphose *w*: pathomorphism.
Pathonosologie *w*: pathonomy.
Pathophysiologie *w*: pathophysiology, pathologic physiology, physiopathology, functional pathology.
Patient *m*: patient, client; **ambulanter** ~ outpatient; **laryngektomierter** ~ laryngectomee; **poliklinischer** ~ hospital outpatient; **stationärer** ~ inpatient, hospital inpatient.
Patientenanwalt *m*: patient advocacy.
Patientenblut *s*: patient blood.
Patientenbuch *s*: casebook.
Patientencompliance *w*: patient compliance, patient cooperation.
Patientendaten: patient data.
Patientendosis *w*: patient dose.
Patienteneinbestellung *w*: patient appointment.
Patientenkontakt *m*: encounter.
Patientenkooperation *w*: patient cooperation.
Patientenpflege *w*: patient care.
Patientenrolle *w*: sick role.
Patientenselbstverwaltung *w*: patient government.
Patiententag *m*: patient-day.
Patientenüberwachung *w*: patient monitoring.
Patientenverlegung *w*: patient transfer.
Patientenvorbereitung *w*: patient preparation; **präoperative** ~ anociassociation.
Patriarchat *s*: patriarchy.
Patrick-Areal *s*: Patrick's trigger area.
Patrone *w*: cartridge.
Paukengang *m*: tympanic canal.
Paukenhöhle *w*: 1. tympanic cavity; 2. **in der** ~ entotympanic.

Paukensklerose *w*: tympanosclerosis.
Paul-Bunnel-Reaktion *w*: Paul-Bunnell reaction, sheep cell agglutination test [*abbr*] SCAT, sensitized sheep cell test, Davidsohn's differential test.
Paul-Versuch *m*: Paul's test.
Pause *w*: pause, silent period; **diastolische** ~ diastolic pause; **kompensatorische** ~ compensatory pause; **postextrasystolische** ~ post-extrasystolic pause; **präautomatische** ~ preautomatic pause.
Pautrier-Abszeß *m*: Pautrier's microabscess.
Pautrier-Woringer-Syndrom *s*: reticulohistiocytosis, dermatopathic lymphadenopathy.
Pavian *m*: baboon.
Pavillon *m*: pavilion.
Pavor *m*: pavor, terror, fear.
Pavor diurnus: pavor diurnus, day terrors.
Pavor nocturnus: pavor nocturnus, night cry, night terrors.
Pawlow-Magen *m*: Pavlov stomach, Pavlov's pouch, miniature stomach.
Pawlow-Reflex *m*: Pavlov's reflex, auriculopressor reflex.
Pawlow-Tasche *w*: Pavlov's pouch, Pavlov stomach.
Payr-Darmkompressorium *s*: Payr clamp.
Payr-Klemme *w*: Payr clamp.
Payr-Methode *w*: Payr's method.
Payr-Syndrom *s*: Payr's disease, splenic flexure syndrome.
Payr-Zeichen *s*: Payr sign.
Pb Abk. **Plumbum** *s*: plumbum [*abbr*] Pb, lead.
PBG Abk. **Porphobilinogen** *s*: porphobilinogen.
P-Blutgruppen: P-blood-group system.
PBSB-Klassifikation *w*: PBSP classification.
PBZ Abk. **primäre biliäre Zirrhose** *w*: primary biliary cirrhosis [*abbr*] PBC.
PCA Abk. **passive cutane Anaphylaxie** *w*: passive cutaneous anaphylaxis [*abbr*] PCA.

PCB Abk. **polychloriertes Biphenyl** *s*: polychlorinated biphenyl [*abbr*] PCB.

PCP Abk. **1. Pneumocystis-carinii-Pneumonie** *w*; **2. progredient-chronische Polyarthritis** *w*: 1. pneumocystis carinii pneumonia [*abbr*] PCP; 2. chronic polyarthritis.

Pd Abk. **Palladium** *s*: palladium [*abbr*] Pd.

PDGF Abk. **Platelet-derived growth factor**: platelet derived growth factor [*abbr*] PDGF.

PE Abk. **Probeexzision** *w*: sample excision, incisional biopsy.

Péan-Klemme *w*: Péan's forceps.

Pearson-Korrelationskoeffizient *m*: Pearson's correlation, product-moment curve.

Pecazin *s*: pecazine.

Pech *s*: pitch.

Pechblende *w*: pitchblende.

Pechhaut *w*: acne pinealis.

Pectus *s*: pectus, chest, breast.

Pectus carinatum: pectus carinatum, pigeon breast, pigeon chest, keeled chest.

Pectus excavatum: pectus excavatum, funnel chest.

Pedalbewegung *w*: paddling movement.

Pedersen-Scheidenspekulum *s*: Pedersen speculum.

Pedestal *s*: pedestal.

Pedi-: pedi-, pedo-, ped-.

Pediculus: pediculus, footplate, foot process.

Pedikation *w*: pedication.

Pedikulizid *s*: pediculicide, lousicide.

Pedikulose *w*: pediculosis, lousiness.

Pedodynamometer *s*: pododynamometer.

Pedogramm *s*: podogram.

Pedunculus: peduncle.

Pedunkulotomie *w*: pedunculotomy.

PEEP Abk. **positiver endexspiratorischer Beatmungsdruck** *m*: positive end-expiratory pressure [*abbr*] PEEP.

Peiper-Lichtreflex *m*: Peiper's reflex, dazzle reflex.

Peitschenkatheter *m*: whip catheter, filiform-tipped catheter.

Peitschenschlagphänomen *s*: whiplash syndrome.

Peitschenwurm *m*: whipworm.

pektanginös: anginose.

Pektenose *w*: pectenosis.

Pektenotomie *w*: pectenotomy.

Pektin *s*: pectin, vegetable jelly.

pektoral: pectoral.

Pektoralfremitus *m*: pectoriloquy.

Pektoralisreflex *m*: pectoral reflex, costopectoral reflex.

Pelargonsäure *w*: pelargonic acid.

Pel-Ebstein-Fieber *s*: Pel-Ebstein fever, Murchison-Pel-Ebstein fever.

Pelger-Huet-Kernanomalie *w*: Pelger-Huet nuclear anomaly.

Pelioma *s*: pelioma.

Peliose-: peliotic.

Peliosis *w*: peliosis.

Pelizaeus-Merzbacher-Krankheit *w*: Pelizaeus-Merzbacher disease, familial centrolobar sclerosis.

Pellagra *w*: 1. pellagra, niacinamidosis, mayidism, alpine scurvy; **hereditäre ~** Hartnup syndrome; 2. **~ verursachend** pellagragenic.

Pellagra-: pellagrous.

Pellagraschutzfaktor *m*: niacin.

pellen: peel.

Pellet *s*: pellet.

Pellizzi-Syndrom *s*: pineal syndrome.

Pelotte *w*: butterfly pad.

Pellotin *s*: pellotine.

Pellucidumzyste *w*: septal cyst.

Pelo-: pelo-.

Peloid *s*: peloid.

Pelotte *w*: pad.

Pelveo-: pelvio-, pelvo-, pelvic.

Pelveoperitonitis *w*: pelviperitonitis, pelvioperitonitis, pelvic peritonitis.

Pelveoplastik *w*: pelvioplasty.

Pelvi-: pelvio-, pelvo-.

Pelvigraphie *w*: pelviography.

Pelvimeter *s*: pelvimeter.

Pelvimetrie *w*: pelvimetry.

Pelvio-: pelvi-.

Pelviotomie *w*: pelviotomy, pelvitomy.

Pelviperitonitis *w*: pelvioperitonitis, pelviperitonitis, pelvic peritonitis.

Pelvis *w*: pelvis.

Pelvis justo major: justo major pelvis, giant pelvis.

Pelvis justo minor: justominor pelvis.

Pelvis major: pelvis major, greater pelvis, large pelvis, false pelvis.

Pelvis minor: pelvis minor, small pelvis, lesser pelvis, true pelvis.

Pelviskopie *w*: pelvioscopy.

Pelz *m*: pelt, fur.

Pemolin *s*: pemoline.

Pemphigoid *s*: pemphigoid, bullous impetigo; **bullöses** ~ bullous pemphigoid; **umschriebenes chronisches** ~ chronic localized pemphigoid.

Pemphigoidantikörper *m*: bullous pemphigoid antibody.

Pemphigus *m*: pemphigus; **syphilitischer** ~ syphilitic pemphigus.

Pemphigus benignus familiaris: benign familial pemphigus, Hailey-Hailey disease.

Pemphigus chronicus benignus familiaris: confluent and reticulate papillomatosis, Gougerot-Carteoud syndrome.

Pemphigus seborrhoicus: Senear-Usher syndrome.

Pemphigus vegetans: pemphigus vegetans, Neumann syndrome.

Pemphigus vulgaris: pemphigus vulgaris, pemphigus.

Penbutolol *s*: penbutolol.

Pendelachse *w*: pendulum axis.

Pendelbestrahlungsgerät *s*: pendulum therapy unit.

Pendelbewegung *w*: pendular movement.

Pendelgang *m*: swingingthrough gait.

Pendelluft *w*: pendelluft.

Pendelmechanismus *m*: shuttle.

pendeln: swing.

pendelnd: swinging, pendular.

Pendelnystagmus *m*: pendular nystagmus, vibratory nystagmus.

Pendelreflex *m*: pendular reflex.

Pendred-Syndrom *s*: Pendred syndrome, familial goiter with deaf-mutism.

Penektomie *w*: penectomy, peotomy.

Penethacillin *s*: penethamate hydroiodide.

penetrant: penetrant.

Penetranz *w*: penetrance; **vollständige** ~ complete penetrance.

Penetration *w*: penetration, sperm penetration.

Penetrationswunde *w*: penetration wound, penetrating wound.

penetrierbar: penetrable.

Penetrierbarkeit *w*: penetrability.

penetrierend: 1. penetrating; 2. **nicht** ~ nonpenetrating.

Penetrometer *s*: penetrometer, penetrameter, qualimeter.

Penfield-Syndrom *s*: Penfield syndrome, diencephalic autonomic epilepsy.

Penfluridol *s*: penfluridol.

Penflutizid *s*: penflutizide.

Penicillamin *s*: penicillamine.

Penicillin *s*: penicillin.

Penicillinallergie *w*: penicillin allergy.

Penicillinase *w*: penicillinase.

Penicillin F: penicillin F, 2-pentenylpenicillin.

Penicillin G: penicillin G, benzylpenicillin.

Penicillin-G-Kalium *s*: potassium penicillin.

Penicillin-G-Natrium *s*: sodium penicillin G, penicillin G sodium.

Penicillin K: penicillin K, heptylpenicillin.

penicillinresistent: penicillinfast.

Penicillin V: penicillin V, phenoxymethylpenicillin.

Penicilloyl-Polylysin *s*: penicilloyl-polylysine.

Penicilloyl-Polylysin-Test *m* Abk. **PPL-Test**: penicilloyl-polylysine test.

Penicillus *m*: penicillus.

-penie: -penia.

penil: penile.

Penis *m*: penis, phallus, prick, priapus, virile member.

Penisamputation *w*: penectomy, phallectomy, peotomy.

Penisblutung *w*: phallorhagia.
Penisdeviation *w*: penile deviation.
Penisentzündung *w*: penitis, priapitis.
penisförmig: phalliform, phalloid.
Penisinzision *w*: phallotomy.
Peniskarzinom *s*: penis carcinoma.
Peniskrümmung *w*: phallocampsis, phallanastrophe.
Penisneid *m*: penis envy.
Penisplastik *w*: phalloplasty.
Penisretraktion *w*: phallocrypsis.
Penisschaft *m*: penile root.
Penisschmerz *m*: phallodynia, phallalgia.
Penisschwellung, nächtliche *w*: noctile penile tumescence [*abbr*] NPT.
Penisspalte *w*: penischisis, cleft of the penis.
Penitis *w*: penitis.
Penizillansäure *w*: penicillanic acid.
Penizillensäure *w*: penicillenic acid.
Penizillin *s*: penicillin.
Penizillinempfindlichkeit *w*: penicillin sensitivity.
penizillinresistent: penicillin-resistant.
Penizillinresistenz *w*: penicillin resistance.
Penizillinsäure *w*: penicillinic acid.
Penizillin-Streptomycin-Blutagar *m*: penicillin-streptomycin blood agar.
Penizilloinsäure *w*: penicilloic acid.
Penrose-Drain *m*: Penrose drain.
Penta-: pent-.
Pentachlorphenol *s*: pentachlorophenol [*abbr*] penta.
Pentaerythrit *s*: pentaerythritol.
Pentaerithrityltetranitrat *s*: pentaerythrityl tetranitrate.
Pentagastrin *s*: pentagastrin.
Pentakosansäure *w*: pentacosanic acid.
Pentalogie *w*: pentalogy.
Pentamer *s*: pentamer.
Pentamethonium *s*: pentamethonium.
Pentamethylentetrazol *s*: leptazol.
Pentamethylentetrazol *s*: pentylenetetrazole.
Pentamidin *s*: pentamidine.
Pentan *s*: pentane.

Pentaquin *s*: pentaquine.
Pentastomiasis *w*: pentastomiasis.
Pentastomidum: pentastomid.
Pentastomum *s*: pentastome, tongueworm.
Pentatrichomonas: pentatrichomonas.
Pentazocin *s*: pentazocine.
Pentetrazol *s*: pentetrazol, pentylenetetrazole, leptazol.
Pentit *s*: pentitol.
Pentobarbital *s*: pentobarbital.
Pentobarbitalnatrium *s*: pentobarbital sodium, pentobarbitone sodium.
Penton *s*: penton.
Pentosämie *w*: pentosemia.
Pentosan *s*: pentosan.
Pentose *w*: pentose.
Pentosephosphat *s*: pentose phosphate.
Pentosephosphatzyklus *m*: pentose phosphate cycle, pentose phosphate shunt.
Pentosid *s*: pentoside.
Pentosurie *w*: pentosuria.
Pentosyl *s*: pentosyl.
Pentoxifyllin *s*: pentoxifylline.
Pentoxyverin *s*: pentoxyverine.
Pentoxyverincitrat *s*: carbetapentane citrate.
Pentyl-: pentyl-, amyl-.
Peplomer *s*: peplomer.
Peplos *s*: peplos.
Pepper-Sympathoblastom *s*: Pepper syndrome, Pepper's neuroblastoma.
Pepper-Syndrom *s*: Pepper's neuroblastoma, Pepper syndrome.
Pepsin *s*: pepsin, pepsinum, pepsinase.
pepsinbildend: pepsinogenous, pepsiniferous.
Pepsinogen *s*: pepsinogen, propepsin.
Pepsinsekretion *w*: pepsin secretion.
Pepsinurie *w*: pepsinuria.
Peptid *s*: peptide; **vasoaktives intestinales ~** Abk. **VIP** vasoactive intestinal peptide [*abbr*] VIP.
Peptidase *w*: peptidase, peptase.
Peptidfragment *s*: peptide fragment.
Peptidoglykan *s*: peptidoglycan.
peptidproduzierend: peptogenic.

Peptidsequenz *w*: peptide sequence.
Peptidyl-: peptidyl-.
Peptidyltransferase *w*: peptidyltransferase.
Peptidyl-tRNA *w*: peptidyl-tRNA.
peptisch: peptic, pepsic.
Peptococcus: peptococcus.
Pepton *s*: peptone.
Peptostreptococcus: peptostreptococcus.
Peptotoxin *s*: peptotoxin.
Per-: per-.
Peracephalus *m*: peracephalus.
perakut: superacute, hyperacute.
Perborax *m*: perborax.
Perborsäure *w*: perboric acid.
Perchlorat *s*: perchlorate.
Perchlorbenzol *s*: hexachlorobenzene.
Perchlornaphthalin *s* Abk. Perna: perchloronaphthalene [*abbr*] perna, chlorinated naphthalene.
Perchlorsäure *w*: perchloric acid.
Peressigsäure *w*: peracetic acid, peroxyacetic acid.
Perforation *w*: perforation; seitliche ~ lateral perforation.
Perforatorium *s*: perforator.
perforieren: perforate.
perforiert: 1. perforate, perforated; 2. nicht ~ imperforate.
perfundieren: perfuse.
Perfusat *s*: perfusate.
Perfusion *w*: perfusion; selektive ~ selective perfusion.
Perfusionsaufnahme *w*: perfusion scan.
Perfusionsdruck *m*: perfusion pressure.
Perfusionsscan *s*: perfusion scan.
Perfusionsstudie *w*: perfusion imaging.
Perfusor *m*: perfusor.
Pergament *s*: parchment.
Pergamenthaut *w*: paper skin, parchment skin.
Pergolid *s*: pergolide.
Perhexilin *s*: perhexiline.
Peri-: peri-.
Periadenitis *w*: periadenitis.
periäquaduktal: periaqueductal.
perianal: perianal, circumanal.

Periangiitis *w*: periangiitis.
periapikal: periapical.
Periappendizitis *w*: periappendicitis.
Periarteriitis *w*: periarteritis.
Periarteriitis nodosa *w*: disseminated necrotising periarteritis, Kussmaul-Meier disease.
periarteriolar: periarteriolar.
Periarthritis *w*: periarthritis, perisynovitis.
Periarthritis humeroscapularis: calcific tendinitis, Duplay syndrome.
periartikulär: periarticular, periarthric, perisynovial.
periatrial: periatrial.
periaurikulär: periotic.
periaxial: paraxial.
periaxillär: circumaxillary.
periaxonal: periaxonal.
periazinär: periacinal.
peribronchiolär: peribronchiolar.
Peribronchitis *w*: peribronchitis.
peribulbär: peribulbar.
Pericarditis *w*: pericarditis.
Pericarditis carcinomatosa: carcinomatous pericarditis.
Pericarditis constrictiva: constrictive pericarditis.
Pericarditis serofibrinosa: serofibrinous pericarditis.
Pericardium: pericardium.
Pericholangitis *w*: pericholangitis.
Pericholezystitis *w*: pericholecystitis.
perichondral: perichondral.
Perichondritis *w*: perichondritis.
perichondritisch: perichondritic.
Perichondrium: perichondrium.
Perichondrom *s*: perichondroma.
Perichord *s*: perichord.
perichorioideal: perichoroidal.
Periciazin *s*: periciazine.
Pericranium *s*: pericranium.
Pericranium-: pericranial.
Perideferentitis *w*: perideferentitis.
Peridektomie *w*: peridectomy.
peridendritisch: peridendritic.
peridental: peridental.

Peridentitis w: peridentitis.
Periderm s: periderm.
peridermal: periblastic.
Peridermzelle w: periblast.
Periduralanästhesie w: peridural anesthesia, epidural anesthesia, epidural analgesia.
Peridivertikulitis w: peridiverticulitis.
periduktal: periductal.
Periduodenitis w: periduodenitis.
peridural: peridural.
Peridurographie w: peridurography.
Periektomie w: peridectomy, peritectomy, peritomy.
periektomieren: peritomize.
Perienzephalitis w: periencephalitis.
periependymal: periependymal.
perifokal: perifocal.
Perifolliculitis superficialis pustulosa: superficial pustular perifolliculitis.
Perifollikulitis w: perifolliculitis.
Periganglionitis w: perigangliitis.
Perigastritis w: perigastritis.
perihepatisch: perihepatic, parahepatic.
Perihepatitis w: perihepatitis, parahepatitis, hepatic capsulitis, glissonitis; **gonorrhoische** ~ Fitz-Hugh syndrome.
Perihepatitis chronica hyperplastica: icing liver, frosted liver.
perihilär: perihilar.
perikapillär: pericapillary.
perikapsulär: pericapsular.
Perikard s: pericardium, pericardial sac, heart sac.
Perikarddefekt m: pericardial defect; **kongenitaler** ~ congenital pericardial defect.
Perikardektomie w: pericardiectomy, pericardectomy.
Perikarderguß m: pericardial effusion.
Perikardflüssigkeit w: pericardial serum.
Perikardhöhle w: pericardial cavity.
perikardial: pericardiac, pericardial.
Perikardiolyse w: pericardiolysis.
Perikardiostomie w: pericardiostomy.
Perikardiotomie w: pericardiotomy.
Perikarditis w: pericarditis; **adhäsive** ~ adhesive pericarditis; **akute benigne** ~

acute benign pericarditis; **akute exsudative** ~ acute exudative pericarditis; **eitrige** ~ purulent pericarditis, pyopericarditis; **fibrinöse** ~ fibrinous pericarditis, fibrous pericarditis; **hämorrhagische** ~ hemorrhagic pericarditis; **leukämische** ~ leukemic pericarditis; **maligne** ~ malignant pericarditis; **rheumatische** ~ rheumatic pericarditis; **septische** ~ septic pericarditis; **tuberkulöse** ~ tuberculous pericarditis; **urämische** ~ uremic pericarditis.
perikarditisch: pericarditic.
Perikardnaht w: pericardiorrhaphy.
Perikardpunktion w: pericardiocentesis, pericardicentesis.
Perikardreiben s: pericardial murmur, pericardial rub, pericardial friction, friction murmur, attrition murmur.
Perikardsynechie w: adhesive pericarditis.
Perikardverkalkung w: pericardial calcification.
Perikardzyste w: springwater cyst.
Perikaryon s: perikaryon, pericaryon.
perikaval: pericaval.
Perikolitis w: pericolitis.
perikolonisch: pericolic.
perikorneal: pericorneal, circumcorneal, limbal, perilimbal.
Perikranium s: pericranium.
Perilabyrinthitis w: perilabyrinthitis.
perilentikulär: perilenticular.
periligamentär: periligamentous.
Perilymphadenitis w: perilymphadenitis.
perilymphangial: perilymphangial.
Perilymphangitis w: perilymphangitis.
perilymphatisch: perilymphatic.
Perilymphe w: perilymph, labyrinthine fluid, Cotunnius liquid.
Perilymphraum m: perilymphatic space, periotic space.
Perimastitis w: perimastitis.
Perimastoiditis w: extramastoiditis.
Perimeter s: perimeter.
Perimetrie w: perimetry; **quantitative** ~ quantitative perimetry.
perimetrisch: perimetric.

Perimetritis *w*: perimetritis.
Perimetrium *s*: perimetrium.
Perimyoendokarditis *w*: perimyoendocarditis.
Perimyokarditis *w*: perimyocarditis.
Perimyometrium *s*: perimyometrium.
Perimyositis *w*: perimyositis.
Perimysium *s*: perimysium.
Perimysium-: perimysial.
perinatal: perinatal.
Perinatalmedizin *w*: perinatal medicine.
Perinatalsterblichkeit *w*: perinatal mortality.
Perinatalzeit *w*: perinatal period, early neonatal period.
Perinatologie *w*: perinatology.
perineal: perineal.
Perinealhernie *w*: perineocele.
Perineo-: perineo-.
Perineometer *s*: perineometer.
Perineoplastik *w*: perineoplasty.
perineorektal: perineorectal.
Perineorrhaphie *w*: perineorrhaphy.
perineoskrotal: perineoscrotal.
perineovaginal: perineovaginal.
Perinephritis *w*: perinephritis.
perinephritisch: perinephric, perirenal.
Perinephrium *s*: perinephrium.
Perineum *s*: perineum.
perineural: perineural, paraneural.
Perineuritis *w*: perineuritis.
perineuritisch: perineuritic.
Perineurium *s*: perineurium, lamellar sheath.
Perineuriumzelle *w*: perineurial cell.
perinukleär: perinuclear, circumnuclear.
Periode *w*: period, phase; kritische ~ critical period; monatliche ~ monthly period, menstruation.
Periodentitis *w*: periodontitis, peridentitis, dental periostitis.
periodisch: periodic.
Periodizität *w*: periodicity.
Periodontitis *w*: periodontitis, peridentitis, dental periostitis, paradentitis, alveolodental osteoperiostitis.
Periodontium *s*: periodontium, periden-

tium, periodontal tissue, pericementum, peridental membrane, odontoperiosteum, parodontium, dental capsule, alveolodental membrane.
Periodontiumzyste *w*: periodontal cyst, lateral cyst; apikale ~ apical periodontal cyst.
Periodontologie *w*: periodontics.
Periösophagitis *w*: periesophagitis.
periokulär: periocular, perioptic, circumbulbar.
Perionyx *m*: perionyxis.
Perioophoritis *w*: perioophoritis, periovaritis.
perioperativ: paraoperative.
perioral: paraoral, circumoral, circumbuccal.
periorbital: periorbital, periconchal.
Periorchitis *w*: periorchitis, vaginalitis.
Periost *s*: periost, periosteal tissue, periosteum.
periostal: periosteal, periosteous.
Periosteom *s*: periosteoma, periostoma.
Periosteophyt *m*: periosteophyte.
Periosthaken *m*: periosteal retractor.
Periostitis *w*: periosteitis, periostitis, cortical osteitis; diffuse ~ diffuse periostitis; hämorrhagische ~ hemorrhagic periostitis.
Periostitis nach Frambösie, nasale osteoblastische: goundou.
Periostose *w*: periostosis, periosteosis.
Periostreflex *m*: bone reflex.
Periostspaltung *w*: periosteotomy.
Periostverdickung, entzündliche *w*: pachyperiostitis.
peripankreatisch: parapancreatic.
Peripankreatitis *w*: peripancreatitis.
peripher: peripheral, peripherad.
Peripherie *w*: periphery.
Periphlebitis *w*: periphlebitis, perivenitis.
periphlebitisch: periphlebitic.
periplasmatisch: periplasmic.
peripleuritisch: peripleuritic.
Periporitis *w*: periporitis.
periportal: periportal, peripylic.
periproktisch: periproctal.

Periproktitis *w*: periproctitis, paraproctitis; **abszedierende** ~ periproctic abscess.

Periprostatitis *w*: periprostatitis.

Peripyelitis *w*: peripyelitis.

Peripyelphlebitis *w*: peripyelephlebitis.

perirektal: perirectal, pararectal.

perirenal: perirenal, pararenal.

Perisalpingitis *w*: perisalpingitis, parasalpingitis.

Perisalpingoophoritis *w*: perisalpingoophoritis.

Perisigmoiditis *w*: perisigmoiditis.

perisinusoidal: perisinusoidal.

periskopisch: periscopic.

Perispermatitis *w*: perispermatitis.

Perisplenitis *w*: perisplenitis.

Perispondylitis *w*: perispondylitis.

Peristaltik *w*: peristalsis, peristaltic movement, vermicular movement, vermiculation; **retrograde** ~ retrograde peristalsis; **verlangsamte** ~ bradystalsis, slow bowel movement.

peristaltisch: peristaltic.

Peristase *w*: peristasis.

Peristomfeld *s*: peristome.

Peritendineum *s*: peritendineum.

Peritendinitis *w*: peritendinitis; **adhäsive** ~ adhesive peritendinitis.

peritendinös: peritendineous.

Perithel *s*: perithelium.

perithelial: perithelial.

Peritheliom *s*: perithelioma.

Perithelium *s*: perithelium.

Peritomie *w*: peritomy.

peritonäal: peritoneal.

peritoneal: peritoneal.

Peritonealdarstellung *w*: peritoneography.

Peritonealdialyse *w*: peritoneal dialysis, peritoneal ultrafiltration.

Peritonealerkrankung *w*: peritoneopathy.

Peritonealhöhle *w*: peritoneal space.

Peritonealinjektion *w*: peritoneoclysis.

peritonealisieren: peritonealize, peritonize.

Peritonealisierung *w*: peritonization.

Peritonealkalzifikation *w*: peritoneal mouse.

Peritonealkarzinose *w*: peritoneal carcinomatosis.

Peritoneallavage *w*: peritoneal irrigation.

Peritonealplastik *w*: peritoneoplasty.

Peritonealschmerz *m*: peritonealgia.

Peritonealsegment *s*: peritoneotome.

Peritonealtasche *w*: peritoneal sac.

Peritonealtuberkulose *w*: peritoneal tuberculosis.

Peritoneopexie *w*: peritoneopexy.

Peritoneoskop *s*: peritoneoscope.

Peritoneoskopie *w*: peritoneoscopy.

Peritoneum *s*: 1. peritoneum; 2. **dem** ~ **benachbart** paraperitoneal.

Peritoneum parietale: 1. peritoneum parietale, abdominal peritoneum; 2. **zum** ~ **gehörig** ectoperitoneal.

Peritoneum viscerale: visceral peritoneum, intestinal peritoneum.

Peritonismus *m*: peritonism.

Peritonitis *w*: peritonitis; **adhäsive** ~ adhesive peritonitis; **akute abakterielle** ~ acute sterile peritonitis; **chylöse** ~ chyle peritonitis; **gallige** ~ biliary peritonitis, bile peritonitis, choleperitonitis; **perforierende** ~ perforating peritonitis; **rekurrierende** ~ benign paroxysmal peritonitis; **septische** ~ septic peritonitis; **seröse** ~ serous peritonitis.

peritonsillär: peritonsillar, paratonsillar.

Peritonsillarabszeß *m*: peritonsillar abscess, retrotonsillar abscess, quinsy.

Peritonsillitis *w*: peritonsillitis.

peritrich: peritrichous.

Perityphlitis *w*: paratyphlitis.

perityphlitisch: perityphlic, pericecal.

periumbilikal: periumbilical, periomphalic, paraomphalic.

periungual: periungual, paraungual.

Periureteritis *w*: periureteritis.

Periurethritis *w*: periurethritis.

periuterin: periuterine.

perivaginal: perivaginal.

Perivaginitis *w*: perivaginitis, paracolpitis.

perivaskulär: perivascular, circumvascular.

Perivaskulärraum *m*: perivascular space, perineural space.
Perivaskulitis *w*: perivasculitis.
perivenös: perivenous, paravenous.
perivesikal: perivesical.
Perivesikulitis *w*: perivesiculitis.
periviszeral: perivisceral, perisplanchnic.
perivitellin: perivitelline.
perizellulär: pericellular, pericytial.
Perizementitis *w*: pericementitis.
perizentrisch: pericentric.
perizystisch: pericystic.
Perizystitis *w*: pericystitis.
Perizyt *m*: pericyte, perivascular cell, adventitial cell, pericapillary cell, Rouget cell, perivascular satellite, spider cell.
Perjodsäure *w*: periodic acid, heptaiodoic acid.
Perkolat *s*: percolate, leachate.
Perkolator *m*: percolator.
perkolieren: percolate.
Perkussion *w*: percussion, tap; **bimanuelle** ~ bimanual percussion; **direkte** ~ direct percussion, immediate percussion; **indirekte** ~ indirect percussion; **vergleichende** ~ comparative percussion.
Perkussion des Abdomens: abdominal percussion.
Perkussionshammer *m*: percussion hammer, sound hammer, plessor, plexor.
Perkussionsinstrument *s*: percussor.
Perkussionsschall *m*: percussion note [*abbr*] PN.
Perkussionswelle *w*: percussion wave.
Perkussion und Auskultation: percussion and auscultation [*abbr*] P & A.
perkussorisch: percussible.
perkutan: percutaneous, transcutaneous, diadermic.
Perkuteur *m*: percussor.
perkutieren: percuss, tap.
perkutorisch: percussible.
Perle *w*: pearl, bead.
Perlèche: perlèche, angular cheilitis, commissural cheilitis.
perlen: pearl.
perlförmig: pearly.

Perlia-Kern *m*: Perlia nucleus.
Perlknoten *m*: pearly nodule.
perlmuttartig: nacreous.
Perls-Eisenfärbung *w*: Perls stain.
Perlsucht *w*: perlsucht, Spengler's tuberculin.
Perlzyste *w*: pearl cyst.
Permanganat *s*: permanganate.
Permangansäure *w*: permanganic acid.
permeabel: permeable, pervious.
Permeabilität *w*: permeability; **selektive** ~ selective permeability, differential permeability.
Permeabilitätsquotient *m*: permeability quotient [*abbr*] PQ.
Permeabilitätsstörung *w*: impaired permeability, hypopermeability.
Permease *w*: permease.
Permeation *w*: permeation.
permissiv: permissive.
Permissivität *w*: permissiveness.
Permutation *w*: permutation.
Perna Abk. **Perchlornaphthalin** *s*: perchloronaphthalene [*abbr*] perna.
pernasal: pernasal.
Pernio *m*: chilblain.
Perniose *w*: perniosis, chilblain, cold injury.
perniziös: pernicious.
Pero-: pero-.
Perobrachius *m*: perobrachius.
Perodaktylie *w*: perodactyly.
Perokephalie *w*: perocephaly.
Peromelie *w*: peromelia.
peronäal: peroneal.
Peronäuslähmung *w*: peroneal paralysis, lateral popliteal palsy, Zenker's paralysis.
Peronäuszeichen *s*: peroneal sign.
Perophalangie *w*: perodactyly.
Peropus *m*: peropus.
peroral: peroral.
per os: peroral.
Perosomie *w*: perosomy.
Peroxidase *w*: peroxidase.
Peroxidase-: peroxidatic.
Peroxidasefärbung *w*: peroxidase stain.
Peroxidasereaktion *w*: peroxidase reaction, Nadi reaction.

Peroxyazylnitrat *s*: peroxyacylnitrate.
Peroxysom *s*: peroxisome.
Perozephalie *w*: perocephaly.
perpendikular: perpendicular.
Perphenazin *s*: perphenazine.
Persäure *w*: peracid.
Perschwefelsäure *w*: persulfuric acid.
Perseveration *w*: perseveration.
Perseverationstendenz *w*: perseverative tendency.
perseverieren: perseverate.
Persistenz *w*: persistence.
Persistenz von fetalem Hämoglobin, hereditäre: hereditary persistence of fetal hemoglobin [*abbr*] HPFH.
Persister *m*: persister.
persistieren: persist.
persistierend: persisting, persistent.
persönlich: personal, private.
Persönlichkeit *w*: personality, character, personage; **antisoziale** ~ antisocial personality, psychopathic personality; **dissoziale** ~ amoral personality; **epileptische** ~ epileptoid personality; **gespaltene** ~ split personality, double personality, multiple personality; **passiv-abhängige** ~ passive personality; **psychopathische** ~ antisocial personality, psychopathic personality; **schizoide** ~ schizoid type; **zyklothyme** ~ cycloid type, affective personality.
Persönlichkeitsentwicklung *w*: personality development.
Persönlichkeitsinventar *s*: personality inventory, personality questionnaire.
Persönlichkeitsprofil *s*: mental profile.
Persönlichkeitsspaltung *w*: splitting of the personality.
Persönlichkeitsstörung *w*: personality disorder, character disorder; **epileptische** ~ epileptoid personality disorder, explosive diathesis; **histrionische** ~ histrionic personality disorder; **hypersensitive** ~ avoidant personality disorder; **schizoide** ~ schizoid personality disorder; **transitorische** ~ acute situational reaction, crisis reaction.

Persönlichkeitsstruktur *w*: personality structure.
Persönlichkeitstest *m*: personality test.
Persönlichkeitstyp *m*: personality.
Persönlichkeitsveränderung *w*: personality change.
Person *w*: person, subject; **allergisch reagierende** ~ reactor; **alte** ~ aged; **blinde** ~ blind; **untersetzte** ~ runt.
Personal *s*: personnel, manpower, staff; **medizinisches** ~ medical personnel, medical staff, medical manpower.
Personenzeichentest *m*: draw-a-person test, Machover's test.
Personifikation *w*: personification.
personifizieren: personify.
Perspiratio *w*: perspiration, sweating.
Perspiratio insensibilis: insensible perspiration, insensible sweating.
Perspiration *w*: perspiration, sweating.
Perspiratio sensibilis: sensible perspiration, sensible sweating.
Persufflation *w*: pertubation.
Persulfat *s*: persulfate.
Pertechnat *s*: pertechnetate.
Perthes-Calvé-Legg-Krankheit *w*: Perthes disease, pseudocoxalgia.
Perthes-Versuch *m*: Perthes test.
Pertubation *w*: pertubation.
Pertussis *w*: pertussis, whooping cough.
Peru-Warze *w*: Peruvian wart.
pervenös: pervenous.
pervers: perverse.
Perversion *w*: perversion.
Perversität *w*: perversity.
Pervitin *s*: pervitin.
Perzentile *w*: percentile.
Perzentilrang *m*: percentile rank.
Perzeption *w*: perception.
perzeptiv: perceptive, perceptual.
Pes *m*: pes, foot.
Pes equinus: pes equinus, strephopodia.
Pessar *s*: pessary, cap, pessulum, pessus; **aufblasbares** ~ air-ball pessary.
Pessimismus *m*: pessimism.
Pest *w*: plague, pest, pestis; **schwarze** ~ black plague.

Pestis minor: pestis minor, ambulatory plague.

Pestivirus *m*: pestivirus.

Pestizid *s*: pesticide; **biologisch abbaubares** ~ nonpersistent pesticide, soft pesticide; **persistierendes** ~ persistent pesticide, hard pesticide.

Pestizidrückstand *m*: pesticide residue.

Pestseptikämie *w*: septicemic plague, siderating plague.

Pes valgus: pes valgus, talipes valgus, strephexopodia.

Pes varus: pes varus, talipes varus, supination of the foot, strephenopodia.

PET Abk. **Positronenemissionstomographie** *w*: positron emission tomography [*abbr*] PET, PET scanning.

-petal: -petal.

Petaloid *s*: Unna's disease.

petechial: petechial.

Petechie *w*: petechia.

Petechiometer *s*: petechiometer.

Peters-Syndrom *s*: Peters anomaly, anterior chamber cleavage syndrome.

Pethidin *s*: pethidine, isonipecaine, meperidine.

Pethidinhydrochlorid *s*: meperidine hydrochloride.

Petit-Dreieck *s*: Petit's triangle.

Petit-Ligament *s*: Petit's ligament.

Petit mal *s*: petit mal, minor epilepsy; **atonisches** ~ atonic petit mal; **myoklonisches** ~ myoclonic petit mal, myoclonic epilepsy.

Petit-mal-Epilepsie *w*: abortive epilepsy, subclinical absence.

Petit-mal-Status *m*: absence status, intellectual petit mal, epileptic stupor, spike-wave stupor.

Petrifikation *w*: petrifaction.

Petri-Schale *w*: Petri dish, culture dish.

Pétrissage *w*: pétrissage.

Petroläther *m*: petroleum ether, ligroine.

Petrolatum *s*: petrolatum, mineral jelly.

Petroleum *s*: petroleum.

Petroselinsäure *w*: petroselinic acid.

Petrositis *w*: petrositis.

Petruschky-Zeichen *s*: Petruschky sign.

Petting *s*: petting.

Peutz-Jeghers-Syndrom *s*: Peutz-Jeghers syndrome, multiple hamartoma syndrome, intestinal polyposis-cutaneous pigmentation syndrome.

-pexie: -pexy.

Pexie *w*: pexia.

Pexin *s*: pexin.

Peyer-Drüsen: Peyer's glands.

Peyer-Plaques: Peyer's plaques, aggregated lymphatic nodules, aggregated lymphatic follicles of Peyer.

Peyotismus *m*: peyotism.

Peyotle *s*: peyote.

Peyronie-Krankheit *w*: Peyronie's disease, fibrous cavernitis, plastic induration of penis, penile induration, Buren's disease.

Pezzer-Katheter *m*: Pezzer's catheter.

Pfad *m*: path.

Pfählungsverletzung *w*: impalement injury.

Pfannenstiel-Schnitt *m*: Pfannenstiel's incision.

Pfannenvorwölbung *w*: protrusio acetabuli, sunken acetabulum, Otto's disease.

Pfaundler-Hurler-Syndrom *s*: Hurler syndrome, lipochondrodystrophy, gargoylism.

Pfefferminze *w*: peppermint.

Pfeffer-Salz-Ulkus *s*: pepper and salt ulceration.

pfeifen: whistle.

Pfeifen *s*: sibilant rale.

pfeifend: sibilant, whistling.

Pfeifengesicht *s*: whistling deformity.

Pfeifenraucherkarzinom *s*: claypipe cancer.

Pfeifer-Weber-Christian-Syndrom *s*: Weber-Christian syndrome, relapsing febrile non-suppurative panniculitis.

Pfeiffer-Bakterium *s*: Pfeiffer's bacillus.

Pfeiffer-Drüsenfieber *s*: Pfeiffer's disease, infectious mononucleosis [*abbr*] IM, acute benign lymphocytosis, acute lymphadenosis.

Pfeiffer-Phänomen *s*: Pfeiffer reaction.

Pfeifgeräusch *s*: whistling sound.

Pfeiler *m*: pillar.

Pfeilerzelle *w*: pillar cell.

Pfeilgift *s*: arrowpoison.

Pferdebremse *w*: horsefly.

Pferdeenzephalitis *w*: equine encephalitis; **östliche** ~ eastern equine encephalomyelitis [*abbr*] EEE; **westliche** ~ western equine encephalomyelitis [*abbr*] WEE.

Pferdeenzephalomyelitis *w*: equine encephalomyelitis; **östliche** ~ eastern equine encephalomyelitis; **venezuelanische** ~ Venezuelan equine encephalomyelitis [*abbr*] VEE; **westliche** ~ western equine encephalomyelitis.

Pferdefuß *m*: tip foot.

Pferderotz *m*: glanders.

Pflanze *w*: plant, vegetable, herb.

pflanzenartig: phytoid.

Pflanzenextrakt *m*: vegetable extract.

Pflanzenfaserbezoar *m*: hortobezoar.

Pflanzenheilkunde *w*: phytotherapy.

Pflanzenöl *s*: plant oil, vegetable oil.

pflanzlich: vegetal, vegetable.

Pflaster *s*: tape, plaster, emplastrum.

Pflasterepithel *s*: tubular epithelium, squamous epithelium.

Pflastersteinrelief *s*: cobblestone pattern.

Pflasterverband *m*: plaster bandage, emplastration.

Pflege *w*: nursing, care, caregiving, nursing care, nurture, nurturance; **elterliche** ~ parenting.

Pflegebedürftigkeit *w*: need for care.

Pflegeberuf *m*: nursing profession.

Pflegedienst *m*: nursing service.

Pflegeeinheit *w*: inpatient care unit.

Pflegeeltern: foster-parents.

Pflegefamilie *w*: foster-family.

Pflegegruppe *w*: health care team.

Pflegeheim *s*: nursing home.

Pflegekind *s*: foster-child, nursling.

pflegen: care, nurture, attend, foster.

Pflegenotstand *m*: nursing shortage.

Pflegepersonal *s*: nursing staff, nurse manpower.

Pflegesatz *m*: hospital allowance.

Pflegestation *w*: infirmary.

Pflegevater *m*: fosterer.

Pflegeversicherung *w*: health care insurance.

Pflicht *w*: duty, task, obligation.

Pflichtimpfung *w*: compulsary vaccination.

Pflüger-Zuckungsgesetz *s*: Pflüger's law.

Pförtnerkanal *m*: pyloric canal.

Pfötchenstellung *w*: obstetrician's hand, Trousseau's phenomenon.

Pfortader *w*: portal vein [*abbr*] PV.

Pfortader-: pylic, pyle-.

Pfortaderblock *m*: portal block.

Pfortaderdruck *m*: portal venous pressure.

Pfortadergebiet *s*: portal system.

Pfortaderwandentzündung *w*: pylephlebitis.

Pforte *w*: portal, entrance.

Pfropf *m*: plug, ball.

pfropfen: plug, ingraft.

Pfropfgestose *w*: superimposed preeclampsia.

Pfütze *w*: puddle, pool.

pfuschen: quack.

pH Abk. **Wasserstoffionenpotential** *s*: potential of hydrogen ions [*abbr*] pH.

PHA Abk. **Phytohämagglutinin** *s*: phytohemagglutinin [*abbr*] PHA, phytagglutinin, plant agglutinin.

Phän *s*: phene.

Phän-: phen-.

Phäno-: pheno-.

Phänokopie *w*: phenocopy.

Phänomen *s*: phenomenon.

Phänomen der paroxysmalen Tränen: crocodile tears syndrome, paroxysmal lacrimation.

Phänomenologie *w*: phenomenology.

Phänotyp *m*: phenotype.

phänotypisch: phenotypic.

Phäo-: pheo-, phaeo-.

phäochrom: pheochrome, chromaffin.

Phäochromoblast *m*: pheochromoblast.

Phäochromozyt *m*: pheochromocyte.

Phäochromozytom *s*: pheochromocytoma, medullary paraganglioma, chromophil tumor, chromaffinoma, medullosuprarenoma.

-phage: -phage.
Phage *m*: phage, bacteriophage; **reifer** ~ mature bacteriophage; **temperenter** ~ temperate bacteriophage; **virulenter** ~ virulent bacteriophage.
Phagedäna *w*: phagedena.
Phagedaena gangraenosa: phagedaena gangraenosa, sloughing phagedena.
phagedänisch: phagedenic.
Phagedänismus *m*: phagedenism.
Phageninduktion *w*: phage induction.
Phagenkonversion *w*: phage conversion.
Phagenneutralisationstest *m*: phage neutralization test.
Phagentypisierung *w*: phage-typing.
-phagie: -phagia, -phagy.
-phagisch: -phagous.
Phago-: phago-.
Phagolysosom *s*: phagolysosome.
Phagosom *s*: phagosome.
Phagozyt *m*: phagocyte, scavenger cell; **fixierter** ~ fixed phagocyte; **freier** ~ free phagocyte.
phagozytär: phagocytic.
Phagozytensystem *s*: phagocytic system.
phagozytieren: phagocytize, phagocytose.
Phagozytin *s*: phagocytin.
Phagozytolyse *w*: phagocytolysis, phagolysis.
Phagozytose *w*: 1. phagocytosis, englobement; 2. **zur** ~ **befähigte Zelle** habitual phagocyte.
Phagozytoseaktivität, nukleäre *w*: phagokaryosis, phagocaryosis.
Phagozytoseindex *m*: phagocytic index.
Phakitis *w*: phakitis, phacitis, phacoiditis, crystallitis.
Phako-: phako-, phaco-.
phakoanaphylaktisch: phacoanaphylactic.
Phakoemulsifikation *w*: phacoemulsification.
Phakoeresis *w*: phacoerysis.
Phakolyse *w*: phacolysis.
Phakom *s*: phakoma.
Phakomatose *w*: phakomatosis.
Phakosklerose *w*: hard cataract.
Phakoskop *s*: phacoidoscope.
Phakoskopie *w*: phacoscopy.

Phakozele *w*: phacocele, hernia of the lens.
phalangeal: phalangeal.
Phalangealsynostose *w*: transphalangeal synostosis.
Phalangenzelle *w*: Deiters cell.
Phalanx *w*: phalanx, digital ray.
Phalanxbildung, operative *w*: phalangization.
Phalanxentzündung *w*: phalangitis.
Phalanxresektion *w*: phalangectomy.
Phallektomie *w*: phallectomy.
phallisch: phallic.
Phallo-: phallo-, philli-, phall-.
Phalloidin *s*: phalloidin.
Phalloin *s*: phallin.
Phalloplastik *w*: phalloplasty.
Phallus *m*: phallus, penis.
Phallussymbol *s*: phallic symbol.
Phanero-: phanero-.
Phanerosis *w*: phanerosis.
Phaneroskopie *w*: phaneroscopy.
Phantasie *w*: phantasy, fantasy, phantasia, fancy imagination.
phantasieren: rave, dream.
Phantasielosigkeit *w*: lack of imagination.
phantasievoll: imaginative.
Phantasma *s*: phantasm.
Phantogeusie *w*: phantogeusia.
Phantom *s*: phantom, fantom.
Phantombein *s*: phantom leg.
Phantomgeschwulst *w*: pseudinoma.
Phantomglied *s*: phantom limb, stump hallucination, pseudomelia.
Phantomhand *w*: phantom hand.
Phantomschmerz *m*: phantom limb pain.
Pharmaindustrie *w*: pharmaceutical industry, drug industry.
Pharmako-: pharmaco-.
Pharmakochemie *w*: chemical pharmacy.
Pharmakochemie *w*: pharmaceutical chemistry.
Pharmakodynamik *w*: pharmacodynamics.
Pharmakoepidemiologie *w*: pharmacoepidemiology.
Pharmakogenetik *w*: pharmacogenetics.
Pharmakognosie *w*: pharmacognostics, pharmacognosy.

Pharmakokinetik *w*: pharmacokinetics, drug kinetics.

Pharmakologe *m*: pharmacologist.

Pharmakologie *w*: pharmacology, clinical pharmacy.

pharmakologisch: pharmacologic.

Pharmakomanie *w*: pharmacomania.

Pharmakometrie *w*: pharmacometrics.

Pharmakon *s*: pharmaceutical, medicinal agent; **antagonistisch wirkendes** ~ antagonist, counterdepressant.

Pharmakophor *s*: pharmacophore.

Pharmakopoe *w*: pharmacopoeia, pharmacopeia [*abbr*] Ph, phar, pharm.

Pharmakopsychose *w*: pharmacopsychosis, drug psychosis.

Pharmakoradiographie *w*: pharmacoradiography, pharmacoroentgenography.

Pharmakotherapie *w*: pharmacotherapy, pharmacotherapeutics, drug delivery.

pharmazeutisch: pharmaceutical [*abbr*] phar, pharm.

Pharmazie *w*: pharmacy [*abbr*] phar, pharmaceutics.

Pharmazietechnik *w*: pharmaceutical technology.

pharyngeal: pharyngeal.

Pharyngektomie *w*: pharyngectomy.

Pharyngeo-: pharyngo-, pharyngi-, pharyng-.

Pharyngismus *m*: pharyngism.

Pharyngitis *w*: pharyngitis; **akute** ~ acute pharyngitis; **chronische** ~ chronic pharyngitis; **gangränöse** ~ gangrenous pharyngitis, necrotic angina; **hypertrophe** ~ hypertrophic pharyngitis, follicular pharyngitis, granular pharyngitis; **ulzeromembranöse** ~ ulceromembranous pharyngitis, ulceromembranous sore throat, ulcerated sore throat.

Pharyngitis atrophicans: atropic pharyngitis.

pharyngitisch: pharyngitic.

Pharyngitis herpetica: herpetic pharyngitis.

Pharyngokonjunktivalfieber *s*: pharyngoconjunctival fever.

Pharyngokonjunktivitis *w*: pharyngoconjunctivitis.

Pharyngolaryngektomie *w*: pharyngolaryngectomy.

pharyngomaxillär: pharyngomaxillary.

Pharyngomykose *w*: pharyngomycosis.

Pharyngoösophagoplastik *w*: pharyngoesophagoplasty.

Pharyngopalatoplastik *w*: palatopharyngoplasty.

Pharyngoplastik *w*: pharyngoplasty.

Pharyngoplegie *w*: pharyngoplegia, pharyngoparalysis.

Pharyngorhinitis *w*: pharyngorhinitis.

Pharyngosklerom *s*: pharyngoscleroma.

Pharyngoskop *s*: pharyngoscope, esophageal speculum.

Pharyngoskopie *w*: pharyngoscopy.

Pharyngospasmus *m*: pharyngism.

Pharyngostoma *s*: pharyngostoma.

Pharyngostomie *w*: pharyngostomy.

Pharyngotomie *w*: pharyngotomy; **äußere** ~ external pharyngotomy; **innere** ~ internal pharyngotomy; **mediane** ~ median pharyngotomy, translingual pharyngotomy; **seitliche** ~ lateral pharyngotomy, transthyroid pharyngotomy; **vordere** ~ anterior pharyngotomy, transverse pharyngotomy, subhyoid pharyngotomy, infrahyoid pharyngotomy.

Pharyngozele *w*: pharyngocele, pharyngeoesophageal diverticulum, hypopharyngeal diverticulum.

Pharynx *m*: pharynx, gullet, gula.

Pharynxdivertikel *s*: pharyngeal diverticulum, cervical diverticulum.

Pharynxlähmung *w*: pharyngeal paralysis.

Pharynxstenose *w*: pharyngostenosis.

Phase *w*: phase, period; **anale** ~ anal phase; **disperse** ~ disperse phase; **genitale** ~ genital phase; **isoelektrische** ~ isoelectric period; **logarithmische** ~ log phase; **negative** ~ negative phase; **ödipale** ~ oedipal phase; **orale** ~ oral phase, oral period; **phallische** ~ phallic phase, phallic stage; **präambivalente** ~ preambivalent phase, oral-sucking phase; **prämenstruelle** ~ premenstrual stage; **stationäre** ~ stationary phase; **synaptische** ~ synaptic phase, synaptene; **vorgenitale** ~ pregenital phase; **wässerige** ~ aqueous phase.

Phase der langsamen Augenbewegungen: non rapid eye movement [*abbr*] NREM.

Phase der schnellen Augenbewegungen: rapid eye movement [*abbr*] REM.

Phasenänderung *w*: phase change.

Phasenanschnitt *m*: phase section.

Phasendifferenz *w*: phase difference.

Phasenermittlung *w*: phase determination.

Phasenfolge *w*: phase sequence.

Phasenkontrastmikroskop *s*: phase-contrast microscope.

Phasenmikroskop *s*: phase microscope.

Phasenreflex *m*: phasic reflex, coordinated reflex.

Phasenstrom *m*: phase current.

Phasenumkehr *w*: phase inversion.

Phasenverschiebung *w*: phase shift, quadrature.

phasenverschoben: phase-displaced.

Phasenwechsel *m*: phase change.

Phasenwinkel *m*: phase angle.

phasisch: phasic.

Phe Abk. **Phenylalanin** *s*: phenylalanine [*abbr*] Phe.

Phelps-Klumpfußoperation *w*: Phelps operation.

Phemister-Operation *w*: Phemister's operation.

Phemister-Span *m*: bone onlay, cancellous bone graft.

Phenacain *s*: phenacaine.

Phenacemid *s*: phenacemide, phenacetylurea.

Phenacetin *s*: phenacetin.

Phenacetinniere *w*: phenacetin nephropathy.

Phenacetinschaden *m*: phenacetin toxicity.

Phenacetursäure *w*: phenaceturic acid.

Phenäthanol *s*: phenethanol.

Phenaglycodol *s*: phenaglycodol.

Phenanthren *s*: phenanthrene.

Phenanthrolinhydrochlorid *s*: phenanthroline hydrochloride.

Phenazetin *s*: phenacetin, acetophenetidin, acetphenetidin.

Phenazocin *s*: phenazocine.

Phenazocinhydrobromid *s*: phenazocine hydrobromide.

Phenazon *s*: phenazone.

Phenazonsalizylat *s*: phenazone salicylate.

Phenazopyridin *s*: phenazopyridine.

Phenazopyridinhydrochlorid *s*: phenazopyridine hydrochloride.

Phenbenicillin *s*: phenbenicillin, fenbenicillin.

Phenbenzamin *s*: phenbenzamine.

Phencyclidin *s*: phencyclidine [*abbr*] PCB.

Phendimetrazin *s*: phendimetrazine.

Phenelzin *s*: phenelzine.

Phenethicillin *s*: phenethicillin.

Phenethicillin-Kalium *s*: phenethicillin potassium, α-phenoxyethylpenicillin potassium.

Phenethyl *s*: phenethyl.

Phenetidin *s*: phenetidin.

Phenformin *s*: phenformin, phenethylbiguanide.

Phenforminhydrochlorid *s*: phenformin hydrochloride.

Phenindamin *s*: phenindamine.

Pheniodol *s*: pheniodol.

Pheniprazin *s*: pheniprazine.

Pheniramin *s*: pheniramine, prophenpyridamine.

Phenmetrazin *s*: phenmetrazine.

Phenmetrazin-hydrochlorid *s*: phenmetrazine hydrochloride.

Pheno-: pheno-, phen-.

Phenobarbital *s*: phenobarbital, phenobarbitone, phenylethylbarbituric acid.

Phenobarbital-Natrium *s*: phenobarbital sodium.

Pheno-dodecinium-bromid *s*: domiphen bromide.

Phenol *s*: phenol, phenyl hydrate, phenyl hydroxide, phenic acid, phenylic acid, carbolic acid, hydroxybenzene.

Phenolämie *w*: phenolemia.

Phenolat *s*: phenolate, phenoxide.
Phenolglykosid *s*: phenol glycoside.
phenolisch: phenolic.
Phenolkampfer *m*: camphorated phenol, carbolic camphor.
Phenollösung *w*: liquefied phenol.
Phenoloxidase *w*: phenol oxidase.
Phenolphthalein *s*: phenolphthalein.
Phenolrot *s*: phenol red, phenolsulfonphthalein.
Phenolsulfonphthalein *s*: phenolsulfonphthalein, phenol red.
Phenolsulfonphthaleinreaktion *w*: phenolsulfonphthalein test.
Phenolvergiftung *w*: phenol poisoning.
Phenomorphan *s*: phenomorphan.
Phenothiazin *s*: dibenzothiazine, thiodiphenylamine.
Phenothiazin *s*: phenothiazine.
Phenoxy-: phenoxy-.
Phenoxyäthanol *s*: phenoxyethanol.
Phenoxybenzamin *s*: phenoxybenzamine.
Phenoxymethylpenicillin *s*: phenoxymethylpenicillin.
Phenprobamat *s*: phenprobamate.
Phenprocoumon *s*: phenprocoumon.
Phensuximid *s*: phensuximide.
Phentermin *s*: phentermine.
Phentolamin *s*: phentolamine.
Phentolamintest *m*: phentolamine test.
Phenyl *s*: phenyl [*abbr*] Ph.
Phenyläthylbarbitursäure *w*: phenylethylbarbituric acid.
Phenylalanin *s* Abk. **Phe**: phenylalanine [*abbr*] Phe, F, β-phenyl-α-aminopropionic acid.
Phenylalaninaufnahme *w*: phenylalanine intake.
Phenylalanin-4-hydroxylase *w*: phenylalanine hydroxylase.
Phenylazetylharnstoff *m*: phenacetylurea, phenacaine.
Phenylbrenztraubensäure *w*: phenylpyruvic acid.
Phenylbutazon *s*: phenylbutazone, diphebuzol.
Phenylcarbinol *s*: phenylcarbinol.

Phenylchinolin *s*: phenylquinoline.
Phenylchinolinkarbonsäure *w*: phenylcinchoninic acid.
Phenyldichlorarsin *s*: phenyldichlorarsine.
Phenyldimethylpyrazolon *s*: phenazone.
Phenylen *s*: phenylene.
Phenylendiamin *s*: p-phenylene diamine.
Phenylephrin *s*: phenylephrine, neosynephrine.
Phenylessigsäure *w*: phenylacetic acid, alphatoluic acid.
Phenylglukuronsäure *w*: phenylglucuronic acid.
Phenylhydrazin *s*: phenylhydrazine.
Phenylhydrazon *s*: phenylhydrazone.
Phenylindandion *s*: 2-phenyl-1,3-indandione, phenindione.
Phenylketonurie *w* Abk. **PKU**: phenylketonuria [*abbr*] PKU, Fölling's disease.
Phenylketonuriedemenz *w*: phenylpyruvic amentia.
phenylketonurisch: phenylketonuric.
Phenylmercuriborat *s*: phenylmercuric borate.
Phenylmerkaptansäure *w*: phenylmercapturic acid.
Phenylmilchsäure *w*: phenyllactic acid.
Phenylosazon *s*: phenylosazone.
Phenylpropanol *s*: phenylpropanolamine.
Phenylpropionsäure *w*: phenylpropionic acid.
Phenylpyruvat *s*: phenylpyruvate.
Phenylpyruvattautomerase *w*: phenylpyruvate tautomerase.
Phenylsalizylat *s*: phenyl salicylate, salol.
Phenylsalizylsäure *w*: phenylsalicylic acid.
Phenylthiocarbamid *s*: phenylthiocarbamide.
Phenylthioharnstoff *m*: phenylthiourea.
Phenylthiohydantoin *s*: phenylthiohydantoin.
Phenyltoloxamin *s*: phenyltoloxamine.
Phenytoin *s*: phenytoin, diphenylhydantoin.
Phenytoinnatrium *s*: phenytoin sodium, sodium diphenylhydantoin.

Pherogramm *s*: electrophoretogram.
Pheromon *s*: pheromone, sex attractant, feromone, exohormone.
Philadelphia-Chromosom *s*: Philadelphia chromosome.
Philanthropie *w*: philanthropy.
-phil: -phil, -philic.
-philie: -philia.
Philtrum: filtrum.
Phimose *w*: phimosis, capistration.
Phiole *w*: phial, vial.
Phlebalgie *w*: phlebalgia.
Phlebektasie *w*: phlebectasia.
Phlebektomie *w*: phlebectomy.
Phlebektopie *w*: phlebectopia.
Phlebitis *w*: phlebitis; **adhäsive** ~ adhesive phlebitis, proliferative phlebitis; **eitrige** ~ suppurative venous thrombosis; **obliterierende** ~ obliterating phlebitis, obstructing phlebitis.
Phlebitis migrans: migrating phlebitis.
phlebitisch: phlebitic.
Phlebo-: phlebo-, phleb-, veno-, veni-.
Phlebodynamik *w*: phlebodynamics.
phlebogen: phlebogenous.
Phlebogramm *s*: phlebogram, venogram.
Phlebographie *w*: phlebography, venography.
phlebographisch: phlebographic.
Phlebolith *m*: phlebolith, vein stone.
Phlebolithiasis *w*: phlebolithiasis.
Phlebologie *w*: phlebology.
Phleborheographie *w*: phleborheography.
Phlebosklerose *w*: phlebosclerosis, venous sclerosis, productive phlebitis, venosclerosis, venofibrosis, phlebofibrosis.
Phlebothrombose *w*: phlebothrombosis.
Phlebotomie *w*: phlebotomy, venesection, venotomy, venisection.
Phlebotomusfieber *s*: sandfly fever.
Phlegma *s*: phlegm.
Phlegmasia *w*: phlegmasia, phlegmonosis.
Phlegmasia alba dolens: phlegmasia alba dolens, thrombotic phlegmasia, whiteleg, white leg, milk leg, cruritis, galactophlebitis.
Phlegmasia coerulea dolens: phlegmasia

cerulea dolens, blue phlebitis.
Phlegmasia puerperalis: cellulitic phlegmasia.
Phlegmasie *w*: phlegmasia, phlegmonosis.
phlegmatisch: phlegmatic, stolid.
Phlegmone *w*: phlegmon.
phlegmonös: phlegmonous.
Phlogistikum *s*: phlogogen.
phlogistisch: phlogistic.
phlogogen: phlogogenic.
Phlorizin *s*: phlorrhizin, phlorizin, phloridzin, phlorhidzin.
Phloroglucin *s*: phloroglucinol.
Phloxin *s*: phloxine.
Phlyktäne *w*: phlycten, phlyctenula, phlyctena, burn blister.
phlyktänular: phlyctenular.
pH-Messung *w*: pH measurement.
-phobie: -phobia.
Phobie *w*: phobia; **einfache** ~ simple phobia.
Phokomelie *w*: phocomelia.
Pholcodin *s*: pholcodine.
Pholedrin *s*: pholedrine.
Phon *s*: phon.
Phonasthenie *w*: phonasthenia.
Phonation *w*: phonation.
Phonationslaut *m*: phonatory sound.
Phonationstheorie *w*: theory of phonation.
phonatorisch: phonatory.
Phonem *s*: phoneme.
Phonendoskop *s*: phonendoscope.
Phonetik *w*: phonetics.
phonetisch: phonetic.
Phoniater *m*: phoniatrician.
Phoniatrie *w*: phoniatrics, laliatry.
phonieren: phonate.
phonisch: phonic.
Phonismus *m*: phonism.
Phono-: phono-, phon-.
Phonoangiographie *w*: phonangiography.
Phonokardiogramm *s*: phonocardiogram [*abbr*] PCG.
Phonokardiograph *m*: phonocardiograph.
Phonokardiographie *w*: phonocardiography.
phonokardiographisch: phonocardiographic.
Phonokatheter *m*: phonocatheter.

Phonologie *w*: phonology.
Phonometrie *w*: phonometry.
Phonomyographie *w*: phonomyography.
Phonopsie *w*: phonopsia.
Phonoskop *s*: phonoscope.
Phonoskopie *w*: phonoscopy.
pH-Optimum *s*: optimum pH.
-phor: -phore.
-phorese: -phoresis.
Phorese *w*: phoresy.
-phorie: -phoria.
Phoro-: phoro-, phor-.
Phorometer *s*: phorometer.
Phorometrie *w*: phorometry.
Phoron *s*: phorone.
Phoropter *m*: phoro-optometer, skiascope-optometer.
Phosgen *s*: phosgene, suffocating gas, choking gas.
Phosphagen *s*: phosphagen.
Phosphat *s*: phosphate; **energiereiches** ~ high-energy phosphate; **tertiäres** ~ triple phosphate.
Phosphatämie *w*: phosphatemia.
Phosphatase *w*: phosphatase; **alkalische** ~ Abk. **AP** alkaline phosphatase [*abbr*] AP; **saure** ~ acid phosphatase.
Phosphatasemangelrachitis *w*: hypophosphatasia.
Phosphatazetyltransferase *w*: phosphate acetyltransferase, phosphotransacetylase.
Phosphatdiabetes *m*: phosphate diabetes.
Phosphatid *s*: phosphatide, phospholipid.
Phosphatidat *s*: phosphatidate.
Phosphatidyl *s*: phosphatidyl.
Phosphatidyläthanolamin *s*: phosphatidylethanolamine.
Phosphatidylcholin *s*: phosphatidylcholine.
Phosphatidylglyzerin *s*: phosphatidylglycerol.
Phosphatidylinositid *s*: phosphatidylinositide.
Phosphatidylserin *s*: phosphatidylserine.
Phosphatidyltransferase *w*: phosphatidyltransferase.
Phosphatpuffer *m*: phosphate buffer.
Phosphatstein *m*: phosphate calculus.
Phosphattetanie *w*: phosphate tetany.

Phosphaturie *w*: phosphaturia, phosphoruria, phosphuria.
Phosphen *s*: phosphene.
Phosphin *s*: phosphine.
Phosphodiester *m*: phosphodiester.
Phosphodiesterase *w*: phosphodiesterase, 5'-exonuclease.
Phosphodiesterbindung *w*: phosphodiester bond.
Phosphodihydroxyaceton *s*: phosphodihydroxyacetone.
Phosphoenolpyruvat *s*: phosphoenolpyruvate.
Phosphoenolpyruvatkarboxylase *w*: phosphoenolpyruvate carboxylase.
Phosphofruktokinase *w*: phosphofructokinase.
Phosphofruktomutase *w*: phosphofruktomutase.
Phosphogalaktoisomerase *w*: phosphogalactoisomerase.
Phosphoglukokinase *w*: phosphoglucokinase.
Phosphoglukomutase *w*: phosphoglucomutase.
Phosphoglukonat *s*: 6-phosphogluconate.
Phosphoglukonatdehydrogenase *w*: phosphogluconate dehydrogenase.
Phosphoglyzerat *s*: phosphoglycerate.
Phosphoglyzeratkinase *w*: phosphoglycerate kinase.
Phosphoglyzerid *s*: phosphoglyceride.
Phosphoglyzerinsäure *w*: 2-phosphoglyceric acid.
Phosphoglyzeromutase *w*: phosphoglyceromutase.
Phosphoguanidin *s*: phosphoguanidine.
Phosphoinositid *s*: phosphoinositide.
Phosphoketolase *w*: phosphoketolase.
Phosphokinase *w*: phosphokinase.
Phosphokreatin *s*: phosphocreatine.
Phospholipase *w*: phospholipase, lecithinase.
Phospholipid *s*: phospholipid, phosphonolipid.
Phospholipidämie *w*: phospholipidemia.
Phosphomevalonat *s*: phosphomevalonate.
Phosphomevalonatkinase *w*: phosphomevalonate kinase.

Phosphomolybdänsäure *w*: phosphomolybdic acid.

Phosphomonoesterase *w*: phosphomonoesterase.

Phosphomutase *w*: phosphomutase.

Phosphonuklease *w*: phosphonuclease.

Phosphor *m* Abk. **P**: phosphor [*abbr*] P, phosphorus.

Phosphoreszenz *w*: phosphorescence.

Phosphoribokinase *w*: phosphoribokinase.

Phosphoribosylamin *s*: phosphoribosylamine.

Phosphoribosylpyrophosphat *s* Abk. **PRPP**: 5-phosphoribosyl pyrophosphate [*abbr*] PRPP.

Phosphoribosyltransferase *w*: phosphoribosyltransferase.

phosphorisch: phosphoric.

Phosphormangelkrankheit *w*: aphosphorosis.

Phosphornekrose *w*: phosphonecrosis.

Phosphornekrose des Kiefers: phossy jaw, mandibular necrosis.

Phosphorolyse *w*: phosphorolysis.

Phosphorprotein *s*: phosphoprotein.

Phosphorsäure *w*: phosphoric acid, orthophosphoric acid.

Phosphorsäuresalz *s*: phosphonate.

Phosphorvergiftung *w*: phosphorism.

Phosphorwasserstoff *m*: phosphine.

Phosphorwolframsäure *w*: phosphotungstic acid.

Phosphorylase *w*: phosphorylase.

Phosphorylasekinase *w*: phosphorylase kinase.

Phosphorylasephosphatase *w*: phosphorylase phosphatase.

Phosphorylierung *w*: phosphorylation; **oxidative** ~ oxidative phosphorylation.

Phosphoserin *s*: phosphoserine.

Phosphosphingolipid *s*: phosphosphingoside.

Phosphothreonin *s*: phosphothreonine.

Phosphotransferase *w*: phosphotransferase, phosphokinase.

Phosphovitin *s*: phosphovitin.

photisch: photic.

Photismus *m*: photism.

Photo-: photo-, phot-.

Photoallergen *s*: photoallergen.

Photoapparat *m*: camera.

Photobakterium *s*: photobacterium.

Photochemie *w*: photochemistry.

photochemisch: photochemical.

photochromogen: photochromogen.

Photodensitometer *s*: photodensitometer.

Photodermatitis *w*: photodermatitis; **polymorphe** ~ polymorphous light eruption.

Photodermatose *w*: photodermatosis.

Photodiode *w*: photodiode.

photoelektrisch: photoelectric.

Photoelektron *s*: photoelectron.

Photoemission *w*: photoemission.

Photofluorographie *w*: photofluorography, fluororoentgenography.

photogen: photogenic.

Photographie *w*: photography.

Photokathode *w*: photocathode.

Photokinese *w*: photokinesis.

photokinetisch: photokinetic.

Photokoagulation *w*: photocoagulation, photocauterization.

Photokoagulator *m*: photocoagulator.

photokutan: photocutaneous.

Photolumineszenz *w*: photoluminescence.

Photolyse *w*: photolysis.

Photomagnetismus *m*: photomagnetism.

Photometer *s*: photometer.

Photometrie *w*: photometry.

Photomikroskop *s*: photomicroscope.

photomotorisch: photomotor.

Photon *s*: photon.

Photoneutron *s*: photoneutron.

Photooxidation *w*: photo-oxidation.

photopathologisch: photopathologic.

photophob: photophobic.

Photophobie *w*: photophobia.

Photophosphorylierung *w*: photophosphorylation.

Photophthalmie *w*: photo-ophthalmia.

Photopigment *s*: photopigment.

photopisch: photopic.

Photoproton *s*: photoproton.

Photopsie w: photopsy, photopsia.
Photopsin s: photopsin.
Photoretinitis w: photoretinitis, sun blindness.
Photoretinopathie w: photoretinopathy.
Photorezeptor m: photoreceptor.
Photoscan m: photoscan.
photosensibilisieren: photosensitize.
Photosensibilisierung w: photosensitization.
Photostethoskop s: photostethoscope.
Photostimulation w: photic stimulation; **intermittierende** ~ intermittent photic stimulation.
Photosynthese w: photosynthesis.
Photoszintigraphie w: photoscan.
Phototaxis w: phototaxis.
Phototherapie w: phototherapy.
Photothermie w: photothermy.
photothermisch: photothermal.
Phototoxizität w: phototoxicity.
phototroph: phototrophic.
Phototropismus m: phototropism.
Phrenalgie w: phrenalgia.
-phrenie: -phrenia.
Phreniko-: phrenico-, phreno-.
phrenikokostal: phrenicocostal.
Phrenikotomie w: phrenicotomy.
Phrenikusexhärese w: phrenicoexeresis.
Phrenikuslähmung w: phrenic paralysis.
Phrenikusresektion w: phrenicectomy.
Phreno-: phreno-, phreni-, phren-.
Phrenograph m: phrenograph.
Phrenokardie w: phrenocardia, cardiophrenia.
Phrenokolopexie w: phrenocolopexy.
Phrenologie w: phrenology.
Phrenoplastik w: phrenoplasty.
Phrenoptose w: phrenoptosis.
Phrenosin s: phrenosin.
Phrenosinsäure w: phrenosinic acid.
Phrynoderma s: phrynoderma.
pH-Skala w: pH scale, Sjörensen scale.
Phthalazin s: phthalazine.
Phthalein s: phthalein.
Phthalocyanin s: phthalocyanine.
Phthalsäure w: phthalic acid.
phthalsauer: phthalic.

Phthalylsulfacetamid s: phthalylsulfacetamide.
Phthalylsulfathiazol s: phthalylsulfathiazole.
Phthiriasis w: phthiriasis, pthiriasis.
Phthise w: phthisis.
Phthisis bulbi: ocular phthisis.
phthisisch: phthisic, phthisical, consumptive.
phthitisch: phthisic, phthisical, consumptive.
pH-Wert m: pH value, hydrogen ion concentration.
pH-Werte-Skala w: pH scale, Sjögren scale.
Phyko-: phyco-.
Phykomykose w: phycomycosis.
Phykomyzet m: phycomycete.
Phykomyzetose w: phycomycosis.
Phylaxis w: phylaxis.
Phyllo-: phyllo-.
Phyllochinon s: phylloquinone.
phylloid: phylloid, phyllode.
phylo-: phyletic.
Phylogenese w: phylogenesis, phylogeny.
phylogenetisch: phylogenetic.
Phylogenie w: phylogenesis.
Physalide w: physalis.
Physetolsäure w: physetoleic acid.
Physiatrik w: physiatrics.
Physik w: physics, physique.
physikalisch: physical.
physikalisch-chemisch: physicochemical.
Physiker m: physicist.
Physio-: physio-.
Physiognomie w: physiognomy.
Physiologie w: physiology; **angewandte** ~ applied physiology; **vergleichende** ~ comparative physiology.
Physiologie des Menschen: human physiology.
physiologisch: physiologic, physiological.
Physiotherapeut m: physiotherapist, physical therapist.
physiotherapeutisch: physiotherapeutic.
Physiotherapie w: physiotherapy, physicotherapeutics, physicotherapy.
physisch: physical, bodily.
Physo-: physo-.
Physohämatometra w: physohematometra.
Physohydrometra w: physohydrometra.

Physometra *w*: physometra, uterine tympanites, hysteremphysema.
Physopyosalpinx *w*: physopyosalpinx.
Physostigmin *s*: physostigmine, eserine.
Physostigminsalizylat *s*: physostigmine salicylate.
Physostigminsulfat *s*: physostigmine sulfate.
Physostigminvergiftung *w*: physostigmine poisoning, physostigminism.
Phytagglutinin *s*: phytagglutinin, plant agglutinin.
Phytat *s*: phytate.
Phytid *s*: phytid.
Phytin *s*: phytin.
Phytinsäure *w*: phytic acid.
Phyto-: phyto-, phyt-, phyllo-.
Phytobezoar *m*: phytobezoar, hortobezoar.
Phytoderma *s*: phytoderma.
Phytohämagglutinin *s* Abk. **PHA**: phytohemagglutinin [*abbr*] PHA, phytagglutinin.
Phytohormon *s*: phytohormone.
Phytol *s*: phytol.
Phytomenadion *s*: phytomenadione, vitamin K₁.
Phytonose *w*: phytonosis.
Phytosterin *s*: phytosterol, plant sterol.
Phytotherapie *w*: phytotherapy.
Phytothrombokinase *w*: phytothrombokinase.
Phytotoxin *s*: phytotoxin.
phytotoxisch: phytotoxic.
Phytotrichobezoar *m*: phytotrichobezoar.
Phytylmenachinon *s*: phytylmenaquinone, vitamin K₁.
Pia mater: 1. pia mater, pia; 2. **auf der ~** epipial.
Pia-mater-Scheide *w*: pial sheath.
Pian *s*: pian.
Pica *w*: pica.
Pica-Syndrom *s*: pica, xenorexia.
Pick-Atrophie *w*: Pick's gyral atrophy, Pick's convolutional atrophy, Pick's disease.
Pickel *m*: pimple, whelk.
Pick-Körperchen: Pick bodies.
Pick-Syndrom *s*: Pick's disease, atrophic

sclerosis, lobar sclerosis, circumscribed atrophy of the brain.
Pickwick-Syndrom *s*: pickwickian syndrome.
Pick-Zirrhose *w*: Pick cirrhosis, Pick syndrome.
Picornavirus *m*: picornavirus.
Piebaldismus *m*: piebaldism, piebald skin, partial albinism.
Piecemeal-Nekrose *w*: piece-meal necrosis.
Piedra *w*: piedra; **weiße ~** white piedra, Beigel's disease, chignon.
Piedra alba: white piedra, Beigel's disease, chignon.
PIE-Syndrom *s*: pulmonary infiltration with eosinophilia [*abbr*] PIE.
Pierre-Robin-Syndrom *s*: Pierre-Robin syndrome.
piezoelektrisch: piezoelectric.
Piezoelektrizität *w*: piezoelectricity.
Piezometer *s*: piezometer.
PIF Abk. **Prolaktin-inhibiting-Faktor** *m*: prolactin inhibiting factor [*abbr*] PIF.
Pigment *s*: pigment; **endogenes ~** endogenous pigment; **melaninartiges ~** melanoid.
Pigmentablagerung *w*: pigment deposition.
Pigmentanomalie *w*: pigmentation disorder, pigmentary change.
Pigmentatio aurosa: aurochromoderma.
Pigmentation *w*: pigmentation.
Pigmentbildung *w*: pigmentogenesis.
Pigmentdermatose *w*: pigmentary dermatosis, pigmentodermia; **progressive ~** progressive pigmented purpuric dermatosis, Schamberg's dermatosis.
Pigmentepithel *s*: pigment epithelium, pigmented epithelium.
Pigmentfleck *m*: pigmental spot.
Pigmentfreßzelle *w*: pigmentophage.
pigmentiert: pigmented.
Pigmentierung *w*: pigmentation, chromatosis; **exogene ~** exogenous pigmentation; **hämatogene ~** hematogenous pigmentation.
Pigmentkörnchen *s*: pigment granule.

Pigmentkörperchen s: chromogenic body.
Pigmentleber w: pigmented liver.
Pigmentnävus m: pigmented nevus.
Pigmentodermie w: pigmentodermia.
Pigmentophage m: pigmentophage.
Pigmentsaum m: pigment border, pigment seam.
Pigmentschicht w: pigment layer.
Pigmentstreifenerkrankung w: angioid streaks.
Pigmentzelle w: pigmentophore; **chromozytische** ~ chromatophore.
Pigmentzylinder m: pigmented cast.
PIH Abk. **Prolactin-inhibiting-Hormon** s: prolactin inhibiting hormone [abbr] PIH.
Pika-Syndrom s: pica, allotriophagy.
Pikazismus m: pica, paroxia, xenorexia.
Pikraminsäure w: picramic acid, dinitroaminophenol.
Pikrinsäure w: picric acid.
Pikrinsäuredermatitis w: picric itch.
Pikro-: picro-.
Pikrogeusie w: picrogeusia.
Pikrotoxin s: picrotoxin, cocculin.
Pikrotoxinvergiftung w: picrotoxinism.
pilar: pilar, pilary.
Pilin s: pilin.
Pille w: pill; **bunte** ~ rainbow pill; **kleine** ~ pilule, pillet, pellet, parvule; **magensaftresistente** ~ enteric pill.
Pille danach: morning-after pill.
Pillendrehen s: pill-rolling.
Pillendrehertremor m: pill-rolling tremor, bread-crumping tremor, bread-crumbling tremor, lenticulostriate tremor.
pillenförmig: pilular.
Pillenmasse w: pill mass, pillular mass.
Pillenschachtel w: pill box, scatula.
Pilo-: pilo-.
Piloarrektion w: piloerection.
Pilobezoar m: pilobezoar.
Pilocarpin s: pilocarpine.
Pilocarpinhydrochlorid s: pilocarpine hydrochloride.
Piloerektion w: piloerection, horripilation.
Piloerektionsreflex m: pilomotor reflex, trichographism.

Pilomatrixom s: pilomatrixoma, Malherbe's tumor.
pilomotorisch: pilomotor.
Pilonidal-: pilonidal.
Pilonidalsinus m: pilonidal sinus, coccygeal sinus.
Pilotstudie w: pilot study.
Pilula w: pilule, pill, pillet.
Pilus m: pilus.
Pilz m: mushroom, fungus, mycete; **pathogener** ~ mycopathogen.
Pilz-: myco-, myko-.
pilzartig: mycoid, fungal, fungoid, fungous, mycetoid.
pilzbedingt: mycetogenic, mycetogenous.
Pilzbefall m: fungal invasion, mycotization.
Pilzcheilitis: mycotic cheilitis.
Pilzfaden m: hypha.
Pilzflechte w: fungal eczema.
pilzförmig: fungiform.
Pilzgastritis w: mycogastritis.
Pilzinfektion w: fungal infection; **subkutane** ~ hypodermomycosis.
Pilzmeningitis w: mycotic meningitis.
Pilzpräparat s: fungus preparation.
Pilzsepsis w: mycethemia, mycohemia, fungemia.
Pilzspore w: fungal spore.
Pilzstomatitis w: stomatomycosis, mycotic stomatitis.
Pilzvergiftung w: mushroom poisoning, mycetism.
Pilzwachstum s: fungal growth.
Pimarsäure w: pimaric acid.
Pimelinsäure w: pimelic acid.
Pi-Meson s: pi-meson, pion.
Piminodin s: piminodine esylate.
Pimozid s: pimozide.
Pimpernelle w: pimpernel.
Pinard-Handgriff m: Pinard's maneuver.
Pinard-Schwangerschaftszeichen s: Pinard sign.
Pindborg-Tumor m: Pindborg tumor.
Pindolol s: pindolol.
pineal: pineal.
Pinealdrüse w: pineal gland.
Pinealdrüsenentfernung w: pinealectomy.

Pinealo-: pineo-.

Pinealoblastom *s*: pinealoblastoma, pineoblastoma, pinealoma.

Pinealom *s*: pinealoma, pinealoblastoma, pineoblastoma.

Pinealozyt *m*: pinealocyte, pineal cell.

Pinealozytom *s*: pinealocytoma, pineocytoma.

Pineo-: pineo-.

Pingponginfektion *w*: retroinfection.

Pinguecula *w*: pinguecula, interpalpebral spot.

Pinozytose *w*: pinocytosis, ultraphagocytosis.

Pinsel *m*: brush.

Pinselarterie *w*: penicillus.

Pins-Zeichen *s*: Pins sign.

Pinta *w*: pinta.

Pinta-Krankheit *w*: pinta, painted sickness, spotted sickness, carate, tina, lota.

Pinzette *w*: pincers, tweezers, forceps.

Piotrowski-Zeichen *s*: Piotrowski sign.

Pipamazin *s*: pipamazine.

Pipamperon *s*: pipamperone.

Pipazetat *s*: pipazetate.

Pipecolinsäure *w*: pipecolinic acid.

Pipemidsäure *w*: pipemedic acid.

Pipenzolatbromid *s*: pipenzolate bromide.

Piperacillin *s*: piperacillin.

Piperazin *s*: piperazine, hexahydropyrazine.

Piperazinhexahydrat *s*: piperazine hexahydrate.

Piperazin-tartrat *s*: piperazine tartrate.

Piperidin *s*: piperidine.

Piperidindikarbonsäure *w*: cinchomeronic acid.

Piperidinsäure *w*: piperidic acid, piperic acid.

Piperidolat *s*: piperidolate.

Piperidyl *s*: piperidyl.

Piperocain *s*: piperocaine.

Piper-Zange *w*: Piper's forceps.

Pipette *w*: pipette, dropper.

pipettieren: pipet.

Pipoxolan *s*: pipoxolan.

Pipradol *s*: pipradol.

Piprinhydrinat *s*: piprinhydrinate.

Piprozolin *s*: piprozolin.

Piracetam *s*: piracetam.

Pirenoxin *s*: pirenoxin.

Pirenzepin *s*: pirenzepine.

Piretanid *s*: piretanide.

Piribedil *s*: piribedil.

Piridoxilat *s*: piridoxilate.

Pirie-Knochen *m*: Pirie's bone.

Piritramid *s*: piritramide.

Piromidsäure *w*: piromidic acid.

Piroplasma *s*: piroplasma, pyroplasma, babesia.

Piroplasmose *w*: piroplasmosis, babesiasis, theileriasis.

Piroxicam *s*: piroxicam.

Pirprofen *s*: pirprofen.

Pirquet-Hauttest *m*: scarification test.

Pirquet-Reaktion *w*: Pirquet's test, dermatotuberculin reaction.

pisiform: pisiform.

Piskatschek-Uterusasymmetrie *w*: Piskacek uterus.

Piskatschek-Zeichen *s*: Piskacek sign.

pissen: pee.

Pistill *m*: pestle.

Pistolenschußphänomen *s*: pistol-shot sound.

Pitofenon *s*: pitofenone.

pituitär: pituitary.

Pituitarismus *m*: pituitarism, pituitary dysfunction.

Pituizyt *m*: pituicyte.

Pityriasis *w*: pityriasis.

Pityriasis amiantacea: pityriasis amiantacea, asbestoslike tinea.

Pityriasis capitis: pityriasis capitis, scurf, dandruff.

Pityriasis lichenoides: pityriasis lichenoides, Mucha-Habermann disease.

Pityriasis rosea: pityriasis rosea, Gibert's disease.

Pityriasis rubra pilaris: keratosis pilaris.

Pivalinsäure *w*: pivalic acid.

Pivampicillin *s*: pivampicillin.

Pivot-Shift-Test *m*: pivot-shift sign, jerk test.

Pixel *s*: pixel, picture element.
Pizotifen *s*: pizotifen.
PKU Abk. **Phenylketonurie** *w*: phenylketonuria [*abbr*] PKA, Fölling's disease.
pK-Wert *m*: pK value.
Placebo *s*: placebo.
Placeboeffekt *m*: placebo effect.
Placenta *w*: placenta.
Placenta accessoria: accessory placenta.
Placenta adhaerens: adherent placenta.
Placenta circumvallata: circumvallate placenta.
Placenta cirsoides: cirsoid placenta.
Placenta fenestrata: fenestrated placenta.
Placenta haemochorialis: hemochorial placenta, chorioallantoic placenta.
Placenta haemodichorialis: hemodichorial placenta.
Placenta marginata: marginal placenta, battledore placenta.
Placenta multipartita: multilobate placenta.
Placenta praevia: placental presentation.
Placenta succenturiata: succenturiate placenta.
Placenta velamentosa: velamentous placenta.
Placido-Scheibe *w*: Placido disk.
Plätschergeräusch *s*: succussion sound, succussion splash, clapotage, splash, splashing sound, hippocratic sound; **intrathorakales** ~ hippocratic succussion.
Plätschern *s*: splash.
plätschern: splatter, splash.
Plättchen *s*: platelet, thrombocyte.
Plättchenfaktor *m*: platelet factor [*abbr*] Pf.
Plättchenverdünnungstest *m*: plate dilution test.
Plage *w*: plague, pest.
Plagiozephalie *w*: plagiocephaly, wryhead.
Plakode *w*: placode.
Plakoden-: placodal.
Plan *m*: plan, scheme.
Planck-Quantenrelation *w*: Planck's quantum relation.
Planck-Wirkungsquantum *s*: Planck's constant.

plankonkav: planoconcave.
plankonvex: planoconvex.
Planorbisschnecke *w*: planorbid.
Planozyt *m*: planocyte.
plantar: plantar, pelmatic.
Plantarflexion *w*: plantiflexion.
Plantarreflex *m*: plantar reflex.
Planum *s*: plane, planum.
Planung *w*: planning.
Plaque *w*: plaque, patch; **atheromatöse** ~ atheromatous plaque; **senile** ~ senile plaque, agyrophile plaque.
Plaque muqueuse: mucous plaque, mucous patch, opaline plaque.
Plaque opaline: opaline patch.
Plaque-Test *m*: plaque technic, hemolytic.
-plasie: -plasia.
-plasma: -plasm.
Plasma *s*: plasma [*abbr*] P, blood plasma, plasm; **frisch eingefrorenes** ~ fresh frozen plasma [*abbr*] FFP; **gepooltes** ~ pooled plasma; **normales menschliches** ~ normal human plasma.
Plasma-: plasmal.
Plasmaakzelerator *m*: plasma accelerator.
Plasmaaustausch *m*: plasma exchange.
Plasmabank *w*: plasma bank.
Plasmaclearance *w*: plasma clearance.
Plasmaersatz *m*: plasma substitute.
Plasmaexpander *m*: plasma volume expander, extender.
Plasmafarbstoff *m*: protoplasmic stain.
Plasmafluß, axonaler *m*: axoplasmic flow.
plasmafrei: plasma-free.
Plasmagel *s*: plasmagel.
Plasmagen *s*: plasmagene, plasmon.
Plasmagerinnsel *s*: plasma clot.
Plasmakortisoltest *m*: plasma cortisol test.
Plasmalemm *s*: plasmalemma, plasma membrane.
Plasmalogen *s*: plasmalogen, phosphoglyceracetal.
Plasmamangel *m*: oligoplasmia.
Plasmamembran *w*: plasma membrane, plasmalemma, ectosarc, cytoplasmic membrane, cytolemma.

Plasmamembranruptur *w*: plasmorrhexis, plasmatorrhexis.

Plasmapherese *w*: plasmapheresis, plasma depletion, plasma filtration treatment, hemapheresis, serapheresis, seropheresis.

Plasmaprotein *s*: plasma protein fraction.

Plasmareaginschnelltest *m*: rapid plasma reagin test [*abbr*] RPR test.

Plasmarenin *w*: plasma renin.

Plasmareninaktivität *w*: plasma renin activity [*abbr*] PRA.

Plasmatherapie *w*: plasma therapy.

Plasmathromboplastinfaktor *m*: plasma thromboplastin factor [*abbr*] PTF.

plasmatisch: plasmatic, plasmic.

Plasmaviskosität *w*: plasma viscosity.

Plasmavolumen *s* Abk. **PV**: plasma volume [*abbr*] PV; **relatives** ~ plasmacrit.

Plasmazelle *w*: plasma cell, plasmocyte, plasmacyte.

Plasmazellenhepatitis *w*: plasma cell hepatitis.

Plasmazellenleukämie *w*: plasma cell leukemia.

Plasmazellenvorstufe *w*: plasmablast.

Plasmazellgranulom *s*: plasma cell granuloma.

Plasmazellinfiltration *w*: plasma cell infiltration.

Plasmazellmastitis *w*: plasma cell mastitis.

plasmazellulär: plasmacytic.

Plasmid *s*: plasmid; **rekombinantes** ~ recombinant plasmid; **übertragbares** ~ transmissible plasmid.

Plasmin *s*: plasmin.

Plasminogen *s*: plasminogen, proplasmin, profibrinolysin.

Plasminogenaktivator *m*: plasminogen activator.

Plasmo-: plasmo-, plasma-, plasmat-.

plasmodienabtötend: plasmodicidal, malaricidal.

plasmodisch: plasmodial.

Plasmodium *s*: plasmodium.

Plasmodium-falciparum-Gametozyt *m*: malarial crescent.

Plasmodizid *s*: plasmodicide.

Plasmogamie *w*: plasmogamy.

Plasmolyse *w*: protoplasmolysis.

Plasmon *s*: plasmon, plasmagene.

Plasmoschise *w*: plasmoschisis.

Plasmozytom *s*: plasmocytoma, myeloma, plasmacytoma, plasma cell myeloma, plasmoma, Kahler's disease; **extramedulläres** ~ extramedullary myeloma.

Plasmozytomniere *w*: myeloma kidney.

Plasmozytomzelle *w*: myeloma cell.

Plasmozytose *w*: plasmocytosis, plasmacytosis.

-plast: -plast.

Plastid *s*: plastid, trophoplast.

-plastik: -plasty.

Plastik *s*: plastic; **anorektale** ~ anorectoplasty.

Plastikhandschuh *m*: plastic glove.

Plastikschiene *w*: plastic splint.

Plastin *s*: plastin.

Plastinierung *w*: plastination.

plastisch: plastic.

Plastizität *w*: plasticity.

Plateau *s*: plateau.

Plateaubildung *w*: plateau formation.

Plathelminthe *w*: platyhelminth, platode, flatworm, flat worm.

Platin *s* Abk. **Pt**: platinum [*abbr*] Pt.

Platinektomie *w*: platinectomy, Portmann interposition operation.

Platinöse *w*: platinum loop.

Platonychie *w*: platyonychia.

Platte *w*: plate, plaque.

Plattenatelektase *w*: platelike atelectasis, discoid atelectasis, Fleischner line.

Plattendialysator *m*: parallel-flow dialyser, parallel-plate dialyser.

Plattendiffusion *w*: disk diffusion.

Plattendiffusionstest *m*: disk diffusion test.

Plattenepithel *s*: pavement epithelium, squamous epithelium, tessellated epithelium; **geschichtetes** ~ pseudostratified epithelium.

Plattenepithelbildung *w*: squamatization.

Plattenepithelkarzinom *s*: epidermous carcinoma, metatypical carcinoma, spinous cell carcinoma; **basaloides** ~ basa loid carcinoma; **verhornendes** ~ cancroid; **verruköses** ~ verrucous carcinoma.

Plattenepithelmetaplasie *w*: squamous metaplasia.

Plattenepithelzelle *w*: pavement cell, prickle cell.

Plattenepithelzellkarzinom *s*: squamous cell carcinoma.

Plattenspannung *w*: target voltage.

Plattenverankerung *w*: plating.

Plattform *w*: stage.

plattfüßig: flat-footed.

Plattfuß *m*: flatfoot, flat foot, planovalgus; **einfacher** ~ weak foot.

Plattheit *w*: flatness.

Plattwurm *m*: flatworm, flat worm, fluke, platode.

Platy-: platy-.

Platybasie *w*: platybasia, basilar invagination.

Platyknemie *w*: platyknemia, platycnemia.

Platymorphie *w*: platymorphia.

Platysma *s*: platysma.

Platyspondylie *w*: platyspondylia.

Platyzephalie *w*: platycephaly.

Platyzephalie *w*: platycrania.

Platz *m*: place.

Platzangst *w*: agoraphobia.

Platzbauch *m*: burst abdomen.

platzen: burst, break.

Platzhalter *m*: space retainer, space maintainer.

Plaut-Vincent-Angina *w*: Vincent's angina, ulceromembraneous angina.

Plazenta *w*: 1. placenta, afterbirth; **diskoide** ~ discoid placenta, discoplacenta; **festhaftende** ~ adherent placenta; **fundusständige** ~ fundal placenta; **gelappte** ~ lobed placenta; **kindliche** ~ fetal placenta; **kleine** ~ placentula; **monochoriote, monoamniotische** ~ monochorionic monoamniotic placenta; **mütterliche** ~ maternal placenta; **nierenförmige** ~ reniform placenta; **ringförmige** ~ annular placenta, zonary placenta, zonular placenta; **zweilappige** ~ bilobate placenta, bidiscoidal placenta; 2. **ohne** ~

aplacental.

plazentaartig: placentoid.

Plazentaausstoßung *w*: delivery of the placenta.

Plazentaaustreibung *w*: expulsion of placenta.

Plazentabildung *w*: placentogenesis, placentation.

Plazentablutung *w*: placental apoplexy.

Plazentaentstehung *w*: placentation, placentogenesis.

Plazentaentzündung *w*: placentitis.

Plazentaerkrankung *w*: placentopathy.

Plazentaextrakt *m*: placental extract.

plazentaförmig: placentiform.

Plazentagasaustausch *m*: placental respiration, fetal respiration.

Plazentageräusch *s*: placental souffle.

Plazentahämangiom *s*: chorangioma, chorioangioma.

Plazentahormon *s*: placental hormone; **laktogenes** ~ human placental lactogen [*abbr*] HPL.

Plazentahülle *w*: placental membrane.

Plazentainfarkt *m*: placental infarct.

Plazentainsuffizienz *w*: placental insufficiency.

Plazentalaktogen, humanes *s* Abk. **HPL**: human placental lactogen [*abbr*] HPL, human chorionic somatotropin [*abbr*] HCS, somatomammotropin, galactagogin.

Plazentalappen *m*: lobe of placenta, placental cotelydon.

Plazentalösung *w*: abruptio placentae, placenta seperation, placental separation, mazolysis; **manuelle** ~ manual expression of placenta.

Plazentaödem *s*: placental edema.

Plazentalrandblutung *w*: placental margin bleeding.

Plazentamole *w*: placental mole.

Plazentapol *m*: placental pole.

plazentar: placental, mazic.

Plazentaretention *w*: retained placenta, trapped placenta.

Plazentaschranke *w*: placental barrier.

Plazentaseptum *s*: placental septum.
Plazentathrombose *w*: placental thrombosis, placentosis.
Plazentatoxin *s*: syncytiotoxin.
Plazentazeichen *s*: placental sign.
Plazentazyste *w*: placental cyst.
plazieren *w*: place.
Plazierung *w*: placement.
-plegie: -plegia.
Plegie *w*: plegia.
Pleio-: pleio-, pleo-.
Pleiochromozytom *s*: pleochromocytoma.
pleiotrop: pleiotropic, polyphenic.
Pleiotropie *w*: pleiotropism, pleiotropia, polypheny.
plektonemisch: plectonemic.
Pleo-: pleo-, pleio-.
pleomorph: pleomorphic, pleomorphous.
Pleomorphismus *m*: pleomorphism.
Pleoptik *w*: pleoptics, Bangerter's method.
Pleoptophor *s*: pleoptophor.
Pleozytose *w*: pleocytosis.
Plerozerkoid *m*: plerocercoid.
plesiomorph: plesiomorphic.
Plesiopie *w*: plesiopia.
Plessimeter *s*: plessimeter, pleximeter, plexometer.
Plessimeterperkussion *w*: mediate percussion.
Plethora *w*: plethora, plethoric obesity, panhyperemia.
plethorisch: plethoric, sanguine.
Plethysmogramm *s*: plethysmogram.
Plethysmograph *m*: plethysmograph.
Plethysmographie *w*: plethysmography.
Plethysmometer *s*: plethysmometer.
Pleura *w*: pleura; **viszerale** ~ visceral pleura.
Pleura-: pleura-, pleur-.
Pleura costalis: costal pleura.
Pleuradrainage *w*: pleural drainage; **geschlossene** ~ closed pleural drainage; **offene** ~ open pleural drainage.
Pleuradruck *m*: pleural pressure.
Pleuraempyem *s*: pleural empyema, thoracic empyema, pyothorax.
Pleuraerguß *m*: pleural effusion, pleurorhea; **seröser** ~ serothorax.

Pleurafibrose *w*: pleural fibrosis.
Pleurahöhle *w*: pleural space, pleural sac.
Pleuraknötchen *s*: pleural mouse.
Pleurakuppel *w*: pleural dome, cervical pleura.
pleural: pleural.
Pleuralgie *w*: pleuralgia.
Pleuramesotheliom *s*: pleural mesothelioma.
Pleurametastase *w*: pleural metastasis.
Pleurapunktion *w*: pleurocentesis, pleuracentesis, thoracocentesis, thoracentesis, paracentesis of the chest.
Pleurareiben *s*: pleural friction, pleural rub.
Pleurareizung *w*: pleurisy.
Pleuraring *m*: pleural ring.
Pleuraschmerz *m*: pleuralgia.
Pleuraschwarte *w*: pleural callosity.
Pleuraspalt *m*: pleural cavity.
Pleuraspülung *w*: pleural lavage.
Pleuratranssudat *s*: pleural transudate.
Pleura visceralis: visceral pleura.
Pleurektomie *w*: pleurectomy, stripping of the pleura.
Pleuritis *w*: pleurisy, pleuritis; **abgekapselte** ~ sacculated pleurisy, encysted pleurisy, blocked pleurisy; **adhäsive** ~ adhesive pleurisy; **basale** ~ basal pleurisy; **bilaterale** ~ double pleurisy; **chylöse** ~ chylous pleurisy; **exsudative** ~ exudative pleurisy, wet pleurisy, pleurisy with effusion; **fibrinöse** ~ fibrinous pleurisy; **gutartige metapneumonische** ~ metapneumonic pleurisy; **seröse** ~ serous pleurisy; **serofibrinöse** ~ serofibrinous pleurisy; **trockene** ~ dry pleurisy; **wäßrig-exsudative** ~ ichorous pleurisy.
pleuritisch: pleuritic.
Pleuritis diaphragmatica: diaphragmatic pleurisy.
Pleuritis exsudativa: exudative pleurisy, pleurisy with effusion.
Pleuritis saccata: sacculated pleurisy, blocked pleurisy.
Pleuritis sicca: dry pleurisy.
Pleuro-: pleuro-.
Pleurobronchialfistel *w*: bronchopleural fistula.

Pleurodese *w*: pleurodesis.
Pleurodynie *w*: pleurodynia.
Pleurolyse *w*: pleurolysis.
Pleuroparietopexie *w*: pleuroparietopexy.
pleuroperikardial: pleuropericardial, pericardiopleural.
Pleuroperikardialreiben *s*: pleuropericardial rub.
Pleuroperikarditis *w*: pleuropericarditis.
pleuroperitoneal: pleuroperitoneal.
Pleuroperitoneum *s*: pleuroperitoneum.
Pleuropneumonie *w*: pleuropneumonia.
pleuropulmonal: pleuropulmonary.
Pleurorrhö *w*: pleurorhea.
Pleurotom *s*: pleurotome.
Plexalgie *w*: plexalgia.
plexiformis: plexiform.
Plexus *m*: plexus; **submuköser** ~ submucous plexus, Meissner's plexus; **venöser** ~ veniplex.
Plexusanästhesie *w*: plexus anesthesia.
Plexusblockade *w*: plexus anesthesia.
Plexus brachialis: brachial plexus.
Plexus cervicalis: cervical plexus.
Plexus chorioideus: choroid plexus, paraplexus, metaplexus, metatela.
Plexus coeliacus: celiac plexus.
Plexus myentericus: plexus myentericus, Auerbach's plexus.
Plexus periventrikulärer *m*: paraplexus.
Plexuslähmung *w*: plexus paralysis; **obere** ~ Erb paralysis; **untere** ~ Déjerine-Klumpke paralysis.
Plexuspapillom *s*: papilloma of choroid plexus.
Plexusresektion *w*: plexectomy.
Plexusschmerz *m*: plexalgia.
Plica *w*: plica, fold.
Plica lacrimalis: plica lacrimalis, lacrimal fold, valve of Hasner.
Plikation *w*: plication, reef.
plötzlich: sudden.
-ploid: -ploid.
Ploidie *w*: ploidy.
Plombe *w*: plomb, plug.
Plummer-Jodbehandlung *w*: Plummer treatment.

Plummer-Krankheit *w*: Plummer's disease.
Plummern *s*: Plummer treatment.
Plummer-Vinson-Syndrom *s*: Plummer-Vinson syndrome, sideropenic syndrome, Paterson-Kelly syndrome.
Pluri-: pluri-.
pluridefizient: polydeficient.
pluriglandulär: pluriglandular, polyglandular, multiglandular.
Plurigravida *w*: plurigravida.
pluripotent: pluripotential, pluripotent, multipotential, totipotent.
Pluripotenz *w*: pluripotentiality.
Plurisensibilität *w*: plurisensitivity.
Plutonium *s* Abk. **Pu**: plutonium [*abbr*] Pu.
Plutoniumkontamination *w*: plutonism.
Pm Abk. **Promethium** *s*: promethium [*abbr*] Pm.
PML Abk. **progressive multifokale Leukenzephalopathie** *w*: progressive multifocal leukoencephalopathy [*abbr*] PML.
Pneuma-: pneuma-.
Pneumarthrose *w*: pneumarthrosis.
Pneumathämie *w*: pneumathemia.
Pneumatisation *w*: pneumatization.
pneumatisch: pneumatic.
pneumatisiert: pneumatized.
Pneumato-: pneumato-.
Pneumatokardie *w*: pneumatocardia.
Pneumatologie *w*: pneumatics.
Pneumatometer *s*: pneumatometer.
Pneumatometrie *w*: pneumatometry.
Pneumatose *w*: pneumatosis.
Pneumatozele *w*: pneumatocele, pneumocele; **extrakranielle** ~ subgaleal emphysema; **intrakranielle** ~ intracranial pneumatocele; **subperiostale** ~ extracranial pneumatocele.
Pneumatozephalus *m*: pneumatocephalus, pneumocrania, pneumoencephalocele.
Pneumaturie *w*: pneumaturia, pneumatinuria, pneumouria.
Pneumektomie *w*: pneumectomy, pulmonectomy.
Pneumenzephalogramm *s*: pneumencephalogram.

Pneumenzephalographie w: pneumencephalography.

Pneumo-: pneumo-, pneumon-, pneumono-, pneo-.

Pneumoblastom s: pulmonary blastoma.

Pneumococcus m: pneumococcus.

Pneumocystis: pneumocystis.

Pneumocystis-carinii-Pneumonie w Abk. **PCP**: pneumocystis carinii pneumonia [abbr] PCP, interstitial plasma cell pneumonia.

Pneumocystis-Infektion w: pneumocystosis.

Pneumocystis-Pneumonie w: pneumocystis carinii pneumonia [abbr] PCP, interstitial plasma cell pneumonia.

Pneumoenteritis w: pneumoenteritis.

Pneumoenzephalographie w: pneumoencephalography.

Pneumoenzephalomyelographie w: pneumoencephalomyelography.

Pneumogramm s: pneumogram.

Pneumographie w: pneumography.

Pneumohämoperikard s: pneumohemipericardium.

Pneumohydrometra w: pneumohydrometra.

Pneumohydroperikard s: pneumohydropericardium.

Pneumohydrothorax m: pneumohydrothorax, hydropneumothorax.

Pneumokardiographie w: pneumicardiography.

Pneumokokken-: pneumococcal.

Pneumokokken abtötend: pneumococcidal.

Pneumokokkeninfektion w: pneumococcosis.

Pneumokokkenmeningitis w: pneumococcal meningitis.

Pneumokokkennephritis w: pneumococcal nephritis.

Pneumokokkenpneumonie w: pneumococcal pneumonia.

Pneumokokkensaccharid s: pneumococcal polysaccharide.

Pneumokokkensepsis w: 1. pneumococcemia; 2. **nach Splenektomie auf-**

tretende ~ overwhelming postsplenectomy infection syndrome [abbr] OPSI syndrome.

Pneumokokkus m: pneumococcus.

Pneumokolon s: pneumocolon.

Pneumokoniose w: pneumoconiosis, pneumokoniosis, pneumonokoniosis, dust disease; **bindegewebige** ~ progressive massive fibrosis.

Pneumolipidose w: oil-aspiration pneumonia.

Pneumolith m: pneumolith, pulmolith.

Pneumologie w: pneumology, pneumatology.

Pneumolyse w: pneumolysis, pneumonolysis.

Pneumolysin s: pneumolysin.

Pneumomediastinographie w: pneumomediastinography, gas mediastinography.

Pneumomediastinum s: pneumomediastinum, mediastinal emphysema.

Pneumometer s: pneumometer.

Pneumomyelographie w: pneumomyelography, air myelography, gas myelography, pneumorachicentesis.

Pneumonektomie w: pneumonectomy, pneumectomy.

Pneumonia alba: white pneumonia, white lung.

Pneumonia migrans: migratory pneumonia, wandering pneumonia, creeping pneumonia.

Pneumonie w: pneumonia, lung fever, pulmonitis; **apikale** ~ apical pneumonia; **atypische** ~ atypical pneumonia; **bakterielle** ~ bacterial pneumonia; **chronischfibröse** ~ chronic fibrous pneumonia; **embolische** ~ embolic pneumonia; **fibrinöse** ~ fibrous pneumonia; **gangränöse** ~ gangrenous pneumonia; **hypostatische** ~ hypostatic pneumonia; **interstitielle** ~ interstitial pneumonia; **interstitielle mononukleäre, herdförmig fibrosierende** ~ Wilson-Mikity syndrome; **interstitielle plasmazelluläre** ~ interstitial plasma cell pneumonia, transplant lung syndrome, transplantation pneumonia, white lung; **lobuläre** ~ lobular pneumonia; **metastatische** ~ metastatic pneumonia; **persistierende** ~ unresolved pneumonia; **primär atypische** ~ primary atypical pneumonia, mycoplasmal pneumonia; **rheumatische** ~ rheumatic pneumonia; **tuberkulöse** ~ tuberculous pneumonia, caseous pneumonia, cheesy pneumonia; **tularämische** ~ tularemic pneumonia; **wandernde** ~ wandering pneumonia, migratory pneumonia, creeping pneumonia.

pneumonisch: pneumonic.

Pneumonitis w: pneumonitis; **chemische** ~ chemical pneumonitis; **interstitielle** ~ interstitial pneumonitis; **rheumatische** ~ rheumatic pneumonitis.

Pneumoperikard s: pneumopericardium.

Pneumoperikarditis w: pneumopericarditis.

Pneumoperitoneum s: pneumoperitoneum.

Pneumoperitonitis w: pneumoperitonitis.

Pneumopleuroparietopexie w: pneumopleuroparietopexy.

Pneumopyelographie w: pneumopyelography.

Pneumopyoperikard s: pneumopyopericardium.

Pneumopyothorax m: pneumoempyema.

Pneumoradiographie w: pneumoroentgenography, pneumoradiography, air radiography.

Pneumorickettsiose w: Nine Mile fever.

Pneumoröntgenographie w: pneumoroentgenography, pneumoradiography.

Pneumosilikose w: pneumosilicosis.

Pneumotachogramm s: pneumotachogram.

Pneumotachograph m: pneumotachograph, pneumotachometer.

Pneumotherapie w: pneumotherapy, pneumatotherapy.

Pneumothorax m: pneumothorax, pneumatothorax; **diagnostischer** ~ diagnostic pneumothorax; **extrapleuraler** ~ extrapleural pneumothorax; **geschlossener** ~ closed pneumothorax; **künstlicher** ~ artificial pneumothorax, induced pneumothorax; **offener** ~ open pneumothorax, sucking wound, traumatopneic wound, blowing wound; **therapeutischer** ~ therapeutic pneumothorax; **traumatischer** ~ traumatic pneumothorax.

Pneumotomie w: pneumotomy, pneumonotomy.

pneumotrop: pneumotropic.

Pneumoventrikulographie w: pneumoventriculography.

Pneumovirus m: pneumovirus.

Pneumozele w: pneumatocele.

Pneumozephalon s: pneumocephalon.

Pneumozystographie w: pneumocystography.

Pneumozyt m: pneumocyte, pneumonocyte, pulmonary epithelial cell, alveolar cell.

PNH Abk. **paroxysmale nächtliche Hämoglobinurie** w: paroxysmal nocturnal hemoglobinuria [abbr] PNH.

-pnoe: -pnea, -pnoea.

PNPB Abk. **positiv-negative Druckbeatmung** w: positive-negative pressure breathing [abbr] PNPB.

Pocken w: variola, pox, smallpox; **hämorrhagische** ~ hemorrhagic smallpox, malignant smallpox, black smallpox; **konfluierende** ~ coherent smallpox.

pockenähnlich: vacciniform.

Pockennarbe w: pockmark.

pockennarbig: pocked.

Pockenvakzine w: smallpox vaccine.

Pockenvirus m: poxvirus.

-pod: -pod.

Podagra w: podagra.

Podalgie w: podalgia.

Podo-: podo-, pod-.

Podogramm s: podogram.

Podophyllin s: podophyllin, podophyllum resin.

Podozyt m: podocyte, glomerular epithelial cell.

-poese: -poiesis.

-poiese: -poiesis.

Poikilo-: poikilo-, pecilo-.
Poikilodermie w: poikiloderma; **kongenitale** ~ Thomson syndrome.
Poikilopikrie w: poikilopicria.
poikilotherm: poikilothermic, coldblooded, exothermic, exothermal, ectothermic.
Poikilothermie w: poikilothermy, heterothermy, ectothermy.
Poikilozyt m: poikilocyte.
Poikilozytose w: poikilocytosis, poikilocythemia.
Poisson-Reihe w: Poisson series.
Poisson-Verteilung w: Poisson's distribution.
Pol m: pole, polus; **vegetativer** ~ vegetative pole, nutritive pole.
Poland-Syndrom s: Poland's anomaly.
polar: polar.
Polarimeter s: polarimeter.
Polarisation w: polarization; **planare** ~ plane polarization.
Polarisationsmikroskop s: polarizing microscope.
Polarisationsmikroskopie w: polarization microscopy.
Polarisator m: polarizer.
polarisieren: polarize.
polarisierend: polarizing.
Polarität w: polarity.
Polarographie w: polarography.
Polaron s: polaron.
Poldin-methylsulfat s: poldine methylsulfate.
Polhyperplasie w: polar hyperplasia.
Polidocanol s: polidocanol.
Polierbohrer m: burnisher.
polieren: polish, burnish.
Polierscheibe w: dental disk.
Poliklinik w: ambulant clinic, outpatient clinic.
Polikorie w: polycoria.
Polio w: polio, poliomyelitis.
Polio-: polio-.
Poliodystrophie w: poliodystrophy.
Polioencephalopathia haemorrhagica superior: Wernicke's encephalopathy,
Wernicke's disease.
Polioenzephalitis w: polioencephalitis, poliencephalitis, encephalitic poliomyelitis, cerebral poliomyelitis, bulbar poliomyelitis.
Polioenzephalomeningomyelitis w: polioencephalomeningomyelitis.
Polioenzephalomyelitis w: polioencephalomyelitis, poliencephalomyelitis, poliomyeloencephalitis.
Polioenzephalopathie w: polioencephalopathy.
Polioimpfstoff m: poliomyelitis vaccine.
Poliomyelitis w: poliomyelitis; **aparalytische** ~ nonparalytic poliomyelitis, abortive poliomyelitis; **aszendierende** ~ ascending poliomyelitis; **bulbopontine** ~ bulbospinal poliomyelitis, spinobulbar poliomyelitis; **paralytische** ~ paralytic poliomyelitis; **postvakzinale** ~ postvaccinal poliomyelitis, postinoculation poliomyelitis; **spinale** ~ spinal paralytic poliomyelitis; **zerebrale** ~ cerebral poliomyelitis, encephalitic poliomyelitis, bulbar poliomyelitis.
Poliomyelitis anterior acuta: acute anterior poliomyelitis, polio, acute infectious paralysis, anterior spinal paralysis, epidemic infantile paralysis, Heine-Medin disease, epidemic myeloencephalitis, infantile flaccid and atrophic spinal paralysis; **paralytische** ~ acute atrophic paralysis.
poliomyelitisch: poliomyelitic.
Poliomyelitisvirus m: poliovirus.
Poliosis w: poliosis.
Polioviren abtötend: poliomyeliticidal, poliocidal.
Poliovirus m: poliovirus.
Poliovirusimpfstoff m: poliovirus vaccine.
Politur w: varnish.
Politzer-Ballon m: Politzer's bag.
Politzer-Luftdusche w: Politzer's treatment, politzerization.
Politzern s: politzerization, Politzer's treatment.

Polkappe *w*: polar cap.
Polkörperchen *s*: polar body, polar cell, metachromatic granule, volutin.
Pollakisurie *w*: pollakisuria, pollakiuria, sychnuria.
Pollen-: pollinic.
Pollenallergie *w*: pollen allergy, pollinosis, pollenosis.
Pollenantigen *s*: pollen antigen.
Pollenasthma *s*: pollen asthma.
Pollenzahl *w*: pollen count.
Pollinose *w*: pollinosis, pollenosis, pollen allergy.
Pollution *w*: pollution; **nächtliche ~** nocturnal emission, wet dreams.
Poloxamer *s*: poloxamer.
Polresektion *w*: pole resection.
Polster *s*: polster, bolster, pad, padding, cushion.
polstern: pad, wad.
Polstertisch *m*: padded table, plinth.
Polstrahl *m*: astral ray.
Poltern *s*: battarism, battarismus, rumble, tachyphrasia.
Polstrahlen: aster.
Polus: polus, pole.
Poly-: poly-.
Polyacrylamidgel *s* Abk. **PAA-Gel**: polyacrylamide gel.
Polyacrylamid-Gelelektrophorese *w*: polyacrylamide gel electrophoresis [*abbr*] PAGE.
Polyadenitis *w*: polyadenitis.
Polyadenomatose *w*: polyadenomatosis.
Polyadenopathie *w*: polyadenopathy.
Polyadenylierung *w*: polyadenylation.
Polyämie *w*: polyemia.
Polyästhesie *w*: polyesthesia.
Polyäthylen *s*: polyethylene.
Polyäthylenglykol *s*: polyethylene glycol, macrogol.
Polyagglutinierbarkeit *w*: polyagglutinability.
Polyamid *s*: polyamide.
Polyamin *s*: polyamine.
Polyandrie *w*: polyandry.
Polya-Reichel-Operation *w*: Polya's operation.
Polyarteriitis *w*: polyarteritis.
Polyarteriitis nodosa: necrotizing arteritis.
Polyarthritis *w*: polyarthritis; **benigne ~** benign polyarthritis; **chronische ~** rheumatoid arthritis, chronic polyarthritis; **chronisch-osteolytische ~** chronic osteolytic polyarthritis; **infektiöse ~** infectious polyarthritis; **juvenile ~** Still-Chauffard syndrome; **primär-chronische ~** chronic polyarthritis; **rheumatoide ~** rheumatoid polyarthritis; **xanthomatöse ~** xanthomatous polyarthritis.
Polyarthropathie *w*: polyarthropathy.
Polyarthrose *w*: polyarthrosis.
polyartikulär: polyarticular, polyarthric, multiarticular.
Polychemotherapie *w*: polychemotherapy.
polychloriert: polychlorinated.
Polychondritis *w*: polychondritis.
Polychondritis chronica atrophicans: chronic atrophic polychondritis.
Polychondropathie *w*: polychondropathy.
polychrom: polychromic, polychromophil.
Polychromasie *w*: polychromasia, polychromatocytosis, polychromatosis, polychromatophilia.
polychromatisch: polychromatic, polychromatophil, polychromatophilic.
Polychromatozyt *m*: polychromatocyte, polychromatophil, polychromatophilic, polychromophil.
Polycythaemia rubra hypertonica: polycythemia hypertonica, stress polycythemia, stress erythrocytosis, Gaisböck syndrome.
Polycythaemia rubra vera: polycythemia rubra, chronic erythremia, Vaquez's disease.
Polycythaemia vera: polycythemia vera [*abbr*] PV, primary polycythemia, absolute polycythemia, chronic splenomegalic polycythemia, myelopathic polycythemia, Osler-Vaquez disease, hyperglobulia, hyperglobulism.
Polydaktylie *w*: polydactyly, hyperdactyly, diplocheiria.

Polydipsie *w*: polydipsia, pollakidipsia.
Polydontie *w*: polydontia, hyperdontia.
Polydysplasie *w*: polydysplasia.
Polydysspondylie *w*: polydysspondylism.
Polydystrophie *w*: polydystrophy.
polydystrophisch: polydystrophic.
Polyelektrolyt *m*: polyelectrolyte.
Polyembryom *s*: polyembryoma.
Polyembryonie *w*: polyembryony.
Polyen *s*: polyene.
Polyensäure *w*: polyene acid.
Polyestradiolphosphat *s*: polyestradiol phosphate.
Polygalaktie *w*: polygalactia.
Polygamie *w*: polygamy, plural marriage.
polyganglionär: polyganglionic.
Polygen *s*: polygene, cumulative gene.
polygenetisch: polygenic.
Polygenie *w*: polygeny.
polyglandulär: polyglandular, polyendocrine.
Polyglobulie *w*: polyglobulia, polyglobulism, secondary polycythemia.
Polygon *s*: polygon.
Polygraph *m*: polygraph.
Polygyrie *w*: polygyria.
polyheteroxen: polyheteroxenous.
Polyhydramnion *s*: polyhydramnios.
polyhydrisch: polyhydric.
Polykaryozyt *m*: polykaryocyte.
Polyketid *s*: polyketide.
polyklonal: polyclonal, multiclonal.
Polyklonie *w*: polyclonia, paramyoclonus multiplex.
Polykorie *w*: double pupil, multiple pupil.
polykrot: polycrotic.
Polykrotie *w*: polycrotism.
Polylysin *s*: polylysine.
Polymastie *w*: polymastia, polymazia, hypermastia, supernumerary breast.
polymedikamentös: polypharmaceutic.
Polymelie *w*: polymelia.
Polymenorrhö *w*: polymenorrhea, polymenia.
polymer: polymeric.
Polymer *s*: polymer.
Polymerase *w*: polymerase.

Polymerasekettenreaktion *w*: polymerase chain reaction [*abbr*] PCR.
Polymerie *w*: polymeria.
Polymerisation *w*: polymerization.
polymerisieren: polymerize.
Polymetakarpie *w*: polymetacarpia.
Polymikrogyrie *w*: micropolygyria.
polymorph: polymorph, multiform, pleomorphic, pleomorphous, polyplastic, pantomorphic.
Polymorphie *w*: polymorphism, pleomorphism; **chromosomale** ~ chromosome polymorphism; **genetische** ~ genetic polymorphism; **transitorische** ~ transient polymorphism.
Polymorphismus *m*: polymorphism; **balancierter** ~ balanced polymorphism.
polymorphkernig: polymorphonuclear, polynuclear, polymorph.
Polymorphkerniger *m*: polymorphocyte, polymorphonuclear granulocyte, polymorphonuclear leukocyte.
Polymyalgia rheumatica: polymyalgia rheumatica, rheumatic gout.
Polymyalgie *w*: polymyalgia.
Polymyoklonie *w*: polymyoclonus.
Polymyopathie *w*: polymyopathy.
Polymyositis *w*: polymyositis, multiple myositis.
Polymyxin *s*: polymyxin.
Polymyxin B *s*: polymyxin B.
polyneural: polyneural, polyneuric.
Polyneuralgie *w*: polyneuralgia.
Polyneuritis *w*: polyneuritis [*abbr*] PN, disseminated neuritis, multiple neuritis; **akute infektiöse** ~ acute infective polyneuritis; **aszendierende** ~ ascending polyneuritis; **infektiöse** ~ infectious polyneuritis.
polyneuritisch: polyneuritic.
Polyneuritis cranialis: cranial polyneuritis.
Polyneuronitis *w*: polyneuronitis.
Polyneuropathie *w*: polyneuropathy, multiple neuritis, peripheral neuropathy, pseudotabes; **alkoholische paraplegische** ~ alcoholic paraplegia; **diabetische**

~ diabetic polyneuropathy, diabetic polyneuritis, diabetic pseudotabes; **paraneoplastische** ~ paraneoplastic polyneuropathy, carcinomatous polyneuropathy; **rezidivierende** ~ recurrent polyneuropathy, relapsing polyneuropathy; **rezidivierende familiäre** ~ familial recurrent polyneuropathy; **urämische** ~ uremic polyneuropathy.

Polyneuropathie bei Akromegalie: acromegalic polyneuropathy.

Polyneuroradikulitis *w*: polyneuroradiculitis.

polynukleär: polynuclear.

polynukleolär: polynucleolar.

Polynukleotid *s*: polynucleotide.

Polynukleotidligase *w*: polynucleotide ligase.

Polyolstoffwechsel *m*: polyol pathway.

Polyom *s*: polyoma.

Polyomavirus *m*: polyomavirus.

Polyonychie *w*: polyonychia, polynychia.

Polyopie *w*: polyopia, multiple vision.

Polyorchidie *w*: polyorchidism.

Polyosteopathia deformans connatalis regressiva: Caffey-Silverman syndrome.

polyostotisch: polyostotic.

Polyotie *w*: polyotia.

polyovulatorisch: polyovulatory, polyovular.

Polyp *m*: polyp, polypus; **adenomatöser** ~ adenomatous polyp; **breitbasig aufsitzender** ~ sessile polyp; **entzündlicher** ~ inflammatory polyp; **fibrinöser** ~ fibrous polyp; **fleischiger** ~ fleshy polyp; **gestielter** ~ pedunculated polyp; **myomatöser** ~ myomatous polyp.

Polyparasitismus *m*: multiple parasitism.

Polypektomie *w*: polypectomy.

polypentragend: polypiferous.

Polypeptid *s*: polypeptide.

Polyperiostitis *w*: polyperiostitis.

Polyphänie *w*: polypheny.

Polyphagie *w*: polyphagia.

Polyphalangie *w*: polyphalangia.

polyphasisch: polyleptic.

Polyphosphat *s*: polyphosphate.

Polyphrasie *w*: polyphrasia.

polyphyletisch: polyphyletic.

Polyphyletismus *m*: polyphyletism.

polyploid: polyploid.

Polyploidie *w*: polyploidy.

Polypnoe *w*: polypnea.

Polypodie *w*: polypodia.

polypös: polypous.

polypoid: polypoid.

Polypose *w*: polyposis; **adenomatöse** ~ adenomatous polyposis; **familiäre** ~ familial polyposis syndrome; **sekundäre** ~ acquired polyposis.

Polyposis *w*: polyposis.

Polyposis coli, familiäre: familial polyposis, familial polyposis syndrome, adenomatous polyposis.

Polyposis intestinalis: intestinal polyposis.

Polyposis ventriculi: gastric polyposis.

Polypragmasie *w*: polypragmasy, polypharmacy.

Polyradikulitis *w*: polyradiculitis.

Polyradikuloneuropathie *w*: polyradiculoneuropathy.

Polyribonukleotid-nukleotidyl-transferase *w*: polyribonucleotide nucleotidyltransferase, polynucleotide phosphorylase.

Polyribosom *s*: polyribosome.

Polysaccharid *s*: polysaccharide.

Polysaccharidase *w*: polysaccharidase.

Polyserositis *w*: polyserositis; **rezidivierende** ~ recurrent polyserositis, periodic polyserositis; **rezidivierende familiäre** ~ familial recurrent polyserositis; **tuberkulöse** ~ tuberculous polyserositis.

Polysklerose *w*: polysclerosis.

polysom: polysomic.

Polysom *s*: polysome, polyribosome.

Polysomatie *w*: polysomaty.

Polysomie *w*: polysomia, polysomy.

Polyspermie *w*: polyspermy, polyspermia.

Polyspike-EEG-Welle *w*: polyspikewave.

Polysplenie *w*: polysplenia.

Polystichiasis *w*: polystichia.

polysynaptisch: polysynaptic.

Polysynbrachydaktylie *w*: polysynbrachydactyly.

Polysyndaktylie *w*: polysyndactyly.

Polysynovitis *w*: chronic villous polyarthritis.

Polysyphilid *s*: polysyphilide.

polytän: polytene.

Polytänbildung *w*: polytenization.

Polytänie *w*: polyteny.

Polythelie *w*: polythelia, hyperthelia.

Polythiazid *s*: polythiazide.

Polytoxikomanie *w*: multiple drug dependence.

Polytrauma *s*: multiple trauma, multiple wounds.

Polytrichie *w*: polytrichia, excessive hairiness.

polytypisch: polytypic.

Polyuridylsäure *w*: polyuridylic acid [*abbr*] poly U.

Polyurie *w*: polyhydruria, hyperuresis.

polyvalent: polyvalent, multivalent.

Polyvidon *s*: polyvidone.

Polyvidon-Iod *s*: polyvidone iodid.

Polyvinylalkohol *m*: polyvinyl alcohol.

Polyvinylchlorid *s* Abk. **PVC**: polyvinylchloride [*abbr*] PVC.

Polyvinylpyrrolidon *s* Abk. **PVP**: polyvinylpyrrolidone, povidone.

polyzentrisch: polycentric.

Polyzoospermie *w*: pathologic polyspermy.

polyzystisch: polycystic.

Polyzythämie *w*: polycythemia; **familiäre** ~ familial polycythemia; **kompensatorische** ~ compensatory polycythemia, anoxemic erythrocytosis; **relative** ~ relative polycythemia, spurious polycythemia; **sekundäre** ~ secondary polycythemia.

Polzone *w*: polar zone.

Pomeranzenblütenöl *s*: neroli oil.

Pomeroy-Sterilisationsoperation *w*: Pomeroy's operation.

Pompe-Krankheit *w*: Pompe's disease, glycogen storage disease II.

Pompholyx *m*: pompholyx, dyshidrotic eczema.

Poncet-Krankheit *w*: Poncet's rheumatism, tuberculous rheumatism.

pontin: pontine, pontile.

pontomedullär: pontomedullary.

Pool-Schlesinger-Zeichen *s*: Pool-Schlesinger sign, leg phenomenon, leg sign.

popliteal: popliteal.

Poplitealzyste *w*: politeal bursitis, Baker cyst.

Poppers: poppers.

Population *w*: population; **abgeschlossene** ~ closed population.

Populationsdynamik *w*: population dynamics.

Populationsgenetik *w*: population genetics.

Populationsstudie *w*: population study.

Pore *w*: pore.

Porenzephalie *w*: porencephaly, porencephalia, perencephaly, porencephalic cyst, spelencephaly, cerebral porosis; **traumatische** ~ traumatic porencephaly.

porenzephalisch: porencephalic, porencephalous.

Poro-: poro-.

Porocephalus *m*: porocephalus.

porös: porous.

Porokeratose *w*: porokeratosis; **disseminierte superfizielle aktinische** ~ disseminated superficial actinic porokeratosis.

Porokeratosis Mibelli: Mibelli's disease, porokeratosis of Mibelli.

Porom *s*: poroma; **ekkrines** ~ eccrine poroma.

Porose *w*: porosis, cavity formation.

Porosität *w*: porosity.

Porosyringeom *s*: eccrine poroma, eccrine acrospiroma.

-porotisch: porotic.

Porozephalose *w*: porocephaliasis.

Porphin *s*: porphin.

Porphobilin *s*: porphobilin.

Porphobilinogen *s* Abk. **PBG**: porphobilinogen.

Porphobilinogendesaminase *w*: porphobilinogen deaminase.

Porphyria cutanea tarda: porphyria cutanea tarda, cutaneous porphyria.

Porphyria cutanea tarda hereditaria: porphyria cutanea tarda hereditaria, variegate porphyria, mixed porphyria.

Porphyria variegata: variegate porphyria, mixed porphyria, protocoproporphyria.

Porphyrie *w*: porphyria, porphyrinopathy, hematoporphyria; **akute erythrohepatische** ~ erythropoietic porphyria, heme synthetase deficiency; **akute intermittierende** ~ acute intermittent porphyria [*abbr*] AIP, acute porphyria, Swedish porphyria, pyrroloporphyria; **kongenitale erythropoetische** ~ congenital erythropoietic porphyria, erythropoietic porphyria; **hepatische** ~ hepatic porphyria; **photosensitive** ~ photosensitive porphyria; **sekundäre** ~ acquired porphyria.

Porphyrin *s*: porphyrin, aetioporphyrin; **eisenhaltiges** ~ ferriporphyrin.

Porphyrinogen *s*: porphyrinogen.

Porphyrinurie *w*: porphyrinuria, porphyruria.

Porphyrismus *m*: porphyrism.

Porphyrmilz *w*: porphyry spleen.

Porrigo: porrigo.

Porta *w*: portal, entrance.

portal: portal.

Portalkreislauf *m*: portal circulation.

Portalvenendruck *m*: portal venous pressure.

Portalvenenkatheterdruck *m*: wedged hepatic pressure.

Porter-Silber-Chromogene: Porter-Silber chromogens.

Porter-Silber-Chromogenreaktion *w*: Porter-Silber chromogens test.

Portio *w*: portio.

Portioerosion *w*: cervical erosion.

Portiokappe *w*: cervical cap.

Portographie *w*: portography, portal venography; **perkutane transhepatische** ~ percutaneous transhepatic portography; **portale** ~ portal portography; **transumbilikale** ~ umbilical portography.

portokaval: portacaval.

portosystemisch: portosystemic, portasystemic.

Portweinnävus *m*: portwine nevus.

Porus: porus, pore.

Porzellan *s*: porcelain.

Porzellangallenblase *w*: porcelain gallbladder.

posieren: pose.

Position *w*: position, situation, situs; **zentrische** ~ centric relation.

positiv: positive.

Positron *s*: positron.

Positronenemissionstomographie *w* Abk. **PET**: positron emission tomography [*abbr*] PET, PET scanning; **transaxiale** ~ positron emission transaxial tomography [*abbr*] PETT.

Posologie *w*: posology.

posologisch: posologic.

Post-: post-.

postabortiv: postabortal.

postapoplektisch: postapoplectic.

postaxial: postaxial.

postazidotisch: postacidotic.

postbulbär: postbulbar.

Postcholezystektomiesyndrom *s*: postcholecystectomy syndrome.

postdikrotisch: postdicrotic.

postdiphtherisch: postdiphtheric.

postduktal: postductal.

postembryonal: postembryonic.

Posten *m*: item.

postenzephalitisch: postencephalitic.

posterior-anterior Abk. **p. a.**: posteroanterior [*abbr*] P-A.

Postero-: postero-.

posterolateral: posterolateral, posteroexternal.

Posterolateralsyndrom *s*: posterolateral syndrome.

posteromedial: posteromedial, posterointernal.

postexpositionell: postexposure.

postfebril: postfebrile.

postganglionär: postganglionic.

Postgastrektomiesyndrom *s*: postgastrectomy syndrome, jejunal syndrome.

posthämorrhagisch: posthemorrhagic.

posthemiplegisch: posthemiplegic.

posthepatisch: posthepatic.

Potenz

posthepatitisch: posthepatitic.
postherpetisch: postherpetic.
Posthioplastik *w*: posthioplasty.
Posthitis *w*: posthitis.
Postholith *m*: postholith.
posthum: posthumous.
posthypoglykämisch: posthypoglycemic.
posthypoxisch: posthypoxic.
postiktal: postictal, postconvulsive, postepileptic.
Postikus *m*: posticus.
Postikuslähmung *w*: posticus palsy.
postinfektiös: postinfective.
postkapillär: postcapillary.
Postkardiotomiesyndrom *s*: postcardiotomy syndrome.
postkoital: postcoital.
Postkoitalpille *w*: morning-after pill.
Postkommissurotomie-: postcommissurotomy.
postkonzeptionell: postconceptual.
postmeiotisch: postmeiotic.
postmenopausal: postmenopausal.
postmitotisch: postmitotic.
post mortem: postmortal.
Post-mortem-Färbung *w*: postvital staining.
Postmyokardinfarktsyndrom *s*: postmyocardial infarction syndrome, Dressler syndrome.
postnarkotisch: postanesthetic.
postnatal: postnatal.
postoperativ: postsurgical, postoperative.
postovulatorisch: postovulatory.
Postperikardiotomiesyndrom *s*: postpericardiotomy syndrome.
postphlebitisch: postphlebitic.
postpneumonisch: postpneumonic.
postprandial: postprandial, postcibal.
postprimär: postprimary.
postpuberal: postpuberal, postpubertal, postpubescent.
Postrezeptordefekt *m*: post-receptor defect.
Postrhinoskop *s*: nasopharyngeal mirror.
Postrhinoskopie *w*: postrhinoscopy, posterior rhinoscopy.
poststenotisch: poststenotic.

Poststreptokokkennephritis *w*: poststreptococcal nephritis.
postsynaptisch: postsynaptic.
postsystolisch: postsystolic.
Posttransfusionssyndrom *s*: postperfusion syndrome.
posttraumatisch: post-traumatic.
Postulat *s*: postulate.
postvakzinal: postvaccinal, postvaccinial.
postzentral: postcentral, postrolandic.
Postzone *w*: postzone.
Potassa sulfurata: sulfurated potash.
potent: potent.
Potentia *w*: potency.
Potentia coeundi: sexual potency.
Potentia generandi: generative power.
Potential *s*: potential; **akustisch evoziertes ~** Abk. AEP auditory evoked potential; **bioelektrisches ~** bioelectric potential, biopotential; **endocochleäres ~** endocochlear potential; **evoziertes ~** evoked potential, evoked response [*abbr*] ER, average evoked response; **evoziertes kortikales ~** evoked cortical potential; **exzitatorisches postsynaptisches ~** Abk. EPSP excitatory postsynaptic potential [*abbr*] EPSP; **hyperpolarisierendes ~** hyperpolarizing potential; **inhibitorisches postsynaptisches ~** Abk. IPSP inhibitory postsynaptic potential [*abbr*] IPSP; **morphogenetisches ~** morphogenetic potential; **postsynaptisches ~** postsynaptic potential; **somatosensibel evoziertes ~** Abk. SEP somatosensory evoked potential; **spinales evoziertes ~** spinal evoked potential; **visuell evoziertes ~** Abk. VEP visual evoked potential.
Potentialausbreitung, elektrische *w*: electrotonic spread.
Potentialdifferenz *w*: potential difference [*abbr*] pd.
Potentialenergie *w*: potential energy [*abbr*] PE.
Potentialsynchronisation *w*: synchronization of potentials.
Potentiometer *s*: potentiometer.
Potenz *w*: potency, power, ability.

611

potenzieren: potentiate, potentize.

Potenzierung *w*: potentiation, potentialization.

Potenzkurve *w*: power curve.

Potomanie *w*: potomania, dipsomania.

Pott-Abszeß *m*: Pott's abscess.

Potter-Sequenz *w*: renal nonfunction sequence.

Pott-Krankheit *w*: Pott's disease, tuberculous spondylitis.

Pott-Lähmung *w*: Pott's paralysis.

Potts-Anastomose *w*: Potts operation, Potts-Smith-Gibson operation.

Potts-Klemme *w*: Potts clamp.

Potts-Operation *w*: Potts procedure.

Potts-Smith-Gibson-Operation *w*: Potts-Smith-Gibson operation, Potts operation.

Potus: potus, potion.

Poupart-Band *s*: Poupart's ligament.

Poupart-Linie *w*: Poupart's line.

Povidoniod *s*: povidone iodine solution.

Poxvirus *m*: poxvirus.

PP Abk. **Pyrophosphat** *s*: pyrophosphate [*abbr*] PP.

PPCF Abk. **Faktor V** *m*: proserum prothrombin conversion accelerator [*abbr*] PPCF.

PPD-Seibert *s*: PPD-Seibert [*abbr*] PPDS.

PPLO Abk. **Mykoplasma** *s*: pleuropneumonialike organism [*abbr*] PPLO.

PPL-Test Abk. **Penicilloyl-Polylysin-Test** *m*: penicilloyl-polylysine test.

p-Pulmonale *s*: p-pulmonale.

PQ-Intervall *s*: PQ interval.

Prader-Labhart-Willi-Syndrom *s*: Prader-Labhart-Willi syndrome.

Prä-: pre-, pro-.

präagonal: preagonal.

Präalbumin *s*: prealbumin, proalbumin; **thyroxinbindendes** ~ Abk. **TBPA** thyroxine-binding prealbumin [*abbr*] TBPA.

präaortal: preaortic.

Präaurikulärfistel *w*: preauricular fistula.

Präaurikularsinus *m*: preauricular sinus.

präautomatisch: preautomatic.

präaxial: preaxial.

Präbetalipoproteinämie *w*: prebetalipoproteinemia.

prächondral: prochondral, precollagenous.

prächordal: prechordal, prochordal.

Prächordalplatte *w*: prechordal plate.

praecox: precocious.

Prädentin *s*: predentin, dentinoid.

Prädiabetes *m*: prediabetes.

Prädiabetesstadium *s*: prediabetic state.

prädiktiv: predictive.

Prädiktor *m*: predictor.

prädisponieren: predispose.

prädisponierend: predisposing.

Prädisposition *w*: predisposition.

Präeklampsie *w*: preeclampsia, preeclamptic toxemia, eclampsism.

präeklamptisch: preeclamptic.

präeruptiv: preeruptive.

Präexzitation *w*: preexcitation.

Präferenz *w*: preference.

Präformation *w*: preformation.

Präformationstheorie *w*: preformation theory.

präfrontal: prefrontal.

präganglionär: preganglionic.

Prägen *s*: patterning.

Prägung *w*: imprinting.

Prähallux *m*: prehallux.

prähepatisch: prehepatic.

präiktal: preictal.

Präimplantationsphase *w*: preimplantation phase.

Präinduktion *w*: preinduction.

Präinfarktsyndrom *s*: preinfarction syndrome, preinfarction angina.

präinvasiv: preinvasive.

Präkallikrein *s*: prekallikrein, Fletcher factor.

präkanzerös: precancerous, premalignant, preneoplastic.

Präkanzerose *w*: precancer, precancerosis, cancer precursor.

Präkapillare *w*: precapillary.

Präkarzinogen *s*: precarcinogen.

Präkoma *s*: precoma.

präkonzeptiv: proconceptive.

präkordial: precordial.

Präkordialraum *m*: precordium, precardium.

Präkordialschmerz *m*: precordial pain.
Präkursor *m*: precursor.
Präleptotän *s*: preleptotene.
Präleukämie *w*: preleukemia.
präleukämisch: preleukimic.
Prälokalisation *w*: prelocalization.
prämatur: premature.
prämaxillär: premaxillary.
Prämedikation *w*: premedication, preanesthetic medication.
prämeiotisch: premeiotic.
Prämenarche *w*: premenarche.
prämenopausal: premenopausal.
Prämenstruationsphase *w*: premenstrual phase.
prämenstruell: premenstrual.
prämitotisch: premitotic.
Prämolar *m*: premolar.
prämonitorisch: premonitory.
prämorbid: premorbid.
prämortal: premortal.
Prämunität *w*: premunition.
Pränarkose *w*: preanesthesia, basal narcosis.
pränarkotisch: preanesthetic.
pränatal: prenatal, antenatal.
Pränatalzeit *w*: prenatal period.
präneoplastisch: preneoplastic.
präödipal: preoedipal.
präoperativ: preoperative.
präovulatorisch: preovulatory.
präparalytisch: preparalytic.
Präparat *s*: preparation; **biologische ~'e** biologicals.
Präparation *w*: preparation; **anatomische** ~ prosection.
Präparator *m*: dissector.
präparetisch: preparetic.
präparieren: prosect.
Präpariersaal *m*: dissection laboratory.
präpartal: prepartal.
präpatellar: prepatellar.
Präpatenz *w*: prepatency.
präperitoneal: preperitoneal, properitoneal.
präplazentar: preplacental.
Präpollex *m*: prepollex.

Präponderanz *w*: preponderance.
Präpotential *s*: prepotential.
präprandial: preprandial.
Präprohormon *s*: preprohormone.
Präproinsulin *s*: preproinsulin.
präpuberal: prepubertal, prepubescent, prereproductive.
präpubertär: prepubertal, prepubescent, prereproductive.
Präpubertät *w*: prepuberty, prepubescence.
präputial: preputial.
Präputialraum *m*: preputial space.
Präputiotomie *w*: preputiotomy, prepucotomy.
Präputium *s*: prepuce, foreskin, acrobystia.
Präputiumkonkrement *s*: postholith.
Präputiumplastik *w*: posthioplasty.
präpylorisch: prepyloric.
prärektal: prerectal.
prärenal: prerenal.
präretinal: preretinal.
Prärezeptordefekt *m*: pre-receptor defect.
Praescriptio: prescription.
präsekretorisch: presecretory.
präsenil: presenile.
Praesentatio *w*: presentation.
Präservativ *s*: condom.
Präsomit *m*: presomite.
Präspermatid *m*: prespermatid.
präsphenoidal: presphenoid.
präsphygmisch: presphygmic.
Präspondylolisthesis *w*: prespondylolisthesis.
präsumptiv: presumptive.
präsynaptisch: presynaptic.
Präsystole *w*: presystole.
Präsystolikum *s*: presystolic murmur.
präsystolisch: presystolic.
präterminal: preterminal.
prävalent: prevalent.
Prävalenz *w*: prevalence, prevalence rate.
Prävention *w*: prevention, preventive treatment; **primäre ~** primary prevention; **sekundäre ~** secondary prevention; **tertiäre ~** tertiary prevention.
präventiv: preventive.

Präventivmedizin *w*: preventive medicine.

prävertebral: prevertebral.

prävesikal: prevesical.

präzentral: precentral.

Präzession *w*: precession.

Präzipitant *s*: precipitant.

Präzipitat *s*: precipitate [*abbr*] ppt., magistery.

Präzipitation *w*: precipitation.

Präzipitatsalbe *w*: precipitate ointment, mercurial ointment; **weiße** ~ white precipitate ointment.

präzipitieren: precipitate.

Präzipitin *s*: precipitin, precipitating antibody.

Präzision *w*: precision.

Prager Handgriff *m*: Prague maneuver.

Pragmatagnosie *w*: pragmatagnosia, apraxic agnosia.

Pragmatamnesie *w*: pragmatamnesia.

Prajmaliumbitartrat *s*: prajmalium bitartrate.

Praktikant, medizinischer *m*: extern.

Praktiker *m*: practitioner.

Praktikum *s*: practice period, internship.

praktizieren: practice.

Pralidoxim *s*: pralidoxime.

Pralidoximchlorid *s*: pralidoxime chloride.

Pramiverin *s*: pramiverine.

Pramocain *s*: pramocaine.

prandial: prandial.

Prasteron *s*: prasterone.

Pratzenhände: spade finger.

Prausnitz-Küster-Reaktion *w*: Prausnitz-Küster test.

Praxis *w*: practice, office, praxis; **medizinische** ~ medical practice.

Praxisvertretung *w*: locum-tenency.

Prazepam *s*: prazepam.

Praziquantel *s*: praziquantel.

Prazosin *s*: prazosin, furazosin.

Preclotting *s*: preclotting.

Predigerhand *w*: preacher's hand, apostolic hand, Charcot's hand, benediction hand.

Prednicarbat *s*: prednicarbate.

Prednimustin *s*: prednimustine.

Prednisolon *s*: prednisolone, metacortandralone.

Prednisolonazetat *s*: prednisolone acetate.

Prednisolondiäthylaminoazetat *s*: prednisolamate.

Prednisolon-Natriumphosphat *s*: prednisolone sodium phosphate.

Prednisolonsukzinat *s*: prednisolone succinate.

Prednisolontebutat *s*: prednisolone tebutate, prednisolone butylacetate.

Prednison *s*: prednisone, metacortandracin.

Prednison-Test *m*: Conn's test.

Prednyliden *s*: prednylidene, methylene prednisolone.

Pregnan *s*: pregnane.

Pregnandiol *s*: pregnanediol.

Pregnantriol *s*: pregnanetriol.

Pregnen *s*: pregnene.

Pregneninolon *s*: pregneninolone, ethisterone.

Prehn-Zeichen *s*: Prehn sign.

Preiser-Krankheit *w*: Preiser's disease.

Prellung *w*: contusion, bruise.

Prenyl *s*: prenyl.

Prenylamin *s*: prenylamine.

Presby-: presby-, presbyo-.

Presbyakusis *w*: presbyacusis, presbycusis, senile deafness.

presbyop: presbyopic.

Presbyophrenie *w*: presbyophrenia.

Presbyopie *w*: presbyopia [*abbr*] P, presbytism, old sight, second sight, senopia.

Preßdruckversuch *m*: autoinflation, Valsalva's maneuver.

Presse *w*: press, compression.

pressen: press, squeeze, compress.

Preßluftschädigung *w*: vibration disease.

Pressor *m*: pressor.

Pressorezeptor *m*: pressoreceptor.

Pressorezeptorenreflex *m*: pressoreceptor reflex.

pressosensibel: pressosensitive.

Pressozeptor *m*: pressure receptor.

Preßstrahlgeräusch, holosystolisches *s*: Roger's murmur, Roger's bruit.

Preußischblau *s*: Prussian blue.

Preußischblau-Farbstoff *m*: Prussian blue stain.

PRF Abk. **Prolaktin-releasing-Faktor** *m*: prolactin releasing factor [*abbr*] PRF.

Priapismus *m*: priapism, mentulagra.

Price-Jones-Kurve *w*: Price-Jones curve.

Price-Jones-Verfahren *s*: Price-Jones method.

Prickelgefühl *s*: tingling.

prickeln: prickle, prick, tingle.

Prickeln *s*: prickling.

Pridinol *s*: pridinol.

Prilocain *s*: prilocaine.

primär: primary, primal.

Primäraffekt *m* Abk. **PA**: initial syphilitic lesion, primary lesion, true chancre; **erosiver ~** erosive chancre.

Primärantwort *w*: primary response.

Primärauge *s*: exciting eye.

Primärfollikel *m*: primary follicle.

Primärharn *m*: primary urine.

Primärheilung *w*: healing by first intention, primary union, immediate union; **verzögerte ~** delayed primary closure.

Primärkomplex *m*: primary complex.

Primärkomplikation *w*: immediate complication.

Primärkultur *w*: primary culture.

Primärplaque *w*: herald patch.

Primärprävention *w*: primary prevention.

Primärstadium *s*: primary stage.

Primärstruktur *w*: primary structure.

Primärtherapie *w*: primal therapy.

Primärtrieb *m*: primary motivation.

Primärtuberkulose *w*: primary tuberculosis.

Primärtumor *m*: primary tumor, primary cancer; **unbekannter ~** unknown primary neoplasm, unknown primary tumor, occult primary neoplasm.

Primärverschluß *m*: primary closure, primary suture.

Primärverstärkung *w*: primary reinforcement.

Primärwahrnehmung *w*: primary sensation.

Primaquin *s*: primaquine.

Primat *m*: primate.

Primer *m*: primer.

Primidon *s*: primidone.

Primigravida *w*: primigravida, unigravida.

primipar: primiparous.

primitiv: primitive.

Primitivauge *s*: eyespot, ocellus.

Primitivknochen *m*: primitive bone, woven bone.

Primitivknorpel *m*: primitive cartilaginous tissue, protochondrium.

Primitivknoten *m*: primitive node, primitive knot, primitive perineal body.

Primitivplakode *w*: primitive pit.

Primitivreaktion *w*: primitivation.

Primitivstreifen *m*: primitive streak.

primordial: primordial.

Primordialfollikel *m*: primordial ovarian follicle, primitive ovule.

Primordialzyste *w*: primordial cyst.

Primordium *s*: primordium, anlage.

Pringle-Bourneville-Syndrom *s*: Bourneville-Pringle syndrome, tuberous sclerosis.

Prinzip *s*: principle, rule, law; **dynamisches ~** dynamism.

Prinzmetal-Angina *w*: Prinzmetal's angina, variant angina.

Prion *s*: prion.

Priorität *w*: priority, primacy.

Prisma *s*: prism.

prismaförmig: prismoid.

prismatisch: prismatic.

Prismenbrille *w*: prismatic spectacles.

Prismendioptrie *w*: prism diopter [*abbr*].

-priv: -prival.

privat: private.

Privatkrankenhaus *s*: private hospital.

Privatpatient *m*: private patient.

Privatpraxis *w*: private practice.

Privatsphäre *w*: privacy.

Pro-: pro-.

Proaktivator *m*: proactivator.

Proakzelerin *s*: proaccelerin.

Proband *m*: proband, subject, propositus.

Probandin *w*: proband, subject, proposita.
Probarbital *s*: probarbital.
Probe *w*: specimen [*abbr*] spec., sample, example, assay, test, trial; **biologische ~** blood compatibility test; **bioptische ~** biopsy sampling; **gepaarte ~** matched sample; **serielle ~** sequential sampling; **systematische ~** systematic sample; **zytologische ~** cytologic specimen.
Probeexzision *w*: sample excision, incisional biopsy, exploratory excision.
Probeinzision *w*: confirmatory incision.
Probekreuzung *w*: testcross.
Probelaparotomie *w*: explorative laparotomy.
Probelauf *m*: test run.
Probemahlzeit *w*: test meal.
Probenanreicherung *w*: sample enrichment.
Probenaufbewahrung *w*: sample storage.
Probenecid *s*: probenecid.
Probenentnahme *w*: sample collection, sampling.
Probenfehler *m*: sampling error.
Probenhandhabung *w*: specimen handling.
Probenkollektor *m*: specimen trap.
Probensammler *m*: sampler.
Probepunktion *w*: exploratory puncture.
Problem *s*: problem; **zwischenmenschliches ~** interpersonal problem.
Problembewältigung *w*: coping.
Problemlösung *w*: problem solving.
Probucol *s*: probucol.
Procain *s*: procaine.
Procainamid *s*: procainamide.
Procainamidhydrochlorid *s*: procainamide hydrochloride.
Procainborat *s*: procaine borate, borocaine.
Procainhydrochlorid *s*: procaine hydrochloride, syncaine, ethocaine.
Procainpenizillin G *s*: procaine penicillin G.
Procarbazin *s*: procarbazine.
Procarboxypeptidase *w*: procarboxypeptidase.

Procaterol *s*: procaterol.
Procedere *s*: procedure.
Processus *m*: process.
Processus xiphoideus: xiphoid process, xiphisternum.
Prochlorperazin *s*: prochlorperazine.
Prochlorperazinedisylat *s*: prochlorperazine edisylate.
Prochlorperazinmaleat *s*: prochlorperazine maleate.
Proconvertin *s*: proconvertin.
Procyclidin *s*: procyclidine.
Procyclidinhydrochlorid *s*: procyclidine hydrochloride.
Prodrom *s*: prodrome, presymptom.
prodromal: prodromal, prodromic, presymptomatic.
Prodromalstadium *s*: prodromal stage.
Prodromalzeichen *s*: precursory symptom.
Produkt *s*: product, result.
Produktion *w*: production.
Produktionsazotämie *w*: azotemia.
Produktionsrate *w*: production rate [*abbr*] PR.
produktiv: productive.
produzieren: produce.
Proelastase *w*: proelastase.
Proenzym *s*: proenzyme, preferment, zymogen.
Proerythroblast *m*: proerythroblast, pronormoblast.
Profenamin *s*: isothiazine hydrochloride, ethopropazine hydrochloride.
Profibrinolysin *s*: profibrinolysin.
Profil *s*: profile.
Profilin *s*: profilin.
Proflavin *s*: proflavin.
Progenie *w*: progenia, underhung jaw.
Progeria adultorum *w*: progeria adultorum, Werner syndrome.
Progerie *w*: progeria, Hutchinson-Gilford syndrome, senile nanism.
Progesteron *s*: progesterone, luteohormone, luteal hormone.
progesteronähnlich: luteoid.
progesteronartig: progestational.

Progesteroneinheit w: progesterone unit.
Progesteronkonzentration w: concentration of progesterone; **erniedrigte** ~ low concentration of progesterone, hypolutemia.
Progestin s: progestin.
Proglottid m: proglottid.
Proglottidenkette w: strobila, chain of proglottids.
Proglumetacin s: proglumetacin.
Proglumid s: proglumide.
Prognathie w: prognathism.
Prognose w: prognosis, outlook; **schlechte** ~ poor prognosis; **serologische** ~ seroprognosis.
Prognosemodell s: predictive model.
Prognostik w: prognostication.
prognostisch: prognostic.
prognostizieren: prognose, prognosticate.
Progonion s: mental point.
Programm s: program.
Programmierbarkeit w: programmability.
progredient: progressive.
Progredienz w: progression, progress.
Progression w: progression.
progressiv: progressive.
Proguanil s: proguanil hydrochloride, chloroguanide hydrochloride.
Prohormon s: prehormone, prohormone.
Proinsulin s: proinsulin.
Projekt s: project.
Projektion w: projection; **mikroskopische** ~ microprojection.
Projektionsbahn w: projection tract.
Projektionsfaser w: projection fiber.
Projektionsfasersystem s: projection system.
Projektionsfeld s: projection area.
Projektionsfrequenz w: projection frequency.
Projektionsperimeter s: projection perimeter.
Projektionsperimetrie w: projection perimetry.
Projektionsrichtung w: projection view.
projektiv: projective.

projizieren: project.
Prokaryont m: prokaryote, procaryote.
prokaryontisch: prokaryotic, procaryotic.
Prokarzinogen s: procarcinogen.
Proklination w: proclination.
Prokollagen s: procollagen.
Proktalgie w: proctalgia, proctodynia.
Proktektasie w: proctectasia.
Proktektomie w: proctectomy.
Proktitis w: proctitis, rectitis; **infektiöse** ~ epidemic gangrenous proctitis.
Prokto-: procto-, proct-.
Proktodeum s: proctodeum.
Proktokokzygopexie w: proctococcypexy, rectococcypexy.
Proktokolektomie w: proctocolectomy, coloproctectomy; **vollständige** ~ panproctocolectomy.
Proktokolitis w: proctocolitis, coloproctitis, colorectitis.
Proktokoloskopie w: proctocolonoscopy.
Proktokolostomie w: coloproctostomy, colorectostomy.
Proktokolpoplastik w: proctocolpoplasty.
Proktologie w: proctology.
proktologisch: proctologic.
Proktoperineoplastik w: proctoperineoplasty, rectoperineorrhaphy.
Proktopexie w: proctopexy, rectopexy.
Proktoplastik w: proctoplasty.
Proktorrhagie w: proctorrhagia.
Proktosigmoiditis w: proctosigmoiditis, rectosigmoiditis.
Proktosigmoidopexie w: proctosigmoidopexy.
Proktosigmoidoskop s: proctosigmoidoscope.
Proktosigmoidoskopie w: proctosigmoidoscopy.
Proktoskop s: proctoscope, anoscope.
Proktoskopie w: proctoscopy, anoscopy.
Proktospasmus m: proctospasm.
Proktostomie w: proctostomy, rectostomy.
Proktotomie w: proctotomy, rectotomy; **innere** ~ internal proctotomy; **transperineale** ~ external proctotomy.

Proktovalvotomie *w*: proctovalvotomy.
Proktozele *w*: proctocele.
Proktozystoplastik *w*: proctocystoplasty.
Proktozystotomie *w*: rectocystotomy.
Proktozystozele *w*: proctocystocele.
prolabieren: prolapse.
Prolactin *s*: prolactin.
Prolaktin *s*: prolactin, lactogenic hormone [*abbr*] LGH, lactotropin, lactation hormone, luteotropin, galactopoietic hormone, mammogenic hormone, galactin.
Prolaktin-inhibiting-Faktor *m* Abk. **PIF**: prolactin inhibiting factor [*abbr*] PIF.
Prolaktin-inhibiting-Hormon *s* Abk. **PIH**: prolactin inhibiting hormone [*abbr*] PIH.
Prolaktinom *s*: prolactinoma, prolactin-secreting pituitary adenoma.
Prolaktin-releasing-Faktor *m* Abk. **PRF**: prolactin releasing factor [*abbr*] PRF.
Prolaps *m*: prolapse, procidentia.
Prolapspessar *s*: prolapse pessary.
proleptisch: proleptic.
Prolidase *w*: prolidase.
Proliferation *w*: proliferation; **mesangiale** ~ mesangial proliferation.
Proliferationsphase *w*: proliferative phase, proliferative stage.
proliferativ: proliferative, proliferous.
proliferieren: proliferate.
Prolin *s* Abk. **Pro**: proline [*abbr*] Pro, P, pyrrolidinecarboxylic acid.
Prolindehydrogenase *w*: proline dehydrogenase.
Prolindipeptidase *w*: proline dipeptidase.
Prolintan *s*: prolintane.
prolongieren: prolong.
Proloniumiodid *s*: prolonium iodide.
Prolymphozyt *m*: prolymphocyte.
promastigot: promastigote.
Promazin *s*: promazine.
Promazinhydrochlorid *s*: promazine hydrochloride.
Promegakaryozyt *m*: promegakaryocyte, basophilic megakaryoblast, lymphoid megakaryoblast.
Promegaloblast *m*: promegaloblast.

Prometaphase *w*: prometaphase.
Promethazin *s*: promethazine.
Promethazin-Hydrochlorid *s*: promethazine hydrochloride.
Promethium *s* Abk. **Pm**: promethium [*abbr*] Pm.
Prominenz *w*: prominentia, agger.
Promiskuität *w*: promiscuity.
Promonozyt *m*: promonocyte, premonocyte.
Promontorium: promontory.
Promotion *w*: promotion.
Promotor *m*: promoter.
Promotorregion *w*: promoter region.
Promoxolan *s*: promoxolane.
Promyeloblast *m*: promyeloblast.
Promyelozyt *m*: promyelocyte, progranulocyte, premyelocyte, granular leukoblast.
Promyelozytenleukämie *w*: promyelocytic leukemia, progranulocytic leukemia.
Pronase *w*: pronase.
Pronation *w*: pronation; **partielle** ~ semipronation.
Pronationsfraktur *w*: pronation fracture.
Pronationsphänomen *s*: pronation phenomenon.
Pronations-Supinations-Versuch *m*: pronation-supination test.
Pronatormuskel *m*: pronator.
Pronephros *m*: pronephron, pronephric tubule, pronephros, primordial kidney, forekidney.
Pronephroshöhle *w*: pronephrotic chamber.
proniert: overhand.
Pronormoblast *m*: macroblast of Naegeli.
Pronukleus *m*: pronucleus; **männlicher** ~ masculonucleus.
Propafenon *s*: propafenone.
Propamidin *s*: propamidine.
Propan *s*: propane.
Propanidid *s*: propanidid.
Propanol *s*: propanol, propyl alcohol.
Propanthelinbromid *s*: propantheline bromide.

Propantrioltrinitrat s: glyceroltrinitrat.
Propargylsäure w: propargylic acid.
Propatylnitrat s: propatylnitrate.
Propen s: propene, propylene.
Properdin s: properdin [abbr] P.
Properdinfaktor B m: properdin factor B.
Prophage m: prophage, probacteriophage.
Prophase w: prophase.
prophylaktisch: prophylactic.
Prophylaxe w: prophylaxis, prophylactic treatment; **medikamentöse** ~ drug prophylaxis.
Propicillin s: propicillin, levopropylcillin potassium.
Propicillinkalium s: propicillin potassium.
β-Propiolacton s: beta-propiolactone, β-propiolactone [abbr] BPL.
Propiolsäure w: propiolic acid, polygalic acid, propargylic acid.
Propionat s: propionate.
Propionazidämie w: propionic acidemia.
Propionibacterium s: propionibacter.
Propionibakterium s: propionibacter.
Propionsäure w: propionic acid.
Propionsäuregärung w: propionic fermentation.
Propionyl s: propionyl.
Propionyl-CoA s: propionyl-CoA.
Propionylsalizylsäure w: propionylsalicylic acid.
Proplastid s: proplastid.
Propolis s: propolis.
Proportion w: proportion.
proportional: proportional.
Proportionalität w: proportionality.
Proportionalzähler m: proportional counter.
Propoxycain s: propoxycaine.
Propoxycainhydrochlorid s: propoxycaine hydrochloride.
Propranolol s: propranolol.
Propriorezeptor m: proprioceptor.
Propriozeption w: proprioception.
propriozeptiv: proprioceptive.
Propriozeptivität w: proprioceptive sense, proprioceptive sensation, joint position

sense, muscle sense.
Propulsion w: propulsion, festination.
Propylalkohol m: propyl alcohol, propanol.
Propylen s: propylene, propene.
Propylhexedrin s: propylhexedrine.
Propyliodon s: propyliodone.
Propylthiouracil s: propylthiouracil.
Propyphenazon s: propyphenazone.
Proquazon s: proquazone.
Proscillaridin s: proscillaridin.
Prosektor m: prosector, demonstrator.
Prosektur w: autopsy room.
Prosencephalon s: prosencephalon, forebrain.
Prosodie w: prosody.
Prosodiestörung w: dysprosody.
Prosopagnosie w: prosopagnosia.
Prosopalgie w: prosopalgia.
Prosopo-: prosopo-, prosop-.
Prosopodiplegie w: prosopodiplegia.
Prosopagus m: prosopopagus.
Prosopoplegie w: prosopoplegia.
prosopoplegisch: prosopoplegic.
Prosoposchisis w: prosoposchisis, congenital facial cleft.
Prosopothorakophage m: prosopothoracopagus.
prospektiv: prospective.
Prospermie w: prospermia.
Prostacyclin s: prostacyclin.
Prostaglandin s: prostaglandin.
Prostaglandinantagonist m: prostaglandin antagonist, prostaglandin inhibitor.
Prostaglandin E s: prostaglandin E [abbr] PGE.
Prostaglandin-H-Synthase w: PGH synthase.
Prostaglandin I2 s: epoprostenol.
Prostaglandinreduktase w: prostaglandin reductase.
Prostanoid s: prostanoid.
Prostat-: prostat-.
Prostata w: prostate.
Prostataadenom s: prostatic adenoma.
Prostatahypertrophie w: prostatic hypertrophy; **benigne** ~ Abk. **BPH** benign pros-

tatic hypertrophy [*abbr*] BPH.

Prostatainzision *w*: prostatomy.

Prostatakarzinom *s*: carcinoma of prostate, prostatic cancer.

Prostatakonkrement *s*: prostatic concretion, calculus of the prostate.

Prostatamassage *w*: prostatic massage.

Prostataresektion *w*: prostatic resection; **transurethrale** ~ Abk. TURP transurethral resection of prostate [*abbr*] TURP, resectoscopy.

Prostata-Samenblasen-Entfernung *w*: prostatovesiculectomy.

Prostataschmerz *m*: prostatalgia, prostatodynia.

Prostatasekret *s*: prostatic fluid.

Prostatastein *m*: prostatolith, calculus of the prostate.

Prostatavergrößerung *w*: prostatomegaly.

Prostatavesikulektomie *w*: prostaticovesiculectomy.

Prostatektomie *w*: prostatectomy; **perineale** ~ perineal prostatectomy; **retropubische** ~ retropubic prostatectomy; **suprapubische transvesikale** ~ suprapubic transvesical prostatectomy, Freyer's operation; **transurethrale** ~ transurethral prostatectomy.

prostatisch: prostatic.

Prostatismus *m*: prostatism, prostateria.

Prostatitis *w*: prostatitis; **abakterielle** ~ nonbacterial prostatitis; **akute bakterielle** ~ acute bacterial prostatitis.

Prostatitis mit Vesikulitis: prostatovesiculitis.

Prostatitis mit Zystitis: prostatocystitis.

Prostato-: prostato-.

Prostatolith *m*: prostatolith.

Prostatorrhö *w*: prostatorrhea.

Prostatozystotomie *w*: prostatocystotomy.

Prostazyklin *s*: prostacyclin.

prosthetisch: prosthetic.

Prostituierte *w*: prostitute.

Prostituierter *m*: male prostitute.

Prostitution *w*: prostitution.

Prostration *w*: prostration.

Prot-: prot-.

Protactinium *s* Abk. **Pa**: protactinium [*abbr*] Pa, proactinium.

Protamin *s*: protamine.

Protamin-Insulin *s*: protamine insulin [*abbr*] PI, insulin protaminate.

Protaminsulfat *s*: protamine sulfate.

Protamin-Zink-Insulin *s*: protamine zinc insulin [*abbr*] PZI.

protanomal: protanomalous.

Protanomalie *w*: protanomaly.

protanop: protanopic, protan.

Protanope *m*: protanope.

Protanopie *w*: protanopia, anerythropsia.

Protean *s*: protean.

Protease *w*: protease.

Proteaseinhibitor *m*: protease inhibitor, protease antagonist.

Protein *s*: protein; **C-reaktives** ~ C-reactive protein [*abbr*] CRP; **eisenbindendes** ~ iron-binding protein; **fibrilläres** ~ fibrous protein; **globuläres** ~ globular protein; **kalziumbindendes** ~ calcium-binding protein; **konjugiertes** ~ conjugated protein; **nichtstrukturelles** ~ nonstructural protein; **thyroxinbindendes** ~ thyroxine-binding protein.

Proteinabbau *m*: protein degradation.

Proteinämie *w*: proteinemia, proteosemia.

Proteinantigen *s*: protein antigen.

proteinartig: proteinaceous.

Proteinase *w*: proteinase, protease.

Proteinbande *w*: protein band.

Proteinbindung *w*: protein binding.

Proteinbindungskapazität *w*: protein binding capacity.

Proteindenaturierung *w*: protein denaturation.

Proteindesign *s*: protein design.

Proteinextrakt *m*: protein preparation.

Protein-Flüssigkeitschromatographie *w*: protein liquid chromatography.

proteingebunden: protein-bound.

Proteinhülle *w*: protein coat, protein envelope.

Proteinhydrolysat *s*: protein hydrolysate.

Proteinintoleranz *w*: protein intolerance.
Proteinkinase *w*: protein kinase.
Proteinkomplex *m*: protein complex.
Proteinkonzentration *w*: protein concentration; **erniedrigte** ~ hypoproteinia.
Proteinmetabolismus *m*: proteometabolism.
Proteinnachweis *m*: protein detection.
Proteinose *w*: proteinosis; **pulmonale alveoläre** ~ pulmonary alveolar proteinosis.
Proteinsequenz *w*: protein sequence.
Proteinstoffwechsel *m*: protein metabolism.
Proteinstruktur *w*: protein structure.
Proteinsynthese *w*: protein synthesis.
Proteintechnik *w*: protein engineering.
Proteinurie *w*: proteinuria, urinary protein; **asymptomatische** ~ asymptomatic proteinuria; **benigne** ~ benign proteinuria; **essentielle** ~ essential proteinuria; **gemischte** ~ nonselective proteinuria; **glomeruläre** ~ glomerular proteinuria; **idiopathische** ~ adventitious proteinuria; **intermittierende** ~ intermittent proteinuria; **isolierte** ~ isolated proteinuria; **lordotische** ~ lordotic proteinuria, orthostatic proteinuria; **persistierende** ~ persistent proteinuria; **physiologische** ~ physiologic proteinuria, functional proteinuria; **selektive** ~ selective proteinuria; **transitorische** ~ transient proteinuria; **tubuläre** ~ tubular proteinuria.
Proteinurie mit Pyurie: pyogenic proteinuria.
proteinurisch: proteinuric.
Proteinverdauung *w*: protein digestion, proteopepsis.
protektiv: protective.
Protektor *m*: protector.
Proteoglykan *s*: proteoglycan.
Proteohormon *s*: proteohormone.
Proteolyse *w*: proteolysis, peptolysis.
proteolytisch: proteolytic, peptolytic, peptidolytic.
Protest *m*: protest.
Proteus *m*: proteus.
Protheobromin *s*: protheobromine.

Prothese *w*: prosthesis, prothesis, prosthetic, artificial limb; **endodontische** ~ endodontic implant, diodontic implant; **intrakorporale** ~ endoskeletal prosthesis; **myoelektrische** ~ myoelectric prosthesis.
Prothesenanpassung *w*: limb fitting.
Prothesenbett *s*: prosthetic socket.
Prothesenherstellung *w*: prosthetics.
Prothesenlager *s*: denture base.
Prothesenlockerung *w*: prosthesis loosening.
Prothetik *w*: prosthetics.
prothetisch: prosthetic, prothetic.
Prothipendyl *s*: prothipendyl.
Prothrombin *s*: prothrombin.
Prothrombinaktivator *m*: prothrombin activator.
Prothrombinase *w*: prothrombinase.
Prothrombinkonsumptionstest *m*: prothrombin consumption test.
Prothrombinogen *s*: prothrombinogen.
Prothrombinopenie *w*: prothrombinopenia.
Prothrombinrest *m*: prothrombin remainder, serozyme.
Prothrombintest *m*: prothrombin test, Quick's test.
Prothrombinzeit *w*: prothrombin time.
Prothromboplastin *s*: prothromboplastin.
Prothromboplastinzeit *w*: prothromboplastin time.
Protionamid *s*: protionamide.
Protirelin *s*: protirelin.
Protist *m*: protist.
Proto-: proto-, prot-.
Protochlorophyll *s*: protochlorophyll.
Protodiabetes *m*: protodiabetes.
Protodiastole *s*: protodiastole.
protodiastolisch: protodiastolic.
Protoduodenum *s*: protoduodenum.
Protofibrille *w*: protofibril.
Protokatechusäure *w*: protocatechuic acid.
Protokoll *s*: protocol.
Proton *s*: proton.
Protonenshift *m*: proton shift; **isohydrischer** ~ isohydric shift.

Protonenzahl w: proton number [*abbr*] Z.

Protoonkogen s: proto-oncogene.

protopathisch: protopathic.

Protoplasma s: protoplasm, bioplasma, sarcode; **retikuläres** ~ morphoplasm.

Protoplasmaauflösung w: plasmolysis.

Protoplasmabewegung w: protoplasmic movement.

Protoplasmabrücke w: cytoplasmic bridge.

protoplasmatisch: protoplasmic, protoplasmatic.

Protoplast m: protoplast.

Protoporphyrie w: protoporphyria.

Protoporphyrin s: protoporphyrin.

Protospore w: protospore.

protosystolisch: protosystolic.

prototroph: prototroph.

Prototrophie w: prototrophy.

Prototyp m: prototype.

Protoveratrin s: protoveratrine.

Protozoon s: protozoon, protozoan, animalcule.

Protozoonose w: protozoiasis.

protrahieren: protract.

Protrahierung w: protraction.

Protraktion w: protraction.

Protriptylin-hydrochlorid s: protriptyline hydrochloride.

Protrusio acetabuli: acetabular protrusion, sunken acetabulum.

Protrusion w: protrusion.

Protuberanz w: protuberance, salient; **mamillenförmige** ~ mamillation, mammillation.

Proust-Raum m: rectovesical excavation.

proviral: proviral.

Provirus m: provirus.

Provitamin s: provitamin, previtamin, vitamin precursor.

Provokation w: provocation, challenge, evocation.

Provokationstest m: provocation test.

provokativ: provocative.

Prox-: prox-.

Proxibarbal s: proxibarbal.

proximal: proximal, proximad.

Proximo-: proximo-.

Proxymetacain s: proxymetacaine, proparacaine.

Proxyphyllin s: proxyphylline.

Prozent s: percent.

Prozentwertkurve w: percentile curve.

Prozerkoid s: procercoid.

Prozeß m: process; **pathologischer** ~ pathological process.

prozonal: prozonal.

Prozone w: prozone, prezone.

Prozymogen s: prozymogen.

PRPP Abk. **Phosphoribosyl-pyrophosphat** s: 5-phosphoribosyl pyrophosphate [*abbr*] PRPP.

PR-Strecke w: PR segment.

prüfen: examine, assay.

Prüfer m: tester.

Prüfprotokoll s: test certificate.

Prüfung w: examination, assessment, testing, docimasy; **biologische** ~ biological monitoring, bioassay; **kalorische** ~ caloric test; **klinische** ~ clinical trial, clinical examination.

Prüfvorschrift w: test specification.

Prune-belly-Syndrom s: prune belly syndrome, abdominal muscle deficiency syndrome.

pruriginös: pruriginous.

Prurigo w: prurigo; **melanotische** ~ melanotic prurigo.

Prurigo mit Depigmentierung: leukodermic prurigo.

Pruritus m: pruritus, itching.

Pruritus hiemalis: pruritus hiemalis, winter itch, winter prurigo.

Prussak-Raum m: Prussak space, superior recess of tympanic membrane.

PS Abk. **Progressive Stroke**: progressive stroke, stroke-in-evolution.

Psammom s: psammoma, sand tumor, acervuloma.

psammomatös: psammomatous, psammous.

Psammomkörperchen s: psammoma body.

Psammotherapie w: psammotherapy, psammism, ammotherapy.

Psellismus *m*: psellism.

Pseud-: pseud-.

Pseudästhesie *w*: pseudesthesia, pseudoesthesia, sensory illusion.

Pseudakusis *w*: pseudacusis.

Pseudankylose *w*: pseudankylosis, pseudoankylosis, fibrous ankylosis.

Pseudarthritis *w*: pseudarthritis.

Pseudarthrose *w*: pseudarthrosis, pseudoarthrosis, nearthrosis, false articulation, false joint.

Pseudarthrosenbildung *w*: ununited fracture.

Pseudo-: pseudo-, false.

Pseudoagrammatismus *m*: syntactical aphasia.

Pseudoabszeß *m*: pseudoabscess.

Pseudoachondroplasie *w*: pseudoachondroplastic dysplasia [*abbr*] PAT-SED.

Pseudoästhesie *w*: pseudoesthesia, pseudesthesia, sensory illusion.

Pseudoagglutination *w*: pseudoagglutination, pseudohemagglutination.

Pseudoagraphie *w*: pseudoagraphia.

Pseudoaktinomykose *w*: pseudoactinomycosis, pseudactinomycosis, para-actinomycosis.

Pseudoalbuminurie *w*: pseudalbuminuria.

Pseudoallel *s*: pseudoallele.

Pseudoallel-: pseudoallelic.

Pseudoallergie *w*: pseudoanaphylaxis.

pseudoalveolär: pseudoalveolar.

Pseudoamenorrhö *w*: pseudoamenorrhea.

Pseudoanämie *w*: pseudoanemia.

Pseudoanaphylaxie *w*: anaphylactoid phenomenon.

Pseudoaneurysma *s*: pseudoaneurysm.

Pseudoantagonist *m*: pseudoantagonist.

Pseudoappendizitis *w*: pseudoappendicitis.

Pseudo-Argyll-Robertson-Pupille *w*: pseudo-Argyll Robertson pupil, tonic pupil.

Pseudoathetose *w*: pseudoathetosis.

Pseudoatrophodermie *w*: pseudoatrophoderma.

Pseudoazephalus *m*: pseudoacephalus.

Pseudo-Bartter-Syndrom *s*: Bartter-like syndrome.

pseudobulbär: pseudobulbar.

Pseudobulbärparalyse *w*: pseudobulbar palsy, pseudobulbar paralysis, spastic bulbar palsy, laughing sickness, Henneberg's disease.

Pseudocholesteatom *s*: pseudocholesteatoma, secondary acquired cholesteatoma.

Pseudocholinesterase *w*: pseudocholinesterase.

Pseudo-Claudicatio *w*: pseudoclaudication.

Pseudocoarctatio aortae: pseudocoarctation of the aorta.

Pseudodemenz *w*: pseudodementia, pseudosenility, Ganser syndrome.

Pseudodextrokardie *w*: pseudodextrocardia.

Pseudodiarrhö *w*: pseudodysentery.

Pseudodivertikel *s*: false diverticulum.

Pseudodominanz *w*: pseudodominance, quasidominance.

Pseudoelastin *s*: pseudoelastin.

pseudoembryonal: pseudoembryonic.

Pseudoemphysem *s*: false emphysema.

Pseudoendometritis *w*: pseudoendometritis.

Pseudoephedrin *s*: pseudoephedrine, isoephedrine, isophedrine.

Pseudoephedrinhydrochlorid *s*: d-pseudoephedrine hydrochloride.

Pseudoepiphyse *w*: pseudoepiphysis.

Pseudoerinnerung *w*: pseudomemory.

Pseudoerosion *w*: pseudoerosion.

Pseudoexophthalmus *m*: pseudoexophthalmus.

Pseudofraktur *w*: pseudofracture.

Pseudoganglion *s*: pseudoganglion, false ganglion.

Pseudogen *s*: pseudogene.

Pseudogicht *w*: pseudogout, chondrocalcinosis.

Pseudogliom *s*: pseudoglioma.

Pseudoglobulin *s*: pseudoglobulin.

Pseudoglottis *w*: neoglottis.

Pseudogravidität *w*: pseudopregnancy, pseudocyesis, phantom pregnancy.

Pseudogynäkomastie *w*: pseudogynecomastia.

Pseudohämaturie *w*: pseudohematuria.

Pseudohämoptyse *w*: pseudohemoptysis.

Pseudohalluzination *w*: pseudohallucination.

Pseudohelminthe *w*: pseudelminth.

Pseudohermaphrodit *m*: pseudohermaphrodite; **weiblicher** ~ gynandroid.

Pseudohermaphroditismus *m*: spurious hermaphroditism; **hereditärer männlicher** ~ Reifenstein syndrome.

Pseudohernie *w*: pseudohernia.

Pseudo-Hurler-Krankheit *w*: pseudo-Hurler disease.

Pseudohydrozephalus *m*: pseudohydrocephaly; **traumatischer innerer** ~ traumatic porencephaly.

Pseudohyperaldosteronismus *m*: pseudohyperaldosteronism, Liddle syndrome.

Pseudohyperkaliämiesyndrom *s*: QT syndrome.

Pseudohypertrophie *w*: pseudohypertrophy, false hypertrophy; **muskuläre** ~ pseudomuscular hypertrophy.

Pseudohypoaldosteronismus *m*: pseudohypoaldosteronism.

Pseudohyponatriämie *w*: pseudohyponatremia.

Pseudohypoparathyreoidismus *m*: pseudohypoparathyroidism.

Pseudohypothyreoidismus *m*: pseudohypothyroidism.

Pseudoikterus *m*: pseudoicterus, pseudojaundice.

Pseudointima *w*: pseudointima.

Pseudokeratin *s*: pseudokeratin.

Pseudokoxalgie *w*: paracoxalgia.

Pseudokrise *w*: pseudocrisis, false crisis.

Pseudokrupp *m*: pseudocroup, croup.

Pseudokryptorchismus *m*: pseudocryptorchidism.

Pseudokyese *w*: pseudocyesis, pseudopregnancy.

Pseudolähmung *w*: false paralysis.

Pseudoleukämie *w*: pseudoleukemia, aleukemic lymphadenosis.

Pseudologie *w*: pseudologia.

Pseudolymphom *s*: pseudolymphoma.

Pseudomembran *w*: pseudomembrane, false membrane, neomembrane, neohymen.

Pseudomenstruation *w*: pseudomenstruation.

Pseudomilium *s*: pseudomilium, colloid milium, Wagner's disease.

Pseudomonade *w*: pseudomonad.

Pseudomonas *w*: pseudomonas, loefferella.

Pseudomonas-Proteus-Extrakt *m*: piromen.

Pseudomuskelhypertrophie *w*: muscular pseudohypertrophy.

Pseudomuzin *s*: pseudomucin, metalbumin.

Pseudomyasthenie *w*: pseudomyasthenia.

Pseudomyiasis *w*: pseudomyiasis.

Pseudomyopie *w*: plesiopia.

Pseudomyotonie *w*: pseudomyotonia.

Pseudomyxoma *s*: pseudomyxoma.

Pseudomyxoma peritonei: pseudomyxoma peritonei, gelatineous ascites, Werth's tumor.

Pseudomyxovirus *m*: pseudomyxovirus.

Pseudomyzel *w*: pseudomycelium.

Pseudoneuritis optica: pseudoneuritis, pseudopapilledema.

pseudoneurotisch: pseudoneurotic.

Pseudonorephedrin *s*: norpseudoephedrine.

Pseudoobstruktion *w*: pseudo-obstruction; **intestinale** ~ false colonic obstruction, Ogilvie syndrome, chronic intestinal atony, visceral myopathy.

Pseudoobstruktionsileus *m*: false colonic obstruction, Ogilvie syndrome, visceral myopathy.

Pseudoödem *s*: pseudoedema.

Pseudookklusion *w*: pseudo-obstruction.

Pseudoparalyse *w*: pseudoparalysis, pseudoplegia, sensory paralysis.

Pseudoparaplegie *w*: pseudoparaplegia.

Pseudoparasit *m*: pseudoparasite, false parasite, spurious parasite.

Pseudoparese *w*: pseudoparalysis; **syphilitische** ~ Parrot's pseudoparalysis.

Pseudoparkinsonismus *m*: pseudoparkinsonism.

Pseudopelade *w*: pseudopelade.

Pseudopelade Brocq: pseudopelade of Brocq, patchy alopecia.

Pseudoperitonitis *w*: pseudoperitonitis; **diabetische** ~ diabetic pseudoperitonitis.

Pseudophakie *w*: pseudophakia; **fibröse** ~ pseudophakia fibrosa, fibroid cataract.

Pseudophlegmone *w*: pseudophlegmon.

Pseudopodium *s*: pseudopodium, pseudopod, lobopodium; **hyalines** ~ filopod.

Pseudopolyp *m*: pseudopolyp.

Pseudopolypose *w*: pseudopolyposis.

Pseudoporenzephalie *w*: pseudoporencephaly.

Pseudoproteinurie *w*: false proteinuria.

Pseudo-Pseudohypoparathyreoidismus *m*: pseudopseudohypoparathyroidism.

Pseudopterygium *s*: pseudopterygium.

Pseudoptose *w*: pseudoptosis, false ptosis.

Pseudopubertas: pseudopuberty.

Pseudoreminiszenz *w*: pseudoreminiscence.

Pseudoretinitis *w*: pseudoretinitis.

Pseudorosette *w*: pseudorosette.

Pseudorotz *m*: melioidosis, malleosidosis, Stanton's disease.

Pseudosarkom *s*: pseudosarcoma.

Pseudoschanker *m*: pseudochancre.

Pseudoschwangerschaft *w*: pseudocyesis, pseudopregnancy, false pregnancy, spurious pregnancy, hysterical pregnancy.

Pseudosklerodermie *w*: pseudoscleroderma.

Pseudosklerose *w*: pseudosclerosis.

Pseudostrabismus *m*: pseudostrabism.

Pseudostriktur *w*: false stricture.

Pseudosynapse *w*: false synapse.

Pseudotabes *w*: pseudotabes, peripheral tabes; **diabetische** ~ diabetic tabes.

Pseudotabes peripherica: peripheral tabes.

Pseudotetanus *m*: pseudotetanus.

Pseudotrismus *m*: pseudotrism.

Pseudotuberkel *s*: pseudotubercle, pseudotuberculoma.

Pseudotuberkulose *w*: pseudotuberculosis, paratuberculosis, perituberculosis.

Pseudotumor *m*: pseudotumor, false tumor, tumorlike lesion, phantom tumor.

Pseudotumor cerebri: pseudotumor cerebri, benign intracranial hypertension.

Pseudotympanie *w*: pseudotympanitis, false tympanites.

Pseudo-Ullrich-Turner-Syndrom *s*: pseudo-Turner syndrome, Noonan syndrome.

Pseudouridylsäure *w*: pseudouridylic acid.

Pseudovakuole *w*: pseudovacuole.

Pseudovirion *s*: pseudovirion.

Pseudovitamin *s*: pseudovitamin.

Pseudoxanthoma elasticum: pseudoxanthoma elasticum, Grönblad-Strandberg syndrome.

Pseudozeichen *s*: pseudosign.

Pseudozephalozele *w*: pseudocephalocele.

Pseudozirrhose *w*: pseudocirrhosis.

Pseudozotte *w*: pseudovillus.

Pseudozyanose *w*: false cyanosis.

Pseudozylinder *m*: pseudocast, false cast.

Pseudozyste *w*: pseudocyst, false cyst, cystoid.

Psilocin *s*: psilocin.

Psilose *w*: psilosis.

Psilosis *w*: psilosis.

Psittakose *w*: psittacosis, parrot fever, ornithosis.

Psittazismus *m*: psittacism.

Psoasabszeß *m*: psoas abscess.

Psoaszeichen *s*: psoas sign, femoral sign.

Psoralen *s*: psoralen.

Psoriasis *w*: psoriasis; **erythrodermale** ~ erythrodermic psoriasis, exfoliative psoriasis; **punktförmige** ~ guttate psoriasis.

Psoriasis im Bereich der Körperfalten: flexural psoriasis, inverse psoriasis.

psoriatiform: psoriasiform.

Psorospermosis: psorospermosis.
PSR Abk. **Patellarsehnenreflex** *m*: patellar tendon reflex, patellar reflex.
Psychästhesie *w*: psychesthesia.
psychästhetisch: psychesthetic.
Psychalgie *w*: psychalgia.
Psychanopsie *w*: psychanopsia, hysterical blindness.
Psychasthenie *w*: psychasthenia, obsessive neurasthenia, Janet's disease.
Psyche *w*: psyche, soul, spirit, mind.
psychedelisch: psychedelic.
Psychergograph *m*: psychergograph, serial discrimeter.
Psychialgie *w*: soul pain.
Psychiater *m*: psychiatrist, psychopathist, shrink, headshrinker, alienist.
Psychiatrie *w*: psychiatry, medicopsychology, psychological medicine; **deskriptive** ~ descriptive psychiatry; **dynamische** ~ dynamic psychiatry; **existentialistische** ~ existential psychiatry; **experimentelle** ~ experimental psychiatry; **forensische** ~ forensic psychiatry; **interkulturelle** ~ transcultural psychiatry; **phänomenologische** ~ phenomenological psychiatry.
psychiatrisch: psychiatric.
psychisch: mental, psychic.
Psycho-: psycho-.
psychoaktiv: psychoactive.
Psychoakustik *w*: psychoacoustics.
psychoanaleptisch: psychoanaleptic.
Psychoanalyse *w*: psychoanalysis, analysis, dynamic psychotherapy; **klassische** ~ classic psychoanalysis, Freudian theory, orthodox analysis.
Psychoanalytiker *m*: psychoanalyst, analyst.
psychoanalytisch: psychoanalytic.
Psychobiologie *w*: psychobiology, biopsychology, Meyer system.
Psychochirurgie *w*: psychosurgery.
Psychodiagnose *w*: psychodiagnosis.
Psychodiagnostik *w*: psychodiagnostics.
psychodiagnostisch: psychodiagnostic.
Psychodrama *s*: psychodrama.
Psychodynamik *w*: psychodynamics.

psychogalvanisch: psychogalvanic.
Psychogalvanometer *s*: psychogalvanometer.
psychogen: psychogenic.
Psychogenese *w*: psychogenesis.
Psychogenetik *w*: psychogenetics.
psychogenetisch: psychogenetic.
Psychogenie *w*: psychogeny.
Psychohygiene *w*: mental hygiene.
Psychokinese *w*: psychokinesis.
Psycholeptikum *s*: psycholeptic.
psycholeptisch: psycholeptic.
Psycholinguistik *w*: psycholinguistics.
Psychologe *m*: psychologist.
Psychologie *w*: psychology; **abnormale** ~ abnormal psychology, heteropsychology; **analytische** ~ analytic psychology, jungian psychology; **angewandte** ~ applied psychology; **experimentelle** ~ experimental psychology; **humanistische** ~ humanistic psychology; **klinische** ~ clinical psychology; **kognitive** ~ cognitive psychology; **medizinische** ~ medical psychology; **pädagogische** ~ educational psychology; **physiologische** ~ psychophysiology; **vergleichende** ~ comparative psychology.
psychologisch: psychologic, psychological.
Psychometrie *w*: psychometry, psychometrics.
psychometrisch: psychometric.
Psychomotorik *w*: psychomotility.
psychomotorisch: psychomotor, emotiomotor.
Psychoneuroimmunologie *w*: psychoneuroimmunology.
Psychoneurose *w*: psychoneurosis.
Psychopath *m*: psychopath, anethopath, sociopath.
Psychopathie *w*: psychopathy, sociopathy.
Psychopathologie *w*: psychopathology, pathological psychology, abnormal psychology, pathematology.
psychopathologisch: psychopathological.
Psychopharmakologie *w*: psychopharmacology.

Psychopharmakon *s*: psychopharmaceutical.

Psychophysik *w*: psychophysics.

Psychophysiologie *w*: psychophysiology.

psychophysisch: psychophysical.

Psychoprophylaxe *w*: psychoprophylaxis.

Psychoreflex *m*: psychic reflex.

Psychose *w*: psychosis, insanity; **affektive** ~ affective psychosis, affective insanity; **atypische** ~ atypical psychosis; **bipolare** ~ bipolar disorder, alternating psychosis; **bipolare affektive** ~ bipolar affective psychosis; **chronische halluzinatorische** ~ chronic epileptic psychosis; **depressive** ~ depressive psychosis, psychotic depressive reaction; **eklamptische** ~ eclamptic psychosis; **funktionelle** ~ functional psychosis; **hirnorganische** ~ cerebropsychosis; **hysterische** ~ hysterical psychosis, hysteropsychosis; **induzierte** ~ induced psychosis; **infantile** ~ childhood psychosis; **juvenile** ~ juvenile psychosis; **kindliche** ~ childhood psychosis; **künstliche** ~ artificial psychosis, induced psychosis; **manisch-depressive** ~ manic-depressive disorder, manic-depressive psychosis, circular psychosis, periodic psychosis, intermittent insanity, periodic insanity, cyclophrenia, recurrent insanity; **manische** ~ manic psychosis; **organische** ~ organic psychosis, idiophrenic psychosis; **paranoide** ~ paranoid psychosis; **periodische** ~ periodic psychosis; **präsenile** ~ presenile psychosis; **reaktive** ~ reaction psychosis, reactive psychosis, situation psychosis, situational psychosis; **schizoaffektive** ~ schizoaffective psychosis, schizoaffective schizophrenia; **schizophrene** ~ parergasia; **schizophreniforme** ~ schizophreniform psychosis; **substanzbedingte** ~ substance-induced psychosis; **symbiotische** ~ symbiotic psychosis; **unipolare** ~ unipolar depression; **zirkuläre** ~ alternating psychosis.

psychosexuell: psychosexual.

Psychosin *s*: psychosine.

Psychosomatik *w*: psychosomatics, psychosomatic medicine.

psychosomatisch: psychosomatic.

psychosozial: psychosocial.

Psychosyndrom *s*: psychosyndrome; **alkoholisches** ~ alcoholic brain disorder; **hirnorganisches** ~ organic mental disorder, brain disorder, organic brain syndrome, organic psychosis.

Psychosynthese *w*: psychosynthesis.

Psychotherapeut *m*: psychotherapist.

psychotherapeutisch: psychotherapeutic.

Psychotherapie *w*: psychotherapy, psychotherapeutics, mental therapeutics, mental healing, teleotherapeutics, suggestive therapeutics; **ambulante** ~ ambulatory psychotherapy; **analytische** ~ analytic therapy; **direktive** ~ directive psychotherapy, suggestive psychotherapy; **gerichtete** ~ active therapy; **psychoanalytische** ~ psychoanalytic psychotherapy; **unterstützende** ~ supportive psychotherapy.

psychotisch: psychotic.

Psychro-: psychro-.

Psychroästhesie *w*: psychroesthesia.

Psychroalgie *w*: psychro-algia.

Psychrometer *s*: psychrometer, hygrometer.

psychrophil: psychrophilic.

Psylliumsamen *m*: psyllium.

Pt Abk. **Platin** *s*: platinum [*abbr*] Pt.

PTA Abk. **Plasma thromboplastin antecedent** *s*: plasma thromboplastin antecedent.

Ptarmikum *s*: ptarmic.

Pteridin *s*: pteridine.

Pterin *s*: pterin.

Pterindesaminase *w*: pterin deaminase.

Ptero-: pter-.

Pteroinsäure *w*: pteroic acid.

Pteroyl *s*: pteroyl.

Pteroylglutaminsäure *w*: pteroylglutamic acid.

Pterygium *s*: web-eye.

Pterygium colli: webbed neck, congenital webbing of the neck.

Pterygo-: pterygo-.

pterygopalatinal: palatopterygoid.

Ptomain *s*: ptomaine.

Ptomatropin *s*: ptomatropine.

Ptomatropinvergiftung *w*: ptomatropism.

Ptomatropismus *m*: ptomatropism.

-ptose: -ptosis.

Ptose *w*: ptosis, lid drop; **traumatische ~** traumatic ptosis.

Ptosis *w*: ptosis, lid drop.

ptotisch: ptotic, ptosed.

PTT Abk. **partielle Thromboplastinzeit** *w*: partial thromboplastin time [*abbr*] PTT.

Ptyalismus *m*: ptyalism, ptyalorrhea, hypersalivation, sialosis, sialism, sialorrhea.

Ptyalo-: ptyalo-, ptyal-.

Ptyalolith *m*: salivary calculus.

PTZ Abk. **partielle Thromboplastinzeit** *w*: partial thromboplastin time [*abbr*] PTT.

Pu Abk. **Plutonium** *s*: plutonium [*abbr*] Pu.

Pubarche *w*: pubarche.

Pubeotomie *w*: pubiotomy, pelvisection.

pubertär: pubertal.

Pubertät *w*: puberty, maturity.

Pubertätsepilepsie *w*: pubertal epilepsy.

Pubertätskrise *w*: adolescent crisis.

Pubertätsphase *w*: pubescence, puberty.

Pubertas praecox: precocious puberty, sexual precocity.

Pubertas tarda: delayed puberty, delayed adolescence.

Puberulonsäure *w*: puberulonic acid.

Pubiotomie *w*: pubiotomy, pelvisection.

Pubotomie *w*: pubiotomy, pelvisection.

Pudendalgie *w*: pudendagra.

Pudendusanästhesie *w*: pudendal anesthesia.

Pudendusneuralgie *w*: pudendal neuralgia.

Pudenz-Heyer-Ventil *s*: Pudenz-Heyer valve.

Puder *m*: powder.

pudern: powder.

pueril: puerile.

Puerilismus *m*: childishness.

puerperal: puerperal.

Puerperalfieber *s*: puerperal fever, puerperal septicemia, puerperal sepsis, puerperal bacteremia.

Puerperalperiode *w*: puerperal period, puerperium.

Puerperium *s*: puerperium, puerperal period.

Puff *m*: puff, chromosome puff.

Puffer *m*: buffer.

Pufferbase *w*: buffer base.

Pufferkapazität *w*: buffer capacity.

Pufferlösung *w*: buffer solution.

Pufferung *w*: buffering, buffer therapy.

Puffervermögen *s*: buffering power.

Pulex *m*: Pulex, flea.

Pulex irritans: Pulex irritans, common human flea.

Pulicosis: pulicosis.

Pullulan *s*: pullulan.

Pullulanase *w*: pullulanase.

Pulmo *w*: lung.

Pulmo-: pulmo-.

Pulmolith *m*: pulmolith.

Pulmologie *w*: pulmonology, pulmonary medicine.

Pulmon-: pulmon-.

pulmonal: pulmonary, pulmonic.

Pulmonal-: pulmono-.

Pulmonalarterie *w*: pulmonary artery [*abbr*] PA.

Pulmonalarterienatresie *w*: pulmonary atresia.

Pulmonalarterienbändelung *w*: pulmonary artery banding.

Pulmonalarterienstenose *w*: pulmonary artery stenosis.

Pulmonalarterienverschlußdruck *m*: pulmonary artery wedge pressure.

Pulmonalgeräusch *s*: pulmonic murmur.

Pulmonalisdruck *m*: pulmonary pressure.

Pulmonaliston *m*: pulmonic second sound.

Pulmonalklappe *w*: pulmonary valve.

Pulmonalklappeninsuffizienz *w*: pulmonary insufficiency.

Pulmonalklappenstenose *w*: pneumoarctia.

Pulmonalsklerose, primäre *w*: Ayerza's disease.

Pulmonalstenose *w*: pulmonary stenosis; **infundibuläre** ~ infundibular pulmonary stenosis.

Pulmonalvenentransposition *w*: transposition of the pulmonary veins.

Pulmotor *m*: pulmotor.

Pulpa *w*: 1. pulp; **weiße** ~ white pulp; 2. **ohne** ~ pulpless.

Pulpa-: pulpal.

Pulpaabszeß *m*: pulp abscess.

Pulpaamputation *w*: pulp amputation.

pulpaartig: pulpiform.

Pulpadentikel *s*: pulp denticle.

Pulpafreilegung *w*: pulp exposure.

Pulpagangrän *w*: pulp gangrene.

Pulpahöhle *w*: pulp space, pulp chamber, nerve cavity.

Pulpahorn *s*: pulp horn.

Pulpakammer *w*: pulp cavity.

Pulparesektion *w*: pulp removal, pulpectomy.

Pulpaüberkappung *w*: pulp capping.

Pulpektomie *w*: pulp removal.

Pulpitis *w*: pulpitis, endodontitis.

Pulpotomie *w*: pulpotomy.

Puls *m*: pulse, sphygmus; **anadikroter** ~ anadicrotic pulse, anacrotic pulse; **atriovenöser** ~ atrial venous pulse; **beschleunigter** ~ frequent pulse; **fadenförmiger** ~ filiform pulse, thready pulse, arachnoid pulse; **hüpfender** ~ jerky pulse; **kräftiger** ~ strong pulse; **schnellender** ~ abrupt pulse; **schneller** ~ quick pulse; **schwacher** ~ weak pulse, feeble pulse; **ungleicher** ~ unequal pulse; **unregelmäßiger** ~ irregular pulse, allorhythmic pulse; **voller** ~ full pulse; **weicher** ~ soft pulse, low-tension pulse.

Puls-: sphygmic.

pulsatil: pulsatile.

Pulsation *w*: pulsation; **epigastrische** ~ epigastric pulse; **palpable** ~ palpable pulsation; **sichtbare** ~ visible pulsation.

Pulsbreite *w*: pulse width.

Pulsdauer *w*: pulse duration.

Pulsdefizit *s*: pulse deficit.

Pulsdruck *m*: pulse pressure.

Pulsechobild *s*: pulse echo image.

Pulsfrequenz *w*: pulse rate.

Pulsgeber *m*: pulsator.

pulsieren: pulse, pulsate, throb.

pulsierend: pulsating, pulsatile, pulsatory.

Pulsion *w*: pulsion.

Pulsionsdivertikel *s*: pulsion diverticulum.

Pulskurve *w*: pulse curve.

pulslos: pulseless, acrotic.

Pulslosigkeit *w*: pulselessness, acrotism.

Pulsschlag *m*: throb.

Pulssumme *w*: summation pulse.

Pulsus *m*: pulse.

Pulsus alternans: alternating pulse, cardiac alternation.

Pulsus bisferiens: biferious pulse.

Pulsus celer: quick pulse.

Pulsus celer et altus: collapsing pulse, Corrigan's pulse.

Pulsus durus: hard pulse.

Pulsus intermittens: intermittent pulse.

Pulsus paradoxus: paradoxical pulse.

Pulsus parvus: small pulse, small weak pulse.

Pulsus plenus: full pulse.

Pulsverspätung *w*: pulse delay.

Pulsvolumenaufzeichnungsgerät *s*: pulse volume recorder.

Pulswärmer *m*: wristlet, muff.

Pulswelle *w*: pulse wave.

Pulswelleneinkerbung *w*: dicrotic notch.

Pulszahl *w*: pulse number.

Pulver *s*: powder.

pulverisierbar: triturable.

pulverisieren: pulverize, powder, triturate, levigate.

pulverisiert: powdered.

Pulverisierung *w*: pulverization, trituration, levigation.

Pulvinar *s*: pulvinar.

Pumpe *w*: pump, aspirator.

pumpen: pump.

Pumpen *s*: pumping.

Pumpenoxygenator *m*: pump oxygenator.
Pumpversagen *s*: pump failure.
Punctum *s*: point.
Punctum maximum: point of maximum impulse [*abbr*] PMI.
Punkt *m*: point [*abbr*] pt, dot, item; **isoelektrischer** ~ isoelectric point [*abbr*] IEP, pI, isoelectric pH; **kritischer** ~ critical point; **tauber** ~ deaf point.
Punktat *s*: punctate.
Punktauge *s*: eyespot, ocellus.
Punktautoradiogramm *s*: dot-blot.
Punktbewertung *w*: scoring.
punktförmig: punctate.
punktieren: puncture, point, tap, dot.
punktiert: punctate.
Punktion *w*: puncture, tap, cannulization, needling; **explorative** ~ exploratory puncture; **transethmoidale** ~ transethmoidal puncture; **trockene** ~ dry tap.
Punktionsnadel *w*: puncture needle.
Punktkauterisation *w*: punctuate cauterization.
Punktmutation *w*: point mutation.
Punktprävalenz *w*: point prevalence.
Punktur *w*: puncture.
Punktwert, normalisierter *m*: normalized score.
Punnett-Raster *s*: checkerboard.
Pupille *w*: pupil; **künstliche** ~ artificial pupil; **seitengleiche runde** ~'n equal, round pupils; **springende** ~ bounding pupil; **starre** ~ fixed pupil.
Pupillen-: pupillary, coro-.
Pupillenabstand *m*: interpupillary distance, pupillary distance [*abbr*] PD, pd.
pupillenerweiternd: mydriatic.
Pupillenerweiterung *w*: pupil dilatation, mydriasis, corectasis; **fehlende** ~ amydriasis.
Pupillenkonstriktion *w*: pupilloconstriction.
Pupillenlähmung *w*: pupilloplegia.
Pupillenreaktion *w*: pupillary reflex, light reflex, pupillary reflex; **hemianopische** ~ Wernicke's reaction, Wernicke sign; **indirekte** ~ indirect pupillary reaction; **kon-**

sensuelle ~ consensual light reflex; **myotone** ~ myotonic pupillary reaction; **paradoxe** ~ paradoxical pupillary reaction; **vagotone** ~ vagal pupillary reflex.
Pupillenreflex *m*: pupillary reflex, light reflex.
Pupillenstarre *w*: fixed pupil.
Pupillenverschluß *m*: coreclisis.
Pupillo-: pupillo-.
Pupillograph *m*: pupillograph.
Pupillographie *w*: pupillography.
Pupillometer *s*: pupillometer, coreometer, corometer.
Pupillometrie *w*: pupillometry.
pupillomotorisch: pupillomotor.
Pupilloskopie *w*: pupilloscopy.
Pupillotonie *w*: pupillotonia, pupillatonia, tonic pupil, Adie's pupil, Adie syndrome.
Puppenaugenphänomen *s*: doll's head phenomenon, doll's eye reflex, oculocephalic reflex, oculocephalogyric reflex, Cantelli sign, Widowitz' sign.
Puppenstadium *s*: pupa.
purgativ: purgative, lapactic.
Purgativum *s*: purgative, evacuant.
Purgierwinde *w*: jalap.
Purin *s*: purine [*abbr*] pur.
Purinämie *w*: purinemia.
purinarm: low-purine.
Purinelimination *w*: depuration.
purinfrei: apurinic.
Purinnukleosidase *w*: purine nucleosidase.
Purin-Nukleosid-phosphorylase *w*: purine-nucleoside phosphorylase.
Purkinje-Bläschen *s*: germinal vesicle.
Purkinje-Fasern: Purkinje's fibers, Purkinje's network, Purkinje system, impulse-conducting fibers, junctional tissue.
Purkinje-Nachbild *s*: Purkinje's afterimage.
Purkinje-Phänomen *s*: Purkinje phenomenon.
Purkinje-Schicht *w*: Purkinje layer.
Purkinje-Zellen: Purkinje cells, Purkinje's corpuscles.
Puromycin *s*: puromycin.

Purpur *s*: purple.

Purpura *w*: purpura, purpuric macule, pe-liosis; **allergische** ~ allergic purpura; **idiopathische** ~ Abk. **ITP** idiopathic thrombocytopenic purpura [*abbr*] ITP, land scurvy, essential thrombocytopenia, primary thrombocytopenia, essential purpura; **mechanische** ~ mechanical purpura; **thrombotisch-thrombozytopenische** ~ thrombotic thrombocytopenic purpura [*abbr*] TTP, Moschcowitz disease, febrile pleiochromic anemia; **thrombozytopenische** ~ thrombocytopenic purpura, Werlhof's disease; **vaskuläre** ~ vascular purpura.

Purpura annularis teleangiectodes: purpura annularis teleangiectodes, Majocchi's disease.

Purpura hyperglobulinaemica: benign hyperglobulinemic purpura, dysproteinemic purpura, Waldenström's macroglobulinemia.

Purpura Schoenlein-Henoch *w*: Schoenlein-Henoch purpura, allergic purpura, anaphylactoid purpura.

Purpura senilis: senile purpura.

Purpura simplex: purpura simplex, devil's pinches.

Purpurin *s*: purpurin, alizarinopurpurin.

purpurn: purple.

Purpursäure *w*: purpuric acid.

Purtscher-Syndrom *s*: Purtscher's angiopathic retinopathy.

purulent: purulent.

Pus: pus.

Pus laudabile: laudable pus, beneficial pus.

Pustel *w*: pustule, pimple, pock, whelk; **mehrkammerige** ~ compound pustule.

Pustelbildung *w*: pustulation.

Pustula *w*: pustule.

Pustula maligna: malignant pustule.

pustulös: pimply.

Pustulose *w*: pustulosis.

Pustulosis palmaris et plantaris: pustulosis palmaris et plantaris, Andrews disease.

Putnam-Dana-Syndrom *s*: Putnam-Dana syndrome, subacute combined degeneration of the spinal cord.

Putrefaktion *w*: putrefaction.

Putreszenz *w*: putrescence.

Putreszin *s*: putrescine, tetramethylenediamine.

putrid: putrid.

Putti-Syndrom *s*: Putti syndrome.

Putzzwang *m*: housewife's neurosis.

Puusepp-Operation *w*: Puusepp's operation.

Puusepp-Reflex *m*: Puusepp's reflex, little-toe reflex.

PUVA Abk. **Psoralene plus UV-A**: psoralens and longwave ultraviolet light [*abbr*] PUVA.

PUVA-Behandlung *w*: PUVA therapy.

PV Abk. **Plasmavolumen** *s*: plasma volume [*abbr*] PV.

PVC Abk. **Polyvinylchlorid** *s*: polyvinylchloride [*abbr*] PVC.

PVP Abk. **Polyvinylpyrrolidon** *s*: polyvinylpyrrolidone, povidone.

PVP-Jodlösung *w*: povidone iodine solution.

Pyämie *w*: pyemia.

pyämisch: pyemic.

Pyarthrose *w*: pyarthrosis, pyoarthrosis.

Pyelektasie *w*: pyelectasis.

Pyelitis *w*: pyelitis, endonephritis; **akute** ~ acute pyelitis; **hämatogene** ~ hematogenous pyelitis; **hämorrhagische** ~ hemorrhagic pyelitis.

Pyelitis cystica: cystic pyelitis.

Pyelitis gravidarum: pyelonephritis of pregnancy.

pyelitisch: pyelitic.

Pyelo-: pyelo-, pyel-.

Pyelogramm *s*: pyelogram; **intravenöses** ~ intravenous pyelogram [*abbr*] IVP.

Pyelographie *w*: pyelography; **retrograde** ~ retrograde pyelography, ascending pyelography.

Pyeloileoneozystostomie *w*: pelvioileoneocystostomy.

Pyelokaliko-: pyelocalyceal.

Pyelolithotomie *w*: pyelolithotomy, pelvi-olithotomy, pelvilithotomy.

Pyelonephritis *w*: pyelonephritis, nephro-pyelitis, bacterial nephritis; **absze-dierende** ~ pyonephritis; **akute** ~ acute pyelonephritis; **aszendierende** ~ ascending pyelonephritis, urogenous pyelitis; **asymptomatische** ~ asymptomatic pyelonephritis; **chronische** ~ chronic pyelitis; **hämatogene** ~ hematogenous pyelonephritis; **xanthogranulomatöse** ~ xanthogranulomatous pyelonephritis.

pyelonephritisch: nephropyelitic.

Pyelonephrolithotomie *w*: nephropyeloli-thotomy.

Pyelonephrose *w*: pyelonephrosis.

Pyeloplastik *w*: pyeloplasty.

Pyelostomie *w*: pyelostomy, pelviostomy.

Pyelotomie *w*: pyelotomy, pelviotomy.

pyeloureteral: pyeloureteral.

Pyeloureteroplastik *w*: pyelouretero-plasty.

Pyelozystitis *w*: pyelocystitis.

Pyelozystoanastomose *w*: pyelocystanas-tomosis.

Pygmäe *m*: pigmy.

Pygmalionismus *m*: pygmalionism.

Pygo-: pygo-, pyg-.

Pygopagus *m*: pygopagus.

Pykniker *m*: pycnic type.

pyknisch: pyknic, pyknosomatic.

Pykno-: pykn-, pycno-.

Pyknodysostose *w*: pyknodysostosis.

Pyknolepsie *w*: pyknolepsy.

pyknomorph: pyknomorphic.

Pyknose *w*: pyknosis; **erythrozytäre** ~ erythropyknosis.

pyknotisch: pyknotic.

Pyknozyt *m*: pyknocyte.

Pyknozytose *w*: pyknocytosis.

Pyle-: pyle-.

Pylephlebitis *w*: pylephlebitis.

Pyle-Syndrom *s*: Pyle's disease, meta-physeal dysplasia.

Pylorektomie *w*: pylorectomy.

pylorisch: pyloric.

Pyloro-: pyloro-, pylor-.

Pyloroduodenitis *w*: pyloroduodenitis.

Pylorogastrektomie *w*: pylorogastrec-tomy.

Pyloromyotomie *w*: pyloromyotomy; **extramuköse** ~ Ramstedt's operation, Fredet-Ramstedt operation.

Pyloroplastik *w*: pyloroplasty.

Pylorospasmus *m*: pylorospasm.

Pylorostomie *w*: pylorostomy.

Pylorotomie *w*: pylorotomy.

Pylorus *m*: pylorus, pyloric stomach.

Pylorusdehnsonde *w*: pylorodilator.

Pylorusdilatation *w*: pylorodiosis.

Pylorushypertrophie *w*: hypertrophy of the pylorus, Billroth's hypertrophy.

Pylorusinsuffizienz *w*: pyloric insuffi-ciency.

Pylorusschleimhautentzündung *w*: py-loritis.

Pylorusschmerz *m*: pyloralgia.

Pylorusstenose *w*: pyloric stenosis, pylo-rostenosis; **kongenitale hypertrophi-sche** ~ congenital hypertrophic pyloric stenosis.

Pylorusverengung *w*: pyloric constriction, duodenopyloric constriction.

Pyo-: pyo-, py-.

Pyocaneusinfektion *w*: pyocyanosis.

Pyoderma gangraenosum: geometric phagedena.

Pyodermatitis *w*: pyodermatitis.

Pyodermia diabetica: pyoderma diabeti-cum.

Pyodermie *w*: pyoderma, pyodermia; **orale** ~ oral pyoderma; **primäre** ~ pri-mary pyoderma; **verruköse** ~ verrucous pyoderma.

Pyodermitis *w*: pyodermitis, pyoder-matitis.

pyogen: pyogenic, pyogenous, pyopoietic.

Pyohämothorax *m*: pyohemothorax.

Pyokolpos *m*: pyocolpos.

Pyokolpozele *w*: pyocolpocele.

Pyometra *w*: pyometra.

Pyometritis *w*: pyometritis.

Pyomyositis *w*: pyomyositis; **tropische** ~ tropical myositis.

Pyonephrose *w*: pyonephrosis, infected hydronephrosis.
pyonephrotisch: pyonephrotic.
Pyoperikard *s*: pyopericardium.
Pyophthalmitis *w*: pyophthalmia.
Pyophysometra *w*: pyophysometra.
Pyopneumocholezystitis *w*: pyopneumocholecystitis.
Pyopneumoperikard *s*: pyopneumopericardium.
Pyopneumoperikarditis *w*: pyopneumopericarditis.
Pyopneumoperitonitis *w*: pyopneumoperitonitis.
Pyopneumothorax *m*: pyopneumothorax.
Pyopneumozyste *w*: pyopneumocyst.
Pyorrhö *w*: pyorrhea.
Pyosalpinx *w*: pyosalpinx.
Pyospermie *w*: pyospermia.
Pyothorax *m*: pyothorax.
Pyourachus *m*: pyourachus.
Pyozystitis *w*: pyocystis.
Pyramide *w*: pyramid.
Pyramidenbahn *w*: pyramidal tract.
Pyramidenbahndurchtrennung *w*: pyramidal tractotomy, pyramidotomy.
Pyramidenbahn-Kleinhirn-Syndrom *s*: cerebellopyramidal syndrome.
Pyramidenbahnzelle *w*: pyramidal neuron.
Pyramidenepithel *s*: pyramidal epithelium.
Pyramidenfraktur *w*: pyramidal fracture.
Pyramidenstar *m*: pyramidal cataract.
Pyramidenzelle *w*: pyramidal cell, pyramidal neuron.
Pyramidenzellschicht *w*: pyramidal layer; **äußere** ~ external pyramidal layer, layer of small pyramidal cells; **innere** ~ internal pyramidal layer, Meynert's layer.
Pyran *s*: pyran.
Pyranose *w*: pyranose.
Pyranosid *s*: pyranoside.
Pyrantel *s*: pyrantel.
Pyrazin *s*: pyrazine.
Pyrazinamid *s*: pyrazinamide.
Pyrazol *s*: pyrazole.

Pyren *s*: pyrene.
Pyrethrin *s*: pyrethrin.
Pyretikum *s*: pyrectic.
pyretisch: pyretic, pyrectic, febrile.
Pyreto-: pyreto-, pyret-.
Pyrexie *w*: pyrexia, fever.
Pyrexin *s*: pyrexin.
Pyridin *s*: pyridine.
Pyridostigminbromid *s*: pyridostigmine bromid.
Pyridoxal *s*: pyridoxal.
Pyridoxalkinase *w*: pyridoxal kinase.
Pyridoxalphosphat *s*: pyridoxal phosphate.
Pyridoxamin *s*: pyridoxamine.
Pyridoxin *s*: pyridoxine, adermine.
Pyridoxinsäure *w*: pyridoxic acid.
Pyridoxindehydrogenase *w*: pyridoxine dehydrogenase.
Pyridoxinhydrochlorid *s*: pyridoxine hydrochloride.
Pyridoxol *s*: pyridoxol.
Pyrimethamin *s*: pyrimethamine.
Pyrimidin *s*: pyrimidine.
Pyrithion-Zink *s*: pyrithione zinc.
Pyritinol *s*: pyritinol.
Pyro-: pyro-, pyr-.
Pyroarsensäure *w*: pyroarsenic acid.
Pyroborsäure *w*: pyroboric acid.
Pyrocinchonsäure *w*: pyrocinchonic acid.
Pyrogallol *s*: pyrogallol.
pyrogen: pyrogenic.
Pyrogen *s*: pyrogen; **bakterielles** ~ bacterial pyrogen; **endogenes** ~ endogenous pyrogen.
Pyrogenität *w*: pyrogenicity.
Pyroglobulin *s*: pyroglobulin.
Pyroglutaminsäure *w*: pyroglutamic acid.
Pyromanie *w*: pyromania, incendiarism.
Pyronin *s*: pyronine.
pyroninophil: pyroninophilic.
Pyroninophilie *w*: pyroninophilia.
Pyrophobie *w*: pyrophobia.
Pyrophosphat *s* Abk. **PP**: pyrophosphate [*abbr*] PP.
Pyrophosphatase *w*: pyrophosphatase.
Pyrophosphomevalonat *s*: pyrophos-

phomevalonate.

Pyrophosphorolyse *w*: pyrophosphorolysis.

Pyrophosphorsäure *w*: pyrophosphoric acid.

Pyrosis *w*: pyrosis, heartburn.

Pyrrobutamin *s*: pyrrobutamine.

Pyrrol *s*: pyrrole.

Pyrrolidin *s*: pyrrolidine.

Pyrrolidinkarbonsäure *w*: pyrrolidinecarboxylic acid.

Pyrrolidon *s*: pyrrolidone.

Pyrrolochinolinchinon *s*: pyrroloquinoline quinone.

Pyruvat *s*: pyruvate.

Pyruvatdehydrogenase *w*: pyruvate dehydrogenase.

Pyruvatdehydrogenase-Komplex *m*: pyruvate dehydrogenase complex.

Pyruvatdekarboxylase *w*: pyruvate decarboxylase.

Pyruvatkarboxylase *w*: pyruvate carboxylase.

Pyruvatkinase *w*: pyruvate kinase.

Pyureter *m*: pyoureter.

Pyurie *w*: pyuria.

PZ Abk. **Pankreozymin** *s*: pancreozymin, choleycystokinin.

p-Zacke *w*: p wave.

P-Zelle *w*: pacemaker cell.

Q

Q Abk. **1. Qualitätsfaktor** *m*; **2. Glutamin**
s: 1. quality factor; 2. glutamine [*abbr*]
Gln.

Q-Bande *w*: Q band.

Q-Fieber *s*: Q-fever, Nine Mile fever.

QRS-Komplex *m*: QRS complex, ventricular deflection.

QSR Abk. **Quadrizepssehnenreflex** *m*:
patellar tendon reflex, knee reflex, knee
jerk [*abbr*] KJ, patellar reflex.

Q-Technik *w*: Q technique.

QT-Intervall *s*: Q-T interval.

QT-Syndrom *s*: QT syndrome; **familiäres**
~ long QT syndrome, Romano-Ward syndrome.

Quabain *s*: g-strophantin.

Quacksalber *m*: charlatan, quack.

Quacksalberei *w*: quackery.

quacksalbern: quack.

Quaddel *w*: wheal, itchy swelling.

Quaddelsucht *w*: urticaria.

Quader *m*: quader.

Quadrant *m*: quadrant; **rechter oberer** ~
right upper quadrant [*abbr*] RUQ; **rechter**
unterer ~ right lower quadrant [*abbr*]
RLQ.

Quadranten-: quadrantal, quadrantic.

Quadrantenanopsie *w*: quadrantanopsia,
tetranopsia.

Quadrantenhemianopsie *w*: quadrantic
hemianopsia.

Quadrantenresektion *w*: quadrantectomy, quadrant resection.

Quadrat *s*: square [*abbr*] sq, quadrate.

quadratisch: square, quadrate.

quadratus: quadrate, square.

Quadrigeminus *m*: quadrigeminal
rhythm.

Quadrizepssehnenreflex *m* Abk. **QSR**:
patellar reflex, patellar tendon reflex,
knee reflex, knee jerk [*abbr*] KJ.

Quadrom *s*: quadroma.

Qual *w*: distress.

Qualität *w*: quality.

Qualitätsfaktor *m* Abk. **Q**: quality factor.

Qualitätskontrolle *w*: quality control.

Qualitätssicherung *w*: quality assurance.

qualitativ: qualitative.

quanteln: quantize.

Quanten-: quantal.

Quantenenergie *w*: quantum energy.

Quantengewicht *s*: quantum weight.

Quantentheorie *w*: quantum theory.

Quantenzähler *m*: quantum counter.

quantifizierbar: quantifiable.

Quantifizierung *w*: quantification.

Quantisierung *w*: quantization.

quantitativ: quantitative.

Quantität *w*: quantity, amount.

Quantosom *s*: quantosome.

Quantum *s*: quantum.

Quarantäne *w*: 1. quarantine; 2. **unter** ~
stellen quarantine.

Quarantänefahne *w*: quarantine flag.

Quarantänezeit *w*: quarantine period.

Quark *m*: junket, cream cheese.

Quark *s*: quark.

quartär: quarternary, quaternary.

Quartärstruktur *w*: quaternary structure.

Quartal *s*: quarter.

Quartana *w*: quartan, quartana.

quarternär: quarternary, quaternary.

quarternisieren: quaternize.

Quarternisierung *w*: quaternization.

Quartil *s*: quartile.

Quartilabstand *m*: interquartile range.

Quartilabweichung *w*: quartile deviation.

Quartilbereich *m*: quartile range.

Quarz *m*: quartz, silica, rock crystal; **op-**
tisch inaktiver ~ racemic quartz; **pie-**
zoelektrischer ~ piezoelectric quartz.

Quarzgel *s*: silica gel.

Quarzglas *s*: quartz glass.

quarzhaltig: quartzouse.

Quarzlampe *w*: quartz lamp.
Quassin *s*: quassin.
Quebrachin *s*: quebrachine.
Quecke *w*: quitch.
Queckenstedt-Versuch *m*: Queckenstedt's test, Tobey-Ayer test.
Queckenstedt-Zeichen *s*: jugular sign.
Quecksilber *s* Abk. **Hg**: hydrargyrum [*abbr*] Hg, mercury, quicksilver.
Quecksilberablagerung, intrakapsuläre *w*: mercurialentis.
quecksilberartig: mercurial.
Quecksilberdampf *m*: mercury vapor.
Quecksilberdampflampe *w*: mercury vapor lamp.
Quecksilberfüllmasse *w*: blue mass.
quecksilberhaltig: mercurial.
Quecksilberstomatitis *w*: mercurial stomatitis.
Quecksilberthermometer *s*: mercury thermometer.
Quecksilbervergiftung *w*: mercury poisoning, hydrargia, mercury toxicity; **chronische** ~ mercurialism.
Queensland-Fieber *s*: Queensland tick fever.
Quelle *w*: source, well, resource, spring; **heiße** ~ hot spring.
quellen: gush, imbibe.
Quellstoff *m*: swelling substance.
Quellung *w*: swelling, bulking.
Quellungskatarakt *w*: intumescent cataract.
Quellungsreaktion *w*: quellung reaction, capsule swelling reaction.
Quénu-Operation *w*: Miles operation.
quer: transverse, transversal, diagonal, bias.
Querbalken *m*: querbalken.
Querbruch *m*: oblique fracture, transverse fracture.
Quercetin *s*: quercetin.
Quercimeritrin *s*: quercimeritrin.
Quercitrin *s*: quercitrin.
Quercitron *s*: quercitron.
Querformat *s*: broadsheet.
Querfortsatz *m*: 1. transverse process of vertebra; 2. **zwischen den Querfortsät-** zen intertransverse.

Querfraktur *w*: transverse fracture, oblique fracture.
Querlage *w*: transverse position, transverse lie; **dorsoposteriore** ~ right dorsoposterior position [*abbr*] RDP; **rechte hintere** ~ right occipitotransverse position [*abbr*] ROT; **rechte vordere** ~ right frontotransverse position [*abbr*] RFT; **tiefe** ~ deep transverse presentation; **vordere** ~ frontotransverse position.
Querschnitt *m*: transverse section, transsection, cross-section; **repräsentativer** ~ representative sampling.
Querschnittdiagnose *w*: cross-sectional diagnosis.
Querschnittläsion *w*: transverse lesion of the spinal cord.
Querschnittmethode *w*: cross-sectional method.
Querschnittmyelitis *w*: transverse myelitis.
Querschnittmyelopathie *w*: transverse myelopathy.
Querschnittstudie *w*: cross-sectional study.
Querschnittuntersuchung *w*: cross-sectional study.
Querstand *m*: transverse presentation; **tiefer** ~ deep transverse arrest.
Querstrich *m*: dash, crossline.
Querulant *m*: querulant, querulent, querulous person.
querulant: querulant, querulent.
Querulantentum *s*: querulance.
Querulantenwahn *m*: querulous paranoia.
Querulanz *w*: querulousness.
Quervain-Krankheit *w*: de Quervain syndrome, stenosing tendinitis, tenosynovitis, thecostegnosis.
Quervain-Thyreoiditis *w*: de Quervain's thyroiditis, acute nonsuppurative thyroiditis, subacute thyroiditis, giant-cell thyroiditis.
Querverbindung *w*: cross linkage.
Quesenbandwurm *m*: multiceps.
quetschen: squeeze, squash, contuse.

quetschend: contusive.
Quetscher *m*: crusher.
Quetschpräparat *s*: squash.
Quetschung *w*: contusion.
Quetschverletzung *w*: crush injury.
Quetschwunde *w*: crushed wound, crush injury, contused wound.
Queyrat-Erythroplasie *w*: erythroplasia of Queyrat.
Quick-Test *m*: Quick's test.
Quillaja: quillaja, soapbark.
Quillajasäure *w*: quillaic acid.
Quincke-Kapillarpuls *m*: Quincke's pulse, capillary pulse.
Quincke-Ödem *s*: Quincke's disease, angioedema, angioneuroedema, angioneurotic edema.

Quincke-Puls *m*: Quincke's pulse, capillary pulse.
Quinestrol *s*: quinestrol.
Quinethazone *s*: quinethazone.
Quinetum *s*: quinetum.
Quinisocain *s*: quinisocaine, dimethisoquin.
Quote *w*: quota.
Quotenmethode *w*: quota sampling.
Quotidiana *w*: quotidian malaria, double tertian malaria.
Quotidianfieber *s*: quotidian fever.
Quotient *m*: quotient, ratio; **kalorischer ~** caloric quotient; **respiratorischer ~** Abk. **RQ** respiratory quotient [*abbr*] RQ.
Quotierung *w*: quotation.
Q-Zacke *w*: Q wave.

R

R Abk. **1. Radikal** s; **2. Ribose** w; **3. Röntgen**: 1. radical; 2. ribose; 3. roentgen [abbr] R.

Ra Abk. **Radium** s: radium [abbr] Ra.

RA Abk. **rheumatoide Arthritis** w: rheumatoid arthritis.

RAA-System Abk. **Renin-Angiotensin-Aldosteron-System** s: renin-angiotensin-aldosterone system.

Rabenschnabelfortsatz m: coracoid process of scapula.

Rabies w: rabies, lyssa, hydrophobia.

Racemase w: racemase.

Racemat s: racemate.

racemisch: racemic.

Racemisierung w: racemization.

Rachen m: pharynx, stoma, throttle.

Rachenabstrich m: throat swab.

Rachenabstrichkultur w: throat cultures.

Rachendiphtherie w: pharyngeal diphtheria, faucial diphtheria, Brettoneau's disease.

Rachenentzündung w: pharyngitis.

Rachenerkrankung w: pharyngopathy.

Rachenmandel w: nasopharyngeal tonsil, adenoid, third tonsil; **lymphatische~** adenoid tissue.

Rachenmandelentzündung w: adenoiditis.

Rachenmandelhyperplasie w: adenoids, adenoid vegetation.

Rachenraum m: pharyngeal space.

Rachenreflex m: gag reflex, pharyngeal reflex, faucial reflex.

Rachenring, lymphatischer m: tonsillar ring, lymphoid ring, Bickel's ring, Waldeyer's ring.

Rachenschleimhaut w: pharyngeal mucosa.

Rachenspülung w: throat washing.

Rachentubus m: pharyngeal tube.

Rachenulzeration, typhöse w: pharyngotyphoid, ulceration of Daguet.

Rachi-: rachi-.

Rachio-: rachio-.

Rachischisis w: rachischisis, spondyloschisis, schistorachis; **umschriebene ~** merorachischisis; **vollständige ~** rachischisis totalis, holorachischisis.

Rachitis w: rickets, rachitis, infantile osteomalacia, English disease, Glisson's disease; **angeborene ~** fetal rickets; **familiäre hypophosphatämische ~** familial hypophosphatemic rickets; **fetale ~** fetal rickets; **hämorrhagische ~** hemorrhagic rickets, scurvy rickets; **hepatische ~** hepatic rickets; **Vitamin-D-resistente ~** vitamin D resistant rickets, refractory rickets.

Rachitisanfälligkeit w: rachitism.

rachitisch: rachitic, rickety.

Rachitis renalis: renal rickets, renal osteodystrophy.

rachitogen: rachitogenic.

Racketschnitt m: racket amputation.

radförmig: wheel-shaped, radial, trochoid.

Radgelenk s: trochoid joint, pivot joint.

radial: radial.

Radialis-Drucklähmung w: drunkards' arm paralysis.

Radialislähmung w: radial nerve paralysis, radial palsy, radial syndrome.

Radialispuls m: radial pulse.

radialwärts: radiad.

Radiatio w: radiation, radiatio.

Radiator m: radiator.

Radicula: radicle.

Radiektomie w: radiculectomy.

radikal: radical.

Radikal s: radical; **freies ~** free radical.

Radikalentfernung w: radical excision.

Radikalfänger m: radical scavenger.

Radikalmastoidektomie w: radical mastoidectomy, Stacke's operation, mastoidotympanectomy; **modifizierte** ~ modified radical mastoidectomy.

Radikaloperation w: radical surgery, radical cure.

Radikaloperation der Mamma: radical mastectomy, Halsted's operation.

Radikaloperation des Mittelohrs: radical mastoidectomy, Stacke's operation, mastoidotympanectomy.

Radikaltherapie w: radical treatment.

Radikotomie w: radicotomy, rhizotomy, root section.

Radikul-: radicul-.

radikulär: radicular.

Radikulitis w: radiculitis, radicular neuritis.

Radikulo-: radiculo-.

Radikuloganglionitis w: radiculoganglionitis.

Radikulomeningomyelitis w: radiculomeningomyelitis, rhizomeningomyelitis.

Radikulomyelitis w: myeloradiculitis.

Radikulomyelopathie w: radiculomyelopathy.

Radikuloneuritis w: radiculoneuritis, Guillain-Barré-Strohl syndrome, radiculoneuritic syndrome.

Radikuloneuropathie w: radiculoneuropathy.

Radikulotomie w: rhizotomy, radicotomy, root section; **hintere** ~ posterior rhizotomy, Dana's operation; **vordere** ~ anterior rhizotomy.

Radio-: radio-.

radioaktiv: radioactive.

Radioaktivität w: radioactivity; **künstliche** ~ artificial radioactivity, induced radioactivity; **natürliche** ~ natural radioactivity.

Radioaktivitätsbestimmung w: radioactivity determination.

Radioaktivitätsnachweis m: radioactivity detection.

Radioallergosorbenttest m Abk. **RAST**: radioallergosorbent test [abbr] RAST.

Radiobiologie w: radiobiology.

Radiochemie w: radiochemistry.

Radiodermatitis w: radiodermatitis, radiation dermatitis.

Radiogold s: radiogold; **kolloidales** ~ radioactive gold colloid.

Radiogoldhohlnadel w: radiogold seed.

Radiographie w: radiography; **digitale** ~ digital radiography.

Radioimmunoassay m Abk. **RIA**: radioimmunoassay [abbr] RIA, immunoradiometric assay.

Radioimmunodiffusion w Abk. **RID**: radioimmunodiffusion [abbr] RID.

Radioimmunoelektrophorese w: radioimmunoelectrophoresis.

Radio-Immuno-Sorbent-Test m Abk. **RIST**: radio-immuno-sorbent assay [abbr] RISA.

Radioimmunpräzipitation w: radioimmunoprecipitation.

Radioimmunpräzipitationsassay m: radioimmunoprecipitation assay [abbr] RIPA.

Radioindikator m: radioindicator, radiotracer, radioactive tracer.

Radioisotop s: radioisotope, radioactive isotope.

Radioisotopenkontaktbehandlung w: radioisotope brachytherapy.

Radioisotopennephrographie w Abk. **RIN**: radiorenography, isotope nephrography, isotope renography.

Radioisotopenpräparat s: seed.

Radiojod s: radioiodine.

Radiojodbehandlung w: radioiodine therapy.

Radiojodisotop s: iodine radioisotope.

Radiojodmarkierung w: radioiodination.

Radiojodserumalbumin s: radioiodinated serum albumin.

Radiojodtest m: radioiodine uptake test.

Radiokardiogramm s: radiocardiogram.

Radiokardiographie w: radiocardiography.

radiokarpal: radiocarpal, cubitocarpal.

Radiokarpalgelenk s: radiocarpal joint.

Radiokymographie w: radiokymography.

Radiologe *m*: radiologist, roentgenologist.
Radiologie *w*: radiology, roentgenology; **diagnostische** ~ diagnostic radiology; **interventionelle** ~ interventional radiology.
radiologisch: radiologic.
Radiolumineszenz *w*: radioluminescence.
Radiolyse *w*: radiolysis.
Radiomanometrie *w*: radiomanometry.
Radiometer *s*: radiometer.
Radiometrie *w*: radiometry.
radiometrisch: radiometric.
Radiomimetikum *s*: radiomimetic.
radiomimetisch: radiomimetic.
Radionekrose *w*: radionecrosis.
Radionephrographie *w*: radiorenography, isotope nephrography.
Radionuklid *s*: radionuclide, radioactive nuclide.
Radionuklidangiographie *w*: emission angiography.
Radionuklidangiokardiographie *w*: radionuclide angiocardiography.
Radionuklidgenerator *m*: radionuclide generator, radioisotope generator.
Radionuklidkardiographie *w*: radionuclide cardiography.
Radionuklidschichtaufnahme *w*: radionuclide tomography.
Radionuklidventrikulographie *w*: isotope ventriculography.
Radioosteonekrose *w*: osteoradionecrosis.
radiopalmar: radiopalmar.
Radiopharmakologie *w*: radiopharmacology.
Radiopharmakon *s*: radiopharmaceutical.
Radiopharmazie *w*: radiopharmacy.
Radioskopie *w*: radioscopy.
Radiostereoskopie *w*: radiostereoscopy.
Radiosynoviorthese *w*: synoviorthosis.
Radiotelemetrie *w*: radiotelemetry.
Radiotherapie *w*: radiotherapy, radiotherapeutics.
Radiothermolumineszenz *w*: radiothermoluminescence.
Radiothorium *s*: radiothorium.

radioulnar: radioulnar.
Radioxerographie *w*: xeroradiography.
Radium *s* Abk. **Ra**: radium [*abbr*] Ra.
Radiumemanation *w*: radium emanation, radon [*abbr*] Rn, niton.
Radiumjodid *s*: radium iodide.
Radiumkapsel *w*: radiode.
Radiumnadel *w*: radium needle.
Radiumquelle *w*: radium source.
Radiumtherapie *w*: radium therapy, curietherapy.
Radius *m*: radius.
Radius-: radio-.
Radiusaplasie *w*: radial aplasia.
Radiusfraktur *w*: fracture of the radius; **distale** ~ Colles fracture.
Radiusköpfchen *s*: radial head.
Radiusköpfchenluxation *w*: chisel fracture.
Radiusköpfchensubluxation, distale *w*: pulled elbow.
Radiusperiostreflex *m*: radioperiosteal reflex, periosteoradial reflex, radial reflex.
Radix *w*: root.
Radon *s* Abk. **Rn**: radon [*abbr*] Rn, radium emanation, niton.
Radonhohlnadel *w*: radon seed.
Radovici-Zeichen *s*: Radovici sign.
Raeder-Syndrom *s*: Raeder syndrome, paratrigeminal syndrome.
Räuchermittel *s*: fumigant.
Räude *w*: mange.
Räudemilbe *w*: mange mite.
räumlich: spatial, spatic, (chemistry) steric.
raffinieren: refine.
Raffinieren *s*: refining.
Rahmen *m*: frame.
Ramifikation *w*: branching.
Ramikotomie *w*: ramicotomy.
Ramisektion *w*: ramisectomy.
Ramon-Reaktion *w*: Ramon's flocculation test.
Ramsay-Hunt-Syndrom *s*: Ramsay Hunt syndrome, dyssynergia cerebellaris myoclonica, juvenile paralysis agitans.
Ramsden-Okular *s*: Ramsden's eyepiece.

Ramstedt-Weber-Operation *w*: Ramstedt's operation, Fredet-Ramstedt operation, pyloromyotomy.

Ramus *m*: ramus, branch.

Ramus-: ramal.

Rand *m*: border, boundary, margin, edge, rim, verge, limen, brim.

Randatelektase *w*: marginal atelectasis.

Randektasie *w*: keratectasia, corneal ectasia.

Randkeratitis *w*: marginal keratitis.

randlos: rimless.

Randneurose *w*: marginal neurosis.

Randomisierung *w*: randomization; **vorherige** ~ stratified randomization.

Randpsychose *w*: marginal psychosis; **zykloide** ~ cycloid psychosis, atypical psychosis.

Randsaumzelle *w*: lining cell.

Randsinus *m*: marginal sinus.

randständig: marginal.

Randständigkeit *w*: marginality.

Randulkus *s*: marginal ulcer.

Randunschärfe *w*: peripheral blurring, peripheral resolution.

Randverdunkelung *w*: limb darkening.

Randzone *w*: marginal zone, Lissauer's marginal zone, fringe.

Rang *m*: rank.

Rangkorrelation *w*: rank correlation.

Rangliste *w*: ranking list, hierarchy.

Rangordnung *w*: rank order.

Rangtest nach Mantel-Haenszel, logarithmischer *m*: Mantel-Haenszel log rank test.

Ranitidin *s*: ranitidine.

Ranke-Dreistadienlehre *w*: Ranke's theory.

Rankenaneurysma *s*: racemose aneurysm, cirsoid aneurysm.

rankenförmig: racemose, cirsoid, pampiniform.

Rankenhämangiom *s*: cirsoid hemangioma, racemose hemangioma.

Rankenneurom *s*: plexiform neuroma.

Ranke-Stadien: Ranke stages.

R-Antigen *s*: R antigen.

Ranula *w*: ranula, sublingual cyst, frog tongue, ranine tumor.

Ranula-: ranular, ranine.

ranulaartig: ranular.

Ranvier-Knoten *m*: node of Ranvier.

Ranvier-Schnürring *m*: Ranvier's node.

Ranvier-Segment *s*: Ranvier segment, internodal segment.

Ranvier-Tastscheibe *w*: Ranvier's tactile disk.

ranzig: rancid.

Raphe *w*: raphe, rhaphe.

Rappaport-Klassifikation *w*: Rappaport classification.

Rapport *m*: rapport; **affektiver** ~ affective rapport.

Rapsöl *s*: rape oil.

Raptus *m*: raptus, tantrum.

Rarefizierung *w*: rarefaction.

rascheln: rustle.

rasen: runaway.

Rashkind-Ballonseptostomie *w*: Rashkind's procedure.

Raspatorium *s*: raspatory, rugine, scalprum.

Raspel *w*: rasp.

raspeln: rasp.

Rasse *w*: race.

Rasselgeräusch *s*: rale, rhonchus; **feuchtes** ~ moist rale; **giemendes** ~ whistling rale, sibilant rale; **klingendes** ~ consonating rale, consonation; **knisterndes** ~ vesicular rale; **metallisches** ~ metallic rale; **pfeifendes** ~ whistling rale, sibilant rhonchus; **trockenes** ~ dry rale.

rasseln: rale, rattle.

Rasseln *s*: rattle.

rassisch: ethnic.

RAST Abk. **Radioallergosorbenttest** *m*: radioallergosorbent test [*abbr*] RAST.

Rastelli-Operation *w*: Rastelli's operation.

Raster *s*: grid, raster, line screen; **bewegliches** ~ moving grid, reciprocating grid.

Rasteraufnahmetisch *m*: Bucky table.

Rasterblende *w*: raster.

Rasterelektronenmikroskop *s* Abk.

REM: scanning electron microscope [*abbr*] SEM.

Rasterverschiebung *w*: frameshift.

Rasterverschiebungsmutation *w*: frameshift mutation, phase shift mutation.

Rasterwandgerät *s*: Bucky wall stand.

Rat *m*: 1. advice; 2. **gegen medizinischen** ~ against medical advice [*abbr*] AMA.

Rate *w*: rate.

Rathbun-Syndrom *s*: hypophosphatemia.

Rathke-Tasche *w*: Rathke's pouch, craniobuccal cyst.

Rathke-Zyste *w*: Rathke's cleft cyst.

Ration *w*: ration.

rational: rational.

rationalisieren: rationalize.

Rationalisierung *w*: rationalization.

Rationalität *w*: rationality.

ratsam: advisable.

Ratschow-Lagerungsprobe *w*: Ratschow's test.

Ratte *w*: rat.

Rattenbandwurm *m*: rat tapeworm, Hymenolepis diminuta.

Rattenbißfieber *s*: rat-bite fever, spirillar fever, sodoku, sokosho, sodokosis.

Ratteneinheit *w*: rat unit [*abbr*] RU.

Rattenfleckfieber *s*: rat typhus.

Rattenfloh *m*: rat flea.

Rattengift *s*: ratsbane, rat poison.

Rattenlungenwurm *m*: rat lungworm, Angiostrongylus cantonensis.

Rattenmilbendermatitis *w*: rat-mite dermatitis.

Rattenpest *w*: urban plague, domestic plague.

Rattenvertilgungsmittel *s*: raticide.

Raubasin *s*: raubasine.

Rauber-Schicht *w*: Rauber's layer.

Raubwanze *w*: kissing bug, reduviid.

Rauch *m*: fume, smoke.

rauchen: fume, smoke.

Rauchen *s*: smoking; **passives** ~ passive smoking.

Raucher *m*: smoker.

Rauchergaumen *m*: smoker's palate.

Rauchinhalation *w*: smoke inhalation.

Rauchvergiftung *w*: smoke poisoning, fume poisoning.

R-auf-T-Phänomen *s*: R-on-T phenomenon.

rauh: hoarse, raucous, rough.

Rauhantigen *s*: R antigen.

Rauhform *w*: rough variant.

Rauheit *w*: roughness, hoarseness.

Rauhigkeit *w*: harshness.

Raum *m*: room, (anatomy) space, spatium; **dritter** ~ third space; **intervillöser** ~ intervillous space; **parasinoidaler** ~ parasinoidal space; **perinukleärer** ~ perinuclear space; **perirenaler** ~ pararenal space; **perisinusoidaler** ~ perisinuosidal space, Disse space; **perivaskulärer** ~ perivascular space, His-Held space, His space; **perivitelliner** ~ perivitelline space; **retropubischer** ~ prevesical space.

Raumbeziehung *w*: spatial relationship.

Raumbild *s*: stereoscopic image.

Raumdesinfektion *w*: room disinfection.

Raumfahrtmedizin *w*: aerospace medicine.

raumfordernd: space-occupying.

Raumforderung *w*: mass lesion, space-occupying lesion; **intrakranielle** ~ intracerebral mass.

Rauminhalt *m*: volume.

Raumintervall *s*: space interval.

Raumisomerie *w*: stereoisomerism, spatial isomerism.

Raumluftbefeuchter *m*: humidifier.

Raumorientierung *w*: space orientation.

Raumschwelle *w*: spatial limen.

Raumsinn *m*: space sense.

Raumtäuschung *w*: space illusion.

Raumtemperatur *w*: room temperature.

Raumvorstellung *w*: spatial representation.

Raupenhaardermatitis *w*: caterpillar dermatitis.

Raupenhaarkonjunktivitis *w*: caterpillar conjunctivitis.

Raupenhaarophthalmie *w*: caterpillar ophthalmia.

Rausch *m*: intoxication, inebriation, drunken fit; **pathologischer** ~ pathologic intoxication, alcoholic mania, alcoholic fury.

Rauschdroge *w*: deliriant, dope.

rauschen: rush, rustle, murmur.

Rauschen *s*: noise.

rauscherzeugend: inebriant.

Rauschfaktor *m*: signal-to-noise ratio.

Rauschgift *s*: drug, narcotic.

Rauschgifthandel *m*: drug traffic.

Rauschgiftsüchtiger *m*: drug addict, junkie.

Rauschmittel *s*: inebriant, intoxicant.

Rauschpegel *m*: noise level.

Raute *w*: rhomboid.

Rautendreieck *s*: rhomboid.

Rautenhirn *s*: rhombencephalon, hindbrain.

Rauwolfia-Alkaloid *s*: rauwolfia alkaloid.

Rauwolfia serpentina: rauwolfia serpentina.

Rayleigh-Anomalie *w*: Rayleigh scattering.

Rayleigh-Strahlung *w*: Rayleigh scattering, coherent scattering.

Raymond-Cestan-Syndrom *s*: Raymond-Cestan syndrome.

Raymond-Syndrom *s*: Raymond syndrome, inferior pontine syndrome.

Raynaud-Krankheit *w*: Raynaud's disease, symmetric asphyxia.

Raynaud-Phänomen *s*: Raynaud's phenomenon.

Raynaud-Syndrom *s*: Raynaud syndrome, symmetric asphyxia.

Rb Abk. **Rubidium** *s*: rubidium [*abbr*] Rb.

R-Bande *w*: R band.

RBV Abk. **Röntgenbildverstärker** *m*: x-ray image amplifier.

RBW Abk. **relative biologische Wirksamkeit** *w*: relative biologic effectiveness [*abbr*] RBE.

Reabsorption *w*: reabsorption.

Read-Methode *w*: Read's method.

Reagenz *s*: reagent, reactant.

Reagenzflasche *w*: reagent bottle.

Reagenzglas *s*: test tube.

Reagibilität *w*: reactivity, responsiveness.

reagieren: react, respond.

Reagin *s*: reagin, reaginic antibody.

Reaktanz *w*: reactance.

Reaktion *w*: 1. reaction, response, event; **allergische** ~ allergic reaction, allergic response; **allergische** ~ **vom Soforttyp** immediate allergy; **anamnestische** ~ recall response, booster response, anamnestic response, secondary response, memory response; **anaphylaktische** ~ anaphylactic reaction, anaphylaxis; **antizipatorische** ~ anticipatory reaction; **argentaffine** ~ argentaffin reaction; **biphasische** ~ biphasic reaction; **disjunktive** ~ disjunctive reaction; **generalisierte anaphylaktische** ~ systemic anaphylaxis, generalized anaphylaxis; **heterologe anaphylaktische** ~ heterocytologic anaphylaxis; **konditionierte** ~ conditioned response; **leukämoide** ~ leukemoid, leukemic reaction; **lokale anaphylaktische** ~ local anaphylaxis; **myasthenische** ~ myasthenic reaction; **myotonische** ~ myotonic reaction; **neurotonische** ~ neurotonic reaction; **orthostatische** ~ orthostatic reaction; **provozierte** ~ elicited response; **pseudomyotonische** ~ pseudomyotonic reaction, myotonoid reaction; **psychogalvanische** ~ psychogalvanic reflex; **toxische** ~ toxinosis; **tuberkulinartige** ~ tuberculin-like reaction; **unspezifische positive** ~ pseudoreaction; **verzögerte** ~ delayed response; **verzögerte allergische** ~ delayed allergy; **vitale** ~ vital reaction; **zytotoxische** ~ cytotoxic reaction; 2. **eine** ~ **hervorrufen** challenge; **ohne** ~ unreactive.

Reaktion 1. Ordnung: first-order reaction.

Reaktion 2. Ordnung: second-order reaction.

Reaktionsbereitschaft *w*: reactivity; **gesteigerte** ~ releasability; **verzögerte** ~ delayed sensitivity.

Reaktionsbildung *w*: reaction formation, reversal-formation.

Reaktionsfähigkeit *w*: reactivity, responsiveness.

Reaktionsgeschwindigkeit *w*: reaction rate, velocity of reaction.

Reaktionskinetik *w*: reaction kinetics.

Reaktionslatenz *w*: reaction latency.

reaktionslos: unreactive.

Reaktionsmuster *s*: reaction pattern.

Reaktionsnorm *w*: norm of reaction.

Reaktionspartner *m*: reactant.

Reaktionspotential *s*: reaction potential.

Reaktionsprodukt *s*: reaction product.

Reaktionsschritt, geschwindigkeitsbegrenzender *m*: rate-limiting step, rate-determining step.

Reaktionsschwelle *w*: reaction threshold, response threshold.

Reaktionsstärke *w*: response strength.

Reaktionstyp *m*: reaction type, response type.

Reaktionszeit *w*: reaction time, response time.

Reaktionszentrum *s*: reaction center.

Reaktion vom verzögerten Typ: delayed reaction, late reaction.

reaktiv: reactive.

reaktivieren: reactivate.

Reaktivierung *w*: reactivation.

Reaktivität *w*: reactivity.

Reaktor *m*: reactor.

real: real.

Realangst *w*: real anxiety.

realisieren: realize.

realistisch: realistic.

Realität *w*: reality.

Realitätsbezug *m*: reality orientation.

Realitäts-Ich *s*: reality ego.

Realitätskonzept *s*: reality concept.

Realitätsprinzip *s*: reality principle.

Realitätsprüfung *w*: reality testing.

Realitätsverleugnung *w*: scotomization.

Realitätsverlust *m*: loss of reality.

Real-time *w*: real-time.

Real-time Echokardiographie *w*: cross-sectional echocardiography.

Reamputation *w*: reamputation.

Reanastomisierung *w*: reanastomosis.

Reanimation *w*: reanimation, resuscitation, transanimation; **kardiale** ~ cardiac resuscitation; **kardiopulmonale** ~ cardiopulmonary resuscitation [*abbr*] CPR.

Reanimationshelfer *m*: resuscitator.

Reanimationsraum *m*: reanimation room.

reanimieren: resuscitate, reanimate.

Reassoziation *w*: reannealing.

Rebound-Effekt *m*: rebound effect, rebound phenomenon.

Rebound-Phänomen *s*: rebound phenomenon, rebound sign.

Recall-Antigen *s*: recall antigen.

Receptaculum *s*: receptacle, container.

Recessus *m*: recess, recessus.

Rechenstörung *w*: dyscalculia.

Recht *s*: right.

Recht auf Behandlung *w*: right to treatment.

Rechteck *s*: rectangle.

rechteckig: rectangular.

rechts: right.

Rechts-: dextr-.

Rechtschreibung *w*: spelling.

rechtsdrehend: dextrorotatory, right-handed.

Rechtsdrehung *w*: dextrorotation.

rechtshändig: right-handed, dextromanual, dextral.

Rechtsherzhypertrophie *w*: right ventricular hypertrophy.

Rechtsherzinsuffizienz *w*: right heart failure.

Rechtsherzversagen *s*: right heart failure, right-sided heart failure.

rechts-links: right-to-left.

Rechts-Links-Shunt *m*: right-to-left shunt.

Rechts-links-Störung *w*: right-left disorientation.

Rechtsmedizin *w*: forensic medicine, legal medicine.

Rechtsschenkelblock *m*: right bundle branch block [*abbr*] RBBB.

Rechtsverlagerung *w*: dextroposition.

Rechtsverschiebung *w*: shift to the right.

Rechtsverspätung *w*: incomplete right

bundle branch block.

Rechtsweinsäure *w*: dextrotartaric acid.

rechtwinklig: orthogonal.

Recklinghausen-Appelbaum-Krankheit *w*: Recklinghausen-Appelbaum disease, idiopathic hemochromatosis.

Recklinghausen-Krankheit *w*: von Recklinghausen's disease, neurofibromatosis Recklinghausen, multiple neurofibromas, neuromatosis.

Recruitment *s*: recruitment.

Rect-: rect-.

Rectus-abdomini-Reflex *m*: epigastric reflex.

redestillieren: redistil.

Redien: rediae.

Redifferenzierung *w*: redifferentiation.

Redlich-Obersteiner-Zone *w*: Obersteiner-Redlich space.

Redox *s*: reduction and oxidation [*abbr*] redox.

Redox-Carrier *m*: redox carrier.

Redoxpaar *s*: redox couple.

Redoxpotential *s*: redox potential, oxidation-reduction potential.

Redoxreaktion *w*: redox reaction, oxidation-reduction reaction.

Redoxsystem *s*: redox system.

Redressement *s*: surgical correction.

Reduktase *w*: reductase.

Reduktion *w*: reduction.

Reduktion der Gefäßspannung: vasorelaxation.

Reduktionismus *m*: reductionism.

Reduktionsdiät *w*: reducing diet, obesity diet.

Reduktionskapsel *w*: reducing capsule.

Reduktionskost *w*: reduction diet, weight reduction diet, reducing diet, obesity diet.

Reduktionsmittel *s*: reductant.

Reduktionsphase *w*: meiotic phase.

Reduktionsplastik *w*: reduction plasty.

Reduktionsteilung *w*: reduction division, reductional division.

redundant: redundant.

Redundanz *w*: redundancy.

Reduplikation *w*: reduplication.

reduzierbar: 1. reducible; 2. **nicht ~** irreducible.

reduzieren: reduce.

reduzierend: reducing.

Reed-Sternberg-Zelle *w*: Reed-Sternberg cell, Hodgkin cell.

Reentryleitungsweg *m*: reentrant pathway.

Reentrymechanismus *m*: reentry mechanism, reentrant mechanism.

Reentryphänomen *s*: reentry.

Reentrytachykardie *w*: reentry tachycardia, reentrant tachycardia.

Reepithelialisierung *w*: reepithelialization.

Reese-Syndrom *s*: encephaloophthalmic dysplasia.

Reevaluation *w*: reevaluation.

REF Abk. **renaler erythropoietischer Faktor** *m*: erythropoietin.

Referenzbereich *m*: reference range, normal range.

Referenzmethode *w*: reference method.

Referenzwert *m*: reference value.

Refertilisierung *w*: sterilization reversal.

reflektieren: reflect.

Reflektor *m*: reflector.

Reflektorspiegel *m*: specular reflector.

Reflex *m*: 1. reflex; **alternierender ~** antagonistic reflex; **angeborener ~** inborn reflex; **bedingter ~** conditioned reflex, Pavlov's reflex; **bulbomimischer ~** bulbomimic reflex, facial reflex; **disynaptischer ~** disynaptic reflex; **enterozeptiver ~** enteroceptive reflex, interoceptive reflex; **exterozeptiver ~** exteroceptive reflex; **frühkindlicher ~** primitive reflex; **gekreuzter ~** crossed reflex; **homolateraler ~** direct reflex; **kardialer ~** cardiac reflex; **konditionierter ~** acquired reflex; **koordinierter ~** coordinated reflex; **kutanoviszeraler ~** somatointestinal reflex; **monosynaptischer ~** monosynaptic reflex; **okulokardialer ~** oculocardiac reflex, eyeball-heart reflex, Aschner's phenomenon; **paradoxer ~** paradoxical reflex; **pathologischer ~** abnormal reflex;

polysynaptischer ~ polysynaptic reflex; **primitiver** ~ primitive reflex; **propriozeptiver** ~ proprioceptive reflex; **psychogalvanischer** ~ psychogalvanic response; **renorenaler** ~ renal reflex; **spinaler** ~ spinal reflex; **statokinetischer** ~ statokinetic reaction; **tonischer** ~ tonic reflex; **unkonditionierter** ~ unconditioned reflex, unconditioned response; **vasovagaler** ~ vasovagal reflex; **verstärkter** ~ reinforced reflex; **vestibulospinaler** ~ vestibulospinal reflex; **viszeraler** ~ visceral reflex; 2. **einen** ~ **auslösen** elicit a reflex.

Reflexabschwächung w: hyporeflexia.

Reflexantwort w: reflex response; **segmentale** ~ segmental reflex; **verzögerte** ~ delayed reflex.

Reflexautomatie w: reflex automatism.

Reflexbahn w: reflex path.

Reflexbahnung w: facilitation of reflexes, reinforcement of reflexes.

Reflexbewegung w: reflex movement, involuntary impulse, jerk.

Reflexblase w: reflex bladder.

Reflexbogen m: reflex arc, reflex circuit.

Reflexdystrophie w: reflex dystrophia.

Reflexepilepsie w: reflex epilepsy.

Reflexhammer m: reflex hammer, plessor.

Reflexhemmung w: reflex inhibition.

Reflexinkontinenz w: paralytic incontinence.

Reflexion w: reflexion, reflection.

Reflexionspunkt m: reflection point.

Reflexionsstärke w: reflectance.

Reflexionswinkel m: angle of reflection.

Reflexkrampf, saltatorischer m: infantile massive spasm, Bamberger's disease.

Reflexmessung w: reflexometry.

Reflexmuster s: reflex pattern.

reflexogen: reflexogenic.

Reflexologie w: reflexology.

Reflexschwellenmeßgerät s: liminometer.

Reflexstatus, normaler m: normoreflexia.

Reflexsteigerung w: hyperreflexia.

Reflexstörung w: parareflexia.

Reflexsummation w: reflex summation.

Reflextätigkeit w: reflex action.

Reflextherapie w: reflex therapy, reflextherapy.

Reflexverstärkung w: reinforcement of reflexes.

Reflexverzögerung w: delayed reflex, lag.

Reflexzentrum s: reflex center; **spinales** ~ anospinal center.

Reflexzonentherapie w: zone therapy.

Reflux m: reflux, backflow; **duodenaler** ~ duodenal regurgitation, duodenogastric reflux; **duodenogastrischer** ~ duodenogastric reflux; **gastroösophagealer** ~ gastroesophageal reflux, gastric regurgitation; **hepatojugulärer** ~ hepatojugular reflux, abdominojugular reflux; **ösophagealer** ~ esophageal reflux; **pyelorenaler** ~ pyelorenal reflux, pyelorenal backflow; **pyelotubulärer** ~ pyelotubular reflux, pyelotubular backflow; **vesikoureteraler** ~ vesicoureteral reflux, ureteral reflux.

Refluxgastritis w: reflux gastritis.

Refluxösophagitis w: reflux esophagitis, peptic esophagitis.

refraktär: refractory, refractive, refractile.

Refraktärperiode w: refractory period, refractory phase, inertia time; **absolute** ~ absolute refractory period; **relative** ~ relative refractory period.

Refraktärphase w: refractory phase, refractory state.

Refraktion w: refraction, ocular refraction; **dynamische** ~ dynamic refraction.

Refraktionsanomalie w: refractive ametropia, refractive error.

Refraktionsbestimmung w: rectrometry, dioptometry.

Refraktionswinkel m: refraction angle.

Refraktometer s: refractometer.

Refraktometrie w: refractometry.

Refraktor m: refractor.

Refraktur w: refracture.

refrakturieren: refracture, rebreak.

Refrigerans s: refrigerant.

Refsum-Krankheit w: Refsum's disease.

REG Abk. **Rheoenzephalographie** *w*: rheoencephalography.

Regel *w*: rule, canon, menstruation, period.

Regelanomalie *w*: menstruation disorder.

Regelbereich *m*: regulating range.

Regelbiß *m*: normal bite, neutral occlusion.

Regelgröße *w*: controlled variable.

Regelkreis *m*: feedback mechanism, feedback control system, control circuit.

regelmäßig: rhythmic.

Regelmäßigkeit *w*: periodicity.

regeln: regulate.

regelrecht: regular.

Regelung *w*: regulation; **allosterische ~** allosteric regulation.

Regelversorgung *w*: routine care.

regen: quicken.

Regenbogenfarbe *w*: prismatic color.

Regenbogenhaut *w*: iris.

Regeneration *w*: regeneration, neogenesis; **echte ~** epimorphosis; **übermäßige ~** super-regeneration.

Regenerationsvorgang *m*: regenerative process.

regenerativ: regenerative.

regenerieren: regenerate.

Regenwurm *m*: lumbricus.

regenwurmähnlich: lumbricoid.

Regimen *s*: regimen.

Regimen sanitatis: sanitary regimen.

Region *w*: region, area, site; **aktive ~** active site, active center; **flexible ~** hinge region, hinge area; **homologe ~** homology region; **hypervariable ~** hypervariable region; **motorische ~** motor region.

regionär: regional.

regional: regional.

Regionalanästhesie *w*: regional anesthesia.

Regionalperfusion *w*: regional perfusion, selective perfusion.

Register *s*: registry.

Registertechnik *w*: register technique.

registrieren: register, record.

Registrierung *w*: registration.

Regler *m*: regulator, controller, compensator.

regredieren: regress, retrograde.

Regression *w*: regression, retrogression, primitivation; **filiale ~** filial regression; **multiple ~** multiple regression; **nichtlineare ~** nonlinear regression, curvilinear regression; **psychosomatische ~** vegetative retreat.

Regressionsanalyse *w*: regression analysis.

Regressionsgerade *w*: regression line.

Regressionsgesetz *s*: law of regression.

Regressionsgleichung *w*: regression equation.

Regressionskoeffizient *m*: regression coefficient, coefficient of regression.

Regressionskorrelationsanalyse *w*: regression-correlation analysis.

regressiv: regressive, retrogressive.

Regulation *w*: control, regulation; **nervale ~** neuroregulation.

Regulationssequenz *w*: regulatory sequence.

Regulatorgen *s*: regulator gene, regulatory gene.

regulatorisch: regulatory.

Regulatorprotein *s*: regulator protein, regulatory protein.

regulieren: regulate.

Regulon *s*: regulon.

Regurgitation *w*: regurgitation, pseudovomiting; **valvuläre ~** valvular regurgitation.

Regurgitationsgeräusch *s*: regurgitant murmur.

regurgitieren: regurgitate.

Rehabilitand *m*: rehabilitant, rehabilitee.

Rehabilitation *w*: rehabilitation, reablement; **berufliche ~** vocational rehabilitation; **funktionelle ~** functional rehabilitation.

Rehabilitationsmedizin *w*: rehabilitation medicine.

Rehabilitationszentrum *s*: rehabilitation center.

rehabilitieren: rehabilitate.

Rehfuß-Magensonde *w*: Rehfuß tube.

Rehn-Fowler-Lagerung *w*: Fowler's position.

Rehydratation *w*: rehydration.

Reibegeräusch *s*: friction sound, friction rub, rub.

reiben: rub.

Reiben *s*: rub, friction; **extraperikardiales** ~ pleuropericardial rub.

Reibung *w*: friction, rubbing.

Reibungselektrizität *w*: frictional electricity.

Reibungskoeffizient *m*: coefficient of friction.

reich: rich.

Reich *s*: kingdom.

Reichert-Knorpel *m*: Reichert's cartilage.

Reichmann-Syndrom *s*: gastrosuccorrhea.

Reider-Lymphozyt *m*: Reider cell.

reif: ripe, mature, adult.

Reife *w*: maturity, adulthood; **intellektuelle** ~ intellectual maturity.

Reifebestimmung, intrauterine *w*: intrauterine maturity test.

reifen: ripen, mature, maturate.

Reifenstein-Syndrom *s*: Reifenstein syndrome.

Reifeteilung *w*: reduction division.

Reifezeichen: maturity signs.

Reifung *w*: maturation, postnatal development, ripening; **fetale** ~ maturation of the fetus.

Reifungsentwicklung *w*: maturation-development.

Reifungsphase *w*: maturation phase.

Reifungsprozeß *m*: maturation process.

Reifungsteilung *w*: maturation division.

Reihe *w*: row, series, rank, train; **statistische** ~ statistical series.

Reiheneffekt *m*: series effect.

Reihenfolge *w*: order, succession.

Reihenimpfung *w*: mass immunization.

Reihenpassage *w*: serial passage.

Reihenreaktion *w*: serial reaction.

Reihentest *m*: screening test.

Reihenuntersuchung *w*: screening, mass examination, mass survey.

Reihenverfahren *s*: serial method.

Reil-Band *s*: ribbon of Reil.

Reil-Finger *m*: dead finger, white finger.

Reil-Insel *w*: island of Reil.

Reilly-Granulationsanomalie *w*: Alder-Reilly anomaly.

Reimplantation *w*: reimplantation, replantation.

rein: 1. clean, clear, pure, net, (alcohol) absolute; 2. **chemisch** ~ chemically pure [*abbr*] CP.

Reinfarkt *m*: reinfarction.

Reinfektion *w*: reinfection.

reinfizieren: reinfect.

Reinfusion *w*: reinfusion, refusion.

Reinheit *w*: purity.

reinigen: clean, clear, purify, brush, depurate, refine.

reinigend: depurant, depurative.

Reinigung *w*: purification.

Reinigungseinlauf *m*: intestinal lavage.

Reinigungsmittel *s*: detergent, depurant, cleanser, abluent, pellant.

Reinke-Ödem *s*: Reinke's edema, polypoid degeneration of the vocal cords.

Reinkultur *w*: pure culture.

Reinnervation *w*: reinnervation.

Reinnervationspotential *s*: reinnervation potential.

Reis *m*: rice.

Reisagar *m*: rice culture medium.

Reisediarrhö *w*: traveler's diarrhea.

Reisekrankheit *w*: travel sickness.

Reisfeldfieber *s*: rice-field fever.

Reiskörperchen: rice bodies.

Reisschleim *m*: rice gruel.

reissen: rupture, tear.

Reißfestigkeit *w*: tensile strength.

Reissner-Membran *w*: Reissner's membrane.

Reisstärke *w*: rice starch.

reitend: riding, overriding.

Reiter-Arthritis *w*: venereal arthritis.

Reiterknochen *m*: rider's bone, cavalry bone.

Reiter-Syndrom *s*: Reiter syndrome, Fiessinger-Leroy-Reiter syndrome.

Reithosenanästhesie *w*: saddle block anesthesia.

Reiz *m*: stimulus, stimulation, impulse, evocation, attraction; **adäquater** ~ adequate stimulus, homologous stimulus, adequate excitation; **akustischer** ~ auditory stimulus; **ausstrahlender** ~ radiating sensation; **dichotischer** ~ dichotic stimulation; **ektoper** ~ ectopic impulse; **elektrischer** ~ electric stimulation, electric excitation; **enterozeptiver** ~ enteroceptive impulse; **faradischer** ~ faradic stimulation; **fortgeleiteter** ~ referred sensation, transferred sensation; **inadäquater** ~ inadequate stimulus; **konditionierender** ~ conditioning stimulus; **konstanter** ~ constant stimulus; **mechanischer** ~ mechanical stimulus; **propriozeptiver** ~ proprioceptive impulse; **punktförmiger** ~ punctual stimulation; **überschwelliger** ~ supraliminal stimulus; **unangenehmer** ~ annoyer; **unkonditionierter** ~ unconditioned stimulus; **unspezifischer** ~ nonspecific stimulation; **unterschwelliger** ~ subthreshold stimulus, latent stimulus; **wirksamer** ~ manifest stimulus.

reizaffin: adient.

Reizanordnungsmuster *s*: stimulus pattern.

Reizantwort *w*: stimulus response, response; **visuell evozierte** ~ visual evoked response.

reizbar: irritable.

Reizbarkeit *w*: irritability, excitability.

Reizblase *w*: irritable bladder, nervous bladder.

Reizeffekt, isomorpher *m*: isomorphic effect, Köbner's phenomenon, isomorphous provocative reaction.

Reizelektrode *w*: active electrode, therapeutic electrode.

reizen: stimulate, excite, tease.

Reizform *w*: Türk cells, Türk's irritation leukocytes.

Reizgas *s*: irritant gas.

Reizgelenk *s*: irritable joint.

Reizgeneralisierung *w*: stimulus generalization.

Reizgift *s*: irritant poison, acrid poison.

Reizkörpertherapie *w*: irritation therapy, stimulation therapy.

Reizkolon *s*: irritable colon, irritable bowel syndrome.

Reizleitung *w*: stimulus conduction, conduction; **intraatriale** ~ intra-atrial conduction, atrial conduction.

Reizleitungssystem *s*: impulse-conducting system.

Reizleitungssystem des Herzens: conduction system of the heart.

reizlos: bland.

Reizmessung *w*: sensorimetry.

Reizmittel *s*: stimulator.

Reizmydriasis *w*: paradoxical mydriasis.

Reizorganisation *w*: stimulus organization.

Reizperitonitis *w*: chemical peritonitis.

Reizpleozytose *w*: reactive pleocytosis.

Reizpolyglobulie *w*: compensatory polycythemia.

Reizpunkt *m*: trigger point; **motorischer** ~ motor point.

Reizquellenaufmerksamkeitsfehler *m*: object error.

Reizschwelle *w*: stimulus threshold, limen; **obere** ~ upper threshold; **untere** ~ lower threshold.

Reizskala *w*: stimulus scale.

Reizstärke *w*: stimulus magnitude.

Reizstoff *m*: irritating substance, irritant; **chemischer** ~ chemical stimulus.

Reizstrom *m*: stimulation current.

Reiztherapie *w*: irritation therapy, stimulation therapy.

Reizüberflutung *w*: overstimulation.

Reizüberleitung *w*: conduction; **abnorme** ~ aberrant conduction; **beschleunigte** ~ accelerated conduction.

Reizung *w*: irritation; **meningeale** ~ meningeal irritation.

Reizvariable *w*: stimulus variable.

Rejektion *w*: rejection.

Rekalzifizierungstetanie *w*: parathyroprival tetany.

Rekalzifizierungszeit *w*: recalcification time.

Rekanalisierung *w*: recanalization.

Rekapitulation *w*: recapitulation.

rekapitulieren: recapitulate.

Reklination *w*: reclination.

reklinieren: recline.

rekliniert: recumbent.

Rekombinante *w*: recombinant.

Rekombination *w*: recombination; **genetische** ~ genetic recombination, crossing over, cross-over; **intrachromosomale** ~ intrachromosomal recombination, sister chromatid exchange.

Rekombinationsanalyse *w*: recombination analysis.

Rekombinationsbrücke *w*: recombination bridge.

Rekombinationsreparatur *w*: recombination repair, recombinational repair.

rekombinieren: recombine.

rekombiniert: recombinant.

Rekompensation *w*: recompensation.

Rekompression *w*: recompression.

rekonstruktiv: reconstructive.

Rekonvaleszent *m*: convalescent.

Rekonvaleszentenserum *s*: convalescent serum.

Rekonvaleszenz *w*: convalescence, recuperation, recovery.

rekonvaleszieren: convalesce.

Rekrement *s*: recrement.

Rekrudeszenz *w*: recrudescence.

Rekruitment *s*: recruitment.

Rekrutierung *w*: recruitment.

rektal: rectal.

Rektaleinlauf *m*: rectoclysis, proctoclysis.

Rektalfistel *w*: rectal fistula.

Rektalspekulum *s*: rectal speculum.

Rektaltemperatur *w*: rectal temperature.

Rektifikation *w*: rectification.

rektifizieren: rectify.

Rekto-: recto-.

rektoabdominal: rectoabdominal.

rektokolisch: rectocolonic.

Rektopexie *w*: rectopexy.

Rektoromanoskop *s*: rectoromanoscope.

Rektoromanoskopie *w*: rectoromanoscopy.

Rektosigmoid *s*: rectosigmoid, proctosigmoid.

Rektosigmoidektomie *w*: proctosigmoidectomy, rectosigmoidectomy; **abdominoperineale** ~ Swenson's operation.

Rektosigmoideoskop *s*: rectoromanoscope.

Rektosigmoideoskopie *w*: rectosigmoidoscopy, rectoromanoscopy.

Rektoskop *s*: rectoscope.

Rektoskopie *w*: rectoscopy.

rektouterin: rectouterine.

rektovaginal: rectovaginal.

Rektovaginalfistel *w*: rectovaginal fistula.

rektovesikal: rectovesical.

Rektovesikalfistel *w*: rectovesical fistula, vesicorectal fistula.

rektovestibulär: rectovestibular.

Rektozele *w*: rectocele, rectal hernia, rectovaginal hernia.

Rektozystotomie *w*: proctocystotomy.

Rektum *s*: rectum, straight intestine.

Rektumabstrich *m*: rectal swab.

Rektumbiopsie *w*: rectum biopsy.

Rektumchirurgie *w*: rectal surgery.

Rektumerweiterung *w*: distension of the rectum, megarectum.

Rektumexstirpation *w*: resection of rectum; **abdominosakrale** ~ abdominoperineal resection of rectum, Miles operation.

Rektumfistel *w*: rectofistula.

Rektumkarzinom *s*: rectal carcinoma, rectum carcinoma, rectum cancer.

Rektumlängsinzision *w*: linear proctotomy.

Rektumnaht *w*: rectorrhaphy, proctorrhaphy.

Rektumplastik *w*: proctoplasty, rectoplasty.

Rektumprolaps *m*: rectum prolapse, rectal prolapse, proctocele, hedrocele.

Rektumresektion *w*: rectum resection, rectectomy.

Rektum-Sigmoid-Anastomose *w*: rectosigmoid anastomosis.

Rektumspreizer *m*: rectal retractor.

Rektumstenose *w*: proctostenosis, recto-stenosis.

Rektumstriktur *w*: rectal stricture, recto-stenosis.

Rektumtrokar *m*: rectal trocar.

Rektusdiastase *w*: rectus diastasis.

Rektusscheide *w*: rectus sheath.

Rektusschnitt *m*: rectus incision.

rekurrierend: recurrent, relapsing.

Relais *s*: relay.

Relaiszelle *w*: relay cell.

Relation *w*: relation, ratio.

relativ: relative.

Relaxans *s*: relaxant.

Relaxation *w*: relaxation.

Relaxationszeit *w*: relaxation time.

relaxieren: relax.

relaxierend: relaxant.

Relaxin *s*: relaxin.

Releasingfaktor *m*: releasing factor [*abbr*] RF.

Releasinghormon *s*: releasing hormone [*abbr*] RH; **hypothalamisches** ~ hypothalamic releasing hormone.

Relevanz *w*: relevance, relevancy.

Reliabilität *w*: reliability.

Reluxation *w*: redislocation.

REM Abk. **1. Äquivalentdosis** *w*; **2. Rasterelektronenmikroskop** *s*: 1. roentgen equivalent man [*abbr*] REM; 2. scanning electron microscope [*abbr*] SEM.

Remak-Ganglion *s*: Remak's ganglion.

Remak-Zeichen *s*: Remak symptom, femoral reflex.

Remanenz *w*: remanence, residual magnetism.

Remedium *s*: remedy, medication.

Remineralisierung *w*: remineralization.

Remission *w*: remission, remittence.

Remissionsphase *w*: honeymoon phase.

remittierend: remittent.

REM-Phase *w*: rapid eye movement [*abbr*] REM, emergent stage.

REM-Schlaf *m*: REM sleep, activated sleep, desynchronized sleep, paradoxical sleep, pontine sleep.

Remyelinisierung *w*: remyelination.

renal: renal, nephric.

Renaturierung *w*: renaturation.

Rendu-Fiessinger-Syndrom *s*: Rendu-Fiessinger syndrome, Stevens-Johnson syndrome.

Rendu-Osler-Weber-Syndrom *s*: Rendu-Osler-Weber syndrome, hereditary hemorrhagic teleangiectasia.

Renifleur *m*: renifleur.

Renin *s*: renin.

Renin-Angiotensin-Aldosteron-System *s* Abk. **RAA-System**: renin-angiotensin-aldosterone system.

Rennin *s*: rennin.

Reno-: reno-.

renopriv: renoprival.

renorenal: renorenal.

renovaskulär: renovascular.

Renovasographie *w*: intravenous renal angiography.

Renshaw-Hemmung *w*: Renshaw inhibition, reccurrent inhibition.

Renshaw-Zellen: Renshaw cells.

Rentenneurose *w*: pension neurosis, compensation neurosis, insurance neurosis.

Reorganisation *w*: reorganization.

REO-Virus *m*: reovirus.

Reparation *w*: repair, restoration.

reparativ: reparative.

Reparaturenzym *s*: repair enzyme.

Reparaturmechanismus *m*: repair mechanism.

reparieren: repair, restorer.

Repeat *s*: repeat; **direktes** ~ direct repeat.

Repellent *s*: repellent.

Reperfusion *w*: reperfusion.

Reperfusionsschock *m*: declamping shock.

Repetitionshäufigkeit *w*: repetition frequency.

Repetitionszeit *w* Abk. **TR**: repetition time.

repetitiv: repetitive.

Replantation *w*: replantation, reimplantation.

replantieren: replant, reimplant.

Replikase *w*: replicase.

Replikation *w*: replication; **autonome ~** autonomous replication; **dispersive ~** nonconservative replication; **konservative ~** conservative replication; **semikonservative ~** semiconservative replication.

Replikationsabschnitt *m*: replication fork, growing point.

Replikationsauge *w*: replication eye, replication bubble.

Replikationsgabel *w*: replication fork.

Replikationskomplex *m*: replication unit, replisome.

Replikationsstartpunkt *m*: replication origin, origin of replication.

Replikationssystem *s*: replication system.

Replikator *m*: replicator.

Replikon *s*: replicon, replication unit.

replizieren: replicate.

Repolarisierung *w*: repolarization.

reponierbar: reducible.

reponieren: reduce, reset.

reponiert: 1. reduced; 2. **nicht ~** unreduced.

Reponierung *w*: repositioning.

Reportergen *s*: reporter gene, marker gene.

Reposition *w*: reposition, reduction, taxis, diaplasis; **chirurgische ~** surgical repositioning, advancement; **fehlerhafte ~** malreduction; **geschlossene ~** closed reduction; **offene ~** open reduction; **operative ~** surgical repositioning, open reduction.

Repositionsinstrument *s*: repositor.

Repräsentation *w*: representation; **sensomotorische ~** sensorimotor representation.

repräsentativ: representative.

Repräsentativität *w*: representativity.

Repression *w*: repression.

Repressor *m*: repressor.

Repressorgen *s*: repressor gene.

Repressormolekül *s*: repressor molecule.

Repressorprotein *s*: repressor protein.

Reprise *w*: whooping.

Reproduktion *w*: reproduction, generation; **geschlechtliche ~** sexual reproduction; **sukzessive ~** successive reproduction; **vegetative ~** vegetative reproduction.

Reproduktionsbiologie *w*: reproductive biology.

Reproduktionspotential *s*: reproductive potential.

Reproduktionsvermögen *s*: internal rate of natural increase.

Reproduktionswahrscheinlichkeit *w*: effective fertility.

reproduktiv: reproductive.

reproduzierbar: 1. reproducible, replicable; 2. **nicht ~** unreproducable.

Reproduzierbarkeit *w*: reproducibility.

reproduzieren: reproduce.

Reproterol *s*: reproterol.

Reptilase *w*: reptilase.

Reptilasezeit *w*: reptilase time.

Repulsion *w*: repulsion.

Repulsionsphase *w*: repulsion phase.

RES Abk. **retikuloendotheliales System** *s*: reticuloendothelial system [*abbr*] RES, endothelial system, macrophage system.

Rescinnamin *s*: rescinnamine.

Resektion *w*: resection; **elektrische ~** electrocision; **submuköse ~** submucous resection [*abbr*] SMR; **transurethrale ~** transurethral resection [*abbr*] TUR.

Resektoskop *s*: resectoscope.

Reserpin *s*: reserpine.

Reserpinin *s*: reserpinine.

Reserve *w*: reserve.

Reservekapazität, funktionelle *w*: functional residual capacity.

Reservekraft *w*: functional reserve.

Reservekraft des Herzens: cardiac reserve, myocardial reserve, reserve force.

Reserveluft *w*: reserve air.

Reservevolumen *s*: reserve volume, respiratory reserve, breathing reserve; **exspiratorisches ~** expiratory reserve volume [*abbr*] ERV; **inspiratorisches ~** inspiratory reserve capacity [*abbr*] IRC.

Reservewirt *m*: reservoir host, secondary host.

Reservoir *s*: reservoir.
resezierbar: 1. resectable; 2. **nicht ~** unresectable.
Resezierbarkeit *w*: resectability.
resezieren: resect.
resident: resident.
residual: residual.
Residualepilepsie *w*: residual epilepsy.
Residualharn *m*: residual urine.
Residualkapazität *w*: residual capacity; **funktionelle ~** functional residual capacity [*abbr*] FRC, functional residual air.
Residualkörperchen *s*: residual body.
Residualschizophrenie *w*: residual schizophrenia.
Residualvolumen *s* Abk. **RV**: residual volume [*abbr*] RV.
Residualzyste *w*: residual cyst.
Residuum *s*: residue, residuum.
Resignation *w*: resignation.
resistent: resistant.
Resistenz *w*: resistance, fastness, resistor; **phänotypische ~** phenotypic resistance.
Resistenzbestimmung *w*: resistance screening.
Resistenzbestimmung der Erythrozyten: erythrocyte fragility test.
Resistenzfaktor *m* Abk. **R-Faktor**: resistance factor [*abbr*] R-factor.
Resistenzgen *s*: r-determinant.
Resistenzminderung *w*: diminished resistance.
Resistenzplasmid *s*: resistance plasmid.
Resistenztestung *w*: microbial sensitivity test.
Resistenztransferfaktor *m* Abk. **RTF**: resistance transfer factor [*abbr*] RTF.
Resolvens *s*: resolvent.
Resonanz *w*: resonance; **gesteigerte ~** hyperresonance; **nuklearmagnetische ~** nuclear magnetic resonance.
Resonanzenergietransfer *m*: resonance energy transfer.
Resonanzfrequenz *w*: resonant frequency.
Resonanzkasten *m*: resonance box.
Resonanzkörper *m*: resonator.
Resonanztheorie *w*: resonance theory.

Resorbens *s*: resorbent.
resorbierbar: 1. absorbable; 2. **nicht ~** nonabsorbable.
resorbieren: resorb, absorb, reabsorb.
Resorcin *s*: resorcin.
Resorcinoltest *m*: Selivanoff's test.
Resorption *w*: resorption, absorption; **äußere ~** external resorption; **intestinale ~** intestinal absorption; **parenterale ~** parenteral absorption.
Resorptionsatelektase *w*: resorption atelectasis, secondary atelectasis.
Resorptionsfieber *s*: aseptic fever.
Resorptionsikterus *m*: obstructive jaundice, mechanical jaundice.
Resorptionslakune *w*: absorption lacuna, Howship's lacuna.
Resorptionsstörung *w*: disturbed absorption.
resorptiv: resorbent.
Resorzin *s*: resorcin.
Resorzinol *s*: resorcinol.
Respiration *w*: respiration, breathing.
Respirationstrakt *m*: respiratory tract.
Respirationstyp *m*: form of breathing.
Respirator *m*: respirator, inspirator, ventilator; **patientengesteuerter ~** demand respirator.
Respiratorentwöhnung *w*: respirator weaning.
respiratorisch: respiratory.
Response, sensibel evozierte: sensory-evoked response [*abbr*] SER.
Ressentiment *s*: resentment.
Rest *m*: rest, residue.
Restenosierung *w*: restenosis.
Restharn *m*: residual urine.
Restharnvolumen *s*: residual urine volume [*abbr*] RUV.
Resthörvermögen *s*: residual hearing.
Restitution *w*: restitution.
Restkohlenstoff *m*: nonprotein carbon.
Restkonkrement *s*: residual fragment.
Restmagnetismus *m*: remanence, residual magnetism.
Rest-N: rest nitrogen, nonprotein nitrogen [*abbr*] NPN.

restorativ: restorative.
Restriktion *w*: restriction.
Restriktionsallel *s*: restriction allele.
Restriktionsendonuklease *w*: restriction endonuclease.
Restriktionsenzym *s*: restriction enzyme.
Restriktionsfragment *s*: restriction fragment.
Restriktionskartierung *w*: restriction mapping.
restriktiv: nonpermissive.
restringiert: restricted.
Reststickstoff *m*: rest nitrogen, nonprotein nitrogen [*abbr*] NPN.
Restvolumen *s*: end-systolic volume.
Resultante *w*: resultant.
Resultat *s*: 1. result, product; 2. **ein ~ ergeben** yield increase.
resultieren: result.
Retardierung *w*: retardation, backwardness; **geistige ~** mental retardation, mental deficiency.
Retardpräparat *s*: delayed-action preparation, time-release preparation.
Retention *w*: retention.
Retentionseinlauf *m*: retention enema.
Retentionsikterus *m*: retention jaundice.
Retentionskurve *w*: retention curve.
Retentionszyste *w*: retention cyst, distention cyst, secretory cyst.
retikulär: reticular, reticulated, reticulose.
Retikulärzelle *w*: reticulate body.
Retikulin *s*: reticulin.
Retikulinfärbung *w*: reticulin stain.
Retikulinfaser *w*: reticular fiber, gitterfaser.
Retikulinfaserhülle *w*: retoperithelium.
Retikulo-: reticulo-.
Retikuloangiomatose *w*: Kaposi sarcoma [*abbr*] KS.
Retikuloendothel *s*: reticuloendothelial tissue, retothel.
retikuloendothelial: reticuloendothelial.
Retikuloendotheliose *w*: reticuloendotheliosis, endotheliosis.
retikulohistiozytär: reticulohistiocytary, retothelial.

Retikulohistiozytom *s*: reticulohistiocytoma, dermatofibroma.
Retikulohistiozytose *w*: reticulohistiocytosis; **multizentrische ~** multicentric reticulohistiocytosis.
Retikuloid, aktinisches *s*: actinic reticuloid.
Retikulolymphosarkom *s*: reticulolymphosarcoma.
Retikulom *s*: reticuloid.
Retikuloplasmozytom *s*: reticuloplasmocytoma.
Retikulosarkom *s*: reticulosarcoma, histiocytic lymphoma, undifferentiated malignant lymphoma.
Retikulose *w*: reticulosis; **familiäre histiozytäre ~** familial histiocytic reticulosis; **histiozytäre medulläre ~** histiocytic medullary reticulosis; **lipomelanotische ~** lipomelanic reticulosis, dermatopathic lymphadenopathy; **maligne ~** malignant histiocytosis; **mastozytäre ~** malignant mast cell reticulosis; **pagetoide ~** pagetoid reticulosis.
retikuloseähnlich: reticuloid.
retikulospinal: reticulospinal.
Retikulozyt *m*: reticulocyte, reticulated corpuscle, reticulated erythrocyte.
Retikulozytenkrise *w*: reticulocytosis, hyperneocytosis, neocytosis.
Retikulozytenindex *m*: reticulocyte index.
Retikulozytenzahl *w*: reticulocyte count.
Retikulozytopenie *w*: reticulocytopenia, reticulopenia.
Retikulozytose *w*: reticulocytosis, hyperneocytosis, neocytosis.
Retikulum *s*: reticulum; **endoplasmatisches ~** endoplasmic reticulum; **glattes endoplasmatisches ~** smooth endoplasmic reticulum [*abbr*] SER, agranular endoplasmic reticulum; **rauhes endoplasmatisches ~** rough endoplasmic reticulum, granular endoplasmic reticulum, ribosome-lamella complex; **sarkoplasmatisches ~** sarcoplasmic reticulum, sarcotubules; **zelluläres ~** cytoreticulum.
Retikulumzelle *w*: reticulum cell, reticular

cell; **aktivierte** ~ activated reticular cell; **primitive** ~ primitive reticular cell.

Retikulumzellsarkom *s*: reticulum cell sarcoma, reticulosarcoma, malignant histiocytic lymphoma, retothelioma.

Retin-: retin-.

Retina *w*: retina, optomeninx.

Retinaanheftung *w*: retinopexy.

retinal: retinal.

Retinal *s*: retinal, retinaldehyde, retinene.

Retinalreduktase *w*: retinal reductase.

Retinaödem *s*: macular edema, Berlin's disease.

Retinaschmerz *m*: neurodealgia.

Retinaspongioblast *m*: spongioblast of the retina.

retiniert: retained.

Retinitis *w*: retinitis; **eitrige** ~ suppurative retinitis; **exsudative** ~ exudative retinitis, exudative retinopathy, Coats disease; **septische** ~ purulent retinopathy; **urämische** ~ uremic retinitis; **zentrale** ~ central retinitis, central serous choroidopathy.

Retinitis circinata: retinitis circinata, circinate retinopathy.

Retinitis exsudativa: exudative retinitis, exudative retinopathy, Coats disease.

Retinitis pigmentosa: retinitis pigmentosa, pigmentary retinopathy.

Retinitis punctata: punctate retinitis.

Retino-: retino-.

Retinoblastom *s*: retinoblastoma, retinocystoma.

Retinochorioiditis *w*: retinochorioiditis.

Retinographie *w*: retinography.

Retinoid *s*: retinoid.

Retinol *s*: retinol.

Retinolmangel *m*: retinol deficiency.

Retinometer *s*: retinometer.

Retinopathia angiospastica: central angiospastic retinopathy, central angiospastic retinitis.

Retinopathia circinata: retinopathia circinata, circinate retinitis.

Retinopathia diabetica: diabetic retinopathy.

Retinopathia eclamptica: toxemic retino-

pathy of pregnancy.

Retinopathia hypertonica: hypertensive retinopathy, hypertensive retinitis.

Retinopathia praematurorum: retinopathy of prematurity.

Retinopathia renalis: renal retinitis.

Retinopathie *w*: retinopathy, retinal disease; **aktinische** ~ actinic retinopathy, actinic retinitis; **diabetische** ~ diabetic retinopathy; **eitrige** ~ purulent retinopathy; **eklamptische** ~ eclamptic retinopathy; **leukämische** ~ leukemic retinopathy, leukemic retinitis, splenic retinitis; **präproliferative** ~ preproliferative retinopathy, background retinopathy; **proliferative** ~ proliferative retinopathy; **septische** ~ septic retinopathy, suppurative retinopathy, purulent retinopathy.

Retinoschisis *w*: retinoschisis.

Retinoskop *s*: retinoscope, retinascope, skiascope, striascope.

Retinoskopie *w*: retinoscopy, retinophotoscopy, retinoskiascopy, skiametry.

retinotopisch: retinotopic.

Retinozytom *s*: retinocytoma.

Retinsäure *w*: retinoic acid, vitamin A acid, tretinoin.

Retorte *w*: retort.

Retortenbaby *s*: test-tube baby.

Retothel *s*: retothel, reticuloendothelial tissue.

retothelial: retothelial.

Retotheliom *s*: retothelioma.

retrahieren: retract.

retraktil: retractile.

Retraktion *w*: retraction.

Retraktion des Blutgerinnsels: clot retraction.

Retraktionsfurche *w*: retraction ring.

Retraktionsnystagmus *m*: retraction nystagmus.

Retransfusion *w*: refusion, re-transfusion.

Retro-: retro-.

retroaktiv: retroactive.

retroaurikulär: retroauricular, opisthotic.

retrobukkal: retrobuccal.

retrobulbär: retrobulbar.

Retrobulbärneuritis *w*: retrobulbar neuritis, optic neuritis, retrobulbar neuropathy, neuropapillitis.
Retrobulbärraum *m*: retrobulbar space.
Retrocollis *m*: retrocollis.
retroduodenal: retroduodenal.
retroflektieren: retroflex.
Retroflexion *w*: retroflexion.
Retroflexio uteri: retroflexion of uterus.
Retrogen *s*: retrogene.
Retrognathie *w*: retrognathism.
retrograd: retrograde.
Retroinfektion *w*: retroinfection.
retroinsulär: retroinsular.
retrokalkaneal: retrocalcaneal.
retrokardial: retrocardiac.
Retrokardialraum *m*: retrocardial space, Holzknecht space.
Retrokatheterismus *m*: retrocatheterism.
retrokaval: retrocaval.
Retroklination *w*: retroclination.
retrokochlear: retrocochlear.
retrokolisch: retrocolic.
retrokursiv: retrocursive.
retrolental: retrolental, retrolenticular.
retrolingual: retrolingual.
retromammär: retromammary.
retromandibulär: retromandibular.
retromaxillär: retromaxillary, postmaxillary.
retromolar: retromolar.
retroösophageal: postesophageal.
Retroperistaltik *w*: retrostalsis.
retroperitoneal: retroperitoneal.
Retroperitonealfibrose, idiopathische *w*: periureteritis plastica.
Retroperitonealhämatom *s*: retroperitoneal hematoma.
Retroperitonealraum *m*: retroperitoneal space.
Retroperitoneum *s*: retroperitoneum.
Retroperitonitis *w*: retroperitonitis.
retropharyngeal: retropharyngeal.
Retropharyngealabszeß *m*: retropharyngeal abscess, hippocratic angina.
Retropharyngealraum *m*: retropharynx, retropharyngeal space, Henke space.

Retropharyngitis *w*: retropharyngitis.
Retroplasie *w*: retroplasia.
retroplazentar: retroplacental.
Retropneumoperitoneum *s*: retropneumoperitoneum.
Retroposition *w*: retroposition.
retropubisch: retropubic.
Retropulsion *w*: retropulsion, opisthoporeia.
retropulsiv: retropulsive.
Retrorsin *s*: retrorsine.
retrospektiv: retrospective.
retrosternal: retrosternal.
Retrosternalraum *m*: retrosternal space.
Retrosternalschmerz *m*: retrosternal pain.
Retrosternalstruma *w*: substernal goiter.
retrotarsal: retrotarsal.
retrotonsillär: retrotonsillar.
Retrotonsillarabszeß *m*: retrotonsillar abscess, peritonsillar abscess.
retrouterin: retrouterine.
Retroversioflexio uteri: retroversioflexion.
Retroversion *w*: retroversion.
Retroversio uteri: retroversion of uterus.
retrovesikal: retrovesical, postvesical.
Retrovirus *m*: retrovirus.
Retrovirusinfektion *w*: retroviral infection.
retrozäkal: retrocecal.
Retrozession *w*: retrocession.
Retrusion *w*: retrusion.
retten: rescue, salvage.
Retter *m*: rescuer.
Rettich *m*: radish.
Rettung *w*: rescue, salvage.
Rettungsmannschaft *w*: rescue party.
Rettungssanitäter *m*: ambulanceman.
Retzius-Vene *w*: Retzius vein.
Revaskularisation *w*: revascularization.
Reverberation *w*: reverberation.
reverberieren: reverberate, resound.
Reverdin-Läppchen *s*: Reverdin's graft, seed graft.
Reverdin-Nadel *w*: Reverdin's needle.
Reverdin-Plastik *w*: Reverdin's method.
Revers-Bande *w*: R band.

reversibel: reversible.
Reversibilität *w*: reversibility.
Reversion *w*: reversion, reversal.
Revertante *w*: revertant.
Revision *w*: revision; **operative** ~ surgical revision.
Revitalisierung *w*: revitalization.
Revulsivum *s*: revulsive, revulsant.
Reye-Syndrom *s*: Reye syndrome, encephalopathy and fatty degeneration of viscera.
Reynier-Nager-Syndrom *s*: mandibular dysostosis.
Reynold-Zahl *w*: Reynold's number.
rezent: recent.
Rezept *s*: medical prescription [*abbr*] Rx, recipe, prescription, formula [*abbr*] F., formulation.
Rezeptgebühr *w*: prescription fee.
Rezeption *w*: reception.
rezeptiv: receptive.
Rezeptor *m*: receptor, ceptor, neuroceptor; **adrenerger** ~ adrenergic receptor, adrenoreceptor, adrenoceptor, alpha-adrenoceptor; **cholinerger** ~ cholinergic receptor; **dopaminerger** ~ dopaminergic receptor; **muskarinartiger** ~ muscarinic receptor; **nikotinartiger** ~ nicotinic receptor; **synaptischer** ~ synaptic receptor.
rezeptorabhängig: receptor-mediated.
Rezeptorenblocker *m*: alpha blocker, beta blocker.
Rezeptorendefekt *m*: receptor defect.
Rezeptor-Hormon-Komplex *m*: receptor-hormone complex.
Rezeptorort *m*: receptor site.
Rezeptorpotential *s*: receptor potential, generator potential.
Rezeptorstimulation *w*: receptor stimulation.
rezessiv: recessive.
Rezessivität *w*: recessiveness.
Rezidiv *s*: relapse, recurrence, recidivism.
rezidivfrei: recurrence-free.
rezidivieren: relapse, recur.
Rezidivoperation *w*: relapse operation.
Rezidivrate *w*: relapse rate, recurrence rate.
reziprok: reciprocal.
Reziprozität *w*: reciprocation.
Reziprozitätsgesetz *s*: reciprocity law.
Rezirkularisation *w*: recircularization.
RF Abk. **1. Rheumafaktor** *m*; **2. rheumatisches Fieber** *s*. 1. rheumatoid factor [*abbr*] RF; 2. rheumatic fever.
R-Faktor *m* Abk. **Resistenzfaktor** *m*: R-factor [*abbr*] resistance factor.
RG Abk. **Rasselgeräusch** *s*: rale.
Rh Abk. **1. Rhesusantigen** *s*; **2. Rhodium** *s*: 1. rhesus [*abbr*] Rh; 2. rhodium [*abbr*] Rh.
Rhabarber *m*: rheum.
Rhabd-: rhabd-.
Rhabditis: rhabditis.
Rhabdo-: rhabdo-.
Rhabdomyoblast *m*: rhabdomyoblast.
Rhabdomyochondrom *s*: rhabdomyochondroma.
Rhabdomyolyse *w*: rhabdomyolysis; **idiopathische** ~ idiopathic rhabdomyolysis, paroxysmal myoglobinuria.
Rhabdomyom *s*: rhabdomyoma.
Rhabdomyosarkom *s*: rhabdomyosarcoma; **alveoläres** ~ alveolar type of rhabdomyosarcoma; **embryonales** ~ embryonal rhabdomyosarcoma.
Rhabdosphinkter *m*: rhabdosphincter, striated muscular sphincter.
Rhabdovirus *m*: rhabdovirus.
Rhachi-: rhachi-, rachi-.
Rhachio-: rhachio-, rachio-.
Rhachiopagus *m*: rachiopagus.
Rhachiotomie *w*: rachiotomy, laminectomy.
Rhachischisis *w*: rachischisis, spondyloschisis.
Rhagade *w*: crack, fissure.
Rh-Agglutinogen *s*: Rh agglutinogen.
Rhagozyt *m*: ragocyte.
Rhamnose *w*: rhamnose.
-rhaphie: -rhaphy.
Rh-Blutgruppe *w*: Rh blood groop.
Rheo-: rheo-.
Rheobase *w*: rheobase, galvanic threshold.

Rheoenzephalographie w Abk. **REG:** rheoencephalography.

Rheologie w: rheology.

Rheometer s: rheometer.

Rh-Erythroblastose w: Rh erythroblastosis.

Rhesusaffe m: rhesus monkey, macaca mulatta.

Rhesusantigen s Abk. **Rh:** rhesus antigen, rhesus [abbr] Rh.

Rhesus-Antikörper m: Rh antibody, anti Rh antibody.

Rhesus-Antiserum s: Rh antiserum, anti Rh serum.

Rhesusfaktor m: Rh factor.

Rhesusinkompatibilität w: rhesus incompatibility, Rh incompatibility.

Rheum s: rheum.

Rheuma s: rheumatism.

Rheumafaktor m Abk. **RF:** rheumatoid factor [abbr] RF.

Rheumaknötchen s: rheumatic nodule, rheumatoid nodule.

Rheumaschwiele w: fibrositic nodule.

rheumatisch: rheumatic.

Rheumatismus m: rheumatism; **chronischer** ~ subacute rheumatism; **extraartikulärer** ~ nonarticular rheumatism; **intermittierender** ~ palindromic rheumatism; **palindromischer** ~ palindromic rheumatism; **viszeraler** ~ visceral rheumatism.

Rheumatismus nodosus: nodose rheumatism.

rheumatogen: rheumatogenic.

rheumatoid: rheumatoid, rheumatismal.

Rheumatologie w: rheumatology.

rheumatologisch: rheumatologic.

-rhexis: -rhexis.

Rh-Faktor m: Rh factor.

Rhin-: rhin-.

Rhinallergose w: rhinallergosis.

Rhinencephalon s: rhinencephalon, smellbrain, nosebrain.

rhinenzephal: rhinencephalic.

Rhinion s: rhinion.

Rhinitis w: rhinitis, nasitis; **akute** ~ acute rhinitis, coryza; **allergische** ~ allergic rhinitis, atopic rhinitis, nasal allergy; **atrophische** ~ atrophic rhinitis; **eitrige** ~ purulent rhinitis; **infektiöse** ~ infective rhinitis; **syphilitische** ~ syphilitic rhinitis.

Rhinitis acuta: acute rhinitis.

Rhinitis atrophicans: rhinitis atrophicans, ozena.

Rhinitis granulomatosa: granulomatous rhinitis.

Rhinitis hypertrophicans: hypertrophic rhinitis, mulberry hypertrophy.

Rhinitis membranacea: membranous rhinitis, fibrinous rhinitis.

Rhinitis pseudomembranosa: pseudomembranous rhinitis.

Rhinitis tuberculosa: tuberculous rhinitis.

Rhinitis vasomotorica: vasomotor rhinitis, nonseasonal allergic rhinitis, perennial allergic rhinitis, intrinsic rhinitis, periodic rhinitis.

Rhino-: rhino-, naso-.

Rhinoblennorrhö w: rhinoblennorrhea.

Rhinocheiloplastik w: rhinocheiloplasty.

Rhinodymie w: rhinodymia.

Rhinoestrus: rhinoestrus.

rhinogen: rhinogenous.

Rhinokanthektomie w: rhinocanthectomy, rhinommectomy.

Rhinolalia aperta: rhinolalia aperta, hypernasality, cleft palate speech.

Rhinolalia clausa: rhinolalia clausa, hyponasality.

Rhinolalie w: rhinolalia, rhinism, nasal resonance, nasal emission.

Rhinolaryngologie w: rhinolaryngology, laryngorhinology.

Rhinolith m: rhinolith, nasal calculus.

Rhinolithiasis w: rhinolithiasis.

Rhinologie w: rhinology.

Rhinomanometer s: rhinomanometer, nasomanometer.

Rhinomanometrie w: rhinomanometry.

Rhinomykose w: rhinomykosis.

Rhinopathia vasomotorica: vasomotor rhinopathy, allergic perennial rhinitis.

Rhinopathie w: rhinopathy; **allergische** ~

allergic rhinitis, atopic rhinitis.

Rhinopharyngitis *w*: rhinopharyngitis; **mutilierende** ~ gangosa.

Rhinopharyngolith *m*: rhinopharyngolith.

Rhinopharyngoskopie *w*: nasopharyngoscopy, posterior rhinoscopy.

Rhinopharynx: rhinopharynx, pars nasalis pharyngis.

Rhinophonie *w*: rhinophonia.

Rhinophykomykose *w*: rhinophycomycosis, rhinoentomophthoromycosis.

Rhinophym *s*: rhinophyma, copper nose, potato nose, strawberry nose, bottle nose, whisky nose.

Rhinoplastik *w*: rhinoplasty, nose job; **indische** ~ Indian rhinoplasty, Carpue's rhinoplasty; **italienische** ~ Italian rhinoplasty, Italian method, Tagliacozzi rhinoplasty, Italian operation, tagliacotian rhinoplasty; **rekonstruktive** ~ reconstructive rhinoplasty.

rhinoplastisch: rhinoplastic.

Rhinorrhö *w*: rhinorrhea.

Rhinoscopia anterior: anterior rhinoscopy.

Rhinoscopia posterior: posterior rhinoscopy.

Rhinosinusitis *w*: rhinosinusitis.

Rhinosklerom *s*: rhinoscleroma, scleroma of the nose.

Rhinoskop *s*: rhinoscope, nasoscope.

Rhinoskopie *w*: rhinoscopy, nasoscopy.

Rhinosporidiose *w*: rhinosporidiosis.

Rhinosporidium *s*: rhinosporidium.

Rhinosporidium-Mykose *w*: rhinosporidiosis.

Rhinotomie *w*: rhinotomy.

Rhinotracheitis *w*: rhinotracheitis.

Rhinovakzination *w*: rhinovaccination.

Rhinovirus *m*: rhinovirus, common cold virus.

Rhinozephalie *w*: rhinocephaly.

rhinozerebral: rhinocerebral.

Rhizo-: rhiz-.

Rhizoid *s*: rhizoid.

Rhizomelie *w*: rhizomelia, rhizomelic dwarfism.

rhizomelisch: rhizomelic.

Rhizoneuron *s*: rhizoneure.

Rhizopodium *s*: rhizopod.

Rhizotomie *w*: rhizotomy, radicotomy, root section; **hintere** ~ posterior rhizotomy, Foerster's operation, Dana's operation; **vordere** ~ anterior rhizotomy.

Rh-negativ: rh-negative.

Rhod-: rhod-.

Rhodamin *s*: rhodamine.

Rhodanese *w*: rhodanese.

Rhodanid *s*: rhodanide, thiocyanate, sulfacyanate.

Rhodanin *s*: rhodanic acid.

Rhodium *s* Abk. **Rh**: rhodium [*abbr*] Rh.

Rhodnius: rhodnius.

Rhodomycin *s*: rhodomycin.

Rhodopsin *s*: rhodopsin, visual purple, erythropsin.

Rhodopsinbildung *w*: rhodogenesis, formation of rhodopsin, rhodophylaxis.

Rhodotorula *w*: rhodotorula.

Rhodotorula-Infektion *w*: rhodotolurosis.

Rhombencephalon *s*: rhombencephalon, hindbrain.

rhombenzephal: rhombencephalic.

Rhombus *m*: rhombus, lozenge.

rhombusförmig: rhomboid.

Rhonchus *m*: rhonchus, dry rale.

Rhonchus-: rhonchal, rhonchial.

Rhotazismus *m*: rhotacism.

Rh-positiv: rh-positive.

RHS Abk. **retikulohistiozytäres System** *s*: reticuloendothelial system.

rhythmisch: rhythmic.

Rhythmizität *w*: rhythmicity.

Rhythmus *m*: rhythm; **ektoper** ~ ectopic rhythm; **gekoppelter** ~ coupled rhythm; **kortikaler** ~ cortical rhythm; **lichtabhängiger** ~ photoperiodism; **regelmäßiger** ~ regular rhythm; **reziproker** ~ reciprocal rhythm; **sinusartiger** ~ sinusoidal rhythm; **zirkadianer** ~ circadian rhythm, diurnal rhythm.

Rhythmusmethode *w*: rhythm method, rhythm contraception, periodic abstinence.

Rhythmusstörung w: rhythm disturbance, dysrhythmia.

Rhytid-: rhytid-.

Rhytidektomie w: rhytidectomy, rhytidoplasty.

Rhytidose w: rhytidosis, rutidosis, facelifting.

RIA Abk. **Radioimmunoassay** m: radioimmunoassay [abbr] RIA.

Ribavirin s: ribavirin.

Ribbing-Krankheit w: dysostosis enchondralis epiphysaria, multiple epiphyseal dysplasia.

Ribit s: ribitol.

Ribitol s: ribitol.

Riboflavin s: riboflavin, lactoflavin, lactochrome.

Riboflavinmangel m: riboflavin deficiency, hyporiboflavinosis, ariboflavinosis.

Riboflavinmononukleotid s: riboflavin mononucleotide.

Ribofuranose w: ribofuranose.

Ribonsäure w: ribonic acid.

Ribonuklease w Abk. **RNase**: ribonuclease [abbr] RNase.

Ribonuklein-: ribonucleic.

Ribonukleinsäure w Abk. **RNS**: ribonucleic acid [abbr] RNA, ribose nucleic acid, pentosenucleic acid, plasmonucleic acid; **lösliche** ~ soluble ribonucleic acid; **ribosomale** ~ Abk. **rRNS** ribosomal ribonucleic acid [abbr] rRNA.

Ribonukleoprotein s: ribonucleoprotein, ribose nucleoprotein.

Ribonukleosid s: ribonucleoside.

Ribonukleosiddiphosphat-Reduktase w: ribonucleotide reductase.

Ribonukleotid s: ribonucleotide.

Ribose w Abk. **R**: ribose.

Ribose-5-phosphat s: ribose 5-phosphate, phosphoribose.

Ribosephosphatisomerase w: ribosephosphate isomerase, phosphoribose isomerase.

Ribosid s: riboside.

Ribosom s: ribosome, Palade granule.

ribosomal: ribosomal.

Ribostamycin s: ribostamycin.

Ribosyl s: ribosyl.

5-Ribosyluracil s: pseudouridine.

Ribothymidin s: ribothymidine, ribosylthymine.

Ribozym s: ribozyme.

Ribulose w: ribulose, 2-araboketose.

Ribulose-1,5-diphosphat s: ribulose 1,5-diphosphate, ribulose 1,5-biphosphate.

Ribulose-5-phosphat s: ribulose 5-phosphate, phosphoribulose.

Richter-Linie w: Monro-Richter line.

Richtigkeit w: correctness, accuracy, rightness.

Richtlinie w: guideline.

Richtstrahler m: beam-transmitter.

Richtung w: 1. direction; **entgegengesetzte** ~ antisense; 2. **in alle ~'en** omnidirectional.

Richtungshören s: directional hearing, echolocation.

Rickettsie w: 1. rickettsia; 2. **~'n abtötend** rickettsicidal.

Rickettsienpocken w: rickettsialpox, Kew Gardens fever.

Rickettsiensepsis w: rickettsemia.

Rickettsiose w: rickettsiosis.

RID Abk. **Radioimmunodiffusion** w: radioimmunodiffusion [abbr] RID.

Riddoch-Reflex m: Riddoch's mass reflex.

Riechbahn w: olfactory pathway.

Riechen s: olfaction.

riechen: smell, savor.

riechend: smelling, odiferous, odoriferous, odorous.

Riechepithel s: olfactory epithelium, olfactory neuroepithelium.

Riechgrube w: olfactory capsule, nasal capsule.

Riechhaar s: olfactory cilium.

Riechhirn s: smell-brain, rhinencephalon.

Riechnerv m: olfactory nerve, olfactory fiber.

Riechplakode w: olfactory placode, olfactory pit, nasal pit.

Riechschleimhaut *w*: olfactory mucosa.

Riechvermögen *s*: olfactory perception, olfaction; **normales** ~ euosmia.

Riechzelle *w*: olfactory cell.

Riechzentrum *s*: olfactory center, olfactory area.

Riedel-Lappen *m*: Riedel's lobe, appendicular lobe.

Riedel-Struma *w*: Riedel's disease, Riedel's thyroiditis, iron-hard tumor, woody thyroiditis, ligneous thyroiditis, invasive thyroiditis, chronic fibrous thyroiditis.

Rieder-Lähmung *w*: Rieder's paralysis, Rieder syndrome.

Rieger-Syndrom *s*: Rieger syndrome, Rieger's anomaly, Rieger's dysgenesis, iridocorneal mesodermal dysgenesis.

Riemen *m*: strap.

Riese *m*: giant, megasome.

Riesen-: megalo-.

Riesenaxon *s*: giant fiber.

Riesenchromosom *s*: giant chromosome.

Riesenfaltengastritis *w*: giant hypertrophic gastritis, hypertrophic gastritis, Ménétrier's disease.

Riesenföt *m*: fetal gigantism.

Riesenkind *s*: large-for-date baby.

Riesenkondylom *s*: giant condyloma, tumor of Buschke and Loewenstein.

Riesenmitochondrium *s*: giant mitochondrion.

Riesenplättchen *s*: giant platelet, megaloplastocyte.

Riesenpromyelozyt *m*: macropromyelocyte.

Riesenwuchs *m*: gigantism, megasomia, macrosomatia; **akromegaler** ~ acromegalic gigantism, acromegalogigantism; **disproportierter** ~ macrodystrophy; **essentieller** ~ constitutional gigantism, primordial gigantism; **halbseitiger** ~ hemigigantism; **hypophysärer** ~ hypopituitary gigantism, pituitary gigantism; **hypothalamischer** ~ hypothalamic gigantism; **konstitutioneller** ~ constitutional gigantism; **primordialer** ~ primordial gigantism.

Riesenzell-: magnicellular.

Riesenzellarteriitis *w*: giant-cell arteritis, granulomatous arteritis.

Riesenzelle *w*: giant cell, giant neutrophil; **tuberkulöse** ~ platycyte.

Riesenzellgeschwulst, kalzifizierende *w*: calcifying giant cell tumor, epiphyseal chondroblastoma, Codman's tumor.

Riesenzellglioblastom *s*: magnocellular glioblastoma.

Riesenzellgranulom *s*: central giant cell reparative granuloma.

Riesenzellhepatitis *w*: giant cell hepatitis.

Riesenzellkarzinom *s*: giant cell carcinoma.

Riesenzellknochentumor *m*: osteoclastoma.

Riesenzellpneumonie *w*: giant-cell pneumonia, Hecht's pneumonia.

Riesenzellthyreoiditis *w*: giant-cell thyroiditis; **pseudotuberkulöse** ~ pseudotuberculous thyroiditis.

Riesenzelltumor *m*: giant cell tumor.

riesig: giant.

Rietti-Greppi-Micheli-Syndrom *s*: microelliptocytic anemia of Rietti, Greppi and Micheli, thalassemia minor.

Rifampicin *s*: rifampicin, rifampin.

Rifamycin *s*: rifamycin.

Rift-Tal-Fieber *s*: rift valley fever, enzootic hepatitis.

Riga-Fede-Geschwür *s*: Fede's disease, Riga-Fede disease, frenal ulcer.

Rigidität *w*: rigidity.

Rigor *m*: rigor, rigidity; **extrapyramidaler** ~ extrapyramidal rigidity; **psychogener** ~ hysterical rigidity.

Rigor mortis: rigor mortis, cadaveric rigidity.

rigoros: strict.

Riley-Day-Syndrom *s*: Riley-Day syndrome, familial dysautonomia.

Riley-Virus *m*: Riley virus.

Rille *w*: channel.

Rimantadin *s*: rimantadine.

RIN Abk. **Radioisotopennephrographie** *w*: radiorenography, isotope nephrography.

RIND Abk. **reversibles ischämisches neurologisches Defizit** *s*: reversible ischemic neurologic deficit [*abbr*] RIND.

Rinde *w*: shell, (tree) bark, (brain) cortex, cortical layer; **agranuläre** ~ agranular cortex; **granuläre** ~ koniocortex; **homotypische** ~ homotypic cortex; **motorische** ~ motor area, motorium; **sensomotorische** ~ sensorimotor cortex; **sensorisches** ~ sensory cortex, sensory area.

Rindenarchitektonik *w*: cortical architecture.

Rindenatrophie *w*: cortical atrophy.

Rindenblindheit *w*: cortical blindness, mind blindness, soul blindness.

Rindendifferenzierung *w*: cortical differentiation.

Rindenepilepsie *w*: cortical epilepsy.

Rindenfeld *s*: cortical area.

Rindenstar *m*: cortical cataract.

Rindentaubheit *w*: cortical deafness, central deafness, cerebral deafness.

Rindenzentrum *s*: cortical area; **motorisches** ~ motor area; **sensorisches** ~ sensory center.

Rinderalbumin *s*: bovine albumin.

Rinderbandwurm *m*: beef worm, cattle tapeworm, hookless tapeworm, unarmed tapeworm.

Rindergalle *w*: ox gall.

Rinderinsulin *s*: bovine insulin.

Rinderserumalbumin *s*: bovine serum albumin [*abbr*] BSA.

Rindertuberkulose *w*: bovine tuberculosis.

Rindfleisch *s*: beef.

Rindfleischextrakt *m*: beef extract.

Ring *m*: ring, annulus; **kleiner** ~ annulet; **ungesättigter** ~ unsaturated ring.

Ringbildung *w*: cyclization.

Ringbiopsie *w*: ring biopsy, cone biopsy.

Ringchromosom *s*: ring chromosome.

Ringelhaar *s*: ringed hair.

Ringelplatten: granuloma annulare.

Ringelröteln *w*: erythema infectiosum, fifth disease.

Ringen nach Luft: gasp.

Ringer-Lösung *w*: Ringer solution, Ringer's mixture.

Ringfaser *w*: ring fiber.

Ringfinger *m*: ring finger.

ringförmig: ring-shaped, annular, cricoid.

Ringform *w*: ring form.

Ringkanal *m*: ring canal.

Ringkernregler *m*: ring-core regulator.

Ringknorpel *m*: cricoid cartilage.

Ringknorpelspaltung *w*: cricotracheotomy.

Ringmesser *s*: adenotome.

Ringmuskulatur *w*: sphincter; **kardioösophageale** ~ cardioesophageal sphincter.

Ringpessar *s*: ring pessary; **flexibles** ~ doughnut pessary.

Ringsideroblast *m*: ringed sideroblast.

Ringskotom *s*: ring scotoma, annular scotoma.

Ringstriktur *w*: annular stricture.

Ringstripper *m*: artery cleaner, endarterectomy stripper, external stripper.

Ringstruktur *w*: ring structure.

Ringsystem *s*: cyclic system.

Ringthrombus *m*: annular thrombus.

Ringverbindung *w*: ring compound.

Rinne *w*: groove, trough, sulcus, gutter, runnel, plica, semicanal.

Rinnenbildung *w*: sulcation.

Rinne-Test *m*: Rinne's test; **negativer** ~ Rinne's test negative [*abbr*] -R; **positiver** ~ Rinne's test positive [*abbr*] +R.

Rinne-Zeichen *s*: Rinne response.

Riolan-Anastomose *w*: Riolan's arc, intermesenteric arterial anastomosis.

Riolan-Bogen *m*: Riolan's arc.

Rippe *w*: 1. rib, cost; 2. **die oberen** ~'en **betreffend** costosuperior; **die unteren** ~'n **betreffend** costoinferior; **mit** ~'n costate, costiferous; **von den** ~'n **ausgehend** costogenic.

Rippenapproximator *m*: rib approximator.

Rippenbogen *m*: costal arch.

Rippenbogenrandschnitt *m*: subcostal incision, incision parallel to the costal margin.

Rippenfell *s*: pleura.
Rippenfellentzündung *w*: pleurisy; **chronische** ~ chronic pleurisy.
rippenförmig: costiform.
Rippenfortsatz *m*: costal process.
Rippenfraktur *w*: rib fracture.
Rippenknorpel *m*: costal cartilage, costicartilage.
Rippenknorpel-: costochondral.
Rippenknorpelentzündung *w*: costochondritis.
Rippenplastik *w*: costoplasty.
Rippenresektion *w*: rib resection, costectomy, thoracectomy.
Rippenschmerz *m*: costalgia.
Rippenspan *m*: rib chip.
Rippenusur *w*: rib erosion.
Rippenwinkel *m*: costal angle.
Rippenzange *w*: rib-cutting forceps.
Risiko *s*: risk, venture; **absolutes** ~ absolute risk; **annehmbares** ~ attributable risk; **empirisches** ~ empiric risk; **kumulatives** ~ cumulative risk; **relatives** ~ relative risk, risk ratio.
Risikoabschätzung *w*: risk assessment.
Risikofaktor *m*: risk factor.
Risikogeburt *w*: high-risk delivery.
Risikogruppe *w*: risk group.
risikoreich: high-risk.
Risikoübernahme *w*: assumption of risk.
Risikoverhalten *s*: risk behavior, risk-taking behavior.
riskieren: risk.
-riß: -rhexis.
Riß *m*: tear, laceration, rupture, rictus, flaw, break; **kleiner** ~ crevice.
Rißfraktur *w*: avulsion fracture, fissure facture.
rissig: cracked, rimose, rimous.
Rißwunde *w*: lacerated wound, laceration.
Rist *m*: arch of the foot, instep.
RIST Abk. **Radioimmunosorbenttest** *m*: radioimmunosorbent test [*abbr*] RIST.
Ristocetin *s*: ristocetin.
Risus *m*: risus, laugh.
Risus sardonicus: risus sardonicus, sardonic laugh, canine laugh, canine spasm,

cynic spasm.
Ritgen-Handgriff *m*: Ritgen's method, modified Ritgen's maneuver.
Ritodrin *s*: ritodrine.
Ritter-Fibrillen: Ritter's fibers.
Ritter-Syndrom *s*: Ritter's disease.
Rittersporn *m*: larkspur.
Ritual *s*: ritual.
Ritualisierung *w*: ritualization.
Ritus *m*: rite.
ritzen: lance.
Rivalität *w*: rivalry.
Rivalta-Probe *w*: Rivalta's test.
Rivanol *s*: rivanol.
Rivinus-Membran *w*: Rivinus membrane.
Rizin *s*: ricin.
Rizinismus *m*: ricinism.
Rizinolsäure *w*: ricinoleic acid.
Rizinusöl *s*: castor oil, ricinus oil.
Rizolipase *w*: rizolipase.
RM Abk. **Rückenmark** *s*: spinal marrow.
Rn Abk. **Radon** *s*: radon [*abbr*] Rn, radium emanation.
RNA Abk. **Ribonukleinsäure** *w*: ribonucleic acid; **lösliche** ~ soluble RNA [*abbr*] sRNA; **ribosomale** ~ ribosomal RNA [*abbr*] rRNA.
RNA-Ligase *w*: RNA ligase.
RNA-Matrize *w*: RNA template.
RNA-Polymerase *w*: RNA polymerase, RNA nucleotidyltransferase.
RNA-Primer *m*: RNA primer.
RNase Abk. **Ribonuklease** *w*: RNase [*abbr*] ribonuclease.
RNase I: RNase I, pancreatic ribonuclease.
RNA-Spleißen *s*: RNA splicing.
RNA-Synthese *w*: RNA synthesis.
RNA-Virus *m*: ribovirus.
Robbengliedrigkeit *w*: phocomelia.
Robb-Smith-Krankheit *w*: histiocytic medullary reticulosis.
Robertson-Translokation *w*: robertsonian translocation.
Robinson-Katheter *m*: Robinson's catheter.
Robin-Syndrom *s*: Robin syndrome, Robin anomaly, Pierre Robin retrognathism.

Robison-Ester *m*: Robison ester, glucose 6-phosphatase.

Roborans *s*: roborant, strengthening agent.

robust: robust.

ROC-Kurve *w*: receiver operating characteristic curve [*abbr*] ROC curve.

Rocher-Zeichen *s*: Rocher sign.

Rocket-Elektrophorese *w*: electroimmunoassay.

Rocket-Immunelektrophorese *w*: rocket immunoelectrophoresis.

Rocky-Mountain-Fieber *s*: Rocky Mountain spotted fever [*abbr*] RMSF, tick fever, Mexican spotted fever, Brazilian spotted fever.

Rodentizid *s*: rodenticide.

Roederer-Kopfeinstellung *w*: Roederer obliquity.

Röhrchen *s*: tubule, tubulus.

Röhre *w*: tuba, tube, tubus, syrinx.

Röhrenbelastung *w*: tube loading.

röhrenförmig: tubuliform.

Röhrengehäuse *s*: tube housing, tube shield.

Röhrenkennlinie *w*: tube characteristic.

Röhrenknochen *m*: long bone, tubular bone.

Röhrenkolben *m*: tube envelope.

Röhrenlaufwagen *m*: tube carriage.

Röhrenleistung *w*: tube rating.

Röhrenspannung *w*: tube voltage, tube tension.

Röhrenspekulum *s*: tubular speculum.

Röhrling *m*: boletus.

Roemheld-Syndrom *s*: effort syndrome.

röntgen: x-ray, roentgenize.

Röntgen *s* Abk. **R**: roentgen [*abbr*] R.

Röntgen-: roentgeno-, x-ray.

Röntgenabteilung *w*: x-ray department.

Röntgenanalyse *w*: x-ray analysis.

Röntgenanatomie *w*: radiological anatomy.

Röntgenanlage *w*: x-ray equipment, x-ray unit.

Röntgenarchiv *s*: x-ray film archive.

Röntgenassistent, medizinisch-technischer Abk. **MTRA**: medical x-ray technician, radiologic technician, radiologic technologist.

Röntgenaufnahme *w*: radiography, x-ray, roentgenography, x-ray exposure, radiograph, roentgenogram; **harmonisierte ~** harmonized radiograph; **selektive ~** selective roentgenography.

Röntgenbandspeicher *m*: x-ray videotape recorder.

Röntgenbefund *m*: roentgenographic finding.

Röntgenbestrahlung *w*: x-ray therapy.

Röntgenbild *s*: x-ray image, x-ray picture, radiographic picture.

Röntgenbildverstärker *m* Abk. **RBV**: x-ray image amplifier.

Röntgenbildverstärkerkinematograph ie *w*: image intensifier cinefluorography.

Röntgencomputertomographie *w*: computed x-ray tomography.

Röntgendermatitis *w*: radiodermatitis, radiation dermatitis.

Röntgendiagnostik *w*: radiodiagnostics, diagnostic radiology.

röntgendicht: roentgenopaque.

Röntgendurchleuchtung *w*: x-ray fluoroscopy.

Röntgendurchleuchtungsgerät *s*: roentgenoscope.

Röntgenemissionsspektrometrie *w*: x-ray emission spectrometry.

Röntgenfeinstrukturuntersuchung *w*: x-ray diffraction analysis.

Röntgenfernsehen *s*: x-ray television.

Röntgenfernsehkette *w*: x-ray television chain.

Röntgenfilm *m*: x-ray film.

Röntgenfilm-Entwicklungsmaschine *w*: x-ray processor.

Röntgenfilter *m*: x-ray filter.

Röntgenfluoroskopie *w*: x-ray fluoroscopy.

Röntgengenerator *m*: x-ray generator.

Röntgengerät *s*: x-ray equipment, x-ray apparatus.

Röntgeninstitut *s*: x-ray institute.

Röntgenkarzinom *s*: radiation cancer.

Röntgenkastration *w*: x-ray castration.

Röntgenkater *m*: x-ray sickness.

Röntgenkaustik *w*: x-ray cautery.

Röntgenkinematographie *w*: cineradiography, x-ray cinematography.

Röntgenkontrastmittel *s*: x-ray contrast medium, radiopaque.

Röntgenkymograph *m*: roentgenkymograph.

Röntgenkymographie *w*: roentgenokymography, roentgenkymography.

Röntgenmikroanalyse *w*: x-ray microanalysis.

Röntgennahbestrahlung *w*: x-ray contact therapy.

röntgennegativ: x-ray negative, radioparent.

Röntgenoderm *s*: radiodermatitis.

Röntgenpelvimetrie *w*: x-ray pelvimetry.

Röntgenreihenaufnahmegerät *s*: serialograph.

Röntgenreihenuntersuchung *w*: mass x-ray examination, mass radiography, mass roentgenography, mass fluorography.

Röntgenröhre *w*: x-ray tube.

Röntgenstereoaufnahme *w*: stereoroentgenogram.

Röntgen-Stereo-Durchleuchtung *w*: x-ray stereofluoroscopy.

Röntgenstereometrie *w*: stereoroentgenometry.

Röntgenstrahlen: x-rays, roentgen rays, paracathodic rays; **charakteristische** ~ characteristic x-rays; **harte** ~ hard x-rays; **sehr weiche** ~ supersoft x-rays; **ultraharte** ~ ultrahard x-rays; **weiche** ~ soft x-rays.

Röntgenstrahlenabsorption *w*: x-ray absorption.

Röntgenstrahlenbeugung *w*: x-ray diffraction.

Röntgenstrahlenbeugungsmuster *s*: x-ray diffraction pattern.

Röntgenstrahlenbündel *s*: x-ray beam.

Röntgenstrahlenschutz *m*: x-ray protection.

Röntgenstrahlenschutzfaktor *m*: occupancy factor.

Röntgenstrahlung *w*: x-irradiation, x-radiation, x-ray scattering.

Röntgenstrukturanalyse *w*: x-ray structural analysis, x-ray crystallographic analysis.

Röntgentherapie *w*: x-ray therapy, radiotherapy.

Röntgenthoraxaufnahme *w*: chest radiograph, chest roentgenogram, chest film.

Röntgenübersichtsaufnahme *w*: preliminary film.

Röntgenuntersuchung *w*: radiographic examination.

Röntgenverstärkerfolie *w*: x-ray intensifying screen, radiographic intensifying screen.

rösten: torrefy.

Rösten *s*: torrefaction, roasting.

Röstung *w*: calcination, roasting.

Röte *w*: redness, rubor; **hektische** ~ hectic flush.

Röteln *w*: German measles, three-day measles, French measles, roeteln, rubella, rubeola notha.

Rötelnembryopathie *w*: rubella embryopathy, congenital rubella syndrome.

Rötelnenzephalitis *w*: rubella encephalitis.

Rötelninfektion *w*: rubella infection.

Rötelnvirus *m*: rubella virus.

röten: redden.

rötend: rubefacient.

Rötung *w*: redness, rubescence, rubeosis, rubor.

Roger-Geräusch *s*: Roger's murmur, Roger's bruit.

Roger-Syndrom *s*: Roger's disease, ventricular sepdal defect.

Roggen *m*: rye.

roh: rough [*abbr*] R, raw, crude.

Rohdroge *w*: crude drug.

Rohr-Fibrinoid *s*: Rohr's layer.

Rohrzucker *m*: cane sugar, saccharose, sucrose.

Rohspiritus *m*: crude spirit.

Rohwert *m*: rough score.

ROI Abk. **Region of interest**: region of interest [*abbr*] ROI.

Rokitansky-Becken *s*: Rokitansky's pelvis, spondylolisthetic pelvis.

Rokitansky-Cushing-Ulkus *s*: Rokitansky-Cushing ulcer.

Rokitansky-Divertikel *s*: Rokitansky's diverticulum, traction diverticulum of the esophagus.

Rokitansky-Küster-Hauser-Syndrom *s*: Mayer-Rokitansky-Küster-Hauser syndrome, vaginal aplasia.

Rokitansky-Syndrom *s*: Rokitansky's disease.

Rolando-Furche *w*: fissure of Rolando, sulcus centralis cerebri.

Rolator *m*: glider cane.

Rolitetracyclin *s*: rolitetracycline.

Rollapen *m*: gauntlet flap.

Rollbinde *w*: roller, roller bandage.

Rolle *w*: role, roll, (anatomy) trochlea, pulley; **auferlegte** ~ imposed role; **erreichte** ~ achieved role; **kleine** ~ rotula; **soziale** ~ social role.

rollen: roll.

Rollenbildung *w*: rouleaux formation.

Rollenerwartung *w*: role expectation.

Rollhöcker *m*: trochanter.

Rollenidentität *w*: role identity.

Rollenkonflikt *m*: role conflict.

Rollenspiel *s*: role-playing.

Rollenverhalten *s*: role behavior.

Rollenzuschreibung *w*: role ascription.

Roller-coaster-Effekt *m*: roller coaster effect.

Rollfilm *m*: rollfilm.

Rollfilmwechsler *m*: rollfilm changer.

Rollier-Behandlung *w*: Rollier's treatment, Rollier's formula.

Rollpinzette *w*: roller forceps.

Rollstuhl *m*: wheelchair.

Romaña-Zeichen *s*: Romaña sign.

Romano-Ward-Syndrom *s*: Romano-Ward syndrome.

Romanowsky-Färbung *w*: Romanowsky stain.

Romberg-Howship-Phänomen *s*: Romberg-Howship symptom.

Romberg-Syndrom *s*: Romberg's disease, facial hemiatrophy, progressive facial atrophy, facial trophoneurosis, Parry-Romberg syndrome.

Romberg-Trophoneurose *w*: Romberg's progressive facial hemiatrophy, Romberg's facial hemiatrophy.

Romberg-Versuch *m*: Romberg's test, station test.

Romberg-Zeichen *s*: Romberg sign, rombergism.

Rooming-in *s*: rooming-in.

Rorschach-Test *m*: Rorschach test, ink blot test.

rosa: pink.

Rosacea *w*: rosacea, acne rosacea; **granulomatöse** ~ rosacealike tuberculid.

Rosakrankheit *w*: pink disease, Feer's disease, acrodynic erythema, erythredema polyneuropathy, dermatopolyneuritis, acrodynia, Swift's disease, Selter's disease.

Rosanilin *s*: rosaniline.

Rosanilinhydrochlorid *s*: magenta.

Rosazea *w*: rosacea, acne rosacea; **granulomatöse** ~ rosacealike tuberculid.

Rose-Lagerung *w*: Rose position.

Rosenbach-Semon-Gesetz *s*: Rosenbach's law.

Rosenfeld-Syndrom *s*: Rosenfeld syndrome.

Rosenkranz, rachitischer *m*: rachitic bead.

Rosenkranzbildung *w*: beading of the ribs.

Rosenmüller-Drüse *w*: Rosenmüller's gland.

Rosenmüller-Grube *w*: Rosenmüller's cavity, recessus pharyngeus.

Rosenmüller-Organ *s*: Rosenmüller's organ, epoophoron.

Rosenthal-Syndrom *s*: Melkersson-Rosenthal syndrome.

Roseola *w*: roseola; **syphilitische** ~ roseolar syphilid, erythematous syphilid, macular syphilid.

Roseola typhosa: roseola typhosa.

Roser-Nélaton-Linie *w*: Roser's line, Né-laton's line.

Rosette *w*: rosette.

Rosettentest *m*: rosette test, E-rosette test.

Rose-Waaler-Test *m*: Waaler-Rose test, sheep-cell agglutination test [*abbr*] SCAT, sensitized sheep cell test.

Rosmarin *m*: rosemary.

Rosolsäure *w*: rosolic acid.

Rosoxacin *s*: rosoxacin.

Rossolimo-Zeichen *s*: Rossolimo sign, Rossolimo's reflex.

Ross-Zyklus *m*: Ross cycle, mosquito cycle.

Rost *m*: rust.

rostbraun: russet.

rostfarben: rusty.

rostfrei: stainless, rustless.

rostral: rostral.

rostralwärts: rostrad.

Rostrum *s*: 1. rostrum; 2. **unter dem** ~ subrostral.

rot: red.

Rot *s*: red.

Rot-: rhodo-, rhod-.

Rotameter *s*: rotameter.

Rotation *w*: rotation, rotary motion; **manuelle** ~ manual rotation.

Rotations-: rotational.

Rotationsachse *w*: rotation axis.

Rotationsbestrahlung *w*: rotating irradiation, rotation therapy.

Rotationsdispersion, optische *w*: optical rotatory dispersion [*abbr*] ORD.

Rotationsgelenk *s*: rotation joint, cyclarthrosis.

Rotationslappen *m*: rotation flap.

Rotationsnystagmus *m*: rotation nystagmus, rotatory nystagmus.

Rotationswinkel *m*: rotation angle.

Rotationszentrum *s*: rotation center.

Rotatorenmanschette *w*: rotator cuff.

Rotatorenzerrung *w*: high-jumpers' strain.

rotatorisch: rotatory.

Rotatormuskel *m*: rotator.

Rotavirus *m*: rotavirus, duovirus.

rotblind: red-blind.

Rotblindheit *w*: red blindness, protanopia, anerythropsia.

Rotenon *s*: rotenone.

Rotes Kreuz *s*: Red cross.

Rotgrünblindheit *w*: red-green blindness.

rothaarig: redheaded.

Rothera-Probe *w*: Rothera's test.

Roth-Flecke: Roth spots.

Rothmund-Thomson-Syndrom *s*: Rothmund-Thomson syndrome, congenital poikiloderma, teleangiectasia-pigmentation-cataract syndrome.

rotieren: rotate, revolve, spin.

Rotlauf *m*: erysipeloid.

Rotor-Syndrom *s*: Rotor syndrome.

Rotschwäche *w*: protanomaly.

rotsichtig: red-sighted.

Rotspiegelung *w*: red reflex.

Rotter-Knötchen *s*: Rotter's node.

Rotz *m*: snot, water farcy.

Rouget-Zelle *w*: Rouget cell, adventitial cell, pericyte, perivascular cell, pericapillary cell.

Rouleaubildung *w*: rouleaux formation, nummulation.

Rous-assoziierter Virus *m*: Rous-associated virus [*abbr*] RAV.

Rous-Sarkomvirus *m* Abk. **RSV**: Rous sarcoma virus [*abbr*] RSV.

Roussy-Lévy-Syndrom *s*: Roussy-Lévy syndrome, hereditary areflexic dysstasia.

Routine *w*: routine.

Routinediagnostik *w*: routine diagnosis.

Routineinspektion *w*: routine servicing.

routinemäßig: routinely.

Routineuntersuchung *w*: routine diagnostic test, routine examination.

Roux-Anastomose *w*: Roux-Y gastroenterostomy, Roux-en-Y gastroenterostomy.

Roux-Operation *w*: Roux-en-Y operation.

Roux-Schlinge *w*: Roux loop.

Rovsing-Zeichen *s*: Rovsing sign.

RPL Abk. **Radiophotolumineszenz** *w*: radiophotoluminescence.

RPR-Test *m*: rapid plasma reagin test [*abbr*] RPR test.

RQ Abk. **respiratorischer Quotient** *m*: respiratory quotient [*abbr*] RQ.

RR Abk. **Blutdruck** *m*: blood pressure [*abbr*] BP.

-rrhachie: -rrhachia.

-rrhagie: -rhage.

-rrhö: -rrhea, -rrhoea.

RSSE-Virus *m*: Russian spring-summer encephalitis virus.

R-Stamm *m*: rough strain.

RSV Abk. **Rous-Sarkomvirus** *m*: Rous sarcoma virus [*abbr*] RSV.

RS-Virus *m*: respiratory syncytial virus [*abbr*] RS virus.

RTA Abk. **renale tubuläre Azidose** *w*: renal tubular acidosis.

RTF Abk. **Resistenztransferfaktor** *m*: resistance transfer factor [*abbr*] RTF.

Rubazonsäure *w*: rubazonic acid.

Rubefaziens *s*: rubefacient.

Rubella *w*: rubella, rubeola, roeteln, German measles.

rubelliform: rubelliform.

Rubeola *w*: rubella, rubeola, roeteln, German measles.

Rubeose *w*: rubeosis, redness.

Ruberythrinsäure *w*: ruberythric acid.

Rubin *m*: ruby.

Rubinglas *s*: ruby glass.

Rubinstein-Taybi-Syndrom *s*: Rubinstein-Taybi syndrome.

Rubor *m*: rubor, redness.

Rubreserin *s*: rubreserine.

rubroretikulär: rubroreticular, rubrobulbar.

rubrospinal: rubrospinal.

rubrothalamisch: rubrothalamic.

rubrozerebellär: rubrocerebellar.

Ruck *m*: jerk, tug.

ruckartig: jerky.

Rucknystagmus *m*: jerky nystagmus, jerk nystagmus.

Rucksacklähmung *w*: knapsack paralysis.

Ruck-Tuberkulinextrakt *m*: Ruck's watery extract tuberculin.

Rudiment *s*: rudiment, vestige.

rudimentär: rudimentary, vestigial.

Rudimentärknochen *m*: rudimentary bone.

Rudimentärorgan *s*: rudiment.

Rübenzucker *m*: beet sugar, saccharose.

Rückabsorption *w*: reabsorption.

Rückansicht *w*: posterior view.

Rückatmung *w*: rebreathing, rehalation.

Rückatmungsbeutel *m*: rebreathing bag.

Rückatmungsmethode *w*: rebreathing technique.

Rückbildung *w*: regression, recession, devolution, retroplasia; **partielle ~** partial remission [*abbr*] PR.

Rückbildungsphase *w*: catagenesis.

Rückblick *m*: retrospection.

Rücken *m*: back, dorsum, (nose) bridge.

Rücken-: dors-, dorsal, notal.

Rückenlage *w*: 1. dorsal position, supine position; 2. **in ~** dorsicumbent, supine; **in ~ bringen** supinate; **~ mit angezogenen Beinen** dorsal rigid position; **~ mit erhöhtem Kopf** dorsal elevated position; **~ mit gebeugten, außenrotierten Beinen** dorsal recumbent position.

Rückenlagerung *w*: supination.

Rückenlage-Schock-Syndrom *s*: inferior vena cava syndrome.

Rückenmark *s* Abk. **RM**: spinal marrow, spinal cord, spinal medulla.

Rückenmarkbahn *w*: spinal tract.

Rückenmarkblutung *w*: hematomyelia, spinal hemorrhage.

Rückenmarkdegeneration *w*: spinal degeneration; **kombinierte ~** combined sclerosis.

Rückenmarkerkrankung *w*: spinal cord disease.

Rückenmarkerschütterung *w*: concussion of the spine.

Rückenmarkerweichung *w*: myelomalacia.

Rückenmarkhaut *w*: meninx.

Rückenmarkkanal *m*: spinal canal.

Rückenmarkkompression *w*: spinal compression, compression myelitis, compression myelopathy.

Rückenmarkkontusion *w*: contusion of

the spinal cord.

Rückenmarkreflex *m*: spinal reflex.

Rückenmarks-: medullispinal.

Rückenmarkschädigung *w*: spinal cord lesion.

Rückenmarksegment *s*: spinal segment, myelomere.

Rückenmarkszintigraphie *w*: myeloscintigraphy.

Rückenmarktumor *m*: tumor of the spinal cord, spinal tumor.

Rückenmarkverletzung *w*: spinal trauma.

rückenmarkwärts: myelopetal.

Rückenmarkwurzel *w*: spinal root.

Rückenmarkzelle *w*: spinal cell.

Rückenmarkzentrum *s*: spinal center.

Rückenmuskel *m*: back muscle.

Rückenplatte *w*: backing.

Rückenschmerzen: backache, dorsalgia, dorsodynia, notalgia, rachialgia, rachidynia; **funktionelle** ~ functional back; **haltungsbedingte** ~ static back.

Rückenstütze *w*: backrest.

Rückfälliger *m*: recidivist.

rückfällig werden: relapse.

Rückfall *m*: relapse, recidivation, setback.

Rückfallfieber *s*: recurrent fever, relapsing fever, polyleptic fever, typhinia.

Rückfallreaktion *w*: recurrent reaction.

Rückfaltung *w*: refolding.

Rückfluß *m*: backflow, regurgitation, return; **venöser** ~ venous return.

Rückflußileitis *w*: backwash-ileitis.

Rückgang *m*: recession.

Rückgrat *s*: spine, spina, rachis.

Rückkopplung *w*: feedback, closed loop; **negative** ~ negative feedback; **positive** ~ positive feedback; **verzögerte auditorische** ~ delayed auditory feedback.

Rückkopplungshemmung *w*: feedback inhibition.

Rückkreuzung *w*: backcross, backcross mating.

Rücklauf *m*: recoil.

Rückmutation *w*: backmutation.

Rückresorption *w*: reabsorption; **intestinale** ~ intestinal reabsorption; **maximale**

tubuläre ~ tubular reabsorption maximum; **tubuläre** ~ tubular reabsorption.

Rückschlag *m*: recoil, rebound, throwback.

rückständig: backward.

Rückstand *m*: remainder, residue, residuum, sludge.

Rückstau *m*: backflow.

Rückstichnaht *w*: vertical mattress suture.

Rückstoß *m*: rebound.

Rückstoßphänomen *s*: rebound phenomenon, rebound effect, Holmes rebound phenomenon, Holmes sign.

Rückstreustrahlung *w*: backscattered radiation.

Rückstreuung *w*: backscatter.

Rücktitration *w*: back titration.

Rücktransfusion *w*: refusion.

rückwärts: backward, retrad.

Rückwärtsbeugung *w*: retrodeviation.

Rückwärtsbewegung *w*: retroaction.

Rückwärtsbiegung *w*: reclination.

Rückwärtssprechen *s*: mirror speech.

Rückwärtsverlagerung *w*: retrodisplacement, retrocession.

Rückwärtsversagen *s*: backward heart failure, backward failure.

rückwirkend: retroactive.

Rückwirkung *w*: retroaction, repercussion.

rühren: stir, agitate.

rülpsen: belch, eructate.

Rüssel *m*: snout.

Rufbereitschaft *w*: call, on call.

rufen: call.

Ruffini-Endkörperchen: Ruffini's endings, Ruffini's corpuscles, spray endings.

Ruggeri-Reflex *m*: Ruggeri sign.

Ruhe *w*: silence, rest, calm.

ruhelos: restless.

ruhen: rest.

ruhend: resting, dormant, quiescent.

Ruhenüchternwert *m*: fasting resting value.

Ruheokklusion *w*: restbite.

Ruhephase *w*: rest period, resting state.

Ruhephasehaar *s*: resting hair.
Ruhepotential *s*: resting potential, resting current.
Ruheschmerz *m*: rest pain.
Ruhestadium *s*: quiescence.
Ruhestand *m*: retirement.
Ruhestellung *w*: rest position.
Ruhestoffwechsel *m*: basal metabolic rate.
Ruhetremor *m*: resting tremor, static tremor, passive tremor.
Ruhewert *m*: resting value.
Ruhezelle *w*: resting cell, vegetative cell.
ruhig: calm, silent, quiet, noiseless.
Ruhigstellung *w*: restraint, rest relation; **medikamentöse** ~ medicinal restraint, chemical restraint.
Ruhr *w*: dysentery.
ruhrartig: dysenteriform.
Ruktus *m*: ructus.
Rumination *w*: rumination.
Rumpel-Leede-Phänomen *s*: Rumpel-Leede sign, bandage sign, endothelial symptom.
Rumpel-Leede-Test *m*: Rumpel-Leede test, tourniquet test.
Rumpeln *s*: rumble.
Rumpf *m*: trunk, torso.
Rumpfataxie *w*: trunk apraxia.
Rumpfmuskulatur *w*: muscles of the trunk.
rund: round.
Rundfilter *m*: round filter.
Rundherd *m*: round lesion, coin lesion.
Rundholz *s*: spar.
Rundmesser *s*: ring-knife.
Rundring *m*: annular ring.
Rundrücken *m*: round back, humpback.
Rundschatten *m*: round lesion, coin lesion.
Rundstiellappen *m*: gauntlet flap, tubed

flap, tunnel flap, pocket flap.
Rundstiellappentransplantat *s*: tube graft.
Rundung *w*: roundness.
Rundwurm *m*: roundworm.
Rundzellensarkom *s*: round-cell sarcoma.
Runt-Krankheit *w*: runt disease, runting syndrome.
Runzel *w*: rugosity.
runzelig: rugous.
runzeln: corrugate.
Runzelung *w*: corrugation.
Rupia *w*: rupia.
rupiaartig: rupioid.
Rupprecht-Band *s*: orthodontic bandage.
Ruptur *w*: rupture, laceration, tear.
rupturieren: rupture, tear, burst.
Rush-Nagel *m*: Rush pin.
Ruß *m*: soot.
Russel-Krukenberg-Körperchen: Russel's corpuscles.
Russell-Einschlußkörperchen *s*: Russell's body.
Russell-Syndrom *s*: Russell syndrome, diencephalic syndrome of infancy.
Rußkrebs *m*: chimney sweepers' cancer.
Rußlunge *w*: coal workers' pneumoconiosis, soot lung.
Rust-Krankheit *w*: neonatal thymectomy syndrome.
Rust-Zeichen *s*: Rust sign.
Rutilismus *m*: rutilism.
Rutin *s*: rutin, rutoside, phytomelin.
Rutosid *s*: rutoside, rutin, phytomelin.
rutschen: slide.
Rutschen *s*: slide.
RV Abk. **Residualvolumen** *s*: residual volume [*abbr*] RV.
R-Zacke *w*: R wave.

S

S Abk. **Schwefel** *m*: sulfur [*abbr*] S.

Sabin-Feldman-Test *m*: Sabin-Feldman dye test.

Sabin-Poliomyelitisimpfstoff *m*: Sabin vaccine.

SA-Block Abk. **sinuatrialer Block** *m*: sinuatrial block.

Sabouraud-Pilzagar *m*: Sabouraud's agar.

Saccharase *w*: invertase.

Saccharid *s*: saccharide.

Saccharimeter *s*: saccharimeter, saccharometer.

Saccharimetrie *w*: saccharimetry.

Saccharin *s*: saccharin, sodium benzosulfimide, sulfinidine.

Saccharo-: saccharo-, sacchari-.

Saccharomyces cerevisiae: baker's yeast.

Saccharomycet *m*: saccharomycete.

Saccharonsäure *w*: saccharonic acid.

Saccharose *w*: saccharose, sucrose.

Saccharosephosphorylase *w*: saccharose phosphorylase.

Saccharosetoleranztest *m*: saccharose tolerance test.

Saccharosurie *w*: sucrosuria.

Saccharum lactis: saccharum lactis, lactose.

Saccotomie *w*: sacculotomy, Fick's operation.

Sacculus *m*: saccule, small sac.

Saccus *m*: saccus, sac.

Sachverständigengutachten *s*: expert evidence.

Sachvorstellung *w*: thing representation.

Sack *m*: sac, bag, pouch.

Sackbildung *w*: sacculation.

sackförmig: saccular, sacciform, saccate.

Sackniere *w*: sacciform kidney, nephrectasis.

Sadismus *m*: sadism, tyrannism, active algolagnia.

Sadist *m*: sadist.

sadistisch: sadistic.

Sadomasochismus *m*: sadomasochism.

sadomasochistisch: sadomasochistic.

säbelförmig: sabre-shaped.

Säbelscheidentibia *w*: saber shin, saber-shaped tibia, boomerang leg.

Säbelscheidentrache *w*: scabbard trachea.

Sächsischblau *s*: saxe.

Säckchen *s*: saccule, sacculus, small sac.

säckchenförmig: sacculated, sacculiform.

säen: seed.

Säge *w*: saw.

Sägenystagmus *m*: seesaw nystagmus.

sägezahnförmig: saw-toothed.

Saemisch-Ulkus *s*: Saemisch's ulcer.

Sängerknötchen *s*: singers' nodules, vocal nodule, laryngeal granuloma.

Saenger-Zeichen *s*: Saenger sign.

sättigen: saturate, satisfy, satiate.

Sättigung *w*: saturation, satisfaction, satiation.

Sättigungsanalyse *w*: saturation analysis.

Sättigungsgrad *m*: degree of saturation.

Sättigungshybridisierung *w*: saturation hybridization.

Sättigungsindex *m*: saturation index, mean corpuscular hemoglobin concentration [*abbr*] MCHC.

Sättigungskapazität *w*: saturation capacity.

Sättigungskinetik *w*: saturation kinetics.

Sättigungsmutagenese *w*: saturation mutagenesis.

Sättigungspunkt *m*: saturation point, satiation point.

Sättigungsskala *w*: saturation scale.

Sättigungszentrum *s*: satiety center.

säubern: clean, sanitate.

säuerlich: subacid.

Säufer *m*: drunkard, alcoholic.

Säuferdelirium *s*: delirium tremens.

säugen: suckle.
Säugen *s*: nursing, suckling.
Säugetier *s*: mammal.
Säugetier-: mammalian.
Säugling *m*: baby, nursling, suckling.
Säuglingsalter *s*: infancy, postneonatal period.
Säuglingsenteritis *w*: epidemic diarrhea.
Säuglingsernährung, künstliche *w*: artificial feeding.
Säuglingsflasche *w*: feeding-bottle, nursing bottle.
Säuglingsnahrung *w*: baby food.
Säuglingspflege *w*: baby care.
Säuglingsskorbut *m*: infantile scurvy, scurvy rickets, hemorrhagic rickets.
Säuglingssterblichkeit *w*: postnatal mortality, infant mortality.
Säule *w*: column, pillar, pila.
Säulenchromatographie *w*: column chromatography.
Säulendiagramm *s*: bar chart.
Säulenepithel *s*: columnar epithelium, rod epithelium.
Säulenepithelzelle *w*: columnar cell.
Säulenreaktor *m*: tower reactor.
Säulenstativ *s*: column stand.
Säure *w*: acid [*abbr*] a; **aliphatische ~** aliphatic acid; **anorganische ~** inorganic acid; **aromatische ~** aromatic acid; **arsenige ~** arsenous acid; **binäre ~** binary acid; **chlorige ~** chlorous acid; **monobasische ~** monobasic acid; **organische ~** organic acid; **phosphorige ~** phosphorous acid; **polybasische ~** polybasic acid; **salizylige ~** salicylous acid; **salpetrige ~** nitrous acid; **schweflige ~** sulfurous acid; **selenige ~** selenous acid; **tellurige ~** telluric acid; **tribasische ~** tribasic acid; **unterbromige ~** hypobromeous acid; **unterchlorige ~** hypochlorous acid; **unterphosphorige ~** hypophosphoric acid; **untersalpetrige ~** hyponitrous acid; **unterschweflige ~** hyposulphorous acid.
Säureamid *s*: acid amide.
Säureanhydrid *s*: acid anhydride.
säureartig: acid-like.

Säureaustauscher *m*: acid exchanger.
Säureazid *s*: acid azide.
Säurebakterien: acidity bacteria.
Säure-Basen-Gleichgewicht *s*: acid-base balance.
Säure-Basen-Haushalt *m*: acid-base balance.
Säure-Basen-Stoffwechsel *m*: acid-base metabolism.
säurebeständig: acidoresistant, acidotolerant.
Säurebeständigkeit *w*: acid resistance.
Säurechlorid *s*: acid chloride.
Säureempfindlichkeit *w*: acid susceptibility.
Säurefärbung *w*: acid dye.
säurefest: 1. acid-fast, acid-proof; 2. **nicht** ~ nonacidfast.
Säurefuchsin *s*: acid fuchsine.
Säuregärung *w*: acid fermentation.
Säurehämolysintest *m*: acidified serum test.
Säurehydrat *s*: acid hydrate.
Säurehydrolyse *w*: acid hydrolysis.
Säurelabilitätstest *m*: acid lability test.
säurelöslich: acid soluble.
säureproduzierend: oxyntic.
Säureproton *s*: acid proton.
Säureresistenz *w*: acid resistance.
Säuresekretion *w*: acid output; **basale ~** Abk. **BAO** basal acid output [*abbr*] BAO; **maximale ~** peak acid output [*abbr*] PAO.
Säureserumtest *m*: acidified serum test.
Säurespaltung *w*: acid cleavage.
Säureverätzung *w*: acid corrosion.
Säurezahl *w*: acid number, acid value.
Safran *m*: saffron.
Safranin *s*: safranine.
Safraninfärbung *w*: 1. safranine stain; 2. **mit Affinität für** ~ safranophilic.
Safranleber *w*: saffron-colored liver.
Saft *m*: juice, sap, succus.
Saftigkeit *w*: succulence.
saftlos: sapless, juiceless.
sagittal: sagittal.
Sagittalebene *w*: sagittal plane.

Sagittalschnitt *m*: sagittal section.
Sagomilz *w*: sago spleen.
Sainton-Scheutauer-Marie-Syndrom *s*: cleidocranial dysplasia.
Saint-Syndrom *s*: Saint's triad.
Saison *w*: season.
Sakkade *w*: saccade.
sakkadenartig: saccadic.
Sakkulation *w*: sacculation.
sakkulokochleär: sacculocochlear.
Sakkulotomie *w*: sacculotomy, Fick operation.
Sakr-: sacr-.
sakral: sacral, hieric.
Sakralanästhesie *w*: caudal anesthesia.
Sakralgie *w*: sacralgia, sacrodynia.
Sakralisation *w*: sacralization, assimilation sacrum; **obere ~** lumbar sacralization.
Sakralkanal *m*: sacral canal.
sakralwärts: sacrad.
Sakralzyste *w*: Tarlov cyst.
Sakro-: sacro-.
sakroiliakal: sacroiliac.
Sakroiliakalgelenk *s*: scaroiliac articulation.
Sakroiliakalspondylitis *w*: pelvospondylitis.
Sakroiliitis *w*: sacroiliitis.
Sakrokoxalgie *w*: sacrocoxalgia.
Sakrokoxitis *w*: sacrocoxitis.
sakrospinal: sacrospinal.
Sakrotomie *w*: sacrotomy.
Sakrum *s*: sacrum, sacral bone, resurrection bone.
Sakrumresektion *w*: sacrectomy.
Saktosalpinx *w*: sactosalpinx.
Salaam-Krämpfe: salaam convulsion, infantile massive spasm, jackknife spasms, saltatory chorea.
Salacetamid *s*: salacetamide, acetylsalicylamide.
Sala-Zelle *w*: Sala cell.
Salazosulfapyridin *s*: salazosulfapyridine.
Salbe *w*: ointment, unction, paste, uncture, unguent, salve; **weiße ~** white ointment,

simple ointment.
Salbengesicht *s*: hatchet face.
Salbengrundlage *w*: ointment base.
Salbenstuhl *m*: steatorrhea.
Salbentopf *m*: gallipot.
Salbutamol *s*: salbutamol.
Salicylamid *s*: salicylamide.
Salicylsäure *w*: salicylic acid, orthohydroxybenzoic acid, ortho-oxybenzoic acid.
Salidiurese *w*: saluresis.
Saligenin *s*: saligenin.
Salinometer *s*: salinometer, salimeter.
Salit *s*: salit, bornyl salicylate.
Saliva *w*: saliva, sialon, spittle.
Salivation *w*: salivation.
Salivationszentrum *s*: salivary center.
Salizylaldehyd *s*: salicylaldehyde.
Salizylanilid *s*: salifebrin.
Salizylat *s*: salicylate.
Salizylessigsäure *w*: salicylacetic acid, salicyloacetic acid.
Salizylismus *m*: salicylism.
Salizylsäure *w*: salicylic acid, orthohydroxybenzoic acid, ortho-oxybenzoic acid.
Salizylursäure *w*: salicyluric acid.
Salk-Poliomyelitisimpfstoff *m*: Salk vaccine.
Salmiak *m*: ammonium chloride.
Salmonelle *w*: salmonella.
Salmonelleninfektion *w*: salmonellosis, salmonella infection, enteric fever.
Salmonellose *w*: salmonellosis, salmonella infection, enteric fever.
Salol *s*: salol.
Salpeter *m*: niter, sodium nitrate, saltpeter.
salpeterhaltig: nitriferous.
Salpetersäure *w*: nitric acid; **rauchende ~** nitrosonitric acid.
Salpetersäureester *m*: ester of nitric acid.
salpetrig: nitric.
Salpingektomie *w*: salpingectomy, tubectomy; **abdominale ~** laparosalpingectomy.
Salpingion *s*: salpingion.
Salpingitis *w*: salpingitis; **chronische in-**

terstitielle ~ chronic interstitial salpingitis; **eitrige** ~ pyosalpingitis; **noduläre** ~ nodular salpingitis; **pseudofollikuläre** ~ pseudofollicular salpingitis, follicular salpingitis; **tuberkulöse** ~ tuberculous salpingitis.

salpingitisch: salpingitic.

Salpingo-: salpingo-, salping-.

Salpingographie w: salpingography.

Salpingolithiasis w: salpingolithiasis.

Salpingolyse w: salpingolysis.

Salpingoophorozele w: salpingo-oothecocele.

Salpingoophorektomie w: salpingo-oophorectomy, salpingo-oothecectomy, salpingo-ovariectomy, salpingo-ovariotomy, tubo-ovariectomy.

Salpingoophoritis w: salpingo-oophoritis, salpingo-oothecitis, pelvic inflammatory disease; **chronische** ~ pachysalpingo-ovaritis.

Salpingoophorozele w: salpingo-oophorocele.

Salpingoovarektomie w: tubo-ovariectomy, salpingo-ovariectomy.

Salpingoovariotomie w: salpingo-ovariotomy.

Salpingoovaritis w: tubo-ovaritis.

salpingopalatinal: salpingopalatine, salpingostaphyline.

salpingopharyngeal: salpingopharyngeal.

Salpingoplastik w: salpingoplasty, fimbrioplasty.

Salpingosalpingostomie w: salpingosalpingostomy.

Salpingostomatoplastik w: salpingotomy.

Salpingostomie w: salpingostomy.

Salpingotomie w: salpingotomy; **abdominale** ~ laparosalpingotomy.

Salpingozele w: salpingocele.

Salpinx w: salpinx, tube.

Salpinx-: salpingeal.

Salsalat s: salsalate, salysal.

saltatorisch: saltatory, saltatoric, saltative.

Salurese w: saluresis.

Saluretikum s: saluretic, salidiuretic.

saluretisch: saluretic, salidiuretic.

Salvarsan s: salvarsan, arsphenamine, dioxydiaminoarsenobenzol.

Salverin s: salverine.

Salvarsankupfer s: salvarsan copper.

Salz s: 1. salt, sal; **jodiertes** ~ iodized salt; **Karlsbader** ~ Carlsbad salt; 2. ~ **verlierend** salt-loosing.

salzarm: low-sodium.

Salzausfällung w: salting-out, salt precipitation.

Salzbad s: salt bath.

salzbildend: saliferous.

Salzdiurese w: salt diuresis.

salzen: salt.

Salzfieber s: salt fever.

Salzgehalt m: salt content, salinity.

salzhaltig: saline.

salzig: salty, saline.

Salzigkeit w: saltiness.

Salzion s: salt ion.

Salzlösung w: saline solution, saline; **hypertone** ~ hypertonic saline; **hypotone** ~ hypotonic saline.

Salzmangel m: salt deficiency, sodium deficit.

Salzödem s: salt edema.

Salzquelle w: saline spring.

Salzsäure w: hydrochloric acid, muriatic acid.

Salztoleranz w: salt tolerance.

Salzüberschußdiät w: hyperchloridation.

Salzverlustkrise w: salt-depletion crisis.

Salzverlustnephritis w: salt-losing nephritis.

Salzverlustsyndrom s: salt-depletion syndrome, salt-losing defect, low sodium syndrome, Thorn syndrome; **zentrales zerebrales** ~ salt wasting syndrome.

Samarium s Abk. Sm: samarium [abbr] Sm.

Samen m: semen, sperm.

Samen-: seminal.

Samenausführungsgang m: spermiduct.

Samenbank w: sperm bank.

samenbildend: spermatogenous.

Samenbildung w: gonepoiesis.

Samenblase w: seminal vesicle, spermary,

spermatocyst, gonecyst.
Samenblasenentfernung w: spermatocystectomy.
Samenblasenentzündung w: seminal vesiculitis, gonecystitis.
Samenblasenfistel w: spermatic fistula.
Samenblaseninzision w: spermatocystotomy.
Samenblasenkonkrement s: spermatic calculus, gonecystic calculus.
Samenblasenzelle w: seminal cell.
Samenepithel s: germinal epithelium.
Samenflüssigkeit w: semen.
samenführend: seminiferous.
Samengang m: seminal duct.
Samengangstein m: spermolith.
Samenhügelentzündung w: verumontanitis.
Samenhügelresektion w: colliculectomy.
Samenkonservierung w: semen preservation.
Samenkorn s: seed.
Samenleiter m: sperm duct.
Samenspender m: sperm donor.
Samenstrang m: spermatic cord, testicular cord.
Samenstrangentzündung w: funiculitis.
Samenstrangfixierung w: spermoloropexy.
Samenstranghernie w: funicular hernia.
Samenstrangresektion w: spermectomy.
Samenstrangtorsion w: spermatic cord torsion.
Samenzyste w: seminal cyst.
Sammelflasche w: collecting bottle.
Sammelgel s: stacking gel.
Sammellinse w: convergent lens, convex lens.
sammeln: collect.
Sammelrohr s: collecting tubule, kidney collecting duct.
Sammelrohröffnung, distale w: urinary pore.
Sanarelli-Shwartzman-Phänomen s: Sanarelli-Shwartzman reaction, Shwartzman's phenomenon.
Sanatorium s: sanatorium, sanitorium,

sanitarium.
deSanctis-Cacchione-Syndrom s: deSanctis-Cacchione syndrome, xerodermic idiocy.
Sand m: sand.
Sandarakharz s: sandarac.
Sandbad s: sand bath.
Sandfliege w: sandfly.
Sandfliegenfieber s: sandfly fever, phlebotomus fever, pappataci fever.
Sandfloh m: sand flea, jigger flea, chigoe.
Sandgeschwulst s: sand tumor, psammoma.
Sandhoff-Jatzkewitz-Syndrom s: Sandhoff's disease.
sandig: sabulous, gritty.
Sandkörperchen: sand bodies.
Sanduhrgeschwulst w: hourglass tumor.
Sanduhrmagen m: hourglass stomach.
Sandwich-Methode w: sandwich method.
Sanfilippo-Syndrom s: Sanfilippo syndrome, mucopolysaccharidosis III, polydystrophic oligophrenia.
sanft: bland, mild, soft.
Sangui-: sangui-.
Sanguin-: sanguin-.
sanguinisch: sanguine.
Sanguino-: sanguino-.
sanguinolent: sanguinolent.
sanieren: sanitate.
Sanierung w: sanitation.
sanitär: sanitary.
Sanitation w: sanitation.
Sankt-Antonsbrand m: Saint Anthony's fire, ergotism, epidemic gangrene.
Sanktion w: sanction.
S-Antigen s: soluble antigen.
Santonin s: santonin, santoninic acid.
Santoninsäure w: santoninic acid.
Santorini-Knorpel m: Santorini's cartilage.
Saphena w: saphenous vein, saphena.
Saphena-Femoralis-: saphenofemoral.
Saphenaresektion w: saphenectomy.
Sapo-: sapo-.
Sapo m: sapo, soap.
Sapo animalis: animal soap.

Sapogenin *s*: sapogenin.
Sapo medicinalis: green soap.
Saponifikation *w*: saponification.
Saponin *s*: saponin.
sapphisch: sapphic.
Sapphismus *m*: sapphism.
Saprämie *w*: sapremia.
Sapro-: sapro-.
Saprobiont *m*: saprobe.
saprobiotisch: saprobic.
saprophag: saprophagous.
Saprophyt *m*: saprophyte.
saprophytär: saprophytic.
saprotroph: saprotroph.
Saprozoon *s*: saprozoite.
Saprozoonose *w*: saprozoonosis.
Saralasin *s*: saralasin.
Sarcocystis *w*: sarcocystis, sarcosporidian cyst.
Sarcocystis-Zyste *w*: sarcocyst.
Sarcoma botryoides: botryoid sarcoma.
Sarcoma idiopathicum multiplex haemorrhagicum: multiple idiopathic hemorrhagic sarcoma, idiopathic multiple pigmented hereditary sarcoma, Kaposi sarcoma [*abbr*] KS.
Sarcophaga *w*: Sarcophaga, flesh fly.
Sarcoptes scabiei *w*: sarcoptic scabies.
sardonisch: sardonic.
Sargdeckelkristalle: triple phosphate crystals.
Sarin *s*: sarin.
Sarko-: sarco-.
Sarkoid *s*: sarcoid.
sarkoidartig: sarcoid.
Sarkoid Darier-Roussy: Darier-Roussy sarcoid.
Sarkoidose *w*: sarcoidosis, Besnier-Boeck disease, Boeck's disease, Danielssen-Boeck syndrome, Schaumann's disease, Hutchinson-Boeck disease, Mortimer's disease, multiple benign sarcoids; **hyperkalzämische** ~ hypercalcemic sarcoidosis; **pulmonale** ~ pulmonary sarcoidosis; **thorakale** ~ intrathoracic sarcoidosis; **zerebrale** ~ cerebral sarcoidosis.
Sarkoidose des Nervensystems: neuro-sarcoidosis.

Sarkolemm *s*: sarcolemma, myolemma.
Sarkolyse *w*: sarcolysis.
sarkolytisch: sarcolytic.
Sarkom *s*: sarcoma; **embryonales** ~ embryonal sarcoma; **experimentelles** ~ Jensen sarcoma; **osteogenes** ~ osteogenic sarcoma; **periostales** ~ parosteal sarcoma.
sarkomartig: sarcomatoid.
sarkomatös: sarcomatous, sarcotic.
Sarkomatose *w*: sarcomatosis, sarcosis; **meningeale** ~ meningeal sarcomatosis.
sarkombildend: sarcomagenic.
Sarkomelanin *s*: sarcomelanin.
Sarkomer *s*: sarcomere.
Sarkoplasma *s*: sarcoplasm, myoplasm, myoserum.
Sarkoplasmamasse *w*: sarcoplasmic mass.
sarkoplasmatisch: sarcoplasmic.
sarkoptisch: sarcoptic.
Sarkosin *s*: sarcosine.
Sarkosinämie *w*: sarcosinemia.
Sarkosom *s*: sarcosome, myomitochondrion.
Sarkosporidiose *w*: sarcosporidiosis, sarcosporidiasis, sarcocystosis.
Sarkotubuli: sarcotubules, sarcoplasmic reticulum.
Sarkozele *w*: sarcocele.
Sarkozyt *m*: sarcocyte.
Sarmentus-Glykosid *s*: sarmentogenin.
Sarzine *w*: sarcina.
Satellit *m*: satellite; **perizentriolärer** ~ pericentriolar satellite.
Satellitenchromosom *s*: satellite.
Satelliten-DNA *w*: satellite DNA.
Satellitenvirus *m*: satellite virus.
Satellitenzelle *w*: satellite cell, lemmocyte.
satt: satiated.
Sattel *m*: saddle.
Sattelblockanästhesie *w*: saddle-block anesthesia.
sattelförmig: saddle-shaped.
Sattelgelenk *s*: saddle joint.
Sattelkopf *m*: clinocephalus.
Sattelnase *w*: saddlenose.

Sattheit w: satiety.

saturieren: satiate.

Saturnismus m: saturnism, lead poisoning.

Satyriasis w: satyriasis, satyrism, gynecomania, gynephilia.

Satyrismus m: satyrism, satyriasis, gynecomania, gynephilia.

Satz m: sentence, set.

sauber: clean, pure, clear, sanitary.

Sauberkeitserziehung w: toilet training.

sauer: sour, acid, acidic.

Sauerstoff m Abk. **O**: 1. oxygen [*abbr*] O; **reiner** ~ pure oxygen; 2. ~ **entziehen** deoxygenate; **mit** ~ **gesättigt** oxygenated.

Sauerstoffaufnahme w: oxygen uptake.

Sauerstoffausschöpfung w: oxygen extraction.

Sauerstoffbedarf m: oxygen requirement, oxygen want.

Sauerstoffbehandlung w: oxygen therapy; **hyperbare** ~ hyperbaric oxygen therapy [*abbr*] HOT.

Sauerstoffdefizit s: oxygen deficit.

Sauerstoffdifferenz w: oxygen difference.

Sauerstoffdiffusionskapazität w: oxygen diffusion capacity.

Sauerstoffdissoziation w: oxygen dissociation.

Sauerstoffdissoziationskurve w: oxygen dissociation curve.

Sauerstoffdruck m: oxygen pressure.

Sauerstoffelektrode w: oxygen electrode; **perkutane** ~ transcutaneous oxygen electrode.

Sauerstoffentzug m: deoxygenation, decombustion.

Sauerstoffgehalt m: oxygen content.

Sauerstoffgradient m: oxygen gradient; **alveoloarterieller** ~ alveolar-arterial oxygen gradient.

Sauerstoffinhalationstherapie w: oxygen inhalation therapy.

Sauerstoffkapazität w: oxygen capacity.

Sauerstoffkonzentration w: oxygen concentration.

Sauerstoffmangel m: oxygen deficiency, hypoxia.

Sauerstoffmaske w: oxygen mask.

Sauerstoffmessung w: oximetry; **perkutane** ~ transcutaneous oximetry.

Sauerstoffpartialdruck m: oxygen partial pressure.

Sauerstoffradikal s: oxygen radical.

Sauerstoffsättigung w: oxygen saturation.

Sauerstoffschuld w: oxygen debt.

Sauerstoffspannung w: oxygen tension.

Sauerstofftoxizität w: oxygen toxicity.

Sauerstofftransport m: oxygen transport.

Sauerstoffträger m: oxygen carrier.

Sauerstoffüberdrucktherapie w: hyperbaric oxygenation, hybaroxy.

Sauerstoffübertragung w: oxygen transfer.

Sauerstoffutilisation w: oxygen utilization, utilization of oxygen.

Sauerstoffutilisationskoeffizient m: coefficient of utilization of oxygen.

Sauerstoffverbrauch m: oxygen consumption.

Sauerstoffverstärkungsverhältnis s: oxygen enhancement ratio [*abbr*] OER.

Sauerstoffzelt s: oxygen tent.

Sauerstoffzufuhr w: oxygenation.

Sauerteig m: leaven.

Saugbiopsie w: suction biopsy.

Saugdrainage w: suction drainage.

saugen: suck.

Saugen s: suction.

Sauger m: nipple, aspirator, suction apparatus.

Saugextraktion w: menstrual extraction.

Saugflasche w: feeding bottle, suction flask.

Saugglocke w: (ophthalmology) erysiphake, (obstetrics) vaccum extractor.

Saugkomplex m: nipple complex.

Saugkanüle w: suction cannula.

Saugkürettage w: suction curettage, vacuum curettage.

Saugnapf m: suction cup.

Saugpapier s: bibulous paper.

Saugpipette w: suction pipette, nipple.

Saugpolster s: sucking cushion.

Saugpumpe w: suction pump.

Saugreflex *m*: suck reflex, sucking reflex, lip reflex.

Saugschaft *m*: suction socket.

Saugspülung *w*: suction irrigation.

Saugstrahlpumpe *w*: jet suction pump.

Saugwurm *m*: trematode.

Saum *m*: fringe, halo, line.

Saumzelle *w*: enterocyte.

Sauna *w*: sauna bath, Finnish bath.

Sauvineau-Ophthalmoplegie *w*: Sauvineau's ophthalmoplegia.

Sayre-Gipskorsett *s*: Sayre's jacket.

Sayre-Verband *m*: Sayre's bandage.

Sb Abk. **Antimon** *s*: stibium [*abbr*] Sb.

SBR Abk. **Schaf-Blutkörperchen-Agglutinationsreaktion** *w*: sheep cell agglutination test [*abbr*] SCAT, Rose-Waaler test.

Sc Abk. **Scandium** *s*: scandium [*abbr*] Sc.

Scabies *w*: scabies.

Scabies norvegica: Norwegian scabies, Norway itch.

Scalenus-anterior-Syndrom *s*: scalenus anterior syndrome.

Scan *m*: scan.

Scandium *s* Abk. **Sc**: scandium [*abbr*] Sc.

Scanner *m*: scanner.

Scannertomograph *m*: tomographic scanner.

Scan-Röntgenaufnahme *w*: scanography.

Scanzoni-Manöver *s*: Scanzoni's maneuver.

Scapula *w*: scapula, shoulder blade.

Scapula alata: alar scapula, winged scapula, scapular winging, angel's wing.

Scarff-Operation *w*: Scarff's operation.

Scarff-Shunt *m*: Stookey-Scarff shunt.

Scarlatina *w*: scarlet fever.

Scarlatina fulminans: malignant scarlet fever.

Scarlatina septica: malignant scarlet fever.

scarlatiniform: scarlatiniform.

Scarpa-Dreieck *s*: Scarpa's triangle, trigonum femorale.

Scarpa-Ganglion *s*: Scarpa's ganglion.

Scarpa-Kanälchen: Scarpa's canals.

Scavenger-Zelle *w*: scavenger cell.

Schabe *w*: cockroach.

Schabehobel *m*: spokeshave.

Schabemesser *s*: scraper knife, xyster.

schaben: scrape.

Schaber *m*: scraper, xyster.

Schablone *w*: template, templet.

Schachtel *w*: box.

Schachtelton *m*: bandbox resonance.

Schachtverhältnis *s*: grid ratio.

schaden: harm, damage, injure.

Schaden *m*: harm, damage, injury.

Schadenersatz *m*: compensation, indemnity, amends.

Schadstoff *m*: contaminant.

Schadstoffbelastung *w*: contaminant load.

Schädel *m*: 1. skull, cranium; **knöcherner** ~ osteocranium; **knorpeliger** ~ chondrocranium; 2. **am äußeren** ~ ectocranial; **im** ~ intracranial.

Schädelbasis *w*: skull base, base of the skull, cranial base.

Schädelbasisfraktur *w*: basal skull fracture.

Schädelbruch *m*: skull fracture.

Schädeldach *s*: roof of skull, calvaria.

Schädeldachhyperostose *w*: calvarial hyperostosis.

Schädeldeformität *w*: skull malformation.

Schädeldurchmesser, parietaler *m*: biparietal diameter, parietal diameter.

Schädelerkrankung *w*: craniopathy.

Schädelextension *w*: skull traction.

Schädelfraktur *w*: skull fracture.

Schädelhäute, membranöse: membranous skull.

Schädelhernie *w*: exencephalocele.

Schädel-Hirn-: cerebrocranial.

Schädelhirntrauma *s*: 1. craniocerebral trauma; **geschlossenes** ~ closed head syndrome; 2. ~ **I. Grades** brain concussion; ~ **II. Grades** brain contusion; ~ **III. Grades** cerebral compression, brain compression.

Schädelhöhle *w*: cranial cavity.

Schädelimpressionsfraktur *w*: depressed skull fracture, pingpong fracture.

Schädelimpressionssplitterfraktur *w*: comminuted depressed skull fracture, enthlasis.

Schädelindex *m*: cranial index, cephalic index, length-breadth index.

Schädelkalotte *w*: calvaria, calotte, skullcap.

Schädellage *w*: cephalic presentation.

Schädelmeßpunkt *m*: craniometric point.

Schädelmessung *w*: skull measurement, cephalometry.

Schädelnaht *w*: cranial suture.

Schädelperkussion *w*: percussion of the skull.

Schädelplastik *w*: cranioplasty.

Schädelprolaps *m*: exencephaly.

Schädelregion *w*: cranial region.

Schädelröntgen *s*: cranial roentgenography.

Schädelsynostose *w*: cranial synostosis.

Schädeltopographie *w*: craniotopography.

Schädeltrauma *s*: cranial trauma.

Schädelumfangsbestimmung, sonographische *w*: ultrasonic cephalometry.

Schädelvermessung *w*: craniography.

Schädelzeichen *s*: cephalic sign.

schädigen: damage, injure, impair.

Schädigung *w*: damage, injury, lesion; **photodynamische** ~ photodynamic sensitization.

schädlich: noxious, harmful, destructive, detrimental, adverse, nocuous.

Schädlichkeit *w*: harmfulness, noxiousness, nocuity, nocousness.

Schädling *m*: pest, vermin, parasite.

Schädlingsbekämpfung *w*: pest control, insect control.

Schädlingsbekämpfungsmittel *s*: pesticide.

Schälblase *w*: pemphigus, bullous pemphigoid.

schälen: peel.

Schälen *s*: peeling.

Schärfe *w*: acuity, acrimony, acuteness.

schätzen: estimate, assess.

Schätzskala *w*: rating scale.

Schätzung *w*: estimation, assessment, calculation.

Schätzwert *m*: estimation value.

schäumen: froth.

Schäumen *s*: effervescence.

schäumend: effervescent, frothy.

Schaf *s*: sheep.

Schaf-: ovine.

Schaferythrozyten: sheep red blood cells [*abbr*] SRBC.

Schafhaut *w*: amnion.

Schafpocken *w*: sheep pox.

Schaft *m*: shaft.

Schaftfraktur *w*: shaft fracture.

Schafzellagglutination *w*: sheep cell agglutination.

Schale *w*: 1. dish, bowl, hull, shell, test; 2. **mit** ~ testaceous.

schalenähnlich: dishlike, cotyloid.

Schalenkeramik *w*: shell ceramics.

Schalenpessar *s*: disk pessary.

Schall *m*: sound, resonance; **amphorischer** ~ amphoric resonance.

Schallbündel *s*: sound beam.

Schalldichte *w*: sound density.

Schalldruck *m*: sound pressure.

Schalldruckpegel *m*: acoustic pressure level.

schalleitend: sound-conducting.

Schalleitung *w*: sound conduction.

Schalleitungsapparat *m*: sound conduction apparatus.

Schalleitungsschwerhörigkeit *w*: conduction deafness.

Schalleitungsstörung *w*: conductive hearing impairment.

Schallenergiefluß *m*: sound energy flux.

Schallgeschwindigkeit *w*: sound velocity.

Schallimpedanz *w*: acoustic impedance; **spezifische** ~ specific acoustic impedance.

Schallintensität *w*: sound intensity.

Schallinterferenz *w*: sound interference.

Schallinversion *w*: sonoinversion.

Schallokalisation *w*: auditory localization.

Schallmustertheorie *w*: sound pattern theory.

Schallokalisation *w*: sound localization.
Schallreflektion *w*: sound reflection.
Schallrezeptor *m*: phonoreceptor.
Schallschwelle *w*: sound threshold.
Schallverstärkung *w*: sound amplification.
Schallwahrnehmung *w*: auditory perception.
Schallwechsel *m*: Wintrich sign.
Schallwelle *w*: sound wave.
Schaltbild *s*: circuit diagram, wiring diagram.
schalten: switch.
Schalter *m*: switch.
Schaltgen *s*: switch gene.
Schaltkern *m*: intercalated nucleus.
Schaltkreis *m*: circuit.
Schaltlamelle *w*: intermediate lamella.
Schaltung *w*: wiring, cabling.
Scham *w*: shame.
Schamanismus *m*: shamanism.
Schambein *s*: pubic bone.
Schamfuge *w*: symphysis.
Schamhaare: pubic hairs.
Schambereich *m*: genital spot.
Schamberg-Dermatose *w*: Schamberg's dermatosis, progressive pigmented purpuric dermatosis.
Schamlippen: labia pudendi; **große ~** labia majores pudendi, large labia; **kleine ~** labia minores pudendi, nymphs.
Schanker *m*: chancre, chancroidal ulcer; **echter ~** primary sore; **harter ~** hard chancre, ulcus durum, syphilitic ulcer, hard sore; **weicher ~** soft chancre, ulcus molle, chancroid, mixed chancre, soft sore.
Schanker-: chancrous.
Schanz-Kragen *m*: neck longuette.
scharf: sharp, acrid, pointed, pungent.
Scharfeinstellung *w*: focusing.
Scharlach *m*: scarlatina, scarlet fever, scarlet.
Scharlachantitoxin *s*: scarlet fever antitoxin.
Scharlachausschlag *m*: scarlet rash, scarlet fever rash.

Scharlachdiphtheroid *s*: scarlatinal diphtheria.
Scharlachexanthem *s*: scarlatinous eruption.
scharlachfarben: scarlet.
Scharlachnephritis *w*: scarlatinal nephritis.
Scharlachrot *s*: scarlet red.
Scharlachserum *s*: scarlet fever convalescent serum.
Scharlachsynovitis *w*: scarlatinal synovitis.
Scharlachtoxin *s*: scarlet fever erythrogenic toxin, Dick test toxin, erythrogenic toxin.
Scharlatan *m*: charlatan.
Scharnier *s*: hinge.
Scharnierbogen *m*: hinge-bow, kinematic face-bow.
Scharniergelenk *s*: hinge joint, ginglymus.
scharniergelenkartig: ginglyform.
Schatten *m*: shadow, shade.
schattenfrei: shadowless.
schattengebend: radiodense.
Schattengebung *w*: radiopacity, radioopacity.
Schattenprobe *w*: velonoskiascopy.
schattieren: shade.
Schattierung *w*: tinge.
Schatulle *w*: scatula.
Schatzki-Ring *m*: Schatzki's ring.
Schaudern *s*: shakes.
Schaudinn-Fixiermittel *s*: Schaudinn's fixative.
Schaudinn-Krankheit *w*: syphilis.
Schaufel *w*: vane.
Schaufelrührer *m*: blade stirrer.
Schaufensterkrankheit *w*: intermittent claudication.
Schaukasten *m*: view box.
Schaukel *w*: swing.
Schaukelbett *s*: rocking bed.
schaukeln: rock.
Schaukeln *s*: rocking, seesaw.
Schaukelvektor *m*: shuttle vector.
Schaum *m*: foam, froth.

Schaumann-Körperchen: Schaumann bodies.

schaumig: foamy.

Schaumleber w: foamy liver.

Schaumzelle w: foam cell, xanthoma cell.

Schauta-Operation w: Schauta's operation.

Schauta-Wertheim-Operation w: Schauta's operation.

Scheckhaut w: vitiligo.

scheckig: vitiliginous.

Scheckung w: variegation.

Schede-Gerinnsel s: Schede's clot.

Schede-Suspension w: Schede's vertical extension.

Scheibe w: disk, disc, slice.

Scheibenbohrer m: wheel bur.

scheibenförmig: discoid, disciform, diskiform, scutate.

Scheide w: sheath, vagina.

Scheiden-: colp-.

Scheidenabstrich m: vaginal smear.

Scheidenbakterien: vaginal bacteria.

Scheidenbildung w: colpopoiesis.

Scheidenblutung w: vaginal hemorrhage, vaginal bleeding, colporrhagia.

Scheiden-Damm-Naht w: colpoepisiorrhaphy, vaginoperineorrhaphy.

Scheiden-Damm-Plastik w: episioperineoplasty.

Scheiden-Damm-Riß m: vaginoperineal laceration.

Scheidendiaphragma s: contraceptive pessary.

Scheidenentzündung w: colpitis.

Scheidenflora w: vaginal flora.

Scheidenflüssigkeit w: vaginal fluid.

Scheidengwölbe s: vaginal vault, vaginal fornix.

Scheidenkatarrh m: vaginitis, colpitis.

Scheidenkrampf m: vaginal spasm, vaginism, colpospasm.

Scheidenneuralgie w: vaginodynia.

Scheidenovulum s: vaginal foam.

Scheidenpessar s: vaginal pessary.

Scheidenplastik w: vaginoplasty, colpoplasty, culdoplasty.

Scheidenprolaps m: colpoptosis.

Scheidenriß m: vaginal laceration.

Scheidenschleimhaut w: vaginal mucosa.

Scheidenschnitt m: episiotomy.

Scheidenspasmus m: vaginospasm.

Scheidenspekulum s: vaginal speculum, vaginoscope.

Scheidenspiegelung w: vaginoscopy.

Scheidenspülung w: vaginal wash, vaginal douche.

Scheidentampon m: vaginal tampon.

Scheidenthermometer s: colpotherm.

Scheidentrockenheit w: colpoxerosis.

Scheidenvorhof m: vestibule of vagina.

Scheidenwand w: vaginal wall.

Scheidenwandödem s: colpedema.

Scheidewand w: septum, partition, dissepiment.

Scheie-Syndrom s: Scheie syndrome, mucopolysaccharidosis IH/S.

Scheinanämie w: pseudoanemia.

scheinbar: apparent.

Scheinbewegung w: apparent motion, illusory motion.

Scheinblödsinn m: nonsense syndrome, Ganser syndrome.

Scheinkorrelation w: nonsense correlation.

scheinkrank: malingering.

Scheinmotivation w: pseudomotivation.

Scheinschielen s: pseudostrabism.

Scheinschwangerschaft w: pseudopregnancy, phantom pregnancy, false pregnancy, spurious pregnancy, hysterical pregnancy, pseudocyesis.

Scheintod m: apparent death, suspended animation, necromimesis; **weißer ~** white asphyxia.

scheintot: mortisemblant, anabiotic.

Scheintumor m: pseudoneoplasm.

Scheitel m: vertex [abbr] Vx, top, mesocranium.

Scheitelbein s: parietal bone.

Scheitelbeindurchmesser m: biparietal diameter.

Scheitelbeineinstellung w: asynclitism.

Scheitel-Fersen-Länge w: heel-to-crown

measurement.

Scheitellage *w*: vertex presentation.

Scheitel-Steiß-Länge *w*: crown-heel.

Scheitelwert *m*: crest value.

Schellong-Test *m*: Schellong's test.

Schema *s*: scheme, schema, schedule, pattern, plan.

schematisch: schematic.

Schematisierung *w*: schematization.

Schenkel *m*: limb, shank, (anatomy) crus; **anakrotischer** ~ anacrotic limb; **aufsteigender** ~ ascending limb.

Schenkelblock *m*: bundle branch block [*abbr*] BBB, bundle block; **inkompletter** ~ incomplete bundle branch block; **kompletter** ~ complete bundle branch block.

Schenkelfraktur *w*: femoral fracture.

Schenkelhals-Schaftwinkel *m*: femoral neck-shaft angle.

Schenkelhernie *w*: femoral hernia, crural hernia, femorocele, merocele.

Schere *w*: scissors; **stumpfe** ~ shears.

Scherengang *m*: scissor gait, scissoring, cross-legged gait, cross-legged progression.

Scherfraktur *w*: shear fracture.

Scherkraft *w*: shearing force, shear.

Scheuerdesinfektion *w*: scrub disinfection.

Scheuermann-Krankheit *w*: Scheuermann's disease, juvenile kyphosis.

scheuern: scrub.

Scheuklappenhemianopsie *w*: bitemporal hemianopsia.

Schicht *w*: layer, slice, film; **dünne** ~ thin layer, leaf, sheet, scute; **einlagige** ~ monolayer, monofilm; **innere granuläre** ~ inner granular layer.

Schicht-: tomo-, planigraphic.

Schichtaufnahme *w*: section roentgenography, sectional roentgenography, tomography, planigraphy.

Schichtaufnahmeverfahren *s*: tomography, planography.

Schichtbild *s*: tomogram, laminagram.

Schichtdarstellung *w*: laminagraphy, tomography.

Schichtdicke *w*: slice thickness.

Schichtdurchleuchtung *w*: tomofluoroscopy.

Schichtebene *w*: planigraphic plane.

Schichtenbildung *w*: layering.

Schichtfüllungsverfahren *s*: sectional method.

Schichtneurose *w*: stratifunctional endopsychic neurosis.

Schichtstar *m*: lamellar cataract, zonular cataract.

Schichtthrombus *m*: stratified thrombus, laminated thrombus, laminated clot.

Schichtung *w*: stratification.

Schick-Probe *w*: Schick's reaction.

Schicksal *s*: fate.

Schick-Test *m*: Schick test.

Schiebewiderstand *m*: rheostat.

schief: inclined, slanting, bevel, bias, skew.

Schiefe *w*: skewness.

Schiefhals *m*: torticollis, wryneck, trachelocyllosis; **angeborener** ~ congenital torticollis; **atlantoepistrophealer** ~ nasopharyngeal torticollis; **labyrinthärer** ~ labyrinthine torticollis; **muskulärer** ~ myogenic torticollis; **okulärer** ~ ocular torticollis; **reflektorischer** ~ reflex torticollis; **spastischer** ~ spastic torticollis, spasmodic torticollis, intermittent torticollis, spinal accessory spasm; **symptomatischer** ~ symptomatic torticollis.

Schiel-: strabismic, strabismal.

Schielamblyopie *w*: strabistic amblyopia.

schielen: squint.

Schielen *s*: squint, strabism, strabismus; **alternierendes** ~ binocular strabismus, bilateral strabismus; **intermittierendes** ~ intermittent strabismus, dynamic strabismus; **latentes** ~ latent strabismus, suppressed strabismus.

Schielhäkchen *s*: squint hook.

Schielkrampf *m*: spasmodic strabismus.

Schieloperation *w*: strabism operation, equilibrating operation.

Schielwinkel *m*: squint deviation, strabismic deviation, squint angle, strabismus angle, deviation angle.

Schienbein *s*: shin, tibia, cnemis.

Schienbein-: tibial, cnemial.

Schienbein-Wadenbein-: tibiofibular.

Schiene *w*: splint, cradle, rail, caliper; **auf-blasbare** ~ air splint, inflatable splint; **unbewegliche** ~ fixed splint.

schienen: splint.

Schienenhülsenapparat *m*: splint apparatus.

Schienenverband *m*: splint dressing.

Schienung *w*: splinting, splintage.

Schierling *m*: hemlock.

Schierlingintoxikation *w*: cicutism.

Schießscheibenerythrozyt *m*: target erythrocyte.

Schiff-Base *w*: Schiff's base.

Schiff-Reagenz *s*: Schiff's reagent.

Schiff-Reaktion *w*: Schiff's test, carbohydrate test.

Schild *s*: shield.

Schilddrüse *w*: 1. thyroid, thyroid gland, thyroid body; **sublinguale** ~ lingual thyroid; 2. **die** ~ **stimulierend** thyroactive; **die** ~ **zerstörend** thyrolytic.

Schilddrüsen-: thyroid.

Schilddrüsenadenom *s*: thyroid adenoma; **toxisches** ~ toxic thyroid adenoma, Plummer's disease.

Schilddrüsenagenesie *w*: athyreosis.

Schilddrüsenantikörper *m*: thyroid antibody; **mikrosomaler** ~ thyroid microsomal antibody.

Schilddrüsenausschaltung, medikamentöse *w*: medical thyroidectomy.

Schilddrüsenerkrankung *w*: thyroid disease.

Schilddrüsenextrakt *m*: thyroid extract.

Schilddrüsenextraktbehandlung *w*: thyrotherapy, thyroidotherapy.

Schilddrüsenfunktionstest *m*: thyroid function test.

Schilddrüsenhormon *s*: 1. thyroid hormone; 2. **Fehlen von** ~ thyroprivia.

Schilddrüsenhormonbehandlung *w*: thyroid treatment.

Schilddrüsenhypertrophie *w*: hypertrophy of the thyroid.

Schilddrüsenkarzinom *s*: thyroid carcinoma; **anaplastisches** ~ anaplastic thyroid carcinoma; **papilläres** ~ papillary thyroid carcinoma; **sklerosierendes** ~ nonencapsulated sclerosing carcinoma.

Schilddrüsenknoten *m*: thyroid nodule; **heißer** ~ hot nodule; **kalter** ~ cold nodule; **warmer** ~ warm nodule.

Schilddrüsenkolloid *s*: thyrocolloid.

Schilddrüsenpunktion *w*: puncture of thyroid.

Schilddrüsentransposition *w*: exothyroidopexy.

Schilddrüsenüberfunktion *w*: hyperthyroidism.

Schilddrüsenunterfunktion *w*: hypothyroidism, thyropenia.

Schilddrüsenvergrößerung *w*: thyromegaly.

Schilddrüsenvorverlagerung *w*: endothyroidopexy.

Schilddrüsenzelle *w*: cell of thyroid.

Schilddrüsen-Zungenbein-: thyrohyal.

Schilder-Addison-Syndrom *s*: adrenoleukodystrophy.

Schilder-Krankheit *w*: Schilder's encephalitis, Flatau-Schilder disease, cerebral centrolobar sclerosis.

schildförmig: scutiform.

Schildknorpelspaltung *w*: thyreochondrotomy, thyrofissure.

Schildzecke *w*: hard tick, hard-bodied tick.

Schiller-Jodprobe *w*: Schiller's iodine test.

Schilling-Index *m*: Schilling index, Schilling classification.

Schilling-Test *m*: Schilling test.

Schilling-Zählkammer *w*: Schilling's counting chamber.

Schilling-Zählung *w*: Schilling blood count, staff count.

Schimmelbusch-Krankheit *w*: Schimmelbusch's disease, cystic mastopathy.

Schimmelpilz *m*: mould, molds.

Schimmelpilzmykose *w*: mold mycosis.

Schimmern *s*: shimming.

Schimpanse *m*: chimpanzee.

Schinkenmilz *w*: lardaceous spleen, waxy spleen, bacon spleen.

Schiötz-Tonometer *s*: Schiötz tonometer.

Schipperkrankheit *w*: chip fracture.

Schirm *m*: screen, shield, umbrella.

Schirmbild *s*: fluorogram.

Schirmbildaufnahme *w*: photofluoroscopy, photofluorogram, photofluorography.

Schirmbildkamera *w*: fluorographic camera.

Schirmbildkinematographie *w*: cinefluoroscopy.

Schirmbildphotographie *w*: fluorography.

Schirmer-Test *m*: Schirmer test.

-schisis: -schisis.

Schisto-: schisto-.

Schistoprosopie *w*: schistoprosopia, schizoprosopia.

Schistosoma *s*: schistosoma, schistosome, bilharzia.

schistosomal: schistosomal, bilharzial.

Schistosomas-Dysenterie *w*: schistosomal dysentery.

schistosomenabtötend: schistosomicidal.

Schistosomendermatitis *w*: schistosome dermatitis, cutaneous schistosomiasis, swimmers' itch, cercarial dermatitis.

Schistosomiase *w*: schistosomiasis.

Schistosomiasis *w*: schistosomiasis, bilharziosis, bilharziasis, snail fever, Egyptian hematuria, endemic hematuria, urticarial fever; **rektale** ~ rectal schistosomiasis; **zerebrale** ~ cerebral schistosomiasis.

Schistosomiasis japonica: schistosomiasis japonica, Asiatic schistosomiasis, eastern schistosomiasis, Katayama disease, oriental schistosomiasis.

Schistosomiasis mansoni: schistosomiasis mansoni, Manson's disease.

Schistosomiasis pulmonalis: pulmonary schistosomiasis.

schistosomizidal: schistosomacidal.

Schistozyt *m*: schistocyte, schizocyte.

Schiz-: schiz-.

Schizenzephalus *m*: schistencephaly, schizocephalic porencephaly.

Schizo-: schizo-.

schizoaffektiv: schizoaffective.

Schizobulie *w*: schizobulia, split will.

Schizocephalus *m*: schistocephalus.

Schizogonie *w*: schizogony, schizogenesis, agamogony, agamocytogeny, agamogenesis, merogony, scissiparity.

Schizographie *w*: schizographia.

Schizogyrie *w*: schizogyria.

schizoid: schizoid.

Schizomyzet *m*: schizomycete.

Schizoneurose *w*: schizo-neurosis.

Schizont *m*: schizont, agamont, monont.

Schizontozid *s*: schizonticide.

Schizophasie *w*: schizophasia, word salad.

schizophren: schizophrenic.

Schizophrener *m*: schizophrenic.

Schizophrenia simplex: simple schizophrenia, heboidophrenia.

Schizophrenie *w*: schizophrenia, schizophrenic psychosis, parergasia, chronic dementia; **beginnende** ~ incipient schizophrenia; **einfache** ~ simple schizophrenia, heboidophrenia; **hebephrene** ~ hebephrenic schizophrenia, hebephrenic dementia; **katatone** ~ catatonic schizophrenia, catatonic dementia; **latente** ~ latent schizophrenia; **paranoide** ~ paranoid schizophrenia, heboid paranoia; **periodische** ~ periodic schizophrenia; **pseudoneurotische** ~ pseudopsychopathic schizophrenia, prepsychotic schizophrenia; **traumatische** ~ traumatic schizophrenia; **undifferenzierte** ~ undifferentiated schizophrenia, atypical schizophrenia; **zönästhetische** ~ coenesthetic schizophrenia.

Schizophrenisierung *w*: schizophrenization.

schizophreniform: schizophreniform.

schizophrenogen: schizophrenogenic.

schizothym: schizothymic.

Schizothymie *w*: schizothymia.

Schizotrichie *w*: schizotrichia.

schizotrop: schizotropic.

Schizozephalus *m*: schizencephaly.

Schizozyt *m*: schizocyte.

Schizozytose *w*: schizocytosis.

Schlacke *w*: roughage.

Schläfe *w*: temple.

Schläfenlappen *m*: temporal lobe.

Schläffenlappenanfall *m*: temporal lobe seizure.

schläfrig: sleepy, drowsy.

Schläfrigkeit *w*: sleepiness, drowsiness.

schlängeln: kink, snake, meander.

Schlaf *m*: sleep; **desynchronisierter ~** desynchronized sleep, REM sleep; **künstlicher ~** artificial sleep; **orthodoxer ~** slow wave sleep [*abbr*] SWS; **paradoxer ~** paradoxic sleep, REM sleep; **synchronisierter ~** synchronized sleep.

Schlaf-: somnial, hypnic.

Schlafanfall *m*: paroxysmal sleep.

Schlafapnoe *w*: sleep apnea.

Schlafapnoesyndrom *s*: sleep apnea syndrome.

Schlafbehandlung *w*: sleep therapy.

schlafen: sleep.

Schlafen *s*: sleeping.

schlafend: asleep.

Schlafender *m*: sleeper.

Schlafentzug *m*: sleep deprivation.

Schlafepilepsie *w*: nocturnal epilepsy, morpheic epilepsy.

schlaff: floppy, flabby, limp.

Schlaffheit *w*: looseness.

Schlafhämoglobinurie *w*: paroxysmal nocturnal hemoglobinuria [*abbr*] PNH.

Schlafkrankheit *w*: sleeping sickness, trypanosomiasis; **afrikanische ~** chronic sleeping sickness, African trypanosomiasis, African lethargy, acute trypanosomiasis, Gambian trypanosomiasis.

Schlafkur *w*: sleep treatment.

Schlaflähmung *w*: sleep paralysis, night palsy, postdormital paralysis.

schlaflos: sleepless, wakeful, agrypnotic.

Schlaflosigkeit *w*: sleeplessness, wakefulness, insomnia, agrypnia.

Schlafmittel *s*: somnifacient, somnific, soporific.

Schlafmittelmißbrauch *m*: narcomania.

Schlafmittelsucht *w*: lethomania.

Schlafphase, postepileptische: postictal sleep.

Schlafstadien: sleep stages, phases of sleep.

Schlafstörung *w*: sleep disorder, somnopathy, parasomnia, dyssomnia.

Schlafsucht, periodische *w*: Kleine-Levin syndrome.

Schlaftherapie *w*: sleep therapy, narcotherapy, hypnotherapy, narcosis therapy, narcosynthesis.

Schlaftrunk *m*: sleeping-draught.

Schlaftrunkenheit *w*: sleep drunkenness, drowsiness.

Schlafwandeln *s*: sleepwalking, somnambulism, night walking.

schlafwandelnd: noctambulant, noctambulic.

Schlafwandler *m*: noctambulic.

Schlafzentrum *s*: sleep center.

Schlag *m*: beat, knock, tap, stroke.

Schlagader *w*: artery [*abbr*] a.

Schlaganfall *m*: apoplexy, apoplectic seizure, apoplectic stroke, cerebral stroke, cerebrovascular accident; **paralytischer ~** paralytic stroke; **progredienter ~** ingravescent apoplexy, progressive stroke; **zerebraler ~** cerebral apoplexy.

schlagen: beat, throb, pulse.

Schlagen *s*: beat, throb.

Schlagvolumen *s*: stroke volume.

Schlagvolumen des Herzens: systolic volume, cardiac output.

Schlamm *m*: mud, fango, sludge.

Schlammbad *s*: mud bath.

Schlammfieber *s*: slime fever.

Schlange *w*: snake, serpent.

Schlangenbiß *m*: snake bite.

Schlangenbißserum *s*: antisnakebite serum, antiophidic serum.

schlangenförmig: serpentine.

Schlangengift *s*: snake venom.

Schlangengiftbehandlung *w*: venomization.

Schlangengiftserum *s*: antisnakebite serum.

Schlangengiftvergiftung *w*: ophidism.
Schlangen-Immunserum *s*: antisnakebite serum.
Schlangenwurzel *w*: rauwolfia serpentina.
schlank: slender, slim.
Schlankheitskur *w*: slimming.
Schlatter-Osgood-Krankheit *w*: Osgood-Schlatter disease, Schlatter sprain.
Schlauch *m*: hose, syrinx.
Schlauchdrainage *w*: tube drainage.
schlauchförmig: syringoid.
Schlauchpilz *m*: ascomycete.
Schlauchwurm *m*: nemathelminth.
Schlehe *w*: sloe.
schleichend: creeping, lingering, insidious.
Schleier *m*: veil, fog.
schleierförmig: velamentous.
Schleife *w*: loop.
schleifen: drag.
Schleifenbahn *w*: medial lemniscus.
Schleifendiuretikum *s*: loop diuretic.
schleifenförmig: ansate.
Schleifmittel *s*: abrasive.
Schleim *w*: mucus, slime; **visköser** ~ viscous mucus; **zäher** ~ viscous mucus; **zähflüssiger** ~ viscid mucus.
Schleim-: muco-, mucous, myxo-.
Schleimabgang, rektaler *m*: proctorrhea.
schleimabsondernd: mucigogue.
Schleimansammlung intravaginale *w*: mucocolpos.
schleimartig: muciform.
Schleimbeutel *m*: bursa.
Schleimbeutelentzündung *w*: bursitis.
Schleimbeutelzyste *w*: bursal cyst.
schleimbildend: blennogenic.
Schleimdroge *w*: mucilloid.
Schleimdrüse *w*: mucous gland.
Schleimfäden *w*: mucous threads.
Schleimfluß *m*: myxorrhea.
Schleimhaut *w*: mucous membrane [*abbr*] MM, mucosa.
Schleimhautanästhesie *w*: surface anesthesia.
Schleimhautepithel *s*: mucous epithelium.

Schleimhautpemphigoid, benignes *s*: benign mucosal pemphigoid.
schleimig: mucic, mucilaginous, glairy.
schleimig-eitrig: mucopurulent.
Schleimkolik *w*: mucocolitis.
Schleimpfropf *m*: mucus plug, mucous plug, cervical plug.
Schleimpilz *m*: myxomyces.
Schleimproduktion *w*: mucopoiesis, myxopoiesis.
schleimproduzierend: muciparous, mucigenous.
Schleimsäure *w*: mucic acid.
Schleimsekretion *w*: rheum.
Schleimstoff *m*: mucilage.
Schleimzelle, unreife *w*: mucinoblast.
Schleimzylinder *m*: mucous cast.
Schleimzyste *w*: mucous cyst.
Schlemm-Kanal *m*: Schlemm's canal.
Schlendergang *m*: slouch.
schlendern: slouch.
schleppen: drag.
Schleudertrauma *s*: whiplash injury.
Schleuse *w*: baffle, gate, sluice.
Schlick *m*: mud.
schließen: close.
Schließmuskel *m*: sphincter muscle.
Schliff *m*: sharpening, bevel.
Schlinge *w*: sling, loop, snare, hammock, ansa; **afferente** ~ afferent loop; **blinde** ~ blind loop.
Schlingenbildung *w*: looping.
Schlingenextraktion *w*: loop stone extraction.
schlingenförmig: slinglike, fundiform.
Schlingenoperation *w*: sling procedure.
Schlittenartikulation *w*: balanced articulation.
Schlitz *m*: slit.
Schlitzbrille *w*: stenopeic spectacles.
Schlitzkollimator *m*: slit collimator.
Schlitzsonde *w*: eyed probe.
schlottern: wobble.
Schlottern *s*: tremolousness.
schluchzen: sob.
Schluckakt *m*: swallowing, deglutition.
Schluckauf *m*: hiccough, hiccup, singul-

tus, singultation, diaphragmatic myoclonus, spasmolygmus.

schluckbar: deglutible.

Schluckbeschwerden: dysphagia.

schlucken: swallow.

Schlucken *s*: swallowing.

Schluckimpfung *w*: oral vaccination.

Schlucklähmung *w*: pharyngeal palsy.

Schluckreflex *m*: swallowing reflex, deglutition reflex.

Schluckschmerz *m*: painful swallowing, odynophagia.

Schluckzentrum *s*: deglutition center, swallowing center.

schlüpfrig: slippy, lubricatous.

Schlüpfrigkeit *w*: slipperiness.

Schlüsselbein *s*: clavicle, collar bone.

Schlüsselbeinfraktur *w*: clavicle fracture.

Schlüsselbeinluxation *w*: clavicle dislocation.

Schlüsselenzym *s*: key enzyme.

Schlüsselreiz *m*: key stimulus.

Schlummer *m*: slumber.

Schlund *m*: gullet, fauces, gula, pharynx.

Schlunddarm *m*: primitive pharynx.

Schlundkrampf *m*: pharyngism.

Schlundlähmung *w*: faucial paralysis, pharyngoparalysis, pharyngoplegia, pharyngeal palsy.

Schlupfwarze *w*: sunken nipple.

schlurfen: shuffle, slouch.

Schluß *m*: closure.

Schlußbiß *m*: occlusion.

Schlußdesinfektion *w*: final disinfection.

Schlußleiste *w*: terminal bar, junctional complex.

schmackhaft: 1. tasty, savory, sapid; 2. ~ **machen** flavor.

Schmackhaftigkeit *w*: sapidity, savoriness, saporosity.

schmal: narrow, slender.

Schmalspektrum-Antibiotikum *s*: narrow-spectrum antibiotic.

Schmalz *s*: lard.

Schmarotzer *m*: parasite.

Schmauchspur *w*: powder burn, fouling.

schmecken: taste, savor.

Schmecken *s*: degustation.

Schmecker *m*: taster.

Schmeckstoff *m*: taste substance.

Schmeißfliege *w*: blowfly, blue-bottle.

Schmelz *m*: enamel.

schmelzbar: fusible.

Schmelzbildner *m*: adamantoblast.

Schmelze *w*: melt.

schmelzen: melt, thaw.

Schmelzen *s*: melting.

Schmelzhypoplasie *w*: enamel hypoplasia.

Schmelzoberhäutchen *s*: dental cuticle, enamel cuticle, Nasmyth's membrane.

Schmelzorgan *s*: enamel organ.

Schmelzperle *w*: enamel pearl, enameloma.

Schmelzpulpa *w*: enamel pulp, stellate reticulum.

Schmelzpunkt *m*: melting point [*abbr*] mp, fusion point.

Schmelztiegel *m*: crucible.

Schmerz *m*: pain, ache, dolor, grief; **akuter ~** acute pain; **blitzartig einschießender ~** fulgurant pain, lightning pain; **brennender ~** burning pain; **chronischer ~** chronic pain; **einschießender ~** shooting pain; **fortgeleiteter ~** referred pain, heterotopic pain, eccentric pain, synalgia; **klopfender ~** throbbing pain; **kneifender ~** griping pain; **krampfartiger ~** spasmodic pain, colic; **kurzer, stechender ~** twinge; **lanzinierender ~** lancinating pain, lightning pain; **lokalisierter ~** localized pain, topalgia, topoalgia; **plötzlicher, stechender ~** pang; **radikulärer ~** radicular pain; **somatischer ~** somatic pain; **stechender ~** terebrant pain, boring pain, throe; **umschriebener ~** localized pain, topalgia, topoalgia; **unbehandelbarer ~** intractable pain; **zentralnervöser ~** central pain.

Schmerzasymbolie *w*: asymbolia for pain, analgognosia.

schmerzauslösend: dolorogenic, algesiogenic.

Schmerzeinheit, subjektive *w*: dol.

schmerzempfindlich: pain-sensitive.

schmerzen: ache.
Schmerzentstehung *w*: algogenesis.
schmerzerzeugend: algogenic.
schmerzfrei: painfree.
Schmerzfreiheit *w*: anodynia.
Schmerzgeilheit *w*: algolagnia.
Schmerzgrenze *w*: pain threshold.
schmerzhaft: painful, aching, sore.
Schmerzhaftigkeit *w*: painfulness.
Schmerzleitung *w*: pain conduction.
schmerzlindernd: pain-relieving.
schmerzlos: painless.
Schmerzlosigkeit *w*: painlessness.
Schmerzmesser *m*: dolorimeter.
Schmerzmessung *w*: pain measurement, dolorimetry, odynometry.
Schmerzmitempfindung *w*: synalgia.
Schmerzmittel *s*: painkiller, pain expeller, analgesic.
Schmerzpunkt *m*: pain spot, pain point.
Schmerzreaktion *w*: pain reaction.
Schmerzreflex *m*: pain reflex, nociceptive reflex.
Schmerzreiz *m*: aversive stimulus.
Schmerzrezeptor *m*: nociceptor, nociperceptor.
Schmerzsinn *m*: pain sense.
Schmerzskala *w*: pain scale.
schmerzstillend: anodyne, acesodyne.
Schmerztherapie *w*: analgesic therapy.
Schmerzüberempfindlichkeit *w*: hyperalgesia.
schmerzvoll: painful.
Schmerzwahrnehmung *w*: nociperception, nociception.
Schmetterling *m*: butterfly.
Schmetterlingsfigur *w*: butterfly eruption.
Schmetterlingsfraktur *w*: butterfly fracture.
Schmetterlingspuppe *w*: chrysalis.
Schmidt-Lanterman-Einkerbungen: Schmidt-Lanterman incisures, Schmidt-Lanterman clefts.
Schmidt-Lanterman-Segment *s*: Schmidt-Lanterman segment.
Schmiedel-Anastomose *w*: Schmiedel's anastomosis.

Schmierblutung *w*: spotting.
schmieren: smear.
Schmierinfektion *w*: smear infection.
Schmierseife *w*: soft soap.
Schmincke-Regaud-Tumor *m*: Schmincke tumor, lymphoepithelioma.
Schmiß *m*: welt.
Schmorl-Knötchen: Schmorl's nodules.
Schmorl-Körper *m*: Schmorl body.
Schnabel *m*: beak, nib, rostrum.
Schnabelbecken *s*: beaked pelvis.
schnabelförmig: rostrate.
Schnabeltasse *w*: feeding cup.
Schnacke *w*: gnat.
Schnappatmung *w*: gasping breathing.
Schnappdaumen *m*: jerk thumb.
schnappen: snap.
schnarchen: snore.
Schnarchen *s*: snoring, snore.
schnauben: snort.
schnaufen: snort, snuffle, wheeze.
Schnaufer, rosa *m*: pink puffer.
Schnauze *w*: snout.
Schnecke *w*: snail, cochlea.
schneckenförmig: cochleariform.
Schneckengetriebe *s*: worm gear.
Schneckenlabyrinth *s*: acoustic labyrinth.
Schnee *m*: snow.
Schneeberger Lungenkrebs *m*: Schneeberg cancer.
Schneeblindheit *w*: snow blindness, niphablepsia.
schneidbar: scissile, sectile.
schneiden: cut, incise, intersect, snip, section.
Schneiden *s*: cutting, section.
schneidend: incisive, secodont.
Schneiderkrampf *m*: tailor's cramp.
Schneidermuskel *m*: tailor's muscle.
Schneidezahn *m*: incisor, incisor tooth, cutting tooth, cutter.
Schneidezahn-: incisal.
Schneidezahnführung *w*: incisal guidance.
schnell: quick, fast, rapid, high-speed.
Schnellaufschluß *m*: rapid lysis technique.
Schnelldiagnose *w*: rapid diagnosis.

schnellen: snap.

schnellend: snapping, jerking.

Schnellentbindung *w*: forced delivery.

Schnellschnitt *m*: rapid section.

Schnellserientechnik *w*: rapid-series technique.

Schnelltest *m*: rapid analysis.

schneuzen: snuff.

Schniefen *s*: snuffles.

Schnitt *m*: cut, incision, section, scission, nick.

Schnittanatomie *w*: cross-sectional anatomy.

Schnittaufnahme *w*: sector scan.

Schnittebene *w*: tomolevel.

Schnittentbindung *w*: operative delivery, cesarean section; **abdominale intraperitoneale** ~ low cervical section.

Schnittführung *w*: incision; **elektrochirurgische** ~ electroscission.

Schnittpunkt *m*: intersection.

Schnittstelle *w*: interface.

Schnittverfahren *s*: sectioning.

Schnittverletzung *w*: cut.

Schnittwunde *w*: incised wound; **tiefe** ~ gash.

schnüffeln: sniff.

Schnüffeln *s*: sniffing.

Schnüffelsucht *w*: glue sniffing.

Schnüffelversuch *m*: sniff test.

Schnüfflerneuropathie *w*: glue sniffer's neuropathy.

Schnürmarke *w*: constriction mark.

Schnürringe, amniotische: intrauterine ring constriction.

Schnuller *m*: nipple, dummy, comforter, pacifier.

schnupfen: snuff, snort, sniff.

Schnupfen *m*: acute rhinitis, coryza; **luetischer** ~ snuffles.

Schnupfen-Virus *m*: rhinovirus, common cold virus.

Schnur *w*: cord.

schnurren: thrill, purr.

Schnurren *s*: thrill.

Schock *m*: shock; **akustischer** ~ acoustic shock; **anaphylaktischer** ~ anaphylactic shock, anaphylactic intoxication; **hämorrhagischer** ~ hemorrhagic shock; **hypoglykämischer** ~ hypoglycemic shock; **hypovolämischer** ~ hypovolemic shock, oligemic shock; **intraoperativer** ~ surgical shock; **irreversibler** ~ irreversible shock; **kardialer** ~ cardiac shock; **kardiogener** ~ cardiogenic shock, heart shock; **neuraler** ~ neural shock; **neurogener** ~ neurogenic shock; **osmotischer** ~ osmotic shock; **reflektorischer** ~ pleural shock; **septischer** ~ septic shock; **spinaler** ~ spinal shock, neural shock; **toxischer** ~ toxic shock; **traumatischer** ~ traumatic shock; **zerebraler** ~ cerebral shock.

Schockanurie *w*: shock anuria.

Schockbehandlung *w*: shock therapy.

Schockblase *w*: spinal shock bladder.

Schockfragment *s*: localized allergic symptoms.

Schockindex *m*: shock index.

Schockleber *w*: hepatic stress syndrome.

Schocklunge *w* **Abk. ARDS:** shock lung, adult respiratory distress syndrome [*abbr*] ARDS.

Schockniere *w*: shock kidney.

Schocksyndrom, toxisches *s*: toxic shock syndrome.

Schocktherapie *w*: shock therapy.

Schockzustand, sofortiger *m*: primary shock.

Schöllkraut *s*: chelidonium.

Schöllkrautvergiftung *w*: chelidonism.

Schoemaker-Linie *w*: Schoemaker's line.

Schoenberg-Krankheit *w*: Albers-Schoenberg disease, osteopetrosis, marble bone disease.

Schönheitsoperation *w*: cosmetic operation, cosmetic surgery, esthetic surgery.

Schoenlein-Henoch-Nephritis *w*: Schoenlein-Henoch purpura nephritis.

Schoenlein-Henoch-Purpura *w*: Schoenlein-Henoch purpura, Schoenlein-Henoch syndrome, hemorrhagic capillary toxicosis, allergic purpura, acute vascular purpura.

Schokoladenagar *m*: chocolate culture medium.

Schokoladenzyste *w*: chocolate cyst.

Scholander-Analysegerät *s*: Scholander's apparatus.

Scholte-Syndrom *s*: Scholte syndrome, carcinoid syndrome.

Scholz - Bielschowsky - Henneberg - Sklerose *w*: Scholz metachromatic leukoencephalitis, metachromatic leukodystrophy, metachromatic leukoencephalopathy.

Schonatmung *w*: suppressed breathing, suppressed respiration.

Schonhaltung *w*: relieving posture.

Schonkost *w*: smooth diet.

Schorf *m*: eschar, crust, scab, scall.

Schorfabtragung *w*: escharotomy.

Schornsteinfegerkrebs *m*: chimney sweeps' cancer, soot cancer.

schräg: 1. oblique, bevel, skew, slant, bias; 2. ~ **verlaufend** skewed.

Schrägagar *m*: agar slant.

Schrägaufnahme *w*: oblique radiograph.

Schräge *w*: slant.

Schrägheit *w*: skewness.

Schrägkante *w*: bevel.

Schrägkultur *w*: slant culture, slope culture.

Schräglage *w*: oblique presentation.

Schrägosteotomie *w*: loxotomy.

Schrägstellung *w*: obliquity.

Schrägverband *m*: oblique bandage.

schraffiert: crosshatched.

Schramme *w*: scratch, graze, abrasion.

Schramm-Sphinkterphänomen *s*: Schramm's phenomenon, funnel-neck prostate.

Schranke *w*: barrier, bar.

Schreck *m*: fright, horror, terror; **panischer** ~ panic.

Schreckmyoklonus *m*: startle myoclonus.

Schreckreaktion *w*: startle response, menace reflex.

Schrecksekunde *w*: reaction time.

Schreger-Linien: Schreger's lines.

Schrei *m*: cry.

schreiben: write.

Schreibkrampf *m*: writer's cramp, graphospasm, mogigraphia.

Schreib-Lese-Schwäche *w*: writing and reading disability.

Schreibunfähigkeit *w*: agraphia, logagraphia.

schreien: cry.

schreiten: step, pace.

Schreitphänomen *s*: stepping.

Schreitreflex *m*: walking reflex.

schrill: strident.

Schritt *m*: step, pace.

Schrittmacher *m*: pacemaker, pacer, pacesetter, generator; **ektoper** ~ ectopic pacemaker; **externer** ~ external pacemaker; **frequenzstabiler** ~ fixed-rate pacemaker, asynchronous pacemaker; **starrfrequenter** ~ fixed-rate pacemaker; **synchroner** ~ synchronous pacemaker; **temporärer** ~ temporary pacing; **wandernder** ~ wandering pacemaker, shifting pacemaker.

Schrittmacherfunktion *w*: pacemaker function.

Schrittmacherimplantation *w*: pacemaker insertion.

Schrittmacherpotential *s*: pacemaker potential.

Schrittmacherrasen *s*: runaway pacemaker failure.

Schrittmacherstimulation *w*: pacing; **endokardiale** ~ endocardial pacing.

Schrittmacherstimulationspotential *s*: pacemaker stimulus potential.

schrittmacherstimuliert: pacemade.

Schrittmacherzelle *w*: pacemaker cell.

Schrittzähler *m*: pedometer.

Schröder-Zeichen *s*: Schröder sign.

Schröpfbecher *m*: cupping glass.

schröpfen: leech.

Schröpfen *s*: leeching, cupping.

Schröpfkopf *m*: artificial leech, ventouse, terabdella.

Schroetter-Syndrom *s*: Paget-Schroetter syndrome, effort thrombosis.

schrullig: whimsy.

Schrumpfblase *w*: contracted bladder.

schrumpfen: shrink.

Schrumpfen *s*: shrinkage.

Schrumpfgallenblase *w*: scleroatrophic cholecystitis.

Schrumpfniere *w*: atrophic kidney.

Schrumpfung *w*: shrinking, retraction, alienation.

Schub *m*: batch.

Schubladenphänomen *s*: drawer sign, Rocher sign.

schubweise: batchwise.

Schuchardt-Schnitt *m*: Schuchardt's incision.

schüchtern: shy.

Schüchternheit *w*: shyness.

Schüffner-Tüpfelung *w*: Schüffner's granules, malarial stippling.

Schüller-Christian-Hand-Krankheit *w*: Hand-Schüller-Christian disease.

Schürfwunde *w*: abrasion, crease.

Schürze *w*: apron.

Schüssel *w*: dish, basin, bowl.

Schüttelfrost *m*: shivers, shaking ague, chill, cold stage.

Schüttelkultur *w*: shake culture.

Schüttellähmung *w*: shaking palsy, basal-ganglionic paralysis, Parkinson's disease.

Schüttelmixtur *w*: shaking mixture.

schütteln: shake.

Schütteln *s*: shakes, shaking, shudder, succussion.

Schütz-Bündel *s*: Schütz tract.

schützen: protect, guard.

Schützengrabenfuß *m*: trench foot, immersion foot, water-bite.

Schuh *m*: shoe; **Berliner** ~ ankle-foot orthosis; **hoher** ~ boot; **orthopädischer** ~ orthopedic shoe.

Schuheinlage *w*: inlay, arch support, foot-easer.

Schuhform *w*: sabot heart.

Schuld *w*: guilt, debt.

Schuldgefühle: guilt feelings.

Schulalter *s*: school age.

Schulangst *w*: school phobia.

schulen: train, educate.

Schulreifekriterien: school admission criteria.

Schulschwester *w*: teaching nurse.

Schulschwierigkeiten: academic problems.

Schulter-: scapular, scapulary.

Schulter *w*: shoulder; **lose** ~ loose shoulder.

Schulteramyotrophie, neuralgische *w*: neuralgic amyotrophy, Parsonage-Turner syndrome.

Schulter-Arm-Syndrom *s*: cervicobrachial neuralgia, shoulder-hand syndrome.

Schulterarthrose *w*: arthrosis of the shoulder.

Schulterblatt *s*: shoulder blade, scapula.

Schulterblatthochstand, angeborener *m*: Sprengel's deformity.

Schulterbreite *w*: bisacromial diameter.

Schulterdystokie *w*: shoulder dystokia.

Schultergelenk *s*: shoulder joint.

Schultergelenkluxation *w*: dislocation of the shoulder joint, slipped shoulder, A/L joint separation.

Schultergürtel *m*: shoulder girdle, pectoral girdle.

Schultergürtelneuritis *w*: shoulder-girdle neuritis.

Schultergürtelsyndrom *s*: shoulder-girdle syndrome, Parsonage-Turner syndrome.

Schultergurt *m*: shoulder harness.

Schulter-Hand-Syndrom *s*: shoulder-hand syndrome, cervicobrachial neuralgia.

Schulterlage *w*: shoulder presentation.

Schulterluxation *w*: shoulder dislocation, knocked-down shoulder; **subklavikuläre** ~ subclavicular dislocation.

Schulterneuralgie, amyotrophische *w*: neuralgic amyotrophy, Parsonage-Turner syndrome.

Schulterriemen *m*: sling.

Schulterschlinge *w*: sling.

Schulterschmerz *m*: shoulder pain, omodynia, omalgia.

Schultersteife *w*: stiffening of the shoulder.

Schulterverband *m*: scapulary.
Schultervorfall *m*: shoulder presentation.
Schultz-Angina *w*: agranulocytic angina.
Schultz-Dale-Versuch *m*: Schultz-Dale reaction.
Schultze-Beckenphantom *s*: Schultze's phantom.
Schultze-Bündel *s*: Schultze's tract.
Schultze-Modus *m*: Schultze mechanism.
Schulz-Gesetz *s*: Arndt-Schulz law.
Schulung *w*: training, schooling.
Schumm-Reaktion *w*: Schumm's test.
Schuppe *w*: scale, squame, squama, scute, dandruff.
schuppenähnlich: squamous, scaly, flaky.
schuppenförmig: squamous, squamosal, squamoid, furfuraceous.
Schuppenkrankheit *w*: ichthyosis.
Schuppenzelle *w*: squamous cell.
schuppig: squamous, scaly, squamosal, squamate.
Schuppung *w*: desquamation, scaling, ecdysis, peeling.
Schuß *m*: shot.
Schußfraktur *w*: perforating fracture.
Schußwunde *w*: shotgun wound, gunshot wound.
Schutz *m*: protection, guard, tutamen; **übermäßiger** ~ overprotection.
Schutzbrille *w*: protective spectacles.
Schutzepithel *s*: protective epithelium.
Schutzfunktion *w*: protective function.
Schutzgerät *s*: protector.
Schutzhaube *w*: hood.
Schutzhülle *w*: sleeve.
Schutzimmunisierung *w*: protective immunization.
Schutzimpfung *w*: protective vaccination.
Schutzkappe *w*: protective cap.
Schutzmaske *w*: face guard.
Schutzmechanismus *m*: protective mechanism.
Schutzreflex *m*: protective reflex, protective response, defense reflex, defensive reflex.
Schutzsalbe *w*: protective ointment.
Schutzschirm *m*: protective screen.

Schutzschranke *w*: protective barrier.
Schutzschürze *w*: protective apron.
Schutzverband *m*: protective bandage.
Schutzvorrichtung *w*: protective device, defender, protection.
Schutzwirkung *w*: protective effect.
Schwabach-Stimmgabelversuch *m*: Schwabach's test.
schwach: 1. weak, feeble, faint, infirm, slight, slim; 2. ~ **werden** fail, weaken.
Schwachsichtigkeit *w*: amblyopia, asthenopia.
Schwachsinn *m*: amentia, hypophrenia.
schwachsinnig: amential, feebleminded, phrenasthenic.
Schwachsinnigkeit *w*: feeblemindedness, oligophrenia.
Schwäche *w*: weakness, tenderness, faintness, feebleness, debility, depression, infirmity, hyposthenia, lassitude; **episodische** ~ episodic weakness; **fluktuierende** ~ fluctuant weakness.
Schwächeanfall *m*: qualm.
schwächen: weaken, debilitate, paralyze.
Schwächezustand *m*: weakness; **hyperästhetisch-emotionaler** ~ emotional hyperesthetic hyposthenia.
schwächlich: sickly, feeble, weak.
Schwächungsgleichwert *m*: attenuation equivalent.
schwängern: impregnate, ingravidate.
Schwärmzelle *w*: swarm cell.
Schwärzung *w*: blackening, density.
Schwärzungsbereich *m*: blackening range, density range.
Schwalbe *w*: swallow.
Schwalbe-Grenzring *m*: Schwalbe's ring.
Schwamm *m*: sponge.
schwammartig: spongy.
Schwammbiopsie *w*: sponge biopsy.
Schwammniere *w*: sponge kidney.
Schwanenhalsdeformität *w*: swan-neck deformity.
schwanger: pregnant, gravid, expecting, enceinte, quick with a child.
Schwangere *w*: pregnant woman, gravida, expectant mother.

Schwangerenbetreuung *w*: prenatal care.

Schwangerschaft *w*: pregnancy, gravidity, gestation, cyesis, cyophoria; **eingebildete** ~ false pregnancy, spurious pregnancy, pseudopregnancy, pseudocyesis, hysterical pregnancy; **ektope** ~ ectopic pregnancy, exfetation; **extraamniotische** ~ extra-amniotic pregnancy; **extrachorionale** ~ exochorial pregnancy, membranous pregnancy; **heterotope** ~ heterotopic pregnancy, combined pregnancy; **interstitielle** ~ interstitial pregnancy, mural pregnancy, angular pregnancy; **intramurale** ~ mural pregnancy, interstitial pregnancy, angular pregnancy; **scheinbare** ~ spurious pregnancy; **unerwünschte** ~ unwanted pregnancy; **unterbrochene** ~ incomplete pregnancy.

Schwangerschaftsanämie *w*: anemia of pregnancy.

Schwangerschaftsabbruch *m*: abortion.

Schwangerschaftsappendizitis *w*: appendicitis in pregnancy.

Schwangerschaftsdauer *w*: period of gestation, gestation period.

Schwangerschaftsdauer post conceptionem: postconceptional gestational period.

Schwangerschaftsdauer post menstruationem: postmenstrual gestational period, menstrual age.

Schwangerschaftsdepression *w*: depression of pregnancy.

Schwangerschaftsdermatitis *w*: dermatosis of pregnancy.

Schwangerschaftsdiabetes *m*: pregnancy diabetes, gestational diabetes mellitus.

Schwangerschaftsdiagnose *w*: pregnancy test.

Schwangerschaftsepilepsie *w*: pregnancy epilepsy.

Schwangerschaftserbrechen *s*: vomiting of pregnancy.

Schwangerschaftserhaltung *w*: pregnancy maintenance.

Schwangerschaftshypertonus *m*: gestational hypertension.

Schwangerschaftsikterus *m*: jaundice of pregnancy.

Schwangerschaftskalender *m*: periodoscope.

Schwangerschaftskomplikation *w*: pregnancy complication.

Schwangerschaftslosigkeit *w*: acyesis.

Schwangerschaftsnachweis *m*: pregnancy test.

Schwangerschaftsnephritis *w*: nephritis of pregnancy.

Schwangerschaftsödem *s*: gestational edema.

Schwangerschaftsperiode *w*: reproductive cycle.

Schwangerschaftsprotein *s*: pregnancy protein.

Schwangerschaftsproteinurie *w*: gestational proteinuria.

Schwangerschaftspsychose *w*: psychosis of pregnancy, gestational psychosis.

Schwangerschaftsprurigo *w*: prurigo of pregnancy.

Schwangerschaftstest *m*: pregnancy test.

Schwangerschaftstoxikose *w*: gestosis, toxemia of pregnancy, toxicosis of pregnancy, gestational toxicosis.

Schwangerschaftstrimenon *m*: pregnancy trimester; **dritter** ~ third trimester; **erster** ~ first trimester; **zweiter** ~ midtrimester, second trimester.

Schwangerschaftsunterbrechung *w*: interruption of pregnancy, abortion.

Schwangerschaftszeichen *s*: pregnancy sign.

Schwangerschaftszelle *w*: pregnancy cell, eta-cell.

Schwanken *s*: titubation, staggering.

Schwankschwindel *m*: lateral vertigo, rider's vertigo.

Schwankung *w*: variation.

Schwannom *s*: schwannoma, Schwann cell tumor, schwannoglioma, neurinoma, neurilemmoma; **malignes** ~ malignant neurilemmoma, neurosarcoma, fibroneurosarcoma, neurogenic sarcoma, sarcoma of peripheral nerve, malignant peripheral glioma.

Schwann-Scheide *w*: Schwann sheath, Schwann's membrane, neurilemma.

Schwann-Zelle *w*: Schwann cell, nerve corpuscle.

Schwanz *m*: tail, cauda.

Schwarte *w*: callosity, scalp, galea.

Schwartz-Bartter-Syndrom *s*: Schwartz-Bartter syndrome, syndrome of inappropriate antidiuretic hormone secretion [*abbr*] SIADH, syndrome of inappropriate ADH secretion.

Schwartze-Mastoidektomie *w*: Schwartze's operation, simple mastoidectomy, conservative mastoidectomy.

schwarz: black.

Schwarz *s*: black.

Schwarzdorn *m*: sloe.

Schwarzwasserfieber *s*: blackwater fever, melanuric fever, hemoglobinuric fever, malarial hemoglobinuria, hemolytic malaria.

Schwarzwurz *w*: comfrey.

schwatzhaft: loquacious.

Schwefel *m* Abk. **S**: sulfur [*abbr*] S; **elementarer** ~ elemental sulfur; **radioaktiver** ~ radioactive sulfur, radiosulfur.

Schwefelbad *s*: sulfur bath.

Schwefelbakterium *s*: sulfur bacterium.

Schwefelblüte *w*: sublimed sulfur; **gewaschene** ~ washed sulfur.

Schwefelchlorid *s*: sulfur chloride, sulfur monochloride.

Schwefeldioxid *s*: sulfur dioxide.

Schwefeljodtherapie *w*: thiodotherapy.

Schwefelkohlenstoff *m*: carbon disulfide.

Schwefelmilch *w*: milk of sulfur, precipitated sulfur.

schwefeln: sulfur.

Schwefelprobe *w*: sulfur test.

Schwefelsäure *w*: sulfuric acid; **rauchende** ~ fuming sulfuric acid.

Schwefelsäurevergiftung *w*: sulfoxism.

schwefelsauer: sulfuric.

Schwefelung *w*: sulfuration.

Schwefelverbindung *w*: sulfur compound.

Schwefelwasserstoff *m*: hydrogen sulfide.

Schwefelwasserstoffsäure *w*: hydrosulfuric acid.

Schwefelzyanwasserstoffsäure *w*: sulfocyanic acid.

Schweigepflicht *w*: professional discretion, pledge of secrecy, confidentiality.

Schwein *s*: pig, pork, swine.

Schweinebandwurm *m*: pork tapeworm.

Schweinebauch *m*: pigbel.

Schweinebandwurm *m*: armed tapeworm.

Schweinehüterkrankheit *w*: swineherds' disease, leptospirosis.

Schweineinsulin *s*: porcine insulin.

Schweinerotlauf *m*: swine erysipelas.

Schweiß *m*: sweat, sudor.

Schweiß-: sudoral.

Schweißdrüse *w*: sweat gland.

Schweißdrüsenabszeß *m*: sweat gland abscess, sudoripareous abscess.

Schweißdrüsenadenom *s*: sweat gland adenoma, hidradenoma.

Schweißdrüsenaplasie *w*: sweat gland absence.

Schweißdrüsenausführungsgang *m*: sweat duct.

Schweißdrüsenentzündung *w*: hidradenitis.

Schweißdrüsenkarzinom *s*: sweat gland carcinoma, syringocarcinoma.

Schweißdrüsenzyste *w*: 1. hidrocystoma, steatocystoma; 2. **multiple** ~'n steatomatosis.

Schweißerophthalmopathie *w*: welder's eye.

Schweißfriesel *m*: summer eruption, widfire rash, miliaria.

Schweißregulationszentrum *s*: sweat center, sudorific center.

Schweißsekretion *w*: hidrosis, secretion of sweat, diaphoresis.

Schweißtest *m*: sweat test.

schweißtreibend: sudorific, diaphoretic.

schwelen: smoulder.

Schwelle *w*: threshold, limen; **audiometrische** ~ audiometric threshold.

schwellen: swell, engorge.

Schwellendosis *w*: threshold dose.

Schwelleneffekt *m*: threshold effect.

Schwellenpotential *s*: threshold potential [*abbr*] TP.

Schwellenreiz *m*: threshold stimulus, liminal stimulus, minimal stimulus.

Schwellenwert *m*: threshold value, liminal value.

Schwellenwertperkussion *w*: threshold percussion.

Schwellkörper *m*: cavernous body.

Schwellkörpergewebe *s*: erectile tissue.

Schwellung *w*: 1. swelling, tumescence, tumefaction, engorgement, bump, lump, turgidization; **prämenstruelle** ~ premenstrual swelling; **trübe** ~ cloudy swelling, albuminous swelling, albuminous degeneration, cloudy-swelling degeneration, floccular degeneration, turbid-swelling degeneration, parenchymatous degeneration; **variköse** ~ varicose tumor; 2. **eine** ~ **bewirkend** tumefacient.

Schwellungsdegeneration *w*: ballooning degeneration.

Schwenklappen *m*: rotation flap.

schwer: heavy, (illness) serious, severe.

Schwerbehinderung *w*: severe disability, major disability.

Schwerelosigkeit *w*: weightlessness, zero gravidity.

Schweresensibilität *w*: baryesthesia.

schwerhörig: hard-of-hearing, deaf.

Schwerhörigkeit *w*: hearing impairment, deafness, aural handicap; **familiäre** ~ familial deafness.

Schwerkettenkrankheit *w*: H-chain disease, Fc fragment disease, Franklin's disease.

Schwerkraft *w* Abk. **g**: gravity, gravitional constant [*abbr*] G.

schwerkrank: severely ill.

Schwermetall *s*: heavy metal.

Schwermetallsaum *m*: heavy-metal line.

schwermütig: moody, melancholic.

Schwermütigkeit *w*: gloominess, melancholia.

schwertförmig: xiphoid, xyphoid, ensiform.

Schwertfortsatz *m*: xiphoid process, ensisternum.

schwerverdaulich: indigestible.

schwerverletzt: seriously injured.

Schwester *w*: sister, nurse.

Schwesternhelferin: nursing auxiliary.

Schwesternschülerin *w*: student nurse.

Schwiele *w*: tyloma, callosity, heloma.

Schwielenexzision *w*: tylectomy.

schwierig: difficult.

Schwierigkeit *w*: difficulty.

Schwimmbadkonjunktivitis *w*: epidemic conjunctivitis.

Schwimmbadotitis *w*: swimmers' ear.

Schwimmfähigkeit *w*: flotation.

Schwimmflossendeformität *w*: seal-fin deformity, ulnar drift.

Schwimmhautbildung *w*: webbing.

Schwimmhautfinger: palmature.

Schwimmprobe *w*: flotation test, pulmonary docimasy.

Schwimmwaage *w*: areometer.

Schwindel *m*: vertigo, giddiness, dizziness; **arteriosklerotischer** ~ angiospastic vertigo; **aurikulärer** ~ aural vertigo, oticodinia; **epileptischer** ~ epileptic vertigo; **kardiovaskulär bedingter** ~ cardiovascular vertigo; **objektiver** ~ objective vertigo; **paralytischer** ~ paralytic vertigo; **subjektiver** ~ subjective vertigo; **vestibulärer** ~ vestibular vertigo.

Schwindel-: vertiginous.

Schwindelgefühl, subjektives *s*: pseudovertigo.

schwinden: vanish.

schwindend: evanescent.

schwindlig: vertiginous, giddy, dizzy, light-headed, dinic.

Schwindsucht *w*: phthisis, tuberculosis.

schwindsüchtig: phthisic, phthinoid, tuberculous.

schwingen: swing, vibrate, undulate.

Schwingkreis *m*: oscillator circuit.

Schwingphase *w*: swing phase.

Schwingung *w*: oscillation, vibration, swing; **abklingende** ~ dying oscillation;

gedämpfte ~ damped oscillation; **harmonische** ~ harmonic oscillation; **ungedämpfte** ~ sustained oscillation.

Schwingungsamplitude w: oscillation amplitude.

Schwingungsdauer w: oscillation period.

Schwingungsenergie w: oscillation energy.

Schwingungsmesser m: oscillometer.

Schwingungsperiode w: oscillation time.

Schwingungsphase w: oscillation phase.

Schwingungswahrnehmung w: vibration sense.

Schwingungsweite w: amplitude.

schwirren: whirr, stridulate.

Schwirren s: thrill, whirr; **arterielles** ~ arterial thrill; **arteriovenöses** ~ arteriovenous thrill; **diastolisches** ~ diastolic thrill; **präsystolisches** ~ presystolic thrill; **systolisches** ~ systolic thrill; **venöses** ~ humming-top murmur.

schwirrend: vibratory.

schwitzen: sweat, perspire.

Schwitzen s: sweating, transpiration, perspiration, sudation; **gustatorisches** ~ gustatory sweating, auriculotemporal syndrome, gustatory hyperhidrosis.

schwul: gay, homosexual.

Schwuler m: gay, homosexual.

Schwund m: wasting, shrinkage, atrophy.

Schwung m: swing.

Scilla: squill.

Scler-: scler-.

Sclerodermia w: scleroderma.

Sclerodermia circumscripta: circumscribed scleroderma.

Scleronychia w: scleronyxis.

Scolex m: scolex.

scolexförmig: scoleciform, scolecoid.

Scopolamin s: scopolamine, hyoscine.

Scopolaminhydrobromid s: scopolamine hydrobromide.

Scopolamin-Morphin-Abhängigkeit w: scopomorphinism.

Score m: score; **gewichteter** ~ weighted score; **kritischer** ~ critical score; **soziometrischer** ~ sociometric score.

scoren: score.

Scoren s: scoring.

Scotopsin s: scotopsin.

Scrapieserreger m: scrapie.

Scratch-Test m: scratch test.

Screening s: screening; **genetisches** ~ genetic screening; **pränatales** ~ prenatal screening.

Screeningtest m: screening test.

Scribner-Shunt m: Scribner shunt.

Scrofuloderma gummosa: tuberculous gumma.

Scrofuloderma ulcerosum: ulcerative scrofuloderma.

Scrub typhus: island disease.

Scutulum s: scutulum, favus cup, godet.

SDS Abk. **Natriumdodecylsulfat** s: sodium dodecyl sulfate [abbr] SDS.

SDS-Gelelektrophorese w: SDS gel electrophoresis.

Se Abk. **Selen** s: selenium [abbr] Se.

SE Abk. **mittlerer Fehler** m: standard error [abbr] SE.

Sea-gull-Geräusch s: sea gull murmur.

Seat-belt-Syndrom s: seat-belt syndrome.

Sebacinsäure w: sebacic acid.

Sebo-: sebo-.

Seborrhö w: seborrhea, hypersteatosis.

seborrhoisch: seborrhoic, seborrheic.

Sebozystomatose w: steatomatosis, steatocystoma multiplex.

Sebum s: sebum.

Secbutabarbital s: secbutabarbital.

Sechseck s: hexagon.

sechseckig: hexagonal.

sechsfingrig: sexdigitate, sedigitate.

Sechshakenlarve w: oncosphere, hexacanth.

sechswertig: sexivalent.

Seckel-Syndrom s: Seckel syndrome, ateliotic dwarf.

Seckel-Zwergwuchs m: Seckel dwarf.

Seco-: seco-.

Secobarbital s: secobarbital, quinalbarbitone.

Secobarbitalnatrium s: sodium secobarbital.

Second-look-Operation *w*: second-look procedure.

Secosteroid *s*: secosteroid.

Secretin *s*: secretin.

Sectio *w*: sectio, section.

Sectio alta: high lithotomy, suprapubic lithotomy.

Sectio lateralis: lateral lithotomy.

Sectio mediana: median lithotomy, marian lithotomy.

Sedativum *s*: sedative, downer; **zentral wirkendes** ~ cerebral sedative.

Sedativumeinlauf *m*: sedative enema.

sedieren: sedate.

sedierend: sedative.

Sedierung *w*: sedation.

Sediment *s*: sediment, deposit.

Sedimentationskoeffizient *m*: sedimentation coefficient.

Sedimentationskonstante *w*: sedimentation constant.

Sedimentationsrate *w*: sedimentation rate.

sedimentieren: settle.

Sedoheptulose *w*: sedoheptulose, sedoheptose.

Seebad *s*: seaside resort.

seekrank: seasick.

Seekrankheit *w*: seasickness, naupathia.

Seele *w*: soul, spirit, psyche.

Seelenblindheit *w*: visual agnosia, psychic blindness.

Seelenleben *s*: psychic life.

Seelentaubheit *w*: psychic deafness, mind deafness.

Seemannshaut *w*: sailors' skin, farmers' skin.

Seemöwengeräusch *s*: sea gull murmur.

Seesaw-Nystagmus *m*: seesaw nystagmus.

Segel *s*: sail, cusp.

Segelklappen: atrioventricular valves.

Segment *s*: segment, segmentum; **interanuläres** ~ internodal segment, Ranvier segment; **spinales** ~ spinal segment, myelomere.

segmental: segmental, segmentary.

Segmentatelektase *w*: segmental atelectasis.

Segmentbronchus *m*: segmental bronchus.

segmentiert: 1. segmented; 2. **nicht** ~ nonsegmented.

Segmentierung *w*: segmentation.

Segmentkerniger *m*: segmented neutrophil.

Segmentresektion *w*: segmentectomy.

Segmentum *s*: segmentum, segment.

Segmentzone *w*: segmental plate.

Segregation *w*: segregation.

Sehbahn *w*: optical pathway, visual pathway.

sehen: look.

Sehen *s*: vision, sight, visus; **binokulares** ~ binocular vision, ambiocularity; **photopisches** ~ phototopic vision, day sight, photopia, daylight vision; **skotopisches** ~ scotopic vision, twilight vision; **stereoskopisches** ~ stereoscopic vision.

Sehfeld *s*: visual field [*abbr*] VF.

Sehgelb *s*: visual yellow.

Sehgleichgewicht *s*: orthophoria.

Sehhügel *m*: optic thalamus.

Sehkraft *w*: visual power, eyesight.

Sehleistung *w*: visual power, eyesight.

Sehne *w*: 1. tendon, tendo, sinew; **schnappende** ~ snapping tendon; 2. **zwischen** ~'**en** intertendinous.

Sehnen-: teno-, tenon-, tenonto-.

Sehnenabriß *m*: disinsertion.

Sehnenansatz *m*: insertion; **gemeinsamer** ~ common tendon.

Sehnenaufhängung *w*: tenosuspension.

Sehnenausrißfraktur *w*: avulsion fracture.

Sehnenerkrankung *w*: tenopathy.

Sehnenfäden: tendinous chords.

Sehnengewebe *s*: tendinous tissue.

Sehnenknarren *s*: tenophony.

Sehnennaht *w*: tendon suture, tenosuture, tendinosuture, tenorrhaphy.

Sehnenorgan *s*: tendon organ, tendon corpuscle, neurotendineous organ, neurotendinous spindle.

Sehnenplastik *w*: tendoplasty, tenoplasty,

tendinoplasty.

Sehnenreflex *m*: tendon reflex, tendon jerk, deep tendon reflex, periosteal reflex.

Sehnenruptur *w*: tendon rupture.

Sehnenscheide *w*: tendon sheath, vagina, peritenon.

Sehnenscheidenentzündung *w*: tendovaginitis, vaginitis, peritendinitis.

Sehnenscheidenzyste *w*: thecal cyst.

Sehnenschmerz *m*: tenodynia, tenalgia, teinodynia, tenontodynia.

Sehnenstripper *m*: tendon stripper.

Sehnentransplantat *s*: tendon graft.

Sehnentransplantation *w*: tendon grafting.

Sehnenverknöcherung *w*: tenostosis, tenonostosis.

Sehnenverkürzung *w*: tendon shortening.

Sehnenverlagerung *w*: tendon transfer.

Sehnenverpflanzung *w*: tendon transfer, tendon transplantation.

Sehnenxanthom *s*: tendinous xanthoma.

Sehnerv *m*: 1. optic nerve; 2. **über dem ~** supraoptic; **~ und Ziliarkörper betreffend** opticociliary.

Sehnerven-: neuro-optic.

Sehnervenatrophie *w*: optic atrophy.

Sehnervenentzündung *w*: optic neuritis, neuropticomyelitis.

Sehnervenkreuzung *w*: optic chiasma.

Sehnervenpapille *w*: optic disk, optic papilla, papilla.

sehnig: wiry, brawny.

Sehorgan *s*: visual organ.

Sehpigment *s*: visual pigment.

Sehpurpur *m*: visual purple, rhodopsin.

Sehrinde *w*: visual cortex, visual area.

Sehschärfe *w*: visual acuity [*abbr*] va, visus; **gesteigerte ~** hyperacuity, optic hyperesthesia.

Sehschärfeneinheit *w*: oxyopter.

Sehschulung *w*: orthoptics.

Sehschwäche *w*: amblyopia, asthenopia.

Sehschwelle *w*: chromatic threshold.

Sehstörung *w*: visual disorder, visual defect, vision disorder.

Sehstrahlung *w*: optic radiation, visual radiation, occipitothalamic radiation.

Sehtest *m*: vision test, sight test.

Sehtest-Schriftgröße *w*: test type.

Sehtheorie *w*: theory of vision; **trichromatische ~** trichromatic theory.

Sehverlust *m*: loss of vision.

Sehvermögen *s*: sight, vision [*abbr*] V.

Sehweite *w*: visual range.

Sehwinkel *m*: optic angle, visual angle.

Sehzelle *w*: visual cell.

Sehzentrum *s*: visual center, optical center.

Seibert-Tuberkulin *s*: PPD-Seibert [*abbr*] PPDS.

Seide *w*: silk.

Seidendarm *m*: silkworm.

Seidennaht *w*: surgical silk.

Seidlitz-Puder *m*: compound effervescent powder.

Seife *w*: soap, sapo; **medizinische ~** medicated soap, green soap.

Seifenbaum *m*: soapbark, quillaja.

Seifenlösung *w*: saponated solution.

seifig: soapy, saponaceous.

Seip-Lawrence-Syndrom *s*: Seip-Lawrence syndrome, congenital lipoatrophic diabetes mellitus.

Seitbiß *m*: eccentric occlusion.

Seitblick *m*: lateral-viewing.

Seite *w*: side.

Seitenablenkung *w*: laterodeviation.

Seitenaufnahme *w*: lateral view.

Seitenbeleuchtung *w*: lateral illumination, oblique illumination.

Seitenbetonung *w*: laterality.

Seitendominanz *w*: cerebral dominance, lateral dominance.

Seitenkette *w*: sidechain.

Seitenkettentheorie *w*: Ehrlich's sidechain theory.

Seitenlage *w*: 1. lateral position; 2. **~ mit angezogenen Beinen** lateral recumbent position, coiled position, obstetrical position, English position.

Seitenpräferenz *w*: crossed laterality.

Seitenstechen *s*: stitch, pleurodynia.

Seitenstrang *m*: lateral column.

Seitensymmetrie *w*: lateral symmetry.

Seitenventrikel *m*: lateral ventricle.

Seitenverhältnis *s*: aspect ratio.

seitwärts: laterad.

Seitwärtsbewegung *w*: lateroduction, transtrusion.

Seitwärtsneigung *w*: side-shift.

Seitwärtsverlagerung *w*: lateroposition.

Seitwärtswendung *w*: laterotorsion.

Seit-zu-Seit-Anastomose *w*: side-to-side anastomosis, side-to-side shunt.

Sejunktion *w*: sejunction.

Sekobarbital *s*: secobarbital, quinalbarbitone.

Sekret *s*: secretion.

Sekretagogum *s*: secretagogue, succagogue.

Sekretausschleusung *w*: extrusion.

sekretieren: secrete.

Sekretin *s*: secretin, incretin, oxykrinin.

Sekretintest *m*: secretin test.

Sekretion *w*: secretion; **äußere** ~ external secretion; **innere** ~ internal secretion; **verringerte** ~ decreased secretion, hypoeccrisia; **verstärkte** ~ excessive excretion, hypereccrisis.

sekretionsfördernd: secretagogue.

sekretionshemmend: antisecretory, secretoinhibitory.

Sekretionsphase *w*: secretory phase, luteal phase, progestational phase, progestational stage.

Sekretionsrate *w*: secretory rate.

Sekretionsstörung *w*: parasecretion.

Sekretionsstudie *w*: secretory study.

Sekretionsvektor *m*: excretion vector.

Sekretolytikum *s*: secretolytic.

sekretomotorisch: secretomotor.

Sekretor *m*: secretor.

Sekretorgen *s*: secretor gene.

sekretorisch: secretory.

Sektion *w*: section, autopsy.

Sektionsbericht *m*: autopsy report.

Sektionssaal *m*: autopsy room, dissection room.

Sektor *m*: sector.

sekundär: secondary.

Sekundärdemenz *w*: secondary dementia.

Sekundärdentin *s*: secondary dentin, irregular dentin, adventitious dentin.

Sekundärelektron *s*: secondary electron.

Sekundärelektronenvervielfacher *m* Abk. SEV: secondary electron multiplier.

Sekundärempfinden *s*: secondary sensation.

Sekundärfollikel *m*: secondary follicle.

Sekundärgruppe *w*: secondary group.

Sekundärheilung *w*: healing by second intention, healing by granulation.

Sekundärinfektion *w*: secondary infection.

Sekundärkatarakt *w*: aftercataract.

Sekundärkern *m*: subnucleus.

Sekundärknochen *m*: secondary bone.

Sekundärnaht *w*: secondary suture, resuture.

Sekundärparasit *m*: hyperparasite.

Sekundärpneumonie *w*: secondary pneumonia.

Sekundärprävention *w*: secondary prevention.

Sekundärspore *w*: merispore.

Sekundärstrahlen: secondary rays.

Sekundärstrahlenraster *m*: anti-diffusion grid.

Sekundärstruktur *w*: secondary structure.

Sekundärsymptome: secondary symptoms; **syphilitische** ~ secondaries.

Sekundärsyphilis *w*: secondary syphilis.

Sekundärtumor *m*: secondary tumor.

Sekundärverstärkung *w*: secondary reinforcement.

Sekundärwahn *m*: secondary delusion.

Sekunde *w*: second.

Sekundenausatmungsvolumen *s*: forced expiratory volume [*abbr*] FEV.

Sekundenkapazität *w*: forced vital capacity, timed vital capacity.

Sekundenvolumen *s*: second volume.

Selbst *s*: self; **aktuelles** ~ actual self; **idialisiertes** ~ idealized self; **reales** ~ real self; **zentrales** ~ central self.

Selbstakzeptanz *w*: self-acceptance.

Selbstanalyse *w*: self-analysis, autoanalysis.

Selbstanklage *w*: self-accusation.

Selbstbefriedigung *w*: ipsation, onanism, masturbation.

Selbstbefruchtung *w*: self-fertilization, selfing, endomixis.

Selbstbeherrschung *w*: self-control.

Selbstbeobachtung *w*: self-observation, introspection.

Selbstbeschädigung *w*: self-mutilation.

Selbstbestrafung *w*: self-punishment.

Selbstbewertung *w*: self-rating.

selbstbewußt: self-conscious.

Selbstbewußtsein *s*: self-consciousness, self-awareness.

Selbstbild *s*: self-image.

Selbstdarstellung *w*: exhibition.

Selbsteinschätzung *w*: self-esteem.

Selbstentwicklung *w*: spontaneous evolution.

Selbsterfahrung *w*: self-experience.

Selbsterhaltung *w*: self-preservation.

Selbsterhaltungstrieb *m*: self-assertive drive.

Selbstexstinktion *w*: self-extinction.

selbstfremd: ego-alien, ego-dystonic.

Selbstgerechtigkeit *w*: defendance.

Selbstgespräch *s*: soliloquy.

Selbsthemmung *w*: autogenous inhibition.

Selbsthilfegruppe *w*: self-help group.

Selbstinfektion *w*: autoinfection.

Selbstkontrolle *w*: self-control, self-monitoring.

Selbstkonzept *s*: self-concept.

Selbstliebe *w*: self-love.

selbstlimitierend: self-limiting.

Selbstmedikation *w*: self-medication, self-therapy.

Selbstmord *m*: suicide.

Selbstmordversuch *m*: attempted suicide.

Selbstmutilation *w*: self-mutilation.

Selbstregulation *w*: autoregulation.

Selbststeuerung *w*: automatic regulation.

Selbsttherapie *w*: self-therapy.

Selbsttötung *w*: suicide.

Selbsttötungsversuch *m*: attempted suicide.

Selbstuntersuchung der Brust *w*: breast self-examination.

Selbstverdauung *w*: autodigestion, autolysis, self-digestion.

Selbstvergiftung *w*: autointoxication.

Selbstverleugnung *w*: self-denial.

Selbstversorgung *w*: self-care.

Selbstverständnis *s*: self-conception.

Selbstverstümmelung *w*: self mutilation, automutilation.

Selbstwahrnehmung *w*: self-perception.

Selbstwertgefühl *s*: self-conceit.

Selbstzerstörung *w*: self-destruction.

Seldinger-Technik *w*: Seldinger technique.

Selegilin *s*: selegiline.

Selektion *w*: selection; **artifizielle** ~ artificial selection, selective breeding; **disruptive** ~ disruptive selection; **gerichtete** ~ directional selection; **künstliche** ~ artificial selection, selective breeding; **natürliche** ~ natural selection; **stabilisierende** ~ stabilizing selection; **zufällige** ~ random selection.

Selektionsdruck *m*: selection pressure.

selektiv: selective.

Selektivfarbstoff *m*: selective stain.

Selektivmedium *s*: selective medium.

Selektivnährboden *m*: selective culture medium.

Selen *s* Abk. Se: selenium [*abbr*] Se.

Selensäure *w*: selenic acid.

Selensulfid *s*: selenium sulfide.

Selenvergiftung *w*: selenosis.

Seligmann-Syndrom *s*: Seligmann's disease, H chain disease.

Sella *w*: sella; **leere** ~ empty sella.

sellar: sellar.

Sellaregion *w*: sellar region.

Sellik-Handgriff *m*: Sellik's maneuver.

selten: seldom, rare, unusual.

semantisch: semantic.

Semelaigne-Syndrom *s*: Kocher-Debré-Semelaigne syndrome.

Semen *s*: semen, sperm.

Semi-: semi-.

Semialdehyd *s*: semialdehyde.

Semiapochromatobjektiv *s*: semiapochromat.

Semichinon *s*: semiquinone.

semidominant: semidominant.

Semidominanz *w*: semidominance, partial dominance, incomplete dominance.

Semiflexion *w*: semiflexion.

Semikarbazid *s*: semicarbazide.

Semikarbazon *s*: semicarbazone.

semikonservativ: semiconservative.

Semilunarklappe *w*: semilunar valve.

Semilunarklappenschluß *m*: closure of semilunar valves [*abbr*] SC.

semimembranös: semimembranous.

Seminom *s*: seminoma, seminal carcinoma, spermatocytoma, spermocytoma; **spermatozytäres** ~ spermatocytic seminoma.

Seminurie *w*: seminuria.

Semiologie *w*: semiology, semeiology.

semiotisch: semeiotic.

semipermeabel: semipermeable.

Semipermeabilität *w*: semipermeability.

semipermissiv: semipermissive.

semiquantitativ: semiquantitative.

semitendinös: semitendinous.

Semon-Rosenbach-Gesetz *s*: Semon's law.

Sendai-Virus *m*: Sendai virus, hemagglutinating virus of Japan.

Senear-Usher-Syndrom *s*: Senear-Usher syndrome.

Senegawurzel *w*: senega.

Senegenin *s*: senegenin.

Senein *s*: polygalin.

Seneszenz *w*: senescence.

Senf *m*: mustard.

Senfgas *s*: mustard gas, yperite, dichlorodiethyl sulphide.

Senfpflasterbehandlung *w*: sinapism.

Senfwickel *m*: mustard poultice.

Sengstaken-Blakemore-Sonde *w*: Sengstaken-Blakemore tube.

senil: senile, aged.

Senilität *w*: senility, old age.

Senium *s*: senium, senility, old age.

senken: lower.

Senkfuß *m*: weak foot, fallen arch.

Senkmagen *m*: gastroptosis.

senkrecht: perpendicular, vertical.

Senkung *w*: lowering, ptosis.

Senkungsabszeß *m*: wandering abscess, gravitation abscess, hypostatic abscess, migrating abscess.

Senkungsreaktion *w*: sedimentation test.

Senkungswehen: false labor, false pains.

Sennamixtur *w*: black draft.

Sennesblätter: senna.

Senographie *w*: senography.

Sensation *w*: sensation.

sensibel: sensible.

Sensibilisator *m*: sensibilizator.

sensibilisiert: 1. sensitized, primed; 2. **nicht** ~ unprimed.

Sensibilisierung *w*: sensibilization, sensitization; **autoerythrozytäre** ~ autoerythrocyte sensitization syndrome, Gardner-Diamond syndrome, painful bruising syndrome.

Sensibilität *w*: sensibility, coenesthesia; **epikritische** ~ epicritic sensibility, gnostic sensation, new sensation; **gnostische** ~ gnostic sensibility, gnostic sensation, new sensation; **nervale** ~ nervous sensibility; **protopathische** ~ protopathic sensibility, protopathic sensation; **somatische** ~ somesthesia.

Sensibilitätsminderung *w*: obtusion.

Sensibilitätsschwelle *w*: sensitivity threshold.

Sensibilitätsstörung *w*: 1. disordered sensation, sensory loss, sensory abnormality; **dissoziierte** ~ dissociated sensory loss, dissociation sensibility, sensory dissociation; 2. **dissoziierte** ~ **bei Syringomyelie** syringomyelic dissociation.

Sensibilitätsverlust *m*: sensory loss, sensoparalysis.

sensitiv: sensitive.

Sensitivität *w*: sensitivity; **diagnostische** ~ diagnostic sensitivity.

Sensitivitätsschulung *w*: sensitivity training.

Sensomotorik *w*: sensomotoricity.

sensomotorisch: sensomotor, sensorimotor, perceptuomotor, sensorimuscular.

Sensor *m*: sensor.

sensorisch: sensory, sensorial, sensorineural, neurosensory, neurosensorial.

Sensorium *s*: sensorium, perceptorium.

Sensualität *w*: sensuality.

Sensus *m*: sensus, sense.

SEP Abk. **somatosensibel evoziertes Potential** *s*: somatosensory evoked potential.

separat: discrete, seperate.

Separation *w*: separation.

separieren: separate.

Sepsis *w*: sepsis, septicemia, septic disease, pyosepticemia; **bakterielle** ~ bacterial sepsis, microbiemia; **exogene** ~ exosepsis; **kryptogenetische** ~ cryptogenic septicemia.

Sept-: sept-.

septal: septal.

Septi-: septi-.

septiert: 1. septate; 2. **mehrfach** ~ multiseptate.

Septierung *w*: septation.

Septik-: septic-.

Septikämie *w*: septicemia, sepsis, septic disease, hematosepsis, pyosepticemia.

septikämisch: septicemic.

Septiko-: septico-.

Septikopyämie *w*: septicopyemia.

septisch: septic.

Septo-: septo-.

septomarginal: septomarginal.

Septostomie *w*: septostomy.

Septum *s*: 1. septum, partition; **aortopulmonales** ~ aorticopulmonary septum, spiral septum; **kleines** ~ septulum; 2. **ohne** ~ eseptate.

Septum-: septal, septile.

Septumdefekt *m*: septal defect.

Septumdeviation *w*: septal deviation.

septumförmig: septiform.

Septumhypertrophie *w*: septal hypertrophy; **asymmetrische** ~ asymmetric septal hypertrophy [*abbr*] ASH.

Septuminfarkt *m*: septal myocardial infarction.

Septum pellucidum: pellucid septum.

Septum-pellucidum-Zyste *w*: pellucid cyst, rhomboid sinus.

Septumperforation *w*: septal perforation.

Septumplastik *w*: septoplasty.

Septumresektion *w*: septectomy.

Septumzwischenraum *m*: interseptal space.

sequentiell: sequential.

Sequenz *w*: sequence; **autonom replizierende** ~ autonomously replicating sequence [*abbr*] ARS; **kanonische** ~ canonical sequence, consensus sequence; **kodierende** ~ coding sequence; **regulatorische** ~ regulatory sequence.

Sequenzanalyse *w*: sequence analysis.

Sequenzgel *s*: sequencing gel.

Sequenzhomologie *w*: sequence homology.

Sequenzierung *w*: sequencing.

Sequenzszintigramm *s*: dynamic scintiscan.

Sequenzwiederholung, lange terminale *w*: long terminal repeat.

Sequester *m*: sequester, sequestrum.

Sequester-: sequestral.

Sequesterausräumung *w*: sequestrectomy.

Sequesterbildung *w*: sequestration.

Sequesterzyste *w*: sequestration cyst.

Sequestration *w*: sequestration.

sequestrieren: sequester.

Sequestrierung *w*: sequestration; **biochemische** ~ biochemical sequestration.

Sequestrotomie *w*: sequestrotomy, sequestrectomy.

Ser Abk. **Serin** *s*: serine [*abbr*] Ser.

Sericin *s*: sericin.

Serie *w*: series, battery, train; **statistische** ~ statistical series.

seriell: serial.

Serienfraktur *w*: serial fracture.

Serienschnitt *m*: serial section.

Serin *s* Abk. **Ser**: serine [*abbr*] Ser, alphaaminobetahydroxypropionic acid.

Serindehydratase *w*: serine dehydratase.

Serinhydroxymethyltransferase w: serine hydroxymethyltransferase.

Serinproteinase w: serine proteinase.

Sero-: sero-.

seroalbuminös: seroalbuminous.

Serodermatose w: serodermatosis.

Serodiagnostik w: serodiagnosis.

Seroepidemiologie w: seroepidemiology.

serös: serous, ichorous, glue.

serös-muskulär: seromuscular.

Serofarbtest m: Sabin-Feldman dye test.

serofibrinös: serofibrinous, fibroserous.

Serogruppe w: serogroup.

Serokonversion w: seroconversion.

Serologie w: serology.

serologisch: serologic.

Serolysin s: serolysin.

Serom s: seroma.

seromembranös: seromembranous.

seromukös: seromucous.

Seromukoid s: seromucoid.

Seromukotympanon s: secretory otitis media, middle-ear effusion.

Seromuzin s: seromucin.

seronegativ: seronegative.

Seronegativität w: seronegativity.

Seropneumothorax m: seropneumothorax.

seropositiv: seropositive.

Seroprävalenz w: seroprevalence.

seropurulent: seropurulent.

Seroreaktion w: seroreaction, serum reaction.

Seroresistenz w: seroresistance.

Serosa w: serosa.

Serosaentzündung w: seroenteritis.

Serosanaht w: serosa suture.

seroserös: seroserous.

Serositis w: serositis.

Serostatus m: serostatus.

Serosynovitis w: serosynovitis.

Serotherapie w: serum therapy.

Serothorax m: serothorax.

serotonerg: serotonergic.

Serotonin s: serotonin, 5-hydroxytryptamine [abbr] 5-HT.

Serotoninantagonist m: serotonin antagonist, serotonin blockader.

Serotoninkonzentration w: concentration of serotonin; **erhöhte** ~ hyperserotonemia.

Serotyp m: serotype, serovar.

serotypisieren: serotype.

Serotypisierung w: serotyping.

Serovakzination w: serovaccination.

serozystisch: serocystic.

serpiginös: serpiginous.

Serrapeptase w: serrapeptase.

Serratia w: serratia.

Serratuslähmung w: serratus anterior paralysis.

Serres-Drüsen: Serres glands.

Sertoli-Leydig-Zelltumor m: Sertoli-Leydig cell tumor, tubular androblastoma.

Sertoli-Stützzellen: Sertoli cells, nurse cells.

Sertoli-Zelltumor m: Sertoli cell tumor.

Serum s: serum [abbr] S; **antikörperhaltiges** ~ prophylactic serum; **antilymphozytäres** ~ antilymphocyte serum [abbr] ALS; **antiretikuloendotheliales** ~ Abk. **ARES** antireticular cytotoxic serum, Bogomolez serum; **gepooltes** ~ pooled serum; **inaktiviertes** ~ inactivated serum; **normales menschliches** ~ normal human serum [abbr] NHS; **polyvalentes** ~ polyvalent serum, polyvalent antiserum.

Serumakzelerator m: activated factor V, factor VI.

Serumalbumin s: serum albumin; **humanes** ~ human serum albumin [abbr] HSA; **radioaktiv markiertes** ~ radioiodinated serum albumin [abbr] RISA.

Serumausflockung w: seroflocculation.

Serumcholinesterase w: pseudocholinesterase.

Serumeiweiß s: serum protein.

Serumelektrophorese w: serum electrophoresis.

Serumexanthem s: serum rash.

Serumglobulin s: serum globulin.

Serum-Glutamat-Oxalat-Transaminase w Abk. **SGOT:** serum glutamic oxaloacetic transaminase [abbr] SGOT.

Serum - Glutamat - Pyruvat - Transaminase *w* Abk. **SGPT**: serum glutamic pyruvic transaminase [*abbr*] SGPT.

Serumgonadotrophin *s*: serum gonadotrophin.

Serumgonadotropin *s*: serum gonadotrophin.

Serumhepatitis *w*: serum hepatitis, transfusion jaundice, long-incubation hepatitis.

Serumhumanalbumin *s*: human serum albumin.

Serumjod *s*: serum iodine.

Serumkonzentration *w*: serum concentration.

Serumkrankheit *w*: serum disease, serum sickness.

Serumlabilitätsprobe *w*: serum tolerance test.

Serumlähmung *w*: serum paralysis.

Serumlipase *w*: serolipase.

Serummeningitis *w*: serum meningitis.

Serumnährboden *m*: serum culture medium.

Serumnarbe *w*: serum mark.

Serumneuritis *w*: serum neuritis, serum neuropathy.

Serumprobe *w*: serum sample.

Serumprophylaxe *w*: serum prophylaxis.

Serumprothrombinzeit *w*: prothrombin consumption test.

Serumschock *m*: serum shock.

Serumspiegel *m*: serum level.

Serumtherapie *w*: serum therapy.

Serumumkehr *w*: seroreversal.

Servomechanismus *m*: servomechanism.

Sesambein *s*: sesamoid bone.

sesamkornartig: sesamoid.

Sesselform *w*: chair-form.

seßhaft: 1. sedentary; 2. **nicht** ~ non sessile, free-living.

sessil: sessile.

setzen: set.

Seuche *w*: plague, epidemic.

Seuchenbekämpfung *w*: epidemics control.

Seuchenlehre *w*: loimology, loemology, lemology.

Seufzeratmung *w*: sigh respiration, sobbing.

SEV Abk. **Sekundärelektronenvervielfacher** *m*: secondary electron multiplier.

Sever-Krankheit *w*: Sever's disease, calcaneal osteochondritis.

Sex *m*: sex.

Sexchromatin *s*: sex chromatin.

Sexduktion *w*: sexduction.

Sexfaktor *m*: sex factor, fertility factor, F factor.

Sexologie *w*: sexology.

Sexpilus *m*: sex pilus.

sexual: sexual.

Sexualaufklärung *w*: sex education.

Sexualberatung *w*: sexual counseling.

Sexualfaktor *m*: bacterial sex factor, fertility factor, F factor.

Sexualhormon *s*: sex hormone.

Sexualisierung *w*: sexualization.

Sexualität *w*: sexuality, sex.

Sexualkontakt *m*: sexual contact.

Sexualneurose *w*: sexual neurosis.

Sexualpilus *m*: sex pilus.

Sexualstörung *w*: sexual dysfunction.

Sexualtherapie *w*: sex therapy.

Sexualtrieb *m*: sexual instinct.

Sexualverbrechen *s*: sex crime, indecent assault.

Sexualverhalten *s*: sexual behavior, sex behavior; **abweichendes** ~ sex deviation, sexual aberration, paraphilia, parasexuality.

Sexualwissenschaft *w*: sexology.

Sexualzentrum *s*: sex center.

sexuell: sexual.

Sexus *m*: sex.

Sézary-Syndrom *s*: Sézary syndrome, lymphoblastic erythroderma.

Sézary-Zelle *w*: Sézary cell.

sezernieren: secrete, discharge.

sezieren: dissect, anatomize.

Seziermesser *s*: autopsy knife.

Seziermikroskop *s*: dissecting microscope.

Sezierpinzette *w*: dissecting forceps.

Sezierung *w*: dissection, autopsy.

SFT Abk. **Sabin-Feldman-Test** *m*: Sabin-Feldman dye test.

SGOT Abk. **Serum-Glutamat-Oxalat-Transaminase** *w*: serum glutamic oxaloacetic transaminase [*abbr*] SGOT.

SGPT Abk. **Serum-Glutamat-Pyruvat-Transaminase** *w*: serum glutamic pyruvic transaminase [*abbr*] SGPT.

Sharpey-Fasern: Sharpey's fibers.

SHBG Abk. **sexualhormonbindendes Globulin** *s*: sex-hormone binding globulin [*abbr*] SHBG.

Sheehan-Syndrom *s*: Sheehan syndrome, postpartal pituitary necrosis, postpartum panhypopituitary syndrome.

Shenton-Linie *w*: Shenton's arch.

Shepherd-Fraktur *w*: Shepherd's fracture.

Sherren-Dreieck *s*: Sherren's triangle.

Sherrington-Gesetz *s*: Sherrington's law.

Sherrington-Reflex *m*: Liddel-Sherrington reflex.

Sherrington-Zeichen *s*: Sherrrington's phenomenon.

Shiga-Toxin *s*: Shiga's toxin.

Shigella *w*: shigella.

Shigellendysenterie *w*: shigellosis, Shiga's dysentery, Sonne's disease.

Shigellose *w*: shigellosis, Shiga's dysentery, Sonne's disease.

Shikimisäure *w*: shikimic acid.

Shohl-Lösung *w*: Shohl solution.

Shone-Syndrom *s*: Shone's anomaly.

Shrapnell-Membran *w*: Shrapnell's membrane.

SHT Abk. **Schädel-Hirn-Trauma** *s*: craniocerebral trauma, head injury.

Shunt *m*: shunt; **arteriovenöser** ~ arteriovenous shunt, arteriovenous communication; **lymphatikovenöser** ~ lymphaticovenous anastomosis; **mesenterikokavaler** ~ mesocaval shunt, cavomesenteric shunt; **peritoneothekaler** ~ peritoneosubarachnoid shunt; **peritoneovenöser** ~ LeVeen shunt; **portokavaler** ~ surgical shunt, portacaval shunt, portacaval anastomosis; **portorenaler** ~ portarenal shunt;

portosystemischer ~ portasystemic shunt; **pulmonaler** ~ pulmonary shunt; **splenorenaler** ~ splenorenal shunt, renalsplenic venous shunt, splenorenal anastomosis; **subdural-pleuroperitonealer** ~ subduropleural shunt; **ureterothekaler** ~ ureterothecal shunt; **ventrikuloatrialer** ~ ventriculoatrial shunt; **ventrikulojugulärer** ~ ventriculojugular shunt, ventriculojugostomy; **ventrikuloperitonealer** ~ ventriculoperitoneal shunt; **ventrikulovenöser** ~ ventriculovenous shunt.

Shuntoperation *w*: shunt operation.

Shuntumkehr *w*: shunt reversal.

Shuntvolumen *s*: shunt volume.

Shuntzyanose *w*: shunt cyanosis.

Shwartzman-Sanarelli-Reaktion *w*: Shwartzman-Sanarelli reaction, Shwartzman's phenomenon.

Shy-Drager-Syndrom *s*: Shy-Drager syndrome, striatonigral degeneration, chronic orthostatic hypotension, familial hypotension, progressive multisystem degeneration.

Si Abk. **Silizium** *s*: silicon [*abbr*] Si.

SIADH Abk. **Syndrom der inappropriaten ADH-Sekretion**: syndrome of inappropriate antidiuretic hormone secretion [*abbr*] SIADH.

Sial-: sial-.

Sialadenitis *w*: sialadenitis; **chronische unspezifische** ~ chronic nonspecific sialadenitis.

Sialadenotomie *w*: sialadenotomy, sialoadenotomy.

Sialagogum *s*: sialagoge, sialogoge, ptyalagogue.

Sialektasie *w*: sialectasia, ptyalectasis.

Sialidase *w*: sialidase.

Sialinsäure *w*: sialic acid.

Sialo-: sialo-, salivary.

Sialoadenographie *w*: sialadenography.

Sialoadenotomie *w*: sialadenotomy, sialoadenotomy.

Sialoangitis *w*: sialoangiitis.

Sialodochitis *w*: sialodochitis.

Sialodochoplastik *w*: sialodochoplasty.

Sialoductitis *w*: sialoductitis.

Sialogogum *s*: sialogoge, sialagoge, ptyalagogue.

Sialographie *w*: sialography, sialoadenography, sialangiography, ptyalography.

Sialolith *m*: salivary calculus.

Sialolithiasis *w*: sialolithiasis, ptyalolithiasis, salivolithiasis.

Sialolithotomie *w*: sialolithotomy, ptyalolithotomy.

Sialom *s*: sialoma.

Sialometer *s*: sialometer.

Sialophagie *w*: sialophagia.

Sialoprotein *s*: sialoprotein.

Sialorrhö *w*: sialorrhea, ptyalism, ptyalorrhea.

Sia-Reaktion *w*: Sia's test.

Sia-Serumlabilitätsprobe *w*: Sia water test.

Sicard-Ostitis *w*: Sicard's posterior condylar syndrome, neurodocitis, glossopharyngeal neuralgia, Collett syndrome.

Sichaufhellen *s*: lucidification.

Sichel *w*: sickle.

sichelförmig: falcate.

Sichelzelle *w*: sickle cell, meniscocyte, drepanocyte.

Sichelzellenanämie *w*: sickle-cell anemia, sickle-cell disease, crescent cell anemia, meniscocytosis, hemoglobin SC disease, Herrick's anemia, drepanocytic anemia, drepanocytosis, Dresbach's anemia.

Sichelzellenanlage *w*: sickle cell trait.

Sichelzellenhämoglobin *s* Abk. **HbS**: sickle-cell hemoglobin.

Sichelzellenkrise *w*: sickle-cell crisis.

Sichelzellenthalassämie *w*: sickle cell-thalassemia disease.

Sichelzellenträger *m*: sickle-cell carrier.

sicher: safe, innoxious.

Sicherheit *w*: safety, security; **biologische** ~ biosafety.

Sicherheitsabstand *m*: margin of safety.

Sicherheitsfaktor *m*: safety factor.

Sicherheitsgurtsyndrom *s*: seat-belt syndrome.

Sicherheitspipette *w*: safety pipette.

Sicherheitspol *m*: dispersive electrode.

Sicherheitsprofil *s*: safety profile.

Sicherheitsvektor *m*: containment vector.

Sicherungskasten *m*: fuse box.

Sicherungsniveau *s*: confidence level.

Sicht *w*: sight, view, visibility.

sichtbar: 1. visible, visual, apparent, phanerogenic; **makroskopisch** ~ gross; 2. ~ **machen** visualize.

Sichtbarkeit *w*: visibility.

Sichtbarmachung *w*: visualization.

Sichtbild *s*: monitor image.

sichten: sight, view.

Sichtgerät *s*: monitor.

-sichtig: -sighted.

Sickerblutung *w*: oozing hemorrhage.

sickern: seep, ooze.

Sick-Sinus-Syndrom *s* Abk. **SS-Syndrom**: sick sinus syndrome [*abbr*] SSS.

Sideramin *s*: sideramine.

Sideringelb *s*: siderin yellow.

Sidero-: sidero-.

Sideroblast *m*: sideroblast.

Sideroblastenanämie *w*: sideroblastic anemia.

Siderodermie *w*: sideroderma.

Sideromycin *s*: sideromycin.

Sideropenie *w*: sideropenia.

sideropenisch: sideropenic.

siderophil: siderophil, siderophilous.

Siderophilin *s*: siderophilin.

Siderose *w*: siderosis, siderotic pneumoconiosis; **hämatogene** ~ hematogenous siderosis.

Sideroskop *s*: sideroscope.

siderotisch: siderotic.

Siderozyt *m*: siderocyte.

Siderozytose *w*: siderocytosis.

Sieb *s*: sieve.

siebartig: sievelike.

Siebbein *s*: ethmoid bone, sieve bone.

Siebbeinhöhle *w*: ethmoidal labyrinth.

Siebbeinzellen: ethmoidal labyrinth.

Siebentagefieber *s*: seven-day fever; **japanisches** ~ autumn fever, akiyama, nanukayami.

Siechtum *s*: infirmity, sickliness, decline.

Siedekolben *m*: distillation flask.
siden: boil, seethe.
Sieden *s*: boiling, ebullition.
Siedepunkt *m*: boiling point [*abbr*] bp.
Siedeverhalten *s*: distillation characteristics.
Siegelringzelle *w*: signet ring cell.
Siegelringzellkarzinom *s*: signet ring cell carcinoma, mucocellular carcinoma.
Siegle-Ohrtrichter *m*: Siegle's otoscope.
SI-Einheit *w*: SI unit.
Siemens *s*: siemens [*abbr*] S.
Sigma *s*: sigmoid, sigma.
Sigmablase *w*: sigmoid bladder.
Sigmadivertikel *s*: sigmoid diverticulum.
Sigmafaktor *m*: sigma factor.
Sigmafixation *w*: sigmoidopexy.
sigmaförmig: sigmoidal.
Sigmakarzinom *s*: sigmoid carcinoma.
Sigmapolyp *m*: sigmoid polyp.
Sigmatismus *m*: sigmatism, lisping.
Sigmavergrößerung *w*: megasigmoid, macrosigma.
Sigmoid *s*: sigmoid.
sigmoidal: sigmoidal.
Sigmoidektomie *w*: sigmoidectomy.
Sigmoiditis *w*: sigmoiditis.
Sigmoidopexie *w*: sigmoidopexy.
Sigmoidoproktostomie *w*: sigmoidoproctostomy, sigmoidorectostomy.
Sigmoidosigmoidostomie *w*: sigmoidosigmoidostomy.
Sigmoidoskop *s*: sigmoidoscope, romanoscope.
Sigmoidoskopie *w*: sigmoidoscopy.
Sigmoidostomie *w*: sigmoidostomy.
Sigmoidotomie *w*: sigmoidotomy.
sigmoidovesikal: sigmoidovesical.
Signal *s*: signal.
Signalfunktion *w*: signalizing activity.
Signallymphknoten *m*: signal node.
Signal-Rausch-Verhältnis *s*: signal-to-noise ratio.
Signalübertragung *w*: signal transduction.
Signatur *w*: signature.
Signatura *w*: signature.

Signifikanz *w*: significance; **statistische ~** statistical significance.
Signifikanzniveau *s*: level of significance.
Signifikanztest *m*: significance test.
Sikkativ *s*: siccative.
Silbenstottern *s*: syllable stuttering.
Silbenverschlucken *s*: clipped speech, scamping speech.
Silber *s* Abk. **Ag**: silver [*abbr*] Ag.
Silber-: argentous.
Silberamalgam *s*: silver amalgam.
Silberdrahtarterien: silver-wire arteries.
Silberfärbung *w*: silver stain.
Silberfolie *w*: silver foil.
Silberimprägnierung *w*: argentation.
Silberjodid *s*: silver iodide.
Silbernitrat *s*: silver nitrate.
Silbernitrataugentropfen: silver nitrate ophthalmic solution.
Silbernitratlösung, ammoniakalische *w*: Howe's silver nitrate.
Silbersulfadiazin *s*: silver sulfadiazine.
Silibinin *s*: silibinin.
Silicium *s* Abk. **Si**: silicon [*abbr*] Si.
Silikat *s*: silicate.
Silikat-: silicious, siliceous.
Silikatose *w*: silicatosis.
Silikatzement *m*: synthetic porcelain.
Silikoarthrose *w*: Caplan syndrome.
Silikon *s*: silicone.
Silikongranulom *s*: siliconoma.
Silikose *w*: silicosis.
Silikosiderose *w*: silicosiderosis, siderosilicosis.
silikotisch: silicotic.
Silikotuberkulose *w*: silicotuberculosis, tuberculosilicosis, infective silicosis.
Silizium *s* Abk. **Si**: silicon [*abbr*] Si.
Siliziumdioxyd *s*: silica.
Siliziumkarbid *s*: silicon carbide.
Silverman-Nadel *w*: Silverman needle.
Silverman-Syndrom *s*: Silverman syndrome.
Silverskiöld-Syndrom *s*: Silverskiöld syndrome.
Simethicon *s*: simethicone.
Simian-Virus *m* Abk. **SV-Virus**: simian

virus [*abbr*] SV.

Simmonds-Syndrom *s*: Simmonds disease.

Simonart-Bänder: amniotic band syndrome.

Simon-Lage *w*: Simon's position.

Simons-Syndrom *s*: progressive lipodystrophy.

Simon-Zeichen *s*: Simon sign.

Sims-Huhner-Test *m*: Sims test.

Sims-Lage *w*: Sims position, semiprone position.

Sims-Spekulum *s*: duck-billed speculum.

Simulant *m*: malingerer, simulator.

Simulation *w*: simulation, malingering, pathomimicry, pathomimia, feint.

Simulator *m*: simulator.

simulieren: simulate, malinger, feign.

Simulium: simulium.

simultan: simultaneous.

Simultananalyse *w*: simultaneous analysis.

Simultanfolge *w*: concurrent schedule.

Simultankontrast *m*: simultaneous contrast.

Simultansehen *s*: binocular vision.

Sinapin *s*: sinapine.

Sinapinsäure *w*: sinapic acid.

Sincalid *s*: sincalide.

Single-Photon-Emissions-Computerto mographie *w* Abk. **SPECT**: single photon emission computed tomography [*abbr*] SPECT.

Singultus *m*: singultus, hiccough, hiccup, diaphragmatic myoclonus, spasmolygmus.

Sinistro-: sinistro-.

Sinistrokardie *w*: sinistrocardia.

sinken: decline, decrease, go down, fall, drop.

Sinn *m*: sense, sensation.

Sinnenhaftigkeit *w*: sentinence.

Sinnesempfindung *w*: sensation, sensory perception.

Sinnesepithel *s*: sensory epithelium, sense epithelium.

Sinneshaar *s*: sensory hair.

Sinnesmodalität *w*: sense modality, sensory modality.

Sinnesorgan *s*: sense organ, sensor.

Sinnesphysiologie *w*: esthesiophysiology, physiology of sensation.

Sinnesreiz *m*: sensory signal.

Sinnestäuschung *w*: illusion.

Sinneswahrnehmung *w*: sensory perception, sensibility, phose.

Sinneszelle *w*: sensory cell; **olfaktorische** ~ olfactory receptor; **periphere** ~ peripheral sensory cell.

Sinneszentrum *s*: sensory center.

sinnlich: sensual, sensational.

Sinnlichkeit *w*: sensuality.

Sinographie *w*: sinography.

Sinoskopie *w*: antroscopy.

sinuatrial: sinuatrial, sinoatrial.

sinuaurikulär: sinoauricular.

sinuös: sinuose, sinuous.

Sinus *m*: sinus.

Sinus-: sinusal.

Sinusarrest *m*: sinus arrest, sinus standstill.

Sinusarrhythmie *w*: sinus arrhythmia.

Sinusbradykardie *w*: sinus bradycardia.

Sinus-cavernosus-Syndrom *s*: cavernous sinus syndrome.

Sinusdrainage *w*: sinus drainage.

Sinusektomie *w*: sinus exenteration.

sinusförmig: sinusoid.

Sinusitis *w*: sinusitis; **allergische** ~ allergic sinusitis.

Sinusitis frontalis: frontal sinusitis.

Sinusitis maxillaris: maxillary sinusitis.

Sinusitis sphenoidalis: sphenoidal sinusitis.

Sinusknoten *m*: sinus node, sinuatrial node, Keith-Flack node.

Sinusknotensyndrom *s*: sick sinus syndrome [*abbr*] SSS.

Sinusmukozele *w*: sinus mucocele, serous sinusitis, serous sinus.

Sinusmykose *w*: antromycosis.

Sinusoid *s*: sinusoid.

Sinusphlebitis *w*: sinus phlebitis.

Sinus pilonidalis: pilonidal cyst.

Sinusrhythmus *m*: sinus rhythm; **normaler** ~ normal sinus rhythm [*abbr*] NSR.

Sinusstromanwendung *w*: sinusoidalization.

Sinustachykardie *w*: sinus tachycardia.

Sinusthrombose *w*: sinus thrombosis.

Sinusvenenphlebitis *w*: sinus phlebitis.

sinuventrikulär: sinuventricular, sinoventricular.

Siomycin *s*: siomycin.

Siphon *m*: siphon.

Sipple-Syndrom *s*: Sipple syndrome.

Sippy-Diät *w*: Sippy's diet.

Sippy-Kur *w*: Sippy's treatment.

sirenoid: sirenoform.

Sirenomelie *w*: sirenomelia, mermaid deformity, symelia, symmelia.

Sirup *m*: sirup, syrup.

sirupartig: syrupy.

-sis: -sis.

SISI Abk. **Erkennbarkeit kurzer Lautstärken**: short increment sensitivity index [*abbr*] SISI.

Sisomicin *s*: sisomicin.

sistieren: stop, interrupt, suspend.

SI-System *s* Abk. **Système International d'Unités**: Système International d'Unités.

Site, genetischer *m*: genetic site.

Sitio-: sito-.

Sitiomanie *w*: sitiomania, bulimia.

Sitosterin *s*: sitosterol.

Sittlichkeitsdelikt *s*: sexual offense, indecent assault.

Situation *w*: situation; **krisenartige** ~ situational crisis.

Situations-: situational.

Situationsangst *w*: situation anxiety.

Situationsnaht *w*: approximation suture, retention suture.

Situationsneurose *w*: situation neurosis.

situativ: situational.

Situs *m*: situs, situation, position.

Situs inversus *m*: 1. visceral inversion; **intestinaler** ~ transposition of the intestine; 2. ~ **des Magens** transposition of the stomach.

Sitz *m*: seat.

Sitzbad *s*: sitz bath.

Sitzbein *s*: ischiatic bone, chancebone.

sitzen: sit, fit.

Sitzhaltung *w*: sitting posture.

Sitzhöhe *w*: sitting height.

Sitzung *w*: session.

Sjögren-Larsson-Syndrom *s*: Sjögren-Larsson syndrome, ichthyosiforme erythroderma.

Sjögren-Syndrom *s*: Sjögren syndrome.

Sjöquist-Traktotomie *w*: trigeminal tractotomy.

Skabies *w*: scabies, sarcoptic itch.

Skala *w*: 1. scale; **eindimensionale** ~ unidimensional scale; **kombinierte** ~ joint scale; **kumulierte** ~ Guttman scale; **nichtlineare** ~ nonlinear scale; 2. **mit einer** ~ **versehen** graduated.

skalar: scalar.

Skalenanalyse *w*: scale analysis.

Skalenendwert *m*: full-scale value.

Skalenotomie *w*: scalenotomy.

Skalenus *m*: scalenus, scalene muscle, scalene.

Skalenus-anterior-Syndrom *s*: scalenus anterior syndrome, Haven syndrome, Naffziger syndrome, Coote syndrome, Adson syndrome.

Skalenusbiopsie *w*: scalene lymph node biopsy.

Skalenusresektion *w*: scalenectomy.

Skalenussyndrom *s*: scalenus anterior syndrome, Naffziger syndrome, Haven syndrome, Coote syndrome, Adson syndrome.

Skalenvariable *w*: scale variable.

Skalierbarkeit *w*: scalalibility.

skaliert: graduated.

Skalierung *w*: scaling.

Skalogramm *s*: scalogram.

Skalp *m*: scalp.

Skalpell *s*: scalpel, surgical knife.

skalpieren: scalp.

Skalpierung *w*: scalp avultion.

Skapho-: scapho-.

Skaphohydrozephalus *m*: scaphohydrocephaly.

Skaphoidfraktur *w*: scaphoid fracture.

Skaphokephalie *w*: scaphocephaly, tectocephaly, cymbocephaly.

Skapula *w*: scapula, omoplate.

Skapulafixierung, operative *w*: scapulopexy.

Skapulakonkavität *w*: scaphoid scapula.

skapular: scapular, scapulary.

Skapulareflex *m*: scapular reflex, interscapular reflex.

Skapularesektion *w*: scapulectomy.

skapuloklavikulär: cleidoscapular.

Skapus *m*: scapus.

Skarabiasis *w*: scarabiasis, beetle disease.

Skarifikation *w*: scarification.

Skarifikationstest *m*: scratch test.

skarifizieren: scarify.

Skarifizierungsmesser *s*: scarificator.

S1-Kartierung *w*: S1 mapping.

Skato-: scato-.

Skatol *s*: skatole, methylindole.

Skatologie *w*: scatology, skatology, coprology.

skatologisch: scatologic.

Skatophagie *w*: scatophagia.

Skatophilie *w*: scatophilia.

skeletogen: skeletogenous.

Skeletogenese *w*: skeletogeny.

Skeletopie *w*: skeletopy.

Skelett *s*: skeleton.

Skelett-: skeletal.

Skelettbeschreibung *w*: skeletography.

Skelettdeformität *w*: skelton deformity; **familiäre** ~ Paas disease.

Skelettextension *w*: skeletal traction.

Skeletthand *w*: skelton hand.

Skelettmodell, bewegliches *s*: articulated skeleton.

skelettmotorisch: skeletomotor.

Skelettmuskel *m*: sceletal muscle.

Skelettreife, vorzeitige *w*: skeletal precocity.

Skelttröntgenbild *s*: sklettal radiograph.

Skelettszintigraphie *w*: bone scintigraphy.

Skene-Drüsen: Skene's glands.

Skene-Gänge: Skene's tubules, ductus paraurethrales.

Skenitis *w*: skenitis.

Skia-: skia-, scia-.

Skiaskop *s*: skiascope, scotoscope, oculometroscope.

Skiaskopie *w*: skiascopy, scotoscopy, pupilloscopy.

Skinner-Kasten *m*: Skinner box.

Skirrhus *m*: scirrhus.

skizzieren: delineate.

Skler-: scler-.

Sklera *w*: sclera; **blaue** ~ blue sclera; **gelbe** ~ yellow sclera.

Skleradenitis *w*: scleradenitis.

Skleragewebe *s*: scleral tissue.

skleral: scleral.

Skleraperforation *w*: scleral perforation.

Skleraring *m*: scleral ring.

Skleraverhornung *w*: sclerokeratosis.

Skleraverplombung *w*: scleral buckling.

Sklerektasie *w*: sclerectasia.

Sklerektoiridodialyse *w*: sclerectoiridodialysis.

Sklerektomie *w*: sclerectomy, scleroticectomy, Lagrange's operation.

Sklerektomieinstrument *s*: sclerectome.

Sklerem *s*: sclerema.

Sklerema neonatorum: sclerema neonatorum, Underwood's disease.

Sklerenikterus *m*: scleral icterus.

Skleriritomie *w*: scleriritomy.

Skleritis *w*: scleritis, scleratitis, sclerotitis; **ringförmige** ~ annular scleritis.

Skleritis *w*: logaditis, leucitis.

Sklero-: sklero-, sclero-.

Skleroblastem *s*: scleroblastema.

Sklerochorioiditis *w*: sclerochorioiditis, scleroiritis, scleroticochoroiditis.

Sklerodaktylie *w*: sclerodactyly, acrosclerosis.

Skleroderm *s*: scleroderma, chorionitis; **diffuses** ~ diffuse scleroderma, progressive scleroderma; **generalisierendes** ~ generalized scleroderma; **progressives** ~ progressive scleroderma; **umschriebenes** ~ localized scleroderma; **zir-**

kumskriptes ~ circumscribed scleroderma.

Skleroderma *s*: scleroderma, chorionitis.

sklerodermatös: sclerodermatous.

Sklerodermatomyositis *w*: sclerodermatomyositis.

Sklerodermie *w*: scleroderma, dermatosclerosis, disseminated trophoneurosis; **generalisierte** ~ systemic scleroderma; **systemische** ~ systemic sclerosis, progressive systemic sclerosis, diffuse systemic sclerosis, primary systemic sclerosis.

Sklerodermie mit Lungenbeteiligung: pulmonary scleroderma.

Sklerodermitis *w*: sclerodermitis, sclerodermatitis.

Sklerödem *s*: scleredema.

Sklerokeratitis *w*: sclerokeratitis.

Sklerokonjunktivitis *w*: scleroconjunctivitis.

Sklerokornea *w*: sclerocornea.

Sklerokornea-: sclerocorneal.

Sklerom *s*: scleroma.

Skleromalazie *w*: scleromalacia.

Skleromer *s*: scleromere.

Skleronyxis *w*: scleronyxis.

Sklerophthalmie *w*: sclerophthalmia.

Skleroprotein *s*: scleroprotein.

Sklerose *w*: sclerosis; **bulbäre multiple** ~ bulbar multiple sclerosis; **diffuse** ~ diffuse cerebral sclerosis; **familiäre juvenile diffuse** ~ diffuse cerebral sclerosis, metachromatic leukodystrophy; **konzentrische** ~ concentric sclerosis, Baló's disease; **kortikale laminäre** ~ laminar cortical sclerosis; **multiple** ~ Abk. **MS** multiple sclerosis [*abbr*] MS, dissiminated sclerosis, sclérose en plaque, cerebrospinal sclerosis, polysclerosis, focal sclerosis, insular sclerosis; **progressive systemische** ~ progressive scleroderma; **ringförmige** ~ annular sclerosis; **systemische** ~ systemic sclerosis, diffuse systemic sclerosis, primary systemic sclerosis, progressive systemic sclerosis; **tuberöse** ~ tuberous sclerosis,

Bourneville-Pringle syndrome.

sklerosieren: sclerose.

sklerosierend: sclerosing.

sklerosiert: 1. sclerosed; 2. **partiell** ~ subsclerotic.

Sklerosierung *w*: sclerosing, sclerosing injection, sclerotherapy.

Sklerostomie *w*: sclerostomy.

Sklerotherapie *w*: sclerotherapy, prolotherapy; **endoskopische** ~ endoscopic sclerotherapy; **intravenöse** ~ injection sclerotherapy.

Sklerotinsäure *w*: sclerotic acid.

sklerotisch: sclerotic, sclerous, sclerosal, scleroid, scleritic.

sklerotisiert: sclerotized.

Sklerotom *s*: sclerotome, sclerotomy knife.

Sklerotomie *w*: sclerotomy, scleroticotomy, scleronyxis.

Skolex *m*: scolex.

skolexförmig: scoleciform, scolecoid.

Skolio-: scolio-.

Skoliolordose *w*: scoliolordosis.

Skoliose *w*: scoliosis, lateral curvature; **entzündungsbedingte** ~ inflammatory scoliosis; **fixierte** ~ fixed scoliosis; **funktionelle** ~ functional scoliosis; **habituelle** ~ habit scoliosis; **kongenitale** ~ congenital scoliosis; **korrigierbare** ~ mobile scoliosis; **myopathische** ~ myopathic scoliosis, muscular scoliosis, paralytic scoliosis; **okulär bedingte** ~ ophthalmic scoliosis; **osteopathische** ~ osteopathic scoliosis; **unkorrigierbare** ~ structural scoliosis, organic scoliosis, rotoscoliosis.

Skoliosebecken *s*: scoliotic pelvis.

Skoliose bei Hüftgelenkerkrankung: coxitic scoliosis.

Skoliosezugbehandlung *w*: rachilysis.

Skoliosometer *s*: scoliosometer, scoliometer.

skoliotisch: scoliotic.

-skop: -scope.

-skopie: -scopy.

Skopophilie *w*: scopophilia, voyeurism.

Skorbut *m*: 1. scurvy, scorbutus; **asymp-**

tomatischer ~ subscurvy state; **infantiler** ~ infantile scurvy, hemorrhagic rickets, scurvy rickets, Barlow syndrome, scorbutic osteopathy; 2. ~ **auslösend** scorbutigenic.

Skorbut-: scorbutic.

Skorpiongift *s*: scorpion venom.

Skoto-: scoto-.

skotochromogen: scotochromogen.

Skotom *s*: scotoma, aphose; **isoliertes** ~ insular scotoma; **keilförmiges** ~ cuneate scotoma; **negatives** ~ negative scotoma; **parazäkales** ~ paracecal scotoma; **parazentrales** ~ paracentral scotoma; **peripapilläres** ~ pericecal scotoma; **positives** ~ positive scotoma; **relatives** ~ relative scotoma; **zentrales** ~ central scotoma, central blindness, zonular scotoma; **zentrozäkales** ~ centrocecal scotoma.

Skotom-: scotomatous.

Skotombildung *w*: scotomization.

Skotometer *s*: scotometer, scotomagraph, tangent screen.

Skotometrie *w*: scotometry.

Skotomisation *w*: scotomization.

skotopisch: scotopic.

Skotopsie *w*: scotopia.

Skotoskopie *w*: scotoscopy.

Skrofeln: scrofula.

Skrofuloderm *s*: scrofuloderma.

skrofulös: scrofulous.

Skrofulose *w*: scrofula, king's evil; **tuberkulöse** ~ tuberculous scrofuloderma.

skrotal: scrotal.

Skrotalelephantiasis *w*: elephantiasis croti, lymphoscrotum.

Skrotalhernie *w*: scrotal hernia, scrotocele, orchiocele, oscheocele.

Skrotalreflex *m*: scrotal reflex, dartos reflex, Mooser's reaction.

Skrotaltumor *m*: tumor of the scrotum, oscheoma.

Skrotum *s*: scrotum, testicular bag, oschea.

Skrotumentfernung *w*: scrotectomy.

Skrotumentzündung *w*: inflammation of the scrotum, oscheitis.

Skrotumhydrozele *w*: scrotal hydrocele.

Skrotumplastik *w*: scrotoplasty, oscheoplasty.

Skrotumresektion *w*: scrotectomy.

Skrotumschwellung *w*: oscheocele.

Skrotumzele *w*: scrotal pneumatocele.

Skrupel *w*: qualm.

Skutulum *s*: scutulum, favus cup, godet.

Skybala: scybala.

Skybalon *s*: scybalum.

SLE Abk. **systemischer Lupus erythematodes** *m*: systemic lupus erythematosus [*abbr*] SLE.

SLE-Virus *m*: St. Louis encephalitis virus.

Sluder-Neuralgie *w*: Sluder's neuralgia.

Sludge-Phänomen *s*: sludge phenomenon, blood sludge, sludged blood.

Sm Abk. **Samarium** *s*: samarium [*abbr*] Sm.

SMAF Abk. **specific macrophage arming factor**: specific macrophage arming factor [*abbr*] SMAF.

Sm-Antigen *s*: Sm antigen.

Smegma *s*: smegma.

Smegmolith *m*: smegmolith, preputial calculus, preputial concretion.

Smith-Färbung *w*: Smith stain.

Smith-Lemli-Opitz-Syndrom *s*: Smith-Lemli-Opitz syndrome.

Smith-Operation *w*: Smith-Robinson operation.

Smith-Peterson-Dreikantlamellennagel *m*: Smith-Peterson nail.

Smith-Radiusfraktur *w*: Smith fracture, Smith dislocation.

Smithwick-Operation *w*: Smithwick's operation; **untere** ~ lumbodorsal splanchnicectomy, lumbodorsal sympathectomy.

Smog *m*: smog.

SMON Abk. **subakute Myelooptikoneuropathie** *w*: subacute myeloopticoneuropathy [*abbr*] SMON.

Sn Abk. **Zinn** *s*: tin [*abbr*] Sn.

Snellen-Sehprobe *w*: Snellen's test.

Snellen-Sehprobentafel *w*: Snellen's chart.

Snider-Streichholzprobe *w*: Snider match test.

S-Niere *w*: sigmoid kidney, lump kidney.

Snyder-Test *m*: Snyder's test.

Sockel *m*: shelf, plinth.

Soda *w*: soda, sodium carbonate.

Sodbrennen *s*: heartburn, brash, water brash, pyrosis.

Sodoku *s*: sodoku, spirillar fever, sokosho.

Sodomie *w*: sodomy, zooerastia, zooerasty, zoophilia, zoophilism.

sofort: instantaneous, immediate.

Sofortblutung *w*: primary hemorrhage.

Soforthilfe *w*: emergency aid.

Sofortreaktion *w*: immediate reaction, immediate response, immediate hypersensitivity.

Soforttransfusion *w*: direct transfusion.

Sofortwirkung *w*: immediate effect.

Sohle *w*: sole, solum, planta.

Sojabohne *w*: soybean, soja bean.

Sol *s*: sol.

Solanidin *s*: solanidine.

Solanin *s*: solanine.

Solaninvergiftung *w*: solanism.

Solanismus *m*: solanism.

Solanum *s*: solanum.

Solapson *s*: solapsone, solasulfone.

solar: solar.

Solarbehandlung *w*: solarization.

Solarium *s*: solarium.

Solarkeratitis *w*: glare conjunctivitis.

Solarplexus *m*: solar plexus, celiac plexus.

Soldatenherz *s*: soldier's heart, neurocirculatory asthenia.

Solenopsin *s*: solenopsin.

solide: solid.

Solipsismus *m*: solipsism.

solitär: solitary.

Solitärfollikel *m*: solitary follicle.

Solitärzyste *w*: solitary cyst, single cyst.

Sollgewicht *s*: ideal weight.

Sollwert *m*: calculated value.

Solutio *w*: solution.

Solvatation *w*: solvation.

solvatisieren: solvate.

Solvens *s*: solvent.

-som: -some.

Soma *s*: soma, body.

Somat-: somat-.

somatisch: somatic, somal, bodily, corporeal.

somatisieren: somatize.

Somatisierung *w*: somatization, conversion.

Somatisierungssyndrom *s*: somatization disorder.

Somato-: somato-, somatico-.

Somatoagnosie *w*: somatagnosia.

Somatoblast *m*: somatoblast.

Somatochrom *s*: somatochrome.

somatoform: somatoform.

somatogen: somatogenic, organogenic.

Somatogenese *w*: somatogenesis.

Somatognosie *w*: somatognosia.

Somatoliberin *s*: somatotropin releasing hormone [*abbr*] SRH.

Somatologie *w*: somatology.

Somatomammotropin *s*: somatomammotropin.

Somatomedin *s*: somatomedin, sulfatation factor.

Somatopagus *m*: somatopagus.

Somatoplasma *s*: somaplasm, somatoplasm.

Somatopleura *w*: somatopleure.

Somatopsyche *w*: somatopsyche.

somatopsychisch: somatopsychic.

Somatopsychose *w*: somatopsychosis.

somatosensibel: somatosensory.

somatosensorisch: somatosensory.

Somatostatin *s*: somatostatin, growth hormone inhibiting hormone [*abbr*] GHIH, growth-hormone inhibiting factor [*abbr*] GIF.

Somatotopagnosie *w*: somatotopagnosia.

somatotopisch: somatotopic.

Somatotherapie *w*: somatotherapy.

somatotrop: somatotrophic.

Somatotropin *s*: somatotropin, somatropin, somatotropic hormone [*abbr*] STH, growth hormone [*abbr*] GH, human growth hormone [*abbr*] HGH.

Somatotropin-releasing-Faktor *m*: somatotropin releasing factor [*abbr*] SRF, growth hormone releasing hormone [*abbr*] GHRH.

Somatotropin-releasing-Hormon *s* Abk. **SRH**: somatotropin releasing hormone [*abbr*] SRH.

Somatozyt *m*: somatocyte.

Somit *m*: somite, primitive segment, mesomere, mesodermal segment, mesoblastic segment.

Sommerdiarrhö *w*: summer diarrhea, summer complaint, infantile gastroenteritis.

Sommerenzephalitis *w*: summer encephalitis; **japanische** ~ Japanese encephalitis.

Sommer-Herbstfieber *s*: estivoautumnal fever.

Sommersprossen: freckles, ephelides, sunspots.

Somnambulismus *m*: somnambulism, sleepwalking, somnambulistic trance, oneirodirium.

Somni-: somni-.

somnolent: somnolent.

Somnolenz *w*: somnolence.

Somogyi-Effekt *m*: Somogyi effect, Somogyi's method.

Sonde *w*: sound, tube, probe, stylet, style, explorer, radiolus; **kleine** ~ small probe, specillum; **stumpfe** ~ blunt probe.

Sondenernährung *w*: tube feeding.

sondieren: probe, sound.

Sondierung *w*: sounding, probing.

Sonifikation *w*: sonication.

Sonnenbad *s*: sunbath.

Sonnenbräunung *w*: suntan.

Sonnenbrand *m*: sunburn, solar dermatitis.

Sonnenfleck *m*: sunspot.

Sonnenlicht *s*: sunlight.

Sonnenlichtexposition *w*: insolation.

Sonnenschutz *m*: sun block.

Sonnenstich *m*: sunstroke, insolation, heliosis, solar fever, calenture.

Sonnenstrahlung *w*: solar radiation.

Sonnenuntergangsphänomen *s*: sunset phenomenon.

Sonogramm *s*: sonogram.

Sonographie *w*: sonography, ultrasound examination.

sonographisch: sonographic, ultrasonographic.

sonor: sonorous.

Soor *m*: thrush.

Soorbefall *m*: moniliasis, candidid.

Soorglossitis *w*: monilial glossitis.

Soorgranulom *s*: Candida granuloma.

Soorkolpitis *w*: candidial vaginitis, monilial vaginitis.

Soormykose *w*: candidiasis, moniliasis.

Soorösophagitis *w*: thrush esophagitis.

Soorstomatitis *w*: mycotic stomatitis.

Sopor *m*: sopor.

Sorbinsäure *w*: sorbic acid.

Sorbit *s*: sorbitol.

Sorbitdehydrogenase *w*: sorbitol dehydrogenase.

Sorbitol *s*: sorbitol.

Sorge *w*: sorrow.

Sorgerecht *s*: custody.

sorgfältig: accurate.

Sorgfalt *w*: accuracy.

Sorte *w*: sort.

Sortion *w*: sortion.

Sotalol *s*: sotalol.

Sotos-Syndrom *s*: Sotos syndrome, cerebral gigantism.

Soziabilität *w*: sociability.

sozial: social.

Sozialamt *s*: welfare agency.

Sozialarbeit *w*: social work.

Sozialarbeiter *m*: social worker.

Sozialdienst *m*: social services.

Sozialisation *w*: socialization, acculturation.

sozialisieren: socialize.

Sozialmedizin *w*: social medicine.

sozialmedizinisch: sociomedical.

Sozialpsychiatrie *w*: social psychiatry.

Sozialpsychologie *w*: social psychology.

sozialpsychologisch: sociopsychological.

Sozialstruktur *w*: social structure.

Sozialtherapie *w*: social therapy, sociotherapy.

Sozialversicherung *w*: social insurance,

social security.
Sozialwissenschaft *w*: social science.
Soziatrie *w*: sociatry.
Sozio-: socio-.
Soziodemographie *w*: sociodemography.
Soziodrama *s*: sociodrama.
Soziogenese *w*: sociogenesis.
Soziogramm *s*: sociogram.
Soziologie *w*: sociology.
soziologisch: sociological.
Soziometrie *w*: sociometry.
sozioökonomisch: socioeconomic.
Soziopath *m*: sociopath.
Soziopathie *w*: sociopathy.
Soziotherapie *w*: sociotherapy, assignment therapy.
Spachteln *s*: spatulation.
spät: late.
Spät-: late, late-onset.
Spätabort *m*: late abortion.
Spätepilepsie *w*: late epilepsy.
Spätgeburt *w*: post-term birth, postponed labor.
Spätreaktion *w*: delayed reaction.
Spätschizophrenie *w*: late schizophrenia.
Spätsyphilis *w*: late syphilis; **benigne ~** late benign syphilis.
Spättoxikose *w*: late toxicosis.
Spalding-Schädelzeichen *s*: Spalding sign.
Spalt *m*: cleft, fissure, interstice; **synaptischer ~** synaptic gap, primary synaptic cleft, synaptic trough.
spaltbar: fissionable.
Spaltbildung *w*: dysraphism, coloboma, schistasis; **fetale ~** fetal cleft.
Spalte *w*: cleft, gap, rima, slit; **kleine ~** fissula, rimula.
spalten: split, fissure, cleave.
Spaltfraktur *w*: split fracture.
Spaltfuß *m*: cleft foot, bifid foot, split foot.
Spalthand *w*: cleft hand, split hand, lobster-claw hand.
Spalthauttransplantat *s*: split skin graft, Blair-Brown graft, razor graft, Ollier-Thiersch graft.
Spaltimpfstoff *m*: subunit vaccine.

Spaltlampe *w*: slit lamp, corneal microscope.
Spaltlippe *w*: 1. cleft lip, cheiloschisis; 2. **~ mit Oberkieferdefekt** cheiloalveoloschisis.
Spaltmißbildung *w*: dysraphism, ceasmic teratism.
Spaltpilz *m*: schizomycete.
Spaltpilzerkrankung *w*: schizomycosis.
Spaltprodukt *s*: cleavage product.
Spaltthorax *m*: fissured chest.
Spaltung *w*: division, splitting, cleavage, scission, scissura, lancing incision, fission, autotomy, discission; **operative ~** surgical division.
Spaltung der Herztöne: splitting of heart sounds.
Spaltungsirresein *s*: schizophrenia.
Spaltungsreaktion *w*: dissociative reaction.
Spaltwirbel *m*: cleft vertebra, butterfly vertebra.
Spaltzunge *w*: cleft tongue, diglossia.
Span *m*: chip, sliver.
Spanische Wand *w*: folding screen.
Spann *m*: instep.
Spannbreite *w*: width.
Spanne *w*: span.
Spanner *m*: tensor muscle.
Spannung *w*: tension, stretch, tenseness, voltage.
Spannungsanstieg *m*: potential rise.
Spannungsausgleich *m*: voltage compensation.
spannungserzeugend: electrogenic.
Spannungskopfschmerz *m*: tension headache.
Spannungskurve *w*: tension curve.
Spannungslösung *w*: tension reduction.
Spannungspneumothorax *m*: tension pneumothorax, stove-in chest, pressure pneumothorax.
Spannungspotential *s*: electrotonic potential.
Spannungsprüfer *m*: voltage detector.
Spannungsquelle *w*: voltage source.
Spannungsregelung *w*: voltage control.

Spannungssyndrom, prämenstruelles *s*: premenstrual tension syndrome, premenstrual tension.

Spannungszustand *m*: tension state, tonicity.

Sparganose *w*: sparganosis.

Sparganum *s*: sparganum.

Sparsomycin *s*: sparsomycin.

Spartein *s*: sparteine.

Sparteinvergiftung *w*: spartism.

Spartransformator *m*: autotransformer.

Spasmo-: spasmo-.

spasmodisch: spasmodic, spastic.

spasmogen: spasmogenic.

Spasmolyse *w*: spasmolysis.

Spasmolytikum *s*: antispasmodic, spasmolysant, lissive agent.

spasmolytisch: spasmolytic, antispasmodic.

Spasmophilie *w*: spasmophilia, infantile tetany, spasmodic diathesis.

Spasmus *m*: spasmus, spasm; **massiver ~** massive spasm.

Spasmus mobilis: mobile spasm.

Spasmus nictitans: nictitating spasm, blepharospasm, winking spasm.

Spasmus nutans: spasmus nutans, nodding spasm, rocking tic, bowing tic, head-nodding, gyrospasm.

Spasmus respiratorius: respiratory spasm.

Spasmus rotatorius: rotatory spasm.

Spastik *w*: spasticity; **muskuläre ~** muscle spasticity; **zerebrale ~** cerebral spasticity.

Spastiker *m*: spastic.

spastisch: spastic, spasmodic.

Spastizität *w*: spasticity, spastic rigidity.

Spat *m*: spar.

Spatel *m*: spatula, blade.

spatelförmig: spatulate, spatuliform.

spateln: spatulate.

Spatelprobe *w*: diascopy.

Spatium *s*: spatium, space.

Speckhaut *w*: buffy coat.

Speckleber *w*: lardaceous liver, waxy liver.

Speckmilz *w*: lardaceous spleen, waxy spleen.

Speckleber *w*: lardaceous liver.

SPECT Abk. **Single-Photon-Emissions-Computertomographie** *w*: single photon emission computed tomography [*abbr*] SPECT.

Spectinomycin *s*: spectinomycin.

Spectinomycin-Hydrochlorid *s*: spectinomycin hydrochloride.

Speiche *w*: radius, spoke bone.

Speichel *m*: 1. saliva, spit, spittle, sialon; 2. **~ bilden** salivate.

Speichel-: salivary.

Speichelabsauger *m*: saliva ejector.

Speichelansammlung *w*: pseudoptyalism.

Speichelbildung *w*: salivation.

Speicheldiastase *w*: ptyalase, ptyalin.

Speicheldrüse *w*: salivary gland, sialaden.

Speicheldrüsenausführungsgangstenose *w*: sialostenosis.

Speicheldrüsenentfernung *w*: sialadenectomy, sialoadenectomy.

Speicheldrüsenfistel *w*: salivary fistula.

Speicheldrüsengangerweiterung *w*: sialoangiectasis.

Speicheldrüsenschmerz, kolikartiger *m*: salivary colic.

Speicheldrüsenstein *m*: salivary gland calculus, salivary stone.

Speicheldrüsentumor *m*: salivary gland tumor, salivary tumor.

Speicheldrüsenvirus *m*: secretory gland virus, cytomegalovirus [*abbr*] CMV.

Speichelfluß *m*: salivation; **verminderter ~** oligoptyalism; **vermehrter ~** excessive salivation.

Speichelsekretion *w*: 1. salivary secretion, salivation; 2. **die ~ fördernd** sialagogic, sialogogic.

Speichelstein *m*: salivary calculus.

Speichenbruch *m*: fracture of radius.

Speicher *m*: depot, memory.

Speicherkrankheit *w*: storage disease, thesaurismosis, thesaurosis.

speichern: accumulate.

Speicherprotein *s*: reserve protein.

Speicherung *w*: storage, accumulation.

Speicherzelle *w*: thesaurocyte.
Speisebrei *m*: chyme.
Speiserest *m*: food residence.
Speiseröhre *w*: esophagus, gullet.
Speiseröhrenkrampf *m*: esophageal spasm.
Speiseröhrentumor *m*: esophageal neoplasm.
Speisesalz *s*: dietary sodium, common salt, sodium chloride.
Speiseweg *m*: food passage.
spektral: spectral.
Spektralanalyse *w*: spectrum analysis.
Spektralapparat *m*: spectrograph.
Spektralbereich, sichtbarer *m*: visible spectrum.
Spektralfarbe *w*: spectrum color.
Spektrallinie *w*: spectral line.
Spektralverschiebung *w*: spectral shift.
Spektrin *s*: spectrin.
Spektro-: spectro-.
Spektrofluorometer *s*: spectrofluorometer.
Spektrogramm *s*: spectrogram.
Spektrograph *m*: spectrograph.
Spektrokolorimeter *s*: spectrocolorimeter.
Spektrometer *s*: spectrometer.
Spektrometrie *w*: spectrometry.
Spektrophotofluorometer *s*: spectrophotofluorometer.
Spektrophotometer *s*: spectrophotometer.
Spektrophotometrie *w*: spectrophotometry.
Spektropolarimeter *s*: spectropolarimeter.
Spektroskop *s*: spectroscope.
Spektroskopie *w*: spectroscopy.
Spektrum *s*: spectrum; **elektromagnetisches** ~ electromagnetic spectrum; **kontinuierliches** ~ continuous spectrum.
Spektrumdepression *w*: depression spectrum disease.
Spekulum *s*: speculum.
Spende *w*: donation.
spenden: donate.

Spender *m*: donor.
Spenderorgan *s*: donor organ.
Spenderplasma *s*: donor plasma.
Spenderselbstausschluß *m*: donor self-exclusion.
Spens-Syndrom *s*: Spens syndrome.
Sperma *s*: sperm.
Sperma-Antigen *s*: sperm antigen.
Sperma-Antikörper *m*: sperm antibody.
Spermakopf *m*: head of spermatozoon.
Spermakrasie *w*: spermacrasia.
Spermatide *w*: spermatid, androcyte, nematoblast.
spermatisch: spermatic.
Spermatitis *w*: spermatitis.
Spermato-: spermato-, sperm-.
Spermatoblast *m*: sperm cell, spermatid.
spermatogen: spermatogenic.
Spermatogenese *w*: spermatogenesis, spermatogeny.
Spermatogonie *w*: spermatogonium, androgone.
Spermatogramm *s*: semen analysis.
Spermatolyse *w*: spermatolysis, spermolysis.
Spermatolysin *s*: spermatolysin.
spermatolytisch: spermatolytic.
Spermatorrhö *w*: spermatorrhea, spermorrhea, gonacratia.
Spermatotoxin *s*: spermatotoxin.
Spermatozele *w*: spermatocele, spermatocyst, spermatic hydrocele, gonocele, gonoscheocele.
Spermatozelenexzision *w*: spermatocelectomy.
Spermatozoon *s*: spermatozoon, sperm, zoosperm.
Spermatozoonköpfchen, akzessorisches *s*: accessory body.
Spermatozystektomie *w*: spermatocystectomy.
Spermatozystitis *w*: spermatocystitis, vesiculitis, seminal vesiculitis.
Spermatozyt *m*: spermatocyte, gonocyte;
~ **I. Ordnung** primary spermatocyte;
~ **II. Ordnung** secondary spermatocyte, prespermatid.

Spermatozytogenese *w*: spermatocytogenesis.

Spermaturie *w*: seminuria, semenuria.

Spermauntersuchung *w*: sperm analysis, semen analysis.

Spermidin *s*: spermidine.

Spermie *w*: sperm cell.

Spermienagglutination *w*: spermagglutination.

Spermienantigen *s*: sperm antigen.

Spermienbildung *w*: spermatism.

Spermienfreisetzung *w*: spermiation.

Spermienkapazitation *w*: sperm capacitation.

Spermienkopf *m*: sperm head.

Spermienmotilität *w*: sperm motility.

Spermienprotoplasma *s*: spermoplasm.

Spermienreduktion *w*: spermacrasia.

Spermienreifung *w*: sperm maturation.

Spermienretention *w*: ischospermia.

Spermienschwanz *m*: sperm tail.

Spermientransport *m*: sperm transport.

Spermienuntersuchung *w*: sperm analysis, semen analysis.

Spermienwanderung *w*: sperm migration.

Spermienzahl *w*: sperm number, sperm count.

Spermienzentrosom *s*: sperm centre.

Spermin *s*: spermine.

Spermiogenese *w*: spermiogenesis, spermatocytogenesis, spermateliosis.

Spermiogramm *s*: spermiogram.

Spermiohistogenese *w*: spermioteleosis.

Spermiozyt *m*: spermatocyte.

Spermium *s*: sperm cell.

spermizid: spermicidal, spermaticidal, spermatocidal.

Spermizid *s*: spermicide, spermaticide, spermicidal agent, contraceptive foam, vaginal cream, spermatocide, spermatozoicide.

Spermo-: spermo-.

Spermovium *s*: oosperm.

Sperre *w*: blockage.

sperren: spread, block.

Sperrer *m*: spreader.

Sperrfilter *m*: barrier filter.

Sperrliquor *m*: spinal block syndrome.

Sperrschicht *w*: barrier layer.

Sperrschichtgleichrichter *m*: barrier-layer rectifier.

Sperrung *w*: barrage.

spezialisieren: specialize.

Spezialisierung *w*: specialization.

Spezialist *m*: specialist.

Spezialität *w*: specialty.

Spezialraster *s*: special grid.

speziell: special [*abbr*] spec.

Spezies *w*: 1. species [*abbr*] sp.; **nächsthöhere** ~ superspecies; 2. **von derselben** ~ conspecific.

Speziesbarriere *w*: species barrier.

Spezifikum *s*: specific.

spezifisch: 1. specific [*abbr*] sp, spec; 2. ~ **wirkend** etiotropic.

Spezifität *w*: specificity; **diagnostische** ~ diagnostic specificity.

Spezifizierung *w*: specification.

Sphäre *w*: sphere.

sphärisch: spherical.

Sphäro-: sphero-.

sphäroidal: spheroid.

Sphäroidgelenk *s*: spheroid articulation.

Sphärometer *s*: spherometer.

Sphärophakie *w*: spherophakia, lentiglobus, microlentia.

Sphäroplast *m*: spheroplast.

Sphäroprotein *s*: spheroprotein.

Sphärozyt *m*: spherocyte, globe cell, fragilocyte, microspherocyte.

sphärozytär: spherocytic.

Sphärozytenanämie *w*: spherocytic anemia.

Sphärozytose *w*: spherocytosis, spherocytic anemia, globe cell anemia, fragilocytosis, microspherocytosis; **hereditäre** ~ hereditary spherocytosis, chronic familial icterus, chronic congenital hemolytic jaundice, Chauffard syndrome.

Sphagiasmus *m*: sphagiasmus.

Sphakelismus *m*: sphacelism.

Sphakelus *m*: sphacelus, gangrene.

S-Phase *w*: S phase.

Spheno-: spheno-.

sphenoidal: sphenoidal, sphenoid, sphenic.

Sphenoiditis *w*: sphenoiditis, sphenoidal sinusitis.

Sphenoidotomie *w*: sphenoidotomy.

Sphenokephalie *w*: sphenocephaly.

Sphenopalatinalsyndrom *s*: Sluder neuralgia.

sphenoparietal: sphenoparietal, parietosphenoid.

Sphenotripsie *w*: sphenotripsy.

Sphincter pylori: pyloric sphincter.

Sphinganin *s*: sphinganine, dihydrosphingosine.

Sphingo-: sphingo-.

Sphingoid *s*: sphingoid.

Sphingolipid *s*: sphingolipid, neurolipid.

Sphingolipidose *w*: sphingolipidosis, neurolipidosis, sphingolipodystrophy.

Sphingomyelin *s*: sphingomyelin, phosphosphingoside, Niemann-Pick lipid.

Sphingomyelin-Lipidose *w*: sphingomyelinosis, sphingomyelinase deficiency, Niemann-Pick disease.

Sphingomyelinose *w*: sphingomyelinosis, sphingomyelinase deficiency, Niemann-Pick disease.

Sphingophospholipid *s*: sphingophospholipid.

Sphingosin *s*: sphingosine.

Sphinkter *m*: sphincter, sphincter muscle; **anatomischer** ~ anatomic sphincter; **künstlicher** ~ artificial sphincter.

Sphinkter-: sphincteric, sphincteral.

Sphinkterektomie *w*: sphincterectomy.

Sphinkterfibrose *w*: fibrosis of sphincter muscle.

Sphinkterinkontinenz *w*: paralytic incontinence.

Sphinkterinspektion *w*: sphincteroscopy.

Sphinktermechanismus *m*: sphincter mechanism.

Sphinktermuskel *m*: sphincter muscle, sphincter.

Sphinkterolyse *w*: sphincterolysis.

Sphinkterometrie *w*: urethrometry.

Sphinkterotom *s*: sphincterotome.

Sphinkterotomie *w*: sphincterotomy; **innere** ~ internal sphincterotomy.

Sphinkterplastik *w*: sphincteroplasty.

Sphinkterschmerz *m*: sphincteralgia.

Sphinkterschwäche *w*: sphincter weakness.

Sphinktersklerose *w*: sclerosis of sphincter muscle.

Sphinkterspasmus *m*: sphincterism.

Sphinkterspekulum *s*: sphincteroscope.

Sphinxgesicht *s*: myopathic face, hatchet face.

Sphygmo-: sphygmo-.

Sphygmochronograph *m*: sphygmochronograph.

Sphygmogramm *s*: sphygmogram.

Sphygmograph *m*: sphygmograph.

Sphygmographie *w*: sphygmography, pulse tracing.

Sphygmomanometer *s*: sphygmomanometer, sphygmometer, hematomanometer.

Sphygmomanometrie *w*: sphygmomanometry.

Sphygmoskop *s*: sphygmoscope.

Sphyrotomie *w*: sphyrotomy.

Spicula *w*: spicule.

Spider-Nävus *m*: spider nevus, spider teleangiectasis, vascular spider, arterial spider, stellate angioma.

Spiegel *m*: mirror, speculum, (concentration) level.

Spiegelberg-Schwangerschaftskriterien: Spiegelberg's criteria for ovarian pregnancy.

Spiegelbetrachtungsoptik *w*: mirror viewing optics.

Spiegelbild *s*: mirror image, specular image, lateral inversion.

Spiegelgalvanometer *s*: mirror galvanometer.

Spiegelhaploskop *s*: mirror haploscope.

Spiegelmikroskop *s*: reflecting microscope.

spiegeln: reflect.

Spiegelschrift *w*: specular writing, retrography.

Spiegelung *w*: reflection.
Spieghel-Linie *w*: Spieghel's line.
Spiegler-Tumor *m*: Spiegler's tumor.
Spiel *s*: game, play.
spielen: play.
Spielart *w*: variety [*abbr*] var.
Spielmeyer-Stock-Vogt-Krankheit *w*: Spielmeyer-Vogt disease, familial juvenile amaurotic idiocy.
Spieltheorie *w*: game theory.
Spieltherapie *w*: play therapy.
Spike-Entladung *w*: spike discharge.
Spike-Herd *m*: spike focus.
Spikes: spikes; **aufeinanderfolgende** ~ multiple spikes; **fokale** ~ focal spikes.
Spike-Wave-Komplex *m*: spike-wave complex.
Spin *m*: spin.
Spina *w*: spina, spine.
Spina-iliaca-Ebene *w*: spinous plane.
spinal: spinal, rachidial, rachidian, rachial, myelic, propriospinal.
Spinalabszeß *m*: spinal abscess.
Spinalanästhesie *w*: spinal anesthesia, subarachnoid anesthesia; spinal block, rachianesthesia, rachianalgesia, rhizanesthesia.
Spina bifida: spina bifida, cleft spine.
Spinalerkrankung, funikuläre *w*: funicular myelitis, Lichtheim's disease, Dana-Putnam syndrome.
Spinalganglion *s*: spinal ganglion.
Spinaliom *s*: prickle-cell carcinoma.
Spinalkanal *m*: spinal canal.
Spinalkanalabszeß *m*: intraspinal abscess.
Spinalkanalstenose *w*: spinal stenosis.
Spinalmuskel-: musculorachidian.
Spinalnerv *m*: spinal nerve.
Spinalnervenwurzel *w*: spinal nerve root, root of spinal nerve.
Spinalparalyse *w*: spinal paralysis; **epidurale aszendierende** ~ epidural ascending spinal paralysis; **spastische** ~ spastic spinal paralysis; **syphilitische spastische** ~ syphilitic spastic spinal paralysis, syphilitic spastic paraplegia.
Spinapunktion *w*: spinal puncture.

Spinat *m*: spinach.
Spinatstuhl *m*: spinach stool.
Spindel *w*: spindle, coil; **monofibrilläre** ~ monofibral spindle.
Spindelapparat *m*: spindle apparatus, mitotic spindle.
Spindelbaumrinde *w*: euonymin.
Spindelfaser *w*: spindle fiber, interzonal fiber, continuous fiber; **chromosomale** ~ chromosomal fiber.
spindelförmig: spindle-shaped, fusiform.
Spindelform *w*: spindle shape.
Spindelgift *s*: spindle poison, mitotic poison.
Spindelhaar *s*: moniliform hair, beaded hair.
Spindelkatarakt *w*: fusiform cataract.
Spindelstar *m*: spindle cataract.
Spindelzelle *w*: spindle cell, fusiform cell.
spindelzellförmig: fusicellular, fusocellular.
Spindelzellkarzinom *s*: spindle cell carcinoma.
Spindelzellnävus *m*: spindle cell nevus, Spitz nevus.
Spindelzellsarkom *s*: spindle cell sarcoma.
Spindelzugfaser *w*: spindle traction fiber.
Spin-Immunoassay *m*: spin immunoassay.
Spinnbarkeit *w*: threadability, spinnbarkeit.
Spinnbarkeitstest *m*: spinnbarkeit test, threadability test.
Spinne *w*: spider.
spinnen: spin.
Spinnenbiß *m*: spider bite.
Spinnenfinger *m*: spider finger.
Spinnengewebe *w*: spiderweb.
Spinnengewebsgerinnsel *s*: spiderweb clot.
Spinnengift *s*: spider poison, spider venom.
Spinnengiftvergiftung *w*: spider poisoning, arachnidism.
Spinnenzelle *w*: spider cell, astrocyte.
Spino-: spino-, spin-.

spinobulbär: spinobulbar.
spinös: spinous, spinose.
spinofugal: spinifugal.
spinopetal: spinipetal.
spinozerebellar: spinocerebellar.
Spintherismus *m*: spintherism, scintillating scotoma.
Spir-: spir-.
Spiradenom *s*: spiradenoma; ekkrines ~ eccrine spiradenoma, spiroma; zylindromartiges ~ cylindromatous spiradenoma.
Spiralarterie *w*: spiral artery.
Spirale *w*: spiral, spire, coil, helix; plektonemische ~ plectonemic coil.
spiralförmig: spiral-shaped, spiral, spiroid.
Spiralfraktur *w*: spiral fracture.
spiralig: spiral, spiro-.
Spiralisation *w*: coiling.
spiralisieren: coil.
Spiralkatheter *m*: spiral-tip catheter.
Spiramycin *s*: spiramycin.
Spirem *s*: spireme.
spirillenförmig: spirilliform.
Spirillose *w*: spirillosis.
Spirillum *s*: spirillum.
Sprillum-minus-Krankheit *w*: spirillary fever, sodoku.
Spiritus *m*: spirit, alcohol, ethanol.
Spiro-: spiro-.
Spirochäte *w*: spirochete.
Spirochäten-: spirochetal.
Spirochätensepsis *w*: spirochetemia.
Spirochätose *w*: spirochetosis, spirochetal infection.
spirochätotisch: spirochetotic.
Spirogramm *s*: spirogram, pneumatogram, pneogram.
Spirograph *m*: spirograph, pneumatograph.
Spirographie *w*: spirography.
Spirometer *s*: spirometer, pneumometer, pulmometer, pneumatometer, pneometer, respirometer, anapnometer.
Spirometrie *w*: spirometry, pneumonometry, respirometry, pulmometry, pneumatometry; seitengetrennte ~ differen-

tial bronchospirometry.
Spironolacton *s*: spironolactone.
Spiroskop *s*: spiroscope.
Spital *s*: hospital, clinic.
spitz: pointed, nibbed.
Spitze *w*: spike, peak, point, spicule, tip, top, cusp, acuteness.
Spitzenpotential *s*: spike potential.
Spitzenstoß *m*: apex beat; hebender ~ heaving apex beat.
Spitzfuß *m*: tip foot, toedrop, equinovalgus.
Spitzka-Randzone *w*: Spitzka's marginal zone.
Spitzpocken: chicken-pox.
Spitzschädel *m*: oxycephaly.
Splanchni-: splanchni-, splanchnic.
Splanchnikektomie *w*: splanchnicectomy.
Splanchniko-: splanchno-, splanchn-.
Splanchnikotomie *w*: splanchnicotomy; lumbodorsale ~ lumbodorsal sympathectomy.
Splanchnikus *m*: splanchnic nerve.
Splanchnikusblock *m*: splanchnic block.
Splanchnikusdurchtrennung, dorsolumbale *w*: Smithwick's operation.
Splanchnikuseingeweide *w*: splanchnic mechanism.
Splanchniokranium *s*: splanchnoskeleton.
Splanchno-: splanchno-.
Splanchnokranium *s*: splanchnocranium.
Splanchnologie *w*: splanchnology.
Splanchnomegalie *w*: splanchnomegaly.
Splanchnomikrie *w*: splanchnomicria.
Splanchnopleura *w*: splanchnopleure, splanchnic layer.
Splanchnoptose *w*: splanchnoptosis.
S-Plastik *w*: S-plasty.
spleißen: splice.
Spleißen *s*: splicing.
Spleißstelle *w*: splice.
Splen *m*: spleen.
Splen-: splen-.
Splenektasie *w*: splenectasis.
Splenektomie *w*: splenectomy, lienectomy; abdominale ~ splenolaparotomy;

subkapsuläre ~ subcapsular splenectomy.

splenektomieren: splenectomize.

splenial: splenial.

Splenisation w: splenization.

Splenitis w: splenitis.

Splenium s: splenium.

Spleno-: spleno-.

splenogen: splenogenous.

Splenographie w: splenography, lieonography.

Splenohepatomegalie w: hepatosplenomegaly.

splenokolisch: splenocolic.

Splenologie w: splenology.

Splenolysin s: splenolysin.

Splenom s: splenoma, splenocele.

splenomedullär: splenomedullary, splenomyelogenous.

Splenomegalie w: splenomegaly, enlarged spleen, megalosplenia, splenauxe; **akute** ~ acute splenic tumor; **chronisch-kongestive** ~ chronic congestive splenomegaly; **chronische malariabedingte** ~ chronic malarial splenomegaly; **kongestive** ~ congestive splenomegaly; **siderotische** ~ siderotic splenomegaly, splenogranulomatosis siderotica, Gamna-Gandy spleen; **tropische** ~ tropical splenomegaly, febrile tropic splenomegaly, big spleen disease.

Splenomegalie bei Malaria, chronische: ague-cake spleen.

Splenomegalie mit Fibrose: fibrosplenomegaly.

Splenomyelomalazie w: splenomyelomalacia.

Splenopexie w: splenopexy.

Splenoportographie w: splenoportography, spleno-portal venography, splenic portography, hepatosplenography.

Splenoptose w: splenoptosis.

splenorenal: splenorenal, renal-splenic.

Splenorenopexie w: splenorenopexy.

Splenozyt m: splenocyte.

Splenozytenpräkursor m: splenoblast.

Split-brain-Syndrom s: split-brain state.

Splitter m: splinter, sliver.

Splitterfraktur w: comminuted fracture, splintered fracture.

Splittergeschoßverletzung w: high-explosive injury.

splittern: splinter.

Splitterung w: splintering, spallation.

Splitterwunde w: shell wound.

spodogen: spodogenous.

Spodographie w: spodography.

Spondyl-: spondyl-.

Spondylarthritis w: spondylarthritis.

Spondylarthritis ankylopoetica: ankylosing spondylitis, Bekhterev's arthritis.

Spondylarthrose w: spondylarthrosis.

Spondylitis w: spondylitis; **ankylosierende** ~ ankylosing spondylitis, Bechterew's disease, Marie-Strümpell disease; **hypertrophe** ~ hypertrophic spondylitis; **tuberkulöse** ~ tuberculous spinal osteomyelitis, Pott's disease.

Spondylitis ankylosans: ankylosing spondylitis, Bechterew's disease, Marie-Strümpell disease, rhizomelic spondylitis.

Spondylitis tuberculosa: tuberculous spondylitis.

Spondylo-: spondylo-.

Spondylodese w: spondylodesis.

Spondylodiszitis w: spondylodiscitis.

Spondylodydimus m: spondylodidymia.

spondyloepiphysär: spondyloepiphyseal.

Spondylolisthesis w: spondylolisthesis, spondyloptosis; **sakrale** ~ sacrolisthesis.

Spondylolisthesisbecken s: spondylolisthetic pelvis, Rokitansky's pelvis.

spondylolisthetisch: spondylolisthetic.

Spondylolyse w: spondylolysis.

Spondylomalazie w: spondylomalacia.

Spondylopathia traumatica: traumatic spondylomalacia, post-traumatic spondylitis, spondylopathy.

Spondylopathie w: spondylopathy.

Spondyloptose w: spondyloptosis, spondylolisthesis.

Spondylose w: spondylosis; **degenerative** ~ degenerative vertebral arthropathy;

hyperostotische ~ hyperostotic spondylosis, senile ankylosing hyperostosis of spine; **zervikale ~** cervical spondylosis.

Spondylosis ankylosans: spondylitis ankylosans, rhizomelic spondylosis.

Spondylosis hyperostotica: hyperostotic spondylosis, senile ankylosing hyperostosis of spine.

Spongio-: spongi-.

Spongioblast *m*: spongioblast, glioblast.

Spongioblastom *s*: spongioblastoma, spongiocytoma.

spongiös: spongy, spongiose.

Spongioplasma *s*: lymphoplasm.

Spongiosa *w*: spongiosa, spongy bone, trabecular bone.

Spongiosaausschabung *w*: decancellation.

Spongiosaplastik *w*: spongiosa graft.

Spongiosazunahme *w*: hyperspongiosis.

Spongiose *w*: spongiosis.

Spongiozyt *m*: spongiocyte.

spontan: spontaneous.

Spontanabort *m*: spontaneous abortion, natural abortion, miscarriage.

Spontanagglutination *w*: spontaneous agglutination.

Spontanamputation *w*: spontaneous amputation.

Spontanatmung *w*: spontaneous respiration.

Spontanbewegung *w*: spontaneous movement, automatic motility.

Spontanblutung *w*: spontaneous hemorrhage, primary hemorrhage.

Spontandiabetes *m*: spontaneous diabetes mellitus.

Spontaneität *w*: spontaneity.

Spontanepilepsie *w*: spontaneous epilepsy, fortuitous epilepsy.

Spontanfraktur *w*: spontaneous fracture, pathologic fracture, idiopathic fracture.

Spontangeburt *w*: spontaneous delivery, spontaneous labor.

Spontanheilung *w*: spontaneous recovery, spontaneous healing.

Spontanluxation *w*: spontaneous luxation.

Spontanmutation *w*: spontaneous mutation, natural mutation.

Spontannystagmus *m*: spontaneous nystagmus; **feiner ~** micronystagmus.

Spontanphagozytose *w*: spontaneous phagocytosis.

Spontanpneumothorax *m*: spontaneous pneumothorax.

Spontanremission *w*: spontaneous remission.

Spontanrückbildung *w*: spontaneous regression.

Spontanruptur *w*: incidental rupture.

Spontanverschluß *m*: spontaneous closure.

Spontanwendung *w*: spontaneous inversion.

Spontanzerfall *m*: spontaneous decay.

Spor-: spor-.

sporadisch: sporadic.

Sporangium *s*: sporangium, spore case.

Spore *w*: spore; **asexuelle ~** asexual spore; **kleine ~** sporule; **sexuelle ~** sexual spore.

Sporen-: sporular.

Sporenaktivierung *w*: spore activation.

sporenbildend: 1. sporogenous; 2. **nicht ~** nonsporogenous.

Sporenbildung *w*: spore formation, sporulation, cytogenic reproduction; **endogene ~** endogenous sporulation; **exogene ~** exogenous sporulation.

Sporenfärbung *w*: spore stain.

Sporenhülle *w*: spore coat.

Sporenkeimung *w*: spore germination.

Sporenprobe *w*: spore test.

Sporenprotoplasma *s*: sporoplasm.

Sporentierchen *s*: sporozoon.

sporentötend: sporicidal.

Sporenzahl *w*: spore count.

Sporidiose *w*: sporidiosis.

-sporium: -sporium.

Sporizid *s*: sporicide.

Sporn *m*: spur, calcar.

spornförmig: spicular.

Spornquetsche *w*: spur crusher.

Sporo-: sporo-.

Sporoblast *m*: sporoblast, zygotoblast.

Sporogonie *w*: sporogony, sporogenesis.
Sporont *m*: sporont, sporodin, sporadin.
Sporothrix *m*: Sporothrix.
Sporothrix-Agglutinationstest *m*: sporoagglutination.
Sporothrix-Mykose *w*: sporotrichosis.
Sporotrichose *w*: sporotrichosis.
Sporotrichosegeschwür *s*: sporotrichotic chancre.
Sporozoit *m*: sporozoite, germinal rod, gametoblast, falciform body, oxyspore.
Sporozoon *s*: sporozoon.
Sporozyste *w*: sporocyst.
Sport *m*: sport.
Sportler *m*: sportsman.
Sportlerherz *s*: athlete's heart, athletic heart.
Sportmedizin *w*: sports medicine.
Sportverletzung *w*: athletic injury.
Sporulation *w*: sporulation.
Spotting *s*: spotting.
Sprachapparat *m*: speech apparatus.
Sprachaudiogramm *s*: speech audiogram.
Sprachaudiometrie *w*: speech audiometry.
Sprachbehinderung *w*: speech handicap.
Sprache *w*: speech, language, talk; **abgehackte** ~ staccato speech; **monotone** ~ aprosody; **skandierende** ~ scanning speech; **verwaschene** ~ slurred speech.
Sprachentwicklung *w*: language development, speech development.
Sprachentwicklungsstörung *w*: language development disorder, disorder of speech development.
Spracherwerb *m*: language acquisition.
Spracherziehung *w*: language teaching.
Sprachfehler *m*: speech defect.
Sprachfunktion *w*: language function.
Sprachheilkunde *w*: lalopathology.
sprachlos: speechless, tongueless.
Sprachpathologie *w*: speech pathology.
Sprachstereotypie *w*: stereotypy of language.
Sprachstörung *w*: speech disorder, language disorder.
Sprachtherapeut *m*: speech therapist.

Sprachtherapie *w*: speech therapy, language therapy.
Sprachverhalten *s*: language behavior.
Sprachvermögen *s*: verbal ability.
Sprachverständnis *s*: lalognosis.
Sprachwahrnehmungsschwelle *w*: speech reception threshold [*abbr*] SRT.
Sprachzentrum *s*: speech center, language center, speech area; **motorisches** ~ motor speech area; **sensorisches** ~ sensory speech area, auditory speech area.
Sprachzerfall *m*: scattered speech.
Spray *s*: spray.
sprayen: spray.
Sprechakt *m*: speech act.
Sprechautomatismus *m*: automatism of speech.
sprechen: talk, speak.
Sprechen *s*: speaking.
Sprechhilfe *w*: speaking aid, speech appliance.
Sprechkanüle *w*: speaking tube.
Sprechlähmung *w*: laloplegia, logoplegia.
Sprechstimme *w*: speaking voice.
Sprechstunde *w*: consult hour.
Sprechzeiten: surgery hours.
Sprechzimmer *s*: consult room.
Spreizapparat *m*: divaricator.
Spreizer *m*: spreader.
Spreizfuß *m*: splayfoot, splay foot, spread foot, broad foot.
Spreizgips *m*: expanding cast.
Spreizhaken *m*: retractor.
Sprengel-Deformität *w*: Sprengel's deformity.
sprengen: 1. break loose; 2. **gewaltsam** ~ divulse.
Sprenkel *m*: speckle.
sprenkeln: sprinkle, spot, mottle.
Sprenkelung *w*: mottling, stippling.
sprießen: sprout.
springen: jump, skip, spring.
Springmaus *w*: jerboa.
Springseuche *w*: looping ill.
Springwurm *m*: springworm.
Sprinz-Nelson-Syndrom *s*: Dubin-Johnson syndrome.

Spritze *w*: syringe, shot, jab.
spritzen: splash.
Spritzensonde *w*: probe syringe.
Spritzflasche *w*: wash bottle.
Spritzguß *m*: injection mold.
spröde: brittle.
Sproß *m*: sprout.
Sproßpilz *m*: blastomyces.
sprossen: germinate.
Sprossung *w*: gemmation, repullulation.
sprudeln: bubble.
Sprue *w*: sprue, catarrhal dysentery; **einheimische** ~ nontropical sprue, celiac sprue, celiac disease, idiopathic steatorrhea, Thaysen's disease; **tropische** ~ tropical sprue.
sprühen: spray.
Sprung *m*: spring, crack, fissure.
Sprungbein *s*: ankle bone, talus, astragal.
Sprungbereitschaft *w*: parachute reaction.
Sprunggelenk *s*: ankle joint; **oberes** ~ talocrural joint; **unteres** ~ talocalcaneonavicular joint.
Sprunghaftigkeit *w*: saltation.
Sprungmutation *w*: saltatory mutation.
Sprungreaktion *w*: extensor thrust reflex.
spucken: spit.
spülen: irrigate, wash, flush, lavage, rinse, scavenge, douche.
Spülflüssigkeit *w*: lavage fluid, rinsing fluid.
Spülsubstanz *w*: irrigant.
Spülung *w*: lavage, lavation, rinsing, irrigation, douche, lavement, wash, washing.
Spülvorrichtung *w*: irrigator.
Spule *w*: coil.
Spulendialysator *m*: coil dialyser.
Spulwurm *m*: ascarid, mawworm.
Spumavirinae: foamy agent.
Spumavirus *m*: spumavirus.
Spur *w*: track, trace.
Spurenanalyse *w*: trace analysis.
Spurenelement *s*: trace element, trace material; **essentielles** ~ micronutrient.
Sputum *s*: sputum; **blutig tingiertes** ~ blood-tinged sputum; **eitriges** ~ purulent sputum; **farbloses** ~ colorless sputum;

grünliches ~ green sputum; **klares** ~ colorless sputum; **rostbraunes** ~ rusty sputum; **schleimiges** ~ mucoid sputum.
Sputuminduktion *w*: sputum induction.
Sputumkultur *w*: sputum culture.
Sputum nummulare: nummular sputum.
SPV Abk. **selektive proximale Vagotomie** *w*: selective proximal vagotomy.
Squalen *s*: squalene.
Squalenmonooxygenase *w*: squalene monooxygenase.
Squama: squama.
squamös: squamous, squamosal, squamoid.
Sr Abk. **Strontium** *s*: strontium [*abbr*] Sr.
SR Abk. **Sinusrhythmus** *m*: sinus rhythm.
SRH Abk. **Somatotropin-releasing-Hormon** *s*: somatotropin releasing hormone [*abbr*] SRH.
sRNA: soluble RNA [*abbr*] sRNA.
SRS Abk. **slow-reacting substance, langsam reagierende Substanz** *w*: slow-reacting substance [*abbr*] SRS.
SSPE Abk. **subakute sklerosierende Panenzephalitis** *w*: subacute sclerosing panencephalitis [*abbr*] SSPE, diffuse sclerosing encephalitis, inclusion body encephalitis, Dawson's encephalitis.
SS-Syndrom Abk. **Sick-Sinus-Syndrom** *s*: sick sinus syndrome [*abbr*] SSS.
Stab *m*: rod.
stabförmig: rod-shaped, rhabdoid.
stabil: stable, metastable, sturdy.
Stabilisation *w*: stabilization.
Stabilisator *m*: stabilizer.
Stabilisatorlösung *w*: hardening solution.
stabilisieren: stabilize.
Stabilität *w*: stability.
Stabilograph *m*: stabilimeter.
Stabkerniger *m*: stab cell, stab form, rod neutrophil, band form, staff cell.
Stabkranz *m*: radiating crown, corona radiata.
Stabsichtigkeit *w*: astigmatism.
Stachel *m*: spike, spine, thorn, spina, stinger, cusp.
Stachelflechte *w*: keratosis pilaris.

stachelförmig: spiniform.

stachelig: spinous, spinose, acanthaceous, acanthoid, armed, echinate, echinulate.

Stachelzelle *w*: spine cell, heckle cell, malpighian cell, keratinocyte, wing cell.

Stachydrin *s*: stachydrine.

Stachyose *w*: stachyose.

Stacke-Mittelohrradikaloperation *w*: Stacke's meatoplasty, Stacke's operation.

Stader-Schiene *w*: Stader splint.

Stadieneinteilung *w*: 1. staging; 2. **eine ~ vornehmen** stage.

Stadium *s*: stage, stadium; **asexuelles ~** imperfect stage; **extraerythrozytäres ~** exoerythrocytic stage; **fortgeschrittenes ~** advanced stage; **intraerythrozytäres ~** erythrocytic phase; **pluripotentes ~** pluripotent state, plastic state; **vegetatives ~** vegetative state, vegetative stage.

Stadium decrementi: defervescent stage.

Stadium des Fieberabfalls: defervescent stage.

Stadium des Fieberanstiegs: pyrogenetic stage.

Stadium incrementi: pyrogenetic stage.

Stäbchen *s*: rod, visual receptor.

stäbchenförmig: rod-shaped.

Stäbchenperkussion *w*: plessimetric percussion.

Stäbchenpigment *s*: cone pigment.

Stöbchensaum *m*: cuticular ridge, brush border.

Stäbchensehen *s*: rod vision.

Stäbchenzelle *w*: rod cell.

städtisch: urban, metropolitan.

stämmig: stocky.

Stämmigkeit *w*: stockiness.

Ständer *m*: rack, stand.

Stärke *w*: power, strength, (biochemistry) starch, amylum, glycogen.

Stärke-: amyl-.

Stärkeglycerit *s*: starch glycerite.

stärkehaltig: amylaceous, amyloid.

stärken: strengthen.

Stärkeprobe *w*: starch test.

Stärkesirup *m*: liquid glucose.

Stärkespaltung *w*: amylolysis.

Stärkeverbindung *w*: amylate.

Staging *s*: staging.

Stagnation *w*: stagnancy, stasis.

stagnieren: stagnate.

Stahldraht *m*: steel wire.

Stahl-Ohrdeformität *w*: Stahl ear.

Stainton-Syndrom *s*: dentinogenesis imperfecta, hereditary opalescent dentin.

Staitinodermie *w*: staitinodermia.

Staketenzaunphänomen *s*: picket fence.

Stakkatohusten *m*: hacking cough.

Stakkatosprache *w*: staccato speech.

Stamm *m*: 1. stem, strain, stock, tribe, phylum, line, (anatomy) truncus, trunk; **isogener ~** isogenic strain; 2. **~ mit balancierten Letalfaktoren** balanced lethal system.

Stammbaum *m*: pedigree.

stammeln: babble, stammer.

Stammes-: phyletic.

Stammganglien: basal ganlgia.

Stammhirn *s*: brain stem.

Stammhirnsyndrom *s*: brainstem syndrome.

Stammkultur *w*: stock culture.

Stammlösung *w*: mother liquid, parent.

Stammzelle *w*: stem cell, blast, lymphoidocyte; **aplastische ~** aplastic stem cell; **hämatopoetische ~** hematopoietic progenitor; **pluripotente ~** pluripotent stem cell; **rote ~** erythropoietic stem cell.

Stammzelle der Erythropoese *w*: erythropoietic stem cell.

Stammzellenleukämie *w*: stem-cell leukemia, blast cell leukemia, undifferentiated leukemia, hemoblastic leukemia, embryonal leukemia.

Stand *m*: standing position.

Standard *m*: standard, norm.

Standard-: standard.

Standardableitungen: standard leads.

Standardabweichung *w*: standard deviation [*abbr*] SD, deviation standard.

Standardbikarbonat *s*: standard bicarbonate.

Standardfehler *m*: standard error [*abbr*] SE.

standardisieren: standardize.
standardisiert: standardized.
Standardisierung w: standardization; **biologische** ~ biologic standardization.
Standardlösung w: standard solution, volumetric solution.
Standardmedikation w: standard medication regime.
Standardmensch m: reference man.
Standardtest m: standard test.
Standbildverfahren s: static imaging.
Stand-by-Schrittmacher m: stand-by pacemaker.
Standphase w: stance phase.
Stanford-Binet-Intelligenzskala w: Stanford-Binet intelligence scale.
Stanford-Binet-Intelligenztest m: Stanford-Binet intelligence test.
Stanford-Leistungstest m: Stanford achievement test.
Stange w: bar.
Stanger-Bad s: hydroelectric bath.
Stanni-: stannous.
Stanozolol s: stanozolol.
Stanzbiopsie w: punch biopsy, trephine biopsy.
Stanze w: punch.
stanzen: punch.
Stanzgerät s: punch forceps.
Stapedektomie w: stapedectomy.
Stapediotenotomie w: stapediotenotomy, stapedial tenotomy.
Stapedius m: stapedius.
Stapediusbasis w: base of stapes, footplate.
Stapediusreflex m: stapedius reflex, acoustic stapedial reflex.
Stapedolyse w: stapediolysis.
Stapes m: stapes, stirrup bone.
Stapesankylose w: ankylosis of the stapes.
Stapesmobilisation w: stapes mobilization, stapediolysis.
Staphyl-: staphyl-.
Staphylektomie w: staphylectomy, uvulectomy.
Staphylo-: staphylo-.
Staphylococcus m: staphylococcus.

Staphylodermia superficialis circinata: circinate impetigo.
Staphylodermie w: staphylococcal skin disease, staphyloderma, staphylococcal scalded skin syndrome.
Staphylokinase w: staphylokinase.
Staphylokoagulase w: staphylocoagulase.
Staphylokokkenantitoxin s: staphylococcus antitoxin.
Staphylokokkeninfektion w: stapohylococcal infection, staphylococcosis.
Staphylokokkenmeningitis w: staphylococcal meningitis.
Staphylokokkenpneumonie w: staphylococcal pneumonia.
Staphylokokkensepsis w: staphylococcemia, staphylohemia.
Staphylokokkentoxin s: staphylococcal toxin.
Staphylokokkentoxoid s: staphylococcus toxoid.
Staphylokokkenvakzin s: staphylococcal vaccine.
Staphylokokkus m: staphylococcus.
Staphyloleukozidin s: staphyloleukocidin.
Staphylolysin s: staphylolysin, staphylohemolysin, staphylococcolysin.
Staphylom s: staphyloma.
Staphyloma conicum: anterior staphyloma, keratostaphyloma.
Staphyloma posticum: posterior staphyloma.
staphylomatös: staphylomatous.
Staphyloplastik w: staphyloplasty, uranoplasty.
Staphylorrhaphie w: staphylorrhaphy.
Staphyloschisis w: staphyloschisis.
Staphylotomie w: staphylotomy, uvulotomy.
Staphylotoxin s: staphylococcal toxin.
Star m: cataract; **grauer** ~ gray cataract; **grüner** ~ green cataract, glaucoma; **reifer** ~ ripe cataract.
Starbrille w: star lenses.
Stargardt-Syndrom s: Stargardt's disease, juvenile macular degeneration.

stark: vigorous, intense, strong.

Starkstrom *m*: high voltage, power current.

Starling-Herzgesetz *s*: Starling's law.

Starling-Mechanismus *m*: Frank-Starling mechanism.

Starlinse *w*: cataract lens.

Starlöffel *m*: lens scoop.

Staroperation *w*: cataract extraction, cataract removal.

starr: rigid, inflexible.

Starre *w*: rigidity; **pathologische** ~ pathologic rigidity.

Starr-Edwards-Kugelventilprothese *w*: Starr-Edwards prosthesis.

Starrkrampf *m*: tetanus.

Starter *m*: starter, initiator, primer.

Starterkodon *s*: start codon, initiator codon, initiation codon.

Startpunkt *m*: start point.

-stase: -stasis.

Stase *w*: stasis; **venöse** ~ venous stasis, venostasis, phlebostasis.

Stasobasophobie *w*: stasibasiphobia.

Stasophobie *w*: stasophobia.

-stat: -stat.

Stat-: stat-.

Station *w*: department [*abbr*] dept, ward, station.

stationär: hospitalized, stationary.

Stationsschwester *w*: charge-nurse.

statisch: static.

Statistik *w*: statistics; **medizinische** ~ medical statistics; **parameterfreie** ~ nonparametric statistics, distribution-free statistics.

statistisch: statistic, statistical.

Stato-: stato-.

Statokinetik *w*: statokinetics.

statokinetisch: statokinetic.

Statokonie *w*: statoconia, ear crystal, otoconia, otoconites, otosteon.

Statolith *m*: statolith, otolith.

Statolon *s*: statolon.

Statometer *s*: statometer.

Statorezeptor *m*: statoreceptor, statocyst.

Statur *w*: stature.

Statur-: statural.

Status *m*: status, state, condition.

Status dysraphicus: status dysraphicus, arrhaphia, araphia.

Status epilepticus: status epilepticus, epileptic state, convulsive state, continuous epilepsy.

Statusgradient *m*: status gradient, social ladder.

Status lacunaris: status lacunaris, lacunar state, lacunar infarction.

Status lymphaticus: status lymphaticus, lymphatic constitution, lymphatism.

Status marmoratus: status marmoratus, marble state, Vogt syndrome.

Status praesens: present condition.

Staub *m*: dust.

staubdicht: dust-proof.

Staubinde *w*: compression bandage.

Staublungenkrankheit *w*: dust disease, koniosis, pneumoconiosis.

Stauchungsfraktur *w*: impaction fracture.

Staupe *w*: distemper.

Staupevirus *m*: canine distemper virus.

Stauschlauch *m*: tourniquet.

Stauung *w*: congestion, stasis, application of a tourniquet; **venöse** ~ venous congestion, passive congestion, phlebostasis.

Stauungsaszites *m*: mechanical ascites.

Stauungsatrophie *w*: compression atrophy.

Stauungsbronchitis *w*: pulmonary congestion.

Stauungsdruck *m*: back-pressure.

Stauungsekzem *s*: stasis eczema, varicose eczema.

Stauungsgastritis *w*: congestive gastritis.

Stauungshyperämie *w*: constriction hyperemia.

Stauungsikterus *m*: obstructive jaundice.

Stauungsleber *w*: stasis liver.

Stauungsmilz *w*: congestion spleen.

Stauungslunge *w*: cardiac lung, pulmonary congestion.

Stauungsmastitis *w*: stagnation mastitis.

Stauungsniere *w*: engorged kidney, hydronephrosis.

Stauungsödem *s*: passive edema.
Stauungspapille *w*: choked disk, papillary stasis, papilledema.
Stauungsulkus *s*: stasis ulcer.
Stauungszirrhose *w*: stasis cirrhosis.
Steady state: steady state, correlated state.
Steal-Effekt *m*: steal.
Steapsin *s*: steapsin.
Steapsinogen *s*: steapsinogen.
Stear-: stear-.
Stearat *s*: stearate.
Stearin-: stearic.
Stearinsäure *w*: stearic acid.
stearinsauer: stearate.
Stearo-: stearo-.
Stearolsäure *w*: stearolic acid.
Stearrhö *w*: steatorrhea.
Steato-: steato-.
Steatom *s*: steatoma.
Steatonekrose *w*: fat necrosis.
Steatopygie *w*: steatopygia.
Steatorrhö *w*: steatorrhea, fecal fat; **idiopathische** ~ idiopathic steatorrhea, celiac disease.
Steatose *w*: steatosis.
Steatozele *w*: steatocele.
Stechapfel *m*: thornapple, jimsonweed.
Stechapfelform *w*: crenated erythrocyte.
Stechapfelfortsatz *m*: crenation, crenulation.
stechen: stitch, stab, prick, jab, (cataract) couch.
Stechen *s*: stitch, stinging.
stechend: stinging, stabbing, terebrating, terebrant, fulgurant, fulgurating.
Stechmücke *w*: 1. mosquito, culex, gnat, biting midge, aedes; 2. **durch ~'n übertragen** mosquito-borne.
Stechmücken-: culicine.
Steckbecken *s*: bedpan.
Stecker *m*: plug.
Steele-Richardson-Olszewski-Syndrom *s*: Steele-Richardson-Olszewski syndrome, progressive supranuclear palsy.
Steell-Geräusch *s*: Graham-Steell murmur.
Stehblende *w*: vertical grid.

stehen: stand.
stehend: upright.
stehlen: steal.
steif: 1. stiff; 2. ~ **machen** stiffen.
Steife *w*: rigidity.
Steifheit *w*: stiffness.
Steigbügel *m*: stirrup bone, stirrup, stapes.
steigen: increase, rise.
Steigerung *w*: maximation.
Steigung *w*: gradient, incline.
Steigungswinkel *m*: angle of elevation.
steil: vertical.
Steiltyp *m*: vertical heart.
Stein *m*: stone, calculus; **zystinhaltiger** ~ cystine calculus.
Stein-: calculary, lithic, lithous.
Steinabstoßung *w*: lithecbole.
steinartig: calculous, petrous.
steinauflösend: litholytic, saxifragant.
Steinauflösung *w*: litholysis.
Steinauswaschung *w*: lithodialysis.
steinbildend: petrogenous.
Steinbildung *w*: lithogenesis, calculogenesis.
Steinbrinck-Granulationsanomalie *w*: Steinbrinck's anomaly, Chédiak-Higashi anomaly.
Steinentfernung *w*: lithagogectasy.
Steiner-Syndrom *s*: Steiner's tumor.
Stein-Gynäkographie *w*: Stein's gynecography.
Steinleiden *s*: lithiasis.
Stein-Leventhal-Syndrom *s*: Stein-Leventhal syndrome, polycystic ovaries, polycystic ovary syndrome [*abbr*] PCO syndrome.
Steinmann-Extension *w*: Steinmann's extension, horseshoe.
Steinmann-Knochennagel *m*: Steinmann's pin.
Steinmole *w*: calcified mole, lithopedion, lithokelyphos, osteopedion.
Steinpyelitis *w*: calculous pyelitis.
Steinschnitt *m*: lithotomy, cystotomy; **hoher** ~ high lithotomy, suprapubic lithotomy; **medianer** ~ median lithotomy, marian lithotomy, Allarton's operation; **seit-**

licher ~ lateral lithotomy; **vesikovaginaler** ~ vaginal lithotomy.

Steinschnittlage *w*: lithotomy position, dorsosacral position.

Steinstaublunge *w*: silicosis.

Steinthal-Klassifikation *w*: Steinthal's classification.

Steinzertrümmerer *m*: lithotrite, lithokonion, lithomyl.

Steinzertrümmerung *w*: lithotripsy.

Steiß *m*: breech, buttocks.

Steißbein *s*: coccygeal bone, coccyx.

Steißbeinfistel *w*: sacrococcygeal fistula.

Steißbeinresektion *w*: coccygectomy.

Steißbeinteratom *s*: coccygeal teratoma.

Steißbeinzyste *w*: sacral cyst.

Steißgeburt *w*: breech delivery, breech birth.

Steißgeburtentwicklung *w*: breech extraction.

Steißlage *w*: breech presentation; **rechte hintere** ~ right sacroposterior position [*abbr*] RSP; **rechte transversale** ~ right sacrotransverse position [*abbr*] RST; **rechte vordere** ~ right sacroanterior position [*abbr*] RSA, sacrodextra anterior [*abbr*] SDA; **vordere** ~ sacrum anterior position.

Steißwirbel *m*: coccygeal vertebra; **akzessorischer** ~ occult tail.

Stella: star.

Stelle *w*: spot, site, locus; **mutierbare** ~ mutable site; **weiße** ~ blank.

Stellektomie *w*: stellectomy.

Stellgröße *w*: regulated quantity.

Stellknorpel *m*: arytenoid cartilage.

Stellreaktion *w*: placing reflex, placing response, equilibrium reaction; **vestibuläre** ~ vestibular placing response.

Stellreflex *m*: static reflex, startle reflex, righting reflex, static attitudinal reflex, postural reflex, acceleratory reflex.

Stellung *w*: position, station; **ausmittige** ~ eccentric relation; **exzentrische** ~ eccentric position.

Stellungs-: postural.

Stellungsnystagmus *m*: positional nystagmus, postural nystagmus.

Stellungssinn *m*: posture sense.

stellvertretend: vicarious.

Stellwag-Zeichen *s*: Stellwag sign.

Stellwehen: rotation stage of labor.

Stempel *m*: stamp, (botany) piston.

Stengel *m*: stalk, stem.

Stenion *s*: stenion.

Steno-: steno-.

Stenokardie *w*: stenocardia.

Stenokorie *w*: stenocoriasis, slit pupil.

Stenokrotaphie *w*: stenocrotaphy.

Stenon-Gang *m*: Stensen's duct.

stenopäisch: stenopoeic.

Stenose *w*: stenosis, narrowing; **kritische** ~ critical stenosis; **muskuläre subvalvuläre** ~ muscular subaortic stenosis, idiopathic hypertrophic subaortic stenosis; **valvuläre** ~ valvular stenosis.

Stenoseatmung *w*: stenotic respiration, wheezing.

Stenosegeräusch *s*: stenotic murmur.

stenosieren: stenose.

Stenothorax *m*: stenothorax.

stenotisch: stenotic.

stenoxen: stenoxenous, stenotrophic.

Stenozephalie *w*: stenocephaly, craniostenosis.

Stensen-Gang *m*: Stensen's duct, parotid duct.

Stent-Abdruck *m*: stent.

Stent-Abdruckmasse *w*: Stent's mass, Stent's dressing.

Stenvers-Aufnahme *w*: Stenvers' projection.

Stephanozyten: Wintersteiner rosette.

Steppergang *m*: steppage gait, footdrop gait, equine gait, running movement.

Steradian *m*: steradian.

Sterbebegleitung *w*: terminal care.

Sterbegeld *s*: death benefit.

Sterbehilfe *w*: euthanasia, mercy killing.

sterben: die, decease.

Sterben *s*: dying.

Sterberate *w*: mortality rate.

Sterbetafel *w*: life table.

Sterbeziffer *w*: death rate.

sterblich: mortal.

Sterblichkeit *w*: mortality.

Sterco-: sterco-.

Stereo-: stereo-.

Stereoagnosie *w*: stereoagnosis, tactile agnosia.

Stereoanästhesie *w*: stereoanesthesia, pseudoastereognosis.

Stereoblastula *w*: stereoblastula.

Stereochemie *w*: stereochemistry.

stereochemisch: stereochemical.

Stereocilium *s*: stereocilium.

Stereoenzephalotom *s*: stereoencephalotome.

Stereoenzephalotomie *w*: stereoencephalotomy.

Stereognosie *w*: stereognosis, stereocognosy.

stereognostisch: stereognostic.

Stereogramm *s*: stereogram.

Stereoisomer *s*: stereoisomer.

Stereoisomerie *w*: stereoisomerism.

Stereokolpogramm *s*: stereocolpogram.

Stereokolposkop *s*: stereocolposcope.

Stereologie *w*: stereology.

Stereometrie *w*: stereometry.

Stereomikroskop *s*: stereoscopic microscope.

stereophonisch: stereophonic.

Stereopsie *w*: stereopsis.

Stereoröntgenographie *w*: stereoroentgenography.

Stereoskopie *w*: stereoscopy.

stereoskopisch: stereoscopic.

stereospezifisch: stereospecific.

Stereospezifität *w*: stereospecifity.

Stereostroboskop *s*: stereostroboscope, strobostereoscope.

stereotaktisch: stereotactic, stereotropic.

Stereotaxis *w*: stereotaxy, stereotaxic technique, stereotaxic surgery, thigmotaxis, thigmotropism.

Stereotaxismus *m*: stereotropism.

Stereotypie *w*: stereotypy.

stereotypisch: stereotype, stereotypical.

Sterozilien: stereocilia.

steril: sterile, barren, germ-free.

Sterilisation *w*: sterilization; **chemische ~** chemosterilization; **tubare ~** tubal sterilization.

Sterilisationsgerät *s*: sterilizer, sterilization apparatus.

Sterilisationsmittel *s*: sterilant.

Sterilisator *m*: sterilizer, sterilization apparatus.

sterilisierbar: sterilizable.

sterilisieren: sterilize, sanitize.

Sterilisierung *w*: sterilization.

Sterilität *w*: sterility; **primäre ~** primary sterility; **relative ~** relative sterility, revocable sterility, partial sterility; **sekundäre ~** secondary sterility; **unkorrigierbare ~** absolute sterility; **weibliche ~** female sterility, acyesis.

Sterilität bei Aspermie: aspermatogenic sterility.

Sterin *s*: sterol.

sterisch: steric.

Sterko-: sterco-.

Sterkobilin *s*: stercobilin.

Sterkobilinogen *s*: stercobilinogen.

Sterkolith *m*: stercolith, stercorolith.

sterkoral: stercoral, stercorous.

Sterkoralabszeß *m*: stercoral abscess, fecal abscess.

Sterkoralkolik *w*: stercoral colic.

Sterkoraltumor *m*: stercoroma, scatoma.

Stern *m*: star.

Stern-: stern-.

sternal: sternal.

Sternalgie *w*: sternalgia, sternal pain.

sternalartig: sternoid.

Sternallinie *w*: sternal line; **mittlere ~** midsternal line [*abbr*] MSL.

Sternalpunktion *w*: sternal puncture, sternal biopsy.

sternalwärts: sternad.

Sternberg-Paltauf-Krankheit *w*: Sternberg's disease.

Sternberg-Reed-Riesenzellen: Sternberg-Reed cells.

sternförmig: star-shaped, stellate.

Sternnävus *m*: spider nevus, spider teleangiectasis.

Sterno-: sterno-.
sternohyoidal: sternohyoid.
sternoklavikulär: sternoclavicular, sternocleidal, cleidosternal.
sternokleidomastoidal: sternocleidomastoid.
sternokorakoidal: sternocoracoid.
sternokostal: sternocostal.
Sternopagus *m*: sternopagus, sternodymus.
sternoskapular: sternoscapular.
Sternotomie *w*: sternotomy.
sternoxiphoidal: sternoxiphoid.
Sternum *s*: sternum, breast bone; **knöchernes** ~ bony sternum.
Sternumspalte *w*: sternoschisis.
Sternutatorium *s*: sternutator, ptarmic.
Stern-Syndrom *s*: arthrogryposis syndrome, congenital multiple arthrogryposis.
Sternzelle *w*: stellate cell, astrocyte, sternzelle.
Steroid *s*: steroid; **anaboles** ~ anabolic steroid; **heterozyklisches** ~ heterocyclic steroid; **ovarielles** ~ ovarial steroid; **semisynthetisches** ~ semisynthetic steroid; **testikuläres** ~ testicular steroid.
Steroidakne *w*: steroid acne.
Steroidbiosynthese *w*: steroidogenesis.
Steroiddiabetes *m*: steroid diabetes.
Steroidentzugssyndrom *s*: steroid withdrawal syndrome.
Steroidgrundstruktur *w*: basic steroid structure.
Steroidhormon *s*: steroid hormone.
Steroidmolekül *s*: steroid molecule.
Steroidmonoxygenase *w*: steroid monooxygenase.
Steroidmyopathie *w*: steroid myopathy, corticosteroid-induced myopathy.
Steroidpseudorheumatismus *m*: steroid withdrawal syndrome.
Steroidpurpura *w*: steroid purpura.
Steroidrezeptor *m*: steroid receptor.
Steroidring *m*: steroid nucleus.
Steroidsepsis *w*: steroid sepsis.
Steroidstruktur *w*: steroid structure.

Steroidulkus *s*: steroid ulcer.
Sterol *s*: sterol.
Steron *s*: steron.
Stertor *m*: stertor.
stertorös: stertorous.
Stetho-: steth-.
Stethograph *m*: stethograph.
Stethophon *s*: telestethoscope, telecardiophone.
Stethoskop *s*: stethoscope.
stethoskopisch: stethoscopic.
steuern: control, regulate.
Steuerung *w*: regulation, control, driving, pacing.
Stevens-Johnson-Syndrom *s*: Stevens-Johnson syndrome, Fiessinger-Rendu syndrome, dermatostomatitis.
Stewart-Prower-Faktor *m*: Stewart-Prower factor, factor X.
Stewart-Treves-Syndrom *s*: Stewart-Treves syndrome.
STH Abk. **somatotropes Hormon** *s*: somatotropic hormone [*abbr*] STH, growth hormone.
sthenisch: sthenic.
Stibaminglucosid *s*: stibamine glucoside.
Stibenyl *s*: stibenyl.
Stibialismus *m*: stibialism, antimony poisoning.
Stibin *s*: stibine.
Stibium *s*: antimony [*abbr*] Sb.
Stibosamin *s*: stibosamine.
Stich *m*: stitch, sting, stab.
Stichinzision *w*: stab incision, stab wound.
Stichkultur *w*: stab culture.
Stichprobe *w*: 1. sample, quota sample, spot test, spot check; **geschichtete** ~ stratified sample; **repräsentative** ~ representative sample; **zufällige** ~ random sampling; 2. **eine** ~ **erheben** sample.
Stichprobenauswahl *w*: sampling; **zufällige** ~ purposive sampling.
Stichprobendurchschnitt *m*: sample mean.
Stichprobenerhebung *w*: sampling.
Stichprobenfehler *m*: sampling error.
Stichprobengenerierung, nichtzufällige

w: biased sample.

Stichprobengröße *w*: sample size.

Stichprobenmethode *w*: sampling method.

Stichprobensammlung *w*: quota sampling.

Stichprobenschätzung *w*: sample estimate.

Stichprobenschwankung *w*: sampling fluctuation.

Stichprobenumfrage *w*: sample survey.

Stichwunde *w*: stab wound.

Stickler-Syndrom *s*: Stickler syndrome, arthro-ophthalmopathy.

Stickoxidul *s*: nitrous oxide.

Stickstoff *m*: nitrogen [*abbr*] N, azote.

Stickstoffbakterium *s*: nitrogen bacteria.

Stickstoffbase *w*: nitrogen base.

Stickstoffblutkonzentration *w*: concentration of nitrogen; **erhöhte ~** hypernitremia.

Stickstoffdioxid *s*: nitrogen dioxide.

Stickstoffentbindung *w*: nitrogen desaturation.

Stickstoffgleichgewicht *s*: nitrogen equilibrium.

stickstoffhaltig: nitrogenous, nitriferous, azotic.

Stickstoffhaushalt *m*: nitrogen balance.

Stickstofffixierung *w*: nitrogen fixation.

Stickstoffnarkose *w*: nitrogen narcosis, rapture of the deep.

Stickstoffoxid *s*: dinitrogen monoxide.

Stickstoffoxydul *s*: laughing gas.

Stickstoffverteilung *w*: nitrogen distribution.

Stickstoffwasserstoff *m*: hydrogen trinitride.

Stickstoffwasserstoffsäure *w*: hydrazoic acid.

Stickstoffzyklus *m*: nitrogen cycle.

Stieda-Fortsatz *m*: Stieda's process.

Stieda-Pellegrini-Köhler-Krankheit *w*: Pellegrini-Stieda's disease.

Stiefel *m*: boot.

Stiel *m*: stalk, footplate, peduncle, pedicle, petiole.

Stielbildung *w*: pediculation.

Stieldrehung *w*: twisting of a pedicle, torsion of a pedicle.

Stielklemme *w*: pedicle clamp.

Stiellappen *m*: pedicle graft, pedicle flap.

Stielpessar *s*: stem pessary.

Stieltupfer *m*: sponge stick.

Stierlin-Zeichen *s*: Stierlin sign.

Stiernacken *m*: bull neck.

Stiff-man-Syndrom *s*: contracture syndrome, Moersch-Woltman syndrome.

Stift *m*: pin, pen, stylus.

Stifteinlage *w*: pinlay.

Stiftkappe *w*: coping.

Stiftkrone *w*: dowel crown, post crown, Davis crown.

Stiftlabyrinth *s*: stylus maze.

Stiftschraube *w*: stud bolt.

Stiftung *w*: foundation.

Stiftzahn *m*: dowel, pivot tooth, pivot, post.

Stigma *s*: stigma.

stigmatisieren: stigmatize.

Stigmatisierung *w*: stigmatization.

Stil *m*: style.

Stilbamidin *s*: stilbamidine.

Stilbazol *s*: stilbazole.

Stilben *s*: stilbene.

Stilböstrol-Syndrom *s*: DES syndrome, diethylstilbesterol syndrome.

Stilett *s*: stilet, stylet, stilette, stilus.

still: quiet.

Still-Chauffard-Syndrom *s*: Still-Chauffard syndrome.

Stille *w*: silence, quiescence; **elektrische ~** electrical silence.

stillen: staunch, stanch.

Stillen *s*: breast-feeding.

Stillen nach Bedarf: demand feeding.

Still-Geräusch *s*: Still's murmur.

Stilling-Fasern: Schroeder's fibers.

Stilling-Kern *m*: Stilling's nucleus.

Stilling-Türk-Duane-Syndrom *s*: Stilling-Türk-Duane syndrome, massive vitreous retraction, retraction syndrome.

Still-Krankheit *w*: Still's disease, Still-Chauffard syndrome.

Stillperiode *w*: lactation period.
Stillstand *m*: 1. standstill, stagnancy, stop, arrest, cessation; 2. **zum ~ bringen** arrest, stop.
stillstehend: stationary.
Stimm-: vocal.
Stimmband *s*: vocal cord, true vocal cord, vocal fold.
Stimmbandknötchen: vocal nodules.
Stimmbandlähmung *w*: vocal cord paralysis, paralysis of the vocal cords.
Stimmbandresektion *w*: cordectomy.
Stimmbildung *w*: vocalisation.
Stimmbruch *m*: 1. paraphonia of puberty; 2. **Ausbleiben des ~** puberphonia.
Stimme *w*: voice; **amphorische ~** amphoric voice; **belegte ~** thick voice; **klanglose ~** dead voice; **rauhe ~** rough voice, raucous voice; **schrille ~** high-pitched voice.
Stimmenhören *s*: hallucination of perception, auditory hallucinations.
Stimmfremitus *m*: vocal fremitus; **verstärkter ~** pectoriloquy.
Stimmgabel *w*: tuning fork.
Stimmklarheit *w*: lamprophonia.
Stimmlippenödem *s*: Reinke's edema.
stimmlos: voiceless.
Stimmlosigkeit *w*: voicelessness, aphonia.
Stimmritze *w*: glottis.
Stimmritzenkrampf *m*: laryngospasm, glottic spasm, laryngeal crisis.
Stimmschall *m*: vocal resonance.
Stimmschwäche *w*: weakness of voice, phonasthenia, leptophonia.
Stimmstörung *w*: voice disorder, dysphonia.
Stimmtraining *s*: voice training.
Stimmumfang *m*: range of voice.
Stimmung *w*: mood, temper; **depressive ~** mood depression.
stimmungsaufhellend: mood-elevating.
stimmungsinkongruent: mood-incongruent.
stimmungskongruent: mood-congruent.
Stimmungslabilität *w*: lability of mood.
Stimulans *s*: stimulant, stimulator, psycho-activator, upper; **alkoholhaltiges ~** alcoholic stimulant; **lokal wirksames ~** local stimulant; **zentralnervös wirksames ~** cerebral stimulant, nervous stimulant, central stimulant.
Stimulation *w*: stimulation, pacing; **elektrische ~** electric stimulation; **faradische ~** faradic stimulation; **gepaarte ~** paired stimulation; **paradoxe ~** paradoxical stimulation; **sequentielle ~** sequential pacing; **visuelle ~** visual stimulation.
Stimulator *m*: stimulator, stimulant.
stimulieren: stimulate, excite.
stimulierend: stimulant, provocative.
Stimulierung *w*: stimulation, motivation.
Stimulus *m*: stimulus; **konditionierter ~** conditioned stimulus [*abbr*] CS; **maximaler ~** maximal stimulus; **morphogenetischer ~** morphogenetic stimulus; **neutraler ~** neutral stimulus; **unkonditionierter ~** unconditioned stimulus.
Stimulusserie *w*: train of pulses.
stinkend: stinking, odoriferous.
Stippchenepiphyse *w*: stippled epiphysis.
Stirn *w*: front, forehead, brow.
Stirnband *s*: headband.
Stirnbeinschuppe *w*: frontal squama.
Stirnhirnsyndrom *s*: frontal lobe syndrome.
Stirnhöhle *w*: frontal sinus.
Stirnhöhlenentzündung *w*: frontal sinusitis.
Stirnhöhlenoperation *w*: frontal sinus operation.
Stirn-Kinn-Kappe *w*: face crib.
Stirnlage *w*: brow presentation.
Stirnlampe *w*: head light.
Stirnlappen *m*: Indian flap.
Stirnoperation, plastische *w*: metopoplasty.
Stirnspiegel *m*: frontal mirror.
stirnwärts: frontad.
St. Louis-Enzephalitis *w*: St. Louis encephalitis, American encephalitis.
stochastisch: stochastic.
Stock *m*: stick, cane.
Stockholm-Methode *w*: Stockholm

method, Heymann's technique.

Stock-Spielmeyer-Vogt-Krankheit *w*: Spielmeyer-Vogt disease, juvenile amaurotic idiocy, cerebromacular degeneration, cerebroretinal degeneration.

Stockung *w*: jam.

Stöchiometrie *w*: stoichiometry, stoicheiometry.

stöchiometrisch: stoicheiometric.

stöhnen: suspire.

Störpegel *m*: noise level.

Störstrahlung *w*: interference radiation.

Störung *w*: disorder, disturbance, distemper, dysfunction, derangement, upset, perturbation, jam; **affektive** ~ affective disorder, mood disorder; **akute paranoische** ~ acute paranoic disorder; **atypische somatoforme** ~ atypical somatoform disorder; **atypische vorgetäuschte** ~ atypical factitious disorder; **autonome** ~ autonomic disorder; **emotionale** ~ emotional disturbance; **funktionelle** ~ functional disorder; **gnostische** ~ gnostic disorder; **körperliche** ~ physical disorder; **multifaktorielle** ~ multifactorial disorder; **neurotisch-depressive** ~ neurotic depression; **phobische** ~ phobic disorder; **psychische** ~ mental disorder, mental disturbance, emotional illness; **psychosomatische** ~ psychosomatic disorder, visceral disorder; **schizoaffektive** ~ schizoaffective disorder; **schizophrene** ~ schizophrenic disorder; **somatoforme** ~ somatoform disorder; **vorgetäuschte** ~ factitious disorder.

Störung der Geschlechtsidentität: gender identity disorder.

Störung der Impulskontrolle, atypische: atpyical impulse control disorder.

störungssicher: fail-safe.

Stößel *m*: muller.

Stoff *m*: material, substance, matter.

Stoffabhängigkeit *w*: substance abuse.

Stoffgleichheit *w*: isogeny.

Stoffmenge *w*: substance amount, substance concentration.

Stoffwechsel *m*: metabolism; **aerober** ~ aerobic metabolism; **anaerober** ~ anaerobic metabolism; **endogener** ~ endogenous metabolism; **exogener** ~ exogenous metabolism.

Stoffwechsel-Engineering *s*: metabolic engineering.

Stoffwechselgleichgewicht *s*: metabolic equilibrium.

Stoffwechselkoma *s*: metabolic coma.

Stoffwechselkrankheit *w*: metabolic disease.

Stoffwechsellehre *w*: metabology.

Stoffwechselpsychose *w*: metbaolic psychosis.

Stoffwechselstörung *w*: metabolic disorder, dysbolism; **angeborene** ~ inborn error of metabolism [*abbr*] IEM.

Stoffwechselsubstanzen: metabolic pool.

Stoffwechselweg *m*: metabolic pathway, pathway; **anaboler** ~ anabolic pathway, biosynthetic pathway.

Stokvis-Talma-Syndrom *s*: enterogenous cyanosis.

Stom-: stom-.

Stoma *s*: stoma.

Stomaanlage *w*: ostomy.

Stomabeutel *m*: ileostomy bag.

stomachal: stomatal, stomal.

Stomachikum *s*: stomachic.

Stomat-: stomat-.

Stomatitis *w*: stomatitis; **akute nekrotisierende** ~ acute necrotizing stomatitis; **aphthöse** ~ aphthous stomatitis; **rekurrierende ulzeröse** ~ recurrent ulcerative stomatitis; **ulzerierende** ~ cachectic aphtha; **ulzerierende nekrotisierende** ~ stomatonecrosis; **ulzeromembranöse** ~ fusospirochetal stomatitis; **vesikuläre** ~ vesicular stomatitis [*abbr*] VS.

Stomatitis gangraenosa: gangrenous stomatitis.

Stomatitis scorbutica: scorbutic stomatitis.

Stomato-: stomato-.

Stomatodeum *s*: stomatodeum, stomodeum.

Stomatoglossitis *w*: stomatoglossitis.

Stomatokephalus *m*: stomatocephalus.
Stomatologie *w*: stomatology, oral medicine.
Stomatomykose *w*: stomatomycosis.
Stomatoplastik *w*: stomatoplasty.
stomatoplastisch: stomatoplastic.
Stomatoschisis *w*: stomoschisis.
Stomatozyt *m*: stomatocyte.
Stomatozytose *w*: stomatocytosis.
-stomie: -stomy.
Stomodeum *s*: stomodeum, stomatodeum.
Stop *m*: stop.
Stopfen *m*: stopper plug, adapter, bung.
Stopfmittel *s*: costive.
Stopkodon *s*: stop codon.
stoppen: stop.
Stoppuhr *w*: stopwatch.
Stopsequenz *w*: termination sequence.
Storaxharz *s*: storesinol.
Storchenbiß *m*: stork bite, Unna's nevus, capillary flame.
Stoß *m*: impulse, bump, puff, thrust, butt.
stoßen: impact, bump, thrust, butt.
Stoßfestigkeitsgrenze *w*: impact strength.
Stoßkraft *w*: impact force.
Stoßstangenfraktur *w*: bumper fracture, fender fracture.
Stoßwelle *w*: shock wave.
Stoßwellenlithotripsie, extrakorporale *w* Abk. **ESWL**: extracorporeal shockwave lithotripsy.
Stotterkrampf *m*: stutter spasm.
stottern: stutter, stammer, babble, falter.
Stottern *s*: balbuties, stuttering, psellism, stammering, lingual titubation, dysphemia.
Strabismus *m*: strabism, strabismus, squint, heterotropia, heterotropy, periphoria; **geringer** ~ microstrabismus; **intermittierender** ~ intermittent strabismus, dynamic strabismus; **latenter** ~ latent strabismus, suppressed strabismus, phoria; **relativer** ~ relative strabismus; **unilateraler** ~ monocular strabismus, unilateral strabismus.
Strabismus alternans: binocular strabismus, bilateral strabismus.
Strabismus concomitans: concomitant strabismus.
Strabismus convergens: convergent strabismus, internal strabism, cross-eye, esotropia.
Strabismus divergens: divergent strabismus, exotropia.
Strabismus externus: external strabismus, exotropia.
Strabismus non-concomitans: noncomitant strabismus, incomitant strabismus.
Strabismus verticalis: hypertropia.
Strabotomie *w*: strabotomy.
Strachan-Scott-Syndrom *s*: Hawes-Pallister-Landor syndrome.
Strähne *w*: strand.
Stränge, amniotische: amniotic band syndrome.
straff: tense, tight.
Strahl *m*: ray, beam, jet; **einfallender** ~ incident ray; **reflektierter** ~ reflected ray.
Strahlablenker *m*: jet deflector.
Strahlbrenner *m*: jet burner.
Strahlen: 1. rays; **aktinische** ~ actinic rays, chemical rays; **harte** ~ hard radiation; **inhomogene** ~ heterogenous radiation; **kosmische** ~ cosmic rays; **ultraviolette** ~ ultraviolet rays; 2. **auf das Röhrenglas treffende** ~ glass rays.
Strahlenablation *w*: radioablation.
strahlenabsorbierend: radiation-absorbing.
Strahlenabsorption *w*: radiation absorption.
Strahlenaustrittsfenster *s*: x-ray window, ray exit portal.
Strahlenbelastung *w*: radiation exposure, exposure dose.
Strahlenbereich *m*: radiation area.
Strahlenbiologie *w*: radiation biology, radiobiology.
Strahlenbündel *s*: radiation beam; **intraokuläres** ~ ocular cone.
Strahlenchimäre *w*: irradiation chimera.
strahlend: radiant.
Strahlendermatitis *w*: radiation dermatitis, radiodermatitis, x-ray dermatitis,

actinic dermatitis, roentgenoderma, actinodermatitis.

Strahlendetektor *m*: radiation detector.

Strahlendosimeter *s*: dosemeter.

Strahlendosimetrie *w*: radiodosimetry.

Strahlendosis *w*: radiation dose.

Strahlendosisberechnung *w*: dosimetry calculation.

strahlendurchlässig: radiolucent, radiable, translucent, radiotransparent, roentgenoparent.

Strahlendurchlässigkeit *w*: radiolucency, radiability.

strahlenempfindlich: radiosensitive.

Strahlenempfindlichkeit *w*: radiosensibility, radiosensitivity.

Strahlenenergie *w*: radiation energy.

Strahlenexposition *w*: radiation exposure.

Strahlenfeld *s*: radiation field.

Strahlenfibrose *w*: radiation fibrosis.

strahlenförmig: radial, radiate, actiniform.

strahlengeschützt: radiation-proof.

Strahlenhärte *w*: radiation hardness.

strahleninduziert: radiation-induced.

Strahlenintensität *w*: radiation intensity.

Strahlenkarzinom *s*: radioepithelioma.

Strahlenkastration *w*: radiologic castration, radiation castration, x-ray castration.

Strahlenkatarakt *w*: irradiation cataract.

Strahlenkater *m*: radiation sickness, radiotoxemia.

Strahlenkörper *m*: ciliary body.

Strahlenkonjunktivitis *w*: actinic conjunctivitis.

Strahlenkrankheit *w*: radiation sickness, radiotoxemia.

Strahlenkranz *m*: ciliary crown.

Strahlenkrebs *m*: radiation carcinoma, radiologists' cancer.

Strahlenmesser *m*: actinometer.

Strahlenmessung *w*: radiation measurement.

Strahlenmyelitis *w*: radiation myelitis.

Strahlenmyelopathie *w*: radiation myelopathy.

Strahlennekrose *w*: radiation necrosis.

Strahlennephritis *w*: radiation nephritis.

Strahlenneuritis *w*: radioneuritis.

Strahlenosteonekrose *w*: radiation osteonecrosis.

Strahlenpathologie *w*: radiopathology.

Strahlenphysiker *m*: radiological physicist.

Strahlenpilz *m*: ray fungus, Actinomyces.

Strahlenpneumonitis *w*: irradiation pneumonitis.

Strahlenqualität *w*: radiation quality, beam quality.

Strahlenquelle *w*: radiation source.

Strahlenraster *s*: moving strip.

Strahlenreaktion *w*: radiation reaction, radioreaction.

Strahlenrelief *s*: radiation pattern.

strahlenresistent: radiation-resistant, radioresistant.

Strahlenresistenz *w*: radioresistance.

Strahlenschaden *m*: radiation damage, radiation injury.

Strahlenschutz *m*: radiation protection, radiological protection, radioprotection.

Strahlenschutz-: radioprotective.

Strahlenschutzkontrolle *w*: radiation survey.

strahlensensibel: radioresponsive.

Strahlensensibilität *w*: radiosensibility, radiosensitivity.

Strahlensterilisation *w*: radiosterilization.

Strahlensyndrom *s*: radiation syndrome.

Strahlentherapeut *m*: radiation therapist.

Strahlentherapie *w*: radiation therapy, roentgentherapy, roentgenotherapy, radiotherapy, radiotherapeutics, therapeutic radiology, actinotherapy; **intrakavitäre** ~ intracavitary radiation therapy, intracavitary irradiation, intracavitary radiotherapy; **intraorale** ~ intraoral roentgentherapy; **intravaginale** ~ intravaginal roentgentherapy; **lokale** ~ local irradiation.

Strahlentoleranz *w*: radiation tolerance.

strahlenundurchlässig: radiodense, roentgenopaque, radiopaque, adiactinic.

Strahlenwirkung *w*: radiation effect.

Strahlenzystitis *w*: radiation cystitis, irradiation cystitis, radiocystitis.

Strahlpumpe *w*: jet pump.

Strahlrohr *s*: jet pipe.

Strahlschlaufe *w*: jet loop.

Strahlung *w*: radiation, radiance, radiatio; **charakteristische** ~ characteristic rays; **elektromagnetische** ~ electromagnetic radiation; **fraktionierte** ~ fractionated radiation; **homogene** ~ homogenous radiation; **indirekte** ~ indirect rays; **ionisierende** ~ ionizing radiation; **kosmische** ~ cosmic radiation, Millikan rays; **natürliche** ~ natural radiation; **nichtionisierende** ~ non-ionizing radiation; **protrahierte** ~ protracted radiation.

Strahlungsabschirmung *w*: radiation screen.

Strahlungschimäre *w*: radiation chimera.

Strahlungsdetektor *m*: radiation detector.

Strahlungsdichte *w*: radiation density.

Strahlungsdruck *m*: radiation pressure.

Strahlungsenergie *w*: radiant energy.

Strahlungsgefahr *w*: radiation hazard.

strahlungslos: radiationless.

Strahlungsmeßgerät *s*: radiometer.

Stramonium *s*: stramonium, jimson weed.

Strampelanzug *m*: crawlers.

Strandberg-Syndrom *s*: Grönblad-Strandberg syndrome.

Strang *m*: strand, cord, funis; **kleiner** ~ funicle, funiculus; **kodierender** ~ coding strand; **nephrogener** ~ nephrogenic cord.

strangförmig: restiform.

strangulieren: strangulate.

Strangulierung *w*: strangulation.

Strangurie *w*: strangury.

Straßenarbeit *w*: streetwork.

Strassmann-Jones-Operation *w*: Strassmann-Jones operation.

Strassmann-Zeichen *s*: Strassmann's phenomenon.

Stratifikation *w*: stratification.

stratifiziert: stratified.

Stratigraphie *w*: stratigraphy.

Streben *s*: conation.

Strebung *w*: striving, (psychology) instinct, impulse, drive.

Streckapparat *m*: traction apparatus.

Streckbett *s*: orthopedic bed.

Streckbewegung *w*: extension movement, pandiculation.

strecken: stretch, extend, (pharmacology) sophisticate.

Strecken *s*: stretch, traction, extension, syntasis, pandiculation.

Strecklähmung *w*: paraplegia-in-extension.

Streckmittel *s*: adulterant, extender.

Streckmuskel *m*: extensor.

Streckreflex *m*: extensor reflex, stretch reflex.

Streckungstendenz *w*: directive tendency.

streicheln: pet.

Streicheln *s*: petting.

Streichmassage *w*: effleurage.

Streifen *m*: stripe, strip, stria, streak, ribbon, band, fillet.

Streifenatelektase *w*: atelectasis streak.

Streifenbildung *w*: striation.

streifig: banded, streaky.

Streifung *w*: striation.

streng: strict.

Strenge *w*: strictness.

Strephosymbolie *w*: strephosymbolia.

Strepitus: strepitus.

Strepitus uterinus: uterine souffle.

Streptidin *s*: streptidine.

Strepto-: strepto-.

Streptococcus *m*: streptococcus.

Streptococcus haemolyticus: hemolytic streptococcus.

Streptococcus viridans: Streptococcus viridans, green streptococcus.

Streptodermie *w*: streptodermatitis.

Streptodornase *w*: streptodornase [*abbr*] SD.

Streptogenin *s*: streptogenin, chick growth factor.

Streptokinase *w*: streptokinase.

Streptokokke *w*: streptococcus; α-hämolytische ~ green streptococcus; vergrünende ~ green streptococcus.

Streptokokken-: streptococcal.

Streptokokkenangina *w*: streptoangina,

septic sore throat.

Streptokokkenglomerulonephritis *w*: poststreptococcal glomerulonephritis.

Streptokokkeninfektion *w*: streptococcal infection, streptococcosis.

Streptokokkenkarditis *w*: streptococcal carditis.

Streptokokkenmeningitis *w*: streptococcal meningitis.

Streptokokkensepsis *w*: streptosepticemia, streptococcemia, strepticemia.

Streptokokkentonsillitis *w*: streptococcal tonsillitis.

Streptokokkentoxin *s*: streptococcal toxin.

Streptolydigin *s*: streptolydigin.

Streptolysin *s*: streptolysin.

Streptomycin *s*: streptomycin.

Streptomycinsulfat *s*: streptomycin sulfate.

Streptomykose *w*: streptomycosis.

Streptomyzet *m*: streptomycete.

Streptoniazid *s*: streptonicozid.

Streptonigrin *s*: streptonigrin, rufochromomycin.

Streptose *w*: streptose.

Streptothrix *m*: streptothrix.

Streptotrichose *w*: streptotrichosis.

Streptozotocin *s*: streptozotocin.

Streß *m*: stress; **posttraumatischer** ~ posttraumatic stress; **psychischer** ~ mental stress.

Streßbewältigung *w*: stress management.

Streßinkontinenz *w*: urinary stress incontinence.

Streßreiz *m*: stressor.

Streßsituation *w*: stress situation.

Streßulkus *s*: stress ulcer.

Streubereich *m*: range of scatter.

streuen: scatter, disperse.

Streulinse *w*: dispersion lens.

Streupuder *m*: dusting powder.

Streustrahlung *w*: scatter radiation, scatter, scattering, radiation scattering, scattered radiation.

Streuung *w*: dispersion, scattering.

Streuungsdiagramm *s*: scatter diagram,

scattergram.

Streuungsgesetz *s*: dispersion law, distributive law.

Stria *w*: stria, streak, stripe.

Striae cutis atrophicae: traction atrophy.

Striae distensae: traction atrophy.

striatal: striatal.

Stridor *m*: stridor; **exspiratorischer** ~ expiratory stridor; **inspiratorischer** ~ inspiratory stridor, crowing inspiration; **kongenitaler** ~ congenital stridor.

Stridor laryngealis: laryngeal stridor.

stridulös: stridulous.

Strieme *w*: weal, wale, welt.

Striktur *w*: stricture; **funktionelle** ~ functional stricture, spastic stricture, spasmodic stricture, temporary stricture; **organische** ~ organic stricture; **konzentrische** ~ string stricture; **reizempfindliche** ~ irritable stricture; **rektale** ~ rectostenosis.

striomotorisch: striomotor.

strionigral: strionigral, striatonigral.

striopallidär: striopallidal, striatopallidal.

striozerebellär: striocerebellar.

Stripper *m*: stripper; **extraluminaler** ~ external stripper; **intraluminaler** ~ internal stripper.

Strobila: strobila.

strobilaartig: strobiloid.

Strobilabildung *w*: strobilation.

Stroboskop *s*: stroboscope, zoescope.

stroboskopisch: stroboscopic.

strömen: stream.

Strömung *w*: streaming, flow; **laminare** ~ laminar flow; **protoplasmatische** ~ protoplasmic streaming, cytoplasmic streaming; **turbulente** ~ turbulent flow.

Strömungsmodell *s*: flow model.

Strömungsrichtung *w*: 1. direction of flow; 2. **entgegen der** ~ upstream; **mit der** ~ downstream.

Strömungsverhalten *s*: flow behavior.

Strömungswiderstand *m*: circulatory resistance.

Strom *m*: current, electric power, stream; **elektrischer** ~ electric current; **faradi-**

scher ~ faradic electricity; **galvanischer** ~ galvanic current, galvanic electricity; **gleichgerichteter** ~ rectified current; **katelektrotonischer** ~ catelectrotonic current; **phasenverschobener** ~ phase-displaced current; **ungedämpfter** ~ undamped current.

Stroma s: stroma.

Stromaendometriose w: endometrial stromal sarcoma, stromatosis.

stromal: stromal, stromatic.

stromatogen: stromatogenous.

Stromatose w: stromatosis, endometrial stromal sarcoma.

stromaufwärts: upstream.

Stromausfall m: power failure.

Stromazelle w: stroma cell.

Stromkreis m: circuit.

Strommarke w: current mark, electric burn.

Stromnetz s: mains.

Stromrichtung w: current direction.

Stromstärke w: amperage [abbr] amp; **gleichbleibende** ~ constant current.

Stromtod m: electrocution.

Stromverletzung w: electric injury, electrical trauma.

Stromversorgung w: power supply.

Stromwelle, sinusartige w: sinusoidal current.

Strongylo-: strongylo-.

Strongyloides: strongyloides.

Strongyloidiasis w: strongyloidiasis.

Strongyloidose w: strongyloidiasis.

Strongylus m: strongylus, strongyle, sclerostome.

strongylusförmig: strongyliform.

Strontium s Abk. **Sr**: strontium [abbr] Sr.

Strophanthidin s: strophanthidin.

Strophanthin s: strophanthin.

Strophanthinintoxikation w: strophanthinism.

Strophokephalie w: strophocephaly.

Strophulus m: strophulus.

Strümpell-Leichtenstern-Enzephalitis w: Strümpell-Leichtenstern encephalitis, acute infantile hemiplegia, hemiconvul-

sions and epilepsy syndrome [abbr] HHE syndrome.

Strümpell-Zeichen s: Strümpell sign, anterior tibial sign, pronation phenomenon.

Struktur w: structure, structuration; **kognitive** ~ cognitive structure; **kugelförmige** ~ spheroid; **laminäre** ~ lamination; **psychische** ~ psychic structure.

Strukturänderung w: structural change; **zelluläre** ~ cytomorphosis.

Strukturalismus m: structuralism.

strukturell: structural.

Strukturformel w: structural formula.

Strukturgen s: structural gene.

Strukturgewebe s: skeletal tissue.

strukturiert: 1. structured; 2. **nicht** ~ unstructured.

Strukturierung w: structuration.

strukturlos: structureless, anhistic.

Strukturmerkmal s: structural feature.

Strukturpsychologie w: structural psychology.

Struktur-Wirkungs-Verhältnis s: structure-activity relationship.

Struma w: struma, goiter, goitre; **diffuse toxische** ~ toxic diffuse goiter; **endemische** ~ endemic goiter; **familiäre** ~ familial goiter, familial goitreous hypothyroidism; **intrathorakale** ~ intrathoracic thyroid, substernal struma; **kongenitale** ~ congenital goiter; **myxödematöse** ~ myxedematous goiter; **retrosternale** ~ retrosternal goiter, retrosternal struma, intrathoracic goiter, substernal goiter; **toxische** ~ toxic goiter.

strumabedingt: strumous.

strumaförmig: strumiform.

Struma nodularis: nodular goiter.

Struma Riedel, eisenharte: cast iron struma, ligneous struma.

Strumektomie w: strumectomy; **mediane** ~ median strumectomy, isthmectomy.

strumigen: goitrogen.

strumipriv: strumiprivous.

Strumitis w: strumitis, thyroiditis.

Strumitis Hashimoto: Hashimoto's thy-

roiditis.
Strumpf *m*: stocking.
Strumpfbinde *w*: stockinet.
Struvitstein *m*: struvite calculus.
Strychnidin *s*: strychnidine.
Strychnin *s*: strychnine.
Strychninhydrochlorid *s*: strychnine hydrochloride.
Strychninintoxikation *w*: strychnism, strychninism.
Strychninnitrat *s*: strychnine nitrate.
Strychnintherapie *w*: strychninization.
Strychnospermin *s*: strychnospermine.
ST-Strecke *w*: ST segment.
Stuart-Bras-Syndrom *s*: Stuart-Bras syndrome.
Stuart-Prower-Faktor *m*: Prower's factor, autoprothrombin, factor X.
Stubenfliege *w*: face fly.
Studentenoptik *w*: observation tube.
Studie *w*: study, trial; **dynamische** ~ dynamic study; **experimentelle** ~ experimental trial, preventive trial; **gekreuzte** ~ cross-over experiment; **klinische** ~ clinical trial; **offene randomisierte** ~ randomized open study; **prospektive** ~ prospective study; **randomisierte kontrollierte** ~ randomized controlled trial; **retrospektive** ~ retrospective study, case-control study.
Studiendesign *s*: study design.
Studiengruppe *w*: population.
Studienkollektiv *s*: colllective, population.
Studienplanung *w*: study design.
Studienziel *s*: study objective.
studieren: study, examine.
Stück *s*: piece.
Stütze *w*: support, post, prop, stay, cradle, crutch.
stützen: support, prop.
stützend: supportive, supporting, suspensory, sustentacular.
Stützfaser *w*: sustentacular fiber.
Stützgerüst *s*: framework.
Stützgewebe *s*: sustentacular tissue, supporting tissue, pseudocartilage.

Stützkorsett *s*: brace.
Stützmechanismus *m*: suspensory mechanism.
Stützreaktion *w*: support reaction.
Stützreflex *m*: supporting reflex; **positiver** ~ positive supporting reflex.
Stützzahn *m*: abutment tooth, anchor tooth.
Stützzelle *w*: sustenacular cell, supporting cell.
Stufe *w*: level, degree.
Stufenleiter *w*: scale; **soziale** ~ social scale.
stufenlos: continuous.
Stufenphotometer *m*: graduation photometer.
Stufenprozeß *m*: cascade process.
Stufentest *m*: step test.
Stuhl *m*: 1. stool, feces, chair; **braungrünlicher** ~ bilious stool; **wäßriger** ~ watery stool; 2. ~ **entleeren** defecate.
Stuhlfett *s*: fecal fat.
Stuhlgang *m*: bowel movement [*abbr*] BM, motion; **regelmäßiger** ~ regular motion.
Stuhlinkontinenz *w*: fecal incontinence, rectal incontinence.
Stuhlkultur *w*: stool culture.
stumm: mute, dumb, silent.
Stummer *m*: mute.
Stummheit *w*: muteness, dumbness.
stumpf: blunt, dull, obtuse.
Stumpf *m*: stump.
Stumpfheit *w*: obtuseness, (psychology) dullness, habentude.
Stumpfkarzinom *s*: stumpf carcinoma.
Stupidität *w*: stupidity.
Stupor *m*: stupor, obnubilation; **affektiver** ~ emotional stupor; **benigner** ~ benign stupor; **depressiver** ~ depressive stupor, benign stupor, stuporous melancholia, melancholic stupor; **epileptischer** ~ epileptic stupor; **katatoner** ~ catatonic stupor, Kahlbaum's disease, akinetic autism; **manischer** ~ manic stupor.
Stupsnase *w*: snub-nose, pug nose.
stupurös: stuporous, narcose.

Sturge-Weber-Krabbe-Syndrom *s*: Sturge-Weber syndrome, Sturge-Weber encephalotrigeminal angiomatosis, cephalo-oculocutaneous telangiectasis, nevoid amentia, Brushfield-Wyatt syndrome, Dimitri's disease.

Sturmdorf-Bonney-Plastik *w*: Sturmdorf's operation.

Sturz *m*: fall, drop.

Sturzanfall *m*: drop seizure.

Sturzentleerung des Magens: dumping syndrome.

Sturzgeburt *w*: precipitate labor.

Stutenserumgonadotropin *s*: pregnant mare serum gonadotropin.

Stylo-: stylo-.

styloglossal: styloglossal.

stylohyoid: stylohyoid.

Styloidektomie *w*: styloidectomy.

styloidförmig: styloid, styliform, belemnoid.

Styloiditis *w*: styloiditis.

Stylostixis *w*: stylostixis.

Stylus *m*: stylus, stilus, pen.

Stypsis *w*: stypsis, contraction.

Stypticin *s*: stypticine.

Styptikum *s*: styptic.

Styracin *s*: styracine.

Styrol *s*: styrol, styrene.

Sub-: sub-, sup-.

subakromial: subacromial.

subakut: subacute.

subapikal: subapical.

Subarachnoidalblutung *w*: subarachnoid hemorrhage, meningeal hemorrhage.

Subarachnoidalraum *m*: subarachnoid space, meningeal space, pia-arachnoid space, Magendie space.

Subarachnoidalraumdarstellung, radiologische *w*: periencephalography.

subatomar: subatomic.

subazetabulär: subacetabular.

subazid: subacid.

Subazidität *w*: subacidity.

subchondral: subcartilaginous.

subchronisch: subchronic.

Subclavia *w*: subclavian artery.

Subclavian-steal-Syndrom *s*: subclavian steal syndrome, subclavian steal.

subdiaphragmatisch: subdiaphragmatic, subphrenic.

subdural: subdural.

Subduralabszeß *m*: subdural abscess, subdural empyema.

Subduralblutung *w*: subdural hemorrhage, subdural bleeding, intradural hemorrhage.

Subduralblutung des Neugeborenen: neonatal subdural hemorrhage.

Subduralerguß *m*: subdural effusion.

Subduralhämatom *s*: subdural hematoma, hemorrhagic pachymeningitis.

Subduralhygrom *s*: subdural hygroma; **traumatisches ~** traumatic subdural hygroma.

Subduralpunktion *w*: subdural puncture.

Subduralraum *m*: subdural space, subdural cavity.

subendothelial: subendothelial.

subependymal: subependymal.

Subependymom *s*: subependymoma.

subepidermal: subepidermal, subcuticular.

Suberose *w*: suberosis.

subfebril: subfebrile.

Subfertilität *w*: subfertility, subfecundity.

subfrontal: subfrontal.

subgenomisch: subgenomic.

subgingival: subgingival.

Subgingivalkonkrement *s*: serumal calculus.

Subglottis *w*: subglottis.

subglottisch: subglottic, infraglottic.

subhepatisch: subhepatic.

subikterisch: subicteric.

Subikterus *m*: latent jaundice.

subiliakal: subiliac.

Subinvolution *w*: subinvolution.

Subjekt *s*: subject.

subjektiv: subjective.

Subjektlibido *w*: ego libido.

subkallös: subcallosal.

Subklavia *w*: subclavian artery.

Subklaviaarteriitis *w*: Takayasu's arteritis, aortic arch syndrome.

Subklavikulargeräusch *s*: subclavicular murmur.

subkonjunktival: subconjunctival.

subklinisch: subclinical.

Subkortex *m*: subcortex.

subkortikal: subcortical, infracortical.

Subkortikographie *w*: depth electroencephalography.

subkranial: subcranial.

Subkultur *w*: subculture.

subkutan: subcutaneous [*abbr*] SQ, subdermal, hypodermic, hypodermatic.

Subkutannadel *w*: hypodermic needle.

Subkutannaht *w*: intradermal suture, subcuticular suture.

Subkutanspritze *w*: hypodermic syringe.

Subkutis *w*: subcutaneous tissue, subcutis, hypodermis.

sublabial: sublabial.

Sublation *w*: sublation.

subletal: hypolethal.

subleukämisch: subleukemic.

Sublimat *s*: sublimate, sublime.

Sublimation *w*: sublimation.

Sublimierung *w*: sublimation.

sublingual: sublingual.

Sublingualtablette *w*: sublingual tablet.

Subluxation *w*: subluxation, incomplete dislocation, semiluxation.

submammär: inframammary.

submandibulär: inframandibular.

Submanie *w*: hypomania.

submaxillar: submaxillary.

submeningeal: submeningeal.

submetazentrisch: submetacentric.

Submikron *s*: ultramicron.

submikroskopisch: submicroscopic.

submukös: submucosal.

Submukosa *w*: submucosa.

Subokzipitalpunktion *w*: suboccipital puncture.

suboptimal: suboptimal.

Subordnung *w*: suborder.

Subordo: superfamily.

subpedunkulär: subpeduncular.

subperiostal: subperiosteal.

subperitoneal: subperitoneal.

subphrenisch: subphrenic.

subpleural: subpleural.

subpontin: subpontine, subpontile.

Subpopulation *w*: subpopulation.

subpubisch: subpubic.

subpyramidal: subpyramidal.

subretinal: subretinal.

Subscriptio *w*: subscription.

Subsepsis *w*: subsepsis.

Subsepsis allergica Wissler: Wissler-Fanconi syndrome.

subserös: subserous.

Subsidiarität *w*: subsidiarity.

subskapulär: infrascapular.

subskleral: hyposcleral.

Subspezies *w*: subspecies.

Substantia *w*: substantia, substance.

Substantia alba: substantia alba, white substance, medullary substance.

Substantia compacta: substantia compacta, compact bone, solid bone.

Substantia grisea: substantia grisea, gray substance, central gray substance.

Substantia nigra: substantia nigra, black substance.

Substantia spongiosa: substantia spongiosa, spongy substance of bones, spongy bone.

Substanz *w*: substance, substantia, material, matter, agent; **amöbizide** ~ amebicide; **anophelestötende** ~ anophelicide; **antirachitische** ~ antirachitic; **atemlähmende** ~ asphyxiant; **basophile** ~ basophil substance; **blaseninduzierende** ~ vesicant; **blutdruckerhöhende** ~ pressure substance; **durstauslösende** ~ dipsogen; **Exophthalmus-produzierende** ~ exophthalmos-producing substance [*abbr*] EPS; **feste** ~ solid; **gametozytenschädigende** ~ gametocide, gameticide; **gelöste** ~ solute; **gewebsäquivalente** ~ tissue equivalent material; **gonokokkenabtötende** ~ gonococcocide; **graue** ~ gray substance, central gray substance, gray matter; **herzwirksame** ~ cardiant; **hyaline** ~ hyaline substance; **immun-**

stimulierende ~ immunostimulant; **immunsuppressive** ~ immunosuppressive agent, immunosuppressant; **interprismatische** ~ interprismatic substance; **interstitielle** ~ interstitial substance; **karzinogene** ~ carcinogen; **karzinolytische** ~ carcinolysin; **keimtötende** ~ germicide; **kreuzreagierende** ~ cross-reacting material [*abbr*] CRM; **langsam reagierende** ~ slow-reacting substance [*abbr*] SRS; **luftartige** ~ air-equivalent material; **magenschädigende** ~ gastrotoxin; **mitogene** ~ mitogen; **mückenabtötende** ~ culicide; **muskarinartige** ~ muscarinic agent; **die Nasensekretion stimulierende** ~ errhine; **nicht-steroidale entzündungshemmende** ~'en non-steroidal anti-inflammatory agents [*abbr*] NSAIS; **oberflächenaktive** ~ surface-active agent; **oxidierende** ~ oxidizing agent; **paralysierende** ~ paralyzant; **periventrikuläre graue** ~ periventricular gray substance; **positiv inotrop wirkende** ~ positive cardiac inotropic agent; **reifungsfördernde** ~ maturant; **reizauslösende** ~ irritant; **schistosomenabtötende** ~ schistosomicide; **sklerosierende** ~ sclerosant, sclerosing solution; **spasmogene** ~ spasmogen; **steinauflösende** ~ saxifragant; **strahlenabweisende** ~ radiation-protective agent; **strumigene** ~ goitrogen; **toxinproduzierende** ~ toxogen; **toxische** ~ toxicant; **vasopressorische** ~ vasopressor; **verunreinigende** ~ pollutant; **weiße** ~ white substance, medullary white matter, white matter; **zytophile** ~ cytophil.

Substanzabhängigkeit *w*: substance dependency.

Substanzkonzentration *w*: substance concentration.

Substanzmißbrauch *m*: substance abuse.

Substanz Q: compound Q.

Substituent *m*: substituent.

substituieren: substitute, replace.

Substitution *w*: substitution, repletion.

Substitutionsbehandlung *w*: substitution therapy, replacement therapy.

Substitutionsmethode *w*: substitution method.

Substitutionsvektor *m*: replacement vector.

subtraktiv: subtractive.

Substrat *s*: substrate.

Substratbindung *w*: substrate binding.

Substratinduktion *w*: substrate induction.

Substratkonkurrenz *w*: substrate competition.

Substratspezifität *w*: substrate specifity.

subsylvisch: subsylvian.

subsynaptisch: subsynaptic.

subthalamisch: subthalamic.

Subtilin *s*: subtilin.

Subtilisin *s*: subtilisin.

subtotal: subtotal.

Subtraktionsangiographie *w*: subtraction angiography; **digitale** ~ Abk. **DSA** digital subtraction angiography.

Subtraktionsverfahren *s*: subtraction technique.

subtraktiv: subtractive.

subtrochantär: subtrochanteric.

subtypisch: subtypical.

Subunit-Vakzine *w*: subunit vaccine.

subvaginal: subvaginal.

subvalvulär: subvalvular.

subvertebral: subvertebral.

Subvirus-: subviral.

Subvitalfaktor *m*: subvital factor.

Succinodehydrogenase *w*: succindehydrogenase.

Succinylcholin *s*: succinylcholine.

Succinylcholinchlorid *s*: succinylcholine chloride.

Succinylsulfathiazol *s*: succinylsulfathiazole.

Succubus *m*: succubus.

Succussio Hippocratis: hippocratic succussion.

Sucher *m*: object finder, finder.

Sucht *w*: addiction, dependency, habit, craving.

suchterzeugend: habit-forming, addictive.

Suchtest *m*: screening test, diagnostic test.

Sucquet-Hoyer-Kanal *m*: Sucquet-Hoyer anastomosis.
Sucralfat *s*: sucralfate.
Sucus: succus.
Sudan *s*: Sudan red.
Sudanfarbstoff *m*: Sudan dye.
sudanophil: sudanophil, lipoferous.
Sudanophilie *w*: sudanophilia.
Sudanrot *s*: Sudan red.
sudatorisch: sudatory.
Sudatorium *s*: sudatory.
Sudeck-Dystrophie *w*: Sudeck's atrophy, post-traumatic osteoporosis.
Sudeck-Punkt *m*: point of Sudeck, Sudeck's critical point, Hartmann's critical point.
Sudeck-Syndrom *s*: Sudeck-Leriche syndrome, post-traumatic osteoporosis.
Sudogramm *s*: sudogram.
sudomotorisch: sudomotor.
Sudor: sudor, sweat.
sudorifer: sudorific.
Sudorometer *s*: sudorometer.
Süchtiger *m*: addict, drug addict.
Sünde *w*: sin.
Sündenbock *m*: scapegoat.
süß: saccharine.
Süße *w*: sweetness.
süßen: make sweeter, sweeten, edulcorate.
Süßstoff *m*: sweetener, sweetening agent, edulcorant.
suffizient: sufficient.
Suffizienz *w*: sufficiency.
Suffusion *w*: suffusion.
suggerieren: suggest.
Suggestibilität *w*: suggestibility.
Suggestion *w*: suggestion; **posthypnotische** ~ posthypnotic suggestion.
Suggestionstherapie *w*: suggestion therapy.
Suggilation *w*: suggilation.
Suizid *m*: suicide; **erweiterter** ~ collective suicide.
suizidal: suicidal.
Suizidneigung *w*: suicidal tendency.
Suizidprävention *w*: suicide prevention.
Suizidrisiko *s*: suicide risk.

Suizidversuch *m*: attempted suicide.
Sukkulenz *w*: succulence.
Sukrase *w*: sucrase.
Sukrosämie *w*: sucrosemia.
Sukrose *w*: sucrose.
Sukurrhö *w*: succorhea.
sukzedan: succedaneous.
Sukzessivfärbemethode *w*: successive stain.
Sukzessivvergleich *m*: successive comparison.
Sukzinat *s*: succinate.
Sukzinatdehydrogenase *w*: succinate dehydrogenase.
Sukzinylcholin *s*: succinylcholine.
Sukzinyl-CoA-Synthetase *w*: succinyl-CoA synthetase.
Sukzinylkoenzym A *s*: succinyl-CoA.
Sulbentin *s*: sulbentine.
Sulcus *m*: groove, trough, sulcus, furrow; **feiner** ~ subfissure; **oberer** ~ superfissure; **tiefliegender** ~ subsulcus.
sulcusförmig: sulciform.
Sulfacarbamid *s*: sulfacarbamide.
Sulfacetamid *s*: sulfacetamide.
Sulfadiazin *s*: sulfadiazine.
Sulfadiazinnatrium *s*: sodium sulfadiazine.
Sulfadicramid *s*: sulfadicramide.
Sulfadimethoxin *s*: sulfadimethoxine.
Sulfadimidin *s*: sulfadimidine, sulfamethazine.
Sulfadiasulfon *s*: acetosulfone.
Sulfadoxin *s*: sulfadoxine.
Sulfaethidol *s*: sulfaethidole.
Sulfafurazol *s*: sulfafurazole.
Sulfaguanidin *s*: sulfaguanidine.
Sulfaguanol *s*: sulfaguanole.
Sulfalen *s*: sulfalene.
Sulfaloxinsäure *w*: sulfaloxic acid.
Sulfamerazin *s*: sulfamerazine.
Sulfamethizol *s*: sulfamethizole.
Sulfamethoxazol *s*: sulfamethoxazole.
Sulfamethoxydiazin *s*: sulfamethoxydiazine.
Sulfamethoxypyridazin *s*: sulfamethoxypyridazine.

Sulfametrol *s*: sulfametrole.
Sulfamid-: sulfoamino.
Sulfaminsäure *w*: sulfaminic acid.
Sulfamoxol *s*: sulfamoxole.
Sulfanblau *s*: sulfan blue.
Sulfanilamid *s*: sulfanilamide.
Sulfanilsäure *w*: anilinparasulfonic acid.
Sulfanol *s*: acetone diethylsulfone.
Sulfaperin *s*: sulfaperin.
Sulfaphenazol *s*: sulfaphenazole.
sulfapyrazin *s*: sulfapyrazine.
Sulfapyridin *s*: sulfapyridine.
Sulfapyrimidin *s*: sulfapyrimidine.
Sulfasalazin *s*: sulfasalazine, salazosulfapyridine, salicylazosulfapyridine.
Sulfasomidin *s*: sulfasomidine.
Sulfat *s*: sulfate.
Sulfatadenyltransferase *w*: sulfate adenyltransferase.
Sulfatase *w*: sulfatase.
Sulfathiazol *s*: sulfathiazole.
Sulfathiourea *s*: sulfathiourea.
Sulfatid *s*: sulfatide.
Sulfatidose *w*: sulfatidosis.
Sulfatolamid *s*: sulfatolamide.
Sulfhämoglobin *s*: sulfhemoglobin, sulfmethemoglobin.
Sulfhämoglobinämie *w*: sulfhemoglobinemia.
Sulfhydryl-: sulfhydryl.
Sulfid *s*: sulfide.
Sulfinpyrazon *s*: sulfinpyrazone.
Sulfinsäure *w*: sulfinic acid.
Sulfisomidin *s*: sulfisomidine.
sulfisoxazol *s*: sulfisoxazole.
Sulfit *s*: sulfite.
Sulfo-: sulfo-, sulpho-.
Sulfobromphthalein *s*: sulfobromophthalein.
Sulfogaiacol *s*: sulfogaiacol.
Sulfon *s*: sulfone.
Sulfonamid *s*: sulfonamide.
Sulfonamidausscheidung im Urin: sulfanuria.
Sulfonamidniere *w*: sulfa kidney.
Sulfonamidschädigung *w*: sulfonamide toxicity.

Sulfonamidtherapie *w*: sulfonamidotherapy.
Sulfonat *s*: sulfonate.
sulfonisch: sulfonic.
Sulfonium *s*: sulfonium.
Sulfonmethan *s*: sulfonmethane.
Sulfonsäure *w*: sulfonic acid.
Sulfonyl-: sulfonyl.
Sulfonylharnstoff *m*: sulfonylurea.
Sulforidazin *s*: sulforidazine.
Sulforizinolsäure *w*: sulforicinic acid.
Sulfosalizylsäure *w*: salicylsulfonic acid, sulfosalicylic acid.
Sulfotransferase *w*: sulfotransferase.
Sulfoxid *s*: sulfoxide.
Sulfur Abk. **S**: sulfur [*abbr*] S, sulphur.
Sulfur lotum: sulfur lotum, washed sulfur.
Sulfur praecipitatum: precipitated sulfur.
Sulfur sublimatum: sublimed sulfur, flowers of sulfur.
Sulindac *s*: sulindac.
Sulkowitch-Probe *w*: Sulkowitch's test.
Sulkowitch-Reagens *s*: Sulkowitch's reagent.
Suloctidil *s*: suloctidil.
Sulpirid *s*: sulpiride.
Sulproston *s*: sulprostone.
Sultiam *s*: sultiame.
Summation *w*: summation; **räumliche** ~ spatial summation; **zeitliche** ~ temporal summation.
Summationseffekt *m*: summation effect.
Summationspotential *s*: summation potential, summating potential; **negatives** ~ negative summating potential.
Summationsvektor *m*: summation vector.
Summationswirkung *w*: additive effect, cumulative effect.
summen: hum, tingle, purr.
Summen *s*: hum.
Summenformel *w*: empirical formula.
Summer *m*: buzzer.
Sumpf *m*: swamp.
Sumpffieber *s*: paludal fever, paludism, swamp fever.
sumpfig: paludal.
Super-: super-, supra-.

superazid: superacid.
Superazidität *w*: superacidity.
Superfekundation *w*: superfecundation.
Superfemale *w*: superfemale, metafemale.
Superfetation *w*: superfetation, hypercyesis.
Supergen *s*: supergene.
Superhelix *w*: superhelix, supercoil.
Superinfektion *w*: superinfection; **bakterielle** ~ microbial superinvasion.
Superinvolution *w*: superinvolution.
superolateral: superolateral.
superomedial: superomedial, supermedial.
Superoxid *s*: superoxide.
Superoxiddismutase *w*: superoxide dismutase.
Superphosphat *s*: superphosphate.
Superschleife *w*: superloop.
Supersekretion *w*: supersecretion.
Supervision *w*: supervision.
Supervoltage *w*: supervoltage.
Supervoltstrahlentherapie *w*: supervoltage radiotherapy.
Supination *w*: supination; **partielle** ~ semisupination.
supinieren: supinate.
Suppositorium *s*: suppository.
Suppression *w*: suppression.
Suppressionsamblyopie *w*: suppression amblyopia, lazy eye, argamblyopia.
Suppressionstest *m*: suppression test.
Suppressor *m*: suppressor, suppressant; **intergener** ~ intergenic suppressor.
Suppressorfaktor *m*: suppressor factor.
Suppressorgen *s*: suppressor gene.
Suppressormutation *w*: suppressor mutation.
Suppressorzelle *w*: suppressor cell.
Suppressor-T-Zelle *w*: suppressor T cell.
Supprimierbarkeit *w*: suppressibility.
supprimieren: suppress.
supprimierend: suppressant.
suppurativ: suppurative.
Supra-: supra-.
Supraantigen *s*: superantigen.
suprachoroidal: suprachoroid.

Supraduktion *w*: supraduction, superduction, supravergence, sursumduction.
supradural: supradural.
suprailiakal: suprailiac.
supraklavikulär: supraclavicular.
Supraklavikulargrube *w*: supraclavicular fossa.
Supraklavikularpunkt *m*: supraclavicular point.
suprakondylär: supraepitrochlear.
supraletal: supralethal.
supramamillär: supramamillary.
supramaximal: supramaximal.
supranukleär: supranuclear.
supraokzipital: supraoccipital, superoccipital.
supraorbital: supraorbital.
supraortal: supra-aortic.
suprapatellar: epirotulian.
suprapontin: suprapontine.
suprarenal: suprarenal.
suprasegmental: suprasegmental.
suprasellär: suprasellar.
supraskapular: suprascapular.
Supraskapularknorpel *m*: suprascapula.
suprasphenoidal: supersphenoid.
Supraspinatussyndrom *s*: supraspinatus syndrome.
suprasternal: suprasternal.
supratemporal: supratemporal, supertemporal.
supratentoriell: supratentorial.
supravalvulär: supravalvular.
supraventrikulär: supraventricular.
supravital: supravital.
suprazerebellar: supracerebellar, supercerebellar.
suprazerebral: supracerebral, supercerebral.
suprazervikal: supracervical.
Suralis *m*: sural nerve.
Suralisbiopsie *w*: sural nerve biopsy.
Suramin *s*: suramin.
Suraminnatrium *s*: suramin sodium.
Surdimutitas: surdimutism, deaf mutism.
Surditas *w*: surdity, hearing loss.
Surfactant *s*: surfactant.

Surfactantfaktor *m*: pulmonary surfactant.

suspendieren: suspend.

Suspension *w*: suspension; **wäßrige** ~ aqueous suspension, water slurry.

Suspensionsverfahren *s*: suspension method.

Suspensorium *s*: suspensory, jockstrap.

Sutton-Phänomen *s*: Sutton's nevus, halo nevus.

Sutura *w*: suture.

Sutura coronalis: coronal suture.

Sutura frontalis: frontal suture.

Sutura plana: plane suture, false suture.

Sutura serrata: serrated suture, denticulate suture.

Sutura vera: true suture.

Suxamethonium *s*: suxamethonium.

Suxamethoniumchlorid *s*: suxamethonium chloride, succinylcholine chloride.

Suxamethoniumlähmung *w*: suxamethonium paralysis.

Suxibuzon *s*: suxibuzone.

Svedberg-Sedimentationskoeffizient *m*: Svedberg sedimentation coefficient.

SV-Virus *m* Abk. **Simian-Virus**: simian virus [*abbr*] SV.

SW Abk. **Sakralwirbel** *m*: sacral vertebra.

Swan-Ganz-Katheter *m*: Swan-Ganz catheter.

Sweet-Syndrom *s*: Sweet syndrome, acute febrile neutrophilic dermatosis.

Swenson-Durchzugverfahren *s*: Swenson's procedure.

Swenson-Operation *w*: Swenson's operation.

Swift-Feer-Krankheit *w*: Swift's disease, acrodynia.

Swyer-James-Syndrom *s*: Swyer-James-Macleod syndrome, unilateral hyperlucent lung.

Sydenham-Chorea *w*: Sydenham's chorea, rheumatic chorea, infective chorea, juvenile chorea, acute chorea, rheumatic encephalopathy.

Sykose *w*: sycosis, ficosis.

sykoseartig: sycosiform.

Syllogismus *m*: ratiocination.

Sylvius-: sylvian.

Symbiont *m*: symbiont.

Symbiontentransfer *m*: transfaunation.

Symbiose *w*: symbiosis.

symbiotisch: symbiotic.

Symblepharon *s*: symblepharon; **pterygiumartiges** ~ symblepharopterygium.

Symbol *s*: symbol.

Symbolbesetzung *w*: symbol cathexis.

Symbolhandlung *w*: symbolism.

symbolisch: symbolic.

Symbolisierung *w*: symbolization.

Symbrachydaktylie *w*: symbrachydactyly.

Symmetrie *w*: symmetry; **bilaterale** ~ bilaterism; **spiegelbildliche** ~ inverse symmetry.

symmetrisch: symmetrical.

Sympath-: sympath-.

Sympathektomie *w*: sympathectomy, sympathicectomy, sympathetectomy; **lumbale** ~ lumbar sympathectomy; **periarterielle** ~ periarterial sympathectomy, arteriosympathectomy; **zervikale** ~ cervical sympathectomy.

Sympathie *w*: sympathy.

Sympathiko-: sympathico-, sympathetico-, sympatheto-.

sympathikoadrenal: sympathoadrenal.

Sympathikoblastom *s*: sympathicoblastoma, symphatoblastoma.

sympathikolytisch: sympatheticoparalytic.

sympathikomimetisch: sympathicomimetic.

Sympathikotomie *w*: sympathectomy; **lumbale** ~ lumbar sympathectomy; **periarterielle** ~ periarterial sympathectomy; **zervikale** ~ cervical sympathectomy.

sympathikoton: sympathicotonic.

Sympathikotonie *w*: sympathetic imbalance.

Sympathikotonus *m*: sympathicotonia.

Sympathikotripsie *w*: sympathicotripsy.

sympathikotrop: sympathicotropic.

Sympathikus *m*: sympathicus.

Sympathikusausschaltung *w*: sympathetic block.

Sympathikusdystrophie, reflektorische *w*: sympathetic dystrophy.

Sympathikuslähmung *w*: sympathetic paralysis; **zervikale** ~ cervical sympathetic paralysis.

Sympathikusneurotransmitter *m*: sympathin.

Sympathikusstimulation *w*: sympathicotherapy.

Sympathin *s*: sympathetic hormone.

sympathisch: sympathic, sympathetic, adrenosympathetic.

Sympatho-: sympatho-.

Sympathoblast *m*: sympathoblast, sympathicoblast, sympathetoblast, sympathetic formative cell.

Sympathoblastom *s*: sympathoblastoma, sympathicoblastoma, sympathogonioma.

sympathochromaffin: sympathochromaffin.

sympathogen: sympathicogenic.

Sympathogonie *w*: sympathogonia, sympathochromaffin cell.

Sympatholytikum *s*: sympatholytic, sympathicolytic, sympathetic blocking agent.

sympatholytisch: sympatholytic, sympathicolytic, adrenolytic.

Sympathomimetikum *s*: sympathomimetic.

sympathomimetisch: sympathomimetic.

sympathoparalytisch: sympathoparalytic.

Symphalangie *w*: symphalangy.

Symphyse *w*: symphysis.

Symphysen-: symphysial, symphyseal.

Symphysenresektion *w*: symphysiectomy.

Symphysensprengung *w*: fracture-seperation of symphysis.

Symphyseotomie *w*: symphysiotomy, synchondrotomy.

Symphysiolyse *w*: symphysiolysis.

Symplasma *s*: symplasm, plasmodium.

Sympodie *w*: sympodia, mermaid deformity.

Symptom *s*: 1. symptom, sign, phenomenon; **akzessorisches** ~ accessory sign; **charakteristisches** ~ characteristic symptom; **einziges** ~ monosymptom; **indirektes** ~ indirect symptom; **klinisches** ~ clinical sign; **körperliches** ~ objective sign, physical sign; **lokales** ~ local sign; **neurologisches** ~ neurological symptom, neurological manifestation; **objektives** ~ objective symptom, objective sign, physical sign; **pathognomonisches** ~ pathognomonic symptom; **persistierendes** ~ passive symptom, static symptom; **provoziertes** ~ induced symptom; **reaktives** ~ sympathetic symptom; **subjektives** ~ subjective symptom, rational symptom, subjective sign; **unspezifisches** ~ equivocal symptom; **verzögert auftretendes** ~ delayed symptom; **zerebellares** ~ cerebellar symptom; 2. ~ **beseitigend** symptomatolytic, symptomolytic; ~ **1. Ranges** first order symptom; ~ **2. Ranges** second order symptom.

Symptomatik *w*: symptoms and signs; **klinische** ~ clinical signs.

symptomatisch: symptomatic.

Symptomatologie *w*: symptomatology, semiology.

symptomatolytisch: symptomatolytic, symptomolytic.

Symptombeschreibung *w*: semiography, semeiography.

Symptombildung *w*: symptom formation.

Symptomenkomplex *m*: symptom complex, syndrome; **okulopharyngealer** ~ oculopharyngeal syndrome.

Symptomersatz *m*: symptom substitute.

symptomfrei: symptom-free.

Symptomwechsel, neurotischer *m*: pathocure.

Sympus *m*: sympus.

Syn-: syn-, sym-, syl-.

Synadelphus *m*: synadelphus.

Synärese *w*: syneresis.

Synästhesie *w*: synesthesia.

Synalgie *w*: synalgia, referred pain.

synalgisch: synalgic.

Synapse *w*: synapse; **axoaxonale** ~ axoaxonic synapse; **axodendritische** ~ axodendritic synapse; **axosomatische** ~ axosomatic synapse, pericorpuscular synapse; **elektrisch erregbare** ~ electrogenic synapse; **hemmende** ~ inhibitory synapse; **neuromuskuläre** ~ neuromuscular synapse.

Synapsenknopf *m*: end foot.

Synapsenzeit *w*: synapse time.

Synapsis *w*: synapsis.

synaptisch: synaptic.

Synaptosom *s*: synaptosome.

Synarthrose *w*: synarthrosis.

Synchilie *w*: syncheilia.

Synchirie *w*: synchiria.

Synchisis *w*: synchysis.

Synchondrose *w*: synchondrosis.

Synchondrosenresektion *w*: synchondrectomy.

Synchondrosotomie *w*: synchondroseotomy.

synchorial: synchorial.

synchron: synchronous.

Synchronie *w*: synchrony, synchronism.

Synchronisation *w*: synchronization; **kortikale** ~ cortical synchronization.

Synchronismus *m*: synchronism.

Synchrotron *s*: synchrotron.

Syndaktylie *w*: syndactyly, webbed fingers, ankylodactyly, symphysodactyly, dactylosymphysis.

Syndese *w*: syndesis.

Syndesin *s*: syndesine.

Syndesm-: syndesm-.

Syndesmektomie *w*: syndesmectomy.

Syndesmitis *w*: syndesmitis.

Syndesmo-: syndesmo-.

syndesmochorial: syndesmochorial.

Syndesmologie *w*: syndesmology.

Syndesmoodontoid *s*: syndesmo-odontoid.

Syndesmophyt *m*: syndesmophyte.

Syndesmose *w*: syndesmosis, synneurosis.

Syndesmosis *w*: syndesmosis, synneurosis.

Syndrom: syndrome; **adiposogenitales** ~ adiposogenital syndrome; **adrenogeni-**
tales ~ Abk. **AGS** adrenogenital syndrome; **agastrisches** ~ postgastrectomy syndrome; **akinetisch-abulisches** ~ akinetic-abulic syndrome; **akutes nephritisches** ~ acute nephritic syndrome; **angio-osteo-hypertrophisches** ~ angioosteohypertrophy, Klippel-Trénaunay syndrome; **aplastisches** ~ malignant thrombocytopenia; **atonisch-astatisches** ~ atonia-astasia, atonic plegia, flaccid diplegia, hypotonic diplegia, infantile cerebrocerebellar diplegia; **aurikulotemporales** ~ auriculotemporal syndrome, Baillarger syndrome; **amentielles** ~ acute hallucinatory confusion; **aurikulotemporales** ~ gustatory hyperhidrosis, Frey syndrome; **depressives** ~ depressive syndrome, depressive disorder; **dienzephales** ~ diencephalic syndrome; **endokrines paraneoplastisches** ~ neoplastic endocrine-like syndrome; **extrapyramidales** ~ extrapyramidal syndrome; **hämolytisch-urämisches** ~ hemolytic uremic syndrome; **hepatorenales** ~ hepatorenal syndrome; **hepatozerebrales** ~ cerebrohepatorenal syndrome, Reye syndrome; **hirnlokales** ~ acute brain syndrome [*abbr*] ABS; **hirnorganisches** ~ organic brain syndrome; **hyperkinetisches** ~ hyperkinetic syndrome of childhood, hyperkinetic syndrome; **kardioauditives** ~ cardioauditory syndrome, Jervell-Lange-Nielsen syndrome; **kardiofaziales** ~ cardiofacial syndrome; **kardiokutanes** ~ progressive cardiomyopathic lentiginosis, Leopard syndrome; **kongenitales nephrotisches** ~ congenital nephrosis; **konjunktivo-glanduläres** ~ oculoglandular syndrome, Parinaud's oculoglandular syndrome; **kulturkreisgebundenes** ~ culture-specific syndrome; **meningeales** ~ meningeal syndrome; **myelodysplastisches** ~ dysmyelopoetic syndrome; **myeloproliferatives** ~ myeloproliferative syndrome; **neuroleptisches** ~ neuroleptic malignant syndrome [*abbr*] NMS; **mandibulo-okulo-faziales** ~ Hal-

lermann-Streiff syndrome; **nephrotisches** ~ nephrotic syndrome, dropsical nephritis, congenital nephrosis; **okuloaurikuläres** ~ Goldenhar syndrome; **okulodentodigitales** ~ oculodentidigital syndrome, oculodentodigital dysplasia, ODD syndrome, OPD syndrome, oculo-dentodigital dysplasia; **okulopupilläres** ~ Horner syndrome; **okulovertebrales** ~ oculovertebral syndrome, Weyers-Thier syndrome; **okulozerebrorenales** ~ oculocerebrorenal dystrophy, Lowe syndrome; **olfaktogenitales** ~ olfactory genital dysplasia, Kallmann syndrome; **orofaziodigitales** ~ orofaciodigital syndrome [*abbr*] OFD syndrome, orodigitofacial dysostosis, Mohr syndrome; **orogenitales** ~ orogenital syndrome; **otodentales** ~ Costen syndrome; **otopalatodigitales** ~ Abk. **OPD-Syndrom** otopalatodigital syndrome; **paraneoplastisches** ~ paraneoplastic syndrome, paraneoplasia; **paratrigeminales** ~ Raeder syndrome; **petrosphenoidales** ~ Jacod-Rollet syndrome; **postkommotionelles** ~ postconcussional syndrome; **postphlebitisches** ~ postphlebitic syndrome; **postthrombotisches** ~ post-thrombotic syndrome; **präleukämisches** ~ preleukemia; **prämenstruelles** ~ premenstrual syndrome, Racine syndrome; **pseudomyasthenisches** ~ Lambert-Eaton syndrome; **suizidales** ~ suicidal state; **surdokardiales** ~ surdocardiac syndrome, Jervell-Lange-Nielsen syndrome; **trichorhinophalangeales** ~ Giedion-Langer syndrome; **urethro-okulo-synoviales** ~ Fiessinger-Leroy-Reiter syndrome; **X-chromosomal vererbtes lymphoproliferatives** ~ X-linked lymphoproliferative syndrome, X-linked progressive combined variable immunodeficiency; **zerebelläres** ~ cerebelloparenchymal disorder; **zerebrohepatorenales** ~ cerebrohepatorenal syndrome, iron overload syndrome, Zellweger syndrome; **zerebrokardiales** ~ cerebrocardiac syndrome.

Syndrom-: syndromic.
Syndrom der blauen Skleren: blue sclera syndrome, Lobstein syndrome.
Syndrom der blinden Schlinge: blind loop syndrome.
Syndrom der eingedickten Galle *s*: inspissated bile syndrome.
Syndrom der ektopen ACTH-Sekretion: ectopic ACTH syndrome.
Syndrom der fetofetalen Bluttransfusion: placental transfusion syndrome.
Syndrom der gelben Fingernägel: yellow nail syndrome.
Syndrom der hyalinen Membranen: hyaline membrane disease.
Syndrom der inappropriaten ADH-Sekretion Abk. **SIADH:** inappropriate ADH syndrome, syndrome of inappropriate antidiuretic hormone secretion [*abbr*] SIADH, syndrome of inappropriate ADH secretion.
Syndrom der kaudalen Regression: caudal dysplasia syndrome.
Syndrom der leeren Sella: empty sella syndrome.
Syndrom der übermäßigen Unterdrückung: oversuppression syndrome.
Syndrom der zuführenden Schlinge: afferent loop syndrome.
Syndrom des irritablen Darms: irritable bowel syndrome, mucomebraneous enteritis, mucous colitis.
Syndrom des toxischen Schocks *s*: toxic shock syndrome.
Syndromologie *w*: syndromology.
synechial: synechial.
Synechie *w*: synechia; **hintere** ~ posterior synechia; **vordere** ~ anterior synechia; **zirkuläre** ~ annular synechia.
Synechiotomie *w*: synechotomy.
Synenzephalozele *w*: synencephalocele.
Synephrin *s*: synephrine.
Synergie *w*: synergy.
Synergismus *m*: synergy, synergism.
Synergist *m*: synergist, synergic muscle.
syngam: syngamous.
Syngamie *w*: syngamy.

syngen: syngeneic, isoplastic, isogenic, isogeneic, isologous.

Syngnathie *w*: syngnathia.

Synhexyl *s*: synhexyl.

Synkinese *w*: synkinesis.

synkinetisch: synkinetic.

Synklitismus *m*: synclitism.

synkopal: syncopic, syncopal.

Synkope *w*: syncope; **kardiale** ~ cardiac syncope; **orthostatische** ~ orthostatic syncope, postural syncope; **vasovagale** ~ vasovagal syncope, vasovagal attack.

Synonym *s*: synonym.

Synophrys: synophrys.

Synophthalmie *w*: synophthalmia, synophthalmus.

Synopsis *w*: synopsy.

Synoptophor *s*: synoptophore.

Synorchidie *w*: synorchidism.

Synostose *w*: synostosis, synosteosis.

synostotisch: synostotic.

Synotie *w*: synotia.

Synovektomie *w*: synovectomy.

Synovia *w*: synovia, synovial fluid [*abbr*] SF, joint grease, articular serum, joint oil.

synovial: synovial.

Synovialflüssigkeit *w*: 1. synovial fluid; 2. ~ **produzierend** synoviparous.

Synovialhernie *w*: politeal bursitis, Baker cyst.

Synovialitis *w*: synovitis.

Synovialkapsel *w*: synovial capsule.

Synovialmembran *w*: synovial membrane.

Synovialom *s*: synovialoma, synovioma, tenosynovioma; **malignes** ~ malignant synovioma, synovial sarcoma.

Synovialsarkom *s*: synovial sarcoma, malignant synovioma.

Synovialschleim *m*: synovin.

Synovialtasche *w*: synovial sac.

Synovialzelle *w*: synovioblast.

Synovialzotte *w*: synovial villus.

Synovialzyste *w*: synovial cyst.

Synoviauntersuchung *w*: synovianalysis.

Synoviorthese *w*: synoviorthosis.

Synoviozyt *m*: synoviocyte.

Synovitis *w*: synovitis, arthromeningitis; **chronisch-eitrige** ~ chronic purulent synovitis; **eitrige** ~ purulent synovitis; **posttraumatische** ~ traumatic synovitis; **seröse** ~ serous synovitis; **transitorische** ~ transient synovitis; **umschriebene chronische** ~ localized nodular synovitis; **unkomplizierte** ~ simple synovitis.

Synovitis hyperplastica: synovitis hyperplastica, proliferative synovitis.

Synovitis sicca: synovitis sicca, dry synovitis.

Synovitis tuberculosa: tuberculous synovitis.

Synovitis villosa: villonodular synovitis.

syntaktisch: syntactic.

Syntaxis *w*: syntaxis.

synten: syntenic.

Syntenie *w*: synteny.

Synthase *w*: synthase.

Synthese *w*: synthesis.

Synthesizer *m*: synthesizer.

Synthetase *w*: synthetase.

synthetisch: synthetic.

synthetisieren: synthesize, elaborate.

synton: syntonic.

Syntonie *w*: syntonia.

Syntopie *w*: syntopy.

syntrop: syntropic.

Syntrophismus *m*: syntrophism, crossfeeding.

Syntropie *w*: syntropy.

Synulosis *w*: synulosis.

Synura: synura.

Synzephalus *m*: syncephalus.

synzytial: syncytial.

Synzytienbildung *w*: syncytia formation.

Synzytiotrophoblast *m*: syncytiotrophoblast, syntrophoblast, plasmotrophoblast, plasmoditrophoblast.

Synzytiotrophoblastenzelle *w*: periblast.

Synzytium *s*: syncytium, symplasm, symplastic tissue.

Synzytiumzelle *w*: syncytial cell, symplast.

Syphil-: syphil-.

Syphilid *s*: 1. syphilid; **anuläres** ~ annular

syphilid; **chronisches** ~ serpiginous syphilid; **follikuläres** ~ follicular syphilid; **makulopapulöses** ~ accuminate papular syphilid; **papulopustulöses** ~ papulosquamous syphilid; **pustulöses** ~ pustular syphilid, ecthymatous syphilid; 2. ~ **bei sekundärer Syphilis** secondary syphilid; ~ **mit Pigmentdefekt** pigmentary syphilid.

Syphilis *w*: syphilis, lues, pox; **angeborene** ~ congenital syphilis, prenatal syphilis, heredosyphilis; **endemische** ~ endemic syphilis, nonvenereal syphilis, bejel; **erworbene** ~ acquired syphilis; **kongenitale** ~ congenital syphilis, prenatal syphilis, heredosyphilis; **nichtvenerische** ~ nonvenereal syphilis, bejel; **noduläre ulzerierende** ~ noduloulcerative syphilis; **primäre** ~ primary syphilis, protosyphilis; **sekundäre** ~ secondary syphilis, mesosyphilis; **tertiäre** ~ tertiary syphilis, parasyphilis; **zerebrospinale** ~ cerebrospinal syphilis, meningovascular syphilis.

Syphilisserodiagnostik *w*: syphilis serodiagnosis.

Syphilisserologie *w*: serologic test for syphilis [*abbr*] STS.

syphilitisch: syphilitic, luetic.

Syphilo-: syphilo-.

Syphilom *s*: syphiloma.

Syring-: syring-.

Syringektomie *w*: syringectomy.

Syringitis *w*: syringitis.

Syringo-: syringo-.

Syringobulbie *w*: syringobulbia.

Syringom *s*: syringoma.

Syringomeningozele *w*: syringomeningocele.

Syringomyelie *w*: syringomyelia, myelosyringosis, myelosyringocele, cavitary myelitis, cavitating myelitis, painless panaris.

Syringomyelobulbie *w*: syringomyelobulbia.

Syringomyelozele *w*: syringomyelocele.

Syringotomie *w*: syringotomy.

Syringozele *w*: syringocele.

Syringozystadenom *s*: syringocystadenoma.

Syringozystom *s*: syringocystoma, syringadenoma.

Syrinx: syrinx.

Syrosingopin *s*: syrosingopine.

Syrupus *m*: syrup.

Syrupus allii: garlic syrup.

System *s*: system; **arterielles** ~ arterial tree; **aufsteigendes retikuläres aktivierendes** Abk. **ARAS** ascending reticular activating system [*abbr*] ARAS, reticular activating system; **chromaffines** ~ chromaffin system; **dioptrisches** ~ dioptric system; **disperses** ~ dispersion; **dopaminerges** ~ dopaminergic system; **extrapyramidales** ~ extrapyramidal system, extrapyramidal tract, extracorticospinal system; **Gastro-Intestinales therapeutisches** ~ Abk. **GITS** enteric-coated tablet; **geschlossenes** ~ closed loop; **hämatopoetisches** ~ hematopoietic system; **induzierbares** ~ inducible system; **kortikostrionigräres** ~ corticostrionigral system, corticostrionigral pathway; **limbisches** ~ limbic system, visceral brain; **lymphatisches** ~ lymphatic system, absorbent system; **metrisches** ~ metric system, centimeter-gram-second system [*abbr*] cgs, meter-kilogram-second [*abbr*] MKS; **muskuloskelettales** ~ musculoskeletal system; **offenes** ~ open loop; **periventrikuläres** ~ periventricular system; **pneumatisches** ~ pneumatic system; **portalvenöses** ~ hepatic portal system; **retikuloendotheliales** ~ Abk. **RES** reticuloendothelial system, reticular activating system [*abbr*] RAS, macrophage system, reticuloendothelium, endothelial system; **soziales** ~ social system; **venöses** ~ venous tree; **zentrenzephales** ~ centrencephalic system.

Systema: system.

systemartig: systemoid.

Systematik *w*: systematics.

systematisch: systematic.

Système International d'Unités Abk. **SI-System** *s*: Système International d'Unités.

Systemerkrankung *w*: systemic disease, system disease.

systemisch: systemic.

Systemmykose *w*: systemic mycosis.

Systole *w*: systole, miocardia; **ausgefallene** ~ dropped beat.

Systolikum *s*: systolic murmur.

systolisch: systolic.

syzygial: syzygial.

Syzygiologie *w*: syzygiology.

S-Zacke *w*: S wave.

Szintigramm *s*: scintigram, scintillation scan, scintiscan, gamma image, radioactive scan.

Szintigraph *m*: scintigraph.

Szintigraphie *w*: scintigraphy, scintiscanning.

Szintillation *w*: scintillation.

Szintillationsaudioradiographie *w*: scintillation autoradiography, fluorography.

Szintillationsaufnahme *w*: scintiphotograph.

Szintillationskamera *w*: scintillation camera, radionuclide camera.

Szintillationskristall *m*: scintillation crystal.

Szintillationsmessung *w*: gamma scintillation count.

Szintillationsscanner *m*: rectilinear scanner.

Szintillationsspektrometer *s*: scintillation spectrometer.

Szintillationszähler *m*: scintillation counter, scintillometer.

Szintillator *m*: scintillant.

szintillierend: scintillant.

Szintiscanner *m*: scintiscanner, scintillation scanner.

szirrhös: scirrhous.

Szirrhus *m*: scirrhus.

szirrhusähnlich: scirrhoid.

Szondi-Test *m*: Szondi's test.

T

T Abk. **1. Temperatur** w; **2. Transloka-tion** w; **3. Tritium** s: 1. temperature [abbr] temp, T; 2. translocation; 3. tritium [abbr] T.

T₃ Abk. **Trijodthyronin** s: triiodothyronine [abbr] T₃.

T₃-Test Abk. **Trijodthyronintest** m: triiodothyronine uptake test.

T₄ Abk. **Tetrajodthyronin** s: tetraiodothyronine, thyroxine [abbr] T₄.

Ta Abk. **Tantal** s: tantalum [abbr] Ta.

TAA Abk. **tumorassoziiertes Antigen** s: tumor-associated antigen.

Tabak m: tobacco.

Tabakamblyopie w: tobacco amblyopia.

Tabakbeutelnaht w: tobacco bag suture.

Tabakentzug m: tobacco withdrawal.

Tabakmosaikvirus m Abk. **TMV**: tabac mosaic virus [abbr] TMV, tobacco mosaic virus.

Tabakvergiftung w: tabacco poisoning, tabacism, tobaccoism.

Tabanida: tabanid.

Tabardillo-Fieber s: tabardillo.

Tabatière w: anatomical snuffbox.

Tabelle w: chart, table.

Tabes w: tabes, tabefaction.

tabesähnlich: tabetiform.

Tabes dorsalis w: tabes dorsalis, tabetic neurosyphilis, progressive locomotor asynergia, posterior spinal sclerosis.

Tabesparalyse w: taboparalysis, taboparesis.

Tabes superior: tabes superior, cervical tabes.

tabisch: tabetic, tabic, tabid.

Tablett s: tray.

Tablette w: tablet, tabella; **kleine** ~ small tablet, parvule.

Taboparalyse w: taboparalysis, taboparesis.

Tabophobie w: tabophobia.

tabu: taboo.

Tabu s: taboo.

Tabula compressa: tablature.

Tabuletta w: small tablet, parvule.

Tabun s: tabun.

Tacaribe-Virus m: Tacaribe virus.

Tache w: tache, spot, mark.

Tachistoskop s: tachistoscope.

Tachistoskopie w: tachistoscopy.

Tacho-: tacho-.

Tachometer s: tachometer, tachymeter.

Tachy-: tachy-.

Tachyarrhythmie w: tachyarrhythmia.

tachykard: tachycardiac, tachycardic.

Tachykardie w: tachycardia, tachyrhythmia; **digitalisinduzierte** ~ digitalis-induced tachycardia; **ektope** ~ ectopic tachycardia; **fetale** ~ fetal tachycardia; **heterotope** ~ supranodal tachycardia; **orthostatische** ~ orthostatic tachycardia; **paroxysmale** ~ paroxysmal tachycardia, Bouveret's disease; **paroxysmale supraventrikuläre** ~ paroxysmal supraventricular tachycardia; **supraventrikuläre** ~ supraventricular tachycardia; **ventrikuläre** ~ ventricular tachycardia.

Tachykinin s: tachykinin.

Tachylalie w: tachylalia, tachylogia, tachyphasia.

Tachyphrasie w: tachyphrasia, tachyphemia.

Tachyphylaxie w: tachyphylaxis.

Tachypnoe w: tachypnea, tachypnoea, polypnea.

tachypnoisch: tachypneic, polypneic.

Tachysterin s: tachysterol.

Tachysterol s: tachysterol.

tachytroph: tachytrophic.

täglich: daily, quotidian.

Taenia w: taenia.

Taenia saginata: taenia saginata, unarmed tapeworm, beef worm.

Taenicidum *s*: taeniacide.

Tänie *w*: taenia.

tänienartig: taenioid.

Tänifugum *s*: teniafuge, teniacide.

tätowieren: tattoo.

Tätowierung *w*: tattoo, tattooing.

täuschend: delusory.

Täuschung *w*: faking, delusion, illusion; **kinästhetische** ~ kinesthetic delusion; **optische** ~ optical illusion.

Tafel *w*: table; **pseudoisochromatische** ~ pseudoisochromatic table.

Tafel-: tabular.

Tag *m*: day; **fruchtbare** ~'e fertile period; **sichere** ~'e safe period.

Tagangst *w*: day terrors, pavor diurnus.

Tagblindheit *w*: day blindness.

Tagesbedarf *m*: daily requirement.

Tagesdosis *w*: daily dose; **mittlere** ~ mean daily dose [*abbr*] MDD.

Tagesklinik *w*: day hospital, day-care clinic.

Tagespflege *w*: day care.

Tagesrhythmus *m*: diurnal rhythm.

Tagesschwankung *w*: diurnal variation.

Tagessehen *s*: phototopic vision.

T-Agglutinin *s*: T agglutinin, T antibody.

Tagliacozzi-Plastik *w*: Tagliacozzi rhinoplasty, Italian rhinoplasty.

Tagtraum *m*: daydream, waking dream.

Tahyna-Virus *m*: Tahyna virus.

Taille *w*: waist, bodice.

Taillenlinie *w*: waistline.

Takahara-Krankheit *w*: Takahara's disease, acatalasia.

Takayasu-Krankheit *w*: Takayasu's arteritis, pulseless disease, aortic arch syndrome, aortitis syndrome.

taktil: tactile.

talaris: talar.

Talcpneumokoniose *w*: pulmonary talcosis, talc pneumoconiosis.

Talcstaub *m*: talc dust.

Talcum *s*: talc.

Talent *s*: talent.

talentiert: talented.

Talfieber *s*: valley fever, California disease, coccidioidomycosis, coccidiomycosis.

Talg *m*: sebum, sevum, suet.

Talg-: sebaceous.

Talgdrüse *w*: sabaceous gland, pilar cyst, oil gland.

Talgdrüsenhyperplasie *w*: sebaceous gland hyperplasia.

Talgdrüsenkarzinom *s*: sebaceous carcinoma.

Talgdrüsennävus *m*: sabaceous nevus of Jadassohn.

talgig: sebaceous.

Talgproduktion *w*: sebopoiesis.

talgproduzierend: seviparous.

Talgsäure *w*: stearic acid.

Talgsekretion *w*: 1. sebaceous secretion; 2. **die** ~ **fördernd** sebiagogic, sebotrophic.

Talgzyste *w*: sebaceous cyst, cystosteatoma, trichilemmal cyst, wen.

Talkose *w*: talcosis, talc pneumoconiosis.

Talkum *s*: talcum, soapstone.

Talkumlunge *w*: talc pneumoconiosis, pulmonary talcosis.

Talma-Operation *w*: omentopexy, omentofixation.

Talonsäure *w*: talonic acid.

Talus *m*: talus, ankle bone.

Talusresektion *w*: talectomy.

Tamm-Horsfall-Protein *s*: Tamm-Horsfall protein.

Tamoxifen *s*: tamoxifen.

Tampon *m*: 1. tampon, pack; 2. **mit einem Medikament getränkter** ~ tampol.

Tamponade *w*: tamponade, tamponage, tamponment, packing, surgical pack.

tamponieren: tamponade, plug.

Tamponsyndrom *s*: toxic shock syndrome.

Tandemfolge *w*: tandem schedule.

Tandemoptik *w*: tandem lens.

Tandemwiederholung *w*: tandem repeat.

tangential: tangential.

Tangier-Krankheit *w*: Tangier disease, hypoalphalipoproteinemia, analphalipoproteinemia, alpha-lipoprotein deficiency.

Tannat *s*: tannate.

Tanner-Operation *w*: Tanner's operation.

Tanner-Stadien: Tanner stages.

Tannigen *s*: tannigen.

Tannin *s*: tannin, gallotannic acid, tannic acid.

Tanninbehandlung *w*: tanning.

Tanninsäure *w*: digallic acid.

Tansini-Operation *w*: Tansini's operation.

Tantal *s* Abk. **Ta**: tantalum [*abbr*] Ta.

T-Antigen *s*: T antigen.

Tapetenschichtzelle *w*: tapetal cell.

tapeto-: tapetal.

tapetoretinal: tapetoretinal.

Tapia-Syndrom *s*: Tapia syndrome.

Tapioka *w*: tapioca.

Tapirlippe *w*: tapir mouth.

Tapirlippenzeichen *s*: tapir snout sign.

Tapirschnauze *w*: tapir snout.

Tarantel *w*: tarantula.

Taraxein *s*: taraxein.

Tardieu-Flecken: Tardieu spots.

tardiv: tardive.

Tardivepidemie *w*: delayed epidemic.

Tarentismus *m*: tarantism.

Target *s*: target.

Targetzelle *w*: target cell.

Tariergewicht *s*: tare.

Taririnsäure *w*: tariric acid.

tarsal: tarsal.

Tarsalgie *w*: tarsalgia.

Tarsalia: tarsalia.

Tarsaltunnel *m*: tarsal tunnel.

Tarsaltunnelsyndrom *s*: tarsal tunnel syndrome.

Tarsitis *w*: tarsitis.

Tarso-: tarso-.

Tarsocheiloplastik *w*: tarsocheiloplasty.

Tarsomegalie *w*: tarsomegaly.

Tarsophalangealreflex *m*: tarsophalangeal reflex, cuboidodigital reflex.

Tarsoplastik *w*: blepharoplasty.

Tarsorrhaphie *w*: tarsorrhaphy, canthorrhaphy, blepharorrhaphy.

Tarsotomie *w*: tarsotomy, blepharotomy.

Tarsus *m*: tarsus.

Tarsusresektion *w*: tarsectomy.

Tartrat *s*: tartrate.

Tartronsäure *w*: tartronic acid.

Tart-Zelle *w*: tart cell.

Tasche *w*: 1. case, pocket, (anatomy) recess, pouch, bursa, sac, sinus; 2. **eine ~ bilden** pocket.

Taschenband *s*: vestibular fold, false vocal cord.

Taschendosimeter *s*: pocket dosimeter, pocket chamber.

Taschenkürettage *w*: subgingival curettage.

Taschenmesserphänomen *s*: clasp-knife phenomenon, clasp-knife rigidity.

Tasikinesie *w*: tasikinesia.

Tasse *w*: cup.

Tast-: tactual, tactile.

Tastballen *m*: tactile elevation, torulus.

Tastblindheit *w*: tactile agnosia, astereognosis.

Tasteindruck *m*: tactile image.

tasten: feel, palpate.

Tastfeld *s*: tactile field.

Tastgefühl *s*: touch.

Tastkörperchen *s*: tactile corpuscle, touch corpuscle, oval corpuscle, cylindric endbulb, tactile papilla.

Tastpunkt *m*: touch spot.

Tastrezeptor *m*: tactile receptor, touch receptor, tactor, tangoreceptor.

Tastscheibe *w*: tactile disk.

Tastsinn *m*: touch sensibility, tactile sense, tactile sensation; **stereognostischer ~** stereognostic sense.

Tasttäuschung *w*: tactual illusion.

Tastunterscheidung *w*: tactile discrimination.

Tastwahrnehmung *w*: touch perception, tactile perception, thigmesthesia.

Tastzelle *w*: tactile cell.

Tat *w*: action.

TAT Abk. **thematischer Apperzeptionstest** *m*: Murray's thematic apperception test.

Tatze *w*: paw.

Tatzenhand *w*: paw hand.

taub: deaf, numb.

Taubenzüchterkrankheit *w*: pigeon breeder's lung.

Taubheit *w*: deafness, surdity, anacusis, extreme hearing loss; **genetisch bedingte** ~ genetic deafness; **heredodegenerative** ~ heredodegenerative deafness; **hysterische** ~ nonorganic hearing loss; **kochleäre** ~ cochlear deafness; **kongenitale** ~ congenital deafness; **organische** ~ organic deafness; **sensorineuronale** ~ sensorineural hearing loss, neural deafness, perceptive deafness; **zentrale** ~ central deafness, cortical deafness, cerebral deafness, nerve deafness.

Taubheitsgefühl *s*: numbness.

taubstumm: deaf-mute, deaf and dumb.

Taubstummensprache *w*: deaf-and-dumb language.

Taubstummer *m*: deaf-mute.

Taubstummheit *w*: deaf-mutism, surdimutism.

Taucherkrankheit *w*: nitrogen narcosis, rapture of the deep.

Taucherlähmung *w*: divers' palsy.

Taucherohr *s*: diver's ear.

Tauchkropf *m*: diving goiter, wandering goiter, thyroptosis.

taumeln: stagger, reel.

Taumeln *s*: tumbling, staggering.

Taurin *s*: taurine, ethylenamine sulfonic acid.

Taurocholämie *w*: taurocholemia.

Taurocholat *s*: taurocholate.

Taurocholsäure *w*: taurocholic acid.

Taurocyamin *s*: taurocyamine.

Taurylsäure *w*: taurylic acid.

Taussig-Bing-Syndrom *s*: Taussig-Bing syndrome, Taussig-Bing malformation.

Tauto-: tauto-.

Tautomer *s*: tautomer.

tautomer: tautomeric.

Tautomerase *w*: tautomerase.

Tautomerie *w*: tautomerism.

Tawara-Knoten *m*: His-Tawara node.

-taxie: -taxy.

Taxis *w*: taxis.

Taxon *s*: taxon.

Taxonomie *w*: taxonomy, systematics.

taxonomisch: taxonomic.

Tay-Fleck *m*: Tay spot, cherry-red spot.

Taylor-Schiene *w*: Taylor splint.

Tay-Sachs-Syndrom *s*: Tay-Sachs syndrome, amaurotic familial idiocy, infantile amaurotic familial disease, juvenile gangliosidosis.

TB Abk. **Tuberkulose** *w*: tuberculosis [*abbr*] TB.

TBG Abk. **thyroxinbindendes Globulin** *s*: thyroxine-binding globulin [*abbr*] TBG.

TBPA Abk. **thyroxinbindendes Präalbumin** *s*: thyroxine-binding prealbumin [*abbr*] TBPA.

Tc Abk. **Technetium** *s*: technetium [*abbr*] Tc.

TDP Abk. **Thymidindiphosphat** *s*: thymidine diphosphate.

T-Drain-Cholangiographie *w*: T-tube cholangiography.

Te Abk. **Tellur** *s*: tellurium [*abbr*] Te.

TEA Abk. **Thrombendarteriektomie** *w*: thrombendarterectomy.

Tear-drop-Fraktur *w*: tear drop fracture.

Technetium *s* Abk. **Tc**: technetium [*abbr*] Tc.

Technetiumszintigraphie *w*: Technetium-99m imaging.

Technik *w*: technique, technic, technology; **mikrobiologische** ~ bacteriologic technique; **pharmazeutische** ~ pharmaceutical technology.

Techniker *m*: technician, technologist.

technisch: technical.

Technologie *w*: technology, engineering.

Tectum *s*: tectum.

Tectum-: tectal.

Tee *m*: tea; **blähungslindernder** ~ carminative tea.

Teelöffel *m*: 1. teaspoon [*abbr*] tsp; 2. **ein** ~ **voll** teaspoonful.

Teer *m*: tar, pix.

Teer-: tarry.

Teerakne *w*: tar acne.
Teerkrebs *m*: tar cancer.
Teerstuhl *m*: tarry stool; **blutiger** ~ melanorrhagia.
Teerzyste *w*: chocolate cyst.
Teevan-Frakturgesetz *s*: Teevan's law.
Teflon *s*: teflon.
Tefluran *s*: teflurane.
TEG Abk. **Thrombelastogramm** *s*: thromboelastography.
Tegafur *s*: tegafur.
tegmental: tegmental.
Tegmentumfaserbündel *s*: tegmental radiation.
Tegument *s*: tegument, tegmen.
Teichonsäure *w*: teichoic acid.
Teichopsie *w*: teichopsia, scintillating scotoma, flittering scotoma.
Teil *m*: part, portion, proportion; **kielförmiger** ~ carination.
Teilabdruck *m*: sectional impression.
Teilamputation *w*: partial amputation.
Teilbad *s*: limb bath.
teilbewußt: semiconscious.
Teilchen *s*: particle.
Teilchenbeschleuniger *m*: particle accelerator.
Teilchenzähler *m*: particle counter.
Teilganzes *s*: sub-whole.
Teil-Gesamt-Assoziationstest *m*: part-whole test.
Teilkontaktprothesenbett *s*: partial-contact socket.
Teillösung *w*: auxiliary solution.
teilnahmslos: unemotional, stolid.
Teilnahmslosigkeit *w*: listlessness.
teilnehmen: participate.
Teilnehmer *m*: participant.
Teilschwingung *w*: partial oscillation.
Teilstichprobe *w*: subsample.
Teilstrich *m*: graduation mark.
Teiltod *m*: death of a part, mortification.
Teilung *w*: division, fission, partition, cleavage; **akzessorische** ~ accessory cleavage; **enzymatische** ~ enzymatic cleavage; **indeterminierte** ~ indeterminate cleavage; **meroblastische** ~ mero-

blastic cleavage, partial segmentation, incomplete cleavage; **ungleiche** ~ unequal cleavage; **unvollständige** ~ partial segmentation; **vollständige** ~ complete segmentation, complete cleavage.
Teilung in gleiche Segmente: regular segmentation.
Teilung in ungleiche Segmente: unequal segmentation, unequal cleavage.
Teilungsebene *w*: cleavage plane.
Teilungspaarung *w*: distributive pairing.
Teilungsspindel *w*: cleavage spindle.
Teilungswachstum, proportioniertes *s*: euplasia.
teilweise: partial.
Teinvergiftung *w*: theaism.
Tektonik *w*: tectonics.
Tektoriummembran *w*: tectorial membrane.
Tela *w*: tela.
Tela submucosa: submucous membrane.
Teleästhesie *w*: telesthesia.
Teleangiectasia lymphatica: lymphatic telangiectasis.
Teleangiektasie *w*: teleangiectasis, telangiectasis, angiotelectasis; **hereditäre** ~ hereditary hemorrhagic teleangiectasis, Osler-Rendu-Weber syndrome; **intestinale** ~ intestinal telangiectasis.
Telebinokular *s*: telebinocular.
Telefonberatung *w*: telephone hotline, telephone counseling.
Telegonie *w*: telegony.
Telegrammstil *m*: telegrammatism, telegraphic speech.
Telekinese *w*: telekinesis.
Telekobalttherapie *w*: telecobalt therapy, teletherapy.
Telemeter *s*: telemeter.
Telemetrie *w*: telemetry.
Telencephalon *s*: telencephalon, endbrain.
Teleneuron *s*: teleneuron.
telenzephal: telencephalic.
Telenzephalisation *w*: telencephalization.
Telenzephalon *s*: telencephalon, endbrain.
Teleologie *w*: teleology.
Teleopsie *w*: teleopsy.

Teleorezeptor *m*: teloreceptor, teleceptor.
Telepathie *w*: telepathy.
telepathisch: telepathic.
Telergie *w*: telergia.
Teleskop *s*: telescope.
Teleskopgips *m*: telescopic plaster cast.
teleskopisch: telescopic.
Telestereoskop *s*: telestereoscope.
Telestrahlentherapie *w*: teleradiotherapy, teleroentgenotherapy.
Telethermographie *w*: telethermography.
Telethermometer *s*: telethermometer.
telisch: telic.
Tellur *s* Abk. **Te**: tellurium [*abbr*] Te.
tellurisch: telluric.
Tellurit *s*: tellurite.
Telluritnährboden *m*: tellurite agar.
Telluritversuch *m*: Manzullo's test.
Tellurschädigung *w*: tellurism.
Tellurwasserstoff *m*: hydrogen telluride.
Telobiose *w*: telobiosis.
Telodendron *s*: teledendron, teledendrite, telodendron, teleneurite, teleodendron, end-brush.
Telogen *s*: telogen.
Telogenrate *w*: telogen rate.
telolezithal: telolecithal, ectolecithal.
Telomer *s*: telomere.
Telomer-: telomeric.
Telopeptid *s*: telopeptide.
Telophase *w*: telophase, telokinesis.
Telotaxie *w*: telotaxis.
telozentrisch: telocentric.
Temazepam *s*: temazepam.
Temocillin *s*: temocillin.
Temperament *s*: temperament.
Temperatur *w*: temperature [*abbr*] temp, T, fever; **behagliche** ~ comfort temperature; **erhöhte** ~ raised temperature; **kritische** ~ critical temperature; **normale** ~ normal temperature; **rektale** ~ rectal temperature; **septische** ~'**en** septic fever.
Temperaturabfall *m*: temperature drop.
temperaturabhängig: temperature-dependent.
Temperaturanstieg *m*: temperature increase, temperature rise.

Temperaturbereich *m*: temperature range.
temperaturbeständig: temperature-resistant.
Temperatureinfluß *m*: temperature influence.
Temperaturempfinden *s*: temperature sense.
temperaturempfindlich: temperature-sensitive.
Temperaturempfindlichkeit *w*: temperature sensitivity.
Temperaturempfindung *w*: temperature perception.
Temperaturerhöhung *w*: temperature increase, raised temperature.
Temperaturfühler *m*: temperature pickup, temperature sensor, temperature tracer.
Temperaturgradient *m*: temperature gradient.
Temperaturkoeffizient *m*: temperature coefficient.
Temperaturkonstanterhaltung *w*: thermostatting.
Temperaturkurve *w*: temperature curve.
Temperaturmessung *w*: temperature measurement, thermometry.
Temperaturmethode *w*: temperature method.
Temperaturoptimum *s*: temperature optimum.
Temperaturpunkt *m*: temperature spot.
Temperaturregler *m*: thermoregulator.
Temperaturreiz *m*: thermal stimulus.
Temperaturrezeptor *m*: thermal receptor.
Temperatursensibilität *w*: thermal sensibility.
Temperatursinn *m*: temperature sense.
Temperatursinnesprüfung *w*: thermal test.
Temperaturspanne *w*: temperature range.
Temperaturtäuschung *w*: temperature illusion.
Temperaturverteilung *w*: temperature distribution.
Temperaturzentrum *s*: thermoregulatory

center.

temperent: temperate.

temperiert: 1. temperated, temperature-controlled; 2. **normal** ~ euthermic.

Tempo *s*: 1. speed, pace, velocity; 2. **das ~ bestimmen** pace.

temporär: temporary.

temporal: temporal.

Temporal-: temporo-, temporal.

Temporalabblassung *w*: temporal palor, temporal pallor.

Temporalarterienarteriitis *w*: temporal arteritis, Horton's arteritis.

Temporallappen *m*: temporal lobe [*abbr*] TL.

Temporallappenabszeß *m*: temporal lobe abscess.

Temporallappenepilepsie *w*: temporal epilepsy, psychomotor epilepsy, psychic equivalent.

Temporallappensyndrom *s*: Klüver-Bucy syndrome.

Temporalmuskelverlagerung *w*: temporalis transfer.

temporofazial: temporofacial.

temporofrontal: temporofrontal.

temporomandibulär: temporomandibular, temperomandibular.

Temporomandibularsyndrom *s*: temporomandibular syndrome.

temporoparietal: temporoparietal.

temporopontin: temporopontile.

Tenalgie *w*: tendon pain.

Tenazität *w*: tenacity, cohesiveness.

Tenckhoff-Bauchhöhlenkatheter *m*: Tenckhoff peritoneal catheter.

Tend-: tendo-, teno-.

Tendenz *w*: tendency, bias; **determinierende** ~ determining tendency; **finale** ~ final tendency.

tendenziös: tendentious.

Tendinitis *w*: tendinitis, tendonitis, tenositis, tenonitis, tenontitis; **kalzifizierende** ~ periarticular calcification; **stenosierende** ~ stenosing tendinitis.

Tendinitis ossificans traumatica: traumatic ossifying tendinitis.

tendinös: tendinous, tenotic.

Tendo-: tendo-, teno-.

Tendolyse *w*: tendolysis.

Tendopathie *w*: tenopathy.

Tendoplastik *w*: tendoplasty, tenoplasty, tendinoplasty.

Tendosynovitis *w*: tendosynovitis, tenosynovitis, thecitis.

tendovaginal: tendovaginal.

Tendovaginitis *w*: tendovaginitis, tenosynovitis, tenovaginitis; **eitrige** ~ thecal whitlow, thecal felon; **gonorrhoische** ~ gonococcic tenosynovitis; **granulomatöse** ~ granulomatous tenosynovitis; **proliferative** ~ villous tenosynovitis; **stenosierende** ~ stenosing tenosynovitis, adhesive tenosynovitis, thecostegnosis, Quervain syndrome; **tuberkulöse** ~ tuberculous tenosynovitis.

Tendovaginitis crepitans: tendovaginitis crepitans, crepitous tenosynovitis.

Tendovaginitis ossificans: ossifying tenosynovitis.

Tendovaginitis stenosans: tendovaginitis stenosans, stenosing tenosynovitis, adhesive tenosynovitis.

Tenesmus *m*: tenesmus.

Teniposid *s*: teniposide.

Tennisarm *m*: elbow pain syndrome.

Tennisdaumen *m*: tennis thumb.

Tennisellenbogen *m*: tennis elbow.

Teno-: teno-, tenon-, tenonto-.

Tenodese *w*: tenodesis.

Tenolyse *w*: tenolysis.

Tenon: tendon, tendo.

Tenonektomie *w*: tenectomy, tenonectomy.

Tenon-Faszie *w*: Tenon's capsule.

Tenonitis *w*: tenonitis, tendinitis.

Tenon-Kapsel *w*: Tenon's capsule.

Tenon-Raum *m*: Tenon space, spatium episclerale.

Tenorezeptor *m*: tenoreceptor.

Tenorrhaphie *w*: tenorrhaphy, tenosuture.

Tenosynovektomie *w*: tenosynovectomy.

Tenosynovitis *w*: tenosynovitis, tenontothecitis, tendinous synovitis, vaginal synovitis.

Tenotom *s*: tenotome, tendotome.

Tenotomie *w*: tenotomy, tenontotomy; **offene** ~ open tenotomy; **Z-förmige** ~ graduated tenotomy.

TENS Abk. **transkutane elektrische Nervenstimulation** *w*: transcutaneous electric stimulation [*abbr*] TENS.

Tensid, kationisches *s*: cationic surfactant.

Tensor *m*: tensor.

tentoriell: tentorial.

Tentorium *s*: tentorium.

Tentoriumdruckkonus *m*: tentorial pressure cone.

Tentoriumherniation *w*: tentorial herniation.

Tentoriumoberseite *w*: tentorial surface.

Tentoriumshernie *w*: tentorial hernia.

Tentoriumsschlitzeinklemmung *w*: transtentorial herniation; **kaudale** ~ caudal transtentorial herniation.

TEP Abk. **Totalendoprothese** *w*: total prosthetic replacement.

TEPA Abk. **Triäthylenphosphoramid** *s*: triethylenephosphoramide [*abbr*] TEPA.

Tera-: tera-.

Terasaki-Test *m*: lymphocytotoxicity test.

Terato-: terato-, tera-.

Teratoblastom *s*: teratoblastoma.

teratogen: teratogenic.

Teratogen *s*: teratogen.

Teratogenese *w*: teratogenesis, teratogeny, dysmorphogenesis.

Teratogenität *w*: teratogenicity.

teratoid: teratoid.

Teratoid *s*: teratoid.

Teratokarzinom *s*: teratocarcinoma, teratoid carcinoma.

Teratologie *w*: teratology, dysmorphology.

teratologisch: teratologic.

Teratom *s*: 1. teratoma, teratoid tumor, teratoid parasite; **benignes** ~ benign teratoma; **echtes** ~ embryoma; **malignes** ~ malignant teratoma, immature teratoma; **reifes** ~ mature teratoma, adult teratoma, differentiated teratoma, benign teratoma;

unreifes ~ immature teratoma, malignant teratoma; **zystisches** ~ cystic teratoma; 2. ~ **mit ektodermalen, mesodermalen und endodermalen Anteilen** tridermal teratoma, triphyllomatous teratoma; **von einer Keimschicht ausgehendes** ~ monodermal teratoma.

teratomartig: teratomatous.

Teratospermie *w*: teratospermia.

Terazosin *s*: terazosin.

Terbutalin *s*: terbutaline.

Terconazol *s*: terconazole.

Tereben *s*: terebene.

Terebinthe *w*: terebinth.

Terfenadin *s*: terfenadine.

Terizidon *s*: terizidone.

Terlipressin *s*: terlipressin.

Termin *m*: term, date.

terminal: terminal, terminad.

Terminalhaar *s*: terminal hair.

Terminalisierung *w*: terminalization.

Terminalkörperchen: grape endings, grapelike terminals.

Terminalschlaf *m*: postictal sleep.

Terminator *m*: terminator.

Terminatorgen *s*: terminator gene.

Terminatorkodon *s*: termination codon, stop codon.

Terminatorregion *w*: terminator region.

Terminologie *w*: terminology.

terminologisch: terminological.

Terminus *m*: term, terminus.

ternär: ternary.

Terpen *s*: terpene.

Terpentin *s*: turpentine.

Terpentinkampher *m*: turpentine camphor.

Terpentinölvergiftung *w*: terebinthinism.

Terpentinpistazie *w*: terebinth.

Terpenvergiftung *w*: terpenism.

Terphenyl *s*: terphenyl.

Terpin *s*: turpentine camphor.

Terpineol *s*: terpineol.

Terpinhydrat *s*: terpin hydrate.

Terrestrinsäure *w*: terrestric acid.

terrestrisch: terrestrial.

Terry-Syndrom *s*: Terry syndrome.

tertiär: tertiary.
Tertiärfollikel *m*: tertiary follicle.
Tertiärprävention *w*: tertiary prevention.
Tertiärstruktur *w*: tertiary structure.
Tertiärsyphilis *w*: tertiary syphilis, late syphilis.
Tertiana *w*: tertian.
Test *m*: test; **diagnostischer** ~ diagnostic test; **einseitiger** ~ one-tailed test, single-tail test; **motorischer** ~ motor test; **objektiver** ~ objective test; **prognostischer** ~ prognostic test; **projektiver** ~ projective test; **psychologischer** ~ psychological test; **psychometrischer** ~ psychometric test; **psychomotorischer** ~ psychomotor test; **sprachfreier** ~ nonverbal test; **standardisierter** ~ standardized test [*abbr*] ST; **zweiseitiger** ~ two-tailed test.
Testabstufung *w*: test scaling.
Testanordnung *w*: test arrangement.
Testantigen *s*: test antigen.
Testauswertung *w*: test analysis.
Testbatterie *w*: test battery, battery of tests.
Testbewertung *w*: test evaluation.
Testdosis *w*: test dose; **definierte** ~ standard test dose [*abbr*] STD.
testen: test.
Testen *s*: testing.
Tester *m*: tester.
Testergebnis *s*: test result.
Testesagenesie *w*: agenesis of testes.
Testierfähigkeit *w*: capacity.
testikulär: testicular.
Testis *m*: testis, testicle, orchis.
Testkeim *m*: control agent.
Testkonstruktion *w*: test construction.
Testlösung *w*: test solution [*abbr*] TS.
Testolacton *s*: testolactone.
Testosteron *s*: testosterone, testicular steroid, orchidic hormone; **adrenales** ~ adrenal testosterone; **ovarielles** ~ ovarian testosterone.
Testosteron-5-alpha-Reduktase *w*: testosterone 5-alpha-reductase.
Testosteronönanthat *s*: testosterone enanthate, testosterone heptanoate.
Testosteronphenylpropionat *s*: testos-

terone phenylpropionate.
Testosteronpropionat *s*: testosterone propionate.
Testosteronsekretion *w*: secretion of testosterone; **erniedrigte** ~ hypoleydigism; **exzessive** ~ hyperleydigism.
Testosteronsynthese *w*: testosterone synthesis.
Testovar *s*: ovotestis.
Testperson *w*: testee.
Testprofil *s*: test profile.
Testpunktzahl *w*: test score.
Testserum *s*: test serum.
Teststandardisierung *w*: test standardization.
Teststreifen *m*: test strip, dipstick.
Testsubstanz *w*: test agent.
Testtafel *w*: test card.
Testtheorie *w*: test theory.
Test-tube-Baby *s*: test-tube baby.
Testvalidierung *w*: test validation.
Testvalidität *w*: test validity.
Testverfahren *s*: test; **parameterfreies** ~ nonparametric test; **projektives** ~ projective test; **psychologisches** ~ psychological test; **psychometrisches** ~ psychometric method.
Testwert *m*: test value.
Testwiederholung *w*: retest.
Test zur Bestimmung geistiger Fähigkeiten: mental ability test.
Testzuverlässigkeit *w*: test reliability.
Tetan-: tetan-.
Tetanie *w*: tetany, tetania, apyretic tetanus, intermittent tetanus; **chloriprive** ~ gastric tetany; **hypokalzämische** ~ hypocalcemic tetany; **latente** ~ latent tetany; **parathyreogene** ~ parathyroid tetany, postoperative tetany, hypoparathyroid tetany; **postoperative** ~ postoperative tetany, parathyroid tetany, hypoparathyroid tetany; **psychogene** ~ psychogenic tetany.
tetaniform: tetaniform.
tetanisch: tetanic.
tetanisieren: tetanize.
Tetanisierung *w*: tetanization.
Tetano-: tetano-.

Tetanospasmin *s*: tetanospasmin.

Tetanus *m*: tetanus, tetanic contraction; **kryptogenetischer** ~ cryptogenic tetanus; **leichter** ~ mild tetanus; **paralytischer** ~ paralytic tetanus; **postoperativer** ~ surgical tetanus; **schleichender** ~ delayed tetanus, chronic tetanus; **umschriebener** ~ localized tetanus, partial tetanus.

Tetanusantitoxin *s*: tetanus antitoxin, antitetanus serum [*abbr*] ATS.

tetanusartig: tetanoid.

Tetanusbazillus *m*: tetanus bacillus, Clostridium tetani.

Tetanusimmunglobulin *s*: tetanus immune globulin.

Tetanusimmunisierung *w*: tetanus immunization.

Tetanusimpfstoff *m*: tetanus vaccine.

Tetanusserum *s*: antitetanus serum [*abbr*] ATS.

Tetanustoxin *s*: tetanus toxin, tetanospasmin.

Tetanustoxoid *s*: tetanus toxoid.

Tetartanopsie *w*: tetartanopia.

Tetra-: tetra-.

Tetraäthylblei *s*: tetraethyl lead.

Tetraäthylpyrophosphat *s*: tetraethylmonothionopyrophosphate.

Tetraäthylthiuramidsulfid *s*: tetraethylthiuram disulfide.

Tetraamelie *w*: tetra-amelia.

Tetrabenazin *s*: tetrabenazine.

Tetraborsäure *w*: tetraboric acid, pyroboric acid.

Tetracain *s*: tetracaine, amethocaine.

Tetracainhydrochlorid *s*: tetracaine hydrochloride.

Tetrachloräthan *s*: tetrachlorethane, acetylene tetrachloride.

Tetrachloräthylen *s*: tetrachloroethylene, perchloroethylene.

Tetrachlorid *s*: tetrachloride.

Tetrachlorkohlenstoff *m*: carbon tetrachloride.

tetrachorisch: tetrachoric.

tetrachrom: tetrachromic, tetrachromatic.

Tetrachromatismus *m*: tetrachromatism.

Tetracosactid *s*: tetracosactide.

Tetracosansäure *w*: tetracosanic acid.

Tetracyclin *s*: tetracycline, tetracycline hydrochloride.

Tetracyclinphosphatkomplex *m*: tetracycline phosphate complex.

Tetradaktylie *w*: tetradactyly.

Tetrade *w*: tetrad.

Tetradendifferenz *w*: tetrad difference.

Tetradenkriterium *s*: tetrad criterion.

Tetraeder *m*: tetrahedron.

Tetrahydrobiopterin *s*: tetrahydrobiopterin.

Tetrahydrocannabinol *s*: tetrahydrocannabinol.

Tetrahydrofolat *s*: tetrahydrofolate [*abbr*] THF.

Tetrahydrofolsäure *w*: tetrahydrofolic acid.

Tetrajodphenolphthalein-Natrium *s*: iodophthalein.

Tetrajodthyroessigsäure *w*: tetraiodothyroacetic acid.

Tetrajodthyronin *s* Abk. T$_4$: tetraiodothyronine, thyroxine [*abbr*] T$_4$.

Tetrajodthyroninnatriumsalz *s*: sodium levothyroxine.

Tetrakosan *s*: tetracosane.

Tetralogie *w*: tetralogy.

Tetramastie *w*: tetramastia.

Tetramelie *w*: tetra-amelia, complete amelia.

tetramer: tetrameric, tetramerous.

Tetramer *s*: tetramer.

Tetramerie *w*: tetramerism.

Tetramethylalloxantin *s*: amalic acid.

Tetramethylammoniumjodid *s*: tetramethylammonium iodide.

Tetramethylendiamin *s*: tetramethylenediamine.

Tetramethyl-p-phenylendiamin *s*: tetramethyl-p-phenylenediamine.

Tetramethylrodaminisothiozyanat *s*: tetramethylrodamine isothiocyanate.

Tetramitus *m*: tetramitus.

Tetranitromethan *s*: tetranitromethane.

Tetranukleotid *s*: tetranucleotide.

Tetranychus: tetranychus.

Tetraodontoxin *s*: tetraodontoxin, tetrodoxin.

Tetraparese *w*: tetraparesis.

Tetrapeptid *s*: tetrapeptide.

Tetraphokomelie *w*: tetraphocomelia, tetraperomelia.

Tetraplegie *w*: quadriplegia, tetraplegia.

Tetraplegiker: quadriplegic.

tetraplegisch: quadriplegic.

tetraploid: tetraploid.

Tetraploidie *w*: tetraploidy.

Tetrapus *m*: tetrapus.

tetrasom: tetrasomic.

Tetrasomie *w*: tetrasomy.

Tetraspore *w*: tetraspore.

Tetraster *m*: tetraster.

Tetrathionat *s*: tetrathionate.

tetravalent: quadrivalent.

Tetrazepam *s*: tetrazepam.

Tetrazol *s*: tetrazole.

Tetrazolin *s*: tetrahydrozoline, tetrahydrozoline hydrochloride.

Tetrazyklin *s*: tetracycline.

Tetrazyklinnephropathie *w*: tetracycline nephropathy.

tetrazyklisch: tetracyclic.

Tetrodotoxin *s*: tetrodotoxin, tetraodontoxin, spheroidin.

Tetrodotoxinvergiftung *w*: tetraodontoxism, tetrodotoxism, puffer poisoning.

Tetrophthalmus *m*: tetranophthalmus.

Tetrose *w*: tetrose.

Tetroxoprim *s*: tetroxoprim.

Tetrylammonium *s*: tetrylammonium.

Tetrylammoniumbromid *s*: tetramon.

Tetryzolin *s*: tetryzoline.

Teutschländer-Syndrom *s*: Teutschländer syndrome, tumoral calcinosis.

Texas-Rot *s*: Texas red.

Textilgefäßprothese *w*: knitted vascular prosthesis.

Textur *w*: texture, textus, tissue.

T-Faktor Abk. Transferfaktor *m*: transfer factor [*abbr*] TF.

T-förmig: T shaped.

TGA Abk. Transposition der großen Arterien: transposition of the arterial stems.

TGT Abk. Thromboplastinregenerationstest *m*: thromboplastin generation test [*abbr*] TGT.

Th Abk. Thorium *s*: Thorium [*abbr*] Th.

Thalam-: thalam-.

Thalamencephalon *s*: thalamencephalon, diencephalon.

thalamisch: thalamic.

thalamokortikal: thalamocortical.

thalamolentikulär: thalamolenticular.

thalamomamillär: thalamomamillary.

thalamoparietal: thalamoparietal.

thalamopedunkulär: thalamopeduncular, thalamocrural.

thalamotegmental: thalamotegmental.

Thalamotomie *w*: thalamotomy, thalamectomy.

Thalamus *m*: thalamus.

Thalamusantwort *w*: thalamic response.

Thalamusausschaltung *w*: thalamectomy; chemische ~ chemothalamectomy.

Thalamus dorsalis: dorsal thalamus.

Thalamushand *w*: thalamic hand.

Thalamus opticus: optic thalamus.

Thalamusschmerz *m*: thalamic pain, thalamic hyperpathia.

Thalamusstiel *m*: thalamic peduncle.

Thalamussyndrom *s*: thalamic syndrome, Déjerine-Roussy syndrome.

Thalamus ventralis: ventral thalamus.

Thalassaemia major: thalassemia major, homozygous thalassemia, Mediterranean anemia, familial erythroblastic anemia, Cooley's anemia.

Thalassaemia minor: thalassemia minor, heterozygous thalassemia, thalassemia trait, Greppi-Micheli anemia.

Thalassämie *w*: thalassemia, thalassaemia, thalassanemia, erythroblastic anemia, familial microcytic anemia.

α-Thalassämie *w*: α-thalassemia, hemoglobin H disease.

β-Thalassämie *w*: β-thalassemia, Mediterranean disease.

Thalassotherapie *w*: thalassotherapy.

Thalidomid *s*: thalidomide.
Thalidomidembryopathie *w*: thalidomide syndrome.
Thallium *s* Abk. **Tl**: thallium [*abbr*] Tl.
Thalliumvergiftung *w*: thallium poisoning.
THAM Abk. **Tris(-Hydroxymethyl)-Aminoethan** *s*: trishydroxymethylaminomethane [*abbr*] TRIS.
Thanato-: thanato-.
Thanatologie *w*: thanatology.
Thanatophobie *w*: thanatophobia.
thanatophor: thanatophoric.
Thayer-Martin-Medium *s*: Thayer-Martin medium.
Thebain *s*: thebaine, dimethylmorphine, paramorphine.
Thebesius-Klappe *w*: Thebesius valve.
Theileria *w*: Theileria.
Theileriose *w*: theileriasis.
Theka *w*: theca.
thekal: thecal.
Thekazelle *w*: theca cell, thecal cell, paraluteal cell.
Thekazelltumor *m*: theca cell tumor, thecoma.
Thekom *s*: thecoma, theca cell tumor.
Thekomatose *w*: thecomatosis, ovarian stromal hyperplasia.
Thelalgie *w*: mastodynia.
Thelarche *w*: thelarche; **prämature** ~ precocious thelarche.
Thelazia: thelazia.
Thelitis *w*: thelitis.
Thelo-: thelo-.
Thelorrhagie *w*: thelorrhagia.
thematisch: thematic.
Thenar *s*: thenar, ball of thumb.
Thenarmuskulatur *w*: thenar muscle.
Thenyldiamin *s*: thenyldiamine.
Theobromin *s*: theobromine, 3,7-Dimethylxanthine.
Theobrominmagnesiumoleat *s*: theobromine magnesium oleate.
Theodrenalin *s*: theodrenaline.
Theophyllin *s*: theophylline.
Theophyllinäthanolamin *s*: theophylline ethanolamine.

Theophyllin-Aminoisobutanol *s*: bufylline.
Theophyllin-Ethylendiamin *s*: theophylline ethylendiamine.
Theophyllinmonoäthanolamin *s*: theophylline monoethanolamine.
Theophyllin-Natrium *s*: theophylline sodium.
Theophyllin-Natriumacetat *s*: theophylline sodium acetate.
Theophyllin-Natriumglycinat *s*: theophylline sodium glycinate.
Theorem *s*: theorem.
theoretisch: theoretical.
Theorie *w*: theory; **kognitive** ~ cognitive theory; **physiologische** ~ physiologic theory; **psychoanalytische** ~ psychoanalytic theory.
Therapeut *m*: therapist, therapeutist.
Therapeutik *w*: therapeutics; **rationale** ~ rational therapeutics; **spezifische** ~ specific therapeutics.
therapeutisch: therapeutic, therapeutical.
Therapia magna sterilisans: massive sterilizing therapeutics.
Therapie *w*: therapy, treatment, therapia; **adjuvante** ~ adjuvant therapy, supportive therapy; **analytische** ~ psychoanalytic therapy; **antikonvulsive** ~ anticonvulsant therapy; **immunsuppressive** ~ immunosuppressive therapy; **intraossäre** ~ intraosseous therapy; **intrathekale** ~ intrathecal therapy; **intravenöse** ~ intravenous therapy; **kausale** ~ causal treatment; **klientenzentrierte** ~ client-centered therapy, nondirective therapy; **kognitive** ~ cognitive therapy; **konservative** ~ conservative treatment, medical treatment; **manuelle** ~ manipulative therapy; **medikamentöse** ~ drug therapy; **orale** ~ oral therapy; **physikalische** ~ physical therapy, physiatrics; **prophylaktische** ~ prophylactic treatment; **psychoanalytische** ~ psychoanalytic therapy; **rationale** ~ rational treatment; **spezifische** ~ specific treatment; **symptomatische** ~ sympto-

matic treatment; **unspezifische** ~ nonspecific therapy, paraspecific therapy.

Therapieforschung w: treatment research.

Therapiegruppe w: therapeutic community; **geschlossene** ~ closed group; **offene** ~ open group.

Therapieplan m: regimen.

therapieresistent: therapy-resistant.

Therapiestudie w: therapy trial.

Theriak s: theriac.

Therm-: therm-.

Thermästhesie w: thermesthesia, temperature perception, thermal sensitivity, thermoesthesia; **asymmetrische** ~ thermoasymmetry.

Thermästhesiometer s: thermesthesiometer, thermoesthesiometer.

Thermalgesie w: thermalgesia, thermoalgesia.

Thermalquelle w: thermal spring.

Thermanästhesie w: thermanesthesia, thermoanesthesia, thermal anesthesia, ardanesthesia.

Thermanalgesie w: thermanalgesia, thermoanalgesia.

Thermhypästhesie w: thermhypesthesia.

Thermhyperästhesie w: thermhyperesthesia, thermohyperesthesia.

Thermhyperalgesie w: thermohyperalgesia.

Thermion s: thermion.

thermisch: thermic, thermal.

Thermistor m: thermistor.

Thermo-: thermo-.

Thermochromfarbe w: thermochrome paint.

Thermochrose w: thermochroism.

thermochrot: thermochroic.

Thermodilution w: thermodilution.

Thermodilutionsverfahren s: thermodilution technique.

Thermodynamik w: thermodynamics.

thermodynamisch: thermodynamic.

Thermoelektrizität w: thermoelectricity.

Thermoelement s: thermoelement, thermocouple, thermojunction.

Thermogenese w: thermogenesis.

Thermogramm s: thermogram.

Thermographie w: thermography.

Thermokaustik w: thermocautery.

Thermokauter m: thermocauter, hot wire.

Thermokauterresektion w: thermocauterectomy.

Thermokoagulation w: thermocoagulation.

thermokoagulieren: thermocoagulate.

thermolabil: thermolabile.

Thermologie w: thermology, thermotics.

Thermolumineszenz w: thermoluminescence.

Thermolysin s: thermolysin.

Thermometer s: thermometer.

Thermopenetration w: thermopenetration.

thermophil: thermophilic.

Thermophile: thermophile.

Thermophor s: thermophore.

Thermoplazentographie w: thermoplacentography.

Thermoplegie w: thermoplegia.

Thermoradiotherapie w: thermoradiotherapy.

Thermoregulation w: thermoregulation.

Thermoregulationszentrum s: thermoregulatory center.

Thermoregulator m: thermoregulator.

thermoresistent: thermoresistant.

Thermorezeptor m: thermoreceptor, thermal receptor.

Thermosäule w: thermoelectric pile, thermopile.

Thermoschalter m: temperature regulator.

Thermosonde w: depth thermometer.

thermostabil: thermostable.

Thermostabilität w: thermostability.

Thermostat m: thermostat.

Thermostromuhr w: thermostromuhr.

thermotolerant: thermotolerant.

Thermotoxin s: thermotoxin.

thermotrop: thermotropic, caloritropic.

Thermotropismus m: thermotropism.

Theromorph: theromorph.

Thesaurismose w: thesaurismosis, storage disease.

Thetawelle *w*: theta wave.
Thevetin *s*: thevetin.
Thiabendazol *s*: thiabendazole.
Thiabutazid *s*: butizide.
Thiamazol *s*: thiamazole, methimazole.
Thiambutosin *s*: thiambutosine.
Thiamin *s*: thiamin, vitamin B₁, aneurin, antiberiberi factor.
Thiaminase *w*: thiaminase.
Thiamindiphosphat *s*: thiamine diphosphate.
Thiaminhydrochlorid *s*: thiamine hydrochloride.
Thiaminmangel *m*: thiamine deficiency.
Thiaminpyrophosphat *s* Abk. **TPP**: thiamine pyrophosphate.
Thiamphenicol *s*: thiamphenicol.
Thiaziddiabetes *m*: thiazide diabetes.
Thiaziddiuretikum *s*: thiazide diuretic.
Thiazide: thiazides.
Thiazin *s*: thiazine.
Thiazol *s*: thiazole.
Thiazolidin *s*: thiazolidine.
Thibièrge-Weissenbach-Syndrom *s*: Thibièrge-Weissenbach syndrome.
Thiemann-Krankheit *w*: Thiemann's disease, familial osteoarthropathy of the fingers.
Thienamycin *s*: thienamycin.
Thiersch-Lappen *m*: Thiersch graft.
Thiersch-Skalpell *s*: Thiersch knife.
Thiersch-Transplantation *w*: Ollier-Thiersch graft.
Thiethylperazin *s*: thiethylperazine.
thigmotaktisch: thigmotactic, stereotropic.
Thigmotaxis *w*: thigmotaxis, stereotropism.
thigmotrop: thigmotropic.
Thinner-Sucht *w*: glue sniffing.
Thio-: thio-.
Thioacetamid *s*: thioacetamide.
Thioacetazon *s*: thiacetazone.
Thioäther *m*: thioether.
Thioalkohol *m*: thioalcohol, mercaptan.
Thioarsenit *s*: thioarsenite.
Thiobacterium *s*: thiobacterium.

Thiobarbitursäure *w*: thiobarbituric acid.
Thiobrenztraubensäure *w*: thiopyruvic acid.
Thiocarbamid *s*: thiocarbamide, thiourea.
Thiochinanthren *s*: thioquinanthrene.
Thiochrom *s*: thiochrome.
Thioctansäure *w*: thioctic acid, lipoic acid.
Thioessigsäure *w*: thioacetic acid, thiuretic acid.
Thioester *m*: thioester.
Thioflavin *s*: thioflavine.
Thioglykolat *s*: thioglycolate.
Thioglykolat-Nährboden *m*: thioglycolate culture medium.
Thioguanin *s*: thioguanine, 2-amino-6-mercaptopurine.
Thioharnstoff *m*: thiourea, thiocarbamide.
Thiokarbanilid *s*: thiocarbanilide.
Thiokinase *w*: thiokinase.
thioklastisch: thioclastic.
Thiol *s*: thiol.
Thiolase *w*: thiolase.
Thiolat *s*: thiolate, mercaptide.
Thiolester *m*: thiolester.
Thiolproteinase *w*: thiol proteinase.
Thiomersal *s*: thiomersal, thimerosal.
Thiomilchsäure *w*: thiolactic acid.
Thion-: thionic.
Thionin *s*: thionine.
Thionsäure *w*: thionic acid.
Thiopental *s*: thiopentone.
Thiopental-Natrium *s*: thiopental sodium.
Thiopropazat *s*: thiopropazate.
Thiopropazathydrochlorid *s*: thiopropazate dihydrochloride.
Thioridazin *s*: thioridazine.
Thiosäure *w*: thioacid.
Thiosalizylsäure *w*: thiosalicylic acid.
Thioschwefelsäure *w*: thiosulfuric acid.
Thiosemikarbazon *s*: thiosemicarbazone.
Thiosinamin *s*: thiosinamine, allylsulfocarbamide.
Thiosulfat *s*: thiosulfate.
Thiotenol *s*: thiotenol.
Thiotepa *s*: thiotepa.
Thiouracil *s*: thiouracil.
Thioxanthen *s*: thioxanthene.

Thioxanthon *s*: thioxanthone.
Thiozyanat *s*: thiocyanate.
Thiozyanatprobe *w*: thiocyanate test.
Thiozyanatsäure *w*: rhodanic acid.
Thiozyansäure *w*: thiocyanic acid.
Thiram *s*: thiram.
Thiry-Fistel *w*: Thiry-Vella fistula.
Thixotropie *w*: thixotropy, reclotting phenomenon.
Thomas-Knieschiene *w*: Thomas knee splint.
Thomas-Schiene *w*: Thomas splint.
Thomas-Test *m*: Thomas test.
Thoma-Zeiss-Zählkammer *w*: Thoma-Zeiss counting chamber, Abbe-Zeiss counting cell, Abbe counting chamber.
Thompson-Test *m*: Thompson's test.
Thomsen-Phänomen *s*: Thomsen antibody, T antibody.
Thomsen-Syndrom *s*: Thomsen's disease, poikiloderma congenita of Thomsen.
Thomson-Zeichen *s*: Thomson sign.
Thonzylamin *s*: thonzylamine.
Thoracic-outlet-Syndrom *s*: thoracic outlet syndrome, cervical rib syndrome.
Thoraeus-Filter *m*: Thoraeus filter.
thorak-: thorac-.
thorakal: thoracic, thoracal.
Thorako-: thoraco-, thoracico-.
thorakoabdominal: thoracoabdominal, abdominothoracic.
thorakodorsal: thoracodorsal.
Thorakodynie *w*: thoracodynia.
Thorakogastropagus *m*: thoracogastropagus.
Thorakographie *w*: chest radiography.
Thorakokaustik *w*: thoracocautery.
thorakolumbal: thoracolumbar, thoracicolumbar.
Thorakolyse *w*: thoracolysis.
Thorakomelus *m*: thoracomelus.
Thorakoomphalopagus *m*: thoracoomphalopagus.
Thorakopagus *m*: thoracopagus.
Thorakoplastik *w*: thoracoplasty, pleuropneumonolysis; **laterale** ~ lateral thoracoplasty.

Thorakoschisis *w*: thoracoschisis.
Thorakoskop *s*: thoracoscope.
Thorakoskopie *w*: thoracoscopy, pleuroscopy.
Thorakostomie *w*: thoracostomy.
Thorakotomie *w*: thoracotomy, pleurotomy.
Thorakozele *w*: thoracoceloschisis.
Thorakozentese *w*: thoracocentesis, thoracentesis, paracentesis of the chest.
Thorax *m*: thorax, chest; **abgeflachter** ~ flat chest, alar chest; **faßförmiger** ~ barrel-shaped thorax, barrel chest; **instabiler** ~ flail chest, stove-in chest, pendelluft thorax; **knöcherner** ~ bony thorax; **rachitischer** ~ rachitic chest.
Thoraxapertur *w*: thoracic inlet, thoracic outlet.
Thoraxaufnahme *w*: thoracic radiography.
Thoraxchirurgie *w*: thoracic surgery.
Thoraxdeformität *w*: deformed thorax.
Thoraxdiagramm *s*: planithorax.
Thoraxdrain *m*: chest tube.
Thoraxdrainage *w*: pleural drainage.
Thoraxdystrophie, asphyxierende *w*: asphyxating thoracic dystrophy, Jeune syndrome.
Thoraxenge *w*: stenothorax.
Thoraxinstabilität *w*: flail chest, stove-in chest, pendelluft thorax.
Thoraxkontusion *w*: chest contusion.
Thoraxmagen *m*: thoracic stomach.
Thorax paralyticus: paralytic chest.
Thoraxperkussion *w*: chest wall percussion.
Thoraxpunktion *w*: thoracocentesis, thoracentesis.
Thoraxreihenuntersuchung *w*: mass chest examination.
Thoraxröntgen *s*: chest roentgenography.
Thoraxschmerz *m*: thoracalgia.
Thoraxspalte *w*: schizothorax, schistothorax.
Thorel-Bündel *s*: Thorel's bundle.
thoriert: thoriated.
Thorium *s* Abk. **Th**: Thorium [*abbr*] Th.

Thorn-Handgriff *m*: Thorn's maneuver.

Thorn-Syndrom *s*: Thorn syndrome, salt-depletion syndrome.

Thornton-Knochennagel *m*: Thornton's nail.

Thoron *s*: thoron.

Thorotrast *s*: thorotrast.

Thr Abk. **Threonin** *s*: threonine [*abbr*] T.

Threonin *s* Abk. **Thr**: threonine [*abbr*] T.

Threonindehydratase *w*: threonine dehydratase.

Threose *w*: threose.

Throckmorton-Pyramidenbahnzeichen *s*: Throckmorton's reflex.

Thromb-: thromb-, thrombo-.

Thrombagglutination *w*: thrombocyte agglutination, platelet agglutination.

Thrombangiitis obliterans: thromboangiitis obliterans, Buerger's disease.

Thrombangitis *w*: thromboangitis.

Thrombarteriitis *w*: thromboarteritis.

Thrombasthenie *w*: thrombasthenia, thrombasthenic diathesis, thrombocytasthenia, Glanzmann's thrombasthenia.

Thrombektomie *w*: thrombectomy.

Thrombelastogramm *s* Abk. **TEG**: thromboelastograph.

Thrombelastographie *w*: thrombelastography, thromboelastography.

Thrombembolektomie *w*: thromboembolectomy.

Thrombembolie *w*: thromboembolism, thrombembolia.

thrombembolisch: thrombembolic, thromboembolic.

Thrombembolus *m*: embolic thrombus, platelet embolus.

Thrombenbildung *w*: thrombokinesis.

Thrombendarteriektomie *w* Abk. **TEA**: thromboendarterectomy, disobliterative endarterectomy.

Thrombin *s*: thrombin, thrombase, paraglobulin.

Thrombinakzellerator *m*: thrombin accelerator.

Thrombinzeit *w*: thrombin time.

Thrombo-: thrombo-.

Thromboembolie *w*: thromboembolism, thrombembolia.

thrombogen: thrombogenic.

Thrombogenese *w*: thrombogenesis.

β-Thromboglobulin *s*: β-thromboglobulin.

Thrombokinase *w*: thrombokinase.

Thrombolyse *w*: thrombolysis, thromboclasis.

thrombolytisch: thrombolytic, thromboclastic.

Thrombopathie *w*: thrombopathy, blood platelet disorder; **konstitutionelle** ~ von Willebrand's disease.

Thrombopenie *w*: thrombopenia, thrombocytopenia.

thrombopenisch: thrombopenic.

Thrombophilie *w*: thrombophilia.

Thrombophlebitis *w*: thrombophlebitis; **eitrige** ~ suppurative thrombophlebitis, septic phlebitis; **intrakranielle** ~ intracranial thrombophlebitis; **septische** ~ septic thrombophlebitis, suppurative thrombophlebitis.

Thromboplastin *s*: thromboplastin.

Thromboplastinbildungstest *m* Abk. **TGT**: thromboplastin generation test [*abbr*] TGT.

Thromboplastinzeit *w* Abk. **TPZ**: thromboplastin time; **partielle** ~ Abk. **PTT** partial thromboplastin time [*abbr*] PTT, activated partial thromboplastin time [*abbr*] APTT.

thromboplastisch: thromboplastic.

Thrombopoese *w*: thrombopoiesis, thrombocytopoiesis.

Thrombopoietin *s*: thrombopoietin.

Thrombose *w*: thrombosis; **arterielle** ~ arterial thrombosis, artery thrombosis; **infektbedingte** ~ infective thrombosis; **intrakranielle** ~ cerebrovascular thrombosis; **postpartale** ~ puerperal thrombosis; **posttraumatische** ~ traumatic thrombus; **tiefe** ~ deep thrombosis; **zerebrale** ~ cerebral thrombosis.

Thrombose bei Marasmus: marasmic thrombosis, atrophic thrombosis.

Thromboseneigung *w*: thrombophilia.

Thromboseprophylaxe *w*: thrombosis prophylaxis.

thrombosieren: thrombose.

Thrombosis migrans: migrating thrombosis, jumping thrombosis.

Thrombosthenin *s*: thrombosthenin.

Thrombotest *m*: thrombotest.

thrombotisch: thrombotic.

Thromboxan *s*: thromboxane.

Thromboxansynthetase *w*: thromboxane synthetase.

Thrombozyt *m*: thrombocyte, blood platelet, thigmocyte, dust corpuscle, Deetjen's body.

thrombozytär: thrombocytic.

Thrombozytapherese *w*: plateletpheresis.

Thrombozytenadhäsivität *w*: thrombocyte adhesiveness.

Thrombozytenagglutination *w*: thrombocyte agglutination, platelet agglutination.

Thrombozytenaggregation *w*: thrombocyte aggregation, platelet aggregation.

Thrombozytenaggregationshemmer *m*: platelet aggregation inhibitor, platelet antiaggregant, platelet antagonist.

Thrombozytenaggregationshemmung *w*: antiplatelet therapy.

Thrombozytenaggregationstest *m*: platelet aggregation test.

Thrombozytenbestimmung *w*: platelet count.

Thrombozytenfaktor *m*: platelet factor.

Thrombozytenkonzentrat *s*: platelet concentrate.

Thrombozytenphospholipase *w*: platelet phospholipase.

Thrombozytentransfusion *w*: thrombocyte transfusion.

Thrombozytenvolumen *s*: platelet volume; **mittleres** ~ mean platelet volume [*abbr*] MPV; **relatives** ~ thrombocytocrit.

Thrombozyten-Wachstumsfaktor *m*: platelet-derived growth factor [*abbr*] PDGF.

Thrombozytenzählgerät *s*: thrombocytocrit.

Thrombozytenzählung *w*: platelet count.

Thrombozytenzahl *w*: thrombocyte count, platelet count.

Thrombozythämie *w*: thrombocythemia, thrombocytosis, plastocytosis, plastocythemia; **hämorrhagische** ~ essential thrombocythemia, megakaryocytic leukemia.

Thrombozytolyse *w*: thrombocytolysis.

Thrombozytolysin *s*: thrombocytolysin.

Thrombozytopathie *w*: thrombocytopathy, blood platelet disorder, thrombopathic syndrome, thrombopathy; **konstitutionelle** ~ constitutional thrombocytopathy.

thrombozytopathisch: thrombocytopathic.

Thrombozytopenie *w*: thrombocytopenia, thrombopeny, plastocytopenia; **essentielle** ~ essential thrombocytopenia, primary thrombocytopenia, idiopathic thrombocytopenic purpura; **maligne** ~ malignant thrombocytopenia; **medikamentös bedingte** ~ drug-induced thrombocytopenia.

Thrombozytopenie mit Radiusaplasie: radial aplasia-thrombocytopenia syndrome.

thrombozytopenisch: thrombocytopenic.

Thrombozytopherese *w*: thrombapheresis.

Thrombozytopoese *w*: thrombocytopoiesis, thrombopoiesis.

thrombozytopoetisch: thrombocytopoietic.

Thrombozytose *w*: thrombocytosis, thrombocythemia, plastocytosis, plastocythemia; **essentielle** ~ essential thrombocytosis; **essentielle hämorrhagische** ~ essential thrombocythemia, hemorrhagic thrombocythemia, primary thrombocythemia; **idiopathische** ~ idiopathic thrombocythemia; **reaktive** ~ reactive thrombocytosis, secondary thrombocytosis.

Thrombus *m*: 1. thrombus, blood clot; **gemischter** ~ mixed thrombus, laminated thrombus, stratified thrombus; **hyaliner** ~ hyaline thrombus, agglutinative thrombus; **infizierter** ~ septic thrombus, infected thrombus; **kanalisierter** ~ canalized thrombus; **organisierter** ~ organized thrombus; **parasitärer** ~ parasitic thrombus; **reitender** ~ saddle thrombus; **roter** ~ red thrombus; **septischer** ~ septic thrombus, infected thrombus; **wandständiger** ~ lateral thrombus; **weißer** ~ white thrombus, pale thrombus, white clot; 2. **durch Elektrokauterisierung erzeugter** ~ electrothrombosis.

thrombusartig: thromboid.

Thrombusbildung w: formation of a thrombus; **intrakardiale** ~ intracardiac thrombosis, cardiac thrombosis; **intraventrikuläre** ~ intraventricular thrombosis.

Thujol s: thujol, absinthol.

Thujon s: thujone, tanacetone.

Thulium s Abk. **Tm**: thulium [abbr] Tm.

Thy Abk. **Thymin** s: thymine [abbr] Thy, 5-methyluracil.

Thylakoid s: thylakoid.

Thylektomie w: thylectomy.

Thymektomie w: thymectomy, thymusectomy.

Thymergasie w: thymergasia.

Thymian m: thyme, thymus vulgaris.

Thymianöl s: thyme oil.

Thymidin s: thymidine.

Thymidindiphosphat s Abk. **TDP**: thymidine diphosphate.

Thymidinkinase w: thymidine kinase.

Thymidinmonophosphat s Abk. **TMP**: thymidine monophosphate.

Thymidintriphosphat s Abk. **TTP**: thymidine triphosphate [abbr] TTP.

Thymidylat s: thymidylate.

-thymie: -thymia.

Thymin s Abk. **Thy**: thymine [abbr] Thy, 5-methyluracil.

Thyminsäure w: thyminic acid.

thymisch: thymic.

Thymitis w: thymitis.

Thymo-: thymo-.

thymogen: thymogenic.

Thymol s: 1. thymol, thyme camphor; 2. **mit** ~ **behandeln** thymolize.

Thymolblau s: thymol blue, thymolsulfonphthalein.

Thymolepsie w: thymolepsy.

Thymoleptikum s: thymoleptic.

thymoleptisch: thymoleptic.

Thymolphthalein s: thymolphthalein.

Thymoltrübungsreaktion w: thymol turbidity test.

Thymolyse w: thymolysis.

Thymom s: thymoma.

Thymopoitin s: thymopoitin, thymin nucleosin.

thymopriv: thymoprivous.

Thymosin s: thymosin.

Thymostimulin s: thymostimulin.

Thymozyt m: thymocyte.

Thymus m: 1. thymus, thymus gland; **persistierender** ~ thymus struma; 2. **ohne** ~ athymic.

Thymus-: thymo-.

thymusabhängig: thymus-dependent, thymus-derived.

Thymusaplasie w: thymic aplasia, athymia.

Thymusepithelzelle w: thymic epithelial cell.

Thymusextrakt m: thymus extract.

Thymusfaktor m: thymic hormone.

Thymushormon s: thymic hormone.

Thymushyperplasie w: thymus hyperplasia, thymic hyperplasia.

Thymusinvolution: involution of thymus.

Thymuskampfer m: thyme camphor, thymol.

Thymuskarzinom s: carcinoma of the thymus gland.

Thymuslymphozyt m: thymus-dependent lymphocyte [abbr] T lymphocyte.

Thymusrinde w: thymic cortex.

Thymustumor m: neoplasm of thymus.

thymusunabhängig: thymus-independent.

Thymusverlagerung, substernale w: exothymopexy.

Thymuszyste *w*: thymic cyst.

Thyreo-: thyreo-, thyro-.

Thyreoaplasie *w*: aplasia of thyroid gland.

Thyreochondrotomie *w*: thyrochondrotomy, laryngofissure.

thyreoepiglottisch: thyroepiglottic.

thyreogen: thyrogenic, thyrogenous.

Thyreoglobulin *s*: thyreoglobulin [*abbr*] TG, thyroglobulin, iodothyroglobulin.

Thyreoglobulinantikörper *m*: thyroglobulin antibody.

thyreoglossal: thyroglossal, thyrolingual.

Thyreoglossuszyste *w*: thyroglossal cyst.

thyreohyoidal: thyrohyoid, hyothyroid.

thyreoidal: thyroid, thyroidal.

Thyreoidea *w*: thyroid, thyroid gland.

Thyreoidektomie *w*: thyroidectomy.

thyreoidektomieren: thyroidectomize.

Thyreoidin *s*: iodothyrine.

Thyreoiditis *w*: thyroiditis, thyreoitis, strumitis; **akute** ~ acute thyroiditis, pyogenic thyroiditis; **akute eitrige** ~ acute suppurative thyroiditis; **chronisch-atrophische** ~ chronic atrophic thyroiditis; **eitrige** ~ pyogenic thyroiditis, suppurative thyroiditis; **experimentelle allergische** ~ experimental allergic thyroiditis; **fokale lymphozytäre** ~ focal lymphocytic thyroiditis; **infektiöse** ~ infectious thyroiditis; **parasitäre** ~ parasitic thyroiditis; **stumme** ~ silent thyroiditis, painless thyroiditis.

Thyreoidotomie *w*: thyroidotomy.

Thyreokalzitonin *s*: thyrocalcitonin.

Thyreokardiopathie *w*: thyrocarditis.

thyreolaryngeal: thyrolaryngeal.

Thyreoparathyreoidektomie *w*: thyroparathyroidectomy.

thyreopharyngeal: thyropharyngeal.

thyreopriv: thyroprival.

thyreostatisch: antithyreoid.

Thyreotom *s*: thyrotome.

Thyreotomie *w*: thyrotomy, thyrohyoid laryngotomy, superior laryngotomy.

Thyreotoxikose *w*: thyrotoxicosis.

thyreotoxisch: thyrotoxic.

thyreotrop: thyrotropic, thyrotrope, thyro-

trophic.

Thyreotropin *s* Abk. **TSH**: thyroid-stimulating hormone [*abbr*] TSH.

Thyreotropin-releasing-Faktor *m* Abk. **TRF**: thyrotropin releasing factor [*abbr*] TRF, thyroid-stimulating hormone releasing factor [*abbr*] TSH-RF.

Thyreotropin-releasing-Hormon *s* Abk. **TRH**: thyrotropin releasing hormone [*abbr*] TRH.

Thyro-: thyro-, thyreo-.

Thyroidea *w*: thyroid, thyroid gland.

Thyronin *s*: thyronine.

Thyroprotein *s*: thyroprotein.

Thyrotrophin *s*: thyrotrophin.

Thyrotropin *s*: thyrotropin, thyrotropic hormone.

Thyroxin *s* Abk. **T4**: thyroxine [*abbr*] T_4; **freies** ~ free thyroxine; **radioaktives** ~ radioactive thyroxine, radiothyroxine.

Thyroxin-: thyroxinic.

Thyroxinindex, freier *m*: free thyroxine index [*abbr*] FTI.

Thyroxinsuppressionstest *m*: thyroxine suppression test.

Ti Abk. **Titan** *s*: titanium [*abbr*] Ti.

TIA Abk. **transitorische ischämische Attacke** *w*: transient cerebral ischemia.

Tiabendazol *s*: tiabendazole.

Tiaprid *s*: tiapride.

Tiaprofensäure *w*: tiaprofenic acid.

Tibia *w*: tibia, shinbone.

Tibiafraktur *w*: shinbone fracture.

Tibia-Kompartment-Syndrom *s*: anterior tibial syndrome.

Tibiakopfnekrose, aseptische *w*: Osgood-Schlatter disease, rugby knee.

tibial: tibial.

Tibialis-anterior-Syndrom *s*: anterior tibial syndrome, shin splints.

Tibialisphänomen *s*: tibialis sign, anterior tibial sign, anterior tibial muscle sign, anticus sign, Strümpell sign.

Tibialis-posterior-Reflex *m*: tibialis posterior reflex.

tibialwärts: tibiad.

Tibianekrose, aseptische *w*: Schlatter's

disease, Schlatter sprain.

Tibiavorderseite *w*: shin.

Tibiofibulargelenk *s*: tibiofibular joint.

Tic *m*: tic, mimetic convulsion, habit spasm, pantomimic spasm, habit chorea; **motorischer** ~ motor tic; **organischer** ~ organic tic; **passagerer** ~ transient tic disorder.

Ticarcillin *s*: ticarcillin.

Tic convulsive: convulsive tic, facial tic.

Tic-Krankheit *w*: Gilles de la Tourette syndrome.

Ticlopidin *s*: ticlopidine.

Ticstörung *w*: tic disorder; **chronische motorische** ~ chronic motor tic disorder.

Tidal-Drainage *w*: tidal drainage.

tief: deep.

Tiefe *w*: depth.

Tiefenbestimmung *w*: depth measurement.

Tiefendosis *w*: depth dose.

Tiefenpsychologie *w*: depth psychology, jungian psychology.

Tiefenrausch *m*: rapture of the deep.

Tiefenreflex *m*: deep reflex.

Tiefenschärfe *w*: focal depth, depth of focus.

Tiefensensibilität *w*: depth sensibility, deep sensibility, deep sensitivity, bathyesthesia.

Tiefentherapie *w*: deep therapy.

Tiefenwahrnehmung *w*: depth perception, stereoscopic vision.

tieferliegend: subjacent.

tiefkühlen: deep-freeze.

Tiefschlaf *m*: deep sleep.

Tiegel *m*: jar.

Tiemoniumiodid *s*: tiemonium iodide.

Tier *s*: animal; **dezerebriertes** ~ decerebrated animal, bulbopontine animal; **wirbelloses** ~ invertebrate.

Tier-: zoo-.

Tierarzneikunde *w*: veterinary pharmacology.

Tierarzt: veterinarian.

Tierfellnävus *m*: hairy nevus, pilose nevus.

tierisch: animal.

Tiermedizin *w*: veterinary medicine.

Tiermodell *s*: animal model.

Tierpassage *w*: animal passage.

Tierphobie *w*: zoophobia.

Tierphysiologie *w*: animal physiology, zoophysiology.

Tiertransplantat *s*: animal graft, zoograft.

Tierversuch *m*: animal experimentation, zoopery.

Tierzucht *w*: animal breeding.

Tietze-Syndrom *s*: Tietze's disease, costochondritis.

Tiffeneau-Test *m*: Tiffeneau's test.

Tigerherz *s*: tiger heart, tabby cat heart.

Tiglinsäure *w*: tiglic acid.

Tigloidin *s*: tigloidine.

tigroid: tigroid, tiger-spotted.

Tigroidscholle *w*: Nissl substance, Nissl body, Nissl granula.

Tigrolyse *w*: tigrolysis, chromatolysis.

Tilgung *w*: effacement.

TIM Abk. **Triosephosphatisomerase** *w*: triose phosphate isomerase.

Time-motion-Betrieb *m* Abk. **TM-Mode**: time motion mode.

Time-motion-Verfahren *s*: time motion scan.

Timolol *s*: timolol.

Tinctura *w*: tinctura, tincture [*abbr*] tinct, paint.

Tinctura balsamica: tinctura balsamica, compound benzoin tincture, Wade's balsam.

Tinea *w*: tinea, cutaneous mycosis, ringworm, dermomycosis.

Tinea barbae: tinea barbae, ringworm of the beard.

Tinea circinata: tinea circinata, nummular erythema.

Tinea corporis: tinea corporis, ringworm of the body.

Tinea cruris: tinea cruris, jock itch, gym itch.

Tinea pedis: tinea pedis, ringworm of the feet, athlete's foot.

Tinel-Hoffmann-Zeichen *s*: Tinel sign, distal tingling on percussion, DTP sign.

Tinel-Test *m*: Tinel test.
Tine-Test *m*: tine tuberculin test, multiple-puncture test.
tingibel: tingible.
Tiniadazol *s*: tiniadazole.
Tinidazol *s*: tinidazole.
Tinktur *w*: tincture [*abbr*] tinct, paint; **aromatische** ~ aromatic tincture; **wässerige** ~ aqueous tincture.
Tinktur-: tinctorial.
Tinkturzubereitung *w*: tincturation.
Tinnitus *m*: tinnitus; **objektiver** ~ objective tinnitus; **subjektiver** ~ subjective tinnitus.
Tioguanin *s*: tioguanine.
Tiopronin *s*: tiopronin.
Tiotixen *s*: tiotixene.
Tioxolon *s*: tioxolone.
Tisch *m*: table.
Tischhöhe *w*: table height.
Tiselius-Elektrophoresezelle *w*: Tiselius electrophoresis cell.
Tissue-polypeptide-Antigen *s* Abk. **TPA**: tissue polypeptide antigen.
Titan *s* Abk. **Ti**: titanium [*abbr*] Ti.
Titandioxid *s*: titanium dioxide.
Titer *m*: titer, titre.
Titillatus *m*: titillation.
Titration *w*: titration; **komplexometrische** ~ complexometric titration.
Titrationsflüssigkeit *w*: titrant.
Titrationskurve *w*: titration curve.
titrieren: titrate.
Titrierpipette *w*: stactometer.
Tixocortol *s*: tixocortol.
Tizanidin *s*: tizanidine.
TK Abk. **Totalkapazität** *w*: total lung capacity.
T-Kette *w*: T chain, transport polypeptide chain, secretory piece.
T-Klemme *w*: T clamp.
T-Lymphozyt *m*: thymus-derived lymphocyte [*abbr*] T lymphocyte, thymus-dependent cell, thymus-derived cell [*abbr*] T cell.
Tm Abk. **Thulium** *s*: thulium [*abbr*] Tm.
TM-Mode Abk. **Time-motion-Betrieb** *m*: time motion mode.
TMP Abk. **Thymidinmonophosphat** *s*: thymidine monophosphate.
TMV Abk. **Tabakmosaikvirus** *m*: tabac mosaic virus [*abbr*] TMV.
TNF Abk. **Tumornekrosefaktor** *m*: tumor necrosis factor [*abbr*] TNF.
TNM Abk. **Tumor, Nodus, Metastase**: tumor, node, metastasis [*abbr*] TNM.
TNM-Klassifikation *w*: TNM classification.
T-Nut *w*: T-groove.
Tobey-Ayer-Versuch *m*: Tobey-Ayer test.
Tobramycin *s*: tobramycin.
Tobsucht *w*: frenzy, mania.
Tobuk-Schiene *w*: Tobuk splint.
Tocainid *s*: tocainide.
Tochter *w*: daughter.
Tochter-: secondary.
Tochterchromosom *s*: daughter chromosome.
Tochtergeschwulst *s*: metastasis.
Tochterkolonie *w*: daughter colony.
Tochterzelle *w*: daughter cell.
Tochterzyste *w*: secondary cyst.
Toco-: toco-.
Tocofersolan *s*: tocofersolan.
Tocol *s*: tocol.
Tocopherol *s*: tocopherol.
Tocopherolchinon *s*: tocopherolquinone.
Tod *m*: death, exitus, exanimation; **gewaltsamer** ~ violent death; **plötzlicher** ~ sudden death; **schwarzer** ~ black death; **sofortiger** ~ instantaneous death.
Tod des Organismus: somatic death.
Todd-Paralyse *w*: Todd's paralysis, postepileptic paralysis.
Todd-Zeichen *s*: Todd sign.
todesähnlich: thanatoid.
Todesangst *w*: agony of death.
Todesart *m*: manner of death.
Todesbescheinigung *w*: death certificate.
Todeskampf *m*: agony, death agony, death throes.
Todestrieb *m*: death instinct, Thanatos.
Todesursache *w*: cause of death [*abbr*] COD; **indirekte** ~ contributory cause of

death; **unmittelbare** ~ underlying cause of death, proximate cause of death.

Todeszeichen: signs of death.

Todeszeitpunkt *m*: moment of death.

tödlich: deadly.

töten: kill.

Togavirus *m*: togavirus.

Toilette *w*: toilet.

Toko-: toko-, toco-.

Tokodynamograph *m*: tokodynagraph [*abbr*] TKG.

Tokodynamometer *s*: tokodynamometer [*abbr*] TKD.

Tokographie *w*: tocography, tocoalgography.

Tokologie *w*: tocology, obstetrics.

Tokolyse *w*: tocolysis, tocolytic therapy.

Tokolytikum *s*: tocolytic.

tokolytisch: tocolytic.

Tokometer *s*: tocometer.

Tokometrie *w*: tocometry.

Tokopherol *s*: tocopherol.

Tolazamid *s*: tolazamide.

Tolazolin *s*: tolazoline.

Tolazolinhydrochlorid *s*: tolazoline hydrochloride.

Tolbutamid *s*: tolbutamide.

Tolbutamidtest *m*: tolbutamide tolerance test.

Tolciclat *s*: tolciclate.

tolerabel: tolerable.

tolerant: tolerant.

Toleranz *w*: tolerance, allowable variation, permissiveness; **erworbene** ~ acquired tolerance; **immunologische** ~ immune tolerance, immunologic tolerance.

Toleranzbereich *m*: tolerance range.

Toleranzdosis *w*: tolerance dose.

Toleranzgrenze *w*: tolerance limit.

Toleranzschwelle *w*: tolerance threshold.

Toleranztest *m*: tolerance test.

tolerieren: tolerate.

Tolerogen *s*: tolerogen.

tolerogen: tolerogenic.

Tolidin *s*: tolidine.

Toliprolol *s*: toliprolol.

toll: mad.

Tollheit *w*: folly, madness.

Tollkirsche *w*: belladonna, deadly nightshade, bane-wort.

tollwütig: rabic, rabietic, rabid.

Tollwut *w*: rabies, lyssa; **paralytische** ~ paralytic rabies, paralytic hydrophobia, dumb rabies, sullen rabies.

Tollwut-: lyssic.

tollwutähnlich: lyssoid.

Tollwutantiserum *s*: rabies antiserum.

Tollwutimpfstoff *m*: antirabies vaccine, rabies vaccine.

Tollwutprophylaxe *w*: rabies prophylaxis.

Tollwutschutzimpfung *w*: antirabic vaccination, rabies immunization, antirabies vaccination.

Tollwutserum *s*: antirabies serum.

Tollwutvakzine *w*: antirabies vaccine, rabies vaccine.

Tollwutvirus *m*: rabies virus.

tollwutvirusabtötend: rabicidal.

Tolmetin *s*: tolmetin.

Tolnaftat *s*: tolnaftate.

Toloniumchlorid *s*: tolonium chloride.

Tolosa-Hunt-Syndrom *s*: Tolosa-Hunt syndrome, painful ophthalmoplegia.

Tolperison *s*: tolperisone.

Tolpropamin *s*: tolpropamine.

Toluensäure *w*: toluic acid.

Toluidin *s*: toluidine.

Toluidinblau *s*: toluidine blue.

Toluidinblauprobe *w*: toluidin blue test.

Toluol *s*: toluene.

Tolycain *s*: tolycaine.

-tom: -tome.

Tomatin *s*: tomatine.

Tomes-Faser *w*: Tomes fiber.

-tomie: -tomy.

Tommaselli-Syndrom *s*: Tommaselli syndrome.

Tomo-: tomo-.

Tomogramm *s*: tomogram, laminogram.

Tomograph *m*: tomograph, laminagraph.

Tomographie *w*: tomography, laminography, planography, planigraphy.

tomographisch: tomographic, laminographic.

Ton *m*: tone, sound, murmur, note; **dumpfer** ~ dull sound; **gespaltener** ~ split murmur; **hörbarer** ~ audible tone; **schneller, akzentuierter** ~ snap.

Tonaudiometrie *w*: tone audiometry.

Tonerde *w*: alum earth; **essigsaure** ~ aluminium acetate solution, Burow solution.

Tonfrequenz *w*: audio-frequency.

Tongrenze *w*: pitch limit.

Tonhöhe *w*: pitch.

Tonhöhenempfinden *s*: sense of pitch.

Tonhöhenunterscheidung *w*: tonal discrimination, pitch discrimination.

Tonhöhenwahrnehmung *w*: tone sense.

Tonikum *s*: tonic.

tonisch: tonic.

tonisch-klonisch: tonic-clonic, tono-clonic, tonicoclonic.

tonisieren: tonicize.

tonlos: toneless.

Tonlosigkeit *w*: voicelessness.

Tonnenkarzinom *s*: barrel-shaped swelling.

Tonnenzahn *m*: notched tooth, pegged tooth, Hutchinson's incisors, screwdriver tooth.

Tono-: tono-.

Tonofibrille *w*: tonofibril, tenofibril, epitheliofibril.

Tonofilament *s*: tonofilament.

Tonogramm *s*: tonogram.

Tonographie *w*: tonography.

Tonometer *s*: tonometer, orbitonometer, ophthalmotonometer, tenonometer.

Tonometrie *w*: tonometry, ophthalmotonometry.

Tonoskop *s*: tonoscope.

Tonschwellentest *m*: threshold tone decay test, tone decay test.

Tonsilla *w*: tonsilla, tonsil.

tonsillär: tonsillar, amygdaline.

Tonsille *w*: tonsil, tonsilla.

Tonsillektomie *w*: tonsillectomy.

Tonsillenabszeß *m*: abscessed tonsil.

Tonsillenbelag *m*: tonsil fur.

Tonsillenstein *m*: tonsillar calculus, tonsil-lolith, tonsillith.

Tonsillitis *w*: tonsillitis; **chronische** ~ chronic tonsillitis; **diphtherische** ~ diphtheritic tonsillitis; **eitrige** ~ suppurative tonsillitis; **follikuläre** ~ follicular tonsillitis; **oberflächliche** ~ superficial tonsillitis; **phlegmonöse** ~ acute parenchymatous tonsillitis, parenchymatous tonsillitis; **ulzeromembranöse** ~ ulceromembraneous tonsillitis; **verkäsende** ~ caseous tonsillitis.

Tonsillitis lacunaris: lacunar tonsillitis, follicular tonsillitis.

Tonsillitis lingualis: lingual tonsillitis.

Tonsillomykose *w*: tonsillomycosis, mycotic tonsillitis.

Tonsillotom *s*: tonsillotome; **guillotinenartiges** ~ tonsil guillotine, guillotine.

Tonsillotomie *w*: tonsillotomy.

Tonus *m*: tone, tonus, tonicity; **erhöhter** ~ hypertonus, hypertonia; **erniedrigter** ~ hypotonia; **myogener** ~ myogenic tone; **nervaler** ~ nervous tone.

Tonus-: tono-.

Tonuserniedrigung *w*: hypotonia, decreased muscle tone.

Tonuserhöhung *w*: hypertonia, increased muscle tone; **hemiplegische** ~ hemiplegic rigidity.

tonusreduzierend: tonus reducing, antitonic.

Tonusschwankung *w*: heterotonia.

Tonusverlust, affektiver *m*: cataplexy.

Tonverschmelzung *w*: tonal fusion.

Topästhesie *w*: topesthesia, topoesthesia.

Topagnosie *w*: topagnosis, topagnosia, topoanesthesia.

Topalgie *w*: topalgia, topoalgia.

Topektomie *w*: topectomy.

tophisch: tophaceous.

Tophus *m*: tophus, tophic concretion, gouty node, gouty pearl.

topisch: topical.

Topo-: topo-.

Topoagnosie *w*: topagnosis, topagnosia, topoanesthesia.

Topographie *w*: topography.

topographisch: topographic.
Topoisomerase *w*: topoisomerase.
Topologie *w*: topology.
Toponeurose *w*: toponeurosis.
Tor *s*: gate.
TORCH-Komplex *m*: TORCH syndrome.
Torcular *s*: torcular.
Torf *m*: peat.
Torfmoos *s*: sphagnum.
torisch: toric.
Torkildsen-Shunt *m*: Torkildsen shunt, ventriculocisternal anastomosis.
Tornisterlähmung *w*: knapsack paralysis.
Tornwaldt-Krankheit *w*: Tornwaldt's bursitis.
Tornwaldt-Zyste *w*: Tornwaldt cyst.
Toroidstruktur *w*: toroid structure.
torpid: torpid.
Torpidität *w*: torpidity, torpitude, torpor.
Torpor *m*: torpor, torpidity, torpitude.
Torsade de pointes: torsade de pointes.
Torsion *w*: torsion.
Torsionsbruch *m*: spiral fracture.
Torsionsdeformität *w*: torsional deformity.
Torsionsdystonie *w*: torsion dystonia, torsion spasm, Oppenheim-Ziehen syndrome.
Torsionsfraktur *w*: torsion fracture.
Torsionsklemme *w*: torsion forceps.
Torsionsmeßgerät *s*: torsionometer.
Torsten-Sjögren-Syndrom *s*: Sjögren syndrome.
Torticollis *m*: torticollis, wryneck, trachelocyllosis.
Torticollis atlantoepistrophealis: Grisel's disease, Gruber syndrome.
Torticollis spasticus: spastic torticollis, spasmodic torticollis, neurogenic torticollis, accessory cramp, paralytic torticollis.
Tortikollis *m*: torticollis, wryneck, trachelocyllosis, loxia, cephaloxia; **akuter ~** acute torticollis.
Torulom *s*: toruloma.
Torulopsidose *w*: torulopsosis.
Torulopsis: torulopsis.
Torulose *w*: torulosis.
Torus: torus.

Tosylarginin *s*: tosylarginine.
Tosylchloramid-Natrium *s*: tosylchloramide sodium.
tot: 1. dead; 2. ~ **bei Einlieferung** dead on arrival [*abbr*] DOA.
total: total, whole.
Totalendoprothese *w* Abk. **TEP**: total prosthetic replacement.
Totalexstirpation *w*: total removal, complete removal.
Totalkapazität *w* Abk. **TK**: total lung capacity.
Totalshunt *m*: total shunt.
Totem *s*: totem.
Totenfleck *m*: death spot.
Totenschein *m*: death certificate.
Totenstarre *w*: cadaveric rigidity, cadaveric spasm.
totgeboren: stillborn.
Totgeburt *w*: stillbirth, dead birth.
Totgeburtenrate *w*: stillbirth rate, fetal mortality, mortinatality.
Totgeburtenziffer *w*: natimortality.
Toti-Operation *w*: Toti's operation.
Totraum *m*: dead space; **alveolärer ~** alveolar dead space; **anatomischer ~** anatomical airway; **physiologischer ~** physiologic dead space; **respiratorischer ~** respiratory dead space.
Totraumventilation *w*: dead space ventilation.
Totraumvolumen, alveoläres *s*: alveolar dead-space volume.
Totschlag *m*: manslaughter.
Totvirusvakzine *w*: killed virus vaccine.
Totzeit *w*: dead time, insensitive time.
Touraine-Solente-Golé-Syndrom *s*: Touraine-Solente-Golé syndrome, pachydermoperiostosis, pachyperiosteoderma.
Tourette-Syndrom *s*: Gilles de la Tourette syndrome, Tourette's disorder, compulsive tic, polymorphous chorea.
Tourniquet *m*: tourniquet.
Tourniquet-Presse *w*: Spanish windlass, torcular tourniquet, garrot.
Tourniquetsyndrom *s*: tourniquet syndrome.

Tourniquettest *m*: tourniquet test.
Touton-Riesenzelle *w*: Touton giant cell.
Towey-Krankheit *w*: maple bark disease, cryptostromosis.
Tox-: tox-, toxico-.
Toxämie *w*: toxemia, toxaemia; **präeklamptische** ~ preeclamptic toxemia [*abbr*] PET.
toxämisch: toxemic.
Toxalbumin *s*: toxalbumin.
Toxanämie *w*: toxanemia.
Toxicodendrol *s*: toxicodendrol.
Toxiferin *s*: toxiferine.
toxigen: toxigenic, toxigenous.
Toxiko-: toxico-, tox-, toxi-.
Toxikodermie *w*: toxicoderma.
Toxikologie *w*: toxicology; **forensische** ~ forensic toxicology.
toxikologisch: toxicologic.
Toxikomanie *w*: toxicomania.
Toxikonose *w*: toxicopathy.
Toxikophobie *w*: toxicophobia.
Toxikose *w*: toxicosis, toxosis, toxonosis; **präeklamptische** ~ preeclamptic toxemia.
Toxin *s*: 1. toxin, toxinum; **bakterielles** ~ bacterial toxin, bacteriotoxin; **biologisches** ~ biotoxin; **epidermolytisches** ~ epidermolytic toxin, exfoliatin; **körpereigenes** ~ autotoxin; **kutanes** ~ dermotoxin; **nekrotisierendes** ~ necrotizing toxin, dermonecrotic toxin; **pathogenes** ~ nosotoxin; **pflanzliches** ~ plant toxin; **stabiles** ~ stable toxin [*abbr*] ST; **tierisches** ~ zootoxin; 2. **charakteristisch für ein** ~ toxignomic.
toxinähnlich: toxicoid.
Toxinämie *w*: toxinemia.
Toxinäquivalent *s*: toxic equivalent.
Toxin-Antitoxin *s*: toxin-antitoxin.
toxinbildend: toxiferous.
Toxineinheit *w*: toxin unit.
Toxinproduktion *w*: toxigenicity.
toxinproduzierend: toxin-producing.
toxisch: 1. toxic, toxicant; 2. **latent** ~ cryptotoxic; **nicht** ~ atoxic.
Toxisterin *s*: toxisterol.

Toxizität *w*: toxicity; **geringe** ~ hypotoxicity.
Toxizitätsmessung *w*: toximetry.
Toxizitätsprüfung *w*: toxicity test.
Toxo-: toxo-.
Toxocara: toxocara, belascaris.
Toxocariasis *w*: toxocariasis.
Toxogenin *s*: toxogenin.
Toxoid *s*: toxoid.
Toxolezithin *s*: toxolecithin.
Toxon *s*: toxon.
toxophor: toxophore, toxophorous.
Toxoplasma *s*: toxoplasma.
toxoplasmatisch: toxoplasmic, toxoplasmatic.
Toxoplasmin *s*: toxoplasmin.
Toxoplasmose *w*: toxoplasmosis; **erworbene** ~ acquired toxoplasmosis; **konnatale** ~ congenital toxoplasmosis.
Toxoplasmose-Enzephalitis *w*: toxoplasmic encephalitis.
Toxoplasmosezyste *w*: toxoplasmic cyst.
TPA Abk. **Tissue-polypeptide-Antigen** *s*: tissue polypeptide antigen.
TPHA-Test Abk. **Treponema-pallidum-Hämagglutinationstest** *m*: treponema pallidum hemagglutination test [*abbr*] TPHA test.
TPI Abk. **Triosephosphatisomerase** *w*: triose phosphate isomerase.
TPI-Test Abk. **Treponema-pallidum-Immobilisationstest** *m*: treponema pallidum immobilization test [*abbr*] TPI test.
TPN Abk. **Triphosphopyridinnukleotid** *s*: triphosphopyridine nucleotide [*abbr*] TPN.
TPP Abk. **Thiaminpyrophosphat** *s*: thiamine pyrophosphate.
TPZ Abk. **Thromboplastinzeit** *w*: thromboplastin time.
TR Abk. **Repetitionszeit** *w*: repetition time.
Trabekelbildung *w*: trabeculation.
Trabekelblase *w*: trabeculation of the bladder dome.
Trabekelnetzwerk *s*: trabecular meshwork.

Trabekelstruktur *w*: trabecularism.
trabekulär: trabecular, trabeculate.
Trabekulotomie *w*: goniotomy, Barkan's operation.
Tracer *m*: tracer, radioindicator; **radioaktiver** ~ radioactive tracer, radiotracer.
Tracersubstanz *w*: tracer substance.
Trachea *w*: trachea, windpipe, wearsand.
tracheal: tracheal.
Trachealdilatator *m*: tracheal dilator.
Trachealdivertikel *s*: diverticulum of trachea, tracheoaerocele.
Trachealkanüle *w*: tracheostomy tube.
Trachealknorpel *m*: tracheal ring.
Trachealnaht *w*: tracheorrhaphy.
Trachealschleimhaut *w*: tracheal mucosa.
Trachealspalte *w*: tracheoschisis.
Trachealstenose *w*: tracheal stenosis, tracheostenosis.
Trachealtubus *m*: tracheal tube.
Trachealtumor *m*: tracheal neoplasm.
Tracheitis *w*: tracheitis.
Trachelismus *m*: trachelism.
Trachelo-: trachelo-.
Tracheo-: tracheo-, trachi-.
tracheobronchial: tracheobronchial, bronchotracheal.
Tracheobronchialbaum *m*: tracheobronchial tree.
Tracheobronchialtrakt *m*: tracheobronchial tract.
Tracheobronchitis *w*: tracheobronchitis.
Tracheographie *w*: tracheography.
Tracheolaryngotomie *w*: tracheolaryngotomy.
Tracheomalazie *w*: tracheomalacia.
tracheoösophageal: tracheoesophageal.
Tracheoösophagealfistel *w*: tracheoesophageal fistula.
Tracheoösophagealpunktion *w*: tracheoesophageal puncture.
Tracheopathia chondroosteoplastica: tracheopathia osteoplastica.
Tracheopathie *w*: tracheopathy.
Tracheoskop *s*: tracheoscope.
Tracheoskopie *w*: tracheoscopy.
tracheosternal: sternotracheal.

Tracheostoma *s*: tracheostoma, tracheostome.
Tracheostomie *w*: tracheostomy.
Tracheotomie *w*: tracheotomy.
Tracheozele *w*: tracheocele, trachelocele.
Trachom *s*: trachoma, trachomatous conjunctivitis, Egyptian conjunctivitis, granular conjunctivitis, granular lid, Egyptian ophthalmia.
trachomatös: trachomatous.
Trachomeinschlußkörperchen: trachoma bodies.
Trachomeinschlußkörperchen - Konjunktivitis *w* Abk. **TRIC**: trachoma inclusion conjunctivitis [*abbr*] TRIC.
Tractus *m*: tractus, tract.
Tractus olfactorius: olfactory tract, olfactory bundle.
Tractus opticus: optic tract.
träge: inert, slow, sluggish.
Träger *m*: carrier, vector, vehicle; **aktiver** ~ active carrier; **gesunder** ~ healthy carrier.
Trägerdiffusion *w*: carrier diffusion.
trägerfrei: carrier-free.
Trägerfrequenz *w*: carrier frequency.
Trägergas *s*: carrier gas.
Trägerprotein *s*: carrier protein.
Trägheit *w*: inaction, inertia, slowness.
Träne *w*: tear, lacrima.
tränen: tear.
Tränen-: lacrimal.
Tränenbein *s*: lacrimal bone.
Tränenbildung *w*: lacrimation, production of tears.
Tränenbucht *w*: lacrimal bay.
Tränendrüse *w*: lacrimal gland, tear gland.
tränenerzeugend: dacryogenic.
Tränenfilm *m*: tear film, precorneal film.
Tränenflüssigkeit *w*: tear fluid.
tränenförmig: dacryoid.
Tränengang *m*: lacrimal duct, tear duct, lacrimal canal.
Tränengangsentzündung *w*: inflammation of the lacrimal drainage system; **eitrige** ~ dacryopyosis.
Tränengangseröffnung *w*: lacrimotomy.

Tränengangsfistel w: lacrimal fistula.

Tränengangsmesser s: lacrimotome.

Tränengangsonde w: lacrimal probe, lacrimal sound.

Tränengangstenose w: dacryostenosis.

Tränengas s: tear gas.

Tränenkanalentzündung w: canaliculitis.

Tränen-Nasen-: nasolacrimal, lacrimonasal.

Tränen-Nasen-Furche w: nasolacrimal cord.

Tränensack m: tear sac, lacrimal sac, dacryocyst.

Tränensackphlegmone w: dacryophlegmone.

Tränensekretion w: 1. lacrimation; 2. ~ bewirkende Substanz lacrimator.

Tränenstein m: dacryolith, lacrimal calculus.

Tränenträufeln s: epiphora, illacrimation, stillicidium.

Tränenwege: lacrimal drainage system, tear passage.

Träumerei w: revery.

Tragant s: tragacanth.

Tragantstoff m: bassorin.

Tragband s: brace.

Trage w: litter, stretcher; fahrbare ~ gurney.

tragen: carry, wear, support.

Tragus m: tragus.

Tragus-: tragal.

Tragusdruckschmerz m: tragus pain.

Tragzeit w: gestational period.

trainieren: train, exercise.

Training s: training; autogenes ~ autogenic training.

Trakt m: tract, tractus; absteigender ~ descending tract; aufsteigender ~ ascending tract.

Traktion w: traction.

Traktionsalopezie w: traction alopecia, marginal traumatic alopecia.

Traktionsaneurysma s: traction aneurysm.

Traktionsdivertikel s: traction diverticulum; ösophageales ~ traction diverticulum of the esophagus, Rokitansky's diverticulum.

Traktionsinstrument s: tractor.

Traktotomie w: tractotomy; intramedulläre ~ intramedullary tractotomy.

Tramadol s: tramadol.

Tramazolin s: tramazoline.

Trance w: trance; hypnotische ~ hypnotic trance, induced trance, induced lethargy.

Tranchiermesser s: carver.

Tranexamsäure w: tranexamic acid.

Tranquilizer m: tranquilizer, tranquillizer, tranquilizing agent, pacifier, ataractic.

Trans-: trans-.

Transaktionsanalyse w: transactional analysis, transactional psychotherapy.

Transaldolase w: transaldolase.

transamidieren: transamidate.

Transamidierung w: transamidation.

Transaminase w: transaminase, aminopherase.

transaminieren: transaminate.

Transaminierung w: transamination.

transaortal: transaortic.

transatrial: transatrial.

transaxillär: peraxillary.

transaxonal: transaxonal.

Transcobalamin s: transcobalamin.

transdermal: transdermic, transdermal.

Transdetermination w: transdetermination.

Transducer m: transducer; piezoelektrischer ~ piezoelectric transducer.

Transduktion w: transduction; genetische ~ genetic transduction; vestibuläre ~ vestibular transduction.

Transduktionsfrequenz w: transduction frequency; hohe ~ high-frequency transduction [abbr] HFT.

Transduktionskeim m: transductant.

transduodenal: transduodenal.

transethmoidal: transethmoidal.

Transfektion w: transfection.

Transfer m: transfer.

Transferase w: transferase; terminale ~ terminal transverase, DNA nucleotidylexotransferase.

Transfer-DNS *w*: transfer DNA [*abbr*] tDNA.

Transferenergie *w*: transfer energy.

Transferfaktor *m* Abk. **T-Faktor**: transfer factor [*abbr*] TF.

transferieren: transfer.

Transferrin *s*: transferrin, siderophilin.

Transferrinmangel *m*: transferrin deficiency, atransferrinemia.

Transfer-RNA *w* Abk. **tRNA**: transfer RNA [*abbr*] tRNA, soluble ribonucleic acid, soluble RNA [*abbr*] sRNA, adapter RNA.

Transfixation *w*: transfixion.

Transfixion *w*: transfixion.

Transformand *m*: transformand.

Transformation *w*: transformation.

Transformationsfrequenz *w*: transformation frequency.

Transformationszone *w*: transformation zone.

Transformator *m*: transformer.

Transformatorspule *w*: transformer coil.

transformiert: transformed.

transfundieren: transfuse.

Transfusion *w*: transfusion, blood transfusion; **autologe** ~ autologous blood transfusion; **fetofetale** ~ fetofetal transfusion, twin transfusion syndrome; **fetomaternale** ~ fetomaternal transfusion; **intraarterielle** ~ intra-arterial transfusion, arterial transfusion; **intrasternale** ~ sternal transfusion; **massive** ~ massive transfusion.

Transfusions-: transfusional.

Transfusionsbesteck *s*: transfusion set.

Transfusionshämosiderose *w*: transfusional hemosiderosis.

Transfusionshepatitis *w*: transfusion hepatitis, post-transfusion hepatitis.

Transfusionsmedizin *w*: transfusion medicine.

Transfusionsmononukleose *w*: post-transfusion mononucleosis.

Transfusionssiderose *w*: transfusional hemosiderosis.

Transfusionszwischenfall *m*: transfusion complication, transfusion reaction.

transgen: transgenic.

Transgenom *s*: transgenome.

Transglykosidierung *w*: transglycosidation.

Transgression *w*: transgression.

transhepatisch: transhepatic.

Transhydrogenase *w*: transhydrogenase.

transient: transient, nonresident.

Transillumination *w*: transillumination.

Transistor *m*: transistor.

Transition *w*: transition.

Transitivität *w*: transitivity.

transitorisch: transitory, transitional.

Transitzeit *w*: transit time.

transkavitär: transcavitary.

Transketolase *w*: transketolase.

transkondylär: transcondylar.

Trans-Konfiguration *w*: trans configuration.

transkortikal: transcortical.

Transkortin *s*: transcortin.

transkribieren: transcribe.

Transkriptase *w*: transcriptase; **reverse** ~ reverse transcriptase.

Transkription *w*: transcription; **komplementäre** ~ complementary transcription; **reverse** ~ reverse transcription; **symmetrische** ~ symmetric transcription.

Transkriptionsfusion *w*: transcription fusion.

Transkriptionskontrolle *w*: transcription control.

transkutan: transcutaneous, percutaneous.

Translation *w*: translation.

Translationsebene *w*: translational level.

Translationsfusion *w*: translational fusion.

Translokase *w*: translocase.

Translokation *w*: translocation; **balancierte** ~ balanced translocation; **einfache** ~ nonreciprocal translocation; **interchromosomale** ~ interchromosomal translocation; **reziproke** ~ reciprocal translocation, segmental interchange.

Translokationsmongolismus *m*: translocation mongolism.

Translokationstrisomie 21 *w*: translocation Down syndrome.

transluminal: transluminal.

transmeatal: transmeatal, permeatal.

Transmethylase *w*: methyltransferase.

Transmethylierung *w*: transmethylation.

Transmineralisation *w*: transmineraliza-
tion.

Transmission *w*: transmission.

Transmissionselektronenmikroskopie
w: transmission electron microscopy.

Transmitter *m*: transmitter.

transmural: transmural.

Transmutation *w*: transmutation, conversion.

transnasal: transnasal, pernasal.

transorbital: transorbital.

transossär: transosseous.

transovariell: transovarial.

transpalatal: transpalatal.

Transparenz *w*: transparency.

transparietal: transparietal.

Transpeptidierung *w*: transpeptidation.

Transphosphorylierung *w*: transphos-
phorylation.

Transpiration *w*: transpiration, sensible
perspiration.

transpirieren: transpire.

Transplantat *s*: transplant, graft; **al-
logenes** ~ allogeneic graft, allograft; **al-
loplastisches** ~ alloplast graft; **autogenes**
~ autogenous graft; **autologes** ~ autograft;
embryonales ~ brephoplasty; **freies** ~
free graft; **heterotopes** ~ heterotopic
graft; **orthotopes** ~ orthotopic graft;
syngenes ~ syngeneic graft, isograft, syn-
genesiograft; **xenogenes** ~ xenogeneic
graft, xenograft.

Transplantatabstoßung *w*: transplant rejection, graft rejection, graft reaction.

Transplantatannahme *w*: graft take.

Transplantatempfänger *m*: transplant re-
cepient.

Transplantation *w*: transplantation; **al-
logene** ~ allogeneic transplantation, ho-
motopic transplantation, homotransplan-

tation; **autologe** ~ autologous transplantation; **orthotope** ~ orthotopic transplantation; **xenogenetische** ~ xenogeneic
transplantation.

Transplantationsantigen *s*: transplantation antigen.

Transplantationschirurgie *w*: transplantation surgery.

Transplantationsimmunologie *w*: transplantation immunology.

Transplantationspneumonie *w*: transplantation pneumonia, transplant lung
syndrome.

Transplantationszwischenfall *m*: transplantation complication.

**Transplantat gegen Empfänger-Reak-
tion** *w*: graft-versus-host reaction [*abbr*]
GVH.

Transplantat-Wirt-Krankheit *w*: graft-
versus-host disease [*abbr*] GVHD.

transplantierbar: transplantable.

Transplantieren *s*: grafting.

transplantieren: graft, transplant.

transplazentar: transplacental.

transpleural: transpleural.

transponierbar: transposable.

Transport *m*: transport, transportation, uptake; **aktiver** ~ active transport; **kompetitiver** ~ competitive transport; **passiver**
~ passive transport.

Transportaktivität *w*: transport activity.

transportieren: transport.

Transportmaximum *s*: transport maximum [*abbr*] Tm; **sekretorisches** ~ excretory transport maximum; **tubuläres** ~
tubular transport maximum.

Transportmedium *s*: transport medium.

Transportprotein *s*: transport protein.

Transportstörung *w*: transport defect.

Transportstück *s*: transport piece, secretory piece, T chain.

Transporttisch *m*: trolley.

Transporttrage *w*: transport carriage.

Transposition *w*: transposition.

Trans-Position *w*: trans position.

Transposition der großen Arterien Abk.
TGA: transposition of the arterial trunk,

transposition of the arterial stems.

Transposition der großen Gefäße: 1. transposition of the great vessels, transposition of the arterial trunk, transposition of the arterial stems; 2. **korrigierte Form der** ~ congenitally corrected transposition.

Transpositionslappen *m*: transposition flap.

Transposon *s*: transposon, transposable element, transposable gene, jumping gene; **zusammengesetztes** ~ composite transposon.

transpylorisch: transpyloric.

transrektal: transrectal.

transsakral: transsacral.

Transsexualismus *m*: transsexualism.

transsexuell: transsexual.

Transsexueller *m*: transsexual.

transskleral: transscleral.

transsphenoidal: transsphenoidal.

Transsudat *s*: transudate.

transsynaptisch: transsynaptic.

transtemporal: transtemporal.

transtentoriell: transtentorial.

transthalamisch: transthalamic.

transthorakal: transthoracic.

transtracheal: transtracheal.

Transuran-: transuranic.

Transureteroureterostomie *w*: transureteroureterostomy.

transurethral: transurethral.

transvaginal: transvaginal.

transvenös: transvenous.

transversal: transverse, transversal.

Transversalbruch *m*: transverse fracture.

Transversalebene *w*: transverse plane.

Transversallage *w*: transverse lie.

Transversalschicht *w*: transverse layer.

Transversalwelle *w*: transverse wave.

Transversektomie *w*: transversectomy.

Transversion *w*: transversion.

transversokostal: costotransverse.

Transfersuslähmung *w*: paralysis of intraarytenoid muscles.

transvesikal: transvesical.

Transvestismus *m*: transvestism, transves-

titism, cross-dressing.

Transvestit *m*: transvestite.

Transvestitismus *m*: transvestitism, transvestition.

transzendental: transcendental.

transzervikal: transcervical.

Trantas-Flecken: Trantas dots.

Tranylcypromin *s*: tranylcypromine.

Tranylcyprominsulfat *s*: tranylcypromine sulfate.

trapezförmig: trapeziform, trapezoid.

Trapezius *m*: trapezius muscle.

Trapeziuslähmung *w*: paralysis of trapezius muscle.

Traube-Doppelton *m*: Traube's murmur.

Traubenaneurysma *s*: cirsoid aneurysm, racemose aneurysm.

traubenartig: cirsoid, grapelike, racemose.

traubenförmig: cirsoid, grapelike, racemose.

Traubensäure *w*: racemic acid.

Traubenzelle *w*: grape cell.

Traubenzucker *m*: dextrose, glucose.

Traube-Raum *m*: Traube space, semilunar space.

Trauer *w*: grief.

Trauerarbeit *w*: work of grief.

Trauerfall *m*: bereavement.

Trauerreaktion *w*: grief reaction.

Traum *m*: dream.

Traum-: traum-.

Trauma *s*: trauma, injury; **psychisches** ~ psychic trauma, traumatic event; **spinales** ~ spinal trauma; **stumpfes** ~ blunt injury.

Traumanalyse *w*: dream analysis.

Traumarbeit *w*: dream work.

traumatisch: traumatic.

traumatisieren: traumatize.

Traumatisierung *w*: traumatization, traumatism; **psychische** ~ traumatic event.

Traumato-: traumato-.

traumatogen: traumatogenic.

Traumatologie *w*: traumatology.

Traumatophilie *w*: traumatophilia.

Traumatophobie *w*: traumatophobia.

Traumatopnoe *w*: traumatopnea.

Traumdeutung w: dream interpretation, dream analysis.

Traumelement s: dream element.

Trauminhalt m: dream content.

Traummotiv s: dream motive.

Traumphasenschlaf m: desynchronized sleep.

Traumsymbol s: dream symbol.

Traumzensor m: dream censor.

Traumzustand m: dream state, dreamy state.

Traurigkeit w: sadness.

Trautmann-Dreieck s: Trautmann's triangle.

Trazodon s: trazodone.

Treacher-Collins-Syndrom s: Treacher-Collins-Francheschetti syndrome.

Treffertheorie w: target theory.

Trehalase w: trehalase.

Trehalose w: trehalose.

treiben: drift.

Treibmittel s: propellant.

Treitz-Gefäßbogen m: Treitz arch.

Treitz-Hernie w: Treitz hernia, retroperitoneal hernia, Cooper's hernia.

T$_1$-Relaxationszeit w: longitudinal relaxation time.

T$_2$-Relaxationszeit w: transverse relaxation time.

Trema s: trema.

Trematode w: trematode, trematoid, fluke.

trematodenartig: trematoid.

Trematodeninfektion w: trematode infection, trematodiasis.

Tremetol s: tremetol, trematol.

Tremograph m: tremograph.

Tremometer s: tremometer.

Tremor m: tremor, trembling, shakes, shaking, atelokinesia; **alternierender** ~ alternating tremor; **bewegungsunabhängiger** ~ nonintention tremor; **essentieller** ~ essential tremor, benign familial tremor; **familiärer** ~ familial tremor; **feinschlägiger** ~ fine tremor; **grober** ~ gross tremor; **hepatischer** ~ liver flap; **hereditärer** ~ essential tremor, benign familial tremor; **physiologischer** ~ physiologic

tremor; **striatozerebellärer** ~ striocerebellar tremor.

Tremoraufzeichnung w: tremogram, tremorgram.

Tremor saturninus: saturnine tremor.

Trénaunay-Weber-Syndrom s: Klippel-Trénaunay syndrome.

Trend m: trend.

Trendanalyse w: trend analysis.

Trendelenburg-Gang m: Trendelenburg gait, gluteal gait.

Trendelenburg-Lagerung w: Trendelenburg's position, high pelvic position.

Trendelenburg-Operation w: Trendelenburg's operation, pulmonary embolectomy.

Trendelenburg-Tampon m: tracheal tampon.

Trendelenburg-Versuch m: Trendelenburg's test.

Trendelenburg-Zeichen s: Trendelenburg sign.

Trendprognose w: trend forecast.

trennen: separate, divide.

Trennmedium s: separating medium.

Trennschicht w: separating layer.

Trennstreifen m: separating strip, lightning strip.

Trennung w: separation, sejunction, disjunction, division.

Trennungsangst w: separation anxiety.

Treosulfan s: treosulfan.

Trepan s: trepan.

Trepanation w: trepanation, trephination, foration, terebration.

Trepaneinsatz m: trephination.

trepanieren: trepanize, trephine.

Trepanieren s: trephining, trepanning.

Trephine s: trephine.

Trepidation w: trepidation.

Treponema s: treponema, treponeme.

Treponema-: treponemal.

treponemaabtötend: treponemicidal.

Treponema pallidum: Treponema pallidum.

Treponema-pallidum-Hämagglutinationstest m Abk. **TPHA-Test**: treponema pallidum hemagglutination test [abbr] TPHA test.

Treponema-pallidum-Immobilisationstest *m* Abk. **TPI-Test:** treponema pallidum immobilization test [abbr] TPI test.

Treponemasepsis *w:* syphilemia.

Treponematose *w:* treponematosis, treponemiasis; **tropische** ~ tropical treponematosis.

Treppe *w:* scale.

Treppeneffekt *m:* staircase phenomenon, Bowditch phenomenon.

Tretamin : tretamine, striethylenemelamine.

treten: step.

Tretinoin *s:* tretinoin.

Tretversuch *m:* Unterberger's test.

Trevor-Syndrom *s:* Trevor's disease, dysplasia epiphysialis hemimelica.

TRF Abk. **Thyreotropin-releasing-Faktor** *m:* thyrotropin releasing factor [abbr] TRF.

TRH Abk. **Thyreotropin-releasing-Hormon** *s:* thyrotropin releasing hormone [abbr] TRH.

TRH-Stimulationstest *m:* thyrotropin releasing hormone stimulation test.

Tri Abk. **Trichloräthylen** *s:* trichloroethylene.

Tri-: tri-.

Triacanthin *s:* triacanthine.

Triacetin *s:* triacetin.

Triacylglyzerin *s:* triacylglycerol.

Triade *w:* triad.

triadisch: triadic.

Triäthanolamin *s:* triethanolamine.

Triäthylamin *s:* triethylamine.

Triäthylbenzol *s:* triethylbenzene.

Triäthylendiamin *s:* triethylene diamine.

Triäthylenmelamin *s* Abk. **TEM:** triethylenemelamine, tretamine.

Triäthylenphosphoramid *s* Abk. **TEPA:** triethylenephosphoramide [abbr] TEPA.

Triäthylenrhodamin *s:* triethylenerhodamine.

Triage *w:* triage.

Triamcinolon *s:* triamcinolone.

Triamcinolonacetonid *s:* triamcinolone acetonide.

Triamcinolondiacetat *s:* triamcinolone diacetate.

Triamcinolonhexacetonid *s:* triamcinolone hexacetonide.

Triamteren *s:* triamterene.

Triangulum *s:* triangle, trigonum.

Trias *w:* triad.

Triatoma: triatoma.

triaxial: triaxial.

Triazin *s:* triazine.

Triazolam *s:* triazolam.

Tribade *w:* tribade.

Tribadie *w:* tribadism.

tribasilär: tribasilar.

Tribasilarissynostose *w:* tribasilar synostosis.

Tribenosid *s:* tribenoside.

Tribenzylamin *s:* tribenzylamine.

Tribolumineszenz *w:* triboluminescence.

Tribromphenolwismut *s:* bismuth tribromphenate.

Tribus *m:* tribe.

TRIC Abk. **Trachomeinschlußkörperchen-Konjunktivitis** *w:* trachoma inclusion conjunctivitis [abbr] TRIC.

Tricarbonsäure *w:* tricarboxylic acid.

Trich-: trich-, tricho-.

Trichästhesie *w:* trichesthesia.

Trichalgie *w:* trichalgia, trichodynia.

Tricheirie *w:* tricheiria.

Trichiasis *w:* trichiasis.

Trichine *w:* trichina, trichinella, porkworm.

Trichinella *w:* trichinella, trichina.

trichinenhaltig: trichinosed, trichiniferous.

Trichineninfektion *w:* trichinization.

trichinös: trichinous, trichinotic.

Trichinose *w:* trichinosis, trichiniasis, trichinellosis, trichinous polymyositis, trichinelliasis.

Trichinoskop *s:* trichinoscope.

Trichistiasis *w:* tristichia.

Trichloräthylen *s* Abk. **Tri:** trichloroethylene.

Trichloräthylensucht *w*: glue sniffing.
Trichloressigsäure *w*: trichloracetic acid [*abbr*] TCA.
Trichlormethan *s*: trichloromethane, chloroform.
Trichlormethiazid *s*: trichlormethiazide.
Trichlorphenol *s*: trichlorophenol.
Trichlorphenoxiessigsäure *w* Abk. **2,4,5,-T**: trichlorophenoxyacetic acid [*abbr*] 2,4,5,-T.
Tricho-: tricho-.
Trichobezoar *m*: trichobezoar, hairball, haircast, pilobezoar.
Trichobilharzia: trichobilharzia.
Trichocephalus *m*: trichocephalus.
Trichoderma: trichoderma.
Trichoepitheliom *s*: trichoepithelioma, Brooke's tumor.
Trichoglossie *w*: hair tongue.
Trichogramm *s*: trichogram.
Trichoklasie *w*: trichoclasis.
Tricholemmom *s*: trichilemmoma.
Trichomalazie *w*: trichomalacia.
Trichomonade *w*: trichomonadida.
trichomonadenabtötend: trichomonacidal.
trichomonal: trichomonal.
Trichomonas *w*: trichomonas.
Trichomoniasis *w*: trichomoniasis, trichomonosis.
Trichomycosis axillaris: trichomycosis axillaris, trichonocardiosis, lepothrix.
Trichomycosis nodosa: trichomycosis nodosa, lepothrix.
Trichomykose *w*: trichomycosis.
Trichophagie *w*: trichophagia.
Trichophytid *s*: trichophytid.
Trichophytin *s*: trichophytin, trichon.
Trichophytobezoar *m*: trichophytobezoar.
Trichophyton *s*: trichophyton, trichophyte, trichomyces, megalosporon.
Trichophytose *w*: trichophytosis.
Trichoptilose *w*: trichoptilosis, trichoschisis.
Trichorrhexis *w*: trichorrhexis.
Trichorrhexis invaginata: trichorrhexis

invaginata, bamboo hair.
Trichoschisis *w*: trichoschisis, trichoptilosis.
Trichose *w*: trichosis.
Trichosiderin *s*: trichosiderin.
Trichostrongylus *m*: trichostrongylus, trichostrongyle.
Trichothiodystrophie *w*: trichothiodystrophy.
Trichotillomanie *w*: trichotillomania.
trichotom: trichotomous.
Trichotomie *w*: trichotomy.
Trichromasie *w*: trichromatism, trichromatopsia.
Trichromat *m*: trichromat.
trichromatisch: trichromic, trichromatic.
Trichromatopsie *w*: trichromatopsia, trichromatism.
Trichromfärbung *w*: trichrome stain.
Trichter *m*: funnel, infundibulum.
Trichterbecken *s*: funnel-shaped pelvis, funnel pelvis, android pelvis.
Trichterbrust *w*: funnel chest, cobbler's chest, pectus excavatum, koilosternia.
trichterförmig: funnel-shaped, infundibular.
Trichuriasis *w*: trichuriasis, trichocephalosis.
Trichuris *w*: trichuris.
Trichuris trichiura: trichuris trichiura, trichocephalus, whipworm.
Triclocarban *s*: triclocarban.
Triclosan *s*: triclosan.
Tricyclamol *s*: tricyclamol.
Tridihexaäthyl *s*: tridihexethyl.
Tridihexaäthylchlorid *s*: tridihexethyl chloride.
Trieb *m*: drive, instinct; **erworbener** ~ secondary motivation; **primärer** ~ primary motivation.
Triebbesetzung *w*: instinctual cathexis.
triebhaft: instinctual, conative.
Triebhandlung *w*: impulsive action.
Triebkonflikt *m*: instinctual conflict.
Triebleben *s*: instinctual life.
Triebtendenz *w*: instinctive tendency.
Triebverdrängung *w*: repression of in-

stincts.

triefäugig: blear-eyed.

Triefauge *s*: blear eye, lippitude.

triefen: 1. drip, run; 2. **aus der Nase** ~ snivel.

Triethylenmelamin *s* Abk. **TEM**: triethylenemelamine.

trifaszikulär: trifascicular.

Triferrin *s*: triferrin.

Trifluoperazin *s*: trifluoperazine.

Trifluoperazinhydrochlorid *s*: trifluoperazine hydrochloride.

Trifluperidol *s*: trifluperidol.

Triflupromazin *s*: triflupromazine, fluopromazine.

Trifluridin *s*: trifluridine, 5-trifluoromethyldeoxyuridine.

trifokal: trifocal.

Trifokalgläser: trifocal glasses.

Trifurkation *w*: trifurcation.

Trigeminie *w*: trigeminy, trigeminal pulse, triple rhythm.

Trigeminus *m*: trigeminus, nervus trigeminus.

Trigeminus-: trigeminal, trifacial.

Trigeminusdekompression *w*: trigeminal decompression.

Trigeminuslähmung *w*: trigeminal paralysis.

Trigeminusneuralgie *w*: trigeminal neuralgia, trifacial neuralgia, prosopalgia.

Trigeminusneuritis *w*: trigeminal neuritis.

Trigeminusreflex *m*: oculopupillary reflex.

Triggerpunkt *m*: trigger point.

Triggerpunktmassage *w*: trigger point massage.

Triggerreaktion *w*: trigger reaction.

Triggerwirkung *w*: trigger action.

Triggerzone *w*: trigger zone.

Triglyzerid *s*: triglyceride, neutral fat.

Trigonellin *s*: trigonelline.

Trigonitis *w*: trigonitis.

Trigonozephalie *w*: trigonocephaly.

Trigonum *s*: trigonum, triangle, trigon, trigone.

Trigonumresektion *w*: trigonectomy.

Trigonum vesicae: bladder triangle.

Trihexosan *s*: trihexosan.

Trihexyphenidyl *s*: trihexyphenidyl, benzhexol hydrochloride.

Trihydroxymethylanthrachinon *s*: trihydroxy-methyl anthracenedione.

Trijodthyroessigsäure *w*: triiodothyroacetic acid [*abbr*] TRIAC.

Trijodthyronin *s* Abk. **T₃**: triiodothyronine [*abbr*] T$_3$.

Trijodthyronintest *m* Abk. **T₃-Test**: triiodothyronine uptake test.

Trikaliumdizitrat-Wismutat *s*: tripotassium dicitrate bismuthate.

Trikarbonsäure *w*: tricarboxylic acid [*abbr*] TCA.

Trikresol *s*: tricresol.

Trikresylphosphat *s*: tricresyl phosphate.

Trikrotie *w*: tricrotism.

trikrotisch: tricrotic.

trikuspidal: tricuspid.

Trikuspidalatresie *w*: tricuspid valve atresia.

Trikuspidalgeräusch *s*: tricuspid murmur.

Trikuspidalinsuffizienz *w*: tricuspid insufficiency, tricuspid regurgitation [*abbr*] TR.

Trikuspidalklappe *w*: right atrioventricular valve.

Trikuspidalklappenanomalie *w*: Ebstein's anomaly.

Trikuspidalklappeninsuffizienz *w*: tricuspid insufficiency, tricuspid regurgitation [*abbr*] TR.

Trikuspidalstenose *w*: tricuspid stenosis [*abbr*] TS.

Trikuspidalton *m*: tricuspid murmur.

Trilogie *w*: trilogy.

trimalleolär: trimalleolar.

Trimastigote *w*: trimastigote.

Trimazosin *s*: trimazosine.

Trimenon *s*: trimenon, trimester.

trimer: trimeric.

Trimer *s*: trimer.

Trimethadion *s*: trimethadione, troxidone.

Trimethaphan-Kamphersulfonat *s*: trimethaphan camsylate.

Trimethobenzamid *s*: trimethobenzamide.

Trimethoprim *s*: trimethoprim.

Trimethylamin *s*: trimethylamine.

Trimethylaminoessigsäure *w*: trimethylaminoacetic acid.

Trimethylendiamin *s*: trimethylenediamine.

Trimethylglykokoll *s*: betaine.

Trimethylhydrochinon *s*: trimethylhydroquinone.

Trimethylpentan *s*: trimethylpentane.

8-Trimethylpsoralen *s*: 8-trimethylpsoralen, trioxsalen.

Trimethylsilan *s*: trimethylsilane.

Trimethylxanthin *s*: trimethylxanthine.

Trimetozin *s*: trimetozine.

Trimipramin *s*: trimipramine.

trimmen: trim.

trimorph: trimorphic.

Trimorphismus *m*: trimorphism.

Trinidad-Krankheit *w*: paralyssa.

Trinitrobenzol *s*: trinitrobenzene, trinitrophenol.

Trinitrophenol *s*: trinitrophenol, trinitrobenzene, nitroxanthic acid, picronitric acid, picric acid.

Trinitrostilben *s*: trinitrostilbene.

Trinitrotuluol *s*: trinitrotoluene, trotyl.

trinken: drink.

Trinken *s*: drinking; **episodisches** ~ episodic excessive drinking.

Trinker *m*: drinker, drunkard, alcoholic.

Trinkverhalten *s*: drinking behavior.

Trinkwasser *s*: fresh water.

Triolismus *m*: triolism.

Triom *s*: trioma.

Triorchidie *w*: triorchidism.

Triorthokresylphosphat *s*: triorthocresyl phosphate.

Triorthokresylphosphatneuropathie *w*: triorthocresyl phosphate neuropathy.

Triose *w*: triose.

Triosekinase *w*: triose kinase.

Triosephosphat *s*: triose phosphate, phosphotriose.

Triosephosphatisomerase *w*: triose phosphate isomerase.

Triosephosphatisomerasemangel *m*: triose phosphate isomerase deficiency.

Triozephalus *m*: triocephalus.

Tripalmitin *s*: tripalmitin.

Triparanol *s*: triparanol.

Tripelennamin *s*: tripelennamine.

Tripelimpfung *w*: tripel vaccine.

Tripeptid *s*: tripeptide.

Triphalangie *w*: triphalangia.

Triphenylchloräthylen *s*: triphenylchlorethylene.

Triphosphopyridinnukleotid *s* Abk. **TPN**: triphosphopyridine nucleotide [*abbr*] TPN.

Triplegie *w*: triplegia.

Triplett *s*: 1. triplet, trinucleotide; 2. **einzelnes** ~ tridymus.

Triplettserie *w*: triplet series.

Triplettzustand *m*: triplet state.

triploid: triploid.

Triploidie *w*: triploidy.

Triplopie *w*: triplopia.

Triplo-X-Syndrom *s*: triple-X syndrome, triple-X chromosomal aberration.

Tripodie *w*: tripodia.

Trippelgang *m*: festinating gait, festination.

Tripper *m*: gonorrhea, gonorrhoea.

Triprolidin *s*: triprolidine.

-tripsie: -tripsy.

Tripus *m*: tripus.

Tris(-Hydroxymethyl)-Aminomethan *s* Abk. **THAM**: trishydroxymethylaminomethane [*abbr*] TRIS.

Trismus *m*: trismus, lockjaw, locked jaw, masticatory spasm.

Trismus-: trismic.

trismusartig: trismoid.

trisom: trisomic.

Trisomie *w*: trisomy.

Trisomie-13-Syndrom *s*: trisomy 13 syndrome, Patau syndrome, E_1 trisomy syndrome.

Trisomie-18-Syndrom *s*: trisomy 18 syndrome, Edwards syndrome.

Trisomie 21 *w*: trisomy 21 syndrome,

Langdon Down's syndrome, Down syndrome.

Trisomiesyndrom *s*: trisomy syndrome.

Tris-Puffer *m*: trishydroxymethylaminomethane [*abbr*] TRIS.

Trisulfapyrimidin *s*: trisulfapyrimidine.

Tritanomalie *w*: tritanomaly, blue blindness.

Tritanoper *m*: tritanope.

Tritanopsie *w*: tritanopsia, tritanopia.

Tritium *s* Abk. **T**: tritium [*abbr*] T, radioactive hydrogen.

Triton *s*: triton.

Tritoqualin *s*: tritoqualine.

trivalvulär: trivalvular.

trivial: trivial.

Trivialname *m*: trivial name.

Trizeps *m*: triceps.

Trizepsreflex *m* Abk. **TSR**: triceps reflex, elbow reflex.

Trizyansäure *w*: tricyanic acid.

tRNA Abk. **Transfer-RNA**: transfer ribonucleic acid [*abbr*] tRNA.

Trochanter *m*: trochanter.

Trochanter-: trochanteric.

Trochanterentzündung *w*: trochanteritis.

Trochanter major: greater trochanter.

Trochanter minor: lesser trochanter.

Trochanterplastik *w*: trochanterplasty.

Trochanter tertius: third trochanter.

Trochlea *w*: trochlea.

trochlear: trochlear.

Trochlearislähmung *w*: trochlear paralysis.

Trochozephalie *w*: trochocephaly.

trocken: dry, xerotic.

Trockendestillation *w*: dry distillation.

Trockenextrakt *m*: dry extract, powdered extract.

Trockengewicht *s*: dry weight.

Trockenheit *w*: dryness.

trockenlabil: siccolabile.

Trockenmilch *w*: dried milk.

Trockenmittel *s*: desiccant, siccant, siccative.

Trockenobjektiv *s*: dry objective.

Trockenplasma, humanes *s*: dried human plasma.

Trockenresistenz *w*: dry resistance.

Trockenschrank *m*: cabinet dryer.

Trockensterilisation *w*: kiln sterilization.

trocknen: dry, kiln.

Trockner *m*: dryer.

Trömner-Zeichen *s*: Trömner sign, Trömner's reflex, Hoffmann sign.

Tröpfchen *s*: droplet, bead.

Tröpfchenform *w*: droplet form.

Tröpfcheninfektion *w*: droplet infection.

Tröpfcheninfusion *w*: drop infusion, droplet infusion.

tröpfeln: drip, dribble.

Trofosfamid *s*: trofosfamide.

T-Rohr *s*: T pipe.

Troisier-Knoten *m*: Troisier's node.

Troisier-Zeichen *s*: Troisier sign.

Trokar *m*: trocar.

Trokarbiopsie *w*: trephine biopsy.

Trolard-Plexus *m*: Trolard's net.

Trolard-Vene *w*: Trolard's vein.

Tromantadin *s*: tromantadine.

Trombicula *w*: trombicula, trombiculid.

trombiculaartig: trombiculid.

Trombiculamilbe *w*: trombicular mite, harvest mite, chigger, red mite, red bug.

Trombidiose *w*: trombidiosis, trombiculosis, trombiculosis.

Trombikulose *w*: trombiculosis.

Trometamol *s*: trometamol, tromethamine.

Trommel *w*: tympanum, tambour, drum.

Trommelbauch *m*: drum belly.

Trommelfell *s*: tympanic membrane, drum membrane, eardrum, myrinx, myringa; 2. **durch das ~** transtympanic.

Trommelfell-: tympano-, myringo-.

Trommelfelleinziehung *w*: retraction pocket.

Trommelfellentzündung *w*: myringitis.

Trommelfellperforation *w*: eardrum perforation, drum perforation.

Trommelfellplatte *w*: tympanic plate.

Trommelfellplethysmographie *w*: tympanic plethysmography.

Trommelfellreflex *m*: tympanic reflex.

Trommelgeräusch *s*: drumming noise.

Trommelschlegelfinger *m*: drumstick finger, clubbed finger, clubbing of the fingers.

Tromomanie *w*: tromomania, delirium tremens.

-trop: -trope, -tropic.

Tropäolin *s*: tropeolin.

Tropan *s*: tropan.

Tropanol *s*: tropanol.

Tropasäure *w*: tropic acid.

Tropein *s*: tropeine.

Tropeinvergiftung *w*: tropeinism.

tropenfest: tropical-proof.

Tropenkachexie *w*: tropical cachexia.

Tropenklima *s*: tropical climate.

Tropenkrankheit *w*: tropical disease.

Tropenmedizin *w*: tropical medicine.

Tropf *m*: drip, drip infusion, intravenous drip.

tropfen: drop, pearl.

Tropfen *m*: drop; **hängender** ~ hanging-drop preparation, hanging drop.

tropfenförmig: guttate, bead-like.

Tropfenherz *s*: drop heart, hanging heart, suspended heart.

Tropfeninstillator *m*: instillator.

Tropfernährung, parenterale *w*: drip feeding.

Tropfflasche *w*: drop bottle.

Tropfnarkose *w*: open-drop technique.

-troph: -tropic.

Troph-: troph-.

Trophallergie *w*: food allergy.

Trophik *w*: nutritional state.

trophisch: trophic.

Tropho-: tropho-.

Trophoblast *m*: trophoblast, trophectoderm, trophoderm, chorionic ectoderm, ectoplacenta.

Trophodynamik *w*: trophodynamics.

Trophödem *s*: Nonne-Milroy disease, hereditary lymphedema.

Trophoneurose *w*: trophoneurosis.

trophoneurotisch: trophoneurotic.

Trophonukleus *m*: trophonucleus.

Trophospongium *s*: trophospongium.

trophotrop: trophotropic.

Trophotropismus *m*: trophotropism.

Trophozoit *m*: trophozoite.

Trophozyt *m*: trophocyte.

Trophödem *s*: trophoedema, trophedema.

Tropicamid *s*: tropicamide.

-tropie: -tropia.

Tropin *s*: tropine.

tropisch: tropical.

Tropismus *m*: tropism.

Tropoelastin *s*: tropoelastin.

Tropokollagen *s*: tropocollagen.

Tropometer *s*: tropometer.

Tropomyosin *s*: tropomyosin.

Troponin *s*: troponin.

Trospiumchlorid *s*: trospium chloride.

Trotzverhalten *s*: oppositional disorder.

Trousseau-Apophysenpunkt *m*: Trousseau's point.

Trousseau-Trias *w*: Trousseau's triad.

Trousseau-Zeichen *s*: Trousseau's phenomenon.

Troxerutin *s*: troxerutin.

Troygewicht *s*: troy weight.

Trp Abk. **Tryptophan** *s*: tryptophan [*abbr*] Trp.

trübe: cloudy, glassy.

Trübung *w*: turbidity, dimness, dullness.

Trübungsmessung *w*: turbidimetry.

Trübungsreaktion *w*: turbidity method.

trügerisch: delusive.

Trümmer *w*: débris, rubbish, accumulated fragments.

Trümmerfraktur *w*: complicated fracture, comminuted fracture.

Trugbild *s*: hallucinatory image, phantom.

Trugwahrnehmung *w*: misperception.

Truncus *m*: truncus, trunk.

Truncus sympathicus: truncus sympathicus, ganglionated cord, sympathetic chain.

Trunk *m*: draft.

Trunkenheit *w*: drunkenness, ebriety, inebriation.

Trunksucht *w*: alcoholism, inebriety; **periodische** ~ paroxysmal alcoholism, acute drinking bouts, epsilon alcoholism,

dipsomania, periodic drinking.
trunkulär: truncal.
Trypanblau *s*: trypan blue.
Trypanosoma *s*: 1. trypanosoma, trypanosome; 2. ~ **abtötend** trypanocidal; ~ **abtötende Substanz** trypanosomicide, trypanosomacide, trypanocide, trypanicide; ~ **anziehend** trypanosomatotropic; ~ **zerstörend** trypanolytic.
trypanosomal: trypanosomal, trypanosomic.
Trypanosomatida *w*: trypanosomatida.
trypanosomatisch: trypanosomatic.
Trypanosomenauflösung *w*: trypanolysis.
Trypanosomenmeningitis *w*: trypanosomal meningitis.
Trypanosomenmeningoenzephalitis *w*: trypanosomal meningoencephalitis.
Trypanosomenschanker *m*: trypanid.
Trypanosomiasis *w*: trypanosomiasis, trypanosome infection, trypanosome fever, trypanosomosis, trypanosomatosis; **afrikanische** ~ African trypanosomiasis, acute trypanosomiasis, Gambian trypanosomiasis, Gambian fever, Rhodesian trypanosomiasis, nelavane; **amerikanische** ~ American trypanosomiasis, Chagas-Cruz disease, schizotrypanosis; **ostafrikanische** ~ East African trypanosomiasis, Rhodesian trypanosomiasis; **südamerikanische** ~ South American trypanosomiasis, Chagas-Cruz disease.
Trypanosomiasis gambiensis: Gambian trypanosomiasis, West African sleeping sickness.
Trypanosomiasis rhodiensis: Rhodesian trypanosomiasis, Rhodesian sleeping sickness, acute sleeping sickness.
Trypanrot *s*: trypan red.
Tryparsamid *s*: tryparsamide, tryponarsyl.
Trypomastigot *m*: trypomastigote, trypanosome stage.
Trypsin *s*: 1. trypsin; 2. **mit ~ behandeln** trypsinize.
trypsinartig: trypsin-like.

Trypsininhibitor *m*: trypsin inhibitor, α1-antitrypsin.
Trypsinogen *s*: trypsinogen, protrypsin.
Trypsinspaltung *w*: tryptic digestion.
Tryptamin *s*: tryptamine.
Tryptase *w*: tryptase.
tryptisch: tryptic.
Tryptophan *s* Abk. **Trp**: tryptophan [*abbr*] Trp, tryptophane, indolylalanine, 2-amino-3-indole propionic acid.
Tryptophanase *w*: tryptophanase.
Tryptophanbelastungstest *m*: tryptophan tolerance test.
Tryptophandioxygenase *w*: tryptophan 2,3-dioxygenase.
Tryptophanmangel *m*: tryptophan deficiency.
Tryptophanurie *w*: tryptophanuria.
Tryptophol *s*: tryptophol.
Tsetsefliege *w*: tsetse fly, tzetze, Glossina.
TSH Abk. **Thyreotropin** *s*: thyroid-stimulating hormone [*abbr*] TSH.
TSHRF Abk. **Thyreotropin-releasing-Faktor** *m*: thyroid-stimulating hormone releasing factor [*abbr*] TSH-RF.
TSR Abk. **Trizepssehnenreflex** *m*: triceps reflex.
TSI-Agar *m*: triple sugar iron agar.
Tsutsugamushi-Krankheit *w*: tsutsugamushi disease, island disease, scrub typhus, chigger-borne typhus.
t-Test für gepaarte Stichproben *m*: t-test for paired values.
T₃-Test Abk. **Trijodthyronintest** *m*: triiodothyronine uptake test.
TTP Abk. **Thymidintriphosphat** *s*: thymidine triphosphate.
Tuaminoheptan *s*: tuaminoheptane.
Tuaminoheptansulfat *s*: tuaminoheptane sulfate.
Tuba *w*: tuba, tube, tubus.
Tuba auditiva: auditory tube, eustachian tube, pharyngotympanic tube.
tubar: tubal.
Tubarabort *m*: tubal abortion, ampullar abortion.
Tubarendometriose *w*: endosalpingosis.

Tubargravidität *w*: tubal pregnancy, fallopian pregnancy, oviductal pregnancy.

Tubaruptur *w*: rupture of uterine tube.

Tuba uterina: uterine tube, fallopian tube, metrosalpinx.

Tube *w*: tube, uterine tube, auditory tube.

Tubenadenomyom *s*: endosalpingoma.

Tubendurchgängikeit *w*: tube patency.

Tubenfixation *w*: salpingopexy.

Tubenfunktionsstörung *w*: tube malfunction.

Tubenimplantation *w*: Estes operation.

Tubenkatheter *m*: eustachian catheter.

Tubenkatheterisierung *w*: eustachian catheterization.

Tubenkolik *w*: tubal colic.

Tubenligatur *w*: tubal ligature [*abbr*] TL.

Tubenmandel *w*: tubal tonsil, eustachian tonsil.

Tuben-Mittelohrkatarrh *m*: catarrhal otitis.

Tubennaht *w*: salpingorrhaphy.

Tubenpertubation *w*: tubal insufflation.

Tubenplastik *w*: tuboplasty.

Tubenschleimhaut *w*: endosalpinx.

Tubensphinkter *m*: tubular sphincter.

Tubensterilisation *w*: tubal sterilization.

Tubentransport *m*: tubal transport.

Tubenverdickung, entzündliche *w*: pachysalpingitis, mural salpingitis, parenchymatous salpingitis, hypertrophic salpingitis.

Tuber *m*: tuber, tubercle, boss.

Tuberculosis cutis verrucosa: tuberculosis cutis verrucosa, warty tuberculosis, necrogenic wart, anatomical wart.

Tuberculum *s*: tuberculum, tubercle.

Tuberkel *s*: 1. tubercle, tuber; **graues ~** gray tubercle; **verkäsendes ~** caseous tubercle; 2. **mit ~'n** tuberculate.

Tuberkelbazillus *m*: tubercle bacillus [*abbr*] TB, Mycobacterium tuberculosis.

Tuberkelbildung *w*: tuberculization.

Tuberkul-: tubercul-.

Tuberkulase *w*: tuberculase.

Tuberkulid *s*: tuberculid; **papulöses ~** papular tuberculid; **papulonekrotisches ~**

papular necrotic tuberculid, papulonecrotic tuberculid.

Tuberkulin *s*: tuberculin; **gereinigtes ~** purified protein derivative of tuberculin [*abbr*] PPD.

Tuberkulindiagnostik *w*: tuberculinization, tuberculination.

Tuberkulinpräzipitation *w*: tuberculin precipitation.

Tuberkulinprobe *w*: tuberculin testing; **intrakutane ~** intradermal tuberculin skin testing.

Tuberkulinpflasterprobe *w*: Hamburger's test.

Tuberkulinreaktion *w*: tuberculin reaction.

Tuberkulintest *m*: tuberculin test.

Tuberkulo-: tuberculo-.

Tuberkuloalbumin *s*: tuberculoalbumin.

Tuberkuloderm *s*: tuberculoderma, tuberculoderm.

tuberkulös: tuberculous, tuberculotic, tuberculose, tubercular, phthinoid.

tuberkuloid: tuberculoid.

Tuberkuloidin *s*: tuberculoidin.

Tuberkulom *s*: tuberculoma.

Tuberkuloprotein *s*: tuberculoprotein.

Tuberkulose *w* Abk. **TB**: tuberculosis [*abbr*] TB, white plague, bacillary phthisis; **aerogen übertragene ~** aerogenic tuberculosis; **aktive ~** active tuberculosis; **bronchogene ~** bronchogenic tuberculosis; **bronchopneumonische ~** bronchopneumonic tuberculosis; **chronisch-fibröse~** chronic fibroid tuberculosis; **chronisch-ulzeröse ~** chronic ulcerative tuberculosis; **disseminierte ~** disseminated tuberculosis; **endogene ~** endogenous tuberculosis; **exsudative ~** exudative tuberculosis; **extrapulmonale ~** extrapulmonary tuberculosis; **fibrös-käsige ~** fibrocaseous tuberculosis; **fibrosierende ~** fibrosing tuberculosis; **hämatogene ~** hematogenous tuberculosis; **inaktive ~** latent tuberculosis, quiescent tuberculosis; **kutane ~** cutaneous tuberculosis; **latente ~** latent tuberculosis; **lymphogene** ~ lymphogenous tuberculosis; **offene** ~ open tuberculosis; **operable** ~ surgical tuberculosis; **postprimäre** ~ postprimary tuberculosis; **primäre** ~ primary tuberculosis, childhood tuberculosis; **produktive** ~ productive tuberculosis; **verkäsende** ~ caseous tuberculosis.

Tuberkulose des Magen-Darm-Trakts: gastrointestinal tuberculosis.

Tuberkulosedurchseuchung *w*: tuberculization.

Tuberkuloseheilstätte *w*: tuberculosis sanatorium, tuberculosarium.

Tuberkuloseimpfstoff *m*: tuberculosis vaccine.

Tuberkulosereaktivierung *w*: tuberculosis reactivation.

Tuberkulostatikum *s*: tuberculostatic, antituberculotic, tuberculostatic agent, antitubercular agent.

tuberkulostatisch: tuberculostatic, antituberculous.

Tuberkulotoxin *s*: tuberculotoxin.

tuberkulozid: tuberculocidal.

Tuberkulozid *s*: tuberculocide.

tuberös: tuberous.

Tuberositas *w*: tuberosity.

Tubocurarin *s*: tubocurarine.

Tubocurarinchlorid *s*: tubocurarine chloride.

Tubokurare *s*: tubocurare.

tuboligamentär: tuboligamentous.

tuboovarial: tubo-ovarian.

Tuboovarialabszeß *m*: tubo-ovarian abscess.

Tuboovarialzyste *w*: tubo-ovarian cyst.

tubulär: tubular, tubuliform.

Tubulin *s*: tubulin.

tubuloazinös: acinotubular.

tubulovillös: tubulovillous.

Tubulus *m*: tubule, tubulus; **distaler** ~ distal tubule, lower nephron; **proximaler** ~ proximal tubule.

Tubulus contortus: tubulus contortus, convoluted tubule.

Tubulus rectus: tubulus rectus, straight

tubule.

Tubulus renalis arcuatus: tubulus renalis arcuatus, connecting tubule.

Tubulusnekrose *w*: tubular necrosis, tubulorrhexis; **akute** ~ acute tubular necrosis.

Tubulusschwellung, hydropische *w*: tubular edema.

Tubulustransport *m*: tubular transport; **aktiver** ~ active renal tubular transport; **kompetitiver** ~ competitive renal tubular transport.

Tubuluszyste *w*: tubular cyst, tubulocyst.

Tubus *m*: cone, tubus, tube.

Tubus-Oberflächen-Abstand *m*: cone-surface distance.

Tuchklemme *w*: towel clip, towel clamp.

Tuchzange *w*: towel forceps.

Tucker-Klemme *w*: Tucker-McLean forceps.

tüpfeln: dot, spot.

Tüpfelnagel *m*: pitted nail.

Tüpfelung *w*: stippling; **basophile** ~ basophil stippling, punctate basophilia.

Türck-Degeneration *w*: Türck's degeneration.

Türkensattel *m*: sella turcica.

Türkis *s*: turquoise.

Tularämie *w*: tularemia, Pahvat Valley plague, rabbit fever, Ohara's disease, Francis disease, deerfly fever; **abdominale** ~ typhoidal tularemia; **kutanoglanduläre** ~ ulceroglandular tularemia; **okuloglanduläre** ~ oculoglandular tularemia; **pulmonale** ~ pneumonic tularemia; **thorakale** ~ pneumonic tularemia; **typhöse** ~ typhoidal tularemia; **ulzeroglanduläre** ~ ulceroglandular tularemia.

Tularämiegeschwür *s*: tularemic chancre.

Tularin *s*: tularine.

Tulobuterol *s*: tulobuterol.

Tumbling *s*: tumbling.

Tumeszenz *w*: tumescence, tumefaction.

Tumor *m*: 1. tumor, tumour, neoplasm; **abdomineller** ~ abdominal neoplasm; **angiomatöser** ~ angiomatoid tumor; **benigner** ~ benign neoplasm, benign tumor, innocent tumor; **brauner** ~ brown tumor;

bronchoalveolärer ~ alveolar tumor; embryonaler ~ embryonal tumor, dysontogenetic tumor; experimenteller ~ experimental neoplasm; fungoider ~ fungating tumor; gynäkologische ~ 'en gynecologic neoplasms; gemischter ~ mixed tumor; infiltrierender ~ infiltrating tumor; intramuskulärer zystischer ~ myocyst; juxtaglomerulärer ~ juxtaglomerular tumor; kolorektaler ~ colorectal neoplasm; maligner ~ malignant neoplasm, malignant tumor, cancer; melanotischer neuroektodermaler ~ melanotic neuroectodermal tumor, melanotic ameloblastoma, pigmented epulis; metastasierender ~ metastatic neoplasm; neuroepithelialer ~ neuroepithelial tumor, neuroepithelioma; osteoblastischer ~ osteoblastic cancer; osteolytischer ~ osteolytic cancer; papillärer ~ papillary tumor; polypoider ~ polypoid tumor; reninsekretierender ~ reninoma; strahleninduzierter ~ radiation-induced neoplasm; ulzeröser ~ ulcerated cancer, cancer-ulcer; villöser ~ villous tumor; zystischer ~ cystic tumor; 2. vom Haarfollikel ausgehender ~ trichofolliculoma.

Tumor albus: tumor albus, white swelling.

Tumoranämie w: tumor anemia, carcinomatous anemia.

Tumorantigen s: tumor antigen, tumor-specific antigen, neoplasm antigen, neoantigen.

Tumorantikörper m: tumor antibody, neoplasm antibody, antitumor antibody.

tumorartig: tumorlike.

tumorbildend: tumorigenic.

Tumorbildung w: tumor formation, tumorigenesis.

Tumordiagnostik w: tumor diagnosis.

Tumoreinteilung w: tumor staging.

Tumorentfernung, chirurgische w: carcinectomy, carcinomectomy, carcinosectomy.

Tumorexstirpation w: tumorectomy.

Tumorgewebe s: tumor tissue.

Tumorinduktion w: tumor induction.

Tumorinitiator m: tumor initiator.

Tumorinvasivität w: neoplasm invasiveness.

Tumorklassifikation w: classification of tumors.

Tumorlet s: tumorlet.

Tumorlyse w: carcinolysis.

Tumormarker m: tumor marker.

Tumormetastase w: neoplasm metastasis.

Tumornekrosefaktor m Abk. **TNF**: tumor necrosis factor [abbr] TNF.

tumorös: tumorous.

Tumorpromotorfaktor m: tumor promoter.

Tumorremission w: neoplasm remission; **spontane** ~ spontaneous neoplasm remission.

Tumorrezidiv s: tumor recurrence, neoplasm recurrence; **lokales** ~ local neoplasm recurrence.

Tumorstadieneinteilung w: tumor staging, staging of cancer.

Tumorstaging s: tumor staging, staging of cancer, neoplasm staging.

Tumorstammzelle w: tumor stem cell, neoplastic stem cell.

Tumorstoffwechselmarker m: tumor metabolite marker, neoplasm metabolic marker.

Tumortherapie w: oncotherapy.

Tumorübertragung w: neoplasm transplantation.

Tumorvirus m: tumor virus.

Tumorwachstum s: tumor growth.

Tumorzelle w: 1. tumor cell; **zirkulierende** ~'n neoplasm circulating cells; 2. ~'n abtötend tumoricidal.

Tumorzerstörung w: destruction of tumor, oncolysis.

Tunga penetrans: tunga penetrans, jigger flea.

Tungiasis w: tungiasis, sarcopsyllosis.

Tunica w: tunic, coat.

Tunica adventitia: adventitial coat.

Tunica albuginea: white coat.

Tunica fibrosa: fibrous tunic.

Tunica interna

Tunica interna: tunica interna; **arterielle** ~ tunica interna of an artery, endarterium.
Tunica media: media.
Tunica mucosa: mucous tunic, mucosa.
Tunicamycin *s*: tunicamycin.
Tunica muscularis: muscular tunic, myenteron.
Tunica propria: proper tunic, proper coat.
Tunica serosa: tela subserosa, serous membrane, serous coat, serosa.
Tunica subserosa: subserosa.
Tunnel *m*: tunnel.
Tupfer *m*: swab, pledget, sponge, gauze pad, dab, pack; **absorbierender** ~ stype; **spermizidhaltiger** ~ spermicidal sponge.
Tupferhalter *m*: sponge-holding forceps.
Turbantumor *m*: turban tumor.
Turbidimetrie *w*: turbidimetry.
turbidimetrisch: turbidimetric.
turbinal: turbinal.
Turbinektomie *w*: turbinectomy.
turbulent: turbulent.
Turbulenz *w*: turbulence.
Turcot-Syndrom *s*: Turcot syndrome.
Turgeszenz *w*: turgescence.
Turgor *m*: turgor.
Turmschädel *m*: tower head, turricephaly, trochocephaly, ocycephaly.
Turner-Cullen-Symptom *s*: Turner sign.
Turner-Kieser-Syndrom *s*: pelvic horn syndrome.
Turner-Syndrom *s*: Turner syndrome, X0 syndrome.
Turolose *w*: cryptococcosis.
Turomycin *s*: turomycin.
TURP Abk. **transurethrale Resektion der Prostata**: transurethral resection of prostate [*abbr*] TURP, resectoscopy.
Turrizephalus *m*: turricephaly, tower head, oxycephaly.
Tussis: tussis, cough.
T-Verband *m*: T bandage.
T-Welle *w*: T wave.
Tybamat *s*: tybamate.
Tylektomie *w*: tylectomy.
Tylosin *s*: tylosin.
Tylosis *w*: tylosis.

Tyloxapol *s*: tyloxapol.
Tympan-: tympan-.
Tympanektomie *w*: tympanectomy.
Tympania *w*: tympania, tympanites.
Tympania uteri: physometra, uterine tympanites.
Tympanie *w*: tympany, tympanic resonance, tympanosis, tympanites.
tympanisch: tympanic, tympanal, tympanous.
tympanitisch: tympanitic, tympanous.
Tympano-: tympano-.
Tympanogramm *s*: tympanogram.
tympanomastoidal: tympanomastoid.
Tympanomastoiditis *w*: tympanomastoiditis.
Tympanometrie *w*: tympanometry.
Tympanoplastik *w*: tympanoplasty.
Tympanosklerose *w*: tympanosclerosis.
Tympanosympathektomie *w*: tympanosympathectomy.
Tympanum: tympanum.
Tyndall-Effekt *m*: Tyndall effect, Tyndall phenomenon.
Typ *m*: type, typus.
Typ-A-Persönlichkeit *w*: type A, coronary prone personality.
Typ-B-Persönlichkeit *w*: type B, type B behavior.
Typ-1-Diabetes *m*: type-1 diabetes, insulin-dependent diabetes mellitus.
Typ-2-Diabetes *m*: type-2 diabetes, non-insulin dependent diabetes mellitus.
typengleich: isotypical.
Typ-I-Muskelfaser *w*: type I muscle fiber, dark fiber.
Typhämie *w*: typhemia.
Typhl-: typhlo-.
Typhlitis *w*: typhlitis.
Typhlon *s*: typhlon.
Typho-: typho-.
typhös: typhose, typhoidal.
typhoid: typhoid, typhuslike, entericoid.
Typhoid *s*: typhoid.
Typhoidvakzine *w*: typhoid vaccine, typhobacterin.
Typhus *m*: typhoid fever, pythogenic

fever, enterotyphus, camp fever; **mexikanischer** ~ tabardillo.

Typhus abdominalis: abdominal typhus, enterotyphus.

typhusähnlich: typhuslike, typhoid, entericoid.

Typhusenzephalitis w: typhoid encephalitis, cerebrotyphus.

Typhusknoten m: typhoid nodule.

Typhusmeningitis w: typhoid meningitis.

Typhuspneumonie w: typhoid pneumonia.

Typhusroseola w: rose spot, typhoid spot.

Typhustoxin s: typhoid toxin.

Typhusvakzine w: typhus vaccine.

typisch: typical.

typisieren: type.

Typisierung w: typing.

Typisierungskultur w: type culture.

Typologie w: typology.

typologisch: typological.

Typus m: type, typus; **athletischer** ~ athletic type, athletosome; **introvertierter** ~ intravert type; **kaukasoider** ~ Caucasoid; **leptosomer** ~ leptosome type.

Tyr Abk. **Tyrosin** s: tyrosine [abbr] Tyr.

Tyramin s: tyramine.

Tyraminase w: tyraminase, tyramine oxidase.

Tyro-: tyro-.

Tyrocidin s: tyrocidine.

Tyrode-Lösung w: Tyrode solution.

Tyrosin s Abk. **Tyr**: tyrosine [abbr] Tyr, 2-amino-3-p-hydroxyphenylpropionic acid, hydroxyphenylaminopropionic acid.

Tyrosinämie w: tyrosinemia.

Tyrosinase w: tyrosinase, monophenol monooxygenase.

Tyrosinhydroxilase w: tyrosine hydroxylase.

Tyrosinose w: tyrosinosis, tyrosyluria, hypertyrosinemia.

Tyrosinurie w: tyrosinuria.

Tyrosylurie w: tyrosyluria, tyrosinosis.

Tyrothricin s: tyrothricin.

Tyrotoxikose w: tyrotoxicosis, tyrotoxism.

Tyrotoxin s: tyrotoxicon.

Tyvelose w: tyvelose.

Tzanck-Test m: Tzanck test.

Tzanck-Zelle w: Tzanck cell.

T-Zelle w: thymus-derived cell [abbr] T cell.

T-Zell-Leukämievirus, humaner Abk. **HTLV**: human T-cell leukemia virus [abbr] HTLV.

T-Zell-Lymphom s: T cell lymphoma.

T-Zell-Wachstumsfaktor m: T-cell growth factor [abbr] TGF.

U

U Abk. **1. Umwandlungszone** *w*; **2. Uran**
s: 1. transformation zone; 2. uranium
[*abbr*] U.

Ub Abk. **Urobilin** *s*: urobilin.

Ubg Abk. **Urobilinogen** *s*: urobilinogen.

Ubichinon *s*: ubiquinone.

ubiquitär: ubiquitous, cosmopolitan.

Ubiquität *w*: ubiquity.

UDP Abk. **Uridindiphosphat** *s*: uridine
5'-diphosphate [*abbr*] UDP.

UDPG Abk. **Uridindiphosphatglukose**
w: uridine 5'-diphosphate glucose [*abbr*]
UDPG.

UDP-Galaktose *w*: UDP galactose.

übel: sick, queasy.

Übel *s*: mal, sickness.

Übelkeit *w*: queasiness.

übellaunig: splenetic.

übelriechend: stinking, odoriferous, snif-
fy, fetid, malodorous.

übelriechend-purulent: saniopurulent.

übelriechend-serös: sanioserous.

üben: exercise.

Über-: hyper-, over-, supra-, super-, trans-,
epi-.

überängstlich: overanxious, panicky.

Überalterung *w*: overaging.

überanstrengen: overdrive, overexert,
strain.

Überanstrengung *w*: overstrain, overexer-
tion, strain.

Überanstrengungsthrombose *w*: effort
thrombosis, Paget-von Schroetter syndrome.

Überbau *m*: superstructure.

Überbeanspruchung *w*: overuse.

Überbefruchtung *w*: superfetation.

Überbein *s*: ganglion, weeping sinew.

überbelichten: overexpose.

Überbelichtung *w*: overexposure.

Überbevölkerung *w*: overpopulation.

überbewerten: overrate, overestimate.

Überbewertung *w*: overestimation, over-
valuation, overrating.

Überbiß *m*: overbite, supraocclusion,
supraclusion, hyperocclusion; **horizontaler** ~ horizontal overlap, overjet; **tiefer**
~ deep overbite.

Überbleibsel *s*: rest, remainder, vestige;
embryonales ~ embryonic rest, fetal rest.

Überblick *m*: review, survey.

überblicken: survey.

Überbrückung *w*: (dental) bridging.

Überbrückungsprothese *w*: internal
shunt.

Überbrückungsverhalten *s*: mediating
behavior.

überdauern: outlast.

überdehnen: overdistend.

Überdehnung *w*: overdistention, distension, distention.

Überdigitalisierung *w*: overdigitalization.

Überdosierung *w*: overdosage.

Überdosis *w*: overdose [*abbr*] OD.

Überdruck *m*: positive pressure, over-
pressure, hyperbaric pressure.

Überdruckbeatmung *w*: positive pressure
ventilation; **intermittierende** ~ intermittent positive pressure breathing [*abbr*]
IPPB, intermittent positive pressure ventilation [*abbr*] IPPV.

Überdruckkammer *w*: hyperbaric chamber.

Überdruckkrankheit *w*: hyperbarism.

übereinanderliegen: 1. overlap; 2. **dach-
ziegelartig** ~ imbricate.

Übereinkommen *s*: agreement.

übereinstimmen: 1. match; 2. **nicht** ~ mismatch.

Übereinstimmung *w*: consent, consensus,
agreement, correspondence, coincidence.

überempfindlich: hypersensible, hypersensitive, allergic, oversensitive, hyper-
susceptible.

Überempfindlichkeit *w*: oversensitivity, hypersensibility, hypersensitivity, ultrasensitivity, idiosyncrasy, hyperesthesia, hypererethism, hypersusceptibility.

Überempfindlichkeitsreaktion *w*: allergic reaction.

Überentwicklung *w*: overdevelopment.

Überernährung *w*: overnutrition, hyperalimentation, hypernutrition, supernutrition, suralimentation.

übererregbar: hyperexcitable.

Übererregbarkeit *w*: hyperexcitability.

Übererregung *w*: overexcitation.

Überexpression *w*: overexpression, high-level expression.

Überfälligkeit *w*: postmaturity.

überfärben: overstain.

Überfluß *m*: abundance.

Überflutungstherapie *w*: flooding.

Überfütterung *w*: hyperalimentation.

Überfunktion *w*: hyperfunction.

Übergang *m*: transit, transition, switch; **kostosternaler** ~ plastron; **thorakozervikaler** ~ cervicothoracic transition; **verbotener** ~ forbidden transition.

Übergangsepithel *s*: transitional epithelium.

Übergangsepithelkarzinom *s*: transitional cell carcinoma.

Übergangsepithelzelle *w*: transitional cell.

Übergangsphase *w*: transitional phase.

Übergangsstadium *s*: transitional stage.

Übergangszone *w*: transition zone.

Übergangszustand *m*: transition state.

übergeben: vomit.

Übergewicht *s*: obesity, overweight, excessive weight.

übergewichtig: obese.

Übergröße *w*: oversize.

Über-Helix *w*: supercoil.

überhitzen: overheat.

überholt: outdated.

Über-Ich *s*: superego.

Überkappung *w*: capping.

Überkompensation *w*: overcompensation.

Überladung *w*: overload.

überlagern: overlay, superimpose.

Überlagerung *w*: overlapping, imbrication, superposition, superimposition.

überlappen: overlap, imbricate.

Überlappung *w*: overlapping, imbrication, superposition, superimposition.

Überlappungsintegral *s*: overlap integral.

überlasten: overburden.

überlastet: overloaded.

Überlastung *w*: overload, overstrain, overcharge; **linksventrikuläre** ~ aortic overload.

Überlauf *m*: overflow.

Überlaufblase *w*: overflow incontinence.

Überlaufdrainage *w*: tidal drainage.

überlaufen: overflow.

Überlaufinkontinenz *w*: false urinary incontinence, paradoxical incontinence.

Überlaufleitung *w*: jack leg.

überleben: survive.

Überleben *s*: survival.

Überleben der Tüchtigsten: survival of the fittest.

Überlebensanalyse *w*: survival analysis.

Überlebensdauer *w*: survival time [*abbr*] ST; **kurzfristige** ~ short-term survival.

Überlebensrate *w*: survival rate.

Überlebensstatistik *w*: survival statistics.

Überlebenszeit *w*: survival time.

Überlegenheit *w*: superiority.

Überlegenheits-Unterlegenheits-Beziehung *w*: ascendance-submission relation.

Überlegung *w*: deliberation.

Überleitung *w*: conduction; **anterograde** ~ anterograde conduction, forward conduction; **antidrome** ~ antidromic conduction; **atrioventrikuläre** ~ atrioventricular conduction; **synaptische** ~ synaptic conduction.

Überleitungsblock *m*: conduction block.

Überleitungsstörung *w*: conduction disturbance, disturbed conduction, anomalous conduction.

Überleitungsstück *s*: connecting tubule, connecting segment.

Überleitungsverzögerung *w*: delayed conduction.

Überleitungszeit *w*: conduction time.

Überlieferung *w*: transmission.

Übermedikation *w*: hypermedication.

übermüden: overtire, overfatigue.

Übermüdung *w*: overfatigue.

Überosmiumsäure *w*: perosmic acid.

überprüfen: check, review.

Überprüfung *w*: check, review.

Überredung *w*: persuasion.

überreif: hypermature, postmature.

Überreife *w*: postmaturity.

überreizen: overstimulate.

Überrest *m*: remnant, rest, remainder, débris.

übersättigen: oversaturate, supersaturate.

Übersättigung *w*: oversaturation.

Übersättigungsgefühl *s*: hyperkoria, hypercoria.

übersäuert: hyperacid.

Übersäuerung *w*: hyperacidity.

überschichten: overlay.

überschießend: exuberant.

Überschuß *m*: excess, surplus.

Überschwängerung *w*: superfecundation.

überschwellig: supraliminal, superthreshold.

überschwemmen: overflow.

Überschwingung *w*: overoscillation, overvibration, overshoot.

Übersekretion *w*: supersecretion.

Übersetzung *w*: translation.

Übersichtigkeit *w*: longsightedness, hyperopia, hypermetropia.

Übersichtsaufnahme *w*: scout film, survey radiograph, radiographic survey.

übersiedeln: transmigrate.

Überspannung *w*: overvoltage.

Überstand *m*: supernatant.

überstark: excessive.

überstrecken: overstretch.

Übertemperatur *w*: overtemperature.

Überträger *m*: transmitter, transvector.

Überträgerstoff *m*: messenger, transmitter; **zweiter** ~ second messenger.

Überträgerwirt *m*: transport host, transfer host, paratenic host.

übertragbar: 1. communicable; 2. **nicht** ~ noncommunicable, uncommunicable.

übertragbar: transmissible, transferable.

Übertragbarkeit *w*: transmissibility.

übertragen: 1. transmit, transfer, communicate, vector, carry, (blood) transfuse; 2. **durch Tiere** ~ animal-borne.

Übertragung *w*: transmission, transfer, transference, transmittance, transference, (infection) transmission, vection, contagion, communication, (obstetrics) prolonged pregnancy, postmaturity, postmature delivery; **diaplazentare** ~ placental transmission, placental transfer; **ephaptische** ~ ephaptic transmission; **gegenseitige** ~ bilateral transfer; **geschlechtliche** ~ sexual transmission; **horizontale** ~ horizontal transmission; **humorale** ~ humoral transmission, neurohumoral transmission; **kochleäre** ~ cochlear transmission; **negative** ~ negative transfer; **nervale** ~ nerval transmission, nerve transmission; **neurale** ~ nerval transmission, nerve transmission; **passive** ~ passive transfer; **sexuelle** ~ sexual transmission; **synaptische** ~ synaptic transmission; **vertikale** ~ vertical transmission.

Übertragungsdauer *w*: transmission time; **synaptische** ~ synaptic transmission time.

Übertragungsneurose *w*: transferance neurosis.

Übertragungsstadium *s*: carrier state.

Übertragungsweg *m*: way of transmission.

Übertragungszeichen *s*: postmaturity sign.

Übertragung vom Tier auf den Menschen: animal-to-man transmission.

übertreffen: excel.

Übertreten *s*: spill.

Übertretung *w*: violation.

Überventilation *w*: overventilation.

überwachen: monitor.

überwachsen: overgrow.

Überwachung *w*: monitoring, surveil-

lance.
Überwässerung *w*: overhydration.
Überweibchen *s*: metafemale, superfemale, triple-X syndrome.
überweich: malacotic.
überweisen: refer.
Überweisung *w*: referral, request.
Überwiegen *s*: preponderance.
überwiegend: predominant.
überwuchern: overgrow.
überzählig: supernumerary, redundant, accessory, epactal.
Überzeugung *w*: conviction.
überziehen: film, coat.
Überzug *m*: cover, overlay.
Überzugtubus *m*: overtube.
üblich: common, usual.
Übung *w*: training, exercise; **körperliche** ~ physical training.
Übungshilfe *w*: training support.
Übungstherapie *w*: exercise therapy.
Uhl-Anomalie *w*: Uhl's anomaly.
Uhlenhuth-Test *m*: precipitation test.
Uhr *w*: clock; **biologische** ~ biological clock.
Uhrglas *s*: watch-glass.
Uhrglasgeräusch *s*: hourglass murmur.
Uhrglasmagen *m*: hourglass stomach, bilocular stomach.
Uhrglasnagel *m*: watch-glass nail, hippocratic nail.
Uhrglasschale *w*: watch-glass.
Uhrglasthorax *m*: hourglass chest.
Uhrmacherkrampf *m*: watchmaker's cramp.
Uhrzeigerrichtung, in: clockwise.
UKG Abk. **Ultraschall-Kardiographie** *w*: ultrasonic cardiography, echocardiograph.
Ulcus *s*: ulcer, sore.
Ulcus cruris: ulcus cruris, ulcer of the leg, venous stasis ulcer.
Ulcus duodeni: duodenal ulcer, ulcer of duodenum.
Ulcus durum: ulcus durum, hard chancre, syphilitic ulcer.
Ulcus jejuni: jejunal ulcer.

Ulcus molle: ulcus molle, soft chancre.
Ulcus pepticum: peptic ulcer.
Ulcus serpens: serpiginous ulcer, creeping ulcer.
Ulcus simplex vesicae: elusive ulcer, Hunner's ulcer.
Ulcus tropicum: tropic ulcer, phagedenic ulcer, Malabar ulcer, Naga sore.
Ulcus vulvae acutum Lipschütz: Lipschütz ulcer, Lipschütz disease.
Ulegyrie *w*: ulegyria.
Ulerythema ophryogenes: ulerythema ophryogenes, honeycomb nevus.
Ulkus *s*: ulcer, sore; **gastroduodenales** ~ gastroduodenal ulcer; **herpetisches** ~ herpetic ulcer; **hyperkeratotisches** ~ hyperkeratotic ulcer; **penetrierendes** ~ penetrating ulcer; **peptisches** ~ peptic ulcer; **perforierendes** ~ perforating ulcer; **phagedänisches** ~ phagedenic ulcer, Cochin sore, Malabar ulcer; **trophisches** ~ trophic ulcer; **tropisches** ~ tropical ulcer, tropical phagedenic ulcer, Naga sore.
Ulkus-: ulcero-.
ulkusähnlich: helcoid.
Ulkusbehandlung *w*: ulcer treatment.
Ulkusblutung *w*: ulcer hemorrhage.
Ulkusheilung *w*: ulcer-healing.
Ulkuskarzinom *s*: ulcus carcinoma, ulcer cancer, cancer-ulcer, ulcerocancer.
Ulkuskrankheit *w*: ulceration, helcosis.
Ulkuskrater *m*: ulcus crater, ulcer crater.
Ulkuskrebs *m*: ulcus carcinoma, ulcer cancer, cancer-ulcer, ulcerocancer.
Ulkusnische *w*: ulcer niche.
Ulkusperforation *w*: perforated ulcer.
Ulkusrand *m*: ulcer margin.
Ulkusrezidiv *s*: ulcer relapse.
Ulkusschmerz *m*: ulcer pain.
Ullrich-Feichtiger-Syndrom *s*: Ullrich-Feichtiger syndrome.
Ullrich-Scheie-Syndrom *s*: Scheie syndrome, mucopolysaccharidosis IS.
Ullrich-Turner-Syndrom *s*: Ullrich-Turner syndrome, XZ syndrome.
Ulnafraktur *w*: ulnar fracture.
Ulnaköpfchen *s*: ulnar head.

ulnar: ulnar.
Ulnardeviation *w*: ulnar drift, seal-fin deformity.
Ulnarislähmung *w*: ulnar nerve paralysis, cubital paralysis, cubital syndrome.
Ulnarreflex *m*: ulnar reflex.
Ulodermatitis *w*: ulodermatitis.
Uloglossitis *w*: uloglossitis.
Ulotomie *w*: ulotomy.
ultimobranchial: ultimobranchial.
Ultimobranchialkörper *m*: ultimobranchial body, postbranchial body.
Ultra-: ultra-.
Ultradünnschnitt *m*: ultrathin section.
Ultrafilter *m*: ultrafilter.
Ultrafiltrat *s*: ultrafiltrate.
Ultrafiltration *w*: ultrafiltration.
Ultrafiltrationskammer *w*: ultrafiltration chamber.
Ultrafiltrationsmembran *w*: ultrafiltration membrane.
Ultragefrierschnittechnik *w*: ultracryotomy.
ultrahart: ultrahard.
ultrahoch: ultrahigh.
Ultrahocherhitzung *w*: uperisation.
Ultrakurzwelle *w*: ultrashortwave.
Ultrakurzwellentherapie *w*: ultrashortwave diathermy.
Ultramikroskop *s*: ultramicroscope.
Ultramikroskopie *w*: ultramicroscopy.
ultramikroskopisch: 1. ultramicroscopical, amicroscopic, submicroscopic; 2. ~ **sichtbar** ultravisible.
Ultramikrotom *s*: ultramicrotome.
Ultraprophylaxe *w*: ultraprophylaxis.
ultraradikal: ultraradical.
Ultrarot *s*: ultrared, infrared.
Ultraschall *m*: ultrasonics, ultrasound.
Ultraschallaufnahme *w*: sonotomogram.
ultraschallbehandelt: sonicated.
Ultraschallbehandlung *w*: ultrasonic therapy, ultrasonication.
Ultraschallbildgebung *w*: sonology.
Ultraschalldiagnostik *w*: ultrasound diagnosis.
Ultraschallechoverfahren *s*: ultrasound echography.
Ultraschalleingriff *m*: sonic surgery.
Ultraschallfrequenz *w*: ultrasonic frequency.
ultraschallgeleitet: ultrasound-guided.
Ultraschallgerät *s*: ultrasonograph, echoscope, sonoscope.
Ultraschall-Kardiographie *w* Abk. **UKG**: ultrasonic cardiography, echocardiograph.
Ultraschallschaber *m*: ultrasonic scaler.
Ultraschall - Schädelumfangsbestimmung *w*: ultrasonic cephalometry.
Ultraschallsonogramm *s*: echogram.
Ultraschallsonographie *w*: ultrasonography, sonography.
Ultraschalluntersuchung *w*: ultrasound examination, ultrasonographic examination.
Ultraschallvernebler *m*: ultrasound atomizer.
Ultraschallwelle *w*: ultrasonic wave.
Ultrasonographie *w*: echography.
Ultrastrahlen: cosmic rays.
Ultrastruktur *w*: ultrastructure, fine structure.
ultrastrukturell: ultrastructural.
ultraviolett Abk. **UV**: ultraviolet [*abbr*] UV.
Ultraviolett B *s*: Dorno's rays.
Ultraviolettfilter *m*: ultraviolet filter.
Ultraviolettlampe *w*: ultraviolet lamp.
Ultraviolettlicht *s*: ultraviolet light.
Ultraviolettmikroskop *s*: ultraviolet microscope.
Ultraviolettphototherapie *w*: PUVA therapy.
Ultraviolettstrahlung *w*: ultraviolet radiation [*abbr*] UVR.
Ultravirus *m*: ultravirus.
ultravisibel: ultravisible.
Ultrazentrifugation *w*: ultracentrifugation.
Ultrazentrifuge *w*: ultracentrifuge.
Ulzeration *w*: ulceration, helcosis.
ulzerieren: ulcerate.
ulzerös: ulcerous, ulcerative, vomicose.

ulzerogangränös: ulcerogangrenous.

ulzerogen: ulcerogenic.

Ulzerogenese *w*: ulcerogenesis.

ulzeroglandulär: ulceroglandular.

ulzeromembranös: ulceromembranous.

Umbaugastritis *w*: intestinal metaplasia.

Umbauzone *w*: transformation zone, Looser's transformation zone, umbau zone.

Umber-Mutation *w*: opal mutation.

Umbilicus *m*: umbilicus, navel, bellybutton, omphalos.

umbilikal: umbilical, omphalic.

Umbilikalkanal *m*: umbilical canal.

umdrehen: rotate, turn.

Umdrehung *w*: rotation, revolution, turn.

Umdrehungen pro Minute: revolutions per minute [*abbr*] rpm.

umfärben: redye.

Umfang *m*: circumference, volume, girth, amplitude.

umfangreich: voluminous.

Umfangsgeschwindigkeit *w*: periphereal speed.

Umfeld *s*: context, environment.

umformen: transform, reshape.

Umfrage *w*: 1. survey; 2. eine ~ machen survey.

Umgebung *w*: environment, milieu, surroundings, peristasis.

umgebungsabhängig: field-dependent.

Umgebungsbedingungen, kontrollierte: controlled environment.

Umgebungsluft *w*: ambient air.

Umgebungstemperatur *w*: environmental temperature.

umgehen: bypass.

Umgehung *w*: bypass.

Umgehungskreislauf *m*: collateral circulation.

umgekehrt: reverse, inverse, inverted.

umgruppieren: recompose.

umhüllen: wrap, jacket.

umhüllend: investing.

Umhüllung *w*: jacket, envelopment.

Umhüllungsoperation *w*: wrapping.

Umkehr *w*: reversal, reversion.

Umkehrelektrode *w*: reversible electrode.

umkehren: invert, reverse.

Umkehrfunktion *w*: inverse function.

Umkehrplastik *w*: subvolution.

Umkehrprozeß *m*: inversion process.

Umkehrung *w*: conversion, obversion.

Umklammerungsreflex *m*: embrace reflex, Moro's reflex.

Umkleidung *w*: investment.

Umlauf *m*: runaround, whitlow.

Umlaufdüsenreaktor *m*: nozzle loop reactor.

Umleitung *w*: diversion.

ummanteln: coat, wrap, jacket.

Ummantelung *w*: coating, jacket.

umnachtet: clouded, demented, deranged.

UMP Abk. Uridinmonophosphat *s*: uridine 5'-monophosphate [*abbr*] UMP.

umpflanzen: transplant, graft.

Umpolung *w*: pole reversal.

umrechnen: convert.

Umrechnung *w*: conversion.

Umrechnungstabelle *w*: conversion table.

umrühren: stir.

Umsatz *m*: turnover.

Umsatzrate *w*: turnover rate.

umschalten: switch, change.

Umschaltung *w*: switching, commutation, change-over.

Umschlag *m*: compress, poultice; **feuchter** ~ wet compress; **heißer** ~ hot compress, stupe.

Umschlagpunkt *m*: neutral point, equivalence point.

Umschneidung *w*: pericision, circumcision.

umschreibend: paraphrastic.

umschrieben: localized, circumscribed.

umständlich: circumstantial, detailed.

Umständlichkeit *w*: circumstantiality.

Umstand *m*: circumstance, condition, situation.

umstellen: switch, change.

Umstellungsmittel *s*: alterative.

Umstrukturierung *w*: restructuring.

Umverteilung *w*: redistribution.

umwandeln: 1. change, convert, transform, transmute; 2. **in Essig** ~ acetify.

Umwandler *m*: transducer, converter; **akustischer** ~ acoustic transducer; **elektrochemischer** ~ electrochemical transducer.

Umwandlung *w*: transformation, conversion; **neoplastische** ~ neoplastic transformation; **pseudomembranöse** ~ membranous transformation.

Umwandlungsenzym *s*: converting enzyme.

Umwandlungsoperation *w*: transsexual surgery.

Umwandlungszone *w* Abk. U: transformation zone.

Umwelt *w*: environment, external environment, surroundings.

Umwelteinfluß *m*: environmental influence.

Umweltfaktor *m*: environmental factor.

umweltfreundlich: ecotropic.

Umweltmedizin *w*: environmental medicine.

Umweltschutz *m*: environmental protection.

umwerfen: overturn, overthrow, upset.

un-: un-, in-.

unabgeglichen: unbalanced.

unabhängig: independent.

Unabhängigkeit *w*: independence, autonomy; **statistische** ~ statistical independence.

unangemessen: inappropriate, inadequate.

unartikuliert: inarticulate.

unauffällig: inconspicuous.

unaufgelöst: unresolved.

Unaufmerksamkeit *w*: inattention.

unausgebildet: immature.

unausgeglichen: unbalanced, uncompensated.

Unausgeglichenheit *w*: imbalance.

unausgereift: premature.

unbalanciert: unbalanced.

Unbedenklichkeit *w*: harmlessness.

unbedingt: unconditioned.

unbegeißelt: atrichous.

unbehaart: hairless, glabrous.

unbehandelbar: intractable, immedicable.

unbekannt: unknown, unidentified.

unbelastet: unloaded.

unbesetzt: vacant.

unbeständig: variable, fickle.

Unbeständigkeit *w*: variability, lability.

unbestimmbar: indefinable.

unbeweglich: immobile, unmovable, nonmotile [*abbr*] NM.

Unbeweglichkeit *w*: immobility.

unbeweisbar: indemonstrable.

unbewußt: unconscious, nonconscious, insensible.

Unbewußtsein *s*: unconscious; **kollektives** ~ collective unconscious.

unblutig: bloodless.

unbrennbar: incombustible.

uncharakteristisch: unspecific, noncharacteristic.

unciformis: hamulate, hamular.

Uncinariasis *w*: uncinariasis.

Uncus *m*: uncus, uncinate gyrus.

Undecylensäure *w*: undecenoic acid.

undefinierbar: indefinable.

undicht: untight.

undifferenziert: undifferentiated.

Undines Fluch *m*: Ondine's curse.

Undritz-Anomalie *w*: Undritz anomaly, hereditary hypersegmentation of neutrophils.

Undulation *w*: undulation.

undulierend: undulant.

undurchdringbar: impenetrable.

undurchdringlich: impervious.

Undurchdringlichkeit *w*: imperviousness.

undurchführbar: impracticable.

undurchgängig: obstructed, imperforate, impatent.

undurchlässig: opaque, impermeable, leakproof.

Undurchlässsigkeit *w*: opaqueness, impermeability.

undurchsichtig: 1. nontransparent, opaque; 2. ~ **werden** opacify.

Undurchsichtigkeit *w*: opacity.

uneben: uneven.

unecht: spurious, false.

uneinsichtig: undiscerning.

unelastisch: inelastic, nonelastic.

Unempfänglichkeit *w*: insusceptibility, indifference, insensitivity.

unempfindlich: insensible, insusceptible, nonreactive, blunt.

Unempfindlichkeit *w*: insensitivity.

Unentschiedenheit *w*: abeyance.

Unentschlossenheit *w*: indecision.

unerlaubt: illicit.

unerregbar: unirritable, inexcitable.

unerträglich: intolerable, unbearable, insupportable.

unerwünscht: unwanted.

unfähig: incapable.

Unfähigkeit *w*: incapability, disability, incapacity, incompetence.

Unfall *m*: accident.

Unfallarzt *m*: casualty officer.

Unfallbehandlung *w*: traumatherapy.

Unfall durch Ertrinken: drowning accident.

Unfallfolge *w*: traumatopathy.

Unfallkrankenhaus *s*: accident hospital, emergicenter.

Unfallneigung *w*: accident proneness.

Unfallneurose *w*: traumatic neurosis, accidental neurosis, accident neurosis, posttraumatic neurosis, fright neurosis.

Unfallopfer *s*: casualty.

Unfallpatient *m*: emergency patient, casualty.

Unfallpsychose *w*: traumatic psychosis.

Unfalltod *m*: accidental death.

Unfallverhütung *w*: accident prevention, accident control.

Unfallversicherung *w*: accident insurance.

Unfallversorgung *w*: accident care.

unförmig: misshapen, monstrous.

unfreiwillig: autonomic, involuntary, unvoluntary.

unfruchtbar: infertile, unfertile, sterile, barren.

Unfruchtbarkeit *w*: infertility, sterility, infecundity.

Unfruchtbarmachung *w*: sterilization.

ungebeugt: undiffracted, straight.

ungeboren: unborn.

ungebunden: free.

ungedämpft: undamped.

ungeerdet: ungrounded.

ungeeignet: inappropriate.

ungefähr: about [*abbr*] ab, proximal, approximate [*abbr*] approx.

ungefärbt: unstained, undyed.

ungefasert: unstriated.

ungefiltert: unfiltered.

ungeformt: unformed.

Ungehemmtheit *w*: noninhibition.

ungehindert: unobstructed.

ungekreuzt: uncrossed.

ungeladen: uncharged.

ungenau: inaccurate, inexact.

Ungenauigkeit *w*: inaccuracy, inexactitude.

ungeordnet: random, irregular.

ungepaart: unpaired, unmatched, single.

ungeprüft: untested.

ungerade: odd, uneven, not straight.

ungerichtet: scalar.

ungerinnbar: incoagulable, anticoagulated.

Ungerinnbarkeit *w*: incoagulability.

ungesättigt: 1. unsaturated; 2. **mehrfach** ~ polyunsaturated.

ungesäuert: nonacified, azymous.

ungeschlechtlich: asexual, nonsexual, agametic, agamic, agamous, vegetative.

ungestört: intact.

ungesund: unhealthy, unhealthful, unsound, unwholesome, insalubrious, peccant.

ungewöhnlich: unusual.

Ungeziefer *s*: vermin.

Ungezieferbekämpfung *w*: vermin control, defaunation.

ungezuckert: sugarless, sugar-free.

ungiftig: nontoxic, atoxic.

ungleich: unequal.

Ungleichgewicht *s*: imbalance, unbalance, dysequilibrium.

Unglücksfall *m*: accident.

ungünstig: unfavourable, adverse.

Unguentum *s*: unguentum, ointment.

Unguentum hydrargyri flavum: unguentum hydrargyri flavum, golden ointment.

Unguentum hydrophilicum: unguentum hydrophilicum, hydrophilic ointment.

unheilbar: incurable, uncurable, irremediable.

Unheilbarkeit *w*: incurability.

unhygienisch: unhygienic.

uni-: uni-.

unidirektional: unidirectional.

unifokal: unifocal.

uniform: uniform.

unilateral: unilateral.

unilokulär: unilocular.

unimodal: unimodal.

uniparenteral: uniparenteral.

unipolar: unipolar, monopolar.

unipotent: unipotent.

Unipotenz *w*: unipotency.

Unit *w*: unit.

universal: universal.

Universalempfänger *m*: universal recipient.

Universalspender *m*: universal donor.

Universalheilmittel *s*: panacea, remedy for all diseases, catholicon.

universell: universal.

Universitätsklinik *w*: university hospital.

unizellulär: monocellular.

unklar: unclear, indefinite, obscure.

Unklarheit *w*: obscurity.

unkompensiert: uncompensated, incompensated.

unkompliziert: uncomplicated, simple.

unkonjugiert: unconjugated.

unkontrolliert: uncontrolled.

unkonventionell: unconventional.

unkoordiniert: incoordinate, uncoordinated.

unkorrigiert: uncorrigated.

Unkovertebral-: uncovertebral.

Unkraut *s*: weed.

Unkrautvertilgungsmittel *s*: weed killer.

Unktion *w*: unction, ointment.

Unkus *m*: uncus, uncinate gyrus.

unlöslich: insoluble.

unmerklich: insensible.

unmittelbar: direct, immediate.

unmittig: off-center.

unmündig: underage.

unmyelinisiert: unmyelinated, amyelinic.

unorganisiert: unorganized.

unpaar: impar, unpaired, azygous.

unpäßlich: unwell, sickish.

Unpäßlichkeit *w*: ailment.

unperiodisch: aperiodic.

unpersönlich: impersonal.

unphysiologisch: unphysiological, extraphysiologic.

unpigmentiert: unpigmented.

unpolar: nonpolar.

unproduktiv: nonproductive.

unreduzierbar: irreducible.

unregelmäßig: irregular, aperiodic, acatastatic, cacorhythmic.

unreif: immature, dysmature, juvenescent, (child) preterm.

Unreife *w*: immaturity, dysmaturity, prematurity.

unrein: impure.

Unreinlichkeit *w*: filthiness.

Unrichtigkeit *w*: falsity.

Unruhe *w*: restlessness.

unruhig: hectic.

unsauber: insanitary.

unschädlich: innocent, harmless.

Unschädlichkeit *w*: innocence, harmlessness, innocuity.

Unschärfe *w*: unsharpness, blurring, vagueness.

unscharf: blurred, out of focus, vague.

Unschmelzbarkeit *w*: infusibility.

unsegmentiert: nonsegmented, ameristic.

unsicher: unsafe, infirm.

Unsicherheit *w*: uncertainty.

Unsicherheitsfaktor *m*: uncertainty factor.

Unsinn *m*: nonsense.

unspezifisch: unspecific, nonspecific, aspecific.

unstrukturiert: unstructured.

untätig: inactive, passive.

Untätigkeit *w*: inaction, passivity.

unter: under.

Unter-: hypo-, under-, sub-.

Unterarm *m*: underarm, lower arm, forearm.

Unterart *w*: subgenus, subtype.

Unterbauch *m*: lower abdomen, hypogastrium.

unterbelichten: underexpose.

Unterbelichtung *w*: underexposure.

Unterberger-Tretversuch *m*: Unterberger's test.

unterbevölkert: underpopulated.

unterbewußt: subconscious.

Unterbewußtsein *s*: subconsciousness.

unterbinden: ligate.

Unterbindung *w*: ligation, ligature.

unterbrechen: interrupt, disconnect, discontinue, intermit, intercept, stop.

Unterbrechung *w*: interruption, disconnection, block, disruption, dysjunction, stoppage.

Unterbrechungskontakt *m*: break contact.

Unterbrechungssyndrom *s*: disconnection syndrome.

Unterbringung *w*: institutionalization, hospitalization.

unterbrochen: interrupted.

unterbromig: hypobromous.

Unterdosierung *w*: underdosage.

Unterdruck *m*: negative pressure, diminished pressure, subambient pressure, subatmospheric pressure, underpressure, partial vacuum.

unterdrücken: suppress, repress.

Unterdrückung *w*: suppression, repression.

Untereinheit *w*: subunit.

unterentwickelt: underdeveloped.

Unterentwicklung *w*: underdevelopment.

unterer: inferior.

unterernähren: underfeed, undernourish.

unterernährt: undernourished, malnourished.

Unterernährung *w*: undernourishment, undernutrition, hypoalimentation, subalimentation, subnutrition, semistarvation.

Unterfamilie *w*: subfamily.

Unterfeld *s*: lower area.

Unterfläche *w*: lower surface, base, basis.

unterfüttern: rebase, reline.

Unterfunktion *w*: underfunction, hypofunction, impaired function; **endokrine ~** hypoendocrinism; **ovarielle ~** hypovarianism, hypo-ovarianism.

Untergärung *w*: bottom fermentation.

Untergewicht *s*: underweight.

Untergrund *m*: ground.

Untergruppe *w*: sub-group, infraclass, subtype.

unterhalb: under, infra-.

Unterhaut *w*: subcutis, hypodermis.

unterhöhlen: undermine.

Unterkiefer *m*: mandible, lower jawbone, submaxilla.

Unterkieferfistel *w*: submental fistula.

Unterkiefer-Lippen-Plastik *w*: geniocheiloplasty.

Unterkieferplastik *w*: genioplasty.

Unterkieferprognathie *w*: mandibular prognathism, mandibular bite, protrusive occlusion, mesioclusion.

Unterkieferresektion *w*: mandibulectomy; **halbseitige ~** hemimandibulectomy.

Unterkieferretraktion *w*: mandibular retraction.

Unterkieferretrusion *w*: mandibular retrusion, posteroclusion.

Unterklasse *w*: subclass.

Unterkühlung *w*: cold immersion, hypothermia, algid stage.

Unterkühlungskoma *s*: hypothermic coma.

Unterlage *w*: bolster, couch.

Unterlappen *m*: lower lobe, sublobe; **linker ~** left lower lobe; **rechter ~** right lower lobe [*abbr*] RLL.

unterlegen: underlay.

Unterlegscheibe *w*: washer.

Unterleibtyphus *m*: abdominal typhus.

Unterlippe *w*: lower lip, underlip.

Untermethylierung *w*: undermethylation.
unterminieren: undercut.
Unterordnung *w*: variety [*abbr*] var., superfamily.
Unterreich *s*: subkingdom.
Unterricht *m*: teaching.
Unterricht am Krankenbett: bedside teaching.
unterrichten: teach.
Untersättigung *w*: undersaturation.
unterscheiden: distinguish, differ, vary, discriminate.
Unterscheidung *w*: discrimination, differentiation; **differentielle** ~ differential discrimination.
Unterscheidungsfunktion *w*: discriminant function.
Unterscheidungslernen *s*: discrimination learning.
Unterscheidungssensitivität *w*: differential sensitivity.
Unterscheidungstechnik *w*: discriminant technique.
Unterscheidungsvermögen *s*: discriminatory power.
Unterschenkel *m*: lower leg, foreleg, shank.
Unterschenkelamputation *w*: amputation of the lower leg.
Unterschenkelfraktur *w*: bumper fracture, fender fracture.
Unterschenkelgeschwür *s*: ulcer of the lower leg.
Unterschenkelorthose *w*: walking caliper.
Unterschicht *w*: substructure.
unterschichten: underlay.
Unterschied *m*: difference; **eben merklicher** ~ just noticeable difference [*abbr*] JND.
unterschiedlich: different, disparate.
Unterschiedsreaktion *w*: differential reaction.
Unterschiedsschwelle *w*: difference threshold, differential threshold; **relative** ~ relative threshold.
unterschwellig: subliminal, subthreshold.
Unterseite *w*: undersurface.

untersetzt: stocky, pudgy.
Untersetztheit *w*: stockiness.
Unterspannung *w*: undervoltage.
Unterstamm *m*: substrain, subline, subphylum.
Unterstand *m*: subnatant, infranatant.
unterstützen: support.
unterstützend: auxiliary, supportive.
Unterstützung *w*: support, help.
Unterstützungsempfänger: beneficiary.
untersuchen: examine, investigate, study, test.
Untersucher *m*: examiner, analyst, investigator.
Untersuchung *w*: 1. investigation, examination, exploration, inspection, study, test, (chemical) analysis; **ärztliche** ~ physician's examination; **autoptische** ~ autopsy study; **bimanuelle** ~ bimanual examination, double touch; **digitale** ~ digital examination; **digitale rektale** ~ rectal touch; **experimentelle** ~ experimental study; **klinische** ~ clinical examination; **körperliche** ~ physical examination [*abbr*] PE; **neurologische** ~ neurologic examination; **rektale** ~ rectal examination; **spektroskopische** ~ spectroscopic test; **vaginale** ~ vaginal touch; 2. **am Krankenbett durchgeführte** ~ bedside method; ~ **auf okkultes Blut** occult blood test; ~ **der groben Armkraft** arm strength testing.
Untersuchungsbefund *m*: findings; **körperlicher** ~ physical findings.
Untersuchungsmaterial *s*: specimen [*abbr*] spec.
Untersuchungsmethode *w*: examination method, analytic method.
Untersuchungsverfahren *s*: examination technique.
Untersuchungszeitraum *m*: study period.
Untersuchungsziel *s*: goal.
Untersuchungszimmer *s*: examination room.
Unterteilung *w*: partition, segmentation.
Untertemperatur *w*: temperature below normal, hypothermia.

Untertest *m*: subtest.
Untertisch-Bildverstärker *m*: undertable image intensifier.
Untertischdurchleuchtung *w*: undertable fluoroscopy.
Untertischzielgerät *s*: undertable spotfilm device.
unterversorgt: underserved.
Unterwasserbehandlung *w*: underwater treatment.
Unterwassergymnastik *w*: underwater exercise, hydrogymnastics.
Unterwassermassage *w*: underwater massage, hydromassage.
unterwerfen: submit.
Unterwürfigkeit *w*: deference.
unterziehen: submit.
Unterzungendrüse *w*: sublingual gland.
untypisch: unspecific.
unverdaulich: indigestible, undigestible.
Unverdaulichkeit *w*: indigestibility, stodginess.
unverdaut: undigested, indigested.
unverdünnt: undiluted.
unverestert: unesterified.
unverfälscht: unadultered, true.
unvermindert: undiminished, continuous.
unvermischbar: immiscible.
Unvermischbarkeit *w*: immiscibility.
Unverricht-Syndrom *s*: Unverricht syndrome.
Unversehrtheit *w*: entirety.
Unverträglichkeit *w*: intolerance, incompatibility.
Unverträglichkeitsreaktion *w*: intolerance reaction.
unverzweigt: unbranched.
unvollständig: incomplete.
unvoreingenommen: unbiased.
unwirksam: 1. ineffective, noneffective; 2. ~ **machen** neutralize.
Unwirksamkeit *w*: ineffectivity.
unwirtschaftlich: uneconomical.
unwohl: unwell, qualmish, queasy.
Unwohlsein *s*: discomfort, indisposition, queasiness.
Unwucht *w*: imbalance.

Unze *w*: ounce.
unzeitig: abortive.
Unzinatusanfall *m*: uncinate epilepsy, uncinate attack, uncinate seizure.
Unzucht *w*: unchastity.
unzufrieden: malcontent.
unzugänglich: inaccessible.
Unzulänglichkeit *w*: inadequacy.
unzurechnungsfähig: irresponsible.
Unzurechnungsfähigkeit *w*: lack of criminal responsibility, criminal irresponsibility.
unzusammenhängend: noncoherent, nonadherent.
unzuverlässig: unreliable.
Upside-down stomach: upside-down stomach.
Ur-: ur-, uro-.
Urachus *m*: urachus.
Urachusfistel *w*: urachal fistula.
Urachuszyste *w*: urachal cyst.
Uracil *s*: uracil [*abbr*] U.
Uracil-Lost *s*: uracil mustard.
Urämie *w*: uremia, uraemia; **prärenale** ~ prerenal uremia.
Urämielunge *w*: uremic pneumonitis.
urämisch: uremic, uraemic.
uralt: age-old.
Uramilsäure *w*: uramilic acid.
Uraminobenzoesäure *w*: uraminobenzoic acid.
Uraminotaurinsäure *w*: uraminotauric acid.
Uran *s* Abk. U: uranium [*abbr*] U.
Urangst *w*: primal anxiety.
Uranitis *w*: cheilitis.
Urano-: urano-.
Uranoplastik *w*: uranoplasty, uraniscoplasty, palatoplasty.
Uranoschisis *w*: uranoschisis, cleft palate.
Urapidil *s*: urapidil.
Urat *s*: urate.
Uratablagerung *w*: urate deposition, uratosis.
Uratkonjunktivitis *w*: uratic conjunctivitis.
Uratnephropathie *w*: urate kidney.

uratolytisch: uratolytic.
Uratoxidase *w*: urate oxidase, uricase.
Uratstein *m*: urate calculus.
Uraturie *w*: uraturia.
Uratzylinder *m*: urate cast.
Urbach-Oppenheim-Krankheit *w*: necrobiosis lipoidica, Oppenheim-Urbach disease.
Urbach-Wiethe-Syndrom *s*: Urbach-Wiethe syndrome, lipoproteinosis, lipoid proteinosis.
Urdarm *m*: primitive gut, archenteron, gastrocoele, coelenteron.
Urea *s*: urea, carbamide.
Ureaplasma *s*: ureaplasma.
Urease *w*: urease.
Urease-Biopsie-Test *m*: biopsy urease test, urease biopsy.
Urease-Test *m*: urease test.
Ureid *s*: ureide.
Urese *w*: uresis.
Ureter *m*: ureter, renal duct.
Ureter-: uretero-, ureteral.
Ureterabgangsstenose *w*: UPJ stenosis.
Ureterdilatation *w*: dilated ureter, ureterectasis.
Ureterdivertikel *s*: ureteric diverticulum.
Ureter duplex: double ureter.
Ureterektasie *w*: ureterectasis.
Ureterektomie *w*: ureterectomy.
Ureterektopie: ectopic ureter.
Ureterfehlbildung *w*: ureteral malformation.
Ureterfistel *w*: ureteral fistula.
Ureteritis *w*: ureteritis.
Ureterkatheterisierung *w*: ureteral catheterization.
Ureterknospe *w*: ureteric bud.
Ureterkolik *w*: ureteral colic.
Ureterläsion *w*: ureteral injury.
Uretermündung *w*: orifice of ureter.
Ureteroenteroanastomose *w*: ureteroenterostomy, Coffey's operation.
Ureteroenterostomie *w*: ureteroenterostomy.
Ureterogramm *s*: ureterogram.
Ureterographie *w*: ureterography.

Ureteroileostomie *w*: ureteroileostomy.
ureterokolisch: ureterocolic.
Ureterokolostomie *w*: ureterocolostomy.
Ureterokutaneostomie *w*: ureterocutaneostomy.
Ureterolithotomie *w*: ureterolithotomy.
Ureterolyse *w*: ureterolysis.
Ureteroneopyelostomie *w*: pelvioneostomy.
Ureteronephrektomie *w*: ureteronephrectomy.
Ureteropelvioplastik *w*: ureteropelvioplasty, Scardino's operation.
Ureteroproktostomie *w*: ureteroproctostomy.
Ureteropyelitis *w*: ureteropyelitis.
Ureteropyelographie *w*: ureteropyelography.
Ureteropyeloneostomie *w*: ureteropyeloneostomy.
Ureteropyeloplastik *w*: ureteropyeloplasty.
Ureteropyelostomie *w*: ureteropyelostomy.
Ureterosigmoidostomie *w*: ureterosigmoidostomy.
Ureteroskopie *w*: ureteroscopy.
Ureterostoma *s*: ureterostoma.
Ureterostomie *w*: ureterostomy.
Ureterotomie *w*: ureterotomy.
Ureter-Ovarika-Kompressionssyndrom *s*: ureter-ovarian vein syndrome.
ureterovesikal: ureterovesical.
Ureterozäkostomie *w*: typhloureterostomy.
Ureterozele *w*: ureterocele.
ureterozervikal: ureterocervical.
Ureterozystitis *w*: cystoureteritis.
Ureterozystoneostomie *w*: ureterocystoneostomy, ureteroneocystostomy.
Ureterozystostomie *w*: ureterocystostomy.
Ureterplastik *w*: ureteroplasty.
Ureterresektion *w*: resection of ureter, ureterectomy.
Ureterstein *m*: ureteral calculus, ureteral stone, ureterolith.

Ureterstenose w: ureteral stenosis, ureter-ostenosis.

Ureterteilresektion w: partial resection of ureter.

Uretertumor m: ureteral neoplasm.

Ureterverletzung w: ureter injury.

Ureterverschluß m: ureteral obstruction.

Ureterzyste w: ureterocele.

Urethan s: urethane.

Urethra w: urethra; **undurchgängige ~** imperforate urethra.

Urethra-: urethral.

Urethrakaliber s: caliber of the urethra.

urethral: urethral.

Urethralblutung w: urethrorrhagia.

Urethraldrüse w: urethral gland.

Urethralfieber s: urethral fever.

Urethralkarzinom s: carcinoma of urethra.

Urethralplatte w: urethral plate.

Urethralpolyp m: urethral polyp.

Urethralspekulum s: urethral speculum.

Urethranaht w: urethrorrhaphy.

Urethrastenose w: stenosis of the urethra, ankylurethria.

Urethraverletzung w: urethral wound.

Urethraverschlußdruck m: urethral resistance.

Urethrazange w: urethral compressor.

Urethritis w: urethritis; **gonorrhoische ~** gonococcal urethritis, specific urethritis; **nichtgonorrhoische ~** nongonococcal urethritis [abbr] NGU; **unspezifische ~** nonspecific urethritis, simple urethritis.

Urethro-: urethro-.

Urethroektomie w: urethrectomy.

Urethrogramm s: urethrogram.

Urethrographie w: urethrography.

urethrokutan: urethrocutanoeous.

Urethrometer s: urethrometer.

Urethrometrie w: urethrometry.

Urethropexie w: urethropexy.

Urethroplastik w: urethroplasty.

Urethroskop s: urethroscope.

Urethroskopie w: urethroscopy.

Urethrostomie w: urethrostomy.

Urethrotomie w: urethrotomy, Cock's

operation; **externe ~** perineal section.

urethrovaginal: urethrovaginal.

Urethrozystits w: urethrocystitis.

Urethrozystographie w: urethrocystography, cystourethrography.

Urethrozystometrie w: urethrocystometry.

Urethrozystozele w: urethrocystocele.

Urge-Inkontinenz w: urge incontinence.

Urhidrose w: urhidrosis, uridrosis, urinidrosis.

Urhirn s: archencephalon.

Uricase w: uricase.

Uridin s: uridine [abbr] U.

Uridindiphosphat s Abk. **UDP:** uridine 5'-diphosphate [abbr] UDP.

Uridindiphosphatglukose w Abk. **UDPG:** uridine 5'-diphosphate glucose [abbr] UDPG.

Uridinmonophosphat s Abk. **UMP:** uridine 5'-monophosphate [abbr] UMP.

Uridinphosphorsäure w: uridine phosphoric acid.

Uridintriphosphat s Abk. **UTP:** uridine 5'-triphosphate [abbr] UTP.

Uridylsäure w: uridylic acid.

Uridyltransferase w: uridyltransferase.

-urie: -uria.

Urikämie w: uricaemia.

Urikase w: uricase, urate oxidase.

Uriko-: urico-.

Urikolyse w: uricolysis.

Urikometer s: uricometer.

Urikosurie w: uricosuria, uricaciduria, uraturia.

urikosurisch: uricosuric.

Urin m: urine; **dunkler ~** black urine; **farbloser ~** achromaturia; **flockiger ~** cloudy urine; **trüber ~** milky urine, turbid urine.

Urin-: urin-, urinary.

Urinableitung w: urinary diversion.

Urinal s: urinal.

urinartig: urinose.

Urinexkretion w: urinary excretion.

Urinfistel w: urinary fistula.

Urinflasche w: urinal.

Urinflockung *w*: nebula.
urinieren: urinate, micturate.
Urininfiltration *w*: urinous infiltration.
Urinkonzentration *w*: urinary concentration.
Urinkonzentrationsvermögen *s*: urinary concentrating ability; **eingeschränktes ~** impaired urinary concentrating ability.
Urinkonzentrationsversuch *m*: urinary concentration test.
Urinkultur *w*: urine culture.
Urinmenge *w*: urinary output.
Urinphlegmone *w*: urinary phlegmon, urinary abscess, urecchysis.
Urinproduktion *w*: urine formation, uropoiesis.
urinproduzierend: urogenous, urinogenous.
Urinstatus *m*: urine analysis, urinalysis, uranalysis.
Urinstick *m*: dipstick.
Urinstrahl *m*: urinary stream.
Urintrübung *w*: nebula.
Urinuntersuchung *w*: urine analysis, urinalysis, uranalysis.
Urinveränderung *w*: paruria.
Urinzyste *w*: urinary cyst, external hydronephrosis, urinoma, subcapsular hydronephrosis.
-urisch: -uric.
Urkeimzelle *w*: primordial germ cell, spermatogonium, oogonium.
Urmund *m*: blastopore.
Urmundscheibe *w*: blastoporal crescent.
Urniere *w*: middle kidney, mesonephros, Wolffian body.
Urnierengang *m*: mesonephric duct, Wolffian duct.
Uro-: ur-.
Urobilin *s* Abk. **Ub**: urobilin.
Urobilinogen *s* Abk. **Ubg**: urobilinogen.
Urobilinogenurie *w*: urobilinogenuria.
Urochezie *w*: urochezia.
Urochloralsäure *w*: urochloric acid, trichloroethylglucuronic acid.
Urochrom *s*: urochrome.
Urodynamik *w*: urodynamics.
Urodynie *w*: urodynia.

Uroferrinsäure *w*: uroferric acid.
Uroflowmetrie *w*: uroflowmetry.
Urogastron *s*: urogastrone.
urogenital: genitourinary [*abbr*] GU, urogenital, urinogenital.
Urogenitalfistel *w*: genitourinary fistula.
Urogenitalleiste *w*: urogenital cord, mesonephrogenic cord.
Urogenitalmembran *w*: urogenital membrane.
Urogenitalspalte *w*: genital cleft.
Urogenitaltrakt *m*: genitourinary tract, urogenital system, urogenital tract.
Urogenitaltuberkulose *w*: urogenital tuberculosis, genitourinary tuberculosis.
Urogonadotrophin *s*: pituitary gonadotrophin.
Urogramm *s*: urogram.
Urographie *w*: urography, nephrostogram; **retrograde ~** ascending urography.
urographisch: urographic.
Urokanase *w*: urocanase, urocanate hydratase.
Urokaninsäure *w*: urocanic acid.
Urokinase *w*: urokinase.
Urolagnie *w*: urolagnia, urophilia, undinism.
Uroleuzinsäure *w*: uroleucic acid.
Urolith *m*: urolith, urinary calculus.
Urolithiasis *w*: urolithiasis.
Urologie *w*: urology.
Uromelanin *s*: uromelanin.
Uromelie *w*: uromelus.
Urometer *s*: urometer, urinometer.
Urometrie *w*: urometry, urinometry.
Uron *s*: uron.
Uronsäure *w*: uronic acid.
urophan: urophanic.
Uropoese *w*: uropoiesis, formation of urine.
Uroporphyrin *s*: uroporphyrin.
Uroporphyrinogen *s*: uroporphyrinogen.
Uropterin *s*: uropterin.
urorektal: urorectal.
Urorgan *s*: primitive organ.
Uroscheozele *w*: uroscheocele.
Urosein *s*: urorrhodin.

Urosepsis *w*: urosepsis.

Urothel *s*: urothelium.

Urotoxin *s*: urotoxin.

Urotuberkulose *w*: urogenital tuberculosis, genitourinary tuberculosis.

Uroxanthin *s*: uroxanthin.

Urozele *w*: urocele, uroscheocele.

Urphantasie *w*: primal phantasy.

Ursache *w*: 1. causative agent, cause, reason, origin; 2. **aus ungeklärter ~** of unknown cause, agnogenic.

ursächlich: causative.

Ursegment *s*: somite, primitive segment, mesoblastic segment.

Ursolsäure *w*: ursolic acid.

Urson *s*: ursolic acid.

ursprünglich: original, primary.

Ursprung *m*: origin, source.

Ursprungsaponeurose *w*: aponeurosis of origin.

Urszene *w*: scene, primal.

Urteil *s*: judgement.

urteilen: judge.

Urteilen *s*: reasoning.

Urtica *w*: nettle.

Urticaria pigmentosa: urticaria pigmentosa, mastocytosis.

Urtikaria *w*: urticaria, angioedema, angioneuroedema, hives; **cholinerge ~** cholinergic urticaria, cholinogenic dermatosis; **physikalische ~** physical urticaria.

Urtikaria-induzierend: urticating.

urtikariell: urticarial.

Urtrieb *m*: primal instinct.

Urzeugung *w*: abiogenesis.

Usher-Syndrom *s*: Usher syndrome.

Ustilaginismus *m*: ustilaginism.

uterin: uterine.

Uteringeräusch *s*: uterine souffle.

Utero-: utero-, metro-, uterine.

Uterographie *w*: uterography.

uteroperitoneal: metroperitoneal.

Uteroplastik *w*: uteroplasty.

uteroplazentar: uteroplacental.

uterosakral: uterosacral.

Uterotomie *w*: uterotomy.

Uterotonikum *s*: uterotonic.

uterovaginal: uterovaginal.

uterovesikal: uterovesical.

Uterovesikalfistel *w*: uterovesical fistula.

Uterus *m*: uterus, womb, hystera; **fetaler ~** fetal uterus; **kleiner ~** metronania; **narbiger ~** scarred uterus; **schwangerer ~** gravid uterus.

Uterus-: utero-.

Uterusagenesie *w*: agenesis of the uterus, ametria.

Uterusanlage, doppelte *w*: double uterus, didelphia, dihysteria.

Uterusanlage, embryonale *w*: embryonic uterus.

Uterusaplasie *w*: uterine aplasia.

Uterusapoplexie *w*: uteroplacental apoplexy.

Uterus arcuatus: arcuate uterus, saddle-shaped uterus.

Uterusatonie *w*: uterine atony, uteral atony, metratonia.

Uterusatresie *w*: atresia of the uterine lumen, hysteratresia.

Uterusatrophie *w*: uterine atrophy, metratrophia.

Uterus bicornis: bicornate uterus, bifid uterus.

Uterus biforis: double-mouthed uterus.

Uterusblutung *w*: uterine bleeding; **dysfunktionelle ~** dysfunctional uterine bleeding.

Uterus didelphys: double uterus, didelphia, dihysteria.

Uterusdilatation *w*: dilatation of the uterus, metrectasia.

Uterus duplex: double uterus, didelphia.

Uterusduplikation *w*: duplication of the uterine body, dimetria.

Uterusfixation *w*: uterofixation.

Uterushornschwangerschaft *w*: cornual pregnancy.

Uterushypoplasie *w*: uterine hypoplasia.

Uterus infantilis: infantile uterus, pubescent uterus.

Uterusinversion *w*: inversion of uterus, metranastrophe.

Uteruskarzinom *s*: uterus carcinoma.

Uteruskonkrement *s*: uterine calculus.
Uteruskontraktion *w*: uterus contraction.
Uterusleiomyom *s*: leiomyoma of uterus, fibroid uterus.
Uterusmotilität *w*: uterine motility.
Uterusmyom *s*: uterus myoma.
Uterusödem *s*: hysteroedema.
Uterusperforation *w*: uterine perforation.
Uterusplastik *w*: uteroplasty, hysteroplasty.
Uterusprolaps *m*: uterus prolapse, uterine prolapse, prolapse of uterus.
Uterusretraktion *w*: uterine retraction.
Uterusruptur *w*: uterine rupture, uterine perforation.
Uterussensibilität *w*: uterine sensibility.
Uterus septus: uterus septus, bipartite uterus.
Uterussonde *w*: uterine probe, uterine sound.
Uterustonus *m*: uterine tone.
Uterusverlagerung *w*: uterine displacement.
Uteruswandaussackung *w*: uterine sacculation, sacculated uterus.
Uteruswandspannung *w*: intrauterine intensity.
Uteruszange *w*: uterine forceps.
U-Test *m*: Mann-Whitney U test, Whitney's test.
Utilisation *s*: utilization.
UTP Abk. **Uridintriphosphat** *s*: uridine 5'-triphosphate [*abbr*] UTP.
Utriculus *m*: utricle.
Utriculus prostaticus: prostatic utricle, urethral utricle.

Utrikulitis *w*: utriculitis.
UV Abk. **ultraviolett**: ultraviolet [*abbr*] UV.
UV-Absorption *w*: UV absorption.
UV-Blindheit *w*: solar blindness.
UV-Durchlässigkeit *w*: UV transparency.
Uvea *w*: uvea.
Uveitis *w*: uveitis, iridochoroiditis, iridocyclochoroiditis, choroidocyclitis, choroidoiritis; **granulomatöse** ~ granulomatous uveitis; **hintere** ~ posterior uveitis; **phakogene** ~ lens-induced uveitis, phacoanaphylactic uveitis; **vordere** ~ anterior uveitis.
UV-empfindlich: UV-sensitive.
Uvitinsäure *w*: uvitic acid.
UV-Küvette *w*: UV cell.
UV-Lampe *w*: UV lamp.
UV-Licht *s*: ultraviolet light, UV light.
UV-resistent: uvioresistant.
UV-Spektrometer *s*: UV spectrometer.
UV-Spektroskopie *w*: UV spectroscopy.
UV-Strahlung *w*: UV radiation.
UV-Therapie *w*: ultraviolet therapy.
Uvula *w*: uvula, staphyle, cion.
Uvula bifida: bifid uvula, cleft uvula.
Uvulaentzündung *w*: kionitis.
uvulär: uvular, staphyline.
Uvulektomie *w*: uvulectomy, staphylectomy, kiotomy.
Uvulo-: uvulo-.
Uvulotomie *w*: uvulotomy, cionectomy.
UV-Vis-Spektrometrie *w*: UV-VIS spectrometry.
U-Welle *w*: U wave.
Uzarin *s*: uzarin.

V

V Abk. **1. Vanadium** *s*; **2. Vene** *w*; **3. Visus** *m*: 1. vanadium [*abbr*] V; 2. vein; 3. visus, vision.

Vaccinia *w*: vaccinia.

Vacciniavirus *m*: vaccinia virus.

väterlicherseits: on the father's side, patrilineal.

vagal: vagal.

Vagabundenhaut *w*: vagabond's disease, parasitic melanoderma.

Vagantenhaut *w*: vagabond's disease, parasitic melanoderma.

Vagina *w*: vagina, sheath; **künstliche** ~ artificial vagina; **septierte** ~ septate vagina.

Vaginabildung *w*: colpopoiesis.

Vagina bulbi: vagina bulbi, sheath of eyeball, Tenon's capsule.

Vaginaeinriß *m*: vaginal laceration.

Vagina fibrosa tendinis: fibrous sheath of tendon.

vaginal: vaginal.

Vaginal-: vagino-.

Vaginalabstrich *m*: vaginal smear.

Vaginalatresie *w*: vaginal atresia, ankylocolpos.

Vaginalblutung *w*: vaginal hemorrhage.

Vaginalflora *w*: vaginal flora.

Vaginalflüssigkeit *w*: vaginal fluid.

Vaginalkarzinom *s*: vaginal carcinoma.

Vaginalmykose *w*: vaginal mycosis, vaginomycosis.

Vaginalnaht *w*: vaginoperineorrhaphy.

Vaginalneuralgie *w*: vaginodynia.

Vaginalplastik *w*: vaginoplasty, colpoplasty, culdoplasty.

Vaginalpolyp *m*: vaginal polyp, colpopolypus.

Vaginalprolaps *m*: colpoptosis.

Vaginalschleim *m*: vaginal mucus.

Vaginalschleimhauthyperplasie *w*: colpohyperplasia.

Vaginalsmear *m*: vaginal smear.

Vaginalspekulum *s*: vaginal speculum, vaginoscope.

Vaginalspiegelung *w*: vaginoscopy.

Vaginalspülung *w*: vaginal wash, vaginal douche.

Vaginalstenose *w*: vaginal stenosis, colpostenosis.

Vaginaltampon *m*: vaginal tampon.

Vaginaltumor *m*: neoplasm of vagina.

Vaginalwandödem *s*: colpedema.

Vaginalzyste *w*: vaginal cyst.

Vaginalzytologie *w*: vaginal cytology.

Vaginaplastik *w*: vaginoplasty, colpoplasty.

Vagina synovialis: synovial sheath.

Vaginalthermometer *s*: colpotherm.

Vaginismus *m*: vaginism, vaginal spasm, colpospasm, colpismus.

Vaginitis *w*: vaginitis, colpitis; **atrophische** ~ senile vulvovaginitis; **gonorrhoische** ~ gonococcal vaginitis.

Vagino-: vagino-, colpo-.

vaginoabdominal: vaginoabdominal.

Vaginogramm *w*: vaginogram.

Vaginographie *w*: vaginography.

vaginolabial: vaginolabial.

vaginoperineal: vaginoperineal.

Vaginopexie *w*: vaginopexy.

vaginorektal: vaginorectal, rectovaginal.

Vaginorektalfistel *w*: rectovaginal fistula.

Vaginozele *w*: vaginocele, colpocele.

Vago-: vago-.

Vagolyse *w*: vagolysis.

Vagotomie *w*: 1. vagotomy, gastric neurectomy; **medikamentöse** ~ medical vagotomy; **proximale** ~ proximal vagotomy; **selektive** ~ selective vagotomy; **supraselektive** ~ highly selective vagotomy [*abbr*] HSV; **trunkuläre** ~ truncular vagotomy, Dragstedt's operation; 2. **eine** ~ **durchführen** vagotomize.

vagotomieren: vagotomize.

vagoton: vagotonic.

Vagotonie *w*: vagotonia, parasympathicotonia, parasympathotonia.

Vagotonin *s*: vagotonin.

vagotrop: vagotropic.

vagovagal: vagovagal.

Vagovagalreflex *m*: vagovagal reflex.

Vagus-: vago-.

Vagus *m*: vagus nerve, depressor.

Vagusanteil, autonomer *m*: vagal autonomic system.

Vagusarrhythmie *w*: vagal arrhythmia.

Vagusdruckversuch *m*: vagus pressure test.

Vaguskrise *w*: vagus crisis, vagal crisis.

Vaguslähmung *w*: vagal paralysis.

Vagusnerv *m*: vagus nerve.

Vaguspuls *m*: vagal pulse.

Vagusreflex *m*: vagus reflex.

Vagustod *m*: vagus death.

Vakanz *w*: vacancy.

Vakatwucherung *w*: fatty atrophy.

vakuolär: vacuolar, vacuolated.

Vakuole *w*: 1. vacuole, tonoplast; **multivesikuläre** ~ multivesicular body; **sekretorische** ~ secretory granule; 2. **mit ~'en** vacuolate, physaliferous, physaliphorous.

Vakuolenbildung *w*: vacuolation, vacuolization.

vakuolisiert: vacuolated.

Vakuolisierung *w*: vacuolization.

Vakuolisierungsagens *s*: vacuolating agent.

Vakuum *s*: vacuum.

Vakuumaspiration *w*: vacuum aspiration.

Vakuumdestillation *w*: vacuum distillation.

vakuumdicht: vacuumtight.

Vakuumeinbettung *w*: vacuum investing.

Vakuumentgasung *w*: vacuum degassing.

Vakuumextraktion *w*: vaccum extraction.

Vakuumextraktor *m*: vacuum extractor.

Vakuumfiltration *w*: vacuum filtration.

Vakuumgefriertrockner *m*: vacuum freeze dryer.

Vakuumguß *m*: vacuum casting.

Vakuumintrauterinsonde *w*: vacuum intrauterine sound.

Vakuumkonstante *w*: vacuum constant.

Vakuumkürettage *w*: vacuum curettage.

Vakuummesser *m*: vacuometer.

Vakuumpumpe *w*: vacuum pump.

Vakuumröhre *w*: vacuum tube.

Vakuumtrockenschrank *m*: vacuum drying cabinet.

Vakuumtrocknung *w*: vacuum drying.

Vakuumzelle *w*: vacuum cell.

Vakzination *w*: vaccination.

Vakzinationsmyelitis *w*: postvaccinal myelitis.

Vakzine *w*: vaccine, animal lymph; **attenuierte** ~ attenuated vaccine; **fettlösliche** ~ lipovaccine; **inaktivierte** ~ inactivated vaccine; **polyvalente** ~ polyvalent vaccine; **synthetische** ~ chemical vaccine; **univalente** ~ univalent vaccine.

Vakzineausschlag *m*: vaccinal eruption.

Vakzinetherapie *w*: vaccinotherapy.

vakzinogen: vaccigenous.

valent: valent.

Valenz *w*: valency, valence, adicity.

Valenzbindung *w*: valence bond.

Valenzelektron *s*: valence electron, valency electron.

Valenzorbital *s*: valence orbital.

Valenzschale *w*: valence shell.

Valenzwechsel *m*: valence change.

Valerianat *s*: valerate.

Valeriansäure *w*: valerianic acid, pentanoic acid, butylcarboxylic acid.

Valerinsäure *w*: valeric acid.

Valeryldiäthylamid *s*: valyl.

Valgusstellung *w*: valgus position.

valide: valid.

Validierung *w*: validation; **kreuzweise** ~ cross-validation.

Validität *w*: validity.

Validitätskoeffizient *m*: validity coefficient.

Validitätskriterium *s*: validity criterion.

Valin *s*: valine, 2-aminoisovaleric acid, isopropylaminoacetic acid.

Valinomycin *s*: valinomycin.

Valleix-Nervendruckpunkte: Valleix's points.

Valproat *s*: valproate.
Valproat-Natrium *s*: sodium valproate.
Valproinsäure *w*: valproic acid.
Valsalva-Versuch *m*: Valsalva maneuver, autoinflation.
Valvula *w*: valvula, valve.
valvulär: valvular.
Valvuloplastik *w*: valvuloplasty.
Valvulotomie *w*: valvulotomy, valvotomy, cardiovalvulotomy.
Valyl *s*: valyl.
Vampirismus *m*: vampirism.
Vanadinsäure *w*: vanadic acid.
Vanadium *s* Abk. **V**: vanadium [*abbr*] V.
vanadiumhaltig: vanadic.
Vanadiumpentoxid *s*: vanadium pentoxide.
Vanadiumvergiftung *w*: vanadiumism.
Vancomycin *s*: vancomycin.
van-der-Waals-Kräfte: van der Waals forces.
van-der-Waals-Wechselwirkung *w*: van der Waals interaction.
Vanille *w*: vanilla.
Vanillin *s*: vanillin.
Vanillinmandelsäure *w*: vanillylmandelic acid [*abbr*] VMA, 3-methoxy-4-hydroxymandelic acid.
Vanillinsäure *w*: vanillic acid, methylprotocatechuic acid, hydroxymethoxybenzoic acid.
Vanillinsäurediäthylamid *s*: etamivan, ethamivan.
van't Hoff-Gesetz *s*: van't Hoff's law.
Vaporisation *w*: vaporization.
vaporisieren: vaporize.
Vaquez-Osler-Krankheit *w*: Vaquez's disease, polycythemia vera.
variabel: variable.
Variabilität *w*: variability.
Variabilitätskoeffizient *m*: variability coefficient, coefficient of variability [*abbr*] CV.
Variable *w*: variable; **abhängige** ~ dependent variable [*abbr*] DV; **intervenierende** ~ intervening variable; **unabhängige** ~ independent variable, predictor

variable.
Variante *w*: variant, variation.
Varianz *w*: variance.
Varianzanalyse *w*: variance analysis, analysis of variance; **einseitige** ~ one-way analysis of variance.
Varianzquotient *m*: variance ratio [*abbr*] F.
Varianz-Verhältnis-Test *m*: variance ratio test.
Variation *w*: variation; **phänotypische** ~ phenotypic variation.
Variationsbreite *w*: range.
Variationskoeffizient *m*: variation coefficient, coefficient of variation.
Variationsrechnung *w*: calculus of variation.
Varicella *w*: varicella, chickenpox.
Varicella-Zoster-Virus *m* Abk. **VZV**: varicella-zoster virus.
Varietät *w*: variety [*abbr*] var.
variieren: vary.
Varikektomie *w*: varicectomy.
Variko-: varico-.
Varikoblepharon *s*: varicoblepharon.
varikös: variceal, varicose.
Varikographie *w*: varicography.
Varikophlebitis *w*: varicophlebitis.
Varikose *w*: varicosis; **spinale** ~ spinal varicosis, Foix-Alajouanine syndrome.
Varikosität *w*: varicosity.
Varikotomie *w*: varicotomy.
Varikozele *w*: varicocele, varicole, cirsocele, pampinocele.
Varikozelektomie *w*: varicocelectomy.
Variola *w*: variola, smallpox.
Variola major: variola major, smallpox.
Variola minor: variola minor, mild smallpox, whitepox, amaas.
Variola mitigata: variola mitigata, modified smallpox, alastrim.
Variolation *w*: variolation.
Variola vera: smallpox.
Variola verrucosa: variola verrucosa, wart pox.
Variolavirus *m*: variola virus.
varioloid: varioloid.

Variolois: modified smallpox.

Varistor *m*: varistor, voltage-dependent resistor.

Varix *w*: varix.

Varize *w*: varix, varicose vein.

Varizellen: varicella, chickenpox.

Varizellenpneumonie *w*: chickenpox pneumonia.

Varizen-: varico-.

varizenartig: varicoid.

Varizenblutung *w*: variceal hemorrhage.

Varizenentfernung, chirurgische *w*: varicectomy.

Varizensklerosierung *w*: varicosclerosation.

Varusstellung *w*: varus position.

Vas *s*: vas, vessel.

vasal: vasal.

Vasektomie *w*: vasectomy, vasoligature, gonangiectomy.

Vaselin *s*: vaseline.

Vaseline *w*: petroleum jelly.

vaskularisieren: vascularize.

Vaskularisierung *w*: vascularization.

Vaskularität *w*: vascularity.

vaskulär: vascular.

Vaskulitis *w*: vasculitis; **allergische** ~ allergic vasculitis; **nekrotisierende** ~ necrotizing vasculitis; **noduläre** ~ nodular vasculitis.

Vaskulitis mit Knötchenbildung, Purpura und Blasen: Gougerot's triad.

Vaskulo-: vasculo-.

Vaskulogenese *w*: vasculogenesis.

Vaso-: vaso-.

vasoaktiv: vasoactive.

Vasodentin *s*: vasodentin.

Vasodepression *w*: vasodepression.

Vasodepressor *m*: vasodepressor.

Vasodilatation *w*: vasodilatation.

Vasodilatator *m*: vasodilator, vasohypotonic, vasodilatin.

vasodilatatorisch: vasodilating, vasodilatative.

Vasoepididymographie *w*: vasoepididymography.

Vasographie *w*: vasography.

Vasokonstriktion *w*: vasoconstriction.

vasokonstriktiv: vasoconstrictive.

Vasokonstriktor *m*: vasoconstrictor, vasohypertonic.

vasokonstriktorisch: vasoconstricting.

Vasokonstringens *s*: vasoconstrictor.

Vasoligatur *w*: vasoligature, vasoligation.

Vasomotor *m*: vasomotor, vasculomotor.

Vasomotorenhemmzentrum *s*: vaso-inhibitory center [*abbr*] VIC.

Vasomotorenkopfschmerz *m*: vasomotor headache.

Vasomotorenlähmung *w*: vasomotor paralysis, angioparalysis.

Vasomotorenreflex *m*: vasomotor reflex.

Vasomotorenspasmus *m*: vasomotor spasm.

Vasomotorenstörung *w*: autonomic imbalance.

Vasomotorentonus *m*: vasomotor tone; **peripherer** ~ peripheral vasomotor tone.

Vasomotorenzentrum *s*: vasomotor center, cardiovascular center.

Vasomotorik *w*: vasomotion.

vasomotorisch: vasomotor, vasomotoric, vasculomotor.

Vasoneuropathie *w*: vasoneuropathy, autonomic neuropathy.

vasoneurotisch: vasoneurotic.

Vasopathie *w*: vasopathy.

Vasopressin *s*: vasopressin, antidiuretic hormone, ß-hypophamine, antidiuretic substance.

Vasopressinkonzentration, erniedrigte *w*: hypovasopressinemia.

Vasopressor *m*: vasopressor.

Vasoreflex *m*: vasoreflex.

Vasoregulation *w*: vasoregulation.

Vasoresektion *w*: vasoresection.

Vasorrhaphie *w*: vasorrhaphy.

Vasospasmus *m*: vasospasm, angiospasm, vascular spasm; **symmetrischer** ~ Raynaud's disease.

vasospastisch: vasospastic, angiospastic.

Vasostomie *w*: vasostomy.

Vasotocin *s*: vasotocin.

Vasotomie *w*: vasotomy, angiotomy, Belfield's operation.

vasoton: angiotonic.

Vasotonin *s*: vasotonine.

vasotonisch: vasotonic.

Vasotonuszentrum *s*: vasotonic center.

vasotrop: vasotropic.

vasotroph: vasotrophic.

vasovagal: vasovagal.

Vasovagalsyndrom *s*: vasovagal syncope, vasodepressor syncope.

Vasovasostomie *w*: vasovasostomy.

Vasovesikulektomie *w*: vasovesiculectomy.

Vater *m*: father.

Vaterbild *s*: father image.

Vaterkomplex *m*: father complex.

Vater-Pacini-Lamellenkörperchen: Vater-Pacini corpuscles.

Vater-Papille *w*: papilla of Vater, major duodenal papilla.

Vaterschaft *w*: fatherhood, paternity, parentage.

Vaterschaftstest *m*: paternity test, parentage test.

Vater-Syndrom *s*: VATER association.

VBW Abk. **vorbewußt:** preconscious [*abbr*] pcs.

VDBP Abk. **Vitamin-D-bindendes Protein** *s*: vitamin D-binding protein.

VDRL-Test *m*: venereal disease research laboratory test [*abbr*] VDRL test.

Veau-Operation *w*: Veau's operation.

Vecuroniumbromid *s*: vecuronium bromide.

Vegetabilien: vegetable.

Vegetarier *m*: vegetarian.

Vegetarismus *m*: vegetarianism.

Vegetation *w*: vegetation; **adenoide** ~ adenoid vegetation; **bakterielle** ~ bacterial vegetation; **verruköse** ~ verrucous vegetation.

vegetativ: vegetative, vegetal.

Vegetativum *s*: vegetative nervous system.

Vehikel *s*: vehicle.

Veilleität *w*: velleity.

Veillonella: Veillonella.

Veit-Smellie-Handgriff *m*: Mauriceau-Smellie-Veit maneuver.

Veitstanz *m*: Saint Vitus' dance, dancing chorea, jumping chorea, epidemic chorea.

Vektor *m*: vector, (infectious diseases) carrier; **biologischer** ~ biological vector; **räumlicher** ~ spatial vector.

Vektoranalyse *w*: vector analysis, vectorial analysis.

vektoriell: vectorial.

Vektorkardiogramm *s*: vectorcardiogram.

Vektorkardiographie *w* Abk. **VKG:** vectorcardiography [*abbr*] VCG, cardiovectography.

Vektorplasmid *s*: vector plasmid.

velamentös: velamentous.

velar: velar.

velopharyngeal: velopharyngeal.

Velpeau-Verband *m*: Velpeau's bandage.

Velum-: velar.

Vena-cava-inferior-Syndrom *s*: supine hypotensive syndrome, Mengert shock syndrome, inferior caval syndrome.

Vena-cava-superior-Syndrom *s*: superior caval syndrome.

Vena-cava-Syndrom *s*: vena cava syndrome; **oberes** ~ superior vena cava syndrome; **unteres** ~ inferior vena cava syndrome.

Venaesectio *w*: venesection, venisection, phlebotomy.

Vene *w* Abk. **V:** 1. vein; **variköse** ~ varicose vein; 2. **mit** ~'**n versehen** venose.

Venektasie *w*: venectasia.

Venektomie *w*: venectomy.

Venenbypass *m*: venous bypass.

Venendruck, zentraler *m* Abk. **ZVD:** central venous pressure [*abbr*] CVP.

Venendruckmesser *m*: phlebomanometer.

Venenentündung *w*: phlebitis.

Venenerkrankung *w*: venous disorder, venopathy.

Venenerweiterung *w*: venectasia.

venenhaltig: veiny.

Venenklappe *w*: venous valve, valve of the vein, valvula venosa.

Venenkonstriktion *w*: venoconstriction.
Venennaht *w*: venesuture, venisuture, phleborrhaphy.
Venenpatch *m*: vein patch.
Venenplastik *w*: phleboplasty.
Venenpuls *m*: venous pulse.
Venenpunktion *w*: venepuncture, venipuncture, phlebotomy.
Venenschmerz *m*: phlebalgia.
Venensklerose *w*: venosclerosis, phlebosclerosis, productive phlebitis.
Venensperre *w*: venous obstruction.
Venenstein *m*: phlebolith.
Venenstenose *w*: phlebostenosis, stenosis of vein.
Venenstripper *m*: stripper.
Venenstripping *s*: stripping of veins, vein stripping, Babcock's operation.
Venenthrombose *w*: venous thrombosis, vein thrombosis; **eitrige** ~ suppurative phlebitis; **tiefe** ~ deep venous thrombosis, deep vein thrombosis.
Venenvarize *w*: varicose varix, varicose vein.
Venenverödung *w*: venosclerosis, venofibrosis.
Venenverschlußplethysmographie *w*: venous occlusion plethysmography.
Venenwinkel *m*: venous angle.
venerisch: venereal, genitoinfectious.
Venerologie *w*: venerology.
venerologisch: venerological.
Veno-: veno-, veni-.
venös: venous, veinous.
Venographie *w*: venography, phlebography.
Venole *w*: venule.
Venostase *w*: venous stasis.
Venostomie *w*: venostomy.
Venovenostomie *w*: venovenostomy, phlebophlebostomy.
Ventil *s*: valve, vent.
Ventilation *w*: ventilation; **alveoläre** ~ alveolar ventilation.
Ventilationsstörung *w*: impaired ventilation.
Ventilationsszintigramm *s*: ventilation scan.

Ventilationsszintigraphie *w*: radiospirometry.
ventilatorisch: ventilatory.
Ventilebene *w*: valve level.
ventilieren: ventilate.
Ventilpneumothorax *m*: sucking pneumothorax, valvular pneumothorax.
Ventilstenose *w*: valvular stenosis.
Ventilwirkung *w*: valve action.
ventral: ventral.
ventralwärts: ventrad, ventralward.
Ventrifixation *w*: ventrofixation, ventrohysteropexy, ventrosuspension.
Ventrikel *m*: ventricle, ventriculus; **singulärer** ~ single ventricle.
Ventrikelaneurysma *s*: ventricular aneurysm.
Ventrikelblutung *w*: intraventricular hemorrhage.
Ventrikeldrainage *w*: drainage of ventricular fluid.
Ventrikeldruck *m*: ventricular pressure; **erniedrigter** ~ ventricular hypotension.
Ventrikeleröffnung *w*: ventriculostomy, cerebrostomy.
Ventrikelflüssigkeit *w*: ventricular fluid.
Ventrikelfüllung *w*: ventricle filling.
Ventrikelgalopp *m*: gallop.
Ventrikelhypertrophie *w*: ventricular hypertrophy.
Ventrikelpunktion *w*: ventricular puncture, ventriculopuncture, cardiocentesis.
Ventrikelpunktionskanüle *w*: ventricular cannula.
Ventrikelseptum *s*: ventricular septum [*abbr*] VS.
Ventrikelseptumdefekt *m* Abk. **VSD**: ventricular septal defect [*abbr*] VSD.
Ventrikelvolumen *s*: ventricular volume; **enddiastolisches** ~ end-diastolic ventricular volume.
ventrikulär: ventricular.
Ventrikulitis *w*: ventriculitis.
ventrikulo-: ventriculo-.
ventrikuloatrial: ventriculoatrial.
Ventrikuloaurikulostomie *w*: ventriculoatriostomy.

Ventrikulogramm *s*: ventriculogram.
Ventrikulographie *w*: ventriculography.
Ventrikulokordektomie *w*: ventriculocordectomy.
ventrikuloperitoneal: ventriculoperitoneal.
Ventrikulostomie *w*: ventriculostomy, cerebrostomy.
Ventrikulotomie *w*: ventriculotomy.
Ventrikulozisternostomie *w*: ventriculocisternostomy, ventriculocisternal anastomosis.
ventro-: ventro-, ventri-.
ventrodorsal: ventrodorsal.
Ventrofixation *w*: ventrofixation, ventrohysteropexy, ventrosuspension.
ventrolateral: ventrolateral.
ventromedial: ventromedial.
Ventrozystorrhaphie *w*: ventrocystorrhaphy.
Venushalsband *s*: venereal collar, collar of pearls.
Venuskrone *w*: crown of venus.
VEP Abk. **visuell evoziertes Potential** *s*: visual evoked potential.
verabreichen: administrate.
Verabreichung *w*: administration; **intravenöse** ~ intravenous administration.
veränderlich: variable, changeable.
Veränderlichkeit *w*: changeability, variability.
verändern: alter, vary.
verändert: altered.
Veränderung *w*: change, alteration, alternation, variation, variance; **krankhafte** ~ pathologic change; **psychische** ~ mental change.
verästeln: branch, ramify.
Verästelung *w*: ramification, branching.
Verätherung *w*: etherization.
Verätzung *w*: erosion, cauterization.
Veraguth-Falte *w*: Veraguth's fold, angle of depression.
veraltet: outmoded.
Verankerung *w*: anchorage; **extraorale** ~ extraoral anchorage; **intramaxilläre** ~ intramaxillary anchorage, simple anchorage; **intraorale** ~ intraoral anchorage.
Verankerungsklammer *w*: crib.
Veranlagung *w*: disposition.
verantwortlich: responsible.
Verantwortung *w*: responsibility, liability.
Verapamil *s*: verapamil.
Verarbeitung *w*: processing.
Verarmung *w*: depletion, exhaustion.
veraschen: incinerate.
Veratralbin *s*: veratralbine.
Veratramin *s*: veratramine.
Veratridin *s*: veratridine.
Veratrin *s*: veratrine.
Veratrinsäure *w*: veratric acid.
Veratrosin *s*: veratrosine.
Veratrumalkaloid *s*: veratrum alkaloid.
verbacken: (verb) cake, (adjective) caked.
verbal: verbal.
Verband *m*: bandage, dressing.
Verbandmull *m*: absorbent gauze, absorbable gauze, lint, charpie; **imprägnierter** ~ impregnated gauze; **keimfreier** ~ aseptic gauze.
Verbandskasten *m*: first-aid kit.
Verbandsschere *w*: bandage scissors.
Verbandswatte *w*: purified cotton.
Verbandswechsel *m*: redressement.
verbessern: improve.
Verbesserung *w*: improvement, advance.
Verbiegung *w*: buckling.
Verbigeration *w*: verbigeration, catalogia.
verbinden: dress, link, join, joint, unite, articulate, aggregate, bind, connect, combine.
Verbinden *s*: joining, bandaging.
Verbindung *w*: communication, connection, coupling, (chemistry) compound, junction, joint, juncture, union, linkage, link, association, bridge, nexus, interface; **alkylierende** ~ alkylating compound; **aromatische** ~ aromatic compound; **enge** ~ tie, tied junction; **heterozyklische** ~ heterocyclic compound; **neuromuskuläre** ~ nerve-muscle junction; **offene** ~ gap junction; **organische** ~ organic compound; **rechtsdrehende** ~ dextro-com-

pound; **ungesättigte** ~ unsaturated compound; **unlösbare** ~ permanent joint; **zyklische** ~ cyclic compound.

Verbindungsfaser *w*: internuncial fiber.

Verbindungsfasern: internuncial pathway.

Verbindungsgruppe *w*: linkage group.

Verbindungskanal *m*: connecting canal.

Verbindungskette *w*: joining chain [*abbr*] J-chain.

Verbindungsmedium *s*: coupling medium.

Verbindungsröhrchen *s*: connecting segment.

Verbindungsstück *s*: adapter, connector.

Verbindungszone *w*: connecting stalk.

verblassen: fade.

verbleiben: remain.

Verblendkrone *w*: veneer crown.

Verblendung *w*: veneer.

Verblockung *w*: blocking operation.

Verblödung *w*: dementia.

Verblüffung *w*: stupefaction.

Verblutung *w*: exsanguination.

verborgen: covert, cryptic, occult, secret.

Verborgenheit *w*: crypticity, secrecy, obscurity.

verboten: illicit, prohibited.

Verbrauch *m*: consumption.

verbrauchen: consume, use up, deplete.

Verbrauchskoagulopathie *w*: consumption coagulopathy, consumptive coagulopathy, defibrination syndrome, consumptive thrombohemorrhagic disorder; **akute** ~ disseminated intravascular coagulation [*abbr*] DIC.

verbreitern: deepen, widen.

Verbreiterung *w*: widening.

Verbreitung *w*: dissemination, spreading.

verbrennen: burn.

Verbrennen *s*: burning.

Verbrennung *w*: burn, combustion, scald.

Verbrennung I. Grades: burn of first degree.

Verbrennung II. Grades: burn of second degree.

Verbrennung III. Grades: burn of third degree.

Verbrennung IV. Grades: burn of fourth degree.

Verbrennungsschema *s*: burn diagram.

Verbrennungsschock *m*: burn shock.

Verbrennungszentrum *s*: burn center.

verbrühen: scald.

Verbrühung *w*: scald.

verbunden: 1. conjoined, connected; 2. **durch ein Gelenk** ~ articulated.

Verbundfestigkeit *w*: bonding strength.

Verbundwirkung *m*: joint action.

Verdacht *m*: suspicion.

Verdachtsdiagnose *w*: tentative diagnosis.

verdächtig: suspicious, suspect.

verdächtigen: suspect.

verdampfen: vaporize, evaporate, volatilize, steam.

Verdampfer *m*: vaporizer.

Verdampfung *w*: vaporization, evaporation, volatilization.

Verdampfungsapparat *m*: volatizer.

Verdampfungsfähigkeit *w*: volality.

Verdampfungspunkt *m*: evaporation point.

Verdamycin *s*: verdamycin.

Verdaubarkeit *w*: digestibility.

verdauen: digest.

Verdauung *w*: digestion; **gastrische** ~ gastric digestion; **gastrointestinale** ~ gastrointestinal digestion; **primäre** ~ primary digestion.

Verdauungsapparat *m*: digestive organ.

Verdauungsenzym *s*: digestive enzyme.

Verdauungsinsuffizienz *w*: maldigestion.

Verdauungsstörung *w*: indigestion, dyspepsia.

Verdauungstrakt *m*: digestive system, alimentary system, alimentary canal, digestive canal, gastrointestinal canal.

verderben: upset.

verdichten: condense.

verdichtet: densified.

Verdichtung *w*: condensation, consolidation.

Verdickung *w*: thickening.

Verdickungsmittel *s*: thickener.

Verdoglobin *s*: verdoglobin, choleglobin.

Verdohämin *s*: verdohemin.

Verdohämochromogen *s*: verdohemochromogen.

Verdohämoglobin *s*: verdohemoglobin.

Verdopplung *w*: duplication, reduplication, gemination, twinning.

Verdopplungsdosis *w*: doubling dose.

Verdopplungsmißbildung *w*: hypergenic teratism.

Verdopplungszeit *w*: doubling time, generation time; **mittlere** ~ mean generation time [*abbr*] MGT.

verdorben: foul, upset.

verdrängen: replace, repress.

Verdrängung *w*: repression, displacement, suppression.

verdrahten: wire.

Verdrahtung *w*: wiring.

verdrehen: contort.

Verdrehung *w*: contortion.

verdünnen: dilute, rarefy, elute.

verdünnend: diluent.

Verdünner *m*: thinner.

Verdünnung *w*: dilution, attenuation, rarefaction.

Verdünnungsanalyse *w*: dilution analysis.

Verdünnungsanämie *w*: dilution anemia.

Verdünnungsfaktor *m*: dilution factor.

Verdünnungsmittel *s*: diluent, attenuant, reducer.

Verdünnungsreihe *w*: dilution series.

Verdünnungsstufe *w*: dilution step.

Verdünnungstechnik *w*: dilution technique.

Verdünnungstest *m*: dilution test.

Verdünnungsverhältnis *s*: dilution ratio.

Verdünnungsversuch *m*: dilution test.

verdunkeln: obscure.

Verdunklung *w*: obscuration.

Vereinbarung *w*: agreement.

Vereinfachung *w*: simplification.

vereinheitlichen: unify, standardize.

vereinigen: join, unite.

Vereinigung *w*: fusion, coalition, coalescence, concrescence, union.

vereinzelt: sole, isolated, single.

vereisen: ice, freeze.

verengen: narrow.

Verengung *w*: narrowing, notch, tighting, phimosis, stricture.

vererbbar: heritable.

vererben: inherit.

vererbt: inherited.

Vererbung *w*: heredity, inheritance; **autosomale** ~ autosomal heredity, autosomal inheritance; **dominante** ~ dominant heredity, dominant inheritance; **extrachromosomale** ~ cytoplasmic inheritance, extrachromosomal inheritance; **genetische** ~ genetic inheritance; **geschlechtsgebundene** ~ sex-linked inheritance; **holandrische** ~ holandric inheritance; **kodominante** ~ codominant inheritance; **mütterliche** ~ matrocliny; **polygenetische** ~ polygenic inheritance; **rezessive** ~ recessive inheritance; **väterliche** ~ patrocliny.

verestern: esterify.

Veresterung *w*: esterification.

verfälschen: falsify, adulterate.

Verfälschung *w*: falsification, adulteration.

verfärben: discolor, change color.

Verfärbung *w*: discoloration, color change.

verfahren: proceed.

Verfahren *s*: method, technique, procedure, process, proceeding, practice; **bildgebendes** ~ imaging, imaging technique; **chirurgisches** ~ surgical practice; **empirisches** ~ trial and error method; **induktives** ~ inductive method; **introspektives** ~ introspective method; **invasives** ~ invasive method; **projektives** ~ projective method, projective technique; **statistisches** ~ statistical method; **stereotaktisches** ~ stereotaxic technique, stereotaxic procedure; **zytologisches** ~ cytologic technique.

Verfahrensfehler *m*: error of approximation.

Verfahrenstechnik, chemische *w*: chemical engineering.

Verfall *m*: decline, rot.
verfallen: decline.
Verfallzeit *w*: expiration.
Verfasser *m*: author.
verfaulen: rot, decay, putrefy.
verfaulend: putrid.
Verfeinerung *w*: refinement.
Verfettung *w*: fatty change, steatosis.
verfilzt: kinky.
Verflüchtigungsfähigkeit *w*: volality.
verflüssigen: liquefy, fluidize.
Verflüssigung *w*: liquefaction.
Verflüssigungsmittel *s*: liquefacient.
Verfolgen *s*: tracking, tracing.
Verfolgung *w*: persecution.
Verfolgungswahn *m*: delusion of persecution, persecutory delusion, persecution mania.
Verformbarkeit *w*: deformability.
Verformbarkeitsgrenze *w*: elastic limit.
verformen: deform.
Verformung *w*: deformity, distortion.
verfrüht: abortive.
Verfügbarkeit *w*: availability; **biologische** ~ bioavailability; **physiologische** ~ physiologic availability.
verführen: seduce.
vergällen: denature, methylate.
vergären: ferment.
vergasen: gas.
Vergenz *w*: vergence.
vergewaltigen: rape.
Vergewaltigung *w*: rape.
vergiften: poison, envenom.
Vergiftung *w*: poisoning, toxicosis, toxicopathy, intoxication, envenomation, venenation, nosotoxicosis, toxipathy; **akute** ~ acute intoxication; **chronische** ~ chronic poisoning; **exogene** ~ exogenic toxicosis, ectotoxemia.
Vergiftungsberatungsstelle *w*: poison control center.
Vergleich *m*: comparison.
vergleichbar: comparable.
vergleichen: compare, relate to.
vergleichend: comparative.
Vergleichsobjekt *s*: test object.

Vergleichspaare: matched pairs.
Vergleichstest *m*: blank test.
Vergnügen *s*: pleasure.
Vergoldung *w*: aftergilding, gilding.
vergrößern: amplify, enlarge, magnify, increase.
Vergrößerung *w*: enlargement, magnification, increase.
Vergrößerungsaufnahme *w*: magnification roentgenography, radiographic magnification.
Vergrößerungsverhältnis *s*: magnification proportion.
Verhältnis *s*: relation, relationship, rate, index, ratio; **emotionales** ~ emotional rapport.
Verhältnisskala *w*: ratio scale.
verhärten: indurate, sclerose, harden.
verhärtet: sclerous, sclerosed, indurative, sclerosal, scleroid, scleritic.
Verhärtung *w*: hardening, induration.
Verhakung *w*: locking.
verhalten: behave, act.
Verhalten *s*: behavior, behaviour, behaving, attitude; **abweichendes** ~ deviant behavior; **impulsives** ~ impulsive behavior; **instinktives** ~ instinctive behavior; **kognitives** ~ cognitive behavior; **kollektives** ~ collective behavior; **konformes** ~ conformity behavior; **reflektorisches** ~ respondant behavior; **stereotypes** ~ ritual.
Verhaltensänderung *w*: behavior modification.
Verhaltensaufbau *m*: shaping of behavior.
Verhaltensbeobachtung *w*: behavior observation.
Verhaltensformung *w*: shaping of behavior.
Verhaltensforschung *w*: ethology.
Verhaltensgenetik *w*: behavioral genetics.
Verhaltensmedizin *w*: behavioral medicine.
Verhaltensmodifikation *w*: behavior modification.
Verhaltensmuster *s*: behavior pattern.
Verhaltensnorm *w*: behavioral norm.
Verhaltensstörung *w*: behavior disorder,

habit disorder, conduct disorder.
Verhaltensstruktur *w*: behavior set.
Verhaltenstherapie *w*: behavior therapy, learning-theory therapy, conditioning therapy.
Verhaltenstraining *s*: habit training.
Verhaltung *w*: suppression.
verheilen: heal, consolidate.
Verheilung in Fehlstellung: vicious union.
Verhoeff-Färbung *w*: Verhoeff stain.
verhornen: keratinize.
verhornt: keratotic.
Verhornung *w*: keratinization, hornification, poroma, cornification; **normale ~** normal keratinization, orthokeratosis.
Verhornungsstörung *w*: abnormality of keratinization, parakeratosis.
Verhütungsmittel *s*: contraceptive device, contraceptive.
verhungern: starve, famish.
Verhungern *s*: starvation.
Verifikation *w*: verification.
verifizierbar: verifiable.
verifizieren: verify.
Verinnerlichung *w*: interiorization.
verkäsen: caseate.
verkäsend: caseous.
Verkäsung *w*: caseation.
verkalken: calcify.
verkalkend: calcifying.
verkalkt: 1. calcified; 2. **nicht ~** uncalcified.
Verkalkung *w*: calcification; **eierschalenartige ~** eggshell calcification; **intrakranielle ~** brain stone.
Verkehr *m*: intercourse.
Verkehrsmedizin *w*: traffic medicine.
Verkehrsunfall *m*: traffic accident, road accident.
Verkeiltsein *s*: interlocking.
Verkeilung *w*: compaction, impaction.
Verkennung, illusionäre *w*: illusion.
verkettet: catenated.
Verkettung *w*: chain formation.
verkleben: agglutinate.
Verklebung *w*: adhesion; **entzündliche ~** adhesive inflammation.

verkleinern: shrink, diminish.
Verkleinerung *w*: diminuition.
Verkleinerungsverhältnis *s*: diminution ratio.
Verklumpung *w*: clumping, caking, synizesis.
verknöchern: ossify.
Verknöcherung *w*: ossification.
Verknöcherungskern *m*: ossification center; **basilärer ~** basilar center.
Verknöcherungszone *w*: zone of ossification.
verknorpeln: chondrify.
Verknorpelung *w*: chondrification.
verknüpfen: tie.
Verkörperung *w*: incorporation.
Verkohlung *w*: carbonization, charring.
verkrampft: cramped.
Verkreidung *w*: calcification.
verkriechen: burrow.
verkrüppeln: stunt.
verkrusten: incrust, scab.
verkümmert: stunted.
verkürzen: shorten.
Verkürzung *w*: shortening, fore-shortening.
Verkürzungsreaktion *w*: shortening reaction.
verlängern: lengthen, elongate, prolong.
Verlängerung *w*: lengthening, elongation, extension.
Verlängerungsprothese *w*: extension base.
Verlängerungsreaktion *w*: lengthening reaction.
Verläßlichkeit *w*: reliability, dependability.
verlagern: 1. displace; 2. **nach außen ~** exteriorize.
Verlagerung *w*: displacement, transposition, projection.
Verlangen *s*: 1. appetite, desire; 2. **auf ~** on-demand.
verlangsamen: decelerate.
verlangsamt: slowed.
Verlangsamung *w*: deceleration.
Verlauf *m*: course; **natürlicher ~** natural history; **zeitlicher ~** time course.

Verlaufskontrolle *w*: follow-up.
verlaust: pediculous, lousy.
Verlausung *w*: pediculation.
verlegen: obstruct.
verletzen: injure, violate, traumatize.
verletzlich: vulnerable.
Verletzter *m*: casualty.
Verletzung *w*: injury, violation, trauma, infringement; **innere** ~ internal injury; **intravitale** ~ vital injury.
Verletzungspotential *s*: injury current, injury potential, demarcation potential, demarcation current.
Verletzungsreaktion *w*: injury response.
Verleugnung *w*: disavowal, denial.
verlieren: lose.
Verlust *m*: loss, wastage, decrement.
verlustfrei: lossless.
Vermännlichung *w*: virilization.
vermehren: multiply, augment, propagate, reproduce.
Vermehrung *w*: multiplication, reproduction; **geschlechtliche** ~ sexual reproduction, zygogenesis.
vermehrungsfähig: viable.
Vermehrungsfähigkeit *w*: viability.
vermeiden: avoid.
Vermeidung *w*: avoidance.
Vermeidungsverhalten *s*: avoidance behavior, denial.
Vermel-Zeichen *s*: Vermel sign.
Vermi-: vermi-.
Vermifugum *s*: vermifuge.
Verminderung *w*: diminution, lessening, decrement, decline, decrudescence.
Vermis *m*: vermis, worm.
vermischen: intermix, mix.
vermissen: miss.
vermitteln: mediate.
Vermittlung *w*: mediation.
vermizid: vermicidal.
Vermizid *s*: vermicide.
Vermögen *s*: ability, faculty, capability.
Vermögenspsychologie *w*: faculty psychology.
Vermutung *w*: assumption.
vernachlässigen: neglect.

Vernachlässigung *w*: neglect.
vernarben: scar, cicatrize.
vernarbend: ulotic, cicatrizing.
vernarbt: scarred, cicatrized.
Vernarbung *w*: scarring.
vernebeln: nebulize.
Vernebelung *w*: nebulization.
Vernebler *m*: nebulizer, atomizer.
Verneblerzelt *s*: steam tent.
Verneinung *w*: negation.
Verneinungsreaktion, therapeutische *w*: negative therapeutic reaction.
Verner-Morrison-Syndrom *s*: Verner-Morrison syndrome, pancreatic cholera.
Vernet-Syndrom *s*: Vernet syndrome, jugular foramen syndrome.
vernichten: destroy.
Vernichtung *w*: annihilation, destruction, extermination.
Vernichtungsstrahlung *w*: positron annihilation event.
Vernin *s*: vernine.
Vernix caseosa: vernix caseosa.
veröden: scarify.
Verödung *w*: obliteration, scarification, sclerotherapy.
Veröffentlichung *w*: publication.
verordnen: prescribe.
Verordnung *w*: prescription.
Verosterin *s*: verosterine.
verpflanzen: graft, transplant.
Verpflanzung *w*: grafting, interplant, transplantation.
verpflegen: care, nurse.
Verpflegung *w*: alimentation, care, nursing.
Verpflichtung *w*: obligation.
Verpuffung *w*: deflagration.
Verrauschen *s*: masking.
Verreibung *w*: trituration, tripsis.
verrenken: dislocate, lxate, sprain.
Verrenkung *w*: dislocation, luxation, sprain, wrench.
verringern: reduce, attenuate.
Verruca *w*: verruca, wart.
Verruca digitata: verruca digitata, digitate wart.
Verruca filiformis: verruca filiformis, fili-

form wart.

Verruca peruana: Peruvian wart.

Verruca plana juvenilis: verruca plana juvenilis, juvenile plane wart.

Verruca plantaris: verruca plantaris, plantar wart, seed corn.

Verruca vulgaris: verruca vulgaris, common wart.

Verrucosis *w*: verrucosis.

verrückt: mad, demented.

Verrücktheit *w*: madness.

verrukös: verrucose, verrucous, verruciform, warty.

versacken: runoff.

Versacken *s*: runoff.

versagen: fail.

Versagen *s*: failure.

Versagerquote *w*: failure rate.

verschatten: overshadow.

verschattet: shadowed.

Verschattung *w*: shadow, overshadowing.

Verschiebelappen *m*: advancement flap, French flap, sliding flap.

verschieben: shift, advance, displace.

Verschiebung *w*: shift, advancement, displacement.

Verschiebungsgesetz *s*: displacement law.

verschieden: different, distinct, nonidentical.

Verschiedenheit *w*: diversity, disparity, variety [*abbr*] var.

verschiedenphasig: dephased.

verschimmeln: mould.

verschimmelt: mouldy.

verschlammen: silt.

verschlechtern: worsen, deteriorate.

verschlechternd: recrudescent, worsening, deteriorating.

Verschlechterung *m*: worsening, deterioration; **plötzliche** ~ storm.

verschleiert: glaze.

Verschleierung *w*: masking, fogging.

Verschleiß *m*: wear, wear and tear.

verschließen: close, seal, occlude.

Verschließung *w*: obturation, closure.

verschlimmern: worsen, aggravate, progress.

Verschlimmerung *w*: aggravation, pro-

gress.

verschlingen: ingurgitate.

verschlossen: impatent.

Verschlossenheit *w*: impatency, reservation.

verschlucken: swallow, choke.

verschlüsseln: encode.

Verschluß *m*: occlusion, obturation, closure [*abbr*] C, seal, sealing, fastener; **erneuter** ~ reocclusion; **retrograder** ~ retrograde obturation; **velopharyngealer** ~ velopharyngeal closure.

Verschlußaspermie *w*: occlusive aspermia.

Verschlußatelektase *w*: obstructive atelectasis.

Verschlußdruck *m*: closing pressure; **kritischer** ~ critical closing pressure.

Verschlußikterus *m*: mechanical jaundice, obstructive jaundice.

Verschlußkrankheit *w*: occlusive disease; **aortoiliakale** ~ aortoiliac occlusive disease; **periphere arterielle** ~ peripheral arterial occlusive disease; **venöse** ~ venoocclusive disease.

Verschlußlaut *m*: plosive.

Verschlußmechanismus *m*: lock mechanism, ratchet mechanism.

Verschlußthrombus *m*: occlusive thrombus.

verschmelzen: amalgamate, fuse, coalesce.

Verschmelzungslinie *w*: seam.

Verschmelzungsmißbildung *w*: symphysic teratism.

Verschmelzungsniere *w*: fused kidney, renal fusion.

Verschmutzung *w*: pollution.

verschneiden: sophisticate.

verschorfend: escharotic.

verschreiben: prescribe.

Verschreibung *w*: prescription.

Verschreibungspraxis, ökonomische *w*: prescribing economy.

verschütten: spill.

verschwenden: waste.

Verschwendung *w*: waste.

verschwinden: disappear.

Verschwinden *s*: disappearance.

verschwommen: vague, muzzy, blurred.

Verschwommenheit *w*: vagueness.

verseifbar: saponifiable.

verseifen: saponify.

Verseifung *w*: saponification.

Verseifungszahl *w*: saponification number.

Versicherer *m*: insurer.

Versicherung *w*: insurance, assurance.

Versicherungsanspruch *m*: insurance claim.

Versicherungsleistung *w*: insurance benefit.

Versicherungsschutz *m*: insurance coverage.

Versicherungsträger *m*: insurance carrier.

Versicherungsvertrag *m*: policy.

versiv: versive.

Versivanfall *m*: versive epilepsy.

versorgen: manage, care, supply.

Versorgung *w*: management, supply; **ärztliche** ~ medical care; **ambulante** ~ outpatient service, ambulatory care; **klinische** ~ clinical treatment; **stationäre** ~ hospital care; **venöse** ~ venation.

Versorgungsgebiet *s*: distribution pathway, territory.

Versorgungsgefäß *s*: nutrient vessel.

Verspannung, prämenstruelle *w*: premenstrual tension [*abbr*] PMT.

versperren: block.

Verständigung *w*: communication, intercommunication.

Verständnistest *m*: comprehension test.

verstärken: amplify, intensify, fortify, boost, reinforce.

Verstärker *m*: amplifier, enhancer, booster, reinforcer.

Verstärkerfolie *w*: intensifying screen.

Verstärkung *w*: enhancement, reinforcement, intensification, fortification, amplification; **akustische** ~ acoustic enhancement; **bedingte** ~ conditioned reinforcement; **intermittierende** ~ intermittend reinforcement; **negative** ~ negative reinforcement; **positive** ~ positive enhancement, positive reinforcement; **verzögerte**

~ delayed reinforcement; **zufällige** ~ accidental reinforcement.

Verstärkung der Immunantwort: immunologic enhancement.

Verstärkungsfaktor *m*: amplification factor.

Verstärkungsgradient *m*: gradient of reinforcement.

Verstärkungsphänomen *s*: booster phenomenon.

Verstand *m*: reason.

verstauchen: sprain, wrench.

Verstauchung *w*: sprain, wrench.

versteckt: hidden, occult.

Verstehen *s*: understanding, comprehension, apprehension.

versteifen: stiffen.

Versteifung *w*: stiffening.

versteinern: petrify.

Versteinerung *w*: petrifaction.

verstellbar: adjustable.

versterben: die, decease.

verstimmen: upset.

verstimmt: upset, malcontent.

Verstimmung *w*: discord, upset; **depressive** ~ depressive mood.

verstoffwechseln: metabolize.

verstopfen: obstipate, constipate, obstruct, obturate.

verstopft: obstipated, obstructed, constipated, costive, impatient.

Verstopfung *w*: constipation, costiveness.

Verstopfungsneigung *w*: constipation, costiveness.

Verstorbener *m*: decedent, dead.

Verstrahlung *w*: radioactive contamination.

verstreut: disseminated, dispersed, scattered, diffuse.

verstümmeln: mutilate, maim.

Versuch *m*: attempt, experiment, trial.

versuchen: try, attempt.

Versuchsanordnung *w*: experimental arrangement, test setup.

Versuchsbedingung *w*: test condition.

Versuchsdauer *w*: test duration.

Versuchsdurchführung *w*: test proce-

dure.
Versuchsfehler *m*: experimental error.
Versuchsgruppe *w*: experimental group.
Versuchsmodell *s*: experimental model.
Versuchsperson *w*: proband, test subject.
Versuchspräparat *s*: experimental drug, experimental preparation, investigational agent.
Versuchsprotokoll *s*: test protocol.
Versuchsreihe *w*: series of tests.
Versuchsstudie *w*: pilot study.
Versuchstier *s*: experimental animal, laboratory animal.
versuchsweise: tentative.
Versündigungswahn *m*: delusion of guilt.
vertebragen: vertebrogenic.
vertebral: vertebral.
Vertebralarterienstenose *w*: vertebral stenosis.
Vertebralganglien: vertebral ganglia.
Vertebralisangiographie *w*: vertebral angiography.
Vertebralis-Basilaris-Kreislauf *m*: vertebral-basilar system.
Vertebra plana: vertebra plana, Calvé's disease.
Vertebrat *m*: vertebrate.
vertebro-: vertebro-.
vertebrobasilär: vertebrobasilar.
Vertebrobasilarisinsuffizienz *w*: vertebral insufficiency, vertebrobasilar syndrome.
vertebrochondral: vertebrochondral.
vertebrosternal: vertebrosternal.
Verteidigungswunde *w*: defense wound.
verteilen: distribute.
Verteiler *m*: distributor.
Verteilung *w*: distribution, dispersal, allocation; **gleichmäßige** ~ continuous distribution; **glockenförmige** ~ bell-shaped distribution; **kontinuierliche** ~ continuous distribution; **ringförmige** ~ ring distribution; **unregelmäßige** ~ discontinuous distribution.
Verteilungsanalyse *w*: distributive analysis.
Verteilungschromatographie *w*: partition chromatography.
Verteilungsfunktion *w*: distribution function.
Verteilungsgleichgewicht *s*: distribution equilibrium.
Verteilungsinstrument *s*: spreader.
Verteilungskoeffizient *m*: partition coefficient, distribution coefficient.
Verteilungskurve *w*: distribution curve.
Verteilungsquotient *m*: distribution constant.
Verteilungsvolumen *s*: volume of distribution.
Vertex *m*: vertex, apex.
vertiefen: deepen.
vertiginös: vertiginous.
Vertigo *w*: vertigo, dizziness, giddiness.
Vertigraphie *w*: vertigraphy.
vertikal: vertical.
Vertikalebene *w*: vertical plane.
Verträglichkeit *w*: tolerance, compatibility.
Verträglichkeitsprobe *w*: tolerance test.
Vertrauen *s*: confidence.
Vertrauensarzt *m*: medical consultant.
Vertrauensgrenze *w*: confidence limit, fiducial limit.
Vertrauensintervall *s*: confidence interval.
Vertrauensverhältnis *s*: confidential relationship.
Vertraulichkeit *w*: confidentiality.
vertreiben: repel.
Verumontanitis *w*: verumontanitis.
verunreinigen: contaminate.
Verunreinigung *w*: contamination, pollution, impurity, vitiation.
verursachen: cause.
Verursachung *w*: causation.
vervielfachen: multiply.
Vervielfacher *m*: multiplier.
vervollständigen: complete, integrate.
verwachsen: grow together, coalesce, heal, unite.
Verwachsung *w*: concretion, adherence, accretion, union, fusion.
Verwacklung *w*: judder.

Verwandlung *w*: assimilation.
verwandt: kindred, congeneric, related.
Verwandter *m*: relative, congener.
Verwandtschaft *w*: relationship, kinship, kindred, affinity.
Verwandtschaftsgrad *m*: coefficient of inbreeding.
Verwandtschaftskoeffizient *m*: coefficient of kinship.
verweigern: deny, refuse.
Verweilen *s*: indwelling.
Verweildauer *w*: retention time.
Verweilkanüle *w*: indwelling cannula.
Verweilkatheter *m*: indwelling catheter.
verwenden: use, apply.
Verwendung *w*: use, utilization, application.
Verwertung *w*: utilization.
verwesen: rot, decay, putrify.
Verwesung *w*: putrefaction, decomposition, mydesis.
Verwindung *w*: torsion.
Verwirklichung *w*: realization.
verwirrt: confused, light-headed.
Verwirrtheit *w*: confusion, bewilderment.
Verwirrung *w*: confusion, upset, flurry; **geistige** ~ mental confusion.
verwischen: blur.
Verwischung *w*: blurring, unsharpness.
Verwischungsgrad *m*: degree of blurring.
Verwischungsgradient *m*: blurring gradient.
Verwöhnung *w*: pampering, indulgence.
verwundbar: vulnerable.
verwunden: wound, injure.
verwundet: wounded, injured.
Verwundeter *m*: wounded, casualty.
verwurzelt: rooted.
Verzeichnis *s*: register, record, file.
verzerren: distort, wrench.
Verzerrtsehen *s*: metamorphopsia.
Verzerrung *w*: distortion, bias.
verzerrungsfrei: unbiased.
Verzicht *m*: renunciation.
verzögern: delay, retard.
verzögert: delayed, tardive.
Verzögerung *w*: delay, lag, retardation,

retardment.
Verzögerungsfaktor *m*: retardation factor.
Verzögerungshemmung *w*: delay inhibition.
Verzögerungsphase *w*: lag phase.
Verzögerungspräparat *s*: delayed-action preparation, time-release preparation.
Verzögerungszeit *w*: delay time, time delay.
Verzuckerung *w*: saccharification.
Verzweiflung *w*: desparation.
verzweigen: branch, ramify, arborize.
verzweigt: ramous, ramose, forked.
Verzweigung *w*: branching, ramification.
Verzweigungsblock *m*: arborization block.
VES Abk. **ventrikuläre Extrasystole** *w*: ventricular extrasystole [*abbr*] VE.
Vesica urinaria: urinary bladder.
vesikal: vesical.
Vesikel *s*: vesicle; **synaptisches** ~ synaptic vesicle.
Vesiko-: vesico-.
Vesikoabdominalfistel *w*: vesicoabdominal fistula.
vesikobullös: vesiculobullous.
vesikoenteral: vesicoenteric.
Vesikofixation *w*: vesicofixation, cystopexy.
vesikopustulär: vesiculopustular.
Vesikorektalfistel *w*: rectovesical fistula.
Vesikosigmoidostomie *w*: vesicosigmoidostomy.
Vesikoumbilikalfistel *w*: vesicoumbilical fistula.
vesikourethral: vesicourethral.
vesikouterin: vesicouterine.
vesikovaginal: vesicovaginal.
Vesikovaginalfistel *w*: vesicovaginal fistula.
Vesikozele *w*: vesicocele.
vesikulär: vesicular.
Vesikuläratmung *w*: vesicular breathing, vesicular respiration, vesicular rale.
Vestibularisausfall *m*: vestibular neuronitis, Gerlier's disease, paralyzing vertigo.
Vesikulitis *w*: vesiculitis.

Vesikulo-: vesiculo-.
Vesikuloektomie w: vesiculectomy.
Vesikulographie w: vesiculography.
vesikulopapulös: vesiculopapular.
Vesikulotomie w: vesiculotomy.
vestibulär: vestibular.
Vestibularapparat m: vestibular apparatus.
Vestibularislähmung w: vestibular paralysis.
Vestibularisschwindel m: vestibular vertigo.
Vestibularnystagmus m: vestibular nystagmus, aural nystagmus.
vestibulokochleär: vestibulocochlear.
Vestibulopathie w: vestibulopathy.
vestibulospinal: vestibulospinal.
Vestibulum s: vestibule, vestibulum.
Vestibulum laryngis: vestibulum laryngis, vestibule of larynx.
Vestibulum nasi: vestibulum nasi, nasal vestibule.
Vestibulum oris: vestibulum oris, buccal cavity.
Vestibulumplastik w: vestibuloplasty.
Veteranenkrankheit w: veteran's disease.
Veterinärmedizin w: veterinary medicine.
Veterinärmediziner m: veterinary surgeon.
Veterinärphysiologie w: animal physiology.
Vetrabutin s: vetrabutine.
V-Gen s: V gene.
Vi-Antigen s: vi antigen.
Vibration w: vibration.
Vibrationsempfinden s: vibration sense, vibratory sensation, seismesthesia, palmesthetic sensation, vibratory sensibility, pallesthetic sensibility, palmesthetic sensibility.
Vibrationsmassage, elektrische w: electrovibratory massage.
Vibrator m: vibrator.
vibrieren: vibrate.
vibrierend: vibrating, vibratory.
Vibrio m: vibrio.
Vibrio cholerae: vibrio cholerae.
Vibrioinfektion w: vibriosis.

Vibrion s: vibrion.
Vicat-Nadel w: vicat needle.
Vicq-d'Azyr-Bündel s: Vicq d'Azyr's bundle, fasciculus mamillothalamicus.
Vicq-d'Azyr-Streifen m: Vicq d'Azyr's band.
Vidal-Krankheit w: Vidal's disease, Lichen simplex.
Vidarabin s: vidarabine [abbr] ara-A.
Videobildverstärkeraufnahme w: radarkymogram.
Videobildverstärkerkymographie w: radarkymography.
Videodensitometrie w: video-densitometry.
Videodiagnostik w: videognosis.
Vidiconröhre w: vidicon tube.
Viehbremse w: gadfly, horsefly, Tabanus.
vieleckig: multangular.
Vielfaltigkeit w: multiplicity.
vielfarbig: polychrome.
vielfingerig: multidigitate.
vielförmig: polymorphous, multiform.
vielgestaltig: multiform, variform.
vielkernig: multinucleate.
vielköpfig: multicipital.
viellappig: multilobular.
vielseitig: versatile.
vielzahnig: multidentate.
vielzellig: multicellular.
Vier-: tetra-.
Vierfachimpfstoff m: tetravaccine.
vierfarbig: tetrachromic, tetrachromatic.
Vierfingerfurche w: simian crease, simian line.
Vierfüßler m: tetrapod, quadruped.
viergliedrig: tetrachoric, tetramelic.
Vierhügel m: quadrigeminal plate, tectal lamina.
Vierhügelsyndrom s: Parinaud syndrome.
Vierling m: quadruplet, quadrigeminus.
Vierpunktgang m: four-point gait.
vierseitig: quadrilateral.
Viertagefieber s: quartan fever.
Viertel s: quarter.
vierwertig: tetravalent, quadrivalent.
vierzigjährig: quadragenerian.

Vigilambulismus *m*: vigilambulism.

Vigilanz *w*: vigilance.

Vigilität *w*: vigility; **herabgesetzte ~** hypovigility.

Vignettierung *w*: vignetting.

Vignettierungsausgleich *w*: vignetting compensation.

vikariierend: vicarious.

Viktoriablau *s*: Victoria blue.

Villard-Knopf *m*: Villard's button.

Villikinin *s*: villikinin.

villös: villous, villiferous.

villös-nodulär: villonodular.

Viloxazin *s*: viloxazine.

Vim-Silverman-Biopsienadel *w*: Vim-Silverman needle.

Vinbarbital *s*: vinbarbital.

Vinblastin *s*: vinblastine, vincaleukoblastine.

Vinca-Alkaloid *s*: vinca alkaloid.

Vincain *s*: vincaine.

Vincamin *s*: vincamine.

Vincent-Angina *w*: Vincent's angina, pseudomembranous angina.

Vincristin *s*: vincristine, leurocristine.

Vindesin *s*: vindesine.

Vineberg-Operation *w*: Vineberg's operation, Vineberg procedure.

Vinyl *s*: vinyl.

Vinyl-: ethenyl.

Vinylbital *s*: vinylbital.

Vinylchlorid *s*: vinyl chloride.

Vinylchloridkrankheit *w*: vinyl chloride poisoning.

Vinylchloridkrebs *m*: vinyl chloride cancer.

violett: violaceous.

Violett *s*: violet.

Violursäure *w*: violuric acid.

Viomycin *s*: viomycin.

VIP Abk. **vasoaktives intestinales Peptid** *s*: vasoactive intestinal peptide [*abbr*] VIP.

VIP-Färbung *w*: vaginal identification of pathogens stain [*abbr*] VIP stain.

Vipom *s*: apudoma.

Viquidil *s*: viquidil.

Virämie *w*: viremia, virusemia.

Viraginität *w*: viragenity.

viral: viral, viroid.

Virchow-Drüse *w*: Virchow's node, signal node, sentinel node.

Virchow-Hassall-Körperchen *s*: Virchow-Hassall body.

Virchow-Körperchen *s*: Virchow's corpuscle, corneal corpuscle.

Virchow-Kristalle: Virchow's crystals.

Virchow-Robin-Raum *m*: Virchow-Robin space, perivascular space, perineural space.

Virgimycin *s*: virgimycine.

Virginiamycin *s*: virginiamycin.

Virginität *w*: virginity, maidenhood.

Viridans-Streptokokkus *m*: viridans streptococcus, -hemolytic streptococcus, green streptococcus.

Viridin *s*: viridin.

virilisieren: virilize, masculinize.

virilisierend: virilizing, masculinizing.

Virilisierung *w*: virilization, masculinization.

Virilismus *m*: virilism, masculinism, masculinity.

Virion *s*: virion, viral particle.

Viroid *s*: viroid.

Virologie *w*: virology.

Virpoexis *w*: viropexis.

Viroplasma *s*: viroplasm.

Virose *w*: virosis, virus disease.

Virosom *s*: virosome.

Virostatikum *s*: virostatic.

virostatisch: virostatic, virustatic.

Virozyt *m*: virocyte, atypical lymphocyte.

virtuell: virtual.

virulent: 1. virulent; 2. **nicht ~** avirulent.

Virulenz *w*: virulence; **geringe ~** low grade virulence; **starke ~** high grade virulence.

Virus *m*: virus; **adeno-assoziierter ~** adenoassociated virus [*abbr*] AAV; **hämagglutinierender ~** hemagglutinating virus; **helikaler ~** helical virus; **lymphadenopathieassoziierter ~** Abk. **LAV** lymphadenopathy-associated virus [*abbr*] LAV; **maskierter ~** masked virus; **neurotroper**

~ neurovirus; **onkogener** ~ oncogenic virus; **Rous-assoziierter** ~ Rous-associated virus [*abbr*] RAV; **unkonventioneller** ~ unconventional virus.
virusähnlich: virus-like.
Virusantigen *s*: viral antigen [*abbr*] va.
Virusantikörper *m*: viral antibody.
Virusenteritis *w*: viral enteritis.
Virusenzephalitis *w*: virus encephalitis, viral encephalitis.
Virusenzephalomyelitis *w*: viral encephalomyelitis.
Viruserkrankung *w*: virus disease, virosis.
Virusgrippe *w*: influenza.
Virushepatitis *w*: virus hepatitis, viral hepatitis.
Virushülle *w*: viral envelop, peplos.
Virusinaktivierung *w*: viral inactivation.
Virusinfektion *w*: viral infection.
Virusisolat *s*: viral isolate.
Virusisolation *w*: virus isolation.
Viruskeratitis *w*: viral keratoconjunctivitis.
Virusmeningitis *w*: viral meningitis.
Virusneutralisationstest *m*: virus neutralization test.
Viruspartikel *s*: virion.
Viruspneumonie *w*: virus pneumonia, viral pneumonia.
Virusreplikation *w*: virus replication.
Virusstamm *m*: viral strain.
Virusvakzin *s*: virus vaccine.
Virusvermehrung *w*: virus multiplication, virus replication.
viruzid: virucidal, viricidal.
Viruzid *s*: virucide, viricide.
Viscum *s*: viscum, mistletoe.
Visibilität *w*: visibility.
Visibilitätskoeffizient *m*: visibility coefficient.
Visibilitätskurve *w*: visibility curve.
Visibilitätsrang *m*: visibility range.
Visierlappenplastik *w*: bipedicle flap, double pedicle flap.
Vision *w*: vision, visus.
Visite *w*: visit.

visitieren: visit.
Viskoelastizitätskurve *w*: stress-strain curve.
viskös: viscous, viscose, viscid, glairy, ropy, semifluid.
Viskose *w*: viscose.
Viskosimeter *s*: viscosimeter, viscometer.
Viskosimetrie *w*: viscosimetry, viscometry.
Viskosität *w*: viscosity.
Viskositätsmessung *w*: viscosimetry.
Visnadin *s*: visnadin.
visomotorisch: visuomotor.
visosensorisch: visuosensory.
visualisieren: visualize.
Visualisierung *w*: visualization.
visuell: visual.
Visus *m* Abk. **V:** visus, vision.
Visusänderung *w*: vision changes.
Visusverlust *m*: visual loss.
Viszera: viscera.
viszeral: visceral, splanchnic.
Viszeralbogen *m*: visceral arch, branchial arch.
Viszeralspalte *w*: visceral cleft, branchial cleft.
Viszero-: viscero-, splanchno-.
viszerogen: viscerogenic.
viszeroinhibitorisch: visceroinhibitory.
Viszerokranium *s*: viscerocranium, splanchnocranium.
Viszeromegalie *w*: visceromegaly, organomegaly, enteromegaly; **intestinale** ~ enteromegaly, megaloenteron.
viszeromotorisch: visceromotor.
Viszeropleura *w*: splanchnic wall, visceral wall.
Viszeroptose *w*: visceroptosis, splanchnoptosis.
viszerosensibel: viscerosensory, interoceptive.
Viszerosensibilität *w*: visceral sense, internal sense, interoceptive sensibility, internal sensation, splanchnesthesia, splanchnesthetic sensibility, interoception, seventh sense, visceral sensation.
viszerosensorisch: viscerosensory, interoceptive.

Viszeroskelett

Viszeroskelett *s*: visceral skeleton, splanchnoskeleton.
viszerosomatisch: viscerosomatic, splanchnosomatic.
Viszerotom *s*: viscerotome.
Viszerotonie *w*: viscerotonia.
viszerotropisch: viscerotropic.
Viszerozeptor *m*: visceroceptor, interoceptor.
Vitachrom *s*: vitachrome.
vital: vital.
Vitalfärbung *w*: vital dye, vital stain, intravital stain.
Vitalindikation *w*: vital indication.
Vitalismus *m*: vitalism.
vitalistisch: vitalistic.
Vitalität *w*: vitality, biosis.
Vitalitätsprüfung *w*: vitality test, pulp test.
Vitalkapazität *w* Abk. **VK:** vital capacity [*abbr*] VC.
Vitalreaktion *w*: vital reaction.
Vitamer *s*: vitamer.
Vitamin *s*: vitamin, vitamine.
Vitamin A: vitamin A, antixerophthalmia factor.
Vitamin-A-Mangel *m*: vitamin A deficiency, retinol deficiency.
Vitaminanreicherung *w*: vitamin enrichment.
Vitaminantagonist *m*: antivitamin, vitagonist.
Vitamin-A-Säure *w*: vitamin A acid, tretinoin.
Vitamin B *s*: vitamin B, antineuritic vitamin.
Vitamin B$_1$ *s*: vitamin B$_1$, thiamine.
Vitamin-B$_1$-Mangel *m*: thiamine deficiency.
Vitamin B$_2$: vitamin B$_2$, riboflavin, lactoflavin.
Vitamin-B$_2$-Mangel *m*: riboflavin deficiency.
Vitamin B$_6$: vitamin B$_6$, folic acid.
Vitamin B$_{12}$: vitamin B$_{12}$, cobalamin, extrinsic factor, cyanocobalamin, animal protein factor.
Vitaminbildung *w*: vitaminization.

Vitamin-B$_{12}$-Malabsorption, selektive *w*: Imerslund syndrome.
Vitamin-B-Mangel-Neuropathie *w*: anemic polyneuritis.
Vitamin-B-Komplex *m*: vitamin B complex.
Vitamin C: vitamin C, antiscorbutic vitamin, ascorbic acid, cevitaminic acid.
Vitamin-C-Mangel-Anämie *w*: scorbutic anemia.
Vitamin D: vitamin D, 1,25 dihydroxyvitamin D, antirachitic vitamin, sunshine vitamin.
Vitamin D$_2$: ergocalciferol, ercalciol.
Vitamin D$_3$: vitamin D$_3$, cholecalciferol.
Vitamin D$_4$: vitamin D$_4$, methylcalciol.
Vitamin-D-resistente Rachitis *w*: vitamin D resistant rickets, refractory rickets, pseudodeficiency rickets.
Vitaminmangelsyndrom *s*: polyavitaminosis.
Vitamin E: vitamin E, antisterility factor, tocopherol.
Vitamin G: vitamin G, riboflavin.
Vitamingehalt *m*: vitamin content.
Vitamin H: vitamin H, biotin.
vitaminieren: vitaminize.
Vitamin K: vitamin K, antihemorrhagic vitamin, phylloquinone, prothrombin factor.
Vitamin K$_1$: vitamin K$_1$, phytomenadione, phytylmenaquinone, phytonadione.
Vitamin K$_2$: vitamin K$_2$, menaquinone.
Vitamin K$_3$: vitamin K$_3$, menadione.
Vitamin-K-Test *m*: vitamin K test.
Vitaminmangel *m*: vitamin deficiency.
Vitaminmangelkrankheit *w*: subvitaminosis.
Vitaminoid *s*: vitaminoid.
Vitamin P: vitamin P, bioflavonoid.
Vitaminstörung *w*: dysvitaminosis.
Vitellin *s*: vitellin.
vitellinus: vitelline.
Vitellus *m*: vitellus, yolk.
Vitiligo *w*: vitiligo, acquired leukopathia.
Vitiligo-: vitiliginous.
Vitrektomie *w*: vitrectomy.
vitreoretinal: vitreoretinal.

Vitriol *s*: vitriol.

vitriolisieren: vitriolize.

vivi-: vivi-.

Viviparie *w*: viviparity.

Vivisektion *w*: vivisection, biotomy.

VK Abk. **Vitalkapazität** *w*: vital capacity [*abbr*] VC.

VKG Abk. **Vektorkardiographie** *w*: vectorcardiography [*abbr*] VCG.

VLDL Abk. **Very Low Density Lipoproteins, Lipoproteine sehr niedriger Dichte**: very low density lipoproteins [*abbr*] VLDL.

VNS Abk. **vegetatives Nervensystem** *s*: vegetative nervous system.

Vogel-: avian.

Vogelgesicht *s*: birdlike face.

Vogelmilbenkrätze *w*: gamasoidosis.

Vogelzüchterlunge *w*: bird-breecher's disease, pigeon breeder's lung, bird fancier's lung.

Voges-Proskauer-Reaktion *w* Abk. **VPR**: Voges-Proskauer reaction, Voges-Proskauer test [*abbr*] VP test.

Vogt-Koyanagi-Syndrom *s*: Vogt-Koyanagi syndrome, oculocutaneous syndrome, Yuge syndrome.

Vogt-Spielmeyer-Stock-Krankheit *w*: Vogt-Spielmeyer syndrome, juvenile ceroid-lipofuscinosis.

Vogt-Syndrom *s*: Vogt syndrome, syndrome of corpus striatum.

vokal: vocal.

Vokalisierung *w*: vocalisation.

Volämie *w*: volemia.

volar: volar.

Volarflexion *w*: volar flection.

volatil: volatile.

Volkmann-Dreieck *s*: Volkmann's triangle.

Volkmann-Kanal *m*: Volkmann's canal.

Volkmann-Kontraktur *w*: ischemic muscular atrophy.

Volkmann-Lähmung *w*: Volkmann's paralysis.

Volkmann-Muskelkontraktur *w*: Volkmann's contracture.

Volkmann-Schiene *w*: Volkmann splint.

Volksgesundheit *w*: public health.

Volksmedizin *w*: folk medicine.

voll: full, whole.

Vollantigen *s*: complete antigen.

Vollbelastung *w*: full load.

Vollbild *s*: complete picture.

Vollbild AIDS: fullblown AIDS.

Vollblut *s*: whole blood [*abbr*] WB, fullblood.

vollbrüstig: mammose.

Vollendung *w*: accomplishment.

Vollhautlappen *m*: composite flap.

Volljährigkeit *w*: legal age, majority.

Vollkrone *w*: complete crown.

Vollmedium *s*: complete medium, rich medium.

Vollmondgesicht *s*: moon face, pudding face.

Vollnarkose *w*: general anesthesia.

Vollpipette *w*: bulb pipette.

Vollprothese *w*: complete denture, full denture.

vollsaugen: sponge.

vollständig: complete.

Vollwirkdosis *w*: effective dose.

Voltmeter *s*: voltmeter.

Volumdosis *w*: volume dose, integral dose.

Volumen *s*: volume [*abbr*] vol; **endsystolisches** ~ end-systolic volume; **forciertes expiratorisches** ~ forced expired volume [*abbr*] FEV.

Volumenbelastung *w*: volume loading.

Volumenbestimmung *w*: volume measurement.

Volumendehnbarkeit *w*: compliance.

Volumendichte *w*: volume density.

Volumendosis *w*: volume dose, integral dose.

Volumenelement *s*: voxel.

Volumenenergie *w*: volume energy.

Volumenersatz *m*: volume replacement.

Volumenfraktion *w*: volume fraction.

Volumenkontamination *w*: volume contamination.

Volumenleitung *w*: volume conduction.

Volumenmangel *m*: volume deficiency.

Volumenmangelschock *m*: volume deficiency shock.

Volumenprozent *s*: volume percent.

Volumenüberfüllung *w*: plethora.

volumetrisch: volumetric.

Volutin *s*: volutin.

Volutinkörperchen: colutin granules.

Volvulus *m*: volvulus.

Vomitus *m*: vomiting, emesis, vomitus.

von-Graefe-Zeichen *s*: von Graefe sign.

Vor-: pre-, pro-, previous, ante-.

Vorabdruck *m*: primary impression.

Vorahnung *w*: presentiment.

voranschreiten: progress.

Voraussage *w*: prediction.

Voraussetzung *w*: prerequisite.

Vorauswahl *w*: preselection.

Vorbeireden *s*: thematic paralogia.

Vorbeizeigen *s*: past-pointing.

Vorbelichtung *w*: preexposure.

vorbereiten: prepare.

Vorbereitung *w*: preparation.

Vorbereitungseinstellung *w*: phalangeal set.

Vorbestimmung *w*: prior determination.

vorbeugen: prevent, forestall.

Vorbeugung *w*: prophylaxis, prevention.

vorbewußt Abk. **VBW**: preconscious [*abbr*] pcs, coconscious.

Vorbiß *m*: protrusive occlusion.

Vorblase *w*: prebladder.

Vorblutung *w*: show.

Vordarm *m*: protogaster.

Vorder-: anterior.

Vorderansicht *w*: anterior view.

Vorderarm *m*: forearm.

Vorderarmzeichen *s*: forearm sign, Léri sign.

Vorderhaupt *s*: sinciput, synciput.

Vorderhauptlage *w*: deflexed vertex presentation, face presentation; **rechte hintere** ~ right frontoposterior position [*abbr*] RFP; **rechte vordere** ~ right frontoanterior position [*abbr*] RFA; **vordere** ~ frontal anterior position.

Vorderhorn *s*: anterior horn.

Vorderhornmyelitis *w*: cornual myelitis.

Vorderhornzelle *w*: anterior horn cell, root cell.

Vorderkammerblutung *w*: hyphemia.

Vorderscheitelbeineinstellung *w*: anterior asynclitism.

Vorderseitenstrang *m*: anterolateral tract, Gowers' tract.

Vorderseitenstrang-Sklerose *w*: anterolateral sclerosis, ventrolateral sclerosis.

Vorderseitenstrang-Syndrom *s*: anterolateral syndrome.

Vorderwandinfarkt *m*: anterior myocardial infarction.

Vorderwurzel *w*: ventral root, anterior root.

Voreingenommenheit *w*: preoccupation, bias.

Vorexanthem *s*: rash.

Vorfahr *m*: ancestor, progenitor.

Vorfall *m*: prolapse, proptosis.

vorfallen: prolapse, herniate.

Vorfilterung *w*: primary filtration.

Vorfuß *m*: forefoot.

Vorfußgangrän *w*: forefoot gangrene.

Vorgang *m*: action, event.

vorgehen: proceed.

Vorgehen *s*: approach, procedure; **invasives** ~ invasiveness; **manuelles** ~ manuduction.

vorgeschlechtlich: pregenital.

vorgetäuscht: factitious.

vorgewölbt: protrusive.

vorhanden: 1. present; 2. **nicht** ~ absent.

Vorhaut *w*: foreskin, prepuce.

Vorhautentzündung *w*: posthitis.

Vorhautkonkrement *s*: preputial calculus.

Vorhauttasche *w*: preputial sac.

vorhergehend: antecedent.

vorherig: previous.

Vorherrschaft *w*: predominance.

Vorherrschen *s*: prepotence.

vorherrschend: prepotent.

Vorhersage *w*: forecast, prognosis.

Vorhersagegenauigkeit *w*: predictive accuracy.

Vorhersagegültigkeit *w*: predictive validity.

Vorhersehbarkeit *w*: foreseeability.
Vorhof *m*: atrium, auricle, vestibule.
Vorhof-: atrial, ostial.
Vorhofaktion *w*: atrial activity.
Vorhofbigeminie *w*: atrial bigeminy.
Vorhofdiastole *w*: atrial diastole.
Vorhofdissoziation *w*: atrial dissociation.
Vorhofextrasystole *w*: atrial extrasystole, auricular extrasystole.
Vorhofflattern *s*: atrial flutter.
Vorhofflimmern *s*: atrial fibrillation.
Vorhofgalopp *m*: atrial gallop.
Vorhofgeräusch *s*: atrial sound.
Vorhofinfarkt *m*: atrial myocardial infarction.
Vorhof-Kammer-Block *m*: atrioventricular block, AV block.
Vorhof-Kammer-Dissoziation *w*: anisorhythmia.
Vorhofkammerseptumdefekt *m*: atriventricular septal defect.
Vorhofkomplex *m*: atrial complex.
Vorhofkontraktion *w*: atrial contraction, atrial beat; **vorzeitige** ~ premature atrial contraction [*abbr*] PAC.
Vorhoflabyrinth *s*: statokinetic labyrinth, nonacoustic labyrinth.
Vorhofmyxom *s*: atrial myxoma.
Vorhofscheidewand *w*: atrial septum.
Vorhofschleuse *w*: atrial baffle.
Vorhofseptum *s*: atrial septum.
Vorhofseptumdefekt *m* Abk. VSD: atrial septal defect [*abbr*] ASD, ventricular septal defect, atrial heart septal defect, interatrial septal defect; **tiefsitzender** ~ persistent ostium primum.
Vorhofstillstand *m*: atrial standstill, auricular standstill.
Vorhofstimulation *w*: atrial pacing; **schnelle** ~ overdriving.
Vorhofsystole *w*: atrial systole.
Vorhoftachykardie *w*: atrial tachycardia; **paroxysmale** ~ paroxysmal atrial tachycardia [*abbr*] PAT.
Vorhofthrombose *w*: atrial thrombosis.
Vorhofthrombus *m*: atrial thrombus.
Vorhofvergrößerung *w*: atriomegaly.

Vorhofwelle *w*: atrial beat.
Vorhofzacke *w*: atrial deflection.
vorig: previous.
Vorkallus *m*: procallus.
Vorklinik *w*: preclinical medicine.
vorklinisch: preclinical.
Vorknorpel *m*: precartilage.
vorkommen: occur.
Vorkommen *s*: occurance.
Vorkrankheit *w*: preexisting condition.
Vorläufer *m*: precursor, antecedent.
Vorlauf *m*: head product.
Vorliegen *s*: presence, low-lying.
Vormagen *m*: crop.
Vormilch *w*: foremilk, colostrum.
Vormund *m*: custodian.
Vormundschaft *w*: guardianship.
Vorniere *w*: forekidney, pronephros, primordial kidney.
vorpubertär: preadolescent.
Vorpubertät *w*: prepuberty, prepubescence.
Vorrat *m*: stock, supply, reserve.
Vorrichtung *w*: device.
Vorsatz *m*: intent.
Vorsatzlinse *w*: front lens.
Vorschieben *s*: feed, steering.
Vorschlag *m*: suggestion, proposal.
vorschlagen: suggest, propose.
Vorschrift *w*: regulation, direction, code.
Vorschulalter *s*: preschool age.
Vor-sich-Hinsprechen, lautloses *s*: endophasia.
Vorsicht *w*: caution, precaution, foresight.
Vorsichtsmaßnahme *w*: precaution.
Vorsorge *w*: care, precaution, foresight.
Vorsorgemedizin *w*: preventive medicine.
Vorsorgeuntersuchung *w*: check-up.
Vorspannung, negative *w*: negative bias.
Vorspiel *s*: foreplay.
Vorsprung *m*: prominence, eminence, agger, boss, salient; **runder** ~ knob.
Vorstadium *s*: precursor.
vorstehend: prominent.
Vorsteherdrüse *w*: prostate gland, prostata.
vorstellen: imagine, present.
Vorstellung *w*: 1. imagination, imagery, idea, presentation; **eidetische** ~ eidetic

image, eidetic memory image; 2. **ohne** ~ imageless.

Vorstellungs-: imaginal.

Vorstellungsbild *s*: mental image, mental representation.

Vorstellungsdruck *m*: pressured thinking.

Vorstellungsvermögen *s*: imaginative faculty.

Vorstufe *w*: precursor.

Vorteil *m*: 1. advantage, benefit; 2. ~ **haben** benefit.

vorteilhaft: beneficial, favorable.

Vortesten *s*: pretesting.

vorübergehend: transient, transilient, momentary, ephemeral.

Vorurteil *s*: prejudice, preoccupation.

Vorverarbeitung *w*: preprocessing.

vorverdauen: predigest.

Vorverdauung *w*: predigestion.

Vorverstärker *m*: preamplifier.

Vorversuch *m*: pilot study, preliminary experiment.

vorwärts: forward, onward, prorsad.

Vorwärtsbeugung *w*: procurvation.

Vorwärtsbewegung *w*: forward movement, progression.

Vorwärtsmutation *w*: forward mutation.

Vorwärtsversagen *s*: forward heart failure.

Vorwasser *s*: forewaters, false waters.

Vorwehen: premonitory pains, false pains.

vorwölben: protrude.

Vorwölbung *w*: protrusion.

Vorzeichen *s*: antecedent sign, prognostic, fore-bode.

vorzeitig: premature, preterm, preterminal, precocious, untimely.

Vorzimmer *s*: anteroom.

Voxel *s*: voxel.

Voyeur *m*: voyeur.

Voyeurismus *m*: voyeurism, scopophilia, scopolagnia, paratereseomania.

VPR Abk. **Voges-Proskauer-Reaktion** *w*: Voges-Proskauer reaction, Voges-Proskauer test [*abbr*] VP test.

Vrolik-Krankheit *w*: Vrolik's disease, osteogenesis imperfecta congenita.

V-Schlüssel *m*: V code.

VSD Abk. **Vorhofseptumdefekt** *m*: atrial septal defect [*abbr*] ASD, ventricular septal defect [*abbr*] VSD, atrial heart septal defect, interatrial septal defect, Roger's disease.

vulgär: vulgar, ordinary, common.

vulnerabel: vulnerable.

Vulnerabilität *w*: vulnerability.

Vulnus *m*: wound.

Vulpian-Phänomen *s*: Vulpian-Heidenhain-Sherrington phenomenon.

Vulpinsäure *w*: vulpic acid.

Vulva *w*: vulva.

Vulva-: episio-.

Vulvaerkrankung *w*: vulvopathy.

Vulvakarzinom *s*: carcinoma of vulva.

Vulvaspreizer *m*: vulva retractor.

Vulvektomie *w*: vulvectomy.

Vulvitis *w*: vulvitis, edeitis.

Vulvitis plasmacellularis: plasma cell vulvitis.

Vulvo-: vulvo-.

vulvoperineal: perineovulvar.

vulvorektal: rectovulvar.

vulvovaginal: vulvovaginal.

Vulvovaginitis *w*: vulvovaginitis; **gonorrhoische** ~ gonorrheal vulvovaginitis.

Vulvovaginitis candidomycetica: mycotic vulvovaginitis.

Vv Abk. **venae, Venen**: veins.

VZV Abk. **Varicella-Zoster-Virus** *m*: varicella zoster virus.

W

W Abk. **1. Watt; 2. Wolfram** *s*: 1. Watt [*abbr*] W; 2. tungsten [*abbr*] W.

Waaler-Rose-Test *m*: Waaler-Rose-reaction, Rose-Waaler test, sheep cell agglutination test [*abbr*] SCAT, sensitized sheep cell test.

Waardenburg-Syndrom *s*: Waardenburg syndrome.

wabenartig: honeycombed, alveolar.

wabenförmig: faveolate, honeycombed.

Wabenlunge *w*: honeycomb lung.

Wabenstruktur *w*: honeycomb pattern.

Wachanfall *m*: sleep paralysis.

Wachepilepsie *w*: diurnal epilepsy.

Wachheitsgrad *m*: level of awareness.

Wachkoma *s*: vigil coma.

Wacholderöl *s*: juniper oil.

Wachs *s*: wax; **gebleichtes** ~ bleached wax.

Wachsabdruck *m*: waxy cast, ceroplasty.

Wachsabdruckplatte *w*: temporary base.

wachsam: alert, vigilant.

wachsartig: waxy, cereous, ceraceous.

Wach-Schlaf-Rhythmus *m*: wake-sleep cycle.

wach sein: wake.

wachsen: grow, increase.

wachsend: 1. growing, nascent, increasing; 2. **ungehemmt** ~ luxuriant.

wachsgelb: wax-yellow.

wachsig: waxy.

Wachsleber *w*: waxy liver.

Wachsmatrize *w*: wax template, wax pattern.

Wachsmilz *w*: diffuse waxy spleen, waxy spleen, lardaceous spleen.

Wachspapier *s*: waxed paper.

Wachsplatte *w*: baseplate.

Wachssalbe *w*: wax ointment, cerate.

Wachsschablone *w*: wax pattern, wax template.

Wachstation *w*: recovery room.

Wachstuch *s*: cerecloth.

Wachstum *s*: growth; **absolutes** ~ absolute growth; **appositionelles** ~ appositional growth; **disproportionales** ~ heterauxesis; **exzessives** ~ macrogenesis; **interstitielles** ~ interstitial growth; **konfluierendes** ~ confluent growth; **multiplizierendes** ~ multiplicative growth; **normales** ~ auxesis; **pilzartiges** ~ fungosity; **schnelles** ~ tachyauxesis; **vermehrtes** ~ increased growth, overgrowth.

Wachstumsakzeleration *w*: acceleration of growth, growth spurt.

Wachstumsbeschleunigung *w*: acceleration of growth, growth spurt.

wachstumsfähig: viable.

Wachstumsfaktor *m*: growth factor; **epidermaler** ~ epidermal growth factor [*abbr*] EGF; **insulinartiger** ~ insulin-like growth factor [*abbr*] IGF.

wachstumsfördernd: growth-promoting, vegetative.

Wachstumsgeschwindigkeit, maximale *w*: maximum growth rate.

Wachstumshormon *s*: growth hormone [*abbr*] GH, somatotropic hormone [*abbr*] STH, somatotropin, somatropin.

Wachstumskegel *m*: growth cone.

Wachstumskurve *w*: growth chart, growth curve, auxodrome.

Wachstumsmedium *s*: growth medium, fermentation broth.

Wachstumsperiode *w*: growth period.

Wachstumsphase *w*: growth phase; **exponentielle** ~ exponential phase, logarithmic phase.

Wachstumsschmerz *m*: growing pain.

Wachstumsrate *w*: growth rate.

Wachstumsratenkonstante *w*: growth rate constant.

Wachstumsretardierung *w*: growth retardation; **partielle** ~ bradyauxesis.

Wachstumsstörung *w*: growth disturbance.

Wachstumsverzögerung *w*: growth retardation; **intrauterine** ~ intrauterine growth retardation [*abbr*] IUGR.

Wachstumszone *w*: growth plate.

Wachszylinder *m*: waxy cast.

Wachtraum *m*: waking dream.

Wackelgelenk *s*: loose joint, amphiarthrosis.

wackeln: wobble.

Wade *w*: sura, calf.

Waden-: sural.

Wadenbein *s*: calf bone, splint bone.

Wadenkrampf *m*: systremma.

Wadenschmerz *m*: calf pain.

Wadenzeichen *s*: front-tap sign.

wächsern: waxy, cereous.

Wälzlager *s*: antifriction bearing.

Wärme *w*: warm, warmth, heat, calor.

Wärmeableitung *w*: heat sink.

Wärmeäquivalent *s*: heat equivalent.

Wärmeantikörper *m*: warm antibody.

Wärmeaufnahme *w*: heat absorption.

Wärmeausschlag *m*: heat rash.

Wärmeaustausch *m*: heat exchange.

Wärmebehandlung *w*: heat therapy, thermotherapy.

Wärmebeständigkeit *w*: heat resistance.

Wärmebildung *w*: heat production.

Wärmediffusion *w*: thermodiffusion.

Wärmeempfinden *s*: sensation of warmth.

Wärmeempfindung *w*: warm sensation.

Wärmeentwicklung *w*: heat development.

Wärmehämagglutination *w*: warm hemagglutinin.

Wärmehaushalt *m*: thermal balance.

Wärmekapazität *w*: heat capacity, thermal capacity.

Wärmekonvektion *w*: heat convection.

Wärmelehre *w*: thermology, thermotics.

Wärmemenge *w*: quantity of heat.

Wärmeproduktion *w*: caloricity; **nichtmuskuläre** ~ nonshivering thermogenesis.

wärmeproduzierend: calorifacient, calorific, calorigenic.

Wärmepunkt *m*: hot spot, hot point.

Wärmerauschen *s*: white noise, white sound.

Wärmeregulation *w*: thermoregulation.

Wärmeschutz *w*: heat insulation.

Wärmespektrum *s*: thermal spectrum.

Wärmespurmesser *m*: bolometer.

Wärmestau *m*: heat accumulation.

Wärmestrahlung *w*: thermodiffusion, heat wave.

Wärmeübertragung *w*: heat transfer.

Wärmeundurchlässigkeit *w*: adiathermancy.

Wärmeverlust *m*: heat loss.

Wäscherkrätze *w*: dhobie itch.

wäßrig: watery, aqueous.

Wäßrigkeit *w*: wateriness.

Wagnis *s*: venture.

Wahl *w*: choice, option.

wahlweise: optional.

Wahn *m*: delusion; **messianischer** ~ messianic delusion; **nihilistischer** ~ nihilistic delusion; **primärer** ~ primary delusion, autochthonous delusion; **sekundärer** ~ secondary delusion; **somatischer** ~ somatic delusion; **stimmungsinkongruenter** ~ mood-incongruent delusion; **systematisierter** ~ systematized delusion, paranoia.

Wahneinfall *m*: autochthonous idea.

wahnhaft: delusional.

Wahnidee *w*: delusional idea; **depressive** ~ depressive delusion.

Wahnsinn *m*: madness, lunacy, frenzy.

wahnsinnig: lunatic, demented.

Wahnsinniger: lunatic.

Wahnsystem *s*: systematized delusion.

Wahnvorstellung *w*: delusion.

Wahnwahrnehmung *w*: interpretation-delusion.

wahrnehmbar: perceptible, noticeable.

wahrnehmen: perceive, feel.

wahrnehmend: perceiving, sentient, conceptive.

Wahrnehmung *w*: perception, sensation; **akustische** ~ auditory perception; **außersinnliche** ~ extrasensory perception [*abbr*] ESP; **binaurale** ~ binaural sensibility; **entoptische** ~ entoptic vision; **kinästhetische** ~ kinesthetic sensation, kinesthetic sense, kinesthetic sensibility; **optische** ~ visual perception; **räumliche** ~ space perception; **subjektive** ~ subjective sensation; **unterschwellige** ~ subliminal perception; **verzögerte** ~ delayed sensation.

Wahrnehmungs-: perceptional.

Wahrnehmungsfeld *s*: perceptual field, auditopsychic center.

Wahrnehmungsstörung *w*: imperception, misperception.

Wahrnehmungstäuschung *w*: perceptual illusion.

Wahrnehmungsvermögen *s*: perceptivity, perceptiveness.

Wahrscheinlichkeit *w*: probability, likelihood.

Waise *m*: orphan.

Walcher-Hängelage *w*: Walcher's position.

Waldenström-Krankheit *w*: Waldenström's macroglobulinemia, benign hyperglobulinemic purpura, dysproteinemic purpura.

Walden-Umkehrung *w*: Walden inversion.

Waldeyer-Drüse *w*: Waldeyer's gland.

Waldeyer-Rachenring *m*: Waldeyer's tonsillar ring, tonsillar ring.

Wall *m*: 1. wall, vallum; 2. **von einem ~ umgeben** vallate, circumvallate.

Wallace-Neunerregel *w*: Wallace's rule of nine, rule of nine.

Wallenberg-Syndrom *s*: Wallenberg syndrome, posterior inferior cerebellar artery syndrome, lateral medullary syndrome, lateral bulbar syndrome.

Waller-Degeneration *w*: wallerian degeneration, ascending degeneration, secondary degeneration.

Waller-Gesetz *s*: Waller's law.

Wallpapille *w*: vallate papilla.

Walnuß *w*: walnut.

Walnußöl *s*: walnut oil.

Walthard-Einschlußkörperchen: Walthard's cell inclusions.

Walthard-Zellinseln: Walthard's cell islets, Walthard's cell nests.

Wand *w*: wall, paries; **Spanische** ~ folding screen.

Wandbefestigung *w*: wall mount.

Wandeffekt *m*: wall effect.

Wanddruck *m*: transmural pressure.

Wandel *m*: change.

Wanderleber *w*: wandering liver, floating liver.

Wandermilz *w*: wandering spleen, mobile spleen, movable spleen, floating spleen, splenectopia.

wandern: wander, migrate, transmigrate.

wandernd: wandering, vagrant, migrating, migrant, shifting, nomadic.

Wanderniere *w*: wandering kidney.

Wanderrose *w*: wandering erysipelas, migrating erysipelas.

Wanderung *w*: wandering, migration.

Wanderungsgeschwindigkeit, elektrophoretische *w*: electrophoretic mobility.

Wanderwelle *w*: traveling wave, progressive wave.

Wanderzelle *w*: wandering cell; **ruhende** ~ fixed macrophage.

Wandfistel *w*: parietal fistula.

Wandhämatom *s*: intramural hematoma.

Wandhygrom *s*: parietal hygroma.

Wandkonsole *w*: wall bracket.

Wandladung *w*: wall charge.

Wandreibung *w*: wall friction.

Wandspannung *w*: wall stress, wall tension.

Wandstärke *w*: wall thickness.

Wandsteckdose *w*: wall socket.

Wandthrombus *m*: mural thrombus.

Wandwachstum *s*: wall growth.

Wandzelle *w*: mural cell.

Wange *w*: cheek; **eingefallene** ~ hollow cheek.

Wangenabszeß, dentogener *m*: dental cheek abscess.

Wangendefekt *m*: cheek defect.

Wangenfettpfropf *m*: sucking cushion.

Wangenmuskellähmung *w*: gnathoplegia.

Wangenplastik *w*: melonoplasty, meloplasty, genyplasty.

Wangenschleimhaut *w*: buccal mucosa.

Wangenschleimhaut-: mucobuccal.

Wangenschleimhautabstrich *m*: buccal smear.

Wangenspalte *w*: cleft cheek, meloschisis.

Wangensteen-Dauerdrainage *w*: Wangensteen's drainage.

Wangentasche *w*: cheek pouch.

wanken: stagger.

Wanken *s*: titubation.

wankend: titubant.

Wannenbad *s*: tub.

Wanze *w*: cimex, bug.

Warburg-Atmungsferment *s*: Warburg's respiratory systeme.

Warburg-Dickens-Zyklus *m*: pentose phosphate cycle.

Ward-Dreieck *s*: Ward's triangle.

Warfarin *s*: warfarin.

Warfarin-Natrium *s*: sodium warfarin.

warm: warm.

Warmblüter *m*: homothermal animal, homeotherm.

warmblütig: warm-blooded, homeothermic, homothermal, homoiothermic.

Warneinrichtung *w*: alarm device.

Warnung *w*: warning.

Warren-Shunt *m*: Warren shunt.

Wartegg-Zeichentest *m*: Wartegg's design test.

warten: wait.

Wartenberg-Daumenzeichen *s*: Wartenberg sign.

Wartenberg-Krankheit *w*: Wartenberg's disease.

Wartezeit *w*: waiting period.

Wartezimmer *s*: waiting room.

Warthin-Finkeldey-Zelle *w*: Warthin-Finkeldey cell.

Warthin-Starry-Silberfärbung *w*: Warthin-Starry silver stain.

Warthin-Tumor *m*: Warthin's tumor, adenolymphoma.

Warze *w*: wart, verruca, sycoma; **flüchtige** ~ fugitive wart.

warzenförmig: warty, verrucose, verrucous, verruciform, (anatomy) mastoidal, mastoid.

Warzenvirus *m*: wart virus, human papillomavirus.

waschen: wash.

Waschen *s*: washing.

Waschfrauenhände: washerwoman's hands.

Waschlösung *w*: wash solution.

Waschung *w*: ablution.

Waschzwang *m*: obsessional washing, washing compulsion.

Wash-out-Phänomen *s*: wash-out phenomenon.

Wasser *s*: water; **destilliertes** ~ distilled water [*abbr*] DW, purified water; **kohlensäurehaltiges** ~ carbonated water; **schweres** ~ heavy water, deuterium oxide.

Wasserabgabe, pulmonale *w*: pulmonary transpiration.

wasserabweisend: water-repellent.

wasserartig: aqueous.

Wasseraufnahme *w*: water absorption, hydropexis.

wasseraufnehmend: hydropexic.

Wasserbad *s*: water bath.

Wasserbehandlung *w*: water cure.

Wasserbett *s*: water bed.

Wasserbiologie *w*: hydrobiology.

Wasserblase *w*: water blister.

Wasserdampf *m*: water vapor.

Wasserdestillation *w*: water purification.

wasserdicht: waterproof.

Wasserdruck *m*: water pressure.

Wassereinlagerung *w*: water retention.

wasserfrei: free of water, anhydrous.

Wassergehalt *m*: water content; **erniedrigter** ~ hypovolia.

wasserhaltig: aqueous.

Wasserhammerpuls *m*: water-hammer pulse, collapsing pulse.

Wasserhaushalt *m*: water balance, water equilibrium.

wasserhell: water-clear.

Wasserintoxikation w: water intoxication, hydrotoxicity.

Wasserkopf m: hydrocephalus, water on the brain.

Wasserkrebs m: water cancer, noma.

Wasserkühlung w: water cooling.

Wasserlassen s: urination, voiding; **schmerzhaftes** ~ urodynia, odynuria, alginuresis.

Wasserleitung w: water mains.

wasserlöslich: water-soluble [abbr] ws, hydrosoluble.

Wassermangel m: water lack, hydropenia.

Wassermann-Reaktion w Abk. **WaR**: Wassermann reaction [abbr] WR.

Wassermantel m: water jacket.

Wasserreinigung w: water purification.

Wasserresorption w: water resorption.

Wassersäulendruck m: water column pressure.

Wasserscheu w: hydrophobia.

Wasserstoff m Abk. **H**: hydrogen [abbr] H.

Wasserstoff-: hydric.

Wasserstoffanlagerung w: hydrogenation.

Wasserstoffaufnahme w: hydrogen uptake.

Wasserstoffbildung w: hydrogen formation.

Wasserstoffbrückenbindung w: hydrogen bond.

wasserstoffhaltig: hydrogenous.

Wasserstoffionenkonzentration w: hydrogen ion concentration.

Wasserstoffionenpotential s Abk. **pH**: potential of hydrogen ions [abbr] pH.

Wasserstoffperoxid s: hydrogen peroxide, hydrogen dioxide.

Wasserstoffsäure w: hydracid, binary acid.

Wasserstoffverbindung w: hydrogen compound.

Wasserstrahlpumpe w: water jet pump.

Wassersucht w: edema, dropsy; **indische** ~ epidemic dropsy.

Wasser- und Elektrolythaushalt m: water

and electrolyte balance.

Wasserverlust m: water loss.

Wasserverseuchung w: water contamination.

Wasserversorgung w: water supply.

Wasting-Syndrom s: wasting syndrome.

Waterhouse-Friderichsen-Syndrom s: Waterhouse-Friderichsen syndrome, acute fulminating meningococcemia, acute fulminating meningococcal septicemia, meningococcic adrenal syndrome, malignant purpura.

Waters-Einstellung w: Waters projection.

Watschelgang m: waddling gait, myopathic gait, duck gait.

watscheln: waddle, toddle.

Watson-Crick-Basenpaarung w: Watson-Crick base pairing.

Watson-Crick-Modell s: Crick's model.

Watson-Schwartz-Test m: Watson-Schwartz reaction, porphobilinogen test.

Watte w: wadding, cotton wool; **aufsaugende** ~ absorbent cotton.

Watteträger m: cotton applicator.

Wattmeter s: wattmeter.

WB Abk. **Western Blot**: Western blot.

W-Bogen m: W arch.

WDHA-Syndrom s: water diarrhea hypokalemia achlorhydria syndrome, Verner-Morrison syndrome.

Weber-Christian-Krankheit w: Weber-Christian disease.

Weber-Fechner-Gesetz s: Weber-Fechner law.

Weber-Hörprüfung w: Weber's test.

Weberhusten m: woolsorter's disease.

Weber-Lähmung w: Weber's paralysis.

Weber-Syndrom s: Weber syndrome, alternating oculomotor hemiplegia, oculomotor hemiplegia, superior alternate hemiplegia, Weber-Dubler syndrome.

Wechsel m: change, switch.

Wechselblüter m: poikilothermic organism.

Wechseldruckbeatmung w: positive-negative pressure ventilation.

Wechselfieber s: ague, malarial fever.

wechseln: change.

wechselnd: alternating.

wechselseitig wirken: interact.

Wechselspülung *w*: transition douche.

Wechselstrom *m*: alternating current [*abbr*] AC.

wechselwirkend: interactive.

Wechselwirkung *w*: reciprocal action, reciprocity, reciprocal effect, interaction.

Wechsler-Bellevue-Intelligenztest *m*: Wechsler-Bellevue test.

Wechsler-Erwachsenen-Intelligenz-Skala *w*: Wechsler Adult Intelligence Scale [*abbr*] WAIS.

Wechsler-Intelligenzskala für Kinder *w*: Wechsler intelligence scale for children [*abbr*] WISC.

Wechsler-Intelligenztest für Erwachsene: Wechsler adult intelligent scale [*abbr*] WAIS.

Weckamin *s*: pep pill, cerebral stimulant, purple heart.

Weck-Effekt *m*: arousal effect.

Weckfunktion *w*: arousal function.

Wedelstaedt-Meißel *m*: Wedelstaedt chisel.

Wedenski-Effekt *m*: Wedensky's phenomenon.

Wedenski-Hemmung *w*: Wedensky's inhibition.

Weg *m*: way, route, track, path, pathway.

Wegener-Klinger-Granulomatose *w*: Wegener's granulomatosis, necrotizing respiratory granulomatosis.

Wegner-Krankheit *w*: Wegner's disease, syphilitic osteochondritis, syphilitic pseudoparalysis.

Wehen: contractions, labor, pains, uterine contractions; **falsche** ~ mimetic labor; **frustrane** ~ missed labor; **künstlich eingeleitete** ~ artificial labor, induced labor; **unkoordinierte** ~ tumultous contractions; **vorzeitige** ~ immature labor.

wehenauslösend: oxytocic, ecbolic.

Wehenbeginn *m*: labor onset, latent phase.

Wehendystokie, hypertone *w*: hypertonic uterine dysfunction.

Wehenhöhepunkt *m*: acme of contraction.

Wehenmittel *s*: oxytocic.

weheninduzierend: parturifacient.

Wehenmittel *s*: uterine stimulant, parturifacient.

Wehenschwäche *w*: uterine insufficiency, uterine incoordination, dysodynia.

Wehentokometer *s*: parturiometer.

Wehrmedizin *w*: military medicine, war medicine.

Weiberknoten *m*: granny knot.

weiblich: female, feminine.

weich: soft, flaccid, malacic, tender, flabby, fuzzy, limp, malaco-.

Weichheit *w*: softness, flaccidity.

weich machen: soften.

weichmachend: softening, malactic.

Weichmacher *m*: softener.

Weichteile: soft tissue; **verknöcherte** ~ scleroskeleton.

Weichteiltumor *m*: soft-tissue tumor.

Weichteilverknöcherung *w*: sarcostosis.

Weichteilrheumatismus *w*: muscular rheumatism.

Weichtier *s*: mollusc, mollusk.

Weigert-Färbung *w*: Weigert stain.

Weigert-Lösung *w*: Weigert solution.

Weigerung *w*: refusal.

Weil-Felix-Reaktion *w*: Weil-Felix reaction.

Weil-Krankheit *w*: Weil's disease, acute infectious jaundice, leptospirosis, spirochetal jaundice, Wassilieff's disease.

Wein *m*: wine.

weinen: weep.

Weinen *s*: weeping.

Weingarten-Syndrom *s*: Weingarten syndrome, tropical pulmonary eosinophilia.

Weinsäure *w*: tartaric acid.

Weinstein *m*: wine stone, tartar, potassium bitartrate.

Weir-Mitchell-Krankheit *w*: Weir-Mitchell's disease.

Weise *w*: mode, manner.

Weisheitszahn *m*: wisdom tooth, third molar.

weiß: white.

Weiß *s*: white.

Weißdorn *m*: hawthorn.

Weiße *w*: whiteness.

Weißfleck *m*: white macule.

Weißfleckenkrankheit *w*: whitespot disease.

Weißhaarigkeit *w*: whiteness of hair, poliosis.

weißlich: whitish, albugineous.

weit: wide, large.

weit-: eury-.

Weite *w*: width.

weitlumig: large-bore.

weitschweifig: verbose.

weitsichtig: farsighted, long-sighted.

Weitsichtigkeit *w*: farsightedness, hyperopia, longsightedness, long sight, far sight.

weitverbreitet: widespread.

Weitwinkelglaukom *s*: wide-angle glaucoma, open-angle glaucoma, simple glaucoma, pigmentary glaucoma, angle-recession glaucoma.

Weitwinkelokular *s*: wide-field ocular.

Weizenkeim *m*: wheat germ.

Weizenkeimsystem *s*: wheat germ system.

Weizenkleie *w*: wheat bran.

Weizenstärke *w*: wheat starch.

Welander-Myopathie *w*: Kugelberg-Welander syndrome, late distal hereditary myopathy, slow distal hereditary myopathy.

Welch-Fraenkel-Gasbrandbazillus *m*: Welch's bacillus.

Welle *w*: wave; **anakrote** ~ anacrotic wave; **dikrote** ~ dicrotic wave; **katakrote** ~ catacrotic wave, catadicrotic wave; **elektromagnetische** ~ electromagnetic wave; **irreguläre** ~ random wave; **kontinuierliche** ~ continuous wave [*abbr*] CW; **langsame** ~ slow wave; **monorhythmische** ~ monomorphic wave; **schnelle** ~ fast wave; **peristaltische** ~ peristaltic wave; **polymorphe** ~ polymorphic wave; **spitze** ~ sharp wave; **stehende** ~ standing wave.

Wellenausbreitung *w*: wave propagation.

Wellenbereich *m*: wave band, wave range.

Wellenbewegung *w*: wave motion.

wellenförmig: undulatory.

Wellenform *w*: waveform, waveshape.

Wellengleichrichter *m*: wave rectifier.

Wellenlänge *w*: wavelength; **effektive** ~ effective wavelength.

Wellenoptik *w*: wave optics.

Wellentheorie *w*: wave theory.

Welligkeit *w*: waviness, ripple.

Weltgesundheitsorganisation *w* Abk. **WHO**: World Health Organization [*abbr*] WHO.

Weltraumkrankheit *w*: space sickness.

weltweit: worldwide, cosmopolitan.

Wenckebach-Bündel *s*: Wenckebach's bundle.

Wenckebach-Periode *w*: Wenckebach period.

Wenckebach-Periodik *w*: Wenckebach's phenomenon.

wenden: turn.

Wendung *w*: version, rotation, turning, inversion; **äußere** ~ external version, external rotation, abdominal version; **bimanuelle** ~ bimanual version; **erzwungene** ~ forced inversion; **innere** ~ internal version, internal rotation; **kombinierte** ~ combined version, bipolar version; **spontane** ~ spontaneous version.

Werdnig-Hoffmann-Krankheit *w*: Werdnig-Hoffmann paralysis, acute infantile spinal muscular atrophy, Hoffmann's atrophy.

Werksarzt *m*: company physician.

Werktherapie *w*: ergotherapy.

Werkzeug *s*: tool.

Werlhof-Krankheit *w*: Werlhof's disease.

Wermer-Syndrom *s*: Wermer syndrome.

Wermuth *m*: vermuth, absinthe.

Werner-His-Krankheit *w*: Werner-His disease, Wolhynia fever.

Werner-Syndrom *s*: Werner syndrome.

Wernicke-Aphasie *w*: Wernicke's aphasia, sensory aphasia, auditory aphasia.

Wernicke-Enzephalopathie *w*: Wernicke's disease, Wernicke's encephalopathy, necrotizing hemorrhagic encephalopathy.

Wernicke-Korsakoff-Psychose *w*: Wernicke-Korsakoff psychosis, alcoholic polyneuritic psychosis, polyneuritic psychosis.

Wernicke-Mann-Prädilektionsparese *w*: Wernicke-Mann type.

Wernicke-Polioenzephalitis *w*: Wernicke encephalopathy, necrotizing hemorrhagic encephalopathy, superior hemorrhagic polioencephalitis.

Wernicke-Reaktion *w*: Wernicke's reaction, Wernicke sign.

Wernicke-Sprachzentrum *s*: auditory word center, Wernicke center.

Wernicke-Zentrum *s*: Wernicke area.

Wert *m*: value; **beobachteter** ~ observed value; **erwarteter** ~ estimated value; **kritischer** ~ critical value.

Wertesystem *s*: value system.

Wertheim-Meigs-Operation *w*: Wertheim's operation.

Wertheim-Schauta-Operation *w*: Wertheim-Schauta operation, interposition operation.

Wertigkeit *w*: valency, valence.

Wertorientierung *w*: value orientation.

Wesen *s*: nature.

Wesensänderung *w*: personality change; **epileptische** ~ epileptic character.

wesentlich: essential, integral.

Wespe *w*: wasp.

Wespengift *s*: wasp venom.

Wespenstich *m*: wasp sting.

Westergren-Methode *w*: Westergren method.

Western Blot Abk. **WB**: Western blot.

Western-Blottechnik *w*: Western technique.

Western-Blotting *s*: Western blotting.

Western-Hybridisierung *w*: Western hybridization.

Western-Transfer *m*: Western transfer.

West-Operation *w*: West operation.

Westphal-Krankheit *w*: Westphal's disease.

Westphal-Pilcz-Zeichen *s*: Westphal-Piltz sign, Gifford's reflex, orbicularis phenomenon, orbiculopupillary reflex.

Westphal-Strümpell-Pseudosklerose *w*: Westphal-Strümpell pseudosclerosis.

West-Syndrom *s*: West syndrome.

Wetter *s*: weather.

wetterabhängig: meteorotropic.

wetterfühlig: meteorosensitive.

Wetterfühligkeit *w*: meteorosensitivity.

Wettstreit, binokulärer *m*: binocular rivalry.

Wetzsteinkristall *m*: whetstone crystal.

Weyers-Thier-Syndrom *s*: Weyers-Thier syndrome.

Wharton-Gang *m*: Wharton's duct.

Wharton-Sulze *w*: Wharton's jelly.

Whiplash injury: whiplash injury, hyperextension-hyperflexion injury.

Whipple-Krankheit *w*: Whipple's disease, lipophagic intestinal granulomatosis, intestinal lipodystrophy.

Whipple-Operation *w*: Whipple's operation.

Whipple-Trias *w*: Whipple's triad.

Whirlpool-Ausschlag *m*: whirlpool rash, jacuzzi rash.

Whitehead-Operation *w*: Whitehead's operation.

Whitfield-Salbe *w*: Whitfield's ointment.

Whitmore-Krankheit *w*: Whitmore's fever.

Wickham-Streifen: Wickham striae.

Wickel *m*: compress; **feuchter** ~ wet compress; **kalter** ~ cold compress.

wickeln: bandage, roll up, (baby) swaddle.

Wicklung *w*: winding.

Widal-Reaktion *w*: Widal reaction.

widerhallend: resonant.

widerlegen: refute.

widerlich: repulsive.

widerspenstig: refractory.

Widerständigkeit *w*: counteraction.

Widerstand *m*: resistance; **arterieller** ~ artery resistance; **exspiratorischer** ~ expiratory resistance; **induktiver** ~ reactance; **peripherer** ~ peripheral resistance; **spezifischer** ~ resistivity.

Widerstandsänderung *w*: resistance

modification.

widerstandsfähig: resistant.

Widerstandsphase *w*: resistance phase.

widerstehen: resist.

Widerwille *m*: repugnance.

Widmark-Konjunktivitis *w*: Widmark's conjunctivitis.

Wiedemann-Beckwith-Syndrom *s*: Beckwith-Wiedemann syndrome.

wiederanheften: reattach.

Wiederanheften *s*: reattachment.

wiederanstecken: reinfect.

Wiederaufarbeitung *w*: reprocessing.

Wiederaufbau *m*: reconstitution.

Wiederaufleben *s*: revivification, revification.

Wiederaufnahme *w*: readmission, rehospitalization.

wiederaufnehmen: readmit.

wiederauftreten: recrudesce.

Wiederauftreten *s*: reappearance, recurrence, recrudescence.

Wiederaufwärmen *s*: rewarming.

wiederbelebbar: 1. resuscitable; 2. **nicht** ~ irresuscitable.

wiederbeleben: resuscitate, revive, revitalize.

wiederbelebend: resuscitatory, reviviscent.

Wiederbelebung *w*: resuscitation, revival, revivification, transanimation.

Wiederbelebungszeit *w*: resuscitation time.

Wiederdurchblutung *w*: reperfusion.

Wiederdurchgängigkeit *w*: repatency.

Wiedereingliederung *w*: rehabilitation, resettlement.

Wiedereinsetzen der Atmung: anapnea.

wiedereintretend: reentrant.

wiedererkennen: recognize.

Wiedererlernen *s*: relearning.

Wiedererregung *w*: reexcitation.

Wiederfindungsrate *w*: recovery rate.

Wiedergutmachung *w*: redress.

wiederherstellen: restore, reconstruct, recondition, reintegrate, redress, reestablish.

Wiederherstellung *w*: restitution, restoration, reconstruction, redintegration, rehabilitation, reintegration; **stomatologische** ~ oral rehabilitation.

Wiederherstellungschirurgie *w*: reconstructive surgery, surgical reconstruction, reconstructive operation, anaplasty, anaplastology.

wiederholen: repeat, reiterate.

wiederholend: echoing, iterating.

wiederholt: iterative.

Wiederholung *w*: repetition, repeat, replication; **gleichgerichtete** ~ direct repeat.

Wiederholungsimpfung *w*: revaccination, booster inoculation, booster shot, repeated vaccination.

Wiederholungszwang *m*: compulsive repetition, repetition compulsion.

Wiederkäuen *s*: rumination.

Wiederkäuer *m*: ruminant.

wiederkehrend: recurrent.

wiedertesten: retest.

Wiedervereinigung *w*: reunion.

wiederverwendbar: 1. reusable; 2. **nicht** ~ nonreusable.

Wiederverwertungsstoffwechselweg *m*: salvage pathway.

Wiege *w*: cradle.

wiegen: weigh.

Wien-Strahlungsgesetz *s*: Wien's radiation law.

Wien-Verschiebungsgesetz *s*: Wien's displacement law.

Wiesenkresse *w*: cardamine.

Wigand-Martin-Winkel-Handgriff *m*: Wigand-Martin-Winckel maneuver.

Wilcoxon-Test für Paardifferenzen *m*: Wilcoxon signed rank test.

wild: wild.

Wildallel *s*: wild-type allele.

Wilde-Inzision *w*: Wilde's incision.

Wildermuth-Ohr *s*: Wildermuth's ear.

Wildervanck-Syndrom *s*: Wildervanck syndrome.

Wildtyp *m*: wild type, wild-type strain.

Wildtyp-Gen *s*: wild-type gene.

Wilkinson-Anämie *w*: Wilkinson's anemia.

Wille *m*: will.

Willebrand-Faktor *m*: Willebrand's factor.

Willebrand-Jürgens-Syndrom *s*: von Willebrand's disease.

Willenssphäre *w*: volitional sphere.

Willkürbewegung *w*: voluntary motility, active motion, voluntary movement, active movement, voluntomotoricity.

Willkürkontrolle *w*: volitional control.

willkürlich: willful, volitional, arbitrary.

Willkürreaktion *w*: voluntary reaction, intentional reaction.

Wilms-Tumor *m*: Wilms' tumor, nephroblastoma, embryonal nephroma, malignant nephroma.

Wilms-Tumor mit Hypertrophie und Aniridie: aniridia-Wilms tumor syndrome [*abbr*] AGR triad.

Wilson-Ableitungen: precordial leads.

Wilson-Brocq-Krankheit *w*: Wilson's disease.

Wilson-Krankheit *w*: Wilson syndrome, hepatolenticular degeneration, hepatolenticular disease, lenticular degeneration, copper storage disease, familial hepatitis.

Wilson-Mikity-Syndrom *s*: Wilson-Mikity syndrome.

Wilson-Pronatorzeichen *s*: Wilson's pronator sign.

Wimper *w*: eyelash, lash.

Wimpertierchen: infusoria.

Winckel-Krankheit *w*: Winckel's disease.

Wind *m*: wind.

Windbrand *m*: windburn.

Winde *w*: windlass.

Windel *w*: swaddle, napkin, diaper.

Windelausschlag *m*: diaper rash.

Windeldermatitis *w*: diaper dermatitis; **papuloerosive** ~ papuloerosive erythema.

Windelerythem *s*: diaper erythema; **papuloerosives** ~ papuloerosive erythema, Jacquet's erythema.

windeln: swaddle.

Windeln *s*: swaddling.

winden: twist, wreath.

Windigo *s*: windigo psychosis.

Windkesselphänomen *s*: windkessel.

Windkolik *w*: flatulent colic.

Windpocken *w*: varicella, chickenpox, vaccinia.

windpockenförmig: varicelliform.

Windpockennarbe *w*: pockmark.

Windschutzscheiben-Syndrom *s*: windshield syndrome.

Windung *w*: convolution, sinuosity.

Winkel *m*: angle, angulus; **epigastrischer** ~ epigastric angle; **metrischer** ~ meter angle [*abbr*] MA.

Winkelbildung *w*: angulation.

Winkelgeschwindigkeit *w*: angular velocity.

Winkellinse *w*: goniolens.

Winkelmesser *m*: goniometer.

Winkelrotor *m*: angle rotor.

Winkelstecker *m*: angle plug.

Winkler-Krankheit *w*: Winkler's disease, chronic nodular chondrodermatitis of the helix.

winklig: angular.

Winniwarter-Buerger-Krankheit *w*: Buerger's disease.

Wintererbrechen *s*: winter vomiting.

Winterschlaf, künstlicher *m*: artificial hibernation.

Wintrich-Schallwechsel *m*: Wintrich sign.

Wintrobe-Hämatokritbestimmung *w*: Wintrobe method.

wippen: rock, seesaw.

Wippen *s*: rocking, seesaw.

Wirbel *m*: (anatomy) vertebra, (hair) vortex, (fluid) whirl, whorl.

Wirbel-: vertebral.

Wirbelangiographie *w*: vertebral phlebography.

Wirbelaussackung *w*: vertebral scalloping.

Wirbelblock *m*: vertebral block.

Wirbelextension *w*: vertebral traction.

Wirbelfortsatz *m*: vertebral process.

Wirbelfraktur *w*: vertebral fracture.

Wirbelfusion *w*: vertebral fusion, spondylosyndesis.

Wirbelgelenkentzündung *w*: vertebral

polyarthritis.

Wirbelgelenkfortsatzdislokation w: jumped process complex.

Wirbelkörperanlage, primordiale w: neurocentrum.

wirbellos: invertebrate.

Wirbelluxation w: vertebral dislocation.

wirbeln: whirl, vortex.

Wirbelplatte w: neurapophysis.

Wirbelresektion w: vertebrectomy.

Wirbelsäule w: spine, spinal column, vertebral column, backbone, rachis.

Wirbelsäulen-: rachio-, rhachi-, rachi-.

Wirbelsäulenaufnahme w: vertebral roentgenography.

Wirbelsäulenbildung w: notogenesis.

Wirbelsäulenentzündung w: inflammation of the spine; **traumatisch bedingte** ~ traumatic spondylitis.

Wirbelsäulenerkrankung w: spinal disease, rachiopathy.

Wirbelsäulengelenkerkrankung w: spondylosis; **degenerative** ~ degenerative spondylosis.

Wirbelsäuleninsuffizienz w: weakness of spinal column.

Wirbelsäulenkrümmung w: curvature of the spine, spine curvature; **kompensatorische** ~ compensatory curvature.

wirbelsäulennah: juxtaspinal.

Wirbelsäulenperkussion w: spinal percussion.

Wirbelsäulentuberkulose w: spinal tuberculosis, dorsal phthisis, spinal caries.

Wirbelsäulenverletzung w: spinal injury.

Wirbelsäulenversteifung w: rigid spine, stiff spine, poker spine.

Wirbelströmung w: vorticity.

Wirbeltier s: vertebrate, chordate.

Wirbeltuberkulose w: tuberculous spondylitis.

Wirbelverschmelzung w: vertebral fusion, spinal fusion.

Wirkdauer w: action time.

Wirkdosis w: effective dose [abbr] ED; **mittlere** ~ Abk. DE$_{50}$ mean effective dose.

Wirkgruppe w: pharmacophore.

Wirkkomponente w: active component, effective component.

wirklich: real.

Wirklichkeit w: reality.

Wirklichkeitssinn s: reality sense.

Wirkmechanismus m: mode of action, action, action mechanism; **therapeutischer** ~ therapeutic mechanism.

Wirkpotential s: potency.

Wirkprinzip s: active principle.

wirksam: effective, actual, operative.

Wirksamkeit w: efficacy, activity; **relative biologische** ~ Abk. RBW relative biologic effectiveness [abbr] RBE.

Wirkspektrum, antibiotisches s: antibiotic spectrum.

Wirkstoffdesign s: drug design, drug modeling.

Wirkstrom m: active current.

Wirkung w: effect, action; **additive** ~ additive effect; **anhaltende** ~ lasting effect; **auslösende** ~ trigger action; **dosisabhängige** ~ graded effect; **insulinartige** ~ insulinlike activity [abbr] ILA; **kumulative** ~ accumulative effect, cumulative effect, cumulation effect, cumulative action; **lokale** ~ local effect; **muskarinartige** ~ muscarinic effect; **nikotinartige** ~ nicotinic action, nicotine effect; **positive** ~ beneficial effect; **relative biologische** ~ relative biologic effect; **spezifisch-dynamische** ~ specific dynamic action [abbr] SDA, specific dynamic effect [abbr] SDE; **stimulierende** ~ stimulating influence; **synergistische** ~ synergistic action.

Wirkungsgrad m: efficiency.

Wirkungsintensität w: intensity of action.

wirkungslos: neutral, uneffective, feckless.

Wirkungsverstärkung w: drug potentiation.

wirkungsvoll: efficacious.

Wirkungsweise w: action mechanism.

Wirsung-Gang m: Wirsung's duct.

Wirt m: host; **gelegentlicher** ~ accidental

host, incidental host.
Wirtsbakterien: host bacteria.
Wirtschaftlichkeit *w*: economy.
wirtspezifisch: host-specific.
Wirtswechsel: change of host; **ohne** ~ homecious, homoecious.
wirtswechselnd: heteroecious, heterecious.
Wirtszelle *w*: host cell.
Wirt-Vektor-System *s*: host-vector system.
wischen: wipe.
wischfest: rub-fast, spongeable.
Wischkontakt *m*: wipe contact.
Wiskott-Aldrich-Syndrom *s*: Wiskott-Aldrich syndrome.
Wismut *s* Abk. **Bi:** bismuth [*abbr*] Bi.
Wismutablagerung *w*: bismuth deposit.
Wismutaluminat *s*: bismuth aluminate.
Wismutgallat, basisches *s*: bismuth oxygallate.
Wismutjodid *s*: bismuth iodide.
Wismutnatriumtartrat *s*: bismuth sodium tartrate.
Wismutnephropathie: bismuth nephropathy.
Wismutpräparat *s*: bismuth compound.
Wismutsäure *w*: bismuthic acid.
Wismutsalizylat *s*: bismuth subsalicylate.
Wismutsalz *s*: bismuthate.
Wismutsubnitrat *s*: bismuth subnitrate.
Wismutsubsalizylat *s*: bismuth oxysalicylate.
Wismutsubzitrat *s*: bismuth subcitrate; **kolloidales** ~ tripotassium dicitrate bismuthate.
Wismutverbindung *w*: bismuth compound.
Wismutvergiftung *w*: bismuthosis.
Wissen *s*: knowledge.
Wissenschaft *w*: science.
wissenschaftlich: scientific.
Wissensstand *m*: level of knowledge.
Wissler-Krankheit *w*: Wissler-Fanconi syndrome.
Wistar-Ratte *w*: Wistar rat.
Witkop-van Sallman-Krankheit *w*: Wit-

kop-van Sallman disease, hereditary benign intraepithelial dyskeratosis.
Wittmaack-Ekbom-Syndrom *s*: Ekbom syndrome, restless legs.
Witterungseinfluß *m*: weather factor.
Witzel-Fistel *w*: Witzel's operation.
Witzelsucht *w*: jocularity, moria, witzelsucht.
Wobblebase *w*: wobble base.
Wochenbett *s*: puerperium, puerperal period, childbed, lying-in.
Wochenbettdepression *w*: puerpural depression.
Wochenbettendometritis *w*: puerperal endometritis.
Wochenbettfieber *s*: puerperal fever, puerperal infection, puerperal sepsis, puerperal septicemia.
Wochenbettkrampf *m*: puerperal convulsion.
Wochenbettphlebitis *w*: puerperal phlebitis.
Wochenbettpsychose *w*: puerperal psychosis.
Wochenbettetanus *m*: puerperal tetanus.
Wochenbettmastitis *w*: puerperal mastitis.
Wochenbettthrombose *w*: puerperal thrombosis.
Wochenfluß *m*: lochia.
Wöchnerin *w*: maternity patient.
wölben: camber.
Wölbung *w*: camber.
Woge *w*: tidal wave.
Wohlbefinden *s*: wellness.
Wohlfahrt *w*: welfare.
Wohlfahrtsverband *m*: welfare organization.
Wohlfartia *w*: wohlfartia.
wohltätig: charitable.
Wolff-Gang *m*: wolffian duct, mesonephric duct.
Wolff-Körper *m*: Wolffian body.
Wolff-Parkinson-White-Syndrom *s* Abk.
WPW-Syndrom: Wolff-Parkinson-White syndrome [*abbr*] WPW syndrome, anomalous atrioventricular excitation.

Wolff-Transformationsgesetz *s*: Wolff's law.

Wolff-Zyste *w*: wolffian cyst.

Wolfram *s* Abk. **W**: wolfram [*abbr*] W, tungsten.

Wolframat *s*: tungstate.

Wolframsäure *w*: tungstic acid.

Wolfshunger *m*: lycorexia.

Wolfsrachen *m*: wolfjaw.

Wolhynisches Fieber *s*: Wolhynia fever, Werner-His disease.

Wollarbeiterkrankheit *w*: woolsorter's disease.

Wollen *s*: volition.

Wollfadentest *m*: wool test.

Wollfett *s*: wool grease, lanolin.

Wollkraut *s*: mullein.

Wollschweiß *m*: yolk.

wollüstig: voluptuous, lascivous, lecherous.

Wollust *w*: voluptuousness, lust, lechery.

Wollwachs *s*: wool fat.

Wolman-Krankheit *w*: Wolman's disease, familial xanthomatosis.

Wood-Licht *s*: Wood's light.

Workaholism *m*: workaholism.

Worm-Knochen: Wormian bones.

Wort *s*: word.

Wortagglutination *w*: contamination.

Wortassoziationstest *m*: word association test.

Wortblindheit *w*: word blindness, verbal alexia, logagnosia; **reine** ~ geometric alexia.

Wortfindungsstörung *w*: anomia.

Wortflüssigkeit *w*: word fluency, verbal fluency.

Wortklangbild *s*: acoustic image, auditory image.

wortreich: verbose.

Wortsalat *m*: word salad, word hash.

Wortschatz *m*: vocabulary.

Wortstummheit *w*: word mutism.

Worttaubheit *w*: word deafness, kophemia.

Worttest *m*: vocabulary test.

Woulfe-Flasche *w*: Woulfe's bottle.

W-Plastik *w*: W-plasty.

WPW-Syndrom Abk. **Wolff-Parkinson-White-Syndrom** *s*: Wolff-Parkinson-White syndrome [*abbr*] WPW syndrome.

Wright-Färbung *w*: Wright stain.

Wrisberg-Ganglion *s*: Wrisberg's ganglion.

Wrisberg-Knorpel *m*: Wrisberg's cartilage.

W-Strahl *m*: intermediate ray.

Wuchereria *w*: Wuchereria.

Wuchereriasis *w*: wuchereriasis.

wuchern: proliferate.

wuchernd: luxuriant, proliferative.

Wucherung *w*: proud flesh, excrescence.

Wucht *w*: weight, pressure.

wünschen: want, wish, desire.

würfelförmig: cuboid, cuboidal.

würgen: strangle, choke, retch.

Würgen *s*: regurgitation, retching.

Würgreflex *m*: vomiting reflex, gag reflex, pharyngeal reflex, glossary reflex.

Wüstenfieber *s*: desert fever, coccidioidomycosis, coccidiomycosis.

Wundanfrischung *w*: revivification.

Wundbehandlung *w*: wound management, wound treatment.

Wunddiphtherie *w*: wound diphtheria, surgical diphtheria.

Wunde: 1. wound; **aseptische** ~ aseptic wound; **infizierte** ~ septic wound; **nicht penetrierende** ~ nonpenetrating injury; **offene** ~ open wound; **perforierende** ~ perforating wound; **verschmutzte** ~ dirty wound; 2. ~ **'n heilend** vulnerary.

Wunderlich-Kurve *w*: Wunderlich's curve.

Wundexzision *w*: wound excision.

Wundfieber *s*: wound fever.

wundgerieben: gall.

wundgescheuert: excoriated.

Wundhaken *m*: surgical hook.

Wundheilmittel *s*: consolidant.

Wundheilung *w*: wound healing.

Wundinfektion *w*: wound infection.

Wundklammer *w*: wound clamp, wound clip, suture clip.

Wundklemme *w*: clip, wound clamp.
Wundmyiasis *w*: traumatic myiasis.
Wundnaht *w*: wound suture.
Wundödem *s*: wound edema.
wundreiben: gall.
Wundrose *w*: erysipelas.
Wundsein *s*: soreness.
Wundsekret *s*: discharge from a wound, ichor.
Wundsperrer, automatischer *m*: self-retaining retractor.
Wundstarrkrampf *m*: tetanus; **toxischer** ~ toxic tetanus, artificial tetanus.
Wundtoilette *w*: surgical débridement, epluchage.
Wundverband *m*: wound dressing.
Wundverschluß *m*: wound closure.
Wundversorgung *w*: wound management, wound care.
Wunsch *m*: wish, want.
Wunschdenken *s*: wishful thinking.
Wunschkind *s*: wanted child.
Wurf *m*: litter.
Wurm *m*: worm.
Wurm-: vermi-, scoleco-.
wurmartig: vermian.
Wurmaustreibungsmittel *s*: expellent.
Wurmbefall *m*: worm infestation, invermination.
Wurmei *s*: worm egg.
wurmförmig: wormlike, vermiform.
Wurmkolik *w*: worm colic, verminous colic.
Wurmmittel *s*: vermicide.
wurstförmig: botuliform.
Wurstvergiftung *w*: sausage poisoning, allantiasis.
Wurzel *w*: root, stock.
Wurzelbehandlung *w*: root treatment.
Wurzeldehiszenz *w*: dehiscence of alveolar process.
Wurzeldurchtrennung *w*: root section, radicotomy, rhizotomy.

Wurzelentzündung *w*: spinal radiculitis.
Wurzelfaden *m*: rootlet.
wurzelförmig: rhizoid.
Wurzelfüllung *w*: root filling.
Wurzelfüßler *m*: rhizopod.
Wurzelhalsgalle *w*: crown gall disease.
Wurzelhaut *w*: periodontium, dental capsule.
Wurzelirritationssyndrom *s*: nerve root irritation.
Wurzelkanal *m*: root canal; **akzessorischer** ~ branching canal.
Wurzelkanalbehandlung *w*: root canal treatment.
Wurzelkanalbohrer *m*: reamer.
Wurzelkanaldraht *m*: broach.
Wurzelkanalfeile *w*: root canal file.
Wurzelkanalfüllung *w*: retrograde filling.
Wurzelkanalkalkkonkrement *s*: calcoid.
Wurzelkompressionssyndrom *s*: compression of nerve roots, motor radicular syndrome.
Wurzelneuralgie *w*: radicular neuralgia.
Wurzelneuritis *w*: radiculoneuritis.
Wurzelperforation *w*: radicular perforation.
Wurzelresektion *w*: root resection, root amputation, radectomy.
Wurzelscheide *w*: root sheath, epithelial sheath.
Wurzelschmerz *m*: root pain, radiculalgia.
Wurzelsonde *w*: tine.
Wurzelspitze *w*: root tip.
Wurzelspitzenresektion *w*: apicoectomy.
Wurzelsyndrom *s*: radicular syndrome, radiculopathy; **lumbales** ~ lumbar radicular syndrome; **zervikales** ~ cervical radicular syndrome.
Wurzelzyste *w*: root cyst, root-end cyst, radicular cyst, radiculodental cyst.
Wut *w*: rage, fury.
Wutreaktion *w*: rage reaction.
Wyeomyia: wyeomyia.

X

X-Achse *w*: x-axis, x coordinate, abscissa.
xanth-: xanth-.
Xanthalin *s*: xanthaline.
Xanthan *s*: xanthan.
Xanthein *s*: xanthein.
Xantheinsäure *w*: xanthic acid, xanthogenic acid.
Xanthelasma *s*: xanthelasma.
Xanthen *s*: xanthene.
Xanthin *s*: xanthine.
Xanthinalkaloid *s*: xanthine alkaloid.
Xanthindehydrogenase *w*: xanthine dehydrogenase [*abbr*] XDH.
Xanthinol *s*: xanthinol.
Xanthinoxidase *w*: xanthine oxidase, Schardinger's enzyme.
Xanthinoxidasemangel *m*: xanthine oxidase deficiency.
Xanthinstein *m*: xanthine calculus, xanthic calculus.
Xanthinurie *w*: xanthinuria, xanthiuria, xanthuria, lithoxiduria.
Xanthiol *s*: xanthiol.
Xanthismus *m*: xanthism.
xantho-: xantho-.
xanthochrom: xanthochromic, xanthochromatic.
Xanthochromie *w*: xanthochromia, xanthopathy, erythrochromia.
Xanthocillin *s*: xanthocillin.
Xanthodermie *w*: xanthodermia.
Xanthodontie *s*: xanthodontia.
Xanthofibrom *s*: xanthofibroma.
Xanthogenat *s*: xanthogenate.
Xanthogensäure *w*: xanthogenic acid, xanthic acid.
Xanthogranulom *s*: xanthogranuloma; juveniles ~ juvenile xanthogranuloma, nevoxanthoendothelioma.
xanthogranulomatös: xanthogranulomatous.
Xanthom *s*: xanthoma, xanthom; diabeti-

sches ~ diabetic xanthoma; eruptives ~ eruptive xanthoma; generalisiertes ~ generalized xanthoma; juveniles ~ juvenile histiocytoma; tendinöses ~ tendinous xanthoma.
Xanthoma palpebrum: xanthelasma.
xanthomatös: xanthomatous.
Xanthomatose *w*: xanthomatosis, xanthelasmatosis, generalized xanthoma; biliäre hypercholesterinämische ~ biliary hypercholestrolemic xanthomatosis; normocholesterinämische ~ normocholesteremic xanthomatosis.
Xanthomzelle *w*: xanthoma cell, foam cell.
Xanthon *s*: xanthone.
Xanthophan *s*: xanthophane.
Xanthophyll *s*: xanthophyll.
Xanthoprotein *s*: xanthoprotein.
xanthoproteinös: xanthoproteic.
Xanthoproteinsäure *w*: xanthoproteic acid.
Xanthopsie *w*: xanthopsia, xanthopia, yellow vision.
Xanthopsin *s*: xanthopsin, visual yellow.
Xanthopterin *s*: xanthopterin.
Xanthosarkom *s*: xanthosarcoma, malignant fibrous histiocytoma.
Xanthose *w*: xanthosis.
Xanthosin *s*: xanthosine.
Xanthosinmonophosphat *s*: xanthosine monophosphate.
Xanthotoxin *s*: xanthotoxin.
Xanthozyanopsie *w*: xanthocyanopsia.
Xanthozyt *m*: xanthocyte.
Xanthurensäure *w*: xanthurenic acid, 4,8,-dihydroxyquinaldic acid.
Xanthurensäureausscheidung im Urin: xanthurenic aciduria.
Xanthydrol *s*: xanthydrol.
Xanthyl-: xanthyl.
Xanthylsäure *w*: xanthylic acid.
Xantinol *s*: xantinol.

Xantinolnikotinat *s*: xantinol nicotinate.
Xantocillin *s*: xantocillin.
Xantorubin *s*: xantorubin.
X-Bein *s*: genu valgum, knock-knee, baker's leg, tragopodia.
X-Chromatin *s*: x chromatin.
X-Chromosom *s*: X chromosome.
X-chromosomal vererbt: X-linked.
Xe Abk. **Xenon** *s*: xenon [*abbr*] Xe.
Xenipenton *s*: xenipentone.
xeno-: xeno-.
Xenobiotikum *s*: xenobiotic.
xenobiotisch: xenobiotic.
Xenodiagnose *w*: xenodiagnosis.
xenogen: xenogeneic, xenogenous.
Xenoglossie *w*: xenoglossia.
Xenologie *w*: xenology.
Xenomanie *w*: xenomania.
Xenon *s* Abk. **Xe**: xenon [*abbr*] Xe.
Xenonlampe *w*: xenon lamp.
Xenon-Lungenventilationsszintigraphie *w*: xenon pulmonary perfusion imaging.
Xenonröhre *w*: xenon tube.
Xenoparasit *m*: xenoparasite.
Xenophobie *w*: xenophobia.
Xenoplastik *w*: heteroplasty, heterotransplantation.
Xenopsylla *w*: Xenopsylla.
Xenosit *m*: xenoparasite.
Xenotransplantat *s*: xenograft, heterograft, heterotransplant.
Xenotyp *m*: xenotype.
Xenthiorat *s*: xenthiorate.
xenygloxal: xenygloxal.
Xenyrat *s*: xenyrate.
Xenysalat *s*: xenysalate.
Xenytropium *s*: xenytropium.
xero-: xero-.
Xeroderma pigmentosum *s*: xeroderma pigmentosum, Kaposi's disease.
Xerodermie *s*: xeroderma.
Xerographie *w*: xerography.
Xeromammographie *w*: xeromammography.
Xerophthalmie *w*: xerophthalmia.
Xeroradiographie *w*: xeroradiography, xerography.

xeroradiographisch: xeroradiographical.
Xerose *w*: xerosis.
Xerostomie *w*: xerostomia, mouth dryness, dry mouth.
Xerotomographie *w*: xerotomography.
xerotomographisch: xerotomographical.
X-Fuß *m*: talipes valgus.
Xg-Blutgruppe *w*: Xg blood group.
Xibornol *s*: xibornol.
Ximoprofen *s*: ximoprofen.
Xinomilin *s*: xinomiline.
Xipamid *s*: xipamide.
Xiphalgie *w*: xiphodynia.
xiphoid: ensiform.
Xiphoid-: xipho-.
Xiphoidalgie *w*: xiphodynia.
Xiphoiditis *w*: xiphoiditis.
Xiphoidsyndrom *s*: xiphodynia.
Xiphopagus *m*: xiphopagus, xiphodidymus, sternoxiphopagus.
Xipranolol *s*: xipranolol.
X-Koordinate *w*: x coordinate, abscissa.
X-Stamm *m*: x strain.
X-Strahlen: x-rays.
XXX-Frau *w*: triple-X syndrome, superfemale, metafemale.
XXX-Syndrom *s*: triple-x chromosomal aberration.
XXY-Syndrom *s*: XXY syndrome, Klinefelter syndrome.
Xylamidin *s*: xylamidine.
Xylan *s*: xylan.
Xylenol *s*: xylenol.
Xylidin *s*: xylidine.
Xylidinrot *s*: xylidine red.
Xylit *s*: xylitol.
Xylitdehydrogenasemangelkrankheit *w*: xylitol dehydrogenase deficiency.
Xylitol *s*: xylitol.
Xylocain *s*: xylocaine.
Xyloflavin *s*: xyloflavine.
Xylokain *s*: xylocaine.
Xyloketose *w*: xyloketose.
Xylokumarol *s*: xylocoumarol.
Xylol *s*: xylol, xylene.
Xylometazolin *s*: xylometazoline.
Xylose *w*: xylose, wood sugar.

Xyloseabsorptionstest *m*: xylose absorption test.
Xylosebelastungstest *m*: xylose tolerance test.
Xylostamin *s*: xylostamin.
Xylosurie *w*: xylosuria.
Xylulose *w*: xylulose.
Xylulose-5-Phosphat *s*: xylulose 5-phosphate.

Xylulosurie *w*: xylulosuria.
Xylylsäure *w*: xylic acid, dimethylbenzoic acid.
XY-Mann *m*: genetic male.
Xyrospasmus *m*: xyrospasm.
Xysma *s*: xysma.
XYY-Syndrom *s*: XYY chromosome constitution, XYY syndrome.
X-Zelle *w*: X cell.

Y

Y Abk. **Yttrium** *s*: yttrium [*abbr*] Y.
Yaba-Virus *m*: Yaba virus.
Y-Achse *w*: y coordinate, y-axis.
Yajein *s*: yageine.
Yamwurzel *w*: yam.
Yates-Korrektur *w*: Yates correction.
Yb Abk. **Ytterbium** *s*: ytterbium [*abbr*] Yb.
Y-Chromatin *s*: y chromatin.
Y-Chromatin-Test *m*: y-chromatin test.
Y-Chromosom *s*: Y chromosome.
Yerkes-Dodson-Gesetz *s*: Yerkes-Dodson law.
Yersinia *w*: yersinia.
Yersinia-Arthritis *w*: yersinial arthritis.
Yersiniose *w*: yersiniosis, yersinia infection, mesenteric lymphadenitis, murine plague.
Y-förmig: y-shaped.

Yoga *s*: yoga.
Yoghurt *m*: yogurt.
Yohimbin *s*: yohimbine, johimbine.
Yohimbinsäure *w*: yohimbic acid.
Yohimbon *s*: yohimbone.
Yoshida-Sarkom *s*: Yoshida sarcoma.
Young-Helmholtz-Dreifarbentheorie *w*: Young-Helmholtz theory.
Young-Koeffizient *m*: Young's modulus.
Yperit *s*: yperite, dichlorodiethyl sulphide.
Y-Plastik *w*: Y-plasty.
Y-Schlinge *w*: Roux-en-Y gastroenterostomy.
Ytterbium *s* Abk. **Yb**: Ytterbium [*abbr*] Yb.
Yttrium *s* Abk. **Y**: yttrium [*abbr*] Y.
Yuccasaponin *s*: yuccasaponin.
Yvon-Reaktion *w*: Yvon's test
Y-Zelle *w*: y cell.

Z

Zacke w: spike, peak, jag.

zackig: pointed, toothed, jagged.

zäh: tough, ropy, sticky, stringy, glutinous.

zähflüssig: viscous, viscose.

Zähflüssigkeit w: viscosity, viscidity.

Zähigkeit w: viscosity, viscidity, sluggishness, tenacity, toughness.

zählen: count.

Zähler m: counter, automatic counter, scaler, (mathematics) numerator.

Zählgerät s: counter.

Zählkammer w: counting chamber, hemocytometer.

Zählrohr s: counter tube.

Zählung w: count, counting.

Zählzwang m: arithmomania.

Zähnebürsten s: toothbrushing.

Zähneklappern s: odonterism.

Zähneknirschen s: grinding, grinding-in, bruxomania; **nächtliches** ~ bruxism.

Zähnung w: dentation, serration.

zäkal: cecal.

Zäkoileostomie w: cecoileostomy, caecoileostomy.

Zäkokolostomie w: caecocolostomy.

Zäkopexie w: cecopexy.

Zäkoplikation w: cecoplication.

Zäkosigmoidostomie w: cecosigmoidostomy.

Zäkostomie w: cecostomy, typhlostomy.

Zäkotomie w: cecotomy, typhlectomy.

Zäkozystoplastik w: cecocystoplasty.

Zäkum s: cecum, caecum, blindgut, blind intestine, typhlon.

Zäkumblase w: cecocystoplasty.

Zäkum-Blinddarmentzündung w: typhloappendicitis.

Zäkumdilatation w: typhlectasis.

Zäkumektomie w: cecectomy.

Zäkumentzündung w: cecitis, caecitis.

Zäkumfixation w: cecopexy, typhlopexy.

Zäkumtumor m: cecal neoplasm.

Zäkumvergrößerung w: typhlomegaly.

Zäpfchen s: uvula, (pharmacology) suppository.

Zäruloplasmin s: ceruloplasmin, caeruloplasmin.

Zärulopsie w: cerulopsia, xanthocyanopsia.

Zahl w: number [abbr] no, figure [abbr] fig, digit, count; **phagozytische** ~ opsonocytophagic index, opsonic index.

Zahlenblindheit w: numberblindness.

Zahlengedächtnis s: digit span.

Zahlenmittel s: number average.

zahlreich: numerous.

Zahn-: dent-, odontic.

Zahn m: tooth, dens; **akzessorischer** ~ supernumerary tooth; **avitaler** ~ dead tooth, nonvital tooth, decital tooth, pulpless tooth; **bleibender** ~ permanent tooth, succedaneous tooth, successional tooth; **impaktierter** ~ impacted tooth; **kariöser** ~ decayed tooth; **konnataler** ~ natal tooth; **künstlicher** ~ artificial tooth; **toter** ~ dead tooth, nonvital tooth, pulpless tooth; **überzähliger** ~ supernumerary tooth, accessory tooth; **vitaler** ~ vital tooth; **wandernder** ~ wandering tooth, migrating tooth, drifting tooth.

Zahnabdruck m: dental cast, dental impression, die.

Zahnabnutzung w: dental abrasion.

Zahnabszeß m: tooth abscess, dental abscess, gumboil.

zahnärztlich: dental.

Zahnalveole w: tooth socket.

Zahnalveolenostitis w: alveolar osteitis.

Zahnamalgam s: dental amalgam.

Zahnanlage w: tooth germ, dental germ.

Zahnartikulation w: dynamic occlusion.

Zahnarzt m: dentist, dental surgeon, odontologist.

Zahnaufnahme w: dental radiography.

Zahnbehandlung w: tooth treatment, dental treatment, odontotherapy, odontoiatria.

Zahnbeinbildner *m*: odontoblast, dentinoblast.

Zahnbelag *m*: dental plaque, film, bacterial plaque, gelatinoid plaque, mucinous plaque, fur.

Zahnbogen *m*: dental arch.

Zahnbohrer *m*: 1. bur, burr; 2. ~ **mit Pedalbedienung** foot-engine.

Zahnbrücke *w*: bridge, bridgework, retainer, retaining plate; **feste** ~ stationary bridge.

Zahnchirurgie *w*: dental surgery.

Zahndurchbruch *m*: dentition, tooth eruption.

Zahndysplasie *w*: dental dysplasia.

Zahneinwärtsdrehung *w*: mediotrusion.

Zahnen *s*: teething, dentition, tooth eruption.

Zahnentwicklung *w*: dentinogenesis, odontogeny, odontogenesis.

Zahnentzündung *w*: odontitis.

Zahnepithel *s*: dental epithelium.

Zahnerkrankung *w*: odontopathy.

Zahnerosion *w*: dental erosion.

Zahnersatz *m*: denture; **partieller** ~ partial denture; **vollständiger** ~ complete denture, full denture.

Zahnextraktion *w*: tooth extraction, exodontia.

Zahnextraktionszange *w*: tooth forceps.

Zahnfach *s*: tooth socket, alveolus.

Zahnfäule *w*: decay, dental caries.

Zahnfehlbildung *w*: odontodysplasia.

Zahnfehlstellung *w*: malalignment, odontoloxy.

Zahnfistel *w*: dental fistula, alveolar fistula.

Zahnfleisch *s*: gingiva, gum, oula.

Zahnfleischabszeß *m*: gingival abscess.

Zahnfleischbluten *s*: gingivorrhagia, ulorrhagia.

Zahnfleischblutung *w*: gingival hemorrhage.

Zahnfleischentfernung *w*: ulectomy.

Zahnfleischentzündung *w*: gingivitis.

Zahnfleischfistel *w*: dental fistula, gingival fistula.

Zahnfleischhyperplasie *w*: gingival hyperplasia.

Zahnfleischkappe *w*: odontoclamis.

Zahnfleischklemme *w*: gingival clamp.

Zahnfleischlanzette *w*: gingival lancet.

Zahnfleischlücke *w*: gingival cleft.

Zahnfleischpigmentierung *w*: gingival pigmentation.

Zahnfleischrand *m*: gingival margin, gingival trough.

Zahnfleischresektion *w*: gingivectomy.

Zahnfleischrückgang *m*: gingival retraction.

Zahnfleischsaum *m*: gingival border, marginal gingiva, gingival line.

Zahnfleischsaumverdickung *w*: festoon.

Zahnfleischschwund *m*: ulatrophy.

Zahnfleischseptum *s*: gingival septum.

Zahnfleischsonde *w*: periodontal probe, calibrated probe.

Zahnfleischtasche *w*: gingival pocket, false pocket, pseudopocket, gingival crevice, periodontal pocket, absolute pocket.

Zahnfleischtaschenflüssigkeit *w*: gingival exudate, crevicular fluid, gingival fluid.

Zahnfleischtüpfelung *w*: gingival stippling.

zahnförmig: dentiform.

Zahnfollikel *m*: dental follicle, odontotheca.

Zahnformel *w*: dental formula.

Zahnfüllmaterial *s*: dental filling material.

Zahnfüllung *w*: filling, inlay, occlusal pad, odontoplerosis.

zahngestützt: tooth-borne.

Zahngipsabdruck *m*: dental mold.

Zahngranulom *s*: dental granuloma, periapical granuloma.

Zahnhäutchen *s*: dental pellicle.

Zahnhals *m*: neck of the tooth.

Zahnhalteapparat *m*: periodontium.

Zahnhalterung *w*: dental prop.

Zahnheilkunde *w*: dentistry, dentology, odontology, odontiatria.

Zahnindex *m*: dental index, Flower's index.

Zahninklination w: axial inclination.
Zahnkaries w: dental caries, tooth decay, dental decay, eurodontia.
Zahnkariesaktivitätsindex m: dental caries activity index.
Zahnkeramik w: dental ceramics.
Zahnknospe w: tooth bud.
Zahnkrone w: crown, cap; **anatomische** ~ anatomic crown.
Zahnkronenanteil, sichtbarer m: facing.
Zahnleiste w: dental cord.
Zahn-Linien: lines of Zahn, Zahn's ribs.
Zahnloch s: dental cavity.
Zahnlockerung w: gomphiasis, periodontoclasia.
zahnlos: toothless, edentate, edentulous.
Zahnlücke w: diastema.
Zahnmedizin w: dentistry, odontology, dental surgery.
Zahnneigung w: axial inclination.
Zahnneuralgie w: odontoneuralgia.
Zahnoberfläche w: dental surface; **abgeriebene** ~ wear facet.
Zahnoberhäutchen s: dentinoenamel membrane.
Zahnpapille w: dental papilla.
Zahnpasta w: toothpaste.
Zahnpflege w: dental hygiene, dental care.
Zahnplatte w: biteplate.
Zahnplombe w: plug.
Zahnporzellan s: dental porcelain.
Zahnpositionierer m: positioner.
Zahnprophylaxe w: dental prophylaxis.
Zahnprothese w: dental prosthesis, dental plate, dental implant, denture; **permanente** ~ permanent denture; **vorübergehende** ~ temporary denture.
Zahnpulpa w: dental pulp; **vitale** ~ vital pulp.
Zahnpulver s: dental powder.
Zahnputzmittel s: dentifrice.
Zahnrad s: cogwheel.
Zahnradphänomen s: cogwheel sign, Negro sign.
Zahnröntgenaufnahme w: dental radiography, radiodontia.
Zahnröntgenfilm m: bite-wing.

Zahnrotation w: torsiversion.
Zahnsäckchen s: dental sac.
Zahnschema s: dental formula.
Zahnschiene w: interdental splint.
Zahnschlußebene w: biteplane.
Zahnschmelz m: dental enamel.
Zahnschmelzbildung w: amelification.
Zahnschmelzhypoplasie w: hypoplasia of enamel.
Zahnschmelzkeim m: enamel germ.
Zahnschmerz m: toothache, odontalgia, dentalgia.
Zahnseide w: dental floss.
Zahnspiegel m: odontoscope.
Zahnspitzenostitis w: apical osteitis.
Zahnstabilisator m: diodontic splint.
Zahnstein m: dental calculus, dental stone, artificial stone, scale, odontolith, tartar.
Zahnsteinentfernung w: scaling, odontexesis.
Zahnsteinschaber m: scaler.
Zahnstocher m: toothpick.
Zahn-Tasche w: Zahn's pocket.
Zahntasche w: periodontal pocket; **mehrschichtige** ~ compound pocket.
Zahntechnik w: dental technology, odontotechny.
Zahntechniker m: dental technician, denturist.
Zahnteilprothese w: partial denture.
Zahntrepanation w: odontotomy, odontomy.
Zahnüberempfindlichkeit w: odontohyperesthesia.
Zahnung w: serration.
Zahnverfärbung w: tooth discoloration.
Zahnverlagerung w: trusion; **mediale** ~ mesioversion.
Zahnwurzel w: tooth root, root of tooth, anatomic root, fang.
Zahnwurzelaufnahme w: periapical film.
Zahnwurzelheber m: dental elevator.
Zahnwurzelspitze w: tooth apex.
Zahnwurzelzyste w: radicular cyst, radiculodental cyst.
Zahnzange w: dental extracting forceps.
Zahnzement m: dental cement.

Zahnzwischenraum *m*: interdentium, interdental, embrasure.

Zahnzwischenraumauflage *w*: embrasure rest.

Zahnzyste *w*: dental cyst, odontogenic cyst, odontocele.

Zahorsky-Krankheit *w*: Zahorsky's disease, exanthema subitum.

Zange *w*: forceps, pliers, pair of tongs; **mittlere** ~ mid forceps.

Zangemeister-Handgriff *m*: Zangemeister's maneuver.

Zangenbiß *m*: edge-to-edge occlusion.

Zangeneingriff *m*: forceps operation.

Zangenextraktion *w*: forceps extraction.

zangenförmig: forcipate.

Zangengeburt *w*: forceps delivery; **mißlungene** ~ failed forceps.

Zanosar *s*: zanosar.

Zapfen *m*: peg, pivot, (eye) visual receptor.

zapfenartig: peg-shaped.

Zapfenzahn *m*: peg-shaped tooth, conical tooth.

Zapfenzelle *w*: cone cell.

Zapizolam *s*: zapizolam.

Zappert-Zählkammer *w*: Zappert's chamber.

Zaubernuß *w*: witch hazel.

Z-Band *s*: intermediate disk, thin disk.

Z-Chromosom *s*: Z chromosome.

Z-Diagramm *s*: z chart.

Z-DNA *w*: Z-DNA.

Zeatin *s*: zeatin.

Zebra bodies: zebra bodies.

Zecke *w*: 1. tick; 2. **durch** ~'**n übertragen** tick-borne.

Zeckenbißfieber *s*: tick-bite fever; **sibirisches** ~ north Asian tick-borne rickettsiosis.

Zeckenenzephalitis *w*: tick-borne encephalitis; **russische** ~ Russion spring-summer encephalitis; **zentraleuropäische** ~ central-European encephalitis, biundulant meningoencephalitis.

Zeckenfieber *s*: tick fever; **afrikanisches** ~ Dutton's relapsing fever; **amerikanisches** ~ Rocky Mountain spotted fever [*abbr*] RMSF.

Zeckenlähmung *w*: tick paralysis, ixodism, ixodiasis.

Zeckenlarve *w*: seed tick.

Zeckenmittel *s*: ixodicide.

Zeckenrückfallfieber *s*: tick-borne relapsing fever.

Zeeman-Effekt *m*: Zeeman effect.

Zehe *w*: toe, dactyl, dactylus; **abgespreizte** ~ upgoing toe; **große** ~ great toe; **kleine** ~ little toe.

Zehenbeugereflex *m*: toe reflex.

Zehenklonus *m*: toe clonus.

Zehenkrampf *m*: dactylospasm.

Zehennagel *m*: toenail.

Zehenphalanx *w*: pediphalanx.

Zehenschmerz *m*: podalgia.

Zehenzeichen *s*: toe phenomenon.

Zeichen *s*: sign, symptom, mark, cue, phenomenon; **pathognomonisches** ~ pathognomonic sign; **prognostisches** ~ prognostic.

Zeichengerät *s*: plotter.

Zeichenlehre *w*: semeiology.

Zeichenschärfe *w*: detail sharpness, definition.

Zeichensprache *w*: sign language.

Zeichentest *m*: design test.

Zeichnung *w*: drawing.

Zeigarnik-Effekt *m*: Zeigarnik effect, Zeigarnik phenomenon.

Zeigefinger *m*: index finger, forefinger.

zeigen: demonstrate, show, point, reveal.

Zein *m*: zein.

Zeinagar *m*: zein agar.

Zeinmangelkrankheit *w*: zeism.

Zeis-Drüsen: Zeis glands, sebaceous glands of eyelids.

Zeis-Hordeolum *s*: zeisian stye.

Zeit *w*: time; **biologische** ~ biologic time.

Zeit-: chrono-, chron-.

Zeitabschnitt *m*: time interval, spell, span.

Zeitbereich *m*: time range.

Zeitbewußtsein *s*: awareness of time.

Zeitdifferenz, intraaurale *w*: interaural time difference.

Zeiterfahrung *w*: time experience.

Zeitgeber *m*: zeitgeber, clock.
Zeitintervall *s*: time interval, span.
Zeitkonstante *w*: time constant.
Zeitlupe-: slow-motion.
Zeitplan *m*: schedule.
Zeitpunkt *m*: moment.
Zeitraum *m*: period.
Zeitreihentest *m*: run test.
Zeitschalter *m*: timer.
Zeitschrift *w*: journal.
Zeitserie *w*: time series.
Zeitsinn *m*: time sense.
Zeitspanne *w*: time span.
Zeitwahrnehmung *w*: time perception.
Zele *w*: hernia, rupture.
-zele: -cele.
Zell-: cyt-.
Zellabspaltung, embryonale *w*: fetal displacement.
Zellabstrich *m*: cytosmear.
Zellanordnung *w*: cell assembly.
Zellanteil *m*: cellularity.
Zellart *w*: cell type.
zellartig: cytoid.
Zellatmung *w*: cellular respiration, cell respiration.
Zellatypie *w*: cellular atypia.
Zellbewegung *w*: cell movement.
Zellbiologie *w*: cytobiology.
Zellbrücke *w*: intercellular bridge.
Zelldifferenzierung *w*: cell differentiation, cytodifferentiation, histodifferentiation.
Zelle *w*: 1. cell, cellule; **aktivierte** ~ sensitized cell; **amakrine** ~ amacrine cell, association cell; **amöboide** ~ ameboid cell, amebocyte; **apokrine** ~ apocrine cell; **argentaffine** ~ argentaffin cell; **argyrophile** ~ argyrophilic cell; **ballonierte** ~ balloon cell; **basalgekörnte** ~ basal granular cell; **begeißelte** ~ flagellate cell; **bewegliche** ~ motile cell; **dendritische** ~ dendritic cell; **embryonale** ~ embryonic cell; **enterochromaffine** ~ enterochromaffin cell; **enzymsezernierende** ~ zymogenic cell; **fetthaltige** ~ elaioplast; **flache bipolare** ~ flat bipolar cell; **frei-**

bewegliche ~ free cell; **hämatopoetische** ~ hemopoietic cell; **halbmondförmige** ~ cellular crescent; **helle** ~ clear cell; **hyperchrome** ~ hyperchromatic cell; **immunkompetente** ~ immunologic competent cell, immunocyte; **juxtaglomeruläre** ~ 'n juxtaglomerular cells, Goormaghtigh cells; **kernhaltige** ~ nucleated cell; **kernlose** ~ acaryote, akaryote, akaryocyte; **melanotrope** ~ melanotropic cell; **menschliche diploide** ~ human diploid cell [*abbr*] HDC; **mesenchymale** ~ mesenchymal cell, human fibroblastoid cell; **monosynaptische** ~ monosynaptic cell; **monozytäre** ~ monocytoid cell; **muskelartige** ~ myoid cell; **myeloische** ~ myeloid cell; **neurosekretorische** ~ neurosecretory cell; **neurosensorische** ~ neurosensory cell; **omnipotente** ~ totipotential cell; **parafollikuläre** ~ C cell; **phäochrome** ~ pheochrome cell; **plaquebildende** ~ 'n plaque-forming cells [*abbr*] PFC; **pluripotente** ~ pluripotent cell; **pneumatische** ~ air cell; **polyedrische** ~ polyhedral cell; **polyploide** ~ polyploid; **polysynaptische** ~ polysynaptic cell; **postmitotische** ~ postmitotic cell; **primäre embryonale** ~ primary embryonic cell; **pyknotische** ~ pyknotic cell; **pyroninophile** ~ pyroninophilic cell; **säureproduzierende** ~ acid cell, border cell, peptic cell; **schleimsezernierende** ~ mucous cell; **seröse** ~ serous cell, albuminous cell; **siderophile** ~ siderophil; **somatotrophe** ~ somatotroph; **spermabildende** ~ spermatogenic cell; **thyreotrope** ~ thyrotropic cell, thyrotroph; **undifferenzierte** ~ undifferentiated cell, indifferent cell, anaplastic cell; **ungekörnte** ~ agranular cell; **vakuolisierte** ~ vacuolated cell; **wasserhelle** ~ water-clear cell; 2. **zur Phagozytose befähigte** ~ habitual phagocyte.
Zelleinschlüsse, sternförmige: asteroid bodies.
Zelleinschluß *m*: cell inclusion, entocyte; **anfärbbarer basophiler** ~ tingible body;

chromophiler ~ chromophil substance.
Zellextrakt *m*: cell extract.
Zellfortsatz *m*: cell process, cytodendrite.
Zellfraktionierung *w*: cell fractionation.
zellfrei: cell-free.
Zellfusion *w*: cell fusion.
Zellgewebe *s*: cellular tissue.
Zellgift *s*: cell poison, cytotoxin.
Zellhybridisierung *w*: cell hybridization.
Zellinfiltration *w*: cellular infiltration.
Zellinie *w*: cell line; **etablierte** ~ established cell line.
Zellkern *m*: cell nucleus, karyon, karyoplast, plasmosome.
Zellkernparasit *m*: karyozoic parasite.
Zellkernteilung *w*: karyomitosis.
Zellkinetik *w*: cell kinetics.
Zellklonierung *w*: cell cloning.
Zellknorpel *m*: parenchymatous cartilage.
Zellkörper *m*: cytosome, soma.
Zellkompartiment *s*: cellular compartment.
Zellkultur *w*: cell culture.
Zellmasse *w*: cell mass; **achromatische** ~ achromatic mass; **innere** ~ inner cell mass [*abbr*] ICM; **intermediäre** ~ intermediate mesoderm.
Zellmembran *w*: cell membrane, cytomembrane.
Zellmembranausstülpung *s*: pedestal.
Zellmetaplasie *w*: cytometaplasia.
Zellmigration *w*: migration of cells.
Zellnekrose *w*: cytonecrosis.
Zelloberflächenrezeptor *m*: cell surface receptor.
Zellobiose *w*: cellobiose.
Zellorganelle *w*: cell organ, organelle, organoid.
Zellparasit *m*: cytozoon.
Zellphysiologie *w*: cellular physiology.
Zellpigment *s*: cytopigment.
Zellpipette *w*: cytopipette.
Zellplasma *s*: cytoplasma, cell plasma, cytoblastema.
Zellpräparat *s*: preparation of cells, cytopreparation.
Zellreihe, rote *w*: erythrocytic series.

Zellreplikation *w*: cell replication.
Zellschädigung *w*: cell damage.
Zellschicht *w*: cellulosa.
Zellschutz *m*: cytophylaxis.
Zellseparation *w*: cell separation.
zellständig: cell-bound.
Zellstoff *m*: cellulose.
Zellstoffwatte *w*: wood wool.
Zellstoffwechsel *m*: cell metabolism.
Zellsynchronisation *w*: cell synchronisation.
Zellteilung *w*: cell division, cellular fission; **direkte** ~ direct division, amitosis; **indirekte** ~ indirect nuclear division, mitosis.
Zellteilungsindex *m*: mitotic index.
Zelltherapie *w*: cytotherapy.
Zelltod *w*: cell death, cytoclasis, necrocytosis.
zelltötend: cytocidal.
zelltoxisch: cellulotoxic.
zelltragend: celluliferous.
Zelltransformation *w*: cell transformation.
Zelltropismus *m*: cytotropism.
Zelltrümmer: cell debris.
zellulär: 1. cellular; 2. ~ **vermittelt** cell-mediated.
Zellularpathologie *w*: cellular pathology.
Zellularphysiologie *w*: cellular physiology, cytophysiology.
Zellulartherapie *w*: organotherapy.
Zellulase *w*: cellulase.
Zellulitis *w*: cellulitis.
Zellulose *w*: cellulose; **oxydierte** ~ cellulosic acid.
Zelluntergang *m*: cellular decay.
Zelluloseacetat *s*: cellulose acetate.
Zellverband, lockerer *m*: coenobium.
Zellverbindung *w*: cell junction.
Zellvereinigung *w*: plasmatogamy.
zellvermittelt: cell-mediated.
Zellverschleppung *w*: cellular spill.
Zellverschmelzung *w*: plasmogony, plasmatogamy.
Zellvolumen *s*: cell volume; **mittleres** ~ mean corpuscular volume [*abbr*] MCV.

Zellvolumenspektrometer *s*: cell volume analyzer.

Zellwachstum *s*: cell growth.

Zellwand *w*: cell wall.

Zellweger-Syndrom *s*: Zellweger syndrome, cerebrohepatorenal syndrome, iron overload syndrome.

Zellzählgerät *s*: cell counter.

Zellzählung *w*: cell count, blood cell count.

Zellzahl *w*: cell count, cell number; **erhöhte** ~ hypercellularity; **erniedrigte** ~ hypocellularity.

Zellzement *m*: cellular cementum, osteocementum.

Zellzyklus *m*: cell cycle.

Zelt *s*: tent.

Zement *m*: cement, cementum, bony substance of tooth.

zementartig: cementoid.

Zementbildung *w*: cementogenesis.

Zementerkrankung *w*: cementopathia.

Zementikel *s*: cementicle.

Zementin *s*: cementin, intercellular cement.

Zementitis *w*: cementitis.

Zementkaries *w*: root caries.

Zementkörperchen *s*: cement corpuscle, cementocyte.

Zementoblast *m*: cementoblast.

Zementoklast *m*: cementoclast.

Zementom *s*: cementoma, cementoblastoma.

Zementstaub *m*: cement dust.

Zener-Diode *w*: Zener's diode.

Zenker-Degeneration *w*: Zenker's degeneration, hyaline necrosis.

Zenker-Divertikel *s*: Zenker's diverticulum, pharyngeoesophageal diverticulum, hypopharyngeal diverticulum.

Zentese *w*: centesis.

Zentil *s*: centile.

zentral: central.

Zentralarterienverschluß *m*: central retinal artery occlusion.

Zentralfibrillen: central core.

Zentralfurche *w*: central fissure, sulcus centralis.

Zentralisation *w*: centralization.

Zentralkanal *m*: central canal of spinal cord, neurocanal.

Zentralkörperchen *s*: central body, centriole, ovocentre.

Zentralnervensystem *s* Abk. **ZNS**: central nervous system [*abbr*] CNS, cerebrospinal system.

Zentralskotom *s*: central scotoma, zonular scotoma.

Zentralstar *m*: central cataract, axiliary cataract.

Zentralstrahl *m*: central beam, central ray.

Zentraltendenz *w*: central tendency.

Zentralvenen: central veins of liver, central veins of retina.

Zentralvenenthrombose *w*: apoplectic retinopathy, apoplectic retinitis.

zentralwärts: centrad.

Zentralwindung *w*: central gyrus.

Zentralzelle *w*: central cell.

zentrenzephal: centrencephalic.

zentrieren: centre.

zentriert: centered.

Zentrierung *w*: centering, centrage.

zentrifugal: centrifugal.

Zentrifugation *w*: centrifugation.

Zentrifuge *w*: centrifuge.

zentrifugieren: centrifuge.

Zentriole *w*: centriole, central body, ovocentre.

Zentriolenvorstufe *w*: procentriole.

zentripetal: centripetal.

zentrisch: centric.

zentroazinär: centroacinar.

Zentroblast *m*: centroblast, large noncleaved follicular center cell, germinoblast, germinocyte.

Zentroblastom *s*: centroblastic lymphoma.

Zentrodesmose *w*: centrodesmose.

zentrolezithal: centrolecithal.

zentrolobulär: centrolobular, centrilobular.

Zentromer *s*: centromere, kinetochore.

Zentromer-: centromeric.

Zentromerindex *m*: centromeric index.

Zentroplasma *s*: cytocentrum, centrosome.

Zentrosom *s*: centrosome, kinetic center, cytocentrum, kinocentrum.

Zentrosomaußenschicht *w*: ectosphere.

Zentrosphäre *w*: centrosphere.

zentrozökal: centrocecal, caecocentral.

Zentrozyt *m*: centrocyte, large cleaved follicular center cell.

Zentrum *s*: center, centre, core; **autonomes** ~ autonomic center; **ideomotorisches** ~ ideomotor center; **medizinisches** ~ medical center; **motorisches** ~ motor center; **traumatologisches** ~ trauma center; **trophisches** ~ trophic center.

Zeolith *m*: zeolite.

Zepastin *s*: zepastine.

Zephalgie *w*: cephalgia, headache.

-zephalie: -cephalia.

Zephalo-: cephal-.

zephalogenetisch: cephalogenetic.

Zephalogramm *s*: cephalogram.

Zephalometrie *w*: cephalometry.

zephalometrisch: cephalometric.

Zephalopagus *m*: cephalopagus, monocephalus, monocranius.

Zeramid *s*: ceramide.

Zeranol *s*: zeranol.

Zerat *s*: cerate.

zerbrechlich: fragile, brittle.

Zerbrechlichkeit *w*: fragility.

Zerealien: cereals.

zerebellär: cerebellar.

zerebelloretinal: cerebelloretinal.

zerebellorubrospinal: cerebellorubrospinal.

zerebellospinal: cerebellospinal.

zerebellothalamisch: cerebellothalamic.

zerebellovestibulär: cerebellovestibular.

Zerebr-: cerebr-, cerebro-.

zerebral: 1. cerebral; 2. ~ **wirksam** acting upon the brain, cerebrospinant.

Zerebralparese, spastische *w*: infantile spastic paralysis, Little's disease.

Zerebralsklerose *w*: cerebral sclerosis.

Zerebro-: cerebro-, cerebr-.

zerebrokardial: cerebrocardiac.

zerebrokortikal: cerebrocortical.

zerebromeningeal: cerebromeningeal.

Zerebron *s*: phrenosin.

zerebrookulär: cerebro-ocular.

zerebropontin: cerebropontine.

zerebroretinal: cerebroretinal.

Zerebrosid *s*: cerebroside; **galaktosehaltiges** ~ galactocerebroside.

Zerebrosidose *w*: cerebrosidosis, cerebroside lipidosis.

zerebrospinal: cerebrospinal, cerebromedullary, cerebrorachidian.

zerebrovaskulär: cerebrovascular.

zerebrozerebellär: cerebrocerebellar.

Zerebrum *s*: cerebrum, brain.

Zerfahrenheit *w*: incoherence.

Zerfall *m*: disintegration, decay, lysis; **radioaktiver** ~ radioactive disintegration, radioactive decay, spontaneous disintegration.

zerfallen: decay, disintegrate.

Zerfallfolge *w*: decay sequence.

Zerfallsgesetz *s*: decay law.

Zerfallskonstante *w*: decay constant, radioactive constant, disintegration constant.

Zerfallsprodukt *s*: dissociation product.

Zerfallsreihe *w*: decay series.

Zerfallszeit *w*: decay period.

zerfasern: fibrillate, fuzz.

zerfließen: deliquesce.

zerfressen: (verb) canker, erode, (adjective) cankered.

zergliedern: anatomize.

Zerkarie *w*: cercaria.

Zerkarien-: cercarial.

Zerkariendermatitis *w*: swimmer's itch, schistosome dermatitis.

zerkarizid: cercaricidal.

Zerklage *w*: cerclage.

zerkleinern: mince.

zerkleinert: chopped.

Zerkomer *s*: cercomer.

Zerkosporose *w*: cercosporamycosis.

zermahlen: grind.

Zeroid *s*: ceroid.

Zeroidlipofuszin *s*: ceroid lipofuscin.

Zeroidlipofuszinose w: ceroid lipofuscinosis; **adulte ~** late juvenile cerebromacular degeneration, Kufs' disease, late onset cerebral sphingolipidosis; **infantile ~** infantile ceroid lipofuscinosis; **juvenile ~** juvenile ceroid lipofuscinosis, Spielmeyer-Vogt disease, Batten's disease; **spätinfantile ~** late infantile ceroid lipofuscinosis, Bielschowsky's disease.

zerquetschen: crush, mash.

zerreiben: grind, triturate.

zerreißbar: lacerable.

zerreißen: tear, lacerate, rupture.

Zerreißung w: disruption, rupture.

Zerrung w: strain, distorsion.

Zersetzbarkeit w: decomposability.

zersetzen: decompose.

zersetzend: dissociative.

zersetzlich: decomposable.

Zersetzung w: decomposition, dissolution, maceration.

Zersetzungsvorgang m: decomposing.

zersplittern: splinter, comminute.

Zersplitterung w: comminution.

zersprengen: burst, break.

zerstäuben: spray.

Zerstäuber m: spray.

zerstören: destroy.

zerstörend: destructive.

Zerstörung w: destruction, ravage.

zerstoßen: grind.

zerstreuen: dissipate, disperse.

Zerstreuungslinse w: dispersing lens.

zerstückeln: morcel, morselize, dissect.

Zerstückelung w: dismemberment, dissection.

zertrümmern: shatter, crush.

Zerumen s: cerumen, earwax.

Zerumenauflösung w: ceruminolysis.

Zerumensekretion, exzessive w: ceruminosis.

zeruminal: ceruminal, ceruminous.

Zeruminalpfropf m: impacted cerumen, ceruminoma.

zervikal: cervical.

Zervikalabstrich m: cervical smear.

Zervikalganglien: cervical ganglia.

Zervikalgie w: cervicalgia, trachelodynia.

Zervikalkanal m: cervical canal, cervicouterine canal.

Zervikalkanalschwangerschaft w: cervical pregnancy.

Zervikalmarksyndrom s: cervical centromedullary syndrome.

Zervikalnerv m: cervical nerve.

Zervikalschleim m: cervical mucus.

Zervikalschleimhaut w: endocervical mucosa.

Zerviko-: cervic-, trachelo-.

zervikoaurikular: cervicoauricular.

zervikobrachial: cervicobrachial.

Zervikobrachialgie w: cervicobrachialgia, cervico-brachial neuralgia.

Zervikobrachialsyndrom s: cervicobrachial syndrome.

zervikohumeral: cervicohumeral.

Zervikokolpitis w: cervicocolpitis.

zervikomuskulär: cervicomuscular.

zervikospinal: cervicispinal.

zervikovaginal: cervicovaginal.

Zervikovaginitis w: cervicovaginitis.

zervikovesikal: cervicovesical.

Zervix w: cervix [abbr] Cx, nape, neck.

Zervix-: cervic-, trachelo-.

Zervixabstrich m: cervical smear.

Zervixdilatation w: cervical dilatation.

Zervixdilatationsschwamm m: sponge tent.

Zervixdilatator m: metreurynter, hystereurynter, sponge tent.

Zervixdystokie w: cervical dystokia.

Zervixektopie w: cervical ectopia.

Zervixektropie w: cervical ectropion.

Zervixfaktor m: cervical factor.

Zervixfixation w: trachelopexy.

Zervixinzision w: trachelotomy.

Zervixkappenpessar s: cup pessary.

Zervixkarzinom s: cervix carcinoma, cervical cancer.

Zervixkatarrh m: cervicitis, trachelitis.

Zervixkonisation w: coning of the cervix, conization.

Zervixleukoplakie w: cervical leukoplakia.

Zervixnaht *w*: trachelorrhaphy.

Zervixpessar *s*: cup pessary.

Zervixplastik *w*: cervicoplasty, tracheloplasty.

Zervixplazenta *w*: placenta previa.

Zervixpolyp *m*: cervical polyp.

Zervixresektion *w*: cervicectomy, trachelectomy.

Zervixriß *m*: cervical laceration.

Zervixsarkom *s*: cervical sarcoma.

Zervixschleim *m*: cervix mucus.

Zervixschleimmethode *w*: cervical mucus method.

Zervix Score *m*: cervix score.

Zervixsekret *s*: cervical mucus.

Zervixstumpf *m*: cervix stump.

Zervixweitung *w*: cervical dilatation.

Zervizitis *w*: cervicitis, trachelitis.

zerzupfen: tease.

Zestode *w*: 1. cestode; 2. ~'n abtötend cesticidal.

Zestodiasis *w*: cestodiasis.

Zetidolin *s*: zetidoline.

Zetrimidagar *m*: cetrimide agar, Pseudomonas-selective agar.

zeugen: generate, procreate.

Zeugmatographie *w*: zeugmatography.

Zeugnis *s*: certificate.

Zeugung *w*: procreation.

zeugungsfähig: procreative, potent.

Zeugungsfähigkeit *w*: generative power, procreative capacity.

Zeugungsunfähigkeit *w*: impotency, sterility, improcreance.

Zichorie *w*: succory.

zickzack: zigzag.

Zickzack *s*: zigzag.

-zid: -cide.

Zidovudin *s*: zidovudin, azidothymidine [*abbr*] AZT.

ziegelrot: latericeous.

Ziegenmilchanämie *w*: goat's milk anemia.

Ziegenpeter *m*: mumps, epidemic parotitis.

Ziehharmonikaphänomen *s*: accordion effect.

ziehen: 1. pull; 2. **Fäden** ~ remove stitches.

Ziehen-Oppenheim-Krankheit *w*: Ziehen-Oppenheim syndrome, torsion dystonia.

Ziehl-Neelsen-Färbung *w*: Ziehl-Neelsen stain.

Ziel *s*: target, objective, aim, goal.

Zielaufnahme *w*: spot film.

Zielaufnahmegerät *s*: spotfil device.

Zielaufnahmetechnik *w*: directed technique.

Zielbesetzung *w*: purposive cathexis.

Zielbewegung *w*: directed movement, directed motility.

zielgerichtet: aimed.

Zielorgan *s*: target organ.

zielorientiert: goaldirected.

Zielort *m*: target site.

Zielsequenz *w*: target sequence.

Zieltest *m*: target test.

Zielvolumen *s*: target volume.

Zielvorstellung *w*: purposive idea.

Zielzelle *w*: target cell, target erythrocyte.

Zieve-Syndrom *s*: Zieve syndrome.

Ziffer *w*: rate, number.

Zigarettendrain *m*: Penrose drain.

Zigarettenkonsum *m*: cigarette consumption.

Zigarettenrauchen *s*: cigarette smoking.

Zike-Virus *m*: zike virus.

Zilantel *s*: zilantel.

ziliar: ciliary.

Ziliar-: ciliar-.

Ziliardrüsen: ciliary glands.

Ziliarisreflex *m*: ciliary reflex.

Ziliarkörper *m*: ciliary body.

Ziliarkörperentzündung *w*: inflammation of the ciliary body, cyclitis.

Ziliarmuskel *m*: ciliary muscle.

Ziliarnerven: ciliary nerves.

Ziliarnervdurchtrennung *w*: ciliotomy.

Ziliarneuralgie *w*: ciliar neuralgia.

Ziliarotomie *w*: ciliarotomy.

Ziliarrand *m*: ciliary border.

Ziliat *s*: ciliate.

Zilie *w*: 1. cilium; 2. **mit** ~ ciliated, ciliate.

Zilienentstehung *w*: ciliation.

Zilio-: cili-.
zilioskleral: cilioscleral.
ziliospinal: ciliospinal.
Ziliospinalreflex *m:* ciliospinal reflex, cutaneous pupillary reflex, pupillary-skin reflex.
ziliostatisch: ciliastatic.
Zimelidin *s:* zimelidine.
Zimtsäure *w:* cinnamic acid.
Zingulektomie *w:* cingulectomy.
Zingulotomie *w:* cingulotomy.
Zingulotraktotomie *w:* cingulotractotomy.
Zink *s* Abk. **Zn:** zinc [*abbr*] Zn.
Zinkazetat *s:* zinc acetate.
Zinkchlorid *s:* zinc chloride.
Zink-Eugenol-Zement *m:* zinc eugenol cement.
zinkhaltig: zinciferous.
Zinkleim *m:* gelatin of zinc.
Zinkleimverband *m:* Unna's boot.
Zinkmangel *m:* zinc deficiency.
Zinkoxid *s:* zinc oxide.
Zinkoxychlorid *s:* zinc oxychloride.
Zinkpaste *w:* zinc paste.
Zinkpermanganat *s:* zinc permanganate.
Zinksalbe *w:* zinc ointment.
Zinksulfat *s:* zinc sulphate.
Zinksuspension *w:* zinc suspension.
Zinkvergiftung *w:* zinc poisoning, zincalism.
Zinn *s* Abk. **Sn:** tin [*abbr*] Sn.
Zinn-Fasern: zonular fibers.
Zinnober *m:* cinnabar, vermilion.
Zinnsäure *w:* stannic acid.
Zinnstaub *m:* tin dust.
Zinnstaubpneumokoniose *w:* stannosis.
Zinn-Zone *w:* Zinn's zonula, zonule of Zinn.
Zinosterol *s:* zinterol.
Zinser-Cole-Engman-Syndrom *s:* Zinser-Cole-Engman syndrome, dyskeratosis congenita.
Zinstatin *s:* zinstatin.
Zinviroxim *s:* zinviroxime.
Zipeprol *s:* zipeprol.
Ziram *s:* ziram.

Zirbeldrüse *w:* pineal gland, pineal body, epiphysis cerebri.
zirkadian: circadian.
Zirkelschnitt *m:* circular amputation.
Zirkonium *s* Abk. **Zr:** zirconium [*abbr*] Zr.
Zirkulärschnitt *m:* circular amputation.
Zirkularpolarisation *w:* circular polarization.
Zirkulation *w:* circulation; **extrakorporale** ~ extracorporeal circulation.
Zirkulationsstörung *w:* disturbed circulation.
zirkulieren: circulate.
zirkulierend: circulating, circulative.
zirkumartikulär: circumarticular.
Zirkumduktion *w:* circus movement.
Zirkumferenz *w:* circumference.
Zirkumklusion *w:* circumclusion.
zirkumlental: circumlental.
zirkumpolar: circumpolar.
zirkumskript: circumscribed.
Zirkumzision *w:* circumcision.
Zirrhose *w:* 1. cirrhosis, fibroid induration; **biliäre** ~ biliary cirrhosis, obstructive cirrhosis; **metabolische** ~ metabolic cirrhosis; **periportale** ~ periportal cirrhosis; **posthepatitische** ~ posthepatitic cirrhosis; **primäre biliäre** ~ primary biliary cirrhosis [*abbr*] PBC, pericholangiolitic cirrhosis, monolobular cirrhosis; **sekundäre biliäre** ~ secondary biliary cirrhosis; **vaskuläre** ~ vascular cirrhosis; 2. **eine** ~ **auslösend** cirrhogenous.
Zirrhose unbekannter Ursache: cryptogenic cirrhosis.
zirrhotisch: cirrhotic.
zirzinär: circinate.
zischend: sibilant.
Zisterne *w:* cistern.
Zisternenpunktion *w:* cisternal puncture, intracisternal puncture.
Zisternographie *w:* cisternography.
Zistron *s:* cistron.
Zitrakonsäure *w:* citraconic acid, methylmaleic acid, pyrocitric acid.
Zitrat *s:* citrate.

Zitratblut *s*: citrated blood.
Zitratkonzentration *w*: concentration of citrate; **erniedrigte** ~ hypocitremia.
Zitratlyase *w*: citrase.
Zitratplasma *s*: citrated plasma.
Zitratsynthase *w*: citrate synthase, citrogenase.
Zitraturie *w*: citruria; **erhöhte** ~ hypercitruria; **erniedrigte** ~ hypocitruria.
Zitratzyklus *m*: tricarboxylic acid cycle, Krebs cycle.
Zitrone *w*: lemon.
Zitronensäure *w*: citric acid.
Zitronensäurezyklus *m*: tricarboxylic acid cycle, Krebs cycle.
Zitrullin *s*: citrulline.
Zitrullinämie *w*: citrullinemia.
Zitrullinurie *w*: citrullinuria.
zittern: shiver, tremble, quiver, jitter.
Zittern *s*: shivering, trembling, tremor, tremulation, shudder, quiver, jimjams; **fibrilläres** ~ fibrillation; **gutartiges fibrilläres** ~ benign fasciculation.
zitternd: trembling, shivering, tremulous, aguish.
Zitwerwurzel *w*: zedoary.
Z-Lappen *m*: Z-flap.
Z-Linie *w*: z band.
Zn Abk. **Zink** *s*: zinc [abbr] Zn.
ZNS Abk. **Zentralnervensystem** *s*: central nervous system [abbr] CNS, cerebrospinal system.
ZNS-Lymphomatose *w*: neurolymphomatosis, Marek's disease.
Zocainon *s*: zocainone.
zögern: hesitate.
zökal: cecal.
Zökum *s*: cecum, caecum, blind gut, blind intestine.
Zöl-: cel-, coel-.
-zöl: -cele, -coele.
Zölenterat *m*: coelenterate.
Zölenteron *s*: coelenteron, gastrulation cavity, gastrocoele, primitive gut.
zöliakal: celiac.
Zöliakie *w*: celiac disease, Heubner-Herter disease, celiac syndrome, celiac sprue, nontropical sprue, idiopathic steatorrhea, Thaysen's disease, gluten enteropathy; **infantile** ~ infantile celiac disease, Gee-Herter-Heubner disease.
Zöliakiekrise *w*: celiac crisis.
Zölikographie *w*: celiac arteriography.
Zöliokolpotomie *w*: celiocolpotomy, celioelytrotomy.
Zöliotomie *w*: coeliotomy.
Zöllner-Täuschung *w*: Zöllner's illusion.
Zölom *s*: celom, coelom, coelomic cavity, intermesoblastic space; **extraembryonales** ~ exocoelom; **viszerales** ~ splanchnocoele.
Zölom-: coelomic, cel-.
Zölomfurche *w*: coelomic cleft.
zölomlos: acoelomate.
Zölosit *m*: entozoic parasite.
Zönästhesie *w*: coenesthesia, girdle sensation, cincture sensation, zonesthesia.
zönästhetisch: coenesthetic.
Zönurus *m*: Coenurus, Cenurus.
Zöruloplasmin *s*: ceruloplasmin.
Zoficonazol *s*: zoficonazole.
Zolamin *s*: zolamine.
Zolertin *s*: zolertine.
Zollinger-Ellison-Syndrom *s*: Zollinger-Ellison syndrome [abbr] ZE syndrome.
Zoloperon *s*: zoloperone.
Zomepirac *s*: zomepirac.
zonal: zonal.
Zonästhesie *w*: coenesthesia, girdle sensation, cincture sensation, zonesthesia.
Zone *w*: zone, zonule; **androgene** ~ fetal cortex, X zone; **erogene** ~ erogenous zone, erotogenic zone; **hyperästhetische** ~ hyperesthetic zone; **tote** ~ dead zone.
Zonenelektrophorese *w*: zone electrophoresis.
Zonenreaktion *w*: zoning.
Zone X *w*: X zone, fetal cortex.
zonifugal: zonifugal.
zonipetal: zonipetal.
Zonographie *w*: zonography.
Zonula *w*: zonula, zonule.
Zonula occludens: zonula occludens, tight junction.

zonular: zonular.

Zonulitis *w*: zonulitis.

Zonulolyse *w*: zonulysis, zonulolysis; **enzymatische** ~ enzymatic zonulolysis.

Zonulotomie *w*: zonulotomy.

Zoo-: zoo-.

Zooanthroponose *w*: zooanthroponosis, zoogenic infection.

Zooerastie *w*: zooerasty, zooerastia.

Zoogloea: zooglea.

Zoogonie *w*: zoogony.

Zoologie *w*: zoology.

zoologisch: zoological.

Zoomarinsäure *w*: zoomaric acid.

Zoomastigophorea: Zoomastigophorea.

Zoom-Optik *w*: zoom lens.

Zoonose *w*: zoonosis; **zyklische** ~ cyclo-zoonosis.

Zooparasit *m*: zooparasite, animal parasite, parazoon.

Zoophilie *w*: zoophilism, zoophilia, zooerastia, zooerasty, bestiality.

Zoophyt *m*: zoophyte.

Zoospermie *w*: zoospermia.

Zoospore *w*: zoospore.

Zoosterin *s*: zoosterol.

Zootoxin *s*: zootoxin, animal toxin.

Zoozid *s*: zoocide.

Zorubicin *s*: zorubicin.

Zoster *m*: zoster, herpes zoster, shingles; **neuralgischer** ~ neuralgic herpes; **symptomatischer** ~ symptomatic zoster.

zosterartig: zosteriform.

Zoster ophthalmicus: zoster ophthalmicus, ocular herpes, herpes ophthalmicus.

Zoster oticus: zoster oticus, herpes zoster auricularis.

Zoster symptomaticus: symptomatic zoster.

Zotepin *s*: zotepine.

Zotte *w*: villus.

Zottenadenom *s*: villous adenoma.

Zottenatrophie *w*: villous atrophy.

zottenförmig: villiform.

Zottenhaut *w*: chorion, chorionic sac.

Zottenherz *s*: hairy heart.

Zottenkrebs *m*: villous carcinoma, papil-

lary carcinoma.

Zottenplazenta *w*: villous placenta.

Zottenpolyp *m*: villous polyp.

zottig: villous, villiferous, shaggy.

Zoxazolamin *s*: zoxazolamine.

Z-Plastik *w*: Z-plasty, Z-plasty relaxing operation; **modifizierte** ~ S-plasty.

Z-Punkt *m*: z point.

Zr Abk. **Zirkonium** *s*: zirconium.

Z-Score *m*: z-score.

Z-Streifen *m*: z disk, z line, telophragma.

Z-Test *m*: z-test.

Zubehör *s*: accessories.

zubereiten: prepare, mix.

Zubereitung *w*: preparation, mixture, confection.

Zubereitungsanweisung *w*: subscription.

Zubereitungsform *w*: formulation.

Zucht *w*: breeding.

zucken: twitch, jerk, quiver.

Zucker *m*: sugar, saccharide; **einfacher** ~ simple sugar; **reduzierender** ~ reducing sugar.

Zucker-: saccharo-, saccharine.

Zuckeralkohol *m*: sugar alcohol.

Zuckeraustauschstoff *m*: sugar substitute.

Zuckergehalt *m*: sugar content.

Zuckergleichgewicht *s*: sugar balance, glucose hemeostasis, glycostasis.

Zuckerguß *m*: frosting.

Zuckergußleber *w*: frosted liver, icing liver.

Zuckergußmilz *w*: iced spleen, zucker-guss spleen.

Zuckergußphänomen *s*: zuckerguss.

Zuckerharnruhr *w*: diabetes mellitus.

Zuckerkandl-Organ *s*: Zuckerkandl's organ, Zuckerkandl's body.

Zuckerkandl-Tumor *m*: Zuckerkandl tumor.

Zuckerkrankheit *w*: sugar diabetes, diabetes mellitus.

Zuckermangel *m*: glycopenia.

Zuckerrohrfieber *s*: sugar cane fever.

Zuckerrohrsaft *m*: cane juice.

Zuckersäure *w*: sugar acid, saccharic acid.

Zuckerstich *m*: Bernard's puncture.

Zuckerstichdiabetes *m*: metahypophysial diabetes mellitus, Young's disease.

Zuckerstoffwechsel *m*: saccharometabolism.

Zuckerzentrum *s*: glycogenic center.

zuckerüberzogen: sugar-coated.

Zuckervergärung *w*: sugar fermentation.

Zuckung *w*: twitch, twitching, convulsion, quiver, spasm; **choreatiforme** ~ choreic convulsion; **faszikuläre** ~ fascicular twitching, fasciculation; **fibrilläre** ~ fibrillar twitching, fibrillar twitch, fibrillary movement; **mimische** ~ tic; **sichtbare fibrilläre** ~ skin twitch; **tetanische** ~ tetanic contraction, tetanic convulsion.

Zuckungsgesetz *s*: Pflüger's law.

Zuclopenthixol *s*: zuclopenthixol.

züchten: breed.

Zügel *m*: habenula.

zügeln: restrain.

Zügelnaht *w*: bridle suture.

Zuelzer-Kaplan-Syndrom *s*: hemoglobin C-thalassemia disease.

Zündung *w*: ignition.

zufällig: 1. accidental, random, adventitious; 2. **nicht** ~ nonrandom.

Zufall *m*: accident, random.

Zufallsauslese *w*: random selection, random screening.

Zufallsbefund *m*: incidental finding.

Zufallserwartung *w*: chance expectancy.

Zufallsfehler, reiner *m*: unbiased error.

Zufallsparasit *m*: accidental parasite, incidental parasite.

Zufallssequenz *w*: random sequence.

Zufallsstichprobe *w*: random sample, random selection.

Zufallsverteilung *w*: independent assortment.

Zufallswahrscheinlichkeit *w*: random probability.

Zufallswert *m*: accidental value.

Zufluß *m*: inflow, afflux.

zuführend: afferent.

Zufuhr *w*: supply.

Zug *m*: traction, tension; **isometrischer** ~ isometric traction; **isotonischer** ~ iso-tonic traction; **spezifischer** ~ specific tension.

zugänglich: accessible.

Zugänglichkeit *w*: accessibility.

Zugang *m*: approach, access, inlet, entrance; **transnasaler** ~ transnasal approach, transnasal route; **transthorakaler** ~ transthoracic approach.

Zugangsweg *m*: route.

Zugfaser *w*: traction fiber.

Zugfestigkeit *w*: tensile strength.

Zughaken *m*: traction hook.

Zugriffszeit *w*: access time.

Zugtest *m*: traction test.

Zugverband *m*: traction bandage.

zulässig: tolerable, admissible.

Zunahme *w*: increase, gain.

zunehmen: 1. gain, increase; 2. **Gewicht** ~ gain weight.

Zunge *w*: 1. tongue, lingua, glossa; **angewachsene** ~ adherent tongue; **belegte** ~ coated tongue, furred tongue; **glänzendglatte** ~ glassy tongue, glazed tongue; **glatte** ~ smooth tongue, bald tongue; **pelzige** ~ furred tongue; **rote** ~ beefy tongue; 2. **ohne** ~ tongueless.

Zungen-: glosso-, lingular, glossal.

Zungenapraxie *w*: tongue apraxia.

Zungenatrophie *w*: lingual atrophy; **progressive** ~ progressive lingual hemiatrophy.

Zungenbälge: lingual follicles.

Zungenbändchen: frenulum of tongue, frenulum.

Zungenbein *s*: 1. hyoid bone, lingual bone; 2. **über dem** ~ epihyal; **vor dem** ~ prehyoid.

Zungenbelag *m*: fur.

Zungenbiß *m*: tongue bite.

Zungenbrennen *s*: glossopyrosis.

Zungenfliege *w*: Glossina.

zungenförmig: tongue-shaped, linguiform.

Zungengrundstruma *w*: lingual goiter.

Zungenkrampf *m*: glossospasm.

Zungenlähmung *w*: glossoplegia, glossolysis; **halbseitige** ~ hemiglossoplegia.

Zungenlappen *m*: lingual flap, tongue flap.

Zungenmandel *m*: lingual tonsil.

Zungenmandelentzündung *w*: lingual tonsillitis.

Zungenplastik *w*: glossoplasty.

Zungenplatte *w*: lingual plate.

Zungenschleimhaut *w*: periglottis.

zungenseitig: lingually.

Zungenspalte *w*: glossoschisis.

Zungenspatel *m*: tongue blade, tongue spatula, tongue depressor.

Zungenstruma *w*: lingual goiter.

Zungentonsille *w*: lingual tonsil.

Zungenwulst, lateraler *m*: lateral lingual swelling.

Zungenwurm *m*: tongueworm, linguatula, pentastomid.

zungenwurmähnlich: pentastomid.

Zungenwurmbefall *m*: pentastomiasis.

Zuordnung *w*: allocation, matching.

Zuordnungstest *m*: matching test.

zurechnungsfähig: sane.

Zurechnungsfähigkeit *w*: competency.

zurück: retro-.

zurückbiegen: recurve.

zurückbilden: involute, recede.

zurückblicken: retrospect.

zurückfließen: regurgitate, backwash.

Zurückgebliebenheit *w*: retardation, backwardness.

zurückgebogen: recurvate.

zurückgehen: remit, undergo remission, disappear.

zurückgerollt: revolute.

zurückhalten: retain.

Zurückhalten *s*: retention.

zurückhaltend: retentive.

zurückkehren: return.

zurückkreuzen: cross-back.

zurückprallen: rebound, recoil.

zurücksetzen: reset.

zurückspulen: rewind.

Zurückweisung *w*: rejection.

zurückziehen: retract.

zusätzlich: supplemental, auxiliary, extra, additive.

Zusammenarbeit *w*: cooperation.

zusammenballen: conglobate.

Zusammenballung *w*: balling, conglobation, synizesis.

zusammenbauen: assemble.

Zusammenbinden *s*: colligation.

zusammenbrechen: break down.

Zusammenbruch *m*: breakdown.

zusammendrücken: squeeze.

Zusammenfassung *w*: abstract.

Zusammenfluß *m*: confluence.

zusammenfügen: joint, knit.

zusammengesetzt: composite.

zusammengewachsen: conjoined.

zusammenhängend: 1. coherent; 2. **nicht** ~ noncoherent, incoherent, nonadherent.

Zusammenhang *m*: relationship, context, association [*abbr*] assn., link; **kausaler** ~ causal relationship.

Zusammenklumpung *w*: agmination.

zusammenpressen: coarctate.

Zusammenschluß *m*: coalition.

zusammensetzen: compose.

Zusammensetzung *w*: composition, compound.

Zusammenstellung *w*: assortment.

Zusammenwachsen *s*: accretion.

Zusammenwirken *s*: cooperation.

Zusammenziehen *s*: crispation.

Zusatz *m*: addition, additive, adjection, adjunct.

Zusatzteil *s*: attachment.

Zusatztransformator *m*: booster transformer.

zusetzen: add.

Zustand *m*: condition, state, status; **angeregter** ~ excited state; **elektrisch neutraler** ~ electroneutrality; **epidemischer** ~ epidemicity; **flüssiger** ~ fluid state, fluidity; **hypnagoger** ~ hypnagogic state; **kritischer** ~ critical condition, criticality; **postiktaler** ~ postepileptic state; **unhygienischer** ~ insanitation.

Zustand gesteigerter lokaler Erregbarkeit: local excitatory state.

zustimmen: agree.

Zustimmung *w*: consent, approval, acquiescence.

zuträglich: salubrious, wholesome.

Zuträglichkeit *w*: wholesomeness, salubrity.

zuverlässig: reliable, dependable.

Zuverlässigkeit *w*: reliability.

Zuwachs *m*: increment, increase.

zuzurechnen: referable.

ZVD Abk. **zentraler Venendruck** *m*: central venous pressure [*abbr*] CVP.

Z-Verteilung *w*: z distribution.

Zwang *m*: compulsion.

zwanghaft: compulsory, obsessive.

Zwangs-: obsessional.

Zwangsbewegung *w*: forced movement, compulsive movement.

Zwangscharakter *m*: obsessive personality, anancastic personality, compulsive personality.

Zwangsdenken *s*: obsessional thinking.

Zwangseinweisung *w*: commitment.

Zwangserbrechen *s*: forcible vomiting.

Zwangsernährung *w*: forced alimentation.

Zwangsgedanke *m*: obsessional thought, persistent idea.

Zwangsgreifen *s*: forced grasping.

Zwangshandlung *w*: compulsive action, compulsive act, imperious act.

Zwangsidee *w*: compulsive idea, persistent idea.

Zwangsjacke *w*: straightjacket, straitjacket.

Zwangslachen *s*: compulsive laughter.

Zwangsmaßnahme *w*: restraint.

Zwangsneurose *w*: compulsive neurosis, compulsion neurosis, obsessional neurosis, anankastic neurosis, obsessive-compulsive reaction, compulsive state, obsessive-ruminative state.

zwangsneurotisch: obsessive-compulsive.

Zwangsverhalten *s*: compulsive behavior.

Zwangsvorstellung *w*: obsession, compulsive idea, compulsion idea.

Zwangsweinen *s*: compulsive crying.

Zweck *m*: purpose.

Zweckdienlichkeit *w*: expedience.

zweiachsig: biaxial.

zweiadrig: bifilar.

zweiastig: biramous.

zweibäuchig: biventral.

Zweideutigkeit *w*: ambiguity.

zweidimensional: two-dimensional.

zweidotterig: bivitelline.

zweieiig: binovular, biovular, dizygotic, fraternal, nonidentical, dichorionic (twins).

zweifach: twice, dual.

zweifächerig: bilocular.

zweifarbig: dichroic.

zweifedrig: bipennate.

Zweifelsucht *w*: doubting mania.

Zweifingerwendung *w*: Braxton-Hicks version.

zweiflügelig: dipterous.

zweifüßig: bipedal.

Zweig *m*: branch, ramus.

zweigeteilt: bipartite, bifurcate.

Zweigläserbrille *w*: bifocal spectacles.

Zweigläserprobe *w*: two-glass test.

zweihändig: bimanual.

Zweihöhlenabszeß *m*: shirt-stud abscess.

zweihörnig: bicornate.

zweikammerig: biventricular, bicameral, bilocular.

Zweikammerstimulation *w*: dual-chamber pacing.

zweikernig: binuclear.

zweiköpfig: bicipital.

zweilappig: bilobate, bilobular.

Zweinadelnaht *w*: cobbler suture.

Zweipoligkeit *w*: bipolarity.

Zwei-Punkte-Diskrimination *w*: two-point discrimination.

Zwei-Punkte-Diskriminationsschwelle *w*: double-point threshold, threshold for two-point discrimination, two-point sensibility.

zweiräumig: bicellular.

zweischichtig: bilaminar, bistratal.

zweiseitig: two-sided, two-tailed.

Zweistärkenbrille *w*: bifocal glasses.

Zweistufenpille *w*: step up pill.

Zweit-: secondary.

zweiteilig: biseptate.

Zweiteilung w: binary fission, bipartition.

Zweitgutachten s: second opinion.

Zweitimmunisierung w: secondary immunization.

Zweittumor m: secondary tumor.

Zweiwegespritze w: two-way syringe.

Zweiwegkatheter m: two-way catheter.

zweizackig: bidentate.

zweizähnig: bidentate.

zweizellig: bicellular, bilocular.

zweizipflig: bicuspid, bisferious.

zweizüngig: bilingulate.

Zwerchfell s: diaphragma, phren, respiratory diaphragm, diaphragmatic muscle.

Zwerchfellähmung w: diaphragmatic paralysis, phrenoplegia.

Zwerchfellatmung w: diaphragmatic respiration, diaphragmatic breathing.

Zwerchfellbewegung w: diaphragmatic motion.

Zwerchfellbruch m: diaphragmatocele.

Zwerchfellentzündung w: phrenitis.

Zwerchfellhernie w: diaphragmatic hernia.

Zwerchfellhochstand m: elevation of diaphragm.

Zwerchfellmyoklonus m: epidemic hiccup.

Zwerchfellresektion w: phrenectomy.

Zwerchfellspalte w: Larrey's cleft.

Zwerchfellspasmus m: spasm of the diaphragm, phrenospasm.

Zwerchfellverlagerung w: diaphragmatic eventration, phrenoptosis; **angeborene ~** congenital eventration of the diaphragm.

Zwerchfellvorfall m: diaphragmatic eventration, phrenoptosis.

Zwerchfellzeichen s: diaphragm phenomenon.

Zwerchfellzuckung w: diaphragmatic flutter, diaphragmatic tic, diaphragmatic chorea.

Zwerchsack m: bicameral sac.

Zwerg m: dwarf, pigmy, nanus; **hypophysärer ~** Paltauf's dwarf; **proportio-**

nierter ~ midget.

Zwergbecken s: dwarf pelvis.

zwergenhaft: nanoid, pigmy.

Zwergenkrankheit w: runt disease, neonatal thymectomy syndrome.

Zwergwuchs m: dwarfism, short stature, nanism, nanosomia; **greisenhafter ~** Gilford syndrome; **hypophysärer ~** hypophyseal dwarfism, prepubertal panhypopituitarism, Lorain's disease; **thanatophorer ~** thanatophoric dwarfism, thanatophoric dysplasia.

zwergwüchsig: nanous.

z-Wert m: z value.

zwicken: pinch.

Zwicken s: pinch, twinge.

Zwieback m: rusk.

Zwiebel w: onion, bulb.

zwiebelförmig: bulbous, napiform.

Zwilling m: twin, co-twin, monodidymus.

Zwillinge w: twins; **eineiige ~** uniovular twins, homozygotic twins, **monochoriale ~** monochorionic twins; **monozygote ~** monozygotic twins, true twins; **siamesische ~** Siamese twins, conjoined twins; **zweieiige ~** two-egg twins, binovular twins, dissimilar twins, unlike twins, dichorial twins, dizygotic twins, false twins, fraternal twins.

Zwillings-: gemellary.

Zwillingsforschung w: twin research.

Zwillingsgeburt w: twin birth, twin delivery, double parturition.

Zwillingsschwangerschaft w: twin pregnancy, gemellary pregnancy, bigeminal pregnancy.

Zwillingszellen w: giant cells.

zwingen: force, compel.

zwinkern: wink, palpebrate, twinkle.

Zwinkern s: wink, palpebration.

Zwischen-: inter-.

Zwischenblutung w: spotting, intermenstrual flow.

Zwischenergebnis s: interim result.

zwischengeschaltet: intercalary, interpolated.

Zwischenhirn s: diencephalon, betweenbrain, tween-brain, interbrain.

Zwischenhirnsyndrom *s*: diencephalic syndrome, Berardinelli syndrome.

Zwischenkiefer *m*: intermaxillary bone, endognathion.

Zwischenlappen *m*: intercalated flap.

Zwischenlösung *w*: auxiliary solution.

zwischenmenschlich: interpersonal.

Zwischenneuron *s*: internuncial neuron, intercalary neuron, interneuron; **hemmendes ~** inhibitory interneuron.

Zwischenoptik *w*: optical adapter.

Zwischenprodukt *s*: intermediate.

Zwischenraum *m*: interspace, interstice.

Zwischenschicht *w*: intermediate layer.

Zwischenstadium *s*: intergrade.

Zwischenstück *s*: middlepiece.

Zwischenwert *m*: intermediate value.

Zwischenwirbelscheibe *w*: intervertebral disk.

Zwischenwirt *m*: intermediate host, transport host, transfer host; **natürlicher ~** biological intermediate host, cyclic intermediate host.

Zwischenzeit *w*: interval.

Zwitterion *s*: zwitterion.

Zwölffingerdarm *m*: duodenum.

Zwölffingerdarmgeschwür *s*: duodenal ulcer, ulcer of duodenum.

zyan-: cyan-.

Zyanat *s*: cyanate.

Zyanbromid *s*: cyanogen bromide.

Zyanchlorid *s*: cyanogen chloride.

Zyanhämoglobin *s*: cyanhemoglobin.

Zyanid *s*: cyanide.

Zyanmethämoglobin *s*: cyanmethemoglobin.

Zyanmethämoglobinmethode *w*: cyanmethemoglobin method.

zyano-: cyano-.

Zyanobakterium *s*: cyanobacterium.

Zyanocobalamin *s*: cyanocobalamine.

Zyanopsie *w*: cyanopsia, cyanopia.

Zyanopsin *s*: cyanopsin.

Zyanose *w*: cyanosis; **autotoxische ~** toxic cyanosis; **kardiale ~** shunt cyanosis; **periphere ~** peripheral cyanosis; **pulmo-**

nale ~ pulmonary cyanosis; **zentrale ~** central cyanosis.

zyanotisch: 1. cyanotic; 2. **extrem ~** hypercyanotic.

Zyansäure *w*: cyanic acid.

Zyanursäure *w*: cyanuric acid.

Zyanwasserstoffsäure *w*: hydrocyanic acid, prussic acid.

Zygapophyse *w*: zygapophysis.

Zygodaktylie *w*: zygodactyly.

zygomatiko-: zygomatico-.

zygomatikofazial: zygomaticofacial.

zygomatikofrontal: zygomaticofrontal.

zygomatikomaxillär: malomaxillary.

zygomatikoorbital: zygomaticoorbital.

Zygomatizitis *w*: inflammation of the os zygomaticum.

zygomaxillär: zygomaxillary.

Zygomycetes: zygomycetes.

Zygomykose *w*: zygomycosis.

Zygospore *w*: zygospore.

Zygosporen: zygomycetes.

Zygosporin *s*: zygosporin.

zygot: zygotic.

Zygotän *s*: zygotene.

Zygote *w*: zygote, zygocyte, oocyst, fertilized ovum, oosperm.

Zygotie *w*: syzygy.

Zykl-: cycl-.

Zyklamat *s*: cyclamate.

Zyklase *w*: cyclase.

Zyklektomie *w*: cyclectomy.

Zyklenzephalie *w*: cyclencephaly.

zyklisch: cyclic.

Zyklitis *w*: cyclitis; **heterochrome ~** heterochromic cyclitis.

zyklo-: cyclo-.

Zyklochorioiditis *w*: cyclochorioiditis.

Zyklodialyse *w*: cyclodialysis.

Zyklodiathermie *w*: cyclodiathermy.

Zykloduktion *w*: cycloduction.

Zykloelektrolyse *w*: cycloelectrolysis.

zykloid: cycloid.

Zyklokeratitis *w*: cyclokeratitis, Dalrymple's disease.

Zyklooxygenase *w*: cyclo-oxygenase, prostaglandin synthetase.

Zyklop *m*: monoculus.
Zyklophorie *w*: cyclophoria.
Zyklophrenie *w*: cyclophrenia.
Zyklopenauge *s*: cyclopean eye, synophthalmia, synophthalmus.
Zyklopie *w*: cyclopia, cyclopean eye, synophthalmia, synophthalmus.
zyklopisch: cyclopean.
Zykloplegie *w*: cycloplegia, paralysis of accommodation.
zykloplegisch: cycloplegic.
Zyklopropan *s*: trimethylene.
Zyklops *m*: cyclops.
Zyklospasmus *m*: cyclospasm.
zyklothym: cyclothymic.
Zyklothymie *w*: cyclothymia.
Zyklotie *w*: cyclotia.
Zyklotom *s*: cyclotome.
Zyklotomie *w*: cyclotomy, cyclicotomy.
Zyklotron *s*: cyclotron.
Zyklotropie *w*: cyclotropia.
Zyklozephalie *w*: cyclopean brain.
Zyklus *m*: cycle; **anovulatorischer** ~ anovulatory cycle, monophasic cycle, anovulatory menstruation, nonovulational menstruation; **biphasischer** ~ biphasic cycle; **endogener** ~ endogenous cycle; **exogener** ~ exogenous cycle; **monophasischer** ~ monophasic cycle, anovulatory menstruation, nonovulational menstruation; **ovarieller** ~ ovarian cycle, oogenetic cycle.
Zyklusmitte *w*: midcycle.
Zyklusstörung *w*: menstruation disorder.
Zylinder *m*: cylinder, cast; **hyaliner** ~ hyaline cast.
Zylinderepithel *s*: columnar epithelium.
zylinderförmig: cylindroid.
Zylinderlinse *w*: cylindric lens.
Zylinderzellkarzinom *s*: cylindrical carcinoma.
Zylinderzellsarkom *s*: cylindromatous sarcoma.
zylindrisch: cylindric.
Zylindrom *s*: cylindroma, adenoid cystic carcinoma.
Zylindrom der Haut: eccrine dermal cylindroma, Spiegler's tumor.
Zylindrurie *w*: cylindruria.
Zym-: zym-.
Zymase *w*: zymase.
Zymbozephalie *w*: cymbocephaly.
zymisch: zymic.
zymogen: zymogen.
Zymogen *s*: zymogen.
Zymogengranula: zymogen granules.
Zymogramm *s*: zymogram.
Zymohexase *w*: zymohexase.
Zymologie *w*: zymology.
Zymolyse *w*: zymolysis.
Zymonsäure *w*: zymonic acid.
Zymoplastin *s*: thromboplastin, factor III.
Zymosan *s*: zymosan.
Zymosterin *s*: zymosterol.
zymosthenisch: zymosthenic.
zymotisch: zymotic.
zyno-: cyn-.
Zyst-: cyst-.
Zystalgie *w*: cystalgia, cystodynia.
Zystathionin *s*: cystathionine.
Zystathionin-γ-Lyase *w*: cystathionine γ-lyase, cystathionase.
Zystathionin-β-Synthetase *w*: cystathionine β-synthetase.
Zystathionin-β-Synthetasemangel *m*: cystathionine β-synthetase deficiency.
Zystathioninurie *w*: cystathioninuria.
-zyste: -cyst.
Zyste *w*: 1. cyst, cystis; **bronchogene** ~ bronchogenic cyst, bronchial cyst; **echte** ~ true cyst; **einkammerige** ~ unilocular cyst, unicameral cyst; **gestielte** ~ pedunculated cyst; **große** ~ macrocyst; **hämorrhagische** ~ hemorrhagic cyst; **intestinale** ~ enteric cyst; **intrakranielle** ~ intracranial cyst; **intraureterale** ~ ureterocele; **mehrkammerige** ~ multilocular cyst, compound cyst; **nasoplatinale** ~ nasopalatine cyst; **paraösophageale** ~ paraesophageal cyst, enterogenous mediastinal cyst; **perirenale** ~ paranephric cyst; **präaurikuläre** ~ preauricular cyst; **seröse** ~ serous cyst; 2. **aus einer** ~ **austreten** excyst.

Zystein

Zystein *s*: cysteine [*abbr*] Cys, 2-amino-3-thiopropionic acid, β-thio-α-aminopropionic acid.

Zysteinsäure *w*: cysteic acid.

Zystektasie *w*: cystectasy.

Zystektomie *w*: cystectomy.

zystenähnlich: cystiform, cystoid.

Zystenaustritt *m*: excystation.

Zystenbildung *w*: cyst formation, cystogenesis, encystation.

Zystenhygrom *s*: cystic hygroma.

Zysteninnenwand *w*: endocyst.

Zystenleber *w*: polycystic liver.

Zystenniere *w*: cystic kidney, polycystic kidney, nephrocystosis.

Zystikotomie *w*: cysticotomy.

Zystikusnaht *w*: cysticorrhaphy.

Zystikusstein *m*: cystic duct stone.

Zystikussteinentfernung *w*: cysticolithectomy.

Zystin *s*: cystine, dithioaminolactic acid.

Zystinämie *w*: cystinemia.

Zystinose *w*: cystinosis, amino acid diabetes, Fanconi cystinosis, Lignac-Fanconi disease; **benigne** ~ benign cystinosis; **intermediäre** ~ intermediate cystinosis.

Zystinose mit tubulärer Störung: nephrogenic cystinosis.

Zystinspeicherkrankheit *w*: cystine storage disease.

Zystinstein *m*: cystine calculus.

Zystinurie *w*: cystinuria.

zystisch: cystic, cystous, cystiferous.

Zystische Fibrose *w*: cystic fibrosis [*abbr*] CF, mucoviscidosis, congenital pancreatic steatorrhea.

Zystitis *w*: cystitis, urocystitis; **akute** ~ acute cystitis; **chronische interstitielle** ~ panmural fibrosis of the bladder; **chronische transmurale** ~ chronic interstitial cystitis; **diphtherische** ~ diphtheric cystitis, croupous cystitis; **gangränöse** ~ gangrenous cystitis; **interstitielle** ~ interstitial cystitis; **mechanische** ~ mechanical cystitis; **transmurale** ~ panmural cystitis; **ulzerierende** ~ ulcerative cystitis.

Zystitom *s*: cystitome, cibisotome.

Zystitomie *w*: cystitomy.

Zystizerkoid *s*: cysticercoid.

Zystizerkose *w*: cysticercosis, cysticercus disease.

Zystizerkus *m*: 1. cysticercus, bladderworm, measle; 2. **mit** ~ **infiziert** measly.

zysto-: cysto-, cystido-.

Zystoduodenostomie *w*: cystoduodenostomy.

Zystodynie *w*: cystodynia, cystalgia.

Zystoenterozele *w*: cystoenterocele.

Zystoepiplozele *w*: cystoepiplocele.

Zystofibrom *s*: cystofibroma.

Zystogastrostomie *w*: cystogastrostomy.

Zystogramm *s*: cystogram.

Zystographie *w*: cystography, cystoradiography.

zystographisch: cystographic.

zystoid: cystoid, cystiform.

Zystojejunostomie *w*: cystojejunostomy.

Zystokolostomie *w*: cystocolostomy.

Zystolithiasis *w*: cystolithiasis.

Zystom *s*: cystoma.

Zystom-: cystomatous.

Zystomanometrie *w*: cystometrography.

Zystometer *s*: cystometer.

Zystometrie *w*: cystometry.

Zystometrogramm *s*: cystometrogram, cystometric curve.

Zystoproktostomie *w*: cystoproctostomy, cystorectostomy.

Zystopyelitis *w*: cystopyelitis, pyelocystitis.

Zystopyelographie *w*: cystopyelography.

Zystopyelonephritis *w*: cystopyelonephritis.

Zystorektostomie *w*: cystorectostomy.

Zystorektozele *w*: cystorectocele.

Zystorrhagie *w*: cystorrhagia, cystirrhagia.

Zystosarkom *s*: cystosarcoma.

Zystoschisis *w*: cystoschisis.

Zystoskop *s*: cystoscope.

Zystoskopie *w*: cystoscopy.

zystoskopisch: cystoscopic.

Zystospasmus *m*: cystospasm.

Zystosphinkterometrie *w*: cystosphincterometry.

Zystostomie *w*: cystostomy, vesicostomy.

Zystotom *s*: cystotome.

Zystotomie *w*: cystotomy, vesicotomy; **suprapubische** ~ suprapubic cystotomy, epicystotomy, Franco's operation.

Zstotonometrie *w*: cystometrography.

Zystoureterozele *w*: cystoureterocele.

Zystourethritis *w*: cystourethritis.

Zystourethrographie *w*: cystourethrography; **retrograde** ~ retrograde cystourethrography.

Zystourethroskop *s*: cystourethroscope.

Zystozele *w*: cystocele.

-zyt: -cyte.

Zyt-: cyt-.

Zytaster *m*: cytaster.

Zytidin *s*: cytidine [*abbr*] Cyd, ribofuranosylcytosine.

Zytidindiphosphat *s*: cytidine diphosphate [*abbr*] CDP.

Zytidindiphosphatäthanolamin *s*: cytidine diphosphate ethanolamine.

Zytidindiphosphatcholin *s*: cytidine diphosphate choline [*abbr*] CDPcholine.

Zytidinmonophosphat *s*: cytidine monophosphate.

Zytidintriphosphat *s*: cytidine triphosphate [*abbr*] CTP.

Zytisin *s*: cytisine.

Zytisismus *m*: cytisism.

Zyto-: cyto-.

Zytoarchitektur *w*: cytoarchitecture.

Zytobiopsie *w*: cytological biopsy.

Zytoblast *m*: cytoblast.

Zytoblastom *s*: cytoblastoma, meristoma.

Zytochemie *w*: cytochemistry.

zytochemisch: cytochemical.

Zytochrom *s*: cytochrome.

Zytochromoxidase *w*: cytochrome oxidase.

Zytodiagnose *w*: cytodiagnosis.

Zytodiagnostik *w*: cytodiagnostics, cytoscopy.

zytogen: cytogenic.

Zytogen *s*: cytogene.

Zytogenese *w*: cytogenesis, cytogeny.

Zytogenetik *w*: cytogenetics.

zytogenetisch: cytogenetic.

Zytohistogenese *w*: cytohistogenesis.

Zytohistologie *w*: cytohistology.

Zytokin *s*: cytokine.

Zytokinese *w*: cytokinesis, cytocinesis, cytodieresis.

Zytokinin *s*: cytokinin.

zytoklastisch: cytoclastic.

Zytologie *w*: cytology, cytobiology; **morphologische** ~ morphocytology.

Zytologiebürste *w*: cytology brush.

Zytologieverfahren *s*: cytologic technique.

Zytolysat *s*: cytolysate.

Zytolyse *w*: cytolysis.

Zytolysin *s*: cytolysin, cytolist.

Zytolysosom *s*: cytolysosome.

zytolytisch: cytolytic.

Zytomegalie *w*: cytomegaly.

Zytomegalie-: cytomegalic.

Zytomegalie-Einschlußkörperchenkrankheit *w*: cytomegalic inclusion disease [*abbr*] CID, cytomegalovirus inclusion disease.

Zytomegaliesyndrom *s*: inclusion disease.

Zytomegalievirus *m*: cytomegalovirus [*abbr*] CMV, secretory gland virus.

Zytomegaliezelle *w*: cytomegalic cell.

Zytometer *s*: cytometer.

Zytometrie *w*: cytometry.

Zytomorphologie *w*: cytomorphology, morphocytology.

zytopathisch: cytopathic.

zytopathogen: cytopathogenic.

Zytopathogenese *w*: cytopathogenesis.

Zytopathologie *w*: cytopathology.

Zytopempsis *w*: cytopempsis.

Zytopenie *w*: cytopenia.

Zytophagie *w*: cytophagy, cytophagocytosis.

zytophil: cytophilic.

Zytophotometer *s*: cytophotometer.

Zytophotometrie *w*: cytophotometry.

Zytophysik *w*: cytophysicy.

Zytoplasma *s*: cytoplasma; **basophiles** ~ basoplasm.

Zytoplasmaablösung *w*: plasmolysis.
Zytoplasmafärbung *w*: plasma stain.
Zytoplasmafortsatz *m*: pedicel.
Zytoplasmamatrix *w*: cytoplasmic matrix.
zytoplasmatisch: cytoplasmic.
Zytose *w*: cytosis.
Zytosin *s*: cytosine [*abbr*] Cyt, 4-Amino-2-hydroxypyrimidine.
Zytosinarabinosid *s*: cytosine arabinoside.
Zytoskelett *s*: cytoskeleton.
Zytoskopie *w*: cytoscopy.
Zytosol *s*: cytosol.
Zytosom *s*: cytosome, microbody.
Zytostase *w*: cytostasis.

Zytostatikum *s*: cytostatic, cytostatic agent, antitumor agent.
zytostatisch: cytostatic.
Zytostoma *s*: cytostome.
Zytotaxis *w*: cytotaxis.
zytotoxisch: cytotoxic, cellulotoxic.
Zytotoxizität *w*: cytotoxicity.
zytotrop: cytotropic, cytotropal.
Zytotrophoblast *m*: cytotrophoblast, Langhans layer.
Zytozentrum *s*: cytocentrum, centrosome.
Zytozid *s*: cytocide.
zytozid: cytocidal.
Zytozilienzerstörung *w*: ciliocytophoria.
Zytozym *s*: cytozyme.
Zyturie *w*: cyturia.

Please use the form on the right to send us your comments or critique on this dictionary. All correspondence will be forwarded to the author.

VCH
edition medizin

Boschstraße 12
D-6940 Weinheim

Federal Republic of Germany

Verlag und Autor sind für jeden Hinweis auf Fehler oder fehlende Stichwörter dankbar. Bitte benutzen Sie das nebenstehende Blatt, um uns Ihre Anregung und Kritik mitzuteilen.

Re.: Dressler, Dictionary Clinical Medicine

For further details, please use reverse side.

Sender:

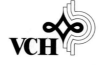

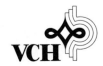